W0274499

Le guide de la puéricultrice

Chez le même éditeur

SUJETS ET CORRIGÉS CONCOURS D'ENTRÉE DANS LES ÉCOLES DE PUÉRICULTRICES, QCM, QROC, par le CEEP. 1997, 208 pages.

SOINS INFIRMIERS EN PÉDIATRIE ET PÉDOPSYCHIATRIE, par M. VIDAILHET, C. VIDAILHET, M. MARET. *Collection Nouveaux Cahiers de l'Infirmière.* 2000, 2e édition, 240 pages.

PÉDIATRIE, par A. BOURILLON. *Collection Abrégés de médecine.* 1997, 552 pages.

PÉDIATRIE, par A. BOURILLON. *Collection Pour le praticien.* 2000, 3e édition, 632 pages.

PÉDIATRIE EN MATERNITÉ, par F. GOLD, C. LIONNET, M.-H. BLOND. *Collection Abrégés de médecine.* 1997, 272 pages.

DÉVELOPPEMENT ET MALADIES DE L'ENFANT, par B. GRENIER, F. GOLD. *Collection Abrégés de médecine.* 1986, 648 pages.

PROMOUVOIR LA VIE, DE LA PRATIQUE DES FEMMES SOIGNANTES AUX SOINS INFIRMIERS, par M.- F. COLLIERE. 1996, 392 pages.

SOIGNER... LE PREMIER ART DE LA VIE, par M. – F. COLLIERE. 2001, 2e édition, 464 pages.

SCIENCES HUMAINES ET SOINS, MANUEL A L'USAGE DES PROFESSIONS DE SOINS, par A. A. ABDELMALEK, J.-L. GÉRARD. 2001, 2e édition, 400 pages.

GUIDE DE L'AIDE-SOIGNANT ET DE L'AUXILIAIRE DE PUÉRICULTURE. Modules identiques de formation 1 à 6, par J. GASSIER. 2001, 4e édition, 432 pages.

GUIDE DE L'AUXILIAIRE DE PUÉRICULTURE. Modules spécifiques 7 à 12, par J. GASSIER, J. COGNARD. 2001, 3e édition, 432 pages.

PUÉRICULTURE PRATIQUE, par C. JARDY-MASSON. 1999, 2e édition, 240 pages.

Le guide de la puériculture

Jacqueline Gassier
Professeur de sciences et techniques médico-sociales

Colette de Saint-Sauveur
Directrice d'école de Puéricultrices

Bertrand Chevallier
Professeur de pédiatrie

Élisa Guises
Puéricultrice formatrice

MASSON

DANGER
LE PHOTOCOPILLAGE TUE LE LIVRE

Ce logo a pour objet d'alerter le lecteur sur la menace que représente pour l'avenir de l'écrit, tout particulièrement dans le domaine universitaire, le développement massif du « photocopillage ». Cette pratique qui s'est généralisée, notamment dans les établissements d'enseignement, provoque une baisse brutale des achats de livres, au point que la possibilité même pour les auteurs de créer des œuvres nouvelles et de les faire éditer correctement est aujourd'hui menacée.

Nous rappelons donc que la reproduction et la vente sans autorisation, ainsi que le recel, sont passibles de poursuites. Les demandes d'autorisation de photocopier doivent être adressées à l'éditeur ou au Centre français d'exploitation du droit de copie : 20, rue des Grands-Augustins, 75006 Paris. Tél. : 01 44 07 47 70.

Nous souhaitons remercier les annonceurs *Nestlé, Candia, Gifrer-Barbezat, Picot Mead Johnson, Lactel, Mustela, Pampers, Thermoscan de Braun, GlaxoSmithKline,* et *Vendôme* pour leur soutien.

Maquette intérieure : Cécile Declerck

Tous droits de traduction, d'adaptation et de reproduction par tous procédés réservés pour tous pays.

Toute reproduction ou représentation intégrale ou partielle, par quelque procédé que ce soit, des pages publiées dans le présent ouvrage, faite sans l'autorisation de l'éditeur est illicite et constitue une contrefaçon. Seules sont autorisées, d'une part, les reproductions strictement réservées à l'usage privé du copiste et non destinées à une utilisation collective, et, d'autre part, les courtes citations justifiées par le caractère scientifique ou d'information de l'œuvre dans laquelle elles sont incorporées (L. art. L 122-4, L 122-5 et L. 335-2 du Code de la propriété intellectuelle).

© *Masson, Paris, 2002*

ISBN : 2-294-00289-X

Masson S.A. – 120, bd Saint-Germain, 75280 Paris Cedex 06

Liste des auteurs

Coordinatrices de l'ouvrage

Jacqueline Gassier, puéricultrice
Professeur de sciences et techniques médico-sociales

Colette de Saint-Sauveur, puéricultrice
Directrice de l'école de Puéricultrices – Institut de Puériculture de Paris

Coordinateurs de la partie « Les pathologies de l'enfance »

Bertrand Chevallier,
Professeur de pédiatrie – chef de service de pédiatrie à l'hôpital A. Paré de Boulogne-Billancourt

Élisa Guises,
Puéricultrice et formatrice à l'école de Puéricultrices de l'hôpital d'enfants A. Trousseau de Paris

Collaborateurs

- **Mikel de Ajuriaguerra**,
Pédiatre – Hôpital Port-Royal (Paris)

- **Isabelle Andrieux**,
Puéricultrice – Hôpital Saint Louis (Paris)

- **Daniel Annequin**,
Unité douleur pédiatrique – Hôpital d'enfants A. Trousseau (Paris)

- **Marie-Thérèse Atia**,
Puéricultrice – Service de Santé scolaire (Saint Denis)

- **Sophie Babin Ratte**,
Neuropsychologue – Choisy le Roi

- **Michel Bass**,
Médecin de santé publique – Directeur de l'AFRESC

- **Marc Bellaïche**,
Pédiatre – Hôpital Mignot (Versailles)

- **Danièle Bilbault**,
Puéricultrice – Hôpital Franco-Britannique (Levallois-Perret)

- **Françoise Billot**,
Puéricultrice – CHU de Nancy

- **Christelle Blanchet**,
Puéricultrice – CHU de Dijon

- **Michelle Bonnaud**,
Puéricultrice – Association d'aide aux femmes victimes de violences

- **Marie-Claude Bonnefoi**,
Médecin de PMI – Petite enfance, DASES (Paris)

- **Damien Bonnet**,
Pédiatre – Hôpital Necker-Enfants malades (Paris)

- **Isabelle Bourgeois**,
Sociologue – FNSP-CNRS

- **Brigitte Braff**,
Pédiatre – Hôpital Franco-Britannique (Levallois-Perret)

Dominique Bremond-Gignac,
Ophtalmologiste pédiatrique
– Hôpital Robert Debré (Paris)

Viviane Calmels,
Puéricultrice cadre en crèche–
Hôpital du Kremlin-Bicêtre

Isabelle Caubel,
Neuropédiatre – Hôpital d'enfants
A. Trousseau (Paris)

Mara Ceschi,
Puéricultrice – Institut de
Puériculture de Paris

Frédérique Chedevergne,
Pneumopédiatre – Hôpital Necker-
Enfants malades (Paris)

Gaëlle Chedeville,
Pédiatre – Hôpital d'enfants
A. Trousseau (Paris)

Bertrand Chevallier,
Pédiatre, Professeur de pédiatrie
– Hôpital Ambroise Paré (Boulogne-
Billancourt)

Carole de Chillaz,
Pédiatre – Institut de Puériculture de
Paris

Martine Christol,
Puéricultrice – Directrice d'école de
puéricultrices (Montpellier)

Françoise Corvasier,
Pédiatre – Service départemental de
PMI du Val de Marne

Annie Cottin,
Puéricultrice – Institut Curie (Paris)

Jean-Paul Damsin,
Chirurgien orthopédiste pédiatre
– Hôpital d'enfants A. Trousseau
(Paris)

Michèle Delage,
Psychologue – Institut Curie (Paris)

Philippe Delanoe,
Dermatologue – Hôpital Necker-
Enfants malades (Paris)

Mireille Dervil,
Puéricultrice – Directrice de l'école
départementale de puéricultrices du
Val de Marne

Marlène Dreyfus,
Psychologue – Hôpital d'enfants
A. Trousseau (Paris)

Catherine Duvieu-Mallet,
Cadre supérieur infirmier pédiatre
– Hôpital Ambroise Paré (Boulogne-
Billancourt)

Marie-Christine Eclancher,
Psychologue – Structures d'accueil et
points écoute en Ile de France

Liliane Feuillet,
Psychologue – Hôpital Franco-
Britannique (Levallois-Perret)

Françoise Fleury,
Psychologue – Service départemental
de l'Aide Sociale à l'Enfance du
Loiret

Martine Francois,
ORL – Hôpital Robert Debré (Paris)

Michèle Gauthron,
Cadre puéricultrice – Hôpital Necker-
Enfants malades (Paris)

Raymonde Gibot,
Puéricultrice-formatrice – Institut de
Puériculture de Paris

Danièle Ginisty,
Chirurgien maxillo-facial, Professeur
de stomatologie – Groupe hospitalier
Cochin-St Vincent de Paul (La Roche-
Guyon)

Jean-Philippe Girardet,
Pédiatre, Professeur de pédiatrie
– Hôpital d'enfants A. Trousseau
(Paris)

Brigitte Gogat,
Puéricultrice – Directrice de crèche
familiale (Malakoff)

Georges Gontcharoff,
Journaliste revue *Territoires* (ADELS)

Annette Gorouben,
Orthophoniste – Centre Expérimental
Bilingue pour Enfants Sourds (CEBES,
Paris)

Martine Granry,
Professeur des écoles – Paris

Emmanuel Grimprel,
Pédiatre, Professeur de pédiatrie – Hôpital d'enfants A. Trousseau (Paris)

Catherine Gueguen,
Pédiatre – Hôpital Franco-Britannique (Levallois-Perret)

Élisa Guises,
Puéricultrice-formatrice – Hôpital d'enfants A. Trousseau (Paris)

Fily Helenon,
Puéricultrice – Directrice de crèche collective (Bourg la Reine)

Françoise Henry,
Puéricultrice cadre – Institut Curie (Paris)

Christian Heslon,
Psychologue des âges de la vie – Angers

Evelyne Jacqz-Aigrain,
Pédiatre, Professeur de pharmacologie – Hôpital Robert Debré (Paris)

Delphine Jay,
Sage-femme – Hôpital Franco-Britannique (Levallois-Perret)

Bénédicte Kakou,
Infirmière – Hôpital Robert Debré (Paris)

François Kieffer,
Pédiatre – Institut de Puériculture de Paris

Anne-Laure Lapeyraque,
Pédiatre – Hôpital Robert Debré (Paris)

Jean Lavaud,
Responsable de SMUR pédiatrique – Hôpital Necker-Enfants malades (Paris)

Thierry Leblanc,
Pédiatre – Hôpital Saint Louis (Paris)

Sylvie Lefevre-Ledoux,
Puéricultrice – Hôpital Port-Royal (Paris)

Martine Lequellec-Nathan,
Médecin de santé publique – Paris

Benoît Levasseur,
Puériculteur – Directeur de crèche collective (Paris)

Sylvine Machinot,
Diététicienne – Hôpital Robert Debré (Paris)

Jean-François Magny,
Pédiatre – Institut de Puériculture de Paris

Jean Marchal,
Puériculteur-formateur – Institut de Puériculture de Paris

Pierre Mary,
Chirurgien – Hôpital d'enfants A. Trousseau (Paris)

Delphine Mauriac,
Puéricultrice – Institut Curie (Paris)

André Mennesson,
Attaché principal d'administration – Ville de Paris

Arlette Meyer,
Puéricultrice-formatrice – Paris

Jean Michon,
Pédiatre – Institut Curie (Paris)

Joëlle Millet,
Assistante sociale – CAMSP Institut de Puériculture de Paris

Laure Missonnier,
Puéricultrice – Hôpital Port-Royal (Paris)

Béatrice Moriot,
Puéricultrice – Hôpital Necker-Enfants malades (Paris)

Yvonne Noirot,
Puéricultrice – Directrice de l'école de Puéricultrices du CHR Metz-Thionville (Metz)

Francis Perreaux,
Pédiatre – Hôpital Antoine Béclère (Clamart)

David Pioli,
Sociologue – Université de Poitiers

Marie-Catherine Pons,
Puéricultrice cadre – Institut de Puériculture de Paris

Claire Quelennec,
Puéricultrice – Directrice d'école de puéricultrices (Bordeaux)

Martine Quest,
Juriste – Formateur-consultant (Paris)

Yolaine Quiniou,
Psychiatre-psychanalyste – Institut de Puériculture de Paris

Myriam Rasse,
Psychologue – Directrice de l'association Pickler-Loczy de France

Marie-Christine Renard,
Puéricultrice-formatrice – Paris

Jean-Tristan Richard,
Psychologue – CAMSP Institut de Puériculture de Paris

François Roge,
Pédiatre – Institut de Puériculture de Paris

Anne-Marie Rose,
Puéricultrice-formatrice – Institut de Puériculture de Paris

Dominique-Jeanne Rosset,
Pédopsychiatre – Aide Sociale à l'Enfance de Paris

Marcel Rufo,
Pédopsychiatre – Hôpital de Marseille

Annick Sailland,
Puéricultrice – Directrice de l'école de Puéricultrices du Centre Hospitalier de Saint Denis

Colette de Saint-Sauveur,
Puéricultrice – Directrice de l'école de Puéricultrices – Institut de Puériculture de Paris

Emmanuel Sapin,
Chirurgien pédiatre – Hôpital d'enfants, CHU de Dijon

Frédérique Saunal,
Puéricultrice – Hôpital de Marseille

Catherine Sellier,
Puéricultrice-cadre formateur – Hôpital d'enfants A. Trousseau (Paris)

Caroline Servin,
Pédiatre – Hôpital Saint Vincent de Paul (Paris)

Chantal Stheneur,
Pédiatre – Hotel Dieu (Paris)

Pascale Thibault,
Puéricultrice – Directrice d'école de puéricultrices (Paris)

Patrick Tounian,
Pédiatre, Professeur de pédiatrie – Hôpital d'enfants A. Trousseau (Paris)

Chantal de Truchis-Leneveu,
Psychologue Petite enfance – Ville d'Ollioules (Var)

Danièle Valleur,
Pédiatre, chef de service au Centre d'Action Médico Sociale Précoce – Institut de Puériculture de Paris

Michèle Vanhoenacker,
Infirmière conseillère technique auprès du Recteur – Académie de Lille

Josette Vigilant,
Puéricultrice – Hôpital Saint Vincent de Paul (Paris)

Stéphanie Virollet,
Puéricultrice – Directrice adjointe de crèche (Paris)

Préface

Prendre soin d'un enfant, de la naissance à l'adolescence, dans un établissement de santé ou d'accueil, développer des soins de promotion autant que de réparation, c'est aussi cela être puéricultrice !

Prendre soin d'un nouveau-né, d'un nourrisson, d'un enfant, d'un adolescent… autant de situations différentes et complexes, chacune à leur manière.

En effet soigner un nouveau-né et un adolescent ne veut pas dire la même chose : ni dans l'approche relationnelle, ni dans la réalisation technique du soin ou dans l'explication qui va l'accompagner, ni dans le niveau de participation que vous allez proposer.

Cette diversité des situations et des conditions de prise en charge des enfants et de leur famille qui en découlent laisse entrevoir la complexité des savoirs nécessaires et la spécificité des compétences attendues pour proposer des soins de qualité.

De nombreux professionnels de l'enfance ont accepté de mettre à votre disposition leur expérience et leur savoir. Cet ouvrage collectif illustre bien, en effet, la nécessité d'une approche pluridisciplinaire du soin à l'enfant. Il permettra à chacun, étudiant ou professionnel, d'enrichir sa réflexion, d'éclairer sa pratique à partir de concepts ou de données théoriques, mais aussi à la lumière des expériences des uns et des autres. Les différentes approches proposées par ces professionnels, de culture et de fonction diverses, aideront chaque lecteur engagé dans une démarche de recherche : approfondissement, compréhension, et favoriseront l'évolution des conceptions, des représentations et des pratiques.

Que les auteurs de cet ouvrage trouvent ici nos remerciements d'avoir mis, par écrit et de manière collective, leur expertise et leurs compétences : ils participent ainsi à l'évolution de la profession.

Martine CHRISTOL, *Présidente du CEEP*[1]
Sylvie GENDRE, *Vice-Présidente*

1. *Comité d'Entente des Écoles de Puéricultrices.*

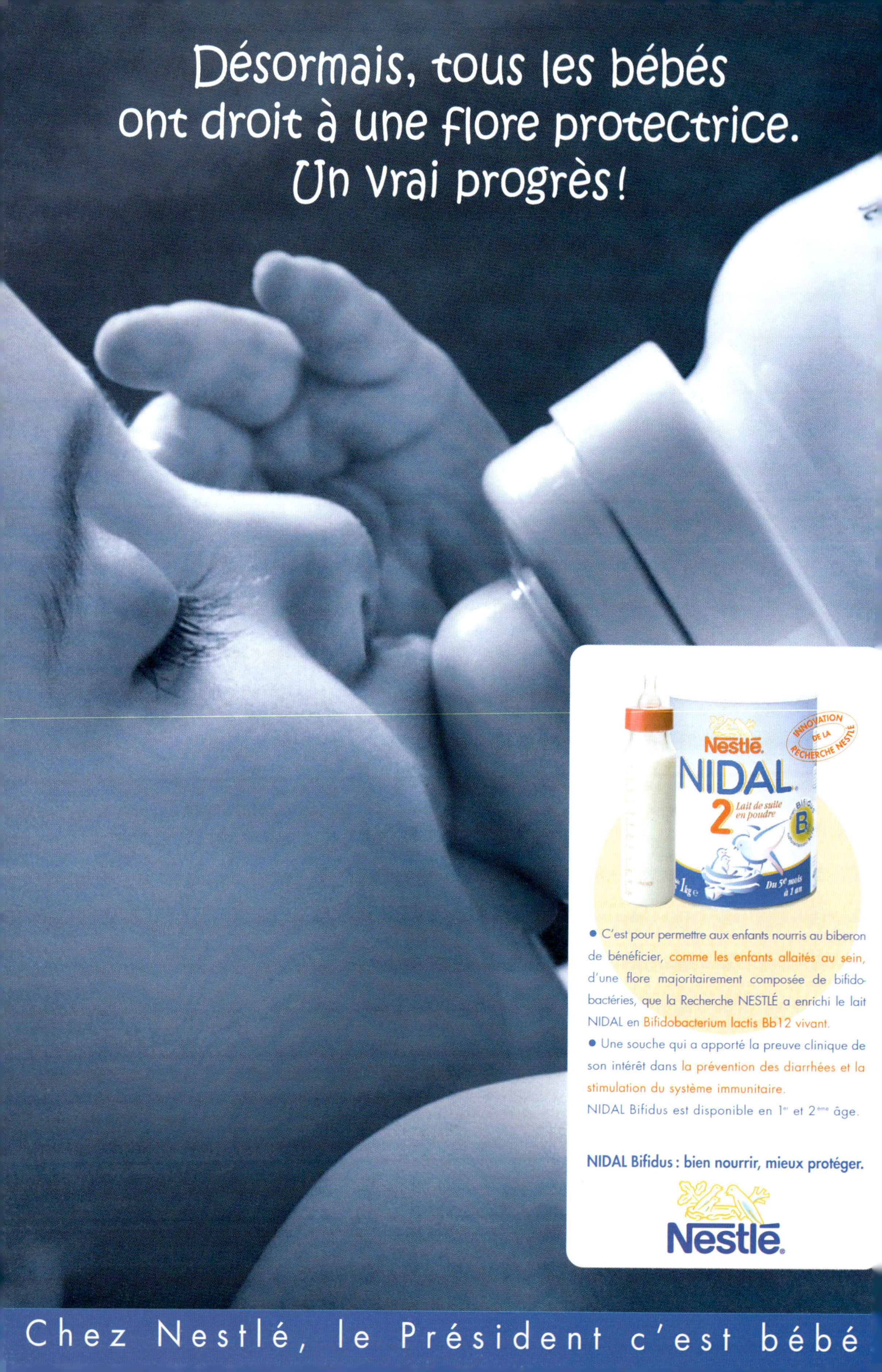
Désormais, tous les bébés
ont droit à une flore protectrice.
Un vrai progrès !
Nestlé
NIDAL
2
Lait de suite en poudre
Du 5e mois à 1 an
INNOVATION DE LA RECHERCHE NESTLÉ
• C'est pour permettre aux enfants nourris au biberon de bénéficier, comme les enfants allaités au sein, d'une flore majoritairement composée de bifidobactéries, que la Recherche NESTLÉ a enrichi le lait NIDAL en Bifidobacterium lactis Bb12 vivant.
• Une souche qui a apporté la preuve clinique de son intérêt dans la prévention des diarrhées et la stimulation du système immunitaire.
NIDAL Bifidus est disponible en 1er et 2ème âge.
NIDAL Bifidus : bien nourrir, mieux protéger.
Nestlé
Chez Nestlé, le Président c'est bébé

Avant-propos

L'objectif du *Guide de la puéricultrice*

Premier ouvrage important consacré à la formation des puéricultrices, le *Guide de la puéricultrice* vise d'une part à compléter les connaissances acquises en formation de base et en formation permanente, et d'autre part à proposer une ouverture sur les questions et les problématiques actuelles. Celles-ci susciteront ainsi des interrogations chez les infirmières expérimentées et sensibiliseront les plus jeunes.

Le public du *Guide de la puéricultrice*

Comme on le sait, les études préparatoires au diplôme d'État de puéricultrice viennent compléter les études d'infirmière dans le domaine des connaissances plus spécifiques de l'enfant, de la naissance à l'adolescence.

Cependant, la particularité des candidates au diplôme d'État de puéricultrice est sans nul doute sa diversité. Il peut s'agir d'infirmières fraîchement diplômées, d'infirmières ayant assuré un poste « faisant fonction de puéricultrice » en services de soins aux enfants (à l'hôpital ou dans des structures médico-sociales), d'infirmières expérimentées issues du secteur de soins aux adultes, ou encore de sages-femmes. Ainsi, la diversité des expériences, des connaissances acquises et des projets d'avenir légitime-t-elle des attentes multiples de la part des promotions d'étudiantes dans les 34 écoles de France.

Le contenu du *Guide de la puéricultrice*

Le contenu du *Guide de la puéricultrice* répond aux exigences de l'évolution du programme préparatoire au diplôme d'État de puéricultrice ; il renforce le niveau des connaissances, et étaye les capacités professionnelles attendues pour exercer le métier de puéricultrice.

Ce contenu s'organise autour des trois grands pôles de connaissances théoriques et pratiques du programme d'études, restituées aussi souvent que possible dans leur contexte d'utilisation ; elles concernent :

– *Les soins aux enfants (de la naissance à la fin de l'adolescence)*, dans leur cadre de vie (environnement familial et institutionnel) ;

– *La prévention et le dépistage précoce des risques et anomalies* ; la promotion de la santé et la santé publique font l'objet de différentes approches ;

– *La qualité des conditions de prise en charge des enfants*, de l'accueil des parents ainsi que de l'encadrement des stagiaires et des personnels de soins.

Ces connaissances soulignent l'importance du professionnalisme des puéricultrices dans leurs activités de soins – l'utilisation de méthodes de travail étant le facteur déterminant de cette rigueur.

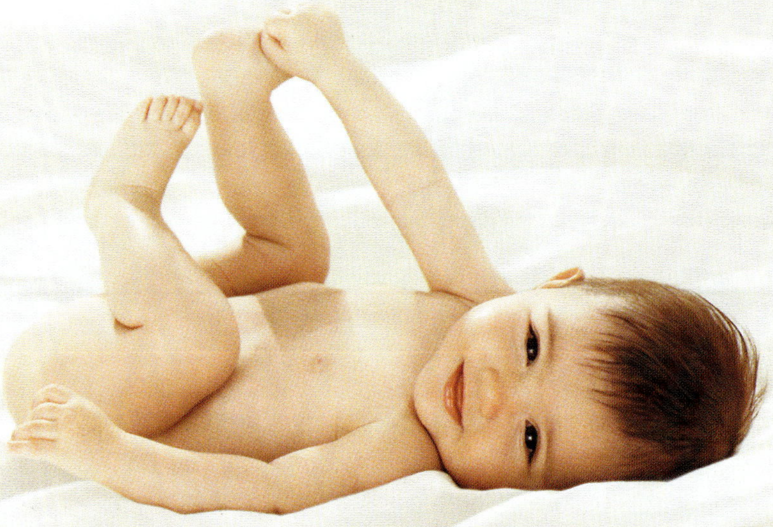

Guigoz

Il était une fois le lait.

Il était une fois un bébé qui s'épanouissait en force et en beauté. Sa maman, avec le conseil de son médecin, avait choisi pour lui le bon LAIT GUIGOZ. Depuis toujours, Guigoz sait créer des laits infantiles pour accompagner le développement de bébé. Les médecins savent que dans la gamme Guigoz, ils trouveront les réponses nutritionnelles appropriées à chaque situation. Car les Laboratoires Guigoz développent en permanence des formules innovantes au service du bien-être de tous les bébés. Voilà pourquoi tant de médecins pourront encore longtemps rassurer les mamans en leur conseillant le LAIT GUIGOZ.

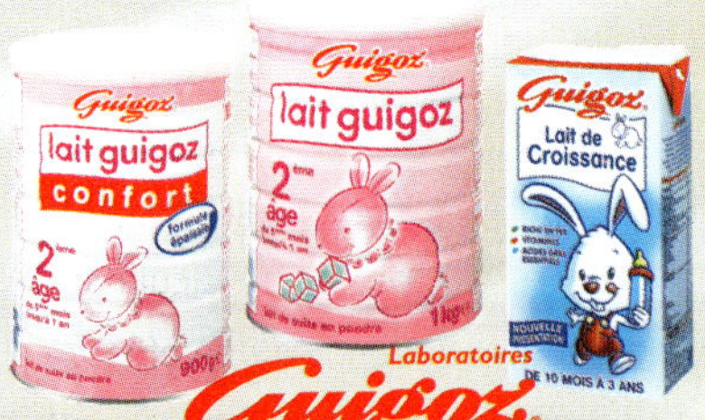

Laboratoires Guigoz

LABORATOIRES GUIGOZ S.A.S. 552 120 875 RCS MEAUX

Les collaborateurs du *Guide de la puéricultrice*

Les auteurs des chapitres sont :

– soit des praticiens, des experts, qui sont les collaborateurs directs des puéricultrices sur leur terrain d'exercice et/ou ceux qui participent à leur enseignement,

– soit des puéricultrices de différents secteurs d'activité ou formatrices en école de puéricultrices, qui ont élaboré l'ouvrage avec la volonté de proposer des informations significatives au regard de la spécificité de leur métier, l'idée directrice étant : *« acquérir des savoirs pour savoir faire et savoir être »*.

La cohérence de l'ouvrage repose d'une part sur nos efforts de coordination active mais aussi, et surtout, sur le dénominateur commun des auteurs : par delà la richesse qu'offre leur diversité, ils sont tous des praticiens, c'est-à-dire des « personnes qui connaissent la pratique d'un art, d'une technique », celle de la puériculture et de la pédiatrie.

L'organisation de l'ouvrage

Pour répondre aux attentes de l'utilisateur d'un « Guide », l'ouvrage se compose de *parties* et de *chapitres*, indépendants les uns des autres, les liens étant rendus possibles grâce à de nombreux renvois dans le texte vers des données développées dans un chapitre voisin.

Chaque chapitre est introduit par un rappel des compétences attendues de la part des puéricultrices et par un texte replaçant le thème qui va être abordé dans son contexte, avec ses enjeux.

Par ailleurs, pour approfondir efficacement un sujet, les étudiantes disposent pour chacun des chapitres d'une bibliographie référencée rédigée par les auteurs.

Afin de clarifier les propos et de souligner les connaissances majeures, l'ouvrage offre par ailleurs de nombreux encadrés *(Rôle de la puéricultrice, Fiches techniques, etc.)*, des tableaux, des figures, photographies et schémas, renforçant ainsi sa visée pédagogique.

Une référence

Cet ouvrage-outil de formation, écrit dans chaque domaine par des spécialistes renommés, aborde chaque sujet dans ses multiples dimensions (sanitaire, sociale, éducative, culturelle, économique, etc.), toutes liées les unes aux autres, rendant ainsi compte de la richesse de la profession de puéricultrice.

Puisse ce guide d'une part constituer une source efficace pour répondre à un questionnement professionnel immédiat, et d'autre part être le déclencheur d'une dynamique de formation continue, indispensable aujourd'hui. C'est le vœu le plus cher des auteurs !

Jacqueline Gassier
Colette de Saint-Sauveur

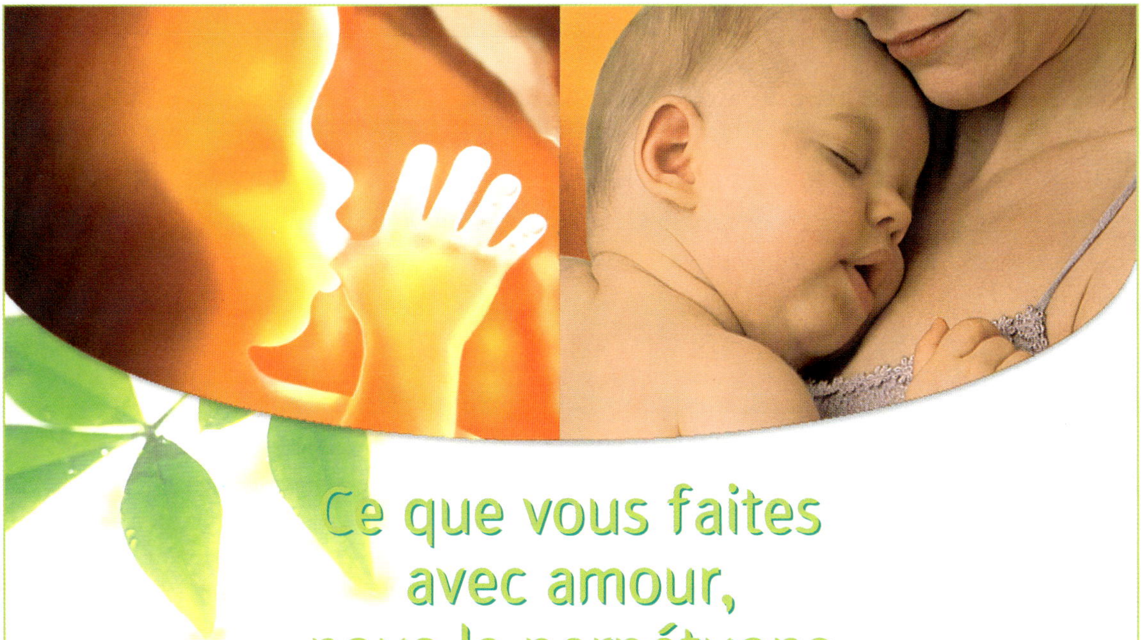

Ce que vous faites avec amour, nous le perpétuons avec passion...

Dès aujourd'hui, jours après jours, vous faites **les bons choix nutritionnels,** pour vous même, et les bébés dont vous prenez soin. De la grossesse au nourrisson, du nourrisson à la petite enfance, il n'y aura plus de moments aussi essentiels pour la croissance et le bon développement de l'enfant. Forts de plus de **100 ans d'expérience en nutrition infantile,** les laboratoires Mead Johnson et les laboratoires Picot veulent vous aider à faire les bons choix. **Notre gamme de laits infantiles, céréales, biscuits, jus de fruits est complète** pour s'adapter aux besoins spécifiques des bébés. Parce que nos produits sont de la plus haute qualité, et que tout bébé mérite un environnement attentif, qualifié et rassurant, les laits infantiles **Enfamil 2** et les aliments adaptés à l'enfant Picot sont **distribués en pharmacie.** En confiance votre pharmacien saura vous parler de nos produits.

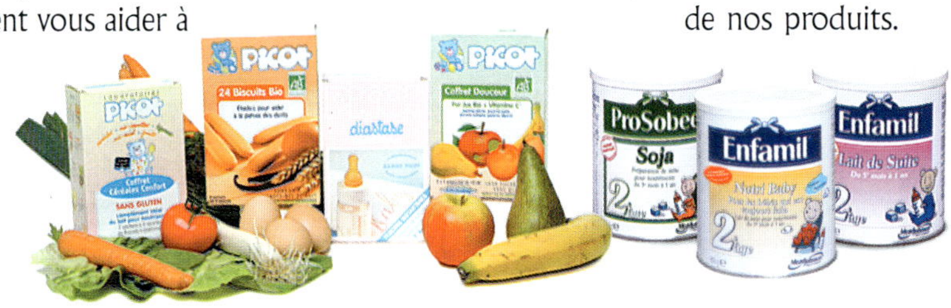

Laboratoires Picot
www.picot.fr

Mead Johnson Nutritionals
Leader mondial des laits infantiles

BIEN ALIMENTER BÉBÉ, C'EST PRENDRE SOIN DE SA SANTÉ

Conseils et prix adaptés vous attendent chez votre pharmacien

Sommaire

Table des matières

Partie 2 : La famille, ses droits, ses obligations

Eveil Bébé de Lactel, le lait de suite conçu pour les bébés et pensé pour les mamans

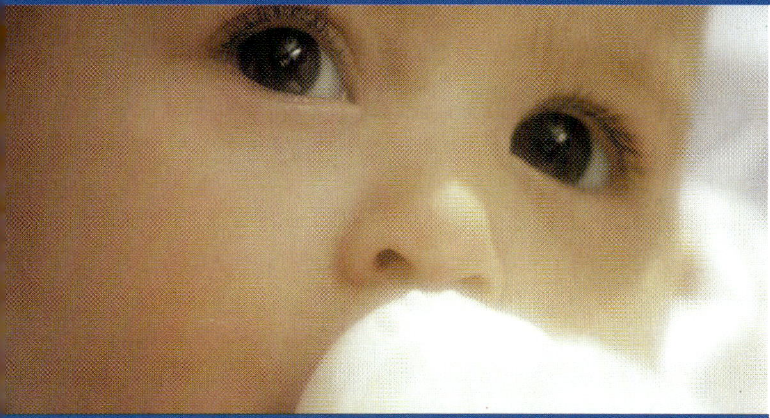

Impossible de grandir sans lait ! Sitôt venu au monde, les nouveau-nés recherchent instinctivement le sein maternel... Le lait maternel est en effet idéal. Il doit être privilégié le plus longtemps possible. **A partir de 5 mois,** *la diversification alimentaire peut commencer à condition que le lait (maternel ou de suite) reste l'aliment principal* **jusqu'à 1 an. Eveil Bébé de Lactel** *est un lait de suite conçu pour répondre aux besoins spécifiques des nourrissons et pour faciliter la vie des mamans.*

3 bonnes raisons de conseiller Eveil Bébé de Lactel aux bébés comme aux mamans

1- *Eveil Bébé est un lait de suite* **spécialement conçu** *pour les nourrissons à partir de 5 mois*

La composition d'Eveil Bébé de Lactel répond aux exigences réglementaires très strictes en vigueur, concernant les aliments de l'enfance. Dans ce cadre, Eveil Bébé de Lactel, résultat d'une recherche rigoureuse, est un complément pour une alimentation qui se diversifie. Eveil Bébé de Lactel apporte à l'enfant les nutriments dont il a besoin pour bien grandir : un taux réduit de protéines, du fer, des acides gras essentiels, des vitamines et du calcium.

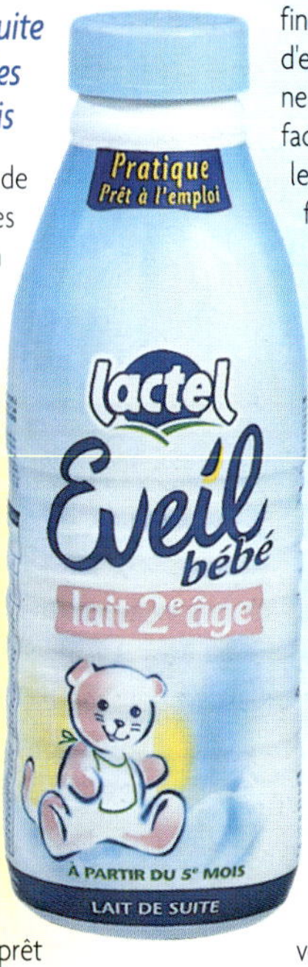

2- *Eveil Bébé est un lait de suite* **pratique** *et* **hygiénique**

Eveil Bébé de Lactel est liquide, prêt à l'emploi : moins d'erreurs de dosage et finies les manipulations de poudre et d'eau. Pratique dans son conditionnement en bouteilles, le goulot large facilite le versement dans le biberon et le bouchon à vis permet de fermer facilement la bouteille après chaque utilisation. Ainsi, Eveil Bébé de Lactel est protégé des odeurs du réfrigérateur et peut se conserver 48h après ouverture.

Eveil Bébé de Lactel peut aussi être utilisé pour préparer les petits plats de bébé : bouillies, purées, potages...

3- *Eveil Bébé est un lait de suite* **économique**

Eveil Bébé de Lactel est disponible en bouteilles d'un litre au rayon lait des grandes surfaces à un prix attractif. Une bouteille d'1 litre équivaut à 2 jours de consommation. Un lot de 6 bouteilles correspond au volume d'une grande boîte de poudre (900 g) et environ 5,5 L d'eau

"La croissance en taille au cours de la première année est en moyenne de 25 cm. Cette performance (+50%) ne se reproduira jamais, même à l'adolescence. Elle nécessite un besoin considérable en calcium fixé sur l'os, que seul, à cet âge, le lait est en mesure de procurer. Le lait est donc l'aliment décisif de l'enfant, particulièrement avant la marche. Le lait maternel, spécifique de l'espèce humaine, doit être privilégié. Son remplacement trop rapide par du lait de vache impose des corrections car il apporte trois fois plus de protéines et de sel et est pauvre en fer et en acides gras " essentiels ". A partir du 5ème mois un lait adapté pour nourrissons limite les risques nutritionnels d'une diversification parfois mal conduite. Un demi litre quotidien de lait de suite garantit des apports nutritionnels équilibrés et adaptés qui ont une fonction préventive. En convaincre les mamans est dans l'intérêt des enfants."

Docteur Jean-Jacques RIVES,
Pédiatre, Toulouse

"Avec Eveil Bébé de Lactel, je suis sûre de donner à mon bébé un lait de suite qui lui apporte des nutriments dont il a besoin. De plus, je peux demander à mes aînés de lui donner son biberon sans avoir peur qu'ils se trompent dans les doses de poudre. Il suffit de verser le lait de suite directement de la bouteille au biberon. C'est une solution à la fois économique et pratique pour moi car j'achète les laits de toute la famille au même rayon de mon supermarché."

Isabelle, Maman de Hugo, 7 mois,
Laura, 2 ans et Yoann 8 ans

De 10 mois à 3 ans : en avant la croissance ...

Avec 25 fois plus de fer que dans du lait de vache classique, 11 vitamines, 2 acides gras essentiels et du calcium, la gamme de lait de croissance Eveil de Lactel apportera aux enfants des éléments nutritionnels nécessaires à leur éveil et leur épanouissement.

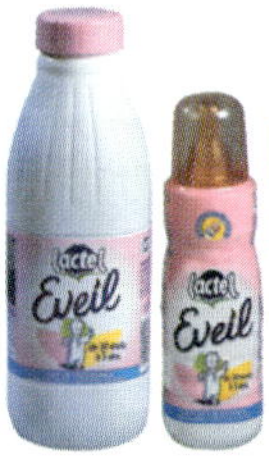

Eveil
Lait de croissance
pour les enfants de 10 mois à 3 ans

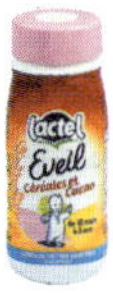

Eveil
Céréales et cacao

La gamme EVEIL DE LACTEL est disponible **au rayon lait** *des grandes surfaces*

lactel
un conseil, une information,
Lactel est à votre écoute au :
N°Azur 0 810 110 120
PRIX APPEL LOCAL
www.lactel.fr

Pour les bébés aussi, l'essentiel est dans Lactel

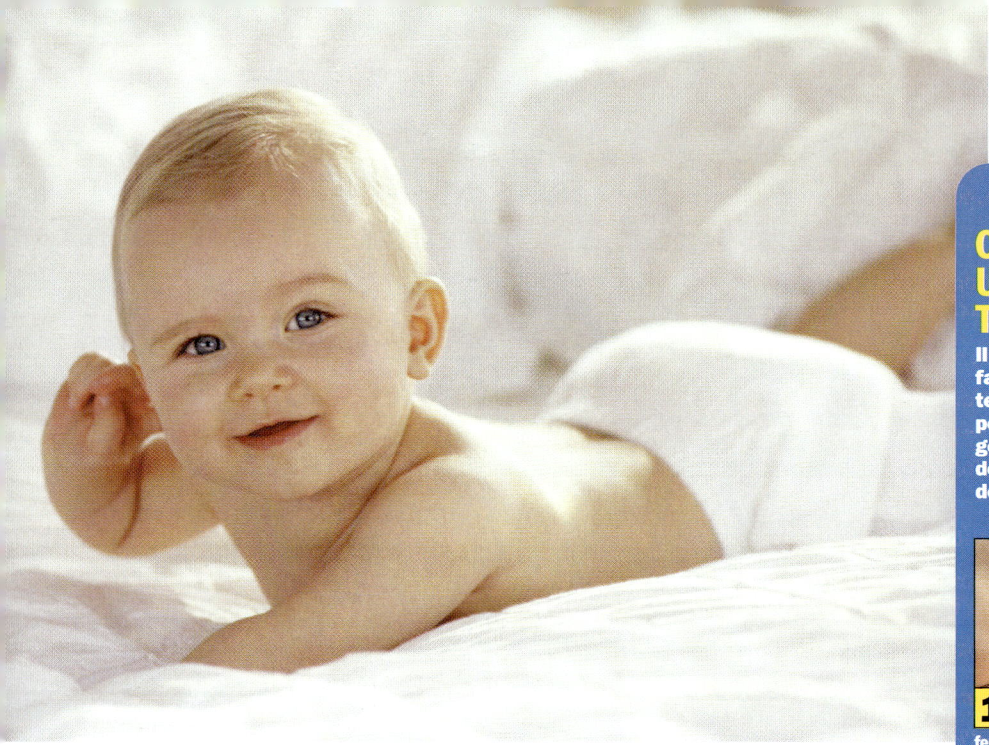

Nouveau ThermoScan de Braun

Le meilleur allié des mamans

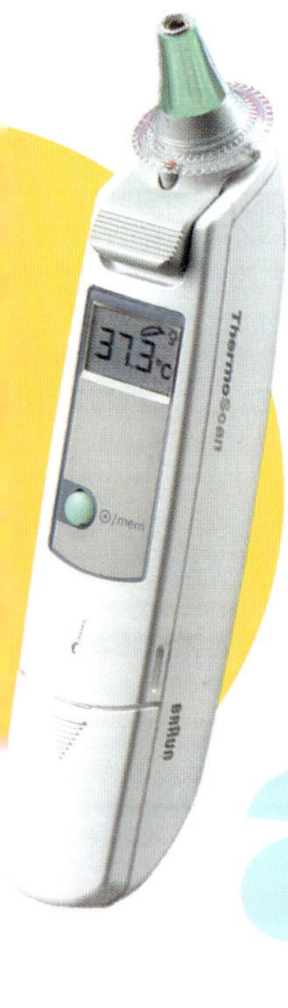

En une seconde, ce thermomètre d'oreille spécialement conçu pour les tout-petits vous donne la température précise de votre bébé, sans même qu'il soit nécessaire de le réveiller si il dort !

Aujourd'hui, toutes les mamans le savent : **le meilleur endroit pour mesurer la température d'un enfant, c'est l'oreille.** En effet, la chaleur émise par le tympan reflète précisément les modifications de la température centrale du corps. Seulement voilà : jusqu'à présent, les embouts larges et raides des thermomètres auriculaires avaient de quoi effrayer un peu les jeunes mères ; et si elles allaient blesser la fragile oreille de leur tout-petit ?

Spécialement conçu pour les bébés

Avec ThermoScan de Braun, plus de crainte ! Grâce à son embout de diamètre réduit, recouvert d'une matière souple, il convient parfaitement aux nourrissons et aux petits de moins de 2 ans. La prise de température se fait tout en douceur... Pas besoin de déshabiller votre bébé. Vous pouvez même prendre sa température pendant son sommeil ! Bien sûr, il est utilisable par toute la famille.

Rapide, fiable et précis

Grâce à une technologie unique de mesure infra-rouge, ThermoScan prend 8 mesures par seconde là où les autres thermomètres n'en prennent qu'une seule. Mieux encore : Il n'affiche pas une moyenne des températures mais retient la plus élevée, assurant une haute précision.

Plus de 20 000 médecins français sont déjà équipés

Pas étonnant que les thermomètres auriculaires de Braun soient recommandés par les médecins généralistes et les pédiatres ! Son confort d'utilisation, sa rapidité et sa fiabilité ont su séduire les professionnels. Il n'en faudra sûrement pas plus pour qu'il devienne aussi le chouchou des mamans...

Pour tout renseignement, appelez la ligne ThermoScan au 01 47 48 70 70

COMMENT UTILISER THERMOSCAN

Il n'a jamais été aussi facile de mesurer la température des tout-petits. En quelques gestes simples et doux, vous obtiendrez des données précises.

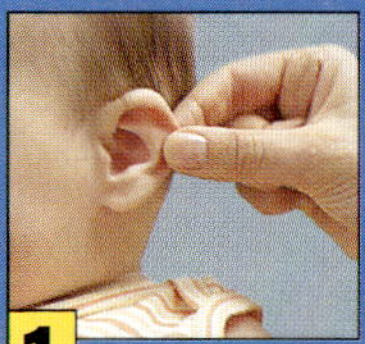

1 Tirez délicatement mais fermement l'oreille de votre bébé vers l'arrière pour redresser le conduit auditif.

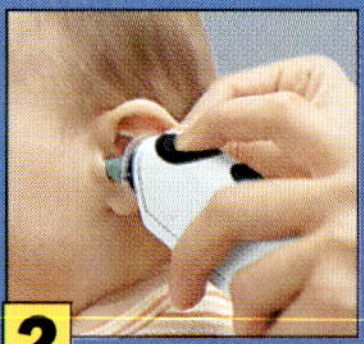

2 Introduisez doucement le thermomètre, recouvert d'un embout propre. Pour bien viser le tympan, orientez la sonde vers l'oreille opposée. Puis appuyez sur le bouton de lecture.

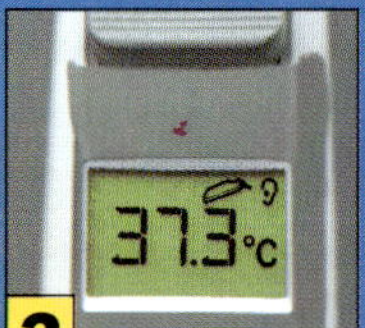

3 Un bip sonore vous prévient lorsque la température est prise. Vous pouvez alors relâcher le bouton.

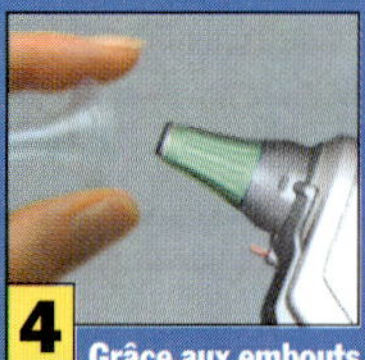

4 Grâce aux embouts jetables, tout risque de contamination d'un utilisateur à l'autre est écarté. ThermoScan peut être utilisé par toute la famille !

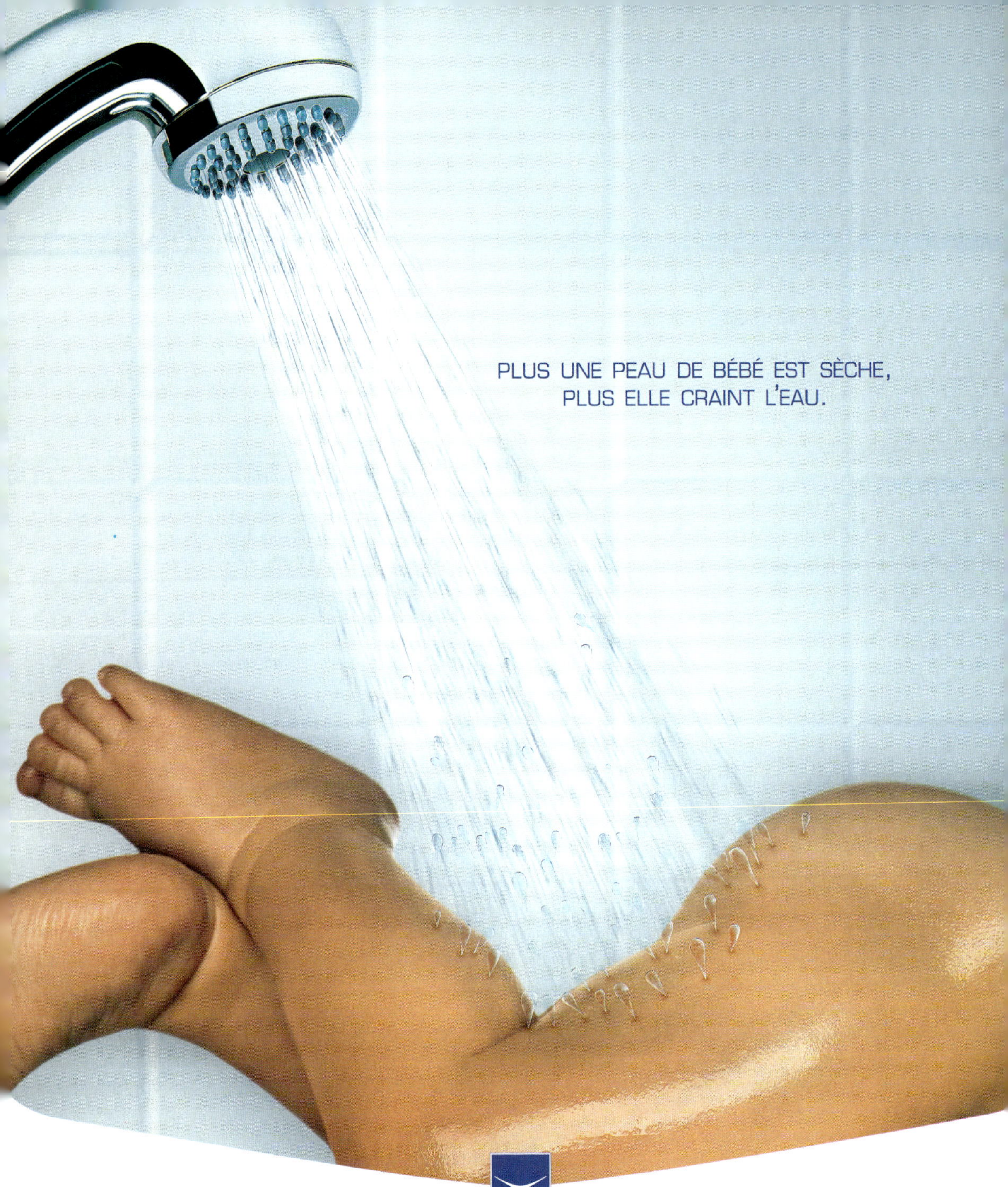

LABORATOIRES
VENDÔME

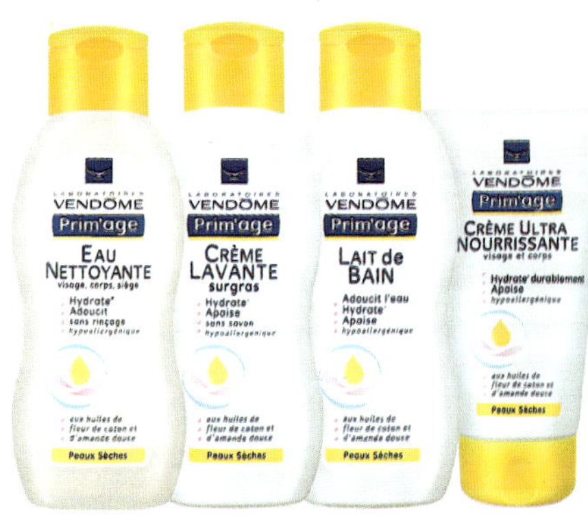

Pour protéger la peau de votre bébé, les Laboratoires Vendôme ont conçu la ligne **Prim'age Peaux Sèches**. Enrichie en huiles de fleur de coton, d'amande douce et en agent apaisant, elle apporte à sa peau douceur, confort et hydratation*. Hypoallergénique, pH neutre pour la peau, testée sous contrôle dermatologique. * *Hydratation des couches supérieures de l'épiderme.*

C'est chaque jour qu'il faut bien traiter sa peau.

Partie 6 : L'adolescence

Partie 7 : La politique de santé en France

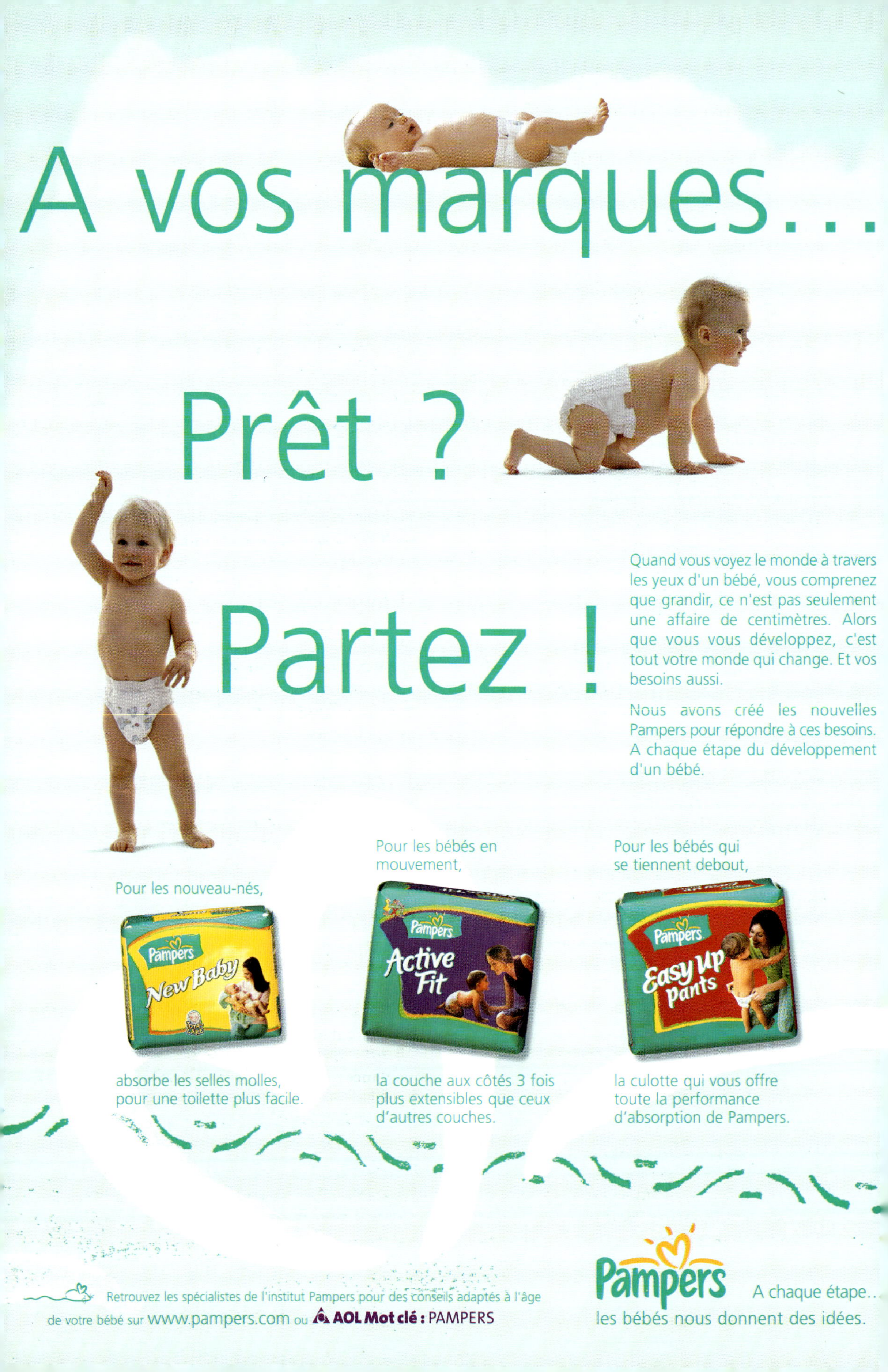
A vos marques...
Prêt ?
Partez !
Quand vous voyez le monde à travers les yeux d'un bébé, vous comprenez que grandir, ce n'est pas seulement une affaire de centimètres. Alors que vous vous développez, c'est tout votre monde qui change. Et vos besoins aussi.
Nous avons créé les nouvelles Pampers pour répondre à ces besoins. A chaque étape du développement d'un bébé.
Pour les nouveau-nés,
Pampers New Baby
absorbe les selles molles, pour une toilette plus facile.
Pour les bébés en mouvement,
Pampers Active Fit
la couche aux côtés 3 fois plus extensibles que ceux d'autres couches.
Pour les bébés qui se tiennent debout,
Pampers Easy Up pants
la culotte qui vous offre toute la performance d'absorption de Pampers.
Retrouvez les spécialistes de l'institut Pampers pour des conseils adaptés à l'âge de votre bébé sur www.pampers.com ou AOL Mot clé : PAMPERS
Pampers
A chaque étape... les bébés nous donnent des idées.

Sommaire des fiches techniques

« L'intérêt supérieur de l'enfant
doit être une
considération primordiale »

(art. 3 – *Convention internationale des droits de l'enfant*)

Dix droits fondamentaux :

- Le droit d'être aimé et respecté
- Le droit d'être nourri
- Le droit d'être soigné
- Le droit d'avoir une identité
- Le droit d'avoir une éducation
- Le droit d'être protégé de la violence
- Le droit à l'égalité, en particulier entre filles et garçons
- Le droit de rêver, de rire et de jouer
- Le droit de ne pas être exploité
- Le droit de s'exprimer et de donner son avis

Extrait de la plaquette de présentation
de l'institution du ***défenseur des enfants***[1]

1. 95, boulevard du Montparnasse, 75006 Paris. Site internet : www.defenseurdesenfants.fr

La puériculture, une spécialisation infirmière

Prendre soin de l'enfant, de la naissance à l'adolescence, accompagner les parents et travailler en équipe, optimiser la place de chacun

La profession de puéricultrice[1]

Capacités attendues pour l'exercice de la puéricultrice[2]

- Assumer les responsabilités d'une infirmière spécialisée en puériculture, vis-à-vis de l'enfant, des parents, des institutions et de la profession de puéricultrice.
- Participer activement au travail d'équipe, en complémen-tarité avec les autres professionnels, dans l'axe des compétences de la puéricultrice : prendre soin des enfants, accompagner les parents, anticiper, dépister les risques liés à l'environnement.
- S'engager pleinement, avec les partenaires concernés, dans la mise en œuvre des moyens au service de l'enfance : prévenir, protéger, accueillir, garantir, dans le cadre institutionnel et familial.

Choisir de devenir puéricultrice, c'est s'engager dans la voie de la reconnaissance *a priori* des potentialités de l'enfant ; c'est être convaincu que grandir, se développer et s'épanouir, exigent un environnement familial et social favorable ; c'est vouloir contribuer au respect des besoins fondamentaux des enfants, durant toute leur croissance, et à la préservation de leurs droits.

Pour ces raisons, la formation de puéricultrice s'adresse à des infirmières et des sages-femmes diplômées d'État, conscientes de devoir approfondir leurs connaissances pour participer à cette grande aventure.

Choisir de devenir puéricultrice, c'est s'inscrire dans une démarche de projet personnel et professionnel. La spécialisation en puériculture s'offre pour les unes comme la réalisation d'un projet initial (la formation infirmière en soins généraux étant un passage obligé), pour les autres comme une réorientation de carrière vers le secteur extra-hospitalier (par exemple, après un long parcours hospitalier), pour d'autres encore cette démarche de formation en puériculture s'impose comme un besoin de perfectionnement de leurs connaissances et de leurs pratiques pour répondre plus justement aux besoins des enfants, mieux comprendre les situations. Ces infirmières occupent le plus souvent, depuis quelques années, un poste en service d'enfants, requérant une qualification de puéricultrice.

Choisir de devenir puéricultrice, c'est vouloir travailler avec les enfants et leurs familles, en privilégiant leur participation ; c'est apprendre à travailler avec les différents professionnels du secteur de l'enfance et de la famille (professionnels de santé, travailleurs sociaux et socio-éducatifs), en complémentarité et dans le respect du champ de compétences des uns et des autres.

Ce travail avec les autres professions et les différentes institutions exige donc de la part de la puéricultrice une bonne connaissance de la nature, de l'étendue et des limites de ses responsabilités professionnelles.

La finalité de la profession est la promotion de la santé de l'enfant ; c'est l'axe central du travail réalisé auprès des enfants, des familles et des institutions.

---

1. Auteurs : Colette de SAINT-SAUVEUR, directrice d'école de puéricultrices. Martine QUEST, juriste. En collaboration avec Claire QUELENNEC, Yvonne NOIROT et Martine CHRISTOL, directrices d'écoles de puéricultrices.
2. Lire partout puéricultrice/puériculteur. Nous prions les infirmiers en spécialisation de puériculture de nous excuser de privilégier l'emploi du féminin tout en sachant qu'ils sont présents dans les écoles de puéricultrices... nous avons opté pour la loi du nombre !

Être puéricultrice, c'est exercer un métier passionnant, qui s'inscrit dans une histoire : celle de l'enfant, celle du contexte social et politique qui évolue en permanence, celle de la profession qui s'adapte à cet environnement en constante transformation.

Présentation de la profession

La profession de puéricultrice, dès sa création en 1947, fonde sa légitimité sur les choix politiques en direction de la santé des enfants. Engagée à cette époque dans la lutte contre la mortalité infantile (dont le taux était particulièrement élevé au sortir de la guerre), elle est ouverte aujourd'hui sur la dimension psychosociale de la santé du nouveau-né, de l'enfant, de l'adolescent.

Environ 14 000 puéricultrices diplômées d'État sont actuellement en activité dans différents secteurs : établissements de santé et de réadaptation, établissements et services d'accueil d'enfants de moins de 6 ans, service départemental de Protection maternelle et infantile (PMI), services médico-sociaux, établissements scolaires, centre de formation paramédicale, etc.

Définition générale

La profession de puéricultrice, spécialité de la profession infirmière[3], se préoccupe de la promotion, de la prévention et de la protection de la santé de l'enfance et de la famille. Du fait de son statut d'infirmière spécialisée, ses obligations et responsabilités professionnelles relèvent de la réglementation du corps infirmier[4] : **c'est une infirmière-puéricultrice.**

Sa formation, 1 510 heures après l'obtention du diplôme d'État d'infirmière ou de sage-femme, garantit un niveau d'expertise dans les soins spécifiques à donner pendant l'enfance, de la naissance à l'adolescence.

Les processus de croissance et de développement propres à cette période de la vie s'inscrivent dans un environnement familial et social en constante évolution, et les interactions inhérentes au fonctionnement des groupes placent ainsi l'Enfance au cœur de situations à la fois complexes et singulières.

La puéricultrice, dont le savoir-faire s'organise autour du « prendre soin de l'enfant », contribue activement :

- à **l'adaptation des réponses** aux besoins spécifiques du nouveau-né, de l'enfant et de l'adolescent ;
- à **la prévention et au dépistage précoce** de ce qui risque de perturber leur développement ;
- à la mise en œuvre de thérapeutiques dans **une démarche de soin** (garante, par son approche multidimensionnelle, de l'adéquation des projets d'actions avec chaque situation) ;
- à l'élaboration et à la réalisation de **projets d'action à visée éducative** en matière de santé, tant au plan individuel que collectif.

À noter...

Les activités de la puéricultrice sont de nature préventive, curative et éducative.

Elle agit en conséquence auprès de l'enfant lui-même, de sa famille, des adultes qui en ont la charge, dans les institutions de soins, d'accueil, etc.

La spécificité de la profession

La réforme des études préparatoires au diplôme d'État d'infirmière, en 1992, inscrit la pratique de cette profession dans une dimension résolument généraliste d'infirmière polyvalente, compétente dans le domaine des soins généraux, des soins psychiatriques et de la Santé publique. Plus que jamais, de par sa formation complémentaire, **le travail de la puéricultrice est celui d'une infirmière généraliste, spécialiste des soins à l'enfant** ; ses compétences convergent vers tout ce qui touche à la famille, aux parents, aux enfants.

L'attention à porter aux soins de santé des enfants est un des critères formulés par le ministère de la Santé[5] : « le développement harmonieux de l'enfant est totalement subordonné à la qualité de la réponse apportée à ses besoins par autrui. Chaque enfant est un être unique, en pleine évolution, avec ses propres besoins physiologiques, psychoaffectifs et sociaux indissociables. Ce qui exige une formation spécifique... »[6].

Au travers de nombreux apprentissages et d'expériences variées, l'enfant fait les acquisitions nécessaires pour accéder à l'autonomie : se déplacer, décider,

---

3. Au même titre que les infirmières de bloc opératoire, les « IBODE », et les infirmières anesthésistes, les « IADE ».
4. Règles professionnelles : décret du 15 février 1993, Actes professionnels du 15 mars 1993.
5. Arrêté du 13 juillet 1983, programme d'études préparatoires au diplôme d'État de puéricultrice.
6. Préambule du programme d'études, *op. cit.* note 5.

penser, créer, désirer, choisir, etc. Cette réalisation de soi ne peut se faire que dans un contexte favorable pour sa croissance physique, son épanouissement psychoaffectif et son évolution motrice et intellectuelle. Sa personnalité se construit à partir de ce qu'il vit quotidiennement. Là, le rôle de l'entourage est fondamental pour lui permettre de « gérer » les moments difficiles que sont la maladie, la séparation, le partage inhérent à la vie en collectivité, la confrontation aux agressions multiples, etc.

Le rôle de la puéricultrice

Il s'enracine dans une dynamique d'accompagnement de l'enfant et de sa famille, dans des moments particuliers de leur vie, de leur histoire. La puéricultrice intervient :

- en amont de moments de « rupture » d'équilibre (sans cesse à reconquérir) que constituent la maladie ou un environnement familial ou social transitoirement défaillant ;
- au moment de la rupture elle-même pour en atténuer les conséquences et prévenir les effets indésirables (organisation de l'accueil collectif par exemple) ;
- dans le cadre de l'organisation de la vie quotidienne familiale ou sous forme d'un soutien de la famille en période difficile ou encore lors d'événements risquant d'altérer l'équilibre, parfois déjà fragile, de la santé familiale (naissance d'un enfant fragile, maladie ou handicap d'un enfant ou d'un parent, deuil...).

Ainsi, le travail de la puéricultrice se concrétise aussi bien par la réalisation de soins directs à l'enfant que par l'évaluation de risques liés à une situation donnée ou par une action pédagogique auprès de personnes chargées de prendre en charge les enfants.

> **À noter...**
> Contrairement à l'idée communément répandue, la profession de puéricultrice s'exerce autant auprès des adultes qui ont en charge des enfants qu'au contact direct de ceux-ci.

Les compétences de la puéricultrice

À la charnière du sanitaire et du social, de la sphère privée et du domaine public, le travail de la puéricultrice s'organise dans une démarche partenariale avec les familles, les autres professionnels et diverses institutions. Dans cette optique, elle s'attache à la compréhension des parents et des enfants (de leurs logiques, attentes et projets) afin de ne pas se substituer à eux mais de leur apporter un soutien à leur mesure ; elle s'attache également à la compréhension du langage et des logiques techniques et technocratiques présentes dans les institutions. Cette étape conditionne la qualité de la communication avec les partenaires.

La pratique des puéricultrices se traduit par des actions organisées visant à prévenir les problèmes ou à contribuer à leur résolution en cas de difficultés, de défaillances voire d'inégalités humaines pouvant nuire à la santé de l'enfant. Il s'agit d'une « mission de grande envergure, qui nécessite bien entendu au préalable un niveau de qualification adéquat[7] de ces intervenants »[8]. Cette qualification est de nature paramédicale (par son origine infirmière), largement ouverte sur l'action sociale et l'éducation (par l'orientation du cursus de la spécialisation), même lorsque cette fonction s'exerce dans un établissement de santé.

La compétence de la puéricultrice est médico-sociale.

Dans le domaine des soins à donner pendant l'enfance

La précision des connaissances acquises et la maîtrise des outils méthodologiques confèrent à la puéricultrice une capacité :

- d'évaluation de l'état de l'enfant et des situations à risques (latents ou patents) pour sa santé, sa sécurité, son développement et son épanouissement ;
- de dépistage précoce, aussi bien des anomalies survenant dans l'état de l'enfant, son comportement ou son développement que dans les risques présentés par son environnement familial ou social ;
- de diagnostic en puériculture, avec précision et célérité, et de décision rapide des modalités d'intervention (action directe, orientation, transmissions, etc.) ;
- d'élaboration et de réalisation de projets de soins, dans une approche globale de la santé (c'est-à-dire que la considération de l'enfant comme une « personne », vivant dans une famille ou une institution, « avec son histoire propre » et « ses besoins singuliers », s'impose comme le principe fondamental au cœur de toute intervention), et adaptés aux circonstances de la survenue du problème à résoudre et aux besoins de l'enfant ;

7. Garanti par au moins quatre années d'études après le baccalauréat ou équivalent, cinq années s'il s'agit de sages-femmes.
8. M. N. Valls-Lacroix, *Praticiens du secteur sanitaire et social, qui êtes-vous ?* Les Éditions ouvrières, 1989, p. 11.

◆ d'attention aux parents (respect de leur place auprès de leur enfant lors de la prise en charge institutionnelle) et d'une relation « soutenante » dans les situations difficiles.

Dans le domaine de la Santé publique

La pratique quotidienne des puéricultrices puise sa dynamique dans une démarche de recherche permanente de promotion de la santé de l'enfant, au travers des actions individuelles ou collectives menées auprès (et avec) les enfants et leur famille, dans les institutions. Ainsi, l'amélioration permanente de la qualité des soins préside une manière de penser leur travail.

Au-delà de la simple qualité de soins, le travail de la puéricultrice contribue à la promotion d'une éducation à la santé, véritable vecteur social pour la responsabilisation de chacun dans la recherche et la réalisation des facteurs de qualité de vie. L'éducation à la citoyenneté en milieu scolaire répond à ce projet, sous-tendu par une démarche pédagogique à laquelle participe la puéricultrice en différentes situations.

La notion de Santé publique et d'approche communautaire de la santé oriente ce travail qui s'inscrit dans les objectifs de santé définis au plan national ou, le plus souvent, au plan local. Comme le souligne le ministre de la Santé dans la conférence nationale de santé en 2001, cette approche de la santé est encore inhabituelle dans nos professions de santé, modelées à la logique médicale (centrée sur le curatif et le savoir formel). En effet, cette dimension de l'exercice professionnel requiert un professionnalisme maîtrisé afin de situer le savoir scientifique « en retrait », au profit de l'expression des besoins, attentes, problèmes, par les usagers eux-mêmes (avec leur langage et leurs priorités). L'écoute et l'accompagnement des usagers selon leurs demandes, sur un mode d'échanges sans *a priori* ni jugements de valeurs, entrent dans le processus de promotion de la santé et participent tant à la poursuite d'objectifs de Santé publique qu'au projet d'intégration sociale de tous les enfants et des familles.

Dans le domaine de l'encadrement et de la formation

La fonction d'infirmière-puéricultrice implique un travail en collaboration avec les auxiliaires de puériculture, parfois les aides-soignant(e)s, dans pratiquement tous les services d'enfants. Son rôle d'encadrement s'exerce ainsi sous différentes formes : délégation de soins relevant de l'initiative infirmière, supervision des modalités de prise en charge des enfants et activités d'éveil, etc. La concertation et la valorisation du travail de l'auxiliaire de puériculture contribuent à sa formation permanente.

L'axe méthodologique adopté pour assurer cette fonction est essentiellement orienté vers le projet ; celui-ci, qu'il soit global ou séquentiel, fait appel à une méthode de conduite de projet avec ses étapes successives. Allant de l'élaboration à l'évaluation, il passe par la mobilisation des membres de l'équipe, et la concertation avec les parents chaque fois que possible.

De même, la participation à la formation des stagiaires fait partie intégrante de la fonction, notamment dans l'accueil des futures professionnelles en formation. Aménager les conditions favorables à leurs apprentissages et assurer le suivi pédagogique des stagiaires ne s'improvisent pas mais exigent une réflexion préalable au sein de l'équipe. Car les apprentissages de savoir-faire et de savoir être ne doivent pas se faire au détriment de la sécurité physique et affective des enfants, de leur confort et de leur épanouissement. Le projet du service doit intégrer cette réalité.

Soulignons enfin qu'en secteur PMI, les puéricultrices participent à l'agrément des assistantes maternelles, assurent leur encadrement, et parfois leur formation. Cette activité s'inscrit elle aussi dans un projet séquentiel, appartenant lui-même au projet du service départemental de PMI.

À noter...

Le champ de compétence de la puéricultrice se situe dans les domaines :

◆ du soin infirmier dans une approche globale de l'enfant ;

◆ de la Santé publique dans une approche communautaire des familles ;

◆ de l'encadrement et de la formation des professionnels de santé.

Ces caractéristiques expliquent la place qu'occupent l'élaboration et la conduite de projet dans sa pratique quotidienne.

Les épreuves du diplôme d'État garantissent ces compétences.

L'évolution actuelle du travail

L'évolution certaine du travail de la puéricultrice, au-delà de la dimension restreinte que serait la seule diversification des « lieux » d'exercice (voir *infra*), s'exprime dans la complexification des situations à traiter.

Trois facteurs essentiels influencent, depuis toujours, l'orientation du travail auprès des enfants et des familles :

- le concept d'enfant (être en croissance et en développement) ;
- la santé en terme de recherche d'équilibre et d'adaptation de l'individu ;
- la structuration pluridisciplinaire du champ professionnel.

À ces facteurs viennent s'ajouter plus récemment des données psychosociales telles que **l'augmentation du nombre de familles en grande précarité sociale avec ses incidences** sur la santé physique et mentale des enfants, la capacité des parents à assumer leur rôle parental, la nature des problèmes rencontrés et les priorités à donner aux actions.

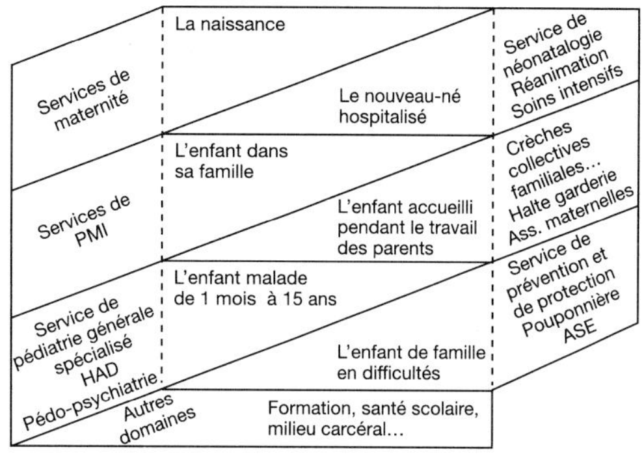

Figure 1.1 : Les secteurs d'activité de la puéricultrice.

À noter...
Le champ d'action médico-sociale s'élargit nécessairement et met la puéricultrice en relation avec de très nombreux partenaires et réseaux qui diversifient les rapports, les relations et les interactions, sources de richesse mais aussi de complexité dans la compréhension des logiques d'intervention (voir p. 85).

Les lieux d'exercice professionnel

La profession s'exerce dans des établissements et services dont les missions premières respectives diffèrent de l'un à l'autre tandis que la mission de la puéricultrice, elle, est constante. Agissant auprès de l'enfant, où qu'il se trouve, et compte tenu de ses besoins singuliers, elle contribue à l'évaluation de ces besoins individuels et à la qualité des réponses à apporter.

Soulignons qu'actuellement et dans l'ensemble des services, les orientations politiques visant la maîtrise des dépenses de santé initient, à un moment ou à un autre, une démarche d'amélioration de la qualité des prestations offertes aux enfants et aux familles. Les professions faisant partie des moyens mis en place pour la réalisation des objectifs gouvernementaux, cette démarche de recherche de qualité est l'occasion pour les professionnels de porter un regard critique sur les situations et de remettre en question leurs pratiques pour les recentrer, chaque fois que nécessaire, sur l'intérêt de l'enfant[9].

Le contexte professionnel

L'exercice de la profession de puéricultrice s'inscrit donc dans le contexte sociologique, politique, sanitaire, social, économique et juridique de la société dont les transformations successives génèrent sans cesse de nouvelles situations de travail, influant elles-mêmes sur l'évolution à la fois des programmes de formation et des statuts professionnels. De nombreuses données sont ainsi à prendre en compte.

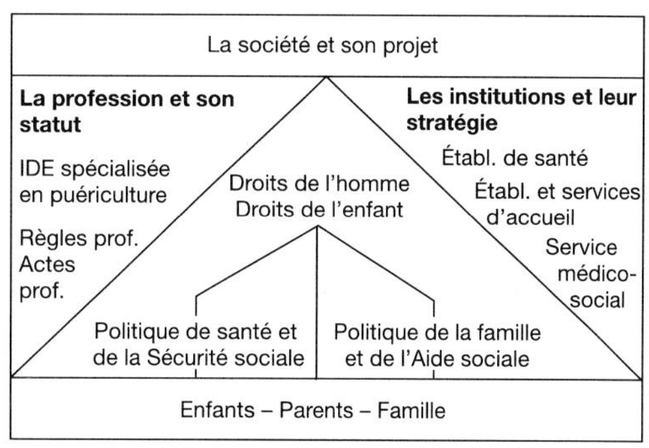

Figure 1.2 : Le contexte d'exercice de la puéricultrice.

9. Cette préoccupation s'avère plus que jamais indispensable au moment où la législation du travail introduit la réduction du temps de travail qui oblige à une réorganisation des services et une redistribution de leur charge de travail.

La place de l'enfant dans la société

La transformation progressive de la place de l'enfant au sein de la famille et de la société est à l'origine de conceptions nouvelles du soin à l'enfant, évoluant des soins de survie vers **une recherche de qualité de la vie.** Autrefois, la situation économique et sociale réduisait l'espérance de vie des enfants à quelques années voire quelques mois. Aujourd'hui, les conditions faites à l'enfant traduisent la valeur sociale qu'il représente. Les familles se montrent plus réceptives aux découvertes relatives à l'Enfance et l'idéalisation de l'enfant au travers de la recherche et des médias joue un rôle important dans cette évolution. Les professionnels de l'Enfance sont ainsi pleinement concernés par cet intérêt grandissant porté à l'enfant dès son plus jeune âge. Malheureusement, les faits quotidiens nous rappellent aussi que leur cause doit rester une préoccupation permanente (pour ne pas perdre de vue leurs besoins singuliers).

La réalité quotidienne de l'enfant

Alors que l'enfant se « raréfie » dans notre société, il vit chaque jour plus longtemps au côté de ses pairs au cœur d'institutions (encadré par des professionnels), comparé au temps passé au sein de sa propre famille. Et les parents sont exigeants à l'égard des conditions d'accueil de leurs enfants, qu'ils soient malades ou bien-portants.

Outre le travail des femmes, le divorce, l'isolement des jeunes couples, la monoparentalité, la recomposition familiale, le métissage, etc. sont des facteurs potentiels de déstabilisation de la femme et de perturbation dans l'environnement des enfants. La perte de repères, la nécessaire redéfinition des rôles parentaux, mais aussi la dégradation des conditions d'existence au plan économique, sont pour les parents une réelle source de difficultés pour assumer leurs responsabilités éducatives. Ces situations « pointent dans tous les cas des besoins d'accompagnement plutôt que de suppléance, de substitution ou de contrainte »[10].

La prise en charge de l'enfant par les professionnels

La prise en charge dans un environnement extérieur au milieu familial requiert un savoir-faire très particulier et une réflexion préalable car, de la charge affective qui entoure le groupe familial au statut social qui différencie parents et professionnels, tout laisse à penser qu'aucune substitution n'est tolérable, voire possible. C'est pourquoi la société elle-même, consciente de l'importance de la période de la petite enfance pour la santé physique, psychique, intellectuelle et sociale de l'adulte de demain (au moins dans le discours), s'attache à la qualité du service rendu par les institutions. Qualité que l'on peut traduire au travers des modalités de la prise en charge de l'enfant, quelle que soit l'activité du service. On sait combien la qualité des interactions entre l'enfant et l'adulte est fondamentale pour son développement puisqu'il « intègre au fur et à mesure de la formation de sa personnalité des normes, des modèles, des attitudes préexistantes dans le milieu ; [...] les faits sociaux prennent racine dans les comportements individuels »[11]. La puéricultrice a donc un rôle de plus en plus important dans le domaine de l'accompagnement des femmes et des couples, dans le cadre de la prise en charge de leur enfant ; il convient de centrer, chaque fois que possible, l'intervention sur la dynamique familiale (et les besoins des adultes) et non exclusivement sur l'enfant lui-même (en particulier dans les situations relevant de mesures de protection).

Cette orientation exige un partenariat entre les professionnels concernés et un travail en réseau avec les institutions, les services, voire les familles ressources.

Le soutien à la parentalité

Ce concept, d'apparition récente dans le vocabulaire des politiques et des professionnels, n'est pas si novateur si l'on considère la place des services mis progressivement à disposition des familles durant le XXe siècle, notamment dans le domaine de la prévention médico-sociale et socio-éducative. En revanche, le rôle que semblent vouloir prendre les professionnels (ou que leur suggèrent les experts) à l'égard des parents, peut apparaître comme une attitude nouvelle. En effet, une prise de conscience récente sur le glissement insidieux de ces dernières années qui a conduit à « démissionner » les parents de leur rôle, engage aujourd'hui les institutions et les professionnels « à redonner aux parents leur place de premiers éducateurs, en les soutenant de manière effective dans leur rôle. Ce soutien à la parentalité s'accompagne [...] d'un travail sur le lien social »[12]. C'est en effet dans la répétition des relations et des interac-

10. F. Jésu, Les réseaux locaux de soutien à la parentalité : actualité du concept et des pratiques. In : *Les Cahiers de la Puéricultrice*, n° 143, sept. 1999, p. 14.
11. R. Linton, *Fondement culturel de la personnalité*. Dunod, Paris, 1986, p. XII.
12. D.-L. Chaplain, M.-F. Custos-Lucidi, *Les Métiers de la petite enfance*. Syros, Paris, 2001, p. 122.

tions entre les parents, les enfants et les professionnels que peuvent s'élaborer progressivement :

- un mode de penser et de vivre sa fonction parentale ;
- un projet pour l'enfant, la famille ;
- des repères éducatifs, des normes sociales favorables à l'intégration des familles issues de cultures différentes et donc à l'intégration future de l'enfant dans le monde scolaire notamment.

Ce travail sur le lien social favorise l'acquisition du statut de parents, avec les obligations, les droits et la reconnaissance sociale qui l'accompagnent.

Les services accueillant des enfants, attentifs à ne pas dessaisir les parents de leur rôle et de leurs responsabilités à l'égard de leur enfant, assurent ce rôle de soutien à la parentalité.

L'évolution de la notion de soutien apporté aux parents

Les professionnels intervenant auprès des familles ont depuis toujours envisagé leurs actions comme une aide, à terme, de l'enfant et de ses parents. Diverses formes d'aide se succèdent ou ont pu se succéder ainsi auprès des familles. Citons à titre d'exemples :

- **la formation parentale** (inspirée des pratiques de thérapie familiale) « destinée à favoriser le développement des capacités des parents et, par voie de conséquence, celles de leurs enfants [...] ; elle se caractérise par une fonction de normalisation sociale indiscutable... »[13]. L'influence des professionnels est ici très prégnante ;
- **l'éducation familiale**, une notion à connotation sanitaire parce qu'elle s'inscrit dans le dispositif de PMI pour aider la femme, les couples à maîtriser la venue ou non des enfants, à se protéger de maladies transmissibles (il s'agit de l'activité des centres de planning et d'éducation familiale) ;
- **l'éducation sanitaire**, avec son éventail de mesures de « protection » et de conseils, vise elle aussi l'aide des familles dans le domaine de la santé et du bon développement de l'enfant.

Ces trois notions s'inscrivent dans des objectifs professionnels destinés à aider les parents et sont ancrées de longue date dans les pratiques d'interventions sanitaires et sociales.

L'accompagnement et le soutien parental relèvent d'une conception différente des interventions précédentes, passant d'une démarche de « protection », « d'aide » à la **recherche d'une coopération et d'une participation des parents** qui marque la **reconnaissance des acteurs** et l'importance de leur propre développement.

Le projet des familles à l'égard des enfants

Dans une enquête[14] réalisée auprès de plus de 500 parents, environ 400 jeunes de moins de 18 ans et 200 professionnels, 58 % des professionnels interrogés déclarent que « l'attitude des parents la plus fréquente est de démissionner », tandis que 94 % des parents disent qu'il leur appartient de transmettre des valeurs à leurs enfants (les trois-quarts considèrent que c'est à eux de réagir quand l'enfant fait quelque chose d'interdit) et seulement 11 % d'entre eux estiment avoir besoin de la présence de personnes autour d'eux pouvant les conseiller ; les autres avouent manquer de compétences pour mieux élever leurs enfants.

Les actions des professionnels devraient alors s'orienter vers un accompagnement des parents visant la découverte de leur rôle de parents, les amenant « à reconsidérer leurs valeurs, leurs modèles, leurs pratiques en matière d'éducation, à mieux identifier pour mieux les résoudre les surgissements de conflits que suscite toujours l'éducation des enfants »[15].

La politique familiale, avec la circulaire encourageant **les réseaux de soutien à la parentalité**[16], a pris position dans ce sens, notamment :

- en reconnaissant d'une part la famille comme le premier lieu de construction de l'enfant et le fait que les parents sont susceptibles de rencontrer des difficultés dans leur fonction d'éducation de leurs enfants ;
- en finançant d'autre part les projets visant à valoriser les rôles et compétences des parents (responsabilité et autorité, confiance en soi [...], protection et développement de l'enfant) et à favoriser le développement d'échanges et de relations entre les parents.

De plus, le travail en réseau s'envisage en intégrant les initiatives associatives et l'intervention des professionnels pour apporter une aide spécifique et ponctuelle quand cela est nécessaire.

Les nouvelles orientations de la politique de la famille

Rappelons rapidement l'évolution de ces vingt dernières années. À la préoccupation du renouvelle-

---

13. G. Boutin, P. Durning, *Les Interventions auprès des parents – innovations en protection de l'enfance et en éducation spécialisée*. Dunod, Paris, 1999, p. 14.
14. Centre de recherche pour l'étude et l'observation des conditions de vie (CREDOC), *Consommation et modes de vie*, n° 130, oct. 1998.
15. F. Jésu, *op. cit.* note 10.
16. Circulaire n° 99-153 du 9 mars 1999 relative aux réseaux d'écoute, d'appui et d'accompagnement des parents.

ment des générations qui légitime la politique nataliste, s'ajoute la préoccupation de l'instruction de tous les enfants et des jeunes. En 1978, les « états généraux de la petite enfance », organisés par le GRAPE[17], dénonçaient l'inadéquation entre la collectivité et son discours sur l'enfant, allant même jusqu'à souligner que « les préoccupations concernant la petite enfance sont totalement absentes dans le réel de notre vie sociale et économique [...] absentes de notre langage, de nos institutions et de nos mentalités alors que l'enfant est soigné, aidé, surveillé, reconnu – reconnu comme être social et comme sujet et objet de désir »[18]. Il y a vingt ans, **le rapport Sullerot** mettait en évidence les besoins et les demandes des familles en matière de modes de garde, et, trois ans plus tard, **le rapport Bouyala et Roussille** rendait public la synthèse de groupes de travail sur le sujet et leurs suggestions. C'est ainsi que naissaient les « contrats crèche » (voir p. 137), les conseils de crèches ainsi que des mesures plus étendues (prévention des accidents, amélioration des conditions d'hospitalisation des enfants, éveil culturel). La professionnalisation de l'accueil de l'enfant est largement présente dans cette réflexion.

L'évolution des besoins des parents

La conférence de la famille du 16 juin 2000 inscrit la volonté politique de la France de rendre plus favorables les conditions de vie des femmes actives. Les efforts réalisés antérieurement s'avèrent insuffisants et les parents doivent pouvoir trouver une articulation satisfaisante au quotidien entre la vie familiale et la vie professionnelle. C'est ainsi que naît le décret du 1er août 2000 sur les établissements et services d'accueil d'enfants de moins de 6 ans.

Ces étapes successives mettent en évidence que l'évolution constante de la société crée sans cesse une nouvelle conception des besoins collectifs.

Citons quelques repères de cette évolution récente :

- **sur le plan sociologique**, les schémas de familles se multiplient ;
- **sur le plan humaniste**, la réalisation de soi est un droit pour tous, l'enfant a droit à des conditions de vie favorables à son épanouissement et à son instruction ;
- **sur le plan économique**, la nécessité de travailler et d'être soutenues dans leur charge familiale existe pour de nombreuses femmes, mais aussi la nécessaire mobilité professionnelle éloignant un des parents une partie de la semaine, etc.

La prise en compte des besoins sociaux des familles est un des objectifs exprimés dans le cadre des dernières orientations de la politique familiale. La puéricultrice est fortement concernée par ce projet.

L'impact sur le travail de la puéricultrice

La recherche d'une réponse de qualité à apporter aux besoins des enfants comme à ceux des familles est **la préoccupation de la profession. Elle s'oriente sur deux axes :**

- **la réflexion menée autour de la question du soutien à la parentalité.** Dans ce contexte, la formation et la démarche de professionnalisation des soins à l'enfant deviennent un atout d'efficacité. De même, la présence de l'enfant en structure d'accueil sur une période longue (souvent près de trois années) constitue pour les parents une ressource inestimable. Grâce à l'accueil de l'enfant, la rencontre quotidienne de professionnels et de familles d'horizons divers fait de la crèche ou de l'accueil familial un lieu privilégié d'élaboration de compétences parentales ;
- **la recherche de formules diversifiées pour organiser l'accueil des jeunes enfants de manière régulière, partielle et occasionnelle.** Celle-ci conduit les équipes à une remise en question en profondeur des conceptions et des habitudes inhérentes à l'accueil traditionnel avec leurs contraintes, voire leurs rigidités. Satisfaire la diversité des besoins d'accueil des enfants, c'est « rompre avec la logique de compartimentage des institutions »[19] (à chaque type de demande, son type de structure d'accueil). Avec, comme corollaire, la mise en place de solutions visant à préserver, dans ce contexte de souplesse, la qualité de l'accueil du point de vue de la réponse personnalisée à donner aux besoins des enfants, un climat de sécurité affective pour les enfants, par une cohérence d'organisation de la vie quotidienne au sein de la structure.

Dans la perspective d'une amélioration des réponses apportées en ce domaine, **la réforme du programme d'études des puéricultrices** évolue vers le renforcement des compétences professionnelles, c'est-à-dire :

- une meilleure compréhension des enjeux ;
- un savoir-faire consolidé dans les domaines de l'identification des besoins (des familles et des enfants) ;
- des propositions de solutions adaptées et d'un travail en partenariat avec les élus, les autres structures d'accueil et les familles.

---

17. Groupe de recherche et d'action pour la petite enfance.
18. N. Dreyer, in : *Les Cahiers de la Puéricultrice*, n° 135, sept. 1997, p. 13.
19. D.L. Chaplain, M.-F. Custos-Lucidi, *op. cit.* note 12, p. 113.

Rappelons que la notion de projet, introduite dans la formation des puéricultrices avec le programme d'études de 1983, anticipait cette évolution.

À noter...

D'une manière générale, l'évolution des besoins oblige à de nouvelles réponses. « Une plus grande exigence de la population qui demande une qualité de vie et une qualité de soin avec des modes de prises en charges différents »[1] est sans doute le dénominateur commun des secteurs d'activité de la puéricultrice. Car ce propos trouve sens dans toutes les étapes de la vie de l'enfance et de la famille, la promotion de la santé, notion universelle, restant la finalité de l'exercice professionnel.

1. C. Duboys-Fresney, G. Perrin, *Le Métier d'infirmière en France*, coll. Que sais-je ?, n° 3052, PUF, 1999, p. 53.

Les orientations de la politique de santé

Malgré la régression régulière des taux de mortalité et de morbidité infantiles, certains secteurs de santé restent encore fragiles ou déficients, en comparaison de la situation d'autres pays de l'Union européenne. Par exemple, le domaine de la périnatalité requiert une attention particulière du fait du taux de mortalité maternelle (bien supérieure à celui de nos voisins) et du taux encore trop élevé de naissances prématurées et de la qualité inégale de la prise en charge de cette période néonatale. Ce qui a conduit le gouvernement à élaborer un Plan de périnatalité (voir p. 808). Les orientations politiques de la fin du XXe siècle soulignent ces inégalités de l'état de santé des populations.

Vers une conception sociale de la santé

La publication de la « Charte de la Santé »[20] affirmait il y a déjà vingt ans le droit à la santé pour tous, c'est-à-dire : « le droit d'être soigné... l'égalité dans l'accès aux soins et aux institutions de santé... le droit à des conditions de vie qui préservent l'intégrité physique et psychique et l'équilibre nécessaire à l'épanouissement de chacun ». La charte énonce les enjeux de cette politique de santé. Ils sont d'ordre humaniste, économique et financier, industriel, démocratique. Le gouvernement souhaite « donner un nouveau visage à l'institution hospitalière... un hôpital valorisant l'équipe soignante ».

Cette déclaration d'intention a donné en son temps l'impulsion nécessaire à la remise en question des pratiques de soins et de gestion hospitalières[21]. Citons à titre d'exemple la parution, dans les années 1980, d'une série de circulaires en faveur de l'amélioration des conditions de prise en charge des enfants, telles que :

- l'accueil et la prise en charge, par l'hôpital, des enfants en danger, victimes de sévices ou de délaissement[22] ;
- l'accueil, par les services de maternité, d'un enfant né avec un handicap[23] ;
- l'hospitalisation des enfants[24] et des adolescents[25].

Cette décision politique d'un accès aux soins pour tous a été récemment réitérée dans le cadre de la loi relative à la lutte contre l'exclusion par la création de la Couverture Médicale Universelle (CMU).

Ainsi, les orientations de ces dernières années ont pour effet l'élargissement du champ d'intervention des professionnels de santé. À l'hôpital, on ne cherche plus seulement à évincer la maladie, les questions de prévention y sont présentes quotidiennement. L'éducation à la santé est partie intégrante des actions hospitalières.

La recherche de qualité, un objectif national

Enfin, soulignons l'objectif plus récent visant la qualité des prestations offertes au public. Si l'origine de cette démarche est de nature économique (maîtriser les dépenses de santé), la mise en place de moyens d'évaluation des pratiques de soins à l'hôpital, en particulier, s'avère bénéfique tant pour les usagers que pour la dynamique des équipes.

Les mesures purement hospitalières sont les plus visibles, parce que les plus « bouleversantes » dans les habitudes, mais toute une série de suggestions apparaît également hors de l'hôpital.

L'ouverture de la politique de santé vers une **conception de la santé** allant davantage dans le sens

20. En1982 et à l'initiative du ministre de la Santé.
21. La loi de réforme hospitalière de 1991 crée le « Service de Soins Infirmiers » et les ordonnances de 1996 créent l'obligation d'évaluer la qualité des pratiques de soins à l'hôpital et la pertinence du service rendu.
22. Circulaire du 9 juillet 1985.
23. Circulaire du 29 novembre 1985.
24. Circulaire du 1er août 1983.
25. Circulaire du 16 mars 1988.

d'une **recherche d'équilibre par les individus eux-mêmes**, dicte l'évolution nécessaire des professions de santé. **La formation des puéricultrices évolue dans cet esprit.** La santé publique est aujourd'hui indissociable d'une approche communautaire, favorisant la participation active des usagers à la compréhension des déterminants de santé et à l'amélioration de leur cadre de vie. Reconnaissons ici que la similitude des comportements professionnels avec la démarche de soutien à la parentalité, donne une cohérence particulière aux pratiques fondées sur une approche communautaire de la santé.

La création de la profession

La profession de puéricultrice est née dans le cadre des mesures prises pour lutter contre la mortalité et la morbidité infantiles qui sévissaient gravement au sortir de la guerre. Elle était précédée dans le temps par la création, décrétée le 8 janvier 1947, du Conseil supérieur de l'Enfance dont la vocation est de se préoccuper de l'enfance dans une approche sanitaire, éducative et législative.

C'est dans le cadre des Assises nationales de l'Enfance qui se tiennent à Paris en mai de la même année que le professeur Robert Debré déclare que « l'intervention d'une spécialiste de la puériculture serait hautement souhaitable et même indispensable »[26]. La situation catastrophique au plan sanitaire signe l'urgence des mesures à mettre en place.

Lors de ces Assises, des personnalités politiques, médicales et des représentants de diverses organisations locales venues de toute la France s'interrogeaient en effet sur les moyens à mettre en œuvre pour accueillir les millions de bébés nécessaires au repeuplement de la France et attendus dans les années suivantes. L'alimentation des enfants, la surveillance médicale de la grossesse et des jeunes enfants font l'objet de mesures immédiates (voir p. 870).

La création du diplôme d'État de puéricultrice

Dans ce contexte, le professeur Marcel Lelong, pédiatre, fait valoir auprès du ministère de la Santé le besoin de « techniciennes » du soin aux enfants fragiles, malades ou prématurés qui légitime la création d'une nouvelle profession : le diplôme d'État de puéricultrice est né par décret n° 47-1 544 le 13 août 1947 (publié au Journal Officiel du 20 août 1947).

Le dispositif de formation en vue de la délivrance d'un diplôme d'État de puéricultrice

L'année complémentaire d'études « est réservée à des élèves pourvues d'un diplôme d'État soit d'infirmière, soit de sage-femme, soit d'assistante sociale »[27].

L'enseignement pratique

Il comporte 43 semaines de stage à raison de 7 heures par jour. Le cadre est commun aux trois professions avec cependant une adaptation de la nature des stages selon la formation initiale.

L'enseignement théorique

Il est construit en « branches » dont le contenu est propre à chaque filière. Chaque branche comporte 64 leçons de 1 heure chacune (45 min de conférence, 15 min d'entretien avec les élèves sur le sujet traité). Les thèmes sont définis et portent sur des généralités (mortalité infantile, hérédité et milieu), la puériculture intra-utérine et la puériculture appliquée (au nouveau-né, au nourrisson, à la moyenne et grande enfance) et l'enseignement social.

Les objectifs du travail de la puéricultrice

Considéré comme le père fondateur de la profession de puéricultrice, le professeur Lelong ancre d'emblée le métier sur des objectifs orientés à la fois sur les soins curatifs (rôle d'assistante médicale) et sur la prévention et l'éducation.

Ces objectifs perdureront, même si les notions de « prévention » et « d'éducation » n'ont pas, à l'époque, la même signification qu'aujourd'hui. La mission confiée aux puéricultrices est ciblée, comme le précise le professeur Lelong :

- **« à la ville comme à la campagne**, la puéricultrice est le soldat avancé de la lutte contre la mortalité infantile »[28] ;
- **au domicile d'une famille**, la puéricultrice « doit s'ingénier à éduquer peu à peu la mère de famille ou la nourrice [...], le mieux sera de donner le bain elle-

26. N. Dreyer, *op. cit.* note 18, p. 6.
27. Programme de l'enseignement préparatoire au diplôme d'État de puéricultrice, 1947.
28. M. Lelong, *La Protection Maternelle et Infantile – Rôle de la Puéricultrice*. Les Publications médico-sociales, Paris.

même, de faire elle-même la toilette du bébé [...] et de ne pas manquer de rincer elle-même la baignoire après usage et de ranger les objets utilisés ».
Remise en cause quelques 20 ans plus tard, cette pédagogie du « modèle » était aussi le mode d'apprentissage à l'œuvre dans les stages : les futures puéricultrices apprenaient leur métier par imitation de leurs pairs.

Des lieux d'exercice diversifiés dès l'origine

La fonction soignante en milieu hospitalier et dans les centres d'accueil et d'élevage, s'impose dès la création de la profession aux infirmières et aux sages-femmes spécialisées en puériculture. Elles exercent en particulier dans :

- **les crèches et pouponnières**, « pour élever et soigner les enfants rassemblés parce que leur mère ne peut s'occuper d'eux »[29]. Il est précisé que « le diplôme de puéricultrice est exigé de toutes les personnes non pourvues du doctorat en médecine, occupant des emplois de direction dans les services publics de protection maternelle et infantile régis par l'ordonnance du 2 novembre 1945. La même disposition s'applique à l'égard des organismes privés qui renforcent ou suppléent, en ce domaine, l'action des pouvoirs publics... »[30] ;
- **les hôpitaux de nourrissons ou les crèches (spécialisées)** de préservation antituberculeuse, par exemple ; ou les centres de prématurés où les enfants sont « anormalement fragiles ».

Le professeur Lelong insiste pour que « les puéricultrices qualifiées deviennent suffisamment nombreuses pour assurer tous ces services ».
Concernant les assistantes sociales spécialisées, comme par le passé elles assurent la surveillance des enfants, hors de l'hôpital, au cours de leur première année de vie.
Par ailleurs, le décret instituant le diplôme d'État de puéricultrice précise qu'un enseignement préparatoire consacré à une première orientation professionnelle, sera sanctionné par la délivrance d'un certificat « d'auxiliaire de puériculture »[31]. Nous verrons comment les puéricultrices collaborent dès lors avec les auxiliaires de puériculture dans la plupart des services.
La naissance du métier d'auxiliaire de puériculture apparaît dans le même temps afin d'optimiser l'efficacité de la prise en charge des enfants fragiles dans les institutions hospitalières et les collectivités d'enfants. Les soins d'hygiène corporelle, alimentaire, vestimentaire et l'hygiène de vie se trouvent ainsi renforcés.
Enfin, précisons que cette année d'études préparatoires au diplôme d'État de puéricultrice, en s'adressant à trois filières professionnelles distinctes, met en jeu plusieurs logiques qu'un retour sur l'histoire de ces professions nous aidera à mettre en lumière pour mieux comprendre les enjeux professionnels.

L'évolution des professions sanitaires et sociales

Issues du rôle domestique de la femme, les activités sanitaires et sociales organisées en direction de l'enfance, des malades et des vieillards se sont professionnalisées au cours du XXe siècle. Dès 1920, un diplôme de « visiteuse d'hygiène maternelle et infantile » est délivré par la faculté de médecine de Paris ; il est remplacé par le diplôme de « visiteuse d'hygiène sociale » en 1924 (sur décision du ministère de l'Hygiène). Le passage de la vocation charitable au service public se fera sous l'influence des mesures à caractère médico-social prises en 1945. L'organisation de la Protection maternelle et infantile entre dans ce projet.

La place des assistantes sociales dans le dispositif sanitaire

Les assistantes sociales participent aux objectifs sanitaires, hors des structures hospitalières, et en particulier dans le cadre de la PMI où elles assurent :

- la surveillance des femmes enceintes et des nourrissons ;
- la protection sanitaire et sociale des enfants d'âge scolaire et préscolaire ;
- l'organisation des dispensaires antituberculeux et la lutte contre les maladies vénériennes ;
- l'orientation des familles en matière de droits sociaux, l'aide aux indigents, aux infirmes et aux enfants en danger, etc.

Jusque dans les années 1960, elles investissent largement ce secteur d'actions sanitaires. L'évolution des techniques médicales et du contexte sociologique, sanitaire et social modifiant les besoins en matière de santé dans le domaine de l'enfance, les puéricultrices sont introduites légalement en 1962[32] dans les équipes du secteur social. On comprend que cette mesure n'ait pas été accueillie avec enthousiasme ; elle a constitué un frein à la réorganisation du travail

---

29. Centre de recherche pour l'étude et l'observation des conditions de vie (CREDOC), *op. cit.* note 14.
30. Décret du 13 août 1947, art. 6.
31. *Op. cit.* note 30, art. 8.
32. Décret n° 62-840 du 19.07.1962, relatif à la PMI.

au sein des équipes des services sociaux. La modification du cursus de formation des assistantes sociales (en supprimant l'année commune de formation sanitaire avec les infirmières) met fin à l'exercice de leur fonction sanitaire et, en 1971, à l'accès à la spécialisation en puériculture. Ainsi, l'intervention effective des puéricultrices en secteur PMI n'a pu se réaliser qu'environ 10 ans après la décision ministérielle.

La place des infirmières dans la politique de santé

La première loi décisive pour la protection sanitaire des enfants, dite « loi Roussel », date de 1874 ; elle concerne exclusivement les enfants de moins de 2 ans placés en nourrice. Par ailleurs, l'hygiène est renforcée dans les institutions d'enfants.

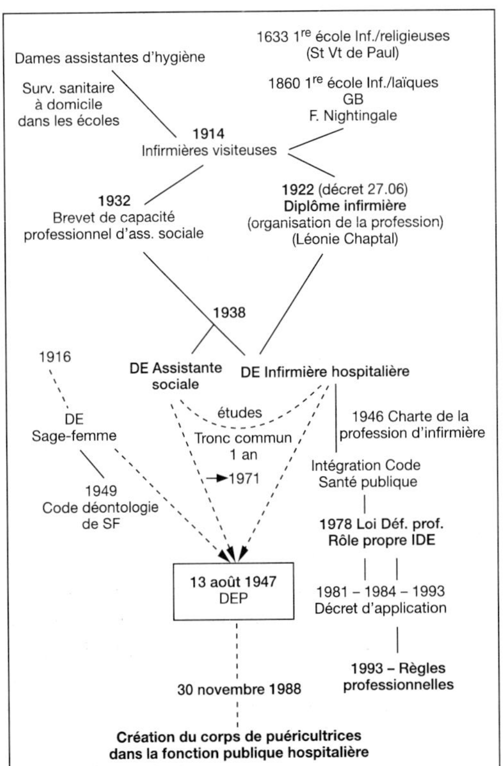

Figure 1.3 : L'évolution des professions sanitaires et sociales.

L'année 1922 est marquée par la création du diplôme d'État d'infirmière. La surveillance des enfants sera réalisée par des infirmières visiteuses jusqu'en 1930 (mission qui incombera ensuite aux assistantes sociales). La distinction très nette des formations apparaît en 1938 par la création de diplômes d'État distincts.

La place des sages-femmes dans le domaine de la puériculture

Troisième profession habilitée à effectuer une année d'études complémentaires en vue de l'obtention du diplôme d'État de puéricultrice, les sages-femmes ont disposé dès le début du XIXe siècle d'une exclusivité d'exercice (1803) ; dorénavant, elles devront faire enregistrer leur diplôme afin d'établir la liste des personnes autorisées à exercer « leur art ».

L'encouragement à la maternité, la protection de la petite enfance et la répression de l'avortement supplantent bientôt l'art obstétrical, privilège des sages-femmes. Les médecins, et notamment le professeur Couvelaire[33], leur proposent d'étendre leur champ d'activité « dans le domaine de la surveillance éclairée de la gestation, de l'allaitement, de la santé des petits enfants [...] et à devenir la collaboratrice du médecin dans le fonctionnement des centres d'élevage, crèches et pouponnières [...] ». Il propose également la création d'un « corps de sages-femmes accoucheuses et puéricultrices »[34]. Quelques sages-femmes adhèrent au projet. C'est ainsi que naît la revue *La Puéricultrice* dans laquelle la fondatrice Mlle Mosse déclare : « la sage-femme est la puéricultrice par excellence ». Mais cette ouverture séduit peu le corps professionnel qui continue à s'organiser comme une profession médicale avec, en 1949, la création du Code de déontologie des sages-femmes. L'apparition, en 1947, de la profession de puéricultrice ne semble pas influencer l'évolution de leur profession dans les années d'après-guerre. Elles semblent en effet plus soucieuses de protéger leur champ d'intervention médicale vis-à-vis des obstétriciens, leur introduction dans les équipes hospitalières se présentant pour elles comme une menace pour leur autonomie professionnelle.

De plus, l'admission de sages-femmes dans une spécialisation appartenant au secteur paramédical crée une certaine ambiguïté, du fait de leur statut médical. Aujourd'hui, les sages-femmes amenées à se spécialiser réintègrent, le plus souvent, leur corps professionnel d'origine, statutairement et financièrement plus valorisant pour elles.

33. Médecin obstétricien.
34. M.-N. Valls-Lacroix, *Les Professions sanitaires et sociales : leur évolution et leur impact dans l'histoire sociale du XXe siècle*. Thèse de doctorat de sociologie, Université Paris VII, 1987.

La puériculture, au carrefour de trois professions

Située au carrefour du médical et du social, du curatif et du préventif, la puéricultrice agit à proximité de trois professions : assistante sociale, infirmière, sage-femme, celles-là même qui par le passé, nous l'avons vu, assuraient le contrôle et les soins des populations enfantines. Chacune étant concernée par la lutte contre la mortalité et la morbidité infantiles, leur perfectionnement en puériculture, au sortir de la guerre, allait de soi.

Cependant, la création d'une quatrième profession, pouvant apparaître comme « concurrente » des trois autres, a un caractère particulier qu'il convient ici de souligner. La puéricultrice, en intervenant exclusivement dans le domaine de la santé de l'enfance, développe des compétences particulières dans la recherche des réponses optimales à apporter aux enfants.

La spécialisation de puéricultrice est à ce titre une spécialité à part entière parmi les professions du sanitaire et du social.

Chaque profession entend garder ses prérogatives et défend son terrain d'action, mais avec le temps et l'évolution générale du contexte d'exercice professionnel (voir tableau 40.1, p. 787), les exigences du terrain changent et les relations interprofessionnelles se modifient sensiblement, ceci du fait même des caractères universels d'une profession :

- se situant toujours dans le temps et l'histoire d'un pays ;
- toujours en évolution ;
- répondant à des besoins de société.

Ce qui explique le mouvement de balancier ininterrompu qui s'établit entre les trois pôles professionnels que sont **les politiques de santé** (répondre aux besoins de santé de la population), **la formation** (acquérir, et à certains égards, anticiper le niveau de qualification requis) et **le statut professionnel** (ajuster le cadre d'emploi à l'évolution du niveau des responsabilités professionnelles)[35].

Ce bref historique met en évidence que la profession de puéricultrice occupe une place à la fois privilégiée et délicate à tenir ; les futures puéricultrices et les puéricultrices diplômées doivent ainsi garder en mémoire la genèse de leur histoire professionnelle afin de donner sens aux évolutions passées et aux transformations à venir. Elles doivent également être convaincues que leur situation, à la jonction d'une activité sociale et d'une activité médicale, leur confère un rôle déterminant dans la cohérence et le fonctionnement satisfaisant du dispositif médicosocial destiné aux mères et aux enfants.

La place des éducatrices de jeunes enfants dans le champ de la petite enfance

L'amélioration de la situation sanitaire et l'évolution de la notion d'enfance ont entraîné la diversification des activités pour l'ensemble des professions de l'enfance. Nous pensons notamment aux éducatrices de jeunes enfants (EJE), autrefois appelées « jardinières d'enfants ». Bien qu'appartenant à la catégorie des travailleurs sociaux, leur mission première est de nature pédagogique et leurs pratiques centrées sur l'animation d'éveil de groupes d'enfants. L'évolution générale du contexte médicosocial et éducatif a conduit cette profession du jardin d'enfants à l'hôpital en passant par les structures d'accueil et lieux d'éveil diversifiés. Leur formation pédagogique poussée dans le domaine de l'enfant de moins de 6 ans légitime leur présence dans tous les services accueillant des enfants de cette tranche d'âge.

De la complémentarité des professions

Notre détour dans l'évolution des professions sanitaires et sociales ne serait pas complet si nous omettions d'aborder la place des EJE dans le champ de la petite enfance par rapport à celle des puéricultrices. Concernant ces deux professions, regrettons que la complémentarité d'hier se transforme aujourd'hui en concurrence. En effet, les éducatrices de jeunes enfants, après avoir longtemps revendiqué l'accès au poste de direction d'établissements de la petite enfance, peuvent assumer cette fonction dans des conditions fixées par décret[36]. Cette fonction de direction, considérée sous l'angle d'une mission de gestion pure, ne relève, certes, ni d'une formation médicale ou paramédicale ni psychopédagogique (il convient alors de s'interroger sur la formation adéquate pour assurer la gestion d'un établissement dans les domaines administratif, financier et des ressources humaines). En revanche, la formation des puéricultrices leur permet de disposer des connaissances et du savoir-faire nécessaires à la conception, à la mise en œuvre et à l'évaluation de l'organisation de la vie de très jeunes enfants en collectivité et des conditions de vie requises pour leur croissance physique, psychoaffective et leur état de santé. Suggérons que la place des EJE est à considérer sous l'angle de la compétence pédagogique, favo-

---

35. Voir figure 1.7, p. 26.
36. Décret n° 2000-762 du 1er août 2000 relatif aux établissements et services d'accueil des enfants de moins de six ans et modifiant le Code de la Santé publique.

rable à une intervention directe auprès des enfants et des auxiliaires de puériculture.

L'indifférence, une réponse inadaptée

Dans les années 1970, de nombreuses structures d'accueil d'enfants de moins de 6 ans étaient créées partout en France, il fallait des professionnels qualifiés pour en assurer la direction. En 1974, lorsque celle-ci a été confiée aux EJE, les puéricultrices ont accueilli cette mesure avec une certaine indifférence. Pourtant, les enfants accueillis dans ces structures de petites tailles, aux mêmes âges que dans les crèches collectives, n'avaient-ils pas les mêmes besoins ? Cette absence de réaction de la part des puéricultrices n'a d'ailleurs pas manqué d'être reprise dans les arguments utilisés par le ministère dès 1986[37].

Depuis le 1er août 2000 (soit 14 ans plus tard !), le texte publié au Journal officiel reprend l'idée. Cette réglementation s'inscrit dans les nouvelles orientations de la politique de la famille et les priorités fixées par le secrétariat d'État à la Famille : diversifier les modes d'accueil des enfants de moins de 6 ans, favoriser la transformation des structures existantes dans le sens d'une extension des capacités d'accueil et d'un assouplissement des modalités de fonctionnement ; ceci pour contribuer à une meilleure articulation entre la vie familiale et la vie professionnelle des parents.

Dans ce nouveau dispositif d'accueil, les EJE au même titre que d'autres professionnels (médecin, puéricultrices, infirmières) ont accès à la direction de certaines structures. Dans ce contexte d'un accès pluridisciplinaire à la direction des établissements et services d'accueil, on peut regretter que le ministère n'ait pas mené à son terme le projet de fixer les compétences requises pour accéder à ce type de poste et maintenu l'idée d'une qualification obligatoire « **d'adaptation à la fonction de direction des établissements d'accueil d'enfants de moins de 6 ans** ».

Du point de vue des puéricultrices, cette disposition soulève deux problèmes :

- d'une part, cette disposition est de favoriser l'admission dans ces services et établissements, d'enfants porteurs de maladies chroniques ou présentant un handicap. La seule solution pour les gestionnaires est dès lors le double recrutement systématique d'un directeur d'établissement et d'une puéricultrice, techniquement apte à répondre à la logique du contexte[38] ;
- d'autre part, elle constitue une entrave aux possibilités de promotion et déroulement de carrière. Et, même s'il n'influence pas directement la spécificité des puéricultrices, ce projet vient modifier la dynamique de leur champ professionnel.

À noter...

L'étude de ces quatre professions met en lumière les zones de chevauchement possibles dans les activités organisées à proximité de l'enfant et de sa famille, chevauchement inévitable lorsque les formations respectives prônent l'approche globale de la personne. En revanche, les employeurs recrutent chaque professionnel en fonction de la mission à confier : il n'y a pas d'interchangeabilité. Dans ces conditions, le travail en équipe prend une place prépondérante pour offrir une qualité de service fondée sur la complémentarité des savoir-faire et la synergie des compétences. La pluridisciplinarité d'une équipe est une richesse à ne pas négliger.

L'évolution de la profession de puéricultrice

Pendant de nombreuses années, les puéricultrices ont milité en faveur de la reconnaissance de la profession comme une entité professionnelle, cherchant à se dégager de la tutelle des trois professions dont elle est issue. Mais depuis une trentaine d'années, la formation de puéricultrice étant essentiellement investie par les infirmières, le statut d'infirmière spécialisée s'est imposé, sans qu'il y ait eu, nous semble-t-il, de réel débat sur le sujet...

L'émergence de la profession infirmière

En 1946 et pour la première fois, une définition légale de l'infirmière (inscrite au Code de la Santé publique) amorce l'organisation de la profession sans cependant faire référence ni à la notion de santé, ni à la personne soignée, ni... à la formation : « est considérée comme exerçant la profession d'infirmière, toute personne qui donne habituelle-

37. Lors de la 1re élaboration par le ministère du projet destiné à actualiser la réglementation des structures d'accueil d'enfants de moins de 3 ans, le débat fut plutôt passionné, les puéricultrices se montrant hostiles au recrutement d'EJE à la direction de ces structures.
38. Chaque fois que le poste de direction est confié à un personnel non formé aux problèmes de santé et aux besoins spécifiques des jeunes enfants.

ment des soins prescrits ou conseillés par le médecin, soit à domicile, soit dans les services publics ou privés d'hospitalisation »[39].

Ce qui explique qu'à l'époque, les programmes de formation sont axés sur la maladie, le diagnostic médical, le traitement et les soins infirmiers s'envisagent surtout par rapport à la pathologie. Le médecin a besoin d'infirmières exécutantes de prescriptions, de techniciennes du soin. Le malade est réduit à sa pathologie.

Cette situation ne satisfait pas les infirmières. La pénurie d'infirmières dans les hôpitaux dans les années 1970 est le révélateur du malaise de la profession. En effet, l'évolution des techniques médicales les conduit au morcellement de leur travail qui devient source d'insatisfaction. Les revendications infirmières débouchent sur la publication de la loi du 31 mai 1978 à l'origine des caractéristiques actuelles de l'exercice professionnel.

Les potentialités de la profession

Les mesures prises au travers de cette loi donnent une place clairement définie aux infirmier(ère)s diplômé(e)s d'État puisque désormais « est considérée comme infirmière, toute personne qui, en fonction des diplômes qui l'y habilitent, donne habituellement des soins infirmiers sur prescription ou conseil médical, ou bien en application du rôle propre qui lui est dévolu. En outre, elles participent à différentes actions de prévention, d'éducation de la santé et de formation ou d'encadrement »[40]. Ainsi, émergent trois notions d'importance :

- une compétence exclusive liée à un diplôme, lui-même soumis à une formation ;
- un rôle d'initiative : soins infirmiers en application du « rôle propre qui lui est dévolu » et non plus seulement en référence aux prescriptions médicales ;
- une diversité de fonctions : actions de prévention, d'éducation de la santé, de formation et d'encadrement.

L'infirmière peut dorénavant prendre des initiatives de soins définies dans le cadre d'un décret d'actes professionnels[41]. Constatons qu'aujourd'hui encore (plus de 20 ans après ces dispositions), cette compétence n'est pas toujours exploitée à la hauteur de l'autonomie professionnelle autorisée par le législateur[42].

Les aspirations de la profession

Les règles professionnelles décrétées le 16 février 1993[43] constituent une avancée pour la profession infirmière. L'explicitation des règles déontologiques dans ce texte légalise l'obligation professionnelle, commune à l'ensemble du corps infirmier. Au-delà de cet élément juridique, ce pourrait être l'amorce d'une évolution vers une organisation de la profession de type « ordre infirmier ». Dans ce cas, une organisation autour des savoirs propres du corps infirmier valoriserait la profession tout entière. Déjà les travaux réalisés ces dernières années par diverses équipes soignantes, tels que les diagnostics infirmiers, les protocoles de soins, les dossiers de soins, l'évaluation des pratiques constituent un corpus fédérateur pour la production d'un savoir propre.

Les puéricultrices, en leur qualité d'infirmières spécialisées, sont pleinement concernées par cette démarche. C'est une forme de reconnaissance à ne pas négliger.

L'émergence de la spécialisation en puériculture

Aujourd'hui, la situation de la profession, avec ses attentes, ses combats, ses déceptions et ses aspirations, s'enracine dans ses origines même. Son apparition sur l'échiquier du marché de l'emploi des professions sanitaires et sociales en place, sans être assortie d'une réglementation professionnelle spécifique, crée une ambiguïté qui ne facilite pas les relations et le partage des tâches entre les professions concernées. En effet, la loi de 1978 relative à la profession infirmière se présente comme le texte de référence de base pour les spécialités infirmières auxquelles appartiennent les puéricultrices, les infirmières anesthésistes (IADE) et les infirmières de bloc opératoire (IBODE). Dans le décret d'application relatif aux actes professionnels[44], chacune de ces spéciali-

39. Loi du 8 avril 1946.
40. Code de la Santé publique, art. L. 473.
41. Décret du 17 juillet 1984, modifié le 15 mars 1993, modifié le 23 février 2001.
42. M.-F. Collière, dans le n° 129 (p. 3) de la revue *Infirmière Magazine* (juillet/août 1998), suggère à ce propos qu'une substitution du terme « rôle » par celui de « fonction » irait dans le sens de l'affirmation de l'exercice de la « fonction soignante » dévolue au personnel infirmier. Elle considère que « cette fonction implique des décisions professionnelles qui ne devraient relever ni de la décision, ni de la prescription médicale, mais que les infirmier(ère)s en France ne se sont pas encore appropriées malgré leur revendication d'autonomie [...]. Le terme de « rôle » est juridiquement impropre : le rôle relevant de l'initiative individuelle pour accomplir la fonction, en observant et en restant garant des orientations de la fonction. Ce sont donc les orientations de la fonction qu'il convient de préciser [...] car ce sont elles qui ont à indiquer la nature des activités reconnues relevant de la compétence professionnelle ».
43. Décret n° 93-221 du 16 février 1993 relatif aux règles professionnelles des infirmiers et infirmières, publié au Journal Officiel du 18 février 1993.
44. Décret n° 93-345 du 15 mars 1993 relatif aux actes professionnels et à l'exercice de la profession d'infirmier, publié au Journal Officiel du 16 mars 1993.

tés infirmières devrait disposer d'un article spécifique définissant son champ d'intervention. Or, concernant les puéricultrices, ce texte n'envisageait pas jusqu'à ce jour un champ particulier d'intervention. Ce qui revient à nier la spécialisation, toute infirmière diplômée d'État pouvant réaliser en services d'enfants exactement les mêmes actes que les puéricultrices.

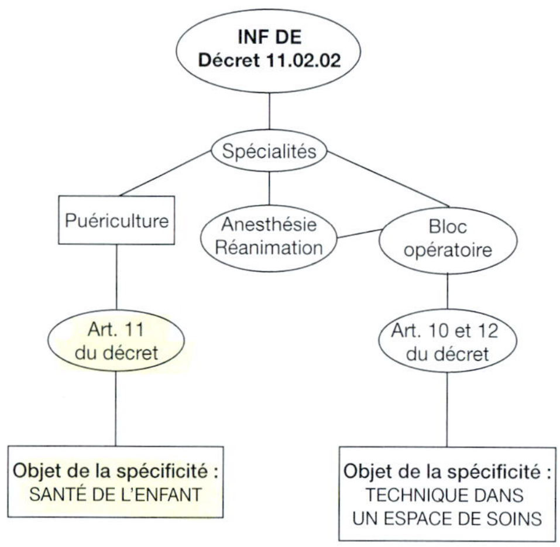

Figure 1.4 : Le corps professionnel infirmier.

Nous attendons la sortie prochaine d'un décret actualisé réservant un article aux puéricultrices...

La profession au cœur des contradictions

La prise en compte de la spécificité des puéricultrices dans ce texte suscite des réserves au niveau ministériel qui oppose, entre autres arguments, l'étendue du champ d'exercice dans le domaine de la santé des enfants et des besoins quantitatifs liés à la démographie de cette population, au regard de la démographie du groupe des puéricultrices. Malgré cette réalité, la qualification des puéricultrices, reconnue par un diplôme d'État, devrait être légalement prise en compte dans ce texte réglementaire, au même titre que les deux autres spécialités. Des démarches se poursuivent dans ce sens auprès des pouvoirs publics.

La situation actuelle

Dès l'origine de la profession, les puéricultrices ont fait la preuve de l'efficacité de leur travail. À l'hôpital, leur rôle d'assistante du pédiatre s'est affirmé et, en dehors de l'hôpital, des actions expérimentales ont contribué à l'amélioration des conditions de vie des enfants, en particulier sur le plan sanitaire : mesures d'hygiène corporelle et alimentaire, lutte contre les infections, soins aux enfants fragiles.

Au long des décennies suivantes, la situation des populations s'améliore et divers paramètres signent l'évolution de la profession, tels que :

- l'initiation des mères aux soins de l'enfant à leur domicile ;
- le recul du taux de mortalité qui passe de 108 ‰ en 1945 à moins de 6 ‰ ces dernières années ;
- l'amélioration générale des conditions de vie sur le plan de l'habitat et du niveau de vie (malgré la persistance de situations difficiles pour un certain nombre de familles) ;
- l'état de santé des enfants et des familles.

Comme nous le soulignons (voir fig. 1.5), l'évolution de la politique de santé, du programme de formation, du statut professionnel s'influence mutuellement. Il en résulte un écart permanent, créant une émulation et une nécessité d'ajustement permanent[45].

Le champ des responsabilités professionnelles

La réglementation infirmière s'applique à l'ensemble du corps professionnel infirmier, infirmiers en soins généraux et spécialités infirmières. Cependant, le préambule du programme des études de puéricultrice, en indiquant la nature des fonctions de la puéricultrice, précise plus spécifiquement l'objet de la profession : « L'évolution des connaissances et des techniques, de la politique de santé en matière de prévention, les mutations intervenues au niveau des conditions de vie, les besoins de la population en structures d'accueil de la petite enfance, ont amené la puéricultrice à assumer des responsabilités de plus en plus importantes **de soin** (dans toutes ses dimensions), **d'éducation, de relation** et **de gestion**, dans des secteurs de plus en plus diversifiés, pour répondre aux besoins de santé de l'enfant : dans sa famille, en milieu hospitalier ou dans les structures d'accueil »[46]. Il faut donc associer les termes de ce texte au décret relatif aux actes professionnels des infirmiers et infirmières pour donner sens au contexte juridique de l'exercice professionnel.

45. Voir figure 1.5, p. 19.
46. Arrêté du 13 juillet 1983 relatif au diplôme d'État de puéricultrice.

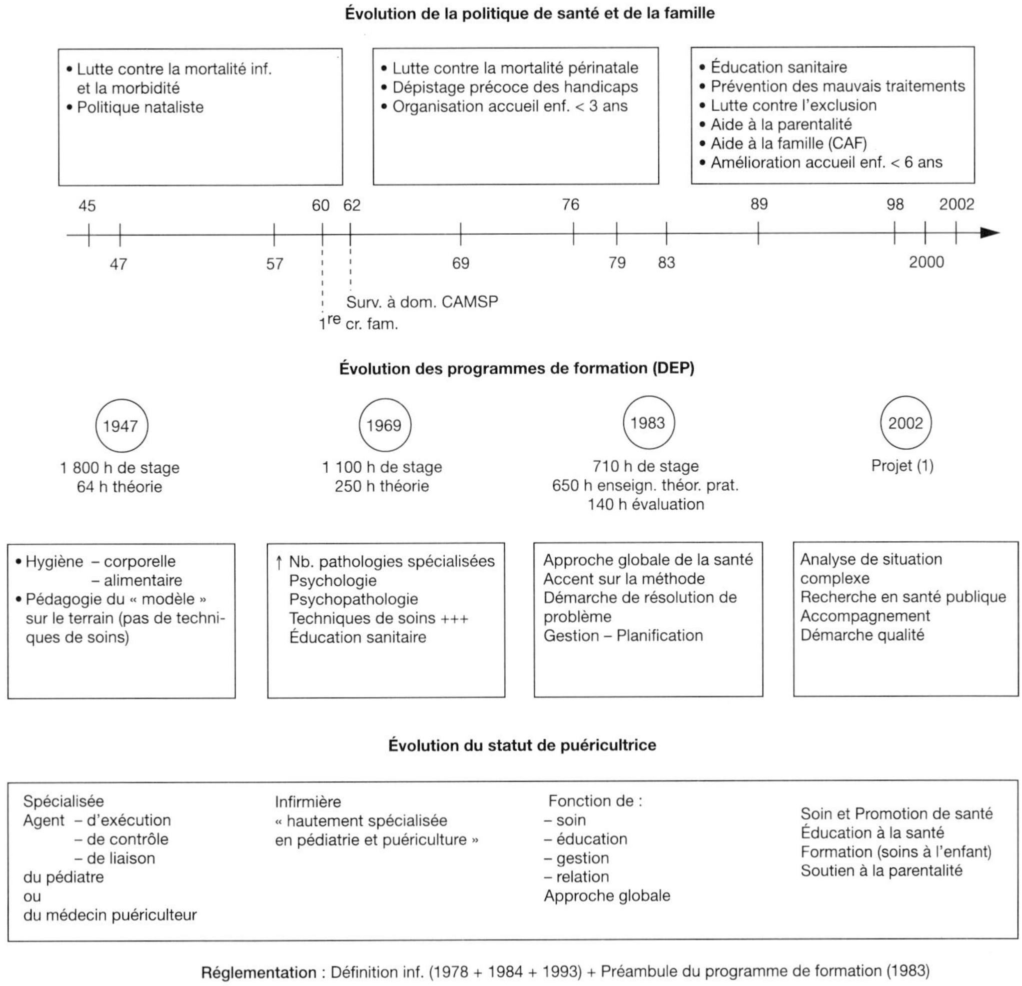

(1) À l'heure où nous imprimons cet ouvrage, le projet de rénovation du programme des études de puéricultrices n'a pas encore fait l'objet d'une décision ministérielle. Cependant, l'avant projet proposé par les écoles et les puéricultrices prévoit de porter la durée de la formation à 18 mois maximum pour prendre en compte le contenu de la formation, la réduction du temps de travail tout en respectant les directives européennes en matière d'harmonisation des formations. Le volume horaire serait alors réparti pour 60 %, à la formation en stage et pour 40 %, à l'enseignement théorique et pratique à l'école, le temps de recherche étant inclus.

Figure 1.5 : Interaction profession/formation/statut professionnel.

Définition de la responsabilité professionnelle de la puéricultrice

La responsabilité professionnelle des puéricultrices, dans l'exercice de leur fonction, se réfère :

- **à la formation**, celle de l'infirmière, celle de la puéricultrice, contenue dans leur programme d'études respectif. Le contenu de la formation et le niveau de performance exigé pour la délivrance du diplôme d'État garantissent la nature et le niveau de qualification de la puéricultrice et, par voie de conséquence, son niveau de responsabilité professionnelle ;
- **au mandat donné** pour la réalisation de son activité professionnelle. C'est l'intérêt d'une fiche de poste (pourquoi est-elle recrutée ? pour quoi faire ?). Ces informations délimitent le champ de sa responsabilité et permettent d'éviter les infractions involontaires, commises par méconnaissance de ce qui lui incombe dans son travail quotidien ;
- **aux rôles et fonctions du groupe professionnel** définis par la réglementation infirmière : la définition du rôle propre infirmier et des actes professionnels, et les compétences requises pour l'exercice d'une fonction précise (par exemple, la fonction de direction en crèche) ;
- **aux règles déontologiques** telles que les règles professionnelles du corps infirmier mais aussi les textes plus généraux qui président à la profession

(droits de l'enfant et place des parents dans les situations de soin, secret professionnel et maltraitance, demande d'intervention au domicile de l'enfant et célérité de la réponse, etc.).

L'exercice professionnel se décline ainsi en cinq points :

- les soins infirmiers sont dispensés à la personne humaine prise dans son entier (dimension biologique, psychologique, sociale et culturelle) ;
- l'infirmière dispose d'une indépendance quant à la décision, l'exécution et la surveillance des soins relevant de son rôle propre ; dans ce cadre, elle collabore avec les aides-soignantes et auxiliaires de puériculture ;
- les actes réalisés faisant l'objet d'une prescription médicale relèvent de la responsabilité du médecin (du pharmacien pour la préparation des médicaments) ; cette responsabilité peut être partagée avec l'infirmière pour l'exécution et la surveillance[47] ;
- en cas d'urgence, et en l'absence d'un médecin, l'infirmière dispose d'une indépendance quant à la décision, à l'exécution et à la surveillance des soins. Elle est tenue de faire un compte rendu écrit au médecin ;
- l'infirmière dispose d'une autonomie complète pour prendre toute initiative en matière de santé publique. Elle collabore dans ce domaine avec diverses professions.

Les infirmières en soins généraux et les infirmières spécialisées doivent donc bien connaître les textes qui régissent leur profession.

La fonction d'un cadre juridique

Dans l'exercice de son métier, une puéricultrice peut, comme tout citoyen, engager, outre sa responsabilité morale, ses responsabilités juridiques pénale et civile. Étant chargée d'enfants, souvent très jeunes, les risques d'accident (en cas d'erreur, de négligence, de matériel défectueux) sont plus lourds que dans l'exercice d'autres métiers.

Il est donc important pour elle de connaître ses responsabilités, mais également celles de son employeur et des parents. Elle pourra ainsi mieux appréhender les situations à risque, les prévenir et agir ainsi avec plus de sérénité et de certitude.

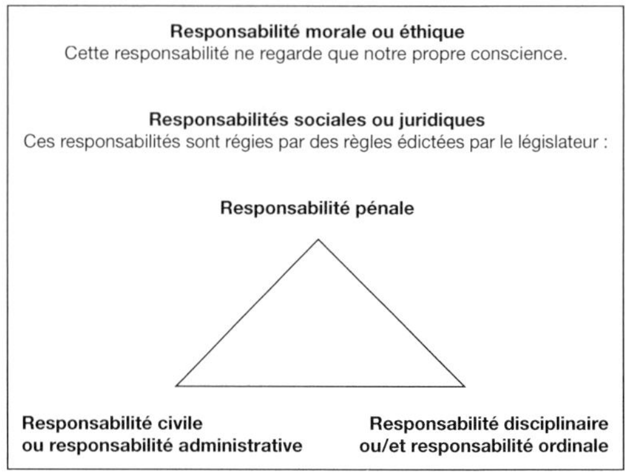

Figure 1.6 : Les différents types de responsabilités.

Définition du cadre juridique

Les puéricultrices se sentent parfois prises entre le vide juridique (alors qu'elles désirent que la loi apporte des réponses précises à leurs problèmes éthiques) et la crainte des poursuites en cas de non-respect des règles légales, leur comportement étant alors jugé par des juristes et non par leurs pairs : un exemple récent de ce malaise est celui de la distribution des médicaments en crèche (voir p. 501).

Trouver une réponse juridique à un problème implique de comprendre que le droit est une science humaine au même titre que la psychologie ou la sociologie ; il étudie les règles qui régissent la vie en société, règles établies et sanctionnées par la puissance publique. Ces règles constituent une reconnaissance par la société :

- de principes éthiques[48] qui s'imposent à tous les individus composant la société, quelles que soient leurs opinions personnelles ; ces principes s'expriment généralement à travers des références humanistes et altruistes ;
- d'une profession[49].

Ces règles peuvent avoir une fonction :

- de protection de l'enfant[50] ;
- de protection du salarié pour le Code du travail.

La loi précise, parfois, la limite entre le respect des libertés individuelles et la sauvegarde de l'intérêt de la société[51].

---

47. Rappelons que « le médecin rédige une ordonnance, il n'ordonne pas. Il y a donc entre lui et l'infirmière égalité, collaboration, complémentarité mais en aucun cas subordination », extrait de l'intervention de Maître Loufrani, avocat à la cour, journée de formation du CEEP le 21 juin 1996.
48. Loi n° 94-653 du 29 juillet 1994 : respect de l'être humain dès le commencement de sa vie, reconnaissance d'une profession.
49. Décret du 11 février 2002 relatif aux actes professionnels et à l'exercice de la profession d'infirmier.
50. Loi n° 89-487 du 10 juillet 1989 relative à la prévention des mauvais traitements à l'égard des mineurs et à la protection de l'enfance.
51. Loi n° 78-17 du 6 janvier 1978 informatique et libertés.

La compréhension des règles de droit

Les règles de droit s'imposent à tous et sont censées être connues de tous. Il est indispensable de composer avec la règle (par exemple, un médecin doit la respecter lors de sa prescription médicale, il ne peut demander à une infirmière de perfuser un cocktail lytique...). Il convient de connaître les caractéristiques des règles de droit, ainsi :

- **les règles sont hiérarchisées** : constitution et traités internationaux, lois et ordonnances (assorties de décrets d'application et d'arrêtés), circulaires et jurisprudence ;
- **les règles sont évolutives et relatives** : dans le temps, avec la société (et un certain retard[52]), avec l'évolution des techniques et des découvertes[53] ; elles varient dans l'espace (les lois sont différentes d'un pays à l'autre).

> **À noter...**
> Tant qu'une loi n'a pas été remplacée ou annulée, elle continue de s'appliquer, même si elle paraît obsolète au quotidien.

Enfin, soulignons que :

- le législateur fixe le cadre général (et abstrait) des règles : ce cadre doit rester suffisamment flou dans ses applications pour s'adapter à chaque situation concrète et faire l'objet d'une interprétation de la part des tribunaux. **Ce cadre général laisse à chacun un espace de liberté où se joue la réflexion éthique** ;
- le cadre juridique ou cadre social n'enlève rien à la responsabilité morale de chacun, il est un élément constitutif de la réflexion dans la démarche éthique ; il permet une plus grande sérénité dans la prise de décision et une meilleure évaluation des conséquences des actes, tant humaines que juridiques.

La responsabilité pénale

La responsabilité pénale est la responsabilité engagée par la puéricultrice lorsqu'elle commet une infraction à la loi ; elle doit donc connaître les textes qui régissent toutes les activités de son secteur d'exercice.
En cas de décès accidentel d'un enfant, cette responsabilité peut être recherchée pour homicide involontaire. Au-delà de la recherche de la vérité et de la connaissance des circonstances de l'accident survenu, ce qui est recherché, c'est la condamnation par les tribunaux (au nom de la société) du (ou des) coupable(s) de ce décès. **Cette action s'appelle l'action publique** (culpabilité et prononcé de peines). Le tribunal peut également être amené à se prononcer sur l'indemnisation des victimes ou action civile (voir *infra*, la responsabilité civile).

Les fondements de la responsabilité pénale[54]

Concernant les personnes

La responsabilité pénale est **une responsabilité personnelle**. « Nul n'est responsable que de son propre fait »[55] :

- les parents ne sont pas responsables pénalement à la place de leurs enfants ;
- les employeurs ne sont pas responsables à la place de leurs salariés ;
- il n'est pas possible de « couvrir » ou de « décharger » quelqu'un de sa responsabilité pénale, même par un écrit.

On ne peut pas s'assurer au niveau pénal : l'assureur ne peut subir la peine de prison à la place de son client reconnu coupable.
Il est cependant possible de souscrire une assurance « défense-recours ou protection juridique » qui prend en charge les éventuels frais d'un procès.
La responsabilité pénale concerne **les personnes physiques** : médecin, puéricultrice, directeur, maire, stagiaire... Plusieurs personnes physiques peuvent être poursuivies ensemble, mais chacune pour se voir reprocher une faute distincte et précise constituant la commission de l'infraction.

> **Cas n° 1**
>
> À la suite de la chute mortelle d'un enfant en crèche, pourront être poursuivis pour homicide involontaire :
> - l'auxiliaire de puériculture, pour faute de surveillance ;
> - la puéricultrice directrice, pour faute de gestion si les normes d'encadrement n'ont pas été respectées ;
> - le maire, s'il a été saisi par la directrice et par écrit, pour une demande d'embauche supplémentaire afin d'être en conformité avec la réglementation des crèches et qu'il ne l'a pas fait.
>
> Chaque faute reconnue devra avoir un lien avec la survenance de l'accident.

52. Loi n° 93-22 du 8 janvier 1993 sur l'autorité parentale.
53. Lois n° 94-653 et n° 94-654 du 29 juillet 1994 de bioéthique.
54. Code pénal, Code de procédure pénale.
55. Code pénal, art. 121-1.

La responsabilité pénale concerne également **les personnes morales de droit privé et de droit public**[56] en cas d'homicide ou de blessures involontaires. Les personnes morales, à l'exclusion de l'État, sont responsables pénalement[57], « la responsabilité des personnes morales n'exclut pas celle des personnes physiques auteurs ou complices des mêmes faits »[58].

La responsabilité pénale concerne **la culpabilité des auteurs** :

- **l'auteur matériel de l'infraction** dont la faute est la cause directe et immédiate du dommage (par exemple, l'auxiliaire de puériculture qui s'est trompée dans la posologie lors d'une perfusion qu'elle effectue) ;
- **l'auteur indirect** : celui qui n'a pas lui-même heurté la victime mais qui a commis une faute ayant créé la situation à l'origine du dommage (par exemple, l'infirmière qui a demandé à l'auxiliaire de poser la perfusion alors que ce soin ne peut pas lui être confié, compte tenu de sa formation) ;
- **l'auteur médiat** : celui qui aurait pu et dû empêcher la survenance du dommage qu'il n'a pas réalisé lui-même mais qui n'a pas pris les mesures nécessaires pour l'éviter (par exemple, la surveillante du service qui laisse quotidiennement les auxiliaires de puériculture poser les perfusions alors que ce geste ne relève pas de leur compétence).

À noter...

Depuis juin 2000, pour les infractions non-intentionnelles comme l'homicide involontaire, la responsabilité des auteurs indirects et médiats ne peut être engagée que « s'il est établi qu'ils ont, soit violé de façon manifestement délibérée une obligation particulière de sécurité ou de prudence imposée par la loi ou les règlements, soit commis une faute caractérisée et qui exposait autrui à un risque d'une particulière gravité qu'ils ne pouvaient ignorer »[1]. Ce qui renforce l'importance, pour la puéricultrice, de faire des écrits à sa hiérarchie lorsqu'elle demande des mesures nécessaires à la sécurité des enfants.

1. Code pénal, art. 121-3 *in fine*.

Concernant les infractions

Une infraction est une action ou omission définie par la loi pénale dont les sanctions sont strictement prévues par celle-ci et classées selon leur gravité[59]. On distingue deux types d'infractions.

Les infractions volontaires

Pour ce type d'infraction, il faut prouver l'intention coupable : « Il n'y pas de crimes ou de délits sans intention de les commettre »[60]. Ces délits peuvent être commis :

- **contre des personnes** : coups et blessures volontaires, violences morales, mise en danger délibérée de la vie d'autrui, diffamation, injure, dénonciation calomnieuse, etc. ;
- **contre des biens** : vol, recel, extorsion de fond, escroquerie, etc.

On ne rencontre que très exceptionnellement un délit volontaire dans la vie professionnelle d'une puéricultrice, mais il est important d'éviter celui de la mise en danger délibérée de la vie d'autrui[61] (par exemple, la conduite sous l'empire de l'alcool, le fonctionnement d'un bloc opératoire sans respect des normes réglementaires).

Les infractions involontaires[62]

Il y a également délit, lorsque la loi le prévoit, en cas de faute si l'auteur :

- a fait preuve d'imprudence, de négligence, de manquement à une obligation de sécurité ou de prudence imposée par la loi ou les règlements ;
- n'a pas accompli les diligences normales compte tenu, le cas échéant, de la nature de ses missions ou de ses fonctions, de ses compétences ainsi que du pouvoir et des moyens dont il disposait. Il n'y a pas à prouver d'intention coupable, seul le résultat compte : homicide involontaire, blessures involontaires causées par la négligence, l'imprudence, le manquement à une obligation de prudence ou de sécurité prévue par la loi.

La puéricultrice peut s'exonérer de sa responsabilité à la condition d'apporter la preuve de l'accomplissement de diligences normales, d'où l'importance des écrits adressés par voie hiérarchique à la personne concernée (demande de travaux, de personnel...).

56. Nouveau Code pénal, mars 1994.
57. Selon les dispositions des articles 121-4 à 121-7 et dans les cas prévus par la loi ou le règlement, des infractions commises, pour leur compte, par leurs organes ou leurs représentants. « Toutefois les collectivités territoriales et leurs groupements ne sont responsables pénalement que des infractions commises dans l'exercice d'activités susceptibles de faire l'objet de conventions de délégation de service public (commune exploitant en régie un service de transport en commun, de cantine scolaire, de ramassage des ordures ménagères ou de distribution d'eau, tout comme la société concessionnaire si la concession est le mode d'exploitation). »
58. Code pénal, art. 121-2.
59. **Le crime** : peines criminelles prononcée par la Cour d'Assises ; **le délit** : peines correctionnelles prononcées par le tribunal correctionnel ; **la contravention** : peines de police prononcées par le tribunal de police.
60. Code pénal, art. 121-3.
61. Code pénal, art. 121-3, alinéa 2.
62. Code pénal, art. 121-3, alinéa 3.

Les éléments à prouver

Toute personne est présumée innocente. Pour qu'il y ait culpabilité, il faut apporter **la preuve** par un des éléments suivants :

- **élément légal** : il faut prouver l'existence d'un texte de loi ou d'un règlement qui prévoit l'infraction et les peines applicables ; or, il existe des « vides juridiques » en matière pénale : par exemple, la PMA avant les lois de bioéthique de 1994 ;
- **élément matériel** : ce qui, dans le comportement, a amené l'infraction (une faute), parfois le résultat, un lien de causalité certain entre la faute et l'infraction ;
- **élément moral** : le principe est que les délits sont volontaires et que l'élément intentionnel est déterminant.

Le Code pénal prévoit l'existence de **faute non intentionnelle** (négligence, imprudence, maladresse, inobservation des règlements). Certaines circonstances sont aggravantes : minorité de la victime, position d'autorité du coupable. D'autres sont des causes d'irresponsabilité ou d'atténuation de la responsabilité :

- l'abolition complète du discernement au moment de la commission de l'infraction[63] ;
- l'acte prescrit ou autorisé par les dispositions législatives et réglementaires ;
- l'acte commandé par l'autorité légitime sauf si cet acte est manifestement illégal[64] (d'où, une fois encore, l'importance des écrits) ;
- l'acte commandé par la légitime défense[65] ;
- la minorité[66].

Le préjudice réparable

On parle de « l'entier préjudice », qui a résulté de l'infraction (préjudice matériel, corporel et préjudice moral), si la culpabilité de la puéricultrice est retenue par le tribunal.

Le tribunal, après avoir statué sur l'action publique, statue sur l'action civile, c'est-à-dire sur l'action intentée par la victime qui tend à l'indemnisation des préjudices résultant de l'infraction ; mais c'est son employeur et son assurance qui paieront les dommages-intérêts (voir *infra,* la responsabilité civile).

La procédure

On distingue deux grands types de juridictions.

Les juridictions d'instruction

L'instruction est obligatoire en matière criminelle, facultative en matière délictuelle. Elle est déclenchée soit par le Procureur de la République, soit par la plainte avec constitution de partie civile de la victime.

Le juge d'instruction a des pouvoirs très larges d'investigation pour rechercher le (ou les) coupable(s), pour **réunir les éléments de preuve** (auditions, perquisitions, **saisie de documents** comme le dossier médical, **le dossier de soins**, ou **le cahier de transmissions**, etc.). Il peut mettre en examen, ordonner la détention provisoire.

À la fin de l'instruction, il peut décider de ne pas poursuivre, si les charges sont insuffisantes, ou au contraire renvoyer devant la juridiction de jugement.

Les juridictions de jugement[67]

Il s'agit :

- de la Cour d'Assises en matière criminelle ;
- du tribunal correctionnel pour les délits, le ministère public est représenté par le Procureur de la République ou son substitut. La présence d'un avocat n'est pas obligatoire ;
- du tribunal de police pour les contraventions, le ministère public est présent et la présence d'un avocat n'est pas obligatoire non plus.

Les parties au procès

Sont représentées par le ministère public, le (ou les) prévenu(s), la (ou les) victime(s).

Les actions

L'action publique

L'action pénale tend à l'application de la loi pénale (prononcé de peines). Elle est initiée et exercée par les magistrats du parquet (Procureur de la République devant le tribunal correctionnel). Les peines sont prises au nom de la société (emprisonnement, amende...).

Elle peut aussi être déclenchée par la partie lésée lorsque celle-ci dépose plainte avec constitution de partie civile devant le juge d'instruction.

---

63. Code pénal, art. 122-1.
64. Code pénal, art. 122-4.
65. Code pénal, art. 122-5.
66. Avant 13 ans, un jeune peut être reconnu coupable, mais ne peut être puni pénalement ; de 13 à 16 ans, la peine est obligatoirement divisée par 2 et peut aussi l'être de 16 à 18 ans.
67. Des dispositions particulières sont prises pour les mineurs délinquants (juges des enfants, tribunal pour enfant, composition de la Cour d'Assises en matière criminelle).

L'action civile

L'action civile est déclenchée par la constitution de partie civile : la victime demande la réparation des préjudices résultant de l'infraction.
La constitution de partie civile peut se faire avant l'audience (entre les mains du doyen des juges d'instruction), pendant l'audience (avant les réquisitions du ministère public).

Les recours contre les jugements

L'appel peut se faire dans un délai de 10 jours. Pour la cassation, le délai pour le ministère public et toutes les parties est de 5 jours.

La responsabilité civile

La responsabilité civile de la puéricultrice l'oblige, elle ou son employeur, à réparer pécuniairement le dommage causé à autrui.
La plupart des litiges se résolvent à l'amiable entre la victime et la compagnie d'assurances de l'auteur du dommage, sans avoir recours aux tribunaux. Mais si la demande de réparation est faite à une infirmière libérale ou à personne morale privée (hôpital privé, crèche associative...), les parents de l'enfant accidenté peuvent porter leur litige devant le juge civil (tribunal de grande instance, tribunal d'instance).

Les fondements de la responsabilité civile[68]

La responsabilité civile peut résulter :
- **de l'inexécution ou de la mauvaise exécution d'un contrat**[69], c'est « la responsabilité civile contractuelle » car « toute obligation de faire ou de ne pas faire se résout en dommages et intérêts, en cas d'inexécution de la part du débiteur »[70], par exemple :
  - d'un contrat de soins qui lie le patient et l'infirmière libérale ;
  - d'un contrat d'accueil qui lie l'assistante maternelle indépendante et les parents ;
- **de tout fait de l'homme**, même d'une négligence ou d'une imprudence, **qui en raison d'une faute, cause un dommage à autrui** : on l'appelle « responsabilité civile délictuelle ou quasi délictuelle » car « tout fait quelconque de l'homme, qui cause à autrui un dommage, oblige celui par la faute duquel il est arrivé, à le réparer »[71] (par exemple, une infirmière libérale qui bouscule un voisin et le blesse en allant voir son patient).

Les éléments à prouver

La mise en jeu de la responsabilité civile suppose la preuve qui entraîne une obligation de réparer (allocation de dommages et intérêts) :
- une faute caractérisée ;
- un dommage ou préjudice certain, légitime, matériel, corporel ou moral, actuel ;
- un lien de causalité certain, démontré et direct entre la faute et le dommage. Pour la victime, ce qui est important **en matière de responsabilité civile**, c'est de pouvoir **obtenir une réparation financière** : en règle générale, la preuve peut se faire par tous moyens ;

> **À noter...**
> En matière d'information du patient, la Cour de Cassation a récemment déplacé la charge de la preuve, ce n'est plus au patient de prouver qu'il a été mal informé, mais au médecin de prouver qu'il a bien informé son malade des risques encourus et des choix éventuels de thérapeutique. La loi sur les droits du malade du 4 mars 2002 confirme cette obligation (article 1111-2 Code de la santé).

- **une faute personnelle**[72] car « tout fait quelconque de l'homme qui cause à autrui un dommage, oblige celui par la **faute** duquel il est arrivé, à le réparer », par exemple une faute de surveillance par l'auxiliaire de puériculture de l'enfant blessé. La faute de la victime ou la faute d'un tiers peut exonérer partiellement ou totalement l'auteur de la faute si cette faute a concouru à la production du dommage (si, par exemple, un parent présent dans une crèche blesse un autre enfant confié à la structure, pour les parents de la victime, la crèche sera probablement reconnue responsable, mais l'assurance de celle-ci se retournera contre l'assurance du parent auteur du dommage ;
- **un dommage du fait d'autrui**[73] car « on est responsable non seulement du dommage que l'on

---

68. Code civil et Code de procédure civile.
69. Ce contrat peut engendrer une obligation de moyens ou de résultat : **en cas d'obligation de moyens**, la victime doit prouver la faute du professionnel, le médecin n'est tenu qu'à une obligation de diligence maximum (soins attentifs, consciencieux et conformes aux données actuelles de la science). Ainsi le médecin s'engage seulement à tout mettre en œuvre pour obtenir la guérison du malade, sans garantir cette dernière. **En cas d'obligation de résultat**, il suffit de prouver que le résultat n'est pas obtenu : l'infirmière libérale s'engage à assurer ou faire assurer toute une série de piqûres, tel jour, dans tel créneau horaire, etc.
70. Code civil, art. 1 142.
71. Code civil, art. 1 382.
72. Code civil, art. 1 382.
73. Code civil, art. 1 384.

cause par son propre fait, mais encore de celui qui est causé par le fait des personnes dont on doit répondre, ou des choses que l'on a sous sa garde » :
– les parents sont responsables civilement des faits de leurs enfants : « Le père et la mère, en tant qu'ils exercent le droit de garde, sont solidairement responsables du dommage causé par leurs enfants mineurs habitant avec eux. La responsabilité ci-dessus a lieu à moins que les père et mère et les artisans ne prouvent qu'ils n'ont pu empêcher le fait qui donne lieu à cette responsabilité ». La responsabilité des parents est une responsabilité de plein droit, d'où l'importance pour des parents d'avoir **une assurance responsabilité civile chef de famille.** Il n'y a pas à prouver une faute des parents distincte de celle de l'enfant, mais seulement la faute de l'enfant qui engage automatiquement la responsabilité de ses parents, du moins de celui chez qui l'enfant a sa résidence habituelle. Ainsi, par exemple, des parents doivent rembourser la vitre du voisin cassée par le ballon lancé par leur enfant. À l'inverse, une grand-mère à qui son petit-enfant est confié pendant les vacances n'est responsable des dommages causés par celui-ci à autrui que si la victime prouve la faute de surveillance de la grand-mère, en plus de la faute de l'enfant[74] ;
– **les employeurs sont responsables du fait de leurs salariés**, « les maîtres et les commettants, du dommage causé par leurs domestiques et préposés dans les fonctions auxquelles ils les ont employés »[75]. Cette responsabilité est également une responsabilité de plein droit qui engage la responsabilité des employeurs pour les dommages occasionnés par leurs salariés, à condition que ceux-ci aient agi dans le cadre de leurs fonctions, d'où l'importance d'obtenir un profil de poste ou des ordres de mission écrits (par exemple autorisation de l'employeur pour transporter des patients ou un enfant dans sa voiture personnelle ou dans une voiture de service...). Les tribunaux, dans le souci d'une plus grande facilité d'indemnisation des victimes, étendent la notion de « cadre des fonctions » (par exemple, un vol commis par un salarié chez un client chez lequel l'employeur l'envoie effectuer un travail). Le salarié est personnellement responsable pénalement de son vol, s'il est reconnu coupable, mais son employeur devra indemniser le client pour le dommage subi, quitte à se retourner contre son salarié, non seulement sur le plan disciplinaire (licenciement), mais également pour lui demander de rembourser (tout ou partie) des dommages et intérêts versés à la victime (action récursoire) ;
– les établissements acceptant la garde d'enfants sont responsables à titre permanent : les tribunaux, dans une jurisprudence récente, ont étendu la responsabilité du fait d'autrui à des établissements prenant en charge à titre permanent des jeunes confiés par un juge des enfants, ces établissements étant reconnus responsables civilement des conséquences dommageables pour les tiers des agissements de ces jeunes, même sans faute de l'établissement[76] ;

◆ **un dommage du fait des choses ou animaux sous sa garde** (pouvoir de surveillance et de contrôle) : par exemple, un pèse-bébé de la PMI défectueux. Il est nécessaire de respecter les textes réglementaires relatifs à :
– la sécurité sanitaire ;
– la sécurité dans les activités relatives aux enfants (jeux, siège auto, hygiène alimentaire) ;
– la sécurité dans les bâtiments comme dans les produits (principe de la « traçabilité » : hémovigilance, matériovigilance, produits alimentaires...).

L'évolution de la jurisprudence civile

Elle a évolué de la responsabilité pour faute à la responsabilité pour risque ou responsabilité-garantie. Le but de la responsabilité civile étant d'abord la réparation pour la victime, nous assistons à une évolution de la jurisprudence et de la législation vers la mise en place d'une responsabilité où la preuve de la faute est de moins en moins exigée afin de pouvoir indemniser plus facilement toute victime d'un dommage dû à une activité humaine : par exemple, si le défaut d'information d'un malade sur des risques liés à telle intervention lui fait perdre une chance de refuser cette intervention, en cas de survenance du risque, il sera indemnisé en partie. Citons également les cas d'infections nosocomiales : si le demandeur prouve son dommage, le lien avec son passage à l'hôpital, l'existence d'un germe infectieux dans tel service, même s'il ne prouve pas la faute exacte (tel instrument sale), il sera indemnisé pour présomption de responsabilité de l'hôpital.

À noter...
Le législateur, dans la loi du 4 mars 2002, vient de préciser le régime d'indemnisation de l'aléa thérapeutique (article L. 1142-1 Code de la santé).

---

74. Cour de Cassation du 18 septembre 1996.
75. Code civil, art. 1 384.
76. Affaire Blieck, Cour de Cassation du 29 mars 1991.

L'indemnisation

L'entier préjudice matériel et moral doit être réparé. Les juges sont souverains pour apprécier la réparation à allouer. Il est important de justifier son préjudice (expertise, factures, devis).

La procédure

Sont concernés les tribunaux compétents suivants :
- le tribunal de grande instance :
– pour les demandes égales ou supérieures à 7 622,45 € ou indéterminées ;
– compétence exclusive pour les affaires relatives à l'état des personnes : divorce, séparation de corps, contentieux des pensions alimentaires (compétence du juge des affaires familiales – JAF), annulation de mariage, recherche de paternité, changement de régimes matrimoniaux, successions (avocat obligatoire) ;
- le tribunal d'instance (juge unique) :
– pour les affaires inférieures ou égales à 7 622,45 € ;
– compétence exclusive en matière de tutelles, baux, recouvrement direct des pensions alimentaires, crédit à la consommation (avocat facultatif).

Les parties au procès

Elles sont représentées par le (ou les) demandeur(s), le (ou les) défendeur(s).

Les actions

Action civile uniquement, celle qui vise à faire droit aux demandes du demandeur et que vont combattre le (ou les) défendeur(s).

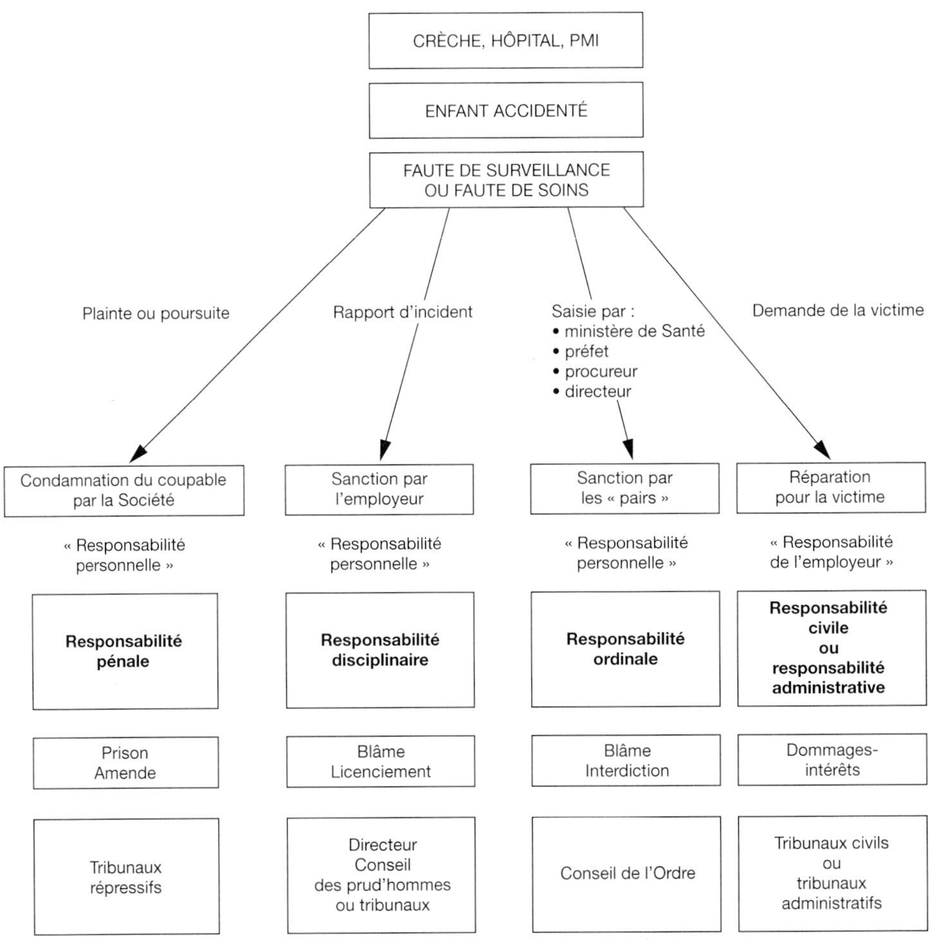

Figure 1.7 : Les responsabilités et leurs conséquences en cas de faute professionnelle.

L'organisation de la profession

L'évolution du contexte d'exercice professionnel, en impulsant un courant permanent d'adaptation des pratiques et l'évolution régulière du contenu de la formation, crée la dynamique de l'organisation professionnelle : formation et exercice professionnel interagissent.

Le groupe professionnel

En évolution constante, la profession fait la preuve de sa capacité et de sa volonté de s'adapter aux mutations de la société, tant sur le plan sanitaire que social. Toutefois, la réalité de ce groupe de 14 000 infirmières (et sages-femmes) spécialisées en puériculture, comparée à celui des 280 000 infirmières en soins généraux, explique que le dynamisme des puéricultrices ne soit pas perçu à sa juste valeur. L'isolement de la puéricultrice (parfois seule dans une équipe de 12 infirmières) peut venir atténuer l'impact de sa pratique (voir p. 71).
Actuellement, les puéricultrices exercent pour la moitié d'entre elles en secteur hospitalier, les autres sont recrutées, pour la plupart, par les collectivités territoriales (départements et communes). Elles assurent des fonctions soit dans les services départementaux de PMI, soit dans les établissements et services d'accueil d'enfants de moins de 6 ans (en qualité de directrice ou d'adjointe).

L'extension du champ d'exercice

Les offres d'emplois actuelles témoignent de la reconnaissance des compétences des puéricultrices, dans les différents secteurs concernés par la santé de l'enfance et de l'adolescence. Depuis ces dernières années, des demandes émanent de nouveaux secteurs tels que **les services de pédopsychiatrie, les services de soins pour adolescents, les services de santé scolaire** ou encore **les établissements de soins et de rééducation pour enfants porteurs de handicap**.
Les capacités des puéricultrices à analyser les situations dans une approche holistique et à prendre position sous forme de propositions argumentées dans l'intérêt de la santé des enfants et dans une démarche de promotion de la santé, répondent aux exigences de nombreux établissements et services.
Il est certain que l'élargissement du champ d'intervention des puéricultrices crée de nouveaux besoins pour la profession, à la fois du point de vue de l'effectif et de la formation.

Les besoins quantitatifs de la profession

Si seule une étude prospective serait en mesure de quantifier avec précision les besoins en puéricultrices dans les cinq à dix ans à venir, on peut d'ores et déjà mettre en évidence les effets à court terme de :
- l'ouverture et la transformation de nombreux services en relation avec les orientations politiques de la santé, de la famille et du secteur social, qui génèrent de nouveaux emplois pour les puéricultrices ;
- la cessation d'activité des puéricultrices formées jusque dans les années 1970, qui va créer dès 2005 un besoin accru de puéricultrices.

Conscients de cette situation, les écoles, les instances professionnelles et le ministère de la Santé cherchent ensemble les mesures à mettre en œuvre pour pallier une pénurie à moyen terme. L'exercice professionnel, subordonné à la délivrance du diplôme d'État de puéricultrice, fait de la formation l'élément premier du parcours professionnel. Il faut donc former davantage de puéricultrices pour répondre aux besoins des usagers et des institutions. C'est une des priorités de la profession en ce début du XXIe siècle.

Les écoles de puéricultrices

Les études préparatoires au diplôme d'État de puéricultrice sont organisées au sein d'écoles agréées par le ministère de la Santé. Au nombre de 34 actuellement, ces écoles sont réparties sur les régions sanitaires et implantées dans des grandes villes disposant au moins d'un centre hospitalier de type universitaire. Leur création progressive est liée à l'évolution de la politique de santé qui, sous l'influence des découvertes scientifiques et techniques, s'est progressivement dotée de moyens pour atteindre des objectifs sanitaires et sociaux requérant un savoir-faire spécifique dans le domaine des soins à donner pendant l'enfance.

Le rythme d'ouverture des écoles

Entre 1947 (création de la profession) et 1980, les 34 écoles sont mises en place :
- 16 dans les années d'après guerre (entre 1947 et 1960), pour contribuer à la lutte contre la mortalité infantile ;
- 5 dans les dix années suivantes ;
- 13 en moins de dix ans (1970-1978), pour participer à la réalisation du Plan national de périnatalité défini en 1970.

Au cours des vingt dernières années, les regroupements de 2 écoles dans l'est de la France puis sur la région parisienne ramènent le nombre des écoles à

32. Aujourd'hui, l'ouverture d'une nouvelle école à Paris et d'une autre à La Réunion, fixe à nouveau ce chiffre à 34.

Le nombre de diplômes délivrés

La capacité d'accueil d'une école est définie par l'agrément ministériel, en fonction des conditions offertes par l'organisme gestionnaire : dimension et implantation des locaux, ressources matérielles et humaines pour les stages et les enseignements, effectif de formateurs et structure du budget. Actuellement, cette capacité d'accueil oscille entre 12 places (1 école) et 90 places (1 école), la majeure partie des écoles accueillant entre 20 et 30 élèves et quelques-unes offrant 40 à 50 places. Le chiffre total au plan national s'élève à près de 1 150 places.

Le nombre de diplômes d'État délivrés chaque année est tributaire de ce nombre de places dans les écoles, tout en sachant que les écoles ne fonctionnent pas nécessairement en permanence à taux plein (souvent pour des raisons matérielles). Le nombre total de diplômes délivrés au terme de l'année de formation se répartit de la façon suivante :

- de 1947 à 1960, 1 684 diplômes de puéricultrice ont été délivrés ;
- de 1961 à 1970, 3 770 pour un total de 21 écoles ;
- de 1971 à 1980, 7 720 pour les 34 écoles, avec un pic à 950 pour la seule année 1977 (ce qui ne s'est plus reproduit jusqu'à ce jour, les conditions matérielles ne l'ayant pas permis) ;
- durant les 20 dernières années, plus de 15 000 diplômes.

Au total, le nombre de diplômes de puéricultrice délivrés depuis la création de la profession est précisément le double du nombre de puéricultrice en activité aujourd'hui.

Les besoins qualitatifs de formation

L'évolution du contexte professionnel suscite de nouvelles orientations en matière de formation. En effet, la qualification acquise lors de l'année de formation doit répondre aux besoins du terrain, afin de rendre les puéricultrices opérationnelles dans un délai aussi court que possible au moment de leur première embauche.

Une recherche en cours vise le réajustement du contenu de la formation. Bien qu'il ne puisse pas être exhaustif, le contenu du présent ouvrage est en phase avec cette évolution. Des secteurs tels que la pédopsychiatrie, la santé scolaire, le secteur de l'adolescence font de plus en plus appel aux compétences des puéricultrices. Le secteur de l'accueil des enfants de moins de 6 ans, quant à lui, en cherchant une meilleure adéquation des conditions d'accueil avec les besoins des familles, exige une plus grande ouverture des puéricultrices sur le secteur social et la politique locale. Citons enfin la mise en place du Plan de périnatalité qui demande une qualification spécifique du personnel soignant, là encore les puéricultrices doivent faire preuve d'un savoir-faire à hauteur des objectifs nationaux.

Les organisations représentatives de la profession

Trois organisations représentent actuellement les puéricultrices de façon spécifique auprès du ministère de la Santé, pour toutes les questions touchant à la formation et l'exercice professionnel.

Qu'il s'agisse d'un cadre associatif ou syndical, les représentants de la profession de puéricultrice ont pour objectif de défendre les intérêts communs des puéricultrices :

- la reconnaissance de la profession sur le marché du travail ;
- la qualité de la formation et la garantie d'un niveau de qualification au plan national ;
- la formalisation du cadre d'emploi à chaque étape de l'évolution du métier.

Cependant, les objectifs propres de l'association professionnelle se distinguent de la mission du syndicat. En d'autres termes, on peut dire que :

- l'association a pour but de faire connaître la profession et d'harmoniser les compétences. Elle se préoccupe de la qualité du service rendu ;
- le syndicat vise l'application des lois sociales et l'amélioration des conditions de vie des salariés. Il se préoccupe de la qualité de vie des salariés et travailleurs libéraux.

Dans l'un et l'autre cas, la force de représentativité repose sur le nombre de ses adhérents. Il s'agit de l'engagement professionnel individuel des puéricultrices à des fins collectives, dont la profession a un besoin constant (voir p. 16).

L'Association nationale des puéricultrices diplômées d'État (ANPDE)[77]

Dès 1949, les puéricultrices organisent leur groupe professionnel dans le cadre d'une association loi 1901. Il aura suffit d'une impulsion du professeur Lelong en réaction au recours d'annulation du décret du 13 août 1947, déposé par les associations

77. Siège social : 132, avenue du Général Leclerc, 75014 Paris, site internet : http://www.anpde.asso.fr.

d'infirmières, d'assistantes sociales et de sages-femmes, pour que naisse cette instance nationale.
Son premier congrès national, réuni en 1962 à Évian, rassemblait 350 puéricultrices, le second 500, en 1963. À cette époque, environ 2 700 diplômes étaient déjà délivrés et le directeur général de la Santé publique soulignait que cet effectif n'était pas suffisant, « partout l'on me demande des puéricultrices... il était temps que je vous manifeste de manière publique l'intérêt que le ministère de la Santé publique porte à votre profession... »[78].
L'association continue à structurer sa mission en créant sa revue professionnelle : le premier numéro des *Cahiers de la Puéricultrice* paraît en janvier 1964.

L'objectif de l'ANPDE

Dès le début, « promouvoir la profession et en défendre le titre » fut la raison sociale de l'association.

La représentativité de l'association nationale

Cette instance comprend 3 000 adhérentes ; elle est présente :
- au Conseil supérieur des professions paramédicales ;
- à l'Organisation mondiale pour l'éducation préscolaire (droits de l'enfant, éducation à la paix, les nouveaux visages de la famille – OMEP) ;
- à l'association française de médecine périnatale.

Le syndicat national des puéricultrices diplômées d'État (SNPDE)[79]

Créé en 1963, ce syndicat a pour but principal « l'étude et la défense du titre, de la fonction et des intérêts moraux, économiques et sociaux de ses membres »[80]. Le bureau du syndicat se compose de puéricultrices diplômées d'État.

Les activités du syndicat

Depuis sa création, il a participé à la construction statutaire du cadre d'emploi des puéricultrices dans la fonction publique hospitalière et dans la fonction publique territoriale.
Son action est complémentaire de celle de l'ANPDE, notamment pour tout ce qui concerne le déroulement de carrière des puéricultrices (statut, grilles indiciaires, etc.).

À noter...

Nous présentons ci-dessus les groupes professionnels qui détiennent à ce jour le pouvoir de représenter la profession devant les instances officielles ; d'autres associations se sont formées à travers la France et les secteurs d'activité. De même, concernant la représentation syndicale, les grandes centrales disposent parfois d'une branche « santé » à laquelle appartient le groupe des infirmières. Dans ce cas, ces syndicats sont eux aussi présents dans les instances décisionnelles lorsque l'ordre du jour concerne leur mission syndicale.

Le comité d'entente des écoles de puéricultrices (CEEP)[81]

Dernier né des groupes représentant la profession auprès des instances publiques, le CEEP fut créé en 1974. Pendant près de 25 ans, les écoles furent dirigées par des pédiatres et leur fonctionnement supervisé de manière très directe par le ministère de la Santé. En 1972, la réglementation se modifie, les directions d'écoles sont confiées à des puéricultrices ; elles prendront progressivement la succession des médecins et se regrouperont, dès 1974, dans un cadre associatif.
Le CEEP a pour vocation :
- de promouvoir, en fonction de la connaissance de l'enfant et de l'évolution des soins, une formation professionnelle de qualité dans l'ensemble des écoles préparant au diplôme d'État de puéricultrice ;
- d'assurer la coordination des écoles ;
- de représenter les écoles auprès des pouvoirs publics et toute autre instance nationale ou internationale.

Contrairement aux deux instances précédentes, les membres adhérents au CEEP ne sont pas des personnes mais les écoles elles-mêmes. C'est l'organisme gestionnaire qui honore la cotisation. Ainsi, les 34 écoles sont adhérentes, chaque école étant représentée par la directrice et un(e) puériculteur(rice) enseignant(e) élu(e) par ses pairs.

---

78. Discours du docteur Aujouleu, directeur général de la Santé publique, en mai 1963, in : *Les Cahiers de la Puéricultrice*, n° 132, décembre 1996, p. 9.
79. CFE-CGC, 17, rue de Sévigné, 75004 Paris.
80. *Source* : plaquette d'informations diffusée en 2001.
81. Siège social : 26, boulevard Brune, 75014 Paris.

Conclusion

L'histoire de la profession et les compétences actuelles visées par la formation placent la puéricultrice au centre des problématiques de santé de l'enfance et de la famille. L'évolution des besoins des enfants et des familles, la nécessaire autonomie des parents pour assumer leur fonction auprès de leurs enfants, orientent de plus en plus les objectifs de travail de la puéricultrice vers un accompagnement éducatif, fondé sur l'expertise des connaissances et une attitude d'écoute et de discernement. Dans le contexte actuel, d'un travail en partenariat et en réseau, la cohésion du groupe professionnel repose sur des savoir-faire spécifiques et des valeurs humaines de respect et de générosité mais aussi sur une exigence de qualité de service. Quels que soient le secteur d'activité et l'âge des enfants concernés par l'intervention de la puéricultrice, le dénominateur commun, présent dès le départ de la profession, est de permettre à l'enfant de se développer et de s'épanouir dans des conditions optimums. La formation s'oriente dans ce sens.

BIBLIOGRAPHIE

BOUTIN G. et DURNING P. – *Les interventions auprès des parents-innovations en protection de l'enfance et en éducation spécialisée.* Dunod, Paris, 1999.

CHAPLAIN D.-L. et CUSTOS-LUCIDI M.-F. – *Les métiers de la petite enfance.* Syros, Paris, 2001.

LINTON RH. – *Fondement culturel de la personnalité.* Dunod, Paris, 1986.

VALLS-LACROIX M.-N. – *Praticien du secteur sanitaire et social, qui êtes-vous ?* Les éditions ouvrières, Paris, 1999.

Publication et Revues

Consommation et modes de vie, CREDOC.

Infirmière Magazine.

Les cahiers de la puéricultrice.

CHAPITRE 2

La formation de puéricultrice[1]

Capacités attendues pour l'exercice de la puéricultrice

- Se situer en tant qu'acteur de sa formation, tout au long de la vie professionnelle et contribuer à l'évolution de la profession.
- Poursuivre, au-delà de la période de formation initiale, une démarche de développement personnel, afin de perfectionner ses qualités relationnelles, notamment la relation d'aide.
- Participer activement à la formation de ses pairs en les accompagnant dans leur compréhension de la démarche de professionnalisation, leur acquisition des outils méthodologiques, notamment les écrits professionnels.

L'exercice professionnel de la puéricultrice[2] mobilise des savoir-faire issus à la fois du domaine des soins aux enfants bien portants ou malades et du domaine de la Santé publique, dans une approche éducative communautaire. Ce métier s'exerce tant auprès des enfants qu'auprès des adultes, parents ou personnes qui en ont la charge, dans le cadre d'un travail d'équipe. Les compétences de la puéricultrice font partie d'un système de santé ; elle n'exerce jamais seule.

Rappelons que la formation de puéricultrice s'adresse à des professionnelles diplômées (infirmière ou sage-femme), toutes les étudiantes puéricultrices ont donc des connaissances professionnelles.

D'une part, elles ont déjà une expérience du terrain, soit au travers de différents stages, soit dans le cadre de leur expérience professionnelle. Elles savent ce qu'est une situation de soins, la vie d'une équipe soignante (organisation, actions, transmissions, difficultés à résoudre sur les plans technique, relationnel, décisionnel, etc.) ; ces professionnelles ont acquis des connaissances sur le corps humain, ses besoins, ses faiblesses, ses dysfonctionnements et les différentes façons de pallier ces problèmes ou de traiter les maladies, mais aussi les méthodes infirmières et les outils qui leur correspondent. Les études de puéricultrice représentent donc à la fois un temps de ré-interrogation des connaissances et pratiques appliquées aux soins à l'enfant, et un temps d'acquisition et/ou d'approfondissement des connaissances relatives au développement de l'enfant (dans toutes ses dimensions), de la naissance à l'adolescence.

D'autre part, elles se sont trouvées au contact de personnes à soigner, à différents âges de la vie, dans diverses situations (dans un cadre de soins primaires, secondaires ou tertiaires). Ces rencontres avec le malade, sa famille, son entourage, leur ont appris à gérer des situations de douleur et de souffrance ; toute infirmière qui s'est trouvée, à un moment ou à un autre, face à une personne en détresse, a appris à surmonter ses réactions émotionnelles et ses sentiments.

De ce point de vue, chaque étudiante puéricultrice a déjà fait une démarche de professionnalisation. Nous verrons cependant ce que recouvre cette notion dans le cadre de la formation visant l'obtention du diplôme d'État de puéricultrice.

Ce qui diffère dans la formation des puéricultrices, c'est la confrontation à des enfants et à leur famille, et la nécessité **de professionnaliser le**

1. Auteur : Colette de Saint-Sauveur, directrice d'école de puéricultrices.

« savoir prendre soin » d'un enfant. Ainsi, ce chapitre offre diverses pistes de réflexion sur des points essentiels dans ce parcours de professionnalisation (les représentations, les concepts de base, le développement personnel). Toutefois, avant d'aborder les contours théoriques de cette notion, nous proposons au début de ce chapitre quelques repères utiles aux adultes en formation que sont les infirmières et les sages-femmes. Nous préciserons les principes d'organisation des études au plan national et le rôle spécifique des écoles de puéricultrices. Nous aborderons ensuite la question des moyens-outils méthodologiques mobilisés dans le travail de la puéricultrice, tout en sachant qu'ils diffèrent peu de ceux employés dans l'exercice infirmier en soins généraux. Après avoir envisagé rapidement quelques aspects de leur adaptation aux situations de travail de la puéricultrice, nous nous attarderons sur les écrits professionnels, facteurs d'efficacité du travail en partenariat et en réseau.

La formation de puéricultrice, une formation d'adulte

La première étape, préalable à l'entrée en formation, est de s'informer sur le métier de puéricultrice, le contexte de l'exercice professionnel et ses exigences, la nature des responsabilités y afférant, etc. (voir figure 1.7), de manière à bien mesurer ce qu'est la formation spécialisée en puériculture. Le programme d'études préparatoires au diplôme d'État de puéricultrice est fondé sur le contexte politique et social dans lequel naissent et grandissent les enfants mais également sur le particularisme d'une formation initiale (par opposition à la formation continue visant le maintien des compétences des professionnelles en exercice) qui s'adresse à des adultes détenteurs d'un diplôme de base et d'une expérience personnelle et professionnelle.

Se former pour prendre soin des enfants

Il est utile de comprendre l'intérêt de se former pour exercer auprès d'enfants, surtout quand les objectifs de travail concernent leur santé, leur épanouissement, leurs conditions de vie en famille ou en collectivité, etc.

La problématique de la formation de puéricultrice

Le public des écoles de puéricultrices, à dominante féminine, découvre très rapidement la corrélation qui s'établit entre le contenu de la formation et son vécu personnel de fille de sa mère et, parfois, de mère de ses propres enfants. La formation doit donc permettre de se mettre à distance de ses expériences personnelles afin qu'elles n'envahissent pas l'espace de communication avec l'enfant et sa famille.

Il s'agit en effet :

- **de prendre de la distance avec son propre vécu** afin de pouvoir être à l'écoute de l'enfant, de sa mère, de son père ;
- **d'être en situation « professionnelle » dans sa relation à l'enfant** : apprendre à gérer ses émotions afin de savoir prendre une place de professionnelle, car le secteur de l'enfance suscite, le plus souvent, des réactions émotionnelles plus fortes que dans une relation à l'adulte ;
- **de faire évoluer ses représentations** : de l'enfant, de la famille, du rôle parental, de la notion d'autonomie, etc.

La formation va aussi être l'occasion de poser un regard positif sur l'enfant, avec ses potentialités de départ, ses compétences naissantes dès le début de sa vie, sa capacité à dépasser des événements difficiles pour peu que l'entourage lui permette de se construire « malgré tout » et lui offre des repères structurants. Cette démarche de formation est une démarche de professionnalisation des soins à l'enfant (voir p. 54). Et pour l'adulte qui a fait le choix de ce cursus, sa capacité à se situer en acteur de sa formation va enrichir et faciliter sa trajectoire. Cela demande une réelle implication personnelle.

La problématique de la spécialisation

Le parcours de formation doit permettre aux étudiantes :

- **d'acquérir un savoir de puéricultrice** :
  - intégrer de nouvelles connaissances dans son capital de connaissances infirmières (acquises en formation de base ou capitalisées lors de l'exercice professionnel dans une démarche de formation permanente) ;
  - les approfondir pour être en mesure d'exercer la fonction d'une soignante spécialisée dans les soins à l'enfant : prévenir, anticiper, décider, argumenter ;
- **faire évoluer son savoir-faire et son savoir être.**

L'offre et la demande en formation professionnelle permettent à l'étudiante de combler les écarts entre ses acquis antérieurs et les capacités à acquérir au cours de la formation. Les objectifs formulés par le centre de formation constituent un repère et un guide pédagogique.

Le cadre et le contenu de la formation

L'orientation en puériculture est l'occasion, pour les sages-femmes et les infirmières, d'un parcours réflexif à la fois sur les choix de départ et sur l'image du monde de l'enfance. Ce travail trouve un débouché concret dans l'élaboration des concepts, passage obligé d'une connaissance approfondie des sujets spécifiques de la discipline « puériculture ». Les savoir-faire de la puéricultrice, ses pratiques quotidiennes sur le terrain, s'acquièrent au long de la formation pour aboutir à l'acquisition de capacités professionnelles formalisées dans le programme d'études. À savoir :

- les capacités à résoudre un problème de soin infirmier auprès d'un enfant et d'un groupe d'enfants ;
- les capacités à communiquer avec l'enfant et établir une relation de confiance de type pédagogique avec les parents ;
- les capacités à travailler en équipe pluridisciplinaire (communiquer, travailler en groupe, etc.) ;
- les capacités d'animation de groupe à des fins d'information et de formation ;
- les capacités à se situer professionnellement et à participer à la gestion d'un service.

À ces capacités, nous pouvons ajouter, compte tenu de l'orientation actuelle de la formation :

- les aptitudes à la recherche (intervention en santé publique, évolution des pratiques professionnelles, etc.) et à la démarche d'amélioration de la qualité des soins ;
- les aptitudes à la formation permanente : se former sur le terrain professionnel et perfectionner ses attitudes professionnelles.

Le dispositif national de formation

Les études visant la délivrance du diplôme d'État de puéricultrice par le ministère de la Santé[2] sont soumises à une réglementation commune à l'ensemble des écoles pour le cadre général, une marge de liberté étant laissée à la discrétion des organismes gestionnaires et des équipes pédagogiques en ce qui concerne le fonctionnement administratif et pédagogique. Cependant le projet de fonctionnement d'une école est toujours soumis à l'agrément ministériel dans le cadre de la demande initiale d'ouverture ; les réactualisations pédagogiques ultérieures sont, elles, soumises à l'avis du conseil technique de l'école. Lors de cette procédure d'agrément, le ministère fixe la capacité d'accueil de l'établissement, le nombre d'étudiants étant subordonné aux conditions matérielles de fonctionnement annoncées dans le projet.

Les modalités organisationnelles de la formation

Ce sont :

- **les modalités d'organisation générale** qui garantissent les conditions de formation requises pour répondre à un niveau de spécialisation infirmière et à un diplôme d'État de puéricultrice. À savoir :
  - durée totale de la formation (périodes de congés incluses) ;
  - durée de l'enseignement clinique et nature des stages ;
  - durée et grands thèmes des enseignements théoriques et pratiques à l'école ;
- **les modalités d'accès à la formation**, au-delà de l'exigence du diplôme de base (DEI et DESF) ; des épreuves écrites et orales sont organisées dans chaque école, soit isolément, soit en regroupement au sein d'une même région ;
- **les modalités des épreuves visant la délivrance du DE** : les épreuves écrites, les modalités d'évaluation des stages, les épreuves de synthèses, ainsi que le niveau de performance requis pour obtenir le diplôme.

L'ensemble de ces mesures fait l'objet d'un décret[3], texte régulièrement actualisé par la parution de circulaires ou d'arrêtés complémentaires.

Le contenu et l'orientation de la formation

Le contenu de la formation, dont les chapitres de cet ouvrage font état, répond aux besoins de connaissances des puéricultrices pour assumer leur fonction et tient compte de la diversité des formes de l'exercice professionnel. L'obligation de stages dans les établissements et services, lieu de travail de la puéricultrice, vient compléter le programme d'enseignements. Ainsi, les domaines d'acquisitions répondant aux exigences des capacités indispensables pour exercer le métier de puéricultrice sont formalisés à la fois par le programme d'études (enseignements théorique, pratique et clinique) et par les modalités de validation de la formation (épreuves du diplôme d'État en concordance avec l'exercice professionnel).

L'orientation de la formation

La cohésion du groupe professionnel repose pour une part importante sur l'harmonisation des options prises, collectivement, par les écoles de pué-

2. Compétence actuellement déconcentrée, les écoles fonctionnent sous l'autorité du directeur régional des affaires sanitaires et sociales (DRASS) de la région sanitaire de référence.
3. Le décret en vigueur date du 12 décembre 1990, il a fait l'objet de rectification en 1993, 1995, 1996 et est en cours de refonte.

ricultrices. L'orientation s'envisage ainsi sous deux angles :

◆ d'une part, sous l'angle de **la technique professionnelle** d'ordre curatif et préventif, dans la perspective :

– d'une prise en charge adaptée pour chaque enfant concerné ;

– d'une démarche de promotion de la santé ;

– d'un accompagnement éducatif des parents ;

◆ d'autre part, sous l'angle **des attitudes professionnelles**, en référence :

– aux valeurs de la profession ;

– aux exigences de la relation sociale en situation professionnelle ;

– aux missions spécifiques de la puéricultrice.

Ces attitudes professionnelles s'élaborent elles-mêmes à partir de valeurs individuelles, d'expériences antérieures, d'aptitudes et d'aspirations personnelles qui conduisent nécessairement à la formation des représentations et à la consolidation de convictions professionnelles (et qui feront à leur tour l'objet de remises en question à l'occasion de la pratique du métier).

L'élément « rassembleur », au niveau national, réside alors dans la poursuite d'objectifs professionnels convergeant vers l'intérêt de l'enfant, sans autre *a priori* que l'obligation de respecter ses besoins physiologiques et psychoaffectifs, ses droits en tant que personne en croissance et en apprentissage d'autonomie, au sein d'une communauté (famille, groupe social d'appartenance...).

Le programme des enseignements théoriques, pratiques et cliniques

Il se répartit, globalement, en trois grands pôles[4] :

◆ les connaissances relatives à l'enfant, de la naissance à l'adolescence : développement physique, psychoaffectif, intellectuel, social ; environnement familial et institutionnel ; besoins singuliers ; dispositif de prévention et de protection de l'enfance, soins spécifiques à donner pendant l'enfance et conditions de mise en œuvre des traitements pédiatriques, etc. ;

◆ la dimension théorique et pratique de la dynamique de recherche et de promotion de la santé, y compris la formation au travail en équipe pluridisciplinaire ;

◆ les techniques propres à l'encadrement des personnes intervenant dans les soins aux enfants et à l'accompagnement des parents.

La formation alternée entre l'école et le terrain favorise ces divers apprentissages et la délivrance du diplôme d'État garantit les acquisitions prévues par le programme.

Les lieux de stage correspondent aux grands types de forme d'exercice : en institution hospitalière, en secteur PMI, en établissement et service d'accueil d'enfants de moins de 6 ans. Des alternatives à ces stages de base sont toujours envisageables afin de répondre aux besoins individuels de formation des étudiantes.

La marge d'autonomie des écoles

Elle repose sur trois points essentiels :

◆ la mise en œuvre du programme d'études avec le choix des méthodes pédagogiques ;

◆ le calendrier général d'organisation des temps alternés stage/école ;

◆ le calendrier des épreuves de sélection d'entrée et de celles du diplôme d'État.

Chaque école élabore **un projet pédagogique** ; il précise les intentions pédagogiques de l'équipe des formateurs et les moyens mobilisés pour les concrétiser. C'est un outil de référence pour les étudiantes, mais également pour les professionnels des terrains de stage, les enseignants vacataires et bien sûr, l'équipe pédagogique.

L'organisation de la formation, un choix propre à chaque école

Chaque école construit son dispositif de formation en fonction :

◆ de l'effectif d'étudiants accueillis chaque année et de leur profil professionnel ;

◆ des moyens matériels (locaux, personnels, etc.) de l'école ;

◆ le cas échéant, de la spécificité régionale, notamment dans le domaine de la politique sanitaire et sociale ; celle-ci requérant parfois une adaptation partielle de certains aspects du programme d'études aux besoins locaux.

Les étudiantes retrouvent probablement des moyens identiques à ceux de leur formation de base ; peut-être une place plus importante est-elle faite à l'autonomie et à la responsabilité de l'étudiante[5]. Le plus souvent, les moyens communs aux écoles sont les suivants :

◆ les enseignements théoriques sous forme de cours, de recherches documentaires, de montages de dossiers, d'études de cas, etc. (les choix varient avec les thèmes) ;

◆ les enseignements cliniques sur le terrain professionnel font l'objet de périodes de stages dont la

4. Consulter la dernière publication du programme d'études préparatoires à la délivrance du diplôme d'État de puéricultrice.

5. Ceci est avancé avec une certaine réserve car la formation infirmière fait, elle aussi, appel à ces principes. Ce que nous voulons dire ici, c'est que le public des écoles de puéricultrices étant composé d'adulte confirmé ayant déjà une expérience de formation professionnelle voire d'expérience professionnelle, leur responsabilité est d'autant plus engagée dans ce parcours de formation complémentaire.

durée varie selon les écoles, les ressources locales, le projet des étudiantes ;

- les travaux dirigés (TD), lieu de construction des savoirs et d'évolution des représentations[6] (voir p. 59) ;
- l'accompagnement pédagogique à l'école et en stage, temps de formation mis à disposition des étudiants à partir de leur projet de formation.

Le rôle du centre de formation

Le rôle de l'école, ou du centre de formation, est de faire des choix pédagogiques prenant en compte, au plus près, les besoins des étudiantes. Ce qui implique, rappelons-le :

- **le respect de la réglementation nationale** ; les textes officiels de référence pour la formation des puéricultrices garantissent un niveau égal de formation dans toute la France ; ils préservent **la valeur du diplôme d'État** en instaurant une homogénéité **des niveaux de performance à atteindre** pour chacune des épreuves du diplôme ;
- **une logistique adaptée au public** des écoles de puéricultrices et fondée sur cet objectif national, la qualité de la formation déterminant la qualité et la reconnaissance professionnelles sur le marché de l'emploi ;
- **la participation active des professionnelles de terrain** à la formation ; elle constitue une garantie supplémentaire, par leur fonction d'encadrement des étudiantes sur le terrain et leur appartenance aux jurys d'examen. Une collaboration régulière entre école et terrain entretient les compétences respectives ; ces échanges sont un gage d'évolution pour les pratiques professionnelles par l'ajustement réciproque des connaissances théoriques et pratiques (voir p. 19, figure 1.5).

Le nombre des écoles (34 au total) facilite un travail commun et régulier des équipes, autour des besoins d'adaptation du programme aux besoins nés de l'évolution du cadre de vie des enfants et des familles mais aussi des données liées au contexte d'exercice professionnel.

Tableau 2.1 : Le dispositif national d'organisation des études de puéricultrices dans les écoles.

Attribution	Dispositif de la formation	Finalité de la spécialisation	Contenu de la formation	Conditions de délivrance du DE	Garantie du DEP
• Ministère	• Définition réglementaire • Programme national	• Domaines d'acquisitions • Objectifs généraux	• Programme d'enseignement • Objectifs spécifiques de formation	• Programme d'évaluation de la formation • Capacités professionnelles acquises ou non	• Commission de contrôle DRASS • Qualification de puéricultrice
• École	• Orientation pédagogique • Projet pédagogique de l'école (avis du conseil technique)	• Organisation nationale induite par : – modules formels (projet en cours d'élaboration) – modalités du DE (épreuves de synthèse)	• Choix des méthodes • Choix des moyens • Options en fonction des profils de promotions	• Contrôle des connaissances • Réalisation d'actions à connotation professionnelle • Contrôle de l'acquisition des capacités	• Niveau de performances acquis pour chaque capacité

L'organisation générale de la formation et la marge de liberté des écoles dans la mise en œuvre des dispositions réglementaires s'inscrivent dans un encadrement à la fois souple et rigoureux, le but premier étant à terme l'harmonisation des conditions de formation et de délivrance du diplôme d'État.

La formation d'adulte, un parcours spécifique

Les adultes en formation de puéricultrice sont des professionnelles du soin dont le cursus de formation a été validé par un diplôme d'État, certaines ayant de

6. Le travail sur les motivations, sur les représentations et la démarche de conceptualisation constituent le fil rouge qui va se dérouler tout au long de la formation, partant du projet de formation de l'étudiant pour déboucher sur un projet professionnel, matérialisé dans le cadre de la formation par un travail de « projection » sur l'exercice professionnel (le travail écrit de fin d'année).

surcroît une expérience professionnelle d'une ou plusieurs année(s). Le choix de la spécialisation en puériculture repose sur des motivations, qu'il s'agisse d'une orientation première[7], d'une réorientation après un parcours hospitalier ou encore d'une régularisation de situation d'infirmière « faisant fonction de puéricultrice » dans un service ou un établissement. La clarification des motivations est une question centrale dans la démarche de spécialisation infirmière dans les soins à l'enfant (voir p. 55). C'est pourquoi la formation de puéricultrice repose sur la formulation :

- d'un projet professionnel, en terme d'orientation au sein de la profession infirmière vers la spécialisation en puériculture ;
- d'un projet de formation visant à prendre en compte les acquis antérieurs à la formation et à favoriser l'acquisition et/ou le développement, dans une démarche d'autonomie, des capacités nécessaires pour exercer la fonction de puéricultrice.

Le projet des écoles est, pour sa part, de mettre en œuvre une pédagogie adaptée à ce public d'adultes, de professionnels, pour qui doivent se conjuguer les acquisitions complémentaires au capital de départ (connaissances théoriques et pratiques) et le développement d'un professionnalisme dans le domaine des soins à donner pendant l'enfance.

Des repères en formation d'adulte

Nous proposons ci-après quelques définitions, éléments de clarification de la situation de l'adulte en formation. Sans présenter de caractère exhaustif, elles se veulent des repères utiles aux étudiantes puéricultrices qui cherchent à définir leur place dans ce nouveau « statut de professionnelle en formation » validée par un diplôme d'État. Cette formation, étant soumise à un programme national de formation, diffère d'une session de formation continue traditionnelle pour laquelle les contenus découlent des besoins immédiats des stagiaires.

Par ailleurs, nous considérons que toute réflexion relative à la formation des adultes fait partie intégrante de la formation de puéricultrice car dans sa pratique professionnelle, elle est appelée, quotidiennement, à mener des actions auprès d'un public adulte (parents, professionnels de l'enfance, stagiaires accueillis dans les services). À ce titre, leur expérience pédagogique durant la formation fait partie des acquisitions réinvesties dans le cadre professionnel.

Quelques définitions

Nous distinguerons essentiellement les notions suivantes qui indiquent les composantes du temps de formation.

Les acquis dans le domaine de la formation et de l'emploi : c'est le capital individuel de connaissances et de compétences dont chacun dispose. Ils sont le résultat, à un moment précis, de l'expérience sociale et professionnelle. Ils résultent d'un apprentissage (quels que soient le lieu, les modalités, la durée de celui-ci) et se traduisent en terme de capacité : « être capable de ». Ces capacités sont significatives parce qu'elles impliquent la maîtrise d'un ensemble de savoirs, de savoir-faire élémentaires, et leur organisation.

L'apprentissage (du latin *apprehendere*, « prendre », « saisir ») : acquisition d'un nouveau comportement grâce à un entraînement spécifique à chaque situation (voir p. 43).

Les capacités : qualité de celui qui est en état de comprendre et de faire quelque chose, « être capable de » (expliquer, démontrer, faire, etc.). Ce sont les savoirs, savoir-faire et savoir être mis en œuvre pour accomplir une activité.

La compétence (du latin *competentia*, « rapport exact ») : se traduit par « accumulation de savoirs » (dans les trois dimensions citées précédemment). Plus large que la technicité, « la notion de compétence englobe les capacités requises pour l'exercice d'une activité, mais encore l'ensemble des comportements, facultés d'analyse, de prise de décisions, de transmissions, etc. jugées nécessaires pour la pleine maîtrise de l'activité »[8].

L'expérience (du latin *experientia*, « essai », « épreuve » ou de *expereriri*, « éprouver », « faire l'essai de ») : connaissance ou savoir-faire acquis empiriquement par l'usage de la vie. Elle désigne aussi ce qui s'ajoute au savoir théorique par l'exercice d'une profession. Ainsi, toute expérience est singulière, originale, subjective. Elle est l'expression d'une personnalité.

La formation : c'est un processus de développement individuel tendant à acquérir ou à perfectionner des capacités[9]. Se former, c'est réfléchir – pour soi, pour un travail sur soi – à des situations, des événements, des idées. Le processus de formation ne se développe qu'au travers d'interactions et de l'intégration à un groupe, en particulier les pairs en formation ; il nécessite des incitations, des modèles, des sanctions.

---

7. Environ la moitié des effectifs des écoles de puéricultrices regroupe des infirmières nouvellement diplômées qui ont suivi le cursus infirmier comme le passage obligé pour accéder à la formation de puéricultrice.
8. AFPA, *Vocabulaire des formateurs*. Formation professionnelle, 1992.
9. G. Ferry, *Le Trajet de la formation*. Dunod, Paris, 1987.

La motivation, au sens psychologique du terme, est la force qui pousse un individu à réagir en situation, à se comporter d'une certaine façon ou à entrer en relation avec quelque chose, quelqu'un. La motivation est l'aspect dynamique de cette fonction relationnelle ; elle est auto-développement. Celui-ci s'oriente dans une direction élaborée en fonction de l'idée que le sujet se fait de lui-même et renvoie à « l'image de soi » et au « sens à donner »[10]. Cette question est traitée p. 55.

La qualification (du latin *qualis*, quel ? quelle nature ?), c'est aussi l'attribution d'une qualité, d'un titre (par exemple, un diplôme d'État de puéricultrice). Elle peut être comprise comme la reconnaissance des qualités acquises, des capacités attestées par un titre scolaire ou professionnelles et/ou une ancienneté garante d'une expérience formatrice.

Les représentations : manière d'interpréter et de penser notre réalité quotidienne, une forme de connaissance sociale qui se constitue en « facilitateur », pour nous permettre de comprendre et maîtriser notre environnement : c'est une connaissance pratique. Elle est le « représentant mental » de quelque chose (objet, personne, événement, etc.) qui n'est pas simple « reproduction » mais « construction » et comporte dans la communication une part d'autonomie et de création individuelle[11] (voir p. 59).

La réalité du contexte de vie de l'adulte en formation

La personne adulte a acquis une autonomie d'existence à laquelle elle est appelée à faire face en toutes situations. En formation de puéricultrice, cette réalité se complexifie. En effet, la prime expérience de vie estudiantine lors des études d'infirmière ou de sage-femme s'est réalisée, le plus souvent, dans un cadre relativement protégé par une prise en charge familiale. Au contraire, en formation de puéricultrice, nombre d'étudiantes sont à leur tour chargées de famille et doivent prendre soin de leurs enfants tout en composant avec les exigences de la formation.

Les éléments constitutifs de la situation de formation

La formation touche aux manières de penser, de percevoir et de se comporter. L'ensemble des expériences passées intervient dans le processus de formation, de « transformation » personnelle et professionnelle. Toute formation « procède à partir des acquis qu'elle contribue à déstructurer, « dé-former », pour réorganiser, « re-former » de nouveaux apprentissages »[12].

Le tableau 2.2 synthétise les domaines de la formation et leur relation directe avec le passé, le présent et le futur de l'adulte en formation.

Tableau 2.2 : L'imbrication des données personnelles et professionnelles en formation d'adulte.

Les domaines d'acquisitions	Le passé professionnel	La formation Se former	Le futur professionnel
• Savoir théorique • Savoir pratique • Savoir-faire	• Acquis • Expérience	• Projet professionnel • Projet de formation • Apprentissage	• Capacités • Qualification
• Savoir être • Savoir réagir en situation	• Potentiel personnel • Potentiel professionnel	• Motivations • Représentations • Autonomie	• Attitudes • Compétence • Empathie
• Faire savoir • Se faire reconnaître	• Affirmation de soi • Position professionnelle	• Argumentation • Socialisation professionnelle	• Engagement • Identité professionnelle • Formation permanente

La pédagogie en formation d'adulte

La pédagogie, rappelons-le, est « l'art d'aménager la relation entre l'enseignant et les apprenants ». Chez l'adulte, cet art s'exerce dans une mise à disposition de moyens adéquats d'aide à la formation mais il revient à chacun de gérer sa propre histoire, avec sa personnalité et son projet de vie. Tous ces éléments déterminent le rythme individuel de progression et place l'étudiante dans un « statut d'acteur de sa formation ».

10. J. Nuttin, *Théories de la motivation humaine*. PUF, Paris, 1980.
11. D. Jodelet, Les représentations sociales. In : *Psychologie sociale*, sous la direction de S. Moscovici. PUF, Paris, 1984.
12. J.-P. Boutinet, *Anthropologie du projet*. PUF, Paris, 1990, p. 172.

Ainsi, l'étudiante puéricultrice à la recherche d'un savoir nouveau, se place d'emblée sur le registre de la négociation avec le formateur dans la confrontation de ses acquis au programme et la définition des objectifs à atteindre en formation afin de particulariser le processus de formation.

Le principe de l'autonomie de l'étudiant, inscrit dans les choix pédagogiques des équipes de formateurs, et la mise en projet de sa démarche de formation fondent le parcours de formation de chacun. L'acquisition d'une autonomie professionnelle est une notion fondamentale chez les professionnels du soin :

- être capable de faire des choix, de prendre des décisions ;
- se sentir responsable vis-à-vis des autres et de soi-même ;
- savoir se situer dans son environnement professionnel, le comprendre et l'influencer si besoin.

La fonction autonome, liée au rôle propre et définie par les textes, requiert des professionnels aptes à répondre à ce niveau d'exigence. Chaque puéricultrice doit pouvoir prendre la place que lui attribue la loi.

L'autonomie dans la démarche de formation

L'étudiante puéricultrice est acteur à part entière de cet acte volontaire de formation spécialisée ; elle dispose, à ce titre, d'une marge d'autonomie et d'initiative dont elle assume les responsabilités. Étymologiquement, le terme d'autonomie signifie « le droit de s'administrer soi-même. Mais l'autonomie ne peut être absolue, elle est toujours limitée[13], ce n'est pas une liberté totale mais une zone globale de liberté »[14]. L'autonomie est une composante importante de la situation de formation, lieu d'appropriation des champs possibles de cette autonomie.

Le concept d'autonomie

Dans le cadre de la formation des puéricultrices, l'autonomie se conçoit comme la capacité à « se conformer à l'ordre que nous prescrit notre raison. L'accession à cette liberté raisonnée et raisonnable nécessite un entraînement difficile et incessant »[15]. Pour l'étudiante acteur, les différents temps de formation, dans et hors de l'école, sont des zones possibles d'autonomie favorables :

- à l'acquisition de connaissances ;
- aux apprentissages sur le terrain ;
- au développement des attitudes professionnelles.

Sa participation active aux différentes activités conditionne sa formation à l'autonomie. Nous référant à M.-J. Renaut, nous retiendrons deux des idées qu'elle a développées dans son essai sur l'autonomie : « autonomie et responsabilité », « autonomie et essai d'identification ».

Cette réflexion pourrait paraître éloignée des préoccupations d'une étudiante. Au contraire, cette situation vécue en formation est aussi facteur de formation tournée vers l'avenir professionnel pour lequel est requise une capacité à accompagner les parents dans leur apprentissage à l'autonomie vis-à-vis des besoins de leur enfant, de son éducation et de sa protection contre les risques de l'environnement. Nos propos sur le sujet de l'autonomie cherchent donc à donner quelques repères sur le bénéfice d'une expérience visant, à terme, l'autonomie professionnelle et la capacité à la favoriser chez les parents.

Autonomie et responsabilité

Ces deux termes, souvent associés, ont une connotation de culpabilité. En effet, « être autonome, c'est choisir et agir avec volonté et discernement, et être responsable, c'est répondre de ses actes du fait même de cette liberté de choix et d'action. **La responsabilité apparaît donc comme l'élément qui solidarise le sujet autonome avec ses actes** ». Soulignons tout de même qu'il n'y a responsabilité que lorsqu'un choix avisé est possible, liberté de choix que lorsque le sujet se sent responsable des actions qu'il décide. Par ailleurs, le sentiment de responsabilité chez l'individu est étroitement lié au fait de se sentir reconnu et utile socialement.

L'autonomie : essai d'identification

L'autonomie concerne la manière dont l'individu traite les informations venant de l'extérieur (affirmation de l'individu au travers de sa réponse décisionnelle).

Ainsi, l'autonomie est :

- **un rapport au monde** : un individu compose en permanence avec un réseau de contraintes qui peuvent être nommées règles, normes, lois ou déterminismes. La situation de formation est en cela un bon exemple de contraintes inhérentes au programme, au temps, au collectif, au niveau de performances attendues, etc. ; pour que cette autonomie se cons-

---

13. Autonomie n'étant pas indépendance, toute liberté est limitée par celle des autres. Avant d'agir, il faut donc s'assurer qu'on ne gêne pas les voisins, collègues, parents, etc. La qualité de la communication avec ceux-ci est donc la condition même d'une possibilité d'autonomie.
14. P. Goguelin, Autonomie et organisation. In : *Autonomies, construction et limites*. Éd. Hommes et Perspectives, 1991, p. 101.
15. M.-J. Renaut, De la réalisation du concept d'autonomie dans la formation des étudiants en soins infirmiers. In : *Recherche en soins infirmiers*, n° 59, décembre 1999, p. 68.

truise, la formation offre des espaces de lieu et de temps qui lui permettent :
- de reconnaître l'existence et la nécessité de normes et de les intégrer par un processus de discussion – ajustement interne et externe – ou de les faire évoluer ;
- d'objectiver les zones de contrainte et de non-contrainte et de les utiliser au mieux ; l'obligation de certains thèmes d'enseignement ou temps de formation, la production de travaux, l'assiduité, etc. sont autant de contraintes qui ont sens dans ce cursus et peuvent être comprises comme telles ;
- d'envisager plusieurs réponses comportementales et de choisir l'action qui lui paraît la plus adaptée à l'objectif poursuivi. Par exemple, la négociation de moyens pédagogiques avec un formateur plutôt qu'un autre ;

◆ **un rapport à l'autre** : l'autonomie n'étant pas l'autosuffisance, elle s'affirme dans les situations d'écoute, d'échange, de partage et d'entraide lorsque l'individu éprouve la réciprocité, l'égalité intellectuelle, le respect mutuel, la nécessité de règles établies et respectées collectivement. La situation de formation en école de puéricultrices rassemble ces paramètres (public issu de la même formation et visant le même but), les valeurs partagées sont des valeurs humanistes où le respect d'autrui a une place centrale ;

◆ **un rapport à soi**, qui implique pour chacun la conscience et la connaissance de soi, la prise de responsabilité (être acteur de sa formation), la conscience de sa responsabilité.

Mais l'autonomie ne peut s'enseigner ; seules des méthodes pédagogiques appropriées peuvent favoriser l'émergence de la capacité à être autonome. L'étudiante est « un apprenant ». Citons, à titre d'exemple, quelques occasions où l'étudiante peut avoir un comportement autonome :

◆ participation active à des travaux fondés sur l'activité de l'apprenant ;

◆ utilisation de moyens qui permettent d'apprendre à apprendre : montage de dossier à l'occasion d'un stage ou participation à une recherche ;

◆ prise en charge par l'apprenant d'une partie de sa formation ;

◆ apprentissage fondé sur la résolution de problèmes à partir du questionnement.

Ces différentes méthodes à l'œuvre dans les écoles de puéricultrices favorisent la formation à l'autonomie.

La problématique de l'autonomie en formation

« L'autonomie peut être à la fois prise comme objectif, condition ou principe, valeur et finalité, processus dynamique et exercice permanent. »[16] Plusieurs conditions rendent possible cette démarche d'autonomisation en formation :

◆ l'environnement organisé pour favoriser l'apprentissage de l'apprenant ;

◆ les choix pédagogiques privilégiant l'apprentissage basé sur la méthode de résolution de problèmes à partir du questionnement ; c'est celle qui comporte le plus d'éléments constitutifs de l'autonomie ;

◆ la relation établie avec les étudiants, qui favorise la perception qu'ils ont de leur autonomie. Cependant, si la réciprocité et l'égalité intellectuelle sont réelles au sein du groupe de pairs, on peut s'interroger sur leur nature entre le formateur et l'apprenant.

Dans l'apprentissage de l'autonomie, une fois encore, la relation de confiance est un facteur essentiel. Et le projet de formation de l'étudiant est l'élément moteur de cette relation.

La place du projet dans la formation

Faire un projet, c'est réfléchir au sens que l'on veut donner à..., c'est « prévoir » pour ne pas se laisser dépasser, c'est « anticiper », penser d'avance un événement.

Le premier travail permettant de définir un projet de formation, est de tenter de cerner les raisons à l'origine de l'orientation vers la spécialisation en puériculture. Derrière la demande d'admission à l'école de puéricultrices, il convient de décoder ce que « cache » la démarche[17]. Cette étape est indispensable pour que la formation soit possible. Ceci pour deux raisons :

◆ on apprend que si l'on a le désir de combler un manque, de répondre à des questions que l'on se pose : c'est le cas, par exemple, pour les IDE en formation complémentaire (celles qui ont déjà travaillé auprès d'enfants) pour qui toute nouvelle acquisition vient combler un vide, « s'accrocher au reste comme dans un puzzle [...] ainsi peut-on supposer que le désir lié au manque participe à la mémorisation »[18] ;

---

16. M.J. Renaut, *op. cit.* note 15, p. 79.
17. On sait que le choix d'un métier paramédical et social n'est pas attractif sur le plan financier, donc l'intérêt est ailleurs... Quelle est donc cette force qui pousse vers la puériculture et vers le petit enfant ?
18. E. Bonnifet, *La Notion de désir en pédagogie*. GERIP, n° 77, p. 5.

◆ le désir est la source de l'énergie nécessaire pour acquérir des connaissances. Et l'on peut la puiser dans le désir d'obtenir un diplôme pour exercer la profession choisie, c'est le cas des IDE en formation initiale. Cependant, il convient de rechercher la source de ce désir « devenir puéricultrice » (voir p. 3), et de prendre de la distance sur un enthousiasme spontané pour le monde de l'enfance.

Désirer exercer un métier est avant toute chose ce qui mobilise dans la formation. Il faut donc prendre connaissance du programme d'études et comprendre ce qu'est la finalité de la formation, le plus tôt possible, **le projet individuel de formation** se construisant sur **les points de convergence**, c'est-à-dire l'acquisition de connaissances spécifiques définies au plan national, en complément des acquis professionnels antérieurs et compte tenu du projet professionnel de l'étudiante.

Le projet individuel de formation

À ce jour, les textes en vigueur laissent une marge de liberté relativement réduite pour adapter le parcours de formation aux besoins individuels de formation, les aménagements possibles font l'objet d'une appréciation et d'une négociation, au cas par cas, à l'initiative des équipes de formateurs. Seul le projet de formation clinique sur le terrain offre une marge possible d'autonomie. Cependant, un projet de formation peut s'élaborer, malgré tout, et se négocier pour atteindre ses propres objectifs dans le respect des dispositions officielles.

Les aptitudes à la formation

Le choix des méthodes pédagogiques relève de l'initiative des équipes, mais il est important que les étudiantes formulent leurs demandes en matière de besoins d'accompagnement dans leur démarche d'apprendre. Il est bien différent de se former quand on est jeune infirmière fraîchement sortie de l'IFSI et quand on a quitté le champ de la formation initiale depuis plusieurs années.

L'exercice qui suit peut aider chacune à faire **le point sur ses aptitudes à se former** : lister ce qui dans l'acte d'apprendre ou la situation de formation constitue des facteurs favorables ou défavorables, des éléments positifs ou négatifs, des points forts, des points faibles. Citons quelques éléments exprimés par des étudiantes en début de formation. Leurs réponses concernent **trois domaines** :

◆ **la dynamique personnelle** : « l'envie et le plaisir d'apprendre, la curiosité et l'ouverture d'esprit, la persévérance et la volonté, la faculté d'adaptation, l'aptitude à la communication, etc. » sont cités comme des atouts, tandis que des aspects plus contraignants apparaissent en termes de « difficulté de concentration, lenteur et besoin de temps, manque de confiance en soi et nature réservée, trop de méticulosité et de perfection, impatience et susceptibilité, etc. » ;

◆ **les aptitudes intellectuelles** : sont considérés comme des atouts « la mémoire visuelle et auditive, la mémoire de longue durée et sélective, la compréhension, le besoin de bien comprendre pour apprendre, la rapidité d'assimilation, l'esprit d'analyse et de synthèse, etc. ». Dans cette rubrique, les difficultés exprimées sont nombreuses telles que : « apprendre par cœur ou sur polycopiés, mémoriser certains thèmes et distinguer l'essentiel de l'accessoire, faible capacité d'abstraction, difficulté de synthèse, plus visuelle qu'auditive, etc. » ;

◆ **les méthodes de travail** : certains savoir-faire sont cités comme une aide à la formation, comme « l'élaboration de fiche de lecture, la prise de note en cours, la mise en schémas et dessins, mots clés des cours magistraux, le travail en groupe et l'apprentissage par questionnement mutuel, régularité dans le travail d'étude, ordre et organisation du travail de révision, l'utilisation de l'informatique et d'Internet... », alors que pratiquement les mêmes items apparaissent dans les points faibles pour d'autres.

Au travers de ces quelques exemples, on voit comment une autoévaluation de ses compétences à se former peut devenir un outil dans la dynamique individuelle de formation. Aussi bien pour exploiter ses potentialités à des fins individuelles ou collectives que pour formuler une demande d'aide dans le cadre d'un suivi pédagogique personnalisé.

L'évolution de la formation

À moyen terme, des outils de mesure permettront d'identifier, avec de plus en plus de précision, les acquis professionnels. Un courant politique cherche en effet à formaliser la prise en compte de ces acquis en formation d'adulte, y compris dans le monde de la santé et du soin, ceci dans le but d'assouplir les cursus et de les adapter au mieux aux besoins individuels. Ce projet, pour séduisant qu'il soit, demande une grande vigilance pour conserver tout son sens à la démarche de professionnalisation[19].

19. Apprendre le métier de puéricultrice implique une appropriation des modes de faire et de penser, d'agir et de réagir en référence à des objectifs spécifiques, dans l'intérêt de l'enfant. L'apprentissage d'un professionnalisme dans les soins à l'enfant, de la naissance à l'adolescence, impose une formation spécifique, quels que soient les acquis pris en compte. Et la délivrance d'un diplôme professionnel d'État fixe le niveau d'exigence de la formation et les modalités de validation : le niveau de qualification des puéricultrices est formalisé et contrôlé (voir p. 54).

Le projet individuel de stage

En formation professionnelle, le stage joue un rôle central dans le travail d'élaboration de l'image professionnelle. C'est le lieu de la socialisation professionnelle (voir p. 68). C'est un moyen de formation fondamental à gérer comme un outil de formation et non comme une fin en soi. Pour cette raison, tout stage fait l'objet d'un réel travail pédagogique au niveau des équipes enseignantes, avec les professionnelles des terrains de stage comme avec les étudiantes.

Le travail pédagogique relatif au stage

La sélection des terrains de stage se fait dans le cadre d'échanges avec les responsables des services, employeurs de puéricultrices et fait l'objet d'une réflexion avec les professionnelles susceptibles d'accueillir les stagiaires. La fidélisation de ces services favorise un travail collectif, visant l'amélioration des conditions d'apprentissage des futures puéricultrices. Chaque école dispose donc d'un pool de stages ; ce qui n'exclut pas la recherche de terrains de stage par les étudiantes elles-mêmes.

La participation des puéricultrices du service

Dans la perspective de l'accueil de stagiaires puéricultrices, les personnels du service établissent le « **descriptif du stage** » (voir p. 1036) : présentation du service avec ses missions et objectifs, caractéristiques de ses activités, personnel et conditions d'accueil dans le service (horaire, place attribuée au cours du stage et modalités d'encadrement...).

Au cours du stage, le personnel soignant assure l'encadrement de l'étudiante et fait régulièrement le point sur l'évolution des acquisitions.

Au terme du stage, le personnel et la stagiaire réalisent le bilan du stage sur un double registre :

- sur le registre du professionnel expérimenté, le stagiaire peut être sollicité pour donner un avis sur ce qui se passe dans le service par rapport à la prise en charge des enfants, aux relations avec les parents, à la diversité des modes de réponses, etc. ;
- sur le registre du demandeur de formation, les professionnels sollicitent le stagiaire sur ce qu'il a appris, les points de satisfaction et les attentes non réalisées et/ou demandes non prises en compte..., son vécu de stage par rapport aux moments stratégiques du stage comme l'accueil initial, l'encadrement quotidien, l'organisation de la progression dans la rencontre des situations, les bilans d'étapes (au cours du stage), etc.

Il est important que les étudiantes soient informées de ce mode de fonctionnement avant même de débuter le stage.

La préparation au stage

Avant le départ en stage, une préparation favorise l'appropriation de la démarche de formation en stage par l'étudiante ; on peut citer, à titre d'exemple, deux temps distincts :

- tout d'abord, un travail sur les représentations des étudiantes : il met en évidence la diversité des regards portés *a priori* sur un secteur d'exercice et exacerbe ainsi leur curiosité lors du stage. Un échange peut s'instaurer au sein d'un groupe à partir de la question suivante : « En tant qu'infirmière (ou sage-femme), quelle idée vous faites-vous :
  - de la puéricultrice dans ce type de secteur, comment se caractérise son travail ? quelle place occupe-t-elle au sein du service ?
  - de l'enfant malade ou bien de l'enfant confié à la crèche, comment cela se passe-t-il pour lui ? pour les parents ? pour le personnel ?
  - de votre place de stagiaire, dans ce service, compte tenu de votre double qualité de professionnel diplômé et de stagiaire qui vient apprendre ? » ;
- un temps de réflexion sur la place du stagiaire qui s'inscrit dans une réalité, celle d'une **relation triangulaire** entre :
  - **le stagiaire**, consommateur de savoir-faire et observateur de savoirs professionnels, d'attitudes professionnelles, **est dans une démarche de questionnement** ;
  - **le service**, dont la mission est d'être producteur de soins et d'identité professionnelle. **C'est un « passeur » de savoirs**[20] ;
  - **l'école**, garante de la formation, **est le catalyseur des énergies** du stagiaire et du service dans une démarche pédagogique, en vue de produire des professionnelles de qualité.

À noter...

L'objectif de la préparation au stage est de faire en sorte que le stagiaire soit acteur et auteur de son projet de stage, de sa réalisation et de sa formation sur le terrain. Cette réflexion est intéressante en groupe de pairs mais peut se mener au plan individuel. Elle est indispensable à la formulation d'un projet de stage adapté aux besoins individuels de formation.

---

20. F. Andrieux, Le stage dans le processus de formation des puéricultrices. Journées de formation des cadres pédagogiques des écoles de puéricultrices : Journal Interécoles n° 9. Comité d'Entente des Écoles de Puéricultrices.

La responsabilité de l'étudiante

Vis-à-vis du terrain de stage, l'ambiguïté de la position de la stagiaire puéricultrice réside dans son double statut d'infirmière ou sage-femme diplômée et de stagiaire en demande de formation qui légitime sa présence dans le service ; **le projet de stage doit rendre ces éléments perceptibles par les professionnels du service.**

Avant le début du stage et pour ce faire, l'étudiante élabore **son projet de stage** en vue de présenter, argumenter et négocier sa demande en fonction de ses besoins et de l'offre du service. Elle formule son projet en tenant compte :

- de ses expériences antérieures (stage en formation de base, exercice professionnel...), de ses souhaits, aspirations, désirs ;
- de ses besoins de formation au regard des objectifs pédagogiques généraux établis par l'école dans l'esprit d'une complémentarité des stages ;
- des caractéristiques du service terrain de stage (choisi ou recherché), telles que présentées dans le descriptif de stage .

Elle formule des objectifs, avec si besoin, ses propres mots. L'utilisation des objectifs en formation de base constitue un acquis certain pour ce travail préparatoire.

Pendant le stage, le travail de formation se situe pour chaque étudiante :

- d'une part dans la confrontation des pratiques, des modes de faire ; la stagiaire participe aux activités à l'occasion desquelles elle peut faire part de ses expériences antérieures ; ce peut être pour elle l'occasion de réaffirmer ses besoins de formation ;
- d'autre part dans la prise de recul induit par le questionnement, la recherche, l'étude de cas, la conceptualisation autour des thèmes qui demandent une clarification, etc. (dans le cadre de travaux dirigés à l'école par exemple) ;
- mais aussi au travers des évaluations formatives (ou évaluations d'étapes).

À la fin du stage, le stagiaire, avec le personnel d'encadrement et les soignants de l'équipe, fait le bilan de ses acquisitions, identifie les difficultés rencontrées, etc. Ce bilan sera le point de départ de la définition du projet du stage suivant.

La fonction d'encadrement en stage par le formateur de l'école

Nous insistons sur cet aspect de l'accompagnement pédagogique du stagiaire qui consiste à favoriser la « visite » d'un formateur de l'école sur le terrain du stage. Ceci dans le but de retenir l'attention des étudiantes puéricultrices qui, sous prétexte d'expérience professionnelle antérieure, cherchent à se dégager de cette mesure pédagogique.

La définition du processus de développement cognitif

Nous référant au processus du développement cognitif[21] et à la théorie des modèles de la médiation[22], il apparaît que « c'est l'acte lui-même et l'analyse de ses effets qui fondent le développement cognitif »[23]. La situation d'évaluation formative dans le cadre d'une situation professionnelle en stage correspond exactement à cette réalité. Si l'intention guide l'action, l'analyse des effets et le retour en feed-back favorisent l'amélioration du savoir-faire, ceci jusqu'à ce que « l'acte soit modularisé », c'est-à-dire soit devenu **un savoir-faire n'exigeant plus une grande concentration de l'attention pour l'effectuer**. Il peut s'agir d'actes visant à organiser et réaliser soit les soins à un enfant, soit sa prise en charge, soit une résolution de problème auprès d'une famille, etc.

Le rôle de médiateur du formateur

Le développement des capacités professionnelles ne peut se faire sans médiation ; celle-ci vise à assurer :

- le monitorat de l'attention ;
- les conditions pratiques de la réussite (les conditions pédagogiques) ;
- la protection nécessaire pour induire des fonctions de modularisation (encouragements, aide...).

Le langage y joue un rôle déterminant car « la médiation passe, entre autres choses, par le langage... », il est **un outil de développement** et a **une fonction cognitive**, « il code l'expérience et transforme la réalité selon des règles ». Bruner parle du **savoir dire**, aussi importants que les savoir-faire[24].

Dans sa vie professionnelle, la puéricultrice a, en de multiples occasions, à verbaliser des faits, des réactions ou des situations, à expliquer, à démontrer. **Le savoir dire est à la base même de son travail** avec les familles et les professionnels avec qui elle collabore.

L'accompagnement en stage est un facteur de développement des compétences cognitives, lui-même soutenu par l'approche globale des enfants, des faits et des situations où se mêlent les aspects biologiques, affectifs, sociaux, économiques et cul-

---

21. Consulter l'apport de Jean Piaget sur cette notion dans le chapitre 11, p.433.
22. Nous nous référons en particulier à la théorie développée par Bruner.
23. A. Moal (citant Bruner), L'approche de « l'éducabilité cognitive » par les modèles du développement cognitif. In : *Éducation permanente*, n° 77. INRP, Paris, p. 83.
24. Contrairement au modèle piagétien qui donne un rôle secondaire au langage, s au moins pour cet aspect.

turels. Tous ces paramètres étant eux-mêmes présents dans l'histoire du développement cognitif du stagiaire.
La présence (ponctuelle) du **formateur sur le lieu du stage intervient en complémentarité de l'encadrement par la puéricultrice du service**. Par exemple, on constate régulièrement un défaut de compréhension de certaines situations difficiles, ce peut être l'occasion pour l'étudiante d'analyser sa difficulté avec l'enseignant de l'école. Extérieur au service et à distance des interactions (positives comme négatives), il est en mesure d'être à l'écoute de la stagiaire et de l'accompagner dans sa recherche de clarification, en faisant éventuellement des liens avec d'autres situations vécues au cours de la formation.

Les limites de l'intervention du formateur en stage

Il est important pour l'étudiante de prendre conscience que le formateur en stage n'est pas un modèle, elle ne peut pas s'identifier à cette personne pour construire une image professionnelle car elle n'est pas la professionnelle en situation d'assumer les responsabilités du service. Elle est un formateur et peut être un modèle de formateur. Une fois encore, c'est en parlant « sur » et « à partir de » ce qui a été fait que va s'élaborer le **savoir comprendre pour apprendre et savoir penser ses actes** professionnels.

À noter...

Ainsi, les différents temps de la formation doivent permettre à chaque étudiante, en fonction de son parcours antérieur, d'approfondir ses connaissances relatives à l'enfant pour apprendre à gérer les contradictions liées à l'environnement physique, psychologique et social afin de contribuer :

- à l'intégrité physique et mentale de l'enfant ;
- au développement de ses capacités vitales ;
- à la formation de sa personnalité ;
- à son épanouissement global.

Dans le domaine des soins à l'enfant, la formation ne peut se faire sans un travail personnel de clarification de ses motivations à exercer ce métier, de ses représentations concernant l'enfant, la famille, le rôle parental, la vie active des femmes, la notion d'autonomie et d'éducation, le rôle des professionnels de l'enfance et de la santé dans la prise en charge des situations d'enfants malades ou non. Il est nécessaire de travailler et de s'approprier **le concept de soin à l'enfant** (voir p. 62).

Le travail écrit de fin de formation

En formation de puéricultrice, les étudiantes doivent élaborer et présenter par écrit puis oralement un projet à visée professionnelle. C'est un élément méthodologique indispensable de la formation. Il s'agit d'un travail de réflexion de type projectif qui permet à la future puéricultrice de prendre position par rapport à une question professionnelle qu'elle se pose, et se propose d'examiner dans une démarche de recherche qui comporte à la fois la description de l'objet dont le projet est porteur et l'esquisse d'un futur possible.
Ce projet s'appuie sur deux éléments :

- la motivation constitue l'aspect dynamique du projet, dans l'idée de dépassement et du passage de l'impossible au possible ;
- l'élaboration, partie analytique de la démarche qui renvoie au sens à donner à...

Ainsi, le projet permet un passage du passé (les représentations avant la formation), vers l'avenir (la prise de position dans une démarche de projection vers l'avenir professionnel), en prenant appui sur le présent (la réalité de terrain telle qu'elle interpelle l'étudiante).
Ce qui intéresse la formation, c'est la dimension collective du projet et sa participation à la dynamique professionnelle. Car il y a, sous-jacent au projet, une intention de transformation du réel à partir des conditions existantes ; le projet est dès lors un élément indissociable de la recherche d'amélioration de la qualité du service offert aux enfants et aux familles.
Le travail de fin de formation est l'occasion pour l'étudiante de se situer en acteur de sa profession, en se donnant une perspective pour le futur qu'elle souhaite. La démarche méthodologique qui sous-tend et structure la réflexion autour du projet fait partie des moyens pédagogiques propres à chaque école, chacune faisant appel à une méthode de recherche adéquate au dispositif de formation mis en place dans son établissement.

La démarche d'apprentissage

Une fois encore, la présence de cette notion dans ce chapitre est destinée à donner quelques repères théoriques aux étudiantes de manière à intégrer ces connaissances et être capable de les réinvestir dans les pratiques professionnelles.

Le processus d'apprentissage

Il consiste à intégrer les connaissances nouvelles dans un capital existant. C'est un processus de construction et d'assimilation de données nouvelles. La personne s'engage dans une démarche d'ajustement de son comportement soit à l'environnement, soit au projet retenu par l'intéressée. C'est « apprendre » ou « prendre ». Précisons que le processus est « une série de phénomènes successifs formant un tout et aboutissant à un résultat déterminé »[25], il correspond à un changement, la démarche étant la manière dont l'individu va progresser, les conditions pédagogiques vont influencer cette dernière. On voit donc que processus et démarche sont indissociables dans la situation d'apprentissage.

Ces processus et démarches sont identiques pour tout le monde : qu'il s'agisse de la formation des infirmières et sages-femmes en spécialisation de puériculture, d'autres professionnels ou de parents en situation d'apprendre pour répondre aux besoins de leur enfant.

Les modes de raisonnement

En formation d'adulte, deux processus conduisent à l'appropriation des savoirs ; ceci nous indique que l'on peut « savoir faire » avant de « savoir dire ». On n'est pas obligé d'apprendre la théorie avant d'apprendre la pratique… Ainsi :

- le mode de **raisonnement inductif** se fait dans le sens pratique-théorie : les théories servant d'éclairage à la pratique ;
- le mode de **raisonnement déductif** se fait dans le sens théorie-pratique : la pratique apparaît comme la mise en application de théories enseignées.

Dans la formation de puéricultrice, la confrontation de ces deux modes de raisonnement dans les travaux de groupes est favorable à la compréhension d'un certain nombre de situations :

- les jeunes diplômées sont plus à l'aise dans les activités dites scolaires (révisions, méthodologie) et ont un mode de raisonnement de type déductif ;
- les soignantes expérimentées ont un mode de raisonnement de type inductif, leur apport en groupe est expérientiel.

Dans ces groupes, les étudiantes disposent de plages d'initiative, d'objectifs précis à atteindre ; ils donnent sens au travail à réaliser et préservent un espace de liberté c'est une ouverture sur les possibles.

Cette notion du déductif et de l'inductif est un élément de compréhension du fonctionnement

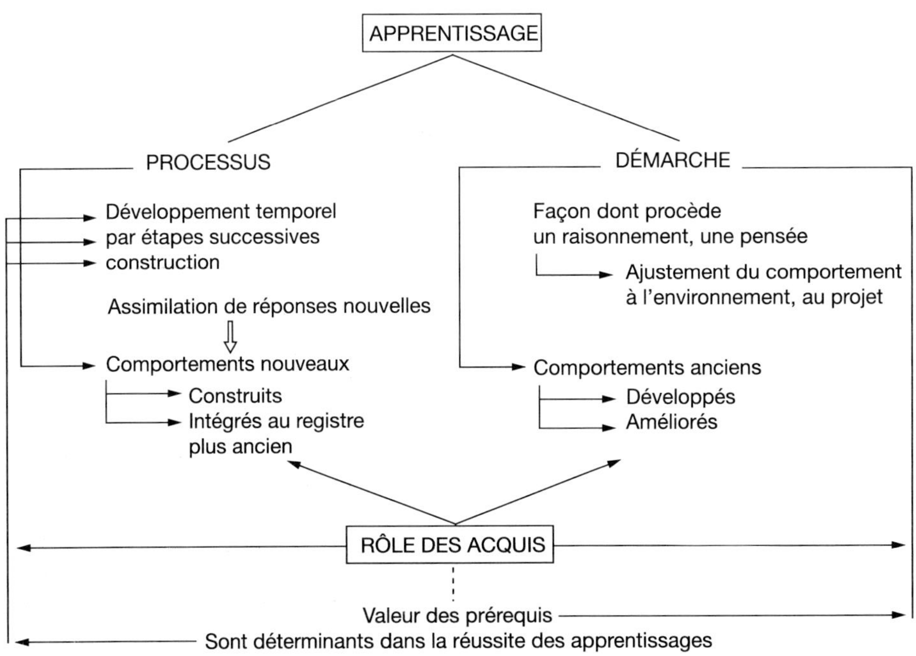

Figure 2.1 : Les processus et démarche d'apprentissage.

25. L.-M. Morfaux, *Vocabulaire de la philosophie et des sciences humaines*. A. Colin, 1980.

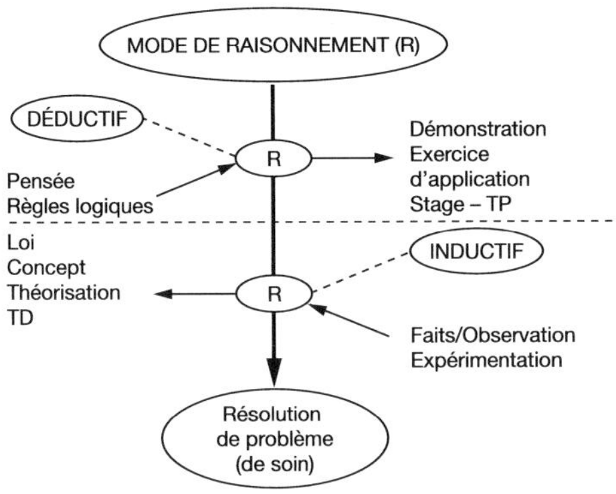

Figure 2.2 : Les modes de raisonnement en formation professionnelle.

mental des adultes, parents ou professionnels, la puéricultrice doit garder cette nuance à l'esprit afin de diversifier et d'adapter ses méthodes pédagogiques au public concerné. Et en faire l'expérience dans sa formation est un mode d'assimilation efficace.

À noter...
Ces informations relatives à la situation d'adultes en formation et à ce qui caractérise leur parcours pédagogique visent à la fois une qualité de compréhension des phénomènes observés en tant qu'étudiantes mais également une assimilation de ceux-ci à des fins professionnelles.

La démarche méthodologique, entre formation et profession

Notre propos est ici d'**ouvrir des pistes de réflexion, de questionnement, de compréhension.** C'est une incitation à la recherche du sens à donner aux pratiques professionnelles dans un travail auprès d'enfants et de leurs parents. En matière de méthodologie et tout au long de sa formation, l'étudiante puéricultrice va réinvestir ses acquis infirmiers (ou de sage-femme) dans **un processus d'adaptation au contexte particulier d'intervention auprès de l'enfant.** Dans ce domaine, nous développerons particulièrement deux axes : **l'observation et les transmissions écrites**, ceci, pour les raisons suivantes :

- tout d'abord, les enfants étant dépendants des adultes qui en ont la charge, ces outils méritent une réflexion et une formation approfondie pour garantir leur efficacité dans le travail de puéricultrice ;
- ensuite, la littérature professionnelle regorge d'ouvrages et articles sur le sujet de la démarche méthodologique en soin infirmier ainsi que sur les outils utilisés dans sa mise en œuvre tels que le recueil de données par entretien et étude de documents. Leur enseignement dans les formations infirmières et leur application dans la pratique des soins[26] se sont, en effet, développés au cours des deux dernières décennies.

Les méthodes de travail

Depuis la création de la fonction infirmière et la définition de son rôle propre, en 1978, les soignants ont développé leurs méthodologies propres afin d'améliorer l'organisation des soins et de formaliser leurs pratiques[27]. Rappelons que la profession infirmière comporte ainsi deux versants :

- les activités relevant de l'initiative infirmière, impliquant autonomie et responsabilité (le rôle propre) : ce sont les activités liées aux soins d'entretien de la vie ; elles visent à préserver les dispositions physiques et psychiques de la personne ;
- les activités visant à mettre en œuvre les prescriptions médicales du patient : ce sont les activités de soins curatifs relevant de l'initiative du médecin ; leur objectif est d'agir contre la maladie.

Partant de ce nouveau rôle, l'introduction de **la démarche de soin infirmier** dans le travail structure l'organisation de la prise en charge de la personne, depuis son accueil dans le service jusqu'au moment de son départ ; c'est **une méthode de résolution de problème**[28].

26. Loi créant la fonction infirmière : mai 1978, introduction de l'enseignement de la DMS dans les études d'infirmières : 1982, dans les études de puéricultrices : 1983.
27. Rappelons l'important travail de conception réalisé par un groupe d'experts infirmiers et qui a donné naissance à une série de guides du service infirmier diffusée par les Journaux Officiels. Ces guides sont de véritables outils pour les infirmières quels que soient leur secteur d'activité et leur spécialité (dossier de soins, organisation du travail, terminologie, protocoles, informatique, diagnostic infirmier, etc.).
28. Méthode utilisée dans tous métiers dont la prise de décision des actions à mener repose sur un diagnostic de départ : identifier la panne, comprendre les causes d'un dysfonctionnement, rechercher les relations de causalités... La méthode de résolution de problème est universelle.

Depuis, les infirmières (dont les infirmières spécialisées) cherchent à faire progresser la qualité des soins et à construire simultanément leur spécificité. À cet égard, la création, en 1991, du Service de Soins Infirmiers au sein de chaque structure hospitalière est venue renforcer cette volonté de répondre au plus juste aux besoins des personnes prises en charge. Ainsi, « les soins infirmiers conjuguent un dosage de technique, une rencontre avec le malade et un professionnalisme certain »[29]. La démarche de recherche en soins infirmiers s'inscrit dans cette perspective et les puéricultrices sont engagées dans ce double projet.

La résolution de problème de soin[30]

La résolution de problème de soin (RPS) est l'équivalent de la démarche de soin dont la connotation hospitalière a conduit au choix d'une autre terminologie dans le programme de formation des puéricultrices. En effet, la démarche de soin (DMS) appliquée à un exercice professionnel hors des institutions hospitalières semblait difficilement concevable alors que le principe et le terme de « résolution de problème » recevaient un meilleur accueil. Soulignons que cette difficulté est étroitement liée au sens donné au terme de « soin », qui évoque encore trop souvent un acte curatif au détriment de l'acception plus ouverte de « prendre soin de ». La mission de la puéricultrice est certes de prendre soin de l'enfant, où qu'il se trouve ; mais la mission de l'infirmière n'est-elle pas également de prendre soin de la personne qu'elle a en charge ?

Comme la DMS, la démarche de résolution de problème de soin comporte quatre étapes : l'analyse de situation, la planification des soins et leur mise en œuvre, l'évaluation des résultats avec le réajustement des actes. Ces différentes étapes font appel à des outils, véritables savoir-faire techniques :

- **les outils de recueil de l'information**, adaptés en fonction des situations (âge de l'enfant, circonstances d'arrivée de l'enfant dans le service, etc.) ;
- **les outils de gestion de l'information commune** à plusieurs membres d'une même équipe (l'exploitation des données recueillies) pour analyser, organiser la prise en charge, décider, évaluer. Ils garantissent deux principes essentiels : la continuité des soins et d'efficacité des pratiques, elles-mêmes subordonnées à la qualité des transmissions au sein de l'équipe.

Le niveau de connaissances en matière de puériculture et de pédiatrie place la puéricultrice en situation d'observation « diagnostique », le recueil de données en étant la première étape.

Le recueil de données dans l'étape de l'analyse

S'adressant à des enfants dès leur plus jeune âge, le recueil d'informations se fait essentiellement sous trois formes :

- **les méthodes d'observation**, outils majeurs quand on travaille avec les enfants, se réalisent en différents contextes, la notion d'observation intéressant le plus souvent tous les modes de réception de l'information : **le « corps, comme moyen technique** – corps-outil – pour entrer en relation avec l'autre [autrement dit, la puéricultrice fait appel], à ses capacités perceptives, kinesthésiques, tactiles, visuelles, olfactives »[31] ;
- **les méthodes d'entretien**, parmi lesquelles **l'entretien de recueil de données** requiert la présence d'un parent ou d'une personne connaissant bien l'enfant ; il occupe une place importante compte tenu de la difficulté pour l'enfant de se dire, d'expliciter verbalement ce qui fait son cadre de vie, ce qui justifie sa présence dans le service. Une attitude adaptée aux possibilités de l'enfant doit cependant être recherchée. Très tôt, l'enfant peut participer à l'entretien : il peut se nommer, indiquer son âge, dire s'il a des frères et sœurs... Par ailleurs, ce moment de recueil de données peut déjà faire évoluer l'entretien vers **une visée pédagogique** pour accompagner les familles ou les personnels dans l'approche de l'enfant... ;
- **les méthodes de consultation de documents** : carnet de santé, dossiers médical et médico-social, carnet de vaccinations, etc.

L'observation, outil privilégié dans le travail auprès de l'enfant

L'observation est un processus mental actif qui mobilise les connaissances, les capacités mentales et sensorielles du professionnel. Processus d'autant plus actif que l'observation concerne des situations de dépendance de la personne, l'enfant par exemple.

L'enfant (*l'infans*, celui qui n'a pas la parole), dont le niveau de langage est en cours de développement, ne peut exprimer verbalement ce qu'il ressent ou ce dont il a besoin. C'est donc l'observation et l'utilisation de ses connaissances spécifiques qui vont permettre à la puéricultrice de recueillir les informations relatives à l'expression de ces besoins.

---

29. C. Ceaux, Projet du service de soins infirmiers et projet du malade. In : *SIRIF-informations*, n° 19, 1996.
30. Décret du 13 juillet 1983 modifié en 1985 et 1990, relatif à la scolarité, au diplôme d'État de puéricultrice et au fonctionnement des écoles.
31. D.-L. Chaplain et M.-F. Custos-Lucidi, *Les Métiers de la petite enfance, des professions en quête d'identité*. Syros, 2001, p. 147.

Les différents types d'observation

L'observation, outil de travail

On distingue :

◆ l'observation, **moyen de recueil de données** dans le cadre de la résolution de problème de soin, à l'aide du dossier de soin ;

◆ l'observation permanente et vigilante, **moyen de découverte et de connaissance d'un enfant** avant et pendant sa prise en charge, afin d'assurer la continuité des soins, son confort et le respect de ses rythmes propres à tous les niveaux ;

◆ l'observation individuelle longitudinale, **moyen d'évaluation du développement** ;

◆ l'observation thématique ou observation-attention[32], **moyen de compréhension d'une situation donnée** à un moment donné (le déroulement du repas dans un groupe d'enfants à la crèche, les conditions d'accueil des familles dans une consultation, etc.).

Toutes ces observations font l'objet d'une notation fidèle, précise, qui permet aux lecteurs de se représenter ce qui a été observé par l'observateur lui-même.

L'observation comme transmission d'informations

Une « fiche d'observation » établie à des fins de suivi longitudinal pour chaque enfant en charge, permet de garder en mémoire les informations recueillies au gré des soins et des échanges avec l'enfant. Se pose alors la question du choix des éléments à transcrire.

L'observation professionnelle[33]

Toute observation doit s'inscrire dans son contexte car la démarche d'observation professionnelle :

◆ n'est pas inscrite dans la nature des choses. Il n'y a pas d'observation sans une définition des modalités d'utilisation qui, du même coup, en structure les contenus ;

◆ se situe dans un contexte d'enjeux et de multiples facteurs, tous en constante évolution. Il en est ainsi de la vision du monde du moment : l'observation est différente selon que l'on considère l'enfant comme un adulte en réduction ou bien comme un être en devenir, les symptômes et les problèmes qui préoccupent une époque, etc.

Les caractéristiques de l'outil d'observation

Un outil d'observation, lorsqu'il est destiné à mesurer, à évaluer, peut être :

◆ soit, un instrument de mesure pré-établi, comme par exemple les grilles d'évaluation de la douleur chez le tout petit enfant (voir p. 483 et 951) ;

◆ soit un instrument élaboré en fonction du but visé. Il permet de s'en tenir aux faits (il peut être extérieur aux personnes) ; il est construit par l'utilisateur lui-même. Cette construction implique :

– une méthodologie de travail car la finalité doit toujours être définie *a priori* (observer pour quoi faire ? pour quelle utilisation ?) ; on peut ainsi formuler une série de questions en relation avec le sujet de l'observation ;

– une compétence en matière d'analyse et la maîtrise des connaissances requises pour identifier les problèmes et les traiter ;

– la capacité d'anticipation et de discernement ;

– la connaissance des critères de l'outil efficace : cohérence au regard de la situation, validité par rapport aux objectifs de départ, acceptabilité (pour l'utilisateur de l'information) ; il doit répondre aux attentes.

L'analyse de la situation

L'analyse des données recueillies fait appel à une méthode d'analyse dans laquelle on distingue :

◆ l'analyse corrélative traditionnelle ;

◆ l'analyse systémique qui, pour des situations complexes incluant des facteurs psychosociaux ou affectifs entre plusieurs personnes, est une méthode efficace. Bien qu'elle soit plutôt enseignée dans les professions sociales et en santé mentale, cette méthode est tout à fait adaptée au cadre d'exercice hors des structures hospitalières. C'est un travail sur les éléments constitutifs d'une situation, leurs interactions et leur incidence sur la situation de l'enfant ou son état de santé.

L'approche systémique

En systémie, on ne considère plus la personne comme « isolée », avec une famille éventuellement mais comme une partie d'un système qu'il faut contacter dans son ensemble pour se donner les meilleures chances d'évolution. C'est un changement dans la façon de voir les faits. Ce système[34] est un « outil ». De ce point de vue, la famille est un système car elle en comporte les caractéristiques :

◆ elle est plus ou moins homéostasique et donc plus ou moins capable de changement ;

---

32. A.M. Fontaine. L'observation à la crèche : un outil professionnel, un outil qui se perfectionne et se partage. In : *Métiers de la Petite Enfance*, n° 27, 1997, p. 47.

33. P. Negre, L'observation professionnelle : les questions de l'histoire. In : *Le Journal des Professionnels de l'Enfance*, n° 10, mars-avril 2001, p. 52.

34. Nous entendons par système un ensemble de personnes qui ont un passé et un avenir commun : notion de temps, un but commun : notion de finalité. Un groupe de personnes dans un bus n'est pas un système (il n'y a pas de relations entre les personnes) ; une famille ou une institution soignante sont des systèmes. Chacun de ces systèmes est régi par un ensemble de règles qui s'élaborent tacitement ou ouvertement au fil des années, et qui est plus ou moins susceptible de changement.

◆ elle forme un « tout » cohérent et indivisible, ce n'est pas un simple rassemblement de personnes.

Une famille a un passé et un avenir, elle a un but, une finalité ; les relations entre les membres ont un caractère vital d'où l'importance du retentissement d'un dysfonctionnement familial.

Par ailleurs, « Le diagnostic infirmier », en situation de soin, dans et hors de l'hôpital, est un outil construit pour une utilisation quasi universelle, officiellement introduit dans les méthodes infirmières[35] et enseignées dans l'ensemble des Instituts de Formation en Soins Infirmiers (IFSI).

On peut encore citer l'étape de l'élaboration du projet d'action et sa réalisation, qui fait partie de l'apprentissage sur le terrain pour une adaptation, la meilleure possible, aux situations des enfants considérés dans leur milieu de vie.

La maîtrise de la démarche de RPS

Les différentes étapes de la résolution de problème de soin sont connues, et maîtrisées le plus souvent, des infirmières s'engageant dans la spécialisation de puéricultrice[36]. Cependant, cet apprentissage se fait essentiellement dans le cadre de l'hôpital ; or l'exercice de la puéricultrice concerne aussi bien les services pédiatriques que les services d'enfants hors du secteur hospitalier. Dès lors, l'accent est mis tout au long de la formation sur le fait que **soigner n'est pas réservé à l'hôpital** ; c'est avant tout « prendre soin de » l'enfant, quels que soient son état de santé et son milieu de vie. C'est dans cet esprit que vont se faire les apprentissages de la RPS, d'un enfant ou d'un groupe d'enfants, dans une démarche d'adaptation des outils au travail de la puéricultrice.

Le processus de résolution de problème fait donc appel à de solides connaissances qui auront besoin d'être réactualisées tout au long de la vie professionnelle. Il s'agit de comprendre ce qui est en jeu à chaque étape de l'évolution d'un enfant, et dans chaque situation, et de faire des liens avec le rôle de l'adulte (parents ou professionnels) aux différentes étapes d'une démarche visant à prendre soin de l'enfant.

Les écrits professionnels

La structuration de l'exercice infirmier autour d'une méthodologie a impulsé une nette avancée de la place de l'écrit dans le travail des soignants. Cependant, un effort est à poursuivre afin que chacun considère les transmissions écrites comme une partie intégrante de l'acte de soin. Ce faisant, nous distinguerons deux formes d'écriture :

◆ les écrits-outils professionnels relatifs aux actes des soignants, avec leur fonction d'information concrète et de mise en mémoire ;

◆ l'écriture professionnelle, facteur de construction du processus identitaire.

Dans sa pratique quotidienne, la puéricultrice est confrontée à divers types d'écrits dont la nature détermine les fonctions, contenus et modalités de construction. Mais tous requièrent la même démarche de construction de la pensée et de mise à distance des actions.

Les principaux écrits-outils professionnels comportent deux dimensions :

◆ l'une informative, **la note**, pour transmission d'information simple ;

◆ l'autre récapitulative (des faits ou des actions) qui fait appel à une analyse soit descriptive **(le compte rendu)**, soit corrélative **(le rapport)**. Il s'agit d'une véritable construction qui demande du temps, de la réflexion et un travail préparatoire (tri et ordonnancement des informations), selon qu'il s'agit d'informations objectives, d'interprétations de réactions d'une personne ou d'hypothèses de causes, d'intentions, de solutions, etc.

Les écrits professionnels ne sont pas de simples exercices rédactionnels.

Écrire, un acte éthique et responsable

Les écrits professionnels engagent l'infirmière puéricultrice dans une démarche d'évaluation et de prise de position, vis-à-vis d'un enfant et de sa famille (jamais absente d'une prise en charge). Ces écrits s'inscrivent dans **une logique d'action** qui repose sur une conception et conduit à l'acte d'écriture, lui-même inscrit dans **un processus de raisonnement** tourné vers l'avenir. Ainsi, l'écriture professionnelle se réalise dans **une relation triangulaire** :

◆ **le sujet** sur qui on écrit : l'enfant, ses parents, sa famille ;

◆ **l'auteur** : la puéricultrice qui écrit sur le sujet ;

◆ **le destinataire** : celui à qui s'adresse l'écrit à propos du sujet sur lequel l'auteur écrit. Ce dernier peut être inconnu de la puéricultrice qui s'adresse à lui comme elle se le représente mentalement (l'idée que se fait l'auteur de la profession à laquelle appartient le destinataire).

Dans ce schéma relationnel, on doit toujours inclure les parents ; ils se trouvent concernés par cet écrit puisqu'il parle « de » et « sur » leur enfant et « sa »

---

35. Décret du 15 mars 1993 relatif aux actes professionnels, article 2.

36. Une réserve peut être émise à l'égard des infirmières diplômées avant 1982 lorsqu'elles n'ont ni exercé en service hospitalier ni suivi de formation sur le sujet et les sages-femmes qui n'ont pas reçu la formation en DMS. Pour ces étudiantes, une mise à niveau est nécessaire car l'approche théorique faite dans la perspective des épreuves du concours d'entrée à l'école reste insuffisante.

Tableau 2.3 : La légitimité de l'écriture dans l'exercice professionnel.

Écrire	Les destinataires et les enjeux des écrits professionnels		
Pour qui ?	• L'enfant et sa famille	• Les professionnels et l'institution	• La profession de puéricultrice
Pour quoi ?	• Assurer la continuité • Proposer des solutions adaptées	• Garder en mémoire • Laisser une trace • Disposer d'un justificatif	• Produire du savoir infirmier spécialisé en puériculture
Où ?	• Carnet de santé • Dossier de soins • Fiche de liaison	• Dossiers de soins • Document d'équipe • Registre de service	• Journal professionnel • Publication
Quand ?	• Après l'action, dans la même journée	• En fin de service, selon les habitudes du service	• Lors d'expériences, de recherches, d'études...
Comment ?	• Transmissions concises, significatives et précises	• Notes • Transmissions • Comptes rendus, rapports	• Travaux de recherches, articles, témoignages essais...

famille. Ils sont, à ce titre, à la fois sujet et destinataire de cette écriture si l'on se réfère aux droits des usagers de consulter les écrits les concernant.

L'écrit est ainsi un outil d'information qui laisse « trace » dans le parcours du soignant (la puéricultrice qui écrit le fait en son nom propre et s'identifie : elle se nomme, signe, date son écrit) **comme dans celui de la personne soignée** (l'histoire de l'enfant et de ses parents se trouve consignée dans un dossier conservé pendant plusieurs années).

Il y a lieu d'appliquer **le « principe de précaution** : paroles, décisions et actes engagent souvent l'avenir et il est important de réfléchir avant de parler et d'agir, aux possibles effets inattendus, parfois pervers, de ce que l'on se propose de dire et faire »[37]. Et si écrire c'est agir, dans les situations particulièrement délicates ce principe ne doit pas être négligé.

Pour la puéricultrice, **la réflexion éthique** est forcément **au centre de son acte d'écriture** car sa mission première est d'assurer le bien-être de l'enfant dans le respect de la fonction parentale. Cette règle fondamentale est étroitement liée à la trace laissée dans l'écrit. Celui-ci nécessite dès lors une réflexion, **un choix de mots** eux-mêmes **issus de valeurs professionnelles** telles que le respect de l'enfant, de son intimité, de sa manière d'être vis-à-vis de ses parents...

D'un autre côté, l'information doit traduire la précision du geste, l'authenticité des faits, la prise de responsabilité au travers des actes et des décisions.

En outre, rappelons que la communication des documents est un acte légal[38]. Il autorise les personnes qui ont été prises en charge par un service à demander l'accès à leur propre dossier. Tout écrit professionnel doit pouvoir faire l'objet d'un échange avec la famille de l'enfant-sujet de l'écriture. Pour la puéricultrice, c'est un moyen de vérifier auprès des parents l'exactitude des faits et la compréhension réciproque de la situation de leur enfant ; c'est aussi l'occasion de formuler avec eux le projet d'intervention (objectifs visés, actions envisagées, échéances, etc.). **L'écriture est alors enjeu de la confiance à établir et maintenir dans la relation parentale** et en toute situation, l'objectif premier étant de garantir les meilleures conditions de vie pour l'enfant. Dès lors, une attention est à porter sur :

- la tenue à jour de fiches de synthèse et des dossiers, au fur et à mesure des interventions et actions ;
- le contenu du dossier afin de mettre de la cohérence dans les informations et favoriser la compréhension des documents ;
- la qualité de l'écrit pour lui donner un sens pour l'intéressé sans qu'il perde pour autant de son efficacité pour les professionnels.

La position éthique de la puéricultrice est fondée sur ses propres valeurs et celles du groupe professionnel de référence (puéricultrices, infirmières, soignants), mais également en référence à la loi, notamment lorsqu'il y a conflit entre les valeurs en présence (celles des professionnels, celles des parents), l'intérêt de

37. Fonds Houtman, *Plaidoyer pour l'enfant, vers une culture de l'enfance*. De Boeck et Belin, Bruxelles, 2000, p. 32.
38. Loi du 17 juillet 1978.

À noter...
Ces écrits renvoient toujours à une réflexion sur les aspects déontologiques liés à la transmission d'informations et à la position éthique de la puéricultrice, vis-à-vis de l'enfant et de sa famille, de l'institution et de la profession. Car, comme le montre le tableau 2.3, l'exercice professionnel engage la puéricultrice dans l'acte d'écriture à tous les niveaux de sa responsabilité individuelle et collective.

l'enfant primant sur le reste. Par exemple, lorsqu'un écrit concerne la situation d'un enfant suspect de carences en soins, sans indices de danger patent, il s'agit d'apporter les éclairages nécessaires à une prise de décision objective, que l'on soit favorable ou défavorable à la séparation d'un enfant d'avec sa famille. Cette obligation renvoie alors à la règle déontologique (art. 7 du décret du 16 février 1993). La valeur de ses écrits concerne aussi bien la puéricultrice elle-même, que son groupe professionnel ou l'institution qui l'emploie.

Les comptes rendus et transmissions écrites

Les transmissions infirmières appartiennent à la catégorie des comptes rendus et si, avec la DMS, la systématisation des transmissions écrites a été introduite dans les équipes soignantes, on constate, encore trop souvent, comme une négligence à leur encontre : « manque de temps », « difficulté à écrire, à traduire sa pensée par écrit », « plus facile oralement ». Ce ne sont pas les idées qui manquent mais **le faire savoir par écrit**.
Rappelons les différents types de compte rendu dans le travail des puéricultrices :
- **le compte rendu à exploitation immédiate** : ce sont toutes les transmissions visant l'action du court terme et la cohérence de l'entreprise (par exemple, les transmissions hospitalières) ;
- **le compte rendu à exploitation différée**, tel que le compte rendu de visite à domicile réalisée par la puéricultrice du service départemental de PMI (voir p. 895). Dans ce service, les écrits peuvent être consultés dans « l'après-coup », par exemple au moment où l'on veut vérifier une information ou évaluer l'évolution de la situation d'un enfant vivant dans sa famille. Cette réalité doit être prise en compte lors de la rédaction de l'écrit afin d'assurer la compréhension des faits et des actions, à distance et, le cas échéant, par des personnes ne connaissant ni l'enfant ni la famille ;
- **le compte rendu de réunion**.

Les transmissions sont les comptes rendus de l'action quotidienne de l'infirmière puéricultrice auprès de l'enfant, ce qui nous conduit à préciser quelques notions essentielles.

Les transmissions, outils fédérateurs du travail en équipe

Les transmissions ont pour objectifs **d'assurer la continuité** (de la prise en charge d'un enfant, d'un traitement) **par la mise en mots d'actions réalisées dans un temps et un but donnés**. Ces informations doivent être significatives du travail de la puéricultrice. Pour ce faire, les deux volets du rôle infirmier doivent être présents :
- **le volet d'auxiliaire médicale** : les écrits concernent les transmissions relatives à l'exécution des actes techniques en relation avec les prescriptions médicales destinées à l'enfant. Ces écrits sont bien intégrés dans la pratique infirmière ; nous n'aborderons donc pas ce versant de l'écrit professionnel ;
- **le volet en lien avec le rôle propre**, travail réalisé à l'initiative de l'infirmière puéricultrice et traduit dans des écrits caractéristiques ; c'est-à-dire que :
  - **ces écrits donnent à voir les stratégies d'actions** mises en œuvre pour assurer le bien-être de l'enfant : besoins identifiés, actions mises en œuvre dans le cadre d'un projet personnalisé et évaluation de la satisfaction des besoins ;
  - **ces écrits assurent la cohérence de la prise en charge de l'enfant** dans la vie quotidienne, en particulier dans les institutions soumises aux mouvements du personnel soignant et qui doit assurer l'organisation : des actes d'entretien de vie quotidienne de l'enfant dans le respect de ses rythmes biologiques, des conditions de vie favorables à sa sécurité physique et affective et à la poursuite de son éveil ;
  - ces écrits sont indispensables, également, pour mettre de **la cohérence dans les actions éducatives** menées auprès des parents ; elles se réclament toujours d'un suivi de l'information de la part de l'équipe précédente.

La place des transmissions dans le travail des soignants

Si la continuité des soins et la prise en charge personnalisée reposent sur les transmissions centrées sur l'enfant, son histoire et son devenir, la cohérence des actions quelles qu'elles soient, la cohésion d'une équipe dans ses pratiques sont soumises à la circulation de l'information en son sein. Les transmissions sont ainsi définies comme des « informations orales et/ou écrites permettant à chaque membre de l'équipe soignante de connaître les éléments nécessaires pour dispenser des soins infirmiers adaptés à l'évolution de l'état de santé de la personne soignée. Elles sont indispensables à la continuité des soins »[39]. Continuité qui implique à la fois la réalisation des actes et l'attitude qui assure à l'enfant la permanence des repères dans le temps, l'espace et la manière d'être et de faire dans la réalisation de ces actes. Pour la continuité d'une manière d'être avec un enfant, on peut, par exemple, expliquer dans les transmissions comment on négocie un soin avec l'enfant lui-même, en fonction de ses réactions, de sa capacité d'échange avec la puéricultrice, etc.

Cas n° 1

Cyril, 2 ans et 7 mois, doit recevoir une série d'injections IM. Afin de créer un climat de confiance et de calme à ce moment de soins, Sylvette R, puéricultrice, a instauré un rituel, qu'elle explique en ces termes sur la fiche de transmissions : « Cyril accepte bien son injection, à condition de négocier avec lui le bon moment. Il s'allonge sur le côté, son ours dans les bras à qui il explique ce que va faire la « puéricultrice », c'est lui qui donne le signal, il est calme, se contrôle parfaitement, tout se passe bien. Je l'ai expliqué à sa maman qui s'inquiétait. »

Transmissions écrites ou transmissions orales ?

Des études comparatives, réalisées dans différents services au moment de la relève des équipes hospitalières, montrent le rôle complémentaire de l'oral et de l'écrit, même si leurs fonctions (au fond) sont différentes : « **l'écrit** joue comme **référence légale et historique**, et comme **support d'enregistrement** des informations techniques nécessaires aux soins, alors que **l'oral** a d'autres fonctions : **explicitation** de l'écrit, **mise en contexte** plus ou moins large de l'écrit, **débats et arbitrages** »[40].

Ces fonctions varient (quantitativement) selon les services mais tous doivent organiser le travail des équipes pour que soient possibles l'élaboration et la rédaction de transmissions.

À noter...

Tout travail d'écriture doit se faire dans le calme, dans un espace à l'abri des interférences trop fréquentes comme la sonnerie du téléphone, le passage de personnes étrangères au service, etc. Au besoin, prendre des notes provisoires sur un carnet personnel (facilite la remise en mémoire des données à transcrire) en attendant de trouver le moment propice.

Les écrits dans la formation, entre théorie et pratique

Depuis deux décennies, la démarche de soin enseignée en formation infirmière est étroitement liée à l'apprentissage de la production d'écrits professionnels tels que les transmissions, les plans de soins, l'élaboration de projets, etc. Pour les étudiantes puéricultrices, l'apprentissage de la prise en charge personnalisée de l'enfant, considéré dans son processus de croissance avec ses besoins propres et son milieu familial, inclut nécessairement l'élaboration de transmissions significatives du champ de compétence de la puéricultrice et de sa responsabilité. Ainsi, le travail autour des écrits professionnels est un axe incontournable de la formation. Il ne s'agit pas d'une formation à la communication écrite mais d'un travail d'élucidation des enjeux de cet acte de communication.

La traditionnelle dichotomie « théorie-pratique » n'est pas sans laisser de trace dans une profession où écrire demande encore un effort pour prendre le temps et construire les transmissions : trouver les éléments significatifs de sa pratique et choisir les mots adaptés pour la dire à un autre professionnel, une autre équipe ou une autre institution. Mais avant tout identifier la place et le sens à donner aux transmissions dans l'acte de prise en charge et du suivi d'un enfant, compte tenu des enjeux en présence pour l'enfant et sa famille.

Une fois cette clarification faite, la difficulté réside probablement dans la manière de restituer les pratiques, les actes réalisés, la capacité à prendre du recul sur ce qui vient d'être fait ou dit. Ceci implique :

- de rester sur le registre du professionnel qui maîtrise ses affects et ses émotions ;

39. R. Magnon, G. Dechanoz (sous la direction de), *Dictionnaire des soins infirmiers*. AMIEC, 1995.
40. M. Grosjean, Les illusions du tout écrit (Dossier : L'écriture professionnelle, une expérience collective). In : *Soins Encadrement-Formation*, n° 31. Masson, 1999, p. 16.

◆ de mettre en mots son savoir-faire et son savoir être, autrement dit sa pratique et sa relation avec les personnes, sans en faire un acte aseptisé et désincarné ; c'est-à-dire : d'engager sa responsabilité et de donner à voir sa position professionnelle…

La prise de recul place toujours le soignant dans une recherche d'équilibre entre perception et observation, affective et technique, subjective et objective.

Le travail autour du dossier de soin ou du dossier médico-social, pour les transmissions et la démarche de conceptualisation (voir p. 65) sont les modes privilégiés de formation à l'écriture-outil professionnel, de sensibilisation au rôle de cette écriture dans l'évolution et la reconnaissance professionnelle.

À noter…

Ainsi, l'écriture infirmière est un acte de professionnalisation et ce faisant, un acte professionnalisant ; elle structure la pensée qui « prend le chemin de l'interaction écrit-oral-action. Ce savoir vivant devient alors moteur de changement »[1].

1. M.-J. Vega, Un processus professionnalisant au service de la personne soignée. In : *op. cit.* note 16, p. 14.

Le rapport, une aide à la décision

Le rapport, parmi les écrits-outils professionnels, est celui qui demande probablement l'investissement le plus important. Il faut du temps, une disponibilité d'esprit suffisante et de la concentration. Un rapport est un véritable travail de construction, « c'est un texte d'une certaine étendue, par lequel on ne se contente pas de transmettre une information mais, après avoir analysé des faits ou une situation, on en déduit des conséquences, on exprime un jugement, on suggère une décision à prendre ou une opération à accomplir. Cet écrit est donc orienté vers l'avenir […] »[41].

Les différents types de rapport

Le rapport est une aide à la décision, la transmission d'informations significatives d'une situation dans un contexte donné et du point de vue de la puéricultrice. Cette transmission fait appel à des éléments de connaissances spécifiques qui concernent l'enfant, de manière directe ou indirecte. Dans l'exercice professionnel, un rapport peut être réalisé soit à l'initiative de la puéricultrice, soit à la demande d'un tiers, supérieur hiérarchique ou autorité judiciaire par exemple. On distingue plusieurs formes de rapports :

◆ **le rapport de signalement** d'un enfant en danger, patent ou latent, destiné à une autorité judiciaire ou administrative ; ce n'est pas le plus fréquemment rencontré mais c'est celui dont les enjeux sont les plus complexes, la gravité de la situation difficile à mesurer et la protection de l'enfant toujours prioritaire (voir p. 954) ;

◆ **le rapport de synthèse** relatif à la situation d'un enfant, destiné à faire part des modalités de la prise en charge et de son évolution, ainsi que des résultats attendus ; il peut avoir un simple rôle d'information, la décision étant alors de maintenir le dispositif en place… ;

◆ **le rapport d'évaluation**, il peut concerner différentes situations :

– soit la situation d'un enfant, le rapport visant la mise en place, la reconduction ou l'interruption d'une mesure, en fonction de l'état de santé de l'enfant, de ses conditions de vie, de l'évolution de la situation familiale… ;

– soit la situation d'une candidate à l'agrément d'assistante maternelle, le rapport met en évidence les éléments favorables et/ou défavorables à l'accueil d'enfants au domicile de la personne ;

– soit la situation d'un personnel ou d'un stagiaire, le rapport s'inscrit dans le rôle d'encadrement de la puéricultrice ;

◆ **le rapport circonstancié**, destiné à relater des faits, accidentels par exemple, peut avoir une visée décisionnelle ou être un simple témoignage ;

◆ **le rapport d'activité**, destiné à rendre compte de façon construite et synthétique de l'activité annuelle du travail peut, au-delà de sa fonction de compte rendu d'activité, être un véritable travail d'autoévaluation et la base d'un projet annuel d'activité pour l'année suivante.

Les qualités de construction d'un rapport

Les décisions découlant rarement de facteurs simples, le rapport doit restituer la situation dans toute sa complexité, **les qualités du rapport** doivent permettre au destinataire de recevoir l'information : identifier les éléments constitutifs de la situation, comprendre les enjeux et le bien-fondé des propositions faites par la puéricultrice.

◆ **Le rapport doit être structuré** :

– tout d'abord, le destinataire doit savoir de quelle place parle la puéricultrice auteur du rapport : quel est le mandat de départ ? En PMI : est-ce à l'occasion d'une visite systématique ou à la suite d'une demande de visite de la part d'un partenaire ? En crèche, par exemple, est-ce en concertation avec le service social pour faire aboutir une demande de prise

41. J. Baril et J. Guillet, *Techniques de l'expression écrite et orale*. Ed. Sirey, Paris, 1975, p. 229.

en charge par l'ASE ou en accord avec une équipe de suivi d'un parent en santé mentale ? etc. ;
– les faits observés ou rapportés par une tierce personne doivent être resitués dans leur contexte. Par exemple : « j'ai constaté... », mais « Madame S. dit que... », « elle suggère... » ;
– les données sont à organiser autour d'un plan et en fonction de l'objectif visé : si le rapport est une aide à la décision, que veut-on valoriser ?
– les enchaînements valorisent les idées, choisir avec précision les mots de liaisons.

◆ **Le rapport doit être persuasif** : les faits et les hypothèses de causes doivent être assortis d'arguments. C'est-à-dire qu'une interprétation ne peut pas s'exprimer comme une simple affirmation, elle doit être étayée de connaissances théoriques. Par exemple, si la puéricultrice constate que les besoins fondamentaux d'un enfant ne sont pas pris en compte sur le plan alimentaire, de l'hygiène... : quels sont les faits et leur origine ? (ce que dit la mère ? ce que dit la courbe de poids mais quelle est alors la cause réelle ? ce que l'observation donne à voir ? Ensemble de signes de négligence, aspect physique de l'enfant ?) Les arguments peuvent se puiser dans le carnet de santé (profil des courbes de croissance, suivi médical). Ces éléments devront s'accompagner d'autres informations comme l'éveil de l'enfant, l'expression du regard, sa mobilité, etc. C'est le faisceau d'éléments (positifs et négatifs) qui rend le mieux compte de la situation et va permettre de prendre une décision : à partir du rapport de la puéricultrice, le médecin de PMI peut décider du renforcement du suivi à domicile par celle-ci, le médecin de ville d'une hospitalisation ou le juge d'enfant d'une mesure de protection, etc.

◆ **Le rapport doit faire preuve de discernement** : la complexité d'une situation peut amener la puéricultrice à poser une ou plusieurs questions plutôt que d'apporter une conclusion par trop affirmative, ce qui n'exclut pas la prise de position : le choix des questions et leur formulation, en suggérant une certaine approche de la situation, constituent une prise de position. Il peut en être ainsi en cas d'absence de faits objectifs.

Ainsi toute une série de questions peut venir émailler le rapport adressé au médecin responsable du service départemental de PMI. Ces questions soulignent les préoccupations de la puéricultrice, donnent quelques indices mais n'affirment pas des faits qui n'ont été ni observés, ni contrôlés.

Les actions menées, le cas échéant, sont présentées de façon synthétique ainsi que leurs résultats, une brève analyse permet de justifier la réussite ou les échecs des actions entreprises.

Cas n° 2

Visites au domicile de Julie T, début juillet, en vue d'établir un rapport de situation, à la demande du médecin de PMI

Julie présente un retard moteur. Mme T. a 3 enfants de moins de 6 ans et se dit débordée, manquant de temps pour tout : tenue de son intérieur, tenue vestimentaire, soins aux enfants. Elle semble fatiguée, déprimée. L'observation du contexte de vie met en évidence une difficulté à faire face à cette situation mais les causes sont floues : Mme T. vit-elle avec un compagnon comme elle l'affirme ? Les enfants n'en parlent pas et rien n'indique sa présence dans la maison. Manque-t-elle simplement d'organisation ? L'intervention d'une travailleuse familiale serait-elle une solution ? Les enfants reçoivent-ils les soins nécessaires (le carnet de santé indique une croissance somatique régulière, mais les performances relevées par le médecin de PMI traduisent un retard sur ce point) ; vont-ils régulièrement à l'école ? Mme T. reste évasive sur ce point (un contact doit être pris avec la directrice de l'école à la rentrée scolaire).

◆ **Le rapport doit être constructif** car il s'agit du devenir d'un enfant :
– des propositions peuvent étayer le rapport ; elles doivent être, elles aussi, argumentées pour éviter toute méprise sur les intentions et objectifs poursuivis ;
– un projet d'action peut également être soumis au décideur comprenant les objectifs visés, les moyens à mobiliser et les modalités d'évaluation de l'action (critères, échéance, etc.).

◆ **Le rapport doit faire preuve de concision** : l'écrit doit se centrer sur l'essentiel (ce qui requiert un esprit d'analyse et de synthèse) et éviter les écueils que sont les généralités (elles n'ont pas lieu d'être dans un texte dont l'intérêt est justement la singularité de la situation) ou les répétitions, qui créent de la confusion et ne sont en aucun cas des éléments de clarification.

Enfin, rappelons que le rapport, comme tout écrit professionnel, doit respecter le secret professionnel, les règles éthiques de la profession et le champ des responsabilités respectives des protagonistes de la situation.

À noter...

Ce qu'il faut éviter :

- la superposition d'idées qui donne une impression « décousue », comme si l'auteur ne maîtrisait pas le message à faire passer ;
- les jugements de valeurs sur les personnes concernées (parents, professionnels) ;
- les stéréotypes qui font digression et n'apportent aucun éclairage sur la situation.

Les qualités de rédaction d'un rapport

La rédaction du rapport et sa présentation sont des éléments de valorisation de son contenu. **Il est recommandé de soigner** :

- **la syntaxe** : personnaliser le texte et éviter les verbes à l'infinitif, impersonnels et qui n'engagent la parole de personne en particulier, utiliser un langage professionnel ;
- **le rythme** : le texte peut être successivement objectif et descriptif, argumentatif et si besoin, illustratif ;
- **le vocabulaire et l'orthographe** : consulter le dictionnaire si besoin pour que le choix des termes traduise exactement la pensée, la précision dans ce domaine est déterminante pour la juste compréhension de la situation, vérifier les accords des mots entre eux… ;
- **la mise en forme** : formuler un titre et un sous-titre afin de permettre au destinataire de situer immédiatement l'objet du rapport, rédiger une introduction courte qui situe le problème dans son contexte puis le développement (le corps du rapport) et une conclusion (qui peut être une ouverture sur l'avenir, ou une synthèse de l'ensemble).

Dactylographier le rapport facilite la lecture et réduit la longueur du texte (le plus souvent une page dactylographiée représente deux pages manuscrites).

Pour conclure, nous recommandons de planifier ce travail de façon à se donner la possibilité de relire à distance (le lendemain par exemple), chaque fois que possible, afin de vérifier la clarté du propos, la pertinence de la construction et des propositions, la qualité rédactionnelle. Au besoin, faire relire le rapport à une tierce personne (collègue) pour faire valider la précision du rapport et sa compréhension par le destinataire potentiel.

L'outil informatique, facteur d'amélioration des conditions de travail[42]

Cette brève digression a pour but de mettre en valeur la place de l'informatique dans le travail infirmier. Les soignants estiment manquer de temps pour réaliser correctement les écrits en général et les transmissions en particulier. Une amélioration de l'organisation du travail, notamment par l'informatisation des tâches hors soins, est une amélioration possible des conditions de travail.

Les points prioritaires d'amélioration

Les soignants expriment souvent deux grandes préoccupations : l'amélioration des conditions d'accès aux données médicales et la programmation prévisionnelle des soins (la recherche d'un dossier peut durer d'un quart d'heure à trois heures). La planification des rendez-vous, le renouvellement des étiquettes, et l'accès aux documents peuvent consommer jusqu'à 40 % du temps dédié aux soins.

Les apports possibles de l'informatique

Cet outil peut faciliter les conditions d'exercice de la profession : chercher, collecter et demander de l'information, prévoir, planifier, etc. sont autant de temps forts qui légitiment l'adaptation des ressources aux charges de travail. Ainsi, « un gain de 40 % de temps sur les tâches hors soins est possible et engendre moins de stress et de fatigue, des soins relationnels et surtout du temps pour de la formation et l'application des techniques propres aux métiers (démarche de soins). Tout ceci contribuant, de près ou de loin, à l'amélioration des conditions de travail des soignants »[43].

Pour autant, ces moyens modernes de gestion de l'information n'excluent pas la nécessaire compétence de l'écriture professionnelle. Écriture de la rédaction française certes, mais surtout écriture significative des actions menées en faveur des enfants et de leur famille. Donner sens au travail de chacun : au sein d'une équipe, dans le partenariat et les réseaux, fait de l'écriture l'outil stratégique de la collaboration efficace.

La professionnalisation des soins à l'enfant, une démarche de formation

Cette dernière partie du chapitre nous fait entrer dans une dimension essentielle de la démarche de

42. H. Saint Clivier, L'outil informatique, facteur d'amélioration des conditions de travail. In : *op. cit.* note 31.
43. H. Saint Clivier, L'outil informatique, facteur d'amélioration des conditions de travail. In : *op. cit.* note 31.

spécialisation en puériculture. « Profession », « professionnalisation » sont deux notions familières aux infirmières et sages-femmes diplômées d'État ; elles ont appris dans leur formation initiale (et pour certaines, dans leur exercice professionnel) **ce que satisfaire l'usager veut dire** et savent que les utilisateurs des services de soins apprécient leurs compétences ; elles prodiguent **des soins de nature professionnelle**. Dès lors, on peut s'interroger sur la place de cette démarche de professionnalisation dans une spécialisation infirmière. Alors, qu'en est-il de la relation à la personne soignée ? Est-elle identique quand il s'agit d'un enfant ? En situation infirmière, cette relation concerne toutes les tranches de vie, donc pour une part importante, la connaissance des états et des perceptions de la vie par l'infirmière est une connaissance par procuration en quelque sorte. Quand on a 20, 25, 30 ans, prodiguer des soins à une personne de 50 ans ou plus, réactive peu de réminiscences de situations vécues soi-même ; si la personne a 70, 80 ans ou plus, ces situations peuvent évoquer des relations affectives avec un aïeul mais la soignante ne peut pas avoir vécu personnellement ce moment de la vie. La faculté de compréhension de la soignante relève plus de la compassion et de l'empathie. Il n'en est pas de même pour la pratique auprès d'enfants.

Comprendre le choix de sa profession : les motivations

En situation de formation puis dans l'exercice du métier de puéricultrice, ce qui diffère de ce que nous évoquions précédemment, c'est le fait que **tout le monde a un vécu d'enfant, d'adolescent** ; tout le monde a un vécu de fille (de fils) de sa mère et certain(e)s ont un vécu de mère de famille (d'autres de père). De plus, **les gestes du soin à l'enfant**, en dehors des soins infirmiers de caractères techniques, sont issus de l'apprentissage inconscient, **puisés dans les identifications infantiles**, comme si les gestes de maternage ne s'apprenaient pas. D'ailleurs, curieusement, on conçoit naturellement la nécessité de former des professionnels pour éveiller et instruire l'enfant, on conçoit assez mal la professionnalisation des gestes dits maternels. Ainsi, les professions amenées à prendre en charge les soins quotidiens d'entretien, d'hygiène et d'attention au jeune enfant se trouvent en difficultés. Les puéricultrices ayant en charge des enfants ne dissocient pas les soins d'hygiène d'autres soins, elles se préoccupent de tout ce qui concerne les besoins de l'enfant, y compris celui d'être consolé... La difficulté de la reconnaissance de la spécialisation en puériculture est probablement liée à ce phénomène. Cette réalité doit donc inciter chaque puéricultrice à savoir pourquoi elle a fait ce choix de la puéricultrice, cette prise de conscience renforçant sa capacité à s'affirmer dans son statut de puéricultrice (la place qui lui est reconnue).

La place des motivations dans la formation

Dans toutes les orientations professionnelles on parle de motivation : qu'est-ce qui pousse à faire, choisir, entreprendre tel ou tel métier ? L'expression « pousser » signifie bien qu'il y a quelque chose de moteur dans cette histoire-là...

Définition de la motivation

La motivation est une notion inconsciente, le plus souvent, qui puise ses racines dans le vécu antérieur. **Elle naît des interactions avec l'entourage familial et social, et de l'influence de divers facteurs d'ordre biologique, affectif, cognitif et culturel.** Dans ce choix, l'influence sociale est indéniable ; il repose sur des valeurs inculquées pendant l'enfance. C'est une dynamique intérieure née de la rencontre avec le monde des objets, ses expériences et ses apprentissages : les potentialités d'action de l'individu et l'environnement constituent l'élément dynamique à partir duquel naissent les motivations.

La diversité des motivations

Concernant les métiers du secteur de l'enfance, l'origine des motivations peut être très différente d'une personne à l'autre ; cet engagement pouvant se présenter comme une réponse :

- soit à des aspirations personnelles, à une motivation enfouie, un sentiment fort d'utilité à la population enfantine. L'utilité vis-à-vis des parents n'apparaît que secondairement, le choix spontané est plutôt lié à l'histoire personnelle avec parfois la recherche d'une sorte de réparation de quelque chose qui ne s'est pas mis correctement en place dans sa propre enfance[44] ;
- soit à une orientation induite par le contexte de vie : le souvenir d'une dynamique familiale positive et chaleureuse fait du monde de l'enfance un lieu de réalisation de soi, une envie de transmettre ce capital ; dans ce cas, la confrontation à des situations de détresse affective et sociale est un moment diffi-

44. Toute future puéricultrice qui prendrait conscience de cette réalité peut faire appel à un thérapeute pour l'aider à comprendre ce qui se joue pour elle, gérer son histoire personnelle pour retrouver une vraie disponibilité à l'autre et pouvoir être à l'écoute de l'enfant et de sa famille, ainsi que retrouver une certaine sérénité dans la réalisation de son projet professionnel.

cile de la formation ; elle demande un accompagnement de la part des formateurs pour gérer une sorte de désillusion en analysant la situation en question et tenter de comprendre les facteurs en cause ;
◆ soit à un désir de faire le métier suscité par la rencontre avec une puéricultrice dont la manière d'être avec l'enfant opère une sorte de séduction, etc.
Enfin, quelques infirmières ou sages-femmes faisant fonction de puéricultrice s'orientent vers la puériculture pour conserver leur poste. On parle dans ce cas de « raisons », notion consciente et visible de l'extérieur ; la question de la motivation s'exprime alors au regard du poste à conserver : qu'est-ce qui pousse à faire une formation complémentaire pour conserver ce poste renvoie probablement à la motivation initiale du choix du poste...

La gestion des motivations

S'interroger sur le choix de la spécialisation infirmière en puériculture, plutôt que d'une autre orientation est un exercice difficile car il s'agit bien souvent d'un processus inconscient : « j'ai toujours voulu faire ce métier » ; parfois la raison est plus visible mais demande à être clarifiée : « je souhaite quitter l'hôpital » ou « je veux voir autre chose, les enfants, c'est un secteur que je ne connais pas ».
C'est pourquoi la gestion des motivations comporte deux aspects :
◆ **un aspect personnel de clarification** : la future puéricultrice, avant ou au début de sa formation, peut rechercher, puis exprimer par écrit et pour elle-même, ce qui la pousse à se spécialiser en tant qu'infirmière, dans le domaine des soins à l'enfant. Cet exercice, en faisant émerger le centre d'intérêt profond de la future puéricultrice pour ce métier, constitue une aide à la formation. Les domaines d'approfondissement et de clarification se dessinent et orientent le projet de formation (voir p. 39) ;
◆ **un aspect pédagogique sous forme d'un accompagnement** en situation professionnelle difficile : un travail d'analyse de cette situation et des réactions de l'étudiante vis-à-vis de l'enfant et/ou de ses parents favorise la mise à distance des éléments constitutifs du contexte et en permet la compréhension. Nous sommes là dans le travail de professionnalisation des attitudes professionnelles, celles-ci étant, le plus souvent, liées au vécu antérieur (comme la motivation).

Perfectionner son attitude professionnelle de soignante

Le processus de croissance donne une certaine complexité aux soins à donner pendant l'enfance car les besoins sont évolutifs, individuels et singuliers (voir p. 329).
La puéricultrice n'intervient pas en qualité de mère de famille, baby-sitter ou assistante maternelle : elle est extérieure au groupe familial, elle n'est pas « à la place de » la mère ou de l'assistante maternelle d'un placement familial. Son niveau de qualification et son statut lui confèrent un rôle qu'elle doit tenir pour rester sur le registre professionnel.

Définition et expression d'une attitude

La notion d'attitude évoque la manière dont la puéricultrice va agir et réagir en situation, va se manifester à l'égard de l'enfant, des parents, des autres professionnels : « quelle est son attitude ? », c'est-à-dire cette prédisposition à réagir dans un sens donné qui habite chacun d'entre nous.
Les attitudes ont une connotation à la fois sociale, psychologique et biologique ; elles sont acquises et transformables. Elles résultent :
◆ **de la culture et des valeurs** qu'elle véhicule : aspect social ;
◆ **des motivations** : aspect psychologique ;
◆ **des besoins** : aspect biologique.
Une attitude se traduit dans les opinions, les prises de position et les comportements, ou au travers de rôles pris spontanément.

L'impact de la formation sur les attitudes

L'implication affective est importante car les attitudes s'accompagnent d'émotions. Sur le terrain, à l'occasion d'un stage par exemple, l'étudiante puéricultrice peut être amenée à rencontrer **des situations source d'émotion ou de jubilation**, entraînant une très forte réaction.
◆ Il est alors **important de s'interroger** :
– de se demander « pourquoi ? », « qu'est-ce qui est source de cette forte réaction ? » ;
– de chercher à comprendre ce qui est en jeu dans cette situation sur le plan affectif.
◆ Ceci afin de **rester maître de son attitude** à l'égard de l'enfant et lui répondre selon ses besoins à lui et non en fonction de ses propres références, liées à un vécu personnel.

Poursuivre son développement personnel

Nous sommes tous animés d'une force qui pousse chacun d'entre nous à réagir en situation, à se comporter d'une certaine façon. Nos attitudes professionnelles sont empreintes de nos valeurs, de notre perception du monde (issue de nos expériences) et de nos représentations des personnes, des objets et des événements. La complexité des mécanismes en jeu oblige tout professionnel, appelé à communiquer et à entrer en relation avec autrui (enfant ou adulte), à se former dans un double but :

- **maîtriser ses émotions** et ses affects, par la compréhension de ce qui se joue dans sa relation aux autres ;
- **réduire les inférences** et les parasitages à l'œuvre dans toute situation de relation.

Ce travail, déjà amorcé lors de la formation de base, se poursuit en spécialisation de puéricultrice et durant toute la vie professionnelle. En effet, le métier exigera toujours une part d'empathie, de compassion, d'authenticité dans la relation, d'écoute active et bienveillante, tandis que les turbulences de la vie personnelle et professionnelle seront toujours des facteurs de fragilisation de cet espace de disponibilité aux autres ; **d'où le besoin de formation permanente.**

Apprendre à gérer ses émotions[45]

Les réactions émotionnelles que sont la joie, la tristesse, la peur, la surprise, le dégoût, etc. correspondent à des émotions de base répondant à des critères communs tels que : « le déclenchement rapide lié à un événement spécifique, la durée limitée, la survenue involontaire... Ces critères différencient les émotions des sentiments que sont l'amour ou la jalousie, qui s'établissent progressivement et sont plus durables »[46].

Se former à devenir puéricultrice conduit donc à une réflexion sur ses propres réactions en différentes situations dans le but de se munir de repères et pouvoir gérer au mieux :

- ses sentiments de compassion ou d'indignation ;
- ses élans de générosité et son besoin de protéger autrui ;
- ses réactions de révolte devant l'injustice, la pauvreté, la maltraitance, etc.

Cependant, l'objectif n'est pas de gommer les émotions de notre vie, ni personnelle, ni professionnelle car « ce sont des états psychophysiques qui permettent à l'individu d'attacher une valeur à des situations, des objets, des actions [...], les émotions sont dotées de significations positives ou négatives et ont une valeur vitale pour le sujet »[47].

Soulignons que la valeur (positive ou négative) d'une émotion est étroitement liée aux circonstances. Ainsi, on peut parler :

- d'émotion positive lorsque le sujet se sent valorisé, rassuré ;
- d'émotion négative quand il se sent agressé ou diminué.

C'est ce qui explique la nécessité de réfléchir à ses réactions émotionnelles, de tenter de les repérer et d'apprendre à les maîtriser ; ceci afin qu'en situation professionnelle, elles n'envahissent pas l'espace communicationnel (éviter de centrer le problème sur soi au détriment de l'autre).

Développer sa capacité d'empathie

Le « sentier étroit des émotions où existe toujours le risque de tomber dans la proximité excessive ou dans la distance dangereuse »[48], appelle d'autant plus la formation : savoir maîtriser ses émotions pour partager celles d'autrui est le stade premier d'un développement possible d'une relation d'empathie avec l'enfant ou ses parents. Nous abordons ici les quatre points essentiels de **la relation d'empathie** :

- on appelle « empathie **le partage simultané d'états psychocorporels**, c'est-à-dire le fait qu'au même instant, les partenaires de l'interaction vivent et éprouvent un état semblable »[49]. Les mimiques faciales et les attitudes corporelles sont des indicateurs de ce type de relation : le corps fait écho à celui du partenaire en s'identifiant globalement à lui (parfois, même la voix) ; J. Crosnier parle « d'échoïsation corporelle du corps de l'autre ». Celle-ci peut provoquer, selon lui, la symétrie ou la complémentarité : la tristesse peut induire la tristesse, mais aussi la compassion ;
- **la participation de l'affect** joue un rôle fondamental dans la relation d'empathie :
  – un tête-à-tête avec un tout-petit et le dialogue qui s'établit au travers des mimiques, mouvements de bouche, gestes, gazouillis sont des composants de la relation d'empathie avec l'enfant ;
  – le dialogue en face-à-face avec un parent peut mettre en jeu des indices observables du même type.

L'écoute active, la reformulation et, à un degré supérieur, **la relation d'aide** s'inscrivent dans cette relation empathique. Chacun de ces aspects fait appel à cette même disposition intérieure de réceptivité à autrui. Il faut savoir cependant que l'autodéveloppement s'oriente dans une direction en fonction de l'idée que le sujet se fait de lui-même ; ce qui rend incontournable l'engagement dans une démarche de développement personnel à visée professionnelle.

---

45. La notion d'affect, quant à elle, est abordée dans le chapitre 9, les besoins de l'enfant.
46. P. Elkman, cité par J. Crosnier, Empathie et communication, partager les émotions d'autrui. In : *Sciences humaines* n° 68, 1997, p. 24.
47. M. Lobrot, Les émotions permettent d'attacher de la valeur aux choses. In *op. cit.* note 46, p. 57.
48. J. Falk cité par G. Appel et A. Tardos, *Prendre soin d'un jeune enfant, de l'empathie aux soins thérapeutiques*. Érès, 1998, p. 184.
49. J. Crosnier, Empathie et communication, partager les émotions d'autrui. In : *Sciences humaines* n° 68, 1997, p. 25.

Enfin, il est évident que le rôle de la puéricultrice n'est pas d'être en fusion relationnelle avec l'enfant puisqu'elle est chargée :

- **d'évaluer** les besoins de l'enfant en fonction de son développement, de manifestations particulières ou d'une symptomatologie naissante (dépister, anticiper, prévenir) ;
- **d'organiser** les conditions de sa prise en charge ;
- **de réaliser**, **faire réaliser** les soins ;
- **d'évaluer la qualité** des réponses apportées ;

ce qui requiert une attitude de soignante et non de substitut parental.

Le travail sur les motivations et les capacités relationnelles d'empathie favorise le développement personnel dans ce sens, l'objectif étant de faire évoluer son attitude professionnelle vers l'écoute des besoins de l'enfant et de sa famille, le respect et l'autonomie, valeurs premières dans le travail d'une puéricultrice.

Ce travail exige par ailleurs des capacités précises et doit rendre possible les actions qui demandent une « distance ». Citons par exemple : les actions d'accompagnement d'une famille, l'encadrement de personnels en charge des enfants, l'évaluation de la qualité des réponses apportées à leurs besoins, etc.

La recherche de la « bonne distance »

Pour se situer à la bonne distance, en tant que professionnel, face à l'enfant et aux côtés des parents, il est possible de faire appel à des médiateurs de la relation qui aident à trouver cette place, à savoir :

- **la parole**, notamment lors des soins, en s'adressant nommément à l'enfant, quel que soit son âge ;
- **l'observation soignante**, attitude professionnelle qui favorise d'une part le repérage de signes et particularités propres à un enfant au moment du soin, d'autre part l'adaptation du comportement professionnel (gestes, rythme, échanges) ; cette attitude d'écoute laisse un espace d'expression à l'enfant ;
- **la présence des parents**, en préservant leur place dans tous les actes et gestes du soin quotidien qu'ils font aussi à domicile ;
- **un objet**, un jouet par exemple, qui sert d'intermédiaire entre l'enfant et le professionnel ;
- **des connaissances** voire une connaissance de soi pour apprendre à maîtriser ses affects.

Il faut laisser aux parents la place qui leur revient et se positionner dans une place de collaboration, de suppléance si besoin, d'expert occasionnellement.

La place de l'expérience personnelle dans la pratique professionnelle

L'expérience extra-professionnelle ne se confond pas avec le savoir professionnel, il le complète éventuellement mais surtout il se présente comme un médiateur entre la théorie (avec sa dimension idéalisée), et la pratique qui nécessite un assouplissement. Outre les connaissances, pour rester à l'écoute des besoins de l'enfant, il faut disposer de moyens pour se distancier de sa propre expérience. Par exemple, transmettre des informations à des parents et *a fortiori* répondre à leurs questions sur des sujets tels que l'allaitement maternel, le choix d'un mode de garde, l'appréciation du développement d'un enfant, etc., ne peut pas prendre appui sur l'expérience personnelle de la puéricultrice. La réponse doit rester centrée sur les préoccupations des parents et les éléments de connaissances qui vont leur permettre de comprendre et de prendre des décisions en toute autonomie. La référence à une situation personnelle n'éclairera pas les parents dans ce cas, leur situation et celle de la puéricultrice étant différentes...

La juste place de l'enfant entre parents et professionnels

Soulignons une autre différence entre la professionnelle et les parents, celle du rapport au temps dans l'histoire de la famille. La puéricultrice intervient à un moment donné de l'histoire de l'enfant, et pour un temps donné, tandis que les parents accompagnent l'enfant de façon continuelle, tout au long de son développement, depuis la période de dépendance totale du nouveau-né jusqu'à l'indépendance de l'âge adulte et la capacité à gérer sa vie. Ils sont responsables de l'entretien et de l'éducation de leur enfant et ont avec lui une relation affective unique. Ils sont aussi les seuls, le plus souvent, à connaître l'enfant depuis sa naissance !

Il convient donc de concevoir davantage son travail de puéricultrice dans **une démarche d'accompagnement des parents dans l'apprentissage de leur rôle parental**, de soutien des familles que dans un rôle de substitution, quel qu'il soit. « Prendre soin » de l'enfant lorsque les parents se trouvent empêchés de satisfaire aux besoins de l'enfant n'implique pas nécessairement de se substituer à eux ; ce rôle peut s'envisager dans le cadre d'une délégation des soins par les parents à des professionnelles formées pour soutenir leur fonction.

L'attitude, un indicateur de professionnalisme

Ces différentes étapes font appel à une attitude professionnelle, à un véritable professionnalisme. Le soin s'inscrit dans une dimension beaucoup plus large que les seuls actes de nourrir l'enfant, de le changer, de lui donner un bain, etc. ; il demande une vigilance pour qu'attention et distance soient en synergie. Cette distance permet en effet d'évaluer le degré de satisfaction des besoins, la manière dont l'enfant l'exprime, la qualité des interactions parents-enfant ou, en institution, les interactions professionnels-enfants. **La « bonne distance » est l'attitude professionnelle requise pour un travail de puéricultrice en phase avec les objectifs professionnels.** Ainsi, dans cet esprit, le parcours de formation de la puéricultrice s'inscrit bien dans un processus de professionnalisation des soins à l'enfant.

À noter...

La puéricultrice, par sa qualification et l'objet même de la formation qui va de l'acquisition de connaissances à la recherche du sens des actes qui sont posés (au regard des situations particulières des enfants et de leur famille), est la professionnelle la mieux placée pour établir les liens entre les différents niveaux de besoins de l'enfant.

La formation des représentations

Nous savons que les savoirs ne se transmettent pas mais se construisent, chacun à son propre rythme. Dans le domaine de l'enfance, **la construction des savoirs professionnels est d'autant plus facile que la culture familiale des futures puéricultrices ou leur expérience personnelle d'adulte les ont ouvertes à cette réflexion** et, dans une certaine mesure, préparées à ce travail de mise à distance de leur propre vécu d'enfance. Cependant, la problématique des professions orientées vers l'enfant reste la recherche d'une harmonisation entre ce qu'il y a de spontané dans la relation humaine vis-à-vis des enfants et ce qui est formalisé, mesuré dans le travail de délégation des soins par la mère à un moment de l'histoire de son enfant et de sa famille. La formation (la transformation) fait donc appel à la connaissance de soi au travers de ses motivations mais aussi des représentations personnelles, singulières des notions d'enfance, de famille, de métier de puéricultrice, etc.

Les représentations, objet de réflexion et de formation

Étymologiquement, le concept de représentation est issu du latin *repraesentar*, « rendre présent » ; les représentations constituent une forme de connaissance spécifique, de sens, de consensus. C'est une forme de pensée sociale, une manière d'interpréter et de penser notre réalité quotidienne, une connaissance socialement élaborée et partagée.

Définition

Les étudiantes arrivant en formation de puéricultrice ont une image de l'enfant, de la famille, du métier de puéricultrice, etc. Leurs « représentations » se sont construites au gré de leurs expériences personnelles et professionnelles et de l'acquisition de connaissances nouvelles, d'observations de faits sociaux. Elles ont **les caractéristiques suivantes** :

- elles sont mentales, sociales, individuelles ou collectives ;
- elles fournissent des informations qui permettent d'avoir des idées sur de nombreux sujets. L'attitude de chacun, individuellement ou en groupe, dépend en partie de ces informations ;
- elles sont **un remodelage de la réalité**, une connaissance pratique qui vise essentiellement à maîtriser notre environnement, à comprendre et expliquer les faits et les idées ;
- elles ont **un caractère imageant** et la propriété de passer d'un percept à un concept ou inversement ;
- elles ont également **un caractère symbolique**, signifiant, présentant un aspect constructif et **un caractère autonome et créatif**.

Rôle et fonctions des représentations

Les représentations sont des modalités de pensée pratique orientées vers la communication, la compréhension et la maîtrise de l'environnement (social, matériel, idéel) :

- elles apportent des éléments d'informations, cognitifs, idéologiques, affectifs, de croyances et de valeurs, d'opinions et définissent, en partie, l'identité personnelle du sujet mais aussi son identité sociale ;
- elles présentent des caractères spécifiques au plan de l'organisation des contenus, des opérations mentales et de la logique ;
- elles constituent le lien d'articulation entre le social et l'individuel. Les individus ne peuvent communiquer entre eux que grâce à des représentations collectives, véritables descriptions du champ social qui indiquent les règles de vie collective.

Elles ont donc plusieurs fonctions[50] :

- **une fonction de savoir**, car elles permettent de comprendre et d'expliquer la réalité ;
- **une fonction identitaire**, car elles permettent de définir l'identité d'un groupe professionnel ou social ;
- **une fonction d'orientation**, car elles guident les comportements et les pratiques ;

50. D. Bernier, Représentations et enseignement en soins infirmiers. In : *Soins Encadrement-Formation*, n° 29. Masson, 1999, p. 46.

◆ **une fonction de justification**, car elles permettent *a posteriori* de justifier les prises de position et les attitudes.
Les représentations agissent ainsi comme des grilles de lecture, elles contribuent à la construction de l'identité professionnelle et à l'affirmation de soi.

La place des représentations dans la formation

Il est universellement admis que toute personne arrivant en formation n'arrive pas la tête vide, elle se forge une idée de ce qu'est cette formation et les différents contenus de cette formation font l'objet de représentations mentales. Celles-ci « sont faites de représentations procédurales (savoir comment) et de représentations déclaratives (savoir que) »[51], les unes sont des règles pour l'action, les autres concernent des faits.
Étant donné le rôle des représentations dans la construction des savoirs et de l'identité professionnelle, elles occupent une place privilégiée dans la formation des puéricultrices.
L'organisation des représentations sociales se justifie du fait de la signification des éléments les uns par rapport aux autres : éléments plus ou moins proches ou plus ou moins hiérarchisés. Or les représentations naissent du contexte social, de la communication entre les membres d'un même groupe. C'est une notion qui nous place ainsi « à l'interface du psychologique et du social. Elle concerne la façon dont nous appréhendons les événements de la vie courante, les données de notre environnement, les informations qui y circulent, les personnes de notre entourage proche ou lointain. Bref, la connaissance [...] que l'on a coutume d'appeler « la connaissance de sens commun » [...] par opposition à la connaissance scientifique »[52].

Faire évoluer ses représentations mentales

Nous percevons dès lors le rôle de la formation dans l'évolution de ces représentations : la rencontre de situations variées, la confrontation à des représentations différentes au sein d'un groupe d'étudiantes ou d'une équipe, l'apprentissage de nouvelles situations de soins auprès d'enfants et de contacts avec les familles, sont autant d'occasion de réinterroger les idées-images forgées sur divers sujets ayant trait à la profession.

Ainsi, en formation professionnelle, les fonctions des représentations sociales visent à « comprendre une réalité, définir une identité de groupe, guider les comportements et les pratiques »[53].
Le concept de représentations contient un ensemble d'éléments très disparate qui implique une élaboration individuelle et collective. Comme tout concept de base (voir p. 62), il fait l'objet d'étude dans des disciplines différentes, notamment en philosophie et en psychologie d'où sa présence dans le domaine de la pédagogie. Didier Houzel[54] nous invite à nous questionner sur la manière dont chacun (formateurs des écoles et étudiantes) se représente les différents savoirs (savoir, savoir-faire, savoir être) afin de mesurer la place qu'il convient de faire à chacun d'eux dans la formation. Les formateurs doivent faire en sorte qu'un savoir dogmatique par exemple ne l'emporte sur les savoir-faire alors qu'ils sont source d'identification professionnelle ; quant au savoir être, il détermine l'importance des stages dans la formation. Ceci souligne l'omniprésence des représentations (celles des formateurs et des professionnels, celles des étudiantes, celles des familles, etc.) et leur impact sur les réactions personnelles et professionnelles.

Favoriser l'expression des étudiantes sur un sujet donné

Diverses écoles paramédicales inscrivent dans leurs pratiques un travail avec les étudiantes sur les représentations ; il oriente les choix pédagogiques et les contenus théoriques. Il est toujours intéressant d'évaluer la transformation sensible de ces représentations en cours de formation, au travers de questions professionnelles ou des échanges lors des TD...
À titre d'exemple, nous faisons part ci-après d'un graphique réalisé à partir des connaissances des étudiantes, exprimées par écrit avant leur entrée en formation[55] ; en réponse à la question suivante : « Pour vous, qu'est-ce qu'un enfant ? ». La mise en commun de ces expressions devient alors outil de formation pour deux raisons :
◆ elle fait émerger la diversité des représentations de l'enfant dans l'esprit des étudiantes ;
◆ elle fait prendre conscience que d'autres conceptions existant, un travail de réflexion peut enrichir cette première approche.
En formation, les moyens visant à favoriser l'expression des représentations sont suffisamment diversi-

51. A. Giordan, Reconstruire les connaissances - Les représentations : à chacun sa vision du monde. In : *Sciences humaines*, n° 98, 1999, pp.22 à 26 et 32.
52. D. Jodelet, Représentation sociale : phénomènes, concept et théorie. In : *Psychologie sociale*. PUF/Fondamental, 1984, p. 360.
53. J.-C. Albric, *Pratiques sociales et représentations*. PUF, 1994, cité par M.-O. Chollet Chappard. In : *Soins cadres-formation*, n° 36. Masson, 2000, p. 56.
54. Psychiatre, conférence à Caen en juin 2000, lors de l'assemblée générale des écoles de puéricultrices.
55. Promotion 1999, Institut de puériculture de Paris.

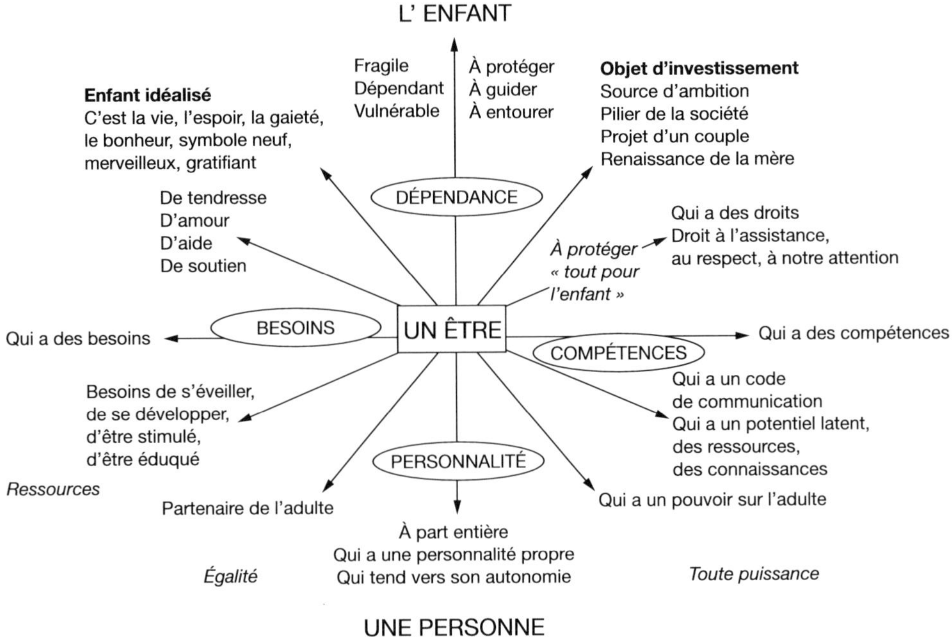

Figure 2.3 : Les connaissances des étudiantes sur l'enfant, leurs représentations en début de formation.

fiés pour que chacun puise une aide adaptée à sa façon de dire (dessin, photo, association de mots, exercice fondé sur un choix parmi des propositions, etc.)[56].

La compétence professionnelle et ses aléas

Le programme de formation permet d'acquérir les connaissances fines, théoriques et pratiques, sur lesquelles va se construire la compétence professionnelle de la puéricultrice.

Ces connaissances sont nécessaires tout au long de la rencontre avec l'enfant, dans le cadre de la formation puis dans l'exercice professionnel. Mais on n'a jamais fini d'apprendre sur les besoins de l'enfant :

- d'une part, parce que chaque situation est un « événement » du fait de son caractère important pour l'enfant et sa famille, et singulier pour la puéricultrice. Chaque situation rencontrée est unique pour elle, elle sait que celle-ci ne se répétera pas à l'identique mais toujours dans la particularité d'un contexte professionnel et d'une réalité de vie pour l'enfant et sa famille ;
- d'autre part, parce que les connaissances du développement de l'enfant comme la notion de besoins ne cessent de progresser.

Or, les objectifs professionnels visent à répondre aux besoins de l'enfant, en considérant que besoins et réponse sont pris dans un processus culturel.

Ainsi, **le savoir-faire est culturel** ; il évolue dans le temps et se modifie dans l'espace et les réponses sont constamment à réinventer pour s'adapter à l'évolution culturelle générale[57].

Une ouverture d'esprit est donc indispensable pour accompagner les parents, le cas échéant, dans leur mission éducative. Car s'ils ont autorité sur l'enfant jusqu'à sa majorité, il n'en reste pas moins que la société (les pouvoirs publics) reste garante, d'une certaine manière, de la qualité de la prise en charge de l'enfant au sein de sa famille. La société rappelle ainsi que l'enfant n'est pas la propriété des parents et, dans le même temps, nous enseignons aux futurs professionnels que les parents sont les premiers éducateurs (et responsables) de leurs enfants. On le devine, le rôle des professionnels du secteur sanitaire, social, socio-éducatif fait appel à un sens aigu

56. Lire l'article Représentation(s) et enseignement en soins infirmiers. In : *op. cit.* note 50, p. 59.
57. E. Bourgeois, *L'Adulte en formation – Regards pluriels*. De Boeck, Bruxelles, 1996.

À noter...

Le besoin de se réaliser ou le besoin d'éveil n'ont pas toujours existé. C'est une préoccupation contemporaine qui peut même conduire à la recherche de performances dans un souci d'intégration (à la crèche, à l'école...) et de réussite scolaire. Le rôle de la puéricultrice et des professionnels de l'enfance est alors de permettre à l'enfant de vivre le moment présent, d'évoluer à son rythme, et de résister à la pression des médias sur les parents qui prônent trop souvent la précocité des acquisitions...

du discernement et à une vigilance constante. Ces qualités sont indispensables en particulier en matière de prévention des mauvais traitements aux enfants et de protection : savoir apporter la protection qu'exigent les enfants en sachant répondre aux appels des parents.

La formation permanente, indispensable à l'entretien de la compétence professionnelle, se concrétise pour chaque puéricultrice, dans le travail d'ajustement de ses représentations et de ses conceptions en matière de pédiatrie et de puériculture mais aussi d'éducation, d'organisation sociale, etc. Le travail de conceptualisation répond à cette exigence car tout travail de reformulation des concepts du champ professionnel entraîne une réactualisation des connaissances.

Les conceptions personnelles à l'épreuve de la formation

La conceptualisation est une construction abstraite qui vise à rendre compte du réel, c'est une démarche qui conduit à « **parler sur** », et par conséquent à prendre de la distance. Il s'agit de l'élaboration des concepts ; elle permet de **clarifier** et de **donner une forme aux idées** pour s'en servir. On peut utiliser ses mots mais la règle est d'organiser ses idées, en se référant à des principes, des théories.

Définition et fonction du concept

Le concept est **une représentation mentale générale et abstraite d'un objet**. « C'est une idée de base qui sous-tend des stratégies différentes suivant le contexte dans lequel il est utilisé »[58]. Ainsi, cet ouvrage renfermant en divers chapitres des « définitions conceptuelles » et/ou des « concepts », soit de base soit spécifiques au champ de l'enfance, il est possible de s'y référer afin de trouver une illustration des présents propos. Les auteurs ont ainsi voulu préciser les notions sur lesquelles s'appuient les connaissances et les pratiques des puéricultrices. À titre d'exemples, citons les notions suivantes :

- le soutien à la parentalité (voir p. 8),
- les représentations (voir p. 59),
- les besoins (voir p. 327),
- la santé, l'éducation, la prévention (voir chapitre 40), etc.

Dès qu'il est né, le concept devient « objet » et **permet à d'autres d'en entendre parler et de le reprendre à leur tour pour construire d'autres concepts.**

L'étude du concept

Tout au long de leur formation et de leur vie professionnelle, les puéricultrices sont amenées à maîtriser un certain nombre de sujets, à approfondir leurs connaissances, à les préciser, à les organiser. La compétence professionnelle est indissociable de cette démarche de définition des concepts qui, par la distance qu'elle permet de prendre sur une situation difficile par exemple, fait émerger les éléments qui la constituent et aide à la compréhension de leurs interactions.

Les travaux réalisés par Céline Goulet, infirmière canadienne, qui a travaillé le concept d'attachement parents-enfant à partir de différents auteurs et l'a transposé dans le champ des soins infirmiers, ont réellement fait migrer ce concept dans la science infirmière. Et puisque c'est une notion familière aux puéricultrices, nous choisissons d'utiliser ici cette démonstration par la voix de Monique Formarier[59]. Ce qui retiendra ici notre attention, ce sont les éléments observables, les « indicateurs ou attributs », sur lesquels s'oriente l'observation de la puéricultrice en situation professionnelle.

Si dans un service d'enfants ou à domicile, une puéricultrice veut aider des parents à consolider l'attachement parents-enfant, il ne suffit pas de mettre l'enfant dans les bras des parents ou de leur permettre de toucher leur enfant, il faut aussi les aider à voir les signes de réciprocité, la réaction de l'enfant au

---

58. M. Barbin Le Bourhis, D.E. Infirmier, *Le Travail de fin d'études*. ESTEM, 1996, p. 47.
59. Cette conférence a fait l'objet d'un article dans *Les Cahiers de la Puéricultrice*, n° 143, 1999, pp.49-51.

À noter...

Les attributs du concept attachement parents-enfant

- La proximité physique et affective : être et vivre avec l'enfant, utiliser les voies sensori-motrices variées, naissance d'un sentiment d'amour, joie, plaisir, protection, intimité.
- La réciprocité : l'arrimage entre l'habileté de l'enfant et celle du parent engendre un cycle, le processus adaptatif mène vers une série de comportements mutuels satisfaisants, la réciprocité permet de compléter le travail d'individuation, c'est-à-dire ce qui différencie un être d'un autre, débute pendant la grossesse et, de ce fait, éloigne de la fusion ; elle prépare la rupture.
- L'engagement : implique une relation stable et permanente, assure à l'enfant une place dans la famille, dans la société, responsabilise au niveau de la sécurité, de la croissance, du développement de l'enfant.

À noter...

Les attributs antécédents de l'attachement parents-enfant

Repérer ces attributs permet de dépister les difficultés à venir.

- Une conscience des liens d'attachement antérieurs.
- L'acceptation de la grossesse et de l'enfant (acceptation par les deux parents et désir d'enfant). La non-acceptation de l'enfant a un retentissement important sur l'attribut « engagement ». Le parent rejetant risque d'établir très rapidement avec l'enfant un lien anxieux qui va développer chez ce dernier une idée du monde assez menaçante.
- L'accointance : capacité que les parents ont durant la grossesse à mettre en œuvre toute une série d'actions qui va leur permettre de faire connaissance avec l'enfant : recherche du lignage, d'informations sur le fœtus, la grossesse, de relation anticipée *in utero*.

contact des parents, à comprendre qu'ils doivent venir régulièrement, qu'ils doivent répéter des gestes pour que l'enfant les intègre dans une continuité qui traduira leur engagement.

Si dans un service nous voulons mettre en place des critères d'évaluation de qualité de soins, ce sont ces trois attributs et leur processus qu'il faut évaluer car, comme nous allons le constater, nous ne pouvons pas étudier les résultats de notre action, mais seulement la qualité du processus mis en œuvre.

La prise en compte de ces éléments objectivables doit nous permettre d'évaluer les familles à risque et de ne plus laisser uniquement cette perception à l'intuition.

Les conséquences de l'attachement parents-enfant sont difficiles à évaluer car elles interfèrent avec d'autres concepts.

L'élaboration du concept en formation de puéricultrice

Dans le cadre de son travail de fin d'année, une étudiante[60] choisit d'orienter son étude vers le choix du mode d'alimentation du nouveau-né par ses parents.

Cas n° 3

Une étudiante puéricultrice est interpellée lors d'un stage par la situation paradoxale d'une femme qui dit avoir choisi d'allaiter son nouveau-né et en même temps manifeste un manque de conviction par rapport à cet allaitement, ainsi qu'une grande fatigue et l'absence de plaisir. Cette femme demande à l'étudiante puéricultrice s'il est possible d'arrêter l'allaitement au bout de 3 semaines. Un dialogue s'instaure entre ces deux personnes et émerge alors l'idée que ce choix n'était pas si volontaire qu'elle l'aurait souhaité.

À partir de cette situation, l'étudiante s'interroge alors sur le rôle que pourrait jouer une puéricultrice pour favoriser le mode d'alimentation qui réponde au plus près aux aspirations de la femme. Elle a cher-

60. K. Favre-Felix, *Choisir le mode d'alimentation des nouveau-nés : accompagnons les mamans*. Projet professionnel-travail de fin de formation, Institut de puériculture de Paris, 2000.

ché à définir ce que pouvait être « **un choix consenti et éclairé du mode d'alimentation du bébé, par un couple dont la femme est primipare** ». Nous présentons la construction du concept (qui n'a aucun caractère d'exhaustivité), afin d'illustrer la démarche proposée par R. Quivy et L. Van Campenhout[61].

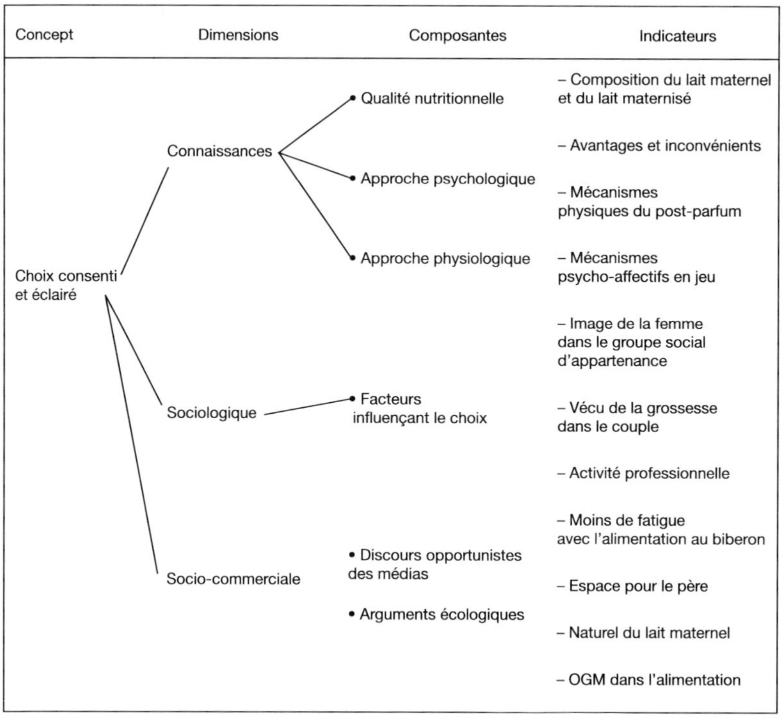

Figure 2.4 : Choix consenti et éclairé du mode d'alimentation du nouveau-né.

Certaines dimensions font appel à des indicateurs très concrets et objectifs (les discours des médias), d'autres sont cernés au travers de l'expression verbale et non verbale de la femme (ses représentations du corps de la femme enceinte ou qui allaite, par exemple), le concept pouvant aller jusqu'aux conséquences visibles d'un « choix consenti et éclairé » comme le plaisir partagé du moment du repas (enveloppement des bras, captation du regard, mère physiquement détendue, père présent « attentif », etc.

Cette approche mise en relation avec d'autres informations a permis à l'étudiante de cerner la question du « **choix consenti et éclairé** ». Il lui est apparu que celui-ci n'était possible que si le couple avait **la capacité à affirmer son indépendance d'esprit dans sa prise de décision. Choisir le lait maternel au sein ou le lait maternisé au biberon, en toute liberté** n'est pas facile dans une famille, un milieu social où la coutume veut que la femme allaite ses enfants.

À noter...

Dans ces conditions, conceptualiser, c'est construire des savoirs propres au groupe des puéricultrices (par exemple, une manière spécifique d'aborder cette question avec la mère), c'est aussi contribuer à la reconnaissance de la profession.

61. R. Quivy et L. Van Campenhout, *Manuel de recherche en sciences sociales*. Dunod, 1995, p. 121. Ces auteurs proposent d'organiser un concept autour de plusieurs « *dimensions* », elles-mêmes faites de plusieurs « *composants* », chacun étant caractérisé par des « *indicateurs* » (ou attributs) qui varient avec la nature du concept. Ce peuvent être des éléments observables voire mesurables (comme par exemple, des éléments physiques de vieillissement) ou des éléments moins palpables, qui s'expriment par des signes, des expressions. La définition du concept se fait ainsi par des critères de plus en plus précis selon les besoins et l'environnement de la personne, ses potentialités et ses connaissances.

La conceptualisation, moyen d'autonomisation

L'exemple ci-dessus montre l'intérêt de **cette démarche de conceptualisation** pour la compréhension d'une situation, la prise de décision et l'argumentation qui s'y rapporte. Elle favorise le développement de **l'autonomie dans le travail** qui s'inscrit dans **le processus de professionnalisation**, celui-ci ne situant pas le travail dans une simple production mais dans un mouvement intellectuel. Cette autonomie « ne concerne donc pas seulement le niveau opératoire et décisionnel, elle englobe une dimension d'expression dans le travail de l'individu et de son groupe professionnel de référence »[62]. Soulignons que le développement d'une personnalité professionnelle, en accroissant l'autonomie par rapport à l'organisation, est aussi un facteur de conflit. Les connaissances spécifiques mobilisées dans la pratique sont d'autant mieux maîtrisées qu'elles auront fait l'objet de ce travail de construction et de mise à distance. La formation est un lieu d'acquisition et/ou de perfectionnement de **cette démarche indispensable pour la qualité des actions professionnelles**.

À noter...
La démarche de conceptualisation est une aide à l'évolution des représentations par la recherche d'un sens nouveau des concepts de base comme : la notion d'enfant, de famille, le soin à l'enfant, la relation à la personne soignée (enfant différent de l'adulte), l'éducation, le professionnel de santé-puéricultrice, etc.

La clarification des notions centrales d'un problème à résoudre permet à la puéricultrice :
- d'en comprendre les mécanismes ;
- de repérer les enjeux pour l'enfant et sa famille, pour la collectivité, la profession (la crédibilité d'un professionnel est en lien avec sa maîtrise du sujet concerné) ;
- d'argumenter ses positions (au travers des propositions faites ou des actions menées).

Elle lui permet de faire évoluer ses conceptions et convictions personnelles pour faire en sorte d'arriver sur le terrain formée, prête à se positionner par rapport aux autres professionnels (voir chapitre 3).

L'écrit, un dénominateur commun

L'évolution des programmes de formation ouvre progressivement les perspectives de la place de l'écrit dans la dynamique professionnelle. Le travail de fin de formation à la fin des études d'infirmière et celui de fin d'études de puéricultrice témoignent de cette avancée. Cette production s'avère efficace pour la formation des esprits et l'intégration de l'outil « écriture » dans la conception du soin et de toutes les actions professionnelles. Nous ne nions pas l'intérêt de cet outil de formation à l'analyse, à la recherche, à la réflexion professionnelle, à la prise de position et à l'argumentation mais comment en faire bon usage pour le groupe professionnel ? Comment inscrire ce travail écrit de fin d'année comme une construction de savoir pouvant enrichir la réflexion du corps infirmier sur sa pratique de puéricultrice.

Conclusion

Se former dans une école de puéricultrices recouvre donc plusieurs notions et la problématique de la formation réside dans le processus à favoriser pour acquérir un savoir de puéricultrice, c'est-à-dire intégrer de nouvelles connaissances dans son capital de base (acquis en IFSI ou lors de l'exercice professionnel), de les approfondir pour être en mesure d'exercer la fonction d'une soignante spécialisée dans les soins à l'enfant : prévenir, anticiper, décider, argumenter (faire savoir), faire évoluer ses savoirs (théoriques, pratiques et comportementaux).

BIBLIOGRAPHIE

AFPA – *Vocabulaire des formateurs*. Formation Professionnelle, 1992.

BARBIN LE BOURHIS M. – D.E. Infirmier, *Le Travail de fin d'études*. ESTEM, 1996, p. 47.

BARIL J. ET GUILLET J. – *Techniques de l'expression écrite et orale*. Éd. Sirey, Paris, 1975.

BOURGEOIS E. – *L'Adulte en formation – Regards pluriels*. De Boeck, Bruxelles, 1996.

BOUTINET J.-P. – *Anthropologie du projet*. PUF, 1990.

CHAPLAIN D. L. ET CUSTOS-LUCIDI M.-F. – *Les Métiers de la petite enfance, des professions en quête d'identité*. Syros, 2001.

62. M. Pages, La captation de l'autonomie, recherches en psychopathologie des organisations. In : *Autonomies-Construction et limites*. Éd. Hommes et perspectives, 1991.

FALK J. cité par APPEL G. ET TARDOS A. – *Prendre soin d'un jeune enfant, de l'empathie aux soins thérapeutiques*. Érès, 1998.

FERRY G. – *Le Trajet de la formation*. Dunod, 1987.

GOGUELIN P. – Autonomie et organisation. In : *Autonomies – construction et limites*, Éd. Hommes et Perspectives, 1991.

HOUTMAN (Fonds) – *Plaidoyer pour l'enfant, vers une culture de l'enfance*. De Boeck et Belin, Bruxelles, 2000.

JODELET D. – Les représentations sociales. In : *Psychologie sociale*, sous la direction de MOSCOVICI S., PUF, 1984.

MAGNON R. ET DECHANOZ G. (sous la direction de) – *Dictionnaire des soins infirmiers*. AMIEC, 1995.

MOAL A., (citant BRUNER) – L'approche de « l'éducabilité cognitive » par les modèles du développement cognitif. In : *Éducation permanente*, n° 77, INRP, Paris.

MORFAUX L.-M. – *Vocabulaire de la philosophie et des sciences humaines*. A. Colin, 1980.

NUTTIN J. – *Théories de la motivation*. Du besoin au projet d'action. PUF, Paris, 1991.

PAGES M. – La captation de l'autonomie, Recherches en psychopathologie des organisations. In : *Autonomies - Construction et limites*, Éd. Hommes et perspectives, 1991.

QUIVY R., VAN CAMPENHOUT L. – *Manuel de recherche en sciences sociales*. Dunod, 1995.

Revues

École des parents et des éducateurs

Le journal des professionnels de l'enfance, 2001.

Recherche en soins infirmiers

Soins Encadrement-Formation

Sciences humaines

Les Cahiers de la Puéricultrice

CHAPITRE 3

Le champ des pratiques professionnelles de la puéricultrice[1]

Capacités attendues pour l'exercice de la puéricultrice

- Savoir se situer au sein d'une équipe pluridisciplinaire, dans sa spécificité d'infirmière spécialisée en puériculture, en développant une conception ouverte et évolutive de son sentiment identitaire.
- Exercer en qualité de puéricultrice, en complémentarité avec les autres professionnels et dans le respect de leurs compétences, au sein d'équipes et de réseaux au service de l'enfance et dans le cadre de partenariats.
- Engager sa responsabilité dans les pratiques professionnelles, en particulier lors des prises de position, individuelles et/ou collectives, en restant dans l'axe de l'intérêt de l'enfant et des logiques et objectifs des puéricultrices.

Au cours de leur formation, les infirmières et sages-femmes ont acquis les éléments-repères constitutifs de l'identité de leur profession ; de plus, certaines ont développé et consolidé, à l'occasion de leur exercice professionnel, un sentiment fort d'appartenance à leur groupe professionnel. La formation de puéricultrice pose, dès lors, le problème de l'élaboration d'une nouvelle grille de lecture de l'espace de travail. En effet, loin de perdre leur identité première ou la compréhension des mécanismes sociologiques de cet espace, les infirmières et sages-femmes vont adapter, réorienter, compléter leurs connaissances en ce domaine. Cette redéfinition d'une nouvelle donne est le travail à mener, en formation puis en activité, pour qu'il soit possible à la puéricultrice d'occuper la place qui lui est attribuée et de s'inscrire dans le cadre du travail pluri-professionnel.

Dans sa formation en puériculture, l'étudiante est confrontée à de multiples modes de fonctionnement qui doivent l'inciter à analyser et rechercher la place de la puéricultrice : quelle place doit-elle/peut-elle prendre pour assurer sa mission avec efficacité ? Comment est-elle reconnue ?

La problématique de l'identité professionnelle des puéricultrices se pose en effet : la sage-femme ou l'IDE développent-elles une nouvelle identité ou adaptent-elles leur identité initiale de soignante ?

Dans ce chapitre, nous étudions ainsi la question identitaire puis le contexte professionnel de la puéricultrice, dans une approche sociologique et psychosociologique, afin de fournir des éléments de repérage. L'existence, au sein des secteurs de travail, de professionnels à proximité des compétences de la puéricultrice, voire des zones de chevauchement, nous conduit à proposer une initiation à la démarche stratégique tandis que la présence de ces nombreux professionnels conduira à l'étude de la dynamique du champ professionnel.

1. Auteurs : Isabelle Bourgeois, sociologue. Christian Heslon, psychologue des âges de la vie. Colette de Saint-Sauveur, directrice d'école de puéricultrices.

L'identité professionnelle des puéricultrices

Les puéricultrices ont une conception globale de la santé : leur mode d'intervention, dirigé indissociablement vers l'enfant et sa famille, invite à un repositionnement dans le champ de la santé et à la réinterrogation de ce qui caractérise et rassemble les puéricultrices, en terme de repères identitaires. Cette question de l'identité n'est pas un phénomène nouveau puisque l'identité est un processus dans lequel chacun est engagé depuis l'enfance. C'est dans la vie familiale et sociale que l'enfant se construit en tant que « personne » (voir chapitre 11) ; c'est dans la rencontre avec ses pairs, dans la confrontation des réalités du contexte de travail, que se construit la future professionnelle (infirmière, sage-femme, puéricultrice). Le stage professionnel nourrit le travail d'identification qui forge petit à petit l'image identitaire. Ce long parcours ne peut prendre forme que dans l'activité professionnelle, lorsque la puéricultrice assume des responsabilités à part entière. Ces responsabilités obligent à prendre des positions, des risques, à assumer sa fonction en référence à sa qualification et au groupe professionnel.

De la socialisation à la construction identitaire

L'élaboration de l'identité personnelle comme celle de l'identité professionnelle repose sur un schéma unique qui place l'étape de la socialisation comme préalable à la construction de l'identité. Nous aborderons ainsi, de façon distincte, ces deux notions de base que sont la socialisation et l'identité ; elles nous conduiront à l'étude de l'identité professionnelle de la puéricultrice.

La socialisation, base de l'identité

L'expérience de socialisation conduit tous les individus du stade de l'enfance à celui de l'adolescence, puis à l'âge adulte, âge de la socialisation professionnelle.

La socialisation primaire

Ce processus fondamental repose sur le savoir de base du langage : parler, lire, écrire. La socialisation de l'enfance consiste en **l'intériorisation** des règles, des normes, des valeurs, au travers d'un travail **d'identification**, exclusivement et toujours dans une charge émotionnelle importante. Ainsi, durant l'enfance, la socialisation préside à la construction de l'identité personnelle par :

- la compréhension des rôles que l'enfant apprend progressivement à jouer de manière personnelle et efficace ;
- l'intériorisation de l'esprit de groupe, par exemple : être reconnu comme membre du groupe se fait par identification ;
- l'affirmation positive, comme personne, dans ce groupe : l'enfant s'approprie un rôle actif et spécifique.

De ces aspects dépendent l'achèvement du processus de la socialisation et la consolidation de l'identité.

La socialisation secondaire

Elle s'opère au contact des institutions : l'intériorisation se fait en fonction de ses propres buts et non comme une réalité intangible. C'est une identification avec distance, grâce à **une capacité critique de la personne.** Les acquisitions successives de savoirs (spécialisés et professionnels) et leur assimilation correspondent à l'intériorisation de **sous-mondes institutionnels spécialisés** (comme l'école) et à l'acquisition de savoirs et de rôles, directement ou indirectement, inscrits dans **la démarche de travail.** Ce savoir, acquis secondairement, est légitime : il permet en effet, l'élaboration de stratégies pratiques à partir d'un vocabulaire, de réponses diversifiées, etc.

La socialisation anticipatrice

Elle est ainsi nommée parce que le travail d'identification, qui relève d'une logique de la frustration, oblige l'individu à se forger une identité par anticipation, **à partir du groupe de référence** (auquel il souhaite appartenir) et non pas du groupe d'appartenance. Cette identification anticipée implique l'acquisition, par avance, des normes, valeurs et modèles de comportements des membres de ce groupe.

Grâce à l'esprit critique développé au cours de l'adolescence et en formation infirmière, le processus de socialisation et l'apprentissage identitaire dans le cadre de la formation de puéricultrice peuvent s'engager. L'identification des étudiantes aux puéricultrices des terrains d'exercice-lieux de stage se fait dans une relation suivie, leur maturité personnelle et professionnelle leur permettant de prendre ou de ne pas prendre ce qui est proposé comme image professionnelle.

Le processus identitaire, une dialectique

La question de l'identité personnelle et professionnelle est cette dynamique qui évolue tout au long des cycles de la vie et relie passé, présent et avenir pour donner « l'être » de chacun d'entre nous.

Définition de l'identité

L'identité se fonde sur le désir du même et, à la fois, sur la recherche et l'exclusion de l'autre.
Étymologiquement, « identité » vient du latin *Id, isdem, idem, identitas* qui signifie « le même » : **unité absolue d'un être avec lui-même**. L'identité est donc :
- ce qui rend la personne semblable à elle-même et différente des autres ;
- ce qui est commun à plusieurs personnes, partagé par les membres d'un même groupe : l'identité se réfère donc, aussi, à une collectivité humaine.

L'appartenance au groupe

Ce peut être le groupe réel d'appartenance fondé sur une histoire, des valeurs morales, une idéologie, ou encore un statut social ou professionnel, une qualification, etc. Ce groupe peut être une famille, une équipe (de sport, de travail...), une catégorie sociale (une association culturelle, religieuse, humanitaire...), un groupe professionnel, etc.

L'instauration et le maintien de l'identité

L'idéologie personnelle s'élabore au travers des idéaux, des droits et des devoirs véhiculés par la culture d'appartenance, ceci en étroite relation avec les différents aspects de l'identité, tels que :
- la dimension temporelle de la connaissance de soi qui s'organise à partir du sentiment de continuité. « Être quelqu'un », c'est « construire un passé, valoriser le temps présent et se projeter dans le futur »[2] ;
- le sentiment d'unité, de cohérence qui se construit dans la perspective d'une histoire personnelle ; continuité et unité ne pouvant exister que dans le changement et la diversité.

L'identité est ce qui fait exister la personne comme personnage social et la fait reconnaître par autrui : être quelqu'un pour quelqu'un d'autre.

L'élaboration identitaire

L'identité n'est pas un avoir, elle est mouvement et acte ; elle se construit « dans la confrontation de l'identique et de l'altérité, de la similitude et de la différence »[3]. Elle se joue dans l'interaction et la comparaison.
On distingue ainsi :
- l'acteur social qui tend à se différencier, à devenir autonome (affirmation de soi) ;
- l'acteur social qui s'intègre dans un ensemble plus vaste et dans lequel il tend à se fondre (appartenance au groupe).

Chaque personne possède donc cette faculté de passer de l'un à l'autre. La quête d'identité fait dès lors intervenir les attitudes (façon d'agir et réagir face à certains événements), les motivations et les représentations qui s'organisent autour de projets.
L'identité :
- se renforce dans l'originalité (ne ressembler à personne d'autre) ;
- s'exprime dans la prise de position et l'esprit critique (prise en charge, prise de position, prise de rôle, prise de parole) ;
- s'affirme et se consolide par l'engagement (dans le sens de renoncer à être un simple spectateur), la prise de responsabilité, la création, l'action sur les objets et la co-action sociale.

D'un point de vue psychosociologique, l'identité est le « moyen mental dont on dispose pour repérer l'identique et le différent dans la diversité de nos engagements »[4].

Le développement identitaire

Il est :
- personnel d'abord, dans le cadre d'une formation laissant place à l'autonomie qui fait appel à la capacité à faire des choix, donc à prendre position ;
- professionnel ensuite, par de multiples situations d'apprentissages, d'analyses où la décision, incontournable, oblige à s'engager dans une prise de positions face aux autres étudiantes et professionnelles, à se poser en adulte. Soulignons cependant qu'en formation professionnelle, le travail identitaire est la partie invisible de l'iceberg, elle ne deviendra vraiment visible que dans l'affirmation professionnelle, au cœur des prises de responsabilités.

Construire une identité professionnelle ne peut se faire qu'en entrant dans une relation de travail (participer, intervenir dans des jeux d'acteurs), ce qui est impossible en position de stagiaire, celle-ci n'assumant pas pleinement les responsabilités liées à la fonction de puéricultrice dans le service.

Pour qu'il soit possible, le développement identitaire requiert l'expérience relationnelle et sociale du pouvoir ; or, c'est le champ d'investissement qui donne accès au pouvoir. Cet investissement n'existe que dans des relations durables, qui mettent en question la reconnaissance réciproque des partenaires. Cette expérience de type professionnel est alors favorable à la construction de l'identité professionnelle.

---

2. P. Tap, *Identités collectives et changements sociaux*. Privat, 1986, p. 8.
3. P. Tap, Introduction à l'ouvrage collectif. In : *op. cit.* note 2, p. 11.
4. R. Sainsaulieu, *L'Identité au travail*. Éd. Presses de la fondation nationale des sciences politiques, Paris.

L'identité professionnelle

L'identité permet la différenciation vis-à-vis d'autrui. Ce concept désigne à la fois la capacité pour le sujet à conférer un sens durable à son expérience et la permanence des moyens sociaux de la reconnaissance. **L'identité professionnelle suppose donc un processus dynamique par lequel l'individu tente par lui-même de se faire reconnaître,** cette reconnaissance s'obtient dans un jeu de pouvoirs avec d'autres interlocuteurs (personnes ou institutions).

Le concept d'identité professionnelle

L'identité collective qu'est l'identité professionnelle se structure autour de trois notions :

- l'égalitarisme en terme d'appartenance à... ;
- le particularisme : ne ressembler à personne... ;
- la diversité, basée sur les traits originaux.

L'égalitarisme

Cette notion, fondée sur l'organisation des valeurs et leur hiérarchisation, préside à la formation de l'identité collective par l'assimilation d'éléments significatifs et spécifiques au groupe professionnel : « qu'est-ce qui est important... ? ». Ces valeurs constituent des repères qui eux-mêmes donnent sens à l'engagement. À titre d'exemples, citons :

- « **l'autonomie** », valeur première qui, comme en témoignent les propos tenus dans les chapitres de cet ouvrage, sous-tend les attitudes et comportements professionnels exprimés par la puéricultrice vis-à-vis de l'enfant, des parents et des autres professionnels ;
- « **la confiance** », valeur indissociable des relations établies avec les enfants comme avec leurs parents et les autres professionnels ;
- « **le respect** » en tant qu'attitude « non-jugeante » et « écoutante » en toutes circonstances, mais aussi en tant que considération de la personne, avec ses potentialités propres, ses besoins et ses désirs.

Ces valeurs, qui ne sont pas exclusives du groupe professionnel des puéricultrices, caractérisent cependant une position égalitaire en situation professionnelle. C'est-à-dire que ces valeurs :

- structurent le cadre éthique de la profession (sans compter les valeurs traditionnelles des soignants) ;
- nourrissent la dynamique professionnelle.

Le particularisme

Il y a identité collective parce que les membres s'identifient à quelque chose de commun (le même) mais tout n'est pas nécessairement commun. Aussi, ce qui « cimente » le groupe, c'est la représentation commune que les membres se font **des objectifs ou des raisons constitutives du groupement** et la reconnaissance de tous dans cette représentation. Nous avons évoqué par exemple :

- **l'approche globale de la santé**, notion qui rassemble l'ensemble des puéricultrices autour d'objectifs communs ;
- le fait **d'assurer, de faire assurer la réponse aux besoins des enfants dans une démarche de promotion de la santé**, quel que soit le secteur d'activité ;
- le fait de **prévenir, anticiper, dépister de manière précoce** toutes perturbations ou anomalies, le corpus de connaissances des puéricultrices leur conférant cette compétence (particulièrement développée chez les puéricultrices expérimentées).

Ces particularismes distinguent le groupe des puéricultrices d'autres groupes professionnels, ceux dont les objectifs sont différents. Soulignons que le groupe porteur de cette identité collective ne peut exister que si ses membres ont un « **sentiment d'obligation** ». Il faut que chacun ait l'impression de défendre, par le canal du groupement, quelque chose d'important : la défense des droits de l'enfant en est un exemple. Ce sentiment d'obligation est essentiel pour la cohérence du groupe des puéricultrices mais il ne faut pas perdre de vue que l'identité collective est ainsi fondée sur la loyauté, chaque puéricultrice s'engageant à œuvrer dans le respect des objectifs qui les rassemblent. Pour cette raison, certaines décisions peuvent engager la profession toute entière (voir p. 71).

La diversité

Il n'y a de **sens** que dans la **diversité** et d'**identité** que sur la base de **particularismes**. La profession de puéricultrice ne peut exister comme entité professionnelle que si elle se distingue des autres professions par « des traits originaux et spéciaux, en tout cas ressentis comme tels »[5]. En revanche, le sentiment collectif ne se rapporte qu'à une seule communauté. Il se fonde sur une pluralité d'appartenance : membres du corps des soignants, professionnels du secteur de l'enfance, etc. Le sentiment d'identité naît ainsi de l'existence de distinctions entre les groupes et de la diversité des activités humaines, productrices de valeurs et facteurs d'intégration. Toutefois, toutes les puéricultrices sont rassemblées dans une même démarche éthique au regard des rôles et fonctions du groupe professionnel définis par les textes (actes de compétences et règles déontologiques, préambule du programme de formation des puéricultrices...).

5. J. Freund, Petit essai de phénoménologie sociologique de l'identité collective, in : *Identité collective et travail social*. Privat, Toulouse, 1979, p. 65.

Le sens du travail au quotidien

Les circonstances de lieu, de temps, de manière, de cause et de conditions de l'intervention mobilisent des savoirs professionnels spécifiques, dans le but de résoudre des problèmes de puériculture. Les puéricultrices travaillent dans ce sens, quels que soient le service, l'établissement ou l'institution de référence.

Le projet collectif

La mise en exergue de ce qui rassemble les puéricultrices est une synthèse des très nombreuses informations diffusées au gré des chapitres du présent ouvrage. Nous rappelons ici **les caractéristiques du groupe professionnel** et son projet collectif : **ce qui fonde à la fois sa reconnaissance sociale**, au regard des usagers comme des autres professions ou gestionnaires, **et son sentiment identitaire**. Citons :

- la raison sociale de la profession : **la santé de l'enfant ;**
- la conscience de chacune des puéricultrices que « [...] **l'enfant**, en raison de son manque de maturité physique et intellectuelle, **a besoin d'une protection spéciale et de soins spéciaux** [...] »[6] et que « [...] **l'intérêt supérieur de l'enfant doit être une considération primordiale** [...] »[7] ;
- une valeur inébranlable : **l'intérêt pour la cause des enfants**, leur qualité de vie et leur devenir (défendre cette cause auprès des institutions), préserver les liens d'attachement, prendre en compte la parole de l'enfant, exploiter et faire évoluer leurs potentialités (ressources en terme de capacités et de désirs) ;
- une valeur commune : ne pas dissocier l'enfant, la famille, leur contexte de vie – ce que nous appelons **l'approche globale d'une situation** –, considérer la famille comme partenaire en faveur de son autonomie, travailler en équipe pour assurer la continuité des actions ;
- un objectif commun : **résoudre les problèmes de santé de l'enfant** en considérant **sa situation dans toute sa complexité**, c'est ce que veut dire « prendre de soin », dans une démarche d'autonomie professionnelle définie par le cadre législatif ;
- une mission spécifique visant à maintenir, restaurer la santé de l'enfant, prévenir les risques susceptibles d'altérer les conditions de son développement : intégrité physique, épanouissement psychoaffectif, éveil intellectuel, etc. ; le protéger des actes de maltraitance et de carences en soins, etc.

Cette dimension des caractères communs au groupe des puéricultrices se construit sur un schéma d'approche des situations dans leur singularité. En tant qu'actrices sociales, les puéricultrices, se référant à un système de valeurs organisé, affichent un sentiment d'appartenance qui les place dans un réseau de pouvoirs (préserver sa place au sein du champ social) pour poursuivre leurs objectifs professionnels (sentiment d'obligation).

Le projet personnel à la rencontre du projet collectif

L'intérêt d'une réflexion sur l'identité dans la formation de puéricultrice est de contribuer à la clarification des motivations (voir p. 55). Rappelons que le parcours personnel aboutit à des motivations très différentes dans le choix professionnel. Ce peut être, par exemple :

- la recherche d'une promotion, surtout pour les infirmières qui quittent l'hôpital avec le projet de devenir directrice de crèche par exemple ; l'investissement personnel, intellectuel, voire financier, témoigne d'une volonté d'atteindre ce but. On peut penser ici que les enjeux, sur un plan personnel, sont importants :
  - est-ce une revanche à prendre sur un défaut de reconnaissance au sein d'une équipe soignante ?
  - est-ce l'aspiration à un nouveau statut comme remède à une usure professionnelle ?
- une réorientation après une erreur de choix professionnel à la sortie du lycée, etc. ;
- un choix de toujours pour ce métier de puéricultrice.

Chacun a sa raison (consciente ou non) et les attentes sont alors très prégnantes par rapport aux représentations de la fonction de puéricultrice.

Ce qui est important, c'est de comprendre son parcours pour s'autoriser à être soi-même et faire les choix qui répondent à ses aspirations profondes.

Par ailleurs, au cours de sa formation, **la puéricultrice doit acquérir des repères utiles** pour se sentir engagée dans une voie commune d'« infirmière spécialisée en puériculture », afin d'être en mesure de se construire une identité sociale et trouver place dans **le processus relationnel d'investissement de soi** qui la caractérise (et ne peut pas se faire dans un simple rôle de passage que symbolise le stage). En revanche, le stage est le lieu de socialisation professionnelle, champ d'observation et d'analyse. C'est par un travail d'identification des savoir-faire, savoir être et faire savoir de la puéricultrice que l'étudiante se construit son cadre de référence dans une démarche identitaire. Le tableau 3.1 propose une grille d'observation (au sens large du terme), en vue de cerner la place de la puéricultrice au sein du champ d'exercice professionnel.

---

6. Extrait du préambule de la Déclaration des Droits de l'enfant, 20 novembre 1959.
7. Convention internationale des Droits de l'enfant, ratifiée par la France le 2 juillet 1990 (art. 3).

Tableau 3.1 : Les niveaux d'identification de la puéricultrice en exercice.

Niveau professionnel	Question de départ	Observations
Qualification	Que fait la puéricultrice ?	• Que sait-elle faire ? • Pour quoi est-elle formée ?
Identité	Qui est la puéricultrice ?	• Quelle est son image ? • Comment nous la représentons-nous ?
Reconnaissance	Quelle est la place de la puéricultrice ?	• Comment se situe-t-elle dans le champ d'intervention ? • Quelle place est donnée ? prise ? désirée ?

Pour compléter cette recherche, l'approche sociologique et psychosociologique du contexte de travail qui suit, fournit des outils d'analyse complémentaires.

Les environnements professionnels : approche sociologique

Au cours de son parcours professionnel, la puéricultrice est, le plus souvent, amenée à travailler dans trois types de structures : **l'hôpital, les établissements et services d'accueil, et le service départemental de PMI**. Les personnes avec lesquelles elle est en relation, les problèmes auxquels elle est confrontée, et ses enjeux professionnels y sont différents. C'est pourquoi, il est juste de parler de plusieurs environnements professionnels. Notre objectif est donc, ici, de repérer et d'analyser, à l'aide d'outils sociologiques, les spécificités de chacune des structures et de montrer la place qu'occupe en leur sein la puéricultrice.

La réflexion que nous allons mener est nourrie à la fois d'expériences concrètes[8] de puéricultrices et des outils de l'analyse stratégique[9].

Quelques principes d'analyse stratégique

En publiant *L'Acteur et le système*[10], les auteurs ont posé les bases de l'analyse stratégique et plus largement de la sociologie des organisations. Comprendre leur conception de l'acteur, et de l'action collective, permet de discerner dans les activités quotidiennes, les contraintes et les règles du jeu spécifiques à l'action organisée.

L'analyse stratégique s'intéresse donc à l'action collective et analyse les comportements humains à travers les relations que les individus opèrent les uns avec les autres. C'est dans cette optique que nous abordons le travail de la puéricultrice.

L'analyse théorique élaborée par Crozier et Friedberg est sous-tendue par une démarche empirique, qualitative et inductive. Autrement dit, on part de l'individu pour expliquer le fonctionnement de l'organisation et on essaie de comprendre son comportement par rapport à son environnement. L'organisation doit se comprendre comme une action organisée, c'est-à-dire comme une agrégation de comportements. Pour saisir le fonctionnement d'une organisation, il faut donc comprendre le comportement de chaque acteur dans son environnement. Le but de l'analyse stratégique est de décrire ces comportements individuels à partir d'une analyse fondée sur trois idées :

- le comportement des acteurs est le produit d'une stratégie ;
- les relations que les personnes nouent peuvent s'analyser comme des relations de pouvoir ;
- une organisation peut se comprendre comme un jeu avec des règles qui ne sont pas toutes formalisées.

Le comportement de l'individu au sein d'une organisation est le produit d'une stratégie

L'objet de cette partie est de développer la **conception croziero-friedbergienne** de la stratégie. Il s'agit de montrer en quoi un individu au sein d'une organisation n'est jamais totalement déterminé dans son comportement. Le concept de stratégie rend compte et explique le comportement de l'individu.

---

8. Je tiens à remercier ici Madame de Saint Sauveur, Directrice de l'École de puéricultrices de l'Institut de puériculture de Paris, qui m'a permis de récolter toute l'information nécessaire dans les meilleures conditions possibles, les formateurs de l'école qui m'ont accueilli dans leurs cours, ainsi que les étudiantes et les professionnelles qui ont bien voulu me faire part de leurs expériences de terrain.
9. Les principes de l'analyse stratégique développés ici ont pour source exclusive les deux ouvrages suivants : M. Crozier, E Friedberg, *L'Acteur et le système*. Seuil, Paris, 1977, 500 pages. E Friedberg, L'analyse sociologique des organisations. In : *POUR*, n° 28, 1988.
10. M. Crozier, E Friedberg, *L'Acteur et le système*. Seuil, Paris, 1977.

L'individu est actif

Le point de départ de l'analyse stratégique est donc l'individu. Au sein d'une organisation les individus poursuivent tous des buts différents. Quelqu'un qui est préoccupé par sa carrière, par exemple, s'impliquera fortement dans son travail et essaiera de nouer des relations avec des personnes bien placées pour évoluer. *A contrario*, lorsque le travail est considéré par l'individu comme un moyen de subsistance, qu'il ne s'y accomplit pas, son investissement dans l'organisation sera faible. Enfin, dans une troisième perspective, un individu qui aura des velléités syndicales adoptera un comportement différent.

L'individu n'est donc pas passif. C'est un agent libre, qui n'a pas de comportement stéréotypé et qui est, dans une certaine mesure, autonome. Il détermine ses propres buts : il tente de les poursuivre à travers les contraintes auxquelles il est confronté. Sa conduite n'est, de ce fait, jamais totalement prévisible.

L'individu possède une marge de liberté

En situation de travail, l'individu n'est jamais totalement déterminé dans son comportement. C'est un acteur libre, nous l'avons vu, qui poursuit une stratégie en vue d'atteindre ses objectifs qui ne sont pas forcément les mêmes que ceux de l'organisation à laquelle il appartient. Il utilise les ressources dont il dispose, de la façon la plus judicieuse possible compte tenu des contraintes du moment.

Dire que le comportement est actif, le produit d'une stratégie, implique une marge de liberté pour l'acteur, même dans toute situation très contraignante. **L'analyse stratégique essaie de rendre compte de la façon dont les individus mettent en œuvre leur marge de liberté.** Comprendre pourquoi ils utilisent leur marge de manœuvre de telle manière plutôt que de telle autre permet d'analyser leur stratégie.

L'individu utilise sa marge de liberté et met en œuvre sa stratégie

La stratégie, au sens de Crozier et Friedberg, est un comportement dont le but est d'atteindre un objectif en fonction des ressources et des contraintes d'une situation. L'utilisation du terme « stratégie » peut cependant prêter à confusion : on peut croire à une action délibérée de la part de l'acteur. Or, dans le sens dans lequel on l'entend ici, la stratégie n'est pas synonyme de volonté. C'est une reconstruction de l'observateur. **L'acteur n'est pas forcément conscient de sa stratégie.**

L'objectif à atteindre n'est effectivement pas toujours connu de la part de l'acteur. Il ne calcule par ses actions en fonction d'objectifs clairement fixés au départ et son comportement n'est pas toujours réfléchi. Pourtant son comportement est actif. Il est le résultat d'un choix et a toujours un sens pour l'individu. C'est pourquoi l'observateur extérieur est en mesure de le décrire.

La puéricultrice arrivant dans une nouvelle structure n'est donc pas totalement déterminée par ce qu'elle y trouve. Elle est toutefois contrainte par les règles de fonctionnement existantes ; elle l'est certainement d'autant plus lorsqu'elle est la seule représentante de sa profession dans le service ou l'établissement. La logique de qualité des soins, de questionnement des pratiques, dans laquelle elle se trouve peut, en effet, dans certains cas, notamment à l'hôpital, être en porte-à-faux avec les logiques purement médicales qui s'attachent surtout à la dimension technique de la prise en charge de l'enfant.

Les relations au sein d'une organisation peuvent s'analyser comme des relations de pouvoir

L'acteur utilise donc sa marge de liberté pour mettre en œuvre une stratégie, capacité qui lui vient du fait de pouvoir négocier avec les autres. Il a une capacité de marchandage, de laquelle découlent les relations de pouvoir. Dans une organisation, les relations peuvent s'analyser comme des relations de pouvoir, mais ce n'est pas leur essence même d'être des relations de pouvoir. L'idée est d'évacuer de l'analyse toute dimension psychologique et affective et de se concentrer sur les rapports de force.

Le pouvoir n'est pas un attribut

Le sens commun s'oppose à cette définition, puisque l'on dit « avoir du pouvoir ». Au sens de l'analyse stratégique, le pouvoir doit se comprendre dans un processus dynamique, qui se définit comme :

- une relation, un échange, une négociation ;
- la capacité à obtenir quelque chose de son interlocuteur ;
- la possibilité pour certains individus ou groupes d'individus d'agir sur d'autres individus ou groupes d'individus.

Un individu n'a donc pas de pouvoir dans l'absolu. Il a du pouvoir dans une situation donnée à l'occasion d'une relation donnée.

Le pouvoir est une relation réciproque mais déséquilibrée

La relation hiérarchique permet d'illustrer les modalités du rapport de force qui peut exister **entre un supérieur et son subordonné**. Le premier détient l'autorité sur le second, c'est-à-dire la capacité d'élaborer et de faire appliquer des règles. Face à cette ressource dont dispose le supérieur hiérarchique, le subordonné peut s'exécuter de différentes manières : obéir avec zèle, obéir en traînant les pieds, ou encore obéir de manière sélective, en insistant plutôt sur tel ou tel point. Il y aura donc une pression mutuelle des deux protagonistes, une négociation, si élémentaire soit-elle, entre le donneur d'ordre et celui censé l'exécuter. **La pression est réciproque, car le subordonné n'est pas dénué de ressources face à son supérieur.**

En revanche, s'il y a réciprocité dans l'échange, la relation reste toujours déséquilibrée, sinon on ne pourrait pas parler de pouvoir. Ainsi, par exemple, entre le subordonné et le supérieur hiérarchique, l'un aura toujours l'avantage sur l'autre, sans que celui-ci soit forcément ni automatiquement le supérieur hiérarchique. Un subordonné peut obtenir que les termes de l'échange lui soient favorables s'il se rend compte par exemple que son supérieur accorde beaucoup d'importance à l'exécution de l'ordre et qu'il est le seul à pouvoir l'exécuter. Le subordonné a alors les moyens d'appliquer l'ordre selon des modalités qu'il aura en partie choisies. L'exemple du marchandage s'applique très bien à notre démonstration : si le vendeur sait que l'acheteur est très intéressé, il cèdera moins facilement que si l'acheteur fait mine de partir ou montre un désintérêt.

Les fondements du pouvoir : imprévisibilité et capacité à résoudre les problèmes

Ce qui s'échange, se négocie dans les relations de pouvoir, ce sont des comportements. On ne s'engage pas dans une relation de pouvoir juste pour mesurer sa force. On a un but, le but d'obtenir de quelqu'un un certain comportement. Les personnes ayant le plus de pouvoir dans une organisation sont celles qui sont moins dépendantes des autres et ont plus de gens dépendants d'elles.

La première source de pouvoir est l'imprévisibilité, c'est-à-dire la mise en œuvre de la marge de manœuvre. Plus une personne est capable de marchander l'acte qu'une autre lui demande, plus son pouvoir est grand. **Avoir du pouvoir, c'est donc être capable de refuser ce que l'autre demande**. Quand on se rend indispensable par exemple, on augmente son pouvoir, on se rend imprévisible aux yeux de son entourage puisqu'on est capable de marchander.

La seconde source de pouvoir est la capacité à résoudre les problèmes des autres. Elle découle de la première. Quelqu'un qui devient le passage obligé pour accéder à une information, pour résoudre un problème, pour prendre une décision est quelqu'un qui a du pouvoir.

Cas n° 1

La relation entre la puéricultrice et le pédiatre

Un très bon exemple de rapport de force, quoiqu'un peu caricatural, est celui que l'on peut observer à l'hôpital en pédiatrie entre le médecin et la puéricultrice. Ces deux acteurs suivent deux logiques qui peuvent s'opposer : le médecin prescrit et veut que ses prescriptions soient exécutées rapidement. La puéricultrice, en tant qu'infirmière, est chargée de les réaliser mais son rôle de puéricultrice implique qu'elle se soucie des conditions dans lesquelles la prescription sera exécutée. Par exemple, elle s'efforcera de respecter le rythme de l'enfant et d'attendre son réveil pour mettre en application la prescription médicamenteuse qui lui est faite (s'il n'y a aucune urgence bien entendu). Ces deux logiques s'affrontent donc et le médecin pourra être agacé de la « lenteur » d'exécution de la puéricultrice.

Cet exemple nous montre que les termes de l'échange ne sont pas forcément favorables au donneur d'ordre qu'est le médecin, puisque la puéricultrice est capable d'être lente, c'est-à-dire de ne pas s'exécuter exactement comme le médecin le voudrait. Elle dispose de cette marge de manœuvre parce qu'elle a à sa disposition une ressource que n'a pas le médecin : sa proximité et donc sa bonne connaissance de l'enfant dans son environnement familial. Cependant elle subit une série de contraintes qui peuvent l'empêcher de mettre en œuvre de manière satisfaisante sa marge de liberté. Le fait qu'elle soit infirmière la place dans une situation de dépendance d'exécution par rapport au médecin et cela d'autant plus que les effectifs ne permettent pas d'être « lent ». Sa charge de travail peut en effet l'empêcher de prendre le temps d'analyser la situation avant de l'exécuter. Une autre contrainte peut s'ajouter aux autres si la surveillante du service ne voit pas le bien-fondé de son action spécifique de puéricultrice et n'organise pas le travail de manière à ce que l'action de la puéricultrice ne se distingue pas de celle des infirmières polyvalentes.

Le pouvoir est donc fonction de la zone d'incertitude que l'acteur est capable de contrôler par rapport aux autres. Celui qui contrôle cette zone d'incertitude est celui pour lequel le rapport de force est favorable.

L'action organisée et ses règles

Un hôpital, une crèche, un service de PMI sont des organisations formelles avec une structure hiérarchique établie et des règles visibles de fonctionnement. Mais ces règles ne peuvent pas tout prévoir, ce qui explique qu'il y ait un décalage dans la pratique.

Cas n° 2

Les auxiliaires de puériculture et l'application des règles

Prenons l'exemple de la maternité ou de tout autre service qui emploie des auxiliaires de puériculture. Il n'est pas rare de voir ces dernières prendre en charge des tâches qui ne sont pas de leur compétence. Le débat n'est pas ici de spéculer sur la légalité ou l'illégalité de telles pratiques mais plutôt de comprendre pourquoi ces pratiques existent. Tout simplement parce que la règle qui place les auxiliaires de puériculture dans un champ donné de tâches (en rapport avec leur formation donc leurs compétences), ne prévoit pas que les puéricultrices, en sous-effectifs, n'ont pas le temps matériel de réaliser celles qui relèvent de leurs propres responsabilités et compétences. Ainsi, pour la bonne marche du service, est-il nécessaire que les auxiliaires de puériculture prennent en charge une partie des tâches ne relevant pas de façon formelle de leur fonction.

Un autre exemple permettra de montrer qu'une règle appliquée à la lettre peut induire des troubles. Il arrive que les douaniers fassent la *grève du zèle* et arrêtent toutes les voitures à la frontière. Le désordre causé est alors immense et montre qu'en temps normal, l'application à la lettre de la règle est une exception.
Ces exemples montrent que la règle formelle n'est jamais appliquée telle qu'elle est édictée. Il existe toujours un décalage entre ces règles formelles et la pratique et c'est ce qui intéresse l'analyse stratégique : décrire les arrangements qui existent autour de l'application des règles, décrire ces règles du jeu organisationnelles. Les comportements observés (stratégies) en sont le produit.
Où qu'elle exerce, **la puéricultrice** est en relation avec d'autres puéricultrices ou d'autres professionnels. Elle est donc **toujours en situation d'action organisée**. Cependant, cette action organisée aura un visage différent selon que la puéricultrice se trouve à l'hôpital ou en dehors. Pour illustrer ce propos, nous aborderons d'une part le travail en maternité et en néonatologie, pour ce qui concerne l'hôpital, d'autre part, l'exercice en PMI et en crèche.

La puéricultrice à l'hôpital : la mise en œuvre d'une action spécifique comme enjeu

La puéricultrice est présente en maternité, en pédiatrie et en néonatologie. De par sa formation de puéricultrice, elle est vouée à mettre en œuvre une action spécifique. Nous entendons par **action spécifique, le comportement enseigné au cours de l'année de formation de puéricultrice**. Elle y a appris à analyser les situations, à prendre du recul par rapport aux pratiques, à coordonner des actions et à concevoir la prise en charge de l'enfant d'un point de vue global.
C'est autour de cette action que se joue le rôle de la puéricultrice dans ces trois services. Selon les données recueillies et en nuançant le propos, on peut constater que son action spécifique n'est pas toujours reconnue par les professionnels avec lesquels elle est en relation (maternité, pédiatrie), ou que son action est reconnue mais est difficile à mettre en œuvre (néonatologie). Soulignons que dans la plupart des services pédiatriques (y compris la néonatologie), les fonctions d'infirmières en soins généraux et d'infirmières spécialisées en puériculture ne sont pas différenciées de façon formelle.

La puéricultrice en maternité, un relais efficace

La puéricultrice en maternité est chargée, en théorie, de la prise en charge de l'enfant dès sa naissance, c'est-à-dire : veiller au bon démarrage de l'allaitement maternel ou de l'alimentation au biberon, à l'établissement du lien mère-enfant, à la réalisation des premiers examens... En pratique, il ne lui est pas facile d'occuper pleinement cette place et c'est surtout comme relais qu'elle prouve son efficacité. Son action spécifique de puéricultrice à l'intérieur du service est entravée par la présence de deux acteurs qui viennent la « concurrencer » : l'auxiliaire de puériculture et la sage-femme.

La puéricultrice et l'auxiliaire de puériculture

Bien qu'existant depuis plus de cinquante ans, la fonction de puéricultrice a encore beaucoup de chemin à parcourir pour que les professionnels qui l'entourent en maternité, et les mères qui viennent d'accoucher saisissent sa spécificité. Aujourd'hui, il n'est pas rare qu'il y ait une confusion entre auxiliaire de puériculture et puéricultrice, confusion que l'on retrouve sur les badges par exemple sur lesquels les deux fonctions peuvent ne pas être différenciées ou alors comporter, pour les auxiliaires de puériculture, la mention : « A. de puériculture ». Auprès des mères, l'effet est d'autant plus immédiat qu'il arrive que les auxiliaires de puériculture se présentent comme puéricultrices.

En outre et comme nous l'avons déjà souligné (voir p. 75), la puéricultrice n'a pas forcément le temps d'opérer toutes les taches de soins qui lui sont attribuées, les auxiliaires de puériculture prenant alors en charge une partie des soins infirmiers.

Les outils de l'analyse stratégique vont nous permettre de détailler les mécanismes de la relation qui s'opère entre la puéricultrice et l'auxiliaire de puériculture. **On parlera d'analyse stratégique d'une relation.** À l'aide d'un tableau, l'analyse consiste à essayer de montrer le sens des comportements adoptés dans un face-à-face. Nous rappelons que ces comportements sont le produit d'une stratégie qui se présente comme un ensemble de moyens mis en œuvre pour répondre à un objectif à partir de ressources et de contraintes nées de l'organisation.

Puéricultrices et auxiliaires de puériculture ont le même enjeu : l'enfant, leurs actions respectives étant tournées vers lui. Bien que la puéricultrice ait des compétences spécifiques qui lui permettent de prendre en charge l'enfant dans sa globalité en analysant les différentes situations, elle peut se trouver devant une organisation du travail qui ne lui donne pas le temps de mettre en œuvre son action spécifique. La confusion entre elle et les auxiliaires de puériculture est alors facile.

Tableau 3.2 : Analyse stratégique de la relation puéricultrices/auxiliaires de puériculture.

Profession	Enjeux	Ressources	Contraintes	Stratégie
Auxiliaires de puériculture	• Enfant	• Confusion avec les puéricultrices venant des badges et des mères	• Apprentissage sur le terrain pour les tâches hors de leur compétence	• Se présentent comme puéricultrices • Ne démentent pas la confusion
Puéricultrices	• Enfant	• Compétences spécifiques	• Manque de temps • Organisation de leur travail non axée sur l'analyse des situations	• Essaient d'être présentes au maximum auprès des mères mais ont du mal à éviter cette confusion entre les auxiliaires de puériculture et elles

Cette assimilation des auxiliaires de puériculture aux puéricultrices et inversement, participe d'une confusion générale et d'un manque de reconnaissance latent qui est désagréable pour la puéricultrice, sachant que la relation qu'elle entretient avec la sage-femme peut ne pas être plus confortable…

La puéricultrice et la sage-femme

Leur formation respective est source d'une réelle concurrence entre la puéricultrice et la sage-femme lorsque cette dernière est chargée de suivre la mère aux lendemains de son accouchement. La sage-femme est amenée à répondre aux questions de la mère sur toute une série de domaines qui peuvent également relever des compétences de la puéricultrice. Par commodité pour la mère et parce que la tâche est valorisante, la sage-femme aura tendance à empiéter sur ce que la puéricultrice considère comme son domaine de compétence. Cette situation est rendue encore plus inconfortable par l'existence d'un statut médical pour la sage-femme (même s'il s'agit d'un pouvoir médical limité). En effet, dans certains cas, la sage-femme a le droit de prescrire des médicaments. Le rapport de prescripteur à acteur d'exécution de prescription, entre sage-femme et puéricultrice, est alors très contraignant pour cette dernière qui se retrouve dans une configuration bien connue : médecin-infirmière.

Les situations sont trop diverses pour pouvoir les modéliser. Il est certain que, lorsqu'il existe, le conflit entre la puéricultrice et la sage-femme provient bien d'une concurrence entre les deux acteurs, con-

Tableau 3.3 : Analyse stratégique de la relation puéricultrice/sage-femme.

Profession	Enjeux	Ressources	Contraintes	Stratégie
Sage-femme	• Mère	• Présence auprès de la mère pour les suites de couches • Pouvoir médical limité		• Exercent leur savoir auprès des mères, concernant indifféremment la mère et l'enfant
Puéricultrice	• Enfant	• Compétences spécifiques	• Cadre sage-femme • Pouvoir médical (limité) de la sage-femme	• Organisent et réalisent les soins à l'enfant en mobilisant la mère (démarche éducative)

currence qui est largement alimentée par la suprématie médicale de la sage-femme sur la puéricultrice. En dehors de la personnalité des unes et des autres, il est difficile pour la puéricultrice non seulement d'accepter de perdre une partie de son action spécifique au profit de la sage-femme, mais de plus de dépendre d'elle sur le plan de l'autorité médicale. Toutefois, il est délicat de vouloir décrire ainsi des situations conflictuelles, le risque étant d'en faire une généralité (donc un objet de polémique), alors que certaines équipes ont trouvé un fonctionnement respectueux des compétences de chacun. Enfin, soulignons également que lorsque la surveillante du service est une sage-femme, la puéricultrice peut se sentir très contrainte dans son action et aura du mal à faire valoir sa spécificité par rapport à la sage-femme.

Malgré ces désagréments concernant l'action de soins et d'éducation, il y a un plan de son activité que la puéricultrice n'a pas à marchander. Il s'agit de l'utilisation de son réseau de relations professionnelles pour être un relais entre la maternité et le domicile.

Une réelle spécificité : la connaissance du réseau

Les relations avec le pédiatre ne semblent pas poser de problèmes particuliers, ni les relations avec des acteurs extérieurs à la maternité ou intervenant ponctuellement dans le service comme les puéricultrices du secteur PMI ou de l'HAD, et les assistantes sociales. Pour toutes ces personnes exerçant leur fonction hors du service de maternité, la puéricultrice, qui possède les ressources pertinentes, est un acteur central.

La ressource que possède la puéricultrice vis-à-vis des autres acteurs est sa connaissance des enfants, et de leurs parents, qui ont été accueillis dans le service de maternité. Cette connaissance est nécessaire pour ses interlocuteurs qui ont tout intérêt à coopérer avec elle pour obtenir les informations indispensables à leur action.

Pour comprendre la place qu'occupe la puéricultrice en maternité, il est nécessaire d'envisager son action au sein d'un univers plus large que celui du service proprement dit. Cette action s'étend à l'extérieur de

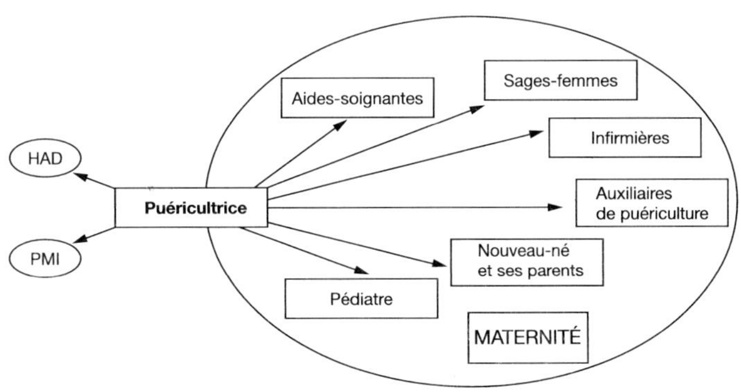

Figure 3.1 : La puéricultrice de maternité dans son environnement.

l'hôpital comme relais pour la suite de la prise en charge du nourrisson.

Les difficultés rencontrées par la puéricultrice en maternité pour faire reconnaître son action spécifique semblent compensées partiellement par le redéploiement de ses compétences au sein de son réseau professionnel, extérieur au service.

La puéricultrice en néonatologie, la face humaine de l'hypertechnicité

Le service de néonatologie est le plus technique de tous les services hospitaliers dans lesquels interviennent les puéricultrices. Il reçoit les nouveau-nés nécessitant des soins spécialisés à la suite d'une prématurité ou de tout autre problème suffisamment grave pour qu'il ne puisse être confié directement à sa mère.

Les enjeux de la puéricultrice

Ces enjeux sont, dans ces services de néonatologie, différents de ceux d'un service de maternité ou de pédiatrie. La prise en charge du nourrisson est ici tellement technicisée au moyen de machines que le rôle spécifique de la puéricultrice n'a pas à être démontré. Elle n'a pas de problème de reconnaissance ou de confusion des rôles entre elle et l'auxiliaire de puériculture ou l'infirmière polyvalente. Ses enjeux sont directement liés à la mise en œuvre de son action spécifique : **humaniser la prise en charge du nouveau-né.**

Humaniser la prise en charge, c'est par exemple :

- faire accepter l'idée d'accueillir les fratries ;
- ne pas restreindre les horaires de visite ;
- s'arranger pour que les parents puissent être présents au moment du bain ;
- être sensible à la douleur du nourrisson et, d'une manière générale, aux nuisances sonores et visuelles qu'il peut subir lors de son séjour en néonatologie.

Les difficultés rencontrées par la puéricultrice

Ces difficultés naissent de la confrontation entre la prise en charge technique et la prise en charge globale. Toutes les actions que la puéricultrice peut mener en rapport avec l'organisation des visites par exemple (horaires, présence des fratries, bain pendant la visite) vont à l'encontre de l'organisation purement technique du service. Les fratries sont exclues du service pour des raisons d'hygiène principalement. La restriction des horaires de visites peut être due aux horaires de ménages ou de désinfection des baignoires, ou encore à la visite des médecins qui est parfois présentée comme incompatible avec la présence des parents.

Mais le problème ici n'est pas seulement une incompatibilité d'organisation entre le service et la famille. Autoriser la présence des parents, c'est se confronter à eux, à leurs questions, à leurs inquiétudes. La gra-

Tableau 3.4 : Analyse stratégique de la relation puéricultrice/acteurs de son réseau professionnel.

Profession	Enjeux	Ressources	Contraintes	Stratégie
Pédiatre	• Prise en charge médicale	• Autorité médicale	• Présence ponctuelle dans le service	• Coopération avec la puéricultrice qui possède les informations dont il a besoin
Assistante sociale	• Prise en charge sociale de la famille de l'enfant	• Actions spécifiques, différentes de celles de la puéricultrice	• Ne connaît pas les situations	• Coopération avec la puéricultrice
Puéricultrices hors maternité	• Prise en charge globale de l'enfant au sortir de la maternité	• Action spécifique exercée hors du service	• Ne connaît pas les situations	• Coopération avec la puéricultrice
Puéricultrice	• Prise en charge globale de l'enfant dans la maternité	• Présence dans le service et bonne connaissance des situations	• Manque de temps	• Coopération avec les acteurs du réseau qui ont besoin de sa connaissance des situations rencontrées

vité de l'état de santé de certains nouveau-nés et l'incertitude quant à leur survie, aussi bien pour les parents que pour les médecins, obligent ceux qui les vivent au quotidien à se protéger de l'affectivité qui en découle. Rendre la prise en charge la plus technique possible et fuir les inquiétudes des parents en est une illustration. La puéricultrice elle-même n'est pas à l'abri de ce comportement[11].

L'enjeu de la puéricultrice en néonatologie n'est donc pas de faire reconnaître sa spécificité mais d'arriver à la mettre en œuvre, non seulement en faisant face aux résistances des autres professionnels, mais également à sa propre résistance devant la répétition de situations délicates. L'état de santé critique dans lequel peuvent se trouver nombre d'enfants aura tendance à hiérarchiser les priorités dans le sens d'une prise en charge d'abord technique, et globale ensuite. Le rôle de la puéricultrice peut alors être de rendre ces deux pans compatibles et non exclusifs, de montrer que la présence de la famille, par exemple, oblige certes à répondre à leurs questions mais ne désorganise pas le service tout entier.

La puéricultrice à l'hôpital, un métier en avance sur son temps

La profession médicale s'est construite en réaction aux charlatans, en montrant que seule une pratique médicale fondée sur une science solide était valable pour soigner les personnes malades. La reconnaissance des médecins en tant que professionnels est donc allée de pair avec la diffusion d'un savoir et d'une pratique médicale emplis de certitudes car fondés sur la science. Par la suite, les triomphes de la médecine et ses progrès au XXe siècle ont largement contribué à donner la primauté au savoir scientifique dans l'activité médicale.

L'électrochoc de l'affaire du sang contaminé au début des années 1990 a introduit l'idée qu'il existe un risque autour de toute activité médicale, et que la médecine n'est donc pas qu'une production de connaissances scientifiques mais qu'elle repose également sur des comportements, que la pratique médicale est donc plurielle et subjective.

Aujourd'hui, une brèche a été ouverte dans la « boîte noire » des pratiques médicales mais nous sommes loin d'un questionnement généralisé et accepté, d'autant plus que ce questionnement a aujourd'hui fortement le goût de contrôle des pratiques dans une logique de maîtrise des dépenses de santé. C'est pourquoi il est illégitime aux yeux des médecins qui non seulement n'ont pas été habitués à questionner leurs manières de faire, mais ont également historiquement le goût de l'indépendance d'exercice, garante selon eux d'une médecine de qualité.

La puéricultrice qui exerce à l'hôpital est en avance sur son temps parce qu'elle interroge les pratiques médicales au travers d'une approche globale. L'interrogation des pratiques médicales est une nouveauté encore peu acceptée par les médecins et l'approche globale de la puéricultrice apparaît parfois en contradiction avec l'approche spécialisée de l'hôpital.

Cependant nous avons vu que l'enjeu de la puéricultrice en maternité était d'abord un enjeu de reconnaissance professionnelle et de démarcation vis-à-vis des auxiliaires de puériculture, des sages-femmes et des infirmières polyvalentes. Ce problème semble dû, en particulier, à une sous-représentation de la puéricultrice dans les services et dans l'encadrement infirmier.

Hors de l'hôpital, l'exercice de la puéricultrice est totalement différent. Elle y a beaucoup plus un rôle d'éducation, de soutien et d'alerte (PMI), et de gestion administrative et humaine (structures d'accueil). Ainsi, lorsqu'elle sort de l'hôpital, la puéricultrice n'a pas de problème à faire reconnaître son action spécifique.

La puéricultrice hors de l'hôpital : action sociale et gestionnaire

Hors de l'hôpital, le cœur même de l'activité de la puéricultrice est totalement différent de l'activité hospitalière ce qui est aisément compréhensible. En PMI et en structure d'accueil, la dimension sociale et gestionnaire prend le pas sur la dimension soignante.

La puéricultrice en PMI : une action médico-sociale

La puéricultrice rend visite aux parents à leur domicile et reçoit dans les locaux de la PMI les parents qui viennent consulter le médecin pour le suivi de leur enfant. Elle conseille les parents sur le développement et les besoins de leur enfant et soutient ceux qui sont en difficulté (par exemple, des parents isolés). Elle est un des maillons importants de la protection de l'enfance.

Pour la puéricultrice, le seul moyen de mener à bien ses actions est de travailler en réseau. Elle alertera le

11. À ce propos, une étudiante en stage dans un service de néonatologie s'étonnait du manque de sensibilité à la douleur du nouveau-né dont la puéricultrice qui l'encadrait pouvait faire preuve. Bien qu'étant stagiaire, l'étudiante restait extérieure au service et n'était pas prise dans les mêmes contraintes affectives que la puéricultrice titulaire du poste qui se protégeait, de cette manière, des difficultés de son travail dans un tel service.

médecin de PMI sur un problème médical, elle aura besoin de faire appel au juge pour mener une action relative à la protection de l'enfant, ou encore à l'assistante sociale pour récolter des informations sur la situation sociale d'une famille. Elle-même peut être une source d'information pour cette dernière lorsqu'elle entrevoit d'autres difficultés que celles relatives à l'enfant.

L'échange d'informations constitue une bonne partie de ce travail en réseau, l'autre partie étant la réunion physique de tous les intervenants du « réseau ». Elle permet d'assurer une meilleure circulation de l'information et d'accéder à une plus grande objectivité en multipliant les regards et les avis sur une même situation.

Comme le montre le tableau 3.5, une analyse de ces relations interprofessionnelles peut être faite.

Ce tableau montre un scénario possible où tous les acteurs ont intérêt à coopérer avec la puéricultrice, chacun ayant une vision partielle du problème. Il s'agit de situations dans lesquelles les enjeux de chaque professionnel sont différents mais complémentaires. Cependant, il peut y avoir des situations dans lesquelles les acteurs n'ont pas intérêt à coopérer avec la puéricultrice. Les enjeux de chaque acteur étant différents, ils peuvent également être concurrents. La puéricultrice peut par exemple mener des actions qui s'opposent à celles menées par l'assistante sociale. Lorsqu'ils sont en concurrence, les acteurs n'ont pas intérêt à coopérer et la circulation de l'information s'en trouve affectée. Les stratégies adoptées sont alors fonction des situations locales que nous ne pouvons détailler ici.

Une des difficultés que la puéricultrice peut rencontrer en PMI vient donc du fait qu'elle peut :

- être dépendante de l'action de personnes qui n'ont pas intérêt à coopérer avec elle ;
- subir par exemple des blocages de la part d'autres institutions que la sienne ;
- être également amenée à engager des actions dans un registre aux enjeux politiques forts qu'elle ne maîtrise pas.

Mais les blocages peuvent venir des familles elles-mêmes qui refusent son aide. C'est là toute la difficulté de son action sociale qui malgré toute l'énergie déployée peut de temps en temps être vaine, donc décourageante.

Une fois encore, pour comprendre l'action de la puéricultrice, il est nécessaire de la voir dans un environnement de relations. L'action de la puéricultrice est indissociable de celle d'autres acteurs et même si certaines situations empêchent ces acteurs de coopérer,

Tableau 3.5 : Analyse stratégique des relations autour de la puéricultrice.

Profession	Enjeux	Ressources	Contraintes	Stratégie
Puéricultrice	• Développement global de l'enfant • Aptitude des parents à en prendre soin	• Connaissance de la situation sociale de la famille à travers celle de l'enfant	• Pas de vision d'ensemble	• Coopération avec les partenaires • Échange d'informations
Assistante sociale	• Démarches administratives • Problèmes sociaux	• Connaissance de la situation de l'enfant à travers celle de la famille	• Pas de vision d'ensemble	• Coopération avec la puéricultrice • Échange d'informations
Acteurs de la pédopsychiatrie	• Développement psychique de l'enfant	• Connaissance de l'état psychique de l'enfant	• Pas de vision d'ensemble	• Coopération avec la puéricultrice • Échange d'informations
Médecin de PMI	• Santé de l'enfant	• Connaissance de l'état de santé de l'enfant	• Pas de vision d'ensemble	• Coopération avec la puéricultrice • Échange d'informations
Juge pour enfants	• Protection de l'enfant	• Capacité à mettre en œuvre des actions en vue de protéger l'enfant	• Pas de vision d'ensemble	• Coopération avec la puéricultrice • Échange d'informations

ils ont d'une manière générale tout intérêt à le faire. **Il existe autour de la puéricultrice une action organisée, une organisation au sens de l'analyse stratégique**. La puéricultrice est certes au sein du service de PMI mais l'organisation dont elle fait partie (toujours au sens de l'analyse stratégique) est constituée de son réseau professionnel. Le contenu de son action et la nature des acteurs de ce réseau donnent plus à la puéricultrice de PMI un profil de travailleur social que d'infirmière polyvalente (ce qui ne supprime pas le caractère sanitaire de sa profession).

En structure d'accueil, la puéricultrice ajoute une corde à son arc, sans y être forcément préparée : la gestion d'une équipe et d'une petite entreprise.

La puéricultrice en structure d'accueil, « un patron de PME »

La fonction de la puéricultrice en structure d'accueil, comme en PMI, n'est pas une fonction de débutante. Elle est en effet axée sur deux tâches principales : l'encadrement de l'équipe et la gestion administrative de la structure, et elle doit faire face aux difficultés liées à ces tâches.

En structure d'accueil, la puéricultrice est soit adjointe, soit directrice. Elle sait travailler en partenariat, nous l'avons déjà relevé, mais découvre, à son arrivée dans la structure d'accueil :

- la gestion et l'encadrement d'une équipe ;
- toute une série de charges administratives, liées notamment aux relations avec sa tutelle : l'organisme gestionnaire de la structure.

Selon le type de tutelle (hôpital, mairie, département, association) et donc l'autonomie de la structure, la charge administrative est plus ou moins lourde. Lorsque la structure est gérée par une association, c'est là que la puéricultrice, en tant que directrice, ressemble le plus à un patron de PME. Elle doit établir son budget et chercher des financements qui assurent la pérennité de la structure.

Même lorsque la structure est gérée par une administration, la puéricultrice subit de plus en plus de pressions sur la rentabilité de l'établissement. Elle doit alors assurer une gestion visant à répondre aux contraintes de la tutelle. Dans ce cas, la directrice puéricultrice passe beaucoup de temps dans ce rôle de chef d'entreprise.

L'organisation pertinente au sens de l'analyse stratégique est donc encore une fois **celle qui recouvre le réseau professionnel de la puéricultrice**. Pour comprendre son travail en structure d'accueil, il est indispensable de l'envisager tel qu'il est schématisé dans la figure 3.2. En effet, le travail de la puéricultrice consiste à la fois à gérer son équipe en interne, à rendre des comptes à sa tutelle, à organiser l'approvisionnement de la crèche, le suivi des enfants sur le plan médical, alimentaire, somatique, psychologique, etc. et le suivi des situations difficiles en relation avec les puéricultrices de la PMI.

En structure d'accueil, la puéricultrice a, comme en PMI, une action sociale, mais est souvent très accaparée par toutes ses tâches de gestion et d'administration.

En conclusion, nous avons distingué le travail de la puéricultrice à l'hôpital et celui en dehors de l'hôpital parce qu'ils ne sont pas comparables sur le plan de l'analyse stratégique. Le contenu du travail, les difficultés rencontrées et les enjeux professionnels ne sont pas les mêmes à l'intérieur et à

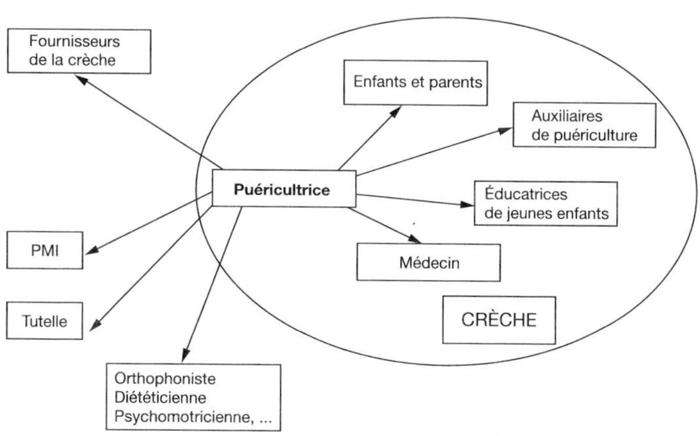

Figure 3.2 : La puéricultrice en structure d'accueil dans son environnement.

l'extérieur de l'hôpital. L'action de la puéricultrice est axée sur la dimension médicale d'un côté et sociale de l'autre.
Pourtant un **trait commun**, outre **l'enfant**, unit les puéricultrices dans et hors de l'hôpital. Où qu'elle exerce, la puéricultrice est **instigatrice d'action collective**. Son approche globale de l'enfant, sa capacité d'analyse des situations lui font saisir la nécessité d'une **approche pluridisciplinaire** autour de lui. La puéricultrice sollicite donc facilement son réseau professionnel et sait travailler en partenariat. Elle n'a pas non plus véritablement le choix de ses interlocuteurs puisque sa profession est peu représentée, mais a nécessairement besoin des autres acteurs pour la prise en charge de l'enfant.

Le champ professionnel : approche psychosociologique

L'analyse stratégique des structures dans lesquelles exercent les puéricultrices a mis en évidence le lien étroit qui existe entre l'organisation formelle d'un service ou d'un établissement, les compétences des collègues de la puéricultrice et la nature des actions menées par celle-ci, au sein d'une équipe et/ou en réseau professionnel avec l'extérieur. La réalisation de l'action spécifique de la puéricultrice se trouve alors facilitée par la reconnaissance de sa spécificité ou est au contraire entravée par la non prise en compte de cette spécificité dans l'organisation formelle de la structure.
À la suite de cette approche sociologique, nous ouvrirons la réflexion sur une dimension qui introduit la psychologie dans l'espace de travail : les relations interpersonnelles au sein du champ d'exercice de la profession. En effet, outre les données objectives liées aux caractéristiques des compétences des professions en présence, les professionnelles sont des individus dotés d'une personnalité propre, d'aspirations diverses, d'aptitudes à s'affirmer plus ou moins marquées, etc. Ces personnes en présence doivent composer avec leur entourage professionnel et trouver leur place dans **l'espace de relations** ainsi défini et qui constitue **le champ social**.

La structure du champ

Du point de vue de l'analyse stratégique, la place de la puéricultrice apparaît très différente selon qu'il s'agisse d'un service hospitalier ou d'un service de PMI tandis que, du point de vue de l'appartenance au champ social, cette place est identique dans tous les services concernés par la santé de l'enfant. Ce champ est commun à l'ensemble des puéricultrices puisque leurs missions, à toutes, s'inscrivent dans les objectifs de la politique de la santé et de la famille. Ainsi, rappelons que :

- à l'hôpital, la puéricultrice a pour objectif « de prendre en charge l'enfant dans sa globalité par des soins individualisés, adaptés à sa culture et à son environnement, son attitude visant à développer au travers des soins une action de prévention et d'éducation en y associant la famille »[12] ;
- en secteur PMI, la notion de travail de la puéricultrice avec les familles « est impérative et l'analyse de la situation familiale doit permettre une approche la plus large possible pour repérer la place faite à l'enfant et rendre les parents plus attentifs aux besoins de leur enfant »[13].

Constatons la similitude des objectifs du travail de la puéricultrice de ces deux secteurs d'activité : attention à l'enfant, individualisation des soins, qualités des réponses, collaboration avec la famille dans une perspective éducative.
Cependant, les puéricultrices ne sont pas les seules professionnelles intervenant auprès des enfants et des familles ; elles exercent au sein d'équipes dans lesquelles chaque professionnel (expert dans son domaine) va prendre une double place : celle d'un spécialiste participant, pour ce qui le concerne, à la réalisation des objectifs du service et celle d'une personne avec ses caractéristiques propres. Pour mieux comprendre ce qui se joue alors pour chacun, nous étudierons la structuration du champ professionnel dans une approche psychosociologique.

Le concept de champ en psychosociologie du travail

Spontanément, l'idée de « champ » nous renvoie à une image d'espace, un lieu géographique, mais le champ-espace de travail est plus que cela puisqu'il est fait de relations interpersonnelles. Cette conception s'appuie sur le travail d'un sociologue et psychologue américain, auteur d'une théorie du champ dans les sciences de l'homme[14] et pour qui **le champ** de l'action sociale (le travail) **est un système de**

12. D'après la fiche ANPDE, « La puéricultrice hospitalière ».
13. D'après la fiche ANPDE, « La puéricultrice en PMI ».
14. K. Lewin (1890-1947), dont les premiers travaux sur ce sujet datent des années 1930, « a produit une œuvre capitale pour la compréhension des groupes humains et donc des organisations », in : *Sciences Humaines* n° 20, Hors série, 1998, p. 25.

positions sociales qui se définissent les unes par rapport aux autres.

Les caractéristiques du champ

La conception du champ en tant que **système**[15] favorise le passage de l'individuel (champ psychologique d'un individu ou d'un groupe) au collectif (champ social dans lequel se situe ce groupe). L'approche psychosociologique envisage une relation « écologique » entre ces deux champs : l'individu, en tant qu'organisme vivant, se trouve en relation avec des lois biologiques, physiques, sociales et de ce fait, se trouve aussi limité par la coexistence naturelle de variables psychologiques et de variables non psychologiques. La liberté de chacun s'inscrit dès lors dans des cadres limitatifs. « L'étude de ces limitations et de la façon dont on s'y adapte constitue l'écologie »[16].

Selon Lewin, dans cette conception, **le champ est un système d'interrelations qui crée la dynamique des groupes.** Ainsi : on peut y prendre des « places fortes » ou être dans une « place faible » (par analogie « militaire »).

Dans tout champ professionnel, il convient donc d'**observer les forces d'interactions** :

- repérer les tensions, les alliances, les oppositions qui rapprochent ou éloignent les individus les uns des autres ;
- voir comment, dans le temps, les gens « gagnent » ou « perdent » les positions.

Dans le champ social, ces places peuvent être occupées simultanément ou successivement par des professionnels aussi bien que par les usagers eux-mêmes.

Le champ professionnel des puéricultrices se conçoit ainsi comme un réseau qui met en présence différents sujets et, quel que soit leur lieu d'exercice, toutes les puéricultrices appartiennent au même champ d'action : celui de la santé et de l'enfance[17].

Le fonctionnement du champ professionnel des puéricultrices

La notion de champ, fondée sur les relations interpersonnelles, nous conduit vers une autre considération, celle **des enjeux de chaque professionnel présent dans le champ de la santé et de la petite enfance**. Les puéricultrices détiennent un capital technique, un savoir de référence qui les prédisposent à penser, percevoir, sentir, agir et réagir d'une certaine façon, en concordance avec leur formation, leur qualification et leurs objectifs professionnels. Elles conditionnent ainsi, au moins partiellement, le fonctionnement du champ dans lequel elles exercent.

La définition du champ professionnel

Le champ professionnel des puéricultrices n'est pas un simple lieu, mais se situe au carrefour d'espaces spécifiques :

- **un espace géographique** : implantation de l'institution, missions à l'égard de la population : soins curatifs, prévention, accueil..., place par rapport aux autres institutions ;
- **un espace juridique** : compétences, règles, responsabilités à l'égard de l'institution, des usagers, de la profession ;
- **un espace technique** : types d'interventions, formes des actes, résultats attendus, critères d'évaluation ;
- **un espace administratif** : règles de fonctionnement, statut de l'emploi... ;
- **un espace éthique**, d'où découlent les prises de positions, au travers des décisions et des actes professionnels réalisés dans l'intérêt de l'enfant.

C'est l'articulation de ces données qui définit le champ d'exercice professionnel.

La profession et son action spécifique

La puériculture, nous le verrons en diverses occasions dans cet ouvrage, trouve son ancrage dans la réponse aux besoins de l'enfant. Ces besoins étant en partie liés à une considération sociale évolutive donc culturelle, la puériculture est un concept construit sur des savoirs évolutifs. **La puériculture est culturelle.**

Des pratiques évolutives

Une profession dont l'action spécifique se réfère à des données culturelles est naturellement plus vulnérable que des pratiques professionnelles issues de données scientifiques comme les pratiques médicales. Les réponses sont sans cesse à réinventer au regard de considérations personnelles à l'enfant dans son environnement. La puériculture ne peut pas faire l'objet d'une transmission « autoritaire » de pratiques pré-établies car, dans ce domaine, **les pratiques se fondent sur l'observation, l'analyse et la réflexion, une certaine idée de l'enfant et de sa famille** (en quête d'équilibre physique, affectif,

---

15. Ensemble d'éléments en interaction dynamique, organisés en fonction d'un but. Il s'agit d'un système ouvert où le dedans est en contact permanent avec le dehors : il reçoit les flux d'entrée et de sortie, entraînant constamment des modifications, et cherche en permanence le point d'équilibre.

16. C. Faucheux, dans son introduction aux travaux de Lewin, in : *Psychologie dynamique, les relations humaines*, PUF, épuisé.

17. C. de Saint-Sauveur, *La puéricultrice à l'hôpital et les enjeux de sa formation, enquête auprès d'une promotion de puéricultrices nouvellement diplômées.* Mémoire universitaire, Sciences de l'éducation et de la formation, option Formation de formateurs, Tours, 1993, p. 58.

mental et social) **et la recherche de résolutions de problèmes.** Ces pratiques sont absentes des protocoles d'inspiration scientifique.

Le champ professionnel et ses enjeux

Ces pratiques de la puériculture ne constituent pas forcément un obstacle au développement professionnel, cette remise en question permanente étant ce qui caractérise la profession : la construction permanente d'un savoir professionnel devient un élément dynamique pour la profession.

Dans un espace comme celui de la santé, on peut penser que les enjeux sont identiques pour tous les acteurs : **être le professionnel irremplaçable qui permet au client de reconquérir son équilibre et son bien-être**. Cet altruisme existe aussi dans le champ plus restreint de la santé de l'enfant. Ce serait là une idée par trop simplificatrice car des rapports entre les aspirations personnelles et les aspirations des groupes naissent aussi des enjeux. Des associations telles que : rivalité-participation, individu-groupe, temps-espace, économie-politique, témoignent de la somme des enjeux en présence dans le champ d'action sociale. Ainsi, **le rapport de force stimule chaque professionnel pour garder une place forte** au sein de ce champ.

Le champ, lieu de travail collectif

La présence de nombreux professionnels auprès des familles, les actions contradictoires (source d'inefficacité) ont conduit au travail de liaison et de concertation systématique avec les autres intervenants. C'est ainsi qu'apparaissent : le travail d'équipe, le travail multi ou pluri-professionnel, le travail en partenariat, et le travail en réseau.

Le travail d'équipe

Une équipe est « un groupe social vivant et évolutif, une interdépendance consentie, où chacun apporte sa science, sa compétence, sa technique mais aussi sa personne »[18]. Une équipe peut être composée de professionnels appartenant à une seule et même profession (ce qui est peu fréquent à l'heure actuelle) ou rassembler des professionnels issus de filières différentes. On parle alors de travail pluridisciplinaire ou pluri-professionnel.

Le travail « pluri-professionnel »

Des réunions de travail, intra ou inter institutionnelles, mettent en présence plusieurs catégories professionnelles ayant un intérêt commun. Les enjeux et les exigences liés à ce contexte s'expriment notamment à propos des « écrits » qui mettent en présence **la diversité des logiques et des langages** (voir p. 86).

Le travail en « partenariat »

Ce terme ne doit pas être confondu avec celui de « pluri-professionnel ». La notion de partenaire s'est développée dans notre domaine d'exercice avec la mise en place de la décentralisation administrative de la France et l'ouverture de l'institution hospitalière sur les ressources qui lui sont extérieures. Cette nouvelle distribution des rôles oblige à un travail en concertation avec :

- pour les uns, des élus locaux dont les fonctions ne répondent pas à des critères de professions. Cependant, leurs pouvoirs les placent en prise directe avec les techniciens du terrain pour la réalisation des objectifs sociaux et sanitaires notamment ;
- pour les autres, des professionnels dont les intérêts peuvent être différents (réseaux où se mêlent secteur public, secteur privé à but non lucratif ou lucratif).

Plusieurs partenaires sont ainsi mis en présence : les élus locaux, les administratifs, les professionnels du terrain, de la santé, du social, de l'éducation, etc. Dans ce cadre, on peut parler d'un « travail multi-partenarial ».

Les termes « partenaire »[19] et « partenariat »[20], d'origine anglaise, signifient qu'il s'agit :

- d'une association, d'échanges entre deux ou plusieurs personnes pour l'accomplissement d'un même projet ;
- d'une association renforcée par une notion d'engagement :
  - prise de décisions en commun ;
  - partage des risques et des bénéfices.

Ainsi, le partenariat sous-entend **la participation, la coopération et le partage de responsabilités.**

Le monde de la santé, du social, de l'éducation, etc. fait de plus en plus appel à ce partage d'objectifs dans un engagement réciproque autour d'un même projet. L'origine de cette évolution est à la fois financière (se rassembler pour réaliser des projets à une époque de restriction budgétaire), politique (se rassembler pour répondre à des besoins, par exemple les crèches « réservent » un nombre défini de places pour les agents d'entreprises précises), idéologique (se rassembler pour défendre les mêmes causes, par exemple à visée sociale ou humanitaire).

Le travail en réseau

L'origine latine du terme réseau (*Retis* : « filet ») implique une notion d'entrelacement, de passerelle,

18. R. Lafon, Congrès de l'Association nationale des assistants sociaux (ANAS).
19. De « partner » : « a member of a partnership, one of a pair of dancers or players on the same side in a game ».
20. De « partnership » : « a contractual relationship between two or more carrying on a business venture, the persons associated in such a relationship, the state or condition of being a partner ».

de passage/galerie, dans le domaine de la santé et de l'enfance. On voit d'emblée que ce réseau représente un schéma organisé de ressources utiles (services, personnes) associant des compétences techniques dans une démarche de complémentarité et de rationalisation des activités. Né des mêmes circonstances que le travail en partenariat, le travail en réseau, dans son fonctionnement actuel, voit son efficacité et son importance reposer avant tout sur :

- la qualité des liens que l'on tisse avec les interlocuteurs réguliers (le carnet d'adresse) ;
- la possibilité de trouver rapidement des solutions aux différents problèmes.

Ce qui implique de savoir entretenir des relations avec les différentes personnes ou correspondants, d'alimenter son réseau régulièrement sous différentes formes : appeler pour donner des nouvelles, des résultats d'une action ou de décisions prises (laisser un message sur répondeur), adresser un petit mot...
Il faut savoir que ces pratiques reposent sur le principe de la réciprocité.

Le champ et sa dynamique

D'une manière générale, retenons que le champ n'est pas établi une fois pour toutes. L'arrivée de nouveaux professionnels ou de partenaires modifie les positions de chacun au sein du champ professionnel.
La diversité des personnes exerçant au sein du champ des pratiques de la puéricultrice peut être source de tensions et de conflits : ce sont les difficultés inhérentes à la dynamique même de l'espace professionnel. Toutefois, certains problèmes (de pouvoir, le plus souvent) peuvent être évités :

- en négociant les décisions au carrefour des logiques d'intervention ;
- en recentrant les actions sur l'intérêt des usagers (enfant, mère, père, famille)...

Pour terminer, reconnaissons que cette notion de champ professionnel (ou champ social) implique un « combat » permanent pour en garder les limites, conquérir et reconquérir sa « re-connaissance ». Alors, qu'est-ce qui permet à la puéricultrice de se faire « re-connaître » en permanence, quels que soient les mouvements de personnels ? Ce sont sa logique d'intervention et ses pratiques spécifiques.

La logique d'action de la puéricultrice

Au sein d'un même champ professionnel, on peut penser que ce qui différencie les professions, ce sont davantage leurs pratiques que leurs savoirs particuliers qui s'inspirent de disciplines communes. Cependant, chaque professionnel en fait un usage spécifique en l'inscrivant dans la logique d'intervention propre à sa profession. Au cours de sa formation, chaque profession développe une façon de raisonner, d'analyser une situation en fonction des connaissances acquises et des objectifs poursuivis par la profession : **la logique d'intervention détermine la place dans le champ social.**

La notion de logique d'intervention

Cette logique fonctionne dans un système de valeurs professionnelles et une culture exprimée dans les « langage, rituel, norme de travail, règle de fonctionnement. Cela signifie que chacun adhère à une vision commune de ce qu'est l'organisation professionnelle, de son rôle social et de la place qu'elle occupe par rapport aux autres (partenaires ou concurrentes) »[21].

Définition de la notion

Un rappel étymologique contribuera à préciser utilement le sens que nous donnons à cette notion :

- le terme de « **logique** » vient du grec *logikê,* sous-entendu *techné* : « art ou science du raisonnement », celui-ci désignant l'opération discursive de la pensée par laquelle on enchaîne logiquement des jugements en vue d'aboutir à une conclusion... »[22]. La logique est « **la manière de penser** » ;
- le terme « **d'intervention** » vient du latin *intervenir* : « venir entre ». L'intervention est « **la manière d'agir** ».

Ainsi, chaque professionnel :

- « **pense son acte** » et « **engage sa responsabilité** », en fonction de sa conscience professionnelle et de son statut : rôle que doit jouer CE professionnel pour répondre à la demande en fonction de SA qualification et de SA compétence ;
- perçoit les autres professionnels de façon subjective et selon ses représentations, l'image qu'il a de l'autre. Il en est de même de la part des partenaires administratifs, politiques et même de la part des familles (voir p. 60).

L'implication contextuelle

Pour bien comprendre la notion de logique d'intervention, rappelons que l'approche du champ professionnel se fait sous deux angles distincts : l'un est juridique, l'autre sociologique.

- **Le cadre de l'exercice** est juridiquement délimité par les textes législatifs et réglementaires relatifs :
  - à la santé, l'aide sociale, la PMI, l'éducation, etc. ;

21. E. Djaoui, *Les Organisations du secteur social. Approche psychosociologique.* Éditions ASH, 2000.
22. L.-M. Morfaux, *Vocabulaire de la philosophie et des sciences humaines.* A. Colin, Paris 1980.

– à la profession infirmière et à la spécialisation de puéricultrice ;
– à la fonction publique hospitalière ou territoriale, etc.

◆ **Le système de relations** interprofessionnelles dans lequel s'inscrit la puéricultrice s'organise autour de l'enfant et de la famille, de la santé et de la maladie, en interdépendance avec les partenaires politiques, médicaux et sociaux.
Au sein de ce système cohabitent des langages et des logiques d'interventions multiples.

Logique et langage

La question de la logique renvoie inéluctablement à celle du langage, chaque personne, professionnelle et non professionnelle, utilisant un langage propre. Pour cette raison, il ne faut jamais hésiter à inviter les professionnels utilisant un vocabulaire très spécialisé, technique voire hermétique, à expliciter leurs propos. Faute de quoi, communiquer et travailler ensemble est impossible.

Logique et pouvoir

Mais le travail en équipe, en partenariat et en réseau, bien que fortement revendiqué au nom de l'efficience des interventions, met en lumière la difficulté du travail collectif. En effet, ce champ professionnel élargi fonctionne sur le mode des relations interpersonnelles sur lesquelles viennent se greffer des relations de pouvoir inter-institutionnelles. Un sentiment de concurrence peut aboutir à une surenchère des interventions conduisant à la juxtaposition des actions, par impossibilité d'un travail en commun.
Or cette démarche fondée sur la collaboration devrait s'initier dans le cadre d'une réflexion commune sur le sens à lui donner. Collaborer signifie « travailler de concert avec quelqu'un d'autre, l'aider dans ses fonctions, participer à une œuvre commune »[23] tandis que le droit français va plus loin : faire œuvre de collaboration signifie que « chacun des coauteurs œuvre dans la sphère de sa compétence selon un programme établi en commun et réalisé sous un mutuel contrôle »[24].

La pluralité des logiques

Le champ social est ainsi une « construction » ; il résulte d'une pluralité de logiques : celles des professionnels, celles des partenaires, celles des familles. Les interventions des différents professionnels se font en fonction de leur culture, les valeurs fondant leur vision du monde et justifiant leurs actions. Chacun agit en fonction de son propre schéma de pensée, issu de ses expériences, de sa formation, de ses représentations, de ses valeurs, etc. Par exemple, la « santé » n'a pas le même sens, la même valeur pour tous (médecin, assistante sociale, administratif, etc.).

La pluralité des pouvoirs

La collaboration induit la notion de partage des tâches et/ou des responsabilités. L'uniformité des savoir-faire n'existant pas, nous constatons bien souvent que ce partage génère ou majore une relation de pouvoir de type fonctionnel. Contrairement à une relation hiérarchique qui confère un pouvoir formel, la relation de pouvoir fonctionnel est informelle. Rien ne prédispose le statut de la personne à détenir ce pouvoir et pourtant il l'exerce. C'est que dans toute relation peut s'installer (souvent insidieusement) un rapport de force. Ainsi, tout champ professionnel place les protagonistes dans un jeu double de pouvoir : celui du supérieur hiérarchique et celui des autres professionnels, ce dernier pouvant se négocier de façon autonome.
Nous soulignerons enfin que le « social » est soumis aux stratégies individuelles et politiques et aux forces d'interventions, car **la logique d'intervention est une logique d'action.**

Les critères d'intervention de la puéricultrice

Dans une équipe, la puéricultrice occupe souvent une place qui lui est propre, surtout dans les structures médico-sociales. Sa logique d'intervention repose sur ce qui fonde son métier ; elle consiste à rechercher de manière systématique les circonstances de la survenue du ou des problèmes qui motivent son implication, les particularités qui accompagnent un fait observé, un événement survenu dans la vie de l'enfant ou dans la situation professionnelle.

◆ La rencontre de la puéricultrice avec l'enfant :
– où se situe-t-elle : dans quel service et pour quel(s) motif(s) ?
– à quel moment de l'histoire de l'enfant ? à l'occasion de quel événement ?
– pour résoudre quel type de problème et avec quels moyens ?
– quelles sont les incidences de la situation : pour l'enfant, pour sa famille ?
– quelles sont les ressources : de l'enfant ? de l'entourage ? des services ?

◆ La démarche de résolution de problème guide les différentes étapes :
– analyse des besoins de l'enfant ;

23. Grand Larousse Universel.
24. Code de la famille et de l'aide sociale.

– identification des priorités dans le cadre d'un projet d'action ;
– définition des critères d'évaluation en phase avec les objectifs professionnels.
◆ Dans quel contexte et selon quelles circonstances[25] se fait-elle ?
La prise de position implique une compétence technique certes, mais aussi un sentiment identitaire suffisamment fort pour affirmer ses positions, les argumenter (voir p. 89).

La notion d'évaluation dans l'intervention

L'intervention – l'action dans le champ social – est indissociable de la notion d'évaluation : mesurer les effets produits, les changements, les écarts entre situation initiale et situation finale, etc. Cette dimension nécessite des indicateurs et des instruments de mesure. Le problème est ici, également, de garder sa logique afin que l'addition des différentes logiques ait pour effet la considération de la personne (et de ses problèmes) dans tous ses aspects et non un désordre qui conduirait à l'inefficacité des actions respectives.

La place de la puéricultrice au sein du champ professionnel

La place d'un professionnel de la santé et de l'enfance ne peut se définir que par rapport à celle des autres professionnels, en référence à des compétences et à une manière de se faire reconnaître dans sa spécificité professionnelle (voir p. 70). Pour ce faire, il faut s'interroger sur les pratiques respectives des professions en présence et chercher à répondre à trois questions, en se référant aux paramètres suivants : la spécificité professionnelle et la logique d'intervention, les savoir-faire professionnels, les écrits (que donnent-ils à voir de la pratique du professionnel ?), les outils utilisés et les critères d'évaluation.
Dans le service :
◆ qui fait quoi ?
◆ comment chacun le fait-il ?
◆ pourquoi le fait-il comme cela ?
La recherche de réponses va alors porter sur deux registres :
◆ le niveau de responsabilité ;
◆ la logique d'intervention.
Au sein du champ, se mêlent des logiques et des domaines de compétences ; leur identification n'est possible qu'au travers des questions qui sont posées, des problèmes soulevés, des actions menées, des transmissions écrites, etc. La logique est implicite, elle ne se dicte pas... En revanche, repérer les différentes logiques en présence, évite la confusion des tâches et des zones de responsabilités.

La définition des pratiques spécifiques de la puéricultrice

Précisons que « pratique » n'est pas synonyme de « technique », mais signifie davantage « le savoir-faire » particulier du corps professionnel. Le savoir-faire découle de la formation, de la mission, de la logique d'intervention, qui déterminent le degré de responsabilité.
Ne pas confondre non plus « spécifique » et « exclusif » :
◆ l'exclusivité ne se partage avec aucune autre personne ;
◆ la spécificité est ce qui est propre à une espèce et commun à tous les membres de cette espèce.
L'exemple du travail en maternité illustrera notre propos car dans ce service, les sages-femmes sont formées et autorisées à réaliser des accouchements eutociques, les obstétriciens sont formés et habilités, techniquement et juridiquement, à pratiquer des accouchements eutociques et pathologiques :
◆ il n'y a pas d'exclusivité dans la pratique d'accouchements eutociques qui relève du savoir-faire de l'obstétricien comme de la sage-femme ;
◆ il y a une exclusivité de savoir-faire en ce qui concerne les accouchements pathologiques qui relèvent de la seule pratique médicale.
Concernant la spécificité, nous retiendrons l'exemple du travail en service de pédiatrie dans lequel exercent des infirmières puéricultrices et des infirmières, des auxiliaires de puériculture (AP) et des éducatrices de jeunes enfants (EJE) :
◆ il n'y a pas de spécificité en ce qui concerne les soins de *nursing* aux enfants (repas, change, éveil), chacune de ces professionnelles est formée et habilité à prodiguer des soins de ce type aux enfants ;
◆ il y a une spécificité, en revanche, dans la pratique de soins visant l'application d'un traitement et la surveillance qui en découle telle que l'évaluation de la tolérance, les effets du traitement (sur le plan somatique et psychoaffectif), le dépistage de signes anormaux, etc. : seules les infirmières et les puéricultrices sont à la fois formées et habilitées dans le service pour assurer cette fonction de soins curatifs, ni les EJE, ni les AP ne sont autorisées à ces pratiques.
On peut également citer le travail de la puéricultrice en service de PMI dans lequel elle est la seule professionnelle à posséder un savoir-faire qui l'habilite à

25. Ce sont les particularités qui accompagnent un fait, un événement, une situation.

assurer, au domicile des familles, la surveillance des enfants avant 6 ans. Cette pratique répond aux objectifs politiques de la PMI et aux objectifs professionnels de la profession. Il faut être formé pour répondre à ces objectifs. C'est une pratique spécifique.

Le motif d'intervention, 1re spécificité professionnelle

Dans le champ social tel que nous l'avons envisagé précédemment, ce qui caractérise la puéricultrice est la permanence de **son motif d'intervention : l'enfant**. L'absence d'enfant dans une famille induit à elle seule l'absence de puéricultrice parmi les professionnels susceptibles d'intervenir. Mais on peut soutenir le même raisonnement à propos d'autres professions (EJE, AP, professeurs des écoles, etc.). Il faut donc aller plus loin : non seulement la puéricultrice est là pour l'enfant, mais contrairement à ces autres professions, son approche se fait dans un domaine particulier : la santé.
Dans le champ social, le motif d'intervention de la puéricultrice concerne la santé de l'enfant.

Le niveau d'intervention, 2e spécificité professionnelle

L'activité de la puéricultrice fait appel à une grande diversité de techniques de travail qui n'ont rien de spécifiques (l'écoute, l'entretien, la pédagogie, etc.). Ce qui va spécifier son travail, c'est son niveau d'intervention.
La puéricultrice est quasiment la seule professionnelle à intervenir du point de vue de la santé du jeune enfant dans les familles et auprès des parents, dans une démarche d'autonomisation. C'est donc l'observation de sa manière de réaliser les objectifs professionnels qui renseigne sur son niveau de responsabilité vis-à-vis de l'enfant, de ses parents, du service qui l'emploie et de la profession. Son niveau de responsabilité est son niveau d'intervention.

L'identification de la spécificité de la puéricultrice au sein d'une équipe

L'observation des rôles des différents membres d'une équipe renseigne sur la place que chacun occupe au-delà de la définition formelle de son poste. Une série de questions, employée comme moyen mnémotechnique, précise la nature de l'intervention et le degré d'autonomie (et de responsabilité) de chaque professionnelle impliquée dans l'équipe, dont la puéricultrice.

Qui mandate l'intervention ?

- À la demande de qui ou de quel service dois-je intervenir en faveur de tel ou tel enfant ?
  - Comment s'engage ma responsabilité à partir de ce moment ?
  - Suis-je exécutante d'un supérieur hiérarchique ?
  - Suis-je exécutante d'une instance extérieure ?
- Suis-je seule à décider de l'action à entreprendre ?
  - Ma responsabilité est-elle partagée ? Avec qui ?
  - Dois-je consulter un expert ou non avant ?
  - En quoi le fait de cette consultation constitue-t-il ou non une protection ?
- Puis-je, seule, décider de la nature de la prise en charge ou du suivi de l'enfant ? Une décision en équipe pluri-professionnelle entraîne-t-elle un partage officiel des responsabilités ?
- À qui dois-je rendre compte de mon action ?

Qui intervient dans la prise en charge globale de l'enfant ?

L'approche globale d'une situation implique, le plus souvent, plusieurs professionnels de manière à prendre en considération les dimensions du soin curatif et préventif, du contexte économique et social, de l'éveil et de l'éducation, etc.
Le travail d'équipe repose donc sur la connaissance des autres professions quant à :
- leurs domaines de compétence : soin ? rééducation ? pédagogie ? social ? etc. ;
- leurs modes d'intervention : selon quel style de relation, direct ou indirect, en concertation, sous forme de liaison avec une institution extérieure, orientation vers le service compétent..., dans le cadre d'entretiens, de gestes techniques, d'observation à des fins d'évaluation... ;
- leur niveau de responsabilité : quelles missions ? qui prend la (les) décision(s) ? à qui faut-il rendre compte ?

Ce qui renvoie à la consultation :
- des programmes de formation : conditions d'accès, durée de la formation, matières du programme et, si possible, objectifs de la formation. La simple consultation des matières enseignées ne suffit pas, les programmes des filières d'un même champ d'activité se structurent sur des disciplines communes. Seule leur mobilisation dans les pratiques diffère ;
- des textes de base réglementant la profession, au moins concernant l'exercice du secteur en commun : conditions d'accès aux postes, champ d'attributions et de responsabilités, autonomie d'action, règles déontologiques, etc.

Le travail en équipe est fondé sur la complémentarité des compétences, chacun ne pouvant solliciter un autre professionnel que s'il a une connaissance suffisante de son profil professionnel.

Quelles responsabilités pour quelles pratiques ?

Ainsi, sont du domaine des pratiques spécifiques de la puéricultrice :

- toutes les actions que personne ne peut faire légalement à sa place ;
- toutes les décisions que personne ne peut prendre à sa place.

Mais la responsabilité ne s'arrête pas là car la décision, l'action, nécessitent le plus souvent une transmission qui renseigne, elle aussi, sur le niveau de responsabilité et de compétence ; elle doit se faire :

- pour rendre compte d'une mission qui a été confiée à la puéricultrice par d'autres (une délégation par exemple) ; il conviendra, dans ce cas, d'insister sur la façon dont l'action s'est organisée, les résultats obtenus, et ce qui légitime les décisions prises ;
- dans le cadre d'une coordination des actions entreprises pour une cohérence du travail réalisé auprès d'une famille. Une synthèse de ce qui a été fait et une présentation argumentée du projet d'intervention seront plus adaptées.

Ces transmissions permettent de distinguer le niveau de dépendance de la puéricultrice dans son travail.

La communication écrite au sein du champ professionnel

La structure hétérogène du champ social oblige chaque émetteur et chaque récepteur potentiels d'une communication écrite à une rédaction rigoureuse tant du point de vue de l'analyse et de l'argumentation que de l'expression et de la terminologie.
La puéricultrice se trouve ainsi confrontée à trois types d'écrits :

- **les écrits intraprofessionnels**. Les objectifs d'intervention convergent vers le problème de la santé de l'enfant et de l'autonomie des parents. Les écrits doivent fournir des données objectives ; ils constituent la base de l'évaluation d'une action à moyen ou long terme. Destinés à une ou plusieurs personnes : puéricultrice(s), pédiatre(s), médecin(s) de PMI, ces écrits relèvent d'une logique familière aux interlocuteurs et d'un langage commun ;
- **les écrits interprofessionnels**. L'objectif est de faire connaître le point de vue de la puéricultrice : évaluation de la situation de l'enfant et de sa famille, hypothèses relatives à la conduite à tenir, solutions possibles et degré de faisabilité, etc. Pour être compris, ces écrits doivent se construire en tenant compte des logiques en présence, à partir de faits objectifs utiles à tous pour saisir les caractéristiques de la situation, d'arguments ciblés, avec un langage clair et sans ambiguïté. Ce sont des conditions essentielles pour garantir la compréhension d'une situation, du point de vue de la puéricultrice, par les autres professionnels ;
- **les écrits interpartenariaux**. Ces écrits s'adressent à des personnes autres que les professionnels habituels. Il peut s'agir, par exemple, d'un administratif chargé de « monter » un dossier sur un sujet en vue d'une prise de décision par un élu local. Une double considération est à faire : d'une part, il existe un intermédiaire entre le destinataire et la puéricultrice ; d'autre part, l'administratif n'a pas forcément les connaissances requises pour interpréter tous les aspects évoqués. Dans cette situation, les objectifs poursuivis au travers de cette communication écrite doivent être clairement énoncés dans l'écrit lui-même. Ne pas oublier l'importance de l'argumentaire qui s'adresse ici à un gestionnaire sensible au rapport qualité/efficacité/coût (voir p. 48).

Ainsi, la spécificité des pratiques doit être identifiable dans les écrits afin que le champ professionnel de la puéricultrice trouve vie au travers de réseaux de relations pluri-professionnelles et multi-partenariales, réseaux qui placent la puéricultrice au cœur de la diversité : d'interlocuteurs potentiels, de logiques, de langages techniques.

À noter...
Cette diversité, facteur de richesse et d'efficacité au service des enfants et des familles, peut être également source de tensions, conflits et incompréhension. La puéricultrice doit avoir un fort sentiment identitaire pour agir et réagir, dans ce contexte de la multiplicité professionnelle, en toute sérénité.

Formation et pratiques en puériculture : vers de nouvelles perspectives

À la suite des questions relatives à la spécificité de l'intervention des puéricultrices et à leur identité professionnelle, cette réflexion ouvre la voie sur un futur où se mêlent la transformation du contexte de l'enfance et la nécessaire évolution des conceptions professionnelles dans l'exercice de la puériculture. En effet, la « culture des enfants » que constitue, étymologiquement, la « puériculture » renvoie aux désirs implicites d'« élevage » (au sens où l'on *élève* ses enfants, où l'enfant scolarisé devient *élève*), mais également d'élévation. On pourrait ainsi avancer que toute pratique sociale tournée vers les enfants oscille entre deux visées opposées, qui sont les deux modalités de toutes les utopies : la « transformation » (former les enfants d'aujourd'hui pour trans-

former la société de demain) et la « conformation » (produire de futurs adultes conformes à l'organisation sociale présente, conçue comme idéale).
Or, devenir aujourd'hui puéricultrice, dans le contexte d'une société technologique soumise aux impératifs du présent, où la confiance en l'avenir s'est largement estompée[26], n'implique-t-il pas de renoncer aux généreuses intentions d'hier (changer le monde *via* les enfants) au profit de plus mornes préoccupations orthopédiques et adaptatrices (sauver, parmi les enfants, ceux qui peuvent l'être encore) ? Autrement dit, le choix d'un métier de l'enfance réclame-t-il d'aimer les enfants pour ce qu'ils sont (motivation généralement avancée lors des entretiens de sélection) ou bien, au contraire, de s'adresser à l'être en devenir qu'ils préfigurent ?[27]
Les étudiants en puériculture, mais aussi les professionnels, sont aujourd'hui invités à réfléchir sur ces questions.

L'enfant-projet contemporain : de nouveaux enjeux pour la puériculture

Notre propos sur la question de « l'enfant-projet » ne prétend pas assurer l'émergence d'une réalité visible par tous, mais se présente comme une invitation du corps professionnel à porter un regard nouveau sur quelques éléments constitutifs de l'évolution du contexte socio-familial de l'enfant aujourd'hui.

Des caractéristiques de l'enfant-projet contemporain

Que ce soit sur les questions de sa naissance, des repères familiaux ou de son environnement éducatif, le monde de l'enfance subit de réels changements que les puéricultrices ne peuvent ignorer.
La programmation dont il est le plus souvent l'objet, des accouchements déclenchés aux stratégies parentales diverses, visant à avoir un enfant à une période précise de l'année, ou à un âge précis de leur vie[28] ou, du moins, cette volonté programmatique se poursuit tout au long de la scolarité (caractérisée par des programmes et des orientations qui opèrent parfois comme des destinées à plus ou moins long terme). Dans ce contexte, dès lors qu'un événement de la vie déjoue cette programmation (hospitalisation, accident, difficulté passagère), il en devient encore plus insupportable, et provoque des stratagèmes correctifs ou « orthopédagogiques » qui enjoignent aux professionnels de l'enfance (médecins, thérapeutes, rééducateurs, orthophonistes et... puéricultrices) de rétablir l'ordre programmé.
La déritualisation de l'enfance, de moins en moins marquée par les rites traditionnels de la chrétienté (baptême, communion) ou de la République (état civil, âges de la scolarité en maternelle), découle d'une enfance de moins en moins repérée ou située par :

- des structures familiales stables, communes à l'ensemble des enfants, édictrices des rôles et des places, comme des filiations et des interdits ;
- des processus uniques et linéaires de nomination, par exemple : on voit naître une variété grandissante de prénoms, puisés tour à tour dans les cultures antiques, exotiques, ou télévisuelles, où le son est préféré au sens, dont l'orthographe n'est pas arrêtée, non plus que le genre sexué.

Il ne s'agit pourtant pas de déplorer la désaffection des rites : la plupart d'entre eux ont en commun de constituer de rudes épreuves potentiellement traumatiques, dont on oublie trop souvent de souligner l'aspect excluant (les épreuves initiatiques comportent leurs perdants) et viril (en tant qu'épreuves de force, elles reposent sur la compétition et la démonstration).
Nos sociétés, en se féminisant, préfèrent le droit pour tous à l'épreuve – qui verra certains échouer, dans le cadre d'un combat réservé aux mâles. Mais il en découle une nouvelle fonction pour les professions de l'enfance : celle de « passeur dans le cadre de rites implicites » (l'étendue des contraintes d'examens médicaux ou de vaccinations qui accompagnent les premières années de la vie joue tout à fait ce rôle, de même que l'institution scolaire, les médiations familiales, les procédures de justice et de placement et, dans une certaine mesure, les accompagnements sociaux).
On assiste à **une plongée précoce des enfants dans le spectacle du monde :** aujourd'hui plus qu'hier, ils baignent dans une profusion d'information (du journal *Le petit quotidien* aux chaînes satellites, en passant par les logiciels de jeux, comme les fameux *Pokémon* – dont il est notable qu'ils jouent sur l'**évolution** des personnages, forme de progression, de maturation, de grandissement et donc de projections sur des identités futures[29]). On pourra certes

26. La « crise du futur » et la centration sur le temps présent qui en résulte sont bien décrites par Zaki Laïdi, voir *La Tyrannie de l'urgence.* Saint-Laurent, Fidès, 1999.
27. Sur cette opposition entre les soins et l'éducation aux enfants en tant que tels ou, au contraire, en tant que futurs adultes, on se reportera utilement à l'ouvrage de Martine Gruère et Philippe Jeammet : Construire un adulte. Païdos, 1998.
28. L'âge butoir de primiparité souhaitée est situé à trente ans par les femmes.
29. L'analyse sémiologique des jeux d'enfants révèle les postulats idéologiques qu'ils véhiculent malgré leur apparente innocence, ainsi que l'a montré Ignacio Ramonet (2000) à propos des *Pokémon* et du clonage.

objecter qu'un certain nombre d'enfants issus de milieux défavorisés sont malheureusement privés d'une telle profusion d'informations. C'est en partie vrai, mais en partie seulement : ceux-là ont généralement accès au plus répandu des médias, la télévision, mais sont par contre largement privés d'une éducation visant à leur permettre d'assimiler ces informations, de les trier, de les hiérarchiser ou, plus prosaïquement, de savoir éteindre le téléviseur au profit d'un dialogue familial lors du repas... La question est donc de savoir non plus ce que regardent les enfants, mais ce qui les regarde. Et de la capacité qu'auront les professionnels de l'enfance à leur donner les moyens de traiter ce flot incessant d'informations, au fil duquel les informations, autrefois centrales, distribuées par les parents et par l'école, deviennent en quelque sorte anecdotiques.

Ainsi, s'installe une sorte de « **déni de l'enfance** », l'enfant-projet, précocement « adultifié », pose de nouveaux défis aux professionnels de l'enfance, aux tenants d'une « culture des enfants ». Les Droits de l'enfant, promulgués par l'Unesco, le « parlement des enfants » récemment mis en scène, conservent leur indiscutable utilité citoyenne, servent une indispensable lutte contre un esclavage larvé, mais comportent leur lot de déni de l'enfance, d'une enfance protégée, et – pourquoi pas ? – exclue des tourments de l'âge adulte. La préservation respectueuse de l'enfance incombe désormais à ces professionnels qui ont parfois tant contribué, sous couvert de socialisation et d'autonomie, à la destituer...

Les conséquences pour la puériculture

L'enfant-projet contemporain, n'ayant plus grand-chose en commun avec l'être chétif et immature d'hier, assigne aux professionnels de la puériculture une nouvelle place. Nous signalerons pour l'heure que les postures antérieurement adoptées par les professionnels de la puériculture au cours du demi-siècle qui vient de s'écouler sont désormais sinon révolues, du moins largement battues en brèche. C'est au moins le cas pour trois d'entre elles :

- **la posture soignante**, qui cède déjà le pas devant les dimensions psychoaffectives et sociales de certaines détresses infantiles, et conduit à oser la question : les puéricultrices sont-elles toujours des soignantes ? Ou plus largement : les fonctions soignantes (y compris celle de médecin) ne sont-elles pas en train d'opérer une profonde métamorphose, où les attributs antérieurs de la profession (technique de soin, démarche diagnostique, protocoles thérapeutiques) occuperont une place de plus en plus réduite dans l'ensemble des tâches et compétences attendues de ces fonctions ?
- **la posture de substitution parentale**, à l'origine de bien des vocations (mais aussi de frustrations) d'hier et de bien des motivations d'aujourd'hui, qui rencontre ses limites et ses impasses dans un contexte de responsabilités éminemment paradoxales : qui, des parents, des professionnels, ou de l'enfant lui-même a aujourd'hui à répondre de la santé, de l'éducation, ou des comportements infantiles ? Et surtout, comment introduire enfin, dans un contexte de flou de la fonction paternelle, le principe masculin au cœur d'un métier féminin ?
- **la posture « ortho-éducative »** : les puéricultrices, et les professionnels de l'enfance en général, ne sont plus détenteurs ni d'un savoir indiscuté, ni d'une autorité suffisante pour décréter les codes éducatifs, moraux, hygiéniques ou d'enseignement sur lesquels s'aligneraient d'emblée les autres partenaires (parents incertains et experts multipliés).

Ainsi, s'engager actuellement dans la formation de puéricultrice ne revient certainement plus à s'engager sur une voie familière et connue, découlant directement des pratiques antérieures et éclairées par l'expérience fiable des professionnels les plus anciens, mais plutôt à s'apprêter à innover, à inventer de nouvelles pratiques, à trouver une nouvelle légitimité sociale, en phase avec les problématiques nouvelles de l'enfance contemporaine.

L'exercice de la puériculture : idéal paradoxal et pratiques plurielles

Les attraits d'un idéal paradoxal

Les progrès indiscutables en matière de socialisation, d'autonomie et d'information des enfants auxquels les professionnels ont largement contribué, ont peu à peu favorisé l'émergence de l'enfant-projet, de même que l'effacement progressif de l'enfance qui s'ensuit. Du coup, devenir puéricultrice relève pour le moins d'un idéal paradoxal : celui de voir s'éteindre son objet (l'enfant) au fur et à mesure que se réalise son projet (la puériculture). Ce constat théorique s'exprime dans la réalité quotidienne de bien des puéricultrices d'aujourd'hui, qui s'avouent désarmées devant de multiples manifestations inédites de l'enfance qu'elles attribuent le plus souvent à des causes d'ordre sociologique, telles que la misère familiale ou la démission parentale. Plus fondamentalement, leur visée idéale initiale (utopique pourrait-on dire) se trouve heurtée de plein fouet par les transformations de l'enfance issues de ce même idéal...

La puériculture, un choix stratégique

On peut dès lors s'interroger sur les motivations qui président au choix de la puériculture aujourd'hui. Si l'idéal utopique caractérise encore les professionnelles et professionnels les plus expérimentés, ce sont vraisemblablement de toutes autres motivations qui animent les étudiants. En effet, les choix d'orientation professionnelle relèvent désormais de stratégies confrontées à des opportunités, et non plus de vocation orientant puissamment toute une vie. Aujourd'hui, les parcours sont plus heurtés, plus variables, susceptibles d'être remis en cause à la faveur d'une « reconversion » professionnelle – l'origine religieuse du terme de « reconversion » est d'ailleurs à souligner ! Dans ce contexte de « chaos vocationnel »[30], ce n'est plus seulement l'enfant, sous ses formes insaisissables d'enfant-projet, qui est au cœur du processus de décision qui amène à s'inscrire en école de puériculture. C'est un ensemble complexe d'influences, de calculs, de choix conjugués ou contrariés, de souhaits plus ou moins vagues ou formulés, d'engagement plus volontiers ponctuel et incertain que définitif et déterminé.

La variété des pratiques, entre risque et richesse

Cette nouvelle cartographie professionnelle de la puériculture est sans nul doute une richesse à conserver, puisqu'elle est tout à fait en phase :

- d'une part avec des besoins sociaux et médicaux excessivement mouvants ;
- d'autre part avec des attentes professionnelles intégrant la mobilité pour limiter les usures de la répétition routinière.

Pour autant, on saisit immédiatement les risques que recèle cette variété des pratiques : celui de l'indifférenciation croissante, et à terme, celui de la disparition d'une identité professionnelle clairement établie.

S'il est vrai que l'usage protège les professions médicales et paramédicales dans leurs compétences et leurs prérogatives *via* des décrets ou des déontologies, il ne suffit cependant pas de s'abriter derrière des textes juridiques pour défendre et soutenir une identité professionnelle...[31] Car toute identité professionnelle repose également sur la claire identification d'un territoire ou d'une expertise. Nul doute que les métiers de l'enfance, comme les métiers de la santé, aient à redéfinir leurs territoires et leurs expertises dans la décennie à venir.

La formation à la puériculture, entre initiation et opportunité

La formation initiatique

Le modèle du compagnonnage, qui se caractérise par l'apprentissage entre pairs – des plus anciens, tirant leur expertise de leur expérience, vers les plus jeunes en position de novices –, fut longtemps celui qui régissait implicitement les formations médicales et paramédicales. Dans ce contexte, on pouvait parler d'initiation, avec ses rites, ses codes, ses passages et ses épreuves, comme l'acculturation au langage scientifique et technique, l'adoubement constitué par le port de la blouse et ses grades symbolisés par des couleurs distinctes, la correcte exécution de gestes d'ordre à la fois technique et symbolique (soins infirmiers, soins puéricoles). La formation infirmière comme la formation à la puériculture conservent un certain nombre de ces traits. Mais ils n'en constituent plus l'architecture unique, non plus que la justification suffisante, et ceci pour plusieurs raisons, parmi lesquelles nous relèverons deux facteurs essentiels :

- **les mutations des savoirs scientifiques et médicaux** : ceux-ci ne constituent plus véritablement un ensemble cohérent de certitudes en progrès, mais se caractérisent désormais par leur complexité (par exemple l'asepsie qui provoque des infections nosocomiales), leur relativité (une vérité enseignée en 1980 peut s'avérer caduque en 1990) et leur caractère interrogeable (les questions soulevées par les nouveaux virus s'accompagnent d'un développement des médecines dites douces ou parallèles) ;
- **la disjonction de l'expertise et de l'expérience** : l'expertise, entendue comme ensemble cohérent de compétences et de réflexion sur leur développement, fut longtemps le fait de l'expérience. Une pratique suffisamment longue garantissait en effet une connaissance approfondie des situations de vie professionnelle, et des attitudes à adopter selon les circonstances. Or, aujourd'hui, du fait du développement des technologies, de la formalisation des savoirs et de leur diffusion par un cursus scolaire allongé, l'expertise dans bien des domaines s'acquiert au départ de la vie professionnelle – quitte à très tôt entrer en désuétude.

La transmission des connaissances comme des techniques ne se fait plus dans la seule direction initiati-

30. Nous empruntons la notion de chaos vocationnel à Jean-Pierre Boutinet, qui l'utilise à diverses reprises, notamment dans Compétences individuelles et projets personnalisés en convergences et en contrastes. In : *Carriérologie*, 7/3-4, 251-265, 1999.

31. Sur les enjeux contemporains des identités professionnelles, lire la récente mise à jour de Renaud Sainsaulieu, L'identité au travail d'hier à aujourd'hui. In : *L'Orientation scolaire et professionnelle*, 27/1, 77-93, 1998.

que, des anciens vers les jeunes. L'expérience à elle seule ne garantit pas l'expertise, elle peut même en être l'antinomie, comme dans le cas des nouvelles technologies.

La formation opportune

Du coup, la formation en puériculture ne se suffit plus du modèle initiatique, et doit y adjoindre de nouveaux modes de légitimité et de pertinence :

- **de légitimité à reconquérir à l'égard de ses destinataires** : les étudiants (qui ne sont plus des élèves), de ses financeurs et promoteurs (les institutions hospitalières et de santé) et de ses terrains d'application (les services où exercent les puéricultrices et puériculteurs). En effet, les uns et les autres attendent, peut-être de manière excessive ou maladroite, mais aussi dans une exigence de démocratie croissante, que les professionnels comme les formateurs abandonnent la seule logique descendante au profit de formes plus interactives ;
- **de pertinence à démontrer à l'égard de ses publics et de ses partenaires** : enfants et parents, bien sûr, mais aussi médecins, infirmiers, travailleurs sociaux, enseignants, éducateurs, etc. Nous l'avons déjà souligné : les seuls textes juridiques ne suffisent plus. Il convient d'être en mesure d'expliciter ses modes d'intervention, ses choix pédagogiques, ses finalités professionnelles.

Nul doute que les divers lieux de formation à la puériculture se sont d'ores et déjà engagés sur cette voie.

Ambiguïtés du rapport au travail et métiers de la puériculture

Il serait trop long de décrire ici les transformations du rapport au travail depuis une ou deux générations. Nous retiendrons donc seulement trois aspects de ces transformations qui nous paraissent caractéristiques de la problématique des métiers de la puériculture : la féminisation de l'emploi, les variations du rapport au travail selon les âges de la vie, l'ambivalence face à l'activité professionnelle.

Un métier au féminin ?

Le fait que les fonctions de puéricultrices soient depuis un demi-siècle l'apanage des femmes s'explique aisément, que ce soit du fait d'un recrutement exclusivement opéré dans le rang des infirmières, d'une attirance féminine pour des tâches culturellement maternelles, ou encore du statut socio-économique médian auquel les femmes sont le plus souvent cantonnées. Mais nul ne peut désormais ignorer trois facteurs majeurs qui viennent recomposer la donne :

- **la recomposition des relations masculines/ féminines**, du fait de la mixité croissante des professions, de l'indifférenciation souhaitée des rôles sexués, mais aussi d'évolutions psychosociales plus profondes qui transforment vraisemblablement en profondeur les traits et caractères sexués ;
- **le développement des familles « gyéparentales » associé à la féminisation des professions de l'enfance**, qui privent nombre d'enfants de l'expérience de la différence des sexes, de la rencontre des hommes ou de substituts paternels, que ce soit à la maison, à l'école ou dans les institutions préscolaires et périscolaires ;
- **la nécessité du renouvellement exogamique**, qui doit présider à l'accueil d'hommes au sein de ces gynécées que constituent encore les services hospitaliers pédiatriques, les crèches, les services sociaux, mais également... les équipes enseignantes en IFSI et en école de puériculture ! La mixité doit être ici entendue au sens large de mixage des personnes, mais aussi des disciplines et des professions, qui constituent déjà l'une des conditions du travail d'équipe sur le terrain (nous avons souligné combien le dialogue et la coopération sont parfois difficiles entre professions proches, mais encore trop clivées...).

Travail et âges de la vie

Nulle désillusion pourtant : le rapport au travail n'a cessé de varier au fil des ans, chaque génération forgeant son propre système de valeurs associées au travail. C'est ainsi que l'on peut opposer la fameuse « planète travail »[32] des années 1980, à la « fin du travail »[33] prophétisée dix ans plus tard. Un malentendu s'ensuit, entre celles et ceux (professionnels, formateurs ou étudiants) qui s'inscrivent dans la valeur travail, et celles ou ceux (dans les trois catégories) qui privilégient l'existence hors travail. Le fort investissement dans le parcours de formation professionnelle, perçu comme première marche d'un escalier conduisant à une perspective de travail stable et consistante, n'est plus nécessairement compris par des postulants qui ne réduisent pas leur identité à leur profession, qui adoptent vis-à-vis du travail une attitude que l'on peut tout autant considérer comme citoyenne que comme dilettante : mélange d'exigence utilitaire et de conduites de *zapping* vis-à-vis du travail, de la légitimité des cours, de la pertinence des pratiques ; recentrage sur l'acteur professionnel et décentrage par rapport à l'usager ;

---

32. D. Riverin-Simard, *Les Étapes de la vie au travail*. Éd. Saint Martin, Montréal, 1984.
33. J. Rifkin, *The end of work : the decline of the global labour force and the dawn of the post-market era*. Putman'son, New York, 1995.

quête d'utilité sociale et d'équilibre dans les rythmes de vie ; etc.

Ajoutons également que la relation féminine au travail est largement traversée par les priorités imposées par les âges de la vie (notamment du fait de la maternité, aujourd'hui encore plus concurrentielle que la paternité à l'égard de la carrière)[34].

L'ambivalence face au travail

Nous conclurons cette partie en faisant remarquer combien nos relations au travail sont par ailleurs ambivalentes. On peut être amené à penser que cette ambivalence est d'origine récente. Ce serait méconnaître les origines étymologiques du mot *travail* (instrument de torture), le statut du travail dans *La Genèse* (punition divine), ou l'ensemble des critiques socio-politiques dont il a fait l'objet au cours des siècles (lutte contre l'esclavage, dénonciation de l'exploitation salariée). C'est bien plutôt d'une ambivalence constitutive dont il s'agit : le travail nous apparaît à la fois comme une façon plus ou moins contrainte de gagner sa vie en se réalisant autant que faire se peut, mais aussi comme l'origine de bien des troubles, des tracas, des fatigues physiques ou des épuisements psychiques.

Notre rapport au travail connaît cependant ses formes modernes, qui renouvellent cette ambivalence ancienne. Concernant les professions de santé en général et les métiers de la puériculture en particulier, elle prend habituellement diverses formes, parmi lesquelles :

- la triple plainte récurrente vis-à-vis :
  - d'institutions ou de hiérarchies incompétentes, incompréhensibles, ou encore soumises à des *diktats* économiques irrecevables ;
  - d'un public de patients, d'enfants, d'adolescents ou de familles exigeants, mal éduqués, assistés et profiteurs ;
  - de collègues ou de partenaires insatisfaisants, inamicaux, insuffisamment fiables ou trop peu solidaires ;
- le repli dans des attitudes strictement techniques, dans la simple exécution de la tâche, dans l'attente du congé de fin de semaine ou dans la centration sur les horaires et conditions de travail ;
- l'investissement hors profession, que ce soit dans la vie familiale ou privée, dans les loisirs ou les divertissements, dans les activités militantes, syndicales, associatives ou politiques, dans une profession parallèle.

Ces diverses attitudes nous semblent toutes symptomatiques d'un surcroît d'espérances déçues vis-à-vis du travail, quand bien même elles se trouvent justifiées par des contextes effectivement éprouvants pour tous, où la rentabilité comme la normalisation des soins par les démarches de qualité, d'accréditation et d'évaluation contribuent à un déficit de sens dans l'action professionnelle[35].

La formation professionnelle des futurs puériculteurs se doit dès lors de traiter de ces transformations des conditions d'exercice, comme de mieux armer ses étudiants pour leur permettre de faire face aux situations de travail complexes et parfois causes de souffrances réelles qu'ils auront à affronter.

Soins infirmiers et puériculture : élargissement de la notion de soin

Cet élargissement est bien entendu à l'œuvre depuis deux à trois décennies. Il prend diverses formes, parmi lesquelles celle de la conception globale du soin, de la prise en compte de la pluri-dimensionnalité de l'être humain, ou des théories humanistes des soins infirmiers. Nous n'engagerons pas ici la discussion de fond sur la validité théorique de ces orientations, ni sur leur praticabilité. Nous considérerons par contre qu'elles sont révélatrices de cet élargissement du soin, en tant que déplacement culturel d'une conception somatique de la santé vers une conception sociale (comme l'illustre l'élargissement constant des domaines dits de « santé publique » ou « d'éducation à la santé »).

Cet élargissement trouve son écho dans divers ouvrages[36], nous y voyons à la fois une issue, une adaptation et une dérive :

- **une issue d'abord**, et incontestablement, puisque cet élargissement de la notion de soin permet autant aux professionnels de santé de **se situer de plain-pied dans la complexité relationnelle et somatique, intersubjective et objective**, des situations qu'ils ont à traiter, des sujets qu'ils ont à soigner. Du coup, les frictions entre corps professionnels se déplacent, des partenariats sont envisageables, et les puéricultrices trouvent un rôle plus large, prenant en compte les dimensions multifactorielles des souffrances humaines auxquelles ils sont convoqués ;
- **une adaptation ensuite**, puisque cet élargissement est **mieux à même de répondre aux urgences d'un monde qui s'est urbanisé et complexifié**, où les détresses sociales ou psychologiques deviennent

34. J. Commaille, *Les Stratégies des femmes. Travail, famille et politique*. La Découverte, 1992.
35. Déficit de sens que nous avons commenté dans notre postface à l'ouvrage de Jean-Louis Deshaies, intitulée : « Contrôles de la méthode et incertitudes du sens ». In : *Mettre en œuvre les projets*. L'Harmattan, Paris, 209-216, 2000.
36. W. Hesbeen, *Soigner et prendre soin à l'hôpital*. Masson, 1997. M.-F. Collière, *Soigner... le premier art de la vie*. Interéditions, 1996.

premières (du moins chez les enfants et les adolescents, grâce à l'heureuse diminution des morbidités et des mortalités dans ces tranches d'âge pour raisons purement médicales) ;

- **une dérive cependant**, pour deux raisons :

– en premier lieu, **le recours à la technicité** médicale demeure nécessaire dans nombre de situations : il serait dommageable que les puéricultrices ne sachent plus poser d'actes paramédicaux, qu'ils soient désignés comme infirmiers ou spécifiquement puéricoles !

– en second lieu, **l'excès de polyvalence** contient en germe le risque de déperdition de l'expertise. Un parcours de formation initiale d'une année à l'issue de trois années en IFSI ne peut garantir une compétence élargie à l'infini, et si les formations continues constituent des apports complémentaires utiles, si l'expérience de terrain est riche de nouveaux apprentissages, un professionnel se définit aussi par ce qu'il ne sait pas faire !

Conclusion

Saisir l'issue, y trouver une ressource pour une meilleure adaptation aux défis du moment sans sombrer dans la dérive de l'incompétence technique ou de la polyvalence extrême, voilà à quoi sont conviés les métiers de la puériculture. Ces perspectives nouvelles (en tout cas datant d'une décennie au plus) sont autant de lignes de conduite et de pensée, d'action réfléchie et de réflexion agie, qu'il appartient au lecteur de mettre en œuvre. Qu'il s'agisse des professionnels en exercice, des enseignants-formateurs ou des étudiantes et étudiants en puériculture, chacun aura à charge d'y apporter l'énergie et la créativité nécessaires...

À noter...

« Il ne leur restait sur la Terre que la vie avec des adultes qui les appelaient des enfants et qui se conduisaient envers eux comme s'ils étaient leur propriété, des objets plus que des créatures vivantes... Je voyais à leurs gestes et à leurs expressions que ces gosses allaient probablement grandir pour devenir exactement semblables à leurs parents. Ils s'y exerçaient déjà. Mais qui aurait pu leur en vouloir ? Aucun être sensé n'a envie de rester enfant à jamais. En tout cas pas moi. »[1]

1. R. Banks, *Sous le règne de Bone*, Actes Sud, 1996.

Nous finirons avec Russel Banks qui nous parle avec talent et sensibilité de la difficulté de grandir ; c'est aussi bien l'honneur de la puériculture que ce à quoi sont appelés les étudiants et étudiantes : grandir professionnellement !

BIBLIOGRAPHIE

BANKS R. – *Sous le règne de Bone*. Actes Sud, Toulouse, 1996.

BERCOT R. – *Devenir des individus et investissement au travail*. L'Harmattan, 1999.

BOUTINET J.-P. – Compétences individuelles et projets personnalisés en convergences et en contrastes. In : *Carriérologie*, 7/3-4, 251-265, 1999.

COLLIERE M.-F. – *Soigner... le premier art de la vie*. Interéditions, Paris, 1996.

COMMAILLE J. – *Les Stratégies des femmes. Travail, famille et politique*. La Découverte, Paris, 1992.

CROZIER M., FRIEDBERG E. – *L'acteur et le système*. Seuil, 1977

DJAOUI E. – *Les Organisations du secteur social. Approche psychosociologique*. Éditions ASH, 2000.

DUBAR C. – *La Socialisation, construction des identités sociales et professionnelles*. A. Colin, 1998.

GRUERE M., JEAMMET P. – *Construire un adulte*. Païdos, Paris, 1998.

HESBEEN W. – *Soigner et prendre soin à l'hôpital*. Masson, Paris, 1997.

HESLON C. – Du désir d'enfant à l'enfant-projet : vers l'effacement de l'enfance ? In : *Éducation Permanente*, 138, 37-49, 1999.

HESLON C. – Contrôles de la méthode et incertitudes du sens. In : DESHAIES J.-L. *Mettre en œuvre les projets*. L'Harmattan, Paris, 209-216, 2000.

LAIDI Z. – *La Tyrannie de l'urgence*. Saint-Laurent, Fidès, 1999.

LEROUX-HUGON V. – *Des saintes laïques*. Sciences en Situation, Paris, 1992.

LEWIN K. – *Psychologie dynamique, les relations humaines*. PUF, épuisé.

MEIRIEU P. – *Des enfants et des hommes, tome I. La promesse de grandir*. Éd. ESF, Paris, 1999.

MORFAUX L.-M. – *Vocabulaire de la philosophie et des sciences humaines*. A. Colin, Paris, 1980.

RAMONET I. – Pokémon. In : *Le Monde diplomatique*, 557, 1, 2000.

RIFKIN J. – *The end of work : the decline of the global labour force and the dawn of the post-market era*. Putman's son, New York, 1995.

RIVERIN-SIMARD D. – *Les Étapes de la vie au travail*. Éditions Saint Martin, Montréal, 1984.

ROSNAY (DE) J. – *Le Macroscope*. Seuil.

SAINSAULIEU R. – L'identité au travail d'hier à aujourd'hui. In : *L'Orientation scolaire et professionnelle*, 27/1, 77-93, 1998.

SLIEDZIEWSKI E. G. – Repenser la maternité. In : *Panoramiques*, Éditions Corlet/Marianne, Paris, 1999.

SCHON D. A. (1983) – *Le Praticien réflexif : à la recherche du savoir caché dans l'agir professionnel*. Éditions Logiques, Montréal, trad. 1994.

TAP P. – *Identités collectives et changements sociaux*. Privat, 1986.

La famille, ses droits, ses obligations

Préserver les droits de l'enfant en respectant le rôle des parents

CHAPITRE 4

Le droit de la famille

Le cadre juridique de l'enfant[1]

Capacités attendues pour l'exercice de la puéricultrice

- Informer les parents sur leurs droits et les orienter, si besoin, vers un magistrat de la famille, notamment si un désaccord apparaît quant à la procédure mise en place pour prendre en charge un enfant dans un service ou un établissement.
- Respecter, faire respecter les droits de l'enfant dans les prises de décision et les actions mises en œuvre pour résoudre ses problèmes de soins.
- Identifier les éléments constitutifs d'une situation familiale pour orienter, si besoin, les parents en fonction de la définition de leurs statuts conjugal et parental, en particulier en ce qui concerne les questions de filiation (y compris l'adoption) et d'exercice d'autorité parentale.

L'individu est un « sujet de droit », soumis à des obligations et bénéficiant de prérogatives, sous la protection de l'État. Les droits et devoirs de la personne vont évoluer tout au long de son existence, depuis sa naissance jusqu'à son décès. Le Code civil, dans sa première partie, fixe les droits de l'être humain[2]. La puéricultrice doit donc connaître le cadre juridique situant l'enfant comme une personne qui a droit à une protection particulière, exercée en premier lieu par ses parents, mais également comme une personne à qui est reconnue une certaine autonomie et dont l'intérêt doit être pris en compte.

En revanche, la « famille » n'est pas définie par le Code civil même si, progressivement, ressort l'idée d'une « autonomie du droit de la famille » ; le mot *famille* n'apparaît que dans les lois du droit social. Sous cet angle, la famille comprend « un couple (homme et femme) et un ensemble d'individus descendant d'un ancêtre commun ».

La famille est la préoccupation de tous les États qui s'engagent à en assurer la protection depuis la *Déclaration universelle des droits de l'homme* de 1948.

Par conséquent, le droit concernant la famille dépend des choix politiques et des transformations de la société, il est en continuelle évolution. Le regard de la famille sur l'enfant a changé au cours des siècles : jadis, les familles comportaient plusieurs enfants, alors qu'elles n'en comptent aujourd'hui que rarement plus d'un ou deux. Ils devraient logiquement paraître plus précieux au regard de leurs parents. Or, dans le même temps, on parle de 64 000 enfants maltraités chaque année en France[3]. Parallèlement, la structure de la famille évolue.

L'essor de la psychanalyse, les progrès de la psychologie ont permis de mieux connaître l'enfant, de mieux saisir les répercussions de l'environnement familial et social sur son évolution.

Comment le droit, qui est une science humaine, a-t-il suivi cette évolution ?

Le but de ce chapitre est de permettre aux professionnels de l'enfance, et plus particulièrement aux puéricultrices, de trouver des réponses à leurs interrogations afin qu'ils puissent proposer aux familles une meilleure prise en charge.

---

1. Auteur : Martine Quest, juriste.
2. Code civil, art. 16-1.
3. Statistiques 1998, source ODAS.

Le droit et la société

Depuis 1960, a été entreprise la refonte du droit civil de la famille qui privilégie les idées de liberté, d'égalité et de solidarité entre les hommes. Récemment, la Conférence de la famille[4] a élaboré des propositions de réforme allant dans le sens de l'adaptation du Droit à l'évolution de la famille : la loi instituant le pacte civil de solidarité[5] et celle modifiant la prestation compensatoire en matière de divorce[6] en sont deux exemples caractéristiques.

Le couple

Un couple, c'est l'union de deux personnes, mariées ou non entre elles.

Tableau 4.1 : Trois statuts pour vivre en couple.

	Mariage	Pacte civil de solidarité	Concubinage
Obligations réciproques	• Règles précises du Code civil	• Aide mutuelle et matérielle	• Absence de droits et d'obligations
Droits patrimoniaux	• Propriété conjointe des biens et du patrimoine acquis à titre onéreux pendant le mariage en cas de mariage sous la communauté légale	• Présomption d'indivision sur les biens acquis à titre onéreux pendant la durée du pacte • Impossibilité de prévoir l'équivalent d'une séparation de biens. Conséquences incertaines. Comptes à faire à la rupture	• Biens et patrimoine attribués à celui qui possède les factures et les titres • Possibilité de conventions et d'acquisition en indivision par les deux concubins ensemble
Bail du logement	• Transfert obligatoire à l'autre conjoint, même si le bail est à un seul nom. En cas de litige, il revient au juge de trancher.	• Transfert obligatoire à l'occupant ou au survivant en cas d'abandon de domicile	• Transfert si le concubinage est notoire et dure depuis plus d'un an et en cas d'abandon de domicile par l'autre
Droit successoral	• Usufruit légal de la totalité ou du quart en pleine propriété (loi n° 2001-1135 du 5 décembre 2001)	• Le partenaire du pacte est considéré comme un étranger. Aucun droit légal de succession • Héritage possible, dans les limites de la quotité disponible ordinaire	• Aucun droit successoral • Héritage possible, dans les limites de la quotité disponible ordinaire
Droits sociaux	• Ayant droit en matière de Sécurité sociale • Perte de certaines prestations sous conditions de revenus	• Ayant droit (comme le conjoint) en matière de Sécurité sociale • Perte de certaines prestations sous conditions de revenus	• Ayant droit en matière de Sécurité sociale, si le concubin est à charge • Perte de certaines prestations si concubinage prouvé

4. 16 juin 2000.
5. Loi sur le Pacs du 15 novembre 1999.
6. Loi sur le divorce du 30 juin 2000.

Impôt sur le revenu	• Imposition par foyer	• Délai de 2 ans pour invoquer l'imposition par foyer	• Imposition séparée
Donation et succession (chiffres en date du 1er.01.2001)	• Abattement de 76 225 € • Au-delà, taxation à 5 %, 10 %, 15 %, 20 % (jusqu'à 518 327 €) ; 30 % et 35 % au-delà ; 40 % au-dessus de 1 707 429 €	• Abattement de 57 168 € (après 2 ans de durée du pacte pour les donations) • Taxation à 40 % sur 15 245 € et à 50 % au-delà	• Abattement de 1 525 € pour les successions • Taxation à 60 % comme pour les personnes non parentes
Rupture	• Procédure de divorce lourde, mais protectrice de l'époux le plus faible	• Recours au tribunal possible, mais sans règles directrices • Incertitude sur l'issue du procès	• Indemnité en cas de rupture fautive, de promesse trompeuse et, de façon moins certaine, en cas de situation injuste

Source : conseil supérieur du notariat.

Le mariage

Définition

Le mariage[7] est la situation juridique créée par l'union d'un homme et d'une femme contractée dans les formes prévues par la loi, en vue de la création d'une famille.

Les conditions de fond

- Sexe différent ;
- âge : homme – de 18 ans ; femme – de 15 ans : consentement des père et mère du mineur (même émancipé) ; en cas de dissentiment entre le père et la mère, ce dissentiment emporte consentement[8] ;
- certificat prénuptial de moins de 2 mois.

Les effets du mariage

Sur le plan extra-patrimonial :

- devoirs réciproques des époux[9] ;
- fidélité ;
- secours : obligation alimentaire (voir p. 104) ;
- assistance : obligation de soins ;
- communauté de vie : résidence commune (possibilité de domiciles distincts)[10] ;
- devoir conjugal ;
- direction conjointe de la famille[11] ;
- direction morale et matérielle de la famille par les deux époux (voir p. 122).

Sur le plan patrimonial, les règles sont indépendantes du régime matrimonial des époux.

Elles concernent :

- l'égale et pleine capacité des époux :

– chaque époux peut passer tous les actes juridiques, sans l'intervention du conjoint, pour l'entretien du ménage et l'éducation des enfants ; sauf décision contraire de l'autorité judiciaire, si l'un des époux met en péril les intérêts de la famille, ou s'il est hors d'état de manifester sa volonté ;

– toute dette contractée par l'un des époux oblige l'autre « solidairement », sauf dans le cas d'un emprunt important ou d'un achat à tempérament ;

– chaque époux peut disposer des meubles de la communauté, sauf pour le logement familial et les meubles le garnissant ;

– chaque époux est pleinement « capable » pour l'exercice d'une profession, l'ouverture d'un compte bancaire, pour la gestion de ses biens personnels... ;

- le devoir de secours réciproque. Chaque époux doit fournir à son conjoint ce qui est nécessaire à son existence soit en contribuant aux charges du mariage, soit en donnant une pension alimentaire. Celle-ci est fixée, d'un commun accord ou par le juge, en fonction des besoins du demandeur et des ressources du débiteur ;
- la contribution des époux aux charges du mariage, qui se traduit par l'obligation alimentaire entre époux résultant du « devoir de secours » et l'obligation de participer aux dépenses que nécessite l'entretien de la famille. Chaque époux y contribue à proportion de ses capacités financières respectives.

---

7. Code civil, art. 144 à 228.
8. Code civil, art. 148.
9. Code civil, art. 212 et 215.
10. Code civil, art. 108.
11. Code civil, art. 213.

Le concubinage et le pacte civil de solidarité (PACS)

Le concubinage

Le concubinage est l'union de fait, caractérisée par une vie commune présentant un caractère de stabilité et de continuité, entre deux personnes, de sexe différent, ou de même sexe, qui vivent en couple[12].

Elle n'est susceptible de produire certains effets juridiques que lorsque la situation des concubins est empreinte d'une certaine stabilité (logement familial, pension alimentaire, recherche de paternité).

Jusqu'à la loi du 15 novembre 1999, la Cour de cassation ne reconnaissait la qualité de couple qu'à deux personnes de sexe différent.

Le pacte civil de solidarité (PACS)[13]

Définition

Le PACS est un contrat conclu entre deux personnes physiques, majeures, de sexe différent ou de même sexe, pour organiser leur vie commune, indiquant notamment l'aide mutuelle et matérielle qu'elles sont tenues de s'apporter. Le pacte civil de solidarité n'a aucune incidence sur les enfants.

La formation

La convention indique (notamment) l'aide mutuelle et matérielle que les contractuels sont tenus de s'apporter. Elle doit faire l'objet d'une déclaration conjointe des deux partenaires au greffe du tribunal d'instance de leur résidence commune.

Il ne peut y avoir de pacte civil de solidarité entre les personnes suivantes :

- ascendants et descendants en ligne directe ;
- collatéraux jusqu'au troisième degré inclus (frères et sœurs, neveux et oncles) ;
- beaux-parents et enfants par alliance ;
- deux personnes dont l'une est déjà mariée ou liée par un pacte civil de solidarité ;
- un majeur placé sous tutelle.

Les effets du PACS

- **Sur le patrimoine** : les biens acquis postérieurement à la conclusion du pacte civil de solidarité sont présumés indivis sauf si les partenaires en décident autrement dans leur convention ou, s'agissant des biens autres que les meubles meublants (mobilier, glace, tapisseries...), si l'acte d'acquisition en dispose autrement. Les partenaires du pacte civil de solidarité sont tenus solidairement à l'égard des tiers des dettes contractées par l'un d'eux pour les besoins de la vie courante et pour les dépenses relatives au logement commun.
- **Sur la fiscalité** : les partenaires d'un PACS font l'objet d'une imposition commune :
  – au titre de l'impôt sur le revenu, dès la conclusion du PACS ;
  – au titre de l'impôt de solidarité sur la fortune, trois ans après la conclusion du PACS.
- **Sur les successions et donations** : en cas de succession ou de donation entre partenaires liés par un PACS, ceux-ci bénéficient pour le calcul des droits de mutation : d'un abattement de 57 168 €[14] ; au-delà, de l'application d'un taux de 40 % pour la fraction des biens transmis allant jusqu'à 15 245 € et de 50 % au-delà. En matière de donations, ce régime ne s'applique que si, au moment de l'acte, les partenaires sont liés par un PACS depuis au moins deux ans.
- **Sur les prestations sociales** : la loi prévoit l'attribution de la qualité d'ayant droit d'assuré social au partenaire d'un assuré social qui ne peut en bénéficier à un autre titre.
- **Sur le droit du travail** : sont étendues aux partenaires d'un PACS certaines dispositions du droit du travail bénéficiant aux conjoints, notamment en matière de fixation des congés. Les fonctionnaires séparés (pour des raisons professionnelles) du partenaire auquel ils sont liés par un PACS bénéficient d'une priorité de mutation.
- **Sur le logement** : en cas d'abandon du domicile par le locataire ou de son décès, le bail peut être maintenu ou prolongé ou être transféré au profit du partenaire du PACS.
- **Pour les étrangers** : la loi prévoit que la conclusion d'un PACS par un étranger doit être prise en compte par l'administration, pour apprécier ses liens personnels en France dans le cadre de l'attribution d'un titre de séjour.

La fin du PACS

Il est mis fin au pacte civil de solidarité pour les motifs suivants :

- commun accord des partenaires ;
- décision d'un des deux partenaires ;
- mariage ou décès d'un des deux partenaires ;
- mise sous tutelle d'un partenaire ;
- décision du tuteur ou du juge des tutelles.

---

12. Code civil, art. 515-8.
13. Loi n° 99-944 du 15 novembre 1999, circulaire du 10 novembre 1999.
14. Somme valable au 1er janvier 2001.

Le divorce

Définition

Le divorce[15] est la rupture du mariage en vertu d'une décision de justice.

La séparation de corps est l'état de deux époux qui, par décision de justice, ont été dispensés de l'obligation de vie commune. Le devoir de secours prend alors la forme d'une pension alimentaire.

La séparation de corps peut être transformée en divorce **à tout moment** si les époux sont d'accord, ou **au bout de trois ans** après le jugement qui a prononcé la séparation de corps, à la demande de l'un des époux.

Les différentes formes de divorce

Le divorce par voie contentieuse

Le divorce pour faute

Aujourd'hui, la procédure de divorce pour faute suppose que l'un des époux ait des griefs graves contre son conjoint, rendant impossible le maintien de la vie commune. Pour obtenir le divorce à son profit ou à torts partagés, chaque époux doit apporter la preuve des griefs qu'il invoque contre son conjoint.

Le jugement prononce le divorce, soit aux torts exclusifs d'un des époux, soit aux torts partagés.

Le divorce pour rupture de la vie commune

Il se subdivise en :

- **divorce pour séparation prolongée.** La demande de divorce peut être faite lorsque les époux sont séparés depuis six ans[16], de fait. La preuve de la séparation peut être apportée par tous moyens. Il subsiste, à la charge de l'époux demandeur, le devoir de secours, qui prend la forme du versement d'une pension alimentaire ;
- **divorce pour troubles mentaux.** L'époux, dont le conjoint est atteint de troubles mentaux, peut demander le divorce si ces troubles mentaux durent depuis plus de six ans et sont graves au point qu'aucune communauté de vie n'est plus possible entre les époux.

Le divorce par consentement mutuel

Le divorce sur demande conjointe

Cette demande en divorce est présentée conjointement par les deux époux sans qu'ils aient à faire connaître la cause du divorce. Elle suppose que les deux époux sont d'accord sur le principe du divorce et sur toutes ses modalités. C'est donc « un divorce amiable ».

À la requête initiale, est jointe la convention temporaire qui règle, pour la durée de l'instance, la situation réciproque des époux sur différents points qui pourraient faire l'objet de mesures provisoires : attribution du domicile conjugal, résidence d'enfants, pensions alimentaires.

Le projet de convention prévoit le règlement complet et définitif des problèmes soulevés par le divorce, concernant notamment :

- l'attribution du domicile familial ;
- la résidence d'enfants ;
- l'organisation du droit de visite et d'hébergement ;
- le montant de la pension alimentaire et la prestation compensatoire éventuelle pour le conjoint ;
- l'autorisation éventuelle pour la femme de garder le nom de son mari ;
- le projet de liquider la communauté (s'il existe un patrimoine immobilier).

Après l'audience de conciliation et un délai de réflexion minimum de trois mois, le juge convoque à nouveau les parties, homologue la convention définitive et prononce le divorce par un seul et même jugement.

Le divorce sur demande acceptée

La procédure de ce divorce commence par la demande d'un époux, qui fait état de faits imputables à l'autre conjoint qui, à son avis, rendent intolérable le maintien de la vie commune.

Si l'autre époux reconnaît les griefs, le divorce est prononcé sur demande acceptée (sans que le juge ait à se prononcer sur le bien fondé des griefs).

Le tribunal compétent[17]

Il s'agit du tribunal de grande instance du lieu de résidence de la famille : « le tribunal de grande instance est compétent pour se prononcer sur le divorce et ses conséquences. Un juge de ce tribunal, délégué aux Affaires familiales, est plus particulièrement chargé de veiller à la sauvegarde des mineurs ».

Le juge aux Affaires familiales (JAF) est compétent pour :

- prononcer le divorce ;
- statuer sur l'exercice de l'autorité parentale ;
- statuer sur les modifications de la pension alimentaire ;
- confier les enfants à des tiers.

---

15. Code civil, art. 229 à 310.
16. Code civil, art. 237.
17. Code civil, art. 247.

Les conséquences du divorce

Les mesures provisoires

Le juge peut prendre des mesures provisoires, soit d'urgence dès la requête initiale, soit par l'ordonnance de non conciliation.

Le juge rend une ordonnance par laquelle il va régler la vie matérielle de la famille pendant la durée de l'instance, en prenant des mesures provisoires : résidence séparée des époux, attribution de la résidence familiale à l'un des époux, modalités de l'exercice de l'autorité parentale, droit de visite et d'hébergement, contribution pour l'entretien et l'éducation des enfants.

Ces mesures cesseront à la date du jugement qui prononcera le divorce et seront remplacées par des mesures ayant l'autorité de la force jugée.

Les mesures définitives

Les mesures relatives aux époux

Le divorce entraîne la dissolution du mariage qui a diverses conséquences :

◆ **le logement** :

– si un seul conjoint est propriétaire, il conserve la jouissance de son logement, sauf si le tribunal octroie à l'autre conjoint, chez lequel est fixée la résidence des enfants, un bail sur le logement qui servait de logement familial ;

– s'ils sont tous deux propriétaires, ou ils trouvent un accord, ou le juge décide pour eux l'attribution du logement et en octroie une indemnité d'occupation à l'époux qui ne l'occupe pas ;

◆ **la liquidation du régime matrimonial** ;

◆ **la fin du devoir de secours entre époux** et de l'obligation de contributions aux charges du mariage concernant les époux mais non les enfants. Pourtant, ce devoir de secours subsiste et prend la forme d'une pension alimentaire :

– pendant la procédure de divorce, elle est fixée par « l'ordonnance de non conciliation » qui organise la vie matérielle de la famille jusqu'au prononcé du divorce :

– en cas de séparation de corps, puisque les « devoirs » entre époux sont maintenus, sauf celui de cohabiter ;

– en cas de divorce prononcé pour rupture de la vie commune, puisqu'il subsiste un « devoir de secours » entre les époux.

La pension est révisable et cesse de plein droit si le conjoint qui en bénéficie se remarie ou vit en état de concubinage notoire. Pour les autres divorces, ce devoir de secours prend fin mais peut donner lieu à **une prestation compensatoire**.

Celle-ci a vocation à compenser le préjudice subi par l'un des époux, lorsqu'est constatée une disparité de ressources entre les époux (couple au sein duquel le mari avait une activité salariée et la femme restait au foyer et s'occupait des enfants). Elle a un caractère forfaitaire, alimentaire et indemnitaire, il s'agit de rééquilibrer en une seule fois les conditions de vie de chacun.

Le juge apprécie, au jour du divorce, les critères permettant de fixer les disparités des conditions de vie respectives et prend en compte les revenus et besoins de chacun : âge, santé, milieu social, train de vie, nécessité de reprendre une activité professionnelle. Il tient compte de la situation présente et de l'avenir prévisible.

La différence essentielle entre la prestation compensatoire et la pension alimentaire est que la prestation est forfaitaire, son règlement s'effectue généralement sous la forme de capital (ou versements mensuels pendant huit ans), exceptionnellement sous forme de rente viagère. Elle est transmissible aux héritiers. Elle n'est pas révisable par principe, mais peut être révisée, suspendue ou supprimée « en cas de changement important dans les ressources ou les besoins des parties »[18].

Les mesures relatives aux enfants

Les droits et devoirs des père et mère à l'égard de leurs enfants sont maintenus lors d'un divorce, mais le juge fixe :

◆ la dévolution de l'exercice de l'autorité parentale (voir p. 125) ;

◆ l'entretien de l'enfant (voir p. 125) qui se traduit par le versement de pensions alimentaires.

Quels sont les juges de la famille ? (voir tableau ci-contre)

18. Loi du 30 juin 2000, JO du 1er juillet 2000.

Tableau 4.2 : Les juges de la famille.

			Situation de l'enfant		
			Danger ou conditions d'éducation gravement compromises		
Critères de compétences des magistrats de la famille		Pas de danger ni de conditions d'éducation gravement compromises	Pas de mauvais traitements	Mauvais traitements	Présomption de mauvais traitements et évaluation impossible
	Accord des titulaires de l'autorité parentale entre eux	• Pour confier l'exercice de l'autorité parentale à un tiers : **juge aux Affaires familiales**	• Parents favorables à une intervention « sociale » : **Aide sociale à l'enfance** • Parents opposés à une intervention « sociale » : **juge des enfants**	• **Juge des enfants** • **Juridiction pénale**	• **Juge des enfants**
Aptitude éducative des parents	Conflit entre les parents	• **Juge aux Affaires familiales** • En cas d'urgence : **procureur de la République**	• **Juge des enfants** • En cas d'urgence : **procureur de la République** • Dans tous les autres cas : **juge des enfants**		
	Non-intervention de l'un et/ou des deux parents	• Recueil de l'enfant sans intervention de ses père et mère : **juge aux Affaires familiales** • « Absence » d'un des parents : **juge des tutelles**			
Inaptitude éducative des parents		**Tribunal de grande instance** (retrait de l'autorité parentale ou déclaration judiciaire d'abandon)			

Source : B. Cathala, *Repères juridiques du travail social.* ESF édition, 1997.

Le cadre juridique international

Aujourd'hui, alors que l'on dénombre un grand nombre de familles migrantes, de couples mixtes, il est important de situer l'enfant en premier lieu dans le cadre juridique international. Les conventions internationales ont pour but de poser un certain nombre de principes fondamentaux et d'aider à la résolution des conflits de loi lorsque plusieurs réglementations nationales s'opposent.
Ainsi, la puéricultrice en charge d'un enfant algérien devra-t-elle demander les autorisations au père en vertu de la puissance paternelle algérienne, ou indifféremment au père **ou** à la mère en vertu de l'autorité parentale française.

La convention internationale des droits de l'enfant et le droit français

Les droits de l'enfant sont proclamés au niveau international dans la *Convention ONU des Droits de l'enfant* du 20 novembre 1989, ratifiée par la France le 6 août 1990. Aujourd'hui, 167 États l'ont ratifiée, 14 États (dont les États-Unis) ne l'ont ni signée, ni ratifiée. Les termes de cette Convention priment nos lois en vertu de la hiérarchie des règles de droit. Mais un citoyen peut-il en invoquer directement l'application devant les tribunaux français ?

L'influence de la jurisprudence

Nous assistons à une évolution de la jurisprudence, tant du Conseil d'État que de la Cour de cassation, favorable à l'enfant et à l'applicabilité directe de cette convention.
Si la Cour de cassation, dans un arrêt du 10 mars 1993, précise : « les dispositions de la Convention ne peuvent être invoquées devant les tribunaux, cette convention, qui ne crée des obligations qu'à la charge des États parties, n'étant pas directement applicables en droit interne », quatre ans plus tard, dans un arrêt du 22 septembre 1997, le Conseil d'État affirme que « l'intérêt supérieur de l'enfant reconnu par la Convention des Droits de l'enfant justifie de procéder au regroupement familial. »

Les principales dispositions

Parmi les 54 articles de la Convention, nous reprendrons les principales dispositions, afin de les comparer à l'état actuel de la législation française, dont le préambule de la Constitution précise : « la Nation assure à l'individu et à la famille les conditions nécessaires à leur développement. Elle garantit à tous, notamment à l'enfant, la protection de la santé, la sécurité matérielle, le repos et les loisirs. »

Le droit à la non discrimination (art. 2)

Le respect de la non discrimination est rappelé dans notre Constitution et son irrespect est sanctionné par le Code pénal[19]. Ainsi, l'égalité des filiations, qu'elles soient légitimes, naturelles ou adoptives, a été renforcée par le législateur[20].

Le droit inhérent à la vie (art. 6)

La loi rappelle la primauté de la personne, interdit toute atteinte à la dignité de celle-ci et garantit le respect de l'être humain dès le commencement de sa vie[21]. Mais existe-t-il une datation du commencement de la vie, quand se situe-t-elle ?

La notion de « commencement de la vie »

La vie commence-t-elle :
◆ **au jour de la conception** comme le laisse entendre le droit de la filiation ?
– « La loi présume que l'enfant a été conçu pendant la période qui s'étend du trois centième au cent quatre-vingtième jour, inclusivement, avant la date de naissance »[22], et que « l'enfant conçu pendant le mariage a pour père le mari. »[23]
– L'enfant, né après le décès de son père, héritera de celui-ci.
◆ **à la fin de la 12e semaine**, comme le laisse entendre la loi sur l'interruption volontaire de grossesse[24] ?
◆ **au jour de la naissance** comme le laisse entendre le Code pénal (il n'y a homicide que contre une personne née viable) ?
Il n'y a pas de réponse légale unique à cette question.

Les principes d'inviolabilité et d'indisponibilité du corps humain

◆ **L'inviolabilité** : aucune atteinte ne peut être apportée à l'intégrité du corps humain, si ce n'est dans un but thérapeutique et avec le consentement libre et éclairé de l'intéressé ; ce qui engendre pour un malade le droit à l'information et le droit au consentement et, pour un mineur, le droit au consente-

19. Code pénal, art. 225-1 à 225-4.
20. Loi du 8 janvier 93 portant réforme du Code civil.
21. Code Civil, art. 16.
22. Code civil, art. 311.
23. Code civil, art. 312.
24. Loi du 17 janvier 1975.

ment de ses parents, et le droit à l'avis du mineur, capable de discernement.

◆ **L'indisponibilité** : le corps humain est indisponible, il ne peut faire l'objet d'un commerce, tout don est gratuit et anonyme.

Le statut juridique de l'embryon et du fœtus

Le débat actuel sur le clonage de l'embryon à fin thérapeutique ou/et à fin reproductive pose à nouveau avec acuité cette question (au centre des débats dans la révision des lois bioéthiques), toujours non résolue.

La contraception et l'interruption de grossesse

Le législateur rappelle l'obligation de « respecter tout être humain dès le commencement de la vie » mais permet, en fonction de l'évolution de la société :

◆ **la contraception**[25] : la loi relative à la régulation des naissances précise que « les centres de planification ou d'éducation familiale sont autorisés à délivrer, à titre gratuit, des médicaments (sur prescription médicale) aux mineurs désirant garder le secret » ;

◆ **la contraception d'urgence**[26] : en cas d'urgence et de détresse caractérisée, une délivrance anonyme et gratuite est faite dans les pharmacies et par les infirmières scolaires, sans prescription médicale ;

◆ **l'interruption de grossesse**[27] :

– l'interruption volontaire de grossesse (IVG) peut être demandée avant la fin de la 12e semaine, par la femme en cas de détresse ; elle est pratiquée par un médecin à l'hôpital. Si la femme est mineure, son consentement doit être accompagné de celui de l'un de ses deux parents. Si elle désire garder le secret ou si le consentement n'est pas obtenu, l'IVG pourra être pratiquée à la seule demande de l'intéressée, à condition qu'elle soit accompagnée dans sa démarche par la personne majeure de son choix. Si elle est étrangère, certaines conditions de résidence doivent être remplies ;

– l'interruption de grossesse peut être pratiquée pour motif médical (IMG), si la santé de la femme est en péril grave ou s'il existe une forte probabilité d'affection incurable pour l'enfant à naître ou des raisons psychiques (viol).

Le droit à une identité, à une nationalité et à une famille (art. 7, 8, 9 et 18)

L'enfant a droit dès sa naissance à un nom, à une nationalité et, dans la mesure du possible, il a le droit de connaître ses parents et d'être élevé par eux.

Tableau 4.3 : Conditions d'attribution de la nationalité française.

Nationalité par attribution automatique à l'enfant :	**À la naissance**	**À la majorité**
• né de 2 parents français	Oui	
• né ou adopté plénièrement par un parent français	Oui	
• né en France :		
– d'un parent étranger né sur le sol français	Oui	
– sans attache avec d'autres pays	Oui	
– après le 1er janvier 1963 de parents nés en Algérie avant le 3 juillet 1962	Oui	
– de parents étrangers nés à l'étranger	Non	Oui : jeunes résidant habituellement en France, de façon continue ou discontinue pendant 5 ans après l'âge de 11 ans
Nationalité par effet collectif à l'enfant :	**Au cours de la minorité**	
dont un parent devient français	Mineur dont le nom est mentionné dans le décret de naturalisation ou de déclaration du parent chez lequel il réside	

25. Loi du 28 décembre 1967, loi du 4 décembre 1974.
26. Loi n° 2000-1209 du 13 décembre 2000.
27. Loi n° 2001-588 du 4 juillet 2001.

Nationalité par déclaration auprès du juge d'instance	Au cours de la minorité
à l'enfant :	
• né en France de parents étrangers, résidant habituellement en France depuis 5 ans et à la date de déclaration :	
– dès ses 13 ans	Déclaration par ses parents étrangers avec le consentement du jeune.
– dès ses 16 ans	Déclaration personnelle du jeune
• adopté simple par une personne de nationalité française :	
– avant 16 ans	Demande de ses parents
– après 16 ans	Demande du jeune
• ayant joui pendant 10 ans de la possession d'état de français	

Où en sont ces droits aujourd'hui ?

Aujourd'hui, la loi française :

◆ reconnaît la plupart de ces droits. Par exemple, en favorisant l'exercice conjoint de l'autorité parentale par les deux parents, quelle que soit la situation familiale de l'enfant (voir p. 123), le législateur reconnaît le droit pour un enfant d'être élevé par ses deux parents ;

◆ en limite certains :

– l'accouchement sous le secret. La loi[28] permet à la mère de demander, lors de son accouchement, que le secret de son admission et de son identité soit préservé, ce qui s'oppose au droit de l'enfant de connaître ses origines ;

– l'adoption plénière. Ce type d'adoption a pour effet de supprimer tous liens entre la famille d'origine (biologique) et l'enfant (cf. p. 117).

La nationalité (art. 8)[29]

Un enfant acquiert la nationalité française automatiquement par attribution, par effet collectif ou par déclaration. Dans ces deux derniers cas, les formalités se font soit auprès de la préfecture, soit auprès du tribunal d'instance (ou auprès d'un consulat de France).

La possession de certains documents est à conseiller :

◆ une preuve de la nationalité française :

– le **certificat de nationalité française** est délivré par le greffe du tribunal d'instance. Il en est fait mention en marge de l'acte de naissance, sur les copies intégrales d'acte de naissance et, à la demande, sur le livret de famille ;

– une **carte nationale** d'identité peut alors être établie ;

◆ facilitant les voyages d'enfants étrangers :

– le **titre d'identité républicain** (pour le mineur, né en France de parents étrangers, titulaires d'un titre de séjour), permettant de circuler dans l'espace Schengen ;

– le **document de circulation** (pour certains mineurs étrangers résidant en France).

Ces titres, délivrés par le préfet à la demande des parents, sont valables cinq ans et dispensent de visa.

La réunification familiale[30]

◆ Les bénéficiaires sont :

– **le conjoint non polygame**, et les enfants mineurs du couple ;

– **les enfants mineurs** d'une première union sur lesquels le demandeur exerce l'autorité parentale par décision d'une juridiction étrangère ;

– les enfants mineurs du conjoint qui lui sont confiés par décision d'une juridiction étrangère ;

– pour les pays signataires de la Charte sociale européenne, le regroupement est étendu aux enfants de moins de 21 ans.

◆ Les conditions du regroupement sont les suivantes :

– le séjour en France du demandeur est régulier depuis un an ;

– le demandeur remplit les conditions de ressources et de logement ;

– les bénéficiaires doivent résider hors de France ;

– le regroupement concerne l'ensemble de la famille ; il n'est qu'exceptionnellement partiel.

L'enfant étranger

L'étranger mineur de 18 ans ne peut :

◆ être expulsé ou faire l'objet d'une reconduite à la frontière ;

◆ faire l'objet d'une mesure d'interdiction du territoire.

---

28. Code civil, art. 341.
29. Code civil, art. 17 à 33-2, loi du 22 juillet 1993 modifiée le 16 mars 1998.
30. Code pénal, Appendice – Étrangers, art. 10. Loi n° 93-1027 du 24 août 1993, modifiée par la loi n° 98-349 du 11 mai 1998 sur le regroupement familial.

À noter...
Tout enfant étranger qui réside en France doit être soigné, protégé, éduqué comme un enfant français, quelle que soit la régularité de son séjour.

Le droit au respect de la vie privée et familiale, du domicile et de la correspondance (art. 16)

Où se situent la limite entre ces droits du mineur et le devoir de surveillance et d'éducation des parents ? Où se situe la limite, pour les puéricultrices, entre le respect du secret professionnel, le devoir de signalement de la maltraitance et le respect de la vie privée ? Ces questions appellent un traitement des situations « au cas par cas », mais aussi à des positions d'éthique professionnelle.

Le droit à la liberté de pensée, à l'identité culturelle et religieuse (art. 14, 30)

Le jeune appartenant à une minorité ethnique doit pouvoir utiliser sa propre langue, choisir et pratiquer sa propre religion, conserver sa propre culture. D'où le problème posé à la société française par le port du foulard islamique : où se situe la frontière entre la liberté individuelle et l'ordre public imposant le respect de la laïcité et de la neutralité ? ou entre la liberté de pensée du jeune et le devoir d'éducation des parents ?

Le droit à l'éducation (art. 28)

Le devoir d'éducation fait partie des attributs de l'autorité parentale (voir p. 123). Celui-ci comprend le devoir d'instruction qui, en France, est obligatoire jusqu'à 16 ans. L'école a un rôle privilégié pour dispenser l'enseignement. Mais les parents peuvent choisir un autre mode d'instruction, en avertissant le maire de la commune de leur résidence de cette décision. Par ailleurs, l'inspecteur d'académie vérifie la conformité de l'enseignement aux normes de l'Éducation nationale[31].

Le droit à la protection contre la maltraitance et l'exploitation sexuelle (art. 19 et 34)

Cette protection relève des missions de l'Aide sociale à l'Enfance, placée sous la responsabilité du président du Conseil général (voir p. 940)[32].
Elle relève aussi de la mission du procureur de la République dans l'urgence, et de celle du juge des enfants[33].
Trois lois récentes visent à renforcer la protection des mineurs : celle relative à la prévention et à la répression des infractions sexuelles[34], celle relative au rôle de l'école dans la prévention et la détection des faits de mauvais traitements[35], et celle[36] instituant un « défenseur des enfants »[37].

Le défenseur des enfants

Le « défenseur des enfants », autorité indépendante, est nommé pour six ans, non renouvelable, par décret en Conseil des ministres.

- *Il assure la promotion des droits de l'enfant, propose des modifications de la législation et organise des actions d'information sur ces droits et leur respect effectif.*
- *Il reçoit les réclamations émanant :*
  - *soit à titre individuel, d'enfants mineurs ou de leurs représentants légaux mettant en cause le respect des droits de l'enfant tant par une personne publique que privée ;*
  - *soit à titre collectif, d'associations reconnues d'utilité publique qui défendent les droits des enfants.*
- *Il porte à la connaissance de l'autorité judiciaire les affaires de sa compétence.*
- *Il possède un pouvoir de recommandation et de proposition.*
- *En cas de caractère sérieux de la réclamation, mettant en cause l'administration, il la transmet au médiateur de la République.*

Le droit à la protection contre la privation de liberté et l'interdiction de la peine de mort (art. 37)

En France, la peine de mort est supprimée depuis 1981.

---

31. Loi du 18 décembre 1998 (objectif, protéger le jeune des sectes).
32. Code de la Famille, art. 40.
33. Loi du 10 juillet 1989.
34. Loi n° 98-468 du 17 juin 1998.
35. Loi n° 2000-197 du 6 mars 2000.
36. Loi n° 2000-196 du 6 mars 2000.
37. Le défenseur des enfants, 85, Bd du Montparnasse, 75006 Paris. Site internet www.defenseurdesenfants.fr

Le droit à une justice pénale spécifique aux mineurs (art. 40)

La loi souligne la fonction de la justice pénale des mineurs.
La justice pénale des mineurs a une double fonction[38] : « Renforcer l'efficacité de la justice pénale des mineurs, c'est ne pas exclure une réponse de fermeté chaque fois qu'elle est nécessaire, sans remettre en cause les dimensions et priorités éducatives qui font sa spécificité. »
Des magistrats spécialisés, des règles spécifiques de procédure, des peines plus faibles, des moyens particuliers, telle la médiation pénale, existent[39] : « Préalablement au déclenchement des poursuites avec l'accord des parties, le procureur de la République peut décider de soumettre l'auteur de l'infraction à une médiation pénale, si cela peut : assurer la réparation du dommage causé à autrui, mettre fin au trouble résultant de l'infraction, contribuer au reclassement du responsable. »

Le droit à la parole et le droit au silence (art. 12)

◆ C'est le droit pour le mineur incapable juridiquement d'« ester » en justice[40], d'être représenté par un administrateur *ad hoc* si, lors d'une procédure, ses intérêts sont en opposition avec ceux de ses représentants légaux.
◆ C'est le droit pour le mineur capable de discernement, dans toute procédure judiciaire ou administrative le concernant, d'être entendu, soit directement, soit par l'intermédiaire d'un représentant ou d'un organisme approprié ; s'il choisit d'être entendu avec un avocat ou si le juge procède à la désignation d'un avocat[41], il bénéficie de droit de l'aide juridictionnelle (voir ci-après).
◆ C'est enfin le droit au consentement, à partir de 13 ans, dans certaines procédures : changement de nom, de prénom, adoption.

L'aide juridique[42]

Domaine

Elle comprend deux types d'aide :

- ***l'aide juridictionnelle.*** *Elle peut être accordée pour tout ou partie d'un procès ou pour faire exécuter une décision de justice ou un titre exécutoire. En fonction des revenus, elle peut être accordée soit pour la totalité des frais de justice (avocat, huissier, expert, frais de procédure...), soit pour une partie ;*
- ***l'aide à l'accès au droit.*** *Elle intervient en dehors de tout procès pour les personnes les plus démunies, sous forme :*
  - *d'informations des personnes sur leurs droits et obligations, et d'orientation vers les organismes compétents ;*
  - *d'aide dans l'accomplissement de toute démarche en vue de l'exercice d'un droit ou de l'exécution d'une obligation de nature juridique, et d'assistance au cours des procédures non juridictionnelles ;*
  - *de consultation en matière juridique et d'assistance en vue de la rédaction d'un acte juridique.*

Bénéficiaires

Peut bénéficier de l'aide juridique :

- *toute personne de nationalité française ou ressortissante d'un État membre de l'Union européenne ;*
- *tout étranger résidant régulièrement en France ou bénéficiant d'une convention internationale de réciprocité.*

Conditions d'attribution

La condition de résidence n'est pas exigée si l'on est mineur, témoin assisté, mis en examen, prévenu, accusé, condamné ou partie civile.
Des conditions de ressources maximales sont exigées pour l'aide juridictionnelle totale[43] : les bénéficiaires du RMI sont dispensés de justifier de leurs ressources.
NB : Font partie des ressources les revenus du travail mais aussi les loyers, rentes, retraites... En sont exclues les prestations familiales et sociales.
Les ressources du conjoint et des personnes vivant au foyer sont également prises en compte.

Démarche

Le demandeur de l'AJ doit s'adresser au tribunal d'instance ou de grande instance ou en mairie pour obtenir les formulaires, qu'il doit adresser ensuite au bureau d'aide juridictionnelle du tribunal concerné par le procès en cours.
Notons qu'il existe dans certains départements des maisons de justice et du droit.
L'aide à l'accès aux droits pour tout citoyen est une des obligations pesant sur toute administration[44].

---

38. Ordonnance du 2 février 1945 modifiée.
39. Code pénal, article 41.
40. Ester en justice : participer comme demandeur, défendeur ou intervenant à un procès.
41. Numéro vert avocat : 0800 53 51 53.
42. Loi n° 91-647 du 10 juillet 1991 et loi n° 98-1163 du 18 décembre 1998.
43. 756 euros mensuel à compter du 1er janvier 2000 pour l'aide juridictionnelle totale, majoré pour personnes à charge (enfants, concubin).
44. Loi n° 2000-321 du 12 avril 2000.

Le droit à la protection dans le travail (art. 32)

Il s'agit d'empêcher que le travail altère la santé de l'individu par des travaux exténuants et dangereux, le prive d'une scolarité et d'une formation, et nuise à son développement.
En France, le travail est interdit aux enfants de moins de 16 ans, sauf à partir de 14 ans pour des « travaux légers »[45] pendant les vacances scolaires et avec l'autorisation des parents. L'emploi des jeunes regroupe des formules et des situations fort différentes : jobs saisonniers, contrats à durée déterminée, apprentissage...

- **Pour le jeune de moins de 17 ans**, le salaire doit au moins être égal à 70 % du SMIC.
- **Pour le jeune de 17 à 18 ans** : le salaire doit être au moins égal à 90 % du SMIC.

Les adolescents sont protégés de l'exploitation économique. Le travail de nuit (entre 22 heures et 6 heures) leur est interdit, de même que certains travaux (débits de boisson, carrières...).

Les conflits de lois

Concrètement, au-delà du respect des droits reconnus par la Convention internationale, une famille étrangère vivant en France est-elle régie par la loi française ou par la loi du pays dont elle est originaire ?
Le Code civil[46] régit le cadre général du règlement des conflits de lois : « Les lois de police et de sûreté obligent tous ceux qui habitent le territoire. Les immeubles, même ceux possédés par des étrangers, sont régis par la loi française. Les lois concernant l'état et la capacité des personnes régissent tous les Français, même ceux résidant en pays étrangers. »

La compétence de la loi nationale

Le statut personnel d'un Français, vivant à l'étranger, est régi par la loi française. À **l'inverse**, il est considéré par la jurisprudence que les étrangers, résidant en France, continuent à être régis par leur loi nationale quant à leur état (état civil et relations de famille) et à leur capacité (aptitude à exercer ses droits et obligations).
Par exemple, le nom de l'enfant portugais déclaré en mairie doit découler de la loi portugaise et non de la loi française à la demande de ses parents portugais (il peut porter au choix le ou les noms du père, de la mère, ou des grands parents).

Les limites de l'ordre public

Notre ordre public (lois de police et de sûreté) s'impose à tous, et s'oppose à l'application sur le sol français d'une loi étrangère qui le heurterait (interdiction de l'excision, comme atteinte à l'intégrité du corps humain ; non reconnaissance de la bigamie ; etc.).

Les règles particulières

Dans certains domaines concernant la famille, les règles de conflits de lois fixées par le Code civil sont plus précises, et laissent parfois le choix entre l'application de la loi du pays d'origine ou celle de la loi française.

En matière d'état civil

« Tout acte de l'état civil des Français et des étrangers, fait en pays étranger, fera foi, s'il a été rédigé dans les formes usitées dans ledit pays. »[47]
« Tout acte de l'état civil des Français en pays étranger sera valable, s'il a été reçu, conformément aux lois françaises, par les agents diplomatiques ou consulaires. Un double des registres de l'état civil tenus par ces agents sera adressé à la fin de chaque année au ministère des Affaires étrangères, qui en assurera la garde et pourra en délivrer des extraits. »[48]

En matière de mariage

La jurisprudence a défini les règles suivantes[49] :

- les règles de forme du mariage sont régies par la loi du lieu de célébration, exceptionnellement la loi nationale des époux ;
- les conditions de fond du mariage sont régies par la loi nationale des époux ;
- les effets du mariage sont régis par :
  - la loi nationale des époux ayant la même nationalité,
  - la loi du domicile commun si les époux sont de nationalité différente,
  - la loi du for (tribunal) s'ils sont séparés de fait.

En matière de divorce

Les étrangers résidant en France peuvent se voir appliquer leur loi nationale ou la loi française[50].

---

45. Ordonnance n° 2001-174 du 22 février 2001.
46. Code civil, art. 3.
47. Code civil, art. 47.
48. Code civil, art. 48.
49. Code civil, à partir des art. 3 et 170.
50. Code civil, art. 310.

En matière de filiation

La loi précise que :

- « la filiation est régie par la loi personnelle de la mère au jour de la naissance de l'enfant ; si la mère n'est pas connue, par la loi personnelle de l'enfant »[51] ;
- « la reconnaissance volontaire de paternité ou de maternité est valable si elle a été faite en conformité soit de la loi personnelle de son auteur, soit de la loi personnelle de l'enfant »[52].

Les tendances de la jurisprudence

Les tribunaux auront tendance à appliquer la loi la plus favorable à l'enfant mais c'est au parent, ou au plaideur, d'apporter la preuve du contenu de sa loi nationale et non au professionnel ou au magistrat de la rechercher. Pour cela, il devra faire établir un certificat de coutume par les consulats nationaux.

En l'absence de la connaissance de la loi étrangère, c'est la loi française qui s'applique.

La filiation

Le statut personnel d'un individu dépend d'abord de sa filiation qui le situe dans une parenté.

Il ne faut pas confondre filiation et parenté : la « filiation » est le lien juridique qui unit un individu à son père et à sa mère, tandis que la « parenté » est le lien juridique qui unit des personnes descendant les unes des autres (grands-parents) ou descendant d'un ancêtre commun (cousin).

On distingue plusieurs types de filiation :

- **la filiation légitime** : c'est le rapport d'un enfant avec ses père et mère, lorsque ceux-ci sont mariés ensemble au moment de sa conception ou de sa naissance ;
- **la filiation naturelle** : c'est le rapport d'un enfant avec ses père et mère lorsque ceux-ci ne sont pas mariés ensemble au moment de sa naissance ;
- **la filiation adoptive** : c'est un acte ayant pour but de créer entre deux personnes un rapport légal de parenté, analogue à la filiation légitime.

Les circonstances de la conception d'un enfant sont déterminantes pour le devenir de sa filiation.

Lorsque cette conception est aidée par la technologie, de nombreuses questions éthiques se posent auxquelles le législateur a répondu par les lois bioéthiques qui seront revues prochainement.

Le cadre juridique des nouvelles techniques de procréation

La procréation médicalement assistée (PMA)

Elle regroupe :

- l'insémination artificielle (2 000 naissances environ par an soit, en France, moins de 1 % des naissances) ;
- la fécondation en laboratoire, appelée aussi bébé éprouvette (2 500 naissances environ par an, en France).

Les questions éthiques que soulève la PMA[53] sont prises en compte au plan législatif dans le cadre décrit ci-après.

Le statut juridique du corps humain

La loi vise à faire respecter quelques grands principes du « droit inhérent à la vie »[54] :

- le respect de l'intégrité et de la primauté de l'espèce humaine ;
- le respect de l'être humain dès le commencement de sa vie ;
- l'inviolabilité du corps humain.

L'illégalité de la pratique des « mères porteuses »

« Est sanctionnée pénalement toute personne servant d'intermédiaire entre une mère porteuse et un couple stérile » (un an d'emprisonnement et 15 245 € d'amende)[55].

Les obligations de l'assistance médicale à la procréation (AMP)

Les lois visent à encadrer les pratiques actuelles de l'AMP en préservant au mieux l'intérêt de l'enfant. Elles concernent plus particulièrement « les pratiques cliniques et biologiques permettant la conception *in vitro*, le transfert d'embryons et l'insémination artificielle, ainsi que toute technique d'effet équivalent permettant la procréation en dehors du processus naturel. »

Les indications

Elles se limitent à deux cas :

- l'infertilité médicalement constatée ;
- le risque de transmission à l'enfant d'une maladie d'une particulière gravité.

---

51. Code civil, art. 311-14.
52. Code civil, art. 311-17.
53. Code civil, art. 16 à 16-12. Code de la santé publique, art. L.184-1 à L.190-2. Lois n° 94-653 et 94-654 du 29 juillet 1994.
54. Voir p. 106.
55. Code pénal, art. 227-12.

Les conditions requises

Les demandeurs doivent :

◆ former un couple composé d'un homme et d'une femme vivants ;

◆ être en âge de procréer ;

◆ être mariés ou en mesure d'apporter la preuve d'une vie commune d'au moins 2 ans ;

◆ apporter leur consentement par écrit, préalablement au transfert des embryons ou à l'insémination.

En cas de « tiers donneur », le consentement est donné auprès d'un juge du tribunal de grande instance ou d'un notaire, avec interdiction de toute action en contestation de filiation. Lors d'une fécondation *in vitro* avec des gamètes provenant obligatoirement d'au moins un des deux membres du couple, les embryons surnuméraires (68 000 en France) peuvent être :

– soit conservés dans le cadre d'une demande parentale pendant 5 ans (consultation annuelle des parents) ;

– soit donnés anonymement à un autre couple.

L'établissement juridique de la filiation

Certaines dispositions législatives sont communes aux deux filiations, légitime et naturelle, d'autres sont plus spécifiques à chacune.

Les données communes facilitant l'établissement de la filiation

Donnée biologique

Pour la loi[56], la conception de l'enfant se situe pendant une période de 121 jours située entre le 300e et le 180e jour avant la date de naissance.

Donnée sociologique

La possession d'état est, pour un enfant, l'apparence d'une filiation[57] :

◆ due à son nom (*nomen*) : « L'individu a toujours porté le nom de ceux dont on le dit issu. »

◆ due à son traitement (*tractatus*) : « Les prétendus parents ont traité l'enfant comme leur enfant et inversement. Ils ont pourvu à son éducation, son entretien et son établissement. »

◆ due à sa réputation (*fama*) : « L'enfant est reconnu comme celui de tels parents dans la famille et dans la société. »

La possession d'état se prouve par tous moyens :

◆ elle peut soit consolider, soit remplacer l'acte de naissance ;

◆ elle peut être attestée par un acte de notoriété du juge, mentionné en marge de l'acte de naissance de l'enfant.

La filiation légitime

Il s'agit de la filiation de l'enfant issu de personnes mariées entre elles.

L'établissement de la filiation légitime

La filiation s'établit **simultanément** pour la mère et pour le père :

◆ **la preuve directe de la maternité** est l'accouchement ;

◆ l'établissement de la maternité déclenche la présomption de paternité : « l'enfant conçu pendant le mariage a pour père le mari[58] », ainsi que l'enfant né pendant le mariage, mais conçu avant (enfant né pendant les 179 premiers jours du mariage).

La légitimité peut s'établir selon les moyens et les preuves suivants :

◆ **par l'acte de naissance** : le nom de la mère et celui de son mari, indiqués sur l'acte de naissance, prouvent la filiation légitime ;

◆ **par la possession d'état** : l'acte de naissance, corroboré par la possession d'état[59], prouve la filiation légitime. Cette légitimité est parfaite, elle ne pourra être contestée ;

◆ **en justice** :

– l'enfant doit intenter une action en réclamation d'état d'enfant légitime, et en fournir la preuve ;

– les époux doivent intenter une action en revendication d'enfant légitime, et en fournir la preuve.

La contestation de la filiation légitime

Elle se conteste devant le tribunal de grande instance, par tous moyens de preuve tels que l'adultère, l'éloignement, l'analyse de sang, les examens génétiques ou l'impuissance...

Plusieurs actions en justice peuvent être entreprises :

◆ **le désaveu de paternité**[60] visant à désavouer la paternité de l'enfant issu de sa femme. L'action est intentée par le mari ou par ses héritiers, dans un délai de 6 mois à compter de la naissance (ou de la connaissance de l'existence de l'enfant par le mari) ;

◆ **la contestation de paternité** visant à contester la paternité sur l'enfant. L'action est intentée :

– par la mère en cas de remariage avec le véritable père, conjointement avec une action aux fins de

---

56. Code civil, art. 311.
57. Code civil, art. 311-1 et 311-2.
58. Code civil, art. 312, al. 1.
59. Voir ci-dessus « Donnée sociologique ».
60. Code civil, art. 312, al. 2, et 326.

légitimation, dans les 6 mois du remariage et avant les 7 ans de l'enfant[61] ;
– par tout intéressé en cas de conflit de paternité : le véritable père, qui a reconnu l'enfant, ou l'enfant lui-même. L'acte de naissance de l'enfant ne doit pas être corroboré par la possession d'état car il s'agit d'une légitimité parfaite ;
◆ **la contestation de maternité** ou action en contestation d'état. Le demandeur doit apporter la preuve du défaut d'accouchement ou du défaut d'identité.

La filiation naturelle

Il s'agit de la filiation de l'enfant issu de personnes non mariées entre elles.

L'établissement de la filiation naturelle

La filiation s'établit **séparément** pour le père et pour la mère, que ce soit simultanément ou successivement.
La déclaration de l'enfant au service d'état civil ne suffit pas. La filiation naturelle peut s'établir selon les moyens et preuves suivants :
◆ **par la reconnaissance** : elle doit être faite par la mère **et** le père de l'enfant qui avouent leur maternité ou leur paternité et s'engagent à en assumer les conséquences. C'est un acte discrétionnaire, déclaratif et personnel : on ne peut donner pouvoir de reconnaître à sa place un enfant. Le mineur, l'incapable majeur peuvent reconnaître un enfant. La reconnaissance peut être faite même avant la naissance (reconnaissance prénatale), sans limite d'âge, même après le décès de l'enfant (transmission d'un nom ou d'un héritage) ; dans l'acte de naissance, devant l'officier d'état civil, dans un jugement ou devant un notaire. L'autre parent est informé de la reconnaissance par les services d'état civil ;
◆ **par la possession d'état** : si l'acte de naissance et les reconnaissances sont corroborés par la possession d'état, la preuve de la filiation est parfaite ;
◆ **en justice** :
– l'action en recherche de maternité peut être intentée pendant 30 ans à compter de la naissance. Elle est impossible en cas d'accouchement en demandant le secret[62] ;
– l'action en recherche de paternité est ouverte à l'enfant (ou à ses représentants) dans un délai de 2 ans : après sa naissance, ou après la cessation soit du concubinage, soit de la participation à son entretien ; après sa majorité ;
– l'action à fin de subsides a pour but la réclamation non d'une filiation, mais d'une pension alimentaire pendant toute la minorité ou 2 ans après la majorité de l'enfant.

La contestation de la filiation naturelle

La reconnaissance n'impliquant aucune vérification de la vérité biologique du lien qui unit l'enfant reconnu à ses parents présumés, elle peut être de complaisance.
L'action en contestation est intentée en justice par toute personne qui y a intérêt (l'enfant lui-même, l'auteur de la reconnaissance, le Ministère public...). Elle peut être intentée pendant 30 ans après la date de reconnaissance. Si l'enfant a une possession d'état conforme à la reconnaissance, au bout de 10 ans, elle ne peut plus être intentée que par l'enfant, l'autre parent ou les prétendus parents véritables.

La légitimation de l'enfant naturel

Elle peut avoir lieu quel que soit l'âge de l'enfant, même après son décès :
◆ **par le mariage de ses parents**, si les filiations maternelle et paternelle ont déjà été établies, la célébration du mariage entraîne la légitimation de l'enfant sans formalités supplémentaires ;
◆ **par décision du tribunal de grande instance** après le mariage.

Les effets de la filiation

La filiation a des effets sur deux plans :
◆ **le plan extra-patrimonial**. La filiation détermine :
– le statut personnel de l'enfant : son identité, sa nationalité (voir p. 107) ;
– l'autorité parentale de ses parents (voir p. 122) ;
– les cas d'empêchement au mariage ;
◆ **le plan patrimonial**. L'établissement de la filiation entraîne :
– l'obligation alimentaire. Il s'agit de l'aide matérielle qui est due à un proche sans ressources suffisantes. Elle concerne les enfants, les parents et les grands-parents entre eux (voir fiche technique ci-après) ;
– les droits successoraux que nous ne détaillerons pas ici.

L'obligation alimentaire[63]

Définition

L'obligation alimentaire, qui a pour fondement la solidarité familiale, est l'obligation légale en vertu de laquelle le débiteur (uni par un lien de mariage,

61. Code civil, art. 318.
62. Code civil, art. 341-1.
63. Code civil, art. 203 à 211, 214, 342.

de parenté et/ou d'alliance au créancier) est tenu de lui fournir les moyens de subsistance (c'est-à-dire les sommes d'argent qui lui sont nécessaires pour vivre : logement, vêtements, soins médicaux, nourriture...) lorsqu'il est dans une situation de précarité.

Son montant varie en fonction des ressources de celui qui la verse et des besoins du demandeur.

Situations

L'obligation alimentaire entre dans le cadre :

- *du devoir de secours et de l'obligation de contribution aux charges du mariage entre époux (voir p. 101) ;*
- ***de l'obligation d'entretien parents/enfants.*** *Les parents ne peuvent échapper à cette obligation qu'en démontrant qu'ils sont dans l'impossibilité matérielle de le faire. L'obligation alimentaire se poursuit au-delà de la majorité du jeune en cas de poursuite d'études. C'est une obligation envers l'enfant qui, devenu majeur, peut en invoquer lui-même le bénéfice, et c'est une obligation réciproque entre époux. Ceci permet au parent qui assume la charge de l'enfant, d'en demander l'exécution à l'autre parent. Ainsi, dans le cadre du divorce, le parent chez lequel ne réside pas l'enfant est tenu de verser une « pension alimentaire ». Le montant est fixé, soit par les époux (divorce sur requête conjointe), soit par le juge en cas de différend entre époux (divorce pour faute notamment). Il est révisable à tous moments par le JAF. Cette pension ne cesse pas de plein droit à la majorité de l'enfant, elle est maintenue tant qu'il n'a pas acquis une indépendance professionnelle et financière ;*
- ***de l'obligation générale parents/alliés.*** *Elle est :*
  - *légale entre ascendants et descendants et réciproquement. L'obligation alimentaire des grands-parents à l'égard de leurs petits-enfants est subsidiaire par rapport à l'obligation d'entretien des parents, par exemple : le paiement de la crèche peut être fait par les grands-parents si les parents ne peuvent faire face en totalité à leurs propres obligations. Aucune corrélation n'existe entre l'obligation alimentaire et la dévolution de l'hérédité. Renoncer à une succession ne dispense pas de l'obligation alimentaire (remboursement des frais d'hospitalisation de l'ascendant décédé, frais d'obsèques à régler...) ;*
  - *légale entre alliés en ligne directe : gendre, belle-fille et beaux parents. L'obligation alimentaire cesse en cas de divorce ;*
  - *naturelle entre frères et sœurs ou entre membres de la famille élargie ou de la famille recomposée. Cette obligation peut faire obstacle à un remboursement des sommes exposées par le débiteur ;*
- *elle n'est pas transmissible aux héritiers du débiteur, sauf s'ils sont eux-mêmes tenus au devoir alimentaire, indépendamment de leur qualité d'héritier du débiteur.*

Démarches et recours

L'obligation alimentaire est fixée par simple accord entre les parties concernées. Mais en cas de désaccord, le litige est du ressort du juge aux Affaires familiales.

En cas de non-paiement, le créancier peut demander :

- *le paiement direct de la pension par un employeur, une banque ou le Trésor public ;*
- *la saisie des biens du débiteur.*

En cas de non-paiement, le débiteur peut être sanctionné pénalement (délit d'abandon de famille[64], de mise en péril de mineurs[65].

L'adoption

La filiation **par adoption est exclusivement juridique**, elle repose non sur la réalité biologique, mais sur la réalité affective.

Les formes d'adoption : conditions et effets[66]

Il existe deux formes d'adoption :

- **l'adoption plénière** : elle confère à l'enfant adoptif une filiation nouvelle qui se substitue à sa filiation d'origine ;
- **l'adoption simple** : elle juxtapose deux liens de filiation : la filiation d'origine et la filiation adoptive.

Les conditions requises en vue d'adoption[67]

Les conditions pour adopter un enfant diffèrent selon la forme d'adoption (voir tableau 4.4).

64. Code pénal, art. 227-3.
65. Code pénal, art. 227-15 et 227-17.
66. Code civil, art. 343 à 370-2.
67. Décrets du 1er septembre 1998 (agrément des candidats à l'adoption) et du 11 septembre 1998 (conseil de famille).

Tableau 4.4. Les conditions requises en vue d'adoption.

<table>
<tr><th>Conditions à remplir</th><th>Adoption simple</th><th>Adoption plénière</th></tr>
<tr><td>Pour les adoptants</td><td colspan="2">• Un seul adoptant ou deux adoptants à condition qu'ils soient mariés entre eux.
• Le couple marié doit avoir :
– 2 ans de mariage, être non-séparé de corps,
– ou au minimum 28 ans chacun.
• L'adoptant seul :
– peut être célibataire ou marié,
– doit avoir au moins 28 ans.
• Dans tous les cas, une différence d'âge de + de 15 ans avec l'adopté ou de + de 10 ans s'il s'agit de l'enfant du conjoint.
À noter : ces conditions sont à réunir au jour du jugement d'adoption, non lors de la demande d'agrément.
• Il n'y a pas d'âge maximum.
• L'existence d'une descendance légitime n'est pas un obstacle à l'adoption, toutefois le tribunal doit vérifier que celle-ci « n'est pas de nature à compromettre la vie familiale » (art. 353 du Code civil).
• Il est possible d'adopter un ou plusieurs enfants.</td></tr>
<tr><td>Pour l'adopté</td><td>• Aucune condition d'âge n'est exigée, même un majeur peut faire l'objet d'une adoption simple.</td><td>• Il doit être âgé de moins de 15 ans</td></tr>
<tr><td></td><td colspan="2">• Il doit donner son consentement à partir de 13 ans.
• S'il est mineur, il doit être un enfant juridiquement adoptable :
– le consentement à l'adoption a été donné par les père et mère, ou par le conseil de famille. Ils ont 2 mois pour se rétracter par lettre recommandée avec AR. Il a été donné devant :
- le greffier en chef du tribunal d'instance,
- un notaire français ou étranger,
- l'agent diplomatique ou consulaire français,
- l'Aide sociale à l'enfance, en cas de remise de l'enfant (remise obligatoire si enfant a moins de 2 ans) ;
– il est pupille de l'État [1] (voir p 964) ;
– il est déclaré judiciairement abandonné[2] ;
– il est l'enfant du conjoint [3].</td></tr>
</table>

1. Cas particulier de l'enfant à filiation inconnue.
Si l'enfant était âgé de moins d'un an (lors de sa remise à l'Aide sociale à l'enfance), ses parents biologiques pouvaient demander, jusqu'à la loi n° 2002-93 du 22 janvier 2002, le secret de leur identité et non plus le secret de l'état civil de l'enfant : les lieux, date et heure de naissance de l'enfant seront conservés.
Lors de son accouchement, la mère peut demander le secret de son admission et de son identité, choisir les prénoms de son enfant et doit bénéficier d'un accompagnement psychologique et social.
Les parents biologiques peuvent ultérieurement lever le secret de leur identité, conservée sous la responsabilité du président du Conseil général et du Conseil national pour l'accès aux origines. Elle est transmise au représentant légal, à l'enfant majeur ou à ses descendants majeurs, en ligne directe, s'il est décédé, s'ils en font la demande expresse.
Le secret pourra être levé après le décès de la mère si celle-ci n'a jamais reconfirmé sa demande de secret de son vivant.
2. Code civil, art. 350.
3. S'il n'a de filiation légalement établie qu'à l'égard du conjoint ; si l'autre parent que le conjoint s'est vu retirer totalement l'autorité parentale ; si l'autre parent que le conjoint est décédé sans ascendant au 1er degré ou si ceux-ci se sont manifestement désintéressés de l'enfant.

Tableau 4.5 : Les effets de l'adoption.

	Effets de l'adoption simple	Effets de l'adoption plénière
Effets principaux	• La filiation adoptive se juxtapose à la filiation d'origine : l'enfant a une double filiation, l'une par le sang, l'autre adoptive. • **L'adoption est révocable :** – par voie judiciaire en cas de motifs graves (ex. : mineur victime de sévices de la part de l'adoptant) ; – à la demande de l'adoptant si l'adopté a plus de 15 ans, de l'adopté, de la famille d'origine ou du Ministère public.	• La filiation adoptive se substitue à la filiation d'origine. • **L'adoption est très difficilement révocable.**
Effet à l'égard de la famille d'origine	• Maintien des liens et des effets de la filiation d'origine • Octroi (possible) par le juge d'un droit de visite aux parents d'origine	• Rupture totale avec la famille d'origine • Perte du nom d'origine • Disparition de l'obligation alimentaire • Disparition des droits successoraux • Impossibilité de reconnaissance ou d'action en recherche de paternité ou de maternité
Effets à l'égard de la famille adoptive	• Un lien de filiation est établi entre l'adopté et l'adoptant (et ses autres enfants). • L'autorité parentale appartient à l'adoptant. • Le lien de parenté est incomplet entre l'adopté et la famille de l'adoptant : – pas d'obligation alimentaire entre l'adopté et les membres de la famille de l'adoptant ; – pas d'héritage possible pour l'adopté (émanant des ascendants de l'adoptant).	• L'enfant adopté est assimilé à l'enfant légitime. • L'autorité parentale appartient aux adoptants. • Il a les mêmes droits successoraux qu'un enfant légitime, les mêmes empêchements au mariage. • L'obligation alimentaire est réciproque.
État civil	• L'adopté ajoute à son nom d'origine le nom de l'adoptant. • La substitution de nom est possible sur décision du juge (avec l'accord du mineur de 13 ans). • Il apparaît sur les deux livrets de famille.	• Nouvel état civil pour l'adopté : – il prend le nom de l'adoptant (nom du mari en cas de couple adoptant) ; – choix de nouveaux prénoms possibles pour l'enfant.

Les effets de l'adoption

Les effets de l'adoption diffèrent selon la forme d'adoption.

Les procédures en vue d'adoption

L'adoption simple

L'adoption est obligatoirement prononcée par un juge du tribunal de grande instance (voir p. 118). Aucune démarche préalable n'est exigée (pas de demande d'agrément).

L'adoption plénière

La procédure se fait en plusieurs étapes.

La demande initiale

La demande d'agrément, faite sur papier libre, est adressée au président du Conseil général du département de résidence des postulants.
Dans les 2 mois, les postulants doivent être informés sur la procédure d'adoption, les effectifs de pupilles

de l'État du département, le nombre de demandeurs…

L'étape administrative : l'agrément

La DASS évalue les conditions d'accueil offertes par le demandeur sur les plans familial, éducatif et psychologique correspondant aux besoins et à l'intérêt d'un enfant adopté.

La constitution du dossier

Pièces d'état civil à fournir :

- copie intégrale des actes de naissance et de mariage (le cas échéant, extrait de casier judiciaire) ;
- certificat médical datant de moins de 3 mois (attestant de la bonne santé du(des) candidat(s) et des personnes vivant au foyer) ;
- attestation de ressources des adoptants.

L'instruction de la demande

Elle se fait dans un délai de 9 mois, une fois la demande enregistrée.

Des investigations sont conduites par des professionnels de la DASS :

- **sur le plan psychologique**. Un psychologue ou un psychiatre doit constater « l'absence ou l'existence d'inconvénients d'ordre psychologique à l'adoption » ;
- **sur le plan social**. Un assistant de service social ou un éducateur doit, au cours d'entretiens et de visites à domicile, apprécier les garanties familiales, éducatives et matérielles offertes par la famille.

Le demandeur a le droit de connaître les résultats de ces investigations[68]. Il est informé 15 jours à l'avance du passage en commission d'agrément et peut formuler par écrit ses observations.

Cette instruction débouche :

- soit sur un agrément de la demande ;
- soit sur un rejet motivé de la demande.

L'agrément de la demande d'adoption

L'agrément :

- n'équivaut pas à un droit automatique à se voir confier un enfant ;
- est délivré par le président du Conseil général après avis de la commission d'agrément (trois personnes de l'Aide sociale à l'enfance, deux membres du conseil de famille, une personne qualifiée, nommés pour six ans) ;
- indique les possibilités d'accueil offertes par le demandeur (nombre, âge, autre(s) caractéristique(s) des enfants) ;
- est valable 5 ans (demande d'adoption à confirmer chaque année par le demandeur) ;
- est reconnu au plan national sous réserve d'une déclaration adressée au président du nouveau Conseil général en cas de changement de résidence.

Les voies de recours administratif ou contentieux

En cas de refus, le candidat a le droit de contester la décision :

- recours gracieux auprès du président du Conseil général, dans un délai de 2 mois ;
- recours contentieux devant le tribunal administratif dans un délai de 2 mois après la réponse ou l'absence de réponse du président du Conseil général ;
- appel devant le Conseil d'État, 2 mois après la réponse du tribunal ;
- possibilité d'une nouvelle demande d'adoption après 30 mois.

Le placement de l'enfant en vue de son adoption

Le placement a pour objectifs :

- de favoriser l'adaptation mutuelle enfants/parents ;
- d'évaluer leur chance d'acceptation réciproque.

À l'occasion de l'examen de la situation d'un enfant déterminé, le choix des adoptants est assuré par le tuteur avec l'accord du conseil de famille, après recueil de l'avis du mineur capable de discernement, et consentement du mineur de 13 ans.

Un accueil de 6 mois au foyer des adoptants est obligatoire, période pendant laquelle la démarche d'adoption peut être interrompue (par les adoptants ou le tuteur).

Le jugement d'adoption

Le jugement d'adoption a pour but de procéder à la nouvelle filiation de l'enfant. À l'issue des 6 mois d'accueil, l'adoptant dépose une requête en vue d'adoption auprès du tribunal de grande instance.

La constitution du dossier

Le dossier comporte deux parties :

- l'une concerne **l'enfant** : état civil, situation juridique, modalités de placement (situation géographique, nature du mode d'accueil) ;
- l'autre concerne **les parents adoptants** : état civil, agrément, enquête sociale (conditions matérielles de vie, qualité du milieu psychoaffectif et éducatif, évaluation globale de la situation familiale, en particulier lorsqu'il existe déjà des enfants au foyer).

L'instruction du dossier

L'instruction permet au TGI[69] de :

- vérifier si **les conditions légales** sont remplies par les adoptants et par l'enfant ;

---

68. Loi du 17 juillet 1978 relative au droit d'accès aux documents administratifs modifiée le 12 avril 2000.
69. TGI : tribunal de grande instance.

- déterminer si **le contexte** de l'adoption est conforme aux intérêts de l'enfant ;
- se prononcer en faveur du **type d'adoption** pour lequel il a été requis.

Le TGI peut demander au service d'adoption de l'ASE, ou de l'œuvre privée, de communiquer leur dossier et de faire procéder à toutes enquêtes qu'il juge utiles.

Le jugement

À l'issue de ces investigations, dans un délai de 6 mois à compter de sa saisine, le TGI :

- prononce ou refuse l'adoption ;
- prononce une adoption simple ou une adoption plénière selon l'intérêt de l'enfant.

Le jugement d'adoption n'est pas motivé, mais le rejet de la demande l'est :

- exceptionnellement, il peut prononcer une adoption simple après une adoption plénière, s'il est justifié de motifs graves[70] ;
- il peut prononcer une nouvelle adoption simple ou plénière :
  – par un tiers, après le décès du ou des adoptants ;
  – par le nouveau conjoint du survivant, après le décès de l'un des deux adoptants[71].

Dans les 15 jours qui suivent, la décision d'adoption est mentionnée ou transcrite sur le registre d'état civil (voir tableau 4.5).

Les effets sont rétroactifs du jour du dépôt de la requête.

Les voies de recours devant la Cour d'appel, puis la Cour de cassation

Le recours doit être formé dans les 15 jours de la notification du jugement.

Il est ouvert au Ministère public et à toute personne mise en cause (adoptants, parents d'origine...).

En cas de dol ou de fraude imputable aux adoptants, la tierce opposition est recevable pendant 30 ans (parents par le sang).

L'adoption d'un enfant à l'étranger[72]

Aujourd'hui, la France est l'un des pays les plus ouverts à l'adoption internationale. En France, en 1999, 1 056 pupilles de l'État ont fait l'objet d'un projet d'adoption, et 3 592 visas d'entrée étaient délivrés pour des enfants adoptés à l'étranger[73].

En 1999, environ 700 enfants provenaient du Vietnam, 300 de Colombie et 300 de Roumanie[74].

Le problème juridique particulier à ces adoptions est de savoir quelle est la loi applicable, la notion d'adoption n'étant pas la même dans tous les pays, et les règles différentes. Le législateur vient récemment de fixer les règles de conflits de lois en matière d'adoption internationale[75].

Au niveau international, la Convention de La Haye, applicable en France depuis le 1er octobre 1998, apporte une garantie de transparence et pose certains principes :

- **l'adoption d'un enfant étranger ne peut être accordée qu'en l'absence de solution pour lui dans son pays d'origine** ;
- l'accueil d'un enfant étranger en vue de son adoption (aussi bien pour le candidat qui s'adresse à un organisme autorisé pour l'adoption que pour celui qui s'adresse directement à un intermédiaire étranger) est subordonné :
  – à la délivrance d'un agrément pour les postulants à l'adoption (comme pour l'enfant adopté en France) ;
  – au passage par une autorité centrale (la Mission à l'adoption internationale dont la composition est fixée par le législateur), chargée de coordonner la coopération entre les autorités judiciaires et administratives des États d'origine et des États d'accueil.

Les renseignements sur les organismes et les lois étrangères peuvent être obtenus auprès de la Mission de l'adoption internationale[76] ou du service des Affaires européennes et internationales du ministère de la Justice [77].

Les conditions de l'adoption

« Elles sont soumises à la loi nationale de l'adoptant, ou en cas d'adoption par deux époux, à la loi qui régit les effets de leur union »[78].

Si cette loi est la loi française, les conditions sont identiques à celles imposées pour adopter un enfant en France.

---

70. Code civil, art. 360.
71. Code civil, art. 346, al. 2.
72. Convention de la Haye du 29 mai 1993 sur la protection des enfants et la coopération en matière d'adoption internationale, ratifiée par la France le 24 février 1998.
Loi du 29 juin 2000 portant ratification de la Convention de coopération en matière d'adoption d'enfants entre la République française et la République socialiste du Vietnam.
73. Chiffre correspondant à une période de 20 ans.
74. Sources MAI.
75. Loi n° 2001-111 du 6 février 2001 relative à l'adoption internationale.
76. Mission à l'adoption internationale, ministère des Affaires étrangères, 244 bd St Germain, 75007 Paris. Tél. : 01 43 17 90 90. Minitel : 3615 France. Internet : www.france.diplomatie.fr.
77. Ministère de la Justice, 13 place Vendôme, 75001 Paris. Tél. : 01 44 86 14 79.
78. Code civil, art. 370-3.

Les étrangers résidant en France doivent produire un certificat de coutume, établi par le consulat de leur pays, attestant qu'ils répondent aux conditions exigées par leur législation nationale.

L'adoption ne pourra être prononcée si :

- la loi de l'un ou l'autre époux prohibe cette institution ;
- la loi personnelle du mineur étranger prohibe cette institution, sauf si ce mineur est né et réside habituellement en France.

Quelle que soit la loi applicable, le consentement à l'adoption :

- doit être donné par le représentant légal de l'enfant ;
- doit être libre, obtenu sans aucune contrepartie ;
- doit être éclairé sur les conséquences de l'adoption, en particulier, s'il est donné en vue d'une adoption plénière, sur le caractère complet et irrévocable de la rupture du lien de filiation préexistant ;
- doit être donné après la naissance de l'enfant ;
- doit tenir compte de l'avis de l'enfant, eu égard à son âge et sa maturité.

> **À noter...**
>
> **L'adoption « directe » est-elle interdite pour les enfants de moins de 2 ans ?**
>
> **En France, oui.**
> Le recueil par les adoptants eux-mêmes ou par un mandataire, personne physique, professionnel ou bénévole, d'un enfant de moins de 2 ans confié directement par ses parents, de même que le recueil auprès d'un organisme non habilité localement vicie-t-il le consentement ?
>
> **Oui.**
> Pour un enfant de moins de 2 ans, adopté en France, la loi exige la remise de l'enfant par l'ASE ou un organisme agréé pour l'adoption.[1]

1. Code civil, art. 348-5.

La procédure de l'adoption

Elle est identique à la procédure d'adoption d'un enfant en France (agrément) avec des démarches supplémentaires.

> **À noter...**
>
> **Une exigence équivalente s'applique-t-elle à l'enfant provenant de l'étranger ?**
>
> **Non.**
> Pour le ministère de la Justice, l'enfant doit être remis par un organisme équivalent à l'ASE.
> Pour la Cour de cassation, cette exigence n'est pas automatique, l'important étant les conditions de recueil du consentement.

Enfant provenant d'un pays ayant ratifié la Convention de La Haye[79]

Au 31 décembre 1999, 27 pays avaient ratifié la convention et 9 pays y avaient adhéré.

Tout candidat ayant sa résidence habituelle en France, quelle que soit sa nationalité, doit contacter la MAI pour obtenir une fiche technique par pays.

La constitution du dossier

Le (les) postulant(s) :

- **choisit(sissent) le pays d'origine de l'enfant** ;
- **constitue(nt) son dossier**, soit seul(s), soit avec l'aide d'un organisme français autorisé par le président du Conseil général et habilité par le ministère des Affaires étrangères.

L'envoi du dossier

La transmission du dossier se fait par la MAI, qui en vérifie la légalité, mais non l'opportunité, ou par l'organisme autorisé et habilité français à l'autorité centrale ou à un organisme agréé du pays d'origine. Dans tous les cas, la MAI doit être informée.

L'apparentement : le choix de l'enfant et des parents adoptifs

Sont de la responsabilité du pays d'origine :

- le contrôle de l'adoptabilité de l'enfant ;
- le rapport détaillé sur l'enfant.

L'autorité centrale du pays d'origine constate, en se fondant notamment sur les rapports concernant l'enfant et les futurs adoptants, que le placement envisagé est dans l'intérêt supérieur de l'enfant.

Sont de la responsabilité du pays d'accueil :

- la qualification des futurs parents adoptifs : agrément ;
- le rapport détaillé sur les futurs parents.

Un enfant est proposé directement aux adoptants ou à l'organisme agréé français par l'autorité centrale ou l'organisme agréé du pays d'origine.

79. Du 29 mai 1993.

La procédure locale d'adoption

Elle ne peut être engagée que si l'accord a été donné par le pays d'origine et par le pays d'accueil (France par exemple).

Le dossier doit être transmis à la MAI par le consulat de France localement compétent, et comprendre :

- **l'accord à la poursuite de la procédure** donnée par l'autorité centrale ou par l'organisme agréé du pays d'origine ;
- **l'acte de naissance d'origine de l'enfant** ;
- **l'acte d'abandon ou le consentement à l'adoption.**

L'accord à la poursuite de la procédure est donné par la MAI ou par l'organisme agréé français, suivi du prononcé local de l'adoption à la demande des adoptants qui devront ou non se déplacer dans le pays d'origine.

La conclusion de la procédure

- **Délivrance** :
  - **du certificat de conformité** par le pays d'origine ;
  - **du visa long séjour** adoption avec dossier complet.
- **Transcription**, à la demande des parents, de la décision d'adoption étrangère au service central de l'état civil[80].
- Mise à jour du livret de famille et délivrance des actes de naissance.

Enfant provenant d'un pays n'ayant pas ratifié la Convention de La Haye du 29 mai 1993

Que l'adoption soit réalisée par l'intermédiaire d'un organisme autorisé pour l'adoption française ou directement par des intermédiaires étrangers, les candidats à l'adoption ou l'organisme français doivent passer par les différentes étapes (agrément, saisie de la MAI, constitution du dossier adressé à l'étranger, procédure locale d'adoption de l'enfant, procédure de visa d'entrée et de séjour de l'enfant en France) et faire une requête auprès du TGI du domicile de l'adoptant en vue d'un jugement d'adoption.

Le placement de l'enfant

Le placement de l'enfant **pour 6 mois est obligatoire** (comme pour un pupille de l'État, avec un suivi de l'ASE ou de l'organisme autorisé) dans les cas suivants :

- si l'enfant n'a pas fait l'objet d'un jugement d'adoption étranger avant son arrivée en France ;
- s'il n'y a pas eu de jugement d'adoption plénière dans le pays d'origine avec rupture du lien préexistant de filiation et si les adoptants désirent faire une requête en vue d'une conversion en adoption plénière.

L'arrivée de l'enfant doit être déclarée à la mairie du lieu de résidence des adoptants, ainsi qu'au service de l'ASE.

Le jugement d'adoption et ses effets

Si le jugement est prononcé en France[81], ses effets sont ceux de la loi française.

Si le jugement est prononcé à l'étranger[82] :

- ses effets sont ceux de l'adoption plénière si la décision étrangère rompt de manière complète et irrévocable le lien de filiation préexistant. C'est le cas pour l'enfant provenant de Roumanie, par exemple ;
- à défaut, les effets sont ceux de l'adoption simple ;
- la décision peut être convertie en adoption plénière par un tribunal français si les consentements requis ont été donnés expressément en connaissance de cause, par exemple pour un enfant provenant de Bulgarie.

Sous réserve des conditions de régularité internationale, les décisions rendues à l'étranger sont reconnues de plein droit en France :

- pour les pays ayant ratifié la Convention de La Haye, cette régularité est garantie, le jugement étranger d'adoption est transcrit directement à la demande des adoptants sur les registres du service central de l'état civil. C'est le cas pour un enfant provenant de Roumanie ;
- pour les pays n'ayant pas ratifié cette convention, il est préférable de faire attester cette régularité par une décision judiciaire française « d'*exequatur* » qui permet le contrôle de la qualification et de la régularité du jugement étranger.

Les droits sociaux des familles adoptives

Par l'adoption, l'enfant obtient **tous les droits de l'enfant légitime**. Sa famille adoptive bénéficie donc des congés et des prestations liés à l'arrivée d'un enfant au foyer, à savoir :

- **l'indemnité journalière de repos** accordée à la femme salariée à qui est confié un enfant en vue de son adoption (même condition que pour une naissance) ;
- **les congés de maternité et de paternité** (loi n° 2001-1246 du 21.12.2001) ;

---

80. Monsieur le procureur de la République, TGI de Nantes, service civil du parquet/adoptions, place Aristide Briand, BP 63 509, 44035 Nantes Cedex 1.
81. Code civil, art. 370-4.
82. Code civil, art. 370-5.

◆ **le congé parental d'éducation**, qui peut être accordé à tout salarié justifiant de plus d'un an d'ancienneté dans l'entreprise, à dater de l'arrivée au foyer d'un enfant en vue de son adoption (de 0 à 3 ans : 3 ans de congé ; de 3 à 16 ans : 1 an de congé) ;
◆ **l'allocation parentale d'éducation**, si le nombre d'enfants est porté à 2 ou plus par l'arrivée de l'enfant en vue de son adoption ;
◆ **le congé sans solde** pour départ à l'étranger (6 semaines par agrément) ;
◆ **l'allocation pour adoption** (si la famille adopte l'enfant qui lui est confié) ;
◆ les autres prestations.

L'autorité parentale[83]

L'établissement d'une filiation (voir p. 113) donne à un enfant son statut personnel, confère à ses parents les attributs de l'autorité parentale, mais pas forcément son exercice.

Le statut personnel de l'enfant

Les prénoms de l'enfant

Le prénom de l'enfant est choisi par les parents librement avec comme limite l'intérêt de l'enfant qui relève de la compétence du juge aux Affaires familiales.
Tout enfant reçoit obligatoirement un prénom, mais il est d'usage d'en donner plusieurs.
L'enfant déclaré sans filiation connue reçoit trois prénoms, le dernier lui servant de nom patronymique.

Le nom de l'enfant

La transmission du nom

L'établissement de la filiation entraîne l'attribution du nom patronymique de l'enfant :
◆ **pour l'enfant légitime**, c'est le nom du père ;
◆ **pour l'enfant naturel** :
– c'est le nom du parent qui l'a reconnu en premier ;
– c'est le nom du père s'il y a reconnaissance simultanée du père et de la mère ;
◆ **pour l'enfant adopté** :
– en cas d'adoption plénière, l'enfant prend le nom de l'adoptant, le choix de nouveaux prénoms est possible ;
– en cas d'adoption simple, le nom de l'adoptant est ajouté ou substitué au nom d'origine.

La modification de nom

Le principe de l'immutabilité du nom patronymique n'est pas un dogme absolu :
◆ la modification peut découler d'une **modification de l'état de la personne** (par exemple en cas d'adoption). Elle est de la compétence du tribunal de grande instance ;
◆ la modification peut découler d'une **autorisation administrative** :
– francisation du nom patronymique d'un étranger, demandée avec la naturalisation ;
– demande de toute personne qui justifie d'un intérêt légitime (c'est le cas du nom qui porte atteinte à la dignité) : la décision relève de la compétence du Conseil d'État ;
◆ la modification peut découler de **la « prescription » acquisitive** : un nom peut être acquis par un usage prolongé, mais à de rigoureuses conditions ;
◆ le consentement de l'enfant est requis dans des circonstances précises :
– **l'enfant de plus de 13 ans doit consentir** à la modification de son nom, sauf si cette modification est due à un changement de filiation ;
– **l'enfant majeur doit consentir** à cette modification même si elle est due à un changement de filiation.

Le nom d'usage

Le nom patronymique peut être complété, à titre d'usage, par le nom de l'autre parent.

La nationalité de l'enfant

(Voir p. 108).

Les attributs de l'autorité parentale

L'autorité parentale est une fonction qui **appartient, en commun et à égalité, aux père et mère** qui ont une vocation première, naturelle, à assurer la protection et l'éducation de l'enfant. Pour remplir cette fonction, ils sont titulaires d'un certain nombre de droits et devoirs (appelés attributs) sur la personne comme sur les biens de l'enfant, mais n'en ont pas toujours l'exercice.
L'autorité parentale est **d'ordre public**, elle s'impose **dans l'intérêt de l'enfant**, aux parents comme aux tiers. Nous sommes passés de la puissance paternelle affirmée en 1803 par le Code Napoléon, à l'autorité parentale instituée en 1970. Aujourd'hui, on recon-

83. Code civil, art. 371 à 387. Loi n° 70-459 du 4 juin 1970. Loi n° 87-570 du 22 juillet 1987. Loi n° 93-22 du 8 janvier 1993. Loi n° 96-604 du 5 juillet 1996.

naît à l'enfant le droit d'être élevé par ses deux parents quelle que soit son histoire familiale.
Cette fonction s'exerce **jusqu'à la majorité de l'enfant** ou jusqu'à son émancipation.

La majorité et l'émancipation

La majorité est fixée à 18 ans[84], mais la personne peut être émancipée soit de plein droit du fait du mariage, soit à partir de 16 ans.
L'émancipation est prononcée après audition du mineur par le juge des tutelles, à la demande des père et mère ou de l'un deux, « s'il y en a de justes motifs » (parents mutés pour des raisons professionnelles dans un pays lointain).
Quant aux effets, le mineur émancipé :
- cesse d'être sous l'autorité de ses père et mère. Ils ne sont plus responsables de plein droit du dommage qu'il pourrait causer à autrui ;
- est capable de tous les actes de la vie civile, sauf de se marier et de consentir à son adoption, actes pour lesquels le consentement des parents reste exigé.

Les droits et devoirs sur la personne de l'enfant

« L'enfant à tout âge doit honneur et respect à ses père et mère. Il reste sous leur autorité jusqu'à sa majorité ou son émancipation. »[85]
Aujourd'hui, même s'il n'existe pas de prémajorité ou de majorité spécifiques à certains domaines de la vie civile (sexualité, travail, santé...), l'enfant se voit reconnaître une autonomie croissante au fur et à mesure qu'il grandit (en particulier par la Convention des Droits de l'enfant).

Les responsabilités sur le mode de vie de l'enfant

« L'autorité appartient aux père et mère pour protéger l'enfant dans sa sécurité, sa santé et sa moralité. Ils ont à cet égard droit et devoir de garde, de surveillance et d'éducation. »[86]

Les droits et devoirs de garde

C'est le devoir pour les parents de fixer la résidence de l'enfant et d'exiger qu'il y demeure effectivement. En font partie les droit et devoir de visite et d'hébergement.
De droit, le mineur **est domicilié chez ses parents**.
En cas de domicile distinct des parents, le mineur est domicilié chez celui avec lequel il réside habituellement.

Les droits et devoirs de surveillance

C'est contrôler la vie de l'enfant dans la maison familiale et hors de celle-ci.
C'est veiller sur l'enfant **en aménageant et en contrôlant** ses allées et venues, ses relations avec les membres de la famille et avec les tiers, ainsi que sa correspondance.
Ces droit et devoir ne sont pas absolus et varient selon l'âge de l'enfant et selon ses mœurs.

Les droits et devoirs d'éducation

Il s'agit, pour les parents, d'assurer l'éducation scolaire, professionnelle, religieuse, morale, civique, politique, sportive ou artistique du mineur... et de lui permettre de **faire l'apprentissage de la vie** en société.
Les **résultats scolaires** sont transmis par le chef d'établissement aux deux parents divorcés ou séparés[87].

La protection de la sécurité, de la santé et de la moralité de l'enfant

La protection de la santé **incombe aux père et mère**, mais est **soumise au contrôle de la société** (vaccinations obligatoires, etc.). Une intervention judiciaire est possible en cas de mise en danger de l'enfant par ses parents ou de désaccord avec l'adolescent (intervention, par exemple, du juge des enfants s'il y a refus par les parents pour motif religieux ou de pensée[88] d'une transfusion à l'enfant.

L'obligation d'entretien

L'obligation d'entretien est **l'obligation légale** en vertu de laquelle les parents sont tenus de fournir à leurs enfants les moyens de subsistance, c'est-à-dire les sommes d'argent qui leur sont nécessaires pour vivre, pour leur assurer logement, habillement, soins médicaux, nourriture...

La responsabilité des parents

Les parents engagent de plein droit et solidairement leur **responsabilité civile** du fait des agissements de leurs enfants mineurs, mais non leur responsabilité pénale.

---

84. Code civil, art. 388.
85. Code civil, art. 371-2.
86. Code civil, art. 371-2.
87. Bulletin Officiel de l'Éducation Nationale (BO EN) du 28 octobre 1999.
88. C'est le cas des Témoins de Jéhovah.

En cas de séparation, c'est le parent qui a la garde de l'enfant qui doit réparer pécuniairement les dommages causés par l'enfant.

À noter...

Un enfant de 12 ans vient chercher sa petite sœur âgée de 2 ans à la crèche, la puéricultrice remplaçante hésite à donner l'autorisation de départ dans ces conditions. Le dossier de l'enfant comporte pourtant une autorisation écrite de la mère. Elle se renseigne et décide de la laisser partir. Elle a raison : le devoir de garde et de surveillance incombe aux parents, il est de leur responsabilité de choisir les tiers dignes de confiance.

Les droits et devoirs sur les biens du mineur

Rappelons ici quelques notions succinctes sur les droits et devoirs des parents : les parents disposent des droits d'administration et de jouissance sur les biens propres de leurs enfants.

L'administration des biens

Elle est pure et simple, si les deux parents exercent en commun l'autorité parentale[89].

Elle est sous le contrôle du juge des tutelles si un seul parent exerce l'autorité parentale. Pour des actes lourds de conséquences pour le patrimoine du mineur, le parent doit avoir l'autorisation du juge (pour hypothéquer un bien du mineur par exemple).

La jouissance des biens

Les parents n'ont pas la jouissance des biens que l'enfant peut acquérir par son travail.

L'exercice de l'autorité parentale

En règle générale, l'autorité parentale est exercée en commun par le père et la mère. **Celui qui exerce** l'autorité parentale **gère le « quotidien »** de la vie de l'enfant. Si l'autorité n'est pas exercée en commun, **le parent privé** de l'exercice de l'autorité conserve **le droit de surveiller** l'entretien et l'éducation des enfants pour les décisions importantes. Il contribue à l'obligation d'entretien en fonction de ses ressources et de celles de l'autre parent.

Les parents ne peuvent faire obstacle aux relations personnelles de l'enfant avec ses grands-parents : en cas de litige, le juge aux Affaires familiales peut accorder **aux grands-parents un droit de visite et de correspondance**.

Bien que le principe de l'égalité des filiations soit de plus en plus un droit reconnu par notre société, nous abordons la dévolution de l'exercice de l'autorité parentale par type de filiation.

L'enfant légitime

Parents mariés et exercice de l'autorité parentale

Le principe repose sur l'exercice en commun de l'autorité parentale, par les deux parents s'ils sont mariés[90]. Pour les tiers de bonne foi (la puéricultrice par exemple), **les parents sont présumés être d'accord entre eux** pour les actes usuels[91]. Ainsi, le père ou la mère peut accomplir seul l'inscription de l'enfant à la crèche ou lui faire pratiquer une opération chirurgicale relativement bénigne. Pour une intervention comportant des risques graves, il est préférable de demander le consentement des deux parents, mais il n'existe pas de liste des actes usuels.

« Si les père et mère ne parviennent pas à s'accorder sur une décision concernant leur enfant, la pratique qu'ils avaient pu suivre dans des occasions semblables, leur tiendrait lieu de règle. »[92]

Parents en instance de divorce et exercice de l'autorité parentale

Le cadre juridique reste identique, sauf si le juge aux Affaires familiales, dans une ordonnance provisoire concernant les enfants, en décide autrement.

Parents divorcés et exercice de l'autorité parentale

Le divorce entraîne la séparation du couple et non la séparation des enfants d'avec leurs parents.

Principe

Il repose sur la continuité de l'exercice en commun de l'autorité parentale par les deux parents[93].

Modalités

Les parents peuvent, de leur propre initiative ou à la demande du juge, présenter leurs observations sur

89. Code civil, art. 389-1.
90. Code civil, art. 372.
91. Code civil, art. 372-2.
92. Code civil, art. 372-1-1.
93. Code civil, art. 287.

les modalités de l'exercice de l'autorité parentale. À défaut d'accord amiable entre les parents, ou si cet accord lui apparaît contraire à l'intérêt de l'enfant, le juge désigne le parent chez lequel les enfants ont leur résidence habituelle.
Si **l'intérêt de l'enfant** le commande, le juge peut confier l'exercice de l'autorité parentale à l'un des deux parents, l'autre parent a un droit de visite et d'hébergement qui ne peut lui être refusé que pour motifs graves, il est toujours titulaire de l'autorité parentale[94] et conserve le droit et le devoir de surveiller l'éducation et l'entretien de ses enfants, d'être informé des choix importants les concernant et le devoir de contribuer à leur entretien.
Le juge peut fixer très précisément les modalités de l'exercice de l'autorité parentale et de ses attributs (heure et lieu du droit de visite ou d'hébergement, modalités de surveillance de l'éducation, obligation d'entretien).
Après le divorce, le parent chez qui ne réside pas l'enfant, ou qui n'exerce pas l'autorité parentale, doit contribuer à l'entretien et à l'éducation de l'enfant. En pratique, cela se traduit par le versement d'une **pension alimentaire**. Le juge se fonde sur les ressources des deux conjoints, les besoins et l'âge des enfants, les habitudes de vie du ménage avant le mariage. Le juge a le souci de maintenir à l'enfant ses conditions de vie antérieures. Il peut aussi prévoir ou non le terme du versement.

L'enfant naturel

En 1993, le législateur a renforcé le principe de l'égalité des filiations et le respect du droit pour l'enfant d'être élevé par ses deux parents[95].

Pour l'enfant né après le 8 janvier 1993

Principe

Il repose sur l'exercice en commun de l'autorité parentale par les deux parents[96].
« Elle est également exercée en commun si les parents d'un enfant naturel, l'ayant tous deux reconnu avant qu'il ait atteint l'âge d'un an, vivent en commun au moment de la reconnaissance concomitante ou de la seconde reconnaissance. »
Deux conditions nécessaires et suffisantes doivent néanmoins être remplies :
- **l'enfant doit être reconnu** par ses deux parents avant l'âge d'un an. La copie intégrale de l'acte de naissance comporte cette mention ;
- **il doit y avoir vie commune** des parents au moment des reconnaissances concomitantes ou de la seconde reconnaissance. L'acte de communauté de vie délivré par le juge aux Affaires familiales en est la preuve pour les tiers.

Comme pour les parents mariés, l'un ou l'autre parent peut accomplir seul les actes usuels[97].

Exception

- **L'exercice de l'autorité parentale est dévolu à un seul parent** [98] « lorsque la filiation d'un enfant naturel n'est établie qu'à l'égard de l'un de ses deux parents. » Si un seul parent reconnaît l'enfant, cet enfant ne possède qu'une filiation, toute autre personne est un tiers pour l'enfant et devra avoir l'autorisation du parent unique pour s'en occuper.
- **L'exercice de l'autorité parentale est dévolu à la mère**[99] « lorsque la filiation de l'enfant est établie à l'égard de ses deux parents selon des modalités autres que celles prévues à l'article 372 ».

L'une et/ou l'autre de ces deux conditions doivent être remplies :
– l'enfant a été reconnu par l'un de ses parents après l'âge d'un an ;
– les parents vivaient séparés au moment des reconnaissances concomitantes ou de la seconde reconnaissance de l'enfant.
Le père ne peut s'occuper de son enfant sans l'autorisation de la mère sauf si les deux parents ont fait ensemble une déclaration d'exercice conjoint de l'autorité parentale devant le greffier en chef du TGI.

Pour l'enfant né avant le 8 janvier 1993

Il faut envisager trois hypothèses :
- l'exercice de l'autorité parentale est fixé judiciairement : la nouvelle loi n'a aucune incidence, la décision continue de s'appliquer ;
- l'exercice de l'autorité parentale devient automatiquement conjoint si les trois conditions suivantes sont remplies :
  – l'enfant a été reconnu par ses deux parents avant l'âge d'un an ;
  – il y avait vie commune des parents au moment des reconnaissances concomitantes ou de la seconde reconnaissance de l'enfant ;
  – les deux parents résidaient ensemble au 8 janvier 1993 ;
- l'autorité parentale continue d'être exercée par la mère seule dans le cas contraire.

---

94. Code civil, art. 288.
95. Loi n° 93-22 du 8 janvier 1993.
96. Code civil, art. 372, al. 2.
97. Code civil, art. 372-2.
98. Code civil, art. 374, al. 1.
99. Code civil, art. 374, al. 2.

En cas de conflit dans la famille naturelle[100]

« **Dans tous les cas, le juge** aux Affaires familiales peut, à la demande du père, de la mère ou du Ministère public, **modifier les conditions d'exercice de l'autorité parentale** à l'égard d'un enfant naturel. Il peut décider que l'autorité sera exercée, soit par l'un des deux parents, soit en commun par le père et la mère ; il désigne, dans ce cas, le parent chez lequel l'enfant aura sa résidence habituelle.
Le parent qui n'a pas l'exercice, mais qui a reconnu son enfant, a un droit de visite et d'hébergement, sauf motifs graves, et peut se voir accorder un droit de surveillance.
En cas d'exercice en commun de l'autorité parentale, le parent chez lequel les enfants ne résident pas habituellement contribue à leur entretien et à leur éducation à proportion des facultés respectives des parents. »

L'enfant adopté

Les parents adoptifs sont titulaires et exercent l'autorité parentale dans les mêmes conditions que celles de l'enfant légitime.
En cas d'adoption simple, il y a possibilité d'un droit de visite pour les parents biologiques, sur décision du juge.

Rôle de la puéricultrice

Inscription d'un enfant dans un établissement ou un service d'accueil

Lors de la constitution du dossier d'admission, la puéricultrice doit demander le document officiel précisant les conditions de l'exercice parental. À savoir :

- la copie intégrale de l'acte de naissance de l'enfant où apparaissent les mentions marginales avec indication de la reconnaissance, de sa date, de son auteur et de son domicile,
- ou l'attestation sur l'honneur des parents d'exercer l'autorité parentale ;

ceci afin de rendre l'enfant à une personne légalement habilitée à assumer la responsabilité de l'enfant.

Les atteintes à l'autorité parentale

Toutes les mesures qui portent atteinte à l'autorité parentale sont des mesures de protection de l'enfance et non des mesures de sanction à l'encontre des parents. Plus elles sont graves dans leurs conséquences, plus elles sont rares. Elles peuvent :

- consister d'abord en un contrôle ou une aide apportés aux parents dans l'exercice de leur autorité parentale ;
- consister ensuite en une nouvelle dévolution de l'exercice de l'autorité parentale ;
- enfin ôter aux parents tout droit d'autorité parentale sur leur enfant.

Le contrôle de l'exercice de l'autorité parentale

L'autorité judiciaire compétente est le juge des enfants.
« En cas de mise en danger de la santé, de la sécurité, de la moralité ou des conditions d'éducation d'un mineur non émancipé », des **mesures d'assistance éducative** peuvent être ordonnées par le juge des enfants, sans excéder deux ans[101].
Lorsque cela est possible, le mineur doit être maintenu dans son milieu actuel, avec possibilités pour le juge d'imposer des mesures particulières, comme la fréquentation d'un établissement scolaire[102]. Le mineur reste chez ses parents, mais cette famille est aidée par un suivi de professionnels (un éducateur par exemple).
Si nécessaire, **le mineur peut être placé à l'extérieur**[103].
Généralement, les parents conservent leur autorité parentale et en exercent tous les attributs qui ne sont pas inconciliables avec la mesure judiciaire[104].
L'Aide sociale à l'enfance, à qui peut être confié l'enfant, devra obtenir l'autorisation des parents pour toute décision concernant l'enfant (l'autorisation d'opérer par exemple).

Les atteintes à l'exercice de l'autorité parentale

Le parent qui perd l'exercice ne s'occupe plus du quotidien de l'enfant, mais il reste titulaire de l'autorité parentale.
L'autorité judiciaire compétente est le juge aux Affaires familiales.

100. Code civil, art. 374, al. 3, 4, 5.
101. Code civil, art. 375.
102. Code civil, art. 375-2.
103. Code civil, art. 375-3.
104. Code civil, art. 375-7.

Il peut prendre une décision modifiant **la dévolution de l'exercice de l'autorité parentale**.

En cas de divorce ou de séparation des parents, le JAF peut fixer des modalités d'exercice précises ou ne confier cet exercice qu'à un seul parent ou à un tiers (voir p. 125).

Il peut prendre une décision de **délégation de l'autorité parentale**.

La fonction d'autorité parentale étant une fonction d'ordre public, elle est normalement indisponible et les parents ne peuvent y renoncer. Pourtant, la loi[105] prévoit des possibilités de renonciation, mais toujours par l'effet d'un jugement du juge aux Affaires familiales.

On distingue deux types de délégation :

- **la délégation volontaire**, prononcée par le JAF, à la demande des parents ou du tuteur, pour un enfant de moins de 16 ans. Elle est totale ou partielle. Les parents peuvent librement passer des conventions, dont le juge tiendra compte. Le délégataire choisi par les délégants, nommé par le juge aux Affaires familiales, est :
  - soit un particulier digne de confiance ;
  - soit l'Aide sociale à l'enfance ;
  - soit un établissement habilité ;
- **la délégation non consentie**, prononcée par le JAF, pour un enfant :
  - que ses parents ont confié à un tiers, dont ils se sont manifestement désintéressés pendant plus d'un an, et pour lequel ce tiers saisit le JAF en vue d'une délégation ;
  - qu'un tiers ou un service a recueilli sans intervention de ses père et mère et qui, après avoir fait rechercher les parents par la DASS, peut, dans un délai d'environ 4 mois, saisir le JAF en vue d'une délégation.

Le législateur prévoit un certain nombre de cas où un parent perd l'exercice de l'autorité parentale[106] ou en est provisoirement privé, mais toujours par l'effet d'un jugement :

- s'il est hors d'état de manifester sa volonté, en raison de son incapacité, de son absence, de son éloignement ou de toute autre cause ;
- s'il a consenti une délégation de ses droits ;
- s'il a été condamné sous l'un des divers chefs d'abandon de famille, tant qu'il n'a pas recommencé à assumer ses obligations pendant une durée de 6 mois au moins ;
- si un jugement de retrait total ou partiel de l'autorité parentale a été prononcé contre lui, pour ceux de ses droits qui lui ont été retirés.

Les atteintes à la détention de l'autorité parentale

Le parent n'a plus ni droit, ni devoir envers son enfant.

L'autorité judiciaire compétente est le tribunal de grande instance.

Le retrait total ou partiel des attributs de l'autorité parentale[107]

Il y a deux types de mesures :

- **le retrait total de l'autorité parentale**, prononcé par un jugement pénal, en cas de délit ou de crime commis sur la personne de l'enfant ;
- **le retrait partiel ou total de l'autorité parentale**, prononcé par un jugement civil :
  - en cas de danger pour l'enfant dû à des mauvais traitements, à une consommation habituelle de boissons alcooliques ou usage de stupéfiants ou inconduite notoire ou comportements délictueux, à un défaut de soins ou un manque de direction ;
  - en cas de désintérêt volontaire des parents depuis plus de deux ans à l'égard de l'enfant ayant fait l'objet d'une mesure d'assistance éducative.

À la suite d'un jugement de retrait concernant un parent :

- l'autorité parentale peut être détenue et exercée par l'autre parent ;
- l'enfant peut être confié à un tiers avec l'organisation d'une tutelle ;
- l'enfant peut être confié à l'Aide sociale à l'enfance (il devient pupille de l'État et donc adoptable).

La déclaration judiciaire d'abandon[108]

L'enfant recueilli par un particulier, une œuvre privée ou un service de l'Aide sociale à l'enfance, dont les parents se sont manifestement désintéressés pendant l'année qui précède l'introduction de la demande en déclaration d'abandon, est déclaré abandonné par le tribunal de grande instance, sauf en cas de grande détresse des parents..., il devient alors adoptable.

La tutelle

La tutelle est organisée pour protéger les mineurs dont la famille est désagrégée ou qui sont sans famille.

---

105. Code civil, art. 376.
106. Code civil, art. 373.
107. Appelé « déchéance » avant 1996.
108. Code civil, art. 350.

L'organisation de la tutelle

Le conseil de famille est composé de 4 à 6 membres choisis dans les deux branches familiales. Il est désigné par le juge des tutelles et prend les décisions les plus graves concernant l'enfant.
Le tuteur exécute ces décisions et prend seul les décisions constituant des actes usuels.

Le fonctionnement de la tutelle

Le conseil de famille et le tuteur détiennent et exercent les droits et devoirs de l'autorité parentale sur la personne et sur les biens du mineur.

Au moment du tirage de cet ouvrage, deux lois viennent d'être publiées : l'une sur le nom de famille, l'autre sur l'autorité parentale.

La loi sur le nom de famille[109]

Les dispositions de cette loi entreront en vigueur en septembre 2003 et son application est subordonnée à la parution de décrets. Elle stipule qu'à partir de cette date, tout enfant pourra recevoir soit le nom de sa mère, soit le nom de son père, soit les deux noms accolés dans l'ordre choisi par les parents.

La loi sur l'autorité parentale[109]

Cette loi s'applique à sa parution au JO, soit dès le 5 mars 2002. Elle donne une nouvelle définition de l'autorité parentale : ensemble de droits et de devoirs ayant pour finalité l'intérêt de l'enfant. Elle appartient aux parents jusqu'à la majorité ou l'émancipation de l'enfant pour le protéger dans sa sécurité, sa santé et sa moralité, pour assurer son éducation et permettre son développement, dans le respect dû à sa personne.
Les parents doivent associer l'enfant aux décisions qui le concernent, selon son âge et son degré de maturité.
Cette loi pose le principe général de l'exercice en commun de l'autorité parentale :
– les père et mère exercent en commun l'autorité parentale, quel que soit leur statut, qu'ils soient mariés ou non, séparés ou divorcés. Seul l'intérêt de l'enfant peut commander une solution différente. Pour les parents non mariés, ils exercent en commun l'autorité parentale s'ils ont tous deux reconnu leur enfant dans l'année de sa naissance. Ce principe s'applique également aux enfants nés avant le 7 mars 2002 ;
– lorsque la filiation d'un enfant n'est établie qu'à l'égard d'un seul de ses parents, ce dernier exerce seul l'autorité parentale. Si la filiation est établie à l'égard d'un parent plus d'un an après la naissance de l'enfant dont la filiation a déjà été établie à l'égard de l'autre parent, l'autorité parentale sera exercée par le premier parent qui aura reconnu l'enfant. Toutefois, elle peut être exercée en commun en cas de déclaration conjointe des parents devant le greffier en chef du tribunal ou sur décision du juge.
Le législateur fixe les droits et obligations du parent qui n'exerce pas l'autorité parentale. À défaut d'accord entre les parents, le juge accorde au parent, qui n'a pas l'exercice de l'autorité parentale, un droit de visite et d'hébergement (sauf pour motifs graves).
Ce parent :
– conserve le droit et le devoir de surveiller l'entretien et l'éducation de l'enfant ;
– doit être informé des choix importants sur la vie de son enfant ;
– doit respecter l'obligation d'entretien et d'éducation qui lui incombe.
Cette loi affirme, en cas de séparation des parents, que :
– la séparation des parents est, en principe, sans incidence sur les règles de dévolution de l'exercice de l'autorité parentale ;
– les parents doivent maintenir des relations personnelles avec l'enfant et respecter les liens de celui-ci avec l'autre parent ;
– le juge aux affaires familiales est compétent, en cas de séparation des parents (divorce, séparation de corps ou fin du concubinage), sur les questions relatives aux modalités d'exercice de l'autorité parentale et sur la contribution à l'entretien et à l'éducation de l'enfant.
Le juge doit veiller à la sauvegarde des intérêts des enfants mineurs et prendre des mesures afin de garantir la continuité et l'effectivité du maintien des liens de l'enfant avec chacun des parents.
Le juge décide dans l'intérêt des enfants, que l'autorité parentale sera exercée :
– soit en commun par les deux parents (en règle générale) ;
– soit par l'un des parents (en cas de circonstances particulières).
Le parent qui ne bénéficie pas de l'exercice de l'autorité parentale, en cas de séparation, conserve le droit de visite et d'hébergement, qui ne peut lui être refusé que pour des motifs graves, ainsi que le droit et le devoir de surveiller l'entretien et l'éducation de l'enfant.

BIBLIOGRAPHIE

Le Guide familial. ESF édition, mise à jour permanente.

Code civil. Dalloz, annuel.

Code de la famille et de l'aide sociale. Dalloz, annuel.

109. Loi n° 2002-304 du 4 mars 2002 sur le nom de famille et loi n° 2002-305 sur l'autorité parentale.

CHAPITRE 5

La politique de la famille : accueil du petit enfant et aides à la famille[1]

Capacités attendues pour l'exercice de la puéricultrice

- Permettre aux familles de bénéficier de leurs droits en matière d'allocations familiales, en les informant et en les orientant vers le service social.
- Participer à la mise en œuvre de la politique familiale en matière de modes d'accueil d'enfants de moins de 6 ans, par l'adaptation des structures aux besoins évolutifs des familles, dans un partenariat avec les services gestionnaires.
- Contribuer à une prise en charge satisfaisante pour l'enfant et ses parents, soit par un accueil direct dans la structure pressentie par la famille, soit en l'orientant vers une solution plus adaptée en cas de besoins spécifiques.

Comme la politique de Protection maternelle et infantile (PMI), qui trouve son origine vers de la fin du XIXe siècle , on peut estimer que la politique familiale française ne débute réellement qu'autour de la seconde guerre mondiale. En 1939, l'État élabore, avec le Code de la famille, le socle d'une politique qui privilégie alors un type de famille (il favorise le 3e enfant pour lequel il crée l'allocation de mère au foyer) et pénalise les autres. Par ailleurs, ce Code rassemble une série de mesures visant à lutter contre l'avortement, l'immoralité, etc. La deuxième étape dans la création de la politique familiale est la mise en place du système actuel de Sécurité sociale en 1945. Naît alors l'idée du « risque famille ». Dès lors, l'aide de la collectivité (notamment par les allocations familiales) vise à compenser les conséquences d'une baisse relative de revenu liée à l'élargissement de la famille et aux conséquences d'aléas familiaux : veuvage, enfant handicapé, etc. Ce thème de la politique de la famille, régulièrement au centre des débats publics, est une des composantes du travail quotidien des puéricultrices auprès des familles. La rénovation de la réglementation des modes d'accueil de la petite enfance, dont l'objectif premier est une meilleure adaptation de l'offre aux besoins des familles, en témoigne. Par ailleurs, les professionnels du secteur sanitaire, social et éducatif côtoient quotidiennement les réseaux associatifs, qui traditionnellement, en France, participent pleinement aux objectifs de la politique nationale en faveur de l'enfance et de la famille. Nous évoquerons ce volet de la politique familiale, un peu rapidement il est vrai, dans la dernière partie de ce chapitre.

Le cadre de la politique familiale en France

Contrairement à d'autres pays, il s'agit d'une politique explicite et globale. Elle repose sur plusieurs éléments[2] :

1. Auteurs : David PIOLI, sociologue. Stéphanie VIROLLET, puéricultrice. Colette de SAINT-SAUVEUR, directrice d'école de puéricultrices. Avec la collaboration de Michelle BONNAUD et de Marie-Christine RENARD, puéricultrices.
2. J. Commaille, P. Strobel, M. Villac, *Enjeux et perspectives de la politique familiale française*, Année internationale de la famille, octobre 1994.

- une aide directe aux familles par :

– des prestations financières dites « universelles ». Les allocations familiales proprement dites qui sont versées dès le 2e enfant sans condition de ressources et qui augmentent progressivement avec le nombre d'enfants ;

– un système de fiscalité qui favorise les familles ayant des enfants via le calcul du quotient familial ;

- un dispositif institutionnel spécifique, avec notamment :

– le Secrétariat d'État à la famille ;

– le Haut Conseil de la population et de la famille (HCPF), placé sous l'autorité du président de la République ;

– le ministère des Affaires sociales (dont certains bureaux s'occupent de la question familiale) ;

– la Caisse nationale d'allocations familiales (CNAF) qui chapeaute les Caisses d'allocations familiales (CAF) chargées du versement des différentes allocations ;

– le concours d'unités de recherche institutionnelle sur la démographie et la famille telles que l'Institut national d'études démographiques (INED), le bureau de la recherche de la CNAF ou encore la Mission Recherche Expérimentation du ministère des Affaires sociales (la Mire) ;

- un mouvement familial fort avec l'Union nationale des associations familiales (UNAF) et ses 7 500 associations familiales adhérentes. L'UNAF, financée par l'État, a été instituée officiellement comme interlocutrice auprès des pouvoirs publics[3].

L'évolution de la politique familiale et l'aide aux familles

La CNAF et les CAF, créées à la libération, font partie du dispositif de Sécurité sociale ; elles ont remplacé les anciennes caisses de compensation d'avant la seconde guerre mondiale. Ces caisses sont aujourd'hui des organismes de protection sociale de droit privé, gérés de manière paritaire, financés par des cotisations patronales et contrôlés par les services de l'État : ministère des Finances, Cour des comptes et chambre régionale des comptes, DDASS et IGASS.

Chargées d'un service public, la CNAF et les CAF inscrivent leur action dans une convention d'objectifs et de gestion établie pour une période de quatre ans.

Les missions des CAF

Les caisses d'allocations familiales gèrent les prestations familiales destinées à aider les personnes et les ménages chargés de famille, dans une visée nataliste et sociale. Leur activité s'inscrit dans le cadre de la politique familiale définie par les pouvoirs publics, à laquelle s'intègre, depuis les années 1980, la charge de promouvoir une réelle politique d'accueil de la petite enfance dans le cadre d'objectifs négociés (entre la CNAF, qui coordonne l'action des CAF, et l'État).

Par ailleurs, les CAF, impliquées dans des politiques qui dépassent largement le domaine strict de la famille (politique du logement, lutte contre la précarité, etc.), ont la charge de verser toutes les autres allocations ayant un caractère plus social (RMI, par exemple).

Les prestations familiales : création et évolution

À l'origine (1945), le dispositif comprenait le système du **quotient familial** et seulement **cinq allocations** : les allocations familiales proprement dites, les allocations prénatales et les primes à la naissance, l'allocation de salaire unique et l'allocation de logement familial.

Les allocations familiales (versées chaque mois à partir du 2e enfant) sont calculées au prorata du nombre d'enfants et de leur âge. Elles constituent toujours le poste principal des prestations. D'autres prestations plus spécifiques complètent depuis plus de 20 ans cette allocation première. Les caisses versent également, au titre de l'aide sociale, des compléments, notamment pour les vacances, et financent des établissements tels que les crèches, les colonies, les foyers, etc.

Les bénéficiaires des prestations familiales

Les CAF versent les prestations légales à un peu plus de 10 millions d'allocataires : **6 millions sont constitués de familles avec enfants à charge** et 4 millions de personnes seules ou de couples sans enfant. La part des bénéficiaires des prestations familiales dans l'ensemble des allocataires est passée de 62,7 % en 1991 à 53,2 % en 1999.

Les familles allocataires

Parmi ces familles, allocataires au 31 décembre 1999, la répartition est la suivante :

- 30 % ont un enfant de moins de 20 ans à charge ;
- près de 46 % ont deux enfants à charge ;
- 24 % ont trois enfants à charge ou plus.

À la même date, **les familles monoparentales représentent 22 % des familles allocataires**, avec pour plus de la moitié d'entre elles un seul enfant à charge.

3. L'UNAF dispose ainsi d'une sorte de monopole en matière de représentation des familles et elle est représentée notamment à la CNAF (organe de gestion) ou au conseil économique et social (organe consultatif).

Taux de dépendance et allocations familiales

Le taux de dépendance[4] vis-à-vis des prestations familiales augmente, en général, avec le nombre d'enfants et il est plus important pour les familles monoparentales. En effet, si les prestations mensuelles représentent moins de 10 % des ressources totales d'un couple avec deux enfants, elles représentent :
- près de 40 % des ressources d'une famille monoparentale ayant le même nombre d'enfants ;
- plus de la moitié de leurs ressources pour un peu plus du quart des familles allocataires.

Les bénéficiaires des aides au logement

Seuls trois ménages bénéficiaires sur dix ont deux enfants à charge ou plus, mais près de 6 millions de bénéficiaires ont perçu une aide au logement versée par les CAF au 31 décembre 1999[5]. En comptant les enfants et les autres personnes à charge au sens du logement, plus de 13 millions de personnes vivent dans un foyer qui perçoit une aide au logement.
L'impact de la législation des aides au logement se retrouve évidemment dans le profil des bénéficiaires de chacune des trois aides :
- l'Aide au logement social (ALS) : on sait que 90 % des bénéficiaires sont des personnes seules et plus de 25 % des étudiants ;
- l'Aide au logement familial (ALF) : elle concerne plus particulièrement les ménages ayant des enfants à charge : 59 % ont deux enfants et plus à charge, 30 % des bénéficiaires sont des familles monoparentales ;
- l'Aide personnalisée au logement (APL) : on sait que 39 % des bénéficiaires ont deux enfants et plus à charge, 18 % des familles bénéficiaires sont des familles monoparentales tandis que les autres sont soit des personnes de plus de 65 ans (15 %), soit des personnes isolées sans aucune personne à charge.

Les bénéficiaires des minima sociaux

Fin 1999, les CAF versaient trois minima sociaux :
- le Revenu minimum d'insertion (RMI) à plus d'un million de bénéficiaires. Les familles monoparentales et les couples représentent chacun un cinquième environ des bénéficiaires ;
- l'Allocation adulte handicapé (AAH) à plus de 650 000 personnes ;
- l'Allocation parent isolé (API) à environ 167 000 personnes.

La complexification du système d'aide à la famille

La « nécessité » ressentie par les pouvoirs publics d'accompagner l'évolution des situations et des modes de vie familiaux plutôt que d'imposer un modèle directeur commun a généré une complexité du système d'aide et une évolution des « modes de régulation sociale »[6].
Cette position s'accompagne, dès le milieu des années 1970, d'une logique de **populations cibles** et d'un développement **des prestations sous conditions de ressources**. La politique familiale évolue ainsi vers le social, ce dont rend compte la croissance des dépenses liées à l'action sociale des CAF. Mais, avec la diversité et la multiplication des aides (on compte **une vingtaine d'allocations différentes** aujourd'hui), la politique familiale va aussi perdre de sa lisibilité.
L'évolution de la politique familiale a été parfaitement résumée par Michel Villac, observateur éclairé du phénomène, qui la définit « comme un lieu de coexistence, ou une juxtaposition, de principes de justice différents, et qui aurait abandonné, de fait, toute prétention à se référer à un corps de principes généraux qui en marquerait l'unité. Cette évolution reflète le passage d'une famille-institution normative à une famille plus contractuelle appuyée sur une individualisation accrue des comportements. On retrouverait ici en fait une tendance plus générale de l'évolution de nos sociétés [...] vers des modalités plus négociées, plus souples, laissant une place plus grande aux acteurs locaux. La perte d'unité de la politique familiale française, la dilution du sens qui se marque par la multiplication et la complexité croissante des prestations, ne serait ainsi que l'expression, dans ce domaine particulier, d'un mouvement plus général affectant l'ensemble des régulations sociales »[7].

L'aide directe à la famille : les prestations familiales

La terminologie des allocataires

Initialement, les prestations familiales concernaient la famille et non ses membres, il est donc utile de

4. La moitié des familles allocataires disposent de ressources mensuelles inférieures à 1 585,47 euros (la valeur de 2 Smic), mais un peu plus de 20 % ont moins de 792,74 euros (équivalant à 1 Smic) et 7 % déclarent des ressources nulles (*source* : service.public.fr).
5. 5 848 000 allocataires en Métropole et 133 000 allocataires dans les Dom (*source Internet*, site : service.public.fr).
6. Processus par lequel le comportement d'un système complexe est ajusté « en conformité à quelques règles ou normes ».
7. M. Villac, La politique familiale. Débat autour d'une définition, in : *Solidarité Santé Études Statistiques* n° 4, ministère des Affaires sociales de la santé et de la ville, Masson, 1993.

préciser, dans le cadre de cette évolution, certaines notions spécifiques au calcul des droits en la matière, notamment l'enfant à charge et les conditions de ressources.

L'enfant à charge

Cette notion implique la prise en charge financière, effective et permanente, de l'entretien de l'enfant (nourriture, logement, habillement) ainsi que la responsabilité affective et éducative à son égard. **L'existence d'un lien de parenté n'est donc pas nécessaire** entre l'adulte qui assume ce rôle et l'enfant. Il peut s'agir :

- d'un enfant légitime, naturel, reconnu ou non ;
- d'un enfant adopté ou recueilli ;
- d'un frère ou d'une sœur, d'un neveu ou d'une nièce.

Est considéré comme à charge :

- l'enfant jusqu'à 6 ans, sans aucune autre condition ;
- de 6 à 16 ans, période de l'obligation scolaire, l'enfant doit faire preuve de son assiduité ;
- de 16 à 20 ans, s'il est sans activité ou si son revenu est inférieur à 55 % du Smic (certaines allocations sont maintenues jusqu'au 21e anniversaire).

L'enfant doit résider en France métropolitaine de façon régulière et permanente (dérogations possibles dans certaines situations).

Les conditions de ressources

Le versement de certaines prestations dépend du revenu annuel de la personne ou du ménage. La déclaration des revenus annuels permet aux CAF d'étudier les droits et de déterminer le montant de l'allocation, le cas échéant.

Le montant de chacune de ces allocations fait l'objet d'une réévaluation au 1er janvier et au 1er juillet de chaque année. Les CAF éditent à l'attention des allocataires un « guide de vos prestations » régulièrement mis à jour[8].

Tableau 5.1 : Les différentes prestations familiales.

Pour élever les enfants	Sans conditions de ressources	Montant indicatif (en euros)	Avec conditions de ressources	Montant indicatif (en euros)
Dès le 1er enfant	Allocations : • de soutien familial[1] • présence parentale (APP)[2] • d'éducation spéciale enfant handicapé[3] • d'aide à l'emploi d'une assistante maternelle (AFEAMA)[4] • de garde à domicile (AGED)	 75 à 100 477 à 288 107 à 1 003 193 à 589 50 à 75 % des charges sociales	Allocations : • pour jeune enfant (APJE) • d'adoption • parent isolé (API) • de rentrée scolaire	 153 153 sur 21 mois 502 à 837 et + 244 environ
À partir du 2e enfant	Allocations : • familiales • parentale d'éducation (APE)[5]	 107 pour 2 enfants 244 pour 3 enfants majoration par enfant 477 à 238		
À partir du 3e enfant			Allocation : • complément familial	 139

1. Montant par enfant qui diffère selon que celui-ci est à la charge d'un parent seul ou qu'il est privé de l'aide de ses deux parents.
2. Nouvelle prestation, versée en totalité ou en partie si un parent cesse son activité, totalement ou partiellement, pour s'occuper d'un enfant atteint d'une maladie grave, d'un handicap grave ou s'il a été victime d'un accident grave nécessitant la présence d'une personne à ses côtés.
3. Montant déterminé à partir du degré d'incapacité de l'enfant et de la nature des soins dispensés.
4. Montant fixé en fonction des revenus et de l'âge de l'enfant (< 3 ans ou de 3 à 6 ans).
5. Le montant varie selon que le parent cesse son activité ou exerce un travail à temps partiel.

8. On peut également s'informer sur le 3615 CAF, le site Internet « caf.fr » ou « service.public.fr ».

Politique familiale et accueil du petit enfant

Le besoin de faire garder les jeunes enfants pendant que les femmes travaillent est très ancien. Il a pris une nouvelle dimension avec la création d'un prolétariat féminin et urbain lié à l'industrialisation du pays puis avec la croissance de la qualification des emplois féminins. La famille, les proches et les nourrices sont les solutions les plus anciennes, et elles restent encore les principaux recours qui s'offrent aux parents de tout petits enfants lorsqu'ils travaillent. Néanmoins, d'autres options, notamment sous la forme d'équipements encadrés par des professionnels de la petite enfance, sont venues compléter l'offre faite aux parents. Ainsi, après avoir été ignorée, la question de l'accueil du petit enfant s'est greffée progressivement à la politique familiale française.

Une autre conception d'aide à la famille

L'évolution principale de la politique familiale repose sur une conception nouvelle : **le libre choix** et l'absence de référents normatifs centraux (du moins apparents), ce qui se traduira pour la question des modes d'accueil par :
- le libre choix du mode d'accueil en question ;
- le libre choix de faire des enfants, et de travailler ou non.

Il ne s'agit plus de promouvoir un modèle familial type, mais de diversifier les aides afin qu'elles répondent à la diversité des situations familiales.

Le contexte originel de la politique pour l'accueil de la petite enfance en dehors du milieu familial

L'histoire des modes de garde de la petite enfance, dans la France de ces dernières décennies, « est d'abord celle d'une pénurie »[9]. Ainsi, la France comptait, en 1972[10], environ 40 000 berceaux de crèches collectives pour dix fois plus de femmes actives ayant un enfant de moins de 3 ans. Les raisons de cette pénurie sont multiples[11] :
- la politique familiale adoptée dès 1945 ignorait et évitait le travail des femmes et les invitait à élever elles-mêmes une progéniture qu'on souhaitait nombreuse[12] ;
- la méfiance à l'égard des moyens de « socialisation collective » du jeune enfant a également joué un rôle non négligeable. Cette méfiance portait alors essentiellement sur les risques de contagion et sur les carences affectives supposées du petit enfant ainsi séparé de sa mère[13] ;
- le coût trop élevé de la garde des enfants, argument récurrent soulevé pour critiquer les modes de garde collectifs, joue aussi, dès cette époque, un rôle important dans l'établissement de cette carence.

Les causes d'une pénurie croissante

Ce n'est qu'en 1970 qu'une « volonté » collective nationale se manifeste en faveur d'une politique d'accueil de la petite enfance, contrainte par les transformations économiques et sociales qui, pendant une dizaine d'années, avaient contribué à l'affaiblissement des principes conducteurs de la politique familiale élaborée après guerre.

Sur le plan quantitatif

Parmi les transformations ayant contribué à accroître la pénurie et/ou à lui donner une visibilité sociale nouvelle, retenons notamment :
- l'évolution croissante des effectifs des enfants de 0 à 5 ans sur cette période ;
- l'activité professionnelle féminine et salariée qui s'accroît chez les femmes mariées en âge de procréer (quel que soit le nombre d'enfants) et s'accompagne d'une baisse des emplois féminins du secteur agricole[14] ;
- les évolutions croissantes et plus larges de l'urbanisation et de la mobilité géographique[15] ;
- le repli sur soi de la famille conjugale, bâtie sur le modèle du triptyque père/mère/enfants, qui éloigne de la même façon les grands-parents ou voisins de l'intimité familiale et des tâches éducatives portées au petit enfant.

---

9. A. Norvez, *De la naissance à l'école. Santé, modes de garde et préscolarité dans la France contemporaine*, Travaux et documents, Cahier n° 126, INED/PUF, Paris, 1990, 459 p.
10. Source : *Informations sociales*, n° 10/1972, CNAF.
11. Pour approfondir, voir A. Norvez, *op. cit.* note 9.
12. Il faut toutefois noter que cette politique s'inscrivait dans une phase de déclin continu de l'activité professionnelle féminine, et n'était donc pas en contradiction avec les évolutions socio-économiques.
13. Voir notamment les travaux de R. A. Spitz et ceux de John Bowlby.
14. Emplois avec lesquels la garde des enfants par leur mère restait généralement conciliable.
15. Éléments qui conduisent à accroître les besoins de modes de garde, en modifiant les structures familiales et en diminuant les solidarités de proximité telles que les relations de voisinage.

Sur le plan qualitatif

L'élévation du niveau scolaire des jeunes filles après la seconde guerre mondiale contribue à accroître le niveau de qualification des emplois et, par conséquent, le niveau culturel, économique et social de la clientèle potentielle des modes de garde de la petite enfance. Les besoins de telles structures touchent alors des femmes ayant la possibilité et les « attributs sociaux »[16] susceptibles de donner une visibilité sociale au problème de pénurie[17]. Cette évolution « qualitative » de la clientèle potentielle va aussi poser la question de la qualité du service offert et des fonctions d'une institution accueillant jusqu'alors une population de milieux essentiellement populaires.

La question de la qualité du service

Ce n'est pas seulement la pénurie qui va constituer un problème social, mais aussi la qualité de l'institution et la nature du service. On critique particulièrement la réglementation des crèches qui concerne alors principalement la protection de la santé physique des petits enfants.

Pour cette nouvelle clientèle, il s'agit de ne pas se faire déposséder de son enfant par des professionnels abrités derrière des normes d'hygiène jugées « obsolètes ». Nombre « d'experts » vont dans ce sens et jugent que le mode de garde, et notamment la crèche collective, peut même être un « plus » pour l'enfant. Mais pour cela, **l'activité doit se recentrer sur les besoins et les potentialités de l'enfant**, ce qui suppose l'introduction de matériel et de pratiques pédagogiques (jeux et jouets, livres, espaces aménagés plus adaptés, etc.), et l'ouverture aux parents, jugée nécessaire à l'épanouissement d'un enfant « *qui doit être connu dans les deux milieux* »[18]. Il y a ainsi une sorte de consensus : on estime que ce qui sera bien pour les familles, et surtout pour les mères, le sera aussi pour les enfants.

Pour les professionnels de la petite enfance, cette évolution va s'accompagner d'une plus grande technicité, donc d'une revalorisation des statuts. Ainsi, à l'occasion d'un rapport en 1972[19], les meilleurs spécialistes de la question se font les avocats d'une politique de garde des jeunes enfants, tout en se refusant à prendre position pour ou contre la garde de l'enfant par sa mère (sauf avant 3 mois) ou pour un mode de garde particulier. Ce qui compte, c'est le climat entre les parents et les accueillants[20], climat largement dépendant du degré de liberté ressentie dans le choix du mode de garde.

Le degré de liberté du choix dépend précisément de la diversité et de la quantité de l'offre. La question d'une véritable politique pour l'accueil des plus petits est alors posée, tout en poursuivant l'objectif de qualité. L'évolution de la définition de la crèche témoigne de cette préoccupation collective.

Les textes

- *Décret du 21 avril 1945, art. 3 :*

« La crèche a pour objet de garder pendant la journée, durant le travail de leur mère, les enfants bien portants ayant moins de trois ans accomplis. Les enfants y reçoivent les soins hygiéniques qu'exige leur âge… »

- *Décret n° 74-58 du 15 janvier 1974 relatif à la réglementation des pouponnières, des crèches, des consultations de protection infantile et des gouttes de laits (JO du 27 janvier 1974), modifié par décret n° 62-785 d'août 1992 (JO du 12 août 1992), art. 3 :*

« Les crèches ont pour objet de garder pendant la journée durant le travail de leur mère les enfants bien portants ayant moins de 3 ans accomplis. Les enfants y reçoivent les soins nécessaires à leur développement physique et mental ».

- *Décret n° 2000-762 du 1er août 2000 relatif aux établissements et services d'accueil des enfants de moins de 6 ans, art. R. 180-1 :*

« Les établissements et les services d'accueil veillent à la santé, à la sécurité et au bien-être des enfants qui leur sont confiés, ainsi qu'à leur développement. Ils concourent à l'intégration sociale de ceux de ces enfants ayant un handicap ou atteints d'une maladie chronique. Ils apportent leur aide aux parents afin que ceux-ci puissent concilier leur vie professionnelle et leur vie familiale ».

---

16. C'est-à-dire les ressources sociales en terme de capital culturel, social et économique et les positions socioprofessionnelles (scientifiques, administratifs, journalistes, etc.).
17. La presse féminine qui se développe à la même époque : *Marie-Claire*, *Parents* (créé en 1969), etc., constituera à ce titre un relais efficace.
18. Comme l'expliquent alors les experts *es* petite enfance (M. Soulé, I. Lézine, M. Stamback, etc.), la crèche doit s'ouvrir aux parents au sens propre comme au figuré. Elle doit aussi être ouverte sur les autres secteurs (hôpitaux d'enfants, médecine préventive...). Voir M. Soulé, *Les Modes de garde des enfants de 0 à 3 ans, Cahier des recommandations*, 5e édition, ESF, Paris, 1986 (1972).
19. Résultat du travail des experts cités note 18, réalisé entre septembre 1971 et avril 1972, dans le cadre des travaux de préparation au VIe Plan.
20. R. Lebel, alors directeur de la CNAF, rappelle que ce rapport recoupe alors une étude du CREDOC (approche socio-économique) : il faut un choix, donc différentes structures, car les attitudes sont variables selon les conceptions des rôles au sein de la famille et le partage des rôles entre celle-ci et la collectivité.

Le vrai début de la politique d'accueil et la mise en place du dispositif actuel

Depuis une trentaine d'années, l'investissement des pouvoirs publics en faveur des modes d'accueil et de garde des jeunes enfants a conduit à faire de la conciliation des tâches maternelles et professionnelles des femmes une question importante de la politique familiale française. Et cette question de la garde du tout-petit, loin d'être spécifique à la France, concerne aussi les autres pays de l'Union européenne touchés à des degrés divers par les mêmes transformations des secteurs économique et familial actuels[21].

L'apparition d'un acteur principal : les CAF

Depuis 1970, les caisses d'allocations familiales versent directement aux gestionnaires des crèches une somme – appelée « prestation de service » – pour chacun des enfants accueillis. La garde des jeunes enfants a ainsi pris une place de plus en plus importante dans les dépenses d'action sociale de la politique familiale[22].

Ces prestations de service, en instaurant une mesure légale et provisionnée des services et avantages accordés, marquent le point de départ de l'inscription progressive de l'accueil du petit enfant dans le domaine des politiques familiales. Cette évolution, qui s'accompagne d'un courant de recherche et de réflexion nouveau sur le petit enfant et les modes de garde, a aussi une incidence pour les familles utilisatrices des crèches.

L'incidence pour la famille

L'application par les communes du nouveau barème mis en place par les CAF s'est traduite par une hausse importante du coût de la garde pour les familles jusqu'alors essentiellement ouvrières[23]. Ainsi, cette augmentation mensuelle, pour les familles utilisatrices appartenant aux premières tranches des quotients familiaux, allait de 200 % à 500 %. Autrement dit, c'est par la mise en place de ces prestations de service que la crèche collective s'est ouverte à de nouvelles catégories de familles, notamment issues de groupes sociaux aux revenus moyens et aisés.

Il y a ainsi congruence entre l'histoire des modalités du financement des crèches collectives, le projet social et professionnel d'une tranche relativement aisée du salariat féminin et celle de la prise en charge des petits enfants dans ces mêmes établissements[24].

La diversification des modes d'accueil

En 1975, le Conseil économique et social[25] préconise « le développement rapide et diversifié des équipements sociaux pour la petite enfance »[26]. À côté des besoins de l'enfant et des attentes des parents, ce souhait renvoie à des objectifs et à des préoccupations nationales :

- la pénurie jouerait ainsi un rôle de renoncement à des naissances ;
- certains modes de garde pourraient jouer un rôle dans la prévention et le dépistage précoce des handicaps ; les années 1970-1975 voient se développer l'idée selon laquelle les modes d'accueil pourraient avoir une fonction prophylactique et contribuer à réduire les inégalités scolaires et sociales entre enfants.

L'évolution de la place de l'enfant dans la société

L'idée de la nécessité de lier l'aide de la société au petit enfant plutôt qu'à la famille subsistera malgré le rejet du rapport « Sullerot » (1981). Cette certitude fait l'objet, un an plus tard, du rapport « Bouyala-Roussille »[27] qui visait à définir les grandes lignes d'une politique globale destinée au petit enfant. Il s'agissait alors de promouvoir la place de l'enfant dans la société et d'essayer de modifier les pratiques sociales à son égard. De même, **le terme « d'accueil » vient se substituer à celui de « garde »** pour qualifier les structures destinées aux tout-petits, marquant ainsi symboliquement le droit des enfants à être « traités comme des individus ayant non seulement des besoins mais (aussi) des désirs légitimes »[28].

---

21. Ainsi, en Belgique par exemple, la création d'un « fonds d'équipements et de services collectifs » et d'une série d'arrêtés destinés à accroître la participation de l'État au développement de telles structures marque ce même intérêt nouveau des pouvoirs publics. À la même époque (début des années 1970), des préoccupations identiques apparaissent en Allemagne ou en Italie.
22. 2 % du montant en 1970, 12 % en 1980, 25 % en 1990 et près de 30 % aujourd'hui.
23. C. Bouve, *Les Crèches collectives : usagers et représentations sociales. Contribution à une sociologie de la petite enfance*. L'Harmattan, Paris, 2001.
24. En parallèle aux efforts fournis pour développer les modes d'accueil du petit enfant, d'autres solutions furent expérimentées, telles que « l'allocation pour frais de garde » dont le but était de contrebalancer la hausse des coûts supportée par les familles aux revenus modestes du fait de la mise en place du barème des CAF accompagnant la création des prestations de services.
25. Pour rappel, l'article 3 de l'ordonnance n° 58-1 360 du 29 décembre 1958 portant loi organique du Conseil économique et social fait rentrer la question des modes de garde dans le champ de compétences du Conseil économique et social.
26. Avis du Conseil économique et social du 15 octobre 1975.
27. N. Bouyala, B. Roussille, *L'Enfant dans la vie. Une politique pour la petite enfance*. Rapport au Secrétariat d'État à la famille, 1982.
28. *Op. cit.* note 27.

L'évolution de l'objectif public en faveur de l'enfance

L'action de l'État, jusqu'alors essentiellement portée sur la protection de l'enfant, change. La dynamique, la logique interministérielle et la volonté de définir une action globale en faveur de l'enfant s'inscrivent dans une mouvance qui se développe (notamment dans le secteur de l'Aide sociale à l'enfance) et s'accélère sous l'impulsion de l'ONU à l'occasion de la préparation de l'Année internationale de l'Enfant (AIE)[29]. L'organisation de l'AIE en 1979 permit ainsi de capitaliser les travaux et réflexions des pouvoirs publics qui constitueront une base de travail plus ou moins explicite pour la politique menée au cours des années suivantes[30].

La politique d'un nouveau gouvernement (1981) en faveur de l'enfant et de la famille

Comme nous l'avons souligné, les années 1970 furent des années très importantes pour la réflexion, les tentatives d'innovations et l'évolution de la réglementation en matière de professionnalisation des métiers de la petite enfance. Cependant, la pénurie de modes de garde au début des années 1980 était toujours aussi impressionnante : le taux d'activité des femmes progressant plus vite (surtout pour les tranches d'âge ayant les plus forts taux de fécondité) que l'offre de berceaux.

C'est dans ce contexte que le Secrétariat d'État chargé de la famille[31] présente en 1981 la qualité de l'accueil comme « une composante essentielle d'un projet de société solidaire », afin de **favoriser l'égalité des chances et de prévenir l'inadaptation**.

Les besoins démographiques

Pour les analystes de l'époque, la pénurie d'offre semblait avoir un rôle de renoncement aux naissances, comme paraissait l'indiquer l'écart observé entre le désir d'enfant, souligné alors par les enquêtes d'opinion, et le niveau bien moindre de réalisations effectives.

Il s'agit alors « d'assurer aux couples la possibilité d'avoir le nombre d'enfants qu'ils désirent et à chaque parent, les moyens de concilier la vie professionnelle et la vie familiale » et « c'est en œuvrant pour que disparaissent progressivement les obstacles au relèvement de la natalité et en refusant de privilégier un modèle quelconque de famille, que se dégageront les voies d'un retour à l'équilibre démographique respectueux de la diversité culturelle et humaine de la population »[32].

Le gouvernement met ainsi en avant les arguments démographiques en faveur d'une politique familiale forte, intégrant le développement des modes d'accueil du jeune enfant, tout en affirmant sa neutralité face aux choix des familles[33] : « Pour assurer l'avenir de la Nation, il faut que notre société soit plus accueillante à l'enfant, que tous les enfants qui naissent soient désirés et que tous les enfants désirés puissent naître » (ce qui suppose une offre suffisante de structures).

L'amélioration qualitative et quantitative de l'offre

Le Secrétariat d'État souligne l'ampleur du travail au noir (un enfant sur quatre est alors confié à une nourrice non agréée). Il prévoit dès lors de développer « l'ensemble des composantes de l'offre de services contrôlés par la collectivité »[34] avec comme objectif la réalisation de **300 000 places dans les structures d'accueil des enfants de moins de 3 ans**[35]. Quatre types d'accueil sont alors concernés :

- la crèche collective et la crèche familiale ;
- l'école maternelle des 2-3 ans (mesure faisant l'objet d'une réflexion sur les adaptations nécessaires à l'accueil des plus petits) ;
- les assistantes maternelles qui doivent bénéficier d'une meilleure formation ;
- les structures innovantes (essentiellement représentées, à cette époque, par les crèches de petits

29. En décembre 1976, l'assemblée générale des Nations Unies adopte une résolution proclamant 1979 « Année internationale de l'enfant » (106e séance plénière, RAG n° 31/169) dans le but de sensibiliser les États membres et l'opinion publique aux besoins des enfants et d'amener à la réalisation de projets concrets en faveur des enfants.
30. Pour la CNAF, l'Année internationale de l'enfant fut ainsi « l'occasion de faire le point de ses interventions sociales en direction des Enfants et de tendre vers une définition plus claire de ce que pourrait être une politique de l'enfance, s'intégrant dans celle de la famille ».
31. Cabinet de Madame G. Dufoix, Secrétaire d'État chargée de la famille.
32. Discours de Madame G. Dufoix (1981).
33. L'idée forte et récurrente du Secrétaire d'État (et de la gauche socialiste d'alors) est celle d'une politique familiale construite sur le respect des choix conjugaux et individuels qui, s'ils ne sont pas contrariés mais soutenus, sont censés garantir un équilibre social vertueux. La politique du Secrétariat d'État prétend alors ne pas chercher à renforcer un type de famille, mais se présente au contraire comme étant « au service des choix familiaux des individus ».
34. Comme le préconisait le rapport annuel de l'Inspection générale des Affaires sociales (IGAS), en février 1979, sur les équipements sanitaires et sociaux consacré aux années 1977-1978 « ...que soit maintenu une *diversité des modes de garde* et que se poursuive le développement de ces structures ».
35. Ce qui correspond à l'engagement du candidat à la présidence François Mitterrand.

effectifs créées à l'initiative de parents), l'idée étant de faire davantage de place aux parents dans ce dispositif des modes d'accueil[36].

On envisage ainsi la création annuelle de 40 000 places (15 000 collectives et 25 000 familiales), le but d'une telle répartition étant officiellement d'obtenir à terme un équilibre entre l'accueil collectif et l'accueil familial[37].

Le programme prioritaire du gouvernement

Le gouvernement établit un programme prioritaire[38] consacré à l'accueil de la petite enfance et charge les services départementaux d'accompagner ce mouvement. Il a cinq objectifs :

- « développer les services d'accueil des jeunes enfants pour adapter réellement leurs capacités aux besoins des familles » ;
- « insérer les services d'accueil des jeunes enfants dans la vie quotidienne des familles »[39] ;
- « décloisonner les services d'accueil et en particulier désenclaver la garde à domicile »[40] ;
- « rapprocher les professionnels de la petite enfance » ;
- « créer un environnement quotidien favorable »[41].

À cette étape de l'action et de la réflexion des pouvoirs publics vont naître **les contrats crèches** (1983) puis **les contrats enfance** (1988) qui constitueront **la clé de voûte de la politique actuelle.**

L'évolution des structures

Devant l'ampleur du déficit de l'offre de structures et face aux pressions financières d'alors, « un double mouvement se poursuit dans le domaine de l'accueil de la petite enfance :

- le premier mouvement consiste dans **le passage d'une problématique médicale**, en terme de santé et d'hygiène, des lieux de garde (crèches, garderies...) **à une problématique psychologique et sociale**, en terme d'éveil et socialisation » ;
- le second mouvement « réside dans l'apparition de **structures d'accueil centrées sur la relation enfant-parent et la socialisation ou l'éveil de l'enfant** : crèches parentales, ludothèques... et lieux d'accueil enfants-parents, popularisés par la Maison verte lancée par Françoise Dolto »[42](voir *infra*).

Des politiques contractuelles pour développer l'accueil du petit enfant

Pour le Secrétariat d'État chargé de la famille, il s'agit de mettre en place « un véritable service d'accueil de la petite enfance, voire un service public ».

Une politique en faveur du choix réel du mode d'accueil

Afin que les parents puissent réellement choisir le mode d'accueil qu'ils préfèrent, on souhaite une « harmonisation progressive des tarifs ». Un effort financier est demandé aux CAF « en faveur des familles au début de leur vie familiale », « pour des raisons tant sociales que démographiques » dans le but d'accroître quantitativement les places en crèche. Les CAF doivent avoir un rôle stimulant, leur aide n'est donc majorée que lorsque les gestionnaires s'engagent dans le cadre d'« un contrat de développement des modes de garde » qui intègre :

- l'adaptation des amplitudes d'ouverture aux horaires des parents ;
- l'ouverture effective aux enfants handicapés ;
- la tolérance en matière d'accueil des enfants malades ;
- la bonne participation des parents à la vie de la crèche.

La création des contrats crèches

Pour rentabiliser les deniers des allocataires, il est demandé aux CAF de s'assurer du plein emploi des crèches en incitant les gestionnaires à pratiquer des inscriptions en sureffectif et à faire participer les parents financièrement de manière équitable mais significative[43].

La CNAF lance alors l'opération « contrat crèche » le 14 juin 1983, avec le soutien du gouvernement. Ce contrat crèche est fixé pour 5 ans et vise à assurer 40 % des besoins en modes de garde pour les enfants de moins de 3 ans sur une commune[44]. Les CAF sont

---

36. Le Secrétaire d'État prendra néanmoins le soin de préciser dans une conférence de presse du 26 octobre 1981 que l'intérêt porté aux crèches parentales ne doit pas laisser à penser que celles-ci puissent être la panacée.
37. Mais les différences de coût, en défaveur des crèches collectives, et la volonté d'encadrer les nourrices non déclarées et les assistantes agréées isolées peuvent aussi expliquer ce calcul.
38. Programme prioritaire d'exécution du IXe Plan rédigé conformément aux orientations gouvernementales du 15 décembre 1982 et dans la logique même du rapport « Bouyala-Roussille ».
39. Ce qui se traduit en particulier par la participation des parents à la vie des services d'accueil afin d'éviter les ruptures dans la vie quotidienne de l'enfant et pour que les parents puissent continuer d'exercer leur responsabilité.
40. En améliorant la formation des assistantes maternelles, et en proposant aux enfants ainsi gardés des expériences de vie collective afin de faciliter leur future intégration scolaire.
41. C'est-à-dire sécurisé (prévention des accidents domestiques, etc.) et accueillant pour l'enfant et sa famille (domaine du logement, des transports, de la santé, etc.).
42. G. Neyrand, Accueil des jeunes enfants : nouvelles figures, in : *Les Implicites de la politique familiale*, Dunod, Paris, 2000.
43. Le taux d'effort demandé aux familles doit être identique quels que soient leurs revenus.
44. Une modification y sera apportée en 1984 ; la durée est alors portée à 7 ans et les taux de couverture baissés à 35 %.

chargées dans chaque département de mettre en place les contrats sur la base d'un contrat type établi par la CNAF[45]. Ces contrats poursuivent des objectifs précis et reposent sur une base commune.

Comme souhaité par le Secrétariat d'État, le contrat concernait aussi les aspects qualitatifs des différentes crèches : horaires, accueil des enfants légèrement malades ou handicapés, etc.

En 3 ans, les contrats auront permis la création de 8 200 places (résultats décevants, selon la CNAF). Fin 1977, le dispositif des contrats crèches est interrompu[46].

Un nouvel outil : le contrat enfance

Le **contrat enfance** répond à une volonté de mener une politique plus globale d'accueil des jeunes enfants en intégrant :

- l'accueil des enfants de 3 à 6 ans et les autres structures d'accueil ;
- l'amélioration qualitative des structures ;
- l'information des familles ;
- la formation du personnel.

La CNAF propose ces contrats enfance aux communes en janvier 1988 ; ils vont connaître un franc succès (en deux ans, 600 contrats ont été signés).

De plus, à la même époque, le rôle des CAF évolue. Elles ne sont plus uniquement des financeurs, mais deviennent alors (théoriquement) de vrais partenaires qui vont développer une compétence d'expertise. Les marges de négociation des CAF sont aussi accrues, tout comme leurs responsabilités.

La démarche de construction d'un projet de contrat enfance

L'élaboration d'un tel projet passe par plusieurs étapes :

- **une phase d'analyse de l'existant** qui consiste à inventorier : les services et équipements d'accueil d'un territoire donné, leur coût de fonctionnement, les dépenses brutes consenties initialement par le gestionnaire, par enfant de moins de 6 ans et par an ;
- **la définition d'un schéma de développement** qui inclut : l'ensemble des actions à développer sur une période de 3 à 5 ans, un calendrier de mise en œuvre avec le coût de chacune d'elles ;
- **l'évaluation des dépenses** brutes annuelles par enfant de moins de 6 ans engagées sur cette base par le gestionnaire ;
- la définition des engagements financiers de chacun[47] : le taux de progression des dépenses de la commune, le taux de la prestation versée par la CAF (dernière étape et cœur du contrat et de la négociation).

Les nouvelles mesures

D'autres mesures et objectifs s'inscriront dans la dynamique des contrats enfance, rendant compte de l'importance croissante des CAF dans ce domaine d'activité :

- 1989 : relais assistantes maternelles (173 relais en 1995 sur 60 départements) ;
- 1994 : orientations autour de l'idée de libre choix des parents ;
- 1998 : contrats d'aide aux communes ou regroupement de communes pour développer une politique concertée en faveur des temps libres pour les enfants. On met ici l'accent sur une vision globale « incluant tous les aspects de la vie de l'enfant dans sa famille, à l'école, dans la cité, dans son environnement permanent »[48]. L'objectif est de favoriser une politique de soutien à l'accompagnement éducatif des enfants de 6 à 16 ans et à l'animation pendant les temps libres des jeunes de plus de 16 ans.

La politique pour l'accueil du petit enfant : bilan et perspectives

Au 1er janvier 2000, on comptait environ 2,2 millions d'enfants de moins de 3 ans (et 4,3 millions d'enfants de moins de 6 ans)[49] qui, pour un peu plus de la moitié d'entre eux, étaient gardés par leur mère. La proportion des derniers enfants en bas âge ainsi gardés ne cesse toutefois de diminuer, passant de plus de 59 % en 1988 à moins de 53 % en 1997. Inversement, le recours à l'assistante maternelle agréée connaît sur la même période une hausse.

---

45. En ce qui concerne la CNAF, la réflexion interne en terme de déconcentration (aux CAF) des fonds destinés aux modes de garde – principe qui constituera le socle de la politique contractuelle des CAF menée à partir de 1983 – avait déjà été longuement mûrie à l'occasion des opérations de 1970 et 1974 dites « opération 100 millions crèches » (déblocage d'un fond de cent millions de francs pour les crèches).
46. Notons que les contrats crèches en cours, signés entre CAF et gestionnaire, continuent d'être honorés jusqu'à leur terme.
47. Néanmoins, le cadre de la négociation est clairement posé par la CAF. Ainsi, les dépenses globales annuelles par enfant ne peuvent être inférieures à 152,45 euros et la progression des dépenses doit être d'au moins 45,73 euros par an et par enfant. D'autre part, la prestation de la CAF ne peut être supérieure à 1372,04 euros et varie uniquement entre 40 % et 60 % des dépenses (taux calculé en fonction de la dépense brute initiale engagée par le gestionnaire annuellement et par enfant).
48. Circulaire CNAF, *Les Orientations de l'action sociale familiale des Caf 1997-2000*, n° 152 du 6 juin 1997.
49. Pour la seule France métropolitaine.

L'accueil des enfants de moins de 3 ans

À noter...

Parmi la population d'enfants âgés de moins de 3 ans et sur une même période 1988-1997 :

- la proportion des enfants en bas âge gardés par leur mère diminue : - 6,6 % en 9 ans ;
- tandis que le recours à l'assistante maternelle augmente : + 6,1 % ;
- plus du tiers des enfants de plus de 2 ans sont inscrits à l'école maternelle ;
- moins de 10 % des enfants âgés de 3 mois à 3 ans sont accueillis dans les structures d'accueil collectives.

Par ailleurs, on observe que :

- 35,2 % des enfants de plus de 2 ans étaient inscrits à l'école maternelle, soit environ 250 000 enfants[50] ;
- les structures d'accueil collectives[51] accueillaient pour leur part environ 200 000 enfants âgés de 3 mois à 3 ans.

Les crèches collectives

Après avoir connu une croissance forte durant à peu près 25 ans, le nombre de crèches collectives mono-accueil stagne à partir de 1994-1996 et depuis, la croissance des places offertes en crèches s'explique essentiellement par le multi-accueil (tableau 5.2). En effet, le coût élevé de la création, du fonctionnement et de l'entretien des crèches collectives constituant un frein à l'essor de ce mode d'accueil, les gestionnaires ont donné la préférence à l'extension de structures existantes. Au-delà de son aspect financier, ce type d'initiative a pour avantage de faciliter la diversification des modalités d'accueil sur un même lieu et de répondre ainsi aux nouveaux besoins des familles (travail à temps partiel ou organisé en horaires groupés, horaires décalés, etc.). Les crèches collectives se présentent donc aujourd'hui sous deux formes :

- la forme « mono-accueil », fondée sur le principe d'une organisation de l'accueil identique pour toutes les familles : amplitude horaire, obligation d'une présence hebdomadaire minimum ou d'une compensation financière en cas d'absence, etc. ;
- la forme « multi-accueil », à l'intérieur de laquelle l'offre aux familles peut comporter à la fois une organisation traditionnelle (semblable à l'organisation d'une structure mono-accueil), une halte-garderie (accueil ponctuel dans la journée et dans la semaine), un accueil adaptable aux obligations professionnelles des parents avec une exigence de régularité dans le temps permettant une planification hebdomadaire de l'accueil sur l'ensemble de la structure (et pour l'enfant, le maintien de repères stables) et, de plus en plus souvent, un accueil de type crèche familiale (réseau de quelques assistantes maternelles).

Tableau 5.2 : Évolution du nombre d'équipements et de places en crèches collectives.

Année	Nombre d'établissements	Nombre de places offertes		
		Mono-accueil	Multi-accueil	Ensemble des places
1947	360	12 000		12 000
1957	450	14 910		14 910
1967	561	23 270		23 700
1980	1 284	63 940		63 940
1984	1 657	82 900		82 900
1986	1 787	84 300	2 900	87 200
1988	1 948	91 400	4 400	95 800
1992	3 513	103 756	12 095	116 000
1995	3 944	112 000	18 100	130 100
1997	4 150	114 300	21 200	135 500
1999	4 300	115 000	23 400	138 400

Source : Direction de la recherche, des études, de l'évaluation et des statistiques (DREES), ministère de l'Emploi et de la Solidarité, champ : France métropolitaine.

---

50. La scolarisation des enfants de plus de 3 ans est pour sa part quasiment totale.
51. Dont les crèches familiales, qui sont considérées comme telles bien que l'accueil de l'enfant soit individuel, au domicile de l'assistante maternelle, salariée de la crèche familiale.

D'une manière générale, et malgré leur forte progression en terme de places offertes sur la période 1988-1997 (+ 41 %), le nombre de places reste marginal, ce qui explique la faible progression relative du recours à ce type d'équipement pour la garde des derniers enfants en bas âge pour cette même période (+ 1,1 % pour la crèche collective et + 0,4 % pour la crèche familiale).

L'accueil des enfants de moins de 6 ans

Tableau 5.3 : Accueil des enfants de moins de 6 ans au 1er janvier 1999 dans les structures collectives et familiales, hors établissements scolaires.

Âge des enfants	Structures d'accueil	Nombre d'établissements[1]	Nombre de places offertes
Enfants de moins de 3 ans	**Crèches collectives**	**4 300**	**138 000**
	• Traditionnelles	3 188	123 000
	– mono-accueil	2 075	105 000
	– multi-accueil	1 113	18 200
	• Mini-crèches	372	6 700
	• Crèches parentales	740	8 500
	– mono-accueil	225	3 300
	– multi-accueil	515	5 200
	Crèches familiales	**1 103**	**60 900**
Enfants de 3 à 5 ans	**Jardins d'enfants**	**294**	**10 400**
	Haltes-garderies	**4 804**	**68 100**
	• Traditionnelles	4 022	62 200
	– mono-accueil	2 909	51 700
	– multi-accueil	1 113	10 500
	• Parentales	782	5 900
	– mono-accueil	267	3 500
	– multi-accueil	515	2 400

Source : DREES.

1. Certains établissements peuvent être comptés deux fois lorsqu'ils possèdent deux sections différentes dans la même structure (ex : crèche collective avec halte garderie).

Les aides actuelles versées aux familles pour la garde du jeune enfant

Outre les équipements d'accueil pour la petite enfance (crèches familiales et collectives, mini-crèches, haltes-garderies, jardins d'enfants pour les plus grands) dont le développement s'intègre dans le cadre des contrats enfance, les familles disposent également d'aides directes dans le cadre de l'emploi d'une assistante maternelle, d'une garde à domicile ou d'un congé parental d'éducation.

L'Aide à la famille pour l'emploi d'une assistante maternelle agréée[52] (AFEAMA)

L'Aide à la famille pour l'emploi d'une assistante maternelle agréée (AMA) est prise en charge par la CAF sur les cotisations patronales et salariales. L'employeur bénéficie d'une allocation mensuelle versée chaque trimestre dont le montant varie en fonction de l'âge de l'enfant[53]. Pour en bénéficier, les conditions requises sont les suivantes :

52. Dans la seconde moitié des années 1970, et pour certains responsables administratifs de la direction de l'Action sociale (DAS), la création d'une prestation de service « assistantes maternelles » se justifiait car ces dernières proposaient le seul mode de garde (qui plus est majoritaire) financé uniquement par les parents, et car c'était le mode de garde jugé le plus « social » qui, contrairement aux crèches collectives, « n'accueille pas que des enseignants » (note interne, DAS, 1978). C'était aussi la possibilité de remédier à un effet pervers du nouveau statut des assistantes maternelles (1977) qui, en les faisant passer dans un régime fiscal de droit commun, avait diminué les avantages qu'était censé leur conférer ce dernier. Une décision du Comité interministériel du 16 novembre 1979 proposa alors que les CAF prennent en charge la part patronale payée par les parents embauchant une assistante maternelle et que soit instituée par la CNAF une prestation de service remboursant aux familles les cotisations payées (une « prestation spéciale assistante maternelle » sera alors créée en 1980). Historiquement, il s'agit de l'origine de la pensée relative à l'AFEAMA qui naît dans un contexte où l'IGAS mettait l'accent sur le travail au noir.

53. Depuis janvier 1995, le complément a été valorisé ; il est de 377,77 euros par trimestre pour les enfants de moins de 3 ans et de 188,88 euros pour ceux de 3 à 6 ans.

Tableau 5.4 : Professions des employeurs (donc des parents).

	AGED		AFEAMA	
	Femme (en %)	**Homme (en %)**	**Femme (en %)**	**Homme (en %)**
Professions libérales	14,9 %	13,4 %	3,4 %	2,7 %
Cadres	34,5 %	47,2 %	11 %	16,3 %
Instituteurs/professeurs	13,4 %	5,4 %	10,9 %	5 %
Professions intermédiaires de la santé	12,1 %	5,9 %	13,4 %	2,7 %
Employés, ouvriers, techniciens, maîtrises	17,7 %	17,4 %	56,1 %	62 %
Autres	6,9 %	10,3 %	5,2 %	11,3 %
Non réponse	0,4 %	0,4 %		
Ensemble des répondants	1 499	1 459	1 319	1 280

Source : IRCEM, 1999.

- il faut faire garder son enfant par une AMA au domicile de celle-ci et la déclarer à l'Urssaf ;
- le salaire versé par jour de garde ne doit pas être supérieur à 5 fois le Smic horaire ;
- chaque trimestre, l'employeur doit remplir et renvoyer à la CAF une déclaration nominative adressée par l'Urssaf.

Parmi les familles qui perçoivent l'AFEAMA[54], la plupart :

- ont des revenus moyens (revenus nets mensuels inférieurs à 3 811,23 euros)[55] ;
- sont proportionnellement plus nombreuses en milieu rural (on sait que pour des raisons historiques, financières et démographiques, la crèche est un équipement urbain).

L'Allocation de garde d'enfant à domicile (AGED)

L'Allocation de garde d'enfant à domicile prend en charge, sous un certain plafond, les cotisations sociales dues sur le salaire d'une employée pour assurer la garde d'un jeune enfant au domicile de l'employeur. Pour en bénéficier, les conditions requises sont les suivantes :

- l'employée doit être déclarée à l'Urssaf ;
- les employeurs sont tenus d'exercer eux-mêmes une activité professionnelle ;
- ils doivent remplir une déclaration nominative trimestrielle.

Le montant de l'AGED est fonction des ressources du ménage et de l'âge de l'enfant[56].

Parmi les familles qui bénéficient de l'AGED[57], la plupart sont :

- des familles ayant des revenus aisés : 55 % d'entre elles auraient selon l'IRCEM des revenus supérieurs à 3 811,23 euros ;
- des familles de la région parisienne (qui, avec la région rennaise, est celle qui a la plus forte densité d'allocataires de l'AGED) ; le plus fort pourcentage d'allocataires concerne les zones urbaines les plus favorisées économiquement. Ainsi, « pour une moyenne nationale de 100, l'indice peut varier de 1 298 dans les communes résidentielles des Hauts-de-Seine à 33 dans le nord de Seine-Saint-Denis »[58].

L'Allocation parentale d'éducation (APE)

L'Allocation parentale d'éducation n'est pas une aide destinée à financer le mode de garde des jeunes enfants dont les parents (ou le parent isolé) exercent une activité professionnelle. Sa logique est différente de celle de l'AFEAMA et de l'AGED puisqu'elle suppose précisément la cessation complète ou partielle de l'activité d'un des deux parents, ou du parent isolé, pour garder son enfant.

---

54. L'AFEAMA représentait en 1998 6,2 % des prestations familiales (en 1998 : 468 000 familles percevaient l'AFEAMA).
55. Sources : IRCEM.
56. Créée en avril 1987, l'allocation a connu plusieurs évolutions en 1992, 1995 et 1998. Cette dernière évolution a conduit à une réduction sensible de l'aide. Il n'est versé qu'une AGED par ménage. Lorsqu'il y a au moins un enfant de moins de 3 ans, le taux de prise en charge des cotisations sociales est de 75 % (limité à 1 492,63 euros par trimestre) si les revenus annuels du ménage sont inférieurs à 33 292,73 euros et de 50 % lorsque les revenus du ménage sont supérieurs à 33 490,92 euros (limité à 995,19 euros). Lorsque les ménages ont au moins un enfant de 3 à 6 ans mais pas d'enfant de moins de 3 ans, ou lorsqu'ils cumulent AGED et APE à taux partiel, l'AGED est de 50 % des cotisations, limité à 497,44 euros par trimestre, quels que soient les revenus des ménages.
57. L'AGED représentait 1,1 % des prestations familiales versées par les CAF en 1998 (à cette date, 72 500 familles bénéficiaient de l'AGED).
58. DREES, *Les Modes de garde et d'accueil des jeunes enfants*. Document de travail n° 1, juin 2000.

Créée en janvier 1985, l'APE a connu plusieurs évolutions dont la plus importante date de 1994. Depuis cette date, les dispositions d'attribution de l'APE sont les suivantes :

- elle est accordée aux enfants de rang deux (elle ne l'était jusqu'alors qu'à partir du 3e enfant) ;
- elle est prolongée du 3e anniversaire de l'enfant jusqu'au 6e en cas de grossesses multiples ;
- elle est accordée en cas d'activité à temps partiel ;
- elle peut être versée à taux plein ou à taux réduit[59] (cessation partielle ou totale de l'activité) ;
- elle est attribuée sous condition d'avoir travaillé au moins deux ans dans les cinq années qui précèdent.

Au 31 décembre 1998, 487 000 familles percevaient l'APE. On constate une distribution sociale relativement homogène, même si les « couches moyennes » sont relativement favorisées, notamment face aux populations les moins intégrées socialement qui ne peuvent pas toujours se prévaloir de deux années d'activité dans les cinq ans qui précèdent la naissance. Par ailleurs, les possibles effets pervers de l'APE ne sont plus à démontrer (discriminations sexuelles à l'embauche, fragilisation de la trajectoire professionnelle, partage inégalitaire des tâches éducatives et domestiques, etc.)[60], et le dispositif ne saurait prétendre se substituer avec équité à une réelle politique d'accueil du petit enfant.

Les aspirations des Français face aux possibilités offertes pour l'accueil des plus jeunes

L'enquête réalisée par le CREDOC[61] sur les aspirations et les pratiques des Français face aux modes d'accueil et prestations destinées à favoriser l'accueil des plus petits[62], met en évidence une certaine évolution dans l'orientation des choix des familles.

Les conclusions de l'enquête

La préférence de la population va nettement vers les solutions individuelles. Ainsi :

- l'Assistante maternelle agréée (AMA) est la solution préférée des Français lorsque les parents travaillent (32 % des citations et 36 % des jeunes parents) ;
- la garde à domicile rémunérée attire plus qu'avant (12 % des citations).

L'ambivalence des parents vis-à-vis de la crèche collective

La crèche collective est, pour sa part, relativement complexe ; elle est :

- la solution préférée de 22 % de la population car elle reste :
  - la solution jugée la moins coûteuse pour les parents (43 % des parents d'enfants de moins de 6 ans) ;
  - la plus bénéfique pour l'enfant (31 % des jeunes parents concernés) ;
- la solution qui présente pourtant le plus d'inconvénients selon les jeunes parents (38 %).

Or, les chercheurs du CREDOC montrent bien que **ce sont les contraintes des parents qui « modèlent les préférences »**. Un tel constat n'est pas nouveau[63] et situe bien le caractère secondaire de cette donnée dans le choix du mode d'accueil. Depuis longtemps déjà, les recommandations du groupe d'experts, réuni sous la direction du Pr. Michel Soulé, allaient dans ce sens en préconisant un éventail de solutions afin de « chercher à supprimer ou atténuer les tensions liées aux conditions de gardiennage qui retentissent sur les relations mère-enfant »[64].

La crèche, l'offre des grandes villes

En fait, la préférence pour la crèche collective concerne surtout la population francilienne (33 %, contre 22 % sur l'ensemble du territoire). On peut également noter certaines caractéristiques qui fondent quelques hypothèses, citons à titre d'exemples :

- la corrélation vraisemblable avec le fait que la préférence pour cette solution concerne surtout la **population diplômée** (voir tableau 5.5) ;
- la proportion des partisans de la crèche collective est proportionnelle à la **taille de l'agglomération** : plus la commune est importante, plus la proportion de la population partisane des crèches collectives est importante ;

---

59. Lorsque la cessation d'activité est complète, l'APE est de 468,93 euros par mois. En cas de travail à temps partiel au plus égal à 50 % de la durée du travail, son montant est de 310,08 euros, et il est de 234,47 euros lorsque la durée du travail est comprise entre 50 et 80 %.
60. Voir notamment les travaux suivants : C. Afsa, L'activité féminine à l'épreuve de l'APE, in : *Recherches et prévisions*, n° 46, 1996. J. Fagnani, Retravailler après une longue interruption : le cas des mères ayant bénéficié de l'allocation parentale d'éducation, in : *Revue française des affaires sociales*, n° 3, 1996.
61. A. Dufour, G. Hatchuel, J.-P. Loisel, *Accueil des jeunes enfants, conciliation vie professionnelle-vie familiale et opinions sur les prestations familiales*, collection des rapports du CREDOC, n° 191, juin 1998. Il s'agit d'une enquête réalisée entre décembre 1996 et janvier 1997, en situation de face-à-face, auprès de 2 005 personnes représentatives de la population âgée de 18 ans ou plus.
62. Nous en proposons ici une synthèse que nous discutons au regard de nos travaux antérieurs et des rares travaux abordant le thème sous un angle pluriel.
63. C'est notamment une indication importante d'une enquête réalisée par l'IEDPE auprès de parents utilisateurs des crèches de la ville de Paris en 1992 (étude non publiée à notre connaissance).
64. Cité par Alain Norvez, *op. cit.* note 9.

Tableau 5.5 : Le mode d'accueil principalement adopté pour la garde du dernier enfant en bas âge.

	Nourrice agréée	Grands-parents	Nourrice non agréée	Crèche collective	Total (y compris autres, nsp)
Profession exercée					
• Indépendant	27,4	31	18,5	12,9	100
• Cadre sup, prof. inter.	36,8	15,5	14,7	15,7	100
• Employé	33,8	28,3	16,6	11,2	100
• Ouvrier	31,7	29,5	24,3	7,9	100
• Reste au foyer	37,1	27,4	10	4,1	100
• Retraité	13,5	32,8	14,8	11,3	100
Âge					
• Moins de 25 ans	5,4	42,9	33,1	8,3	100
• 25-34 ans	41,3	28	10,8	10,2	100
• 35-49 ans	34	20	19,8	14	100
• 50-64 ans	26,3	24,1	18,8	12,4	100
• 65 ans et plus	9,9	39,4	10,9	6,6	100
Diplôme					
• Aucun, CEP	20,7	34,9	21,5	7,5	100
• BEPC, diplôme technique inférieur au Bac	31,4	30,4	15,9	10	100
• BAC, diplôme technique niveau Bac	36,7	23,9	12,2	9,3	100
• Supérieur	31,4	11,9	16	19,3	100
Revenu mensuel du foyer					
• Moins de 915 €	22,1	28,3	20,1	10,5	100
• 915 à 1 525 €	24	32,3	14,8	9,3	100
• 1 525 à 2 286 €	31,2	23,5	18,5	15	100
• 2 287 € et plus	34,8	20	17,7	12,1	100
Taille de l'agglomération					
• Moins de 2 000 hab.	28,3	32,1	15,3	9,1	100
• 2 000 hab. et plus	31,1	25,2	17,4	9,8	100
• Paris et agglomération parisienne	28,5	17,9	15,3	20,9	100
Ensemble	**30**	**25,8**	**16,5**	**11,7**	**100**

Source : CREDOC, *Conditions de vie et aspirations des Français*, début 1997, champ : parents dont le dernier enfant en bas âge n'a pas été gardé par sa mère.

◆ l'existence possible d'un lien entre la préférence de la population, le niveau socioculturel, et le niveau de l'offre de crèche collective sur un territoire[65] ;

◆ la surdétermination des préférences culturelles par les contraintes objectives qui résultent de la réalité de l'offre par rapport à la demande et du niveau d'information des clientèles potentielles[66] (les clientèles potentielles les plus diplômées étant aussi les mieux informées).

65. Notons qu'au 1er janvier 1999, selon les sources DREES, 45 % des places en crèches sont concentrées sur la région parisienne, et Paris offre un taux d'équipement de 23,9 places pour 100 enfants de moins de 3 ans quand le taux moyen d'équipement pour l'ensemble du territoire métropolitain en offre 6,3.

66. C. Bouve, *op. cit.* note 23 et D. Pioli, *Processus de redéfinition des fonctions des crèches collectives et analyse des enjeux sociaux et professionnels. D'une clientèle à l'autre : la gestion différenciée des populations*, mémoire de DEA (sous la direction de Monsieur Pierre Maclouf), Paris I Panthéon-Sorbonne, Paris, 1995. Chacun des deux auteurs explique la façon dont la pénurie de crèches collectives sur certains territoires joue un rôle sur les aspirations et préférences des parents. Les catégories de familles possédant de faibles ressources culturelles, sociales et économiques sont renforcées dans leurs préférences pour les modes d'accueil individuel par le fait qu'il leur est matériellement plus difficile d'obtenir une place dans les structures collectives.

Inversement, la proportion des partisans de l'AMA est plus grande dans les communes de moins de 2 000 habitants et s'observe avant tout dans les catégories « personne au foyer », « diplômé du Bac », « employé » et « revenus mensuels du ménage entre 1 525 et 2 287 € ».

Le rapport entre l'offre et la demande

Le décalage entre les souhaits et les pratiques reste très fort : 39 % des parents ayant besoin de faire garder leurs enfants sont contraints d'adopter un mode de garde qui n'est pas celui ayant leur préférence. Deux raisons à cela :

- la persistance d'une pénurie de crèches collectives (58 % des parents préférant cette solution n'ont pu y avoir accès) ;
- le recours non voulu à la nourrice non déclarée.

On retiendra aussi qu'il n'y a plus de demande insatisfaite en matière de garde par une assistante maternelle agréée[67], mais que la garde à domicile rétribuée connaît une hausse des demandes insatisfaites.

Le choix d'aménagement de l'activité professionnelle

Les Français jugent très majoritairement qu'il est souhaitable que **les jeunes parents adaptent leur activité à leur charge parentale** :

- 51 % d'entre eux optent ainsi pour l'arrêt temporaire d'activité d'un des conjoints ;
- 37 % pour un recours au temps partiel.

Une forte préférence (57 %) est aussi accordée aux prestations versées aux familles afin de compenser un aménagement de l'activité professionnelle plutôt qu'au versement d'aides destinées à aider l'accès à un mode d'accueil particulier[68]. Ces deux données permettent d'évaluer positivement la perception de l'APE qui est généralement pensée et vécue par les familles comme une aubaine, et non comme une pression sur les femmes qui, dans les faits, ne semble atteindre qu'une minorité d'entre elles peu ou pas concernées par la question de l'enfant et le vécu de la maternité.

La non complémentarité des aides directes et de l'offre de structures

La politique menée depuis une vingtaine d'années a amélioré indéniablement l'offre de modes d'accueil à tous les niveaux. Pourtant, la complémentarité entre les contrats enfance et les allocations (voir *supra*) comme l'APE, l'AGED ou l'AFEAMA est plus discutable.

En fait, l'ensemble du dispositif tend à accentuer les différences d'offre entre les communes en fonction des ressources financières de ces dernières[69]. En d'autres termes : plus une commune est riche, plus elle dispose de marge de manœuvre pour porter ses efforts sur la politique petite enfance ; il lui est possible d'augmenter ses dépenses brutes par enfant qui déterminent le niveau des aides de la CAF dans le cadre du contrat enfance.

Inversement, les communes les moins bien dotées financièrement ont tendance à recevoir globalement moins d'aides des CAF car il leur est plus difficile de faire progresser leurs dépenses ; elles ont ainsi plus de difficultés pour développer des structures d'accueil collectives. Développer l'accueil chez une assistante maternelle (lorsqu'il est encore possible de développer ce type d'accueil... quitte à créer un relais assistante maternelle) pouvait être alors tentant, car bien moins onéreux[70].

Notons toutefois que depuis le 1er janvier 2000, les gestionnaires (essentiellement les communes) des modes d'accueil de la petite enfance n'ont plus à subir la différence de charge résultant de la différence de revenus de leur clientèle. C'est la CAF qui supporte aujourd'hui le coût supplémentaire induit par l'ouverture des équipements d'accueil aux clientèles les plus modestes[71]. L'avenir nous dira si le changement de calcul des aides versées par la CAF aux gestionnaires des modes d'accueil de la petite enfance a pu contribuer à davantage d'équité entre communes et entre les familles de conditions et de territoires différents.

---

67. À ce titre, l'AFEAMA et les politiques communales ayant encouragé le développement de cette solution en finançant des structures d'informations (relais assistantes maternelles) et des formations dans certains cas, ont vraisemblablement eu un impact positif.
68. Parmi les partisans de la seconde solution, « 20 % des Français demandent un renforcement des prestations permettant le recours à une garde à domicile ».
69. En septembre 1996, la Cour des comptes dénonçait d'ailleurs le risque d'inégalités entre les communes résultant de la politique des contrats enfance, ainsi que le fait qu'elle ne soit pas assez redistributive. De la même façon, le dispositif général a tendance à accentuer les inégalités familiales face à l'offre de mode d'accueil.
70. Il ne faut pas perdre de vue que la participation d'une commune pour une place en crèche collective peut varier de 6 804 euros par an et par enfant à 3 258 euros (chiffres de 1995), selon les revenus des familles ; qu'une place chez une assistante maternelle agréée ne coûte rien à la commune ; que la participation de la commune pour une place à l'école maternelle, pour les enfants de plus de 2 ans, est seulement de 1 104 euros (en 1995), quel que soit le revenu du ménage.
71. La nouvelle prestation de service intègre directement les participations familiales dans son calcul : nombre d'actes × 66 % du prix plafond journalier – participations familiales.

La réalité des familles aux revenus modestes

Jusqu'à aujourd'hui, les petites communes financièrement peu nanties sont aussi, généralement, celles qui accueillent davantage de familles aux revenus modestes. Pour ces populations, la situation est alors inextricable, ceci pour plusieurs raisons :

- **le coût, beaucoup trop élevé pour ces familles, d'un mode d'accueil familial** ne leur permet pas de bénéficier des allocations qui correspondent (AGED, ni même AFEAMA). À titre d'illustration, en 1995, pour les familles ayant un revenu égal à un Smic, la part des frais restant à leur charge malgré l'aide de la CAF se serait élevée à :
  – 26,4 % de leur revenu pour les services d'une assistante maternelle agréée ;
  – 128 % de leur revenu, en moyenne, dans le cas d'une garde à domicile par une personne rémunérée ;
- **le coût d'une garde en crèche collective ou familiale est le seul raisonnable** (environ 10 % de leur revenu) mais, comme nous venons de le souligner, leur commune ne dispose pas (le plus souvent) de ces modes d'accueil ;
- **le recours au travail au noir**, ou **le congé parental et l'allocation parentale d'éducation**, restent souvent les seules solutions possibles. Mais là encore, les familles les moins insérées ne peuvent parfois pas bénéficier de cette dernière mesure, puisqu'il faut se prévaloir d'une activité professionnelle durant les dernières années qui précèdent la demande.

Nous avons donc là, à un niveau plus global, **une absence de satisfaction des besoins sur des territoires accueillant des populations ayant de faibles ressources** ; d'où **l'intérêt des services de PMI et de certaines associations** (voir *infra*) qui prennent généralement le relais, là où la commune et la CAF ne peuvent construire une réelle politique d'accueil et un réel accompagnement des populations.

Dans cette perspective, rappelons qu'aujourd'hui, trois moyens sont développés dans la politique visant la conciliation de l'activité maternelle et professionnelle :

- l'octroi de prestations indirectes versées aux gestionnaires des établissements d'accueil ;
- l'attribution d'aides aux familles sous forme de prestations en numéraire ou de prise en charge des cotisations patronales ;
- le bénéfice d'exonérations fiscales accordées aux familles.

Enfin, la politique familiale, et indirectement les modes d'accueil et leur fonctionnement, se sont recentrés depuis une vingtaine d'années sur l'enfant, qu'on estime être porteur d'une créance sur la collectivité du seul fait de son existence[72].

Aussi, à un **niveau politique global**, et dans un contexte de **fragilisation des situations** familiales et professionnelles[73], le problème actuel est-il celui de l'articulation entre les **trois objectifs** essentiels que sont :

- la conciliation vie professionnelle/vie familiale,
- l'épanouissement de l'enfant,
- le soutien à la « parentalité » et aux liens familiaux.

Parallèlement, s'est aussi développée « l'idée selon laquelle une certaine forme de salaire maternel pouvait constituer, pour une durée limitée du cycle familial, une alternative crédible en même temps que favorable à la naissance d'un plus grand nombre d'enfants »[74].

Rôle de la puéricultrice

S'informer, informer les familles, faire remonter l'information vers les décideurs

La puéricultrice participant à la direction d'un équipement d'accueil de la petite enfance ou y exerçant des fonctions de direction (et *a fortiori* des fonctions de coordinatrice) se doit :

- d'avoir une vision globale des politiques d'accueil ;
- de connaître la réalité de l'évolution de l'offre en adéquation avec les besoins évolutifs des familles (mise en perspective des réalités socio-économiques) ;
- d'effectuer un diagnostic susceptible d'aider les « décideurs » ;
- d'informer les parents sur la solution d'accueil la plus appropriée, dans un souci de clarté, d'équité et de respect des préférences parentales et des besoins de l'enfant.

---

72. On retiendra, comme le fait justement remarquer Jean-Michel Belorgey, que « l'interprétation des allocations familiales comme un droit de l'enfant a conduit à servir celles-ci à tous les enfants y compris ceux issus d'unions de fait (...) ». J.-M. Belorgey, Ordre familial et ordre public : quelle relation ? In : *Les Implicites de la politique familiale,* Dunod, Paris, 2000.

73. 30 % des actives de 18 à 25 ans étaient par exemple au chômage en 1998, et le nombre des séparations et divorces est passé de 41 000 en 1970 à 124 000 en 1995. Les enfants de milieux populaires sont en outre davantage touchés par le chômage et le divorce des parents ; ainsi, 70 % des enfants de moins de 6 ans vivant dans une famille dite « monoparentale » ont un parent ouvrier ou employé.

74. M.-P. Mackiewicz, A. Norvez, D. Pioli, C. Rollet, *Petite enfance en ville nouvelle, construction et régulation du champ de la petite enfance à Saint-Quentin-en-Yvelines,* rapport CNAF, déc. 1998.

Secteur associatif et politique familiale

Historiquement, l'ensemble associatif a souvent cherché à répondre aux besoins non couverts par l'État. Il se crée ainsi par « réaction », réaction qui cesse dès que les services publics décident de prendre le relais soit directement, soit en utilisant l'association comme sous-traitant. Un problème à résoudre, une insatisfaction collective ou le goût de l'entreprise peuvent être à l'origine d'une création d'association. La loi 1901 dont la réglementation est accessible à tous, favorise ce type d'initiative.

Aujourd'hui, 730 000 associations sont actives en France[75]. Le secteur de la santé et de l'action sociale compte à lui seul 115 000 associations et 560 000 salariés (la moitié de l'emploi associatif global)[76]. 20 % des bénévoles[77] agissent dans ce secteur. Les trois quarts des ressources sont d'origine publique (84 % pour la santé et 60 % pour les services sociaux, contre respectivement 8 % et 35 % de recettes privées).

Il faut savoir que dans de nombreuses associations, **la qualité du bénévolat détermine la capacité de l'association à déployer une force** qui lui soit propre et qui la différencie des autres organisations présentes dans le même champ d'activité. Sa légitimité en dépend.

Et, dans ce domaine, les associations d'aides aux personnes en grandes difficultés (enfants, familles, mères de familles, pères seuls, etc.) puisent leur force et leur efficacité dans le soutien que des bénévoles apportent aux professionnels, non comme des collaborateurs mais comme des partenaires engagés au service d'une même cause.

Des ressources associatives au service de l'enfance et de la famille

Dans le secteur associatif, les œuvres caritatives et les initiatives privées répondent souvent à des aspirations individuelles ; elles sont aussi sources d'innovations et peuvent être des terrains privilégiés d'expérimentation de nouveaux services pour un public en quête de réponses adaptées à ses problématiques. La réponse associative fondée sur le volontariat présente une spécificité qui lui est propre et avec laquelle aucun service public ne peut rivaliser. L'engagement de personnes pour une cause donnée, leur détermination à atteindre le but fixé ensemble, s'inscrivent implicitement dans un processus de réalisation de soi, qui donne une force exceptionnelle à l'entreprise commune. Les professionnels trouvent bien souvent dans le panel associatif des partenaires au service des familles qui constituent des ressources tout à fait intéressantes.

Le secteur de l'accueil de la petite enfance

Rappelons le rôle déterminant des crèches d'étudiants qui se sont créées au moment des événements de 1968. Le rejet massif d'institutions rigides, fermées aux familles, souvent « trop médicalisées » aux yeux des parents, est une innovation (décriée en son temps) qui a impulsé une autre conception de l'accueil des jeunes enfants.

Les crèches parentales

Les crèches parentales (ou crèches à gestion parentale, selon le décret du 1er août 2000), créées dans les années 1980 pour pallier la pénurie de structures d'accueil ont, elles aussi, introduit une autre manière de répondre à l'attente de parents.

Il s'agit de la réunion de quelques parents qui créent ensemble un service de garde d'enfants dans des locaux agréés par le service départemental de PMI. L'effectif d'enfants accueillis ne doit pas dépasser 20 enfants, le service étant assuré par le relais des parents utilisateurs, à tour de rôle durant la semaine. Se pose alors la question de la stabilité des repères et de la cohérence des pratiques, du fait du roulement des familles pour assurer la gestion et le fonctionnement du service, et participer aux soins sous la direction d'un professionnel (puéricultrice ou éducatrice de jeunes enfants).

Par ailleurs, cette formule, reposant entièrement sur la disponibilité et l'engagement des parents, perd souvent de son dynamisme lorsque les enfants ont atteint l'âge de l'école maternelle, parents et enfants quittant la structure. Les parents de deuxième génération n'auraient-ils pas le même engouement ?...

Les crèches à horaires décalés

Les crèches à horaires décalés sont actuellement très recherchées par les familles dont les horaires de travail ne permettaient pas jusqu'à une époque récente de bénéficier des services des crèches. À titre d'exemple, nous communiquons ci-après l'expérience engagée en 1984 par une association loi 1901, soutenue par la municipalité : la crèche Bout'Chou[78].

---

75. Source : site Internet « interassos.net » 2001.
76. Sur l'ensemble des associations, 85 % d'entre elles n'ont aucun salarié.
77. 40 % des Français sont membres d'au moins une association.
78. Pour contacter l'association : 5 passage Chauvin, 75013 Paris.

Dès les années 1980, le contrat enfance proposé aux municipalités par la CNAF souligne la nécessité d'augmenter le nombre de structures d'accueil et de les diversifier davantage pour répondre au plus près aux besoins des familles.

La crèche Bout'Chou

Historique de la crèche

Répondre aux demandes grandissantes des familles pour des modes de garde avec des horaires plus souples et surtout plus adaptés à leur activité professionnelle : c'est le but de la crèche expérimentale à horaires décalés. Que l'on débute son travail à 6 h du matin ou que l'on termine à 21 h 30, pour un agent RATP ou PTT, un cuisinier, un commerçant ou un intermittent du spectacle, comment concilier vie professionnelle et mode de garde ?

En 1994, deux puéricultrices (directrice et adjointe) vont connaître les premières palpitations de cette structure dite « expérimentale » à l'époque, qui fonctionne toujours aujourd'hui et a même augmenté sa capacité d'accueil.

Les missions de la crèche

Ouverte de 5 h 30 à 22 h du lundi au vendredi et de 7 h 30 à 18 h 30 le samedi, la crèche a pour objectif de permettre aux familles de mieux concilier vies professionnelles et familiales. Soixante-huit familles parisiennes bénéficient de ce mode de garde.

Son financement

Il se répartit entre la ville de Paris (50 %), la CAF (30 %) et enfin les participations familiales (20 %).

Accueillir des enfants sur des horaires décalés : un enjeu

Cet accueil des enfants sur une plage horaire très large pouvant démarrer très tôt le matin et se terminer tard le soir, demande une réelle réflexion autour de l'enfant, de sa famille mais aussi des professionnelles accueillantes.

Le projet pédagogique, véritable colonne vertébrale de la crèche, va permettre « d'intégrer et construire les savoirs dans la réalité »[79] avec la collaboration de toute l'équipe. Il s'appuie sur des observations, des échanges centrés sur le savoir-faire et savoir être afin de répondre au mieux aux besoins individuels ou collectifs d'un enfant ou groupe d'enfants.

L'organisation institutionnelle

L'équipe se compose de :

- l'équipe encadrante :
  - 2 puéricultrices (1 directrice et 1 directrice adjointe) qui se partagent l'amplitude horaire 5 h 30-22 h sur la semaine et l'astreinte du samedi ;
  - un pédiatre et un psychologue ;
  - une éducatrice de jeunes enfants, coordinatrice pédagogique au sein de l'équipe, qui participe activement à la mise en place du projet ;
- le personnel auprès des enfants :
  - des éducatrices de jeunes enfants ;
  - des auxiliaires de puériculture ;
- le personnel des services généraux :
  - deux cuisiniers : du matin et du soir ;
  - des agents de service et agents techniques.

Trois plages horaires au choix sont proposées aux familles :

- la plage dite « du matin » : 5 h 30-18 h 30 ;
- la plage dite « du milieu » : 7 h 30-18 h 30 (très peu de places y sont réservées) ;
- la plage dite « du soir » : 9 h-22 h.

Pour chacune de ces trois plages horaires, la présence de l'enfant à la crèche est limitée à 10 h (avec un minimum de 4 h et ce, 5 jours sur 7 (lorsque l'enfant fréquente la crèche le samedi, il est demandé à ce qu'il soit absent un jour dans la semaine). Le règlement intérieur de la crèche, signé par les familles, fixe ce cadre.

Soulignons que ce contrat (ou « garde-fou ») entre la crèche et les familles est dans la réalité assez bien respecté et que les baby-sitters sont rares dans l'organisation des familles.

Les enfants sont accueillis par groupes d'âge et par petites unités :

- « sections du matin » pour la plage horaire 5 h 30-18 h 30 ;
- « section du soir » pour la plage horaire 9 h-22 h ;
- le jardin d'enfants regroupe tous les enfants de 2 à 3 ans ; il est ouvert de 5 h 30 à 22 h.

Favoriser des petits groupes d'enfants est le point fort du projet de la crèche.

Les familles

Les demandes sont nombreuses. À titre indicatif, sur l'année 2000, 196 familles ont effectué une pré-inscription à la crèche pour seulement une trentaine de places disponibles.

Ce premier contact est important car il permet d'évaluer au mieux les besoins des parents.

Ainsi, nous remarquerons que :

- les horaires **tôt le matin** concernent des familles d'agent RATP, PTT, agent hospitalier, fonctionnaire de police, cuisinier, pâtissier… ;
- les horaires **tard le soir** concernent les intermittents du spectacle, professeurs de musique, commerçants ou professions libérales.

Toute l'équipe accueillante facilite **les échanges avec les familles** ; elles sont invitées à s'associer à

---

79. S. Bosse Platière, A. Dethier, C. Fleury, N. Loutre du Pasquier, *Accueillir le jeune enfant : quelle professionnalisation ?* Érès, 1995, p. 119.

des activités tout au long de l'année (sorties collectives au théâtre, au jardin, fêtes, réunions) afin de mieux comprendre le fonctionnement de l'établissement. Cette place accordée aux parents permet d'assurer une meilleure continuité de la prise en charge de l'enfant, minimisant ainsi le risque d'éventuelles situations de rupture.

La crèche à horaires décalés, avec sa souplesse, fonctionne comme une aide au développement de la fonction et de l'identité parentales, en particulier auprès de familles démunies qui n'ont pas de relais, ou de certaines familles monoparentales. Dans ce contexte, l'équipe encadrante peut être amenée à encourager les parents à confier leur enfant sur une amplitude horaire plus large.

Ainsi, la crèche et ses horaires souples se placent dans un dispositif plus global d'accueil et de prévention, d'accompagnement et d'harmonisation avec les familles dans l'éducation des enfants.

Une période clé pour l'enfant et sa famille : l'adaptation

L'enfant est accueilli à la crèche à la fin d'un congé de maternité ou parental. Et, pour la majorité d'entre eux, l'enfant et sa famille « expérimentent leur première séparation importante »[80]. Il s'agit là d'une période de vulnérabilité pour l'enfant, aussi bien que pour sa mère ou son père. Cette période est d'autant plus sensible que le sentiment de culpabilité est très présent chez les parents qui confient leur enfant en crèche, surtout s'ils le font sur des rythmes et des horaires atypiques.

Ce temps dit d'adaptation va permettre de faciliter les échanges de cette « triangulation » composée des parents, de l'enfant et de l'équipe accueillante ; il se déroule sur deux semaines : la première semaine est un temps de découverte, les parents étant présents, et la seconde est un temps progressif de séparation.

Cette période repose sur un travail de « référence » ou « double référence » :

- deux professionnelles privilégient la prise en charge de l'enfant, afin **d'acquérir une connaissance plus fine des habitudes de vie** de l'enfant et de ses besoins ;
- la mère, face à un interlocuteur privilégié, s'investit dans une **relation de confiance** et pourra exprimer plus facilement ses inquiétudes et ses angoisses.

Il est essentiel pour chaque professionnelle accueillante d'identifier le rythme biologique de l'enfant (sommeil, alimentation) afin d'assurer dans sa prise en charge une meilleure continuité entre la maison et la collectivité.

Cet accueil personnalisé et individualisé dans un contexte collectif permet de tisser des liens de continuité entre la crèche et la maison, et d'harmoniser au mieux l'accueil d'un enfant endormi à 5 h 30 du matin ou les retrouvailles à 22 h. Cela demande un grand sens de l'observation de la part des professionnelles et une responsabilisation de chacune.

À noter...

Maintenir une relation individualisée pour chaque enfant, entre lui et la référente, tout en préservant et maintenant la place et le rôle des parents.

Les réunions, les formations organisent la vie institutionnelle amenant toute l'équipe à réfléchir sur ses pratiques professionnelles en collaboration avec le psychologue et le pédiatre.

Le travail en réseaux

L'équipe est amenée à travailler en partenariat avec :

- des équipes scolaires : le projet crèche-école, mis en place en 1996 entre les professionnelles de la crèche et d'une école maternelle, a pour objectif d'aménager des échanges entre les enfants autour d'ateliers pédagogiques (chant, musique, motricité). Aujourd'hui, ce projet fait partie intégrante de la dynamique de l'établissement, et il permet aux familles de réfléchir tout doucement sur leur organisation quand l'enfant rentrera à l'école avec des horaires plus « traditionnels » ;
- les coordinatrices du service de PMI, les médecins ;
- les services sociaux ;
- les services de soin ;
- des structures relais (par exemple une structure d'accueil ouverte 24 heures sur 24 et 7 jours sur 7, « Enfant Présent », et qui s'adresse à des familles en difficultés d'ordre psychologique ou social, voir *infra*).

Ainsi, à la crèche Bout'chou, le projet se centre sur la qualité d'accueil et complète les autres structures. Sa spécificité la place dans le sillage de structures alternatives, dont la fonction de relais parental et la vocation thérapeutique sont plus évidentes.

Les familles font le constat que les temps familiaux sont plus importants : « on profite de son enfant tout l'après-midi, ou toute la matinée ».

Tout doucement, les politiques réfléchissent à développer des établissements innovants (et plus variés), plus souples dans leur fonctionnement, avec une amplitude horaire élargie, afin de mieux répondre aux besoins des familles.

Le décret du 1er août 2000 suggère d'élargir et d'assouplir les possibilités d'accueil prenant en

80. *Op. cit.* note 79, p. 77.

compte les contraintes des familles. Cette transformation, sans être impossible, pose un certain nombre de problèmes matériels et avant tout une augmentation de moyens humains donc financiers.

Les services d'aide et de soutien à la parentalité

Cette notion, définie dans un précédent chapitre (voir p. 8), met en évidence l'évolution de la conception d'aide aux parents, allant d'une assistance à un accompagnement des familles.

Le concept de « Maison verte »

À la fin des années 1970, un nouveau concept est créé, allant dans le sens du soutien à la parentalité. Cette initiative de Françoise Dolto[81], pédiatre et psychanalyste, s'est développée depuis (on compte aujourd'hui en France environ 150 maisons de ce type). Il s'agit d'une approche personnalisée de l'enfant, en lieu neutre, qui veut éviter « l'âge de la fréquentation scolaire pour que les effets d'une petite enfance perturbée dans son développement (avant 3-5 ans) se fassent connaître »[82] ; c'est donc au moment de la construction psychique que l'on doit accompagner l'enfant.

Les objectifs de la Maison verte sont donc de nature préventive, s'intéressant au dysfonctionnement de la relation parent-enfant ; elle agit à plusieurs niveaux : rompre l'isolement, soutenir la parentalité, préparer la séparation en vue de sa scolarisation, favoriser l'apprentissage des limites et des règles de savoir-vivre (ne pas dépasser la ligne tracée au sol, mettre un tablier pour les jeux d'eau, etc.).

Le principe est l'accueil de l'enfant, de sa conception à l'âge de trois ans, accompagné d'un adulte qu'il connaît. Trois règles sous-tendent cet accueil : **l'anonymat de l'enfant** comme de l'adulte qui l'accompagne, **la présence permanente de cet adulte** (que l'enfant connaît et qui peut être un parent, une assistante maternelle ou une baby-sitter, un grand-parent), **la libre fréquentation** de la Maison (celle-ci est ouverte quelques demi-journées par semaine).

L'accueillant s'adresse directement à l'enfant quel que soit son âge, les adultes qui accompagnent les enfants parlent entre eux, regardent les enfants, écoutent, lisent ; les adultes reconnaissent ensemble leurs responsabilités éducatives envers les enfants, et essaient de s'exercer...

La Maison verte « permet de réintroduire un monde commun où adultes et enfant mêlés peuvent reconstruire des relations autrefois naturelles. »[83]

« Enfant Présent », une initiative évolutive au service des familles en difficulté

Dès l'origine, ce mode de garde « innovant » vise l'accueil d'enfant en difficulté pour prévenir un placement institutionnel. Il s'agit d'une formule d'accueil en crèche familiale ouverte en 1987, dans l'est parisien. Sa mission prioritaire est de nature sociale ; ce n'est pas une structure d'accueil traditionnelle.

Les objectifs visent la prévention du « dysfonctionnement des relations parents-enfants avec le souci particulier d'insister sur la place de l'enfant, place quelquefois malmenée lors du remaniement opéré par son arrivée dans un couple. »[84]

Son fonctionnement repose sur des règles spécifiques :

- une grande souplesse d'horaires pouvant aller jusqu'à une garde de l'enfant la nuit, voire plusieurs nuits (ce qui est inapplicable dans une crèche familiale ordinaire) ;
- une formation et un encadrement des assistantes maternelles sont réalisés à un rythme soutenu par l'équipe ;
- des activités de stimulation et de socialisation et un suivi attentif des enfants sont organisés par petits groupes ;
- un accompagnement individualisé des parents est effectué par l'équipe de direction de la crèche ;
- un partenariat est établi avec les services de PMI, de suivi médical, de l'Aide sociale à l'enfance ; l'association travaille dans le cadre d'AEMO (voir p. 955) et le dispositif permet l'accueil en urgence. L'admission des enfants se fait à partir des candidatures déposées par les partenaires.

Près de 15 ans après la création de l'association, « Enfant Présent » remplit toujours sa mission première, avec un soutien financier diversifié car le cadre administratif des structures d'accueil ne permettrait pas d'assurer une pérennité à ce type de service.

Pour aider les parents à investir leur rôle, la CNAF sollicite la participation des associations, leur expérience et leur réflexion. Les demandes de financement de projets de soutien à la parentalité sont transmises aux CAF *via* les DDASS. C'est dans ce con-

81. Association Archives et Documentations Françoise Dolto, 21 rue Cujas, 75005 Paris.
82. F. Dolto dans sa présentation du travail en Maison verte.
83. L. Dupraz, in : *Les Métiers de la petite enfance*, n° 42, octobre 1998.
84. Rapport d'activité 1989, cité par Boutin et Durning, *Les Interventions auprès des parents*. Dunod, 1999, p. 103.

texte qu'est diffusée la circulaire destinée à promouvoir les réseaux d'écoute, d'appui et d'accompagnement des parents[85]. De très nombreuses associations agissent ainsi dans les quartiers de manière à favoriser la réflexion parentale, à faire l'apprentissage de leurs capacités éducatives et à partager leur expérience avec d'autres parents : des « maisons ouvertes », des « maisons de parents », des « maisons de la médiation », etc. Les groupes de parents et la mise en place de réseaux donnent toute sa dimension à ce mouvement générateur de lien social et évoluant dans le sens d'une responsabilisation des parents à l'égard de l'éducation de leurs enfants. Dans ce cadre, les professionnels représentent une ressource mise à disposition des familles. Les adresses qui suivent ont pour objectif de favoriser la circulation de l'information.

Quelques adresses d'associations d'intervention familiale

Il s'agit des coordonnées d'instances implantées au plan national avec souvent une organisation décentralisée au niveau local.

◆ Association nationale des professionnels et acteurs de l'Action sociale et sanitaire en faveur de l'Enfance et de la Famille (ANPASE)
– Adresse : BP 4, 76380 Canteleu. Site Internet : http://www.ANPASE.org.
– Actions : c'est un observatoire du travail social qui propose et répond aux préoccupations du terrain, dispose d'instances départementale, régionale et nationale.

◆ École des parents et des éducateurs, fédération nationale (34 associations Écoles des Parents réparties sur la France)
– Adresse : 5 impasse du Bon secours, 75543 Paris cedex 11.
– Actions : lieu d'écoute, consultation, information, documentation.

Les services de soutien aux personnes en difficulté ou en détresse

« Aider les personnes à sortir de leur isolement, à établir et restaurer des liens de confiance avec leur environnement, puis les accompagner, concrètement au quotidien »[86] préside à la prévention de la maltraitance ou de la négligence, anticipe les risques de dégradation des situations, dommageables pour le développement et l'épanouissement des enfants. Un réseau important d'associations œuvre dans ce champ social.

Violence faite aux enfants[87]

◆ Fondation pour l'Enfance, 17 rue de Castagnary, 75015 Paris, http://www.fondation-enfance.org.

◆ Association interprofessionnelle spécialisée dans la prévention des abus sexuels (AISPAS), 19 rue de la Résistance, 42000 Saint Étienne. Actions : création d'outils pédagogiques d'information en faveur des enfants et des adolescents.

◆ Association française d'information et de recherche sur l'enfance maltraitée (AFIREM), Hôpital des enfants malades, 149 rue de Sèvres, 75730 Paris cedex 15. Son objectif premier : collecter l'information pour permettre des échanges et la circulation des opinions quant aux problèmes des enfants maltraités.

Violence faite aux femmes

Les associations agissent en partenariat avec les services publics, notamment la Délégation régionale aux Droits des Femmes.

◆ Fédération nationale Solidarité Femmes, Violence conjugale Femmes SOS Femmes, SOS violences Femmes, Femmes solidarité. Objectifs : permettre aux femmes victimes de violence conjugale d'en parler, de préserver leurs droits et de trouver des solutions en urgence. **Numéro d'appel national : 0140020233.**

◆ Association européenne contre les violences faites aux femmes au travail (AVFT), tél. : 0145842424.

◆ Centre national d'information et de documentation des femmes et des familles (CNIDFF), 7 rue du Jura, 75013 Paris, e-mail : cnidff@club-internet.fr.

◆ Institut national d'aide aux victimes et de médiation (INAVEM), 4-14 rue Ferrus, 75014 Paris.

◆ Recherche et intervention sur la violence masculine (RIME).

◆ SOS violences familiales, pour les auteurs de violence.

◆ SOS viols femmes informations (collectif féministe contre le viol) 0800059595 (appel gratuit).

Une instance européenne au service des professionnels de santé : http://www.sivic.org. Informations, protocoles d'intervention, bibliographie, liens avec les sites médicaux sur la violence conjugale.

Conclusion

L'évolution de la politique familiale, et en particulier son élargissement à la dimension sociale et éducative du parcours de l'enfant, de la naissance à

85. Circulaire n° 99-153 du 9 mars 1999 adressée aux DRASS et aux DDASS.
86. F. Jesu, in : *Les Cahiers de la puéricultrice*, n° 143, septembre 1999.
87. On peut se procurer *L'Annuaire des associations françaises de protection de l'enfance*. Érès, dernière édition 2000, en vente en librairie.

l'adolescence, est un élément important dans le soutien des familles. La valorisation des initiatives collectives, tant professionnelles que non professionnelles, préside à la démarche de prévention des risques à l'égard de la santé physique et mentale de l'enfant. « Libérer les potentiels créatifs des habitants : soutenir leurs capacités à se regrouper, à investir les logiques associatives et à se rapprocher des professionnels de façon à répondre aux besoins et aux problèmes sociaux par la réflexion et l'action communes [...] fait partie des principaux enjeux à relever en particulier par les réseaux de soutien à la parentalité »[88].

BIBLIOGRAPHIE

BOSSE-PLATIÈRE S., DETHIER A., FLEURY C., LOUTRE DU PASQUIER N. – *Accueillir le jeune enfant : quelle professionnalisation ?* Érès, Toulouse, 1995.

BOUVE C. – *Les crèches collectives : usagers et représentations sociales.* Contribution à une sociologie de la petite enfance. L'Harmattan, Paris, 2001.

COMMAILLE J., STROBEL P., VILLAC M. – *Enjeux et perspectives de la politique familiale française.* Année internationale de la famille, octobre 1994.

DUFOUR A. HATCHUEL G, LOISEL J.-P. – *Accueil des jeunes enfants, conciliation vie professionnelle-vie familiale et opinions sur les prestations familiales.* Collection des rapports du CREDOC n° 191, juin 1998.

DUPRAZ L. – *Les métiers de la petite enfance,* n° 42, octobre 1998.

JESU F. – *Les cahiers de la puéricultrice,* n° 143, septembre 1999.

NEYRAND G. – *Accueil des jeunes enfants : nouvelles figures, Les implicites de la politique familiale.* Dunod, Paris, 2000.

NORVEZ A. – *De la naissance à l'école. Santé, modes de garde et préscolarité dans la France contemporaine.* Travaux et documents, Cahier n° 126 INED/PUF, 1990.

VILLAC M. – *La politique familiale, débat autour d'une définition.* Solidarités, Santé Etudes Statistiques, n° 4, ministère des affaires sociales de la santé et de la ville, Masson, 1993.

88. F. Jesu, *op. cit.* note 86.

La naissance et le nouveau-né

Soigner le nouveau-né, favoriser les liens d'attachement enfants-parents, préparer sa sortie vers le domicile familial

CHAPITRE 6

La maternité
Du désir d'enfant aux soins du 1er mois de vie[1]

Capacités attendues pour l'exercice de la puéricultrice

- Accueillir le nouveau-né, lui prodiguer les soins spécifiques à la naissance et l'accompagner dans son processus d'adaptation à la vie extra-utérine.
- Assurer/faire assurer les soins, durant le séjour à la maternité, dans une démarche de dépistage précoce de tout ce qui peut nuire au bon déroulement de la période postnatale, sur le plan biologique, somatique et psychoaffectif.
- Accompagner la mère (et le père) durant le séjour à la maternité, en tenant compte des mécanismes psychologiques liés à la grossesse et à la naissance, notamment dans la réalisation d'un projet d'allaitement, la découverte du bébé et de ses besoins, l'apprentissage des soins et la préparation du retour au domicile.

Aujourd'hui, grâce notamment à l'efficacité de plus en plus grande de la contraception, le désir d'enfant peut apparaître comme une aventure raisonnable, réfléchie, délibérément voulue et souvent programmée. Cependant, le désir d'enfant chez la femme est toujours infiltré de significations à la fois conscientes et inconscientes, et la grossesse est souvent assimilée à une période de « crise psychologique » qui traduit le franchissement d'une étape, facile pour les unes, plus difficile pour d'autres. Nous savons que chaque femme réagit à sa grossesse et à l'arrivée du bébé en fonction de son vécu personnel.

Ainsi la puéricultrice aura pour mission, non seulement de participer à l'accueil du nouveau-né, d'organiser les premiers soins qui entourent sa naissance, mais également d'accompagner la mère au cours de cette période si importante de sa vie.

L'efficacité des actions de soin au cours de la période néonatale réside pour une part importante dans l'attitude des professionnels de santé et dans leur aptitude à valoriser la connaissance intuitive des parents.

L'approche psychologique de la parentalité

Pour nous, professionnels de santé, il est capital de comprendre ce qui se joue dans la grande aventure de la parentalité. Les sujets humains sont des « êtres de langage ». Outre les facteurs génétiques, biologiques, cognitifs qui interviennent dans leur constitution, ils sont aux prises avec des éléments d'ordre imaginaire et symbolique qui les animent, mais, pour partie, leur échappent. Autrement dit, chaque homme s'inscrit dans une histoire personnelle, véritable tissage d'événements familiaux, de secrets tus, de paroles entendues avant et après sa naissance et qui participent à la mise en place de son fonctionnement psychique, fonctionnement « divisé » où les éléments inconscients viennent parfois « parasiter »

1. Auteurs : Danièle BILBAULT, puéricultrice. Brigitte BRAFF, pédiatre. Liliane FEUILLET, psychologue. Catherine GUEGUEN, pédiatre. Delphine JAY, sage-femme.

les décisions rationnelles, à l'insu du sujet, au point de rendre difficile, voire impossible, la réalisation de certains souhaits conscients.
C'est pourquoi, devant l'offre massive de réponses « clés en main » à tout problème, de recettes miracles que l'on trouve souvent dans la presse grand public, il est impératif de rappeler l'intérêt de la psychologie. Il ne s'agit pas de comprendre de manière exhaustive un sujet qui s'adresse à nous, mais de lui permettre de dire ce qu'il y a de singulier dans sa difficulté.
Ainsi, la psychanalyse (appelée « psychologie des profondeurs » par Freud) peut éclairer l'approche du soignant sur la méthode d'aide à l'autre et sur le questionnement sur lui-même qu'elle suscitera.

La théorisation

Le souci de compréhension des mécanismes psychologiques de la période anténatale nous confronte au paradoxe d'une recherche sur ce qui relève de l'universel dans les comportements humains tout en maintenant une position éthique respectueuse de la singularité de chaque sujet.

Ses limites

Face à l'attitude parfois incompréhensible d'une mère, le professionnel de santé peut mettre de côté ses émotions et se réfugier dans la technique, ou bien se poser la question : « qu'est-ce qui se passe chez cette femme ? Pourquoi sa réaction me fait-elle un tel effet ? » La puéricultrice peut se souvenir à cette occasion qu'elle est femme, qu'elle peut être également mère et qu'elle a aussi (eu) une mère.
Nous voilà au cœur du problème : « l'écoute », cette dimension relationnelle qui confère sa qualité à la fonction de soignant, ne va pas de soi. C'est parfois facile avec certaines femmes et parfois difficile, voire « bloqué » avec d'autres. Cela tient parfois à la problématique particulière de cette personne, mais parfois aussi à un trouble inhabituel éprouvé. Quand on est surpris par ses propres réactions, quelque chose de l'inconscient cherche à s'exprimer. Il ne s'agit alors pas de « faire une analyse », mais d'appréhender quelques notions théoriques afin de rester plus ouvert à la parole de l'autre, grâce au questionnement personnel qu'elles favoriseront.
Sur le plan de la pratique, c'est par sa capacité à se laisser surprendre par le caractère inédit de l'expression d'un sujet, capacité dite « poétique », que le professionnel de santé parviendra à remettre en cause tel point de la théorie et à agir en conséquence.

Son intérêt

Les occasions d'échange avec les femmes enceintes sont multiples lors de l'accompagnement médico-socio-psychologique nécessité par la surveillance obstétricale, qu'il s'agisse d'un problème de stérilité, d'un avortement, du suivi d'une grossesse, de l'accouchement et de ses suites. Les femmes s'expriment à ces moments-là.

Le désir d'enfant chez la femme

Le désir d'enfant mérite d'être pris en considération. Il relève chez la femme d'une dimension consciente et d'une dimension inconsciente. En effet, depuis l'avènement de la contraception (et plus récemment de la « procréation médicalement assistée »), on observe une dérive quasi « mécanique » de cette aventure. Il suffirait de programmer la venue de l'enfant, là, maintenant, parce que tout est prêt, pour qu'il arrive ! La médecine doit fournir la technique nécessaire avec une obligation de résultat ! Avec ce raisonnement, nous sommes plus près de l'enfant « dû » que de l'enfant « cadeau du ciel », ou l'enfant « tuile » de jadis.
Comment naît le désir d'enfant ? Où prend-il ses racines ?

Le désir d'enfant conscient

À la question posée aux femmes : « Pourquoi désirez-vous un enfant ? », certaines répondent : « Je désire un enfant pour le rendre heureux », d'autres : « Je n'ai pas été aimée par ma mère ; avec un enfant, je me sentirai entourée ». Certaines disent encore : « Je ne veux pas vieillir seule avec mon mari ».
Autant d'arguments assez flous, teintés d'ambivalence, où prédominerait tantôt l'attente d'un enfant pour soi, tantôt l'attente d'un enfant à qui donner de l'amour, à qui transmettre quelque chose. Rêve d'immortalité, souhait de répéter ce qui a été vécu avec les parents ou, au contraire, de réparer une enfance douloureuse... C'est le plus souvent un mélange de tout cela.

Le désir d'enfant inconscient

La femme désire un enfant parce qu'« avoir un enfant » est un acte qui s'impose, on ne sait finalement pas très bien pourquoi. Certes, il y a toujours de bonnes raisons à invoquer qui, aussitôt énoncées, laissent néanmoins entendre... autre chose (le « non-dit »). On le sait, le désir d'enfant trouve ses racines dans le développement psychosexuel de chaque femme.

Le désir œdipien

Selon la théorie freudienne[2], lors de la découverte de la différence des sexes, la petite fille ressentirait une déception de n'avoir pas de pénis. Elle interprète cela comme un désavantage qui l'amène, dans un premier temps, à espérer qu'il lui « poussera ». Puis elle doit se rendre à l'évidence que cela n'arrive pas. Elle se détourne alors de sa mère (qu'elle rendra, d'une certaine façon, responsable de l'avoir faite « incomplète ») pour se tourner vers son père.
Ce qu'elle attend alors de ce père (qui, lui, possède un pénis et donne des enfants à sa mère), c'est qu'il lui donne à elle cet attribut tant convoité, sous la forme d'un enfant. Ce n'est qu'après une seconde déception, du fait que le père ne répond pas à son attente, qu'elle consent (pour ne pas perdre l'amour de ses parents) à intégrer la dimension de l'interdit de l'inceste. Elle choisira plus tard un autre homme qui, lui, pourra désormais lui permettre de réaliser ce désir. La fille deviendra femme lorsqu'elle aura atteint le stade de la maternité (qui doit combler son « envie du pénis »).
Freud a déduit cette théorie de l'analyse des rêves, des lapsus, des associations d'idées révélées par des patientes sur le divan. Cependant, la dimension de « l'envie de pénis » (aussi vérifiable soit-elle) ne recouvre pas le tout de la sexualité féminine. Freud lui-même a convenu des limites de sa théorie. Dans ses dernières élaborations, il a reconnu que la sexualité féminine est d'une plus grande complexité, notamment sur le point de la « relation primaire à la mère ». Cette période antérieure à la découverte de la différence des sexes est désormais considérée comme une étape très importante du développement sexuel de la fille.

Le désir préœdipien

Cette étape « préœdipienne » concerne le lien archaïque à la mère. Elle constitue une véritable « préhistoire »[3] de la période œdipienne décrite précédemment. Elle est marquée d'une grande ambivalence : sentiments d'amour-haine, intenses et contradictoires, envers la mère.

L'expression du désir de séparation

Nourrisson, la fille a comme premier objet d'amour sa mère, qu'elle perçoit alors comme toute puissante, comblante et comblée... Elle perçoit le plaisir qu'elle procure à sa mère lors des soins. Dans ces moments-là, elle est « passive », répondant ainsi à la demande d'amour de sa mère. Or, nous dit Freud : « Dans tous les domaines de la vie mentale et pas seulement dans le domaine sexuel, une impression éprouvée par l'enfant passivement fait naître chez lui une tendance à une réaction active. Il cherche à faire lui-même ce qui a été fait sur ou avec lui »[4]. Cette révolte contre la passivité pourrait être interprétée comme l'expression d'un désir de séparation.

L'expression passionnelle

Pour sortir de sa position passive et devenir sujet, la fille va peu à peu devenir active : il suffit d'observer le jeu des petites filles qui se comportent à l'égard de leurs poupées comme des petites mères. Il n'est alors pas rare de constater que dans ces jeux, la « petite mère » malmène souvent son bébé !...
Cette expérience passionnelle mère/fille est décrite par les psychologues comme « une âpre lutte dont l'enjeu, à la limite, est de déterminer qui va dévorer l'autre »[5], et dont l'écho serait le : « elle est à croquer », si souvent exprimé par les mères.
Par ailleurs, la petite fille réalise peu à peu que sa mère, perçue comme tout amour, toute disponible, ne répond pas toujours à son attente tyrannique, que ses intérêts se portent aussi ailleurs... vers le père notamment. C'est à ce moment-là que la fille décide de se tourner vers son père afin de poursuivre son parcours (désormais œdipien) vers la féminité. C'est un tournant qui recèle une double difficulté puisque la fille doit « changer d'objet d'amour préférentiel » (elle va passer de la mère au père) et « pouvoir s'identifier » à cette même mère pour devenir femme.

Conclusion

Si nous avons insisté sur cette relation primaire de la fille à sa mère, c'est pour en faire apparaître la complexité et éclairer ainsi pourquoi les filles ne s'en dégagent peut-être jamais tout à fait ! On retrouve des traces de cet attachement ambivalent dans les manifestations psychologiques des femmes enceintes, et dans les relations parfois compliquées des mères avec leur enfant et, aussi, envers les soignants.

La complexité du psychisme de la femme enceinte

Curieusement, tandis que les psychanalystes constatent un certain arrêt du travail analytique quand une analysante est enceinte, nombre de praticiens des services de maternité, eux, sont surpris par ce que l'on nomme « l'authenticité particulière de la vie psychique »[6] des femmes dès le début de la gros-

2. S. Freud, *La vie sexuelle*. PUF, Paris, 1969.
3. S. Freud, La féminité. In : *Nouvelles conférences d'introduction à la psychanalyse*. Gallimard, Paris, 1984.
4. S. Freud, *op. cit.* note 3, p. 148.
5. S. André, Une fille et sa mère. In : *Que veut une femme*. Seuil, Paris, 1995.
6. M. Bydlowski, *La Dette de vie*. PUF, Paris, 1997.

sesse. Il s'agirait là d'un « abaissement du seuil de perméabilité à l'inconscient ». La femme vit une période de crise qui favoriserait l'émergence de réminiscences et de conflits infantiles, jusqu'alors soumis au refoulement. Tout le monde s'accorde sur ce point : la grossesse peut être assimilée à une période de « crise », au sens où il s'agit du « franchissement d'une étape ». Transition comparable, pour certains auteurs, à celle de la puberté ou de la ménopause, en ce qu'elle conjugue des modifications hormonales, physiologiques et psychologiques. Transition bouleversante dans la mesure où les repères identificatoires vacillent : « de fille de... », on devient « parent de... », le corps change, etc. « La crise » vécue par la femme au cours de sa grossesse peut être abordée sous deux formes d'expression : la régression et le narcissisme.

La régression

Nous entendons, par régression, le mouvement psychique suscitant les « attitudes d'appel » manifestées par les femmes enceintes qui demandent plus d'attention, plus de soutien à leur entourage, mais aussi aux professionnels de santé, submergés de questions réitérées qu'aucune réponse ne semble apaiser. La grossesse rendrait les femmes plus vulnérables, plus dépendantes, et souvent désarçonnées par leur comportement (qu'elles qualifient elles-mêmes d'infantile). Ce mouvement de « retour en arrière » n'est pas toujours marqué et chaque femme y répond à sa façon.

Le narcissisme

Dans la théorie lacanienne, le narcissisme correspond au moment de la constitution du moi quand le sujet acquiert une certaine image de lui-même sur le modèle d'autrui, « le narcissisme serait la captation amoureuse du sujet par cette image »[7]. Cette première expérience, J. Lacan la désigne sous le nom de « stade du miroir ».

Les hommes passent également par ce stade-là ! Cependant, le lien à la mère (première relation à autrui à partir de laquelle se construira l'image du sujet) présente chez l'enfant fille un caractère singulier.

« La petite fille s'identifie au moi idéal de sa mère et, pour ce faire, abandonne ce qu'elle était jusqu'à ce moment-là »[8]. Dans le même temps, elle enfouit ce qu'il en était du lien archaïque à sa mère, au profit d'un moi idéal imaginaire. Alors elle n'aura de cesse de vouloir être belle, lumineuse, tandis que ce qui est « enfoui », corps obscur des premiers temps, constituera « la part d'ombre » qu'elle oublie.

Dès la puberté, la fille voudra sortir de cette position de « reflet idéalisé de sa mère ». Désormais, la mère lui apparaîtra comme une femme de chair, à l'instar d'elle-même, et elle cherchera à s'en éloigner. C'est le temps des conflits avec la mère. C'est aussi le temps des amitiés féminines, si importantes, qui favoriseront la réconciliation de l'adolescente avec son être de femme en devenir. La réponse de son père l'aidera alors, peut-être, à aller vers d'autres hommes.

Les deux cas de figures

Si la mère a elle-même franchi avec « succès » ces étapes avec sa propre mère, c'est-à-dire si elle a accepté sa propre part d'ombre en supportant de n'être plus l'enfant lumineux, alors elle sera en mesure d'aider sa fille. Elle aura réussi à devenir une femme par (et pour) un homme. Elle ne dramatisera pas les réactions de sa fille dans ses tentatives de mise à distance, elle vivra sans angoisse le fait que, désormais, c'est elle la plus vieille... En un mot, elle acceptera le choix de sa fille, un choix qui ne lui laissera plus la première place.

Si, au contraire, l'aventure a été trop chaotique avec sa propre mère, le chemin de sa fille risque d'être, lui aussi, semé d'embûches, et ce d'autant plus qu'aucune « bonne rencontre » ne se sera présentée. Il faut entendre par là les autres (à commencer par le père), qui constituent les interlocuteurs (autres que la mère) de la fille.

Avec la grossesse, l'image lumineuse se déforme, le miroir se ternit. Ainsi « le masque de grossesse serait l'occasion pour l'ombre de réapparaître »[9], et ce d'autant plus que la femme enceinte est alors désangoissée de se sentir « remplie » (au sens œdipien) du pénis désiré. La fille peut devenir mère. Car « il n'y aurait pas d'accès possible à la maternité sans ce retour de l'ombre »[10], sans réconciliation en quelque sorte avec cette partie vivante d'elle-même, dont il faut rappeler qu'elle avait été abandonnée au profit d'une identification au moi idéal de la mère, identification piégeante niant le manque, le vieillissement et la mort.

Les réactions possibles de la femme enceinte

S'il est vrai que certaines femmes enceintes semblent se suffire « pleinement » et déclarent ne se sentir

---

7. J. Laplanche et J.-B. Pontalis, *Le Vocabulaire de la psychanalyse*. PUF, Paris, 1981.
8. E. Lemoine, Grossesse et féminité. In : *Partage des femmes*. Seuil, Paris, 1976.
9. E. Lemoine, *op. cit.* note 8.
10. E. Lemoine, *op. cit.* note 8.

jamais aussi bien que pendant la grossesse, d'autres en revanche, vivent les modifications perçues sur un mode très angoissé.

Les particularités de la période de post-partum

Quelle aide la puéricultrice peut-elle apporter aux mères dans les cas particuliers, voire difficiles, de la période du post-partum ?

Comprendre l'angoisse

Malgré l'analgésie péridurale qui atténue considérablement la douleur physique, l'intensité des affects demeure, pouvant aller de l'euphorie à la panique. L'angoisse de mort en est rarement absente. Elle concerne l'enfant ou la mère, et s'exprime secrètement dans un « lui ou moi ? » désespéré. Il est évident que les conditions médicales particulières (déroulement normal ou émergence de complications), la qualité de l'accompagnement affectif (présence rassurante ou non du compagnon, d'un proche, ou solitude) et professionnel (disponible ou distant) seront ici déterminantes. Dans les cas où l'environnement n'aura pas été en mesure de constituer un contexte apaisant pour la femme, le risque de conséquences traumatiques est réel. Qui n'a pas entendu ces récits terrifiants d'accouchements énoncés des années plus tard par certaines femmes ?

Comprendre la fatigue

Dans les suites de couches, la jeune mère (surtout si elle est primipare) dit qu'elle est « débordée » pour décrire son état ! En fait, elle est fatiguée physiquement par la fin de la grossesse et par l'accouchement qui, en quelques heures, a introduit un tel changement dans sa vie. Les phénomènes liés à l'épisiotomie ou à la césarienne sont douloureux et réduisent sa mobilité les premiers jours.

Comprendre le baby blues

Au niveau émotionnel et psychologique, la femme se sent un peu « flottante », parfois un peu étrangère à elle-même et observe son enfant avec une certaine perplexité. Puis, après une nuit pour les unes, plusieurs jours pour d'autres, « l'adoption » réciproque mère/enfant va se faire, à travers les temps d'observation et les soins prodigués au bébé. Au cours de cette période, la mère peut manifester son désarroi par des crises de larmes qui la surprennent elle-même. Elle dit : « Je ne comprends pas ce qui m'arrive, tout va bien, mon bébé est superbe, mon mari heureux et je me sens très triste ». Les psychologues appellent cet état le « baby blues » qui peut durer de quelques heures à plusieurs jours. Ce mouvement dépressif (à ne pas banaliser, mais à ne pas dramatiser non plus) correspond à une nécessaire élaboration des « pertes » vécues par la mère lors de la naissance de son enfant : perte de l'état « extraordinaire » de la grossesse, rencontre avec l'enfant réel (qui, aussi beau soit-il, n'est pas l'enfant imaginaire), perte de l'illusion de maîtrise devant ce petit « familier-étranger » dont elle ne sait pas encore s'occuper…

Dans la grande majorité des cas, un peu de présence, d'écoute, et un soutien bienveillant du personnel de santé suffiront pour que cet état disparaisse. La « gaucherie » initiale de la mère va alors faire place à une attitude plus assurée, dans le cadre d'une histoire que l'on peut qualifier de « collective ». Incontestablement, la qualité de l'aide qui sera alors offerte à la mère (ainsi qu'à l'enfant et au père) interviendra pour beaucoup dans la traversée de cette période sensible.

Comprendre la relation transférentielle

Pour savoir quelle aide peut apporter la puéricultrice, il paraît opportun de dire quelques mots sur la « relation transférentielle ».

Chaque fois que des sujets humains se trouvent dans une relation où la parole intervient, se produisent ce que l'on appelle des « effets transférentiels », en particulier quand la relation n'est pas symétrique, ce qui est le cas du rapport soignant/soigné. La mère qui s'adresse, par exemple, à une puéricultrice, lui attribue un savoir, un savoir-faire dont elle-même se sent démunie, ce qui est d'ailleurs en partie vrai. Or, le sentiment de décalage que la jeune mère ressent, elle l'a déjà éprouvé, avec sa propre mère notamment, mais aussi parfois, avec son mari, voire sa belle-mère. Elle va donc retrouver là des émotions qu'elle tolérera plus ou moins bien, surtout parce qu'elle est dans une position fragilisée, mais aussi selon que les conflits avec les siens auront été dépassés ou non. On peut dire que la puéricultrice, par son statut et sa fonction, représente très souvent pour cette femme, à ce moment-là, la mère. Elle « transfère » sur la soignante les sentiments, confiants ou méfiants, qu'elle ressent pour sa mère. Ce mécanisme permet de comprendre les réactions parfois si désarçonnantes de certaines mères face aux propositions d'aide, dans un sens tant gratifiant qu'agressif.

Lorsqu'une mère ne tarit pas d'éloges à l'égard d'une soignante qui a l'impression de n'avoir fait, somme toute, que son travail, sans plus, c'est un peu surprenant mais plutôt agréable, on ne s'y arrêtera pas plus que ça.

Quand, par contre, une autre femme se plaindra et accusera celle qui aura pourtant fait les choses avec une même attention, de ne pas l'avoir écouté, de ne pas s'être occupée d'elle ou de son enfant, ce sera plus difficile à supporter pour la soignante. La réaction spontanée (si l'on ne tient pas compte de cette dimension du transfert) sera de se défendre, de se justifier, bouleversée que l'on est d'avoir été injustement agressée et renvoyée soi-même, du même coup, à une situation infantile. En effet, la puéricultrice, en tant que soignante, n'est pas épargnée par ses propres mouvements intérieurs. Il faut qu'elle sache que les griefs qui lui sont adressés concernent, en fait, probablement quelqu'un d'autre.
Dans la plupart des cas, il suffira que la puéricultrice demande à cette mère ce qui l'inquiète, ce qu'elle attend précisément, pour qu'elle évoque l'événement personnel en cause. Une remarque apparemment anodine (qui lui aura été faite par une soignante un peu pressée) aura suffi à réveiller un « conflit refoulé », c'est-à-dire « oublié », avec une personne importante de son histoire.
Parfois, la tension sera telle qu'il sera bénéfique de parler avec des collègues. On mesurera à quel point l'attitude de la mère peut varier selon l'interlocuteur et plus précisément selon la fonction. Par ce simple constat, se trouvera confirmée la dimension transférentielle.
Enfin, il sera parfois nécessaire de faire appel à un intervenant « psy » (psychologue ou pédopsychiatre). Dans tous les cas, si l'offre d'aide est bienveillante (c'est-à-dire souple et rassurante, non jugeante, respectueuse de la personnalité), chaque mère pourra trouver de nouvelles marques.

Le vécu de l'homme (futur père)

Les études sur le vécu des futurs pères sont infiniment moins nombreuses que celles effectuées sur les mères. Comme si la grossesse et l'accouchement restaient avant tout « une affaire de femmes » ! Qu'en est-il réellement ?
Bien sûr, les portes des lieux de naissance sont aujourd'hui ouvertes aux hommes, on les invite volontiers à y entrer quand on ne les y contraint pas !
Bien sûr, on parle d'eux ; la femme s'en plaint assez souvent. On l'entend souvent dire : « Mon mari ne semble pas se préoccuper du déroulement de la grossesse », « il est moins attentif avec moi », « il travaille beaucoup », « il s'intéresse plus à ses copains », etc. Ces commentaires sont relayés par les interlocuteurs médicaux qui, eux aussi, notent parfois une certaine absence d'implication de l'époux ou du compagnon.
À l'inverse, le personnel soignant s'extasiera devant le comportement si « maternant » de tel père avec son enfant à l'occasion du change des couches. C'est le style « nouveau père », certes plus présent, plus participant, mais que savons-nous de son vécu, de ce que représente pour lui la paternité ? Car, en fait, ce qu'il ressent, ce qu'il pense, qui s'en préoccupe ?
À moins que ce ne soit l'homme lui-même qui s'interdise d'exprimer ses émotions ! De toute évidence, un certain silence plane autour de ce vécu. Pourquoi la parole du futur père ne se fait-elle pas plus entendre ?

La couvade rituelle

À propos du silence du père, on évoque souvent un « déni »[11]. Il n'existe pas en effet, dans nos sociétés occidentales, d'expression verbale tolérée quant au vécu des hommes relatif à cette période particulière (grossesse, accouchement, premiers mois de vie de l'enfant), contrairement à ce qui, dans d'autres sociétés, est ritualisé sous le nom de « couvade ». On dit que « la couvade rituelle est composée d'un ensemble de comportements prescrits (obligations et interdits) du père, associés à la naissance d'un enfant »[12].
Ce rituel de couvade (déjà décrit dans les textes de l'Antiquité) et encore très répandu dans le monde a suscité un grand nombre d'interprétations.

La signification du rituel dans les sociétés primitives

Dans les sociétés où l'animisme est encore présent, ce rituel :
- assurerait une légitimation au père de son « droit de paternité » sur l'enfant ;
- serait assimilé à un « rite de passage » (au même titre que les rites de puberté) ;
- représenterait un moyen de « contrôler les pulsions agressives » du père à l'égard de l'enfant (considéré comme rival vis-à-vis de l'épouse) ;
- serait une façon pour le père de « nourrir spirituellement » son enfant.

« Tout se passe comme si le rituel de couvade dans les sociétés traditionnelles était une fantasmatisation en actes, approuvée culturellement »[13].

---

11. G. Delaisi de Parseval, *La Part du père*. Seuil, Paris, 1981, p. 77.
12. G. Delaisi de Parseval, *op. cit.* note 11, p. 69.
13. G. Delaisi de Parseval, *op. cit.* note 11, p. 69.

Les conséquences de l'absence de rituels dans nos sociétés

Il n'y a pas de rituels dans nos sociétés occidentales, donc pas de possibilité pour les futurs pères d'exprimer, sur un mode culturellement accepté, le trouble dans lequel l'accès à la paternité peut les plonger. Alors, ils somatisent ou adoptent des comportements parfois aberrants. Quand l'élaboration des affects douloureux est impossible, on dit qu'ils « délirent »[14]. L'aventure de la paternité, au même titre que celle de la maternité, est un moment de crise, franchie plus ou moins sereinement selon l'histoire singulière de chacun.

Dans tous les cas, la grossesse de sa femme ravive chez l'homme des « conflits infantiles », l'amenant à réinterroger son rapport à sa mère, à son père, à ses frères et sœurs. Ce qui mobilise chez lui un certain nombre de fantasmes mettant en jeu ses identifications masculines et féminines, et entraîne un nécessaire réaménagement de sa position auprès de sa femme.

La couvade psychosomatique

Sont regroupés sous le terme de « couvade psychosomatique » les phénomènes psychosomatiques « équivalents non rituels de la couvade » observés chez les futurs pères[15]. Il s'agit là du registre « normal ». Nous ne développerons pas ici les décompensations psychotiques graves (modalité délirante) survenant chez certains hommes à l'occasion de l'accès à la paternité.

Citons les troubles somatiques les plus fréquents : insomnie, troubles digestifs et notamment gastro-intestinaux, prise de poids notable, extractions dentaires, symptômes ORL et oculaires, migraines... Ils surviennent souvent au troisième trimestre de la grossesse et à l'approche de l'accouchement. Dans la plupart des cas, les futurs pères n'établissent pas de lien entre ces signes physiques et l'attente de l'enfant. Leur femme en suggère fréquemment l'hypothèse.

Les « acting »

Les *« acting »* de la paternité, autre expression des difficultés vécues par le futur père, sont des comportements pouvant aller du banal à l'aberrant, prenant fin après la naissance.

Ces attitudes tournent autour de quatre pôles :

- une suractivité physique, sportive par exemple, pouvant s'accompagner d'attitudes « guerrières » (bagarres, blessures...) éventuellement avec imprégnation alcoolique ;
- des comportements de fuite, allant de retours au domicile de plus en plus tardifs à la fugue, jusqu'à la disparition définitive. C'est une manière de « s'évader » d'une situation trop angoissante ;
- des manifestations d'angoisse, de craintes excessives, de phobie, qui relèvent plus particulièrement de symptômes névrotiques « normaux » ;
- des modifications de l'activité sexuelle, allant de l'arrêt des rapports sexuels à la réalisation d'actes homosexuels ponctuels, voire à des comportements exhibitionnistes.

Les conflits inconscients

Dans tous les cas, ces comportements sont la traduction de conflits inconscients réactivés et mis en actes sur ce mode. Ce qui ne peut être dit est agi. Les conflits en cause sont de plusieurs ordres. On rejoint ici la problématique des identifications féminine et masculine.

Le conflit avec la future mère

Le futur père peut manifester, sur un mode un peu agressif, son « envie » de porter l'enfant, d'accoucher ou d'allaiter (on rejoint ici la problématique des identifications féminine et masculine). Il sera alors en rivalité avec la mère, à qui il veut démontrer qu'il peut être un « meilleur personnage maternant ». Dans le cas où l'identification féminine est trop dangereuse (par exemple chez un homme qui lutte contre son homosexualité), le déni se traduira plutôt sur le mode des « acting » ou de la maladie somatique.

Certains conflits peuvent être liés aux changements de rôles que la grossesse introduit dans la vie du couple. Le mari, qui jusqu'alors se faisait materner par sa femme, doit désormais s'occuper davantage de cette dernière. Les revendications qui surviennent vont dans le sens d'une régression, d'un retour vers un état de dépendance.

Le conflit avec l'enfant à naître

La culpabilité est ici dominante. Elle concerne les sentiments agressifs que le père éprouverait à l'encontre de cet enfant qui attire toute l'attention de l'épouse. Mais elle serait aussi à mettre en relation avec une jalousie infantile éprouvée à l'égard des frères et sœurs.

Le conflit avec le père

Si les conflits décrits précédemment relevaient d'un registre préœdipien, celui qui concerne le père est tout à fait œdipien. La paternité renvoie le futur père

14. G. Delaisi de Parseval, *op. cit.* note 11, p. 69.
15. G. Delaisi de Parseval, *op. cit.* note 11, p. 77.

à ce moment où le désir infantile était d'écarter le père pour faire un enfant à la mère.
La grossesse peut être vécue comme l'expression de la transgression de l'interdit, la femme enceinte étant un substitut de la mère. Certaines inhibitions sexuelles peuvent être rattachées à ce conflit, le corps de la femme devenant mère rappelant trop au futur père l'image de sa propre mère.
L'autre versant de ce conflit est celui qui concerne la crainte de représailles du père envers le futur père qui redouterait en quelque sorte d'être puni pour avoir enfreint l'interdit. D'où l'observation de comportements de punition.

Le vécu du nouveau-né

À la naissance, le nouveau-né a déjà un passé, une « histoire ». Il faut prendre en compte « ce qu'il a vécu pendant la gestation dans la relation symbiotique avec sa mère »[16]. De même la part du père, dans sa relation avec la mère, tisse la trame de cette histoire.
Le fœtus perçoit, très tôt, les sensations maternelles, il le manifeste dans ses déplacements et les modifications de son rythme cardiaque. Il réagit au toucher. Dès sa vie intra-utérine, l'enfant est un être éminemment sociable, à l'affût de tout contact affectif.
L'observation du comportement de l'enfant *in utero* montre qu'il éprouve de nombreuses sensations et sait les traiter. Ses perceptions sensorielles concernent la **vision** (une forte lumière à proximité du ventre maternel le fait sursauter), l'**odorat** (la reconnaissance de l'odeur maternelle immédiatement après la naissance le confirme), l'**audition** et plus généralement le **contact** par l'ensemble de son corps. En effet, la mère décrit de façon très précise les ajustements de son bébé à ses propres variations de mouvements, quand elle marche, s'assoit ou s'allonge. C'est à partir de cette capacité posturale que se font les manœuvres mécaniques de déplacement du bébé avant la naissance lorsqu'il se présente mal. Tandis que le toucher haptonomique[17], qui peut conduire au même résultat, relève davantage d'une invitation affective : « Les mains placées sur le ventre de la mère modifient doucement la pression attractive de l'écologie utérine, incitant le petit à répondre. »[18]
Ainsi, au cours de la grossesse, les « interactions parents/enfant » se multiplient, la conduite d'attachement postnatal se prépare bien avant la naissance, et il faut noter que « le couple se trouve profondément modifié par l'expérience de ces contacts prénataux avec l'enfant. »[19]

Les modifications physiologiques du fœtus

Pendant la vie intra-utérine, le fœtus est entièrement dépendant de sa mère en ce qui concerne son oxygénation, sa régulation thermique, l'apport des nutriments indispensables à sa croissance, donc son homéostasie[20]. Au moment de la naissance, il va devoir assurer et réguler lui-même ces différentes fonctions.
Pour ce faire, en quelques minutes, le fœtus doit acquérir une autonomie respiratoire, modifier totalement son système hémodynamique[21] et assurer son homéostasie. Toute absence ou imperfection de la mise en route de ces processus peut aboutir à la mort du nouveau-né ou à la survenue de séquelles définitives au niveau d'un organe tout particulièrement vulnérable : le cerveau.

Le système respiratoire et circulatoire du fœtus

Afin de mieux comprendre ce qui se passe au moment de la naissance, il est nécessaire d'étudier comment se font les échanges gazeux et la circulation pendant la vie intra-utérine.

Le poumon fœtal

Le développement du poumon

Il se produit en cinq phases. Les quatre premières phases sont anténatales, la cinquième débute à la naissance. Au cours de la gestation, on distingue :
- la phase embryonnaire (3 à 8 semaines de gestation),
- la phase pseudo-glandulaire (8 à 16 semaines de gestation),
- la phase canaliculaire (16 à 24 semaines de gestation),
- la phase du sac terminal (de la 24e semaine au terme) qui correspond au début de la phase de maturation fonctionnelle, et au cours de laquelle les struc-

16. D. Lavergne-Rondepierre, « Restituer son histoire à l'enfant ». In : *Naissance et secret : le droit à ses origines*. Érès, 1999, p. 24.
17. L'haptonomie modifie les conditions de l'accouchement car elle s'intéresse aux fondements des relations humaines.
18. B. Cyrulnik, *Les Nourritures affectives*. O. Jacob, 1993, p. 58.
19. B. This, *L'Aube des sens*, Cahier du nouveau-né n° 5. Stock, 1981, p. 281.
20. Homéostasie : constance du milieu intérieur.
21. Hémodynamique : facteurs intervenant dans les mouvements et la répartition de la masse sanguine.

tures capables d'assurer des échanges gazeux se mettent en place. Cette phase se caractérise par :
- un développement considérable du réseau capillaire et un amincissement des cloisons inter-alvéolaires et de l'épithélium « alvéolaire » qui rapprochent les structures vasculaires des structures aériennes en vue de favoriser les échanges gazeux entre ces deux structures ;
- le développement de l'arborisation des bronchioles ;
- la maturation de l'épithélium alvéolaire qui comporte deux types de cellules : les pneumocytes de type I et les pneumocytes de type II ;

◆ la phase alvéolaire poursuit, à la naissance, le processus entamé pendant la phase du sac terminal qui va aboutir, sur les plans histologique et fonctionnel, à un poumon totalement mature vers l'âge de 2 à 3 ans.

Le rôle du surfactant

C'est une substance tensioactive fabriquée par les pneumocytes de type II et dont le rôle essentiel est de permettre la création et le maintien de la capacité résiduelle fonctionnelle (CRF). Le surfactant empêche les alvéoles de se collaber au moment de l'expiration. Il a également un rôle anti-œdème, empêchant l'eau du secteur interstitiel de pénétrer dans l'alvéole.

Le surfactant est composé de phospholipides (25 %) et de protéines spécifiques. Sa synthèse débute classiquement vers la 37e semaine de gestation mais avec une grande variabilité individuelle.

Le déficit en surfactant est à l'origine de la maladie des membranes hyalines responsable d'une détresse respiratoire néonatale (voir p. 208).

L'évolution du liquide pulmonaire

Durant la vie intra-utérine, l'épithélium pulmonaire du fœtus sécrète en permanence un liquide qui occupe tout l'arbre trachéo-bronchique. Ce liquide pulmonaire est expulsé régulièrement dans le liquide amniotique. Bien que le poumon du fœtus ne soit pas fonctionnel, il présente *in utero* des mouvements respiratoires irréguliers de faible amplitude qui sont indispensables au développement pulmonaire.

La circulation fœtale

Chez le fœtus, il existe des particularités anatomiques circulatoires très caractéristiques.

Les particularités anatomiques

Le placenta

Organe de liaison entre le fœtus et sa mère, il permet les échanges gazeux et métaboliques nécessaires à la croissance fœtale.

Les vaisseaux ombilicaux

Contenus dans le cordon ombilical, ces vaisseaux sont les intermédiaires entre la circulation fœtale et le placenta. Ils sont composés de :

◆ deux artères ombilicales, permettant l'évacuation des déchets du fœtus vers le placenta et la circulation maternelle ;

◆ une veine ombilicale permettant l'apport au fœtus des nutriments et de l'oxygène, indispensables à sa vie et à sa croissance.

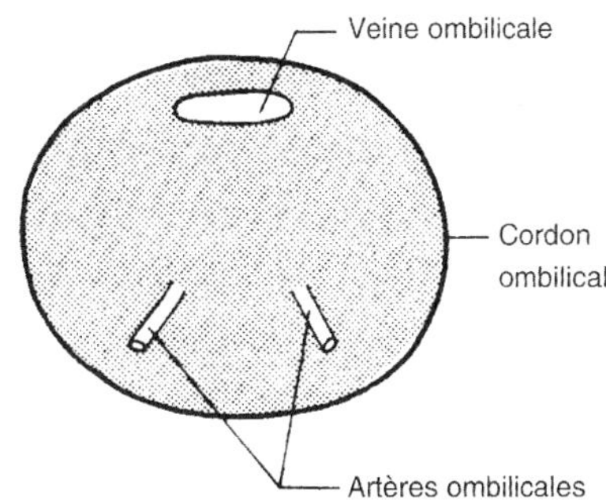

Figure 6.1 : Les vaisseaux ombilicaux.

Source : C. de Saint-Sauveur et D. Bilbaut, *L'enfant. Croissance et hygiène.* Masson, collection *Cahiers de puériculture.*

Deux courts-circuits (ou shunts)

Ils se trouvent au niveau de l'anatomie cardiaque fœtale :

◆ le trou de Botal, ou foramen ovale, réalise une communication entre les deux oreillettes ;

◆ le canal artériel fait communiquer l'artère pulmonaire et l'aorte.

Le mécanisme de la circulation fœtale

Le sang qui parvient à l'aorte est un sang mélangé : sang veineux du fœtus et sang enrichi issu du placenta *via* la veine ombilicale. La PaO_2 fœtale est beaucoup plus basse que la PaO_2 d'un nouveau-né de quelques heures.

Le sang oxygéné et enrichi au contact de la circulation maternelle est amené du placenta par la veine ombilicale. Grâce à la perméabilité du canal d'Arantius, situé au niveau de la partie inférieure du foie, ce sang est court-circuité vers la veine cave inférieure (sans passage intra-hépatique).

Ce sang gagne l'oreillette droite et, grâce au foramen ovale (situé en face de l'arrivée de la veine cave), une grande partie passe directement dans l'oreillette gauche (ce phénomène est facilité par une pression supérieure dans l'oreillette droite).

De là, le sang passe dans le ventricule gauche, puis dans l'aorte et le système artériel fœtal.
Une faible partie du sang passe de l'oreillette droite vers le ventricule droit, puis dans l'artère pulmonaire. La majeure partie de ce sang est court-circuitée vers l'aorte grâce au canal artériel. En conséquence, il y a très peu de sang qui arrive aux poumons du fœtus. Le sang retourne vers le placenta par les artères ombilicales qui naissent des artères iliaques du fœtus.

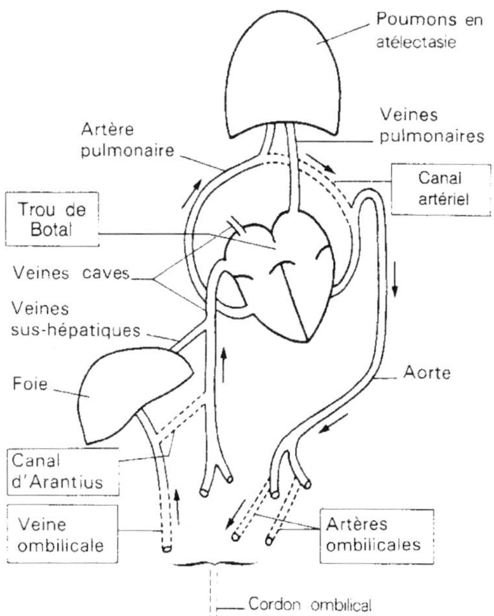

Figure 6.2 : La circulation fœtale (d'après *Soins*, n° 19, 1982).

L'observation du schéma du cœur fœtal permet de constater les particularités des fonctions cardio-respiratoires pendant la vie intra-utérine :

- *le placenta (très irrigué) permet les échanges gazeux ;*
- *le poumon du fœtus (très peu irrigué) n'est pas fonctionnel ;*
- *les shunts permettent le mélange des sangs oxygéné et non oxygéné.*

Toutefois, il faut savoir que les organes du fœtus sont suffisamment oxygénés car :

- *la consommation en oxygène du fœtus est très inférieure à celle du nouveau-né ;*
- *l'hémoglobine fœtale fixe mieux l'oxygène que l'hémoglobine adulte ;*
- *le fœtus a une polyglobulie, donc davantage d'hémoglobine que l'adulte ;*
- *son cœur est rapide, ses débits sanguins sont donc élevés.*

L'adaptation respiratoire et circulatoire à la naissance

L'adaptation de la respiration

Les premiers mouvements respiratoires apparaissent en général dans les 20 secondes suivant la naissance (clampage du cordon). Les alvéoles pulmonaires se déplissent brusquement.

Le déclenchement de la respiration

Certains stimuli favorisent ou provoquent les premiers mouvements respiratoires du nouveau-né :

- clampage du cordon ;
- stimuli tactiles : thorax comprimé lors du passage de la filière génitale, contact avec les mains de l'accoucheur, aspiration rhinopharyngée du nouveau-né ;
- stimuli physiques : sensation de froid dans certaines zones (notamment celles du trijumeau), pesanteur ;
- stimuli chimiques : baisse d'apport d'oxygène et augmentation du taux de gaz carbonique, ce qui a pour effet de stimuler le centre bulbaire de la respiration.

L'évacuation du liquide pulmonaire

Ce travail s'accompagne d'une libération d'hormones du stress (catécholamines) et enclenche la résorption du liquide présent par les systèmes capillaires et lymphatiques. Ce liquide, présent dans la trachée et les grosses bronches, est expulsé vers le cavum grâce à la compression que subit le thorax de l'enfant lors du passage dans la filière génitale maternelle.
Le liquide présent dans les voies aériennes supérieures sera évacué grâce à une bonne désobstruction rhinopharyngée.

L'adaptation de la circulation sanguine

La circulation n'attend pas la naissance pour être opérationnelle mais elle subit alors quelques modifications. On constate :

- une élévation de la pression aortique, favorisée par le clampage du cordon ombilical ;
- un abaissement important des résistances vasculaires (levée de la vasoconstriction des artérioles pulmonaires, physiologique pendant la vie fœtale). Ceci permet à la circulation pulmonaire de s'établir ;
- une baisse de la pression dans les cavités cardiaques droites, favorisée par l'élimination du retour veineux ombilical ;
- la fermeture des deux shunts (foramen ovale et canal artériel), qui est fonctionnelle les premiers jours.

Ce phénomène peut se renverser, notamment dans les cas d'hypoxie ou d'acidose. On peut donc parler de « circulation transitionnelle » en désignant cette période d'instabilité et d'ajustement.

L'accueil et l'observation du nouveau-né

L'accueil du nouveau-né

Le plus souvent, l'enfant qui vient de naître est déposé sur le ventre de sa mère. Ce corps à corps est un moment de reconnaissance mutuelle : l'enfant sent l'odeur maternelle, le contact des caresses. Il reconnaît la voix des parents qu'il a perçue au cours de sa vie intra-utérine.

Bien entendu, ce corps à corps est proposé à la mère et non imposé. Certaines femmes ne vont pas se sentir prêtes à accueillir ainsi leur bébé. Il faut respecter leur souhait à ce moment-là.

L'enfant couvert d'une serviette éponge est installé en position fœtale (ce qui lui évitera de se sentir en insécurité). Une fois le cordon coupé (par le père s'il le veut), il est souhaitable de laisser aux parents et à l'enfant le temps nécessaire pour faire connaissance et « tisser leurs premiers liens ». Le personnel de santé doit savoir s'effacer lors de ce moment d'intimité (tout en surveillant la coloration et les réactions du nouveau-né).

L'observation du nouveau-né

L'observation du nouveau-né est un acte capital de la surveillance et de la prévention. Elle porte sur plusieurs points particuliers.

Sa coloration

Ce qui frappe tout d'abord en observant un nouveau-né, c'est sa « coloration érythrosique » (rouge) qui s'intensifie lors des cris. Cet aspect s'explique par le taux de globules rouges très élevé à la naissance. Mais ils sont rapidement détruits dans l'organisme, ce qui entraîne l'apparition d'un ictère physiologique plus ou moins intense, vers la 48e heure de vie.

Le nouveau-né présente fréquemment une légère cyanose des extrémités, qui peut considérablement s'intensifier en cas d'hypothermie.

Sa peau

Elle est souvent recouverte en partie de ***vernix caseosa***, enduit blanchâtre et gras, qui protégeait la peau du fœtus *in utero* contre l'humidité du liquide amniotique. Après la naissance, cet enduit continue à protéger le nouveau-né contre le froid et se résorbe spontanément dans les heures qui suivent sa venue au monde.

Un fin duvet, appelé ***lanugo***, peut recouvrir les épaules et le haut du dos du bébé. Il se rencontre plus fréquemment chez le prématuré ou les nouveau-nés de certaines ethnies. Ce duvet disparaît spontanément au cours des premiers mois de la vie.

De petits **angiomes plans** peuvent être constatés au niveau de la nuque à la racine des cheveux, à la racine du nez entre les sourcils, sur les paupières. Ces angiomes inquiètent souvent la maman, car leur coloration s'intensifie au moment des cris du bébé. Ils disparaissent le plus souvent spontanément au cours de la première année, ne laissant aucune trace.

Des **tâches mongoloïdes** peuvent être constatées chez les nouveau-nés de couleur, ou d'origine méditerranéenne. Il s'agit de tâches bleues ardoisées, situées le plus souvent sur les fesses et le bas du dos, mais qui peuvent s'étendre sur tout le dos de l'enfant. Ces taches, sans gravité, sont parfois indélébiles.

Une légère **desquamation** de la peau du nouveau-né est souvent présente au niveau des poignets et des chevilles. Elle peut nécessiter l'application d'un peu d'huile afin d'éviter que la peau ne se coupe et disparaît durant la première semaine de vie.

Le **milium**, petits grains blancs d'origine sébacée, peut apparaître sur le nez, le menton, le front du bébé. Il est dû à une imprégnation hormonale. Il disparaît naturellement au cours des premières semaines.

La peau peut également présenter une « **éruption papuleuse rosée** », avec un centre punctiforme jaunâtre ; éruption fugace, pouvant siéger à n'importe quel endroit du corps, et apparaître à des emplacements différents d'un moment à l'autre. Ce phénomène est appelé érythème toxi-allergique du nouveau-né et ne présente aucune gravité.

Des **œdèmes** peuvent apparaître au niveau des paupières du nouveau-né. Ils régressent spontanément en quelques jours.

Des **pétéchies**, petits points rouges, peuvent se voir au niveau de certaines parties du corps exposées lors de l'accouchement (crâne, face, siège). Ils disparaissent rapidement.

Son crâne

La tête du nouveau-né a souvent été modelée au moment du passage de la filière génitale, entraînant un chevauchement des os du crâne, que l'on sent très aisément en passant les doigts le long des sutures osseuses. Cela peut entraîner une sous-estimation du périmètre crânien à la naissance. Il est donc préférable de reprendre celui-ci au moment de l'examen de sortie de l'enfant.

Au niveau de la présentation, on peut constater :

- une **bosse séro-sanguine**, épanchement séro-hématique, situé sous la peau, plus ou moins diffus, et qui chevauche généralement les sutures des os crâniens. Cet hématome se résorbe au cours des semaines qui suivent la naissance ;
- un **céphalhématome** peut également être observé. C'est un épanchement séro-hématique sous-périosté, et donc limité à un seul os du crâne, ce qui permet de le différencier de l'épanchement précédent. Cet hématome est plus fluctuant que la bosse séro-sanguine et persiste plus longtemps (2 à 3 mois).

À noter...

Bosse séro-sanguine et céphalhématome peuvent entraîner des douleurs au moment des soins. Dans ce cas, privilégier des manipulations les plus douces possible et glisser un coussin de gel sous la tête du nouveau-né pour améliorer son confort.

Si l'enfant semble douloureux, le pédiatre prescrit maintenant le plus souvent du *paracétamol per os* jusqu'à ce que le bébé ne semble plus algique.

Un torticolis s'observe chez certains nouveau-nés : le bébé tient sa tête penchée d'un côté. Le plus souvent, le traitement est simple : couchage de l'enfant du côté opposé et quelques séances de kinésithérapie (à la maternité et durant les premières semaines de vie).

Ce torticolis est lié à une malposition *in utero* ou à un accouchement dystocique.

Ses yeux

Le regard du nouveau-né en état de veille peut être accroché, capté par celui de l'adulte. C'est un phénomène appelé parfois « regard-sortilèges »[22] qui peut être constaté dès la naissance de l'enfant.

Les **hémorragies sous-conjonctivales** sont banales et transitoires. Elles sont dues aux pressions subies par l'enfant au moment de l'expulsion.

La **coloration** des yeux n'est pas définitive à la naissance et peut encore changer au cours des premiers mois de vie.

Il n'est pas rare de constater un léger **strabisme** intermittent chez le nouveau-né. Cette anomalie est banale du fait de son incapacité à accommoder (système nerveux encore immature).

22. *L'Aube des sens,* Cahier du nouveau-né n° 5. Stock, 1981.

Ses membres

Les bras et les jambes sont spontanément repliés sur son corps. Le nouveau-né retrouve la position fœtale ; ses membres présentent naturellement une hypertonie qui rend plus difficile la toilette ou le change.

L'enfant né par le siège présente une position particulière caractérisée par une hypotonie des membres inférieurs (ceux-ci sont complètement étendus).

Certains nouveau-nés peuvent présenter des anomalies de position des pieds acquises *in utero* : pieds rentrés en dedans par rapport à la jambe (pieds *varus*) ou pieds repliés sur la jambe (pieds *talus*). Ces malpositions régressent rapidement. Dans de nombreuses maternités, un kinésithérapeute montre aux mamans les manipulations à faire pour aider à la récupération.

La **fracture de la clavicule** est la lésion osseuse la plus fréquemment rencontrée, en particulier chez le nouveau-né hypertrophique (dystocie des épaules). Elle se traduit par une limitation des mouvements et par une absence du signe de Moro (voir p. 175) du côté atteint et, localement, par une tuméfaction douloureuse. Le diagnostic est confirmé par la radio et l'évolution, favorable sans traitement, se fait par la formation d'un cal solide en 10 à 15 jours. Une atteinte simultanée du plexus brachial est à rechercher systématiquement.

L'appréciation de l'état de santé du nouveau-né

Dès la naissance, il existe de nombreux moyens pour apprécier l'état de santé du nouveau-né et dépister d'éventuelles anomalies.

Les moyens de dépistage

Le score d'Apgar

Le but

Ce test permet l'**appréciation globale** de l'état de santé du nouveau-né. Il est basé sur l'observation de sa coloration, de sa respiration, de son tonus, de sa motricité et de sa réactivité. Chaque paramètre est noté de 0 à 2, les points totalisés donnant le résultat de l'Apgar.

La cotation du score d'Apgar

Cette cotation va permettre d'apprécier l'état clinique d'un nouveau-né dès sa naissance, en salle de travail, et de vérifier en particulier la bonne mise en route des phénomènes respiratoires et circulatoires.

Tableau 6.1 : Le score d'Apgar.

Paramètres	0	1	2
Fréquence cardiaque	nulle	< 100/min	> 100/min
Respiration	nulle	irrégulière	efficace
Tonus	hypotonie globale	flexion des membres	mouvements actifs
Réactivité (à l'aspiration)	nulle	grimaces	vive
Couleur	pâleur ou cyanose diffuse	corps rose extrémités cyanosées	rose

Source : C. de Saint-Sauveur et D. Bilbaut, *L'enfant. Croissance et hygiène.* Masson, collection *Cahiers de puériculture.*

Cette cotation est faite à 1, 3, 5 et 10 minutes de vie, mais il est bien évident que les personnes s'occupant du nouveau-né ne s'arrêtent pas à ces moments-là pour « compter » l'Apgar de l'enfant.

Les interprétations du score d'Apgar

Un **score d'Apgar ≥ 8** correspond à un état normal.
Un **score d'Apgar ≤ 3** correspond à un « état de mort apparente » et nécessite des gestes de réanimation rapides et efficaces.
La multiplication des appréciations du score d'Apgar est un excellent moyen d'évaluer l'état de l'enfant.

La conduite à tenir en fonction de l'interprétation du score d'Apgar

◆ **L'Apgar à 1 min est ≥ 8** et se maintient : l'enfant a tout lieu d'aller bien et ne demande pas de surveillance particulière.
◆ **L'Apgar à 1 min est < 8 mais diminue** secondairement : hormis le cas où la désobstruction initiale a été insuffisante, cette baisse secondaire de l'Apgar est bien souvent le premier signe d'une pathologie associée qui doit être attentivement recherchée. Il peut s'agir :
– d'une infection,
– d'une malformation congénitale,
– d'une détresse respiratoire liée à la prématurité ou consécutive à l'administration de drogues à la mère au moment de l'accouchement.
◆ **L'Apgar est initialement entre 4 et 7 mais remonte** rapidement : il s'agit le plus souvent d'une souffrance fœtale modérée, mais il faut rechercher systématiquement une autre étiologie, et une surveillance rigoureuse pendant les 24 premières heures s'impose.
◆ **L'Apgar est initialement entre 4 et 7 et persiste.** Dans ce cas, il faut :
– vérifier que la réanimation est correctement conduite ;
– rechercher une maladie causale qui risque d'être sévère ;
– prévoir un transfert rapide dans un centre de réanimation.
◆ **L'Apgar est inférieur à 3 et remonte rapidement.** L'enfant naît en état de mort apparente et récupère vite un bon Apgar (≥ 8). Dans ce cas, il faut :
– rechercher la cause de ce mauvais Apgar (< 8) ;
– surveiller rigoureusement cet enfant, au besoin dans une unité de néonatologie, en incubateur, pendant au moins 24 heures.
◆ **L'Apgar est inférieur à 3 et persiste.** L'enfant naît en état de mort apparente et cet état persiste malgré une réanimation bien conduite (≅ 20 min). Cette persistance implique l'existence de lésions cérébrales irréversibles et incite le plus souvent à l'arrêt des manœuvres de réanimation.

L'appréciation de la régulation thermique

À la naissance, le nouveau-né se comporte comme un « homéotherme », c'est-à-dire que production et déperdition caloriques se compensent exactement, à condition toutefois que la température ambiante ne descende pas au-dessous d'un seuil critique qui entraînerait une consommation plus importante d'oxygène pour assurer le maintien de la température centrale.

Les conséquences des variations thermiques

Une consommation accrue d'oxygène entraîne une **polypnée** et, par voie de conséquence, augmente le métabolisme, ce qui peut rapidement provoquer une **hypoglycémie**, une **acidose**, qui mettent en jeu le pronostic vital de l'enfant.

Les précautions

Il est impératif d'apprécier la température du bébé avant que les premiers soins et examens soient effectués sous une rampe chauffante, munie d'une sonde d'autorégulation thermique cutanée (obligatoire depuis 1998) de façon à éviter une différence importante entre la température interne du nouveau-né et la température ambiante. La température de la salle de naissance doit être idéalement à 26 °C.
La vérification de la perméabilité des orifices est réalisée au moment de la désobstruction rhinopharyngée (voir p. 169).

Les tests de dépistage vers le 3e jour

Certains tests sont obligatoires et systématiques pour tous les nouveau-nés ; d'autres ne sont effectués que dans certaines maternités et sont facultatifs (voir p. 837).
Il s'agit du dépistage de la phénylcétonurie, de l'hypothyroïdie, de la drépanocytose, de l'hypoplasie des surrénales et de la mucoviscidose. Ces examens sont réalisés en laboratoire, à partir d'un prélèvement sanguin effectué, le plus souvent, au talon du nouveau-né (voir p. 281).

Les soins et les examens du nouveau-né en salle de naissance

Afin de ne jamais être pris au dépourvu (quelles que soient les circonstances de la naissance), il est indispensable de tout prévoir pour assurer les premiers soins et examens du nouveau-né.

La préparation du matériel

La législation actuellement en vigueur stipule qu'un local distinct de la salle de naissance doit être attribué pour assurer les premiers soins[23]. Dans ce local, un matériel spécifique est prévu[24].

Le matériel de base

◆ Une table de réanimation comprenant une rampe chauffante avec sonde de thermorégulation ;
◆ un incubateur, mis à chauffer à environ 30 ° avant la naissance du bébé, et préalablement nettoyé ;
◆ un lit, avec les vêtements pour habiller l'enfant.

Le matériel de réanimation

◆ Le matériel d'aspiration :
– source de vide, système d'aspiration,
– flacon stérile de rinçage,
– aspirateur de mucosités ;
◆ le matériel de ventilation :
– source d'oxygène, ventilateur manuel avec masque,
– boîtes et sondes d'intubation,
– pince de Magill, sonde pour PPC,
– oxymètre de pouls (avec capteur nouveau-né) ;
◆ le matériel de perfusion :
– cathéters courts (G24 ou G22),
– flacons de 250 ml (type B55 ou B22),
– sparadrap autocollant, seringues, aiguilles,
– pousse-seringue électrique,
– plateau à cathétérisme ombilical stérile.

Les médicaments

◆ Glucosé (à 5 et 10 % en ampoules),
◆ bicarbonate de sodium semi-molaire (4,2 % ou 42 ‰),
◆ *Narcan*,
◆ *Adrénaline*,
◆ *Glucagon*,
◆ *Isuprel*,
◆ *Anexate*,
◆ antibiotiques, citrate de caféine,
◆ albumine 20 %.

Le matériel pour le personnel soignant

◆ Des blouses propres, casaques, masques et gants stériles,
◆ un savon désinfectant pour le lavage des mains (type *Hibiscrub*),
◆ un rouleau de papier essuie-tout.

Le matériel pour les soins du nouveau-né

◆ Pour les soins du cordon :
– des pinces de Barr stériles, à usage unique,
– des ciseaux stériles,
– des boîtes de compresses stériles ;
◆ pour la vérification de la perméabilité des organes : des sondes gastriques (n° 6 et n° 8) ;
◆ pour la prise des mensurations :
– une balance,
– un centimètre ruban,
– une toise ;
◆ pour la prise des constantes :
– un stéthoscope, un tensiomètre,
– un cardioscope.

Les produits pour les premiers soins de prévention

◆ Vitamine K1 pour prévenir l'hémorragie,
◆ collyre (antiseptique ou antibiotique) pour prévenir l'infection, désinfectant local (*Biseptine*, *Dosiseptine*, alcool à 60 °...).

---

23. *Journal Officiel* du 25 mars 1956, décret du 9 mars 1956, n° 56-284. *Journal Officiel* du 3 mars 1972, décret du 21 février 1982, n° 72-162.
24. Les listes qui suivent ne sont pas exhaustives.

Le matériel pour les prélèvements

- Pour les analyses de sang : des bandelettes *Dextrostix*, ou *Glucotrend*, des microtubes (glycémie – calcémie – groupe – Coombs – NFS – hémostase…) ;
- pour les prélèvements bactériologiques : écouvillons, bouillons d'hémoculture, aspirateurs, etc. ;
- pour le liquide céphalo-rachidien (LCR) : tubes stériles avec bouchons vissés ;
- pour les ponctions lombaires : quelques aiguilles jetables.

La réalisation des soins et des examens

Les deux principaux risques pour le nouveau-né sont l'hypothermie et l'infection ; ces risques sont dus à l'immaturité de son organisme à se défendre contre les agressions.
Aussi, les soins doivent être effectués le plus aseptiquement et le plus rapidement possible. Toutefois, le souci de la rapidité ne doit pas induire de brusquerie dans les gestes. L'enfant y est très sensible.

La désobstruction nasopharyngée

Le but

La désobstruction nasopharyngée a pour but d'évacuer le liquide pulmonaire qui pourrait rester dans les voies aériennes supérieures du nouveau-né et risquer de gêner ses mouvements respiratoires. De plus, elle permet aussi d'évacuer la part de liquide amniotique qui aurait pu pénétrer dans la bouche de l'enfant, et gêner sa respiration.

Rôle de la puéricultrice

Précautions à prendre
Penser que les soins constituent une agression nouvelle pour l'enfant. Il est donc important :
- de procéder préalablement à un lavage de mains méticuleux et d'enfiler une blouse propre ;
- de placer le nouveau-né sur la table de réanimation, la tête en position décline ;
- de parler au nouveau-né pour le rassurer, lui expliquer ce qu'on lui fait et de le manipuler avec le plus de douceur possible ;
- d'apprécier à nouveau, durant ces soins, le score d'Apgar et de dépister d'éventuelles anomalies ou malformations observables (elles seront rapidement signalées au médecin).

Les moyens

La désobstruction est faite à l'aide d'une sonde gastrique souple, passée avec des compresses par la bouche, puis les narines de l'enfant, de la manière la plus « atraumatique » possible. Il est très important de n'exercer d'aspiration qu'au moment du retrait de la sonde, jamais lors de son introduction.
L'aspiration est répétée jusqu'à ce qu'elle ne ramène plus de mucosités.

La vérification de la perméabilité des orifices

Les choanes

La sonde d'aspiration est passée dans les deux narines afin de vérifier la bonne perforation des orifices postérieurs des fosses nasales (choanes).
Ce geste est nécessaire car, en cas d'imperforation, le nouveau-né, ne sachant pas respirer spontanément par la bouche, manifesterait des signes de détresse respiratoire.

L'œsophage

La sonde, introduite par voie buccale, est poussée jusque dans l'estomac. Sachons que cette manœuvre ne permet pas toujours d'affirmer l'absence d'atrésie de l'œsophage car la sonde peut s'enrouler dans le cul-de-sac œsophagien, sans pour autant être dans l'estomac. Il est donc nécessaire d'effectuer un geste supplémentaire : « le test de la seringue ».
Pour ce faire, après avoir posé un stéthoscope au niveau de l'estomac du nouveau-né, 5 à 10 cm^3 d'air sont injectés à l'aide d'une seringue dans la sonde. L'auscultation permet de vérifier le bruit d'arrivée de l'air dans l'estomac.
En cas d'atrésie, si la sonde s'est enroulée dans le cul-de-sac œsophagien, l'auscultation ne mettra pas en évidence de bruit d'air au niveau de l'épigastre.

L'anus

Si le nouveau-né émet du méconium au moment de la naissance, aucun doute possible, il ne présente pas d'imperforation anale.
Dans le cas contraire, il est prudent d'introduire doucement une sonde souple dans l'anus, et de la pousser de quelques centimètres, afin de s'assurer de la bonne perforation anale.

La pose du bracelet d'identité

Il s'agit d'un bracelet souple en plastique (à usage unique) fixé à la cheville du nouveau-né. Afin d'éviter tout risque de confusion ou d'erreur, certaines indications doivent apparaître : le nom de l'enfant, son prénom (si les parents l'ont déjà choisi), le sexe du bébé, la date et l'heure de la naissance.

Si l'enfant est laissé à ses parents quelques minutes après la naissance, le bracelet sera fixé à la cheville du bébé à ce moment-là.
Dans le cas contraire, si une réanimation a été nécessaire, il sera posé au moment des soins avant de rhabiller le nouveau-né et de le ramener en salle de naissance auprès de ses parents.

Les soins du cordon

Après vérification de la présence de deux artères et d'une veine au point de section du cordon, il faut procéder à une désinfection soigneuse du moignon à l'aide d'alcool à 60 ° ou de *Chlorhexidine*.
La pince de Barr est ensuite mise en place à environ 5 cm du point d'insertion du cordon afin de faciliter la pose éventuelle d'un cathéter. Le cordon est sectionné au ras de la pince à l'aide de ciseaux stériles (ce geste peut être effectué par le père, s'il le souhaite).
Il est préférable d'éviter l'application de tout colorant, afin de ne pas masquer l'apparition d'un ictère précoce. Le cordon ombilical est en effet généralement le premier à prendre une coloration jaune. Cela peut donc permettre de dépister un ictère avant la 24e heure de vie, le cordon n'étant pas encore sec, et de surveiller alors plus attentivement le nouveau-né.
Le pansement stérile n'est plus indispensable. La plupart des maternités ont pris l'habitude de laisser le cordon à l'air (en repliant la couche en dessous) pour favoriser une cicatrisation plus rapide.

Les mensurations

Le but

Ces mensurations vont permettre :
- de confirmer que l'enfant est aux normes de son terme ou, au contraire, de mettre en évidence une anomalie de la croissance intra-utérine, pouvant toucher tous les paramètres ou un seul d'entre eux ;
- de servir de point de départ à la surveillance de la croissance staturo-pondérale de l'enfant.

La technique

La pesée doit être effectuée rapidement, afin que le nouveau-né ne se refroidisse pas, celui-ci n'étant plus sous la rampe chauffante de la table de réanimation.
Le périmètre crânien (voir p. 317) est pris à la suite de la pesée. Il faut savoir qu'il est souvent inférieur à la réalité, du fait du modelage crânien et du chevauchement des sutures.
La taille peut tout à fait être prise deux ou trois jours après la naissance, ce qui laisse le temps au nouveau-né de se détendre et d'être moins crispé. Cette prise de mensuration n'en sera que moins douloureuse pour le bébé.

La prévention de l'infection oculaire

Le but

La prévention de l'infection gonococcique (qui peut être contractée par le nouveau-né lors du passage de la filière génitale) oblige à l'instillation d'un collyre antiseptique, ou antibiotique.

La technique

Une ou deux gouttes de collyre sont instillées dans chaque œil, en écartant les paupières à l'aide de compresses stériles, et après avoir préalablement essuyé les yeux à l'aide de compresses, afin d'éliminer d'éventuelles traces de sang ou de liquide amniotique ayant pu s'y déposer au moment de l'accouchement.

La prévention de la maladie hémorragique du nouveau-né

Le but

La vitamine K a pour but de prévenir la maladie hémorragique du nouveau-né, maladie due à une immaturité transitoire de synthèse hépatique des facteurs de coagulation et à un manque d'apport de vitamine K, vitamine qui joue un rôle dans la coagulation. Durant la grossesse, la vitamine K liposoluble ne passe pas (ou très peu) la barrière placentaire, ce qui explique les risques hémorragiques pour le nouveau-né qui a de ce fait peu de réserves.

L'administration

Une administration buccale d'une ampoule de 2 mg de vitamine K1 est faite au moment des soins à la naissance.
L'administration de vitamine K1 est renouvelée à 3 ou 4 jours de vie puis une fois par semaine en cas d'allaitement maternel. Cette vitamine ne passe pas dans le lait maternel et n'est pas encore synthétisée par le foie immature du nouveau-né.

La prise de la température

Il est inutile de prendre la température de l'enfant dès la naissance ; elle est à ce moment-là la même que la température maternelle, sauf si la mère a de la fièvre. En revanche, une fois les premiers soins effectués et avant d'habiller le nouveau-né, il est indispensable de vérifier sa température, afin de s'assurer qu'il ne s'est pas trop refroidi au cours des soins et qu'il ne présente pas d'hypothermie. Dans ce dernier cas, il serait nécessaire de mettre l'enfant sur sa maman, peau à peau, et bien couvert de linges réchauffés préalablement, ou en berceau chauffant (type *Babywarmer*), ou en incubateur, afin de l'aider à se réchauffer rapidement.

Le bain

Avant de lui mettre ses vêtements (réchauffés préalablement si possible près d'un radiateur, ou sous la rampe chauffante), un bain peut être effectué, ce qui offre au papa l'occasion de participer plus activement, s'il le souhaite, en le réalisant lui-même.
Idéalement, si les locaux le permettent, installer une baignoire en salle de naissance près de la maman, afin qu'elle puisse, elle aussi, y assister et participer.

Les soins du siège

Dans certaines maternités, avant de mettre les couches du nouveau-né, un peu de pommade vaseline est étalée sur le pourtour de l'anus et le siège de l'enfant. Ce simple geste a pour avantage d'éviter que le méconium n'adhère à la peau de l'enfant, et permet ainsi des soins de siège moins agressifs aux changes suivants.

La première tétée

Le moment

L'alimentation précoce du nouveau-né est la meilleure prévention de l'hypoglycémie. De plus, le réflexe de fouissement du bébé est à son maximum dans les heures qui suivent la naissance.

Les précautions

Avant cette première tétée, un contrôle de la glycémie à l'aide d'un *Dextrostix* peut s'avérer nécessaire selon les circonstances de la naissance : accouchement difficile, fièvre maternelle, Apgar bas, suspicion d'infection néonatale, hypothermie..., ou à cause du poids de l'enfant (poids de naissance inférieur à 2 700 g ou supérieur à 3 800 g). Le nouveau-né n'a pas de réserves importantes en sucre et les utilise rapidement en cas d'agression. Notons que :
- si le *Dextrostix* effectué s'avère **normal** (supérieur ou égal à 0,40), il est possible d'alimenter le bébé s'il en exprime le désir (réflexe de fouissement) ;
- si le *Dextrostix* est **inférieur à 0,40**, il faut avertir le pédiatre et faire boire l'enfant rapidement. Dans le cas où la mère a exprimé son intention d'allaiter son enfant, et si elle n'est pas trop fatiguée, la puéricultrice ou la sage-femme l'aidera à mettre le bébé au sein (voir p. 371).

Si la mère ne désire pas nourrir son enfant, il sera proposé au nouveau-né un biberon de lait. Cette première tétée est l'occasion de vérifier la bonne déglutition du bébé.

L'enfant sera ensuite installé dans son lit, près de sa mère, en position proclive, afin de permettre d'éventuels rejets de mucosités, évitant un risque de fausse route, ou plus simplement dans les bras maternels.

Les interventions pédiatriques en salle de naissance

Les motifs d'intervention du pédiatre en salle de naissance correspondent aux « conditions périnatales à risque ».
Certaines de ces conditions sont connues en cours de grossesse, ou se révèlent en cours de travail ; d'autres n'apparaissent qu'après la naissance.
Leur connaissance permet d'améliorer et d'optimiser l'accueil et la prise en charge, tant en personnel qu'en matériel, des nouveau-nés.

Rôle de la puéricultrice

Soins à la naissance

Les éléments de surveillance particulière
La puéricultrice surveillera surtout :
- la coloration du nouveau-né,
- son comportement,
- le résultat du *Dextrostix* (si l'enfant en a eu un),
- la première tétée et l'heure de celle-ci,
- la température de l'enfant,
- l'émission de méconium, d'urines.

La transcription des soins effectués au nouveau-né
Après la naissance (même lorsque tout s'est déroulé normalement), il est indispensable de surveiller de près le nouveau-né et de transcrire tous les soins. Ces transmissions sont indispensables au personnel de suites de couches pour adapter les soins et la surveillance du bébé en fonction de ses propres besoins et des observations effectuées en salle de naissance. Le plus souvent, les premiers soins sont retranscrits dans le dossier médical de l'enfant, faisant partie du dossier de soins mère/bébé.

Les conditions périnatales à risques

Ces conditions peuvent se répartir en trois groupes :
- les difficultés liées aux affections maternelles :
  - toxémie gravidique ;
  - affections chroniques (hypertension artérielle, diabète, cardiopathie...) ;

– certaines prises médicamenteuses ou une symptomatologie infectieuse ;
◆ les difficultés fœtales ou néonatales :
– diagnostic malformatif anténatal (échographies) ou postnatal ;
– retard de croissance intra-utérin, ou prématurité, ou post-maturité ;
– liquide méconial, placenta *praevia*, souffrance fœtale aiguë ou détresse respiratoire ;
◆ les difficultés survenues pendant le travail ou lors de l'accouchement :
– rupture prématurée des membranes ou travail trop long ou trop rapide ;
– présentation particulière, césarienne, grossesse multiple ;
– traumatisme obstétrical ou traitements (analgésiques).

La réanimation du nouveau-né en salle de naissance

La réanimation du nouveau-né **est une urgence** à laquelle l'équipe de salle de naissance doit pouvoir faire face à tout moment. Elle exige rapidité et efficacité afin de conserver l'intégralité cérébrale de l'enfant. Pour atteindre cet objectif, certaines conditions s'imposent :
◆ chaque membre du personnel de salle de naissance doit être prêt à réanimer un enfant lorsqu'une situation à risque survient ;
◆ le matériel doit être en permanence stérilisé, en bon état de marche et vérifié quotidiennement[25] ;
◆ les équipes de maternité doivent pouvoir bénéficier de « temps de formation à la réanimation » au minimum une fois par an.
Lors de la réanimation, les gestes doivent être précis et permettre **la réalisation immédiate** :
◆ de la désobstruction des voies aériennes supérieures ;
◆ de la ventilation au masque si le nouveau-né n'a ni crié, ni rosi, en oxygène pur, à la fréquence de 40 à

Réanimation du nouveau-né

La ventilation au masque
- Appliquer le masque[1] de façon étanche sur la face de l'enfant, incluant le nez et la bouche, menton « luxé » vers l'avant.
- Régler l'apport d'oxygène en fonction de l'état de l'enfant : si le nouveau-né n'a ni crié, ni rosi, faire un apport d'oxygène pur.
- Assurer un rythme de 40 à 50 ventilations par minute, sauf dans le cas de liquide amniotique méconial ou d'une hernie diaphragmatique, la valve de sécurité permettant d'éviter la surpression alvéolaire.

L'intubation
- Introduire la sonde par une narine tandis que le laryngoscope est introduit dans la bouche pour visualiser l'orifice glottique.
- Faire progresser la sonde dans la trachée à l'aide de la pince de Magill.
- Effectuer une aspiration trachéale.
- Relier la sonde à l'insufflateur branché sur l'oxygène et la fixer « en moustache ».
- Vérifier la pose correcte de la sonde : le thorax se soulève symétriquement, auscultation pulmonaire symétrique.

1. Le masque est relié à l'insufflateur et à la source d'oxygène.

Rôle de la puéricultrice

La prise en charge en salle de naissance de l'enfant en détresse vitale
La puéricultrice participe, directement ou indirectement, à cette manœuvre de réanimation.

Avant la réanimation
Elle assure la préparation, l'entretien et la vérification du matériel.

Pendant la réanimation
- Elle met en route le chronomètre ;
- elle effectue l'aspiration ;
- elle assure la ventilation ;
- elle réalise le massage cardiaque.

En cas d'intubation
- Elle tient l'enfant ;
- elle fixe la sonde ;
- elle pose un cathlon pour la perfusion.

Après la réanimation
- Elle note les soins effectués ;
- elle participe à la surveillance de l'enfant avant son transfert ;
- elle aide à sa mise en condition.

25. Voir liste p. 168.

50 insufflations par minute, sauf dans le cas de liquide amniotique méconial ou de hernie diaphragmatique ;

- si l'état de l'enfant ne s'améliore pas (au maximum à 3 minutes de vie), d'une intubation nasotrachéale puis une ventilation en oxygène pur et un massage cardiaque externe si la fréquence cardiaque est inférieure à 100 par minute.

Trois éventualités peuvent ensuite se présenter :

- l'état de l'enfant s'améliore et, au bout de quelques minutes de ventilation, il est possible de l'extuber. La surveillance et les examens complémentaires seront ensuite assurés en unité de néonatologie ;
- l'état de l'enfant ne permet pas d'envisager l'extubation. Son transfert vers un service de réanimation néonatale est organisé rapidement ;
- l'état de l'enfant ne s'améliore pas, la réanimation est inefficace. Au bout de 20 minutes, la constatation de l'inactivité respiratoire et circulatoire nécessite l'arrêt de la réanimation sur décision du pédiatre.

Le transfert du nouveau-né

Les indications

Le transfert du nouveau-né est indiqué chaque fois que l'état de santé nécessite une prise en charge médicale, une surveillance ou un traitement ne pouvant pas être réalisé dans la maternité de naissance.

Lorsqu'une indication est connue **avant la naissance** et que cela est possible, le transfert est réalisé *in utero* afin de ne pas dissocier les lieux d'accouchement et de prise en charge (médicale ou chirurgicale).

Lorsque l'indication de transfert est posée **après la naissance**, elle en conditionne le mode et oriente le choix du service d'accueil.

Le mode de transport

Le choix

Il dépend de l'état de santé du nouveau-né :

- une ambulance de néonatologie (équipée d'un incubateur), avec ou sans puéricultrice, si la pathologie est légère ;

Rôle de la puéricultrice

L'accompagnement des parents en cas de transfert

Lorsqu'un nouveau-né est transféré dans un autre service, le soutien et l'accompagnement des parents sont importants, et ceci durant toute la durée du séjour de la maman à la maternité.

La puéricultrice rencontre le plus tôt possible la maman (et si possible le papa) afin d'évaluer la façon dont est vécu le transfert du bébé, la compréhension des motifs d'hospitalisation :

- elle prend en compte leur désarroi, leur angoisse et propose un entretien avec le pédiatre pour tout ce qui est d'ordre médical et avec le psychologue du service, s'ils le souhaitent ;
- elle favorise leur expression de ce qui est difficile quant à cette séparation, ce qui les inquiète dans l'état de leur enfant. Tout ceci peut être fait autour de la photo du bébé prise avant le transfert ;
- elle aborde (avec les sages-femmes et les obstétriciens) la possibilité, pour la maman, de se déplacer pour aller voir son bébé. Il convient de laisser la maman libre d'y aller ou non, en fonction de sa fatigue, bien sûr, mais aussi de son désir et de ses possibilités d'assumer cette visite. Celle-ci peut parfois être imaginée comme très angoissante (perfusion, intubation, sonde gastrique…) ;
- c'est souvent le papa qui sert d'intermédiaire entre les services où se trouvent l'enfant et la mère. Il transmet ce qu'il a vu et entendu, ses impressions sur le nouveau-né, les informations recueillies auprès de l'équipe, en attendant que la maman soit prête à aller auprès de son enfant ;
- après chaque visite des parents, la puéricultrice doit s'informer systématiquement de leurs impressions, des soins qu'ils ont pu effectuer eux-mêmes sur le bébé et de leurs contacts avec le personnel soignant… ;
- la puéricultrice veillera à prendre contact chaque jour avec le service du lieu de transfert, si le pédiatre ne peut le faire ;
- elle établit un cahier et reporte les modifications de l'état de l'enfant, ce qui permet de suivre son évolution et facilite le soutien auprès des parents, même lors de changement d'équipes.

Il est souvent nécessaire de donner des nouvelles à la maman, ou de compléter les informations en sa possession. Si le lieu de transfert du bébé est très éloigné de la maternité, envisager avec la maman et l'équipe la possibilité pour la mère d'être admise dans le service de maternité de l'hôpital où se trouve l'enfant, voire en chambre mère/enfant. Il est conseillé de laisser à la maman un temps de réflexion quant aux solutions envisageables, et surtout d'éviter le *forcing*.

◆ un SMUR dans les autres cas (SMUR pédiatrique ou SMUR polyvalent), équipé pour transférer un nouveau-né (présence d'un pédiatre ou d'un médecin réanimateur).

Les précautions

Jusqu'au départ de l'enfant vers son service d'accueil, l'équipe soignante poursuit la surveillance de l'enfant et prépare, en plus des éléments administratifs (dossiers de la mère et du nouveau-né), le placenta recueilli dans un sac stérile (examen bactériologique) et un tube de 10 ml de sang maternel (groupage, recherche d'agglutinines irrégulières).

Au moment du départ, installé dans son incubateur de transfert, le nouveau-né sera conduit auprès de ses deux parents. Une photographie instantanée de leur enfant leur sera remise.

Le rôle du pédiatre et de la puéricultrice est de répondre aux questions des parents, sans anticiper et en trouvant des propos apaisants, au sujet du pronostic et des traitements.

L'organisation du transfert

Lorsque le pédiatre a pris la décision du transfert d'un nouveau-né, il recherche une place dans un service de néonatologie (s'il n'y en a pas sur place) ou contacte le SAMU si l'état de l'enfant relève d'une prise en charge en réanimation.

Dans le cas d'un transfert à l'extérieur, la puéricultrice ou la sage-femme contacte une compagnie d'ambulances pédiatriques avec la présence d'un soignant spécialisé.

Pour gagner du temps, la liste des différentes sociétés doit être affichée dans le service, à proximité d'un poste téléphonique.

La soignante prépare la photocopie du **dossier « maman/nouveau-né »** avec autorisation d'opérer (signée des parents), une lettre du pédiatre, des bons de transport, une prise en charge concernant le transfert des étiquettes du bébé (et/ou de la maman), d'éventuels examens effectués au bébé avant le transfert.

La surveillance médicale du nouveau-né

Le premier examen médical

Dans de nombreux services, un premier examen du nouveau-né est pratiqué dans les 24 heures qui suivent sa naissance. Puis le nouveau-né est examiné une seconde fois par le pédiatre en présence de sa mère (c'est pour elle l'occasion de poser les questions qui la préoccupent) au moment de sa sortie de la maternité (vers le 8e jour).

Cet examen comporte quatre étapes.

L'inspection générale

Elle permet d'apprécier le tonus et la motilité spontanée de l'enfant, sa coloration, son état cutané, et de rechercher toute anomalie apparente.

La palpation

En vue de dépister d'éventuelles anomalies, le médecin examine différents organes :

◆ le **crâne** est palpé, pour rechercher une bosse séro-sanguine, un céphalhématome, un éventuel chevauchement des sutures. La taille des fontanelles antérieure (*lambda*) et postérieure (*bregma*) est appréciée ;

◆ la **bouche** est examinée pour rechercher une division palatine ;

◆ l'**abdomen** est naturellement souple. Le médecin recherche le foie, la rate, les reins ;

◆ les **organes génitaux** : chez le petit garçon, le médecin recherche la présence, ou l'absence, des testicules dans les bourses ;

◆ les **os**, les **articulations** et les **clavicules** font l'objet d'un examen ostéo-articulaire ;

◆ les **hanches**. Le médecin recherche, par la manœuvre d'Ortolani et de Barlow, un « ressaut », signe d'une luxation des hanches du nouveau-né. Cette anomalie nécessite une échographie du bassin et un langeage en abduction les premiers mois (voir p. 243) ;

◆ les pieds sont examinés afin de rechercher une éventuelle malposition.

L'auscultation

Elle permet d'apprécier :

◆ le **rythme cardiaque** (120 à 160 battements par minute à la naissance) et de rechercher la persistance d'un souffle systolique ;

◆ le **rythme respiratoire** (50 à 80 mouvements par minute) et de rechercher des signes de lutte ou d'encombrement respiratoire.

L'appréciation de l'hémodynamique du nouveau-né peut être complétée par le temps de recoloration qui est normalement inférieur à 3 secondes, et la prise de la tension artérielle au *flush*, méthode moins fiable que celle effectuée directement au pouls radial, ou huméral (la tension artérielle moyenne est de 6 chez le nouveau-né à terme).

L'examen neurologique

La recherche des réflexes archaïques et l'évaluation du tonus sont systématiquement effectuées lors de l'examen médical qui suit la naissance. Reflet du développement du système nerveux du nouveau-né, leur absence peut faire suspecter une lésion cérébrale.

Les réflexes archaïques

Ce sont des mouvements automatiques dits « réflexes primaires », que l'on observe chez le nouveau-né en réponse à certains stimuli. Ils disparaissent au cours du premier trimestre de vie. Les principaux sont :
- le **réflexe de succion**. L'examinateur, en mettant un doigt dans la bouche du bébé, déclenche un mouvement de succion rythmique ;
- le **réflexe des points cardinaux**. La stimulation d'un des coins de la bouche ou de la joue déclenche un mouvement de la tête vers le côté de la zone stimulée ;
- le ***grasping reflex*** ou **réflexe d'agrippement**. Saisie automatique d'un doigt de l'examinateur placé dans la paume de la main, une traction lente assoie l'enfant qui s'accroche à l'examinateur ;
- l'**extension croisée**. Une stimulation nociceptive de la face antérieure de la jambe entraîne un mouvement d'extension croisée du membre inférieur controlatéral ;
- le **réflexe de marche automatique**. Soutenu et mis en position debout, le bébé esquisse, au contact d'un plan dur, des mouvements automatiques et rythmiques de marche ;
- le **réflexe de Moro, ou réflexe d'embrassement**. Il est étudié en soulevant la tête du bébé de quelques centimètres sans lui faire perdre le contact avec le plan de l'examen avant de la lâcher brusquement, ce qui provoque le réflexe : abduction des bras avec extension des avant-bras et ouverture des mains, associées à un cri.

Le tonus

C'est l'état de tension permanente dans lequel se trouvent les muscles du squelette. L'état d'hypertonie des membres et d'hypotonie du tronc prédomine à la naissance. L'examen neurologique du nouveau-né met en évidence :
- le **tonus passif**, estimé par la flexion des segments des membres supérieurs et inférieurs les uns par rapport aux autres lorsque le nouveau-né est en position fœtale :
  - angle poplité à 90°, supérieur si l'enfant est né par le siège,
  - angle pied jambe à 0°,
  - angle talon oreille, mesuré jambes étendues et ramenées vers l'abdomen,
  - manœuvre du foulard (le coude ne dépasse pas la ligne médiane) ;
- le **tonus actif** est évalué par le redressement de la tête et la tenue sur les jambes lorsqu'on le tient sous les bras, debout et bien appuyé sur la plante des pieds :
  - le nouveau-né tient sa tête quelques secondes,
  - les membres et le tronc sont hypertoniques.

Le deuxième examen médical ou l'examen de sortie de maternité

Le jour de la sortie de la maternité, le médecin renouvelle l'examen du nouveau-né. Cela permet de vérifier l'évolution normale de l'enfant depuis sa naissance.
Le médecin remplit à cette occasion le certificat médical des 8 premiers jours.
Les résultats de l'examen sont également retranscrits dans le carnet de santé de l'enfant (une des pages étant réservée à cet effet). Y sont également notés : les modalités de l'accouchement, l'état de l'enfant à la naissance, les surveillances particulières (par exemple : langeage en abduction, radio des hanches à 4 mois...), les incidents survenus durant le séjour en maternité, le régime de l'enfant, les médicaments prescrits (vitamine D, fluor, etc.).

La prise en charge quotidienne du nouveau-né

La surveillance paramédicale du nouveau-né

La surveillance du nouveau-né se fait plus particulièrement au moment de la toilette matinale, des changes, des tétées, et grâce à l'écoute des observations faites par la maman. Tous les éléments de surveillance sont notés sur le cahier de l'enfant et signalés immédiatement au médecin en cas d'anomalie.

La surveillance de la température

Du fait de l'immaturité de la thermorégulation du nouveau-né, il est nécessaire de contrôler sa température jusqu'à ce que l'on constate une stabilisation de celle-ci (qui survient en général entre 24 à 48 h après la naissance).
En cas d'anomalie, la prise de la température doit être effectuée à chaque change, jusqu'à normalisation, sans oublier de le signaler au médecin et d'en rechercher la cause (enfant laissé nu trop longtemps,

À noter...
La température est prise en général le matin, en axillaire plutôt que rectale, afin d'éviter une irritation de la muqueuse anale très fragile (ne pas oublier d'ajouter cinq-dixièmes au chiffre trouvé).

pièce insuffisamment chauffée, infection, enfant trop couvert...). On utilise un thermomètre électronique à bout « olive », plus pratique et moins traumatisant[26].

La surveillance du poids

La surveillance du poids du nouveau-né est quotidienne. En général, elle est effectuée le matin, au moment de la toilette de l'enfant et avant un repas.
C'est un des éléments permettant d'apprécier l'état de l'enfant.
Le nouveau-né perd du poids les 3 ou 4 premiers jours de sa vie, car il élimine le méconium accumulé dans son tube digestif. Mais cette perte de poids ne doit jamais excéder 10 % de son poids de naissance.

À noter...
À l'heure actuelle, l'alimentation de l'enfant étant précoce, le nouveau-né perd peu de poids, et il amorce une remontée de sa courbe pondérale dès le 3e ou 4e jour de vie pour récupérer son poids de naissance vers le 10e jour, parfois un peu plus tard.

La surveillance des selles

Les selles sont généralement éliminées au cours des 24 premières heures, mais certains nouveau-nés n'émettent leur première selle qu'au bout de 48 heures, sans que cela soit pour autant pathologique.
Si l'enfant n'a pas eu de selles au-delà de la 48e heure de vie, il est indispensable de le signaler au médecin, afin de rechercher une éventuelle anomalie congénitale (maladie de Hirschsprung, occlusion intestinale, mucoviscidose...).
Les premières selles sont appelées **méconium** : de couleur brun verdâtre, presque noir, visqueux et collant, adhérant facilement à la peau de l'enfant, il est composé de bile et de débris cellulaires intestinaux.
Ce méconium est émis durant 24 à 36 heures ; il est progressivement remplacé par des selles normales de consistance semi-liquide.
Chez le nouveau-né au sein, les selles sont de couleur jaune, semi-liquides (en raison de l'acidité du lait maternel, qui entraîne une accélération du transit intestinal). Chez l'enfant nourri au lait artificiel, elles sont plus moulées, grumeleuses, jaunâtres, parfois vertes, à cause de l'oxydation des selles à l'air (ce phénomène s'explique par la présence de fer dans les laits).
Il est normal que l'enfant ait une selle à chaque change, c'est-à-dire environ 6 à 8 fois par jour, du fait de la rapidité de digestion du lait maternel ou hypo-allergénique (entre 1 h 30 et 2 h). Le nombre de selles varie cependant d'un enfant à l'autre.
Certains nouveau-nés émettent une selle pendant la tétée ; il est donc préférable de les changer après celle-ci (s'ils ne sont pas sujets à des régurgitations).
La fréquence des selles semi-liquides n'est pas un élément inquiétant s'il est isolé, surtout si l'enfant est en bonne santé (comportement normal et perte de poids physiologique).

La surveillance des urines

La première miction survient généralement dans les 24 premières heures qui suivent la naissance. Il est important de noter la première émission d'urines, ainsi que les mictions suivantes, afin de pouvoir dépister une anomalie de l'appareil rénal.
Les premières urines peuvent être de couleur saumonée et troubles. C'est la conséquence d'un taux passagèrement élevé d'urates.
Le nouveau-né urine fréquemment, et lors des changes, les couches sont humides. Ce phénomène est parfois difficile à apprécier avec les nouveaux changes complets, particulièrement absorbants.

La surveillance du comportement

Le temps de sommeil est très important (voir p. 186).
Pendant les périodes d'éveil, qui correspondent en général aux tétées, le nouveau-né est vigilant et présente une motilité spontanée asymétrique, son cri est franc et douloureux.
Toute anomalie du comportement (hypotonie, somnolence, enfant peu réactif) doit être notée sur le cahier de surveillance et signalée au médecin.

La surveillance de l'état cutané

Tout élément anormal de la peau (cyanose, pâleur, ictère, éruption...) doit être noté et signalé au médecin, de même qu'un aspect inhabituel du cordon ombilical (suintement, rougeur, odeur anormale).

La vie quotidienne du nouveau-né

Les soins corporels

Durant le séjour en maternité, le personnel de santé a un rôle important à jouer pour aider les parents à se familiariser avec leur enfant, à le découvrir. Il a un

26. Les thermomètres à mercure sont interdits depuis 1999.

rôle éducatif important à remplir. Celui-ci consiste non seulement à montrer les gestes quotidiens lors des soins, mais également à les argumenter.
Le sommeil et la nourriture sont les besoins essentiels du nouveau-né durant les premières semaines de sa vie. Mais il faut également lui faire sentir qu'il existe et qu'il est aimé. Ses parents et le personnel de santé vont quotidiennement répondre à ce besoin par la parole, le regard et les caresses dans les soins de tous les jours.

L'accompagnement des parents lors des soins

En service de maternité, on apprend en particulier aux parents à respecter le rythme du bébé. L'organisation des soins doit donc se dérouler en fonction de son rythme de sommeil et d'éveil.
Il n'est pas forcément nécessaire de réaliser une démonstration du déroulement du bain pour les parents, surtout si ce n'est pas leur premier enfant. Il est préférable de leur demander ce qu'ils souhaitent. Souvent, ils savent le faire, mais ils doutent de leurs compétences. Il faut alors éviter les conseils directifs qui ne feraient que renforcer ce manque de confiance.

La préparation du matériel pour le bain

La toilette du nouveau-né ne nécessite pas un matériel sophistiqué. Il n'est pas question pour les parents de transposer à la maison ce qu'ils ont vu faire à l'hôpital. Nous listons ci-après le matériel de base pour le bain, mais chaque famille pourra choisir ce qui convient le mieux à ses goûts et ses habitudes.
Pour mieux mémoriser le matériel, il convient de l'associer à son usage selon le déroulement du soin.

Rôle de la puéricultrice

Recommandations :
- ne pas imposer une technique « standard » de soin, l'essentiel étant de respecter l'hygiène, le confort et la sécurité du nouveau-né ;
- donner aux parents le sentiment d'être irremplaçables dans leur « rôle » (l'objectif étant avant tout qu'ils soient capables de réaliser les soins, sans aide, en y associant leur part d'affectivité qui est essentielle pour le bébé).

Les conseils pratiques pour le bain

Le choix de la baignoire

Durant la première année, préférer la baignoire d'enfant, ou la grande cuvette en plastique posée sur une table. La baignoire familiale, peu économique dans la consommation d'eau chaude, présente l'inconvénient majeur de ne pas être sécurisante pour l'enfant qui ne peut y maintenir son équilibre car son corps « flotte » dans un volume d'eau trop important. De plus, elle est source d'inconfort pour la mère qui doit maintenir l'enfant durant l'immersion.

Le choix du moment du bain

À la maison, le choix du moment du bain (matin ou soir) dépend surtout du désir des parents. Le bain doit être un moment agréable pour l'enfant et pour ses parents, ce qui demande de leur part une réelle disponibilité.

Tableau 6.2 : Préparation du matériel pour le bain.

Matériel	Usage
Un thermomètre de bain, un savon, une serviette	Pour les soins du corps
De l'eau minérale et du coton	Pour les soins du visage
Des compresses stériles, de l'alcool à 60 °, de l'éosine aqueuse	Pour les soins du cordon
Des fusettes de coton	Pour les oreilles et le nez
Un shampoing et une brosse (personnelle)	Pour les cheveux
Une paire de ciseaux et une lime	Pour les ongles
Des vêtements propres et une couche	Pour l'habillement
Un thermomètre électronique	Pour la prise de la température

La durée du bain

Le petit nourrisson ayant tendance à se refroidir rapidement, le bain ne doit pas excéder quelques minutes. De plus, le nouveau-né se fatigue vite, et manifeste souvent son mécontentement par des pleurs.
La durée du bain doit être adaptée aux réactions de chaque enfant.

La température de l'eau

L'eau doit être à la température moyenne de celle de l'enfant : 37° (elle peut varier de 36°6 à 37°4).

À noter...
Il est prudent de faire couler un filet d'eau froide à la fin du remplissage de la baignoire, ainsi, si quelques gouttes tombent sur l'enfant, elles seront froides et non bouillantes !

La quantité d'eau dans la baignoire

Une petite quantité d'eau dans la baignoire suffit, car :
- plus il y a d'eau dans la baignoire, plus l'enfant risque de ressentir une impression d'insécurité en ne sentant plus de limites autour de lui ;
- la maman sera elle aussi plus en sécurité. Si la baignoire est peu remplie, même si ses gestes manquent un peu d'assurance, l'enfant ne risque pas d'inhaler d'eau et cela permet aussi de faire reposer le siège de l'enfant sur le fond de la baignoire. La mère peut ainsi le tenir d'une seule main, et utiliser l'autre pour le rincer.

Le déroulement du bain

Les mains de la personne qui donne le bain à l'enfant sont préalablement lavées.
Après avoir nettoyé rapidement le siège (s'il est souillé), on déshabille l'enfant et on procède au savonnage du corps à la main, ou au gant de toilette. Le plus agréable pour l'enfant est sans doute le savonnage avec la main. Cette méthode permet de caresser l'enfant, et de bien sentir si tous les plis sont savonnés. À la fin du savonnage, il est préférable de se rincer les mains pour éviter qu'elles ne glissent trop sur la peau savonnée.
L'enfant est ensuite immergé progressivement dans l'eau. **Il faut le maintenir fermement sous la nuque et l'aisselle d'une part, sous le siège d'autre part.** L'adulte qui donne le bain doit rassurer le bébé, en captant son regard et en lui parlant. Quand l'enfant est dans l'eau (son siège reposant sur le fond de la baignoire), on peut lui savonner le cuir chevelu. Il est important de laver la tête du bébé tous les jours, car il transpire beaucoup et a une sécrétion sébacée importante qui peut entraîner l'apparition de croûtes.
L'enfant, sorti du bain, est enveloppé dans la serviette éponge. On le tamponne délicatement en insistant au niveau de tous les plis.
Le body doit être rapidement enfilé, afin que l'enfant ne se refroidisse pas durant les soins du cordon et du siège.

À noter...
Il peut arriver que l'enfant se mette à pleurer violemment au moment du bain. Il faut lui laisser le temps de s'habituer (même s'il est vrai que l'eau est un élément qu'il connaît). Cette réaction peut être induite par une certaine crispation de l'adulte qui le baigne et qu'il ressent. Il est donc préférable de ne pas prolonger cet instant s'il est peu apprécié du bébé. Il y prend généralement plaisir au bout de quelques jours.

Les soins du cordon ombilical

Ce soin est associé au bain et il est renouvelé au cours de la journée, au moment des changes, ce qui permet un dessèchement plus rapide du cordon.
À l'aide de compresses stériles imbibées de désinfectant (et changées à plusieurs reprises au cours du soin), on nettoie la base du cordon ombilical **en allant du centre vers la périphérie**, de façon à ne pas ramener de souillures vers le point d'insertion du cordon, ce qui présente un risque d'infection.
On pratique de même pour le bout du cordon, en partant de la base vers l'extrémité.
On applique ensuite un peu d'éosine aqueuse à la racine du cordon, ce qui favorise un dessèchement plus rapide.

Rôle de la puéricultrice

Réalisation des soins du cordon avec les parents

Ces soins inquiètent bien souvent les parents parce qu'ils craignent de faire mal à leur enfant. Il est donc recommandé :
- **de les laisser réaliser eux-mêmes ces soins à la maternité** (de même qu'ils peuvent faire la toilette ou le bain de leur enfant) afin qu'ils acquièrent ainsi plus d'aisance en vue du retour à la maison ;
- **de préciser que le cordon est insensible** car non innervé et que, si le bébé pleure, c'est

parce que la sensation de froid du produit sur sa peau lui est désagréable ;

- d'expliquer aux parents **la manière de mettre les couches** afin de favoriser une bonne cicatrisation : éviter de rabattre les couches sur le pansement, mais les replier au-dessous. Le cordon a ainsi peu de risques d'être humidifié par les urines et ce simple geste prévient la macération ;
- enfin insister auprès des parents sur le fait que **la chute du cordon survient** en général **entre le 8e et le 15e jour de vie**, ce qui ne dispense pas de continuer à nettoyer la plaie ombilicale jusqu'à la cicatrisation complète (facilement repérable par l'absence de sérosité au moment du soin).

Les soins des yeux

Les soins des yeux sont effectués à l'aide d'un coton imbibé d'eau minérale ou de sérum physiologique. Ils sont toujours nettoyés **de l'intérieur vers l'extérieur**, de façon à éviter de ramener des sécrétions vers l'orifice du canal lacrymal (encore très fragile).
Si l'enfant présente un petit écoulement oculaire, il faut prendre la précaution d'éliminer celui-ci avec un premier coton, avant de nettoyer les yeux normalement.

Les soins du visage

Les soins sont effectués à l'aide d'un coton imbibé d'eau minérale ou d'eau du robinet[27].
On nettoie le visage dans l'ordre suivant : le front, les joues, le menton, la bouche et le nez. Puis on essuie le visage avec un Kleenex ou une serviette-éponge très douce.
L'utilisation du lait de toilette n'est pas utile, car, même s'il est « hypoallergique », il entraîne assez fréquemment des irritations de la peau. D'autre part, à température ambiante, les laits de toilette peuvent devenir rapidement des « nids à microbes ».
Ces laits étant des produits gras, il est préférable, dans tous les cas, de rincer la peau du bébé avec de l'eau pour éviter des manifestations d'intolérance. Toutefois, malgré les inconvénients que peuvent présenter ces produits, certaines mamans tiennent à les utiliser. Il est important de les avertir des risques éventuels et des formes de manifestations possibles, afin qu'elles puissent choisir délibérément.

Les soins du nez

Le nez doit être nettoyé uniquement si l'enfant semble gêné pour respirer, ou si des sécrétions sont visibles dans les narines. Il suffit d'imbiber d'eau minérale quelques fusettes de coton et de les rouler entre les doigts (le coton accroche les sécrétions).
Les cotons-tiges sont à utiliser avec précaution. Leur rigidité les rend dangereux pour la muqueuse nasale fragile et très vascularisée, risque accru par les mouvements imprévisibles du bébé.

Les soins des oreilles

Le cérumen sera recueilli avec une fusette de coton sur la partie externe du conduit auditif afin d'éviter de le refouler vers le fond et de former ainsi un bouchon. On peut ensuite nettoyer les pavillons avec des fusettes sèches. Il faut proscrire les fusettes humidifiées car l'apport d'humidité dans l'oreille peut favoriser la pullulation microbienne.

Les soins des ongles

Il est possible de couper avec précaution les ongles d'un bébé à partir de 8 à 10 jours après la naissance. Choisir un moment où l'enfant est calme, après la tétée par exemple. Après avoir désinfecté la lame de ciseaux à bouts arrondis, les ongles sont coupés « au carré », pas trop près de la peau. On peut ensuite limer les ongles légèrement pour en arrondir les angles.

Le change

Les soins du siège

En prévention des érythèmes, les changes doivent être fréquents (au minimum à chaque tétée).
Le siège est lavé avec soin chaque fois qu'il est souillé (par les selles et par l'urine). Il faut :

- savonner et rincer le siège abondamment (du plus propre au plus sale) ;
- au niveau des organes génitaux, le nettoyage doit être **minutieux** (pour éliminer les sécrétions et les selles qui peuvent s'y trouver et être source d'irritation) :
  – chez la petite fille, il faut écarter les petites lèvres et nettoyer **du méat urinaire vers l'anus**, afin de ne pas ramener de selles vers les organes génitaux ;
  – chez le petit garçon, il faut nettoyer l'extrémité de la verge (sans décalotter durant les premiers mois, la peau étant encore trop serrée) ;
- sécher soigneusement le siège pour éviter la macération de la peau humide dans les couches.

---

27. On peut également utiliser du « sérum physiologique » les premières semaines mais ce n'est pas indispensable, d'autant que ce produit devient rapidement trouble et souillé.

L'application d'huile ou de pommade sur le siège est inutile, la peau ne respirant plus sous la couche de pommade (ce qui favorise la macération et un éventuel érythème).

Les soins d'un érythème fessier

Si un début d'érythème fessier apparaît (lors des diarrhées, lorsque les selles sont plus liquides, plus acides), les changes devront être plus fréquents pour éviter un contact prolongé des matières avec la peau irritée. Les soins de propreté restent les mêmes : savonnage, rinçage, séchage minutieux mais doux. Parfois, un produit est prescrit par le pédiatre (éosine aqueuse, crème...).
Le meilleur remède pour soigner un érythème est sans conteste l'air, qui permet la cicatrisation très rapide si la température de la pièce est suffisante (22° minimum).
Afin d'éviter la macération, et ce jusqu'à guérison des lésions, il est préférable d'utiliser un morceau de coton non pelucheux (plus doux) à l'intérieur du change complet.
Une fois la lésion asséchée (entre 24 et 48 h), le relais peut être pris par une crème hydratante la plus neutre et la moins épaisse possible.

À noter...
Le choix du moment du change dépend surtout du rythme personnel du bébé. Les premiers temps, il émet fréquemment une selle au cours de la tétée ou immédiatement après. Il est alors préférable de le changer après la tétée. Mais certains bébés n'aiment pas être remués quand ils ont bu. Il faut donc les changer avant la tétée. C'est à la maman d'apprécier ce qui convient le mieux à son bébé.

Les habitudes vestimentaires

Durant les premiers mois, l'enfant grandit vite, et sa motricité évolue rapidement. De ce fait, la composition du trousseau, vite périmée, demande un réajustement permanent.

Le choix des vêtements

La mode actuelle offre une grande variété de vêtements pour enfants, mais nous n'insisterons pas sur les critères de choix qui dépendent surtout du goût des parents et de leur budget.
Nous nous contenterons de rappeler quelques critères généraux. Les vêtements d'un enfant doivent :
- lui permettre de bouger aisément (privilégier les matières extensibles, les vêtements une pièce) ;
- être faciles à enfiler (privilégier les brassières à l'américaine, les fermetures *Velcro* plutôt que les boutons, etc.) ;
- être adaptés à la saison et à la température ;
- être en fibres naturelles (douces et légères) et d'entretien facile ;
- permettre sans gêne la circulation sanguine (éviter les chaussettes qui serrent trop les chevilles).

L'habillement de jour

Un nouveau-né est aussi sensible à la chaleur qu'au froid. Savoir habiller un enfant demande un peu de bon sens. Il suffit de tenir compte de la température ambiante. Le meilleur moyen de savoir si l'enfant est correctement couvert est de passer une main sur sa peau : sur le thorax ou l'abdomen (le front et les mains, n'étant pas couverts, ne donnent pas d'indication significative de la température de l'enfant). Ainsi :
- si l'enfant est trop couvert : sa peau est chaude, et surtout moite ; il est souvent rouge et pleure anormalement, il s'agite ou il est somnolent ;
- s'il est insuffisamment couvert : l'enfant pleure, dort mal, présente une cyanose des extrémités.

L'habillement de nuit

Une des grandes craintes des parents, c'est que leur enfant ne se découvre la nuit... Pour permettre à l'enfant une liberté totale de mouvements et lui éviter d'avoir froid, il suffit de lui mettre un pyjama d'une seule pièce, adapté à la température ambiante. La gigoteuse en est le parfait exemple.
Ce choix évite l'usage de draps et couvertures qui peuvent présenter des risques d'asphyxie (dans le cas où le nouveau-né bouge beaucoup et se retourne complètement en dormant).

L'habillement en cas de fièvre

Il paraît utile de rappeler aux parents que plus l'enfant a de la fièvre, moins il doit être couvert. Une couche et, éventuellement, une petite chemise suffisent à partir du moment où l'enfant a une température supérieure à 38° (voir p. 496).

Le choix des couches

Les changes complets sont les couches les plus utilisées. Il faut savoir que, malgré de nombreux avantages pratiques, quelques cas « d'allergies » aux couches ont été constatés... On observera les réactions cutanées du bébé. À cet égard, il faut noter que les couches les moins chères ne sont pas, bien souvent, les mieux étudiées, ni les moins allergisantes.

L'alimentation du nouveau-né

Chez le nouveau-né, le passage de l'état de sommeil à l'état de veille se manifeste par une sensation désagréable de faim : il pleure. Aussi la mère doit-elle répondre à ce besoin, pour apporter satisfaction à son enfant et faire apparaître l'état de satiété et la quiétude qui lui sont nécessaires pour entrer dans une nouvelle phase de sommeil.

Le choix du mode d'alimentation

Récemment, un courant écologique a rendu à l'allaitement maternel la place qu'il méritait. D'où l'augmentation importante du nombre de femmes désireuses d'allaiter leur enfant. Mais s'agit-il toujours d'un choix délibéré ? L'influence de ce nouveau courant idéologique ne peut-il pas créer un sentiment de culpabilité chez les mères désireuses de choisir l'alimentation au biberon ?
En fait, on réalise actuellement que le succès d'un allaitement dépend étroitement de la liberté de choix. Celui-ci devrait être fait en fin de grossesse. Pour choisir, les parents ont besoin d'**informations objectives**, ce qui sous-entend, de la part des personnes qui informent, une grande neutralité par rapport à leurs convictions personnelles.
Il convient donc d'indiquer les avantages du lait maternel et des laits de fabrication industrielle (appelés « préparations lactées pour nourrissons »), mais également les inconvénients qu'ils peuvent présenter, afin d'offrir aux parents une vraie liberté de choix.
Lorsque les parents ont choisi le mode d'alimentation de leur nouveau-né, le personnel fait en sorte de le respecter et d'apporter son soutien aux parents, que ce soit par des conseils ou une simple présence encourageante. Toutefois, il est important d'avoir présent à l'esprit qu'il existe des contre-indications à l'allaitement maternel. La puéricultrice peut soit orienter le choix initial, soit le remettre en cause après la naissance (voir p. 371). Il convient de toujours rester prudent.

L'allaitement maternel

L'apprentissage de l'allaitement maternel

Le port d'un soutien-gorge adapté est conseillé, jour et nuit, pour éviter l'affaissement des seins avec le poids du lait, au moins les premiers jours.

L'installation du bébé et de la maman

Il n'existe pas de position « idéale » pour allaiter. En général, la maman trouve d'elle-même la position qui lui convient (ce qui n'est pas toujours évident lorsqu'elle a eu une épisiotomie ou une césarienne). Elle peut s'installer :
- soit **en position couchée**, sur le côté, l'enfant allongé contre elle, le lit légèrement surélevé afin de

Tableau 6.3 : Éléments comparatifs des modes d'alimentation du nouveau-né.

	Lait maternel	Lait de fabrication industrielle
Avantages	• La composition du lait se modifie en fonction des besoins de l'enfant. • Il apporte des éléments de protection anti-infectieuse et anti-allergique. • Le colostrum favorise l'élimination du méconium. • Ce lait est à bonne température et évite toute manipulation. • Il est rapidement digéré (environ 1 h 30) et permet une alimentation « à la demande ». • Il favorise les contacts mère/nouveau-né. • Il est favorable à la cicatrisation utérine chez la mère.	• La composition du lait artificiel est proche de celle du lait de femme (sans toutefois pouvoir l'égaler...). • Ce lait est actuellement enrichi en vitamines C, D, K. • Il permet une alimentation « à la demande ». • Il est moins astreignant pour la mère : les biberons peuvent être donnés par une autre personne que la maman, qui ne doit pas être présente en permanence.
Inconvénients	• Les débuts peuvent être difficiles, voire douloureux. • Ce mode d'allaitement peut paraître astreignant (la présence de la mère étant nécessaire au moment des tétées). • Le lait maternel peut accélérer le transit intestinal (selles molles ou même liquides).	• C'est un allaitement qui entraîne des astreintes matérielles (préparation des biberons, stérilisation...). • Le lait peut provoquer des intolérances aux protéines du lait de vache (IPLV). • Il n'apporte pas d'éléments anti-infectieux (anticorps de la mère).

favoriser la déglutition et la descente du lait dans l'estomac du bébé ;

◆ soit **en position assise**, dans son lit ou dans un fauteuil (si possible avec les jambes légèrement surélevées pour éviter des douleurs dorsales), un coussin (ou un oreiller) sous son bras.

Rôle de la puéricultrice

Accompagner le choix du mode d'alimentation

La puéricultrice veillera à :

- être disponible (l'écoute et l'observation sont essentielles pour individualiser les conseils) ;
- apporter des conseils ni trop directifs, ni trop rigides ;
- être cohérente dans ses actes et ses propos (afin que les parents puissent se repérer) ;
- savoir être tolérante face aux attitudes différentes des parents avec leurs nouveau-nés ;
- respecter les idées, les cultures, les traditions de chaque mère et éviter à tout prix de véhiculer un modèle de « bonne mère ».

De plus, aider les parents à bien choisir le mode d'alimentation de leur bébé implique une attitude cohérente au sein de l'équipe.

La première mise au sein

La première mise au sein doit être précoce car :

◆ le réflexe de « fouissement » propice à la tétée est un **réflexe de succion** présent dès la naissance. Il diminue progressivement vers la 6e heure pour ne réapparaître que 48 heures plus tard. C'est pourquoi, si on laisse passer ce moment favorable à l'apprentissage, pour le nouveau-né comme pour sa mère, la première mise au sein s'avère souvent plus difficile ;

◆ la tétée précoce favorise chez l'enfant la prévention de l'hypoglycémie (le nouveau-né puise massivement dans ses réserves pour maintenir sa température) et l'élimination du méconium (grâce aux éléments qui composent le colostrum) ;

◆ la mise au sein précoce favorise chez la mère la galactogenèse par stimulation de la sécrétion hormonale de prolactine. De plus, la sécrétion d'ocytocine va renforcer les contractions utérines, favorisant l'involution de l'utérus et prévenir ainsi les infections de la délivrance en favorisant l'élimination du placenta.

L'intérêt du colostrum est réel (voir p. 372) ; cependant, l'importance de la précocité de la première tétée ne signifie pas qu'il faut « forcer » la mise au sein du nouveau-né.

Si le bébé ne cherche pas à prendre spontanément le mamelon, il est préférable d'attendre qu'il manifeste le « désir » de téter. Le personnel doit donc être attentif aux manifestations de faim du nouveau-né : pleurs, agitation, succion des doigts ou du drap... Si le nouveau-né s'endort, il est possible d'attendre un peu plus longtemps, de façon à ne pas créer une situation d'échec, souvent culpabilisante pour la maman.

Si la mère souhaite donner tout de suite le sein, il ne faut pas qu'elle soit trop fatiguée (certaines femmes ont besoin d'un laps de temps après l'accouchement pour « récupérer » et se sentir plus disponibles).

Rôle de la puéricultrice

Première mise au sein

C'est au personnel de la salle de naissance, et à la puéricultrice, de savoir respecter la demande des mères. Pour cette première mise au sein, la mère et son bébé ont besoin d'une présence.

La puéricultrice veillera à ce que :

- l'enfant soit en position assez verticale, tête face au sein, la bouche au niveau du mamelon ;
- le contact corporel mère/enfant soit détendu ;
- l'épaule, le bras, la main de la mère soient souples ;
- la mère, après avoir présenté son mamelon à la bouche du bébé, ne maintienne pas ses **deux doigts autour de son aréole**. Ce geste étire l'aréole et le mamelon ce qui, sur des bouts de sein fragiles, favorise les crevasses. D'autre part, l'enfant risque de rejeter le sein si le message de sa mère n'est pas clair (« je te donne le sein mais je te le retire un peu ») ;
- l'enfant prenne à pleine bouche le bout du sein et une partie de l'aréole. Il s'enfouit dans le sein (il n'y a pas de risque d'étouffement au sein !).

La puéricultrice dira aux parents que si, dès la première mise au sein, beaucoup de nouveau-nés se mettent à téter vigoureusement, certains se contentent de sucer le sein et s'endorment rapidement sans téter. Cette première expérience leur permet cependant de connaître déjà l'odeur de leur mère, et la tétée suivante se passe souvent sans problème.

Le nouveau-né a besoin, tout comme sa maman, d'un temps d'apprentissage qu'il faut savoir respecter.

Les horaires et la durée des tétées

Tout d'abord, le temps de digestion du lait maternel étant très court, environ 1 h 30, il est possible que le nouveau-né ait faim 2 h à 2 h 30 après avoir tété.
Le nouveau-né ne fait pas la différence entre le jour et la nuit et il n'a jamais connu le jeûne durant sa vie intra-utérine, puisqu'il recevait une alimentation continue par l'intermédiaire du placenta. Les premiers jours, il manifeste donc fréquemment ses besoins alimentaires. Le rôle du personnel en maternité est alors de fournir quelques points de repères pour guider l'enfant et permettre à la maman de se reposer.

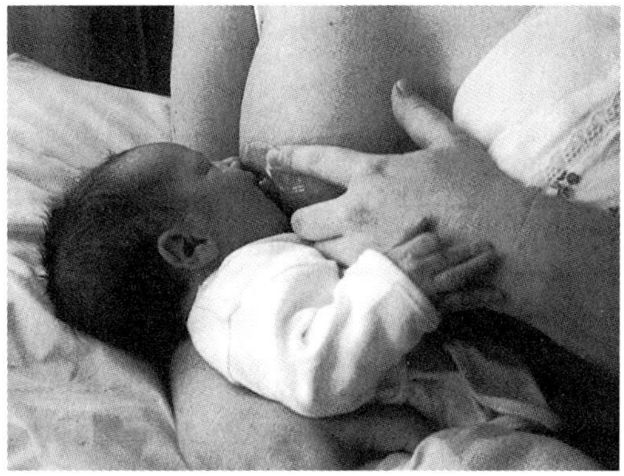

Photographie 6.1 : La mise au sein.

À noter...

Les données récentes concernant le mécanisme de la lactation ont montré que le sein est une glande, pas un « réservoir à lait ». Le lait est sécrété au moment où le bébé tète. Les premières succions amorcent la stimulation hormonale, d'où les pleurs de certains bébés car le lait n'est pas disponible tout de suite. Puis, au bout de quelques succions, le lait est éjecté dans la bouche du nouveau-né qui peut pratiquement se contenter de déglutir (ce que l'on entend très bien). Le lait est synthétisé par les échanges au niveau des capillaires ; il est concentré dans les petites alvéoles puis descend par les canaux galactophores vers la bouche du bébé. C'est donc le bébé qui « fabrique » la nourriture dont il a besoin ! Ces nouvelles notions bouleversent nos connaissances empiriques antérieures et remettent en question la théorie selon laquelle le sein se remplit de lait entre les tétées.

Progressivement, la lactation devenant plus abondante, l'enfant prend de plus grandes quantités de lait à chaque repas et, de ce fait, l'intervalle entre deux tétées va s'allonger (environ 3 ou 4 heures).

Les difficultés de l'allaitement maternel

La prévention des crevasses

Quelques précautions simples peuvent permettre d'éviter l'apparition de crevasses, très douloureuses et qui nécessitent parfois un arrêt momentané de l'allaitement. Il faut conseiller à la mère de :
- veiller à ce que l'enfant prenne toute l'aréole dans sa bouche ;
- éviter l'utilisation d'alcool, de glycérine, d'eau qui dessèchent la peau ;
- maintenir les seins au sec entre deux tétées (pour ce faire : sécher le sein avec des mouchoirs en papier, puis placer des coussinets spéciaux à l'intérieur du soutien-gorge) ;
- éviter les tétées trop prolongées les premiers jours (5 à 10 min maximum à chaque sein), sans être trop stricte cependant.

Le traitement des crevasses

Si, malgré ces précautions, des crevasses apparaissent, la puéricultrice conseillera :
- de favoriser l'aération du sein. L'exposition à l'air est recommandée ;
- de sécher la crevasse avec un désinfectant le plus neutre possible, non coloré, durant 24 à 48 heures ;
- de prendre ensuite le relais avec une crème adaptée ;
- d'utiliser un bout de sein artificiel (si la mère supporte mal la douleur provoquée par la succion). Cela évite le contact direct de la bouche de l'enfant sur le sein crevassé et permet de poursuivre malgré tout l'allaitement ;
- enfin, il est parfois nécessaire d'arrêter l'allaitement quelques heures, lorsque les crevasses saignent et sont trop douloureuses.

La prévention de la congestion mammaire

Au démarrage de la lactation, la congestion mammaire est due à l'augmentation de volume des vaisseaux sanguins du sein, et à un œdème. Les seins sont souvent gonflés, rouges, durs et douloureux.
Pour la mère, cette montée laiteuse souvent douloureuse la rend moins détendue au moment des tétées. Elle appréhende même la venue de celles-ci... Aussi, pour diminuer la congestion des seins et permettre au bébé de téter plus facilement, on peut lui conseiller :
- de prendre une douche chaude avant la tétée ;
- s'il n'y a pas de douche, d'appliquer sur ses seins des gants de toilette humides et chauds ;

Rôle de la puériculture

Conseils pour l'allaitement

On parle beaucoup « d'allaitement à la demande ». Que signifie cette expression ?
Au début, pour favoriser la montée laiteuse qui se produit généralement entre le 3e et le 5e jour après l'accouchement, la puéricultrice peut conseiller à la maman de proposer les deux seins au bébé à chaque tétée, durant 10 à 15 min, pour apprécier la tolérance cutanée des bouts des seins.
Puis, la montée laiteuse ayant eu lieu, il suffit de s'adapter à l'appétit de l'enfant pour lui proposer un seul sein, ou les deux s'il n'est pas rassasié (une tétée ne devant pas excéder 30 min).
Pour éviter que le nouveau-né ne réclame trop souvent la nuit, on peut veiller à ce que les intervalles entre deux tétées diurnes n'excèdent pas 5 h. Car ce que l'enfant n'aura pas pris pendant la journée, il risque fort de le réclamer la nuit, son organisme en ayant besoin. Il n'y a aucune raison médicale qui oblige un nouveau-né à téter la nuit. Dès les premiers jours, il est tout à fait possible de laisser un nouveau-né dormir le temps qu'il veut (certains enfants parviennent ainsi à dormir 6, voire 7 h d'affilée).
Durant le séjour en maternité, la puéricultrice pourra expliquer à la maman comment, et quand, réveiller son bébé, en se basant sur son rythme de sommeil.
Il faut savoir que le positionnement de la bouche et de la langue est totalement différent selon qu'il s'agit d'une alimentation au sein ou au biberon.

Au sein

Le bébé doit prendre en bouche non seulement le bout du sein mais aussi une partie, voire toute l'aréole, pour pouvoir effectuer des mouvements de « reptation » qui stimulent les récepteurs d'hormones situés derrière l'aréole. Le mamelon se trouve loin dans la bouche tandis qu'une tétine de biberon se vide par pression de la langue sur le palais. Le premier jour, si les seins de la mère ne sont pas irrités, le bébé peut boire aussi souvent qu'il veut car le premier lait est épais et produit en faible quantité. Cela favorise la sécrétion hormonale et la lactation démarre plus rapidement. Conseiller alors un écart minimum de 2 h 30 entre deux tétées.

Les compléments de lait

S'il est conseillé d'éviter le plus possible l'apport de compléments au biberon, c'est pour éviter de « perturber » l'enfant sur la façon de téter le sein, car c'est le début de son apprentissage. Il faut donner de préférence le lait artificiel à la tasse ou à la seringue.
Par ailleurs, les biberons de compléments systématiques induisent implicitement chez la mère un sentiment d'incompétence.

Au retour à la maison

Il est fréquent que la sécrétion lactée diminue, la maman reprenant une activité plus importante. Il est utile de lui conseiller :

- de boire beaucoup (2 litres d'eau minimum), de se reposer le plus possible et de bien manger ;
- de proposer le sein plus souvent à l'enfant pour stimuler la montée du lait ;
- de présenter à l'enfant un complément de lait artificiel jusqu'à ce que la sécrétion de lait maternel soit redevenue plus abondante, dans le cas où il semble avoir encore faim après avoir pris les deux seins, ou si la maman n'a pas totalement confiance en elle.

- d'appliquer un gel décongestionnant à base d'eucalyptus (en évitant les mamelons et les bouts de sein). C'est une méthode très efficace pour décongestionner les seins.

Pour les femmes qui ont beaucoup de lait, on peut les informer de l'existence d'un lactarium et leur en indiquer les coordonnées, afin qu'elles fassent bénéficier d'autres enfants de leur excédent de lait. Leur conseiller d'attendre quelques jours après le démarrage de la lactation.

La pesée

Il est inutile de peser l'enfant à chaque tétée, d'autant plus que la ration prise à chaque mise au sein varie d'un moment à l'autre de la journée. Il suffit de se baser sur la coloration de l'enfant, son comportement, la qualité de son sommeil, pour s'assurer de l'efficacité de l'allaitement. En maternité, la pesée journalière complète l'observation de l'enfant. Après la sortie de maternité, la pesée mensuelle lors des visites chez le pédiatre semble suffisante.

Le sevrage

Il est conseillé (pour le confort de la mère et l'apprentissage de l'enfant) d'effectuer un sevrage[28] progressif : ainsi la sécrétion de lait diminue lentement, et l'enfant peut s'adapter plus facilement au biberon.

Comment pratiquer un sevrage progressif ?

La maman ressent le moment où elle a le moins de lait (souvent en fin de journée) et remplace cette tétée par un biberon de lait (prescrit par le pédiatre). Quelques jours plus tard, un second biberon peut être introduit dans l'alimentation de l'enfant, dans la matinée par exemple.

Il est conseillé de conserver la tétée du matin et celle du soir jusqu'à la fin du sevrage, afin d'assurer une stimulation régulière de la montée laiteuse et de permettre à l'enfant de bénéficier de l'allaitement maternel le plus longtemps possible. Dans le même temps, la maman doit diminuer la quantité de boissons (sans toutefois la supprimer).

En procédant de cette façon, le sevrage s'effectue progressivement sur 2 ou 3 semaines, et facilite le passage à un allaitement artificiel complet.

L'allaitement au biberon

Les professionnels en maternité doivent veiller à accompagner les parents pour que l'allaitement au biberon présente les mêmes garanties que celui au sein.

L'accompagnement des parents

La fabrication industrielle offre une diversité de préparations pour nourrisson (voir p. 373). Même si la réglementation fixe les apports nutritionnels, les parents ont besoin de quelques repères, parfois d'une présence lors des premières tétées. Il faut notamment leur préciser que les quantités de lait ne sont pas fixes et qu'elles varient d'un nouveau-né à l'autre, et au début, d'un jour à l'autre. Il existe cependant des règles de calcul de rations alimentaires que la puéricultrice doit connaître. Les conseils donnés doivent être souples. Il peut être utile de conseiller de :

- respecter, entre deux biberons, un écart minimum de 3 h, et de 5 h maximum ;
- ne pas forcer le bébé à boire une quantité identique à chaque repas ;
- veiller à ce que la tétine soit toujours remplie de lait afin qu'il n'avale pas trop d'air ;
- conserver un biberon une demi-heure à température ambiante, au maximum ;
- mettre le bébé en position verticale après les repas pour lui permettre de faire un « rot ».

La préparation des biberons

Lorsque la maman choisit l'alimentation au biberon, quelques conseils de la puéricultrice peuvent être très précieux :

- il est possible de préparer les biberons à l'avance (notamment pour la nuit) à condition de les conserver au réfrigérateur pendant moins de 24 h et de ne les tiédir qu'au dernier moment (inconvénient : destruction des vitamines du lait) ;
- lorsqu'un biberon doit être donné en promenade, il est préférable de préparer le biberon au moment de le donner au bébé. On peut remplir le biberon d'eau et ajouter la poudre de lait au moment de la tétée. Si le biberon est préparé à l'avance, le lait devient un excellent bouillon de culture à température ambiante, ce qui peut occasionner à l'enfant de graves troubles digestifs ;
- en plein été, il est tout à fait contre-indiqué de faire absorber à l'enfant un biberon de lait glacé, ce qui provoquerait de graves troubles digestifs.

La technique de préparation des biberons (entretien, stérilisation et préparation de la ration) est développée p. 375.

Les horaires des biberons

La composition des laits destinés aux nouveau-nés permet une alimentation « à la demande », comme pour l'allaitement maternel. Des repères d'intervalles entre deux tétées peuvent être indiqués à la maman : 3 heures minimum, 5 heures maximum, ce qui laisse au bébé la possibilité de se réveiller de lui-même.

La nuit, le nouveau-né réclame en général un biberon pendant les deux premiers mois, car il est incapable de tenir le jeûne une nuit complète. Il est impossible de donner une quantité de lait plus importante le soir ; l'estomac du nouveau-né ne pouvant se dilater, un excès alimentaire entraînerait des vomissements.

Certains nouveau-nés sont néanmoins capables de tenir 6, voire 7 heures entre deux biberons la nuit.

La quantité de lait

Le premier jour, selon son poids et son appétit, le bébé prend des rations de 5 à 40 ml environ, pour atteindre progressivement des quantités plus importantes.

---

28. Sevrage : introduction progressive de biberons de lait artificiel en remplacement de tétées au sein.

À la fin de la première semaine, la maman peut proposer à son bébé des biberons de 90 ml, et le laisser boire ce qu'il veut à chaque tétée.
Sur avis du pédiatre, il est possible de proposer à l'enfant une quantité de lait plus importante et de le laisser absorber ce qui lui convient.

Les vitamines

La vitamine D

Administrée sur prescription médicale, la vitamine D prévient le rachitisme. Elle doit être donnée tous les jours, si possible à la même heure (la durée d'action étant de 24 h). La vitamine D sera proposée au nouveau-né avant de le mettre au sein ou de lui donner le biberon. S'il a faim, il la prendra ainsi plus facilement. Les gouttes de vitamine D doivent être mises directement dans la bouche du bébé, jamais ajoutées dans le biberon. L'enfant ne recevrait pas la dose prescrite, car une partie du produit peut rester déposée sur les parois du biberon et le bébé ne termine parfois pas son biberon.
Il ne faut jamais doubler la dose de vitamine D le lendemain, même en cas d'oubli (il y aurait un risque de surdosage).

La vitamine K

Prescrite par le médecin, la vitamine K prévient les syndromes hémorragiques.
Tous les laits artificiels 1er âge en sont enrichis. Pour les enfants nourris au sein, cette vitamine n'étant pas contenue dans le lait maternel, elle leur est administrée à raison d'une ampoule de 2 mg une fois par semaine pendant la durée de l'allaitement.

La vitamine C

Elle prévient les syndromes infectieux.
Les jus de fruits (source de vitamine C) sont en général proposés à la fin du 4e mois (parfois un peu plus tôt si l'enfant a tendance à être constipé). L'apport précoce est moins impératif que jadis, car la vitamine C est ajoutée à tous les laits en poudre 1er âge.

Le fluor

Il prévient les caries dentaires dès le plus jeune âge.
La prescription médicale est faite dès le séjour à la maternité ou lors de la première visite chez le pédiatre. L'administration est quotidienne. Certains produits associent vitamine D et fluor.

Le rythme de vie du nouveau-né

Nous aborderons ici tout ce qui rythme les journées de l'enfant, en particulier son sommeil, et ses sorties.

Le sommeil

La protection du sommeil de l'enfant est essentielle pour préserver sa santé, et ce dès la naissance. Le fait de ne pas respecter le rythme de sommeil du petit enfant risque d'entraîner rapidement des désordres psychiques graves, pouvant se traduire, dans un premier temps, par une grande nervosité, des pleurs inexpliqués et incessants.

Le rythme du sommeil

Le nouveau-né dort en moyenne 18 à 20 h sur 24 h. Mais chaque enfant a son rythme propre que l'on doit repérer en l'observant.
Le sommeil du nouveau-né comporte deux phases :

- la phase de **sommeil agité** ou sommeil léger, facilement repérable. Le bébé a les paupières qui bougent, il peut bâiller, émettre des bruits, sourire, pleurer, remuer ses membres, téter dans le vide ; on a l'impression qu'il est sur le point de se réveiller ;
- la phase de **sommeil lent** ou sommeil profond, durant laquelle le bébé dort profondément et sa respiration est plus régulière. Il ne réagit pas si on parle près de son lit ou si on le caresse doucement.

Toutes les 20 min environ, il passe du sommeil lent au sommeil agité. C'est dans cette phase de sommeil agité que l'on peut essayer de réveiller un enfant en cas de nécessité, soit pour éviter un trop grand intervalle entre deux tétées, soit parce que la maman doit sortir.
Être réveillé en phase de sommeil profond est aussi désagréable pour le nouveau-né qu'être réveillé en

> **Rôle de la puéricultrice**
>
> **Conseil aux parents pour réveiller un nouveau-né**
> Lorsqu'on se trouve dans l'obligation de réveiller un nouveau-né, il suffit de l'observer pour savoir dans quelle phase de sommeil il se trouve, ou de caresser doucement sa joue.
> S'il est en phase de sommeil léger (ou sommeil agité), il réagit, s'étire… : il sera plus facile de le réveiller.
> S'il est en phase de sommeil profond, il ne réagit pas. Il convient d'attendre 15 à 20 minutes pour qu'il se trouve de nouveau dans la phase de sommeil propice au réveil.
> Ce rythme de sommeil va changer au fur et à mesure que l'enfant grandit, la durée des phases se modifiant et se différenciant jusqu'à l'âge adulte.

phase de sommeil paradoxal pour l'enfant plus grand (voir p. 344).

Les rites favorisant un bon sommeil

Il est important de laisser l'enfant trouver la position favorable à son endormissement et le comportement qui lui convient. Le bébé peut :

- sucer son pouce ou ses doigts,
- blottir son corps contre les parois du lit,
- mettre sa tête contre les montants du lit.

Ce sont des « repères », qui permettent à l'enfant de retrouver les limites de sécurité dont il a besoin.

La qualité du sommeil du nouveau-né dépend du calme qui règne autour de lui (calme ne signifiant pas silence absolu, mais sonorité identique à celle qui régnait lorsqu'il était encore dans l'utérus maternel).

Rôle de la puéricultrice

Éviter la mort subite inexpliquée du nourrisson (MSIN)

Quelques consignes peuvent être exposées aux parents afin de prévenir les accidents de type mort subite inexpliquée du nourrisson (MSIN) pendant le sommeil :

- mettre un matelas ferme ;
- éviter les draps, couvertures, couette, oreiller ;
- préférer l'usage d'une gigoteuse ou d'un surpyjama en saison froide ;
- favoriser la position dorsale (recommandée par les dernières circulaires ministérielles) ;
- régler la température de la chambre aux environs de 18°.

Enfin, si l'enfant doit dormir hors de son contexte habituel, l'idéal est d'emporter son lit, ou à défaut son landau, qui sont pour lui des espaces familiers lui permettant de conserver ses repères. Lorsque cela n'est pas réalisable, il est important de prendre au moins sa literie, dont l'odeur est pour lui un facteur sécurisant.

Les sorties

Les premiers jours, la promenade quotidienne n'est pas obligatoire. Le bébé peut très bien être installé près d'une fenêtre ouverte, couvert en fonction de la saison, en évitant les courants d'air.Lorsque l'enfant est plus grand, l'intérêt des promenades n'est pas uniquement de favoriser une meilleure « oxygénation » (surtout dans les villes !), mais de montrer à l'enfant un environnement différent de celui auquel il est habitué chez lui (avec d'autres bruits, d'autres couleurs, qui contribuent à favoriser son éveil et ses découvertes).

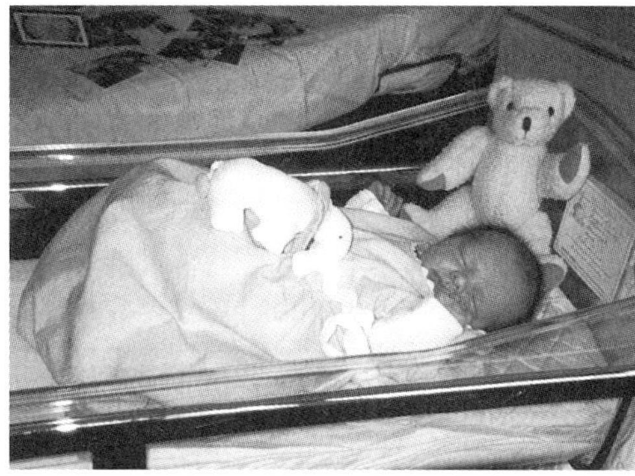

Photographie 6.2 : Dormir en toute sécurité.

Rôle de la puéricultrice

Conseils à donner aux parents pour les sorties

- Pour protéger le bébé du soleil, il est possible de fixer une ombrelle ou un kanopy à la paroi latérale du landau ou de la poussette.
- En cas de grandes chaleurs ou d'exposition au soleil, il est tout à fait contre-indiqué de fermer la capote du landau. L'enfant enfermé dans ce « caisson » surchauffé risquerait un « coup de chaleur ».
- Pour la même raison, il ne faut jamais laisser séjourner un enfant en plein soleil dans son landau ou dans une auto, même si les vitres sont ouvertes.
- Si l'enfant est installé à l'extérieur pour dormir, une moustiquaire (ou un morceau de voile) fixée sur le landau constitue une protection certaine contre les insectes.
- Il est possible de voyager en voiture avec un jeune bébé, à condition de prévoir le nécessaire pour les repas, les changes, le repos et de faire de fréquentes haltes. Inutile de préciser qu'il est conseillé, l'été, de voyager le soir ou la nuit pour éviter la chaleur et de proposer de l'eau au bébé pour éviter qu'il ne se déshydrate.

Le matériel de puériculture

Les modèles de lit

Afin que le nouveau-né retrouve des limites sécurisantes, le lit ne doit pas être trop grand. Il existe plusieurs modèles de lit pour le nouveau-né :
- le berceau :
– avantages : il est pratique, car il peut être déplacé facilement et, de plus, il est décoratif ;
– inconvénients : il ne peut pas être utilisé très longtemps ;
- le lit à barreaux :
– avantages : il peut être utilisé plusieurs années. Il permet au bébé de voir ce qui se passe autour de lui ;
– inconvénients : il est un peu vaste pour le nouveau-né et il peut passer la tête à travers les barreaux.

La literie

- Le matelas doit être suffisamment dur pour prévenir les déformations de la colonne vertébrale, et pour que le bébé ne puisse y enfoncer son visage ;
- les draps-housses sont très pratiques car ils évitent que le nouveau-né ne tire à lui le drap et ne le roule contre son visage ;
- les couettes et les oreillers sont à déconseiller formellement à cause des risques d'asphyxie.

La table à langer

Les modèles de tables ayant une possibilité de rangement sous le plan de change présentent l'avantage d'être à une bonne hauteur, mais présentent un inconvénient, leur instabilité. Il est préférable d'adopter la solution du « matelas à langer » qui peut être installé sur une table ou un lit.

Le matériel pour l'éveil du tout-petit

- Le parc et le tapis de jeux (voir p. 446) ;
- le transat est très pratique à la maison lorsque le tout-petit est éveillé. Il permet à l'adulte de vaquer à ses occupations et au bébé de découvrir un horizon différent.

Le matériel pour les sorties

Le matériel pour les sorties du bébé est très varié. La puéricultrice se doit de connaître les avantages et les inconvénients des divers matériels afin de conseiller utilement les parents.
- Le landau doit être stable et facilement maniable. Les « landaus cannes » pliables sont aisément transportables, mais peu stables. Ils peuvent être utilisés très longtemps ;
- la poussette doit être assez haute afin de permettre à l'enfant de respirer un air moins vicié par les pots d'échappement. Il semble important que le siège soit tourné de telle façon que l'enfant puisse voir l'adulte qui le promène et soit ainsi rassuré par un visage qu'il connaît ;
- le porte-bébé présente l'avantage de laisser les mains de l'adulte libres et de sécuriser le bébé par le contact avec l'adulte qui le porte.

La puéricultrice incitera les parents à sortir le plus rapidement possible avec leur nouveau-né, de façon à reprendre une vie sociale, bénéfique pour eux mais aussi pour leur enfant.

L'accompagnement des parents d'un enfant né « différent »

Les problèmes ou difficultés rencontrés par les parents lors de la naissance d'un enfant prématuré, ou présentant une anomalie, ou une malformation, méritent une attention particulière. Le rôle de la puéricultrice dans la prise en charge de l'enfant étant abordé dans les chapitres néonatalogie et pédiatrie, il s'agit ici d'insister sur l'importance du soutien des parents durant le séjour à la maternité.

L'accompagnement lors du séjour à la maternité

Le nouveau-né prématuré et/ou hypotrophique

Les nouveau-nés de petit poids de naissance et/ou nés avant 37 semaines n'ont pas tous besoin d'être transférés dans un service spécialisé et d'être, de ce fait, séparés dès leur naissance de leurs parents.

La législation

Conformément à la nouvelle réglementation :
- les maternités de niveau 1[29] gardent les nouveau-nés n'ayant besoin ni d'assistance respiratoire, ni de perfusion, ni de gavages. Un nombre limité d'enfants prématurés ou hypotrophiques est concerné ;
- dans les maternités de niveau 2, une unité de néonatalogie (ou une « unité kangourou ») permet de maintenir, proches de leurs mères, les nouveau-nés nécessitant une surveillance particulière ou des soins médicaux spécifiques. Cette disposition évite et/ou limite les séparations inutiles pouvant entraî-

29. Plan de périnatalité du 12 avril 1994.

ner des perturbations dans l'établissement des liens parents/enfant.
La puéricultrice met alors en place, avec l'équipe, des actions favorisant l'aide à apporter aux parents durant le séjour en maternité.
Mettre au monde un nouveau-né prématuré et/ou de petit poids de naissance est toujours une épreuve à surmonter pour les parents. La maman conserve longtemps le sentiment de ne pas avoir été capable de mener sa grossesse à terme ; une culpabilité persiste vis-à-vis de cet enfant né trop tôt et/ou trop petit. Elle se sent le plus souvent responsable de n'avoir pas su le protéger pour qu'il naisse avec un poids de naissance standard, à terme.
Les parents ont besoin de l'aide et des encouragements de l'équipe pour apprendre à s'occuper de ce tout petit bébé et prendre en charge leur enfant.

La méthode

Les pays d'Amérique latine nous ont démontré l'intérêt du « peau à peau » mère/nouveau-né (c'est la solution la plus facile pour ces pays ne possédant pas de matériel sophistiqué). Cette méthode a permis aux parents de mieux s'attacher à ce tout petit bébé et, au bébé, de vivre sans risque d'hypothermie et de se développer de façon étonnante. Nous pouvons donc, en maternité, nous inspirer de cette méthode puisqu'elle a fait ses preuves.
Il s'agit de proposer aux mamans (et pourquoi pas, aux papas s'ils le désirent) de garder leur bébé contre eux « peau à peau », aussi longtemps et souvent qu'ils le souhaitent. Cela favorise « le tissage des premiers liens[30] » entre le nouveau-né et ses parents, et ce contexte affectif procure au nouveau-né un bon démarrage psychologique.

Les moyens

Les ceintures en lycra, portées fréquemment par les femmes durant la grossesse, sont très pratiques pour maintenir le bébé contre sa mère ou contre son père, tout en permettant à ceux-ci d'avoir une autre activité (lire, écrire, téléphoner, manger, se promener...)
Notre expérience en maternité nous a permis d'observer que les parents ayant choisi cette « méthode de portage » ont pu très rapidement effectuer seuls les soins de leur bébé, sans notre aide, en ayant une grande confiance en eux et de ce fait, écourter leur séjour dans le service.

Le nouveau-né suspecté d'un handicap

L'accompagnement des parents est souvent différent selon que le dépistage d'un handicap est effectué en période prénatale lors d'une échographie, ou découvert au moment de la naissance.
Lorsque le dépistage a lieu durant la grossesse, le couple en est informé par le médecin obstétricien qui oriente les futurs parents vers un médecin spécialisé et souvent vers un psychologue. Là aussi, le facteur temps est favorable. Il leur faut intégrer cette annonce et se préparer à l'arrivée de cet enfant différent.
Il en va différemment lorsque la « différence » du nouveau-né est découverte au moment de la naissance ou au cours du séjour en maternité. C'est un choc brutal pour les parents qui ont en tête, à ce moment-là, une image idéalisée de leur enfant.
Le moment de l'annonce est toujours chargé de violence. Il est toujours difficile à déterminer. En revanche, il est parfois judicieux de différer cet instant, surtout si les parents n'ont rien remarqué et si l'état de l'enfant ne nécessite pas de transfert immédiat

Rôle de la puéricultrice

Accompagner les parents d'un enfant né différent

La puéricultrice doit réfléchir aux actions à mettre en place durant le séjour. Elle peut leur proposer de rencontrer d'autres parents, d'avoir des échanges avec eux sur les difficultés rencontrées.
Si un(e) psychologue travaille dans le service, un rendez-vous peut être aménagé à la demande des parents.
L'objectif de travail de la puéricultrice va donc être :
- d'amener les parents vers **l'autonomie** dans la prise en charge de ce nouveau-né ;
- de leur donner **confiance** en eux, et en leur enfant, dans la perspective du retour à la maison ;
- de tenir compte du **temps nécessaire** à **chaque** parent pour s'habituer à son bébé et aux soins spécifiques qui lui sont indispensables ;
- de prendre aussi en compte **la fatigue** de la maman liée aux contraintes alimentaires (repas toutes les 3 heures nuit et jour). Cette maman et le bébé ont besoin de plus de temps que les autres. Il faut donc dire et redire aux parents l'importance de « laisser le temps au temps ».

30. Plan de périnatalité du 12 avril 1994.

dans un service spécialisé. Il est souhaitable de leur laisser un moment de découverte privilégié avec leur bébé.
Par ailleurs, si la difficulté particulière du nouveau-né ne met pas en jeu son pronostic vital, son transfert est à éviter, afin de mettre en place, dès la maternité, les modalités de soutien aux parents qui leur permettront de cheminer hors d'un contexte surmédicalisé.
Malgré tout, l'annonce ne doit pas être effectuée trop près du jour de la sortie de maternité, de façon à leur apporter le soutien dont ils ont besoin pour envisager le retour à domicile dans des conditions optimales. Tous les spécialistes sont unanimes : cette annonce doit être faite en présence des deux parents **et** de leur bébé, afin de lui donner sa place en temps que personne, avec ses difficultés.

Rôle de la puéricultrice

L'annonce du handicap

La puéricultrice accompagne souvent le pédiatre auprès des parents à ce moment-là de l'annonce. Le fait d'entendre ce qui se dit permet ensuite de mieux reprendre le dialogue avec les parents. Car l'émotion, trop forte lors de l'annonce du handicap, est un frein à l'intégration des données. Il faut savoir que les parents ont, le plus souvent, besoin d'exprimer la violence de leurs sentiments par des pleurs, de l'agressivité, un déni du diagnostic, voire un désir de mort du bébé...
La puéricultrice sera aussi présente auprès du bébé, pour lui parler de ce qui se dit, le prendre dans les bras (si les parents ne s'en sentent pas capables), parfois pour l'emmener en dehors de la chambre (s'ils le souhaitent).
Il est important de ne pas laisser l'enfant dans l'ignorance de ce qui se passe. Lui expliquer, en termes simples, ce qui est difficile pour ses parents, sa « différence », le rassurer le plus possible.

L'équipe de soins

Pour l'équipe de soins en maternité, la réalité est tout aussi difficile à dire qu'à entendre. La présence d'un(e) psychologue peut permettre aux soignants « d'exprimer » ce qui est difficile à vivre dans ces situations. Ainsi, au cours du séjour en maternité, un membre de l'équipe paramédicale qui se sent prêt assurera le soutien et l'accompagnement des parents dans le respect de leurs souhaits.
Souvent les parents ne parviennent à effectuer les soins à leur nouveau-né qu'en présence d'un soignant pour, petit à petit, oser affronter le regard des autres parents.
La qualité du regard du soignant sur leur enfant est importante. L'équipe de soins ne doit donc pas hésiter à trouver des moyens pour permettre aux parents de rencontrer leur enfant d'abord, puis les autres enfants et leurs familles progressivement. Là aussi, le facteur « temps » est important.
Une attitude des soignants témoignant patience, tolérance et souplesse, peut servir d'étayage aux réactions de l'entourage et devenir un facteur de relation de confiance avec l'avenir.
Ceci dit, lorsque l'anomalie est très importante, avec des conséquences lourdes pour l'avenir, il arrive que l'enfant soit totalement rejeté, comme si les parents tentaient d'effacer cette blessure narcissique que leur renvoie « l'image abîmée » d'eux-mêmes. L'équipe médicale sera alors amenée à parler de placement temporaire, pour permettre aux parents un temps de réflexion avant de prendre une décision.

Le retour au domicile

Lors du retour au domicile, les parents ont besoin, en général, de se sentir soutenu. Aussi, la puéricultrice envisage avec eux les relais possibles à l'extérieur (pédiatre, centre de PMI, psychologue...), tout en précisant la possibilité de contacts téléphoniques avec l'équipe, voire même, s'ils le souhaitent, de retour à la maternité pour se retrouver avec ceux qui ont partagé ces quelques jours difficiles avec eux. Il n'est pas opportun de proposer dès la sortie de la maternité des coordonnées d'associations spécialisées. On sait que les parents ne sont alors pas prêts à se tourner vers ces structures. Ils sont dans « l'ici et maintenant » et ne peuvent pas se projeter dans l'avenir. Cet aspect est donc le plus souvent abordé avec eux après le retour au domicile. De ce fait, la puéricultrice de maternité effectuera le contact avec sa collègue de PMI, afin d'assurer un « relais » dans l'accompagnement et le soutien des parents (si ceux-ci le souhaitent bien entendu).

La préparation de la sortie de la maternité

Les informations aux parents

Plutôt que de répondre de façon standard aux nombreuses questions des parents, les professionnels de santé s'efforcent de les amener à trouver peu à peu leurs propres réponses au cours de réunions prénatales et au cours du séjour à la maternité.

Les réunions prénatales

Les puéricultrices de maternité assurent l'animation de ces réunions, en complément des séances de préparation à la naissance proposées par les sages-femmes.
Ces réunions ont davantage d'impact lorsqu'elles sont proposées en fin de grossesse, lorsque les futurs parents commencent à se projeter dans l'arrivée du bébé.
Ces réunions d'informations ont donc un double objectif :

- permettre aux futurs parents d'organiser l'arrivée et l'accueil de leur bébé,
- faire connaissance avec la maternité et rencontrer certains membres du personnel.

Les échanges avec d'autres futurs parents amorcent la dédramatisation de nombreux sujets de préoccupation, tels que l'organisation matérielle, les modifications dans le rythme de vie familial, le choix du matériel requis pour le bébé, le couchage du bébé et la prévention de la mort subite.
Les compétences acquises en formation en matière d'animation permettent à la puéricultrice d'induire une dynamique favorable aux échanges. Elle peut ponctuer les temps de discussion par de courtes synthèses et compléter selon les besoins de chacun. Il n'existe pas *a priori* de recettes miracles, mais des réponses singulières à des besoins singuliers. Dans cet esprit, la participation des parents qui ont une certaine expérience est source de suggestions...

Les informations durant le séjour à la maternité

Tout au long du séjour, à l'occasion des soins ou en réponse aux questions des parents, le personnel soignant transmet des informations, donne des conseils, accompagne les gestes d'apprentissage des soins à prodiguer quotidiennement à l'enfant, l'objectif étant de favoriser leur autonomie dans la prise en charge du bébé au retour à la maison.
Dans ce but, un « livret de conseils » peut être réalisé par les membres de l'équipe, à la fois comme support lors d'explications dans le service et comme aide-mémoire au domicile familial. Ce livret reprend succinctement les principaux éléments-repères concernant l'hygiène et l'alimentation, l'administration des vitamines et le suivi médical, les organismes de soutien aux jeunes parents (PMI, associations).
Au moment de la sortie de la maternité, ce livret est un support précieux, en particulier pour permettre à la mère de poser des questions en vue de clarifier certains points.

L'harmonisation du travail d'équipe

Dans un service de maternité, les soignants ont pour tâche essentielle d'aider les parents à s'installer dans leur nouveau statut, le plus sereinement possible.
Pour atteindre cet objectif, chaque membre de l'équipe doit avoir le souci de la **cohérence**, tant dans ses pratiques que dans ses propos, de jour comme de nuit.
Les paroles ou les gestes contradictoires entre les soignants sont déstabilisants pour les parents, qui risquent alors de ne plus être en mesure de trouver en eux-mêmes ce qui est le plus adapté à leur enfant.
Un travail d'équipe structuré autour des besoins particuliers des parents renforce l'efficacité des actes et alimente une dynamique de travail, garante de qualité et véritable obstacle à la routine.

L'accompagnement à la sortie de la maternité

Les risques d'une sortie trop précoce

L'attitude encourageante de l'entourage professionnel est un facteur important dans la mise en place du sentiment de compétence des parents à l'égard du nouveau-né. C'est pourquoi, nous devons nous interroger sur les conséquences d'une réduction abusive de la durée du séjour à la maternité. Elle n'est pas sans inconvénients, pour les parents comme pour le nouveau-né.
Une sortie trop précoce (2e, 3e jour de vie), effectuée avant l'amorce de la reprise pondérale du bébé, présente des risques :

- la déshydratation, qui peut être mal évaluée de la part de parents inexpérimentés, et peut conduire à l'hospitalisation de l'enfant ;
- les problèmes liés à l'allaitement. Le manque d'expérience de la mère peut conduire à une sous-alimentation de l'enfant entraînant le découragement de celle-ci.

Cette succession de problèmes (habituellement traités en commun, parents et professionnels) constitue un facteur de stress et d'anxiété pour les parents et un risque médical pour l'enfant.
Par ailleurs, sur le plan professionnel, il est recommandé de porter une attention toute particulière au dépistage précoce des troubles dans les interactions parents/nouveau-né.
Comment atteindre cet objectif et que devient, dans ces conditions, la confiance en soi dont la mère et le père ont besoin pour nourrir la relation d'attachement si nécessaire à l'enfant ?
En réalité, la décision de sortie devrait se faire en équipe avec les parents, après une évaluation de l'aptitude de la mère à rentrer chez elle.

L'intérêt d'une liaison avec le service de PMI

Plus que jamais, travailler en réseau avec les équipes extérieures est une nécessité. Des couples, de plus en plus nombreux, sont seuls avec leur enfant, éloignés géographiquement de leurs proches. La puéricultrice effectue donc des relais avec le service de PMI du lieu d'habitation des parents. Elle fait les transmissions utiles à sa collègue pour évaluer la situation et organiser son travail, à savoir l'alimentation de l'enfant, le niveau d'aisance des parents dans les soins au bébé et l'évaluation des interactions mère/enfant observées durant le séjour en maternité. Une aide à domicile peut être envisagée par les parents. Sachons que les puéricultrices de PMI passent régulièrement dans les maternités. Outre la rencontre avec des mères, ces visites permettent des échanges inter-équipes toujours fructueux pour l'efficacité de leur collaboration.

L'intérêt des réunions postnatales

Dans quelques maternités, des réunions postnatales sont proposées aux parents dans le mois qui suit la naissance. Les sujets les plus fréquemment abordés sont essentiellement la compréhension des expressions du nouveau-né (comportements, postures, pleurs) qui sont souvent source d'inquiétude pour les parents.
Le principal objectif de ces réunions est la dédramatisation des tensions nées de situations difficiles, vécues à la maison depuis la sortie de la maternité. C'est l'occasion pour les mères de profiter d'un espace-temps pour se détendre, partager leurs préoccupations avec d'autres parents et des professionnels du service.

Conclusion

Pour conclure cet important chapitre consacré à la maternité, nous rappellerons volontiers qu'au-delà de l'accueil du nouveau-né, des soins qui lui sont prodigués à la maternité et de l'accompagnement des parents dans l'appropriation de la responsabilité des réponses à lui apporter, se met en place le processus de parentalité. La réactualisation des expériences de satisfaction, comme celle des conflits appartenant à leur histoire respective, peut être, pour les parents, source de clivage dans les conduites à l'égard de l'enfant.
À travers la « qualité de la rencontre des parents » avec leur bébé et le « savoir-être non-jugeant » des professionnels, vont se développer les interactions spontanées. C'est ce que Jacques Dayan appelle « le parentage intuitif » qui évoluera progressivement vers des notions plus formelles comme les principes et les comportements éducatifs.
Ainsi, en s'inscrivant dans l'histoire de vie des parents, le « conseil en puériculture » n'a sans doute pas toujours la portée concrète souhaitée par les professionnels. On ne peut donc que renforcer l'idée que l'accompagnement ne peut se faire qu'à petits pas, au rythme du grandissement de chaque parent.

BIBLIOGRAPHIE

ANDRE S. – Une fille et sa mère. In : *Que veut une femme ?* Seuil, Paris, 1995.

BYDLOWSKI M. – *La Dette de vie*. PUF, Paris, 1997.

BRAZELTON T. B. – *La naissance d'une famille*. Stock, 1995.

COLLECTIF – Objectif bébé, une nouvelle science : la Bébologie. In : *Autrement*, 1995.

CYRULNIK B. – *Les nourritures affectives*. O. Jacob, 1993, p. 58.

DELAISI DE PARSEVAL G. – *La Part du père*. Seuil, Paris, 1981.

DOLTO F. – *Lorsque l'enfant paraît*. Stock, 1981.

FREUD S. – La féminité. In : *Nouvelles conférences d'introduction à la psychanalyse*, Gallimard, Paris, 1984.

FREUD S. – *La Vie sexuelle*. PUF, Paris, 1969.

FREUD S. – *Nouvelles conférences d'introduction à la psychanalyse*. Gallimard, Paris, 1984.

JACQUET M., NOBECOURT M. – *Une année dans la vie d'une femme*. Albin Michel, Paris.

LAPLANCHE J., PONTALIS J.-B. – *Le Vocabulaire de la psychanalyse*. PUF, Paris, 1981.

LAVERGNE-RONDEPIERRE D. – Restituer son histoire à l'enfant. In : *Naissance et secret : le droit à ses origines*, Erès, 1999, p. 24.

LEMOINE E. – Grossesse et féminité. In : *Partage des femmes*, Seuil, Paris, 1976.

MARTINO B., LAINE T. – *Le bébé est une personne*. J'ai Lu, 1995.

MARTINO B. – *Le bébé est un combat*. J'ai Lu, 1995.

MOLENAT F. – *Mères vulnérables*. Stock, 1992.

THIRION M. – *Les compétences du nouveau-né*. Ramsay, 1986.

THIRION M. – *L'allaitement*. Ramsay, 1994.

THIS B. – *L'Aube des sens*. Cahier du nouveau-né n° 5, Stock, 1981, p. 281.

TRUCHIS (DE) C. – *L'éveil de votre enfant*. Albin Michel, 1996.

CHAPITRE 7

Les pathologies de la période néonatale[1]

Capacités attendues pour l'exercice de la puéricultrice

- Prendre en charge un nouveau-né prématuré ou hypotrophique et/ou malade, en tenant compte de ses caractéristiques physiologique et biologique, et du contexte médical.
- Dépister de manière précoce, les signes cliniques révélateurs d'une détresse respiratoire, d'une infection, d'un ictère, ou toute anomalie en relation avec une pathologie néonatale.
- Mettre en œuvre le traitement et assurer la surveillance du nouveau-né, en accompagnant les parents et les professionnels dans leur apprentissage : par exemple, expliquer en l'adaptant, la physiopathologie de certaines perturbations et la conduite à tenir qui en découle (thermorégulation, ictère, etc.).

En France, environ 750 000 à 780 000 enfants naissent chaque année ; 90 à 95 % d'entre eux sont en bonne santé au terme d'une grossesse normale ; ils vont nécessiter des soins « simples » de puériculture auxquels doit obligatoirement être associée une information (véritable formation !) de la **nouvelle maman** face à son **nouveau-né**. De la qualité de ces premiers soins et de l'éducation parentale à la puériculture dépend la prévention de nombreux troubles du développement. Une bonne connaissance du nouveau-né normal, de sa physiologie, de ses besoins et de son évolution est nécessaire à cette qualité de soins. Cependant, environ 10 % des nouveau-nés nécessitent, chaque année, des soins plus spécifiques en raison de l'existence d'une pathologie plus ou moins sévère.

La prématurité est une cause importante de morbidité néonatale. Le taux de naissances prématurées (naissances avant 37 semaines d'aménorrhée) est actuellement, en France, aux alentours de 6,5 à 7 % avec 1,2 % de naissances très prématurées (avant 32 semaines).

Les nouveau-nés de poids de naissance inférieur à 2 500 grammes représentent 7,2 % des naissances, et 1,2 % a un poids inférieur à 1 500 grammes. Les enfants de petits poids nécessitent une approche médicale et paramédicale spécifique qui s'appuie sur une bonne connaissance de leur particularité physiologique, caractérisée par une immaturité des différents systèmes, et des complications qui peuvent en découler. La prise en charge des plus petits d'entre eux impose des compétences très spécifiques alliées à une réflexion éthique approfondie afin de donner à chacun ses chances de vie sans pour autant « forcer à survivre » des enfants qui deviendraient des enfants lourdement handicapés.

Le nouveau-né à terme peut également être atteint de diverses pathologies. Certaines affections sont accessibles au diagnostic anté-natal, voire au traitement, grâce au développement des techniques de médecine fœtale. La qualité des soins délivrés à l'enfant est, dans ces situations plus que dans toutes autres, étroitement liée à la collaboration entre les équipes obstétricales et pédiatriques. La pathologie étant attendue, le nouveau-né n'en sera que mieux accueilli.

La symptomatologie développée par le nouveau-né face à une agression extérieure (infectieuse en particulier) ou à un dysfonctionnement est très

---

1. Auteurs : Damien Bonnet, pédiatre. Jean-François Magny, pédiatre, en collaboration avec Carole de Chillaz, pédiatre. François Kieffer, pédiatre.

souvent particulière et différente de celle d'un enfant plus âgé. Ces particularités doivent être bien connues afin d'identifier sans délai la pathologie et d'y apporter la réponse la mieux adaptée. Prévention et dépistage sont des actions fondamentales de l'activité de soins auprès du nouveau-né.

Dans la pratique de nos actes auprès de ces enfants, n'oublions jamais que même les plus petits et immatures d'entre eux sont des êtres doués d'humanité, capables de ressentir sensations et émotions, et que leur capacité d'expression est loin d'être inexistante pour celui qui veut bien s'y intéresser.

Le prématuré

Définition et fréquence

La prématurité a été définie par l'OMS comme « une naissance avant 37 semaines d'aménorrhée (SA), soit 4 semaines avant la date théorique de l'accouchement ». Cette définition appelle trois commentaires :

- la prise en compte du poids n'intervient pas, même si un terme faible va de pair avec un poids de naissance faible. Il existe des nouveau-nés hypotrophiques dont le poids de naissance est très inférieur à la moyenne de leur terme, ce qui peut les faire considérer à tort comme prématurés (voir p. 201) ;
- le mot « prématuré » est contestable puisque tous les enfants nés avant terme ne sont pas immatures. La terminologie anglo-saxonne « préterme » (*preterm*) serait plus adaptée ;
- le choix de 37 SA comme limite a été arbitraire et repose sur des considérations historiques, plus que physiopathologiques. Il faut savoir que certains nouveau-nés « à terme » ne sont pas matures et ont des pathologies spécifiques de la prématurité (telle qu'une maladie des membranes hyalines).

En plus de cette définition, il est classique de subdiviser les prématurés en :

- grands prématurés pour des termes < 33 SA ;
- « prématurissimes » pour des termes < 28 SA. La limite de viabilité est actuellement dans les pays occidentaux de 23 à 24 SA.

La fréquence de la prématurité est différente selon les pays, y compris entre les pays occidentaux et elle évolue avec les années (ainsi, en France, son taux global est passé d'environ 8 à 5 % en vingt ans). Parallèlement, le taux de grande prématurité a diminué régulièrement sur la même durée.

L'étiologie

La prématurité a pour origine des facteurs obstétricaux, infectieux, généraux ou médicaux (c'est-à-dire sur décision médicale).

Parmi les facteurs obstétricaux, la part liée aux malformations utérines devrait diminuer dans les années à venir, lorsque les femmes ayant été exposées *in utero* à certains médicaments[2] auront dépassé l'âge de la procréation. Un meilleur contrôle des techniques de procréation médicalement assistée doit permettre de diminuer le nombre de grossesses multiples.

À l'inverse, le nombre de femmes enceintes de plus de 35 ans, et les prématurités médicalement consenties, vont probablement augmenter au cours des prochaines années.

Tableau 7.1 : L'étiologie de la prématurité.

Facteurs obstétricaux	Facteurs infectieux	Facteurs généraux	Décision médicale
• Utérins : – malformations utérines acquises ou congénitales – béance cervico-isthmique • Ovulaires : – grossesses multiples – hydramnios – placenta prævia	• Infections générales : – Listériose – Streptocoque B – virales • Infections urinaires • Infections cervico-isthmiques	• Primiparité • Parité ≥ 4 • Âge de la mère < 18 ans ou > 35 ans • Antécédents de prématurité • Grossesse non désirée • Conditions sociales défavorables	• Pathologie maternelle • Hypotrophie • Incompatibilité rhésus

Source : M. Voyer et J.F. Magny, *Prématuré – Le préterme.* Elsevier, 1999.

2. Par exemple, le *Distilbène*.

Les principales complications

Les complications respiratoires

Les complications respiratoires liées à la prématurité sont principalement la maladie des membranes hyalines, les apnées et la dysplasie broncho-pulmonaire (voir p. 208).

Les complications cardio-vasculaires

L'hypotension artérielle

Définition

L'hypotension artérielle expose à des lésions cérébrales. La définition de l'hypotension artérielle du prématuré n'est pas simple, puisque les valeurs normales changent en fonction du terme et de l'âge postnatal. De plus, la notion même de normalité n'est pas évidente dans une population née anormalement tôt. On peut retenir (de façon simplifiée) que, dans les premiers jours de vie, « la pression artérielle moyenne en mmHg doit être supérieure à l'âge gestationnel en semaines ».

La mesure de la pression artérielle

Elle est réalisée par technique oscillométrique automatisée : elle se fait par *Dynamap* ou par cathétérisme artériel ombilical :

- la première méthode a l'avantage de la simplicité et est assez bien corrélée aux mesures sanglantes, à la condition que le prématuré soit calme, que la hauteur du brassard couvre les 2/3 du bras et que la partie gonflable soit en regard de l'artère ;
- les mesures sanglantes par cathétérisme restent la référence, mais elles exposent l'enfant à des complications thrombo-emboliques rénales ou des membres inférieurs.

Les autres mesures

Les chiffres de tension artérielle ne doivent pas être les seuls pris en compte, mais associés à la mesure du temps de recoloration cutanée (TRC), de la diurèse, de l'index cardiothoracique sur une radiographie de thorax, à une échocardiographie et à la situation clinique.

Le traitement

L'hypotension artérielle isolée du prématurissime (tension artérielle moyenne basse avec TRC normal, diurèse conservée) ne nécessite pas obligatoirement un traitement.

Les hypotensions symptomatiques d'un choc septique, d'une hypovolémie, d'une anoxie périnatale ou d'un traitement hypotenseur maternel doivent en revanche être traitées.

Les moyens thérapeutiques

L'expansion volémique peut être réalisée par du sérum physiologique (20 ml/kg) ou de l'albumine humaine (1 à 2 g/kg) diluée à 4 ou 5 %. La durée de perfusion est de 30 minutes à une heure. En cas d'anémie, une transfusion de culot globulaire peut réaliser un excellent remplissage.

Les amines vasopressives, dobutamine (*Dobutrex*) et dopamine sont utilisées à des posologies variant entre 2,5 et 20 µg/kg/min à la seringue électrique. L'adrénaline n'est pratiquement pas employée en dehors des arrêts cardiocirculatoires.

Les glucocorticoïdes, dont la synthèse endogène en réponse au stress serait insuffisante, sont utilisés avec succès à faibles doses sous forme d'hydrocortisone.

Les indications de chaque traitement dépendent de l'étiologie et des données hémodynamiques.

La persistance du canal artériel

Définition

Le canal artériel est un vaisseau sanguin présent pendant la vie fœtale et faisant communiquer l'artère pulmonaire et l'aorte. Il se ferme physiologiquement en quelques heures dans les 2 à 3 jours suivant la naissance. La persistance du canal artériel peut affecter 30 % des prématurés de moins de 1 500 g.

La physiopathologie

La persistance du canal artériel est responsable d'un « shunt » de l'aorte vers l'artère pulmonaire, entraînant une surcharge vasculaire pulmonaire, ainsi que de l'oreillette et du ventricule gauche. La fuite diastolique aortique abaisse la pression aortique diastolique et augmente la différence entre les pressions systolique et diastolique. Cet élargissement de la différentielle est un signe d'appel qui doit faire rechercher le canal artériel persistant.

Le diagnostic clinique

- Détresse respiratoire modérée ;
- souffle continu ou uniquement systolique sous claviculaire gauche ;
- hyperpulsatilité des pouls (due à l'augmentation de la différence entre pression systolique et pression diastolique).

L'échocardiographie confirme le diagnostic et apprécie le retentissement cardiaque.

Le traitement

La fermeture peut être :

- spontanée. De ce fait, pour les canaux artériels de petite taille, dont la tolérance est bonne, il est possible de se contenter d'une surveillance ;

◆ médicale. De première intention chez le prématuré, elle utilise des inhibiteurs de la synthèse des prostaglandines[3]. L'efficacité est de l'ordre de 90 % et dépend de l'âge de l'enfant. Le principal effet secondaire de ce traitement est une insuffisance rénale transitoire ;
◆ chirurgicale (elle est pratiquée en cas d'échec du traitement médical). Elle se fait par thoracotomie latérale gauche et par la mise en place de deux clips en titane, ou par section suture. Les risques de complications et de mortalité sont quasiment nuls.

Les complications métaboliques

En plus des hypoglycémies, des hypocalcémies et des ictères (voir p. 219), les principales complications métaboliques des prématurés sont l'hypothermie, l'hyper ou l'hyponatrémie et l'anémie.

L'hypothermie

Définition

La capacité des prématurés à maintenir une température centrale normale est très réduite. Le maintien d'un environnement thermique neutre permet une meilleure croissance et évite les hypothermies, sources de nombreuses complications.

La physiopathologie

Les pertes thermiques peuvent surtout avoir lieu par radiation, convection ou évaporation, les pertes par conduction (contact) étant négligeables.
Les pertes par radiation sont proportionnelles à la différence entre la température cutanée de l'enfant et celle de la paroi de l'incubateur. Cette dernière est intermédiaire entre la température dans l'incubateur et celle de la salle de soins.
Les pertes par convection dépendent de la vitesse de circulation des mouvements d'air.
Les pertes évaporatives sont fonction de l'âge gestationnel et de l'âge postnatal, sachant que chaque mL d'eau évaporée nécessite une énergie de 0,58 cal.

Le traitement

Le traitement préventif (maintien de la chaîne du chaud) est essentiel. Il nécessite à la naissance une table radiante, un séchage rapide, puis la mise en place de l'enfant dès que possible en incubateur fermé. Pendant le transport, pour éviter les pertes par radiation, il faut utiliser une couverture ou un incubateur à chauffage radiant intégré. Dans l'unité de néonatologie, l'incubateur doit être à double paroi, pourvu d'une servo-commande, le degré d'humidité compris entre 60 et 80 %.
Il faut couvrir la tête de l'enfant d'un bonnet et son corps d'une couverture plastique.
Le traitement curatif (réchauffement) nécessite l'utilisation d'un incubateur à double paroi dont l'humidité est réglée à 70/80 %, utilisé en commande manuelle. La température de l'air dans l'incubateur doit être réglée 2 °C au-dessus de la température cutanée de l'enfant, ce qui permet de le réchauffer avec la dépense énergétique la plus faible possible.
Il faut recouvrir la tête de l'enfant d'un bonnet et réajuster régulièrement la température de l'incubateur pour maintenir le gradient de 2 °C jusqu'à ce que sa température soit normale.

Les hypernatrémies

Les hypernatrémies (natrémie > 140 mmol/l) sont fréquentes dans la première semaine de vie. Elles sont dues à une déshydratation extra-cellulaire liée à des pertes hydriques importantes insuffisamment compensées.

La clinique et la biologie

Ce sont des signes de déshydratation, dont le critère le plus objectif est la perte de poids (> 10 % du poids de naissance). Le chevauchement des sutures, l'oligurie, l'acidose métabolique, les hyperglycémies et les signes biologiques sont souvent plus tardifs.

Tableau 7.2 : Les facteurs modifiant les déperditions thermiques de l'enfant.

Facteurs aggravants	Facteurs limitants
• Âge gestationnel < 28 SA • Âge postnatal < 7 jours • Table radiante • Humidité ambiante < 50 % • Mouvements de convection importants • Photothérapie	• Séchage rapide (dès la naissance ou après un bain) • Température de la salle de soins à 26 °C • Tunnel de plexiglas • Incubateur à double paroi • 50 % < humidité ambiante < 70 % • Tête couverte d'un bonnet • Corps couvert d'une couverture plastique

Source : M. Voyer et J.F. Magny, *Prématuré – Le préterme.* Elsevier, 1999.

3. Par exemple : indométacine, *Indocid*.

Le traitement

Il doit être préventif par la limitation des pertes insensibles cutanées et l'adaptation quotidienne, voire biquotidienne des apports hydrosodés en fonction du poids et des ionogrammes sanguin et urinaire de l'enfant.

Les hyponatrémies

Les hyponatrémies (natrémie < 130 mmol/l) relèvent surtout de deux mécanismes : soit des pertes sodées urinaires par défaut de réabsorption du sodium, soit par hémodilution. Dans le premier cas, le traitement consiste en la compensation des pertes sodées urinaires, et dans le deuxième cas, en une restriction hydrique associée ou non à des diurétiques.

L'anémie du prématuré

Définition et étiologie

Schématiquement, les anémies sont classées en précoces (dans la première semaine de vie) et secondaires (au-delà de la première semaine).

Les anémies précoces ne diffèrent pas des autres anémies néonatales précoces, et sont traitées dans le chapitre pathologies hématologiques (voir p. 583).

Les anémies secondaires sont définies par un taux d'hémoglobine inférieur à 8 g/dl. Elles sont multifactorielles (chute de l'érythropoïèse, durée de vie des globules rouges diminuée, spoliations sanguines répétées dues aux prélèvements, carence en fer).

Le traitement

En préventif, la limitation des prélèvements et de leur volume est un facteur majeur. L'érythropoïétine a une efficacité indiscutable sur l'érythropoïèse. L'autorisation de mise sur le marché (AMM) française est, pour les prématurés nés à moins de 34 SA et/ou avec un poids de naissance de 750 à 1 500 g, de débuter le traitement à 3 jours de vie à raison de 250 unités/kg 3 fois par semaine pendant 6 semaines, par voie sous-cutanée. Avec ce schéma, le nombre d'enfants transfusés est peu modifié, alors que le nombre de transfusion par enfant est nettement diminué. Une supplémentation en fer doit systématiquement être associée au traitement par érythropoïétine.

En curatif, les transfusions de culot globulaire sont nécessaires lorsque le taux d'hémoglobine est inférieur à 7 g/dl ou lorsqu'il existe des signes cliniques de mauvaise tolérance (désaturations, apnées...). La possibilité d'avoir recours à un don unique fractionné en plusieurs poches de petits volumes permet de diminuer les risques de transmission d'agents infectieux.

Les complications infectieuses[4]

Les infections nosocomiales sont particulièrement fréquentes chez les prématurés (elles peuvent concerner jusqu'à 20 % des prématurés nés à moins de 1 500 g). Elles sont favorisées par les durées importantes de séjour hospitalier, par un système immunitaire immature et par la multiplication des portes d'entrée lors des soins (sondes, cathéters, prélèvements ou certains topiques cutanés).

La clinique

Les signes cliniques d'infection patente sont superposables à ceux observés dans les infections materno-fœtales. Ils sont souvent précédés par des signes non spécifiques, dont l'association doit toujours faire évoquer une infection secondaire (par exemple : changements de teint, irritabilité, tachycardie, instabilité thermique, hyperglycémie, acidose métabolique).

La bactériologie

Les prélèvements centraux (hémoculture, ponction lombaire) sont associés à une coproculture et éventuellement à un examen cytobactériologique des urines ou à un prélèvement trachéal si l'enfant est intubé. Les germes les plus fréquemment mis en évidence sont les staphylocoques coagulase négative, les staphylocoques dorés, des bacilles Gram– et des *Candida albicans*.

La biologie

Numération formule sanguine, dosage de la C Réactive Protéine (CRP), gaz du sang, ionogramme sanguin, glycémie sont réalisés, comme pour les infections materno-fœtales, avec des résultats superposables.

Le traitement

En préventif, étant donné l'origine manuportée des infections nosocomiales, les règles d'asepsie restent fondamentales : le lavage des mains avant et après les soins et l'utilisation de blouses personnalisées.

En curatif, en plus d'un traitement symptomatique, le traitement repose sur une antibiothérapie à large spectre[5]. Un risque de mortalité persiste néanmoins.

4. Les infections materno-fœtales sont traitées dans les chapitres infections bactériennes, virales et parasitaires (voir p. 211).
5. Associant en première intention une céphalosporine de troisième génération, de la vancomycine et un aminoside.

Les complications digestives

L'iléus fonctionnel

La physiopathologie

Le premier méconium est normalement émis avant 48 heures de vie. L'iléus est fréquent chez les prématurés. Il est essentiellement dû à une immaturité de la motricité digestive et est favorisé par l'absence d'alimentation entérale pendant les premiers jours.

La clinique

En plus du retard à l'élimination du méconium, il existe des résidus gastriques sales, une distension des anses digestives visibles sous la peau, une intolérance à la mise en route de l'alimentation entérale. La radiographie d'abdomen sans préparation confirme la dilatation diffuse des anses intestinales.

Le traitement

En première intention, utilisation de « petits » moyens (suppositoires de glycérine, lavements, trimébutine *Débridat*, maintien d'une alimentation entérale minimale) suffisent habituellement. En cas d'échec partiel ou total, une alimentation parentérale par un cathéter central est nécessaire.

Le reflux gastro-œsophagien

Il est très fréquent chez les prématurés et anciens prématurés, surtout en cas de dysplasie bronchopulmonaire.

La clinique

On peut observer des régurgitations à répétition, une œsophagite ou des signes respiratoires (apnées, bradycardies, dyspnée laryngée, bronchospasmes).

Le diagnostic

La pH-métrie facilite le diagnostic, mais elle n'est réalisable que chez les enfants qui ne sont plus porteurs d'une sonde gastrique, donc souvent au-delà de 35 semaines d'âge corrigé. De plus, il n'existe pas de normes pour cette catégorie d'enfants.

La fibroscopie œso-gastrique ne permet pas de faire de diagnostic de reflux, mais celui de sa principale complication : l'œsophagite. En pratique, c'est souvent le traitement d'épreuve qui permet de confirmer le diagnostic.

Le traitement

Il n'y a actuellement pas de consensus sur l'attitude thérapeutique.

- Les accélérateurs du transit[6] augmentent la vidange gastrique. Il s'agit probablement de la classe thérapeutique la plus employée.
- Les épaississants[7] sont efficaces mais ont été incriminés dans la pathogénie de quelques occlusions et entérocolites (il est préférable de recourir à des concentrations moins élevées que chez le nourrisson né à terme).
- Les protecteurs de la muqueuse œsophagienne doivent être utilisés avec précaution en raison des possibilités de chélation des autres médicaments et de la présence d'aluminium chez certains d'entre eux[8].
- L'orthostatisme expose à des complications orthopédiques (membres supérieurs en chandelier, rotation externe des pieds) qui peuvent être prévenues par un positionnement adapté.
- L'arrêt de la caféine, utilisée dans le traitement des apnées (elle a la propriété de relâcher le sphincter inférieur de l'œsophage), peut atténuer certains reflux.
- Le traitement chirurgical est devenu exceptionnel.

Les œso-gastro-duodénites

La clinique

Elles surviennent le plus souvent dans les premiers jours de vie et même parfois en anténatal (liquide amniotique sanglant). La symptomatologie est essentiellement des résidus gastriques sanglants à répétition et/ou des manifestations algiques (tête en extension, bradycardies).

Le diagnostic

Il est fait par une fibroscopie qui permet de préciser l'étendue des lésions et leur sévérité.

Le traitement

Les antihistaminiques anti-H_2[9] *per os* ou par voie intraveineuse sont la base du traitement. L'alimentation entérale doit être débutée dès que possible (effet tampon du lait).

Les colites hémorragiques

La fréquence est plus élevée que celle des entérocolites ulcéro-nécrosantes et est inversement proportionnelle à l'âge gestationnel : 4,3 % chez les prématurés nés à moins de 28 SA, 2 % à 32/35 SA.

La clinique

Elle survient plusieurs jours à plusieurs semaines après la naissance et se révèle par des rectorragies de sang rouge avec selles normales. Il n'y a pas d'altéra-

6. Par exemple : Dompéridone, *Motilium*, métoclopramide, *Primpéran*, cisapride, *Prépulsid*.
7. Par exemple : *Gélopectose, Gumilk, Arrow Root*.
8. Par exemple : *Phosphalugel, Maalox*.
9. Par exemple : Ranitidine, *Azantac*.

tion de l'état général, pas de syndrome occlusif, l'abdomen n'est pas douloureux.

Les examens complémentaires

Ils ne montrent pas de syndrome inflammatoire biologique, l'ASP est normal. Lorsqu'une endoscopie est réalisée, des lésions ecchymotiques sigmoïdiennes et coliques gauches sont observées. La coproculture peut mettre en évidence des germes anaérobies.

Le traitement

Après un arrêt de l'alimentation entérale de 24 h pour éliminer de façon formelle une entérocolite ulcéro-nécrosante débutante, celle-ci est reprise avec un hydrolysat de protéines ou du lait de lactarium. Un traitement antibiotique efficace sur les anaérobies (métronidazole *Flagyl*) peut être associé.

L'entérocolite ulcéro-nécrosante (ECUN)

Définition

La définition initiale est anatomo-pathologique. Il s'agit de lésions de nécrose de la muqueuse digestive pouvant atteindre les autres couches de la paroi, jusqu'à la perforation. Les lésions siègent préférentiellement sur le grêle terminal, le cæcum, et le côlon droit. En pratique quotidienne, la définition est radio-clinique.

L'épidémiologie

La fréquence est inverse à l'âge gestationnel (3,6 % pour les moins de 32 SA, 1 % à 32/35 SA, 0,17 % pour les plus de 36 SA). L'âge de survenue montre deux pics de fréquence : soit précocement dans la première semaine de vie, soit tardivement après trois semaines. La mortalité reste lourde (10 à 20 % des prématurés).

L'étiologie

Elle est multifactorielle. Les principaux facteurs incriminés, en dehors de la prématurité, sont :
- l'ischémie (souffrance fœtale aiguë, exsanguino-transfusion, cardiopathie congénitale, polyglobulie) ;
- l'alimentation entérale, surtout avec des produits hyperosmolaires ;
- l'infection (bacilles à Gram négatif, germes anaérobies, certains virus).

La clinique

L'ECUN se définit cliniquement par l'association d'au moins 3 des 5 signes suivants :
- syndrome occlusif ;
- rectorragies (selles afécales) ;
- crépitation neigeuse à la palpation de l'abdomen ;
- péritonite généralisée ou plastron.

La symptomatologie débute le plus souvent brutalement. Il existe en plus une altération de l'état général, des apnées bradycardies, une détresse respiratoire et hémodynamique, qui peuvent être majeures.

Les examens complémentaires

La radiographie de l'abdomen montre une pneumatose (images bulleuses fugaces dans la paroi intestinale ou du réseau portal) et la distension des anses intestinales, parfois un pneumopéritoine. Le bilan sanguin révèle une acidose mixte, un syndrome inflammatoire, une neutropénie ou une hyperleucocytose, une élévation de la CRP, une hyperglycémie, une hyponatrémie, une baisse des facteurs de coagulation (Coagulation Intra Vasculaire Disséminée).

Le traitement initial

Le traitement initial est une urgence. Il impose :
- l'arrêt de l'alimentation entérale, la mise en aspiration gastrique et duodénale et la mise en place d'une alimentation parentérale. L'aspiration gastro-duodénale est maintenue jusqu'à la reprise du transit. L'arrêt alimentaire est de 3 semaines minimum, imposant la mise en place d'un cathéter central pour la nutrition parentérale. La reprise de l'alimentation entérale sera réalisée avec un hydrolysat de protéines[10] s'il n'y a pas de signes évocateurs de sténose ;
- une antibiothérapie ;
- des remplissages, des drogues vasoactives, l'intubation et la ventilation si nécessaire (pour traiter le choc) ;
- des antalgiques ;
- un acte chirurgical (iléostomie) éventuellement à la phase aiguë (il n'est indiqué qu'en cas de perforation, de péritonite ou de syndrome occlusif non contrôlé).

Le traitement préventif

Il repose sur des mesures admises à peu près par tous : la prévention de la souffrance fœtale aiguë, de l'hypothermie, la correction des troubles hémodynamiques initiaux, le repos digestif de 48 à 72 h après la naissance (en cas de souffrance fœtale aiguë), l'absence de solutés hypertoniques *per os*, l'augmentation lente de la ration alimentaire, le recours initial à du lait de femme (pour les prématurés de moins de 32 SA). D'autres mesures, telles que la position des cathéters aortiques ombilicaux, sont plus discutées.

L'évolution et les complications

Les sténoses compliquent environ 20 % des ECUN. Elles se manifestent par un syndrome occlusif persistant au décours de la phase aiguë ou pendant la phase de reprise de l'alimentation.

---

10. Par exemple : *Peptijunior, Alfaré.*

Après opacification – lavement aux hydrosolubles ou transit du grêle selon le siège suspecté de la (ou des) sténose(s) –, le traitement est chirurgical (résection anastomose).

Les hernies inguinales et de l'ovaire

Elles sont plus fréquentes chez les prématurés que chez les enfants nés à terme, avec une fréquence inverse à l'âge gestationnel (13,5 % à moins de 28 SA, 4 % à plus de 33 SA). Elles se révèlent volontiers plusieurs semaines après la naissance. Les hernies inguinales sont de diagnostic souvent évident et doivent être opérées, le plus souvent avant le retour au domicile. Les hernies de l'ovaire se traduisent par la palpation d'une tuméfaction ovoïde ferme d'environ 5 mm à la partie supérieure des grandes lèvres, qu'il faut éviter de manipuler. Elles constituent une semi urgence chirurgicale (intervention dans les 48 h suivant le diagnostic).

Les complications neurologiques

Les deux principales complications neurologiques des prématurés (l'hémorragie intraventriculaire et la leucomalacie périventriculaire) sont traitées p. 229-230.

Une complication sensorielle : la rétinopathie du prématuré

Sa fréquence est inversement proportionnelle à l'âge gestationnel et tend à augmenter avec la survie croissante de prématurés de moins de 28 SA.

La physiopathologie

Le développement et la maturation des cellules photoréceptrices, ainsi que de la vascularisation rétinienne, se font du centre vers la périphérie de la rétine à partir de 16 semaines de gestation. En cas d'hyperoxie avant que la vascularisation rétinienne ne soit achevée, le développement de cette dernière peut se faire anormalement (rétinopathie du prématuré), surtout si l'enfant est très immature (âge gestationnel < 28 SA). Les rétinopathies sont classées en 5 stades de gravité croissante (lorsque le stade V, qui correspond à un décollement de rétine, est complet, la cécité est totale et définitive).

Le dépistage

Il doit être réalisé à partir de 6 semaines de vie, tous les 15 jours par un fond d'œil, jusqu'à vascularisation complète de la rétine, au moins chez tous les prématurés nés à moins de 32 SA ou pesant moins de 1 500 g.

Le traitement

En préventif, il repose sur le contrôle strict des PO_2 pour tout prématuré ventilé (même sous air), ou recevant une oxygénothérapie. Les oxymètres de pouls ne permettant pas de renseigner précisément sur une éventuelle hyperoxie, il est nécessaire d'avoir recours à des mesures transcutanées de la PO_2 pour la maintenir entre 50 et 70 mmHg.

En curatif, les stades I et II évoluent habituellement vers une régression sans séquelle mais peuvent aussi s'aggraver vers des stades III ou IV nécessitant une cryothérapie ou un traitement par laser.

Le devenir du prématuré

L'analyse du devenir des prématurés dépend étroitement de trois facteurs.

L'âge gestationnel

Les études doivent partir de l'âge gestationnel et non du poids de naissance (comme c'est encore souvent le cas).

Les mortalités ne peuvent être comparées qu'en tenant compte des attitudes éthiques qui diffèrent selon les pays et les équipes. Sur une période de 3 ans, on a constaté que les taux de survie, sans séquelle neurologique décelable en cours d'hospitalisation, étaient de 50 % pour des accouchements à 24/25 SA, 42 % à 26 SA, 61 % à 28 SA, 79 % à 30 SA et 89 % à 32 SA. Les taux de survie des enfants nés à 22/23 SA étaient et restent toujours nuls.

L'étiologie de la mortalité des prématurés diffère selon le terme, la part liée aux malformations augmentant avec le terme. Elle est résumée dans le tableau 3 pour des prématurés nés avec un poids de naissance < 1 500 g. Sur l'ensemble, 50 % des décès sont dus à des arrêts de réanimation. Si la réanimation avait été poursuivie, les taux de décès seraient diminués environ de moitié, mais avec un taux beaucoup plus important de séquelles lourdes.

Le recul dans le temps

Plus le recul est important, plus la reconnaissance des handicaps (notamment « légers ») est facilitée. Ainsi, dans la population des bébés de moins de 28 SA[11], le taux de handicaps « mineurs », qui était de 23 % à 2 ans, est de 40,7 % lorsque le recul atteint 4 à 8 ans. Cette augmentation se fait au détriment du nombre d'enfants normaux, les séquelles « lourdes » ayant presque toutes été détectées avant l'âge de 2 ans.

---

11. Bébés nés au cours de la période 1992-1995 à l'Institut de Puériculture de Paris (IPP, 26 Bd Brune, 75014 Paris).

Tableau 7.3 : L'étiologie de la mortalité en 1992-1994 à l'IPP en cours d'hospitalisation des prématurés nés avec un poids de naissance < 1 500 g.

Causes de la prématurité	Taux de mortalité
Lésions neurologiques	45,7 %
Lésions pulmonaires	42,9 %
Infections	1,4 %
Malformations	4,3 %
ECUN	4,3 %
Divers	1,4 %

La prise en charge par un service spécialisé

Au décours de l'hospitalisation, la prise en charge ne peut se faire qu'au sein d'équipes spécifiques permettant non seulement le dépistage des séquelles neuro-développementales, mais aussi la surveillance de la croissance, la prise en charge des problèmes respiratoires, sensoriels, ou nutritionnels éventuels.
Il reste que la meilleure prévention demeure celle de la prématurité ou au minimum de ses séquelles, notamment par une corticothérapie anténatale, lorsqu'un accouchement prématuré est inévitable.

Le nouveau-né hypotrophe

Définition

L'hypotrophie néonatale ou Retard de croissance intra-utérin (RCIU) caractérise des enfants ayant des mensurations de naissance (poids, taille, périmètre crânien) inférieures au 10e percentile, selon les courbes de référence de croissance fœtale.
Il existe plusieurs courbes de référence[12] qui donnent des normes sensiblement différentes, ce qui explique que, selon la courbe utilisée, un nouveau-né peut être considéré comme étant hypotrophe ou non. Par définition, 10 % des nouveau-nés sont hypotrophes.
On distingue les **RCIU symétriques** (ou harmonieux) et les **RCIU asymétriques** (ou dysharmonieux) :

- les enfants avec un RCIU symétrique ont leurs trois mensurations (P, T, PC) inférieures au 10e percentile ;
- les enfants avec un RCIU asymétrique ont un poids et une taille inférieurs au 10e percentile, mais un périmètre crânien supérieur au 10e percentile témoignant que la croissance cérébrale a été conservée, ce qui est un facteur fondamental de meilleur pronostic. La notion du caractère symétrique ou non du RCIU est un élément essentiel pour l'orientation étiologique et pronostique.

Le RCIU peut être diagnostiqué *in utero* grâce à l'échographie (mesure du diamètre bi-pariétal, du périmètre céphalique, du diamètre abdominal transverse, de la longueur du fémur, estimation du poids). Il doit être confirmé à la naissance par les mensurations du nouveau-né.

Les étiologies

- **Causes endogènes** (pathologie fœtale primitive) :
  - constitutionnelles, par exemple : l'anomalie chromosomique, le syndrome polymalformatif ou le nanisme ;
  - acquises, par exemple : les embryofœtopathies (cytomégalovirus, rubéole, toxoplasmose).
- **Causes exogènes** (environnement fœtal) :
  - maternelles, par exemple : la pathologie vasculaire gravidique (toxémie) +++, la maladie chronique (HTA, insuffisance rénale, cardiopathie...), les malformations utérines, la malnutrition (< 1 500 cal/j) ou les intoxications (tabac, alcool, drogues) ;
  - ovulaires, par exemple : les grossesses multiples, les anomalies placentaires ou funiculaires.
- **Causes inconnues** : RCIU idiopathique.
- **La toxémie gravidique**, et plus généralement **les anomalies vasculaires placentaires**, sont la principale cause de RCIU. La mauvaise qualité des échanges placentaires est responsable d'une malnutrition et d'une hypoxémie chronique du fœtus altérant la croissance. Le RCIU est alors habituellement asymétrique, mais peut être symétrique dans les formes les plus graves, à début précoce au cours de la grossesse.

La conduite à tenir

Avant la naissance

La découverte d'un RCIU pendant la grossesse impose de :

- confirmer le diagnostic par l'échographie ;

12. Par exemple : Leroy-Lefort, Lubshenko, Mamelle.

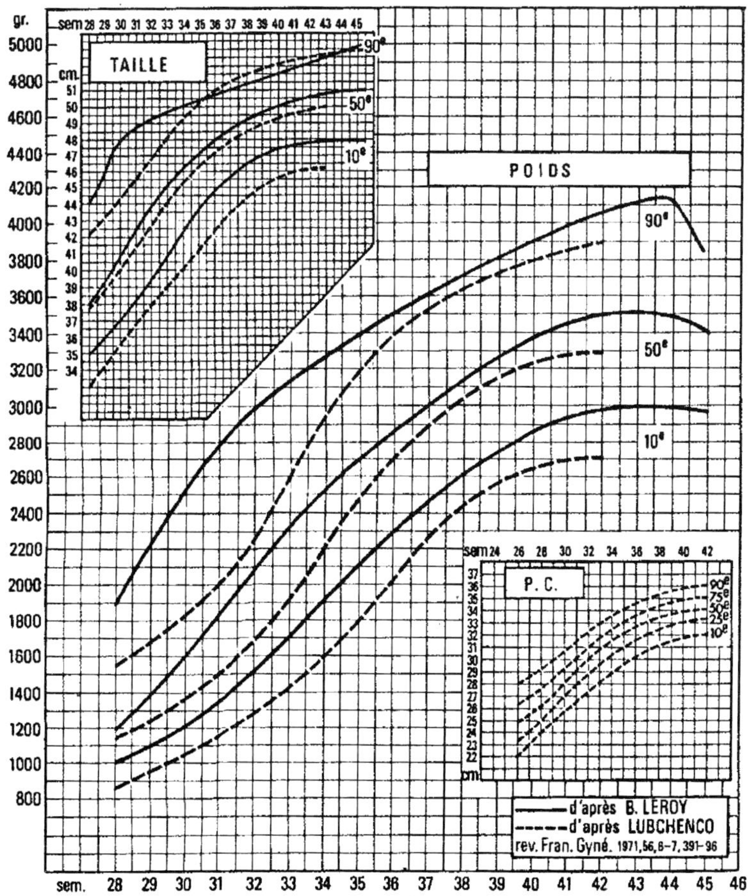

Figure 7.1 : Courbes de croissance intra-utérine.

Source : J. Laugier et F. Gold, *Abrégé de néonatologie*. Masson, Paris, 2e édition, 1980, p. 43.

◆ rechercher une étiologie parfois évidente (toxémie clinique maternelle), sinon réaliser une amniocentèse pour caryotype (recherche de CMV...) ;

◆ apprécier la « vitalité fœtale » par l'étude et la surveillance des mouvements actifs fœtaux, des vélocimétries Doppler, du rythme cardiaque fœtal, de la croissance fœtale (échographies répétées).

Dans certaines situations, une décision d'extraction prématurée du fœtus devra être prise :

◆ soit pour des raisons fœtales (lorsque les risques inhérents à la prématurité provoquée sont moindres que ceux encourus en laissant se pérenniser une souffrance fœtale chronique) ;

◆ soit pour des raisons maternelles lorsque la poursuite de la grossesse met en jeu le pronostic maternel (toxémie grave par exemple).

Au moment de la naissance

Tout doit être prêt en salle de naissance pour pratiquer une réanimation. Un incubateur doit être préparé. Le nouveau-né hypotrophe, fragile, est à haut risque de difficultés d'adaptation à la vie extra-utérine et d'hypothermie.

Après la naissance

Les problèmes posés par les nouveau-nés hypotrophes sont fonction de l'étiologie du RCIU. Nous n'envisagerons ici que les conséquences de la malnutrition et de l'hypoxie chronique associées aux anomalies vasculaires placentaires :

◆ les conséquences de la malnutrition :

– le risque d'**hypothermie** impose la mise en incubateur fermé (meilleure hydratation) et la surveillance rigoureuse de la température ;

– le risque majeur d'**hypoglycémie** nécessite des apports énergétiques élevés et précoces *per os* ou par voie parentérale selon le terme, l'état général et le niveau de la glycémie. Celle-ci doit être surveillée toutes les 3 heures pendant les premiers jours de vie à l'aide de tests sur bandelette ;

– une **hypocalcémie** doit être recherchée (dosage sanguin à J2-J3) ;
– le nouveau-né hypotrophe à des **besoins hydriques** supérieurs à ceux d'un enfant eutrophe de même âge gestationnel (80 ml/kg dès le premier jour de vie) en raison d'un état de déshydratation initiale. Sa diurèse doit être surveillée ainsi que sa courbe de poids ;
– il existe un risque majoré d'**infections secondaires** (mauvais transfert transplacentaire des anticorps d'origine maternelle) qui impose une asepsie rigoureuse ;
◆ les conséquences de l'hypoxie chronique :
– une **acidose métabolique**, immédiatement néonatale, doit être recherchée par la réalisation d'un gaz du sang et le dosage de l'acide lactique sérique. Une hyperlactacidémie (> 6 mmol/l) est le témoin d'un métabolisme anaérobie anténatal. En cas d'acidose sévère, une compensation, par administration de bicarbonates, peut être nécessaire ;
– les modifications hématologiques sont la conséquence de la déviation de la cellule souche hémopoïétique vers la lignée rouge, en réponse à l'hypoxie : **polyglobulie, leuco-neutropénie, thrombopénie** ;
– l'**hypoxie mésentérique** est un facteur de risque de développement d'une entérocolite ulcéro-nécrosante ; la mise en route de l'alimentation orale doit être progressive ;
– une insuffisance hépato-cellulaire, avec **ictère cholestatique,** peut survenir dans les RCIU très marqués, surtout si une souffrance fœtale aiguë s'est surajoutée ;
– il faut ajouter les conséquences d'une éventuelle prématurité associée et celles du retentissement des thérapeutiques anti-hypertensives administrées à la mère (β-bloquants en particulier).

Le pronostic à long terme

Le pronostic des nouveau-nés hypotrophes dépend :
◆ de l'étiologie du RCIU +++, de son importance et de son caractère (pronostic meilleur s'il est asymétrique) ;
◆ de la qualité de la prise en charge anté et postnatale.

La très grande majorité des enfants hypotrophes (d'origine vasculaire placentaire) récupère une croissance normale après la naissance, ce qui leur permet d'avoir des mensurations normales pour leur âge avant la fin de leur première année.

Le pronostic neuro-développemental peut être mis en cause en cas d'atteinte de la croissance cérébrale (petit PC, RCIU symétrique), de souffrance fœtale aiguë et de grande prématurité associée.

Le nouveau-né de mère malade

La plupart des grossesses se déroulent chez des femmes en bonne santé. Néanmoins, parmi les pathologies maternelles pouvant avoir un retentissement fœtal, certaines surviennent fréquemment pendant une grossesse (c'est le cas du diabète gestationnel ou de l'hypertension artérielle). D'autres pathologies courantes posent un problème de santé publique (par exemple : diabète insulinodépendant, épilepsie, phénylcétonurie, cardiopathie ou néphropathie).

Les pathologies bactériennes, virales et parasitaires dont la mère peut être atteinte sont traitées plus loin, pages 211 à 219.

Le nouveau-né de mère diabétique

La future mère peut avoir un diabète préexistant à la grossesse, et il s'agit alors d'un diabète insulinodépendant (DID) ou bien un diabète gestationnel (DG). Ce dernier est un trouble de la tolérance au glucose de gravité variable qui survient en 2e moitié de la grossesse et peut parfois persister après l'accouchement. Les DG compliquent 3 à 12 % des grossesses.

Les risques fœtaux

Le risque accru de malformations

Ce risque est corrélé à l'importance du déséquilibre glycémique durant les 7 premières semaines de grossesse. Il est donc l'apanage des femmes avec un DID. Leur fréquence actuelle est en diminution avec la prise en charge plus rigoureuse des femmes diabétiques, mais est encore estimée à trois fois celle de la population générale. Les malformations sont surtout **cérébrales** (anencéphalie, myéloméningocèle, holoprosencéphalie), **cardiaques** (communication interventriculaire, transposition des gros vaisseaux, coarctation de l'aorte) ou **squelettiques**.

La macrosomie fœtale

Elle se développe pendant les deux derniers trimestres de la grossesse en cas de mauvais équilibre glycémique maternel. Le passage transplacentaire du glucose maternel est responsable d'un hyperinsulinisme fœtal à l'origine de la macrosomie (l'insuline est une hormone anabolisante). Elle peut aussi bien concerner des DID que des DG maternels. L'organomégalie touche surtout le cœur (hypertrophie du septum interventriculaire), le foie et le squelette.

Les retards de croissance

Ils ne sont pas exceptionnels dans les DID sévères avec des complications vasculaires.

Les complications néonatales

La macrosomie peut être à l'origine d'une **fracture de la clavicule** et/ou d'une paralysie du plexus brachial à cause de difficultés à l'extraction. L'hypertrophie myocardique septale peut être asymptomatique, se révéler par un souffle systolique, comme par une insuffisance cardiaque. Elle régresse en 2 à 12 mois et peut nécessiter un traitement par β-bloquants.

Les **détresses respiratoires** sont plus fréquentes que dans la population générale. Ce sont le plus souvent des retards de résorption après une césarienne. La fréquence des maladies des membranes hyalines est également plus élevée, l'hyperinsulinisme fœtal étant à l'origine d'une diminution de la synthèse des phospholipides du surfactant.

Les **hypoglycémies** sont d'autant plus fréquentes que le diabète maternel a été déséquilibré. À la naissance, l'apport glucosé maternel est brutalement interrompu ; les hypoglycémies peuvent survenir dès les premières heures et jusqu'au 3e à 4e jour de vie.

L'**hypocalcémie** est fréquente, mais asymptomatique la plupart du temps.

La prise en charge à la naissance

Cette prise en charge est basée sur l'évaluation de l'état respiratoire et sur la prévention ou le traitement de l'hypoglycémie.

La prévention des hypoglycémies se fait par :

- la surveillance des glycémies capillaires toutes les 1 à 2 heures, pendant les 6 à 12 premières heures, puis de façon plus espacée ;
- l'alimentation entérale précoce avant la première heure de vie, régulière toutes les 3 heures, enrichie en dextrine maltose.

En cas d'hypoglycémie, il faut administrer du glucagon intramusculaire (IM)[13]. Si les hypoglycémies se répètent, l'alimentation entérale peut être effectuée en gavage gastrique continu. En cas d'échec, il peut être nécessaire de perfuser du glucose[14] et de répéter l'administration de glucagon.

Les risques à long terme

On peut constater :

- une obésité ;
- un risque de DID chez l'enfant est estimé entre 25 et 30 % si les deux parents ont un DID et à 1 % si seule la mère a un DID.

La prévention des malformations

La prévention des malformations repose sur un contrôle rigoureux des glycémies en anté-conceptionnel et pendant les premières semaines de grossesse si la mère a un DID.

La macrosomie peut être prévenue par un équilibre du diabète pendant les 2e et 3e trimestres, ce qui nécessite une équipe obstétrico-endocrino-pédiatrique.

Le nouveau-né de mère épileptique

La fréquence actuelle est d'environ une future mère épileptique pour 2 000 femmes enceintes. Elle va en augmentant en raison du meilleur contrôle médicamenteux des épilepsies qui autorise des grossesses sans risque maternel. La fréquence plus élevée de malformations (× 2,5 par rapport à la population générale) est multifactorielle :

- **d'origine génétique**. Les fentes labio-palatines et les malformations cardiaques sont les plus fréquentes et semblent plus en rapport avec la maladie qu'avec les traitements ;
- **d'origine toxique** par les antiépileptiques. Parmi les antiépileptiques, citons les risques de ceux dont la toxicité est la plus clairement établie :

– la prise de valproate[15] pendant la grossesse est associée à des spina bifida (5,4 %), probablement par carence en folates, une dysmorphie (front haut, philtrum long, petite bouche), des malformations cardiovasculaires (coarctation aortique, sténoses valvulaires aortiques, hypoVG) : un traitement préventif des spina bifida peut être réalisé par de la foldine (4 mg/j), débuté 2 mois avant le début de la grossesse ;

– la prise d'hydantoïne[16] peut être à l'origine d'un retard de croissance intra-utérin (RCIU) qui tend à s'accentuer en postnatal, d'un retard mental avec QI moyen de 70 et d'une dysmorphie (petit nez, racine du nez hypoplasique, hypertélorisme, hypoplasie unguéale) ;

– la prise de phénobarbital[17] peut donner également un RCIU, une microcéphalie, un retard mental, une dysmorphie faciale proche de celle induite par les hydantoïnes. En cas d'utilisation en fin de

---

13. *Glucagon* 0,25 mg en IM.
14. 8 à 15 g/kg/j.
15. Par exemple *Dépakine*.
16. Par exemple *Dihydan*.
17. Par exemple *Gardenal*.

grossesse, une dépression respiratoire initiale peut être suivie par un syndrome de sevrage avec convulsions ;
– la prise de phénobarbital peut causer des hypovitaminoses K à l'origine de syndromes hémorragiques (un traitement oral maternel pendant les deux derniers mois de grossesse ou à défaut à la naissance chez le nouveau-né par voie intraveineuse permet de les prévenir).

Le nouveau-né de mère phénylcétonurique

Rappel physiopathologique de la phénylcétonurie

La phénylcétonurie (PCU) est la maladie héréditaire la plus fréquente. Son mode de transmission est autosomique récessif. Elle est due à un déficit en phénylalanine hydroxylase, responsable d'une accumulation de phénylalanine dans l'organisme. **La surcharge en phénylalanine est neurotoxique et entraîne un retard mental**. Son dépistage néonatal est effectué sur un papier buvard. C'est le test de Guthrie, pratiqué à 3 jours de vie. Le test détecte les phénylalaninémies > 4 mg/100 ml. Un régime d'exclusion de la phénylalanine est effectué dès la confirmation du diagnostic jusqu'à l'âge de 6 à 8 ans, permettant un développement cérébral normal. Au-delà de 6 à 8 ans, l'élargissement du régime ne retentit plus sur le développement cérébral.
Actuellement, les mères atteintes d'une PCU, ayant fait l'objet d'un dépistage néonatal, d'un régime adapté et en âge de procréer, sont en fréquence croissante. Elles sont asymptomatiques, mais ont une phénylalaninémie élevée. Pendant la grossesse, la phénylalanine traverse le placenta et expose le cerveau fœtal à des taux élevés : les risques sont corrélés au taux de phénylalanine sanguine, le fœtus ayant une phénylalaninémie 50 % plus élevée que le taux maternel en raison d'un gradient placentaire. Il est important de bien comprendre que c'est l'hyperphénylalaninémie maternelle qui est à l'origine des risques, le fœtus n'étant pas lui-même atteint d'une PCU.

Les risques fœtaux de la phénylcétonurie

Ce sont :
- les fausses couches (25 à 30 %) ;
- la microcéphalie (75 %) avec un retard mental sévère (QI < 50) ;
- un retard de croissance intra-utérin (40 à 50 %) ;
- une dysmorphie faciale : visage rond, philtrum long, hypoplasie de la mandibule ;
- des malformations cardiaques (12 à 15 %).

Le traitement de la phénylcétonurie

Il est basé sur le contrôle préconceptionnel et, pendant la grossesse, sur un régime alimentaire afin que les taux maternels de phénylalanine soient inférieurs à 5 mg/100 ml. Le régime consiste à supprimer les protides d'origine végétale et animale. Ils sont remplacés par une mixture de protides, des substituts de pâtes et de gâteaux **sans phénylalanine**. Il est libre pour les fruits et les légumes.
Si la grossesse est constatée au-delà de 12 SA et que la phénylalaninémie est > 15 mg/100 ml, une IMG peut être proposée en raison de l'importance des risques fœtaux.

Le nouveau-né de mère hypertendue

Il s'agit d'un problème fréquent, puisque 10 % des grossesses se compliquent ou démasquent une hypertension artérielle (HTA). En dehors des risques maternels, la morbidité périnatale est liée aux Retards de croissance intra-utérins (RCIU), à une souffrance fœtale aiguë, à la prématurité médicalement consentie ou à l'« héritage » médicamenteux.

Les risques fœtaux et néonataux

Le RCIU

C'est la principale cause de RCIU. La mauvaise qualité des échanges placentaires est responsable d'une malnutrition et d'une hypoxémie chronique du fœtus altérant la croissance.

La prématurité

Le risque de prématurité est multiplié par 40 en cas d'HTA gravidique débutant à moins de 33 SA et par 17 si elle débute entre 33 et 36 SA[18]. Il s'agit de prématurité médicalement consentie dans la plupart des cas, en raison des risques maternels et/ou fœtaux qu'entraînerait la poursuite de la grossesse. La mortalité dans cette population de prématurés est beaucoup plus faible que parmi l'ensemble des enfants nés prématurément d'une autre cause (effet de la surveillance accrue et du recours plus systématique à une corticothérapie anténatale).

18. Selon une enquête suédoise de 1998.

Les souffrances fœtales aiguës à terme

Elles peuvent être dues à une éclampsie maternelle (hypertension artérielle avec convulsions maternelles), une chute brutale de la tension artérielle ou un hématome rétroplacentaire.

Les conséquences des thérapeutiques maternelles

Les anti-hypertenseurs sont de petites molécules, dont la plupart passent la barrière placentaire. De plus, leur demi-vie est longue (12 à 70 h) et il existe une possibilité d'élévation postnatale vers 2 à 3 jours de vie par relargage à partir des tissus du nouveau-né.

Tableau 7.4 : Les effets secondaires des principaux médicaments utilisés en cas d'HTA maternelle.

Médicaments	Effets secondaires
β-bloquants	Fréquence cardiaque lente, hypotension, hypoglycémies
Inhibiteurs calciques	Collapsus, hypocalcémies
Clonidine (*Catapressan*)	Hyperexcitabilité
Diurétiques	Hyperdiurèse
Benzodiazépines	Apnées
Sulfate de magnésium	Effet dépresseur respiratoire

Source : M. Voyer et J.F. Magny, *Prématuré – Le préterme*. Elsevier, 1999.

La prise en charge

La prise en charge à la naissance concerne surtout celle d'un prématuré, d'une détresse respiratoire ou d'une souffrance fœtale aiguë. La surveillance des effets secondaires des thérapeutiques maternelles nécessite fréquemment un monitoring de la fréquence cardiaque, de la fréquence respiratoire, de la tension artérielle et des glycémies pendant 48 à 72 h. L'allaitement maternel est rarement une contre-indication absolue, la posologie des anti-hypertenseurs étant souvent rapidement diminuée après l'accouchement.

Cardiopathie maternelle et grossesse

Environ 2 % des grossesses se déroulent chez des femmes atteintes d'une cardiopathie. Le système cardiovasculaire maternel subit de profondes modifications :

- pendant une grossesse normale : augmentation du volume sanguin et du débit cardiaque, diminution de la pression artérielle ;
- pendant le travail : augmentation de 10 à 30 % du débit cardiaque, pertes sanguines de 0,5 à 1 l ;
- lors des suites de couches : retour progressif à l'état antérieur à la grossesse.

Les risques maternels et fœtaux dépendent du type de cardiopathie, de son équilibre avant la grossesse et des éventuelles thérapeutiques associées.

Les risques liés aux cardiopathies

Les cardiopathies valvulaires

Leur fréquence est en diminution. Le rétrécissement mitral est la valvulopathie la plus mal tolérée, surtout s'il est serré. Les prothèses valvulaires deviennent fréquentes et exposent aux risques des anticoagulants.

Les cardiopathies congénitales

Leur fréquence est en augmentation. Beaucoup ont eu des interventions curatrices, les grossesses ne comportent alors pas de risques maternels ou fœtaux particuliers. Parmi celles qui n'ont pu être réparées, les risques dépendent de la cardiopathie maternelle. Ils peuvent exposer à une mort fœtale (cardiopathie cyanogène avec *shunt* gauche-droite) ou maternelle (hypertension artérielle pulmonaire). Ces dernières demeurent une contre-indication formelle à la grossesse.

Les risques liés aux thérapeutiques maternelles

Les anticoagulants

Les antivitamines K (AVK) sont contre-indiquées en raison des risques d'avortement et de malformations fœtales et d'hémorragie du nouveau-né et de la mère à l'accouchement.

Les héparines ne passent pas le placenta, donc n'exposent pas le fœtus à un risque hémorragique. Elles sont plus contraignantes à utiliser (injections sous-cutanées) que les AVK et nécessitent une programmation de la grossesse pour éviter le risque tératogène des AVK.

Les β-bloquants, les β-mimétiques, les anti-arythmiques et les tonicardiaques

Ils ont des effets secondaires, contre-indications ou toxicité qui nécessitent la discussion de leur indication au cas par cas.

Néphropathie chronique maternelle et grossesse

Au cours d'une grossesse normale, le débit sanguin rénal et la filtration glomérulaire augmentent. Certaines néphropathies sont héréditaires (polykystose, syndrome d'Alport) et doivent être recherchées chez le fœtus ou l'enfant. Lorsque la future mère a une néphropathie chronique, trois situations peuvent schématiquement se présenter.

L'insuffisance rénale maternelle modérée ou légère

L'absence d'hypertension artérielle sévère et une créatinine plasmatique maternelle < 250 μmol/l sont de bon pronostic maternel et fœtal.
L'hypertension artérielle sévère et/ou une créatinine plasmatique > 250 μmol/l sont des facteurs défavorables avec un risque de mort fœtale *in utero* de 30 à 50 %, de prématurité proche de 100 % et de retard de croissance intra-utérin. Le type de néphropathie maternelle ne semble pas être un élément du pronostic fœtal. Dans la grande majorité des cas, la fonction rénale maternelle après la grossesse est superposable à ce qu'elle était avant.

Une grossesse chez une femme dialysée

Elles sont peu fréquentes, l'insuffisance rénale chronique s'accompagnant d'une hypofertilité. Les risques maternels semblent très faibles. En revanche, les fausses couches sont très fréquentes, la prématurité et les retards de croissance intra-utérins quasi constants.

Une grossesse après transplantation rénale

Elles sont de bien meilleur pronostic que les grossesses en dialyse. La fonction du greffon reste souvent stable mais peut se détériorer dans environ 15 % des cas. L'accouchement est fréquemment prématuré (50 %), l'enfant hypotrophique (20 %) et le risque de mort fœtale *in utero* est de 10 %. Les immunodépresseurs (corticoïdes, azathioprine, cyclosporine) exposent à une insuffisance surrénalienne et à des retards de croissance. Enfin, ces futures mères sont souvent infectées par les virus de l'hépatite B, de l'hépatite C ou par le CMV avec le risque de transmission à l'enfant.

La détresse respiratoire néonatale

La détresse respiratoire néonatale appelle un diagnostic précis afin que la prise en charge se fasse le plus rapidement et le plus efficacement possible.

Le diagnostic

Savoir reconnaître la détresse respiratoire

La reconnaissance d'une détresse respiratoire chez un nouveau-né s'appuie sur trois types de symptômes : les anomalies du rythme respiratoire, la cyanose et les signes de lutte.

- **Les anomalies du rythme respiratoire :**

– anomalie de fréquence : une tachypnée (fréquence respiratoire > 50/min) ; une bradypnée (< 30/min) est un signe péjoratif d'épuisement ;
– anomalie de rythme : rythme irrégulier entrecoupé de pauses longues et répétées qui s'observe chez le prématuré et/ou en cas d'épuisement. Une apnée est définie par une pause d'une durée supérieure à 10 secondes ou s'accompagnant de cyanose et/ou d'une bradycardie.

Tableau 7.5 : Le score de Silverman : cotations des signes de lutte respiratoire.

Signes de lutte	0	1	2
Expansion thoracique à l'inspiration	Normale	Thorax immobile, l'abdomen se soulève	Respiration paradoxale
Tirage intercostal	Absent	Discret	Marqué
Creusement xiphoïdien	Absent	Discret	Marqué
Battement des ailes du nez	Absent	Discret	Marqué
Geignement expiratoire	Absent	Audible au stéthoscope	Audible à distance

Source : V. Ménard-Bigant *et al., Pédiatrie néonatale.* Masson, collection *Cahiers de puériculture.*

◆ **La cyanose** est une coloration bleutée de la peau et des téguments qui apparaît lorsque l'hémoglobine est insuffisamment saturée en O_2 (SatHb < 90 %). Elle peut être généralisée ou, dans les cas moins sévères, localisée aux extrémités et à la région péribuccale.

◆ **Les signes de lutte respiratoire** sont rassemblés dans le « score de Silverman », qui permet de coter la gravité de la détresse respiratoire. Chaque symptôme est côté de 0 à 2. Normalement (enfant eupnéique), ce score est à 0. Attention ! un score qui diminue chez un enfant ayant une pathologie respiratoire peut être un signe d'épuisement et non pas d'amélioration.

Savoir apprécier le degré de gravité

La gravité de la détresse respiratoire conditionne la conduite à tenir. Les **indices cliniques** de gravité d'une détresse respiratoire sont :

◆ une cyanose intense généralisée, pas ou peu sensible à l'oxygénothérapie ;
◆ la fréquence respiratoire < 20/min ou > 80/min ;
◆ le rythme irrégulier, pauses longues, gasps (grands mouvements inspiratoires anarchiques) ;
◆ les signes de lutte intense **ou** les signes d'épuisement ;
◆ la bradycardie ;
◆ les troubles de la conscience.

Les **gaz du sang artériel** permettent d'apprécier le retentissement de la pathologie respiratoire sur l'hématose. Ils recherchent une hypoxémie (PaO_2 < 60 mmHg), une hypercapnie ($PaCO_2$ > 45 mmHg), une acidose (pH < 7,35) dont on appréciera la part respiratoire (liée à l'hypercapnie) et la part métabolique (réserve alcaline basse, base déficit < – 5).

Les gaz du sang ne sont interprétables que s'ils sont étudiés sur du sang artériel (ponction radiale ou cathéter artériel ombilical).

Les examens complémentaires

◆ Les gaz du sang sont indispensables pour apprécier le retentissement.
◆ Une radiographie de thorax est indispensable pour le diagnostic étiologique.
◆ NFS, CRP sérique, prélèvements bactériologiques recherchent une origine infectieuse toujours possible.
◆ D'autres examens pourront être nécessaires en fonction de l'orientation étiologique.

L'étiologie

La maladie des membranes hyalines (MMH)

La physiopathologie

La MMH est liée à un déficit en surfactant pulmonaire. Le surfactant est une substance lipido-protéique qui tapisse la surface des alvéoles pulmonaires sous la forme d'un film mono-moléculaire. Son rôle principal est d'être « tensioactif », c'est-à-dire d'éviter le collapsus alvéolaire en fin d'expiration.

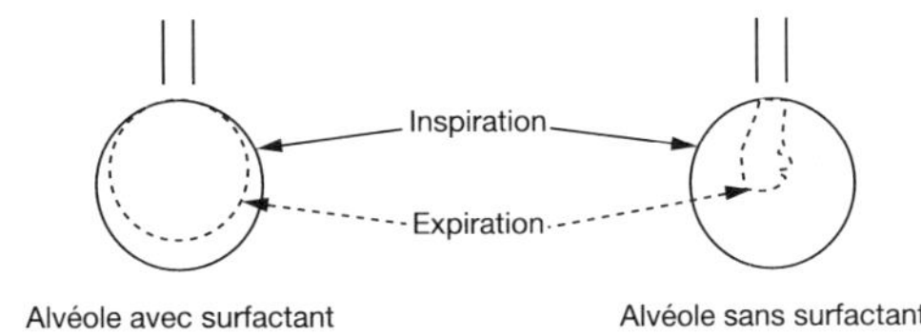

Figure 7.2 : Le comportement de l'alvéole pulmonaire, avec surfactant (enfant mature) et sans surfactant (MMH).

Le surfactant évite aussi la pénétration de liquide interstitiel dans l'alvéole (son absence favorise la constitution d'un œdème alvéolaire) et a une action anti-infectieuse locale.

L'épidémiologie

La MMH est une maladie du nouveau-né prématuré. Sa fréquence et sa gravité sont inversement proportionnelles à l'âge gestationnel. Elle peut cependant parfois être observée chez le nouveau-né d'âge gestationnel ≥ 37 semaines, en particulier en cas de césarienne avant travail, de mère diabétique ou d'hypothyroïdie congénitale.

Les particularités cliniques

La MMH entraîne une détresse respiratoire immédiatement néonatale dont l'évolution spontanée est une aggravation au cours des premières heures. Les signes de lutte sont particulièrement marqués. Pendant la phase aiguë (trois premiers jours), les enfants atteints de MMH sont très sensibles aux manipulations de toutes sortes qui déclenchent un accès de cyanose.

Dans les formes typiques, il se produit une amélioration franche de la fonction respiratoire au 3e jour, annoncée par une augmentation de la diurèse et une modification des sécrétions bronchiques (aspirations endotrachéales plus abondantes chez l'enfant intubé).

Les particularités thérapeutiques

La prise en charge thérapeutique d'une MMH repose sur deux axes :

- l'assistance ventilatoire avec Pression Expiratoire Positive qui limite le collapsus alvéolaire au moment de l'expiration ;
- l'administration de surfactant exogène par voie endotrachéale. Cette instillation doit être réalisée sous stricte surveillance de l'hémodynamique (monitoring cardiaque + surveillance de la TA) et de l'état d'oxygénation ($TcPO_2$ et/ou $SatHbO_2$). Une à deux instillations au cours des 24 premières heures de vie peuvent être nécessaires, la première instillation doit être la plus précoce possible.

Le retard de résorption du liquide pulmonaire (détresse respiratoire transitoire)

La physiopathologie

Pendant la vie fœtale, les poumons sont remplis par le liquide pulmonaire. À la naissance, ce liquide doit disparaître en quelques secondes afin de laisser place à l'air inspiré. Cette disparition dépend de deux facteurs :

- le plus important est la libération des catécholamines qui accompagne le travail. Ces hormones du « stress » déclenchent le processus de résorption du liquide alvéolaire et l'arrêt de sa production ;
- la compression du thorax fœtal au cours du passage dans la filière génitale de la mère entraîne une chasse du liquide contenu dans les grosses bronches et la trachée.

Un retard de la mise en route de ce processus est responsable d'une détresse respiratoire néonatale liée à la persistance de liquide dans les poumons.

L'épidémiologie

Une détresse respiratoire due au retard de résorption du liquide pulmonaire peut survenir chez n'importe quel nouveau-né, mais plus fréquemment chez ceux nés par césarienne avant tout début de travail.

Les particularités cliniques

La détresse respiratoire est immédiatement néonatale, généralement peu marquée et évolue spontanément vers l'amélioration et la guérison en quelques heures.

Les particularités thérapeutiques

La prise en charge thérapeutique est purement symptomatique : oxygénothérapie +/– assistance ventilatoire.

L'inhalation de liquide amniotique méconial

La physiopathologie

Une inhalation méconiale survient dans un contexte d'asphyxie périnatale ou de souffrance fœtale aiguë. La souffrance fœtale entraîne un relâchement sphinctérien *in utero* : le méconium se répand dans le liquide amniotique et pénètre dans le cavum de l'enfant.

À la naissance, le méconium progresse dans l'arbre trachéo-bronchique à l'occasion des mouvements inspiratoires. Après quelques cycles respiratoires, il atteint les bronches de petit calibre qu'il va obstruer totalement ou partiellement, entraînant des zones d'atélectasie et d'emphysème avec une détresse respiratoire.

L'épidémiologie

Les nouveau-nés post-matures et/ou hypotrophes sont plus à risque. Pour qu'une inhalation méconiale se produise, le liquide amniotique doit être méconial, ce qui ne s'observe que dans les situations de souffrance fœtale.

À noter...

En cas de liquide méconial, tout nouveau-né présente un risque d'inhalation et de détresse respiratoire néonatale.

Les particularités cliniques

La détresse respiratoire peut être décalée dans le temps et ne survenir qu'après un intervalle libre de plusieurs heures : l'absence de symptôme respiratoire à la naissance n'exclut pas le diagnostic d'inhalation méconiale.

Il y a un encombrement bronchique avec ronchus à l'auscultation, aspirations endotrachéales abondantes et sales.

Pneumothorax et hypertension artérielle pulmonaire avec hypoxémie réfractaire sont des complications fréquentes à la phase aiguë de la maladie.

Des signes neurologiques associés sont fréquents en rapport avec la souffrance fœtale initiale.

Les particularités thérapeutiques

Le traitement est préventif : tout enfant né dans un liquide méconial doit bénéficier d'une aspiration endotrachéale sous contrôle laryngoscopique, dès les premières secondes de vie et quel que soit son état respiratoire. La ventilation au masque est interdite. Elle ne peut être utilisée qu'après les aspirations endotrachéales, sinon elle a pour effet de propulser le méconium dans l'arbre trachéo-bronchique.

En cas de détresse respiratoire, le traitement est symptomatique (oxygénothérapie, ventilation assistée) associé à une kinésithérapie respiratoire précoce et répétée.

L'alvéolite infectieuse

La physiopathologie

Une détresse respiratoire néonatale doit toujours faire évoquer la possibilité d'une infection, quel que soit le mode de contamination. Le plus souvent, les alvéolites infectieuses interviennent dans le cadre d'une chorioamniotite, avec infection du liquide amniotique et par contiguïté, des poumons du fœtus.

L'épidémiologie

L'origine infectieuse de la détresse respiratoire, évoquée de principe, sera particulièrement suspectée devant un contexte obstétrical de chorioamniotite (voir ci-dessous les infections bactériennes néonatales).

Les particularités cliniques

La symptomatologie radio clinique est souvent similaire à celle d'une maladie des membranes hyalines, mais peut revêtir des aspects très différents.

Les particularités thérapeutiques

Le traitement repose sur l'antibiothérapie et la prise en charge symptomatique de la détresse respiratoire.

Les apnées

Une apnée est définie comme une pause respiratoire d'une durée supérieure à 10 secondes ou accompagnée de cyanose et/ou de bradycardie. Il faut distinguer les apnées secondaires des apnées primitives.

Les apnées secondaires

L'apnée est un symptôme extrêmement fréquent chez le nouveau-né qui peut révéler des pathologies très diverses. Devant un nouveau-né apnéique, il faut rechercher :

- une hypothermie ;
- une hypoglycémie ou une hypocalcémie ;
- une hypoxie ;
- une pathologie neurologique ou infectieuse ;
- une prise médicamenteuse maternelle à action dépressive respiratoire et qui a pu passer la barrière placentaire (benzodiazépines, morphiniques...).

Les apnées primitives

Le syndrome d'apnées primitives du prématuré est dû à l'immaturité fonctionnelle de la commande neuro-respiratoire et anatomique des voies aériennes respiratoires.

Il est évoqué devant un nouveau-né prématuré présentant des apnées isolées, après avoir écarté les étiologies des apnées secondaires. On distingue :

- les apnées purement centrales, sans aucun mouvement respiratoire et aucun flux d'air au niveau des narines et de la bouche. Elles sont liées à l'immaturité des centres neurologiques de la commande du rythme respiratoire ;
- les apnées purement obstructives, où il existe des mouvements respiratoires mais sans flux d'air. Elles sont liées à un collapsus laryngé dû à l'immaturité anatomique des voies aériennes supérieures.

En réalité, il s'avère que la majorité des apnées est mixte : à la fois centrales et obstructives.

Les principes thérapeutiques

- Le traitement des apnées secondaires repose sur le traitement de leur cause.
- **En cas d'apnées primitives centrales**, le traitement fait appel à des médications stimulant les centres neuro-respiratoires : la caféine est la plus utilisée.
- **En cas d'apnées obstructives** ou d'échec des autres thérapeutiques, une assistance ventilatoire, généralement par voie nasale, peut être nécessaire.

Les autres étiologies

De très nombreuses pathologies peuvent entraîner des symptômes de détresse respiratoire chez le nouveau-né. Citons :

- l'épanchement gazeux intrathoracique (à type de pneumothorax, de pneumo médiastin, ou d'emphysème interstitiel). Il peut survenir après une ventilation au masque en salle de naissance ou une ventilation assistée, mais il peut parfois être primitif ;
- une insuffisance cardiaque secondaire à une malformation cardiaque, une myocardiopathie malformative, un trouble du rythme ;
- une pathologie malformative des voies aériennes supérieures : atrésie des choanes, syndrome de Pierre-Robin, laryngomalacie, trachéomalacie... ;
- une malformation de la cage thoracique : hernie diaphragmatique, dystrophie thoracique asphyxiante... ;
- une malformation pleuro-pulmonaire : poumon adénomatoïde, chylothorax congénital, emphysème lobaire géant, hypoplasie pulmonaire...

Les infections bactériennes néonatales

Les infections bactériennes néonatales sont une préoccupation majeure en maternité. De ce fait, il est indispensable de repérer les nouveau-nés à risque d'infection avant même l'accouchement, et de dépister une infection débutante chez un nouveau-né *a priori* sain dans les heures suivant la naissance. La contamination postnatale doit faire l'objet d'une prévention par un respect rigoureux des règles d'asepsie.

Les infections materno-fœtales

Leur fréquence se situe autour de 4 % des naissances vivantes, soit 30 000 cas par an avec une mortalité concernant 2 % des infections. Il est fondamental de faire un diagnostic précoce et de mettre en route le traitement adapté le plus rapidement possible.
La colonisation représente environ 10 % des naissances vivantes (nouveau-nés sains porteurs de germes potentiellement pathogènes).

Les facteurs de risque

◆ Risque modéré :
– infections uro-génitales maternelles du dernier trimestre de la grossesse ;
– béance du col utérin ;
– ouverture de la poche des eaux supérieure à 12 h (délai entre la rupture des membranes et la naissance).
◆ Risque moyen :
– prématurité inexpliquée, liquide amniotique teinté et/ou fétide ;
– souffrance fœtale sans cause obstétricale ;
– tachycardie fœtale.
◆ Risque majeur :
– infection bactérienne maternelle évolutive ;
– fièvre maternelle supérieure à 38 °C pré, per ou post-partum.

Les signes cliniques d'infection chez le nouveau-né

Les signes sont très polymorphes et l'infection doit être recherchée au moindre doute. **Tout nouveau-né symptomatique est *a priori* suspect d'infection.**
Ainsi peuvent être observés :
◆ des troubles du comportement : refus de boire, somnolence, hypotonie, hyporéactivité ;
◆ des troubles respiratoires : geignement, polypnée, apnée, détresse respiratoire ;
◆ une dysrégulation thermique : hyper ou hypothermie ;
◆ des troubles hémodynamiques : pâleur, teint gris, marbrures, hypotension avec au maximum un collapsus ;
◆ des signes cutanés : éruption, rash, purpura ;
◆ des signes digestifs : rejets, vomissements, ballonnement abdominal, diarrhée, résidus gastriques ;
◆ des signes neurologiques : hyperexcitabilité, convulsions ;
◆ un syndrome hémorragique ;
◆ un ictère précoce ;
◆ une hépato-splénomégalie.

Les examens complémentaires

Le bilan biologique

On pratiquera :
◆ NFS, plaquettes à la recherche d'une hyperleucocytose ou d'une leucopénie, d'une myélémie (formes jeunes des leucocytes > 10 %), d'une thrombopénie (inférieure à 150 000/mm^3) ;
◆ des dosages sériques des protéines de l'inflammation : élévation du fibrinogène > 3,5 mmol/l, de la protéine C Réactive > 10 mg/l (mais son augmentation est souvent retardée après le début de l'infection) ou de l'orosomucoïde > 0,5 g/l (plus intéressant pour la surveillance de l'infection) ;
◆ la procalcitonine et l'interkeuline 6 (IL6) sont en cours d'évaluation.
Limites : aucun paramètre n'affirme à lui seul l'infection ; de plus, il existe des faux négatifs. Il est donc indispensable d'associer plusieurs paramètres et surtout de répéter le bilan, en particulier la CRP qui augmente secondairement.

Le bilan bactériologique

Il comprend :
◆ l'examen direct du liquide gastrique (avant H6 et chez l'enfant non encore alimenté), qui donne sans délai une orientation sur l'existence d'un germe et son type ;
◆ les prélèvements périphériques, tel que l'écouvillonnage au niveau du cavum, de l'orifice anal et de l'oreille (vernix) ;
◆ les prélèvements centraux, tels que l'hémoculture, la PL (en cas de signes neurologiques et/ou de bilan biologique perturbé), l'ECBU ± antigènes solubles ;
◆ les prélèvements maternels tels que l'hémoculture (en cas de fièvre), l'ECBU, le prélèvement vaginal et les frottis placentaires.
Les résultats biologiques sont révélateurs :
◆ si les prélèvements centraux sont positifs : confirmation de l'infection ;
◆ si les prélèvements centraux sont négatifs mais les prélèvements périphériques positifs : il peut s'agir soit d'une infection soit d'une colonisation et on

s'aidera de la clinique et du bilan biologique. Il est cependant parfois difficile d'affirmer l'infection ;

◆ si tous les prélèvements sont négatifs, il n'y a pas d'infection *a priori*, mais une antibiothérapie maternelle peut avoir négativé le bilan.

Les germes responsables

Le streptocoque B reste en tête des IMF (30 à 50 %), suivi de l'*E coli* (≈ 20 %) dont la moitié des souches sont résistantes à l'Ampicilline, puis les autres bacilles Gram– et les streptocoques non B. La listeria a considérablement diminué (≈ 5 %). Les autres germes restent rares.

Le traitement

Indication

Sera conduite :

◆ une **antibiothérapie d'emblée** après un bilan complet devant un enfant symptomatique ou la présence d'une fièvre maternelle associée à un élément d'anamnèse ;

◆ une **antibiothérapie différée** en fonction des résultats du bilan chez un enfant asymptomatique avec un contexte évocateur d'infection ou une fièvre maternelle isolée.

L'antibiothérapie

Le type

Ce sera **une trithérapie d'emblée** associant Amoxicilline + Cefotaxime *(Claforan)* + Aminoside (*Gentamicine* ou *Netromicine*) en cas :

◆ d'antibiothérapie et/ou d'hospitalisation maternelle durant les 3 derniers mois de grossesse ;

◆ de prématurité ;

◆ de tableau clinique grave ;

◆ d'orientation bactérienne : bacille Gram–.

Ce sera **une bithérapie** : Amoxicilline + Aminoside, chez l'enfant à terme, paucisymptomatique, sans facteur de risque particulier ou avec un contexte maternel d'infection à streptocoque B.

L'antibiothérapie sera réadaptée en fonction du germe au bout de 48 heures.

La posologie

Elle doit être adaptée à l'âge gestationnel et postnatal.

La voie d'administration

Elle est intraveineuse :

◆ IVD pour l'Amoxicilline et le *Claforan* ;

◆ perfusion intraveineuse de 30 à 60′ pour les aminosides.

À noter...

La voie intramusculaire est déconseillée en raison d'une résorption irrégulière et de son caractère douloureux.

La voie orale est exclue pour le traitement d'une infection materno-fœtale.

La durée du traitement

Si l'hémoculture est positive, l'antibiothérapie sera poursuivie 10 jours.

Si la PL est positive, le traitement durera 21 jours.

En cas de signes cliniques et biologiques d'infection avec hémoculture négative, le traitement sera d'une semaine (à condition d'un retour à la normale de tous les paramètres).

En l'absence d'argument clinique ou biologique, l'arrêt de l'antibiothérapie se fera au bout de 48 à 72 h.

La surveillance

Elle sera à la fois clinique et biologique.

La surveillance clinique

◆ Respiratoire :
- coloration (saturation) ;
- fréquence respiratoire ;
- score de Silverman ;

◆ hémodynamique :
- TA, fréquence cardiaque (scope) ;
- temps de recoloration ;
- teint (gris, marbrures...) ;
- diurèse (poche à urines) ;

◆ température (mise en incubateur) ;

◆ comportement de l'enfant.

La surveillance biologique

◆ Régulation glycémique avec tests sur bandelette répétés ;

◆ NFS, CRP, orosomucoïde ;

◆ équilibre hydroélectrolytique avec iono sanguin ;

◆ négativation des prélèvements centraux (hémoculture, PL).

Les infections bactériennes postnatales

La symptomatologie des infections doit être bien connue des professionnels de santé afin de mettre en place une prévention rapide et efficace, dans le respect des règles d'hygiène.

Le mécanisme

L'infection peut être d'origine :
◆ **endogène** : sélection à partir de l'écosystème microbien intestinal. Le tube digestif du nouveau-né, stérile à la naissance, est en moins de 10 jours colonisé par 10^{10} germes. Cette colonisation peut être perturbée en cas de flore maternelle pathogène, d'une antibiothérapie maternelle, d'une antibiothérapie néonatale ou d'une hospitalisation néonatale ;
◆ **exogène** : contamination iatrogène par voie alimentaire aérienne, contact avec du matériel souillé (baignoires, biberons...) ou surtout manuporté.

La symptomatologie

◆ **Les signes généraux** :
– troubles digestifs (avec difficultés d'alimentation, météorisme) ;
– troubles du comportement (l'enfant est « geignard », hyporéactif) ;
– fièvre ou bradycardie ;
– signes respiratoires ou dysrégulation glycémique.
◆ **Les signes en fonction de la localisation** :
– sanguine : septicémie ; signes hémodynamiques avec tableau de choc, signes respiratoires ;
– neurologique : méningite ; convulsions, troubles de la conscience, anomalie du cri, fontanelle bombante ;
– osseuse : impotence fonctionnelle d'un membre, douleur à la manipulation ;
– ORL : pneumopathie ; cyanose, détresse respiratoire, rhinite avec risque d'apnée obstructive ;
– digestive : localisation fréquente avec diarrhée, rejets, vomissements et risque de déshydratation ;
– cutanée : éruption pustuleuse, bulleuse, abcès, périonyxis ;
– ombilicale : omphalites avec réaction inflammatoire péri-ombilicale ou écoulement purulent. Le risque septicémique est important ;
– oculaire : conjonctivite avec écoulement purulent ;
– urinaire : infection urinaire avec fièvre isolée, ictère, stagnation pondérale.
◆ **Les signes biologiques** sont souvent précoces et peuvent précéder les manifestations cliniques :
– neutropénie ou polynucléose à interpréter en fonction de l'âge gestationnel et de l'âge postnatal ;
– myélémie supérieure à 10 % ;
– thrombopénie inférieure à 150 000 ;
– hyperfibrinogènémie ;
– augmentation de la protéine C Réactive (supérieure à 20 mg/l).
◆ **Les signes bactériologiques** sont fonction de l'orientation clinique :
– hémoculture ou ECBU ou ponction lombaire ;
– prélèvements localisés (en cas de conjonctivite, d'omphalite, de pustules, d'arthrite). Les prélèvements périphériques classiques ont beaucoup moins de valeur sauf en cas d'existence d'une flore prédominante. Les germes les plus fréquemment retrouvés sont les staphylocoques et les entérobactéries.

Les infections virales et parasitaires

Le cytomégalovirus (CMV)

Le CMV appartient à la famille des Herpès virus. Il s'agit d'un virus à ADN qui a un tropisme cellulaire pour les cellules épithéliales, endothéliales, les fibroblastes et les leucocytes. Ces cellules ayant une distribution ubiquitaire dans l'organisme, tous les organes peuvent être infectés. Au cours d'une primo-infection maternelle, le CMV est disséminé par voie hématogène (virémie) avec un risque de transmission materno-fœtale par passage transplacentaire. L'excrétion virale se poursuit pendant des mois notamment dans les urines. Après une primo-infection, le virus persiste toute la vie sous forme latente, mais peu se réactiver et donner une virémie secondaire à l'origine d'une infection fœtale.
Parmi les femmes enceintes, celles qui s'occupent de jeunes enfants (crèches, hôpitaux, enfant(s) de moins de 3 ans à la maison) ou ayant un niveau socio-économique bas ont un risque d'infection plus grand en cours de grossesse.

L'épidémiologie des infections congénitales

L'incidence des infections congénitales est de 0,5 % des naissances vivantes, soit 3 500 à 4 000 cas/an en France.
2 000 correspondent à des réinfections ou des réactivations du virus chez des femmes séropositives pour le CMV ; elles aboutissent en règle générale à des infections congénitales asymptomatiques de bon pronostic.
1 500 correspondent à des primo-infections maternelles, dont 10 % (150) ont une infection congénitale symptomatique, 10 % (150) sont asymptomatiques à la naissance mais auront des séquelles neurosensorielles et 80 % sont asymptomatiques à la naissance et le resteront.

Les infections congénitales symptomatiques

Les signes cliniques les plus fréquents sont **le retard de croissance intra-utérin** atteignant le périmètre crânien (microcéphalie), l'hépatosplénomégalie et l'ictère à bilirubine mixte. Les autres signes cliniques (prématurité, pétéchies, choriorétinite, troubles de la vigilance et convulsions) sont moins fréquents. Une élévation des transaminases et une thrombopénie sont présentes dans plus de deux tiers des cas. Des anomalies neuro-radiologiques (calcifications, dilatation ventriculaire, atrophie cérébrale) doivent être systématiquement recherchées. Une surdité de perception (par atteinte de l'oreille interne) touche plus de la moitié des enfants. Elle peut être présente dès la naissance, mais se développe ou s'aggrave souvent vers 2 à 3 ans. À long terme, en plus de la surdité, il existe un risque important de retard psychomoteur et d'atteinte oculaire. La présence d'anomalies cérébrales visibles dès la naissance semble bien corrélée avec une évolution neurologique défavorable à long terme.

Les infections congénitales asymptomatiques

L'examen clinique et les examens complémentaires à la naissance sont normaux par définition. Le risque majeur de ces formes est de développer une surdité (7 % des cas), d'unilatérale légère à bilatérale profonde, souvent retardée (dans 80 % des cas, au-delà d'un an) imposant un suivi jusqu'à 4 ou 5 ans.

Le diagnostic maternel

Il n'y a pas de dépistage systématique organisé mais la réalisation d'une sérologie CMV en début de grossesse pour les populations à risque devient habituelle. La sérologie CMV (recherche d'IgG et d'IgM anti-CMV) n'est facilement interprétable qu'en cas de séroconversion (première sérologie négative, deuxième sérologie positive).

Le diagnostic anténatal

L'échographie peut dépister l'infection devant des signes d'atteinte sévère (retard de croissance intra-utérin, microcéphalie, calcifications cérébrales, dilatation ventriculaire, hyperéchogénicité des anses intestinales, ascite...). Néanmoins, ces signes ne sont pas spécifiques et le diagnostic doit être confirmé par la mise en évidence du CMV par PCR ou culture virale sur le liquide amniotique (amniocentèse 4 semaines après la séroconversion maternelle). Il existe des faux négatifs ne permettant pas d'écarter formellement le diagnostic.

Le diagnostic postnatal et le suivi à long terme

La recherche de virus dans les urines dans les 15 jours suivant la naissance par culture virale est la méthode de référence.

La détection d'ADN viral par PCR dans le liquide céphalo-rachidien chez les enfants symptomatiques est un critère péjoratif.

Le dépistage d'une surdité est le problème majeur des infections congénitales à CMV. À la naissance, il est réalisé par l'enregistrement des oto-émissions provoquées. Il doit être poursuivi jusqu'à 5 à 7 ans.

Le traitement, la prévention et la vaccination

Le traitement préventif repose sur le dépistage des sujets à risque (voir supra). Chez les femmes séronégatives, le lavage fréquent des mains, le port de gants pour changer les couches et moucher l'enfant, le fait de ne pas terminer les repas des enfants, et de ne pas les embrasser sur la bouche ont fait la preuve de leur efficacité pour prévenir une séroconversion.

Des tentatives de vaccination à partir de virus vivants atténués ou de protéines virales sont en cours.

Un traitement par ganciclovir (*Cymevan*) des infections congénitales symptomatiques a été proposé, mais il nécessite une évaluation plus large.

L'herpès

L'épidémiologie

L'Herpès simplex virus (HSV) est un virus à ADN dont il existe deux sous types HSV-1 et HSV-2. HSV-1 est plus particulièrement responsable d'infections labiales, ophtalmologiques et d'encéphalites. HSV 2 donne surtout des infections génitales (maladie sexuellement transmissible) et est donc à l'origine de 60 à 70 % des infections néonatales. L'infection de l'enfant peut avoir lieu par passage transplacentaire (exceptionnel, secondaire à une primo-infection maternelle à HSV), par une infection ascendante après une rupture prolongée de la poche des eaux ou en *per partum* par contact direct (60 à 80 % des cas). Le risque de transmission fœto-maternelle est estimé à 50 % en cas de primo-infection, à 3 ou 4 % s'il existe des lésions actives récurrentes et à 0,1 % s'il existe un antécédent d'herpès génital. Enfin, les infections en post-partum à partir de lésions labiales représentent environ 5 % des infections. La fréquence de l'herpès néonatal est très variable selon les pays (entre 1/3 000 à 1/60 000 naissances).

L'infection maternelle

La clinique

La **primo-infection maternelle** en cours de grossesse est rare mais symptomatique : fièvre, douleurs pelviennes, dysurie, vésicules herpétiques nombreu-

ses et douloureuses, adénopathies locorégionales. L'excrétion virale dure 2 à 3 semaines.
L'**herpès génital** récurrent est beaucoup plus fréquent. Les vésicules sont moins nombreuses, parfois indolores et peuvent être précédées ou non de prodromes. L'excrétion virale dure moins de 5 jours.

Le diagnostic

La culture virale est la méthode de référence. Elle se fait par écouvillonnage des lésions et le résultat est obtenu en moins de 4 jours.

L'infection fœtale

La clinique

Des **avortements spontanés** et des **accouchements prématurés** sont plus fréquents au cours des primo-infections maternelles, mais ne sont pas observés avec les épisodes de récurrence.
L'**embryofœtopathie** est exceptionnelle. Elle associe microcéphalie, calcifications intracrâniennes, atteinte oculaire, cutanée et une méningite lymphocytaire.
L'infection néonatale est la conséquence d'une infection acquise en *per partum*. L'incubation varie de quelques jours à un mois. Il existe trois formes cliniques :

- la forme localisée associe un rash cutané avec des vésicules, parfois une atteinte de la muqueuse buccale, une kérato conjonctivite ;
- l'encéphalite réalise une méningo-encéphalite ressemblant à une méningite bactérienne. L'atteinte cutanée ou oculaire est inconstante ou décalée dans le temps. L'électroencéphalogramme montre des ondes lentes et des pointes périodiques en temporal caractéristiques mais inconstantes et le scanner révèle une nécrose hémorragique des lobes temporaux ;
- l'atteinte disséminée a une symptomatologie non spécifique d'infection sévère : altération de l'état général, mauvaise hémodynamique, détresse respiratoire, insuffisance rénale, ictère et hépatite (ictère, hépatomégalie, splénomégalie inconstante), pétéchies, hémorragies généralisées, coma, apnées, convulsions. Les vésicules cutanées ne sont observées que dans 70 % des cas.

Le diagnostic

En dehors de l'aspect de l'électroencéphalogramme et du scanner dans l'encéphalopathie, le diagnostic repose sur la virologie. Comme pour la mère, la mise en évidence du virus dans les lésions cutanées (lorsqu'elles existent) et le nasopharynx par culture est la méthode de prédilection. Enfin, le virus peut être recherché par culture ou PCR dans le liquide céphalo-rachidien (encéphalite).

Le traitement

Le traitement préventif

Au cours des **primo-infections maternelles** en cours de grossesse, un traitement par aciclovir peut être discuté pour réduire la symptomatologie maternelle et essayer d'éviter l'infection fœtale. Une césarienne est systématique si l'infection maternelle survient dans le mois précédent l'accouchement.
Lors des **récurrences** dans les jours précédents ou pendant l'accouchement (donc avec des lésions actives), la césarienne est indiquée avant la rupture de la poche des eaux ou le plus rapidement possible après.
En cas **d'antécédent d'herpès génital** sans lésion active, une voie basse après badigeonnage vulvo-vaginal et cervical à la *Bétadine*, sans électrodes de scalp est indiquée.
À la naissance, le nouveau-né doit avoir systématiquement un premier nettoyage à la *Bétadine*, une instillation de collyre d'*Iduviran* ou de *Zovirax* et un examen clinique à la recherche de lésions cutanées évocatrices. Des cultures virales (œil et nasopharynx) sont réalisées à J1 et J3 ou 4. Dans les situations à risque, un traitement par aciclovir est débuté en attendant le résultat des cultures virales.

Le traitement curatif

Il repose sur l'aciclovir (*Zovirax*) par voie intraveineuse. La précocité du début du traitement conditionne son efficacité sur la mortalité et les séquelles : en cas de doute sur une infection herpétique néonatale, il est indispensable de débuter le traitement sans attendre le résultat des cultures.

Le pronostic

La mortalité globale reste élevée (20 %) en raison des formes fulminantes ou diagnostiquées trop tard. Dans les formes localisées, elle est nulle mais une atteinte neurologique secondaire est possible. Les encéphalites ont une mortalité de 15 %, mais le risque de séquelles (convulsions, retard psychomoteur) est très élevé (50 %). Plus de la moitié des cas présentant des formes disséminées décèdent.

La rubéole congénitale

L'épidémiologie

Le virus de la rubéole est un virus à ARN dont le réservoir est uniquement humain. La transmission se fait par voie aérienne directe. Grâce à la vaccination systématique, en France, plus de 90 % des femmes en âge de procréer sont immunisées. En 1996, 26 cas de rubéole congénitale ont été déclarés (3,5/100 000 naissances). Le risque de rubéole congénitale est essentiellement dû à une primo-infection maternelle (virémie), mais des cas ont été décrits après une réinfection. Le risque d'infection varie en fonction du terme au moment de l'infection maternelle : il est élevé en début et en fin de grossesse. Le risque d'anomalie congénitale atteint 90 % dans le 1er trimestre et diminue avec le terme.

La clinique

◆ Mort fœtale *in utero* en cas d'infection sévère précoce.
◆ Embryopathie (infections avant 16 SA) :
– atteinte oculaire : cataracte, rétinopathie ;
– atteinte cardiaque : persistance du canal artériel, hypoplasie de l'artère pulmonaire ;
– atteinte de l'oreille interne (surdité).
◆ Fœtopathie (par infection plus tardive) : retard de croissance intra-utérin, microcéphalie, hépatosplénomégalie, ictère, thrombopénie, purpura, encéphalite.

Le diagnostic de l'infection maternelle

Il repose sur la sérologie. Le dépistage prénuptial et en début de grossesse est obligatoire. Une sérologie de rubéole négative définit les femmes à risque. La recherche d'une primo-infection rubéolique chez une femme enceinte doit être faite en cas de notion de contage ou en cas d'éruption. Une première sérologie faite dans les 10 jours permet de connaître le statut maternel : négative, la mère est susceptible de s'infecter, positive l'immunité est ancienne et les risques fœtaux sont nuls. Une deuxième sérologie est réalisée 15 jours après l'éruption ou un mois après le contage. L'apparition d'anticorps signe une primo-infection rubéolique. Lorsque le premier prélèvement a été tardif, il est nécessaire de rechercher des IgM rubéoliques dont la présence permet d'affirmer qu'il s'agit d'une primo-infection (les réinfections ne s'accompagnent que d'une augmentation des IgG).

Le diagnostic de l'infection fœtale

Il peut être fait par dosage d'IgM spécifiques chez le fœtus (ponction de sang fœtal) à partir de 23 SA ou par recherche de l'ADN viral par PCR sur le liquide amniotique.
La surveillance échographique recherche un retard de croissance intra-utérin ou une malformation cardiaque.

Le traitement

Une interruption médicale de la grossesse peut être effectuée en cas d'atteinte fœtale au 1er trimestre.
La vaccination par virus vivant atténué est efficace. Elle n'est pas obligatoire, mais est recommandée chez l'enfant vers 12 mois avec un rappel entre 3 et 6 ans. Si une femme a échappé à toute vaccination, il est indispensable de la vacciner après l'accouchement (avant la sortie de la maternité), la majorité des rubéoles congénitales survenant chez des multipares. La grossesse est une contre-indication à la vaccination (virus vivant).

La varicelle congénitale

L'épidémiologie

La varicelle correspond à une primo-infection au virus varicelle-zona (VZV), de la famille des Herpès virus, dont l'homme est le réservoir exclusif. Le zona est dû à une réactivation du virus resté quiescent dans un ganglion rachidien postérieur. La fréquence de la varicelle en cours de grossesse est faible (1 à 7/10 000). La transmission materno-fœtale n'intervient que lors des varicelles (virémie, absence d'anticorps maternels) et non au cours des zonas (pas de virémie, présence d'anticorps maternels). La transmission du VZV a lieu par voie transplacentaire, avec une fréquence qui augmente avec l'âge gestationnel.

Les conséquences fœtales

◆ Avant 8 SA : risque de fausse couche ;
◆ entre 8 et 20 SA : risque de fœtopathie varicelleuse, estimé à 2 %. Elle associe des lésions :
– cutanées (70 %) : cicatrices rétractiles en zigzag, pigmentées ;
– oculaires (46 %) : choriorétinite, cataracte, microphtalmie ;
– des membres inférieurs : hypoplasie, amputation des doigts et/ou des orteils ;
– cérébrales (30 %) : microcéphalie, atrophie cérébrale, atteinte des paires crâniennes, encéphalopathie avec épilepsie ;
◆ en fin de 3e trimestre : risque de varicelle périnatale définie par une éruption varicelleuse dans les 10 premiers jours de vie. Ce risque est estimé à 24 % en cas de varicelle maternelle dans les trois semaines précédant l'accouchement. Les varicelles néonatales se compliquent fréquemment de pneumopathies à l'origine d'une mortalité élevée atteignant 30 % si la varicelle maternelle a débuté moins de 5 jours avant ou moins de 2 jours après l'accouchement (les varicelles maternelles plus précoces permettent un passage d'anticorps maternels protecteurs à l'enfant).

Le diagnostic anténatal

L'échographie peut mettre en évidence des signes de fœtopathie varicelleuse. Le diagnostic de certitude est fait par amniocentèse sur la détection de l'ADN viral par PCR.

Le traitement et la prévention

En cas de contage chez une femme enceinte non immunisée (vérification rapide possible par dosage des anticorps spécifiques), une injection d'immunoglobulines dans les 48 h doit être effectuée. Un traitement prophylactique par aciclovir (*Zovirax*) *per os* a également été proposé pour les contages en fin de grossesse.

Pour les varicelles chez une femme enceinte, le traitement par aciclovir est systématique dans les varicelles proches du terme ou maternelles graves (pneumopathies).

À la naissance, les nouveau-nés atteints d'une varicelle néonatale doivent être isolés et traités par aciclovir par voie intraveineuse pendant 7 jours. Les nouveau-nés à haut risque (varicelle maternelle moins de 5 jours avant ou moins de 2 jours après) doivent être isolés et traités de la même façon. Si la varicelle maternelle a eu lieu entre 5 et 20 jours avant l'accouchement, mère et enfant doivent être isolés sans traitement curatif. Enfin, le contage postnatal d'un nouveau-né peut être traité par aciclovir *per os* préventivement pendant une semaine.

Le virus de l'immunodéficience humaine (VIH)

L'épidémiologie

La transmission materno-fœtale du VIH est à l'origine des infections à VIH pédiatriques. Environ 600 femmes infectées par ce virus accouchent chaque année en France (6 000/an aux USA). En l'absence de toute mesure préventive, le taux de transmission materno-fœtal varie de 20 % dans les pays européens à près de 40 % en Afrique. Cette variabilité est due aux différences de charge virale et au type d'allaitement.

La transmission *in utero* (passage transplacentaire) représente environ 30 % des enfants infectés non allaités. Elle est favorisée par les lésions placentaires (infection) et est à l'origine d'un taux élevé de fausses couches pendant le 1er trimestre.

La transmission pendant l'accouchement est le mode le plus fréquent, alors que l'allaitement maternel est à l'origine de 12 à 14 % des infections. Ce sont surtout les premiers mois d'allaitement qui favorisent la transmission du virus.

Les facteurs de risque de transmission du VIH

- Maladie maternelle évoluée (charge virale élevée, taux bas de lymphocytes T_4) ;
- prématurité ;
- rupture de la poche des eaux > 4 h ;
- chorioamniotite ;
- accouchement par voie basse ;
- allaitement maternel.

La prévention de la transmission materno-fœtale

La césarienne, associée à un traitement antirétroviral, permet d'obtenir des taux de transmission de l'ordre de 2 %, soit 10 à 20 fois moins que le taux naturel.

Les antirétroviraux sont utilisés selon divers protocoles depuis la démonstration de l'efficacité de la zidovudine.

La zidovudine (AZT, *Rétrovir*) est utilisée *per os* pendant les deux derniers trimestres de la grossesse, puis par voie intraveineuse pendant l'accouchement et avec un relais oral ou intraveineux chez le nouveau-né.

Des bithérapies ou **des trithérapies**, associant la zidovudine à la lamivudine (3TC, *Epivir*) ou à la névirapine (*Viramune*), sont encore en cours d'évaluation. Les effets secondaires de ces traitements multiples (entérocolites ulcéro-nécrosantes, mitochondriopathies) incitent à une surveillance accrue.

L'allaitement au sein est contre-indiqué dans les pays développés. Cette attitude est beaucoup plus discutable dans les pays en voie de développement (risque de malnutrition, d'infection digestive...).

À la naissance

Après une désobstruction nasopharyngée douce et **un bain antiseptique** (*Dakin* ou *Bétadine*), **le traitement antiviral est poursuivi pendant 6 semaines**. L'isolement est inutile. Le problème va être de déterminer le statut infecté ou non du nouveau-né. La sérologie à la naissance ne permet pas de statuer (anticorps maternels transmis). Le diagnostic est fait par la mise en évidence du virus (par culture ou PCR) sur au moins deux des prélèvements sanguins faits à la naissance, à 1 mois et à 3 mois. Le traitement antirétroviral peut négativer les cultures, ce qui nécessite d'attendre les contrôles après l'arrêt de ce traitement. **La sérologie réalisée entre 15 et 18 mois ne doit plus détecter d'anticorps si l'enfant n'est pas infecté**. La vaccination par le BCG est contre-indiquée jusqu'à affirmation de la non infection de l'enfant. Les autres vaccinations doivent être effectuées selon le calendrier vaccinal avec une mention particulière pour l'hépatite B, qui nécessite le plus souvent une sérovaccination à la naissance en raison d'une co-infection fréquente.

Le paludisme

Définition et clinique

Le paludisme congénital est dû à une transmission, en fin de grossesse ou au cours du travail, de la mère à l'enfant d'hématies parasitées par l'une des quatre souches de *Plasmodium* : *P. falciparum*, *P. ovale*, *P. malariae* ou *P. vivax*. On distingue le paludisme « congénital-infestation » du paludisme « congénital-maladie » :

- le paludisme « congénital-infestation » correspond à une parasitémie asymptomatique transitoire. Il est de fréquence élevée, atteignant 50 % des mères parasitémiques ;
- le paludisme « congénital-maladie » est rare (0,5 à 1,7 % des paludismes maternels) et responsable d'une parasitémie durable symptomatique : fièvre, troubles neurologiques, détresse respiratoire, troubles hémodynamiques, troubles digestifs, ictère et hépato-splénomégalie. Le diagnostic est porté par le frottis et la goutte épaisse. Le paludisme néonatal par inoculation postnatale précoce peut s'exprimer dès une à deux semaines de vie.

Le traitement

Deux médicaments peuvent être utilisés à cette période de la vie : la quinine (*Quinimax*) et la chloroquine (*Nivaquine*).

Le « paludisme-infestation » ne nécessite pas de traitement.

Dans les formes graves de « paludisme-maladie » ou en cas de crainte de résistance à la chloroquine, le traitement intraveineux par quinine pendant 5 jours est nécessaire.

Dans les autres cas de « paludisme-maladie », un traitement de 5 jours par chloroquine est efficace.

La toxoplasmose congénitale

La toxoplasmose est une infection parasitaire à *Toxoplasma gondii*.

L'épidémiologie

Le risque de toxoplasmose congénitale survient quasi exclusivement au cours d'une primo-infection maternelle en cours de grossesse. **Le risque de primo-infection maternelle est majoré par la consommation de viande** de bœuf ou de mouton mal cuite, **une mauvaise hygiène** des mains et des instruments de cuisine, la consommation de **crudités mal lavées** et la présence d'un **chat** au domicile. Le taux de transmission du parasite de la mère à l'enfant augmente avec l'âge gestationnel au moment de l'infection maternelle (< 10 % pendant le 1er trimestre, > 90 % dans le dernier mois). À l'inverse, l'infection fœtale est potentiellement d'autant plus sévère qu'elle est précoce. Ainsi, en cas de primo-infection maternelle au 1er trimestre de la grossesse, le risque d'infection fœtale est faible, mais c'est à cette période que l'on observe les formes les plus sévères (c'est l'inverse en fin de grossesse). La fréquence de la toxoplasmose congénitale est estimée entre 1 000 et 1 500 nouveaux cas annuels en France.

Le diagnostic

L'infection maternelle

Elle est en règle générale asymptomatique ou se résume à une asthénie et/ou des adénopathies cervicales. Le diagnostic repose sur la mise en évidence d'une séroconversion sur les contrôles sérologiques mensuels. Ces derniers sont obligatoires en France si la future mère a une sérologie négative en début de grossesse.

L'infection fœtale

Le diagnostic prénatal

- Le diagnostic échographique : l'échographie est le plus souvent normale. Lorsqu'elle est pathologique, le signe le plus fréquemment rencontré est une dilatation des ventricules cérébraux de mauvais pronostic. Des calcifications intracrâniennes, une hépatomégalie et un épaississement du placenta peuvent également être observés.
- Le diagnostic biologique : à partir de liquide amniotique prélevé par amniocentèse après 18 SA et environ 4 semaines après l'infection maternelle, trois techniques sont utilisées : l'inoculation à la souris qui a un délai de réponse long (6 semaines) ; la culture cellulaire des toxoplasmes sur fibroblastes, technique délicate donnant une réponse en 4 jours ; la PCR (*Polymerase Chain Reaction*) qui permet de donner une réponse en 24 heures. Il existe des faux négatifs (résultat négatif alors que le fœtus est infecté) pour chacune de ces techniques. L'association d'au moins deux d'entre elles permet d'en limiter le risque.

Le diagnostic néonatal

L'examen clinique recherche des signes non spécifiques de fœtopathie au stade évolutif (hépatomégalie, splénomégalie, ictère, purpura thrombopénique, anémie...) ou séquellaire (microcéphalie, hydrocéphalie, convulsions...). En pratique, l'examen clinique est le plus souvent normal. L'examen ophtalmologique recherche des lésions rétiniennes (choriorétinite), visibles au fond d'œil. L'imagerie cérébrale néonatale repose actuellement sur l'échographie trans-fontanellaire qui recherche des calcifications cérébrales nodulaires de quelques millimètres de diamètre ou curvilignes et une hydrocéphalie.

La biologie

L'inoculation du placenta à la souris n'a de valeur que positive, le taux de faux négatifs étant élevé. Le délai d'obtention de la réponse est de 6 semaines.
La sérologie recherche des IgG, IgM et IgA spécifiques. Trois notions doivent être comprises pour pouvoir interpréter correctement la (les) sérologie(s) de l'enfant : la synthèse d'IgM et d'IgA est assez brève, la mère transmet pendant le dernier trimestre de la vie fœtale des IgG à son enfant (mais ni IgM, ni IgA) et les IgG transmises vont décroître puis disparaître.

Les attitudes thérapeutiques

L'attitude thérapeutique anténatale

Le meilleur traitement est la prévention des infections maternelles par une information. Après une séroconversion maternelle, un traitement par spiramycine (*Rovamycine*) est systématiquement débuté. Son but est de réduire le taux de transmission materno-fœtale de *T. gondii* :

- si l'échographie fœtale est normale et l'amniocentèse négative, ce traitement est poursuivi jusqu'à l'accouchement ;
- si l'amniocentèse est positive sans lésion échographique sévère, un traitement parasiticide par sulfadiazine (*Adiazine*) et pyriméthamine (*Malocide*) ou sulfadoxine + pyriméthamine (*Fansidar*) est débuté et sera poursuivi jusqu'à l'accouchement.

Enfin, devant des lésions échographiques sévères, une interruption médicale de grossesse peut être réalisée.

L'attitude thérapeutique après la naissance

Deux situations peuvent se rencontrer :

- **une infection congénitale non prouvée à la naissance**. Il n'y a pas d'argument formel en faveur d'une toxoplasmose congénitale : le diagnostic anténatal est négatif ou n'a pas été réalisé, l'examen clinique, l'ETF, l'examen ophtalmologique sont normaux et le bilan biologique néonatal est négatif. L'abstention thérapeutique est la règle avec une surveillance sérologique mensuelle jusqu'à l'annulation des IgG spécifiques, ce qui prend habituellement 6 à 9 mois. Le diagnostic de toxoplasmose congénitale peut alors être définitivement écarté et la poursuite de la surveillance clinique, ophtalmologique et biologique est inutile. Après une décroissance initiale des IgG spécifiques, on peut observer une augmentation de leur taux, témoignant de leur synthèse par l'enfant, permettant de porter le diagnostic de toxoplasmose congénitale ;
- **une toxoplasmose congénitale prouvée** (que le diagnostic ait été fait en anténatal, néonatal ou postnatal). Un traitement de 12 mois par *Adiazine* + *Malocide* + acide folinique ou par *Fansidar* + acide folinique doit être entrepris dès la confirmation du diagnostic. Ce traitement est généralement bien toléré mais nécessite une surveillance hématologique (risque de neutropénie réversible à l'arrêt du traitement).

L'évolution à long terme

Elle est caractérisée par le risque de survenue de poussées de choriorétinite. Parmi les enfants non traités, 80 à 90 % d'entre eux ont au moins une lésion de choriorétinite à l'âge adulte. Chez les enfants traités, ce taux est de 20 à 30 %, la moitié étant présente dès la naissance et l'autre moitié acquise pendant ou après le traitement. Elles imposent une surveillance du fond d'œil tous les 3 à 4 mois pendant les deux premières années, puis annuellement jusqu'à l'âge adulte. Le pronostic neuro-développemental des enfants traités semble excellent mais repose sur de petites séries.

Les pathologies métaboliques

L'hypoglycémie

Définition et diagnostic

L'hypoglycémie est définie chez le nouveau-né par une glucosémie :

- < 0,30 g/l soit 1,7 mmol/l jusqu'à 48 heures de vie ;
- < 0,40 g/l soit 2,6 mmol/l après 48 heures.

Son diagnostic est facile et rapide grâce au test sur bandelette réactive.
Sa gravité est liée au **risque de séquelles neurologiques graves**.

L'étiologie

L'hypoglycémie transitoire

Les situations néonatales comportant un risque élevé de développer une hypoglycémie sont :

- la diminution des réserves en glycogène et en graisse : nouveau-nés prématurés, hypotrophes ou post-termes ;
- l'hyperinsulinisme des nouveau-nés de mère diabétique, des macrosomes ;
- l'augmentation des dépenses énergétiques en cas de détresses vitales néonatales, en particulier respiratoires ou infectieuses.

L'hypoglycémie révélatrice d'une maladie congénitale du métabolisme

À la naissance, une hypoglycémie peut parfois révéler une erreur innée du métabolisme (galactosémie, tyrosinose, déficit enzymatique de la néoglycogénèse...), un hyperinsulinisme primitif ou une insuffisance hypophysaire ou cortico-surrénalienne.

La clinique

L'hypoglycémie néonatale est le plus souvent asymptomatique. Son dépistage systématique est essentiel chez les nouveau-nés à risque. Dans les formes sévères et/ou prolongées, les symptômes suivants peuvent être observés : hyperexcitabilité, trémulations, apnées ou convulsions, refus de boire...
Ces symptômes doivent, dans tous les cas, faire pratiquer en urgence une vérification de la glycémie par un test sur bandelette.
Le risque de séquelles (microcéphalie, retard mental, infirmité motrice cérébrale, comitialité) est essentiellement lié à la prolongation de l'état hypoglycémique.

Le traitement

Le traitement préventif est fondamental chez le sujet à risque. Il repose sur la surveillance systématique des glycémies (test sur bandelette), l'alimentation précoce et fractionnée (voire continue par gavage) et parfois la perfusion de glucose.
Le traitement curatif (en cas d'échec des mesures précédentes) nécessite presque toujours une perfusion de glucose à débit constant et adapté à l'évolution de la glycémie. Un enrichissement de l'alimentation (dextrine maltose) peut parfois suffire dans les formes bénignes. À l'inverse, dans les formes sévères, l'administration de corticoïdes peut être nécessaire.

L'hypocalcémie

Définition et diagnostic

L'hypocalcémie néonatale est définie par une calcémie (calcium total) < 80 mg/l ou 2 mmol/l.
Son diagnostic se fait par **dosage sanguin de la calcémie** (calcium total) qui doit être associé à d'autres examens :
- protidémie et/ou albuminémie (une hypoalbuminémie entraîne une baisse de la calcémie en diminuant la fraction de calcium lié à l'albumine, non active) ;
- PH (l'acidose augmente la fraction active non liée à l'albumine du calcium sanguin) ;
- phosphorémie (qui aidera au diagnostic étiologique) ;
- parfois magnésémie (l'hypomagnésémie est une cause d'hypocalcémie) et calcium ionisé (fraction active du calcium sanguin).

La gravité de l'hypocalcémie est liée au risque d'accidents neurologiques (convulsions), cardiaques (troubles du rythme) et respiratoires (laryngospasme).

L'étiologie

L'hypocalcémie transitoire

L'hypocalcémie est très fréquente au cours des premiers jours de vie. Elle est généralement modérée et transitoire. Elle peut être due à :
- une insuffisance d'apport calcique face à des besoins néonatals très élevés. Elle est alors précoce (J0-J3) et menace plus particulièrement les nouveau-nés **prématurés**, les **hypotrophes** et ceux de **mères diabétiques**. Elle doit être systématiquement recherchée dans ces populations à risque ;
- une hypoparathyroïdie transitoire ;
- une carence maternelle en vitamine D (grossesse hivernale sans supplémentation maternelle) ;
- une surcharge en phosphore ;
- un déficit en magnésium.

Une hypocalcémie révélatrice d'une maladie chronique

Ce type de maladie est rare, en rapport avec une hypoparathyroïdie congénitale. Toujours sévère et récidivante, elle doit faire rechercher des pathologies génétiques (en particulier le syndrome de DiGeorge qui associe une malformation cardiaque, un déficit immunitaire et une hypoplasie des parathyroïdes).

La clinique

L'hypocalcémie modérée peut être asymptomatique, ce qui impose son dépistage par un prélèvement sanguin dans les populations à risque (prématuré, hypotrophe, nouveau-né de mère diabétique) à J1-J2.
Des signes neuromusculaires sont fréquents :
- trémulations ;
- hyperexcitabilité ;
- accès d'hypertonie ;
- convulsions en cas d'hypocalcémie profonde.

D'autres signes sont possibles :
- tachypnée, apnée ;
- tachycardie, insuffisance cardiaque ;
- dyspnée laryngée, arrêt cardio-respiratoire par laryngospasme.

Le traitement

La prévention

Elle repose sur un apport de :
- vitamine D pendant la grossesse (800 UI/j), surtout si elle est hivernale ;

◆ vitamine D chez le nouveau-né (1 000 à 1 600 UI/j), apport précoce (dès J0) ;
◆ phosphore limité (lait maternisé) ;
◆ calcium précoce.

Le traitement

Il comprend :
◆ un monitoring cardiaque obligatoire ;
◆ un apport calcique alimentaire :
– si l'hypocalcémie est modérée chez un enfant alimenté (1,75 mmol/l < Ca < 2 mmol/l), une correction *per os* est possible en donnant un lait pauvre en phosphore et du 1 alpha OH D (5 gouttes × 2/j) ;
– si l'hypocalcémie est plus profonde ou si l'enfant n'est pas alimenté, une correction par voie veineuse est indispensable ;
◆ un apport calcique par perfusion sur la base de 40 à 50 mg/kg/j de Ca++ apporté sous forme de gluconate de calcium en respectant les règles suivantes :
– respect strict de la concentration (1 mg de Ca/1 ml de perfusion) ;
– contrôle régulier de la voie d'abord en raison du risque d'escarre nécrotique en cas de diffusion du soluté ;
– prise en compte de l'incompatibilité avec le bicarbonate de sodium (précipitation) et les digitaliques (troubles du rythme cardiaque).

L'ictère néonatal

L'ictère est défini par une coloration jaune de la peau et des muqueuses due à une augmentation du taux sanguin de la bilirubine. C'est un symptôme extrêmement fréquent chez le nouveau-né qui relève d'étiologies multiples.

Rappel physiologique

Le métabolisme de la bilirubine

La bilirubine est un produit de dégradation de l'hémoglobine libéré lors de la lyse des globules rouges, quelle qu'en soit la cause. La bilirubine issue des globules rouges est libre et son métabolisme passe par plusieurs étapes :
◆ transport plasmatique lié à l'albumine vers le foie ;
◆ glycuro-conjugaison dans la cellule hépatique sous l'action d'un enzyme : la glycuronyl-transférase ;
◆ dans l'intestin :
– la majeure partie de la bilirubine est excrétée *via* la bile dans les selles, qu'elle colore, sous forme de stercobilinogène ;
– une partie est déconjuguée, réabsorbée et transférée à nouveau au foie : c'est le cycle entéro-hépatique ;
– une petite partie est éliminée dans les urines sous forme d'urobiline.

La bilirubine conjuguée est soluble dans l'eau et peut être éliminée dans la bile ou les urines.
Seule la bilirubine libre (non conjuguée) **et** non liée à l'albumine peut diffuser dans les tissus et y exercer une action toxique.

Les particularités du métabolisme de la bilirubine chez le nouveau-né

Le métabolisme de la bilirubine comporte des particularités chez le nouveau-né qui expliquent la grande fréquence de l'ictère à cet âge de la vie :
◆ une production accrue de bilirubine en raison de la polyglobulie néonatale et de la durée de vie plus courte (70 jours au lieu de 120) des hématies contenant de l'hémoglobine de type fœtal ;
◆ une liaison à l'albumine limitée en raison d'une hypoalbuminémie (prématuré, hypotrophe) et/ou d'une moindre affinité en cas d'acidose ou d'administration de médicament fortement lié à l'albumine (nouveau-né malade) ;
◆ une immaturité de l'activité de la glycuronyl-transférase pendant la première semaine de vie, voire au-delà chez le prématuré ;
◆ une augmentation du cycle entéro-hépatique.

La toxicité de la bilirubine

Seule la bilirubine libre (non conjuguée) et non liée (à l'albumine) est toxique.
Elle seule peut passer la barrière hémo-encéphalique, se fixer sur les neurones, en particulier au niveau des noyaux gris centraux et entraîner au maximum « **un ictère nucléaire** » avec :
◆ des troubles du tonus (hypo ou hypertonie axiale) ;
◆ des troubles du comportement (apathie ou agitation) ;
◆ des mouvements anormaux, des convulsions ;
◆ une modification du cri (perçant) ;
◆ une disparition des réflexes archaïques ;
◆ des anomalies oculaires (regard en « coucher de soleil ») ;
◆ des troubles neurovégétatifs (apnées).

Les séquelles sont sévères avec un retard psychomoteur, une hypertonie, des mouvements anormaux, une surdité.
Des atteintes plus minimes peuvent exister sans les anomalies neurologiques majeures de la période néonatale décrites ci-dessus, mais avec des séquelles à long terme à type de surdité plus ou moins profonde, agitation psychomotrice et difficultés d'apprentissage.

Les principales étiologies des ictères

Il existe deux grands types d'ictère :
- les ictères à bilirubine libre, très fréquents et relevant d'étiologies variées ;
- les ictères à bilirubine conjuguée (ou cholestase), rares en période néonatale.

Les ictères à bilirubine libre

L'ictère dit « physiologique »

Cet ictère dit « physiologique » est dû à l'immaturité de la glycuronyl-transférase hépatique. Il débute après la 24e heure de vie et disparaît entre le 8e et le 12e jour.
Il est bénin et nécessite rarement une thérapeutique, **sauf chez le nouveau-né prématuré** chez lequel l'ictère peut être intense et source de complications en l'absence de surveillance et de traitement adapté.

L'ictère au lait de mère

Il s'observe chez l'enfant nourri au sein vers le 5e ou 6e jour de vie et persiste tant que dure l'allaitement maternel. Il est peu intense et n'est pas une contre-indication à la poursuite de l'allaitement.
Son diagnostic peut être confirmé par la diminution de l'ictère après suspension de l'allaitement pendant 48 heures ou chauffage du lait à 60 °C.
Sa physiopathologie est mal connue. L'hypothèse la plus généralement admise est celle selon laquelle le lait maternel responsable d'ictère aurait une activité lipoprotéine lipase excessive (enzyme thermosensible), source d'une libération d'acides gras inhibiteurs de la glycuro-conjugaison hépatique.

L'ictère hémolytique

Toutes causes d'hémolyse (destruction anormale des globules rouges) entraînent une libération excessive de bilirubine dépassant les capacités du métabolisme du nouveau-né.

L'incompatibilité fœto-maternelle dans le système Rhésus

Ce cas présente le plus haut risque d'ictère grave.
L'incompatibilité Rhésus se produit dans les circonstances suivantes :
- mère Rhésus négatif et enfant Rhésus positif (donc père Rh +),
- et présence d'anticorps anti-D (anti-antigène D du système Rhésus) dans la circulation maternelle.

L'immunisation maternelle, à l'origine de la présence d'anticorps anti-D, s'effectue lors d'une grossesse antérieure et résulte du passage d'hématies fœtales Rh + dans la circulation maternelle. Ce passage a le plus souvent lieu au moment de l'accouchement mais peut se produire en cours de grossesse, spontanément ou après un geste invasif (ponction de sang fœtal). Une immunisation peut s'observer également au décours d'une fausse couche ou d'une interruption de grossesse. Les immunisations secondaires à une erreur transfusionnelle sont devenues exceptionnelles.
Lors de la grossesse ultérieure, les anticorps anti-D passent la barrière placentaire, se fixent sur les hématies fœtales qu'ils détruisent, et entraînent une hémolyse.
Pendant la grossesse, l'hémolyse est responsable d'une anémie fœtale qui, dans les formes sévères, peut être responsable d'une insuffisance cardiaque fœtale et d'un anasarque fœto-placentaire (œdème généralisé, épanchement des séreuses). La bilirubine est épurée par le placenta.
Après la naissance, l'ictère est précoce (dès les premières heures), intense et rapidement évolutif. Il est associé à une anémie et à une hépato-splénomégalie. Une prise en charge en milieu hospitalier est toujours nécessaire.
La prévention est primordiale. Elle est réalisée par l'injection de gammaglobulines anti-D après toutes situations à risque d'immunisation chez une femme Rhésus négatif : naissance d'un enfant Rh +, fausse couche, interruption de grossesse, geste invasif en cours de grossesse.
Les anticorps injectés vont neutraliser les hématies fœtales et empêcher la réponse immunitaire maternelle. La quantité de gammaglobulines à injecter doit être proportionnelle à l'importance de la transfusion fœto-maternelle, qui peut être appréciée par la réalisation d'un test de Kleihauer sur le sang de la mère.
Une surveillance des agglutinines anti-D sériques doit être faite tout au long de la grossesse chez toute femme Rhésus négatif, même lorsque la prévention a été bien menée au cours de la grossesse précédente. En cas de positivité, l'échographie fœtale et le dosage de la bilirubine dans le liquide amniotique permettent d'apprécier le retentissement sur le fœtus.

L'incompatibilité fœto-maternelle dans le système ABO

L'incompatibilité dans le système ABO se produit chez les enfants de groupe A, B ou AB dont la mère est de groupe O.
L'immunisation maternelle se produit à l'occasion d'une infection antérieure banale au cours de laquelle un phénomène d'immunisation croisée se produit. Il existe une grande similitude entre un antigène porté par l'agent infectieux et l'antigène A ou B. Les anticorps maternels produits en réponse à l'infection vont reconnaître « par erreur » l'antigène

A ou B des hématies et entraîner une hémolyse. Ce sont des agglutinines « irrégulières » capables de passer la barrière placentaire, contrairement aux anticorps naturels anti-A ou anti-B qui ne passent pas la barrière placentaire et n'entraînent jamais d'hémolyse fœtale.

L'incompatibilité dans le système ABO peut se produire dès la première grossesse. Elle ne donne pas d'atteinte fœtale sévère. Elle est responsable d'une maladie hémolytique néonatale avec ictère et anémie le plus souvent modérés. L'anémie peut être prolongée et nécessite une surveillance pendant toute la période néonatale.

Les autres incompatibilités

Elles sont rares mais peuvent être sévères. Le diagnostic repose sur la recherche systématique d'agglutinines irrégulières chez toute femme enceinte et sur la réalisation d'un test de Coombs chez le nouveau-né ictérique. Elles concernent principalement l'antigène Kell et l'antigène « c » du système Rhésus.

Les ictères infectieux

Un ictère à bilirubine libre par hémolyse peut être observé au cours d'une septicémie néonatale ou de certaines affections virales. Il est rarement au premier plan de la symptomatologie et s'intègre dans un tableau clinique d'infection néonatale. Un ictère prolongé peut cependant parfois révéler une infection urinaire.

Les hépatites néonatales sont responsables d'ictères cholestatiques à bilirubine conjuguée.

Les maladies constitutionnelles du globule rouge

Elles sont une cause classique d'ictère hémolytique mais se révèlent exceptionnellement en période néonatale. Les seules pathologies susceptibles de donner lieu à un ictère néonatal sont les déficits en G6PD (glucose-6-phosphate-déshydrogénase) ou en pyruvate kinase, et la microsphérocytose (maladie de Minkowski-Chauffard).

Les autres causes

La résorption d'hématomes importants (bosse séro-sanguine, céphalhématome, hématomes du siège) peut être à l'origine d'un ictère.

La conduite à tenir

La constatation d'un ictère chez un nouveau-né impose la réalisation d'un bilan clinique et paraclinique destiné à apprécier la gravité de l'ictère et à orienter l'enquête étiologique.

L'interrogatoire

Il renseigne sur :

- le groupe Rhésus de la mère et le résultat de la recherche d'agglutinines irrégulières ;
- les antécédents familiaux : maladie constitutionnelle du GR ;
- le déroulement de la grossesse : parité, sérologies, épisodes infectieux, surveillance échographique... ;
- le terme et les circonstances de l'accouchement ;
- le type d'alimentation du nouveau-né (lait de mère) ;
- la date de début de l'ictère.

L'examen clinique du nouveau-né

Il apprécie :

- la coloration des téguments : pâleur, intensité de l'ictère ;
- la coloration des selles et des urines (des selles décolorées associées à des urines claires orientent vers un ictère cholestatique) ;
- l'existence d'une hépato-splénomégalie en faveur d'une hémolyse avec anémie régénérative ;
- l'existence d'hématomes importants ;
- l'état général ;
- l'état neurologique.

Les examens paracliniques

Ils comportent des examens systématiques :

- dosage de la bilirubinémie (fraction totale et conjuguée) ;
- Numération Formule Sanguine + réticulocytes ;
- protidémie, albuminémie, PH ;
- groupe Rhésus de la mère et de l'enfant ;
- test de Coombs chez l'enfant ;
- RAI chez la mère.

Il existe des systèmes de mesure transcutanée de la bilirubinémie (bilirubinomètre) qui permettent d'évaluer l'intensité d'un ictère sans avoir recours à un échantillon de sang. Il s'agit d'une méthode de dépistage utile en maternité chez le nouveau-né à terme en dehors des situations à haut risque.

Des examens spécifiques sont pratiqués en fonction de la situation :

- bilirubinémie non liée (BNL), témoin exact de la fraction dangereuse de la bilirubine totale, demandé en cas d'ictère intense ou potentiellement rapidement évolutif (incompatibilité Rh) ;
- bilirubine intra-érythrocytaire (BIE) lorsque le dosage de BNL n'est pas possible (présence associée de bilirubine conjuguée dans le sérum) ;
- bilan à la recherche de stigmates d'une infection bactérienne ou virale ;
- dosage des enzymes intra-érythrocytaires (G6PD, pyruvate kinase).

Le traitement

Les moyens

La photothérapie

- dégrade la bilirubine libre toxique en dérivés non toxiques solubles dans l'eau au niveau de la circulation cutanée (voir p. 254) ;
- augmente les pertes insensibles (nécessité d'augmenter les apports hydriques) ;
- accélère le transit intestinal ;
- comporte un risque d'hyperthermie (voir p. 256) ;
- a une toxicité rétinienne (protection oculaire obligatoire) ;
- peut entraîner un « bronze-baby syndrome » lors de l'apparition de la bilirubine conjuguée dans la circulation sanguine ;
- peut être responsable d'une éruption cutanée transitoire.

Les inducteurs enzymatiques

Ils ont pour effet d'activer la glycuronyl-transférase hépatique. Deux produits peuvent être utilisés :
- le phénobarbital *per os*, peu intéressant en raison de son délai d'action (48 h) ;
- le clofibrate *per os*.

La perfusion d'albumine

En augmentant le nombre de molécules d'albumine circulant dans le sang périphérique, on augmente le nombre de sites de liaison à l'albumine, diminuant ainsi la fraction non liée de la bilirubine qui est la seule toxique.
L'albumine humaine à 20 % est utilisée à une posologie de 1 à 2 g/kg.

L'exsanguino-transfusion

Elle a pour but :
- d'épurer la bilirubine circulante ;
- de remplacer les hématies Rh + de l'enfant par des hématies Rh – qui ne seront pas hémolysées par les anticorps circulant ;
- de corriger une éventuelle anémie.

Elle est réalisée par l'intermédiaire d'un cathéter veineux ombilical avec des échanges sanguins de 3 à 5 ml successifs, jusqu'à un volume total de 2 à 3 masses sanguines (2 à 3 × 80 ml/kg).
Il s'agit d'un geste médical qui doit être réalisé en milieu de soins intensifs sous une stricte surveillance de l'hémodynamique (monitorage cardiaque, TA, diurèse) et de l'état d'oxygénation de l'enfant ($TcPO_2$ ou oxymètre de pouls).

Les indications

Les indications des différents moyens thérapeutiques sont fonction de :
- l'intensité de l'ictère ;
- son étiologie et son profil évolutif ;
- l'âge gestationnel de l'enfant et son âge postnatal.

La photothérapie est largement utilisée et peut être faite en maternité sans hospitalisation de l'enfant. Les inducteurs enzymatiques (en particulier le clofibrate) sont sans danger et n'ont pas de contre-indication. La perfusion d'albumine est utilisée en cas de prématurité, d'hypoalbuminémie ou d'ictère intense. L'exsanguino-transfusion est réservée aux formes sévères dès qu'il y a risque d'ictère nucléaire.

Les ictères à bilirubine conjuguée

Les ictères cholestatiques

Les ictères à bilirubine conjuguée ou ictères cholestatiques sont beaucoup plus rares en période néonatale.

Le mécanisme

Ils sont dus à un défaut d'élimination de la bilirubine conjuguée dans la bile soit par atteinte hépatique, soit secondairement à un obstacle sur les voies biliaires.
La bilirubine conjuguée n'est pas toxique pour le système nerveux central et le pronostic de ces ictères est lié à celui de la maladie causale qui est souvent sévère.

Le tableau clinique

Le caractère cholestatique de l'ictère se reconnaît cliniquement par l'aspect décoloré des selles (défaut de pigments biliaires), associé à des urines de couleur foncée (présence de pigments biliaires qui n'ont pu être éliminés dans les selles).

Les principales étiologies

On rencontre :
- des hépatites infectieuses virales (Cytomégalovirus en particulier) ou plus rarement bactérienne ;
- des malformations congénitales des voies biliaires intra ou extra-hépatiques ;
- des maladies métaboliques (déficit en α 1 antitrypsine, galactosémie...) ;
- nutrition parentérale exclusive prolongée.

Les anémies néonatales

Rappel physiologique

Les globules rouges du fœtus contiennent une hémoglobine de type fœtal (Hb F). Celle-ci a pour particularité une meilleure affinité pour l'oxygène, avec une courbe de dissociation de l'hémoglobine

déviée à gauche. Cette hémoglobine permet une meilleure captation de l'oxygène au niveau des échanges placentaires, mais elle libère cet O_2 moins facilement au niveau des tissus fœtaux (dont la consommation en O_2 est faible).
Après la naissance, les hématies contenant de l'hémoglobine F sont progressivement remplacées par des hématies contenant de l'hémoglobine de type adulte (Hb A) dont la courbe de dissociation est mieux adaptée à l'augmentation des besoins en O_2 des tissus du nouveau-né (voir figure 3). Ce phénomène adaptatif se produit en quelques semaines. Dans l'intervalle, une « polyglobulie » permet à l'enfant d'assurer un apport tissulaire en O_2 adéquat. Les hématies de type fœtal ont une durée de vie inférieure à celle des hématies adultes.

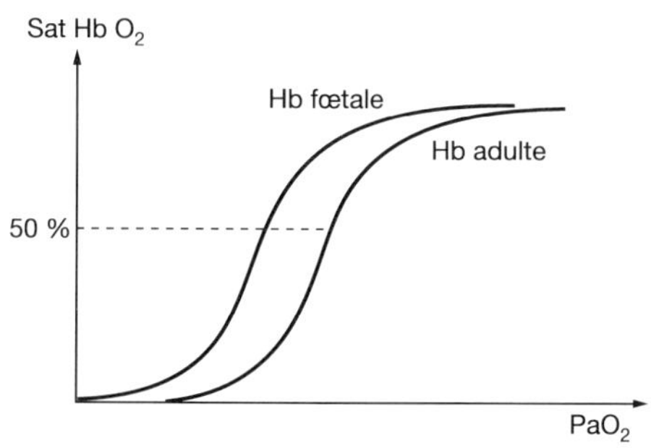

Figure 7.3 : Courbe de dissociation de l'hémoglobine.

Définition

L'anémie se définit à partir des normes des chiffres d'hémoglobine (Hb), qui varient avec l'âge postnatal et l'âge gestationnel.

Tableau 7.6 : Valeurs moyennes du taux d'hémoglobine en fonction de l'âge postnatal.

Âge postnatal	Taux d'Hb (g/dl)
J 1	18,4
J 2	17,8
J 7	17
J 20	15,9
J 45	12,7

Source : M. Voyer et J.F. Magny, *Prématuré – Le préterme.* Elsevier, 1999.

Une anémie est définie par un taux d'hémoglobine inférieur à 13 g/dl chez le nouveau-né à terme, au cours de la première semaine de vie. Au-delà du premier mois, l'anémie est définie par un taux d'hémoglobine inférieur à 10 g/dl.

La symptomatologie

L'anémie

Une anémie est responsable d'une pâleur cutanéomuqueuse, d'autant plus intense que le taux d'hémoglobine est bas. Une hypothermie ou des troubles de l'hémodynamique peuvent majorer la pâleur. Une coloration ethnique ou un ictère peuvent, à l'inverse, la masquer partiellement.

Le retentissement de l'anémie

Les symptômes témoins de la mauvaise tolérance de l'anémie sont liés à son intensité et à son mode de constitution aigu ou progressif. Ils peuvent être révélateurs de la pathologie. Dans tous les cas, ils doivent être recherchés. Il peut s'agir de :
- troubles de l'hémodynamique : tachycardie ou bradycardie ; collapsus cardiovasculaire en cas d'anémie profonde ;
- détresse respiratoire, apnées, tachypnée ;
- hypotonie, hyporéactivité, inappétence.

Un tableau d'anasarque (œdème, épanchements des séreuses) peut être observé à la naissance en cas d'anémie chronique anténatale.

Le mécanisme de l'anémie

Un ictère est présent en cas d'anémie hémolytique.
Une hépato-splénomégalie est le témoin d'une anémie régénérative.
Des hémorragies extériorisées peuvent être cause d'anémie.

Les étiologies

Les hémorragies

Un syndrome hémorragique peut survenir pendant la gestation, pendant l'accouchement, ou après la naissance.

Les hémorragies anténatales

Les transfusions fœto-maternelles peuvent survenir à n'importe quel moment durant les deux derniers trimestres de la grossesse. Elles sont alors généralement chroniques et progressives. Le test de Kleihauer (recherche d'hématies fœtales dans le sang maternel) permet d'établir le diagnostic.
Les transfusions fœto-fœtales s'observent au cours des grossesses gémellaires monochoriales (vrais

jumeaux) où il existe des communications vasculaires placentaires entre les circulations des deux jumeaux. Un hématome rétroplacentaire est une urgence obstétricale.

Les hémorragies per-natales

Les transfusions fœto-maternelles au cours de l'accouchement entraînent une hémorragie aiguë.
Un décollement placentaire, un placenta *prævia* hémorragique, une rupture de vaisseau aberrant sont des causes d'hémorragie *per-partum*.
Un céphalhématome ou une bosse séro-sanguine constitués au cours de la naissance peuvent avoir un volume suffisant pour entraîner une anémie.

Les hémorragies postnatales

Elles peuvent être extériorisées :
- hémorragie digestive haute et/ou basse : une hématémèse ou un mœlena des toutes premières heures de vie peuvent être en rapport avec du sang maternel dégluti par l'enfant au cours d'un accouchement hémorragique avec liquide amniotique sanglant. Il n'y a pas de saignement de l'enfant. L'épisode va être bref et ne récidive pas. La recherche d'hématies de type adulte dans le sang rejeté permet d'étayer le diagnostic. Dans les cas de vraies hémorragies, une anomalie de l'hémostase ou une pathologie du tube digestif doivent être recherchées (gastrite hémorragique, colite hémorragique...) ;
- hémorragie pulmonaire : c'est la complication d'une détresse respiratoire néonatale ;
- hémorragie ombilicale : elle doit faire rechercher une maladie de l'hémostase.

Elles peuvent être internes :
- hémorragie intracrânienne : elle est plus fréquente chez le nouveau-né prématuré ;
- hémorragie des glandes surrénales ;
- hémorragie sous-capsulaire du foie : elle est observée dans un contexte d'asphyxie périnatale ou de défaillance multi-viscérale avec syndrome de coagulation intravasculaire disséminée.

Les anémies hémolytiques

L'incompatibilité fœto-maternelle

Dans le système Rhésus, c'est le cas d'une mère Rh négatif ayant eu une immunisation antérieure contre l'antigène D (grossesse précédente), chez laquelle la prévention de l'immunisation n'a pas été faite ou a été mal faite et dont le fœtus est Rh positif (voir p. 221). L'anémie est à début anténatal et entraîne dans les formes sévères un tableau d'anasarque fœtal.
Dans le système ABO, c'est le cas d'une mère de groupe O dont l'enfant est de groupe A, B ou AB. La pathologie hémolytique peut survenir dès la première grossesse. Elle est beaucoup moins sévère que dans le cadre du système Rhésus (voir p. 222).
Dans les autres sous-groupes, c'est le cas du système Kell et de l'incompatibilité c du système Rh.

L'anomalie constitutionnelle du globule rouge

On trouve :
- le déficit en glucose-6-phosphate-déshydrogénase (G6PD) ou en pyruvate kinase ;
- la microsphérocytose (ou maladie de Minkowski-Chauffard) ;
- la thalassémie.

Les autres maladies constitutionnelles du globule rouge se révèlent à un âge plus avancé que la période néonatale.

L'hémolyse d'origine infectieuse

Tout processus infectieux grave peut s'accompagner d'une hémolyse, quel que soit le germe responsable (bactéries ou virus).

L'anémie du prématuré

L'anémie secondaire

Elle s'observe à partir du 15e jour de vie. Elle est due à une insuffisance de l'hématopoïèse en face d'une spoliation sanguine secondaire aux prélèvements sanguins itératifs.

L'anémie tardive

Elle s'observe après le premier mois et a pour mécanisme principal une carence martiale.
Elle peut être prévenue par une limitation des examens sanguins et des volumes prélevés (microméthode), par des apports en fer précoces et suffisants et par un traitement par érythropoïétine pour les plus prématurés.

Les causes exceptionnelles

Parmi celles-ci, citons la leucémie néonatale et l'anémie congénitale de Blalkfon-Diamond.

Le traitement

La transfusion

Il convient de préciser la nature du produit qui va être transfusé, car la transfusion sanguine chez le nouveau-né obéit à des règles spécifiques.

Les caractéristiques du produit sanguin

Le produit sanguin transfusé dans le cadre de la correction d'une anémie doit être :

- un culot globulaire déleucocyté **compatible avec le groupe de l'enfant et celui de sa mère dans le système ABO**. Les anticorps (anti-A, anti-B) maternels peuvent passer dans la circulation de l'enfant au moment de l'accouchement et y subsister 3 mois. En conséquence, les globules rouges transfusés ne doivent pas être porteurs d'antigènes susceptibles de rencontrer leurs anticorps spécifiques dans la circulation de l'enfant. Dans le cas contraire, il s'ensuivrait une hémolyse aiguë du sang transfusé ;
- en cas d'agglutinines irrégulières chez la mère, le principe de transfusion est le même que pour le système ABO. Il faut donc identifier l'agglutinine maternelle afin de ne pas transfuser l'antigène correspondant ;
- dans le système Rhésus, les enfants Rh – doivent impérativement recevoir du sang Rh –, les enfants Rh + peuvent recevoir du sang Rh + ou – mais il est préférable de les transfuser avec du sang Rh + ;
- le culot transfusé doit être **Kell négatif** (antigène à fort potentiel immunisant) chez les petites filles, afin d'éviter une immunisation qui peut être source de complications ultérieures (incompatibilité fœto-maternelle à l'âge adulte) ;
- il est préférable que le donneur soit **CMV négatif** (certitude qu'il ne soit pas porteur du cytomégalovirus) et que le sang ait été recueilli depuis moins de 10 jours.

Les précautions à prendre

Avant toute transfusion chez un nouveau-né, il faut connaître :

- le groupe Rh de l'enfant ;
- le groupe Rh de la mère ;
- le résultat de la recherche d'agglutinines irrégulières chez la mère ;
- le résultat du test de Coombs chez l'enfant (agglutinines irrégulières chez l'enfant).

Si l'urgence ne permet pas d'attendre le résultat des examens, le produit choisi est du sang O Rh – non dangereux (ne contenant pas un taux élevé d'hémolysine anti-A).

La règle de transfusion vis-à-vis du système ABO étant relativement compliquée, de nombreuses équipes choisissent de transfuser systématiquement les nouveau-nés avec du sang de groupe O qui ne porte aucun antigène.

La quantité de sang à transfuser

La quantité à transfuser est fonction de l'importance de l'anémie et du poids de l'enfant. Les concentrations des culots globulaires étant variables d'un produit à l'autre, il est préférable de mesurer au préalable l'hématocrite du culot afin d'adapter la prescription selon la formule suivante : quantité à transfuser en ml =

$$80 \times \text{poids de l'enfant} \times \frac{\sigma\ \text{Ht}}{\text{Ht culot}}$$

(σ Ht = différence entre l'hématocrite souhaité après la transfusion et l'hématocrite avant la transfusion).

Une voie d'abord périphérique doit être utilisée. Un cathéter veineux peut être une voie de transfusion en cas d'urgence.

Les contrôles ultimes de compatibilité doivent être réalisés et les renseignements nécessaires à la traçabilité doivent être recueillis comme pour toute transfusion de produits sanguins labiles à tout âge de la vie.

L'exsanguino-transfusion

L'exsanguino-transfusion est pratiquée en cas :

- d'**anémie hémolytique grave** (incompatibilité Rh par exemple) où il faut à la fois corriger l'anémie et épurer la bilirubine ;
- d'**anémie chronique très sévère** (Hb < 5 g/dl) où l'exsanguino-transfusion permet de corriger l'anémie sans augmentation de la volémie. Une simple transfusion apporterait un volume important qui serait mal toléré sur le plan hémodynamique.

La prévention

Un certain nombre de mesures et de précautions peuvent être adoptées pour prévenir la survenue d'anémie iatrogène chez le nouveau-né hospitalisé, en particulier celui de petit poids de naissance. Il est conseillé de :

- limiter au maximum la quantité de sang prélevée pour les examens de laboratoire, c'est-à-dire :
  - limiter le nombre d'examens aux seuls indispensables ;
  - limiter la quantité de sang pour chaque prélèvement grâce à l'utilisation des techniques de dosage en « microméthode » ;
- d'apporter un supplément en Fer dans l'alimentation (de façon précoce et prolongée) ;
- d'utiliser de l'érythropoïétine chez le nouveau-né prématuré et de petit poids de naissance (< 1 500 g).

Les pathologies neurologiques

Le nouveau-né peut présenter différentes formes de souffrance cérébrale, selon que sa naissance est survenue à terme ou prématurément.

La souffrance cérébrale anoxique du nouveau-né à terme

Les circonstances de survenue

Une souffrance cérébrale anoxique survient dans les situations obstétricales où l'apport d'oxygène est perturbé quel qu'en soit l'origine.
Il peut s'agir :
- de pathologies placentaires : hématome rétroplacentaire, décollement placentaire, placenta *prævia* hémorragique ;
- de pathologies du cordon : procidence du cordon, latérocidence, circulaire serrée, anomalie d'insertion ;
- d'anomalie de présentation : transverse, présentation de la face, présentation en siège avec rétraction utérine sur tête dernière ;
- de disproportion fœto-pelvienne (gros bébé et bassin maternel étroit) ;
- de dystocie dynamique : travail trop long (stagnation de la dilatation), hypertonie utérine, difficultés d'extraction (forceps).

Les signes fœtaux

Des signes fœtaux doivent alerter sur une situation de souffrance fœtale :
- anomalie du rythme cardiaque fœtal à type de bradycardie (ou « dip ») ;
- aspect teinté ou méconial du liquide amniotique.

Les signes cliniques néonatals immédiats

Une naissance en état de mort apparente (score d'Apgar < 3), la nécessité d'une réanimation, des difficultés de récupération doivent faire craindre et rechercher les stigmates d'une souffrance cérébrale anoxique.

L'état clinique et les éléments de surveillance

Certains symptômes neurologiques doivent être recherchés chez tout enfant né dans un contexte obstétrical d'anoxie périnatale. Ils ont un intérêt diagnostique (signes d'atteinte cérébrale) et pronostique (leur évolution dans le temps constitue un élément du pronostic à long terme).
Il s'agit de :
- l'anomalie de la vigilance et de la réactivité : motilité spontanée, réactivité aux stimuli tactile, auditif, nociceptif ;
- l'anomalie du tonus axial : hypotonie ou hypertonie (attitude spontanée en opisthotonos) ;
- l'anomalie du tonus des membres (tonus périphérique) : hypo ou hypertonie ;
- l'anomalie des réflexes ostéo-tendineux : ils sont absents ou vifs, diffusés avec trépidation épileptoïde des pieds ;
- la disparition des réflexes archaïques : succion, points cardinaux, *grasping*, extension croisée, marche automatique, réflexe de Moro (voir p. 175). Ces réflexes sont normalement présents chez le nouveau-né à terme. Leur absence ou leur disparition précoce signe une atteinte neurologique grave ;
- les troubles neurovégétatifs : absence d'autonomie respiratoire, anomalie de rythme cardiaque (bradycardie, ou absence de variabilité), dysrégulation thermique, myosis ou mydriase ;
- les convulsions : les crises convulsives peuvent prendre des aspects très particuliers chez le nouveau-né. Les symptômes peuvent être :
  - des crises tonico-cloniques généralisées ou des accès d'hypertonie sans clonies ;
  - des clonies localisées (à un membre, aux lèvres, aux paupières) ;
  - des mouvements anormaux à type de mâchonnement, pédalage, mouvements oculaires ;
  - des apnées isolées ;
  - absents (les convulsions étant révélées par l'enregistrement électroencéphalographique).

Les données paraclinques

La biologie

Les examens biologiques n'ont un intérêt que s'ils sont réalisés le plus tôt possible après la naissance. Ils sont le témoin de la sévérité de l'épisode hypoxique :
- pH à la recherche d'une acidose métabolique ;
- dosage de l'acide lactique sérique (lactacidémie) ;
- hémostase à la recherche de signes de CIVD (coagulation intravasculaire disséminée).

L'électroencéphalogramme (EEG)

Examen essentiel, il révèle la sévérité de l'atteinte cérébrale, élément important pour l'appréciation du pronostic. Il doit être pratiqué tôt et répété au cours des premiers jours de vie. Il recherche des anomalies du tracé de fond, et l'existence de crises électriques (témoin de convulsions).

L'échographie trans-fontanellaire (ETF)

L'ETF est un examen facile à réaliser au lit du malade ; il est atraumatique. Il peut être répété autant de fois que nécessaire. Il recherche des anomalies de l'échostructure cérébrale, en particulier au niveau des noyaux gris centraux (qui sont préférentiellement atteints dans les situations d'asphyxie périnatale grave du nouveau-né à terme).
Sachons que l'appréciation des lésions peut être gênée au cours des premiers jours par un œdème.

Les autres examens d'imagerie cérébrale

Il est parfois nécessaire d'avoir recours à :
- un examen tomodensitomètrique (scanner) si des lésions osseuses ou un hématome sous-dural sont suspectés,
- un examen en résonance magnétique nucléaire lorsque les images échographiques sont imprécises.

La prise en charge

Les nouveau-nés ayant subi une situation d'asphyxie néonatale doivent être hospitalisés en unité de soins intensifs. Les principes de la prise en charge sont :
- le maintien des grandes fonctions vitales (respiration, oxygénation, hémodynamique) et de l'homéostasie (équilibre hydroélectrolytique) ;
- la lutte contre l'œdème cérébral (restriction hydrique, parfois perfusion de mannitol) ;
- le traitement des convulsions (traitement intraveineux par phénobarbital, phénytoïne, clorazepam...) ;
- la prévention des escarres ;
- l'éviction des stimuli nociceptifs (tactiles, sonores, visuels) qui peuvent provoquer des réactions de l'enfant, avec pleurs (sources d'augmentation de la pression intracrânienne) ;
- la sédation-analgésie pose le problème de son interférence avec les éléments d'appréciation de l'état clinique et électroencéphalographique de l'enfant.

Le pronostic

L'établissement du pronostic à long terme est un problème médical majeur. La souffrance cérébrale anoxique périnatale peut entraîner des lésions cérébrales mettant en cause le développement neuromoteur et être source de handicaps plus ou moins sévères.
Les éléments du pronostic, au cours de la période néonatale, sont les données des examens cliniques neurologiques et électroencéphalographiques initiaux, de leur évolution au cours de la première semaine de vie et des données des examens d'imagerie cérébrale (ETF, Scanner, IRM).
Devant un état certainement grave, le bien-fondé de la poursuite des soins doit être réfléchi et réévalué afin d'éviter l'acharnement thérapeutique.

La souffrance cérébrale du nouveau-né prématuré

Les circonstances de survenue

Le cerveau du fœtus et du nouveau-né prématuré est particulièrement vulnérable en raison de son immaturité anatomique et fonctionnelle. Deux types de situations présentent le risque de constitution de lésions cérébrales :
- les perturbations hémodynamiques, quelle qu'en soit la cause ;
- les phénomènes inflammatoires (qui sont dans l'extrême majorité des cas liés à un processus infectieux).

Ces situations pathologiques peuvent être à l'origine de deux types de lésions cérébrales qui sont parfois associées :
- les hémorragies intraventriculaires ;
- les lésions de leucomalacie (ramollissement de la substance blanche).

Ces lésions sont d'autant plus fréquentes que l'âge gestationnel de l'enfant est bas.

Les hémorragies intraventriculaires (HIV)

Les caractéristiques

Les hémorragies intraventriculaires se produisent à l'intérieur des ventricules cérébraux. Le point de départ de l'hémorragie est, le plus souvent, la zone germinative située au niveau du plancher des deux ventricules latéraux. Ce sont des zones qui, chez le prématuré, sont très richement vascularisées et très sensibles à toutes les perturbations de l'hémodynamique.

La classification

Les HIV sont classées en 4 grades selon leur abondance (classification de Papile) :
- **stade I** : hémorragie sous-épendymaire de la zone germinative constituant un hématome, le plus souvent de petite taille, situé au niveau de la zone germinative et maintenu par l'épendyme (membrane tapissant la paroi ventriculaire) ;
- **stade II** : hémorragie intraventriculaire recouvrant moins de 50 % de la surface du ventricule sur une coupe échographique longitudinale (l'épendyme est rompu et le sang peut se déverser dans la cavité ventriculaire) ;

- **stade III** : hémorragie intraventriculaire, recouvrant plus de 50 % de la surface du ventricule sur une coupe échographique longitudinale. Une dilatation des ventricules existe souvent ;
- **stade IV** : hémorragie intraventriculaire, associée à des lésions du parenchyme cérébral adjacent à l'angle externe du ventricule.

Toutes ces lésions peuvent être uni ou bilatérales (touchant un seul ou les deux hémisphères cérébraux). Elles se produisent dans la majorité des cas au cours des quelques jours entourant la naissance.

Le diagnostic

Il est fait par l'échographie trans-fontanellaire. Il peut être suspecté devant un malaise avec pâleur et altération de l'hémodynamique si le saignement est aigu et abondant. Dans la grande majorité des cas, l'hémorragie est asymptomatique et découverte au cours de la surveillance échographique qui doit être systématique et répétée chez les prématurés.

Le pronostic

Il est fonction du stade de l'HIV et de son caractère isolé ou associé à des lésions du parenchyme cérébral (leucomalacie) :

- les HIV de stade I et II isolées sont de bon pronostic et n'entraînent pas de séquelles à long terme ;
- les HIV III sont de pronostic plus réservé. Elles peuvent se compliquer d'une dilatation ventriculaire avec hydrocéphalie active nécessitant la mise en place d'une dérivation ventriculo-péritonéale. Des lésions parenchymateuses associées sont fréquentes ;
- les HIV IV sont source de séquelles neurologiques.

La leucomalacie périventriculaire

Les caractéristiques

La leucomalacie (ou ramollissement de la substance blanche) est une lésion d'origine ischémique et/ou inflammatoire, qui aboutit soit à une destruction complète de la zone atteinte (leucomalacie cavitaire), soit à une cicatrice gliale ou gliose (leucomalacie non cavitaire).

Elle se situe dans les régions périventriculaires proches des toits des ventricules latéraux. Elle est de taille variable, en nombre variable, plus ou moins étendue (le lobe pariétal est le plus souvent touché), uni ou bilatérale.

Le diagnostic

Les lésions de leucomalacie sont le plus souvent cliniquement asymptomatiques au cours de la période néonatale. Elles peuvent parfois entraîner des anomalies de la vigilance ou du tonus, des apnées mais il n'y a aucun parallélisme entre l'importance des lésions et la symptomatologie néonatale.

Le diagnostic est fait, là encore, grâce à la surveillance systématique des électroencéphalogrammes et des échographies trans-fontanellaires des prématurés à risque (âge gestationnel < 32 semaines).

L'EEG montre au cours des premiers jours de vie des grapho-éléments anormaux à type de Pointe Positive Rolandique (PPR) qui doivent faire craindre l'apparition ultérieure de lésions de leucomalacie.

L'ETF montre au cours des premiers jours de vie des zones très hyper-échogènes (contemporaines des PPR) qui vont évoluer entre les 15e et 30e jours de vie vers des images anéchogènes de leucomalacie cavitaire.

> **À noter...**
> La surveillance neurologique des prématurés d'âge gestationnel < 32 semaines est indispensable au cours de la période néonatale. Elle comporte des EEG et ETF répétés : 3 pendant les 10 premiers jours, puis un par semaine jusqu'à 6 semaines de vie minimum.

Le pronostic

Les lésions de leucomalacie sont à haut risque de séquelles neurologiques. L'importance et le caractère des séquelles dépendent de la localisation, de l'étendue et de l'uni ou bilatéralité des lésions. L'atteinte des lobes pariétaux est la plus fréquente, elle entraîne des séquelles motrices (mono, di, para voire quadriplégie) :

- l'atteinte occipitale est responsable de troubles de la fonction visuelle (troubles oculomoteurs, exceptionnellement de cécité) ;
- l'atteinte frontale est à l'origine de troubles du comportement et de difficultés d'apprentissage ;
- l'atteinte temporale, source de séquelles auditives, est rare.

L'existence de lésions de leucomalacie bilatérales et étendues, certainement source de séquelles et d'un handicap grave, doit amener à se poser la question du bien-fondé de la poursuite des soins.

La prise en charge

La prise en charge consiste en une **prévention** de l'apparition de ces lésions grâce à un contrôle optimal des grandes fonctions du nouveau-né prématuré :

- contrôler et surveiller la fonction respiratoire : maintenir l'enfant en état de normoxie et normocapnie ;
- contrôler et surveiller la fonction hémodynamique : éviter l'hypo et l'hypertension, les bradycardies ;
- maintenir l'homéothermie ;
- contrôler l'état d'hydratation et l'équilibre hydroélectrolytique.

Les autres causes de souffrance cérébrale du nouveau-né

Les causes métaboliques

L'hypoglycémie

Elle menace particulièrement les prématurés, les hypotrophes, les nouveau-nés de mère diabétique et ceux en situation de détresse vitale.
Elle peut être responsable d'hypotonie, d'hyporéactivité, de convulsions. Mais les formes asymptomatiques sont très fréquentes, d'où l'importance du dépistage par des tests sur bandelettes de l'hypoglycémie chez les nouveau-nés à risque.
En l'absence de dépistage et de prévention, l'hypoglycémie prolongée en période néonatale peut être à l'origine de microcéphalie, de retard mental et d'infirmité motrice cérébrale.

L'hypocalcémie

L'hypocalcémie est une cause de convulsions et doit être systématiquement recherchée devant toute crise convulsive.

Les maladies constitutionnelles du métabolisme

Ce sont des maladies rares qui ont pour point commun le déficit d'un enzyme d'une chaîne métabolique. Certaines de ces maladies, à révélation néonatale, vont se manifester par un état de mal convulsif et/ou par un coma progressif.

Les causes infectieuses

Une méningite, des abcès cérébraux, une encéphalite virale (herpès, cytomégalovirus) ou parasitaire (toxoplasme) peuvent être à l'origine d'une souffrance cérébrale néonatale.
Ces pathologies sont évoquées devant des symptômes neurologiques survenant dans un contexte infectieux materno-fœtal ou néonatal. Une méningite peut être asymptomatique et doit être recherchée dans tous les cas d'infection materno-fœtale établie (ponction lombaire).

Les causes toxiques

La prise de médicaments ou de drogues est également sources d'anomalies.
La prise de sédatif ou d'anxiolytique par la mère, dans les heures précédant l'accouchement, peut entraîner chez l'enfant une hypotonie, une hyporéactivité, des apnées qui vont être transitoires.
La prise de drogues (toxicomanie maternelle) entraîne souvent un syndrome de sevrage néonatal.
Le syndrome d'alcoolisme fœtal est responsable d'une hypotrophie avec microcéphalie et évolue vers la constitution d'un retard mental.

Les causes malformatives

Les malformations du système nerveux central sont le plus souvent diagnostiquées avant la naissance grâce à l'échographie. Cependant, toute anomalie de l'état neurologique à la naissance doit faire pratiquer une ETF à la recherche, entre autres, d'une pathologie malformative, surtout si la grossesse a été non ou mal suivie.

Les pathologies cardiaques à révélation néonatale

La prise en charge des nouveau-nés atteints de cardiopathies congénitales est envisagée au travers de 3 exemples démonstratifs :
- la coarctation de l'aorte ;
- la transposition des gros vaisseaux ;
- l'atrésie pulmonaire à septum intact.

L'étude de deux situations cliniques particulières permettra d'insister sur le rôle de la puéricultrice dans la prise en charge de ces nouveau-nés (voir p. 272). Il s'agit de :
- la préparation et la surveillance d'un cathétérisme cardiaque néonatal ;
- la prise en charge postopératoire des nouveau-nés atteints de cardiopathie congénitale.

Fréquence et évolution

Les cardiopathies congénitales représentent 0,8 % des naissances vivantes. Environ 10 à 15 % requièrent une hospitalisation dès la période néonatale (le diagnostic précis et le traitement sont urgents), mais la moitié environ des malformations cardiaques nécessite une prise en charge spécialisée au long cours.
Les progrès du **diagnostic prénatal** ont permis d'augmenter la fréquence des malformations cardiaques dépistées avant la naissance. La conséquence immédiate a été une amélioration de la prise en charge grâce au transfert *in utero* et une réduction de la mortalité pour certaines malformations révélées dès la salle de travail. Il reste cependant une large proportion de nouveau-nés chez lesquels le diagnostic d'une cardiopathie à la naissance est une surprise.
La préparation à l'accueil de ces nouveau-nés, parfois en situation critique, doit être optimale et réunir

les compétences d'une équipe médicale et paramédicale entraînée. En effet, c'est souvent de la qualité des premiers instants du traitement que dépend le pronostic de ces malformations.

Les cardiopathies cyanogènes

Il faut distinguer deux situations :
- la situation de grande urgence, diagnostique et parfois thérapeutique : le nouveau-né est adressé en urgence, depuis la salle d'accouchement ou une maternité, pour une cyanose qui ne disparaît pas sous oxygène (hypoxémie réfractaire). Dans la plupart des cas, il s'agit de malformations cardiaques qui n'assurent pas la perméabilité du canal artériel (vaisseau fœtal faisant communiquer l'aorte et l'artère pulmonaire), indispensable à la survie de l'enfant, car c'est par ce vaisseau que le sang est oxygéné dans les poumons. Sa fermeture entraîne la mort : ce sont **les cardiopathies dites ducto-dépendantes** ;
- la situation des enfants cyanosés chez lesquels la quantité de sang qui va aux poumons est suffisante même après la fermeture du canal artériel : ce sont **les cardiopathies non ducto-dépendantes**.

La distinction entre les deux ne peut se faire qu'après un diagnostic médical précis et parfois après une période de surveillance de quelques jours en unité de soins intensifs.

La transposition des gros vaisseaux

La transposition des gros vaisseaux est la cardiopathie cyanogène à révélation néonatale la plus fréquente.

Le mécanisme physiopathologique

Il s'agit d'une inversion de l'aorte et de l'artère pulmonaire :
- l'aorte sort du ventricule droit et reçoit du sang bleu sans oxygène qui est distribué par la circulation aux différents tissus ;
- l'artère pulmonaire sort du ventricule gauche et reçoit du sang rouge oxygéné qui retourne aux poumons.

Il n'y a pas d'oxygénation du sang du nouveau-né qui ne souffrait pas de cette situation en tant que fœtus. En effet, le placenta assure la fonction d'oxygénation et deux structures assurent la communication entre la circulation à sang bleu et la circulation à sang rouge : le foramen ovale (communication inter-auriculaire) et le canal artériel (communication entre l'aorte et l'artère pulmonaire). Ces particularités de la vie fœtale disparaissent dès la naissance : le cordon ombilical est coupé, le foramen ovale et le canal artériel se ferment. La vie est impossible ! **Il s'agit d'une extrême urgence néonatale** dès la salle de travail.

Il a été démontré que le diagnostic prénatal de cette cardiopathie permettait d'en réduire la mortalité en créant les conditions d'accueil optimales.

L'attitude thérapeutique

Il n'est pas possible d'assurer, après la naissance, les fonctions du placenta, mais il faut :
- recréer en urgence les communications qui existaient pendant la vie fœtale : la **manœuvre de Rashkind** consiste à déchirer au cours d'un cathétérisme cardiaque (voir p. 234) la cloison inter-auriculaire très fragile ; une perfusion de PGE1 (prostaglandines E1 = *Prostine*) permet de maintenir le canal artériel ouvert. Une fois ces traitements effectués, le nouveau-né reste cyanosé, car les circulations se mélangent, comme chez le fœtus, mais il est en sécurité avant l'intervention ;
- procéder à une intervention de réparation de la cardiopathie : le traitement chirurgical de la transposition des gros vaisseaux se fait par sternotomie médiane. Il consiste à inverser l'aorte et l'artère pulmonaire et à réimplanter les artères coronaires qui vascularisent le cœur pour qu'elles naissent correctement de la nouvelle aorte. Les suites sont habituellement simples quand les artères coronaires sont normales et le risque de mortalité opératoire proche de 1 %.

Les complications à court et moyen terme

Elles sont de deux types :
- l'obstruction d'une artère coronaire conduisant à un infarctus ;
- le rétrécissement de l'artère pulmonaire.

La surveillance cardiologique aura donc comme objectif de dépister ces deux complications par l'échographie, l'ECG et la coronarographie.

La sténose pulmonaire critique et l'atrésie pulmonaire à septum intact (APSI)

Les rétrécissements sévères de la valve pulmonaire sont fréquents. Ils se manifestent par une cyanose néonatale. Il s'agit d'une cardiopathie cyanogène ducto-dépendante.

Le mécanisme physiopathologique

Le sang bleu sans oxygène qui entre dans le ventricule droit passe difficilement ou pas du tout au travers de la valve pulmonaire sténosée ou imperforée. Cela a deux conséquences :
- la perfusion du poumon et donc l'oxygénation ne se font que si le canal artériel est ouvert ;

◆ le sang désoxygéné ne pouvant traverser le ventricule droit force le foramen ovale et passe de l'oreillette droite à l'oreillette gauche.
Cette « contamination » de la circulation gauche à sang rouge par le sang bleu explique la cyanose. La vie de l'enfant est donc dépendante de la perméabilité du canal artériel.

L'attitude thérapeutique

Dès que le diagnostic est suspecté ou réalisé, il faut :
◆ ouvrir ou maintenir ouvert le canal artériel en perfusant des PGE1. Ceci met le nouveau-né en sécurité ;
◆ dilater la valve pulmonaire à l'aide d'un ballonnet par voie de cathétérisme après l'avoir éventuellement perforée par une sonde de radiofréquence. Ce cathétérisme interventionnel lève ainsi les obstacles pulmonaires. Cette procédure donne le plus souvent un résultat très satisfaisant, mais l'enfant n'est pas toujours sorti d'affaire ;
◆ maintenir le traitement par les PGE1 de façon à assurer un débit pulmonaire suffisant, tant que la fonction de relaxation du ventricule droit n'est pas correcte, ce qui peut prendre quelques jours à quelques mois. En effet, le ventricule droit, contraint par l'obstacle pendant la vie fœtale, est souvent très peu compliant. Il ne se relaxe donc pas suffisamment et gène l'entrée du sang bleu qui continue à emprunter le foramen ovale vers l'oreillette gauche. Au-delà de 15 jours de traitement par les PGE1 après la dilatation, le traitement médical n'est pas poursuivi ;
◆ remplacer, si besoin, le canal artériel par une anastomose systémico-pulmonaire de Blalock, tuyau de *Gore-Tex* entre l'aorte et l'artère pulmonaire.
Durant cette période d'attente d'amélioration de la fonction du ventricule droit, l'équipe médicale et paramédicale reste très vigilante car la vie continue de dépendre de la perméabilité du canal artériel.

L'évolution

À moyen et long terme, la plupart des enfants ayant un obstacle pulmonaire avec un ventricule droit de taille correcte à la naissance ont un cœur normal. L'anastomose construite en période néonatale quand elle était nécessaire est supprimée par embolisation percutanée quand elle devient inutile.

Les cardiopathies non cyanogènes

La coarctation de l'aorte

C'est une des cardiopathies les plus fréquentes.

Définition et diagnostic

Il s'agit d'un rétrécissement de l'aorte situé sur l'isthme aortique, soit à la jonction de l'aorte horizontale et de l'aorte descendante après qu'elle a donné les vaisseaux à destination du cerveau et des membres supérieurs. Cette malformation est acquise après la naissance lors de la fermeture du canal artériel.

La date de révélation

Habituellement, la révélation se fait entre le 5e et le 10e jour de vie. Sa constitution est parfois suspectée devant une relative petite taille du ventricule gauche chez le fœtus mais, le plus souvent, le diagnostic est néonatal.

Les signes cliniques

Schématiquement, il y a deux présentations cliniques :
◆ la diminution ou l'abolition des pouls fémoraux lors de l'examen pédiatrique de sortie de maternité ;
◆ le drame hémodynamique à la maternité, ou quelques jours après le retour au domicile, lorsque le ventricule gauche en face duquel se constitue brutalement un obstacle n'est plus capable d'assurer la circulation.

L'attitude thérapeutique

Elle varie avec la nature des symptômes.
Dans le premier cas, il faut faire examiner le nouveau-né par un cardiologue pédiatre. Il définira les modalités de la prise en charge. Celles-ci sont fonction :
◆ de l'évolutivité possible de la coarctation (canal artériel encore incomplètement fermé) ;
◆ de l'existence d'une hypertension artérielle en amont de l'obstacle ;
◆ de la fonction du ventricule gauche.
En l'absence d'anomalie ou d'évolutivité, l'intervention chirurgicale peut être différée de quelques mois.
En cas de détresse circulatoire aiguë, il faut d'urgence :
◆ lever l'obstacle aortique en perfusant des PGE1 (voir *supra*) ;
◆ traiter l'insuffisance cardiaque aiguë par la ventilation assistée et une perfusion d'inotropes.
Quand la situation hémodynamique a été restaurée et que les défaillances rénale, hépatique et digestive ont été corrigées, le nouveau-né est confié au chirurgien.
Le traitement chirurgical de la coarctation de l'aorte se fait par thoracotomie postéro-latérale gauche. Il consiste à réséquer la zone rétrécie et à anastomoser bout à bout les deux parties saines. Les suites sont le plus souvent courtes et simples.

Les complications

À moyen terme, la complication, dont il faut informer les parents, est la **re-coarctation** qui survient 1 fois sur 5 quand les enfants sont opérés en période néonatale. Cette complication est nettement moins fréquente (1 fois sur 10) quand l'intervention est faite après 3 mois.

Le cathétérisme cardiaque chez le nouveau-né

Cet examen médical permet d'explorer les cavités cardiaques grâce à l'introduction d'une sonde par voie veineuse fémorale ou ombilicale, ou bien par voie artérielle. Il permet également de réaliser des gestes interventionnels (manœuvre de Rashkind, dilatation par ballonnet, pose d'une endoprothèse vasculaire, d'une ombrelle de fermeture d'orifices anormaux, d'un matériel d'embolisation vasculaire, de prothèse valvulaire largables). Les indications sont nombreuses et ne seront pas détaillées ici.
Le cathétérisme cardiaque est une procédure invasive et potentiellement dangereuse, même si le cathétérisme est souvent destiné à confirmer le diagnostic. Ce n'est donc pas un acte anodin, et les parents doivent en être informés par le médecin.
Le cathétérisme néonatal est le plus souvent mené sous anesthésie locale associée à une sédation. Il est obligatoirement réalisé en unités, disposant des structures et des compétences médicales et paramédicales requises, y compris pour les procédures diagnostiques.

La période postopératoire en chirurgie cardiaque

La surveillance régulière comprend quatre grands axes :
- **le dépistage d'une médiastinite**, infection gravissime du médiastin et du sternum à partir de la cicatrice ou par voie hématogène. Elle nécessite une reprise chirurgicale en urgence pour drainer le pus accumulé derrière le sternum ;
- **le dépistage des troubles du rythme** qui doivent être traités systématiquement ;
- **la renutrition**. Les difficultés alimentaires sont fréquentes car les nouveau-nés n'ont parfois jamais été alimentés. La dépense énergétique a souvent été considérable pendant la période péri-opératoire et la majorité des nouveau-nés n'a pas son poids de naissance après l'intervention chirurgicale ;
- **l'organisation du retour au domicile**. Les parents, souvent bouleversés par un diagnostic néonatal, sont angoissés à l'idée de reprendre leur enfant « cardiaque » même si celui-ci a un cœur totalement réparé. Cette période de soins postopératoire est une période cruciale de rétablissement d'une relation parents-enfant qui a souvent été absente depuis la naissance.

Les pathologies génétiques

Les aberrations chromosomiques

Rappel physiologique

Une cellule somatique normale contient 46 chromosomes groupés en 23 paires de chromosomes semblables deux à deux :
- 22 paires de chromosomes somatiques appelés « autosomes » ;
- 1 paire de chromosomes sexuels appelés « gonosomes », porteurs du sexe de l'enfant (XX : phénotype femelle ; XY : phénotype mâle).

Une cellule sexuelle normale ne contient, par suite des divisions de la méiose, que 23 chromosomes :
- l'ovule renferme 22 autosomes et un gonosome X ;
- le spermatozoïde renferme 22 autosomes et un gonosome Y ou X.

Définition

On distingue deux types d'aberrations chromosomiques : les aberrations autosomiques et les aberrations gonosomiques.

Les aberrations autosomiques

Elles portent sur les autosomes et sont liées à diverses anomalies :
- anomalies de nombre :
  - chromosome supplémentaire : trisomie ;
  - absence d'un chromosome : monosomie ;
- anomalies de structure :
  - perte d'un fragment de chromosome : délétion ;
  - report d'un fragment de chromosome sur un autre chromosome : translocation.

Les aberrations gonosomiques

Elles portent sur les chromosomes sexuels et sont essentiellement liées à des anomalies de nombre.

Les mécanismes

Dans la grande majorité des cas, l'altération chromosomique est **accidentelle** et **très précoce**, survenant au cours de la méiose ou des premières divisions de l'œuf (le caryotype des parents est alors normal).

Exceptionnellement, l'altération chromosomique est « **héritée** » **d'un des deux parents porteurs d'une translocation équilibrée**. Dans ces rares cas, les parents sont indemnes de toute pathologie : ils ont un phénotype normal.

Les aberrations autosomiques

Les aberrations chromosomiques ont en commun un syndrome polymalformatif et un retard mental dont l'association impose l'étude du caryotype. Lorsque les dérèglements engendrés sont majeurs, il y a mort *in utero* ; une grande partie des avortements spontanés précoces est liée à des aberrations chromosomiques.

Les aberrations autosomiques les plus fréquentes sont les trisomies :

- trisomie 21 (1/650 naissances) ;
- trisomie 18 (1/2 500 naissances) dont l'évolution est mortelle en quelques mois ;
- trisomie 13 (1/4 000 à 8 000 naissances).

D'autres aberrations, beaucoup plus rares, ne seront que citées :

- délétion du bras court du 5 (maladie du cri du chat) ;
- délétion sur les chromosomes 18, 4 ; etc.

Les dysgénésies gonadiques

Elles sont liées à une aberration chromosomique portant sur les gonosomes.

Le syndrome de Turner (1/10 000 naissances) se caractérise :

- sur le plan génétique, par la formule : 44 autosomes + XO (45 chromosomes – 1 chromosome X est marquant) ;
- sur le plan clinique, par un syndrome dysmorphique variable (replis cutanés triangulaires au niveau du cou, anomalies de la face, des membres, de la peau et des os), des malformations viscérales diverses et inconstantes, en particulier rénales ;
- par un retard staturo-pondéral constant ;
- sur le plan endocrinien, par une insuffisance gonadique qui se révèle à la puberté (absence de règles, développement pubertaire insuffisant, stérilité).

Le syndrome de Klinefelter (2/1 000 naissances) se caractérise :

- sur le plan génétique, par la formule 44 autosomes + XXY (47 chromosomes) ;
- sur le plan clinique, par un syndrome dysmorphique très variable et inconstant, des malformations viscérales (cardiopathie, malformations congénitales pouvant aller jusqu'à l'ambiguïté sexuelle), un retard staturo-pondéral et un retard mental modéré inconstant ;
- sur le plan endocrinien, par une insuffisance gonadique devenant manifeste à la puberté, posant d'importants problèmes, à la fois psychiques et thérapeutiques.

La trisomie 21 ou mongolisme

C'est l'aberration chromosomique de loin la plus répandue ; on en compte une pour 600 à 700 naissances. Il existe trois types de trisomie 21 :

- la trisomie libre (95 % des cas environ). Son mécanisme est accidentel et le risque est d'autant plus grand que la mère est plus âgée (1/2 000 avant 25 ans, 1/70 à 40 ans), ce qui conduit à proposer une amniocentèse précoce chez les femmes enceintes de plus de 37 ans ;
- la trisomie transloquée (4 % des cas) peut être accidentelle, ou héritée de l'un des deux parents qui est un porteur sain d'une translocation équilibrée ;
- la trisomie en mosaïque (2 % des cas) présente deux types cellulaires : des cellules normales et des cellules trisomiques.

Le diagnostic

Il peut être évoqué pendant la grossesse :

- soit sur des anomalies échographiques fœtales (épaisseur anormale de la nuque en début de grossesse, ou malformations) ;
- soit sur les résultats d'un test biologique maternel (dosage conjoint dans le sang maternel de β-HCG[19] et α-fœto-protéine) ;
- soit de principe chez une femme de plus de 37 ans.

Dans les trois situations, une amniocentèse pour caryotype est nécessaire.

Les caractéristiques cliniques

Le syndrome dysmorphique est caractéristique et permet d'évoquer le diagnostic souvent dès la naissance. Il associe :

- au niveau céphalique :
  - microcéphalie (inconstante) ;
  - faciès arrondi et aplati ;
  - fentes palpébrales obliques en haut, en dehors, avec épicanthus (repli cutané à l'angle interne de l'œil) ;
  - hypertélorisme (écartement des yeux) ;
  - oreilles petites, sans lobules, bassement implantées ;
  - bouche ouverte, grosse langue, cou large et court ;
- au niveau des membres :
  - membres courts, mains et pieds trapus ;
  - pli palmaire médian ;
- au niveau du tronc :
  - abdomen proéminent ;
  - diastasis des droits ;

19. Hormone Gonadotrophique Chorionique (HCG).

– ailes iliaques très étalées et cotyles horizontaux à la radio du bassin.

Les malformations associées sont fréquentes :

- cardiopathie congénitale dans 25 % des cas (canal atrio-ventriculaire surtout) ;
- malformations digestives (atrésie duodénale et atrésie de l'œsophage essentiellement) ;
- malformations urinaires, génitales, vertébrales ;
- strabisme et myopie.

Les troubles neurologiques sont constants et associent :

- un retard psychomoteur, qui va en s'accentuant avec l'âge. Le quotient intellectuel définitif est variable d'un enfant à l'autre : il varie entre 20 et 80. L'acquisition de la parole est constante ; celle de la lecture et de l'écriture est plus aléatoire ; ces enfants sont cependant doux et affectueux, ce qui facilite leur insertion familiale et scolaire et rend possible un apprentissage manuel ;
- une hypotonie musculaire majeure qui retarde les acquisitions motrices (station assise acquise vers un an, marche après 2 ans).

Le retard staturo-pondéral est constant.

L'évolution

En cas de malformations viscérales associées, notamment de cardiopathie, le pronostic vital est fonction de la gravité de la malformation.

Dans les autres cas, l'espérance de vie se situe au-delà de 40 ans, l'évolution étant marquée par la tendance aux infections (respiratoires surtout) et la possibilité de leucose.

La prise en charge

La conduite à tenir n'est pas univoque et dépend notamment des conditions familiales, sociales et psychologiques. L'intégration familiale et sociale de ces enfants doit être favorisée par un réel soutien des parents et une attitude positive face aux progrès de l'enfant. Sur le plan pédagogique, on conseille actuellement un placement « normal » (crèche et maternelle) jusqu'à l'âge de 5/6 ans, suivi d'un placement dans un institut médico-pédagogique, puis médico-professionnel. Les parents doivent, s'ils le souhaitent, être mis en relation avec une association de parents d'enfants inadaptés.

Les pathologies endocriniennes néonatales

Plusieurs affections endocriniennes se révèlent dès la période néonatale. Certaines, exceptionnelles, ne seront que citées :

- les goitres néonataux ;
- les hyperthyroïdies néonatales transitoires ;
- les hypoparathyroïdies ;
- les hyperparathyroïdies (primitives ou secondaires).

D'autres, plus fréquentes, seront présentées de façon plus détaillée :

- l'hypothyroïdie néonatale ;
- l'insuffisance corticosurrénale ;
- les ambiguïtés sexuelles.

L'hypothyroïdie néonatale (myxœdème congénital)

Le dépistage systématique de l'hypothyroïdie, en période néonatale, a transformé le pronostic de cette affection qui, en cas de diagnostic tardif, évoluait vers une arriération mentale irréversible. Sa fréquence est de 1/4 000 naissances.

Les signes cliniques

Dès la naissance, certains éléments peuvent attirer l'attention :

- poids de naissance supérieur à 4 kg ;
- hypothermie ;
- retard à l'émission du méconium ;
- fontanelle postérieure non fermée ;
- difficultés alimentaires, avec accès de cyanose ;
- pâleur, hypotonie.

Au cours des premières semaines de vie, le diagnostic doit être évoqué devant les signes suivants :

- difficultés respiratoires et troubles de la déglutition en rapport avec la macroglossie (grosse langue) ;
- cri rauque ;
- hypothermie ;
- bradycardie ;
- constipation opiniâtre ;
- anorexie contrastant avec une prise pondérale satisfaisante ;
- troubles du comportement à type d'apathie (enfant trop sage) avec hypotonie ;
- ictère prolongé ;
- distension abdominale avec hernie ombilicale ;
- infiltration cutanéo-muqueuse responsable de l'aspect grossier du visage, avec ensellure nasale marquée, grosse langue, grosses lèvres, yeux saillants et globuleux ;
- téguments pâles, jaunâtres, secs (desquamation) ;
- hypertrophie musculaire.

C'est à ce stade que doit se faire le diagnostic d'hypothyroïdie.

Après quelques mois, le diagnostic est évident :

- faciès caractéristique du batracien ;
- troubles respiratoires importants ;
- difficultés alimentaires ;

◆ retard important de la croissance staturale contrastant avec une courbe de poids subnormale ;
◆ retard psychomoteur latent, avec absence des premières acquisitions (sourire, tenue de la tête…).
Le goitre doit être systématiquement recherché, mais il est inconstant.

Les examens complémentaires

Les examens radiologiques sont indispensables (radiographies du crâne et des membres inférieurs). Ils mettent en évidence deux signes caractéristiques constants :
◆ le retard de maturation des points d'ossification, avec absence des noyaux normalement présents à la naissance (fémoraux inférieurs, tibiaux supérieurs et cuboïdiens) ;
◆ la densification exagérée du squelette, notamment au niveau de la base du crâne.
La fragmentation des noyaux épiphysaires et la déformation de certains os sont des signes plus tardifs.
Trois dosages hormonaux permettent d'affirmer le diagnostic d'insuffisance thyroïdienne :
◆ TSH élevée (sauf en cas d'insuffisance thyroïdienne d'origine hypophysaire, où elle est anormalement basse) ;
◆ hormone thyroïdienne T_4 (thyroxine) basse ;
◆ hormone thyroïdienne T_3 (triiodothyronine) basse.
La scintigraphie thyroïdienne permet de préciser le mécanisme de l'hypothyroïdie et peut montrer :
◆ une absence de fixation ;
◆ une fixation diminuée sur un petit foyer de fixation ;
◆ une thyroïde en position anormale.
En cas de goitre associé, une radio de larynx en hyperextension doit être demandée afin de rechercher l'épaississement des parties molles prévertébrales, conséquence de l'insuffisance hormonale, et surtout l'existence de compressions des voies aériennes et digestives, présentes dans plus de la moitié des cas, et qui constituent une urgence thérapeutique.

Les principales causes

◆ Les causes malformatives :
– l'agénésie thyroïdienne ou athyréose (absence de corps thyroïde), de révélation précoce ;
– l'ectopie thyroïdienne (corps thyroïde en position anormale, et insuffisamment développé), cause la plus fréquente ;
◆ les troubles héréditaires de l'hormonogenèse :
– la révélation est souvent retardée par rapport à la naissance et il existe un goitre associé dans 80 % des cas ;
– l'insuffisance thyroïdienne est ici la conséquence d'un déficit enzymatique au niveau de la chaîne de synthèse des hormones thyroïdiennes ;
◆ les hypothyroïdies iatrogènes. Elles peuvent être d'origine maternelle : prise d'antithyroïdiens de synthèse ou de produits iodés pendant la grossesse. Il peut aussi s'agir d'une intoxication iodée néonatale (utilisation excessive d'alcool iodé par exemple), mise en évidence par le dosage de l'iodurie qui est élevée. Dans tous les cas, il s'agit d'hypothyroïdies transitoires ;
◆ les hypothyroïdies d'origine hypophysaire sont exceptionnelles.

Le traitement

Le traitement proprement dit repose sur l'administration d'hormones thyroïdiennes sous forme de L-thyroxine (forme pédiatrique) en une prise quotidienne. Il doit être le plus précoce possible.
À la mise en route du traitement, deux complications peuvent être observées : l'insuffisance surrénale aiguë et l'hypercalcémie, qui doivent être dépistées.
Ultérieurement, les risques principaux sont :
◆ le surdosage, responsable de troubles digestifs (diarrhées, vomissements) et de troubles cardiaques (tachycardie) ;
◆ le sous-dosage, surtout, qui peut compromettre l'avenir intellectuel.
La surveillance du traitement porte donc sur :
◆ la courbe staturo-pondérale ;
◆ les progrès de développement psychomoteur ;
◆ la progression de l'âge osseux ;
◆ les dosages hormonaux (T_3, T_4, TSH).

Le dépistage

Il est devenu systématique en France et s'effectue en même temps que le test de Guthrie (sur le même papier buvard). Le dosage pratiqué est celui de la TSH. Si celle-ci est élevée, un bilan est immédiatement entrepris, afin de mettre en route le traitement le plus tôt possible.

L'insuffisance corticosurrénale

L'insuffisance corticosurrénale (ou hypocorticisme) peut avoir pour conséquences :
◆ un déficit en glucocorticoïdes et ses dérivés ;
◆ un déficit en minéralocorticoïdes (aldostérone).
Rarement latente, l'insuffisance surrénale se démasque le plus souvent sur un mode aigu et met en jeu le pronostic vital en l'absence de mesures thérapeutiques immédiates.

Les signes cliniques

Les signes de l'insuffisance surrénale aiguë

Dès les premiers jours sont notés :
- des troubles digestifs, souvent au premier plan : anorexie, vomissements, diarrhées ;
- une stagnation pondérale, vite suivie d'une chute pondérale rapide.

En quelques jours, voire d'emblée, est réalisé un tableau gravissime associant :
- une déshydratation aiguë grave et rapidement progressive, parfois révélatrice ;
- des troubles cardio-respiratoires : polypnée, cyanose, troubles du rythme cardiaque, collapsus cardiovasculaire ;
- des troubles neurologiques : hypotonie, convulsions, coma.

Le décès survient rapidement en l'absence d'un diagnostic et d'un traitement urgent.

Les autres signes

Dans certains cas, l'attention peut être attirée dès la naissance par :
- une ambiguïté sexuelle, avec virilisation des organes génitaux chez la petite fille ;
- une pigmentation cutanée anormale.

En cas d'accidents aigus, ces signes doivent être systématiquement recherchés.

Le diagnostic positif

Les ionogrammes sanguins et urinaires, demandés en urgence, mettent en évidence des anomalies caractéristiques :
- dans le sang : hyponatrémie, hyperkaliémie (confirmée par les données de l'électrocardiogramme) ;
- dans les urines : concentrations élevées en sodium, caractérisant **la perte de sel** (compte tenu de l'hyponatrémie), concentration basse en potassium.

Ces anomalies justifient (après élimination d'une cause rénale à l'origine des troubles métaboliques) la mise en route immédiate du traitement hormonal, avec correction simultanée de la déshydratation et des désordres hydroélectriques. L'efficacité du traitement hormonal est un élément diagnostique majeur.

Les dosages hormonaux seront établis ultérieurement sur un prélèvement sanguin effectué avant la mise en route du traitement (3 à 10 ml de plasma sur héparine sèche, ou EDTA calcique, conservés à – 20 °C), et sur les urines. Ces dosages, associés à des épreuves dynamiques, permettent :
- la confirmation du diagnostic d'hypocorticisme, en objectivant l'abaissement du cortisol plasmatique, des stéroïdes urinaires et éventuellement de l'aldostérone ;
- le diagnostic étiologique.

Le diagnostic étiologique

Les formes familiales, héréditaires, sont les plus fréquentes : parmi celles-ci, il faut connaître **l'hyperplasie congénitale des surrénales**, liée à un déficit enzymatique, qui associe dans la forme habituelle un syndrome de perte de sel, avec déshydratation sévère et ambiguïté sexuelle (virilisation chez la petite fille).

Les formes sporadiques sont rares : hémorragie bilatérale des surrénales, hypocorticisme transitoire consécutif à un hypercorticisme maternel.

L'évolution et la conduite à tenir

En cas d'insuffisance surrénale aiguë

Un traitement urgent est mis en route :
- pose d'une voie d'abord solide pour effectuer un remplissage vasculaire rapide en cas de collapsus (plasma, ou substitut, à raison de 10 à 20 ml/kg) ;
- réhydratation et lutte contre les perturbations métaboliques ;
- traitement hormonal : minéralocorticoïde (acétate de désoxycorticostérone par voie intramusculaire – *Syncortyl*) et glucocorticoïdes (hémisuccinate d'hydrocortisone par voie intraveineuse).

Une surveillance rigoureuse est assurée :
- surveillance clinique : constantes hémodynamiques et respiratoires, monitoring, diurèse ;
- surveillance biologique : ionogrammes sanguins et urinaires pluriquotidiens.

En cas d'insuffisance surrénale définitive

Le traitement hormonal substitutif est un traitement à vie. Il requiert une prise en charge par une équipe spécialisée en raison des difficultés d'équilibration et des complications propres à chaque étiologie (virilisation chez la petite fille, ou au contraire masculinisation incomplète du garçon dans les hyperplasies congénitales des surrénales, troubles de croissance).

La surveillance porte sur les courbes de croissance, le développement sexuel et les données biologiques (ionogrammes et surtout dosages hormonaux).

Les ambiguïtés sexuelles

Définies par un défaut de la différenciation féminine ou masculine, les ambiguïtés sexuelles constituent un chapitre complexe, qui ne peut être traité en détail. La puéricultrice doit cependant connaître les principaux problèmes posés par ce type de pathologie :
- le choix du sexe à la naissance, qui est décidé en fonction de l'orientation étiologique et des possibilités thérapeutiques ;
- le bilan étiologique qui vise à déterminer :

– le sexe génétique (caryotype, sexe chromatinien, sexe gonadique, étude des organes génitaux internes) ;
– la cause : bilan endocrinien, qui doit en premier lieu éliminer un syndrome de perte de sel[20] ;
◆ la prise en charge de l'enfant sur le plan endocrinien, chirurgical, psychologique et familial.

Les malformations congénitales

Les malformations congénitales constituent une part importante de la pathologie pédiatrique. Elles forment un ensemble très disparate, dont la fréquence globale n'a guère de signification, compte tenu des différences de gravité d'un cas à l'autre.
La diversité des malformations est telle qu'il nous est impossible de les étudier toutes ; nous insisterons donc sur celles qui nécessitent une prise en charge spécifique dès la naissance.

L'étiologie

On distingue :
◆ les malformations héréditaires, d'origine génétique, qui peuvent être isolées ou multiples (syndrome polymalformatif) et, dans ce cas, sont souvent liées à une aberration chromosomique ;
◆ les malformations acquises, consécutives à une agression survenue au cours des deux premiers mois de la grossesse :
– infection (rubéole, CMV, toxoplasmose) ;
– médicaments ;
– radiations ionisantes ;
– accidents vasculaires ;
◆ les malformations acquises d'origine mécanique (malposition fœtale intra-utérine, bride amniotique).

Le diagnostic

Le dépistage anténatal

Sur le plan clinique, l'attention peut être attirée par une anomalie quantitative du liquide amniotique :
◆ hydramnios (excès de liquide amniotique) qui doit faire rechercher une malformation digestive ;
◆ oligamnios (insuffisance du liquide amniotique) qui doit faire rechercher une malformation rénale.

L'échographie a révolutionné le diagnostic anténatal des malformations qu'elle permet de dépister dans la majorité des cas vers la 20e semaine d'aménorrhée (échographie morphologique). Ainsi est-il possible, le plus souvent, de programmer au mieux la prise en charge de l'enfant dès sa naissance.

Le dépistage en salle de travail

Le dépistage des malformations congénitales repose sur :
◆ un examen clinique soigneux, appareil par appareil, qui permet le diagnostic de la plupart des malformations (voir tableau 7.7, p. 244) ;
◆ des gestes systématiques :
– vérification de la perméabilité œsophagienne[21] ;
– vérification de la perméabilité choanale ;
– vérification de la perméabilité anale (à l'aide d'une petite sonde) ;
– manœuvre d'Ortolani[22].

Les symptômes d'alarme

La survenue immédiate, ou secondaire de certains troubles (cyanose, détresse respiratoire, troubles digestifs, anurie, troubles neurologiques...), doit toujours faire éliminer d'emblée une pathologie malformative.

La conduite à tenir : principes généraux

Lorsqu'une malformation congénitale est diagnostiquée, il faut :
◆ organiser la naissance dans une maternité adaptée à la prise en charge néonatale de la malformation (si diagnostic anténatal) ;
◆ préciser l'indication d'un traitement urgent dès la naissance, voire avant selon les indications du diagnostic anténatal ;
◆ organiser le bilan et la prise en charge thérapeutique à court et à long terme ;
◆ préciser s'il s'agit d'une pathologie accidentelle ou génétique, notamment en cas de syndrome polymalformatif où un bilan complet doit être rapidement effectué, en vue d'un éventuel conseil génétique (examen clinique détaillé avec description précise des anomalies, photos si possible, examen de la chromatine sexuelle, caryotype, radiographies de l'ensemble du squelette).
L'ensemble des principales malformations est récapitulé dans le tableau 7.7, qui précise, lorsque c'est

20. Hyperplasie congénitale des surrénales.
21. Voir p. 169.
22. Voir p. 174.

possible, le mécanisme et les principes généraux du traitement. Trois d'entre elles sont traitées en détail : l'atrésie de l'œsophage, la hernie diaphragmatique, la luxation congénitale de la hanche.

L'atrésie de l'œsophage

L'atrésie de l'œsophage se caractérise par une **interruption de la continuité œsophagienne**, associée dans plus de 85 % des cas à une fistule trachéo-œsophagienne.
Sa fréquence est d'environ 1/2 500 naissances en France.

Les conséquences

L'accumulation de salive au niveau du cul-de-sac supérieur de l'œsophage est responsable de fausses routes salivaires vers la trachée et les bronches.
En cas de fistule trachéo-œsophagienne, le contenu gastrique (acide) peut à tout moment inonder la trachée et les bronches.
Les conséquences de l'atrésie de l'œsophage sont donc de deux ordres :
- impossibilité d'alimentation ;
- complications respiratoires : encombrement bronchique, surinfection, foyers pulmonaires.

Le diagnostic doit, pour toutes ces raisons, être fait dès la naissance, en salle de travail, avant toute tentative d'alimentation.

Le diagnostic

Parfois suspectée avant la naissance devant un hydramnios et l'absence de visualisation échographique de l'estomac, l'atrésie de l'œsophage est diagnostiquée à la naissance, lors de la **vérification systématique de la perméabilité œsophagienne**.
La confirmation du diagnostic est radiologique : des clichés de face (prenant à la fois le thorax et l'abdomen), en maintenant la sonde gastrique en place, permettent de situer le cul-de-sac supérieur et de préciser le type de l'atrésie (la présence d'air dans l'estomac implique l'existence d'une fistule trachéo-œsophagienne).
Si le diagnostic n'a (à tort) pas été fait en salle de travail, des troubles vont rapidement apparaître (hypersalivation, encombrement pharyngé et bronchique, fausses routes et régurgitations) lors des tentatives d'alimentation, avec constitution progressive d'une détresse respiratoire.

La conduite à tenir

- **Immédiatement :**
– mise en proclive (lutte contre le reflux gastro-œsophagien) ;

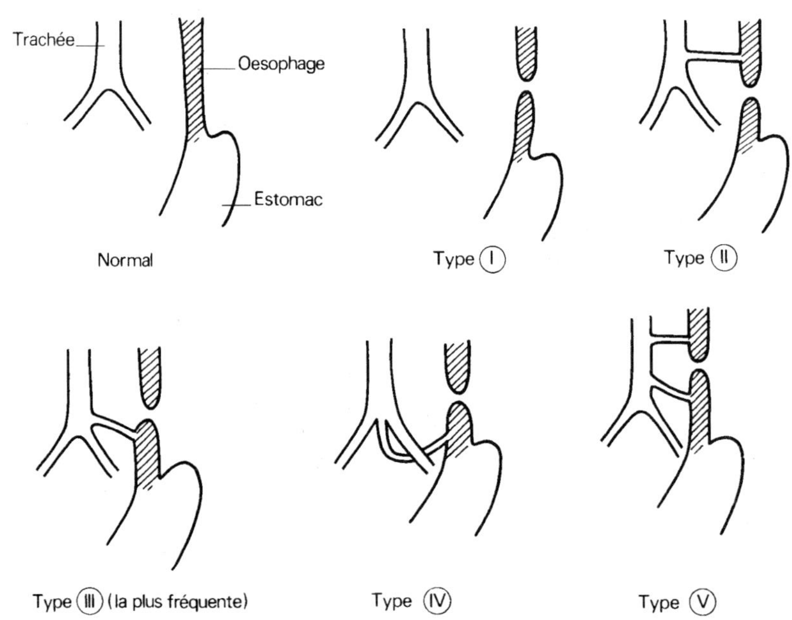

Figure 7.4 : Les différents types d'atrésie de l'œsophage.
Source : V. Ménard-Bigant *et al.*, *Pédiatrie néonatale.* Masson, collection *Cahiers de puériculture.*

– mise en place d'une sonde d'aspiration dans le cul-de-sac supérieur (aspiration douce permanente) ;
– transfert en milieu chirurgical par le SAMU.

◆ **En milieu spécialisé :**
– bilan préopératoire complet ;
– bilan des facteurs de gravité (poids, terme, infection, retard diagnostique, état pulmonaire, malformation associée, type de la fistule) ;
– préparation de l'enfant à l'intervention : lutte contre l'encombrement respiratoire, l'hypoxie et l'acidose.

◆ **Mise en condition avant l'intervention :**
– confirmation du diagnostic par le passage d'une sonde gastrique opaque de bon calibre ;
– test de la seringue (la sonde bute au bout de quelques centimètres), on injecte 5 ml d'air dans la sonde, en auscultant au stéthoscope la région épigastrique : on ne perçoit pas de bruit aérique, ce qui suggère l'atrésie de l'œsophage. Il faut alors fixer la sonde et envoyer le bébé pour contrôle radiologique (la sonde est maintenue en place après le test à la seringue), selon la prescription du médecin ;
– nouveau-né strictement à jeun ;
– mise en incubateur du nouveau-né : afin de lui assurer une température entre 36°5 et 37° et surtout de pouvoir bien surveiller sa respiration et sa coloration ;
– installation du nouveau-né en position légèrement proclive et en décubitus latéral droit ;
– aspiration du cul-de-sac œsophagien. Le bébé ne pouvant déglutir, sa salive doit être aspirée en permanence, d'où la pose d'une sonde d'aspiration introduite dans le cul-de-sac supérieur de l'œsophage, jusqu'à ce qu'elle bute (fixation par un sparadrap découpé en « moustache »), branchement de la sonde à un manomètre, en le réglant à une pression douce (– 30 cm d'eau) ;
– pose d'une perfusion intraveineuse : selon les prescriptions médicales et l'éloignement du service de chirurgie néonatale où le bébé est transféré pour intervention.

◆ **Intervention :**
– dans les meilleurs cas (bon état général, bonnes conditions anatomiques) : suppression de la fistule, anastomose d'emblée ;
– dans les mauvais cas, liés au terrain : fermeture de la fistule et gastrostomie en attendant une amélioration de l'enfant pour pratiquer le 2e temps opératoire (anastomose œsophagienne) ;
– dans les mauvais cas, liés au type de l'atrésie (anastomose impossible d'emblée) : cure de la fistule, mise à la peau du cul-de-sac supérieur de l'œsophage (œsophagostomie) : anastomose ultérieure selon des procédés complexes.

La hernie diaphragmatique

La hernie de la coupole diaphragmatique se caractérise par l'issue d'une partie du contenu abdominal dans l'hémithorax sus-jacent, au travers d'une brèche diaphragmatique plus ou moins large.
Elle est de 1/7 000 naissances environ et se situe du côté gauche dans 80 % des cas.

Les conséquences

◆ À gauche, les anses intestinales, et parfois l'estomac, occupent l'hémithorax gauche, ceci dès la vie fœtale, avec pour conséquence :
– le refoulement du médiastin vers la droite, avec compression du poumon controlatéral ;
– l'insuffisance du développement du poumon homolatéral (hypoplasie pulmonaire) qu'implique la gravité de la détresse respiratoire dans ce type de malformation. Il s'agit d'une urgence vitale ;

◆ à droite, les conséquences sont souvent moins graves car le foie fait barrage au niveau de la brèche et empêche la migration des viscères vers l'hémithorax droit.

Le diagnostic

Un diagnostic anténatal est le plus souvent fait par échographie fœtale. Il permet la prise en charge dès la naissance dans un centre périnatal spécialisé. Cette prise en charge immédiate est nécessaire à l'optimisation du pronostic.

Les signes cliniques

◆ Hernie de la coupole gauche :
– le plus souvent, une détresse respiratoire survient dès la naissance ;
– dans tous les cas, l'association de trois signes cliniques permet d'affirmer la hernie de la coupole gauche : abdomen plat, déviation des bruits du cœur vers la droite, absence de murmure vésiculaire gauche ;

◆ hernie de la coupole droite : elle peut être totalement latente à la naissance et ne se révéler que quelques jours plus tard par une détresse respiratoire.

Les signes radiologiques

La confirmation du diagnostic est apportée par la radiographie du thorax, qui montre :

◆ le refoulement médiastinal du côté opposé à celui de la hernie ;

◆ la présence de clartés digestives dans l'hémithorax sus-jacent à la hernie.

La conduite à tenir devant une hernie de la coupole gauche

Les soins immédiats

Tous les gestes effectués ont pour but de faciliter la respiration du poumon controlatéral et d'éviter l'aggravation de la hernie :
- mise en décubitus latéral gauche ;
- aspiration du contenu gastrique et mise en aspiration douce permanente ;
- ventilation assistée, après intubation et en utilisant des pressions très basses (ventilation au masque formellement proscrite, car il y a un risque de majoration de la détresse par insufflation dans le tube digestif) ;
- perfusion périphérique.

L'enfant doit être transféré immédiatement en milieu spécialisé, dans les meilleures conditions possibles.

Le traitement chirurgical

Il a pour but de réintégrer les viscères dans l'abdomen et de fermer la brèche diaphragmatique. À gauche comme à droite, l'intervention est réalisée par voie abdominale. La difficulté réside surtout dans la réintégration des viscères dans l'abdomen, en raison du manque de place.

Les suites opératoires sont dominées par les problèmes respiratoires.

Le pronostic est lié à la qualité du développement pulmonaire. Il peut être excellent après une chirurgie correctrice, ou à l'inverse mortel en quelques heures dans les formes avec dysplasie pulmonaire associée majeure.

Les occlusions intestinales néonatales

Les occlusions intestinales sont les plus fréquentes des urgences chirurgicales néonatales.

Du fait de leurs conséquences nutritionnelles infectieuses et mécaniques, elles constituent une grande urgence, à la fois médicale et chirurgicale, nécessitant un diagnostic et un traitement précoces.

Le diagnostic

Avant la naissance

Le diagnostic d'occlusion intestinale peut être suspecté :
- devant un hydramnios ;
- devant des images de dilatations intestinales à l'échographie, ou de calcifications intra-abdominales (péritonite méconiale).

Dans les premiers jours de la vie

Les signes d'appel

Ils sont souvent précoces :
- vomissements bilieux (verts), pratiquement constants ;
- troubles de l'évacuation méconiale :
  - absence d'évacuation méconiale ;
  - évacuation méconiale retardée (au-delà de la 24e heure) ;
  - méconium anormal (moule colique blanchâtre, mastic) ;
  - méconium normal suivi d'une absence de selles ;
- ballonnement abdominal d'autant plus important que l'occlusion est plus basse, souvent absent en cas d'obstacle haut situé (duodénum, partie haute du grêle).

L'examen clinique

Il apprécie l'état de l'abdomen :
- l'importance du ballonnement abdominal (celui-ci est d'autant plus important que l'occlusion siège plus bas) ;
- douleur à la palpation ;
- présence ou non d'ondulations péristaltiques ;
- signes de péritonite : empâtement et aspect inflammatoire de la paroi abdominale ;
- liberté des orifices herniaires ;
- épreuve de la montée de sonde rectale pour éliminer une imperforation anale.

Il évalue le retentissement sur l'état général :
- importance de la déshydratation : perte de poids, pli cutané, tension de la fontanelle, sécheresse des muqueuses, diurèse ;
- recherche de signes généraux d'infection.

Les examens complémentaires

Les examens radiographiques de l'abdomen (clichés simples de face, et cliché de profil avec rayon horizontal) sont éventuellement complétés par un lavement opaque. Ils permettent en règle générale :
- d'affirmer l'occlusion en visualisant les niveaux liquides qui témoignent de la stase intestinale en amont de l'obstacle ;
- de préciser son niveau ;
- de lever parfois l'obstacle en cas de bouchon méconial.

Le bilan biologique comporte :
- les examens biochimiques (ionogrammes sanguins et urinaires) qui permettent d'évaluer le retentissement hydroélectrolytique ;
- les examens du bilan préopératoire : groupe sanguin, hémostase, NFS, radio du thorax ;
- les prélèvements bactériologiques en cas de suspicion d'infection.

L'étiologie

La plupart des occlusions ont une étiologie malformative :
- occlusions intrinsèques par malformation d'un segment intestinal (sténose, atrésie, diaphragme) ;
- occlusions extrinsèques : compression de l'intestin par un organe voisin mal formé (pancréas annulaire par exemple) ou volvulus du grêle sur lui-même en cas d'anomalie de rotation mésentérique, avec défaut d'accolement ;
- occlusions fonctionnelles du rectum et du côlon par absence d'innervation (atonie du segment atteint) dans la maladie de Hirschsprung ;
- obstruction méconiale :
  - l'iléus méconial : le méconium trop épais est bloqué dans le grêle (révélation précoce de la mucoviscidose) ;
  - le bouchon méconial simple bloqué dans un petit côlon gauche.

Enfin, citons les occlusions fonctionnelles observées en cas de péritonite.

Le traitement

Il est à la fois médical et chirurgical.

Le traitement médical

Son but est d'amener l'enfant à l'intervention dans les meilleures conditions possibles : il s'agit, notamment dans les formes diagnostiquées tardivement, d'une véritable réanimation préopératoire, associant :
- la mise au repos digestif absolu avec aspiration gastrique et duodénale continue (risques de fausse route) ;
- alimentation parentérale exclusive avec correction des désordres hydro-électrolytiques ;
- traitement de l'infection ;
- traitement de la détresse respiratoire et de l'insuffisance circulatoire.

Le traitement de l'occlusion proprement dite

Dans **les occlusions intrinsèques ou extrinsèques** et pour **la maladie de Hirschsprung**, le traitement est toujours chirurgical. Il comprend deux temps :
- suppression de l'obstacle ;
- rétablissement de la continuité intestinale pour une anastomose.

Dans les meilleurs cas, tout peut être réalisé en une seule intervention.

Dans **les occlusions fonctionnelles par obstruction méconiale**, la chirurgie peut, dans les meilleurs cas, être évitée : le lavement, ou la montée de sonde rectale, permettent parfois d'évacuer le bouchon. Ces gestes restent des gestes chirurgicaux en raison des risques qu'ils comportent (perforation fréquente) et doivent être effectués en présence du chirurgien.

Le pronostic

Il est en grande partie fonction de la précocité du diagnostic et de la longueur de l'intestin restant, après la chirurgie.

La luxation congénitale de la hanche

Cette affection très fréquente (1 à 5 pour 1000 naissances) reconnaît des facteurs héréditaires (fréquence plus élevée chez les Bretons et les Auvergnats) et des facteurs mécaniques (malposition intra-utérine).

Les conséquences sont une obliquité trop grande du toit du cotyle et une hyperlaxité ligamentaire qui rendent la hanche « luxable » à la naissance. C'est à ce stade que doit être porté le diagnostic, sinon le modelage du cotyle sera incorrect et la tête fémorale se développera en dehors du cotyle, aboutissant à une vraie luxation.

Le diagnostic positif

Le dépistage des hanches luxables est systématique :
- cliniquement par la recherche du signe de ressaut (signe d'Ortolani) ;
- radiologiquement par l'étude :
  - d'un cliché de bassin de face :
  - d'une échographie des hanches.

Ceci est demandé à chaque fois qu'est suspecté le diagnostic :
- découverte d'un signe de ressaut ;
- antécédents familiaux de luxation congénitale de la hanche ;
- présentation du siège ;
- malposition des pieds.

Certaines anomalies peuvent être observées mais sont inconstantes :
- toit du cotyle trop oblique (angle cotyloïdien supérieur à 30°) ;
- effacement du bord externe ;
- déplacement en haut et en dehors de la tête fémorale.

La conduite à tenir

Un simple langeage en abduction (réalisé à l'aide d'un lange replié maintenu entre les cuisses ou d'une culotte d'abduction) est habituellement suffisant s'il est permanent et correctement réalisé. À 4 mois, un contrôle radiologique est effectué : s'il est normal l'enfant est guéri ; sinon le langeage en abduction est maintenu et l'enfant confié à un orthopédiste.

Tableau 7.7 : Les principales urgences chirurgicales néonatales.

	Description	Conséquences	Conduite à tenir
Malformations digestives • Atrésie de l'œsophage • Hernie diaphragmatique • Occlusion intestinale	Voir *supra*		
• Imperforation anale	• Diagnostic en salle de travail par la vérification systématique de la perméabilité anale	• Occlusion en cas de méconnaissance initiale • Fistule associée à toujours rechercher (recto-vésicale ou vaginale)	• Anus artificiel (colostomie) à la naissance • Réfection chirurgicale de l'anus ultérieurement
• Omphalocèle	• Tuméfaction ombilicale de taille variable (recouverte d'une paroi translucide) de laquelle part le cordon • Contenu variable : grêle, foie	• Risques majeurs de rupture et d'infection • Malformations digestives fréquemment associées (dépistage systématique)	• À la naissance, mise dans un « sac à grêle » de la partie inférieure du corps • Transfert urgent pour une intervention chirurgicale : fermeture pariétale après réintégration (parfois difficile) • En postopératoire : aspiration digestive et nutrition parentérale jusqu'à la reprise du transit
• Laparoschisis	• Hernies de viscères à travers une brèche latéro-abdominale de la paroi	• Risque majeur d'infection et d'occlusion	
Malformations ORL • Imperforation des choanes	• Obstruction narinaire uni ou bilatérale par atrésie choanale • Dépistage systématique en salle de travail	• Détresse respiratoire en cas d'atrésie bilatérale notamment lors de l'alimentation • La sonde bute à 2 ou 3 cm de l'orifice de la narine	• Mise en place d'une canule de Mayo • Alimentation par gavage • Transfert ultérieur en milieu spécialisé pour réparation chirurgicale
Malformations neurologiques • Spina-bifida (SB)	• Absence de fermeture postérieure du rachis • SB occulte : défection purement osseuse • SB avec méningocèle : issue à travers la brèche osseuse et parfois cutanée d'une masse méningée	• Aucune conséquence (découverte fortuite) • Risques majeurs infectieux • Hydrocéphalie parfois associée (souvent secondaire)	• Mise en pro cubitus • Bilan neurologique et lésionnel complet • Intervention en urgence : résection de la méningocèle et fermeture

Malformations neurologiques • Spina-bifida (SB) *(suite)*	• SB avec myéloméningocèle issue à travers la brèche osseuse et cutanée de la moelle entourée de ses méninges	• Troubles neurologiques associés (surtout en cas de myéloméningocèle) • Paraplégie avec complications orthopédiques • Troubles sphinctériens avec complications urologiques	• Prise en charge orthopédique et urologique[1]
Malformations faciales • Fentes labiales et labionarinaires (bec de lièvre)	• Fentes situées au niveau de la lèvre supérieure remontant parfois jusqu'à la narine	• Problème essentiellement esthétique	• Correction chirurgicale • Nursing alimentaire (alimentation à la cuillère ou à l'aide de tétine spéciale)
• Fentes vélaires et vélopalatines (division palatine)	• Solution de continuité au niveau du palais touchant le voile et/ou l'os sous-jacent	• Problème fonctionnel : alimentaire dès la naissance, phonatoire ultérieurement	• Correction chirurgicale (plusieurs interventions sont nécessaires) • Prise en charge sur le plan orthophonique et orthodontique
• Fentes totales (gueule de loup)	• Fentes uni ou bilatérales intéressant lèvre, plancher nasal et maxillaire postérieur	• Problème esthétique • Problème fonctionnel : alimentaire, phonatoire, orthodontique, ORL (consultation à J15)	
• Syndrome de Pierre Robin	• Fente palatine : – microrétrognathisme – glossoptose (chute de la langue en arrière)	• Détresse respiratoire (si chute de la langue en arrière) • Difficultés alimentaires	• Nursing alimentaire • Pro cubitus • Canule de Mayo en cas de détresse respiratoire
Malformations des membres • Luxation congénitale de la hanche	• Voir *infra*	• Voir *infra*	• Voir *infra*
• Pied-bot varus équin (malformation liée à une malposition précoce du pied dans l'utérus)	• Désaxation du pied par rapport à la jambe avec : – varus global (déviation du pied en dedans et orientation de la plante vers le dedans) – équinisme de l'arrière pied avec rétraction du tendon d'Achille	• Problème essentiellement orthopédique : entrave majeure de la marche en l'absence de traitement • Bilan radiologique indispensable	• Kinésithérapie dès la naissance + manipulation + rééducation active + atelles • Chirurgie parfois nécessaire (échecs de la kinésithérapie, formes particulières)

Malposition des membres			
• Pied talus (malposition intra-utérine)	• Flexion dorsale excessive du pied sur la jambe	• Évolution toujours favorable	• Kinésithérapie seule le plus souvent
• Métatarsus varus	• Varus (déviation en dedans) de l'avant-pied • Déviation interne globale du pied	• Déviation en dedans des pieds à la marche • Évolution toujours favorable	• Botte plâtrée parfois nécessaire • Kinésithérapie dès la naissance
Malformations uro-génitales			
• Valves de l'urètre postérieur (uniquement chez le garçon)	• Replis muqueux obstruant l'urètre postérieur gênant l'évacuation des urines (âge du diagnostic très variable en fonction de l'importance de l'obstacle)	• Conséquences fonctionnelles graves • Miction difficile • Distension en amont de l'obstacle (vessie, uretères…) • Risque d'insuffisance rénale • Risque d'infection	• Intervention : résection des valves par voie endoscopique • Bilan complet (urographie intraveineuse, épreuves fonctionnelles rénales)
• Autres uropathies obstructives	• Sténoses pyélo-urétérales ou utéro-vésicales	• Dilatation en amont avec risque de destruction du rein • Infection urinaire	• Bilan complet • Intervention pour supprimer l'obstacle
• Hypospadias	• Orifice urétral anormalement situé à la face inférieure du gland ou de la verge	• Risque de coudure de la verge en cas d'abouchement pénien	• Intervention correctrice pendant la petite enfance

Source : V. Ménard-Bigant *et al., Pédiatrie néonatale.* Masson, collection *Cahiers de puériculture.*

1. Souvent une IVG thérapeutique est envisagée.

L'évolution sans traitement

En l'absence de traitement, l'évolution se poursuit vers une luxation irréductible qui, le plus souvent, sera diagnostiquée à l'âge de la marche, devant un refus de marcher ou une boiterie.
Le traitement est alors très lourd : traction et immobilisation prolongée après réduction (ne permettant pas toujours d'éviter l'intervention chirurgicale).

Conclusion

Les pathologies néonatales recouvrent des formes d'expression variées et une grande diversité étiologique. Chez le nouveau-né, diagnostic, soins et surveillance requièrent des compétences médicales et paramédicales spécifiques. La pédiatrie néonatale est donc, aujourd'hui, une spécialité à part entière ; ce qui explique les mesures prises dans le cadre du plan de périnatalité, concernant la formation du personnel. La précocité et l'efficacité de la qualité de la prise en charge des enfants nés prématurés et des nouveau-nés fragilisés par une affection quelle qu'elle soit, reposent de façon élective sur le haut niveau de savoir-faire des équipes, tant sur le plan technique que dans le domaine de la cohésion du travail au sein du service.

BIBLIOGRAPHIE

BLADEN O. – *Soins intensifs pour nouveau-né.* Springer, 1998.

VOYER M. et MAGNY J.-F. – *Prématuré-Le préterme.* Elsevier, Paris, 1998.

29e Journée Nationale de Monaco, Société française de Médecine Périnatale. Arnette, 1999.

CHAPITRE 8

L'hospitalisation du nouveau-né en service de néonatologie[1]

Capacités attendues pour l'exercice de la puéricultrice

- Accueillir le nouveau-né, dans le service, l'installer en incubateur le cas échéant et organiser sa prise en charge par l'équipe soignante, en tenant compte du contexte de vie (séparation précoce de la mère et de l'enfant, notamment).
- Mettre en œuvre les prescriptions médicales dans une démarche de sécurité et d'efficacité des soins, et de confort : soins techniques, surveillance clinique, prévention de la douleur et des nuisances, etc.
- Assurer/faire assurer les soins relevant du rôle propre, dans une démarche participative (conduite d'un projet d'allaitement par exemple) et éducative vis-à-vis des parents, qui renforce leur lien avec le bébé (observation de ses capacités sensorielles) et prépare la sortie de l'enfant.

Autrefois, les enfants nouveau-nés et les prématurés en difficulté étaient pris en charge le plus souvent sur leur lieu de naissance. Les unités de réanimation néonatale, telles que nous les connaissons aujourd'hui, furent créées à l'initiative de médecins pédiatres et grâce à leurs performances technologiques, les limites de viabilité de ces nouveau-nés sont sans cesse repoussées.

Aujourd'hui, le but de la prise en charge néonatale est l'accompagnement du nouveau-né, qu'il soit ou non en difficulté vitale, vers son autonomie physiologique et sa sortie dans des conditions optimales.

Le plan de périnatalité[2] fixe **l'organisation et la qualité des soins** en néonatologie comme l'un des objectifs majeurs de santé publique. Dès lors, un système de gradation de **l'offre de soins** apparaît et classe les centres périnatals en trois groupes :

- **les centres de type I** pratiquent les soins des nouveau-nés qui ne présentent pas de problèmes particuliers (soit plus de 80 % des cas) ;
- **les centres de type II** assurent 24 h sur 24 la surveillance et les soins spécialisés des nouveau-nés à risque, dont l'état s'est déstabilisé après la naissance. Ils comportent une unité de néonatologie, voire de soins intensifs ;
- **les centres de type III** prennent en charge la surveillance et les soins spécialisés des nouveau-nés qui présentent des détresses graves ou des risques vitaux nécessitant des soins de réanimation. Une unité de réanimation néonatale associée à une unité de soins intensifs est alors exigée.

Afin de garantir une qualité de soins à cette population très spécifique, un décret[3] fixe la **qualification** et la **quantité de personnels** nécessaires au sein des unités de néonatologie et d'obstétrique (exemple : pour la réanimation néonatale est exigée la présence permanente, tous les jours de l'année, 24 h sur 24, d'au moins un infirmier diplômé d'État spécialisé en puériculture ou expérimenté en néonatologie pour deux nouveau-nés hospitalisés).

Ces unités bénéficient d'équipes pluridisciplinaires composées de pédiatres-néonatologistes, in-

1. Auteurs : Mara Ceschi, puéricultrice cadre infirmier. Marie-Catherine Pons, puéricultrice cadre de santé. En collaboration avec l'équipe du service néonatal et Béatrice Moriot, puéricultrice en service de cardiologie pédiatrique.
2. En 1994, ce plan est défini dans le 1er SROSS (schéma régional d'organisation sanitaire).
3. Le décret 98-889 du 9 octobre 1998 du ministère de l'Emploi et de la Solidarité.

firmières puéricultrices, diététiciennes, échographistes spécialisés dans l'imagerie néonatale, pédopsychiatres, kinésithérapeutes spécialisés dans la prise en charge respiratoire et motrice du tout-petit, psychomotriciens. L'hospitalisation d'un nouveau-né dès la naissance comporte un risque de perturbation dans la mise en place de la dynamique familiale. Aussi, les professionnels portent-ils une attention particulière aux conditions favorisant la construction des liens familiaux et le développement comportemental et neuro-sensoriel harmonieux de l'enfant.

Le travail réalisé dans ces services s'articule autour d'un projet personnalisé, adapté à l'enfant et à sa famille, dans le cadre d'un réseau de partenaires extérieurs au service hospitalier (PMI, CAMSP, pédiatre de ville...), réseau mis en place au cours du séjour de l'enfant dans le service de soins, pour assurer son retour au domicile avec un suivi adapté à ses besoins et à ceux de sa famille.

Le nouveau-né hospitalisé en néonatologie

L'enfant hospitalisé en néonatologie est au début de sa vie. Sa détresse, qu'elle soit vitale ou non, nécessite un ensemble de soins spécifiques indispensables à son développement. La puéricultrice responsable de cet enfant sera confrontée à la technologie médicale nécessaire à la surveillance continue de son état de santé physique. Elle devra également tenir compte de nombreux facteurs environnementaux et relationnels, moins évidents, mais qui, de par leurs répercussions sur le développement cognitif de l'enfant, prennent aujourd'hui de plus en plus d'importance dans l'organisation des unités de néonatologie.

Il convient donc d'appréhender les spécificités du nouveau-né qui permettront à la puéricultrice d'avoir une approche personnalisée indispensable. Dans cet objectif, chaque point sera traité en fonction de l'enfant pris en charge, qu'il soit prématuré ou né à terme.

Par le biais des transferts *in utero* et grâce à une meilleure organisation de la prise en charge des grossesses, les unités de réanimation néonatale accueillent principalement des enfants **grands prématurés** (< à 30 SA) ou des enfants nés à terme ou proche du terme, souvent en **grave détresse vitale**. Bien que nous puissions établir des recommandations générales sur les besoins de l'enfant à la naissance, l'enfant prématuré, et *a fortiori* de très petit poids (ou *prématurissime*), nécessite une prise en charge très particulière.

L'accueil du nouveau-né dans un service de néonatologie

L'arrivée d'un nouveau-né est souvent un moment d'effervescence pour l'ensemble de l'équipe et un moment d'angoisse et de stress pour l'enfant et ses parents. En fonction du service et de l'état de l'enfant, un protocole (formalisé ou non) se met en action pour accueillir cet enfant en détresse dans les meilleures conditions. Un recueil de données précis, réalisé par le médecin sur l'état de l'enfant, permettra à l'ensemble de l'équipe d'être préparée aux différentes éventualités. Il s'agit d'un moment essentiel dans la prise en charge de l'enfant, il est donc nécessaire d'établir une vraie collaboration soignante. Le transport, quel qu'il soit, et/ou le changement de lieu est pour l'enfant un moment d'instabilité qu'il convient de réduire au maximum.

Le nouveau-né prématuré

D'après les critères de l'OMS, la prématurité se définit comme une naissance survenant avant la 37e semaine d'aménorrhée (SA), ce qui correspond à moins de 259 jours depuis le 1er jour des dernières règles. On peut aujourd'hui distinguer :

- l'enfant « grand prématuré », né à un âge gestationnel inférieur à 33 SA ;
- l'enfant « prématurissime » né à moins de 30 SA et/ou d'un poids inférieur à 1 000 g.

Le prématuré est un enfant fragilisé par l'immaturité de toutes ses fonctions physiologiques : immaturité pulmonaire, cérébrale, cardiaque, rénale, cutanée, digestive, oculaire, métabolique, immunitaire. L'environnement technologique dans lequel l'enfant préterme est accueilli, bien que vital pour lui, est générateur de stress. Les nuisances associées à la fragilité physiologique du prématuré peuvent aggraver la pathologie initiale. Le rôle de la puéricultrice est double : elle assure la surveillance clinique et physiologique de manière continue et précise, ainsi que la prévention des nuisances autour de l'enfant.

Le nouveau-né à terme

Il peut être hospitalisé en néonatologie en raison de pathologies diverses, telles que l'infection materno-fœtale, le retard de croissance intra-utérin, une pathologie congénitale, les détresses respiratoires transitoires, les convulsions...

La prise en charge de cet enfant par la puéricultrice est identique à celle du nouveau-né prématuré.

L'accueil du nouveau-né

La puéricultrice préparera l'environnement immédiat du nouveau-né en veillant à ce que tout soit à sa portée :

◆ l'incubateur, préalablement réchauffé, est équipé du contrôle automatique de la température par sonde thermique (voir p. 252). Le lit est préparé avec un billot et des couches en vue de l'installation de l'enfant en position physiologique[4], une couverture plastique et/ou un tunnel, un bonnet de jersey, un raccord de Beaufils, des menottes, une poche de recueil urinaire, des électrodes, un capteur de saturation O_2, de PaO_2/PCO_2 ;

◆ le poste de surveillance de l'enfant est équipé de blouses individuelles à l'enfant, d'un cardiomonitoring, d'un moniteur de pression artérielle non invasive type *Dynamap*, d'un saturomètre, d'un moniteur de $TcPaO_2/PCO_2$, d'un respirateur ou de lunettes d'O_2 en fonction des besoins, du matériel d'aspiration nasopharyngée ;

◆ un ensemble de petit matériel est disponible au lit de l'enfant pour les soins de base pluriquotidiens : sparadraps, pansement colloïdal type *Duoderm*, lancettes, thermomètre, électrodes de rechange, sonde d'aspiration, bandelettes test de glycémie et d'urines, un choix de seringues et d'aiguilles, le matériel à prélèvements, sans oublier la prévention de la douleur *Emla* et/ou sucre (*Canadou*) et tétine ;

◆ pour les soins d'hygiène, il faut prévoir du savon liquide hypoallergénique, du coton, de l'eau distillée stérile, des couches jetables (adaptées au poids de l'enfant) ;

◆ pour le confort de l'enfant :

– une protection en tissu est posée sur l'incubateur afin de diminuer la luminosité ;

– un cocon adapté à la taille de l'enfant (fabriqué avec des langes en tissus) favorise l'installation en position fœtale, laissant à l'enfant une liberté de mouvements. On constate que l'enfant nouveau-né, n'ayant pas de perception de son schéma corporel, est rapidement déstabilisé (le réflexe de Moro, la tachycardie viennent ponctuer des manipulations inadaptées...) et la mise en place de limites perceptibles par un cocon favorise la réassurance de l'enfant.

La prise en charge infirmière[5] à l'arrivée du nouveau-né

La principale préoccupation de la puéricultrice qui accueille l'enfant en néonatologie est de maintenir son homéostasie (surtout pour le prématuré), d'avoir des gestes rapides mais doux et précis, dans le respect des mesures d'hygiène, d'asepsie et de confort. Avec cet objectif, deux soignants accueillent l'enfant en coordonnant leurs gestes, après un lavage des mains soigneux.

> **Rôle de la puéricultrice**
>
> À l'arrivée de l'enfant dans l'unité de néonatologie, la puéricultrice doit tenir compte de deux dimensions de soins :
>
> ◆ la dimension technique : tous les soins sont adaptés à la pathologie ;
>
> ◆ la dimension humaine : le professionnel prend en compte, pour chaque enfant, ses possibilités, son histoire et celle de sa famille, afin de lui permettre d'exprimer toutes ses capacités (il s'agit d'un « projet de vie » individualisé).

La pesée du nouveau-né

L'évaluation du poids est indispensable : dès l'arrivée de l'enfant, il sert de référence aux prescriptions (apports nutritionnels, par exemple). Toutefois, le grand prématuré ou l'enfant en grande instabilité ne seront pas pesés pendant les premiers jours, sauf à la demande précise du médecin.

La pesée est réalisée sur une balance électronique. Un linge (préalablement chauffé) est disposé sur le plateau. La puéricultrice prend soin de placer l'enfant sur la balance en le contenant de ses mains pour éviter les manifestations de stress (réflexe de Moro, pleurs...). Les jours suivants, la pesée sera réalisée de préférence par deux soignants (ou par un soignant et les parents). En dehors du contexte de l'arrivée, la pesée peut être un temps de relation et d'échanges privilégiés avec l'enfant.

L'installation du nouveau-né en incubateur

◆ **Installer l'enfant dans l'incubateur dès son arrivée** ; le mettre en position de décubitus dorsal, un billot positionné sous les épaules pour permettre une légère hyperextension de la nuque. Prendre sa température[6] par voie rectale, la sonde thermique est collée au niveau de la région hépatique.

4. Hanches soutenues, axe physiologique respecté.
5. C'est le terme habituellement utilisé (il s'agit ici de la « prise en charge infirmière puéricultrice »).
6. Voir p. 254.

◆ **Poser les électrodes prégélifiées** (surtout pour le prématuré), les relier au câble du moniteur, puis régler les alarmes en respectant certaines limites :
– pour tout nouveau-né : limite inférieure 100 battements/min et limite supérieure 200 battements/min. Le nouveau-né à terme peut tolérer des limites inférieures réglées à 80 battements/min ;
– pour l'enfant prématuré, cette limite est à considérer comme une bradycardie sévère (nuisible pour le développement cérébral).

◆ **Prendre la tension artérielle en utilisant un brassard proportionnel** à la circonférence de l'avant-bras de l'enfant. Ôter le brassard après chaque mesure (risque de nécrose). La tension artérielle moyenne doit être supérieure ou égale à 28 mmHg.

◆ **Brancher le capteur de saturation sur une des extrémités sans faire garrot** (chez l'enfant prématuré, il devra être changé de site toutes les 4 heures car il existe un risque de nécrose), puis régler les alarmes en respectant certaines limites :
– pour tout nouveau-né, les limites admises sont comprises entre 90 % et 98 %. L'hyperoxie étant néfaste pour la rétine, l'alarme supérieure ne doit, en aucun cas, être fixée à 100 % ;
– pour le grand prématuré, il faut prévenir l'hyperoxie, atteinte dès une SaO_2 à 95 %. Il est essentiel d'associer une surveillance précise de la PaO_2/PCO_2.

◆ **Un capteur de PaO_2/PCO_2** est collé de préférence sur la **partie supérieure du corps** de l'enfant. Les limites d'alarmes sont réglées ainsi :
– pour le nouveau-né à terme : PaO_2 entre 50 et 70 à 80 mmHg ;
– pour le prématuré : entre 45 à 50 et 60 mmHg ;
– pour tout nouveau-né : PCO_2 entre 35 et 55 mmHg.

◆ **Le capteur de PaO_2/PCO_2 doit être changé de site toutes les 4 heures.** Afin de garantir la fiabilité des mesures, la température de l'électrode doit être réglée à 44 °C (pour le prématuré, pendant la première semaine, cette limite est fixée à 43 °C et l'électrode changée de place toutes les heures, surtout pour les enfants de moins de 26 SA). Une gazométrie de contrôle sera effectuée dès l'arrivée, puis régulièrement, en fonction l'état de l'enfant.

◆ **Poser la sonde gastrique par voie buccale** (l'enfant nouveau-né respire par le nez) en mesurant la distance bouche/oreille/estomac. Vérifier le placement de la sonde avant la fixation. Pour cela, la puéricultrice prélève les résidus (examen bactériologique systématique) et injecte 5cc d'air en écoutant le son, stéthoscope posé sur la région périgastrique. Pour plus de détails, vous pouvez consulter la fiche technique sur « L'alimentation par gavage gastrique » p. 257.

◆ **Poser une poche de recueil urinaire**, dans le respect des règles d'asepsie (examen bactériologique). L'adhésif du collecteur est très agressif pour la peau du nouveau-né. Après le premier prélèvement, il est souhaitable de protéger la peau de l'enfant avec un pansement colloïdal. Ultérieurement, la diurèse pourra être quantifiée en pesant les couches sur une balance de précision.

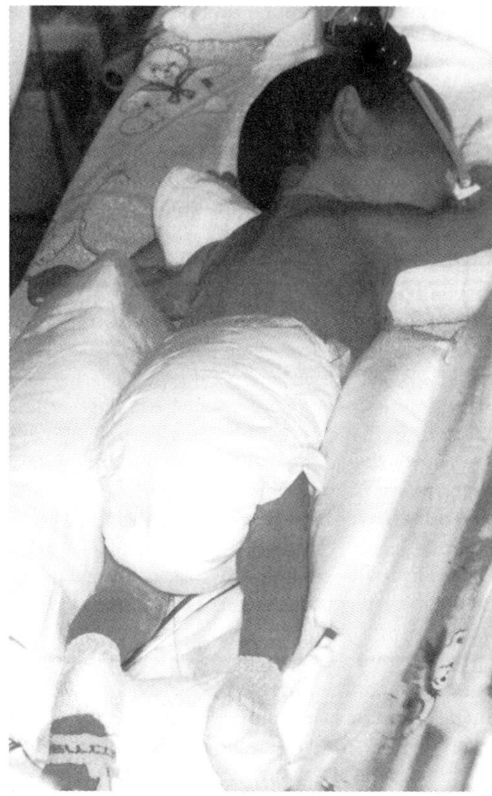

Photographie 8.1 : Installation du nouveau-né en incubateur, placé à plat ventre sur prescription médicale.

L'assistance respiratoire

L'enfant est intubé : le médecin règle le respirateur avec les constantes de ventilation. La puéricultrice vérifie le positionnement de la sonde trachéale (pour le calcul du repère de la sonde à la narine : 7 cm pour l'enfant de 1 000 g ; un centimètre est rajouté par kilo : 2 000 g = repère 8). **Le respirateur est branché dès l'installation de l'enfant dans l'incubateur**[7]. Une aspiration trachéale est réalisée

7. Un enfant instable sera ventilé pendant la 1re pesée.

afin de vérifier la perméabilité de la sonde et de pratiquer un examen bactériologique systématique, ainsi qu'un dosage du FLM (facteur de maturation pulmonaire).

L'enfant ventilé en canule nasale pourra tolérer la pesée sans ventilation. Une aspiration nasopharyngée est pratiquée à l'arrivée.

L'enfant autonome sur le plan respiratoire mais oxygénodépendant recevra l'oxygène nécessaire rapidement après la pesée, grâce à des lunettes d'oxygène ou à une enceinte de Hood.

Les prélèvements et voies d'abord

En unité de réanimation-soins intensifs

Dans les plus brefs délais, l'enfant est perfusé et la douleur traitée[8]. La puéricultrice assure la surveillance du site d'insertion du cathlon ou de l'épicrânienne (rougeur, œdème, infiltration lymphangite).

Durant les premiers jours de vie, une voie d'abord centrale peut être posée par le médecin[9], en particulier si l'état de l'enfant intubé ventilé en détresse respiratoire grave (MMH) nécessite des apports nutritionnels parentéraux continus et/ou des contrôles réguliers de la gazométrie. Cette voie centrale peut rester en place au maximum 5 à 6 jours ; c'est pourquoi, pour les enfants de petits poids, un cathéter épicutanéo-cave prendra le relais pour assurer la nutrition parentérale jusqu'à l'alimentation entérale complète de l'enfant.

Un prélèvement sanguin sera effectué en vue de :

- contrôler de la glycémie en capillaire (bandelettes) et une gazométrie (si l'enfant est ventilé) sont effectués rapidement, quel que soit l'état de l'enfant ;
- faire un bilan biologique[10] est réalisé plus ou moins rapidement en fonction de la température de l'enfant (l'hypothermie peut modifier les résultats des examens).

En unité de néonatologie

L'enfant peut être admis non perfusé. La pose d'une voie d'abord peut s'imposer selon son état et sur prescription médicale. Dès l'arrivée, s'il n'y a pas d'urgence pour poser l'accès veineux, penser à poser la pommade *Emla* en prévention de la douleur.

Un bilan biologique peut être prescrit en fonction des motifs d'hospitalisation. Si l'enfant est transféré d'une autre unité, la puéricultrice s'assure avec le médecin des examens sanguins déjà pratiqués, afin d'éviter des prélèvements inutiles.

> **Rôle de la puéricultrice**
>
> Lorsque l'enfant est installé et accueilli, la collaboration entre la puéricultrice et le médecin s'organise autour :
> - des prescriptions médicales,
> - de la surveillance des paramètres physiologiques,
> - du confort de l'enfant, fixés en fonction de sa pathologie.

Les soins au nouveau-né hospitalisé en néonatologie

La surveillance de l'enfant hospitalisé en néonatologie tient compte de l'état physiologique de l'enfant (paramètres vitaux, FC, TA, FR...), mais aussi de son développement cognitif et sensoriel. L'observation clinique et les capacités comportementales de l'enfant permettent à la puéricultrice de disposer, quotidiennement, d'informations pour adapter ses soins au nouveau-né, en fonction de l'évolution de ses compétences.

Les soins au nouveau-né en incubateur

Les incubateurs

Afin de réchauffer ou de maintenir le nouveau-né en normothermie, il existe deux équipements de choix : l'incubateur fermé ou l'incubateur ouvert. Il convient de les connaître précisément, afin de pouvoir effectuer une prise en charge adéquate du nouveau-né.

L'incubateur fermé

Le principe de fonctionnement de ce type d'incubateur est basé sur les mouvements d'air réchauffé et humidifié à l'intérieur de l'habitacle (phénomène de convection). Dans les incubateurs récents à doubles parois, l'air chaud est dirigé en rideau sur la superficie de l'habitacle, le déplacement aérien faible ne se dirige pas vers la partie centrale, donc sur l'enfant. Il permet un réchauffement de l'enfant prématuré dans des conditions optimales, au moindre coût

---

8. Exemples : *Canadou*, antalgiques, voire sédatifs sur prescription.
9. Cathéter artériel ombilical – KTAO, cathéter veineux ombilical – KTVO (voir p. 277).
10. Voir tableau 8.2, p. 280.

énergétique. L'humidification dispensée dans cet équipement est un élément clé dans le maintien de la thermorégulation du nouveau-né, car elle permet de limiter les pertes évaporatives.

Le maintien de la température de l'enfant se fait grâce :

- au servo-contrôle (régulation automatique de la température cutanée). La sonde thermique transmet à l'incubateur la température de l'enfant, que la puéricultrice peut sélectionner entre 30 et 37 °C (pour aller jusqu'à 39 °C, la puéricultrice doit déverrouiller le système de sécurité). Ce mode de surveillance est à privilégier, car c'est la température de l'enfant qui commande le réchauffement ou non de l'incubateur ;
- au contrôle thermostatique (régulation manuelle de la température de l'air). Par effet de convection, l'enfant soumis à la température de l'incubateur aura chaud ou froid. La puéricultrice commande manuellement le degré de température nécessaire au réchauffement de l'enfant. Il est important de savoir que 0,5 °C de plus ou de moins suffisent à perturber la thermorégulation du nouveau-né. De ce fait, ce mode de contrôle implique une surveillance accrue et rapprochée de la part de la puéricultrice.

Rôle de la puéricultrice

Précautions à prendre pour les soins du nouveau-né

Le réchauffement d'un enfant très hypothermique doit être progressif et extrêmement rigoureux, car les risques d'hémorragies intraventriculaires et d'atteintes neurologiques sont réels[1]. Lors de la réalisation des soins dans ces incubateurs, il faut veiller à :

- ne jamais obstruer les arrivées du rideau d'air car il existe des risques de brûlures graves (durant la pose de cathéters, par exemple). Ainsi, le plateau-matelas doit être légèrement tiré, de manière à ce que le rideau d'air passe sous le lit et non sur l'enfant ;
- penser à regrouper au maximum les soins et la surveillance, afin de réduire les pertes thermiques occasionnées par l'ouverture des portes ;
- effectuer une surveillance accrue de la température de l'incubateur en cas de photothérapie (la chaleur des lampes augmente la température de l'incubateur).

1. « Il faut utiliser l'incubateur en commande manuelle (thermostatique) de façon à obtenir une température de l'air dans l'incubateur qui ne soit supérieure que de 2 °C à la température cutanée de l'enfant, ceci représentant le moindre coût métabolique. » M. Voyer.

Le système d'humidification

Le pourcentage d'humidité est affiché en fonction de l'enfant (terme, poids, pathologie...). Un réservoir d'eau doit être alimenté régulièrement. L'eau utilisée est stérile, apyrogène et sans calcaire (eau distillée).

L'entretien de l'incubateur fermé

L'incubateur doit rester un milieu propre. Tous les jours, la puéricultrice doit le nettoyer minutieusement, avec un nettoyant désinfectant : le matelas, le porte-matelas, le fond de l'incubateur, l'habitacle interne (du haut vers le bas) et externe. **Certaines équipes font le choix de changer l'enfant d'incubateur tous les 10 jours pour prévenir les infections nosocomiales.**

À la sortie de l'enfant, un nettoyage et une décontamination approfondis devront être réalisés.

L'incubateur ouvert

Appelé aussi « lit radiant », l'incubateur ouvert est principalement utilisé en salle de naissance, en raison de son efficacité à réchauffer l'enfant. Son principe de fonctionnement repose sur un réchauffement par radiation assuré par une rampe rayonnante, située au-dessus de l'enfant. La régulation de la température se fait par une sonde cutanée. Il présente l'énorme inconvénient, surtout pour les enfants prématurés, d'accroître les pertes évaporatives.

Rôle de la puéricultrice

Surveillance de la température de l'incubateur

Une attention accrue doit être portée sur :

- la sonde thermique (risque important de réchauffement intempestif, voire de brûlures si la sonde se décolle) ;
- les risques de variations de la température ambiante ;
- sur les courants d'air (qui refroidissent l'enfant et provoquent une surchauffe de la rampe).

L'entretien se fait avec un détergent désinfectant (matelas, fond du lit, pourtour en Plexiglas). Il doit être très méticuleusement assuré chaque jour.

Les soins et la surveillance

L'installation, la surveillance et la sortie du nouveau-né placé en incubateur sont sous la responsabilité de la puéricultrice après prescription médicale[11].

11. Décret n° 93-345 du 15 mars 1993.

Afin d'avoir une prise en charge individualisée de l'enfant, la puéricultrice doit tenir compte de différents paramètres : âge gestationnel de l'enfant, pathologie, procédures spécifiques..., mais également type d'incubateurs (le lit radiant est à privilégier pour l'enfant à terme, l'incubateur fermé pour l'enfant prématuré).

Certains principes généraux sont à appliquer :

- respecter la plus grande rigueur au niveau de l'asepsie (pour tout geste, appliquer la règle « du plus propre vers le plus sale ») ;
- procéder aux manipulations et aux installations en tenant compte de l'état de l'enfant ;
- regrouper les soins et la surveillance au maximum ;
- penser à prévenir les nuisances occasionnées par l'environnement (bruit, lumière...)[12].

Rôle de la puéricultrice

Précautions particulières pour les soins du nouveau-né

La toilette de l'enfant en incubateur se déroule comme en maternité. Néanmoins, l'état de l'enfant est un paramètre essentiel à évaluer avant d'entreprendre ce soin. En période aiguë ou d'instabilité de l'enfant, la toilette se limite aux soins de confort (bouche, yeux, siège). Il est important de se rappeler que la toilette est un moment d'échange et ne doit en aucun cas être source de stress pour le nouveau-né.

La surveillance du nouveau-né en incubateur

L'incubateur est depuis longtemps l'instrument de soins indispensable à la prise en charge de la gestion de la thermorégulation et de la surveillance du nouveau-né.

La thermorégulation

À la naissance, l'enfant passe d'un environnement chaud et humide à une ambiance froide et sèche qui entraîne une chute importante et rapide de sa température corporelle. Le système de thermorégulation de l'enfant est immature. La déperdition calorique, induite par une ambiance thermique changeante, génère une dépense énergétique qui perturbe la croissance.

L'enfant prématuré ou hypotrophe, en raison de l'absence des réserves adipeuses et glucidiques, peut ne pas être en mesure de corriger sa température corporelle, et ce pendant plusieurs jours. L'utilisation de mesures appropriées telles qu'un séchage rapide de l'enfant, des langes chauds, voire un réchauffement en incubateur ou en lit radiant, peut être insuffisante.

Les troubles thermiques du nouveau-né

Tous les mécanismes de la thermorégulation sont capables d'être utilisés, tant dans la production de chaleur que dans le refroidissement (sauf l'évaporation, qui participe seulement aux pertes thermiques) :

- **les pertes par conduction** : la conduction est le transfert de chaleur d'un objet à un autre. Ces pertes de chaleur représentent 1 % des pertes énergétiques. Si l'enfant est placé sur un matelas d'eau chauffé à la température de l'incubateur ou sur un matelas chauffant à 36,5/37 °C, il sera moins soumis aux pertes par conduction ;
- **les pertes par radiation** : la radiation est le transfert de chaleur entre deux objets qui ne sont pas proches l'un de l'autre. Le transfert se fait du plus chaud vers le plus froid. Ceci s'observe d'autant plus que la différence de température entre eux est importante. L'enfant placé dans un incubateur froid perdra sa chaleur au profit des parois de l'incubateur. L'augmentation de la température de la salle de soins de 20 à 28 °C diminue de moitié les pertes par radiation ; il en est de même pour l'emploi d'un incubateur à double paroi. Le tunnel en plexiglas, placé au-dessus du corps de l'enfant, peut diminuer, voire supprimer les pertes par radiation. Il permet aussi un réchauffement du prématuré par radiation, lorsque la température dans l'incubateur est supérieure à la température cutanée de l'enfant ;
- **les pertes par convection** : la convection intervient lorsque la chaleur est transférée de l'objet à l'air ambiant. Si l'objet est plus chaud que l'air qui l'entoure, il diffusera sa température. Les pertes par convection s'observent chez l'enfant lorsque le sang se refroidit à la surface de la peau, mais également lors de la respiration alors que l'air et la chaleur sont expirés (il est important de toujours insuffler de l'air humidifié et réchauffé). Ainsi, un incubateur chauffé à une température suffisante permettra de réchauffer l'enfant et de maintenir sa température. La tête du nouveau-né, de par sa superficie et sa vascularisation, est un site privilégié de pertes de chaleur. En couvrant la tête de l'enfant d'un bonnet et son corps d'une couverture, il est possible de réduire les échanges par convection ;
- **les pertes par évaporation** surviennent lorsque l'humidité de la surface corporelle se perd dans l'environnement. À la naissance, l'enfant doit être

12. Voir p. 295.

séché immédiatement pour prévenir une chute brutale de sa température corporelle. Il faut l'envelopper dans un plastique afin de diminuer les pertes évaporatives ; celles-ci sont d'autant plus importantes que l'âge gestationnel et l'âge postnatal sont plus faibles. Chez le grand prématuré, ces pertes peuvent atteindre 120 ml/kg/jour. Elles sont accrues par l'utilisation du lit radiant, la photothérapie, un taux d'humidité inférieur à 50 %, les pleurs et l'agitation motrice, la tachypnée et lors de l'élévation de la température corporelle.

À noter...

Il est essentiel de maintenir le nouveau-né, *a fortiori* le prématuré, dans un environnement thermique où la dépense énergétique est réduite à son minimum.

La méthode de prise de la température du nouveau-né

La température est un paramètre qui doit être surveillé dans les premiers jours de vie jusqu'à l'obtention d'une certaine homéostasie. La température d'un nouveau-né est comprise entre 36,5 et 37,5 °C. La méthode de prise de température doit être inscrite sur la feuille de surveillance :

- la voie rectale est utilisée uniquement en salle de naissance afin de vérifier la perméabilité anale. Elle ne doit en aucun cas être utilisée, de manière systématique ou ponctuelle, en raison d'un risque non négligeable de perforation du tissu rectal ;
- la température axillaire reste le mode de contrôle de la température à privilégier chez le nourrisson. Le thermomètre électronique ou à magnésium est maintenu trois minutes sous l'aisselle du nouveau-né ;
- l'enfant en incubateur ou en lit radiant doit toujours avoir un monitoring de sa température par sonde thermique[13]. Afin de garantir la fiabilité des résultats affichés, il est souhaitable que la sonde thermique ne soit pas recouverte par des vêtements ou soit collée sous l'enfant. Les sites d'emplacements préférés sont la région hépatique, lorsque l'enfant est en position dorsale et le dos lorsque l'enfant est en position ventrale ;
- le thermomètre auriculaire est interdit pour les enfants en néonatologie, en raison du risque de lésion du canal auditif externe.

La surveillance du nouveau-né sous photothérapie

Le nouveau-né présente souvent un ictère physiologique dit « simple ». Il apparaît au-delà de la 48e heure de vie (l'ictère de l'enfant prématuré est plus intense et plus prolongé).

Les soins quotidiens à l'enfant permettent à la puéricultrice de détecter précocement les premiers signes d'un ictère. L'intensité d'un ictère se mesure par le taux sanguin de bilirubine totale. Le traitement vise à prévenir le risque de l'ictère nucléaire. En collaboration avec le médecin, la puéricultrice met en œuvre la surveillance et la thérapeutique les mieux adaptées.

Les facteurs aggravants de l'ictère

L'ictère est plus important en cas de :

- prématurité ;
- certaines hémolyses (anémies hémolytiques, infections) ;
- polyglobulies ;
- hématomes (importantes bosses séro-sanguines...) ;
- hypoxie périnatale ;
- hypoglycémie ou hypothermies ou acidose métabolique ;
- prise médicamenteuse se liant fortement à l'albumine[14] ;
- retard d'élimination du méconium (riche en bilirubine) ou absence d'alimentation entérale (repos digestif).

Le traitement de l'ictère

Identifié, l'ictère sera traité sur prescription médicale en fonction du taux sanguin de bilirubine totale.

La photothérapie

Elle a pour but de transformer la bilirubine en photodérivés hydrosolubles non toxiques.

L'appareil de photothérapie le plus utilisé en néonatologie se compose d'une rampe lumineuse placée à 50 cm maximum au-dessus de l'enfant. Le traitement est en général délivré de manière discontinue, par séances de 2 ou 3 heures d'affilée.

L'adjonction d'un réflecteur (plaque métallisée qui se place sur le fond de l'incubateur) augmente le rayonnement de 30 %. L'enfant est positionné (alternativement dos/ventre) sur un filet et doit bénéficier d'une protection cutanée au niveau des zones de frottements (coudes et genoux) avec un pansement colloïdal[15].

---

13. D'après le décret n° 96-32 du 15 janvier 1996 et d'une lettre-circulaire 012285 du 3 novembre 1988.
14. Par exemple Sulfamides, *Diazépam*, *Furosémide*, indométacine.
15. Par exemple *Duoderm*.

Les principaux facteurs influençant son efficacité sont :

- l'intensité du flux (énergie délivrée par cm) qui diminue avec l'augmentation de la distance entre source lumineuse et peau de l'enfant ;
- le type de lumière (panachage de tubes bleus et de tubes blancs) ;
- la surface cutanée exposée : l'enfant doit être totalement nu (sans couche ni bonnet) et sa position régulièrement alternée (dos/ventre) ;
- la discontinuité de la photothérapie : (2 h/4 h ; 4 h/6 h...).

Les principaux effets secondaires sont :

- le météorisme abdominal, les selles fréquentes et verdâtres ;
- l'hyperthermie et l'augmentation des pertes hydriques ;
- les lésions cornéennes ;
- le « bronze baby syndrome » (lorsque le taux de bilirubine conjuguée dépasse 15 à 20 % du taux de bilirubine total).

À noter...

D'autres appareils sont disponibles sur le marché. Ils permettent une irradiation intensive complète, dorsale et ventrale de l'enfant : l'ictère se résorbe rapidement (peu utilisé en néonatologie car l'hyperbilirubinémie est peu évolutive chez le prématuré).

La perfusion d'albumine

Son but est d'augmenter le nombre de sites de liaison de la bilirubine afin de maintenir une albuminémie > 30 g/l.

La traçabilité de l'albumine est obligatoire : son administration doit être notée dans le dossier transfusionnel et dans le carnet de santé.

Le Clofibrate (inducteur enzymatique)

Son but est d'activer la captation hépatique et la glycuroconjugaison de la bilirubine (systématiquement chez tous les prématurés et seulement en cas d'ictère chez le nouveau-né à terme).

La surveillance par la puéricultrice

L'enfant placé sous photothérapie requiert une surveillance clinique pointue. La photothérapie est souvent un frein au soin relationnel. La puéricultrice veillera à répartir les séances de traitement sur les périodes de sommeil, favorisera le peau à peau et/ou les tétées (en maternité), et positionnera l'enfant dans un cocon afin de l'apaiser. Une information claire et précise sur le traitement sera donnée aux parents (les horaires d'intervalles des séances seront par exemple précisés pour organiser les visites et les soins.). La puéricultrice veillera à éviter au nouveau-né tous les risques potentiels lors de la photothérapie (voir tableau 8.1).

Quelles que soient les méthodes thérapeutiques utilisées dans le traitement de l'ictère du nouveau-né, certaines mesures de base doivent toujours être respectées :

- corriger toute hypothermie, hypoglycémie, acidose métabolique ;
- limiter les médicaments se fixant à plus de 40 % à l'albumine ;
- administrer une alimentation entérale précoce.

L'alimentation du nouveau-né en néonatologie

La mise en route de l'alimentation du bébé hospitalisé en néonatologie est une étape toujours délicate de la prise en charge. La puéricultrice accordera une attention toute particulière à la tolérance de l'alimentation (depuis son introduction jusqu'au retour au domicile).

L'alimentation est d'autant plus essentielle que l'enfant est de petit poids ou né très prématurément. En tant qu'élément important dans le développement physiologique influençant le pronostic ultérieur, l'alimentation fera l'objet d'une prescription médicale très étudiée car il est nécessaire d'apporter, dans un faible volume de lait, un apport calorique important, et cela en toute sécurité. Le mode d'alimentation relève de cette prescription.

L'alimentation parentérale exclusive

Elle est indiquée en cas de souffrance fœtale aiguë périnatale (placenta *prævia*, anomalie du rythme cardiaque fœtal et/ou des flux fœtaux...), d'Apgar < 5 à 5 min de vie, de détresse respiratoire ou chez le prématurissime...

L'alimentation entérale

Elle est indiquée dès les premiers jours de vie, pour le nouveau-né à terme et le prématuré ne présentant aucune souffrance fœtale aiguë périnatale. Elle peut se faire au biberon ou au sein, mais elle est le plus souvent pratiquée par gavage.

L'alimentation par gavage

Il existe trois types de gavage : gavage gastrique continu, semi-continu (12 et 10 repas) et discontinu. Chacun présente des avantages et des inconvénients.

Tableau 8.1 : Surveillance d'un nouveau-né sous photothérapie.

Risques encourus	Actions de la puéricultrice
Lésions cornéennes	• Choisir un système de protection oculaire occlusif, fiable et non dangereux (narines bien dégagées pour éviter les apnées). • Réaliser, après chaque séance de photothérapie, des soins des yeux (en cas de sécrétions oculaires, un prélèvement sera effectué).
Apnées, bradycardie	• Maintenir l'enfant en permanence sous cardiomonitoring.
Hyperthermie	• Surveiller la température de l'enfant et de l'incubateur. La photothérapie génère une chaleur qui interfère sur le réglage du servo-contrôle. • Régler l'incubateur en commande thermostatique. • Coller la sonde thermique grâce à la pastille prégélifiée, recouverte d'aluminium, fournie par le constructeur.
Pertes hydriques importantes (surtout chez le prématuré)	• Vérifier que la prescription médicale prévoit un apport hydrique supplémentaire (l'enfant étant placé au-dessus d'un réflecteur). • Contrôler le poids de l'enfant quotidiennement.
Aggravation de l'ictère	• Surveiller le météorisme abdominal. • Noter le volume des résidus, le nombre de selles et leur aspect, la coloration des urines. • Mettre l'enfant tout nu et changer de position en fonction du nombre de séances, pour favoriser l'exposition à la lumière de la plus grande surface cutanée. • Évaluer l'ictère quotidiennement par le dosage de la bilirubine et de l'albumine. • Éteindre la photothérapie lors des prélèvements (la lumière modifie les résultats). Les tubes sont enveloppés dans du papier aluminium.
Matériovigilance	• Vérifier le compteur d'utilisation. Les néons de photothérapie ont une durée d'efficacité limitée. Il faut les changer toutes les 2 000 heures.

Le gavage gastrique continu et semi-continu

Il consiste à instiller le lait dans l'estomac de l'enfant, en continu, grâce à un pousse-seringue. **Son intérêt** est :

◆ d'éviter une distension gastrique (l'estomac d'un prématuré < 27 SA et/ou < 1 000 g a un volume de 5 ml) ;

◆ d'éviter tout effet de charge des nutriments (par exemple, lactose et graisses), car les capacités d'absorption digestive du prématuré sont réduites ;

◆ de diminuer les inconvénients de l'immaturité de la motricité digestive, en particulier avant 31 à 35 SA.

Les inconvénients de ce type de gavage sont essentiellement d'ordre :

◆ bactériologique : le lait de femme pasteurisé et les laits en poudre reconstitués ne sont pas stériles. Seuls les laits industriels « prêts à l'emploi » le sont ;

◆ pratique : dans certains laits, les graisses flottent dans la partie supérieure de la seringue. De ce fait, elles vont être ingérées en totalité seulement à la fin du gavage. Il est donc nécessaire d'utiliser des seringues à embout excentré dirigé vers le haut.

Le gavage discontinu

Cette technique consiste à remplir l'estomac par gravité à l'aide d'un corps de seringue branché sur la sonde de gavage gastrique.

La surveillance digestive du nouveau-né alimenté par sonde de gavage

Le choix d'une alimentation par gavage se fait sur prescription médicale. Il tient compte de la pathologie de l'enfant, de son poids, de son terme.

◆ Le contrôle de la tolérance alimentaire :

– contrôler l'aspect et le volume des résidus gastriques avant chaque gavage[16] ;

16. Ceux-ci doivent être de la couleur du lait ou jaunes. Le volume des résidus gastriques ne doit pas dépasser la moitié du volume de lait donné à chaque gavage. Ils sont réinjectés systématiquement (ils sont prédigérés et contiennent les sucs gastriques nécessaires à la digestion du gavage suivant).

L'alimentation par gavage gastrique

Respecter les règles lors de la préparation du matériel

Concernant le choix des sondes de gavage :

- utiliser des Ch. 06 à 08 en PVC ou polyuréthanne (qui durcissent moins en vieillissant) pour le confort du nouveau-né ;
- utiliser des sondes duodénales en silastic comme sonde gastrique en cas d'œsophagite[1].

Matériel nécessaire à la mise en place du gavage :

- sonde gastrique, robinet à trois voies, seringue de 5 ml (pour vérifier les résidus) ;
- seringue de gavage (dont la taille est adaptée au volume de lait) ;
- prolongateur avec connecteur en T non *Luer*[1].

Gestes à adopter pour le passage de la sonde gastrique

- Par voie buccale : cette technique libère les narines du nouveau-né. La sonde gastrique suscite des mouvements de succion, stimule la sécrétion de lipase linguale (meilleure digestion des graisses) et favorise la progression vers l'estomac.
- Par voie nasale : cette technique est conseillée pour les nouveau-nés à terme, en ventilation assistée sur tube trachéal et présentant des mouvements de bouche aboutissant au rejet de la sonde passée par voie buccale.

Gestes pour la mise en place de la sonde

- Introduire une longueur schématiquement égale à la distance séparant la bouche du nouveau-né de son ombilic.
- Vérifier le placement par le test de la seringue : injection rapide de 5 cm^3 d'air et auscultation au stéthoscope du bruit aérique (réaspirer l'air injecté).
- Des repères colorés en cm depuis l'extrémité digestive permettent de détecter les déplacements éventuels de la sonde.
- Fixer la sonde sur la lèvre supérieure (pour un meilleur maintien) avec une moustache en sparadrap tissé [2].

Règles et précautions

- Renouveler les sondes en PVC ou polyuréthanne une fois par jour, afin d'éviter leur obstruction et le risque de contamination bactériologique.
- Changer la seringue d'alimentation à chaque gavage.
- Changer régulièrement la seringue qui sert à vérifier les résidus gastriques.
- Utiliser des seringues à embout excentré avec connexion mâle sécurisée en T dirigées vers le haut.
- Changer à chaque fois la paille utilisée pour le remplissage de la seringue de gavage.

1. Selon un décret ministériel, il est obligatoire d'utiliser des seringues avec connexion mâle sécurisées en T non *Luer* afin de prévenir toute confusion avec le système *Luer* parentéral.
2. Il est préférable de la placer à la commissure des lèvres. Un pansement de type *Duoderm* est utilisé pour protéger la peau du prématuré ou du nouveau-né.

– en cas de résidus verts, arrêter l'alimentation, rechercher un syndrome obstructif (la puéricultrice note sur la feuille de surveillance ses observations et ses actions, et en informe le médecin) ;
– surveiller le météorisme et le péristaltisme abdominal (rôle du médecin) ;
– surveiller les selles : leur nombre (minimum une par jour) et leur aspect macroscopique (couleur, odeur, absence de sang, de glaires…).

◆ Le contrôle de l'installation :

– mettre le bébé en position ventrale (meilleure tolérance digestive avec limitation de la fréquence des reflux gastro-œsophagiens) ;
– préconiser le changement de position : dorsale, latérale avec une légère surélévation (15° à 20°) du plan du lit.

◆ Le contrôle de l'alimentation : il est essentiel de préparer l'autonomie alimentaire ultérieure en stimulant l'oralité de l'enfant :

– proposer une succion non nutritive lors des gavages ;

– faire un massage des muscles de la face préposés à la succion (intérieur et extérieur des joues, pourtour labial...) ;
– placer des gouttes de lait sur la langue afin de stimuler sa déglutition et lui procurer du plaisir.

Vers la 33e semaine, l'apprentissage de la tétée pourra débuter (cela est possible pour les enfants porteurs d'une sonde d'O_2). Elle se fera de préférence selon le protocole du service. La puéricultrice peut proposer le biberon ou le sein selon certaines règles. Il faut veiller à :

- ne pas faire téter après le bain ;
- retirer la sonde de gavage au moment de l'essai et en profiter pour la changer ;
- prévoir un laps de temps plus long lors des soins ;
- maintenir la surveillance cardiaque lors des tétées ;
- s'il s'endort, recoucher l'enfant ;
- proposer d'abord un seul biberon par 24 h et, en fonction de la quantité bue, progresser par étape (2, 3, 4... biberons par 24 h).

Favoriser la participation des parents

La puéricultrice veillera à fournir une explication claire et précise aux parents sur le gavage de leur bébé : son but, son déroulement, les précautions prises... Les parents pourront participer au soin. Lors d'un gavage discontinu, ils peuvent prendre l'enfant dans les bras et tenir la seringue d'alimentation sous la surveillance du soignant.

Si la mère tire son lait, il pourra être donné à son enfant, tout de suite ou dans un délai de 12 h (vérifier que la mère ne soit pas à risque de transmission virale : hépatite B, C, VIH, HTLV).

L'alimentation au biberon

Le fœtus tête et déglutit *in utero*. La coordination succion-déglutition est mature entre 34 et 36 SA, cette capacité à téter peut être plus précoce, parfois dès la 32e SA. L'apprentissage de la tétée aboutit à l'autonomie alimentaire de l'enfant. C'est donc un pas important vers sa sortie.

Cette étape s'inscrit inévitablement dans une prise en charge organisée. Elle prend en compte :

- les capacités du bébé ;
- l'accompagnement de ses parents ;
- la multiplicité des intervenants et des comportements divers.

Il est important pour l'enfant que les premières tétées soient des expériences positives. La soignante aura pour objectif d'identifier et de satisfaire ses besoins. Pour cela, elle veillera à :

- aménager un climat favorable, dans un environnement serein, installer confortablement l'enfant ;
- évaluer son désir, sa capacité à téter, son efficacité et repérer ses réactions pour agir de manière adaptée ;
- s'assurer de son réconfort et de ses manifestations de bien-être.

Cette prise en charge, bénéfique pour l'enfant, l'est aussi pour la mère. Témoin de l'intérêt qu'il suscite, le nouveau-né est valorisé par la reconnaissance de ses compétences et de ses capacités. Le modèle soignant peut réassurer une mère sur son comportement, être initiatique pour une autre, voire renforcer des liens qu'elle entretient avec son enfant ou améliorer la qualité de sa relation avec lui.

Le respect d'un protocole est nécessaire pour un travail efficace en collaboration : il permet au nouveau personnel et aux étudiants d'avoir un modèle sans avoir à passer par l'expérience. À partir de ses propres réflexions, l'équipe réalise un document sur lequel s'appuient les soignants pour soigner et accompagner.

À noter...

Le protocole est une ligne de conduite pour :

- travailler ensemble avec harmonie et cohérence ;
- personnaliser le soin : les besoins de l'enfant suscitent des comportements et des attitudes propres à chaque soignant, qui s'adapte à chaque enfant.

L'allaitement au sein

Ce mode d'alimentation de l'enfant répond généralement au choix de la mère, mûri pendant la grossesse (dans le cas d'une naissance prématurée, cette décision intervient aussi après l'accouchement parce que la mère désire aider son enfant en lui permettant de bénéficier du lait le plus adapté à sa croissance).

En néonatologie, la séparation de la mère d'avec son bébé constitue, parfois, une limite dans la mise en place de l'allaitement maternel. Le passage obligé par un tire-lait constitue un frein, surtout lorsque l'hospitalisation de l'enfant est très longue. De ce fait, la mise au sein de ces nouveau-nés nécessitera une plus grande attention et disponibilité de la puéricultrice si l'on souhaite obtenir un allaitement maternel optimal.

Ce mode d'allaitement devra être introduit selon un protocole personnalisé, avec les mêmes précautions qu'en maternité (voir p. 181).

Néanmoins, l'enfant prématuré bénéficie très rarement d'un allaitement maternel strict car, pour obtenir un apport calorique permettant un rattrapage de croissance satisfaisant, le médecin lui prescrira un à deux biberons de complément de lait industrialisé enrichi en protéines, glucides, graisses...

Rôle de la puéricultrice

La mise en route de l'allaitement maternel

La puéricultrice joue un rôle primordial dans la mise en place de l'allaitement maternel. Il lui appartient :

- de s'informer du désir de la mère d'allaiter ;
- de la rassurer sur ses capacités à allaiter ;
- d'harmoniser les conseils en assurant la coordination avec l'équipe de soins de la maternité ;
- de lui donner tous les conseils d'hygiène de vie et d'alimentation favorisant la lactation ;
- de recommander l'utilisation du tire-lait (justifier son intérêt avec des exemples pratiques) ;
- de mettre à sa disposition le matériel pour entretenir sa lactation ;
- de lui indiquer les moyens de conserver son lait pour son enfant ;
- de faire preuve d'empathie, savoir l'écouter avec bienveillance et l'encourager ;
- d'être disponible et de l'aider à chaque mise au sein (jusqu'à l'obtention d'un allaitement efficace).

L'autonomie alimentaire de l'enfant hospitalisé en néonatologie est une étape significative. Il s'agit d'un moment important dans le projet élaboré pour le nouveau-né : l'équipe planifie des actions personnalisées pour accompagner l'enfant tout au long de l'hospitalisation avec l'objectif d'un retour au domicile dans des conditions optimales. De ce fait, l'acquisition de la tétée, la réussite de l'allaitement maternel font l'objet d'une dynamique d'équipe où seront privilégiées cohérence du message et continuité auprès des parents.

La surveillance du nouveau-né présentant une entérocolite ulcéro-nécrosante (ECUN)

En général, l'ECUN apparaît de manière brutale. Le dépistage des signes annonciateurs est essentiel dans le pronostic ultérieur, car la dégradation extrêmement rapide de l'état clinique de l'enfant exige la mise en route urgente d'actions conservatoires (ventilation, remplissage, traitements...).

L'ECUN est l'urgence médico-chirurgicale la plus fréquente de la période néonatale. La surveillance de l'enfant doit être faite avec vigilance.

Définition

La seule définition véritable est anatomo-pathologique. À cette entité correspond un tableau clinique qui associe de façon variable un syndrome occlusif avec sang dans les selles, une pneumatose intestinale et un syndrome infectieux.

L'étiologie

Cette affection a probablement une étiologie multifactorielle. Les différents facteurs incriminés sont :

- l'hypoxie ;
- l'ischémie ;
- l'alimentation ;
- l'infection ;
- les cytokines ;
- et surtout la prématurité (d'autant plus que l'âge gestationnel est faible).

L'âge médian de début est de 15 jours avec des extrêmes allant de quelques jours à plusieurs mois.

Les signes annonciateurs

Il s'agit surtout de :

- sang dans les selles ;
- troubles de l'hémodynamique périphérique ou centrale ;
- pauses respiratoires ou apnées ;
- dysrégulation thermique ;
- vomissements, résidus verts et/ou importants ;
- ballonnements abdominaux.

Le diagnostic médical d'ECUN est posé devant une radiographie abdominale, face et profil, montrant une pneumatose, un pneumopéritoine.

Les démarches de soins face à une ECUN

L'arrêt de l'alimentation et l'aspiration gastrique et duodénale continue

L'aspiration gastrique et duodénale continue se fait sous une dépression de 30 cmH_2O avec une valve *Pleurevac* (les sondes ne sont changées qu'une fois par semaine).

Les techniques de pose et la surveillance

La pose de la sonde duodénale :

- insérer doucement la sonde en progressant selon les mouvements de déglutition de l'enfant ;
- s'interrompre dès que l'enfant a un réflexe de nausée, attendre quelques secondes avant de continuer d'enfoncer la sonde (ouverture du cardia) ;
- positionner l'enfant en latéral droit pour aider le cheminement de la sonde au travers du pylore.

La surveillance de la valve *Pleurevac* :

- quantifier quotidiennement le volume des sécrétions gastriques et duodénales ;

◆ pratiquer un ionogramme des sécrétions (selon les prescriptions médicales) ;
◆ noter l'aspect des aspirations digestives sur la feuille de surveillance.

Les actions conservatoires

◆ **La ventilation assistée** (voir p. 261).
◆ **Le remplissage** (collapsus hémodynamique, 3e secteur) : il se fait **sur prescription médicale** de la façon et dans l'ordre suivant :
– perfusion d'albumine à 20 % (traçabilité voir p. 255) ;
– transfusion de concentré globulaire (en fonction de l'anémie, mais aussi du saignement digestif généralement sous-estimé) ;
– transfusion de plasma frais concentré en cas de CIVD clinique.
◆ Les inotropes : *Dopamine* (effet vasodilatateur mésentérique et rénal) ; *Dobutamine* (pour lutter contre l'incompétence ventriculaire du choc septique).
◆ **L'antibiothérapie (choc septique)** : le traitement sera débuté sans délai. C'est une urgence vitale.
◆ **L'analgésie** : cette affection est extrêmement douloureuse. La puéricultrice devra :
– s'assurer que l'analgésie prescrite est adaptée aux besoins exprimés par l'enfant (utiliser des grilles de la douleur aiguë du nouveau-né à intervalles réguliers) ;
– évaluer au minimum toutes les heures dans la phase aiguë : toute action entreprise (cocon, sédation...) fera l'objet d'une évaluation rapprochée, dans le souci d'assurer le confort optimal de l'enfant, et ce dans les plus brefs délais ;
– réduire les mobilisations au minimum requis.
◆ Sur prescription médicale, une **pesée quotidienne** sera nécessaire.

La surveillance clinique

Respiratoire

◆ Faire le monitorage de la $TcPaO_2/TcPCO_2$[17] et satHB O_2 ;
◆ surveiller les constantes ventilatoires ;
◆ faire des aspirations trachéales et oropharyngées à la demande et agir à deux soignants pour éviter au maximum les désaturations profondes et les bradycardies sévères.

Hémodynamique

Mesurer la FC, le temps de coloration, la TA horaire et la diurèse.

Digestive

◆ En cas de météorisme, afin de juger de son accroissement (moyen imprécis) :
– mesurer le périmètre ombilical (laisser le mètre ruban sous l'enfant) ;
– surveiller les modifications pariétales (œdèmes, inflammations...) ;
– vérifier l'aspect et le volume des aspirations digestives/jour ;
– vérifier l'aspect des selles.
◆ En cas de stomie de décharge :
– s'assurer que l'iléostomie est fonctionnelle (selles régulières) ;
– mesurer quotidiennement le volume des selles.

Les techniques de soin de stomie

◆ Choisir une poche de recueil des selles (type *Combihésive*), adaptée à la taille de l'enfant ;
◆ la poser sur une peau sèche, non abîmée ;
◆ s'assurer que l'orifice de la poche ne laisse apparaître aucune surface cutanée (risque d'abrasion sévère due à l'acidité des selles) ;
◆ sur prescription médicale, débuter l'alimentation entérale précocement, de préférence en gavage gastrique continu ;
◆ assurer la surveillance de la tolérance alimentaire (résidus gastriques, ballonnements, nombre de selles...) ;
◆ assurer les soins de confort et d'hygiène après la phase aiguë :
– bains et soins de confort (en fonction des besoins) ;
– massages (peau à peau) ;
– changement de position (la position ventrale n'est pas prescrite) ;
– la phase aiguë dépassée, les soins d'hygiène, de confort et de stomie seront montrés aux parents, qui pourront ensuite les réaliser seuls.

L'accompagnement des parents

L'ECUN peut survenir après une période de stabilité plus ou moins longue. Le retour à une situation mettant en jeu le pronostic vital est un traumatisme important pour les parents. Leur accompagnement impliquera :
◆ une disponibilité accrue de la part de l'ensemble des professionnels ;
◆ une grande attitude d'empathie et d'écoute (le risque vital sera évoqué).

17. $TcPaO_2$: pression partielle transcutanée en oxygène ; $TcPCO_2$: pression partielle de gaz carbonique transcutanée.

La surveillance du nouveau-né sous assistance ventilatoire

La détresse respiratoire du nouveau-né peut être traitée de plusieurs façons. La puéricultrice assurera la surveillance des effets de ces traitements en fonction des protocoles du service :

- **traitement par ventilation assistée** sur sonde d'intubation par ventilation, par pression positive continue par voie nasale et par oxygénothérapie (Hood, lunettes) ;
- **traitement par des moyens médicamenteux**, administrés par le médecin, associés au support ventilatoire mécanique : surfactant, monoxyde d'azote, vasodilatateur sélectif de la circulation pulmonaire) ;
- la détresse respiratoire liée à un pneumothorax sera traitée **(si nécessaire)** par une exsufflation ou par un drainage thoracique.

Soins et surveillance du nouveau-né intubé

Objectifs

- Assurer une ventilation assistée optimale.
- Maintenir la perméabilité de la sonde d'intubation.
- Prévenir les risques iatrogènes liés à une ventilation assistée (pneumothorax, atélectasie, escarres de la narine...).

Matériel

Les respirateurs

Ils doivent être adaptés à la pathologie respiratoire de l'enfant[1] ; le choix est fait par le médecin. Ils sont munis de réchauffeurs dont la température doit être réglée à 37° afin de garantir une humidification adéquate des gaz inspirés. Les circuits à usage unique et les chambres d'humidification sont changés en fonction des protocoles du service.

Le système d'aspiration

Il comporte :

- un manomètre qui mesure la pression d'aspiration en mbars (ne pas dépasser 200 mbars) ;
- un bocal et des tuyaux d'aspiration (préférer le matériel à usage unique) ;
- des sondes d'aspiration trachéales adaptées au calibre de la sonde d'intubation (sonde d'intubation de 2,5 : taille de la sonde d'aspiration Ch 5, et Ch 6 pour une sonde de 3,5). Chaque aspiration sera effectuée avec une sonde à usage unique. Le soin doit être réalisé de manière aseptique (gants stériles ou pince Pean). Pour l'aspiration nasopharyngée, des sondes d'aspiration calibre Ch 6 et Ch 8 seront disponibles au lit de l'enfant.

Le matériel d'appoint

Il comporte du sparadrap tissé, du *Duoderm*, un raccord de Beaufils, du sérum physiologique pour instillation trachéale, des compresses.

Actions de la puéricultrice

Assurer une ventilation optimale

- Vérifier la position de la sonde trachéale dès l'arrivée.
- Noter le bon repère de la sonde d'intubation sur la feuille de surveillance, après la radio pulmonaire. Ce positionnement sera vérifié à chaque soin (sonde d'intubation trop basse = ventilation sélective : risque d'atélectasie ; sonde d'intubation trop haute : risque d'extubation).
- Relever et évaluer le monitorage des mesures $TcPaO_2/TcPCO_2$ et satHB O_2, avant chaque soin[2]. En cas d'hypoxie/hypocapnie, d'hyperoxie/hypercapnie, la puéricultrice devra avertir le médecin qui apportera les modifications ventilatoires nécessaires.
- Vérifier les constantes de ventilation selon la prescription médicale, avant chaque soin.
- Vérifier le bon fonctionnement du réchauffeur, son niveau d'eau et sa température. Celle-ci sera réglée afin que les gaz inspirés par le nouveau-né soient de 37 °C[3].
- Vider régulièrement les pièges à eau et la condensation qui stagne dans le circuit.

Maintenir la perméabilité de la sonde d'intubation

Pratiquer des aspirations trachéales selon l'encombrement pulmonaire (ce soin, bien que nécessaire, est agressif et déstabilisant) :

- dans la phase aiguë de la maladie des membranes hyalines (< 72 h de vie), aspirer l'enfant une fois toutes les 6 h (en raison de l'absence de sécrétions bronchiques, la perméabilité du tube n'est pas compromise) ;
- dans toutes les autres situations, une aspiration toutes les 4 h sera modulée en fonction des besoins du nouveau-né.

Éviter l'instillation systématique d'eau qui peut entraîner des bronchospasmes ; elle doit être réservée aux aspirations difficiles et réalisée avec un volume de sérum physiologique le plus faible possible.

Arrêter impérativement le geste et reventiler l'enfant si l'aspiration déclenche une bradycardie : pouls < 90 battements/min.

Recommandations lors d'une aspiration trachéale :

- réaliser ce geste à deux soignants de préférence (favorise la rapidité, la précision du geste et le confort de l'enfant) ;
- augmenter l'O_2 si nécessaire de 10 à 15 % par rapport à la concentration initiale (ne pas modifier les autres réglages) ;
- administrer quelques inspirations manuelles avant et pendant le soin (si l'enfant désature ou bradycarde) ;
- enfoncer jusqu'au repère la sonde d'aspiration trachéale, jamais au-delà (risque de lésion de la carène, de bronchospasme) ;
- aspirer les sécrétions en retirant lentement la sonde (un temps de 5" s'applique pour aspirer la partie distale de la sonde trachéale).

Recommandations pour la kinésithérapie respiratoire :

- tout enfant intubé doit recevoir des soins de kinésithérapie afin de prévenir les complications liées à la ventilation assistée. La kinésithérapie respiratoire sera pratiquée deux fois par 24 h (ou plus selon l'encombrement) ;
- elle ne sera pas pratiquée en cas de maladie des membranes hyalines avant 3 jours de vie, et de pneumothorax (drainé ou non) ;
- ventilation à haute fréquence (les aspirations suffisent) ;
- hypertension artérielle pulmonaire (HTAP) sévère primitive ;
- après une chirurgie thoracique (ligature du canal artériel, par exemple) ou abdominale ;
- hémorragie pulmonaire à la phase aiguë.

Prévenir les risques iatrogènes liés à une ventilation assistée

Pour éviter les infections nosocomiales :

- procéder au lavage antiseptique des mains avant toute manipulation de l'enfant ;
- effectuer les aspirations à deux, de manière aseptique, avec du matériel à usage unique[4].

Pour éviter les lésions cutanées du nez :

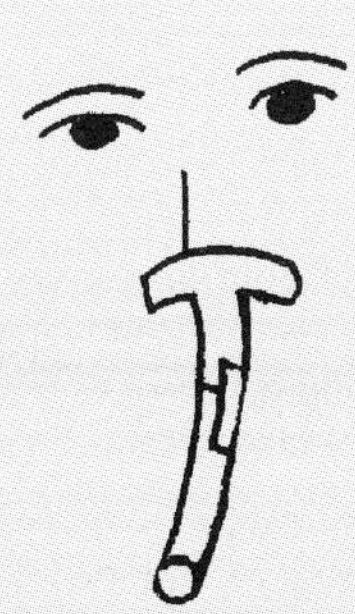

- placer la moustache en sparadrap tissé (de taille proportionnelle à l'enfant) sur le bord de l'aile du nez : coller le plus petit côté en premier autour de la sonde d'intubation, enrouler la deuxième partie par-dessus, en remontant vers l'extrémité du tube. En cas de lésions cutanées sévères, la moustache pourra être collée sur la lèvre supérieure. Ce positionnement demande une surveillance accrue de la part de la puéricultrice (risque d'extubation plus important). Une protection de type *Duoderm* peut être appliquée sur le nez avant la moustache ;
- ne changer la moustache que si nécessaire (décollement, modification du repère d'insertion de la sonde d'intubation, souillures) ;
- soutenir le circuit du respirateur avec un support-tuyaux (maintenu, à tout moment, dans le prolongement du nez de l'enfant légèrement penché vers l'avant).

Figure 8.1 : Positionnement d'une moustache de sonde d'intubation.

Pour assurer des manipulations efficaces et sans danger de l'enfant intubé, tout en laissant la plus grande liberté de mouvement à l'enfant, la puéricultrice doit positionner le nouveau-né dans des attitudes de réassurance (agrippement à un mouchoir de la mère, d'une tétine, cocooning...) et favoriser l'apaisement grâce au rassemblement corporel.
Le raccord de Beaufils – tube d'extension souple, le plus court possible – est utilisé systématiquement lors de soins tels que : intubation, changement de moustache, ponction lombaire, perfusion à la tête, changement de position de l'enfant, pesée, mise dans les bras et/ou peau à peau... Ce raccord permet un soin confortable pour l'enfant, en toute sécurité.
NB : en cas de ventilation à haute fréquence, il est conseillé de mettre un coussin d'eau sous la tête de l'enfant pour amortir l'effet des oscillations qui entraînerait un risque d'augmentation d'hémorragies cérébrales.

1. Voir p. 250.
2. $TcPaO_2$: pression partielle transcutanée en oxygène ; $TcPCO_2$: pression partielle de gaz carbonique transcutanée ; satHB O_2 : saturation de l'hémoglobine en oxygène.
3. Avec un réchauffeur de type *Fisher & Paykel*, l'affichage de la T° sera à 39 °C pour l'enfant en incubateur et 37 °C pour l'enfant en lit.
4. Selon les services, des protocoles de surveillance bactériologique peuvent être mis en place pour identifier la flore bactérienne de chaque enfant. Un dispositif d'aspiration trachéale fermé (*Trach-Care*) peut être conseillé, surtout pour les grands prématurés (en raison de leur plus grande immunodéficience).

Soins et surveillance d'un nouveau-né ventilé avec des canules nasales

Objectifs

La ventilation nasale se fait à l'aide d'une ou deux sondes introduites dans les narines et reliées à un respirateur. Le but est d'apporter à l'enfant une assistance respiratoire avec un air réchauffé et humidifié.
Elle est indiquée lors de :
- maladie des membranes hyalines[1] peu sévère ;
- détresse respiratoire transitoire ;
- relais d'une intubation trachéale ;
- bradycardie et apnées récidivantes du prématuré ;
- dysplasie broncho-pulmonaire.

Matériel

- Un respirateur.
- Un réchauffeur de type *Fisher & Paykel.*
- Des tuyaux à usage unique.
- Une sonde de ventilation nasale : simple ou double (de diamètre adapté au poids de l'enfant et à ses narines).
- Un flacon d'eau stérile.
- Du sparadrap (*Duoderm*), une tétine, un raccord de Beaufils.

Actions de la puéricultrice

Assurer une ventilation optimale

- Installer l'enfant :
  - soit en décubitus dorsal (en veillant à bien dégager les voies aériennes supérieures), épaules surélevées, tête en légère extension ;
  - soit en décubitus ventral ou latéral.
- Proposer une tétine à l'enfant pour éviter en partie les fuites buccales, stimuler l'oralité et le réconforter.

- Aspirer les deux narines et la bouche avant de poser les canules. L'aspiration devra être le moins traumatique possible, la régler entre 150 et 200 mbars (pour éviter les saignements).
- Commencer à coller la moustache sur le nez, mouiller le bout des canules dans un flacon d'eau stérile, introduire une sonde dans chaque narine (ventilation double) ; pour une sonde simple, changer de narine à chaque nouvelle pose (minimum une fois par 24 h pour éviter les déformations de la narine).
- Introduire les canules d'environ 1 cm pour ne pas buter sur les choanes et éviter les traumatismes. La taille de la moustache en sparadrap tissé est proportionnelle à l'enfant, les mêmes règles que pour l'intubation sont appliquées pour prévenir les complications et les lésions cutanées du nez.
- Surveiller les constantes du respirateur ; il faut les vérifier et les réadapter si elles ont changé (à cause des fuites). Vérifier l'affichage de la température de l'humidificateur et purger régulièrement les tuyaux et le piège à eau.
- Surveiller les constantes de l'enfant : monitorage des mesures $TcPaO_2/TcPCO_2$, satHB O_2[2], Silvermann (voir p. 207, tableau 7.5), fréquence respiratoire.

Maintenir la perméabilité des voies respiratoires

- Aspirer régulièrement les enfants soumis à ce mode de ventilation, en moyenne toutes les 2 heures, plus fréquemment en cas de bradycardie ou d'épisodes de désaturation qui peuvent témoigner d'une obstruction des canules nasales.
- Retirer délicatement les sondes des narines sans décoller l'adhésif du nez, en jouant sur leur souplesse et celle de la moustache. Mettre quelques gouttes de sérum physiologique dans les narines. Après avoir aspiré les voies aériennes supérieures avec une sonde nasopharyngée (calibre : Ch 6, voire Ch 5 pour les grands prématurés), réintroduire les canules en suivant la procédure décrite précédemment.

La kinésithérapie respiratoire sera prescrite si nécessaire.

Prévenir les risques iatrogènes liés à une ventilation nasale

- Observer les mêmes règles que pour l'intubation pour prévenir les complications et les lésions cutanées du nez, car il subit les mêmes agressions avec des canules nasales qu'avec une sonde trachéale.
- Surveiller toutes les 2 heures le ballonnement abdominal et aspirer l'air qui se trouve éventuellement dans l'estomac. Le moyen le plus simple de diminuer la distension abdominale est la position ventrale.
- Pratiquer des massages abdominaux qui facilitent le transit : ils seront doux, réguliers, circulaires sur le trajet du colon (dans le sens des aiguilles d'une montre).

La ventilation nasale simplifie la prise en charge infirmière du prématuré. Elle permet à l'enfant de récupérer une certaine autonomie. Néanmoins, certains nouveau-nés peuvent avoir du mal à supporter ce mode de ventilation ; la puéricultrice devra donc aider l'enfant à vivre cette étape en veillant à son confort (installation, réassurance).

La ventilation nasale facilite les manipulations du nouveau-né pour la réalisation de soins relationnels (peau à peau, mise dans les bras, toilette et bain, prise de biberons, mise au sein et alternance des positions).

1. Voir p. 208.
2. Voir note 2, p. 263.

Soins et surveillance d'un nouveau-né ventilé en pression positive continue (PPC) par voie nasale[1]

Objectif

La ventilation en PPC permet de soutenir la fonction respiratoire du nouveau-né au moyen d'une pression positive continue. Elle s'adresse à tous les enfants, quel que soit le poids ou le terme. Elle est utilisée aujourd'hui dans trois circonstances différentes :

- le sevrage de la ventilation mécanique ;
- la prévention de l'intubation ;
- la prévention de la ventilation mécanique.

Après administration de surfactant en salle de naissance, si son état clinique le permet, l'enfant peut être extubé et placé en PPC.

Matériel

- Un bonnet adapté au poids de l'enfant.
- Un embout nasal ou un masque nasal adapté au poids du nouveau-né.
- Un humidificateur de type *Fisher & Paykel*.
- Un circuit à usage unique.
- Un flacon d'eau stérile.

Actions de la puéricultrice

Assurer une ventilation optimale

- Choisir un bonnet approprié à la taille de l'enfant (il existe quatre tailles, le matériel fourni par le constructeur est à privilégier) : le mode de fixation est très spécifique et les règles, très précises, doivent être respectées pour une ventilation efficace en toute sécurité.
- Choisir un embout de taille adaptée aux narines du nouveau-né : le diamètre des embouts va croissant, au cours de la ventilation l'extrémité s'évase, réalisant ainsi l'étanchéité.
- Surveiller que les gaz parvenant à l'enfant soient réchauffés et humidifiés (37 °C) pour que le nez ne se dessèche pas.
- Installer l'enfant soit en décubitus dorsal (en veillant à bien dégager les voies aériennes supérieures, épaules surélevées, tête en légère extension), soit en décubitus ventral ou latéral.
- Proposer une tétine à l'enfant pour éviter en partie les fuites buccales, stimuler l'oralité et lui donner du plaisir.
- Réaliser l'aspiration nasale en fonction des besoins de l'enfant, avec les mêmes précautions que lors de la ventilation nasale.

Prévenir les risques iatrogènes liés à la ventilation[2]

- Vérifier, toutes les 4 heures, l'état du nez de l'enfant en recherchant les signes de traumatismes et d'ischémie. Noter et signaler toute modification de l'aspect de la peau.
- Soulever rapidement l'embout au cours de ces vérifications, nettoyer avec de l'eau et masser délicatement la région.
- Laisser le tuyau expiratoire sortir de l'incubateur car le bruit produit par le ventilateur peut perturber l'enfant. Utiliser aussi le silencieux.
- Surveiller (comme pour la ventilation nasale) le ballonnement abdominal et mener les mêmes actions de prévention.

La ventilation par PPC simplifie la prise en charge infirmière du prématuré. Elle permet à l'enfant de récupérer une certaine autonomie. Néanmoins, certains nouveau-nés peuvent avoir du mal à supporter ce mode de ventilation ; la puéricultrice devra aider l'enfant à vivre cette étape en veillant à son confort (installation, réassurance).

Ce mode de ventilation facilite les manipulations du nouveau-né pour la réalisation de soins relationnels (peau à peau, mise dans les bras, toilette et bain, prise de biberons, mise au sein et alternance des positions).

1. Ventilation par *Infant-Flow*.
2. *Ibid.* p. 262.

Soins et surveillance d'un nouveau-né oxygénodépendant

Objectif

Il s'agit de fournir l'oxygène nécessaire à l'enfant, soit par une enceinte de Hood, soit par des lunettes d'oxygène. Quel que soit le système choisi, l'air délivré doit être toujours réchauffé et humidifié.

L'oxygénothérapie avec Hood

Matériel

- Une enceinte en plexiglas.
- Des tuyaux stériles.
- Un oxymètre.
- Un réchauffeur.
- De l'eau stérile.
- Un manomètre d'air et d'oxygène.

Installation

L'enfant doit être positionné en décubitus dorsal, billot sous les épaules avec un cocon qui veille à maintenir une position physiologique.

Actions de la puéricultrice

La puéricultrice doit :

- surveiller toute modification du score de Silvermann et le signaler au médecin, afin d'adapter le mode d'assistance ventilatoire au besoin de l'enfant : l'oxygénothérapie par enceinte de Hood ($FiO_2 \leq 48$ %) peut être un moyen provisoire de traiter une détresse respiratoire, avant une ventilation assistée plus invasive. En cas d'augmentation de la $FiO_2 \geq 45$ %, il s'agit d'une aggravation de la détresse respiratoire ;
- surveiller l'encombrement nasopharyngé ;
- procéder aux aspirations si besoin en soulevant le Hood sans pour autant sevrer l'enfant d'O_2. Placer l'ambu alimenté en O_2 à côté du nez de l'enfant ;
- surveiller la fréquence respiratoire (FR) ;
- surveiller la coloration, $TcPaO_2$/$TcPCO_2$ et la saturation.

Il est parfois nécessaire de limiter les soins relationnels (inconvénient de ce mode d'oxygénation).

L'oxygénothérapie avec des lunettes d'O_2

Matériel

- Des lunettes d'O_2.
- Des tuyaux stériles.
- Un réchauffeur.
- De l'eau stérile.
- Un manomètre d'air et d'oxygène.
- Du sparadrap tissé, *Duoderm*.

Installation

- En phase aiguë, positionner l'enfant en décubitus dorsal, billot sous les épaules, avec un cocon pour une surveillance précise du score de Silvermann.
- En phase chronique (Dysplasie broncho-pulmonaire), installer aussi l'enfant en position ventrale ou latérale.

Actions de la puéricultrice

Description des lunettes d'O_2 : les lunettes sont un fin tuyau muni de deux petites canules arrondies en leur milieu. Ce tuyau s'adapte à la taille du visage et du crâne de l'enfant grâce à une bague de serrage.
Pose des lunettes d'O_2 : placer à l'entrée des narines les deux petites canules, dirigées vers le bas, puis adapter le diamètre sans serrer. Placer du *Duoderm* au niveau des joues de l'enfant afin de solidariser le système à son visage. Puis coller un bout de sparadrap sur le *Duoderm* (meilleure fixation).

La puéricultrice doit surveiller le score de Silvermann, la FR, l'encombrement nasopharyngé, la coloration, $TcPaO_2/TcPCO_2$ et la saturation.
Les lunettes d'O_2 constituent un mode d'oxygénation plus souple que le Hood, permettant une certaine liberté dans les soins relationnels. Néanmoins, en phase aiguë, la puéricultrice devra assurer une observation précise pour ne pas déstabiliser l'enfant en détresse respiratoire.

La surveillance d'un nouveau-né présentant un pneumothorax

Le nouveau-né à terme ou post-terme peut, dès la naissance, développer un pneumothorax surtout lors d'inhalation méconiale, d'infection, lors d'une ventilation manuelle à l'ambu sans contrôle de la pression…

Définition

Le pneumothorax se définit comme une poche d'air qui se forme entre les deux feuillets de la plèvre, entraînant une détresse respiratoire par compression des poumons, avec parfois un retentissement sur la fonction cardiaque. Il est alors urgent de le traiter par une exsufflation à l'aiguille et/ou par un drainage thoracique.
En phase aiguë d'une détresse respiratoire et chez l'enfant intubé, le diagnostic de pneumothorax doit être évoqué devant toute aggravation soudaine. Il sera confirmé par transillumination et/ou radiographie du thorax.

Les actions de la puéricultrice

Le traitement médical est décidé en fonction du retentissement du pneumothorax sur les fonctions vitales du nouveau-né.

La prise en charge du nouveau-né non drainé

L'oxygénothérapie par lunettes ou enceinte de Hood est habituellement le traitement du pneumothorax sans retentissement sur la fonction cardiaque de l'enfant. La surveillance sera centrée sur :
- **la fonction cardiorespiratoire** : évaluer les FC, FR, $TcPaO_2/TcPCO_2$, saturation HbO_2, Silverman, coloration, TA, gazométrie, aspirations nasopharyngées à la demande ;
- **la douleur** : placer l'enfant le plus confortablement en décubitus dorsal, billot sous les épaules. Utiliser des méthodes de réassurance et de lutte contre la douleur pour éviter les pleurs (regrouper les soins, proposer une tétine à l'enfant). Utiliser **les grilles d'évaluation de la douleur** qui permettent une collaboration efficace avec le médecin, dans la prescription d'une sédation adéquate (la kinésithérapie respiratoire sera proscrite).
- **l'alimentation** : préconiser le gavage dans ce cas pour ne pas fatiguer l'enfant.

La prise en charge du nouveau-né nécessitant un drainage thoracique

Certains pneumothorax ne nécessitent pas un drainage systématique ; ils se résorbent après une **exsufflation à l'aiguille**.

L'exsufflation à l'aiguille

Ce geste est médical.

Matériel
- Une épicrânienne calibre Ch 7 pour le bébé à terme et Ch 6 pour le grand prématuré.
- Une seringue de 20 ml.
- Un robinet à trois voies.
- Compresses, *Hibitane* non coloré, champs stériles.

Actions
Avant l'exsufflation, la puéricultrice veillera à :
- attacher les membres du nouveau-né par des menottes en lui laissant une certaine mobilité ;
- administrer une prémédication adéquate d'après la prescription médicale.

La surveillance clinique est la même que pour l'enfant non drainé.
La kinésithérapie respiratoire sera proscrite.

Lorsque le pneumothorax se reproduit après l'exsufflation, le médecin pose **un drain thoracique**, de manière aseptique.

La pose du drain thoracique

Ce geste est médical.

Matériel

- Un drain thoracique dont la taille est adaptée au poids de l'enfant (taille Ch 8, 10, 12).
- Un système d'aspiration continue type *Pleurévac* et un manomètre de vide.
- Un plateau d'instruments stériles en fonction du protocole du service, un scalpel, du fil stérile.
- Du *Stéristrip*, du *Tégaderm*, un champ troué stérile, des compresses (*Hibitane* non coloré).
- Des gants stériles, des casaques stériles, des masques et des charlottes pour l'opérateur et l'aide.

Actions

Avant la pose du drain, la puéricultrice veillera à :

- attacher les membres du nouveau-né par des menottes en lui laissant une certaine mobilité ;
- mettre un billot sous le dos pour mieux exposer le thorax lors de l'insertion du drain ;
- administrer une prémédication adéquate : *Xylocaïne* pour anesthésie locale, l'enfant aura déjà une sédation par voie générale d'après la prescription médicale.

La surveillance clinique est la même que pour l'enfant non drainé. Néanmoins, certaines précautions sont essentielles pour maintenir la perméabilité du drain et prévenir les risques iatrogènes ; le professionnel (médecin et/ou puéricultrice) veillera à :

- bien solidariser le drain au corps de l'enfant par un pansement de type *Tégaderm* et un sparadrap en aval ;
- réaliser les mobilisations (pesée, changements de positions) à deux soignants (pour éviter le déplacement du drain) ;
- traire le drain à chaque surveillance de manière à mobiliser les sécrétions ;
- vérifier le bon fonctionnement du système d'aspiration continue (contrôle de la pression d'aspiration entre 15 et 20 cmH_2O) ;
- vérifier le niveau des sécrétions dans la chambre de recueil du système *Pleurévac* ;
- surveiller le point d'entrée du drain (signes infectieux, suintement...).

La kinésithérapie respiratoire sera proscrite (sauf dans le cas de troubles de la ventilation).

Lorsque le poumon est revenu à la paroi, le médecin retire le drain. Un pansement est réalisé avec des compresses stériles vaselinées et un *Tégaderm*.

La surveillance d'un nouveau-né en défaillance cardio-vasculaire

Les progrès technologiques ont amélioré la survie des enfants et diminué la fréquence de survenue des urgences vitales rencontrées dans les unités néonatales. Néanmoins, les défaillances cardio-vasculaires constituent un défi lorsqu'elles surviennent, impliquant une réelle coordination au sein de l'équipe. Il est donc essentiel que des protocoles de service existent en lien avec une formation permanente des professionnels et ce d'autant plus que ces situations interviennent de manière peu fréquente (unité de pédiatrie néonatale, soins intensifs...). La puéricultrice a un rôle essentiel au sein de l'équipe dans le dépistage précoce des signes, l'alerte et la mise en route des traitements dans les plus brefs délais.

Nous allons considérer son action à deux niveaux : dans la surveillance et la prise en charge de la défaillance hémodynamique, et dans l'arrêt circulatoire.

La prise en charge d'un nouveau-né atteint d'une cardiopathie admis pour ou en attente d'une intervention chirurgicale

Les nouveau-nés atteints d'une cardiopathie sont accueillis en néonatologie, soit pour un bilan, soit en attente d'une intervention chirurgicale corrective. La puéricultrice sera particulièrement attentive à :

- la préparation de l'accueil du nouveau-né ;
- l'observation de toute modification de l'état de l'enfant ;
- la mise en œuvre des protocoles du service.

Soins et surveillance d'un nouveau-né en défaillance hémodynamique

Objectifs

Il s'agit d'assurer une prise en charge efficace de l'hémodynamique de l'enfant par la surveillance des paramètres vitaux et de leurs modifications, et de prévenir la survenue d'une urgence vitale (avec risque d'arrêt circulatoire).

Signes évocateurs

Il faut d'abord distinguer le collapsus du choc hémodynamique.

Le collapsus est un symptôme qui traduit l'insuffisance de la circulation sanguine. Il s'apprécie par la surveillance de :

- la fréquence cardiaque (FC) : tachycardie, pouls > 160-170 battements/min) ;
- le temps de recoloration cutanée[1] (TRC > 3 secondes, marbrures, pâleur et froideur des extrémités) ;
- la TA (TA moyenne < 35 mmHg), l'hypotonie et la dysrégulation thermique (en général hypothermie).

En néonatologie, les causes les plus fréquentes de collapsus hémodynamique sont l'infection, l'hémorragie et l'entérocolite ulcéro-nécrosante.

Le choc hémodynamique traduit « une insuffisance circulatoire profonde et durable qui retentit sur les grandes fonctions vitales (acidose métabolique, oligurie) et aboutit à l'arrêt circulatoire ».

Actions de la puéricultrice

La puéricultrice doit assurer une prise en charge efficace de l'hémodynamique de l'enfant.

Répertorier toute modification des paramètres vitaux :

- surveiller la FC : maintenir un monitorage en continu (signaler tout trouble du rythme, en particulier la tachycardie) ;
- surveiller le temps de recoloration cutanée (TRC > 2 secondes)[2] ;
- surveiller la TA : utiliser des appareils qui mesurent la tension artérielle par oscillométrie (*Dynamap*) et une taille de brassard précise (choisie en fonction de **la circonférence du bras de l'enfant**). Le site de mesure sera de préférence les membres supérieurs (résultats plus précis et fiables). La TA moyenne normale doit être > 35 mmHg ;
- surveiller tout changement de comportement de l'enfant : l'hypotonie, la diminution de la motricité, les mauvaises tétées, les vomissements, l'augmentation des résidus gastriques) ;
- prévenir les risques de dysrégulation thermique : incubateurs défaillants, enfant trop couvert, surchauffe de la pièce...) ;
- poser une voie d'abord devant une modification de l'hémodynamique (pour assurer la mise en place du traitement ultérieur) sur prescription médicale.

Conduite à tenir en cas de collapsus hémodynamique

La puéricultrice sera amenée, sur prescription médicale, à mettre en route un traitement précis pour rétablir l'équilibre physiologique. Il consiste en :

- une intubation sous ventilation assistée si nécessaire ;
- la nutrition parentérale exclusive ;
- le remplissage : transfusion d'albumine ou de culot globulaire en cas d'hémorragie, ou de plasma frais congelé (PFC) en cas de saignement clinique dans le cadre d'une coagulation intravasculaire disséminée (CIVD) ;
- la surveillance du traitement médicamenteux (inotropes : *Dobutamine* et *Dopamine*) à visée cardiotonique et vasodilatatrice.

Mise en garde

- Une surveillance vigilante est impérative car tout défaut de surveillance d'un collapsus peut induire la survenue d'un choc hémodynamique (avec risque d'arrêt circulatoire).

1. Avec un doigt, exercer une pression ferme sur la surface cutanée thoracique et calculer le temps nécessaire pour obtenir la coloration initiale.
2. Voir note précédente.

Soins et surveillance d'un nouveau-né en arrêt circulatoire

Il est important de parler d'arrêt circulatoire et non d'arrêt cardiaque. En effet, les bruits du cœur ou les complexes électriques sont peu significatifs si le cerveau n'est pas irrigué. Pour une température corporelle de 37 °C, 3 minutes d'inefficacité circulatoire suffisent pour entraîner des lésions nerveuses irréversibles. Ce délai s'abrège lors de fièvre, de collapsus ou d'anoxie.

Définition

En néonatologie, on parle d'arrêt circulatoire lorsque la fréquence cardiaque est ≤ 60 battements/min.

Actions face à un arrêt circulatoire

Cette urgence nécessite l'intervention coordonnée de plusieurs personnes en vue :
- d'assurer l'oxygénation ;
- de restaurer la fonction cardiaque.

Assurer l'oxygénation

La ventilation au masque se fait avec un insufflateur manuel de type ambu. Il en existe deux modèles :
- avec arrivée d'O_2 coaxiale : l'enfant peut respirer librement l'air enrichi en O_2 lorsque l'on n'appuie pas sur le ballon ;
- avec arrivée d'O_2 latérale : pour délivrer de l'O_2 à l'enfant au-delà de 21 %, il faut rajouter un prolongateur.

Les deux types d'ambu sont munis d'une valve de sécurité qui s'ouvre lorsque l'on exerce une pression supérieure à 30 cm H_2O. Le masque facial doit être adapté à la taille de l'enfant pour assurer une bonne étanchéité sur la face.

La puéricultrice devra se référer au protocole du service pour mettre en œuvre rapidement les premiers gestes urgents. Avant l'intervention du médecin, elle devra :
- **si l'enfant est intubé** :
  - augmenter la FiO_2 du respirateur à 100 % (en cas d'absence de mouvements thoraciques) ;
  - prendre le relais du respirateur en ventilant à l'ambu ;
  - **précaution** : la ventilation à l'ambu sur la sonde d'intubation demande un contrôle de la pression d'insufflation (risque de pneumothorax) plus important. Pour ce faire, il est préférable (surtout pour le grand prématuré) d'exercer des pressions du ballon avec deux doigts seulement (une ventilation avec deux doigts représente 15 à 20 cm H_2O, chaque doigt supplémentaire approximativement 5 cm H_2O). Lorsque c'est possible, préférer la ventilation avec *Néopuff* : insufflateur à pression contrôlée. Il permet une réanimation sûre en diminuant les risques de barotraumatisme[1]. Les pressions inspiratoire et expiratoire sont préréglées ;
- **si l'enfant n'est pas intubé** :
  - ventiler à l'ambu en respectant certaines règles : défléchir la tête afin de libérer les voies aériennes supérieures, appliquer le masque facial sur la région nasobuccale, de manière étanche, en maintenant la mâchoire subluxée ;
  - ventiler en comprimant de façon répétée le ballon de manière à obtenir un soulèvement du thorax ;
  - **précautions** : la fréquence d'insufflation à l'ambu doit être adaptée à la fréquence habituelle de l'enfant et le temps d'insufflation ne doit pas être trop court (inefficacité de l'oxygénation). Penser à vider régulièrement l'air de l'estomac en appuyant sur l'épigastre.

Restaurer la fonction cardiaque

En l'absence d'une fréquence cardiaque permettant une hémodynamique efficace (FC ≤ 60 battements/min). Le massage cardiaque externe doit toujours être associé à une ventilation en oxygène pur (ventilation manuelle au masque, ambu ou ventilation trachéale si l'enfant est intubé).

Pratiquer un massage cardiaque externe :
- encercler avec les mains le thorax de l'enfant, les doigts devant se rejoindre dans le dos ;
- superposer les deux pouces sur la pointe du sternum à 1 cm sous la ligne mamelonnaire ;
- exercer une pression rapide, maintenir un rythme de 60 à 100 pulsations/min ;

- vérifier toutes les minutes la reprise du rythme cardiaque sur le monitoring ou au stéthoscope (pour l'enfant non intubé) ;
- vérifier l'efficacité de la manœuvre en contrôlant la recoloration cutanée, la reprise des mouvements respiratoires spontanés, un retour à la conscience, la récupération d'une fréquence cardiaque normale.

Attention : le risque associé au massage cardiaque externe est la fracture des côtes.
Soutenir la fonction cardiaque : utiliser les drogues qui font l'objet d'un protocole de service (la puéricultrice peut les administrer en urgence et sans prescription médicale).

Conduite à tenir face à l'urgence vitale

Un rôle est attribué à chaque intervenant.

- Appeler le médecin.
- Vider l'estomac, ôter la sonde gastrique.
- Mettre l'enfant en décubitus dorsal, à plat.
- Aspirer le nasopharynx (pour l'enfant non intubé).
- Alimenter le masque en O_2 pur (6 à 8 l/min d'O_2).
- Ventiler au masque.
- Pratiquer le massage cardiaque (si la FC est inférieure à 60 battements/min).
- Vérifier l'efficacité de la manœuvre de réanimation.
- Administrer le traitement médicamenteux de manière simultanée (*Adrénaline*, qui peut être instillée en intratrachéal si l'enfant est intubé ; *Atropine* en cas de bronchospasmes...).

Précautions : toute la procédure de réanimation (gestes, horaires, posologie des médicaments...) doit être inscrite sur la feuille de surveillance et dans le dossier médical de l'enfant de manière rigoureuse.
Le retour de l'enfant à une hémodynamique plus stable exige une surveillance clinique étroite. L'enfant restant dans une situation précaire, la puéricultrice devra maintenir, au minimum, un relevé horaire de tous les paramètres vitaux.

1. Manifestation pathologique liée à des variations de pression dans l'organisme.

La pose et la surveillance des voies d'abord vasculaires chez le nouveau-né

Les voies d'abord représentent l'une des premières préoccupations des soignants. Elles permettent l'alimentation parentérale, l'administration de tous les traitements indispensables à l'enfant (antibiotiques, sédation...), voire de faire face à l'urgence vitale. Le choix du type de voie d'abord est vaste : voie d'abord veineuse par cathéter court (cathlon), voie d'abord par cathéter veineux ombilical, cathéter artériel ombilical, cathéter épicutanéo-cave de type Jonathan.
Ce choix est réalisé en fonction d'objectifs précis : la durée du traitement, la pathologie de l'enfant (contrôle de la gazométrie en phase aiguë d'une détresse respiratoire, prélèvements répétés...).
La puéricultrice a un rôle essentiel dans la pose, la surveillance et la pérennité des voies d'abord et dans la prévention des risques iatrogènes liés à leur utilisation.

La voie d'abord veineuse par cathéter court[18]

Cette voie est indiquée pour l'alimentation parentérale et pour l'administration des traitements par voie veineuse.
La pose d'une voie d'abord veineuse s'effectue en respectant le protocole du service. Néanmoins, certaines règles doivent être respectées :

- procéder au lavage antiseptique des mains ;
- revêtir l'enfant d'une surblouse propre ;
- utiliser du matériel stérile et à usage unique ;
- travailler à deux soignants ;
- traiter la douleur par des antalgiques simples[19].

Précautions : tous les sites d'insertion sont permis (la tête peut être un lieu de perfusion en néonatologie). Être strict sur le choix du site de ponction, en respectant une progression logique du parcours des veines (par exemple : piquer une veine de la main avant de piquer une veine au pli du coude).

18. Voir fiche technique p. 279.
19. Pommade *Emla*, *Canadou* pour les enfants non sédatés par voie générale.

Rôle de la puéricultrice

Préparation de l'accueil et prise en charge d'un nouveau-né atteint d'une cardiopathie

Avant l'arrivée du nouveau-né, la puéricultrice s'assure de :

- la mise en place des conditions matérielles requises,
- la disponibilité d'un médecin pour une prise en charge médicale immédiate.

Préparation et accueil du nouveau-né (quelle que soit sa cardiopathie)

L'organisation de la prise en charge du nouveau-né dans le service requiert la plus grande attention de la part de l'équipe médicale comme de l'équipe paramédicale.

Préparation du matériel

- Incubateur ou table chauffante réglés à 28° en attendant l'enfant.
- Un manomètre à oxygène.
- Un masque et un ambu nouveau-né.
- 2 pousses-seringues.
- Un scope pour monitoring cardiaque, saturation, prise de tension artérielle (les paramètres de réglage des seuils d'alarmes sont prescrits par le médecin).

Avoir toujours à proximité le chariot d'urgence complet et vérifié quotidiennement.

Accueil du nouveau-né

À l'arrivée de l'enfant dans le service, la puéricultrice :

- s'assure de la présence immédiate d'un médecin auprès de l'enfant ;
- évalue l'état clinique du nouveau-né : marbrures, pâleur, température, signes de lutte respiratoire, cyanose, état de conscience et réac.

Suivant le protocole en vigueur dans le service :

- elle pèse l'enfant, le toise, mesure son périmètre crânien si son état le permet ;
- elle prend ses constantes (pouls, TA aux quatre membres, SAO_2, FR, température) ;
- elle enregistre un ECG et demande, en urgence, une radio au lit de l'enfant ;
- elle vérifie la perméabilité de la voie d'abord veineuse, ou se prépare à en poser une.

Accueil des parents dans le service

Quelles que soient l'heure et les circonstances :

- l'équipe médicale et paramédicale invite les parents à se rendre auprès de leur bébé ;
- après que le médecin leur a expliqué la situation et le devenir immédiat de l'enfant, la puéricultrice essaie d'instaurer une relation entre le nouveau-né et les parents. Ils sont invités à donner le maximum de soins au bébé, encadrés par la puéricultrice aussi longtemps que le besoin s'en fait sentir. La puéricultrice est ainsi plus à même d'entendre leurs difficultés et de les retransmettre aux membres de l'équipe.

Prise en charge et surveillance des nouveau-nés atteints de cardiopathies cyanogènes

Elle se fait en étroite collaboration avec le médecin. Il s'agit de :

- mettre en place et surveiller le traitement médicamenteux prescrit ;
- surveiller la saturation qui ne doit pas être inférieure aux limites prescrites et avertir le médecin sans tarder (si le cas se présente) ;
- rester vigilante sur la perméabilité de la voie d'abord, en prévoir une seconde éventuellement. Cette information est donnée par le médecin ;
- dépister et signaler les apnées, mêmes courtes ;
- signaler toute prise de poids excessive (souvent due aux PGE1) ;
- surveiller et noter la prise alimentaire.

Pour les nouveau-nés atteints d'une transposition des gros vaisseaux :
- préparer l'enfant, si nécessaire, et prévoir un bilan sanguin, surtout un cathétérisme ; voir si une manœuvre de Rashkind est envisagée ;
- surveiller la tolérance digestive et l'aspect de l'abdomen en cas de reprise de l'alimentation après un cathétérisme…

Pour les nouveau-nés atteints d'une atrésie pulmonaire à septum intact ou d'une sténose pulmonaire :
- préparer l'enfant pour le cathétérisme lorsque la décision de faire une dilatation est prise ;
- surveiller la SAO_2 à l'arrêt des PGE1 après la dilatation et appeler le médecin si la limite inférieure est atteinte ;
- garder d'abord une voie fiable durant le sevrage des PGE1.

Surveillance des nouveau-nés atteints d'une coarctation de l'aorte

- Prendre la tension artérielle aux quatre membres.
- Prendre la saturation aux quatre membres suivant la prescription médicale.
- En cas d'impossibilité de prise de l'un des deux paramètres à un ou plusieurs membres ou de différence significative de la tension entre les membres inférieurs et supérieurs (+/– 20 mmHg), en informer immédiatement le médecin.
- Mettre en route et surveiller le traitement médicamenteux prescrit.
- Surveiller la diurèse (quantité et aspect).
- Faire un prélèvement sanguin (sur prescription médicale).
- Si l'enfant est alimenté au biberon ou par voie entérale, surveiller :
  - sa tolérance digestive ;
  - la quantité ingérée ;
  - la fatigue engendrée par l'effort de succion.

La puéricultrice sera ensuite amenée à participer à la préparation et à la surveillance des nouveau-nés soumis aux examens d'exploration cardiaque et/ou à la surveillance postopératoire.

Préparation et surveillance des cathétérismes néonataux

Avant l'examen

Sur prescription médicale :
- faire un bilan sanguin préopératoire : NFS, CRP, ionogramme, hémostase, groupe sanguin, RAI, test de Coombs ;
- laisser l'enfant à jeun 6 heures avant l'examen ;
- faire signer l'autorisation de cathétérisme par l'un et, si possible, par les deux parents, après que le médecin leur a expliqué le déroulement de l'examen[1] ;
- réaliser une toilette soigneuse au savon doux du nouveau-né ;
- prévenir le médecin cathétériseur de toute altération cutanée au niveau du siège et des plis fémoraux, ainsi que de tout suintement au niveau de l'ombilic ;
- s'assurer d'une voie d'abord veineuse fiable avant le début de l'examen ;
- poser de la pommade anesthésique aux plis de l'aine en fonction des indications du médecin et suivant le protocole établi dans le service ;
- prendre des constantes de référence avant l'examen : TA, SAO_2, pouls, FR, température ;
- transmettre le dossier médical complet, le doudou, la tétine, la feuille de surveillance du cathétérisme à l'équipe qui réalise le cathétérisme.

Après l'examen

Au retour dans la salle, la surveillance est notée sur la feuille de surveillance cathétérisme qui suit l'enfant tout au long de l'examen.

Matériel nécessaire

- Scope.
- Tensiomètre.
- Saturomètre.
- Thermomètre.

Éléments de surveillance

- Constantes (pouls, TA, SAO_2, température) tous les quarts d'heures pendant 1 heure, toutes les demi-heures pendant 1 heure, toutes les heures pendant 3 heures, puis toutes les 3 heures ;
- apparition d'un trouble du rythme (bradycardie, tachycardie, flutter, extrasystoles) ;
- point de ponction afin de dépister un hématome ou un saignement ;
- pouls pédieux si le cathétérisme a été fait par voie fémorale pour dépister une thrombose ;
- chaleur et coloration du pied du côté du cathétérisme fémoral, ou des deux membres inférieurs si le cathétérisme a été fait par voie ombilicale ;
- reprise de la diurèse : aspect, quantité des urines ;
- abdomen : souplesse, coloration ;
- risque infectieux dû au geste invasif : apparition de fièvre associée à une pâleur, des marbrures ou des frissons.

La douleur fait l'objet d'une évaluation systématique (grille EDIN) pour pouvoir demander une prescription d'antalgique si besoin.

Le lendemain de l'examen

Surveiller les constantes au minimum toutes les 6 heures : pouls, tension artérielle, fréquence respiratoire, température et saturation en O_2.
Retirer le pansement en douceur avec un produit adapté type *Remove*.
Désinfecter le point de ponction à la chlorexidine et noter son aspect (présence d'un hématome, d'une rougeur, d'un écoulement). Signaler toute anomalie au médecin.
Dépister et surveiller le risque infectieux et la douleur (comme précédemment).
Faire les transmissions : vérifier que toutes les données de la réalisation de la surveillance apparaissent et, en cas d'anomalies, quelles actions ont été entreprises et quels en ont été les résultats.
NB : la surveillance du cathétérisme cardiaque apparaît dans le décret 93/345 du 15 mars 1993, art. 3.

1. Si cet examen est fait en urgence, en l'absence des parents, le médecin prend la décision de le faire sans autorisation parentale (dans ce cas, l'estomac est vidé à l'aide d'une sonde gastrique qui peut rester en place jusqu'à la reprise alimentaire).

Surveillance postopératoire en pédiatrie cardiaque

Le retour dans le service de médecine cardiologique a lieu en moyenne entre le 5e et le 10e jour postopératoire.
La surveillance des paramètres et le signalement des troubles éventuels permettent au médecin d'évaluer le retentissement de l'intervention sur le nouveau-né et d'ajuster le traitement en cas d'interventions palliatives.

La surveillance cardio-respiratoire

Effectuer de façon systématique, 3 à 4 fois par jour, jusqu'à la sortie, la surveillance de :

- la fréquence cardiaque et la TA ;
- la fréquence respiratoire, la SAO_2 ;
- la température.

Effectuer chaque jour :

- la surveillance du poids ;
- une cotation de la douleur, réalisée régulièrement.

La surveillance et les soins de cicatrisation

Surveillance à l'arrivée dans le service

La puéricultrice examine attentivement la cicatrice et note avec précision sur la fiche de transmissions ciblées :

- l'aspect cutané ;
- la présence de fils résorbables ou non ;
- les rougeurs localisées ou diffuses, les zones inflammatoires ;
- la présence d'un hématome ;
- la présence d'un écoulement purulent ou non.

La présence de l'un des trois derniers critères doit être impérativement signalée au médecin pour dépister au plus vite une éventuelle médiastinite et mettre en route le traitement adéquat.

Surveillance après l'ablation des fils

Les fils sont retirés au 10e jour postopératoire ou au 10e jour après la fermeture définitive du sternum, après administration d'un antalgique prescrit par le médecin.

Après l'ablation des fils, l'aspect de la cicatrice doit être à nouveau noté sur la fiche de transmissions ciblées et tout élément nouveau (écoulement, désunion d'un ou de plusieurs points) signalé au médecin.

Le risque de médiastinite n'est généralement écarté qu'au bout de 15 à 30 jours après l'intervention.

La surveillance du rythme cardiaque et le dépistage des troubles

Le risque de trouble du rythme est inhérent à certains types de chirurgie cardiaque.

Un ECG est fait systématiquement à l'arrivée.

Une surveillance par scope s'avère également utile pour dépister des épisodes parfois fugaces de trouble du rythme.

À noter : le cas particulier des transpositions des gros vaisseaux pour lesquelles le risque d'infarctus du myocarde est majeur dans les 15 premiers jours suivant l'intervention. Les nouveau-nés atteints de cette pathologie doivent avoir un ECG toutes les 48 heures jusqu'à leur sortie.

La surveillance des électrodes épi-cardiques

Dans tous les cas, les électrodes épi-cardiques (nécessaires à une stimulation cardiaque temporaire après l'intervention) sont laissées en place par le chirurgien. Accessibles à tous moments, elles peuvent être reliées à un pacemaker externe, en cas de besoin, et sont retirées par le médecin :

- dès que tout risque de trouble du rythme est déclaré écarté par le médecin ;
- après prémédication avec un antalgique (suivant la prescription médicale) ;
- sous scope pour dépister un trouble du rythme ou un malaise.

Continuer la surveillance visuelle de l'enfant pendant au moins 1/4 d'heure après le geste. Un ECG de contrôle peut être demandé par le médecin.

L'évaluation du risque nutritionnel

L'état nutritionnel du nouveau-né est évalué dès le retour de chirurgie, pour proposer une alimentation adaptée en calories par la diététicienne.

Il faut savoir que la perte de poids d'un nouveau-né à terme en période postopératoire peut aller jusqu'à 500 g (perte de poids réelle + perte des œdèmes pour les nouveau-nés sous PGE1 avant l'intervention).

Dans les cas d'infection postopératoire ou de cicatrisation difficile, les apports protidiques doivent être majorés et la sortie de l'enfant ne peut être envisagée que lorsque la prise de poids est satisfaisante, de l'ordre de 20 à 30 g/jours.

Rôle de la puéricultrice

Préparation du retour au domicile en période postopératoire en pédiatrie cardiaque

Avant la sortie, la puéricultrice doit s'assurer que les parents maîtrisent les soins qu'ils auront à accomplir à la maison, comme par exemple :

- les soins de base tels que : la préparation des biberons ou la conduite d'un allaitement efficace, la réalisation du bain, etc. ;
- les soins de cicatrisation : le soin de la cicatrice (sauf cas exceptionnels) s'effectue simplement à l'eau et au savon.

Action éducative auprès des parents

La puéricultrice explique et montre aux parents :

- les gestes à faire (elle peut les faire réaliser par les parents en sa présence) ;
- le traitement médicamenteux, en leur expliquant en détail la préparation (la leur faire réaliser pour s'assurer qu'ils l'ont bien comprise).

Travail avec les partenaires

La puéricultrice :

- prend contact avec la diététicienne pour organiser, si besoin, un rendez-vous avec les parents ;
- informe ceux-ci de la possibilité de faire appel aux services de la PMI (proche de leur domicile) en ce qui concerne les problèmes de pédiatrie générale ;
- contacte la puéricultrice de PMI (le cas échéant) pour signaler la sortie de l'enfant et les problèmes que rencontrent les parents vis-à-vis de leur bébé ;
- s'assure que le carnet de santé est bien rempli et que le test de Guthrie est fait. Elle remet aux parents le carnet de santé et l'ordonnance de sortie.

Les actions de la puéricultrice

La puéricultrice doit évaluer tous les risques liés à la voie d'abord veineuse.

Prévenir le risque infectieux

Au niveau de la fixation :

- utiliser un pansement de type *Tégaderm* ;
- le maintenir sec, propre et bien collé.

Lors des manipulations (injection de médicaments) :

- ne jamais travailler à mains nues, mais utiliser des compresses imbibées de désinfectant ;
- protéger les robinets à trois voies avec des pansements stériles ;
- mettre des *Bionecteurs* (bouchons munis d'une valve anti-reflux) sur toutes les connexions non utilisées.

Au niveau du site, en cas de rougeur, ablation du cathlon et mise en culture :

- rechercher les signes généraux d'une éventuelle infection ;
- prévenir le médecin ;
- faire la transmission sur le dossier de soin ;
- ne jamais essayer de déboucher le cathlon et faire l'ablation du cathlon.

En cas d'apparition d'œdème

La perfusion diffuse : faire l'ablation du cathlon.

Les signes de vasoconstriction ou de vasodilatation cutanée sur le parcours veineux[20]

- Assurer une surveillance stricte.
- Vérifier l'isotonicité des perfusions.

L'intérêt de l'enfant

L'environnement de l'enfant nouveau-né hospitalisé est agressif et peu adapté à son rythme. Le cathlon permet à l'enfant une grande liberté de mouvements sans risque, lorsque sa pose et sa surveillance sont assurées de manière rigoureuse. Les soins relationnels sont possibles (bain, peau à peau, positionnements différents, mise dans les bras) avec les soignants et avec les parents.

20. Certains médicaments (médialipides, *Dopamine*) font apparaître des traînées blanches ou rouges sur le parcours veineux.

Les cathéters ombilicaux : artériel et veineux

La première indication est la nécessité de disposer d'une bonne voie d'abord vasculaire pour assurer une nutrition parentérale continue et des contrôles réguliers de gazométrie pour les nouveau-nés en détresse respiratoire et hémodynamique, les prématurissimes, dans les cas de dysrégulation glycémique, pour exsanguino-tranfusion.
L'action se déroule en deux temps.

La préparation du nouveau-né

◆ Nettoyer le siège.
◆ Poser une poche à urine en ayant soin de dégager le pubis (replier le haut de la poche).
◆ Attacher les membres de l'enfant par des menottes.
◆ Vérifier le bon fonctionnement du monitoring et de la saturation.
◆ Vérifier la présence d'un ambu branché sur un manomètre d'O_2, pour l'enfant non intubé.
◆ Vérifier la perméabilité de la voie d'abord périphérique en place.
◆ Vérifier la température du nouveau-né.
◆ Éclairer la zone ombilicale.
◆ S'assurer, avant le début de la procédure, que l'environnement de l'enfant est dégagé et propre (vérifier que les tubulures et les câbles ne sont pas sur le parcours de l'opérateur et/ou en contact avec les champs stériles).
◆ Fermer la porte de la chambre et limiter au maximum les présences inutiles ; vérifier également que toute personne présente porte un masque et une charlotte.

La pose des cathéters ombilicaux[21]

La pose d'un cathéter ombilical s'effectue en respectant le protocole du service (choix du matériel, procédure...). Ce soin est réalisé dans des conditions d'asepsie rigoureuse :
◆ le médecin met une charlotte et un masque, se lave chirurgicalement les mains (brosse stérile imprégnée de savon désinfectant), s'essuie les mains avec des essuie-mains stériles contenus dans le sachet de la casaque, enfile une casaque et des gants stériles ;
◆ la puéricultrice met une charlotte et un masque, procède à un lavage antiseptique des mains, porte une surblouse propre, sert le médecin durant la procédure (ouvre les sachets et les présente au médecin de manière aseptique...).

La surveillance d'un cathéter ombilical : KTAO et KTVO

La puéricultrice prend en compte les risques liés aux cathéters ombilicaux :
◆ **pour le KTAO** : spasmes artériels des membres inférieurs :
– laisser l'enfant en position dorsale ou latérale ;
– vérifier l'aspect de l'ombilic, pas de pansement, pas de couches fermées ;
– vérifier l'amarrage du cathéter ;
– vérifier la coloration et la chaleur des orteils, ne pas mettre de chaussettes ;
– vérifier la coloration et la chaleur des membres inférieurs ;
◆ **pour le KTAO-KTVO** : risques de thrombo-embolie (présence de caillots, de bulles, pas de reflux, aspiration impossible) :
– ne pas déboucher le cathéter ;
– ne pas injecter ;
– faire l'ablation du cathéter (choix médical) ;
– faire la transmission sur la feuille de surveillance et sur le dossier de soin ;
◆ **pour le risque hémorragique :**
– vérifier qu'il n'y a pas un défaut de clampage du cathéter ou la déconnexion d'une tubulure ;
– prévenir le médecin ;
– rechercher une déchirure vasculaire : comprimer l'ombilic avec des compresses stériles, ligaturer le cordon avec un fil ou nouer exceptionnellement un cordon stérile autour de l'ombilic ;
◆ **pour le risque infectieux :**
– vérifier la durée du cathéter : pas plus de 7 jours, pratiquer toute manipulation avec des compresses stériles imbibées d'*Hibitane* ;
– entourer le robinet d'un pansement stérile sec ;
– laisser l'enfant en position dorsale ou latérale ;
– surveiller la zone péri-ombilicale : signaler toute rougeur, suintement... ;
– penser à protéger l'ombilic d'un pansement stérile lors de la mise dans les bras.

L'intérêt de l'enfant

Les cathéters ombilicaux sont des voies d'abord profitables au nouveau-né car elles limitent les ponctions veineuses ou artérielles et assurent l'administration des traitements nécessaires à l'enfant (transfusions, albumine, plasma, antibiotiques...).
Lors de la première visite des parents, la puéricultrice les informera de l'intérêt et de la nécessité des cathéters ombilicaux dans la prise en charge de leur enfant. Il est important qu'elle leur explique que cette prothèse n'entraîne pas de douleur.

21. Il existe plusieurs sortes de cathéters ombilicaux : calibre Ch 3,5 utilisé pour l'enfant prématuré (KTAO et KTVO), Ch 5 utilisé pour l'enfant à terme (uniquement KTVO), Ch 4 à double voie sans restriction (uniquement KTVO).

Le cathéter épicutanéo-cave de type Jonathan

La pose d'un cathéter épicutanéo-cave (de type *Jonathan*[22]) est indiquée pour tout nouveau-né nécessitant une alimentation parentérale à plus ou moins long terme. Il permet des apports nutritionnels très adaptés à l'enfant prématuré (solution hypertonique). Il prend souvent le relais d'un cathéter veineux ombilical. La pose doit respecter la même procédure que celle du cathéter ombilical.

Les précautions à prendre

Il faut procéder au rasage complet du crâne (si le « Jonathan » doit être posé à la tête) et à une première désinfection de la zone à piquer (savonnage, rinçage, puis installation sur un champ stérile). Il faut savoir qu'aucun prélèvement ne peut être réalisé sur ce type de cathéter (il est trop fin et il y a un risque d'occlusion).

Les actions de la puéricultrice

Il faut prendre en compte les risques liés au cathéter de Jonathan.

Le risque d'occlusion

- Si le cathéter reflue, il faut :
  - appeler le médecin ;
  - désobstruer avec solution héparinée (2 ml = 40 UI) ou ablation du cathéter.
- Si le pousse-seringue ou la pompe volumétrique sont en panne, changer de pompe rapidement.
- Si le bras de l'enfant est plié, l'immobiliser avec une gouttière ou une menotte si nécessaire (conserver une certaine mobilité).
- Si la perfusion est terminée, la remplacer immédiatement.

Le risque infectieux

- Assurer une surveillance stricte de l'aspect du pansement, qui doit rester sec et occlusif, du site cathétérisé et des abords immédiats : en cas d'œdème, lymphangite, diffusion massive, la puéricultrice doit prévenir le médecin.
- Si le cathéter a migré, rechercher un éventuel épanchement péricardique ou pleural.
- Manipuler la parentérale, le cathéter et la ligne de perfusion dans des conditions d'asepsie rigoureuse (changer les lignes tous les 4 jours selon une procédure stérile et le protocole du service).

Les prélèvements sanguins en néonatologie

Dans les services de néonatologie, et en particulier dans les unités de réanimation et de soins intensifs, les bilans sanguins sont un élément d'évaluation indispensable à l'équipe médicale pour la surveillance optimale du nouveau-né.

Les règles à respecter

Il est recommandé :
- de regrouper les examens au cours de la journée ;
- de choisir le moment le plus propice pour les pratiquer (attendre pour prélever un enfant en hypothermie, par exemple, respecter son sommeil) ;
- d'être strict sur le choix du site de ponction, en respectant une progression logique du parcours des veines (piquer une veine de la main avant de piquer une veine au pli du coude par exemple) ;
- de traiter la douleur par des antalgiques simples : pommade *Emla*, *Canadou* pour les enfants non sédatés par voie générale ;
- de réaliser ce soin à deux soignants (précision et rapidité d'exécution, relation et réassurance de l'enfant).

Les prélèvements périphériques artériels, veineux, capillaires

Le prélèvement artériel

Il peut être réalisé pour une gazométrie, par une infirmière, sous la surveillance du médecin[23].
Il permet de soustraire une quantité de sang assez importante.

Le prélèvement capillaire

Il permet de ménager le capital veineux, de soustraire une quantité de sang vraiment minime de façon pluriquotidienne, et ce pour un nombre d'examens non négligeable. En pratique courante dans les services de réanimation, d'autres examens peuvent être prélevés par cette méthode en même temps que le gaz du sang. Les modes de prélèvements et la quantité de sang prélevée varient selon les examens couramment pratiqués en service de néonatologie.

---

22. Un autre type de cathéter central est utilisé en néonatologie : le cathéter chirurgical de type « Broviac » pédiatrique. Il s'agit d'une voie d'abord exceptionnelle (lors d'échec de pose de KT *Jonathan*). Il permet les prélèvements et requiert la même rigueur lors des manipulations.
23. Décret ministériel relatif au rôle infirmier (article 5).

Préparation et pose d'un cathéter court

Le cathéter court est recommandé pour tous les enfants dont l'indication d'une voie veineuse est posée, sur prescription médicale.

Matériel

- Charlotte, masque, surblouse, compresses stériles, champs stériles.
- Cathéters courts, plusieurs *Tégaderm*, raccord Vermed, garrot si besoin.
- *Bionecteur* glucosé à 5 % et seringue de 2 ml, aiguille pompeuse.
- Savon désinfectant, eau, antiseptique type *Hibitane*.

Actions

Conditions générales de pose

- assainir l'environnement de l'enfant ;
- travailler à deux : l'aide présente le matériel, maintient et rassure l'enfant, fixe le cathéter après la pose ;
- mettre la charlotte, puis le masque, enfiler la surblouse et se laver les mains.

Préparation de la peau

- effectuer le repérage du point de ponction (après avoir utilisé des moyens de prévention de la douleur *Emla*, *Canadou*) ;
- laver la peau au savon liquide avec une compresse (site large) et rincer soigneusement à l'eau ;
- sécher avec une compresse ;
- disposer le champ stérile sous le membre ;
- déposer le matériel : l'aide présente les sachets ouverts, l'opérateur ne doit en aucun cas les toucher ;
- désinfecter le site de ponction avec une compresse imbibée d'*Hibitane* pendant deux périodes de 10 secondes, entrecoupées d'un temps de séchage.

Pose du cathéter

- prendre le cathéter uniquement par les ailettes ;
- purger avec du glucosé à 5 % ;
- piquer et changer de cathéter à chaque tentative ;
- ne pas toucher le site de ponction ;
- dès le reflux, monter le cathéter, retirer le mandrin ;
- fixer le raccord Vermed purgé ;
- enlever toute trace de souillures ;
- utiliser du *Stéristrip* ou la bande adhésive du *Tégaderm* pour immobiliser le cathlon ;
- recouvrir le point de ponction avec du *Tégaderm* sans faire garrot (ne pas tendre, ne pas faire de circulaire) ;
- en cas de perfusion aux mains ou aux pieds, libérer les extrémités ;
- faire une boucle de sécurité avec le Vermed ;
- inscrire la date de pose sur le *Tégaderm*.

Actions après la pose

- mettre le mandrin dans le container ;
- jeter les déchets, nettoyer ;
- procéder à un lavage aseptique des mains ;
- inscrire sur la feuille de surveillance la date, l'heure et le site de pose ;
- inscrire dans le dossier de soins infirmiers les éventuelles difficultés de pose.

Tableau 8.2 : Les prélèvements sanguins les plus pratiqués en néonatologie.

Examens	Veineux	Capillaires
Glycémie	1 ml	–
Glycémie (bandelette)	1 goutte	1 goutte
Gaz du sang à la seringue	Entre 0,1 et 0,2 ml	–
Gaz du sang en capillaire	–	85 µl
Hémoculture	0,5 ml minimum	–
NFS + groupe, Coombs	0,5 ml	0,5 ml
NFS	0,3 ml	0,3 ml
NFS en microméthode	–	Hb, plaquettes, GB : 20 µl Hte : 10 µl
IONO (Na, K, Cl, Ca, P, Mg, urée, albumine, Créatinine, RA, protides totaux)	1 ml	Oui, si difficulté de prélèvement veineux ou artériel
Dosage de médicaments (caféine, phénobarbital, antibiotiques)	1 ml	1 ml
Hémostase	1 ml	–
Bilan hépatique (bilirubine, triglycérides, cholestérol, phosphatases alcalines, transaminases)	1 ml	1 ml
CRP – orosomucoïdes[1]	1 ml	1 ml
Prélèvement unique : test de Guthrie, dosage de la TSH[2], dépistage de la drépanocytose	Quelques gouttes	Quelques gouttes

1. C. Reactive proteine.
2. Thyréo-Stimuline-Hormone (fonctionnement de la thyroïde).

Le prélèvement veineux et le prélèvement au talon

Le prélèvement veineux (dans une veine périphérique ou au talon) permet de soustraire une quantité de sang minime, mais suffisante, pour pratiquer des examens de laboratoire. Il est réalisé dans des conditions d'asepsie rigoureuses afin de prévenir les infections nosocomiales.
Il est toujours fait sur prescription médicale.

Matériel

- Charlotte, masque, surblouse, compresses stériles, champ stérile.
- Épicrânienne n° 6 (prélèvement veineux) ou microlance de sécurité (prélèvement au talon), seringues si nécessaire.
- Désinfectant : *Hibitane* non coloré à 0,5 %, savon liquide *Solvirex* + eau, *Easifix*.
- *Hémade* pour ponction au talon (pommade siliconée : prévient la coagulation en favorisant la formation de belles perles de sang et évite qu'il se répande autour du site).
- Tubes d'examens.

Analgésiques : *Emla* pour ponction veineuse ou *Canadou* (voir protocoles).

Actions

Conditions générales

- Assainir l'environnement de l'enfant (décontaminer les surfaces de travail).
- **Travailler à deux** (lorsque le prélèvement est veineux) : l'un des opérateurs prélève et l'autre assure la relation avec l'enfant (lui parle, lui propose une tétine, contient l'enfant avec des gestes de réassurance).
- Mettre la charlotte, le masque, enfiler la surblouse.
- Procéder au lavage antiseptique des mains.

Préparation de la peau

- Effectuer le repérage du point de ponction.
- **Laver la peau** au savon liquide avec une compresse (site large).
- Rincer soigneusement à l'eau puis sécher avec une compresse.
- Déposer le champ stérile sous le membre.
- Déposer le matériel : l'aide (pour le prélèvement veineux) ouvre les sachets stériles et les présente à l'opérateur qui **ne doit en aucun cas toucher les sachets**.
- Désinfecter le site de ponction avec une compresse imbibée d'*Hibitane* pendant **deux périodes de 10 secondes, entrecoupées d'un temps de séchage**.

Protocole du prélèvement veineux

Pendant que l'un des opérateurs s'occupe du patient, l'autre doit :

- prendre l'épicrânienne uniquement par les ailettes puis piquer, en respectant la progression logique du parcours veineux (commencer par les extrémités) ;
- changer d'épicrânienne à chaque tentative ;
- ne pas toucher le site de ponction ;
- dès le reflux, aspirer doucement le sang avec la seringue ;
- remplir les tubes selon un ordre préétabli ;
- enlever l'aiguille ;
- comprimer la veine quelques instants ;
- nettoyer le point de ponction et le recouvrir d'une compresse sèche (maintenue avec de l'*Easifix*), sans faire garrot ;
- réinstaller l'enfant et s'assurer de son réconfort.

Protocole du prélèvement au talon

Un seul opérateur est nécessaire. Il faut surtout s'assurer que l'enfant est bien réchauffé.

- Prendre le tube d'*Hémade* et jeter la première goutte.
- Appliquer la deuxième goutte à l'aide d'une compresse stérile sur le talon.
- Prendre la microlance et saisir le pied en interposant un doigt entre le dessus du pied et le devant de la jambe.
- Piquer le talon en respectant le schéma ci-après.

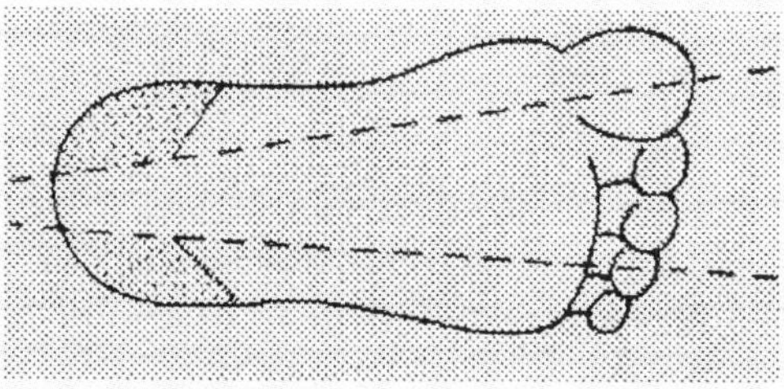

Figure 8.2 : Les sites de ponction lors d'un prélèvement au talon.

Afin de prévenir le risque d'infection iatrogène (ostéoarthrites, septicémie), il faut respecter certaines règles :

- laisser le temps à la goutte de se former, en relâchant la pression faite avec les doigts ;
- laisser tomber la goutte dans le microtube ou sur le buvard ;
- éviter de trop maintenir le pied en l'air, afin de favoriser l'écoulement du sang ;
- nettoyer le point de ponction méticuleusement ;
- recouvrir le point de ponction d'une compresse stérile (maintenue par de l'*Easifix*) sans jamais faire garrot ;
- réinstaller l'enfant et s'assurer de son réconfort.

Protocole de soin après le prélèvement

- Mettre les épicrâniennes ou la microlance dans le container.
- Jeter les déchets, nettoyer.
- Pratiquer un lavage antiseptique des mains.
- Inscrire sur la feuille de surveillance : la date, l'heure, le site, le type de prélèvement et la quantité de sang prélevée.

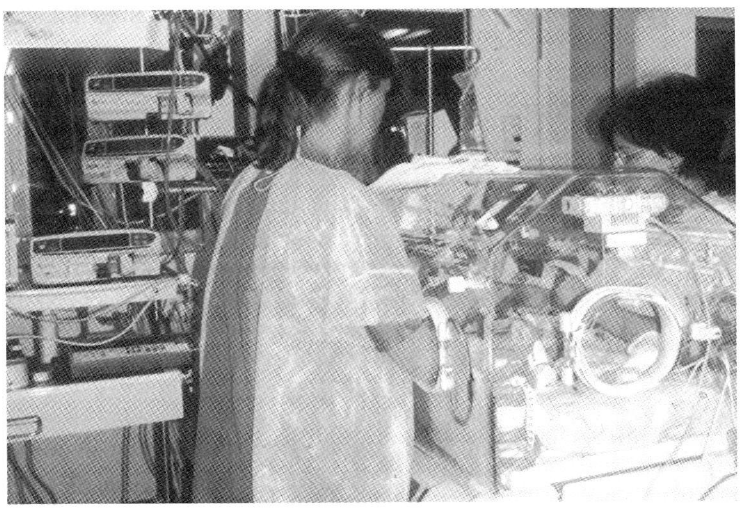

Photographie 8.2 : Soins du nouveau-né placé en incubateur.

La responsabilité de la puéricultrice face au risque infectieux

La prévention des infections nosocomiales dans les unités de néonatologie

Devant la spécificité de la population rencontrée dans les unités de néonatologie, en particulier les grands prématurés (immunodéficience, prothèses multiples...), la puéricultrice a un rôle essentiel dans la prévention des risques iatrogènes. En effet, la prise en charge quotidienne (toilette, manipulations répétées), les gestes invasifs (pose de voies d'abord, prélèvements, aspirations trachéales...) sont souvent la cause de contaminations multiples, d'autant plus que l'hospitalisation est longue. Les infections nosocomiales ont des répercussions certaines sur le pronostic vital dans un premier temps, voire à long terme, surtout chez l'enfant né prématurément. Cette démarche de prévention est soutenue par le

Comité de lutte des infections nosocomiales interne à l'hôpital.

Le Comité de lutte contre les infections nosocomiales (CLIN)[24]

En France, tous les établissements de santé publics et privés ont l'obligation d'avoir une instance de contrôle des infections : le comité de lutte des infections nosocomiales (CLIN). Il est composé d'une équipe pluridisciplinaire, avec de préférence une infirmière hygiéniste et/ou un référent médical[25]. La puéricultrice a une place privilégiée dans cette instance afin de permettre une diffusion rapide des mesures préventives adaptées à la néonatologie.

Le CLIN a plusieurs missions. Il est chargé :

- d'évaluer les facteurs de risque d'infection ;
- d'organiser les procédures et recommandations adaptées à l'établissement et/ou à l'unité ;
- de planifier leur diffusion et d'assurer la formation permanente du personnel.

Les priorités nationales en matière de prévention des risques infectieux iatrogènes dans les établissements de santé sont décidées par les CLIN (ils sont au nombre de cinq en France). Leurs recommandations sont émises en fonction des facteurs de risques identifiés par les CLIN dans les établissements régionaux référents.

Les mesures prises dans les unités de néonatologie[26]

Les structures d'accueil des nouveau-nés doivent répondre à des normes précises. Les lits affectés à la néonatologie constituent un secteur individualisé dans les unités de pédiatrie. En préconisant la séparation de groupes de patients si différents, ce texte soutient implicitement la prévention des infections nosocomiales, dont le but est d'éviter les infections croisées. Les progrès médicaux permettent de prendre en charge des patients de plus en plus fragiles qui cumulent de plus en plus souvent de nombreux facteurs de risques. Ceci explique le caractère « inévitable » de certaines infections nosocomiales. S'il n'est pas possible de maîtriser les facteurs liés à la situation médicale des patients, la qualité des soins et la sécurité de l'environnement doivent faire l'objet d'une vigilance renforcée et d'actions de prévention. La réduction de la part « évitable » des infections nosocomiales est un élément fondamental de la sécurité de soins.

À noter...

Certaines mesures simples ont montré leur efficacité, tel le lavage des mains avant et après tout soin et le port de gants stériles pour réaliser un geste invasif.

Les mesures concernant les locaux et le matériel

En général, les services se sont organisés sur le même mode, dans l'objectif d'une ergonomie maximale, la prévention des risques infectieux et la promotion des relations enfants/parents.

- **Un sas d'entrée** permet de procéder au lavage et au brossage minutieux des mains. Selon le protocole, l'entrée dans l'unité se fait après avoir changé de tenue vestimentaire et mis des surchaussures. Le port d'une charlotte et d'un masque est parfois préconisé. De même, chaque unité élabore des protocoles d'hygiène adaptés qui prévoient la décontamination minutieuse des sols, des portes, des surfaces vitrées, de tous les réfrigérateurs et des armoires à médicaments.
- **L'espacement réglementaire entre deux lits** : une distance minimale est souhaitable afin d'éviter le passage de matériel entre chaque patient et de permettre une mobilité aisée du personnel. Chaque poste de soins est équipé de matériel personnel à l'enfant.
- **Les normes d'aménagement des chambres** :
  – chaque chambre (individuelle ou non) doit être équipée d'un lavabo permettant un lavage antiseptique des mains (robinet à commande non manuelle, savon antiseptique et distributeur d'essuie-mains papier) ;
  – chaque chambre est équipée d'un nombre suffisant de poubelles pour permettre le tri des déchets selon les dispositions formulées dans les règles de sécurité sanitaire (tri sélectif des déchets septiques tel que le sang et les matériels souillés, potentiellement contaminants).
- **Les surfaces de travail, le mobilier, la baignoire et le matériel propre à l'enfant** (y compris les jouets) sont en matériaux lisses et lavables pour permettre un bon nettoyage et une décontamination efficace à l'aide de détergent décontaminant. Dans la chambre, la décontamination des paillasses et des tiroirs doit se faire avec un détergent désinfectant une fois par jour.

---

24. Décret du 6 mai 1988.
25. Décret de 1999.
26. Décret 99-899.

◆ **Le plan de travail** est nettoyé entre chaque soin : on insistera sur les tiroirs, les appareils de surveillance, les respirateurs, les incubateurs ou les lits. Ils doivent être décontaminés par un essuyage humide, avec un détergent désinfectant (disponible pour chaque enfant).
◆ **Les dispositifs d'aspiration** (collecteur des sécrétions, tuyaux et valves) doivent être changés et décontaminés tous les jours (si le matériel n'est pas à patient unique).
◆ **Le linge propre à l'enfant** ne nécessite pas une stérilisation à l'autoclave. Toutefois, un lavage à 90 °C est exigé pour garantir sa propreté. Le circuit du linge, à l'intérieur de l'établissement, fait l'objet d'une réglementation précise : il doit être empaqueté dans un film plastique et transporté dans des containers clos.
◆ **L'architecture des locaux** est pensée en fonction de la circulation des personnes et du matériel (circuit propre et sale individualisé).

Les mesures concernant le personnel et les visiteurs

La circulation des personnes à l'intérieur de l'unité de néonatologie répond à des règles précises afin de minimiser le risque infectieux. Il est essentiel que la puéricultrice actualise ses connaissances, de manière continue, sur la prévalence et l'incidence des infections dans l'unité. Elle doit évaluer le respect des protocoles de lutte contre les infections nosocomiales et favoriser la diffusion, à l'ensemble de l'équipe, des recommandations du CLIN de son établissement.

Le personnel de santé

Conscient du risque infectieux inhérent à la pathologie des enfants et aux techniques utilisées dans le service, le personnel de santé veillera à respecter les règles de prévention en vigueur dans le service.
De nombreuses études ont démontré qu'un personnel insuffisant par rapport à la charge de travail est une source d'augmentation des infections nosocomiales, car cette insuffisance induit moins de rigueur dans les gestes, moins de respect des protocoles et favorise les contaminations croisées d'un patient à l'autre. Il est conseillé :
◆ de limiter au strict minimum le nombre d'intervenants afin d'éviter la contamination aéroportée, lors de la réalisation de gestes auprès d'un enfant ;
◆ de préconiser une organisation du travail qui limite le nombre de soignants référents auprès de l'enfant et qui permette un regroupement des patients par agents infectieux (isolement du nouveau-né si besoin) ;
◆ de préconiser une tenue vestimentaire renouvelée quotidiennement ;
◆ de pratiquer une hygiène personnelle rigoureuse (cheveux courts ou attachés, ongles courts non vernis, faux ongles proscrits) ;
◆ de porter un masque, et le renouveler toutes les 20 min ; il est préconisé pour toute personne présentant des signes infectieux (toux, etc.) ;
◆ de respecter les règles d'asepsie ;
◆ d'effectuer un lavage minutieux des mains avant et après chaque soin ;
◆ de revêtir une surblouse personnelle à chaque enfant (de préférence à usage unique et/ou imperméable).

Les visiteurs

Il s'agit avant tout des parents – leur présence auprès de l'enfant est à encourager et à favoriser par tous les moyens – mais aussi de toutes les personnes significatives pour l'enfant (fratrie, grands-parents, amis, représentant religieux...). Certaines précautions sont à respecter. La puéricultrice recommandera aux parents de rester auprès de leur enfant et d'éviter de circuler dans la salle de soins. Elle indiquera que :
◆ le nombre de personnes au chevet du nouveau-né est limité à deux ;
◆ le lavage des mains et le port de la blouse sont de rigueur pour les parents et les visiteurs.
Elle s'assurera que les parents n'ont pas été en contact avec une personne atteinte d'une maladie contagieuse (rougeole, varicelle, gastro-entérite) ; le cas échéant, pendant la période de contagion, la personne concernée évitera de venir dans l'unité néonatale. Dans les unités qui permettent l'accès de la fratrie auprès du nouveau-né, un questionnaire de dépistage des maladies infectieuses et/ou une visite médicale préalables sont à conseiller.

La prévention du risque infectieux lors des soins

Tous les services[27] réfléchissent à une amélioration continue des protocoles et des procédures en matière de lutte contre les risques iatrogènes associés aux infections nosocomiales. Aujourd'hui, des recommandations générales doivent être respectées, en particulier :
◆ le lavage des mains, reconnu comme le moyen de prévention le plus efficace (voir p. 285) ;
◆ la réalisation des prélèvements et la pose de voie d'abord avec une asepsie rigoureuse :
– pour la pose de voie veineuse : laver le site d'insertion, limiter les ponctions répétées ;

27. Depuis 1988, début d'une réelle évaluation de l'importance du risque infectieux inhérent aux pratiques de soins.

Le lavage antiseptique des mains[1]

Il vise à éliminer la flore transitoire (c'est-à-dire les germes pathogènes) et à diminuer la flore commensale pour lutter contre la transmission manuportée des germes.

Il faut se laver les mains :

- avant d'entrer dans l'unité (associé à un brossage des ongles : ceux-ci sont courts, non vernis et aucun bijou n'est porté, en dehors de l'alliance) ;
- avant et après chaque intervention auprès de l'enfant ;
- pour tout acte infirmier : préparation de perfusion, d'antibiotiques…

Matériel

Un savon antiseptique à large spectre en solution moussante (*Chlorhexidine*, polyvidone iodé).

Un distributeur adapté à chaque savon.

Un essuie-mains à usage unique.

Une poubelle sans couvercle.

Actions

Il faut respecter un temps de lavage d'une minute.

- Faire ôter bijoux et montre aux parents.
- Mouiller les mains et avant-bras puis prélever une dose de savon (utiliser toujours le même savon dans la journée).
- Savonner jusqu'aux coudes pendant une minute.
- Insister sur les espaces interdigitaux, ongles et poignets.
- Rincer abondamment des mains vers les avant-bras.
- Sécher soigneusement avec un essuie-mains et le jeter sans toucher la poubelle.

1. À faire valider par le CLIN des établissements.

Le lavage chirurgical des mains[1]

L'objectif est le même que précédemment. Le lavage est indiqué avant un geste invasif chirurgical (pose de KT, de drains…).

Matériel

- Du savon antiseptique à large spectre en solution moussante : *Bétadine Scrub*.
- Une brosse stérile à usage unique imprégnée de solution moussante.
- Un essuie-mains stérile, préparé avec la casaque stérile.

Actions

Il faut respecter un temps de lavage de 3 minutes (réparti en trois séquences).

- Mouiller les mains et les avant-bras.
- Appliquer une dose de savon antiseptique.
- Savonner une minute en insistant sur les espaces interdigitaux, maintenir toujours les mains en l'air au-dessus des coudes.
- Rincer abondamment.
- Prendre une brosse stérile à usage unique et brosser pendant 30 secondes chaque main (face interne).
- Utiliser le coté imbibé de *Bétadine* de la brosse pour se laver les avant-bras.
- Savonner soigneusement et rincer abondamment des mains vers les avant-bras.
- Sécher par tamponnement avec des essuie-mains stériles, des mains vers les coudes.
- Garder les mains en l'air au-dessus des coudes jusqu'à l'habillage chirurgical.

1. À faire valider par le CLIN des établissements.

– pour la pose de voie centrale : respecter une procédure chirurgicale ;

◆ l'utilisation de matériel à usage unique ou à patient unique pour tout type de soins (sonde aspiration, collecteur de sécrétions, capteur de saturation, sonde thermique, raccord en tout genre inhérent au circuit respiratoire, lunette d'O_2...) ;

◆ l'utilisation de monodoses de sérum physiologique, *Éosine*, eau distillée... jetées après usage ;

◆ la réalisation de certains soins à deux soignants (aspiration trachéale, ponction veineuse, pose de voie d'abord...) ;

◆ le regroupement des interventions auprès du nouveau-né.

Rôle de la puéricultrice

La lutte contre les infections nosocomiales

L'action de la puéricultrice, essentielle et permanente, est centrée sur :

- l'information aux parents : informer des risques infectieux et des précautions à prendre lors des manipulations du bébé ;
- l'information et la formation des étudiants : dès leur arrivée dans le service, la puéricultrice leur explique les mesures d'hygiène et d'asepsie à respecter (protocoles, procédures, pratiques de soins) ;
- l'observation du nouveau-né : une connaissance précise et personnalisée de l'enfant permet le **dépistage précoce des signes cliniques** d'infection et favorise un meilleur pronostic ;
- l'application stricte des règles : adéquation des interventions (asepsie rigoureuse, respect des protocoles, formation et information des professionnels et des visiteurs...) ;
- la recherche d'amélioration des pratiques : une démarche d'amélioration des pratiques de soins et de recherche continue de la qualité est un facteur favorable à la prévention effective des infections.

La prévention de la douleur chez le nouveau-né

Les unités de néonatologie ont développé des soins qui, sans être douloureux, génèrent **un état d'inconfort** qui peut s'approcher d'une douleur soit par les manipulations nécessaires (intubation trachéale par exemple), soit par la répétition des expériences négatives (sonde gastrique, aspirations répétées, non respect du rythme veille/sommeil...). Cette différenciation est à prendre en compte dans le choix des moyens de prévention à utiliser.

Définition de la douleur

La douleur est « une expérience sensorielle et émotionnelle désagréable, associée à un dommage tissulaire réel ou virtuel ou décrite en termes d'un tel dommage », IASP (International Association for the Study of Pain).

L'expérience douloureuse comprend :

◆ une composante sensori-discriminative, qui caractérise le stimulus douloureux en terme d'intensité, de localisation et de durée ;

◆ une composante émotionnelle et motivationnelle, associée à des comportements complexes (anxiété, dépression...), à des réponses émotionnelles et à un besoin de limiter la durée et l'intensité douloureuse ;

◆ une composante cognitive, qui permet de faire le lien entre l'expérience douloureuse, son contexte environnemental, biologique et psychosocial, et de la comparer à des expériences similaires antérieures.

L'origine de la douleur

Les voies de la douleur sont en place au stade fœtal (dès la 20e semaine de gestation), ce qui remet en cause de la notion « nouveau-né indolore ». L'état fonctionnel des centres de la douleur n'est pas complet, mais la maturation des transmissions nociceptives se fait rapidement. Les systèmes analgésiques intrinsèques tardent à être efficaces. De ce fait, à stimulation égale, le fœtus, le nouveau-né et le jeune nourrisson ont une transmission des signaux nociceptifs supérieure à celle des nourrissons plus âgés, des enfants et des adultes. La sensation douloureuse ne nécessite pas la conscience, le nouveau-né a donc la mémoire de la douleur (sans qu'il ait une intégration corticale). Les enfants exposés à des stimuli douloureux répétés, dans les premiers mois de vie, ont ultérieurement une sensibilité accrue à la douleur.

Légitimité de la prise en considération du processus douloureux

Depuis des années, les connaissances relatives à la douleur chez le nouveau-né ont permis la prise en charge de la douleur en néonatologie. C'est une préoccupation constante des équipes de soins.

On observe que les gestes douloureux provoquent le plus souvent des contractions diaphragmatiques, des pleurs, une tachycardie et une hypertension artérielle. Les changements dans la pression intrathoracique des nouveau-nés ventilés entraînent des changements substantiels de leur pression intracrânienne, de la libération cérébrale d'O_2 et du flux sanguin cérébral. L'amplitude et la rapidité de ces changements sont suffisantes pour provoquer ou augmenter une hémorragie veineuse intracérébrale et produire des lésions associées à l'ischémie et à la reperfusion responsable de lésions de la substance blanche.

Les effets cumulatifs des « à coups » physiologiques secondaires aux ponctions veineuses, à l'aspiration trachéale, à l'insertion des sondes gastriques, aux piqûres au talon, à l'ensemble des soins de *nursing* et à la ventilation mécanique accentuent la vulnérabilité des nouveau-nés prématurés aux lésions neurologiques et à d'autres complications[28].

Les objectifs et les moyens de prévention de la douleur

Le travail d'observation et d'identification des signes de douleur et d'inconfort (grilles d'évaluation de la douleur) chez le nouveau-né est la base d'une collaboration étroite médecin/infirmière dans le choix du traitement le plus adapté.

Les objectifs des soins infirmiers sont :

- de prévenir une souffrance inutile, en anticipant la douleur lors d'une manœuvre invasive ;
- de maintenir un environnement sécurisé, en assurant un maximum de protection et de confort à l'enfant douloureux ;
- de ramener l'enfant aussi vite que possible à un état d'équilibre en effectuant des actions de *nursing* et/ou en proposant des interventions médicales appropriées.

Des moyens médicamenteux puissants (type morphinique) sont utilisés chez le nouveau-né et le prématuré, mais leur emploi comporte certains inconvénients : dépression respiratoire, rigidité thoracique, broncho-constriction, hypotension, ralentissement du péristaltisme intestinal, risque de syndrome de sevrage...

Tableau 8.3 : Exemples de traitement de prévention de la douleur.

Indications	Médicaments prescrits
Analgésie brève pour gestes douloureux : – pose de KTC – drain thoracique	*Nubain* ou *Fentanyl* (dose de charge) + anesthésie locale si drain *Xylocaïne* 0,5 %
Analgésique pour intubation non urgente	*Hypnovel* (dose de charge, anxiolytique à effet amnésiant) + *Atropine*
Sédation lors de la ventilation assistée	*Hypnovel* et/ou *Fentanyl* si *Hypnovel* insuffisant ou en cas de pathologie grave (ex : HTAP) (Si l'association présente un risque d'hypotension, ne pas faire de dose de charge)
En cas de douleur « chronique » : sédation et anxiolytique	*Melleril*, *Tranxène* (en fonction de la réponse de l'enfant)
En cas d'enfant douloureux : ECUN, drain pleural...	*Fentanyl* ou *Nubain* toutes les 6 heures
En cas de ponction artérielle ou veineuse, de ponction lombaire, de pose de KTC (si elle peut être différée de 1 h 30)	Crème *Emla* (pose : 1 h 30 avant le soin)
En cas de prélèvements capillaires, autres gestes douloureux où l'*Emla* n'est pas utilisable	*Canadou* (antalgique mineur)

NB : Certaines équipes utilisent la curarisation de l'enfant pour adapter au mieux la ventilation assistée. Ne pas oublier que le curare paralyse les mouvements musculaires volontaires mais qu'il n'est en aucun cas un analgésique.

28. La douleur de l'enfant, *Annales Nestlé*, vol. 57 n° 1, 1999, p. 9.

À noter...

La majorité de ces produits n'a pas encore reçu l'autorisation ministérielle d'utilisation chez l'enfant. Elles font l'objet de la plus grande attention.

L'évaluation, la prévention et le traitement de la douleur du nouveau-né

L'évaluation est l'étape essentielle pour la prise en charge la plus efficace de la douleur. Elle prévient la subjectivité chez le soignant (liée à sa propre perception de la douleur) et assure une continuité dans l'adaptation du traitement en fonction des besoins de l'enfant.

L'utilisation des grilles d'évaluation de la douleur

En néonatologie, les grilles validées les plus utilisées sont :

- **l'EDIN** (Évaluation de la douleur et de l'inconfort chez le nouveau-né jusqu'à 18 mois). Cinq items

Rôle de la puéricultrice

L'évaluation de la douleur du nouveau-né

L'évaluation de la douleur basée sur l'observation de l'enfant est le seul moyen objectif d'assurer un traitement personnalisé de la douleur :

- **avant toute manipulation**, évaluer l'état de conscience et les signes vitaux de l'enfant ;
- **pendant le geste**, évaluer l'intensité de la douleur, adapter la position de l'enfant et/ou réaliser des gestes de réassurance par le deuxième soignant (parole, tétine) ;
- **après le geste**, évaluer l'état de conscience et les signes vitaux à intervalles réguliers, en notant le temps nécessaire et les méthodes utilisées pour ramener le nouveau-né à un état d'équilibre.

L'évaluation de la douleur doit être notée sur les feuilles de soins au même titre que les critères de surveillance des fonctions vitales.

Rôle de la puéricultrice

Prévenir et traiter la douleur du nouveau-né

Pour prévenir une souffrance inutile

- Anticiper de manière juste la douleur liée au geste et proposer le moyen de prévention adapté (voir tableau 8.3).
- Traiter la douleur de manière personnalisée et assurer la transmission du comportement de l'enfant face à la douleur aux autres professionnels pour garantir une continuité dans sa prise en charge.

Pour garantir un environnement de sécurité et de confort

- Assurer à l'enfant des soins efficaces, rapides, en toute sécurité :
  - privilégier la réalisation des soins à deux soignants (ponction veineuse, aspiration trachéale, pesée...) ;
  - favoriser la participation des parents (dans la mesure du possible).
- Maintenir l'enfant dans son état d'homéostasie :
  - permettre à l'enfant de maintenir sa température pendant le soin : en cas d'ouverture des portes de l'incubateur, recouvrir l'enfant d'un lange ; pendant la pesée, penser à envelopper l'enfant dans la couche chauffée et tarée ;
  - aider l'enfant à mieux tolérer le soin ;
  - contenir le corps de l'enfant pour éviter sa désorganisation (éviter le réflexe de Moro) ;
  - apaiser avec la voix, proposer la tétine, caresser la tête (pendant une aspiration trachéale par exemple), avoir des gestes doux...

Pour ramener l'enfant vers un état d'équilibre

- Permettre à l'enfant de retrouver rapidement son état initial :
- – positionner l'enfant avec un cocon, favoriser l'agrippement ;
- – l'entourer du foulard de la mère, le bercer, lui parler... ;
- – le ramener dans son cycle naturel de sommeil ;
- – vérifier l'endormissement de l'enfant avec la stabilisation des signes vitaux si l'enfant est ventilé.
- Vérifier à intervalles réguliers le niveau de conscience et l'état d'équilibre de l'enfant :
- – utiliser des grilles d'évaluation systématique, même en dehors de soins spécifiques ;
- – noter le temps nécessaire à l'enfant pour retrouver son état d'équilibre.
- Favoriser la prise en compte personnalisée des signes d'inconfort et de douleur. Repérer les moyens de réconfort les plus adaptés et assurer une transmission précise des informations dans le dossier de l'enfant.

(visage, corps, sommeil, relation, réconfort) notés de 0 (pas de douleur) à 3. Les paramètres vitaux (respiration, saturation, fréquence cardiaque) complètent l'observation. Son utilisation est adaptée pour toute évaluation de douleur durable ou la répétition de soins douloureux (chronique, inconfort...) ;

- **la DAN** (Douleur aiguë du nouveau-né). Trois items majeurs (réponses faciales, mouvements des membres, expression vocale de la douleur) notés de 0 à 4 en fonction des signes observés. Cette échelle a été validée pour l'évaluation de la douleur aiguë du nouveau-né.

L'évaluation de la douleur

Le but de l'utilisation des grilles est de reconnaître et de soigner d'une façon appropriée tout type de douleur rencontrée par le nouveau-né :

- la douleur aiguë est habituellement localisée, brusque et transitoire (manœuvres traumatiques, coliques du nouveau-né) ;
- la douleur aiguë extrême (entérocolite, méningite) ;
- la douleur chronique (chez les nouveau-nés soumis à des manœuvres traumatiques répétées, sur une période de temps prolongée)

Le nouveau-né ne peut différencier la douleur de toute autre expérience qui lui procure de l'inconfort. Le seuil de tolérance de la douleur est personnel à chacun : il n'y a pas d'accord entre stimulus et perception douloureuse. L'objectif prioritaire de la puéricultrice sera d'assurer le confort du nouveau-né en toutes circonstances, toute action qui l'aide dans cet objectif sera bénéfique.

À noter...

L'observation de l'enfant douloureux ne peut pas être uniquement visuelle. Il faut aussi :

- utiliser des grilles d'évaluation de la douleur ;
- faire une évaluation pluriquotidienne de la douleur pour adapter les thérapeutiques à l'intensité de celle-ci ;
- rédiger des rapports écrits (seule prévention contre l'ignorance et l'oubli de la douleur). Ils doivent inclure les réponses comportementales et physiologiques de l'enfant face à la douleur ; les méthodes utilisées et les médicaments prescrits pour traiter la douleur.

Le nouveau-né prématurissime

La grande prématurité se définit par un terme inférieur à 33 SA et la très grande prématurité (prématurissime) par un **terme inférieur à 28 SA**. Au fil des années, les techniques médicales se sont affinées et permettent, aujourd'hui, de sauver des enfants nés dès la 23e SA. Dans les années 1990, cette population était rare. Ces enfants sont, depuis les cinq dernières années, de plus en plus nombreux et constituent un réel défi clinique et une préoccupation éthique pour les soignants des unités de réanimation néonatale. Bien que leur prise en charge ait des caractéristiques communes avec l'enfant né à un terme supérieur, le prématurissime requiert un ensemble de soins et de précautions qui lui sont très spécifiques. De ce fait, la puéricultrice exerçant dans ces services devra connaître les besoins très particuliers de cette population.

L'aspect de l'enfant prématurissime

La puéricultrice qui accueille le nouveau-né préterme[29] peut être choquée par son apparence extérieure qui est différente de l'enfant né à terme :

- il est maigre, les réserves de graisses se constituant durant le troisième trimestre de la grossesse (voir tableau 8.4) ;
- sa peau est fine, luisante, gélatineuse. Elle reste immature pendant les deux premières semaines de vie ;
- le lanugo est présent (voire abondant) sur tout le corps, principalement sur le dos et le front ;
- sa voûte plantaire est lisse (absence de plis) ;
- ses mamelons sont à peine perceptibles ;
- ses yeux sont en général scellés jusqu'à 26 SA, une membrane protectrice recouvre l'œil et s'ouvre en principe d'elle-même. La puéricultrice ne fera aucun soin des yeux avant l'ouverture complète ;
- ses oreilles sont peu ourlées et le cartilage est mou ;
- ses organes génitaux : chez le garçon, le scrotum est plat, vide, peu rugueux et, chez la fille, le clitoris est proéminent, les petites lèvres sont à peine esquissées ;
- il est hypotonique, dans une posture allongée, il réagit aux stimulations extérieures agréables ou douloureuses par des réflexes de Moro, d'agrippement, des mimiques faciales... ;
- il est sensible à la voix (tourne la tête), à la lumière (ferme les yeux) et montre des capacités relationnelles dès la naissance. L'observation de son comportement permet à la puéricultrice d'identifier ses compétences et de proposer des soins dans le respect de son développement neuro-sensoriel et cognitif.

Tableau 8.4 : Poids de naissance en fonction de l'âge gestationnel (SA).

Âge	Poids (en grammes)
23 SA	580
24 SA	680
25 SA	780
26 SA	900
27 SA	1 040
28 SA	1 200

Source : M. Voyer et J.F. Magny, *Prématuré-Le préterme*. Elsevier, 1999.

La prise en charge du nouveau-né prématurissime

De par sa grande immaturité, les soins donnés à l'enfant né avant 28 SA mettent souvent les équipes en difficulté. La puéricultrice, en collaboration avec les autres professionnels, devra recourir à son ingéniosité pour trouver de nouveaux moyens pour assurer le confort de cet enfant et éviter les risques iatrogènes d'une hospitalisation au long cours. Ses capacités de réflexion, son savoir-faire et ses compétences de recherche sont mobilisés quotidiennement dans la personnalisation des soins pour chaque enfant.

Nous développons ci-après quelques grandes fonctions vitales en raison de leur spécificité. Les actions citées ne sont pas exhaustives et sont à mettre en œuvre après une évaluation précise du nouveau-né, de son environnement et du moment.

Le risque élevé d'altération de la température corporelle

La physiologie de la thermorégulation du nouveau-né prématurissime explique le risque élevé d'altération de sa température corporelle. Sur le plan physiologique, elle se caractérise par :

- une autorégulation thermique limitée ;
- une déperdition thermique importante (peau immature et très perméable).

Le risque d'atteinte de l'intégrité de la peau

La peau du prématuré représente 13 % du poids de son corps, contre 3 % chez l'adulte. Si la peau est traumatisée, un pourcentage important des calories de l'enfant sera consommé pour réparer cet organe essentiel pour le très grand prématuré. Les lésions iatrogènes de la peau sont surtout les brûlures dues aux électrodes cutanées ($TcPO_2/PCO_2$), aux produits désinfectants, et les arrachements d'épidermes par les bandes adhésives. Le risque d'une atteinte de l'intégrité de la peau est donc très élevé.

La mise en route de l'alimentation entérale

Le petit volume de l'estomac du prématurissime nécessite une nutrition gastrique continue. La transition entre l'alimentation parentérale et la nutrition entérale se fait lentement et nécessite une surveillance rigoureuse. Le lait de femme est l'alimentation de choix pour ce prématuré.

29. Voir la définition du prématuré établie par F. Kieffer, p. 194.

Tableau 8.5 : Prévenir les altérations de la température corporelle du prématurissime.

Actions de la puéricultrice	Raisons et/ou facteurs de risque
Réchauffer l'enfant (voir p. 252).	
Maintenir la température de l'enfant • Mettre l'humidification de l'incubateur à 80 % chez les prématurés de < 28 SA. • Changer la couverture à bulle et le tunnel régulièrement.	• L'humidité limite les pertes en eau. • L'humidité et la chaleur favorisent la croissance de certains germes.
Effectuer la pesée (l'enfant a moins d'une semaine) • Agir rapidement à deux soignants : faire une réfection du lit avec l'enfant dans l'incubateur (portes fermées). • Mettre un matelas à bille sur la balance pour éviter le contact dur et froid.	
Surveiller la température de l'enfant • Vérifier la fiabilité de la sonde cutanée par la prise de la température en axillaire deux à trois fois toutes les 12 h. • Changer la sonde thermique de place toutes les 12 h. Utiliser de préférence une sonde thermique à patient unique. • Se frictionner énergiquement les mains avant tout soin.	• Veiller à la stabilité de la température de l'enfant sous photothérapie. • Prévenir les risques d'escarres.
• Laisser la partie du stéthoscope au contact de l'enfant dans l'incubateur.	• Agir en évitant de surprendre l'enfant.
• Réchauffer matelas à eau et à gel.	• Lutter sans cesse contre le refroidissement de l'enfant.

Source : Protocoles infirmiers du service de réanimation néonatale. Institut de puériculture de Paris.

Tableau 8.6 : Prendre en compte les risques d'atteinte à l'intégrité de la peau.

Actions de la puéricultrice	Raisons et/ou facteurs de risque
Protéger la surface cutanée lors de soins d'hygiène • Le bain ne sera pas donné au prématuré de moins de 1 000 grammes. • Il ne sera pas donné avant la 2e semaine de vie et seulement si la température, l'état respiratoire et l'hémodynamique sont stabilisés. • Un bain pourra être donné deux fois par semaine pour les enfants de plus de 2 semaines de vie.	
• Il sera recommandé d'utiliser un savon doux.	• L'utilisation d'un savon doux réduit les risques de colonisations de surface. Un savon alcalin affecte le PH cutané et détruit la gaine acide qui fait partie des mécanismes de défense antibactérienne.
• La toilette quotidienne (bassine et coton) est à proscrire.	• Aucun confort pour l'enfant, grande source de refroidissement.
• Pas d'utilisation de crème émolliente.	• Les crèmes et les huiles changent le PH de la peau et sont très vite absorbées chez le prématurissime.
• Utilisation possible de *Jelonet* si la peau se craquelle ou se fissure.	• Une peau craquelée est une porte d'entrée aux bactéries.
• Utilisation d'*Hibitane* avant toute ponction en ayant soin de tamponner sans frotter.	• Grande perméabilité de la peau, grande fragilité à la friction.

Prévenir les lésions cutanées dues aux adhésifs • Pour les pansements, proscrire tout type de sparadrap et utiliser *Easifix* ou *Coheban*. – Limiter la surface du sparadrap utilisé pour fixer les différentes sondes : gastrique, sonde d'intubation, canules nasales, thermique. – Utiliser un pansement « 2e peau » type *Duoderm* sous tous les adhésifs. Il sera coupé plus large que l'adhésif. – Utiliser des électrodes prégélifiées. – Découper les électrodes pour diminuer la surface de contact et les mettre dans une position qui évite d'avoir à les déplacer (pour écho cardiaque par exemple). – Mettre le capteur de saturation au pied, à la cheville ou au poignet mais jamais à la main car les résultats ne sont pas fiables. – Couper la partie adhésive et fixer le capteur de SAT avec de l'*Easifix*.	• Le *Duoderm* adhère bien à la peau, évite la macération, est imperméable à l'eau et peut être facilement enlevé sans occasionner de lésions.
• Pour la surveillance de la diurèse, favoriser la pesée des couches avec une balance électronique de haute précision.	
• Pour une analyse d'urine : – chez la fille, découper la poche à urine et la coller sur du *Duoderm* ; – chez le garçon, coller du *Duoderm* sous la verge et poser un tube à essai sur la protection.	• Éviter de coller une poche à urine. • Éviter le contact direct avec l'adhésif.
• Lorsque l'on change la sonde thermique de place (toutes les 12 heures), masser doucement l'emplacement précédent. Appliquer la sonde sur les flancs, jamais sur les points d'appui.	• Risque d'escarres dû à la mobilité réduite du prématuré.
• Lors de la pose de cathéters ombilicaux, poser, sans coller, le grand champ troué sur l'enfant et poser par-dessus un petit champ non troué préalablement découpé en son milieu.	• En raison du temps assez long de pose des champs et de l'obligation de les ôter après la pose du KT, une grande partie de l'épiderme périombilical peut être lésée par le collant et entraîner des brûlures.
Prévenir les nécroses de pression • Ne pas faire de circulaire avec les pansements ni de pansements constrictifs.	• Le prématuré est particulièrement à risque à cause de l'immaturité de sa peau et de sa prédisposition aux œdèmes.
• Ne pas utiliser de garrot pour faire les prélèvements ou poser des perfusions.	• Cela évite l'arrêt de la circulation et les ischémies de compressions.
• Ne pas laisser de brassard à tension en place. • Changer l'enfant de position toutes les 2 heures : dos, trois quarts, ventral (sauf si KT ombilical).	• Prévenir œdèmes et nécroses des membres.
• Ne pas utiliser de *Benjoin* chez le prématuré.	• Produit à forte teneur en alcool : brûle l'épiderme immature.
• En cas de brûlures dues au capteur de $TcPO_2/PCO_2$: nettoyer à l'eau stérile, sécher, appliquer soit du *Duoderm*, soit du *Jelonet*.	

Source : Protocoles infirmiers du service de réanimation néonatale. Institut de puériculture de Paris.

Tableau 8.7 : L'alimentation du prématurissime.

Actions de la puéricultrice	Raisons et/ou facteurs de risque
• Utiliser des sondes de petit calibre : Ch 6. • Changer la seringue à gavage toutes les 2 heures.	• Pour éviter la prolifération microbienne.
• **Surveillance de l'état de l'abdomen :** – vérifier les résidus : couleur, aspect, quantité ; – surveiller le ballonnement abdominal : aspect et couleur de l'abdomen ; – surveiller les selles (si glaireuses ou présence de sang : prévenir le médecin) ; – pas de position ventrale ou proclive systématique : uniquement sur prescription médicale.	
• **Stimuler le transit si pas de selles pendant 48 h :** – massages : après la première semaine, si l'état de la peau le permet, pratiquer des petites pressions avec les doigts, en suivant le péristaltisme du colon ; – lavement : utiliser une sonde rectale Ch 10 dont l'extrémité aura été vaselinée, l'enfoncer de 2 cm. Passer à la pousse-seringue pendant 30 min, 15 ml/kg de sérum physiologique tiédi (sur prescription médicale).	

Source : Protocoles infirmiers du service de réanimation néonatale. Institut de puériculture de Paris.

La prise en charge de l'enfant prématurissime n'en est encore qu'à son balbutiement : les soins infirmiers se sont organisés et adaptés à ces enfants très fragiles pour être les moins traumatisants, les plus efficaces possible. L'enfant prématurissime si petit, et déjà si capable, interpelle quotidiennement les professionnels, les sollicite à donner les bonnes réponses à ses besoins.

Les techniques se perfectionnent, l'objectif des équipes de néonatologie est d'intégrer l'observation fine du prématurissime pour prendre en compte la dimension humaine, les capacités à vivre de ces enfants qui peuvent être si troublants[30].

Le rôle de la puéricultrice dans le développement des capacités sensorielles du nouveau-né en néonatologie

Dans les services de néonatologie, les professionnels accueillent des enfants en difficulté et participent à chaque fois au début d'une nouvelle histoire. En effet, même s'il s'agit toujours de prendre en charge un enfant et des parents, le vécu du couple, les circonstances de la grossesse, de la vie anténatale, de la naissance en font une expérience différente et unique.

La puéricultrice dans un service de néonatologie s'inscrit dans une **dynamique d'équipe** dont le souci est de permettre à l'enfant d'avoir sa place dans une famille qui se construit malgré les circonstances défavorables de sa naissance ; elle a un rôle d'intermédiaire entre l'enfant et ses parents. Son observation fine, son empathie, sa disponibilité participent à l'élaboration du rôle parental.

Tous les professionnels des unités de néonatologie essaient d'améliorer leur compréhension du comportement du nouveau-né. Ils innovent en permanence afin de trouver des modes de relation, de communication avec l'enfant qui favorisent l'éclosion, le développement et l'épanouissement de ses capacités.

« **Un bébé seul, ça n'existe pas** », dit Winnicott. Dès la naissance, le nouveau-né a besoin pour vivre d'établir un monde de relation avec ses parents. Ainsi, l'enfant né à terme dans de bonnes conditions découvre le monde qui l'entoure au travers de sensations de plaisir ou de déplaisir (faim, coliques,

30. Voir p. 296.

angoisses...). Les parents répondent ponctuellement aux sollicitations de l'enfant qui, dans ces conditions, peut se construire. Dans l'établissement de la relation avec l'enfant, leur priorité est de lui répondre en anticipant, en prévenant toute manifestation de désagrément, de stress, de douleur...

Le nouveau-né malade va vivre une série de sensations souvent déplaisantes, voire douloureuses, en les intégrant comme « normales ». Les notions de **plaisir/déplaisir** se mêlent et le monde relationnel de l'enfant est perturbé. En néonatologie, chaque professionnel sait que les gestes de survie ou ceux du quotidien sont plus ou moins agressifs et entraînent des comportements différents de la part de chaque enfant.

Les capacités sensorielles du nouveau-né en néonatologie

La vision

C'est le sens le moins bien développé à la naissance. La vision ne devient bonne que vers 2 ou 3 mois. Jusque-là, la vision des couleurs est imparfaite. Le nouveau-né est attiré par les contrastes importants (blanc/noir), il a une forte préférence pour les visages humains. Né avant 26 SA, il a les paupières fermées. Dès leur ouverture, l'enfant est capable de distinguer les objets placés à 15/20 cm de ses yeux.

L'environnement lumineux intense des unités de néonatologie peut perturber les nouveau-nés dans la mise en place de leur rythme veille/sommeil. Les stimulations inadaptées sont alors responsables d'une hyperstimulation négative pour le développement de l'enfant.

Le goût et l'odorat

Ces deux sens sont complètement fonctionnels à la naissance, quel qu'en soit le terme. *In utero,* le fœtus, dès la 7e à 9e semaine de gestation détecte les saveurs du liquide amniotique et en reconnaît l'odeur. Ce potentiel est une ressource importante pour l'enfant dans la reconnaissance de son environnement ; il sera utilisé, dès la naissance, pour communiquer au mieux avec lui.

Le toucher

Les récepteurs de la sensibilité cutanée apparaissent dès la 7e semaine de grossesse et leur maturation est achevée entre 24 et 30 semaines. Les voies nerveuses de la sensibilité cutanée se constituent dès la 6e semaine et leur développement se termine à 30 semaines. Parce que le sens du toucher est très développé même chez le grand prématuré, c'est un mode de stimulation à la fois positif lors de caresses, de gestes de contention du corps de l'enfant ou de manipulations douces, et négatif lors de nuisances occasionnées au niveau de la peau (décollement de sparadrap, surchauffe de l'électrode de PO_2/PCO_2...). De même, l'enfant nu dans l'incubateur manifeste souvent des signes d'inconfort qui s'apaisent dès qu'un lange est posé sur son corps.

L'audition

Les principales structures de l'oreille interne sont en place dès la 19e semaine de gestation et achèvent leur maturation à 35 SA. Le nouveau-né distingue les différents sons, il est capable de reconnaître, de mémoriser des stimulus prénatals. Il est capable d'habituation vis-à-vis des nuisances sonores auxquelles il a été soumis *in utero*. La stimulation auditive est indispensable à l'induction et au maintien de la capacité du système nerveux à transmettre la réponse spécifique déclenchée au niveau de la cochlée.

L'enfant prématuré est à risque de troubles de l'audition, en relation avec son instabilité hémodynamique, l'utilisation de certains médicaments ototoxiques (aminosides) et la surstimulation auditive (environnement bruyant permanent des unités).

L'importance de l'observation

Tous les nouveau-nés communiquent avec le monde qui les entoure par un langage corporel. L'enfant prématuré, qui doit s'adapter pour vivre dans un environnement souvent inhospitalier mais nécessaire à sa survie, communique avec les soignants et ses parents d'une manière qui lui est propre. En observant et en apprenant à interpréter les comportements et les réactions de l'enfant, les professionnels peuvent davantage le comprendre et l'aider dans le parcours souvent compliqué de son hospitalisation.

L'observation de la puéricultrice permet « l'œil-attention »[31] qui enrichit sa connaissance du développement précoce de l'enfant et crée un climat propice à l'élaboration d'interventions préventives favorables à un état de bien-être récupérateur face aux nuisances des unités de néonatologie.

31. Geneviève Haag, psychiatre-psychanalyste.

Tableau 8.8 : Comment lire le comportement de l'enfant ?

Signes de bien-être	Signes de stress
• Respiration régulière	• Apnée, bradycardie, tachycardie, désaturation
• Teint rose	• Pâleur ou cyanose
• *Grasping*, succion, mouvements corporels doux	• Incoordination des mouvements, trémulations
• Consolabilité	• Hyperexcitabilité
• Posture en flexion	• Changement du tonus musculaire (hypertonie, hypotonie)
• Arrêt de téter pour écouter	• Hoquet, nausées, régurgitations
• Sourire	• Pleurs
• Visage affichant un air détendu	• Fuite du regard, yeux dans le vague, grimaces, froncement des sourcils

Source : Dr Sizun (Brest), *Implantation du NidCap.* Journées nationales de la douleur, 1999.

Le rôle de la puéricultrice dans la prévention et la réduction des nuisances en néonatologie

Les stratégies qui tiennent compte de l'environnement de l'enfant et de son comportement sont de plus en plus utilisées dans les unités de néonatologie, car elles peuvent suppléer aux traitements médicamenteux ou venir en complément, en potentialisant l'effet pharmacologique recherché. Les soins donnés aux nouveau-nés doivent respecter la chronologie de son développement.

Une approche individualisée qui soutient ce développement neuro-comportemental harmonieux inclut la famille et tous ses membres en tant que personnes les plus significatives sur le long terme dans les soins donnés à l'enfant. Les membres de la famille sont considérés comme des partenaires de soins, capables de soutenir d'une manière unique l'enfant dans ses capacités et ses acquisitions.

Le personnel soignant des unités de néonatologie s'interroge sur l'adéquation entre les soins prodigués, nécessaires à l'enfant, et sa capacité à les vivre avec le moins de stress possible : « Est-ce que notre pratique soignante s'adapte à chaque enfant en tant qu'individu ? » **ou bien** « Est-ce que l'enfant doit s'adapter et mobiliser ses propres capacités d'organisation ? »

La puéricultrice a un rôle essentiel dans le maintien d'un environnement favorable au développement neuro-sensoriel du nouveau-né. Sa connaissance de l'enfant doit être partagée avec les parents afin qu'ils puissent comprendre les actions mises en place par les différents professionnels dans la prévention des nuisances.

L'accompagnement des parents en néonatologie

L'écoute, l'accompagnement

Pour dispenser une aide efficace, le soignant doit **s'investir dans la relation**, par une prise de contact qui nécessite l'utilisation de ses sens, un savoir-faire pour communiquer, une disponibilité de temps et d'énergie. En fonction du besoin, le soignant fait la preuve d'une disponibilité intellectuelle et affective, **pour comprendre et aider** : il doit donner de son temps, de sa compétence, de son savoir, de son intérêt, de sa capacité d'écoute et de compréhension.

La relation d'aide prend en compte le moment présent, « ici » et « maintenant ». Elle a pour but de favoriser le processus de guérison, de santé, l'approche de la mort dans la dignité et l'authenticité.

Le soignant doit laisser de côté ses préjugés, ses jugements de valeurs, ses préoccupations pour accepter et comprendre l'autre. Donner aux parents des informations, des connaissances, les aider à exprimer leurs pleurs, leurs doutes, leur colère, leur tristesse, leur donner du soutien au moment des émotions difficiles, les accompagner dans une démarche de résolutions de problèmes ou de prises de décisions, les encourager à parler de ce qui les préoccupe, leur apprendre à se détendre sont autant d'interventions d'accompagnement.

Quelques règles pour favoriser l'écoute

◆ Se mettre dans des conditions physiques qui permettent d'entendre clairement ce qui est dit (entretien dans un bureau, permettre aux personnes de s'asseoir pendant l'échange...).

◆ Être attentif au langage non verbal (tonalité de la voix, hésitations, crispations, yeux fuyants...).

Rôle de la puéricultrice

La prévention et la réduction des nuisances

Favoriser un environnement apaisant et éviter un environnement lumineux intense (source d'hyperstimulation négative)

Il faut permettre l'instauration du rythme veille/sommeil :

- lorsque l'architecture le permet, préférer la lumière naturelle à celle, intense, des néons électriques ;
- lorsqu'elle ne le permet pas :
  - placer une protection au-dessus de l'incubateur ;
  - faire le choix d'une source lumineuse adaptée au geste à réaliser (lumière indirecte) ;
  - utiliser des interrupteurs avec variateurs pour réduire l'intensité lumineuse, sinon prévoir des veilleuses pour la nuit ;
  - dans les chambres à plusieurs lits, penser à protéger les enfants non concernés par les soins (accueil d'un nouvel enfant, prélèvements...).

Stimuler le goût et l'odorat

Le goût

Stimuler l'oralité pour préparer l'autonomie alimentaire et entretenir la notion de plaisir :

- stimuler, au moins quotidiennement, les muscles préposés à la succion déglutition (extérieur/intérieur des joues, pourtour labial) ;
- proposer la succion non nutritive (tétine adaptée à l'enfant prématuré, geste de réassurance après un soin agressif) ;
- associer cette succion lors de l'utilisation de *Canadou* pour prévenir la douleur d'un prélèvement ;
- mettre lors du gavage quelques gouttes de lait sur la langue pour stimuler la tétée et éduquer le goût ;
- positionner l'enfant pour qu'il puisse téter ses doigts.

L'odorat

- Proposer aux parents de disposer un mouchoir ou un petit foulard imprégné de l'odeur (pas de parfum) de la maman près de l'enfant afin de le réassurer.
- Cette action participe à l'élaboration du lien mère/enfant : symboliquement, il assure la présence de la mère auprès de son nouveau-né.
- Préconiser le peau à peau dès que possible et sans limite de temps si l'enfant le tolère.

Privilégier le toucher positif et éviter le toucher négatif

Toucher négatif

- Prévenir la douleur en utilisant les moyens médicamenteux disponibles tout en manipulant l'enfant avec des gestes doux et fermes.
- Regrouper au maximum les soins pour permettre à l'enfant des périodes de récupération suffisamment longues.
- Lors des manipulations (changement de positions, pesée, mise dans les bras...), avoir des gestes enveloppants qui favorisent le maintien de l'enfant en position fléchie, garder la tête dans l'axe du tronc pour éviter les stimulations vestibulaires désagréables.
- Lors de la toilette en incubateur (si le bain n'est pas possible), toujours s'assurer de contenir l'enfant entre chaque étape (maintenir une continuité) et de le recouvrir d'un linge pour éviter le refroidissement.
- Après tous les soins, prendre le temps de permettre à l'enfant de se réorganiser en contenant son corps (main sur la tête et maintien des jambes repliées ; regrouper les bras sur le thorax en lui parlant doucement).

Toucher positif

- Positionner l'enfant dans un cocon :
  - lui donne la limite de son environnement : il favorise le rassemblement des deux hémicorps. Cela participe à la construction psychique de l'image de son corps : « Il ne fait qu'un » ; de plus, il peut explorer son corps, son visage... en acquérant ses propres gestes de réassurance ;

Figure 8.3 : Le positionnement de l'enfant dans un cocon.

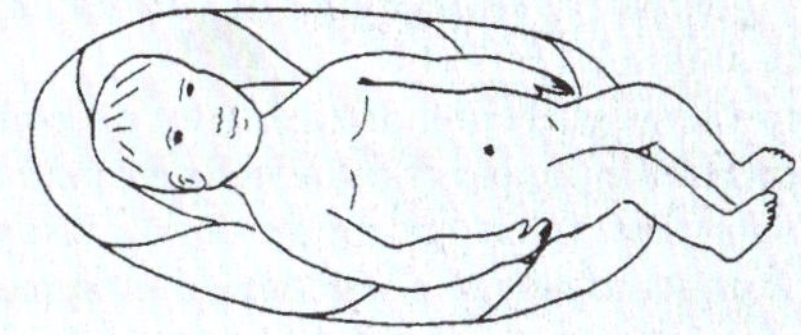

– le maintien dans une position physiologique : l'enfant prématuré a peu de tonicité musculaire, il est donc important de la développer afin d'éviter les positions vicieuses (position en grenouille) qui pourraient avoir des répercussions ultérieures sur l'acquisition de la marche. La puéricultrice, en s'aidant de langes, positionne l'enfant afin « qu'il porte progressivement ses genoux devant lui », hanches dans l'alignement. Lorsque l'enfant est en position ventrale, la puéricultrice veille à soulever légèrement le pubis avec un lange roulé et maintient les pieds en position droite (pas de pieds en équins, les orteils ne touchent pas le plan du lit). Lorsque l'enfant est en position latérale, la puéricultrice veille à bien maintenir l'enfant (dos et ventre) sur toute la longueur de son corps avec des langes roulés de taille adaptée à l'enfant.

- Penser à envelopper l'enfant, en dehors des soins, en le recouvrant d'un lange s'il montre des signes d'inconsolabilité.
- Penser à vêtir l'enfant, même dans l'incubateur, dès que sa thermorégulation est stable (la température de l'incubateur – commande thermostatique – se maintient en dessous de 30 °C). Les vêtements permettent à l'enfant de percevoir son corps et de se sentir plus en sécurité.
- Le bain est un moment de relation privilégiée :

– le savonnage permet un toucher enveloppant, doux ; l'enfant perçoit le contour de son corps (veiller à laisser en permanence une main sur l'enfant afin d'éviter la perception de vide et de déclencher des Moro) ;

– l'immersion se fait progressivement, veiller à ce que l'enfant soit entièrement dans l'eau, que ses pieds et ses mains touchent les bords de la baignoire (limites, réassurance) ;

– la puéricultrice veillera à contenir l'enfant, à l'aider à flotter afin qu'il puisse soutenir son attention, entrer en relation avec son environnement en se relaxant.

- Masser le nouveau-né prématuré : il s'agit d'un moment de plaisir partagé, de préférence avec les parents à condition qu'il soit effectué lorsque l'enfant est disponible. Il est essentiel que la puéricultrice sache repérer le moment adéquat : l'enfant est éveillé, ne pleure pas, il bouge les muscles de son visage, ses yeux sont brillants et il remue les sourcils, il regarde le visage qui s'approche à 20 cm, il cherche à rapprocher les bras de son corps, il a des mouvements corporels doux.

Préserver l'ouïe et éviter l'hyperstimulation négative

Limiter les nuisances sonores.

Pour le nouveau-né, le bruit intense (≥ 2 000 Hz : alarme de scope, par exemple) constitue, dans tous les cas, une agression : au début de sa vie, le pic sonore n'est pas habituel, l'enfant en a peur, il a besoin d'un temps d'habituation.

- Lorsque l'unité est munie d'un répétiteur central d'alarme, le niveau sonore des alarmes au lit de l'enfant peut être diminué (ôter le son des QRS, mettre l'intensité de l'alarme au minimum). Les téléphones des unités sont parfois mal réglés (sonnerie trop forte).
- Veiller à éteindre les alarmes rapidement (scope, pousse-seringues, incubateurs, PO-PCO_2, saturation mobile…).
- Éviter les conversations et les éclats de rire autour de l'incubateur de l'enfant, éviter de s'interpeller d'un lit à l'autre ou d'une pièce à l'autre.
- Ne rien poser sur l'habitacle de l'incubateur (qui ne doit pas être considéré comme un plan de travail).
- Sensibiliser à la prévention des nuisances sonores l'ensemble de l'équipe et maintenir un comportement professionnel respectueux des enfants (ne pas crier, éviter les éclats de voix intempestifs, parler à voix basse…).
- Faire attention aux jouets, boîtes à musique et petits magnétophones qui doivent être limités à 60 dB.
- Les maintenir à l'extérieur de l'incubateur et informer les parents sur la nocivité du bruit dans l'habitacle (caisse de résonance).

◆ Faire preuve de disponibilité intellectuelle et affective pour entendre ce qui est dit (penser à déléguer les soins pour ne pas être dérangé, mettre de côté ses préoccupations...).
◆ Prendre le temps d'entendre ce qui est dit pour se préparer à parler (ne pas argumenter systématiquement pour faire valoir son point de vue car cela entraîne un sentiment de non écoute, de non reconnaissance).
◆ Considérer le silence comme une technique de communication. Il ne représente pas un grand vide à combler, il est fait au contraire d'intérêt et d'attention pour ce que communique autrui, un espace fécond où les émotions peuvent émerger et s'intensifier pour permettre un échange plus profond et vrai.
◆ Reformuler (par la reformulation, le soignant montre intérêt et compréhension).
◆ Être empathique : c'est l'habileté à répondre correctement à la question : « Comment je me sentirais ou j'agirais dans cette situation si j'étais à sa place ? » Il s'agit de savoir reconnaître ce que vivent les parents et de le leur faire savoir (par un signe de tête, un regard, une main sur l'épaule...).

La première visite des parents

Dans toute hospitalisation en néonatologie, l'enfant est séparé de sa mère.

La visite du père

Lors du premier contact avec l'enfant, le père a un rôle essentiel. Il sera le lien entre le nouveau-né et sa mère, entre les soignants et la mère. Il doit à la fois vaincre ses émotions et informer la mère. Ce rôle de « tampon » est souvent difficile à vivre car il est partagé entre donner les informations adéquates et protéger la mère, éprouvée par l'accouchement, de l'angoisse de la séparation.
Le temps de l'accueil devient alors important ; le soignant devra être disponible pour mettre en place **une relation de confiance essentielle** pour la suite de la prise en charge :
◆ accompagner le père dès l'entrée de l'unité jusqu'à l'enfant (ne pas le laisser découvrir seul son enfant) :
– expliquer l'environnement technique, sa fonction, son importance tout en essayant de recentrer l'attention du père sur l'enfant, son individualité, ses capacités ;
– si possible, parler de l'enfant en utilisant son prénom ;
– faire la différence entre les moyens de surveillance non invasifs et les prothèses invasives (KTVO, sonde d'intubation...) en mettant l'accent sur la prise en charge de la douleur ;
– si l'état de l'enfant le permet, proposer au père de le prendre dans les bras ; sinon, inviter le père à toucher le nouveau-né (caresses sur la tête, doigt dans la main...) ;
◆ permettre au père de faire le lien avec la mère et la famille :
– **en proposant** (sans insister) de faire une photo de l'enfant, d'apporter, si la mère le désire, un foulard imprégné de son odeur, un jouet (pas de peluche) ou une boîte à musique (attention au niveau sonore), de faire des films vidéos... ;
– parler des possibilités de visites de la mère avant sa sortie de l'hôpital (ambulance, voiture personnelle...) ;
– donner l'opportunité d'appeler l'unité 24 h/24 pour avoir des nouvelles ;
– donner les modalités pour mettre en route un allaitement maternel si tel est le cas (tire-lait, conservation et hygiène du lait, transport...) ;
◆ lui présenter le service (heures des visites de préférence 24 h/24, livret d'accueil, salle de repos...) ;
◆ lui présenter l'équipe qui prend en charge l'enfant (infirmière et/ou médecin de référence, psychologue, assistante sociale...) ;
◆ lui parler des modalités d'entretien avec les médecins (présence médicale, entretiens libres ou sur rendez-vous, le matin ou l'après-midi...).

La visite de la mère

La puéricultrice accordera la même attention particulière à la première visite de la mère en respectant les mêmes recommandations que lors de la visite du père (disponibilité, propositions, explications...).
Les mères sont souvent fragilisées et éprouvées par la séparation et l'accouchement, il est donc essentiel de veiller à leur confort en ayant des chaises confortables (bouée...), la possibilité de s'allonger (transat, rocking-chair...).

Aider le nouveau-né à développer des potentialités

Comment l'équipe soignante s'organise-t-elle, avec les parents, pour aider l'enfant et rentrer au domicile dans les meilleures conditions ?
Lors de la première visite de chacun des parents, il est important de les informer sur la prise en charge soignante. Le premier entretien médical leur permettra de faire le point sur l'état de santé de l'enfant et sur les traitements en cours (support respiratoire, alimentation parentérale, inquiétudes spécifiques...). L'enfant sera placé au centre de l'entretien, dans une dynamique de projet de vie quel que soit son état. Si le pronostic de l'enfant est compromis à très court terme, le père en est informé et l'équipe veillera à tout entreprendre pour donner le temps à la mère de rendre visite à l'enfant.
Dans toutes les autres situations, la première visite est l'occasion de placer l'enfant en tant qu'individu

avec des compétences physiques à soutenir, mais aussi des compétences innées qui lui permettent, au moment présent, de s'inscrire dans la vie (capacité à communiquer, à reconnaître la voix de ses parents, à réagir au toucher...) et à avoir une place dans l'histoire de la famille (visite de la fratrie, des grands-parents, aborder dès que possible les possibilités de transferts vers un centre plus proche du domicile, envisager le déroulement de l'hospitalisation...).

La sortie est souvent abordée par les parents dès le jour de l'arrivée de l'enfant dans l'unité. Il est important, surtout en unité de réanimation ou de soins intensifs, de permettre aux parents de prendre la dimension de la gravité de la situation sans toutefois les empêcher de construire un espoir, d'envisager le retour à domicile de l'enfant. C'est un moment délicat pour le soignant car il doit projeter l'enfant dans l'avenir (acquisition de l'autonomie respiratoire, alimentaire...) sans s'aventurer sur des notions de temps précises et de pronostic. Il est important que les parents mesurent l'importance de l'individualité de l'enfant et de son évolution : chaque enfant a son histoire ; son parcours, sa force de vie lui sont propres et il les exprime de manière personnelle.

La place et le rôle des parents dans l'unité de néonatologie

Dans le projet thérapeutique pluridisciplinaire que l'équipe soignante essaie d'élaborer, les parents doivent jouer un rôle essentiel. En effet, ils sont les personnes les plus représentatives pour l'enfant tant dans les soins à lui apporter au quotidien que dans l'élaboration de sa vie à venir.

L'arrivée en néonatologie de l'enfant enlève toute possibilité aux parents de se positionner dans leur rôle parental : ils ont l'impression d'être « dépossédés » de leur enfant, ils se sentent inutiles, incapables de pourvoir à son bien-être puisque toute une équipe assure sa prise en charge à leur place.

Le soignant aide à la construction des liens entre le nouveau-né et ses parents par une responsabilité partagée dans les soins à l'enfant. Il doit trouver les moyens adaptés pour le faire (en fonction de l'état de l'enfant). La présence des parents auprès de l'enfant est indispensable et ce d'une manière large et maximale. Des règles doivent être respectées :

- proposer, mais ne jamais imposer ;
- prendre le temps de toujours informer et expliquer, être le plus vrai possible en toutes circonstances.

Au quotidien, la participation des parents aux soins à l'enfant doit être dans tous les cas la plus étendue possible. La soignante partage son expérience (pratique et relationnelle) pour permettre au couple de devenir père et mère à part entière. Cette notion doit être présente en permanence à l'esprit de tout professionnel pour éviter le surinvestissement, avec un risque d'appropriation de l'enfant et une autonomisation des parents difficile.

> **À noter...**
> Il faut apprendre à travailler en présence des parents : leur regard critique, leurs questionnements incitent les soignants à changer leurs pratiques, leurs attitudes. Le soignant et les parents, en partageant observation et connaissance de l'enfant, instaurent une dynamique positive et aidante pour chacun.

L'équipe doit mettre les parents au centre de la prise en charge de leur enfant :

- maintenir une information médicale précise et régulière : dans un bureau, des entretiens qui permettent de faire le point sur les étapes franchies par l'enfant (le médecin parle de la maladie) ;
- assurer la présence des parents auprès de l'enfant : mise dans les bras, peau à peau, bain, massages, premier biberon... ;
- informer les parents sur le déroulement de la journée, sur les progrès et le comportement de l'enfant (l'infirmière parle du malade).

L'arrivée au domicile du nouveau-né hospitalisé

La fin de l'hospitalisation du nouveau-né hospitalisé est une étape très significative pour l'arrivée de l'enfant dans sa famille dans une dynamique familiale harmonieuse. Ainsi, la préparation de la sortie s'amorce dès l'arrivée dans le service de manière personnalisée, mais surtout au quotidien. Il est essentiel de considérer les parents comme des partenaires dans les soins à l'enfant (lors de soins techniques, la soignante reste la professionnelle, les parents soutiennent le nouveau-né, l'aident à supporter le stress), mais aussi dans son projet de vie. En aidant le couple à devenir parents à part entière dès l'hospitalisation, en reconnaissant leur capacité à aider l'enfant dans ses acquisitions puis à être acteurs dans la mise en place de la sortie, la puéricultrice et l'ensemble de l'équipe soignante favorise une arrivée au domicile adaptée et moins stressante pour tous.

L'observation soignante, la connaissance partagée de l'enfant participe **à la mise en place d'un processus d'anticipation** : le comportement de l'enfant, ses signes de bien-être et de mal-être sont identifiés par les parents, leurs réponses deviennent spontanées, naturelles. Ainsi, il est possible de noter que les parents ne

Rôle de la puériculture

La sortie, quelques règles à observer

Préparer la sortie de l'enfant au quotidien.

Pendant l'hospitalisation

- Établir un climat de confiance mutuel par une information précise et claire sur l'état de l'enfant (présence, disponibilité...).
- Proposer une présence, une participation aux soins, ne pas l'imposer.
- Encourager la mise en place du rôle parental (écoute, prise en compte de l'avis des parents, accepter les réticences, aider à progresser à leur rythme, le respecter...).
- Autoriser les soins relationnels et une large participation quotidienne.
- Renforcer les parents dans leur capacité à reconnaître les besoins de leur enfant.

Dès l'acquisition de la tétée (premier biberon ou tétée)

- Amorcer le projet « sortie ».
- Envisager le matériel nécessaire au domicile.
- Permettre aux parents d'envisager les jours et les semaines après la sortie.
- Encourager la recherche d'un médecin traitant ou d'un pédiatre adapté aux attentes de la famille (pour assurer le suivi régulier de l'enfant, permettre l'envoi du compte rendu d'hospitalisation, recommander une première visite « pour faire connaissance »...
- Préconiser la présence d'une aide (grands-parents, ami(s) pour les premières semaines. Organiser des cours de diététique et/ou des sorties pour permettre un échange et une anticipation plus proche de la réalité...

À la sortie, le réseau indispensable

Le jour de la sortie et/ou les semaines qui suivent peuvent être déstabilisantes pour les parents : du comportement de l'enfant différent aux difficultés pour la fratrie ou le couple à se situer, il est essentiel qu'ils disposent d'une « trousse à outils » adéquate pour parer aux questions éventuelles. Donner suffisamment d'informations sur les personnes-ressources, les structures existantes à l'extérieur de l'hôpital... L'ensemble des liaisons est à prévoir avant la fin de l'hospitalisation.

- Permettre aux parents de rappeler le service, après le retour au domicile.
- Encourager la mise en relation très précoce avec la puéricultrice de secteur et les centres de protection maternelle et infantile.
- Prendre contact avec le CAMSP (centre d'action médico-sociale précoce) pour le suivi spécifique du développement de l'enfant (les critères de suivi CAMSP sont bien précis : grande prématurité, souffrance fœtale aiguë...).
- Rappeler l'importance du médecin de famille et des professionnels pour prévenir les situations d'urgence et le recours aux services d'urgences hospitalières (le risque de réhospitalisation est fréquent).

sont plus en attente de ce qui est susceptible d'arriver ; acteurs pendant l'hospitalisation, ils envisagent la préparation et le retour au domicile de l'enfant.

L'accompagnement de l'enfant mourant et de sa famille

La prématurité ou l'hospitalisation à la naissance font planer une angoisse de vie et de mort chez les parents et les soignants, en particulier lorsque le nouveau-né est pris en charge dans un service de réanimation. Les parents et les professionnels visent la vie.

La construction du lien enfants/parents/soignants permet d'affronter l'hospitalisation qui peut être longue et difficile.

Lorsque les efforts techniques et humains échouent et que l'enfant décède, l'accompagnement de la famille devient une priorité. L'ensemble de l'équipe poursuit plusieurs objectifs :

- permettre à l'enfant de mourir dignement et sans souffrance ;
- assurer un accompagnement qui aide les parents et la famille à entamer un processus de deuil.

Les étapes du deuil

Le terme « deuil » signifie « souffrir ». Lorsque nous perdons quelqu'un ou quelque chose d'important, nous devons nous détacher de cet « objet » pour continuer à vivre. « Faire son deuil » consiste en un travail psychologique qui comprend plusieurs étapes émotionnelles :

- le refus ou le déni : « Ce n'est pas possible !... Je n'y crois pas... » ;
- la colère : c'est une étape d'hostilité projetée contre la personne qui est partie, la famille, les amis, le personnel soignant, sa propre douleur ; ou un sentiment de culpabilité : « Qu'est ce qu'on aurait pu faire ?... » ;
- la tristesse : c'est le moment où on réalise la perte (dépression, chagrin, larmes...) ;
- la peur : peur de ne plus pouvoir aimer, de ne plus pouvoir s'attacher à une personne de nouveau, d'être abandonné, d'être seul ;
- la rationalisation : on pense qu'il est mieux que la personne soit morte. Étape importante pour permettre l'acceptation ;
- l'acceptation : dernière étape, qui se réalise lentement, c'est une période de paix, d'acceptation que la personne soit partie, où l'on reprend le goût de vivre.

Les rites

« La mort est un phénomène universel. Chaque culture établit ses propres croyances, ses modèles de comportements et ses restrictions face à la mort. Accompagner une personne mourante et aider la famille, c'est respecter les différences idéologiques et spirituelles. »[32]

Les rites mortuaires se définissent comme l'ensemble des règles et des cérémonies adoptées par un groupe ethnique afin d'attribuer un sens à la mort ; on peut les classer en trois catégories :

- les rites préfunéraires (toilette mortuaire, levée du corps, visite au mort). Ils symbolisent la séparation du mort avec le monde des vivants. Ils permettent de rendre un dernier hommage au défunt ;
- les rites funéraires (cérémonies : mise en terre, incinération, mise au mausolée, repas funéraire). C'est un rituel de séparation qui a pour but de favoriser le repos de l'âme et l'expression des sentiments chez les personnes endeuillées ;
- les rites para-funéraires (commémoration) ou rites commémoratifs qui se déroulent après les cérémonies funéraires. Ils permettent aux survivants de célébrer la vie et de nouer un nouveau type de relations avec le défunt : porter un signe extérieur de deuil, prier pendant 7 jours (musulmans)...

Les rituels ont des effets bénéfiques sur le processus de deuil dans la mesure où la personne endeuillée leur attribue une signification. En tant que soignant, il faut toujours prendre en considération l'origine culturelle, religieuse et sociale des familles. Il faut être conscient que chacun définit les événements de toute sa vie par rapport à ses propres expériences.

Permettre à l'enfant de mourir dignement et sans souffrance

« L'enfant s'appartient » : il a le choix de vivre ou de mourir.

- Limiter les soins agressifs : éviter les prélèvements, espacer les aspirations trachéales...
- Être attentif à toute manifestation d'inconfort et de douleur (penser à évaluer la douleur pour assurer une analgésie efficace).
- Savoir repérer les moments d'éveil et être présent pour répondre de manière adéquate :
  - parler à l'enfant ;
  - envisager une mort paisible, entouré des siens.

Assurer un accompagnement qui aide les parents et la famille à entamer un processus de deuil

- Permettre aux parents d'entendre l'imminence de la mort.
- Accepter que tous les parents ne suivent pas le même chemin, au même rythme.
- Rechercher auprès des parents leurs volontés : baptême, être présent au côté de l'enfant mourant avec les personnes soutien pour eux, encourager l'aide extérieure (personnes ressources, associations, psychologue...).
- Donner les conditions matérielles (chambre seule) pour que la famille puisse se retrouver dans l'intimité, pour s'exprimer et vivre ces moments sans le regard des autres.
- Maintenir le plus longtemps possible un contact physique du nouveau-né avec ses parents, même lorsque l'enfant est lourdement appareillé (oscillateur avec des gros besoins ventilatoires). Ce point est essentiel.
- Donner la possibilité à la famille élargie (grands-parents, fratrie) d'être présente afin qu'elle puisse soutenir les parents pendant les derniers moments du nouveau-né, mais aussi ultérieurement en partageant les souvenirs communs de l'enfant.

Le soignant face à la mort de l'enfant

La puéricultrice est la personne qui affronte la mort de l'enfant le plus intimement et le plus fréquemment. Son travail consiste à restaurer la vie, promouvoir la santé. Lorsqu'elle accompagne l'enfant mourant et sa famille, elle est en conflit avec sa propre mission.

32. Louis Vincent Thomas.

Elle vit le même processus émotionnel que les parents face à la perte (le déni, la colère...).
L'accompagnement de l'enfant mourant et de sa famille confronte le soignant à ses pertes antérieures et futures, à la contemplation de sa propre mort (avec l'anxiété qui l'accompagne).
Ces situations peuvent avoir des répercussions sur la vie privée, familiale et professionnelle du soignant. Il convient donc que chacun puisse développer des ressources personnelles, spirituelles et organisationnelles pour se recharger :
- adopter des moyens pour établir une coupure nette entre la maison et le travail ;
- les collègues prennent en charge les autres patients pendant que le soignant accompagne l'enfant et sa famille ;
- définir la limite de son engagement avec les familles ;
- aborder chaque enfant, chaque famille, comme si c'était la première fois.

Les professionnels confrontés régulièrement à la mort doivent être pris en considération (formation, dialogue, soutien psychologique) pour leur permettre d'offrir un soutien efficace aux parents endeuillés.
Bien réaliser ce « dernier soin », c'est permettre aux parents de faire le deuil d'une histoire pour en revivre d'autres.

Le point de vue du psychanalyste en néonatologie[33]

Les puéricultrices, au cœur du soin néonatal, se trouvent sollicitées bien au-delà des soins du corps. Dans ces situations extrêmes, elles-mêmes, ébranlées par ce qu'elles voient et ce qu'elles font, ne peuvent échapper à l'ébranlement des parents du bébé comme au souci au jour le jour de son devenir immédiat et futur.
Ainsi, dans ces services de néonatologie, aussi médicalisés soient-ils, la vie psychique, tant celle des adultes (parents et soignants) que celle, naissante, de l'enfant, s'intrique aux soins techniques corporels.
Dans ce temps postnatal, la mère (quel que soit l'état de son bébé) vit le vide et la séparation et le bébé, séparé de sa mère, ne trouve pas en lui les ressources suffisantes pour vivre ; sans la machine, il serait mort. Il pourrait se réduire (a fortiori chez les prématurissimes) à des paramètres sur un écran, à des images échographiques.
Cet univers de haute technologie, d'intelligence artificielle ne ferait-il pas écran entre les soignants et leur propre souffrance, leurs émotions, alors qu'ils ont à affronter et à prendre en charge la vie et la mort, la souffrance du bébé et des parents.

L'accueil du nouveau-né et de sa famille

Soigner revêt une double face :
- celle de la soignante : infirmière, puéricultrice, au sein de l'équipe médicale, requérant une compétence et une technicité corrélées à cette médecine pointue ;
- celle maternante, qui se partagera progressivement avec la mère et le père.

Ces deux états peuvent s'opposer mais, de toute façon, se mêlent. Ils supposent l'art de tenir la place d'infirmière et de puéricultrice dans la nécessité d'agir, de respecter le cadre strict de la prise en charge médicale et de maintenir une disponibilité à l'enfant ouvrant à l'imagination, à l'inventivité.
Le soin touche aussi les parents, dont la demande, parfois inaudible, s'adresse principalement et d'abord à ceux qui s'occupent de leur bébé.
Apporté par les pédiatres, il arrive, à peine né, ce bébé inconnu, parfois sans prénom et de parents dont on ne sait rien. Mais il est annoncé, il faut l'accueillir tel qu'il est.
Le soignant le découvre en état de souffrance et de détresse. Le corps de cet être démuni qui devrait être encore dans le ventre maternel, met en route fantasmes et projections chez celui qui l'observe.
En effet, chaque bébé est nouveau pour le soignant, malgré son expérience, il impressionne par sa taille, particulièrement le prématurissime, souvent laid, livide, changeant de teint (« on voit quand il saigne »), dans la torpeur ou l'agitation alors que d'autres, déjà expressifs dans leurs gestes, gracieux et libres dans leur motricité, suscitent l'émerveillement. Mais il peut aussi susciter retrait, rejet, voire horreur ou fascination. Il choque jusqu'au moment où l'on capte un regard, un suçotement, un contact par la peau qui mettent en route une communication même ténue. Pour le voir, encore faut-il le regarder, savoir le toucher.
Au sein du groupe des soignants, la puéricultrice noue une relation avec ce bébé, avec la lourde tâche de le rendre à ses parents vivant et guéri ou de l'accompagner au terme de sa courte vie.
Après l'enfant, il faut donc accueillir ses parents, blessés et se sentant coupables. Le père, souvent très

33. Yolaine Quiniou Pizzoglio, pédopsychiatre, psychanalyste au centre néonatal et CAMSP, Institut de puériculture de Paris.

présent dès l'arrivée, manifeste sa souffrance, de façon très différente de celle de la mère :

- le père se trouve moins dans la douleur du corps à corps partagée, mais son déchirement est tout aussi poignant ;
- la mère subit le choc de la réalité de ce bébé, à peine aperçu à la naissance, c'est un nouveau traumatisme qui vient redoubler les précédents et ceux enfouis dans son inconscient.

Dans ce contexte, on se demande comment vont s'établir les premiers liens, dont on connaît l'importance dans le présent et dans le futur de l'enfant et de ses relations. Ils réclament de « l'autre » d'assurer une grande intensité d'accueil, de procurer à l'enfant un « moi auxiliaire » dans une fonction contenante, dans des liens d'amour et dans l'ajustement. Ces premiers liens passent par la puéricultrice, à travers ses soins, laquelle introduit, l'un auprès de l'autre, la mère et le bébé, l'un en manque de l'autre et tout en maintenant la continuité, dans un jeu délicat, elle fait petit à petit place à la mère.

C'est elle qui, la première, avec le médecin, nomme les parents comme tels alors qu'elle nomme le bébé par son prénom. Cette reconnaissance ainsi scellée participe d'un mouvement de restauration dans leur blessure.

Étude de situation

Une mère donne naissance par césarienne pour souffrance fœtale aiguë à un premier bébé, Roméo. Un bébé laid, au corps informe, infiltré d'œdèmes, en anasarque, il vivra 24 h à peine.

Cette mère se trouve bouleversée par l'attitude du service qui n'a pas peur de regarder Roméo, de le prendre dans les bras, ni de s'adresser à lui. Elle dit avoir trouvé en elle des ressources maternelles qu'elle ignorait, pendant ces heures où on l'a soutenue, comme mère de Roméo.

Il faut une certaine empathie, un minimum d'identification à ce bébé étrange, à ce que l'on perçoit de lui pour s'en occuper autrement qu'en appliquant strictement les prescriptions, avec cette petite différence qui s'adresse à un être humain. Il convient de lutter contre soi-même pour s'en « approcher » et avoir pour lui un projet. On a du mal à penser ce corps, privé et excité à la fois, autrement que douloureux, silencieux ou vide, sans plaisir.

Dans le bruit de la couveuse et du service et le silence de la solitude, ce bébé privé du sein et des bras, rencontre des mains trop grandes pour lui, qui touchent, piquent et aspirent. Ces mains chaudes soutiennent, réconfortent et caressent aussi.

L'alimentation, noyée dans les prescriptions, se définit par des critères médicaux et se résume aux calories à administrer : elle élimine le temps des échanges du nourrissage, le plaisir du lait qui coule dans la bouche, du sein qu'on suce ou tète. L'oxygène, à ce stade, symbolise davantage la vie que le lait.

Le devenir de cet enfant se limite au succès de la réanimation, ce qu'il ressent demeure un questionnement mais nous savons l'importance de la sensorialité dans ces expériences précoces. On peut penser que dans cette archéologie psychique s'ébauchent pour lui l'image du corps et le sentiment d'exister.

Cet autre qui apaise et renvoie, transformé, ce qu'il reçoit du bébé, par la voix, la parole, le regard, le contact, les gestes.

Une certaine souplesse avec soi-même autorise de laisser venir presque instinctivement ces mouvements, ces gestes. Ce sont eux qui ont permis, élaboré au sein du service, des trouvailles ou des soins qui, sans revêtir le caractère de recettes ou de prescription, vont dans le sens du développemental de ce nouveau-né.

Aussi veille-t-on à :

- ne pas entraver la motricité première, les premiers rapprochements main/bouche ;
- associer à l'installation préventive, une enveloppe de coussins qui contient ;
- favoriser les mouvements organisateurs, attentif au rassemblement corporel, aux agrippements, à la recherche du regard, attentif aussi au besoin de contact du bébé, même ténu, les soins en seront le support, ébauche d'une communication ;
- assurer le contact, le soutien de vie. Ainsi, le corps du bébé peut être autrement investi :
  - la bouche n'est plus seulement un lieu de passage des sondes mais celui où l'on guette et favorise le suçotement ;
  - la peau n'est plus agressée (même avec précaution), mais devient une surface de contact, d'échanges ;
  - le nourrissage prend la place de l'alimentation stricte.

L'enfant n'est plus un corps que l'on aborde par la technique mais une « personne » qui par son enfant restaurée, redevient petit à petit le « *His Majesty the Baby* » de Freud.

Les soignants doivent aider les parents à trouver le mouvement naturel de « prendre dans les bras », c'est un geste salvateur de « contact contre l'autre ». Il a pour effet de soulager la souffrance, d'apaiser et de sécuriser. Bienfaisant pour le bébé, il restaure la mère dans sa capacité à être elle-même contenante et protectrice. L'allaitement (même par gavage ou biberon interposés) participe pleinement à cette restauration de sa position de mère. Elle qui n'a pu porter son bébé jusqu'au bout peut enfin lui donner quelque chose d'elle-même. Ce don est capital et le soutenir équivaut à lui prodiguer un réel soutien psychologique. La puéricultrice doit y participer activement.

Le soignant

Après la tourmente des premières semaines, certains bébés continuent à vivre au prix de basculer dans la maladie (notamment respiratoire) avec laquelle ils entrent dans la chronicité (situation émaillée de régression et de progrès). Des moments silencieux viennent éprouver la patience de soignants.

En même temps que l'enfant tente de vivre, sa souffrance se précise aux yeux des soignants et avec elle, l'angoisse d'une mort potentielle.

Les soignants impuissants sont pris entre leur souhait de voir finir la souffrance du bébé et le besoin de réconforter les parents. Cette **ambivalence** est pénible... d'autant plus que coexistent des bébés aux pronostics différents.

Dans ces milieux de vie et de mort, bien que la raison d'être du soignant soit de réanimer, de faire vivre, il faut accepter la mort et l'impuissance qui la corrèlent. C'est un long travail. Il s'agit de ne pas nier l'inéluctable, c'est ce qui aide à s'occuper de l'enfant, à lui prodiguer des soins et de la tendresse (mêmes soins au corps vivant qu'au corps mort...).

Simultanément, le soutien s'offre aux parents pour vivre à la fois une « **relation naissante** » et « **relation de la séparation** » quand la mort est là et qu'ils doivent tenir leur enfant dans leurs bras.

Cela impose aux soignants une qualité de présence exceptionnelle qui exige de rester dans la vie sans céder au morbide. Cette attitude nécessite un travail psychique considérable. Il faut engager une lutte contre soi-même (eu égard à sa propre agressivité, ses souhaits de mort, son impuissance, sa culpabilité). Ces bébés d'aspect étrange (plus fœtus que nouveau-né) et ces parents (qui suscitent une projection) interpellent sans cesse les soignants.

Toutefois, beaucoup de ces enfants qui reviennent de très loin basculent vers la vie. Ainsi, le soignant se trouve pris entre le bébé de « 500 grammes », qui trouble et interroge, le bébé chronique qui « traîne », ne mange pas et le beau bébé à terme qui meurt. Oui, la mort est toujours présente, avec le risque d'entrer dans une spirale mortifère, jusqu'au moment de l'émergence d'un indice positif, d'un élan de vie et don de satisfaction.

Le soignant oscille entre l'émerveillement, l'idéalisation défensive et des mouvements dépressifs (de type « à quoi bon »).

Les soignants partagent avec les médecins les avancées, le questionnement et le doute, mais leurs places différentes peuvent engendrer divergences ou conflits souvent latents.

Les médecins garantissent le cadre du service, portent la responsabilité médicale et celle des décisions. Les puéricultrices vivent au quotidien avec le bébé et les parents ; elles sont des intermédiaires entre uns et les autres.

Parfois, dans l'incertitude, les puéricultrices s'interrogent sur le sens de leur mission, les limites toujours repoussées, les risques d'acharnement thérapeutique.

Certains malentendus s'installent, des questions affluent : comment investir un bébé ? avoir un projet de vie ? lui communiquer de bonnes choses ? Lorsqu'on le « voit » mort et qu'on se demande si son destin n'est pas déjà scellé dès sa vie fœtale, comment accepter le handicap qui s'installe chez un bébé ? Comment l'investir ou le réinvestir ?

Il faut faire taire et démêler ses propres angoisses, son éthique personnelle, ses projections.

Il faut reconnaître que l'on n'a pas toujours de bonnes pensées pour cet enfant, pour ces parents (si loin de la représentation de parents idéaux). Les attitudes et les paroles adoptées sont le fruit d'un travail interne et non l'objet de recettes toutes faites. La « **balance vie-mort** » dans laquelle s'inscrivent la vie du service, et le travail des puéricultrices, ne peut s'enfermer dans des protocoles et des items, elle entre dans une relation humaine et le sens qu'on veut bien lui donner.

BIBLIOGRAPHIE

DRUON C. – *À l'écoute du bébé prématuré : une vie aux portes de la vie.* Aubier, Paris, 1996.

FRASER ASKIN DEBBIE, RNC, MN – *Acute Respiratory Care of the neonate.* 2nd edition, NICU INK, 1997.

HUAULT G. et LABRUNE B. – *Pédiatrie d'urgence.* Médecine-Sciences Flammarion, 1997.

MATHELIN C. – *Le Sourire de la Joconde/Clinique psychanalytique avec les bébés prématurés.* Denöel, Paris, 1998.

PORTER GUNDERSON LAURIE, RN, PHD, KENNER CAROL, RNC, DNS, FAAN – *Care of the 24-25 week gestationnal age infant - a small baby protocol.* 2nd édition, NICU INK, 1995.

QUINIOU Y. – *Interventions psychothérapeutiques, Parents-Jeunes enfants,* sous la direction de A. GUEDENEY et S. LEBOUICI. Masson, 1999.

SOULE M. et coll. – *Les Soignants à risque dans les interactions en faveur de la petite enfance.* ESF, Paris, 1986.

VOYER M. et MAGNY J. F. – Prématurité : le préterme. In : *Encyclopédie Médico-Chirurgicale,* Elsevier, 1998.

Revues, Publications

Recueil des journées paramédicales de l'Institut de Puériculture de Paris, 1998, 1999 et 2000.

SIZUN Dr, MANBRINI Catherine, TU-Ahn TRAN Dr – *Réduire le stress du nouveau-né prématuré par un programme individualisé : l'expérience du NIDCAP,* Journées de la douleur, décembre 1999.

QUINIOU Y. – À propos de la douleur en réanimation néonatale. In : *Revue française de psychosomatique,* Douleur, N° 15, PUF, 1999.

QUINIOU Y. – Bébé en risque continu de traumatisme. In : *Revue française de psychosomatique,* États traumatiques, états somatiques, PUF, 2/1992.

L'enfant, de 1 mois à la période pré-pubertaire

Évaluer le développement de l'enfant, identifier ses besoins spécifiques, apporter les réponses adaptées

CHAPITRE 9

Le développement somatique de l'enfant de 1 mois à 10/12 ans[1]

Capacités attendues pour l'exercice de la puéricultrice

- Évaluer le développement somatique de l'enfant jusqu'à 12 ans, dépister de manière précoce toute anomalie et/ou facteur de risque de perturbations liés à l'enfant lui-même et à son environnement.
- Identifier les besoins fondamentaux d'un enfant, d'un groupe d'enfants et formuler des réponses adaptées.
- Assurer/faire assurer des soins corporels, une hygiène de vie (notamment en matière de sommeil), dans une démarche éducative vis-à-vis de l'enfant et de ses parents, et favoriser l'acquisition de la propreté en tenant compte des enjeux psychoaffectifs qui y sont liés.

Ce qui caractérise le petit de l'homme, c'est sa grande immaturité physiologique à la naissance, la rapidité de sa croissance corporelle mais aussi la longueur du parcours qui va le mener à l'autonomie physique, psychique et mentale. La satisfaction des besoins du nouveau-né est totalement dépendante de la mère, et l'on peut considérer que cette dépendance reste partielle, longtemps, tout en se réduisant jour après jour.

La vie intra-utérine témoigne des capacités de développement de l'enfant en gestation et des potentialités de l'enfant en devenir. Son corps, mais aussi son cerveau et tout son système nerveux, s'inscrivent dans le processus dynamique et continu qui ne s'arrêtera qu'à la mort.

Ce processus est le propre du « vivant », qui « ne s'apprécie pas dans l'instant donné mais seulement dans la dynamique de son évolution »[2]. La maturation des organes est donc également un élément caractéristique du petit d'homme. La myélinisation du système nerveux se poursuivra tout au long des vingt premières années de la vie.

Par ailleurs, le processus de vie se définit comme un phénomène d'échanges entre divers systèmes (l'absence d'échanges pouvant alors être considéré comme de la « non-vie ») : « le vivant est un être en échange permanent, et donc un être de relation, de communication ».[3]

Le développement de l'enfant ne s'arrête pas à la maturation de son cerveau et de ses organes, ni à la croissance physique de son corps. Il va lui falloir mettre en place son système de communication et acquérir les règles de fonctionnement du système social de relation, c'est-à-dire la motricité qui constitue la base de la locomotion, l'activité sensorielle et le langage, qui sont les composantes fondamentales de la communication, et l'apprentissage des conduites sociales qui président à la construction identitaire. Les interactions entre l'enfant et son entourage constituent une source d'énergie majeure que l'on peut considérer comme le catalyseur des échanges et des expériences. Ainsi le développement de l'enfant concerne-t-il le développement corporel mais aussi les domaines de la psy-

---

1. Auteurs : Colette de Saint-Sauveur, directrice d'école de puéricultrices. Catherine Sellier, puéricultrice-formatrice.
2. A. de Broca, *Le Développement de l'enfant*. Masson, 2000, p. 3.
3. A. de Broca, *op. cit.*, note 2.

chomotricité, du langage, de la cognition et de la socialisation.
L'approche du développement somatique sera l'occasion d'aborder, après la question de la croissance et la maturation, celle des besoins de l'enfant, inhérents à son développement global, et la question de l'hygiène de vie, clé de voûte de l'équilibre nécessaire aux besoins spécifiques d'un être en croissance.

La croissance et la maturation

La prise régulière des mesures de croissance de la naissance à l'âge adulte et leur expression graphique sous forme de courbes, permettent une observation objective et longitudinale du « développement somatique », de la « vitesse de croissance » et de l'harmonie entre les différents « secteurs de développement ».
Si l'aspect dynamique de la croissance s'évalue à l'occasion d'un examen médical, le rôle de la puéricultrice consiste, dès lors qu'elle intervient auprès d'un enfant, à apprécier l'évolution harmonieuse des courbes. Lorsqu'elle décèle une dysharmonie, elle en recherche les causes éventuelles et oriente la famille vers le médecin. Parfois, tout simplement, elle revoit avec la mère, ou la personne chargée des soins, l'hygiène alimentaire de l'enfant, voire ses habitudes de vie.
Le développement somatique est un phénomène global, cinétique et unique :

- phénomène global, car il concerne autant la croissance pondérale et staturale, que le volume des organes et des viscères, les proportions des segments corporels, et la maturation des os ;
- phénomène cinétique, car il varie selon les périodes de la vie qui comportent quatre grandes étapes : la vie intra-utérine, les deux premières années de vie et l'adolescence (croissance rapide), et la période de 2/3 ans à 10/12 ans (croissance plus lente). L'enfant se développe simultanément sur le plan moteur, intellectuel, affectif et social. Ces différentes transformations, intimement liées les unes aux autres, et soumises à des influences communes, tendent à la construction harmonieuse de la personne ;
- phénomène unique car le rythme de développement est propre à chaque individu.

Cependant, l'usage de « valeurs de référence » dans le suivi longitudinal permet au médecin de comparer les courbes de poids, de taille et le PC d'un enfant, à des courbes de référence établies pour une population enfantine ayant les mêmes caractéristiques (âge, sexe, origine). Cette méthode permet de dépister précocement une anomalie de la courbe (cassure ou inflexion, par exemple) et d'en rechercher très tôt l'origine.

Les différentes mesures de croissance

La surveillance de la croissance de l'enfant en poids, taille, périmètre crânien et thoracique, constitue un des aspects de l'appréciation de son état de santé. Elle repose, de façon indissociable, sur une valeur prise à un moment donné (comparée aux valeurs précédemment enregistrées) et sur les courbes de croissance[4], véritable indicateur de la qualité du développement somatique de l'enfant.
Les grilles des mesures de croissance proposées dans le carnet de santé de l'enfant, et tenues à jour, constituent un outil fiable d'évaluation (voir p. 821).

L'évolution de la croissance pondérale

Le poids, mesure simple de la croissance, très sensible aux facteurs extérieurs occasionnels et à l'alimentation, doit être interprété avec circonspection. Et les chiffres pris isolément, ou les variations quotidiennes, ne sont pas, à eux seuls, significatifs.
La surveillance de la croissance pondérale repose essentiellement sur l'observation d'une **courbe** établie à partir des **mesures mensuelles**.
L'utilisation de chiffres repères permet cependant une évaluation rapide de l'évolution du poids d'un enfant à une période donnée, le chiffre de base étant toujours son poids de naissance.

Durant le 1er semestre

Après une perte de poids physiologique de 5 à 10 % de son poids de naissance, le nouveau-né reprend son poids initial vers le 10e jour de vie.
Au-delà de cette période de 10 jours, l'enfant étant pesé chaque semaine, puis chaque mois, il est conseillé de calculer :

- l'âge en mois et en jours ;
- le gain pondéral moyen journalier puis mensuel (voir tableau 9.1).

La pesée quotidienne de l'enfant, facteur d'inquiétude pour les mères de famille, est peu recomman-

4. Établies par Sempé, à partir d'une étude longitudinale réalisée sur une cohorte de près de 600 enfants, de leur naissance à l'âge adulte.

dée, excepté en période de surveillance particulière (lors d'une maladie par exemple).

Tableau 9.1 : Gain pondéral du 1er trimestre.

Âge de référence	Gain journalier	Gain mensuel
Jusqu'à 3 mois	25 à 30 g	750 à 900 g
De 3 à 6 mois	20 g env.	600 g env.

De 6 mois à 2 ans

L'enfant étant pesé chaque mois, la courbe de poids sera régulièrement mise à jour et les gains moyens seront calculés régulièrement.

Tableau 9.2 : Gain pondéral de 6 mois à 2 ans.

Âge de référence	Gain journalier	Gain mensuel
De 6 mois à 9 mois	15 g env.	300 à 400 g
De 9 mois à 1 an	10 g env.	200 à 300 g
De 1 an à 2 ans	–	300 g env.

Soit 2,5 à 3 kg par an.

Il existe des chiffres repères permettant une évaluation rapide du gain pondéral, en référence au poids de naissance de l'enfant. Leur valeur indicative restant approximative, le suivi de la courbe pondérale de l'enfant reste malgré tout la règle.

À noter...

Évolution pondérale de 9 mois à 2 ans

Poids de naissance (PN) = 3 300 g (± 500 g).
Vers 5 mois = PN × 2.
Vers 1 an = PN × 3.
Vers 2 ans = PN × 4.

De 2 à 8/10 ans

La croissance pondérale se ralentit progressivement puis reste lente jusqu'à 10/12 ans.

Tableau 9.3 : Gain pondéral annuel.

Âge de référence	Gain pondéral moyen annuel
De 2 à 3 ans	1 800 à 2 000 g
De 3 à 4 ans	1 800 g env.
De 4 à 5 ans	1 650 g env.
De 5 à 7 ans	1 500 g env.
De 8 à 10 ans	1 400 g env.

À noter...

Il est important de s'intéresser davantage à **la régularité de la courbe** qu'au poids effectif de l'enfant, surtout dans la première enfance, ceci pour deux raisons :

- l'alimentation précoce des nouveau-nés réduit la perte de poids physiologique après la naissance ;
- la vitesse de croissance pondérale est étroitement liée à la qualité et à la quantité de lait ingéré, qu'il soit maternel ou industriel, ainsi qu'à l'adjonction ou non de farine et au mode de diversification de l'alimentation du nourrisson.

Quel que soit le mode d'alimentation de l'enfant, le profil de sa courbe de poids doit rester dans les limites admises pour être considéré comme normal (voir fig. 9.1).

L'évolution de la croissance staturale

Plus que tout autre, la courbe de croissance staturale reflète la vitesse de croissance d'un enfant. La courbe de référence, établie par M. Sempé (voir fig. 9.2), confirme bien les variations physiologiques du rythme de la croissance : rapide jusqu'à 2 ans et au-delà de 10/12 ans, la croissance se ralentit entre 2 et 4 ans et reste assez lente jusqu'à la puberté. La courbe de développement d'un enfant est considérée comme normale lorsqu'elle se situe dans les limites de distribution de la moyenne obtenue par rapport au groupe de référence. La prise de la mensuration doit être réalisée tout au long de la croissance, une fois par mois. Elle permet de suivre et d'évaluer la régularité de la croissance. Comme pour le poids, l'utilisation de chiffres repères aide à l'évaluation rapide de la croissance staturale ; la tenue à jour d'une courbe, seul élément fiable, est cependant indispensable.

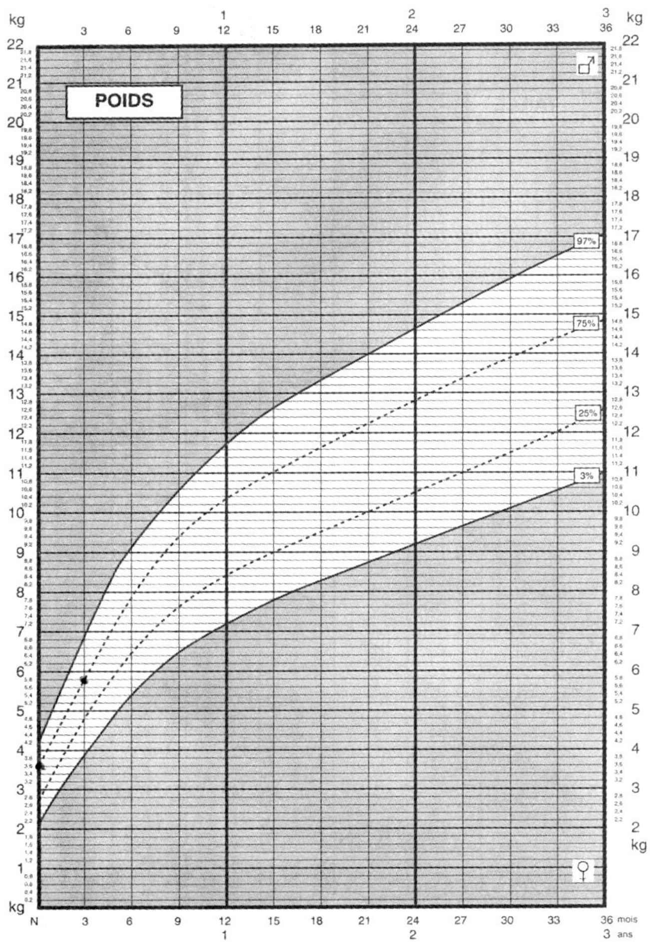

Figure 9.1 : Courbe de poids de 0 à 3 ans.
(M. Sempé, *carnet de santé*, 1995)

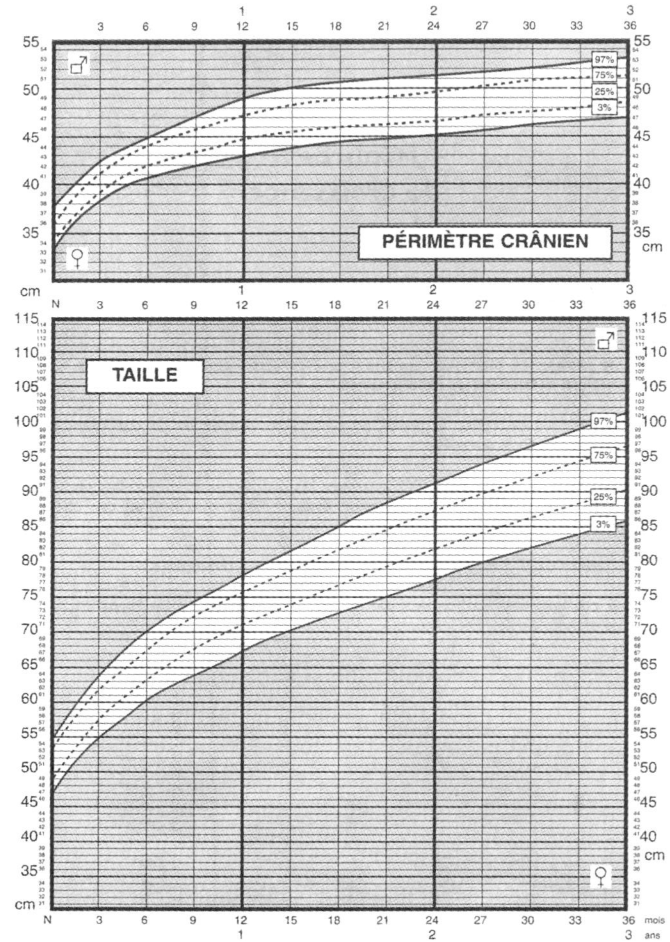

Figure 9.2 : Périmètre crânien et courbe de taille de 0 à 3 ans.
(M. Sempé, *carnet de santé*, 1995)

Rôle de la puéricultrice

La surveillance du développement pondéral de l'enfant

La pesée de l'enfant est à réaliser régulièrement et selon des modalités chaque fois identiques, pour assurer la fiabilité des chiffres (voir fiche technique p. 314). Ces résultats guident la puéricultrice dans l'évaluation du développement pondéral de l'enfant et dans la suite à donner.

Interpréter la courbe de poids et agir avec le médecin

Durant la petite enfance, le constat d'une courbe de croissance pondérale dysharmonieuse permet à la puéricultrice, en collaboration avec le médecin :

- de réajuster un régime trop ou trop peu nourrissant ;
- de dépister une pathologie ou d'en surveiller l'évolution ;
- d'entreprendre une action éducative auprès des parents concernant la diététique ;
- de faire participer les parents à la surveillance de leur enfant en utilisant sa courbe de poids pour expliquer son état (par exemple, en cas de troubles métaboliques ou en présence de toute autre pathologie).

Évaluer globalement le développement somatique de l'enfant

La courbe de poids n'est pas le reflet exclusif du bon état de santé d'un enfant. La coloration des téguments, l'état trophique des muscles et le pannicule adipeux[1] sont aussi à considérer. Il en est de même pour son appétit, son comportement et l'état des selles (chez le tout jeune enfant en particulier).

Conduite à tenir en présence d'un enfant « qui ne grossit pas »

Il s'agira de stagnation pondérale, de perte de poids ou de cassure de la courbe. La puéricultrice devra :

- **Observer l'enfant et mener un interrogatoire rapide** auprès de la personne responsable des soins (mère, auxiliaire de puériculture, assistante maternelle) pour mettre en évidence une des causes suivantes :
  - perte d'appétit liée à un changement intervenu dans la vie quotidienne (nouveau mode de garde, événement familial...) ;
  - changement dans l'alimentation (par exemple, début de la diversification alimentaire) ou erreur diététique, qualitative et/ou quantitative : faire expliquer la composition des repas de l'enfant et ce qu'il mange ;
  - anorexie, passagère ou chronique, allant du simple signe accompagnateur d'une affection bénigne au symptôme psychopathologique ;
  - troubles digestifs transitoires ou chroniques (vomissements, diarrhées) : s'informer de la date d'apparition des premiers troubles et de leur importance ;
  - hyperthermie favorisant la perte hydrique, d'origine infectieuse ou tout simplement due à une tenue vestimentaire inadaptée à la température ambiante ou à son état de santé ;
  - changement de comportement (apathie ou surexcitation anormale, gaieté ou tristesse...).
- **Orienter l'enfant vers un médecin.** Même si ces troubles ne sont pas alarmants, il est nécessaire de soumettre l'enfant à un examen médical, de manière à prévenir une aggravation possible de son état général :
  - soit en menant une action éducative auprès de la famille ou de la personne chargée des soins de l'enfant, le médecin n'ayant décelé, par ailleurs, aucun signe pathologique accompagnant la perte de poids ;
  - soit en établissant le diagnostic et le traitement précoces de la pathologie à l'origine des symptômes.

Dans tous les cas, le rôle du personnel paramédical est d'assurer une transmission régulière des chiffres de pesée.

1. Au cours de la 1re année, le pannicule adipeux se développe et donne à l'enfant un aspect potelé qui ne doit pas être confondu avec un embonpoint excessif ou une obésité. Il disparaît progressivement à l'âge de la marche.

Tableau 9.4 : Gain statural de la naissance à 4 ans.

Âge de référence	Gain moyen	Mesure de la taille
Naissance	**± 2 cm**	**50 cm**
Jusqu'à 3 mois	+ 3 cm par mois × 3 mois	
De 3 à 6 mois	+ 2 cm par mois × 3 mois	
De 6 mois à 1 an	+ 1 à 1,5 cm par mois × 6 mois	
À 1 an	+ 21 à 24 cm	75 cm
De 1 à 2 ans	+ 1 cm par mois × 12 mois	
À 2 ans	+ 12 cm env.	85 cm
À 3 ans	+ 9 cm env.	95 cm
À 4 ans	**+ 5 cm env.**	**1 m**

De la naissance à 4 ans

La taille de l'enfant croît de façon spectaculaire durant cette période : elle double en l'espace de quatre années, alors qu'elle ne progressera que de 60 à 80 centimètres (environ) durant les seize années suivantes.

Entre 4 ans et 10/12 ans

L'enfant grandit de 5 à 6 cm par an environ.

Tableau 9.5 : Gain statural annuel entre 4 et 12 ans.

Âge de référence	Taille des filles	Taille des garçons
Vers 5/6 ans	1,08 m	1,10 m
Vers 7/8 ans	1,24 m	1,24 m
Vers 9/10 ans	1,34 m	1,35 m
Vers 12 ans	1,46 m	1,44 m

La prise des mensurations de l'enfant : le poids et la taille

Le suivi médical de l'enfant à des âges clés de son développement (voir p. 823) repose en partie sur la qualité de la prise des mensurations entre deux examens (régularité et fiabilité technique). Le poids et la taille sont des paramètres de surveillance du développement de l'enfant, faciles à obtenir et fiables dès lors que les règles de base sont suivies par les différentes personnes chargées de peser et de mesurer l'enfant (médecin, puéricultrice, infirmière et auxiliaire de puériculture).

Conditions à respecter

Elles sont déterminantes pour la validité des chiffres, surtout chez le très jeune enfant.

Pour la pesée du nouveau-né et du nourrisson :

- vérifier le moment habituel de la journée où la pesée s'effectue, afin d'éviter un écart physiologique de poids en rapport avec l'activité digestive (absorption d'un repas, élimination de selles) ;
- peser l'enfant toujours dans la même tenue : nu ou torse nu, port d'une couche ou d'un slip ;
- utiliser la même balance, car il existe des variations entre les balances, allant de quelques grammes à plusieurs centaines de grammes ;
- assurer un rythme de pesées régulier ;
- créer un environnement rassurant[1] : présence d'une personne que l'enfant connaît bien (mère, assistante maternelle), expliquer à l'enfant ce que l'on fait (quel que soit son âge) ;
- **ne jamais laisser l'enfant seul sur la balance** (risque de chute).

Matériel nécessaire pour peser et mesurer l'enfant

Avant tout, rappeler à l'entourage de bien fermer les portes et les fenêtres, pour maintenir la température de la pièce aux environs de 20 à 22 °C. Le risque de refroidissement de l'enfant est d'autant plus grand que l'enfant est petit.

Matériel pour la pesée : une **balance électronique** (le plus souvent), l'écran de lecture affichant 0. Le modèle de balance varie selon qu'il s'agit de peser un nouveau-né ou un nourrisson (balance avec plateau), ou un enfant qui a acquis la station assise (type pèse-personne à graduation fine).

En collectivité, un linge de protection à usage unique est placé sur la balance et changé avant chaque utilisation (la tare est vérifiée avec celui-ci).

Matériel pour la mensuration de la taille, adapté aux capacités motrices de l'enfant :

- avant la maîtrise complète de la marche (20/24 mois) : une **toise mobile**, un plan dur, la table par exemple (le matelas du lit ne peut pas être assimilé à un plan dur), un linge de protection. La toise est placée, horizontalement et dans toute sa longueur, sur le plan dur recouvert du linge de protection ;
- au-delà de 2 ans : une **toise murale**, fixe.

Les chiffres du (ou des) poids antérieur(s) **inscrits sur le dossier médical ou le carnet de santé de l'enfant** sont indispensables pour un contrôle immédiat de la vraisemblance du chiffre obtenu. La pesée ou la mensuration de la taille sont immédiatement renouvelées en cas d'écart très important.

Réalisation de la prise des mensurations

Pour la pesée[2] :

- déshabiller l'enfant et l'installer sur la balance (position couchée ou assise, ou debout), selon ses capacités motrices et le type de balance utilisé ;
- lire le poids de l'enfant (attention aux mains de l'adulte posées sur le corps de l'enfant ou le plateau de la balance !) ;
- le comparer aussitôt au poids précédent. En cas d'écart important, vérifier que la balance est correctement tarée et effectuer, à nouveau, la pesée ;
- noter rapidement le poids sur le cahier de service ;
- habiller l'enfant ou le faire habiller.

Pour la mesure de la taille :

- **avec la toise mobile** : installer l'enfant, pieds nus et sans couches[3], en position allongée sur le dos, le long de la toise, la tête au contact de la partie fixe. L'observation de la figure 9.3 permet de bien repérer les trois points de contact du corps de l'enfant avec la toise : le sommet du crâne, la hanche, la plante des pieds. Respecter la position horizontale du corps. Pour cela, la présence d'une aide est indispensable, celle-ci maintient le menton de l'enfant, tandis que la personne chargée de prendre les mesures exerce une légère pression sur les genoux de l'enfant pour maintenir les jambes en position parfaitement allongée et déplace le curseur situé sur la règle de telle façon que le pied soit à angle droit. À ce moment, lire le chiffre situé sur la règle, au niveau du talon et à la base du curseur.

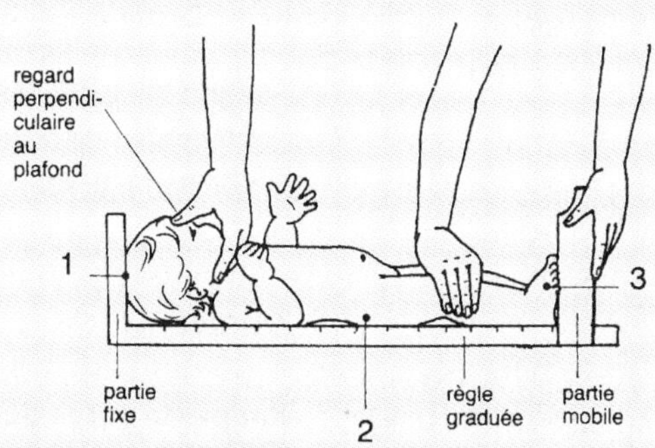

Figure 9.3 : Mensuration de la taille à l'aide d'une toise mobile

Source : C. de Saint-Sauveur et D. Bilbaut, L'enfant. *Croissance et hygiène.* Masson, collection *Cahiers de puériculture.*

- **avec la toise murale** : placer l'enfant nu ou torse nu, dos et talons contre le mur, jambes serrées, regard horizontal (vérifier que le bassin ne bascule pas vers l'avant en position d'hyperlordose). Faire glisser le curseur sur la règle jusqu'au sommet du crâne de l'enfant. Lire le chiffre situé au point d'intersection de la toise et du curseur. Habiller ou faire habiller l'enfant.

À noter : une différence de 2 à 3 cm (en moins) est constatée lors du changement de mode de mensuration. L'utilisation d'une toise mobile entraîne un « étirement » du squelette tandis que la position debout favorise un « tassement ».

Transcription et évaluation des mesures

Noter le poids et la taille sur le carnet de santé ou le dossier médical, en calculant la moyenne journalière et l'âge en mois et en jours s'il s'agit d'un enfant de moins de 6 mois, ainsi que sur les courbes de poids et de taille mensuelles éventuellement.

Évaluer l'harmonie de la courbe (voir p. 317).

1. La mesure est d'autant plus rapide à prendre que l'enfant est calme. Or, une balance est, par définition, instable et l'enfant s'y trouve en situation d'insécurité.
2. Faire en sorte que les gestes soient précis, rapides et efficaces, afin d'éviter refroidissement et fatigue inutiles.
3. Celles-ci entravent la position « bien à plat » de l'enfant.

L'évolution de la croissance des organes et des segments du corps

La croissance ne se limite pas à l'augmentation du poids et de la taille, et l'aspect physique d'un enfant comporte des particularités différentes selon les étapes de son développement.

Le périmètre crânien (PC)

Le cerveau du nourrisson se développe de façon considérable : en 12 mois, son volume passe de 25 % à 60 % du volume qu'il occupe chez l'adulte, ce qui explique l'augmentation rapide du périmètre crânien au cours de la première année.

Durant cette période, le périmètre crânien est mesuré chaque mois. Toutefois, une surveillance plus fréquente de l'évolution du périmètre crânien s'impose chez tout enfant ayant présenté un syndrome neurologique à la naissance ou dans les premiers mois de la vie.

De façon générale, la surveillance du PC a pour objectif de dépister une anomalie cérébrale. Tout rythme accéléré ou arrêt brutal de l'augmentation du PC est pathologique.

Chez le nourrisson, le médecin surveille également la dimension de la fontanelle antérieure, la largeur des sutures et la consistance des os du crâne. La palpation du crâne permet en effet de constater la présence de fontanelles séparant les sutures des os du crâne, encore malléables au cours des premiers mois. La fermeture physiologique de la fontanelle se situe entre 10 et 24 mois.

Tableau 9.6 : Accroissement du périmètre crânien de l'enfant de 0 à 3 ans.

Âge de référence	Gain moyen	Taille du PC
À la naissance		35 cm (± 1 cm)
1er trimestre	+ 5 cm	
2e trimestre	+ 5 cm	
3e trimestre	+ 2 cm	
4e trimestre	+ 1 cm	
À 1 an[1]		47 cm
À 18 mois		48 cm
À 2 ans		49 cm
À 3 ans		50 cm

1. Jusqu'à 1 an, le PC peut se vérifier : $PC = \frac{\text{taille}}{2} + 10$.

Le périmètre thoracique (PTH)

La caractéristique de cette mesure consiste en une modification de son rapport avec le périmètre crânien.

À noter...

Rapports entre périmètre crânien (PC) et périmètre thoracique (PTH)

- Jusqu'à 6 mois : PC > PTH ;
- vers 6 mois : PC = PTH ;
- vers 9 mois : PC < PTH.

La prise des mensurations de l'enfant : le PC et le PTH

Matériel nécessaire

Un mètre ruban.

Précautions à prendre : procéder au nettoyage du mètre ruban, en utilisant de préférence de l'eau et du savon plutôt qu'un désinfectant du type alcool, qui dissout l'encre des chiffres[1].

Réalisation des mensurations

Pour le PC :

- appliquer le mètre ruban autour du crâne en passant sur les trois pôles proéminents : la bosse occipitale, en arrière ; les deux bosses frontales, en avant ;
- lire le chiffre situé au point de chevauchement des deux parties du mètre ruban en s'assurant de sa bonne position.

Pour le PTH :

- appliquer le mètre ruban autour du thorax de l'enfant en passant sous les aisselles et au niveau des mamelons. La mesure se prend lorsque le thorax est en position de respiration intermédiaire, c'est-à-dire au décours d'une expiration ;
- lire le chiffre situé au point de chevauchement des deux parties du mètre ruban.

Transcription et évaluation

- Transcrire les chiffres sur le carnet de santé (PC) et le dossier médical (PTH).
- Compléter la courbe d'évolution du PC et en vérifier l'harmonie (voir figure 9.2, p. 312).

À noter : un simple déplacement du mètre ruban pouvant modifier le résultat, il est souhaitable que la mensuration du PC d'un enfant soit prise, de préférence, par la même personne.

1. Que ce soit en maternité, en pédiatrie ou en consultation, le mètre-ruban est une source possible de contamination.

La mesure du périmètre crânien est prise par le médecin lors de l'examen médical, mais le personnel paramédical peut être amené à prendre lui-même cette mesure régulièrement tandis que la mesure du périmètre thoracique est essentiellement prise en milieu hospitalier.

Les segments du corps

On distingue :

- le segment inférieur (I) qui correspond à la distance allant du bord supérieur de la symphyse pubienne au sol ;
- le segment supérieur (S) qui se calcule en soustrayant le segment inférieur de la taille de l'enfant.

Durant la croissance, les proportions du corps changent : à la naissance, le segment inférieur est très court. Il représente près du tiers de la taille du nouveau-né puis s'allonge progressivement.

L'évolution des segments du corps

Le rapport des segments exprime l'aspect morphologique d'un enfant, ainsi que son degré de maturation.

À la naissance, le rapport du segment inférieur sur le segment supérieur est de 0,5. À 10 ans, il est égal à 1, soit de même rapport qu'à l'âge adulte.

La surveillance du rapport des segments

Ce rapport n'est pas calculé systématiquement dans la surveillance du développement. Cependant, en cas de litiges ou d'anomalies évidentes, le médecin en prendra les mesures pour établir une étude clinique de la croissance.

Les autres mesures

À l'âge prépubertaire et à l'adolescence, certaines mensurations peuvent être utilisées en biométrie, en particulier comme moyen d'investigation chez l'enfant dont un indice de croissance fait suspecter une anomalie du développement. De même, l'évaluation du développement sexuel repose sur des indices pubertaires retranscrits sur des échelles de référence qui permettent de situer le stade de développement de l'adolescent (voir p. 740, figure 37.1).

L'évaluation des mesures de croissance

La prise régulière des mesures de croissance de la naissance à l'âge adulte et leur expression graphique sous formes de courbes, permettent l'observation objective et longitudinale du développement soma-

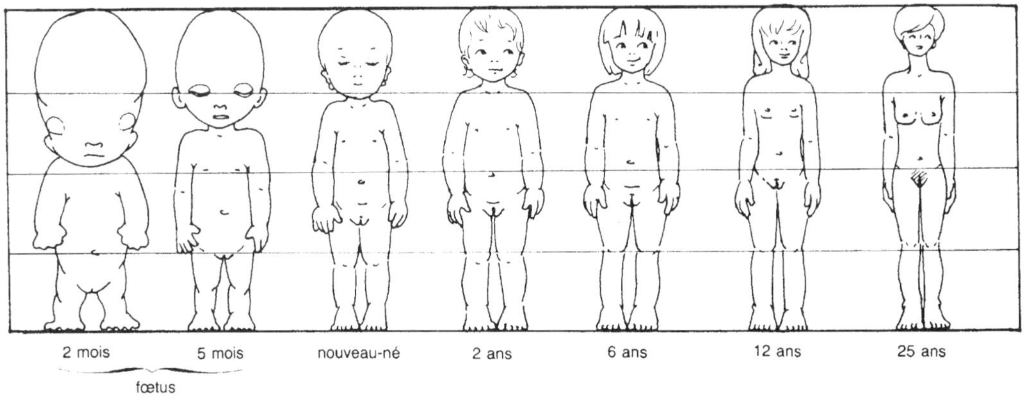

Figure 9.4 : Évolution des proportions du corps, du 1er mois fœtal à l'âge adulte.
Source : C. de Saint-Sauveur et D. Bilbaut, L'enfant. *Croissance et hygiène.* Masson, collection *Cahiers de puériculture.*

tique de l'enfant et de son rythme de croissance (la vitesse de croissance).

Les méthodes de mesure

Les courbes de croissance d'un grand nombre d'enfants du même âge, présentant de nombreux caractères communs, ont fait l'objet d'une observation systématique et d'études statistiques qui ont permis :
- de définir des normes, pour chaque ethnie, chaque région, chaque époque, etc. ;
- de dégager une zone de variation physiologique des mesures de croissance, car pour 90 à 95 % des enfants d'un groupe de référence, la dispersion des mesures autour d'un chiffre moyen est symétrique.

Ces variations normalisées facilitent le dépistage précoce de toute anomalie du développement en comparant les mesures et la vitesse de croissance d'un enfant à une moyenne arithmétique.

La méthode des écarts types

Les variations de part et d'autre d'une moyenne prouvent que les écarts observés sont de même type. La méthode des « écarts types » ou de la « déviation standard » (DS) établit un pourcentage des mensurations dans une population normale d'âge et de sexe déterminés.
La figure 9.6 met en évidence les limites données par la première Déviation Standard (+/– 1 DS) : elle englobe les deux tiers des sujets ; la deuxième DS englobe 95,4 % des sujets et la troisième DS 99,7 % des sujets. Ainsi, toute mensuration comprise entre la DS – 1 et la DS + 1 est certainement normale et

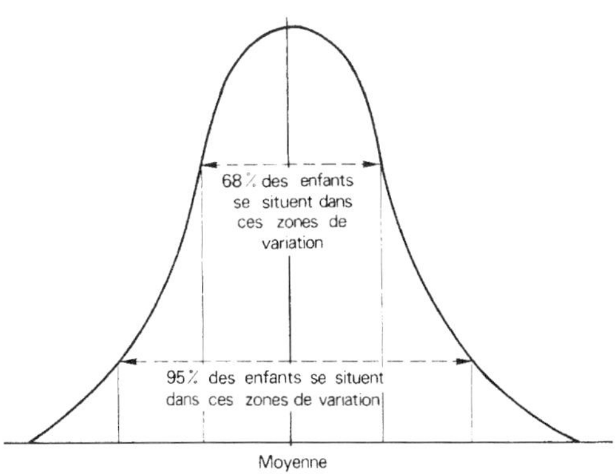

Figure 9.5 : Répartition des mesures de croissance.
Source : C. de Saint-Sauveur et D. Bilbaut, L'enfant. *Croissance et hygiène.* Masson, collection *Cahiers de puériculture.*

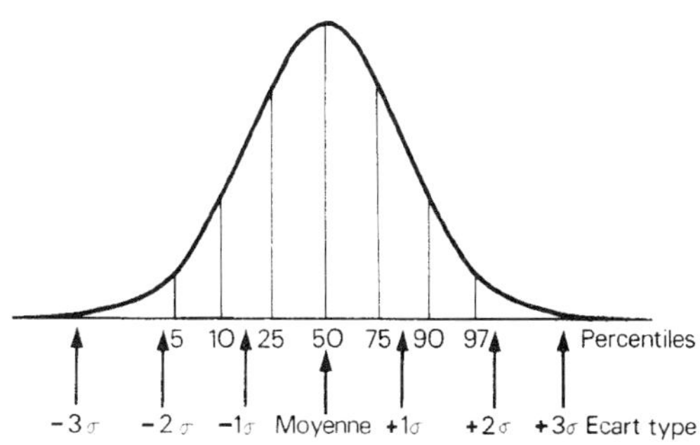

Figure 9.6 : Courbe de distribution normale, dite « courbe de Gauss ».
Source : C. de Saint-Sauveur et D. Bilbaut, L'enfant. *Croissance et hygiène.* Masson, collection *Cahiers de puériculture.*

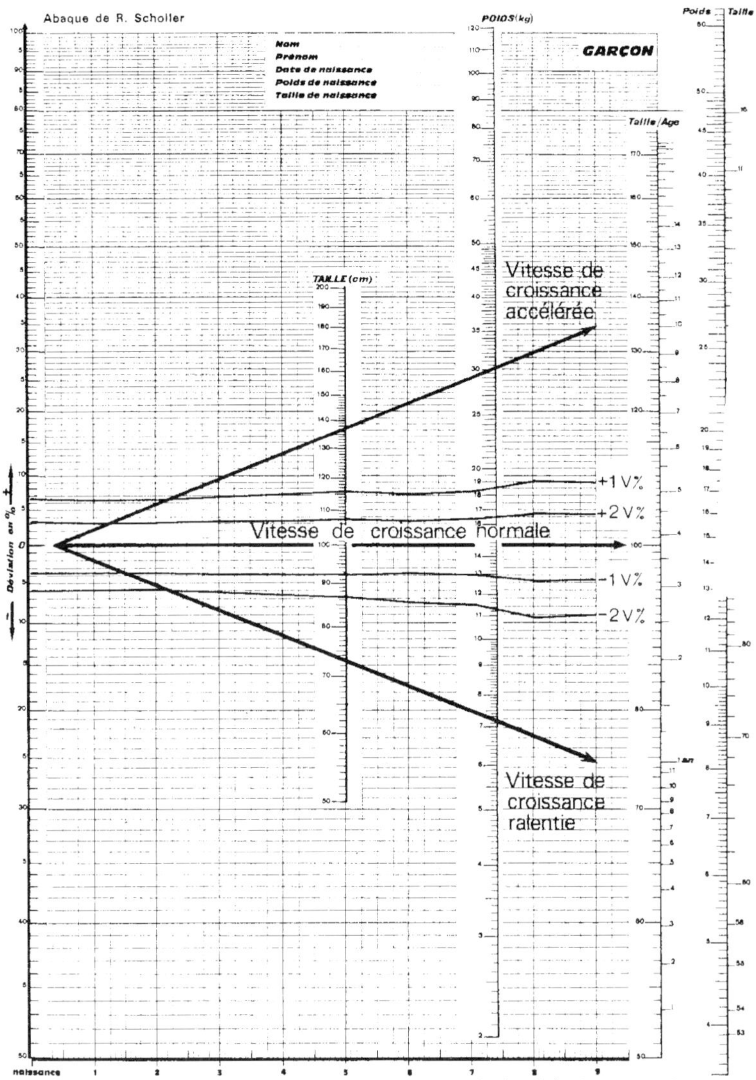

Figure 9.7 : Courbe de croissance, expression en pourcentage (abaques de R. Scholler).
Source : C. de Saint-Sauveur et D. Bilbaut, L'enfant. *Croissance et hygiène.* Masson, collection *Cahiers de puériculture.*

toute mensuration située au-delà de la 3e DS est anormale (voir p. 600).

Pour les mensurations comprises entre la 1re et la 3e DS, il convient de rester prudent et ne pas affirmer trop rapidement qu'il existe un trouble du développement.

La méthode des percentiles

Dans cette méthode, issue du même principe (voir figure 9.6), le paramètre de position est la médiane représentée par 50, celui de dispersion étant les centiles (la distribution comprend cent parties).

La méthode des pourcentages

Exprimés en valeur relative, c'est-à-dire en pourcentage, les écarts entre les mesures d'un enfant donné et les mesures normales de référence restent comparables entre eux et conservent leur signification quel que soit l'âge de l'enfant, par opposition à l'écart en valeur absolue calculé en centimètres ou en année de développement, qui a une signification variable selon l'âge de l'enfant.

Les abaques de Scholler (figure 9.7) permettent :
- de visualiser les écarts supérieurs ou inférieurs à la moyenne exprimés en pourcentage (0 %) ;
- de situer les mesures de croissance staturale et pondérale par rapport aux variations « normales » (V) dans une population du même âge (+ 1 V %, + 2 V %, – 1 V %, – 2 V %) ;
- de suivre les variations éventuelles de la vitesse de croissance.

Lorsque le tracé de la courbe staturale ou pondérale d'un enfant entre dans la zone située au-delà de l'écart – 2 V % ou + 2 V % (– 2 DS ou + 2 DS), une surveillance et parfois des investigations biométriques plus poussées seront entreprises par le médecin.

Le développement d'un enfant est normal lorsque ses mesures de croissance forment une courbe ascendante, régulière, comprise entre les limites de distribution **qui encadrent la majorité de la population de référence.**

L'harmonie du développement

Il est indispensable d'établir et de comparer entre elles les courbes de croissance pondérale et staturale. Ceci dans un double objectif :
- visualiser la vitesse de croissance et le rapport qui existe entre le poids et la taille d'un enfant, les courbes ascendantes devant conserver une certaine harmonie entre elles,

Tableau 9.7 : Poids, taille et périmètre crânien de la naissance à l'âge adulte. Chiffre moyen et première « déviation standard » (D.S.).

Âge	Garçon Poids kg Moyenne D.S.	Garçon Taille cm Moyenne D.S.	Garçon Tour de tête cm Moyenne D.S.	Âge	Fille Poids kg Moyenne D.S.	Fille Taille cm Moyenne D.S.	Fille Tour de tête cm Moyenne D.S.
		position couchée				position couchée	
Naissance	**3,3** ± 0,4	**51,4** ± 2,0	**35,3** ± 1,2	Naissance	**3,2** ± 0,5	**50,5** ± 1,9	**34,7** ± 1,0
3 mois	**6,2** ± 0,7	**61,4** ± 2,3	**40,8** ± 1,2	3 mois	**5,8** ± 0,7	**60,3** ± 2,1	**40,0** ± 1,2
6 mois	**7,8** ± 0,8	**67,2** ± 2,4	**44,0** ± 1,0	6 mois	**7,4** ± 0,8	**66,2** ± 2,3	**42,9** ± 1,2
9 mois	**8,8** ± 0,9	**71,4** ± 2,4	**45,8** ± 1,0	9 mois	**8,2** ± 0,9	**70,2** ± 2,5	**44,7** ± 1,2
12 mois	**9,7** ± 1,0	**75,0** ± 2,5	**47,1** ± 1,1	1 an	**9,1** ± 1,0	**73,7** ± 2,7	**45,9** ± 1,3
18 mois	**11,3** ± 1,1	**81,0** ± 2,6	**48,8** ± 1,1	1 an 1/2	**10,5** ± 1,1	**79,7** ± 3,2	**47,4** ± 1,2
		posit. débout				posit. débout	
2 ans	**12,3** ± 1,2	**86,0** ± 2,8	**49,6** ± 1,2	2 ans	**11,7** ± 1,2	**84,9** ± 3,2	**48,2** ± 1,4
2 ans 1/2	**13,2** ± 1,4	**91,0** ± 3,1	**50,1** ± 1,2	2 ans 1/2	**12,6** ± 1,4	**89,0** ± 3,3	**49,0** ± 1,4
3 ans	**14,5** ± 1,5	**95,0** ± 3,3	**50,4** ± 1,2	3 ans	**13,5** ± 1,6	**93,2** ± 3,4	**49,3** ± 1,3
3 ans 1/2	**15,4** ± 1,6	**98,5** ± 3,4		3 ans 1/2	**14,5** ± 1,7	**97,0** ± 3,6	
4 ans	**16,1** ± 1,7	**102,2** ± 3,6	**51,0** ± 1,2	4 ans	**15,4** ± 1,9	**100,5** ± 3,8	**49,9** ± 1,3
4 ans 1/2	**17,0** ± 1,9	**105,5** ± 3,8		4 ans 1/2	**16,4** ± 2,0	**103,8** ± 3,9	
5 ans	**17,8** ± 2,0	**108,4** ± 3,9	**51,3** ± 1,2	5 ans	**17,2** ± 2,2	**107,3** ± 4,0	**50,3** ± 1,3
6 ans	**19,9** ± 2,0	**114,4** ± 4,2	**51,9** ± 1,2	6 ans	**19,0** ± 2,5	**113,0** ± 4,5	**50,8** ± 1,4
7 ans	**21,8** ± 2,6	**120,0** ± 4,5		7 ans	**21,4** ± 3,0	**119,0** ± 4,7	
8 ans	**24,0** ± 3,0	**124,7** ± 4,6	**52,7** ± 1,3	8 ans	**23,6** ± 3,5	**124,3** ± 5,0	**51,8** ± 1,4
9 ans	**26,4** ± 3,6	**129,7** ± 4,9		9 ans	**26,0** ± 4,0	**129,3** ± 5,2	
10 ans	**29,4** ± 4,0	**135,0** ± 5,1	**53,1** ± 1,1	10 ans	**28,8** ± 4,5	**134,6** ± 5,4	**53,0** ± 1,4
11 ans	**32,6** ± 4,6	**140,1** ± 5,5		11 ans	**32,8** ± 6,0	**140,5** ± 5,6	
12 ans	**35,7** ± 5,6	**144,9** ± 6,0	**53,8** ± 1,2	12 ans	**36,6** ± 6,6	**146,5** ± 6,2	**53,4** ± 1,2
13 ans	**39,0** ± 7,0	**149,7** ± 6,6		13 ans	**40,8** ± 7,8	**151,5** ± 6,5	
14 ans	**41,8** ± 7,8	**154,1** ± 7,0	**54,9** ± 1,2	14 ans	**46,0** ± 8,0	**156,0** ± 6,0	**54,4** ± 1,2
15 ans	**46,0** ± 8,5	**158,4** ± 7,2		15 ans	**48,8** ± 8,2	**158,8** ± 5,5	
16 ans	**49,4** ± 9,0	**162,3** ± 7,3	**55,9** ± 1,2	16 ans	**50,3** ± 8,0	**160,5** ± 5,2	**55,1** ± 1,2
17 ans	**53,3** ± 8,5	**166,0** ± 6,3		17 ans	**51,8** ± 7,2	**161,8** ± 5,1	
18 ans	**56,5** ± 8,0	**169,0** ± 5,5	**56,9** ± 1,2	18 ans	**53,3** ± 7,2	**162,5** ± 5,0	**55,8** ± 1,2

◆ s'assurer que le rapport poids/taille de l'enfant, comparé aux tables de référence, reste maintenu dans les limites acceptables.

L'utilisation des abaques de Scholler (voir figure 9.7), d'une manipulation plus complexe, est réservée au médecin. Les graphiques permettent, en effet, d'établir si la vitesse de croissance d'un enfant est en corrélation avec la norme.

Parfois, l'analyse corrélative ne peut se limiter au rapport staturo-pondéral. La recherche d'autres rapports permet d'établir une série de relations entre les différents aspects de la croissance. Ainsi :

◆ le rapport segment supérieur/taille totale ;
◆ le rapport segment inférieur/segment supérieur ;
◆ le rapport périmètre crânien/périmètre thoracique ;
◆ le rapport axe bi-acromial/axe bi-iliaque, etc.

Ceci sous-entend une harmonie des mécanismes régulateurs de la croissance et fait dire au Pr Pierre Royer : « Ce qui définit le caractère anormal de la croissance, c'est son caractère inharmonieux, beaucoup plus que les chiffres absolus des mensurations. Ce sont aussi les déviations importantes des vitesses de croissances »[5].

Les indices de maturation

La maturation est un phénomène qualitatif résultant de la différenciation des cellules et des tissus. On distingue : la maturation dentaire, la maturation osseuse et la maturation sexuelle (voir p. 741).

La maturation dentaire

L'apparition des dents reste une préoccupation familiale. C'est pourquoi, bien qu'elle n'ait pas de signification particulière dans la maturation du squelette, elle mérite que l'on s'y attarde un instant.

La dentition, facteur de santé

Lors de la mastication, les dents broient et triturent les aliments. Cette action favorise la sécrétion salivaire qui, par un phénomène chimique, dissout partiellement les aliments contenus dans la cavité buccale. Indispensables à la digestion, les dents participent ainsi au maintien de la santé.

L'anatomie et la physiologie des dents

La couronne est constituée de :

◆ **l'émail** : tissu minéralisé à 96 %. Dur, cassant, translucide, il recouvre la couronne de la dent ;

◆ **la dentine** (ou ivoire), moins dure que l'émail, peu cassante, opaque et de couleur jaune clair, comprend 70 % environ de matières minérales. Elle est recouverte par l'émail au niveau de la couronne et par le cément à la racine. La dentine, parcourue de canalicules dentinaires, évolue tout au long de la vie, et la minéralisation phosphocalcique est progressive. On distingue :

– la dentine primaire qui se constitue au cours de la formation de la dent ;
– la dentine secondaire physiologique, apparaissant lorsque la dent est achevée ;
– la dentine réactionnelle ou dentine irrégulière qui accompagne les processus pathologiques. Réagissant aux traumatismes et infections, elle reste localisée à la région concernée et est nettement moins minéralisée que la dentine primaire. De ce fait, la dent, chez l'adulte, est plus résistante à la carie que chez l'enfant et possède une capacité plus grande de cicatrisation ;

◆ **la pulpe camérale**, formée de tissu conjonctif, est riche en vascularisation et innervation. Elle est extrêmement sensible. Une détérioration de la dent allant jusqu'à la pulpe est à l'origine de la douleur, qu'il est difficile d'attribuer à une dent déterminée (synalgie).

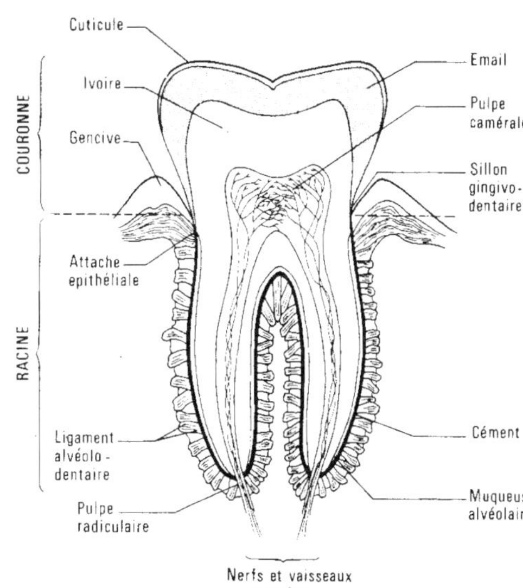

Figure 9.8 : Anatomie des dents.

Source : C. de Saint-Sauveur et D. Bilbaut, L'enfant. *Croissance et hygiène.* Masson, collection *Cahiers de puériculture.*

5. Sempé P. et M. *Croissance et maturation osseuse*, Laboratoires *Théraplix* édition.

Le parondonte (ou racine), ensemble des tissus de soutien de la dent, comprend :

- **le cément**, dont la structure est celle du tissu osseux. Il assure la fixation de la dent dans l'alvéole ;
- **le ligament alvéolo-dentaire** situé dans le périodonte (espace conjonctif séparant la ou les racines de la dent de l'os alvéolaire). Sa présence autorise une légère mobilité de la dent dans l'espace alvéolaire. C'est aussi l'organe amortisseur des forces de pression, de traction et de rotation dues à l'articulation et à la mastication. De plus, le ligament alvéolo-dentaire est le lieu d'échanges métaboliques entre l'os et la dent et il permet la calcification du cément. Fixé à ce dernier et à l'os alvéolaire, ce ligament s'oppose à l'enfoncement de la dent dans l'alvéole ;
- **la gencive** est de consistance plus ferme et plus élastique que la muqueuse.

Tableau 9.8 : La dentition de lait et la dentition permanente.

		1. Dentition provisoire			
Schéma	**Total**	**Dents**	**Nombre de dents**	**Apparition des dents (approximative)**	**Chute et remplacement**
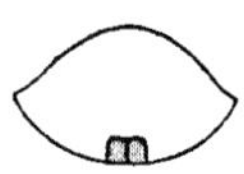		Incisives médianes inférieures	2	Vers 6 mois	6 ans
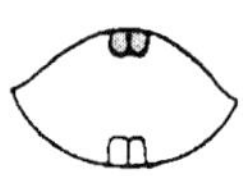		Incisives médianes supérieures	2	8 mois	6 ans et demi
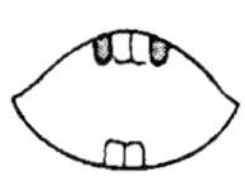		Incisives latérales supérieures	2	10 mois	7 ans
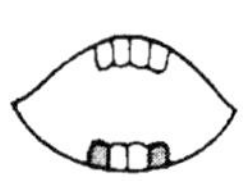	1 an = 8 dents environ	Incisives latérales inférieures	2	12 mois	7 ans et demi
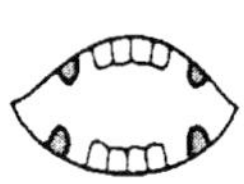		Premières molaires inférieures et supérieures	2 + 2	12-18 mois	12 ans
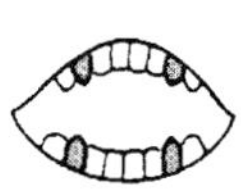	2 ans = 16 dents environ	Canines inférieures et supérieures	2 + 2	18-24 mois	11 ans
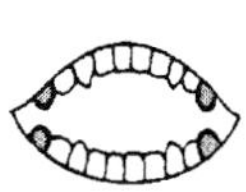	3 ans = 20 dents environ	Deuxièmes molaires inférieures et supérieures	2 + 2	24-30 mois	13 ans
		2. Dentition définitive			
	Adolescent = 28 dents	Apparition de 8 molaires entre 6 et 13 ans			
	Adulte = 32 dents	Apparition de 4 dents de sagesse à partir de 18 ans			

Source : J. Gassier, *Guide de l'auxiliaire de puériculture.* Masson, 2000.

Le développement des dents

La maturation dentaire commence dès la vie embryonnaire et se poursuit jusqu'à l'âge adulte. On distingue :

- **la dentition temporaire**, aussi appelée dentition de lait, qui comprend 20 dents :
  - les bourgeons apparaissent chez l'embryon entre la 7ᵉ et la 11ᵉ semaine ;
  - la calcification débute vers le 5ᵉ mois de vie intra-utérine et reste subordonnée à la valeur des apports organiques et minéraux durant la grossesse ;
- **la dentition permanente** ou définitive qui comporte 32 dents. Les bourgeons se forment vers le 4ᵉ mois de vie fœtale, mais la minéralisation ne commence qu'après la naissance. Le développement des dents s'effectue donc simultanément pour les deux dentitions.

L'éruption des dents

Comme tout phénomène de croissance, l'éruption dentaire est sous la dépendance des facteurs endocriniens, vitaminiques et nutritionnels.

Le mécanisme de l'éruption

Il est identique dans les deux dentitions. Il semblerait que l'éruption dentaire soit due au comblement du fond alvéolaire par apposition osseuse qui, allongeant la racine, favorise la migration de la dent dans la gencive jusqu'à son extériorisation. Au terme de l'éruption, la dent se trouve en place sur l'arcade dentaire, elle est prête à entrer en fonction. Pour que cette fonction soit rentable, la dent doit présenter une morphologie particulière conforme à sa destinée : incisive, canine, prémolaire ou molaire.

L'apparition des premières dents

La date d'apparition des premières dents ou « dents de lait » varie d'un enfant à l'autre, tandis que l'ordre chronologique de sortie est relativement constant. Physiologiquement, la première dent apparaît au cours de la première année, la moyenne se situant autour de 6 mois.

L'éruption des dents temporaires dite « dentition de lait » se fait entre 6 et 30 mois.

Entre 2 ans 1/2 et 6 ans 1/2, la denture[6] lactéale est stable. La chute des premières dents débute vers 6 ans. Elles sont peu à peu remplacées par les dents définitives : grâce à son action destructrice, la rhizalyse entraîne la résorption physiologique et progressive des racines des dents de lait et facilite l'ascension des dents permanentes dans la gencive.

L'éruption des dents permanentes se déroule entre 6 et 22 ans.

Durant cette période, l'intrication de la chute des dents de lait et de l'éruption des dents définitives assure la permanence de 24 dents jusqu'à l'âge de 12 ans environ. C'est la denture mixte.

L'adolescent a 28 dents environ. Les quatre dernières dents (« dents de sagesse ») apparaissent à l'âge adulte.

> **À noter...**
>
> Chez le petit enfant, la poussée dentaire peut provoquer des troubles passagers du sommeil, de l'appétit et du comportement (enfant agité, « grognon »). Elle peut entraîner un fébricule à 38/38,5° accompagné de troubles digestifs, de rougeur cutanée, etc. Il faut être prudent, cependant, et ne pas mettre hâtivement ces troubles sur le compte de l'éruption dentaire.

La maturation osseuse

L'apparition des points d'ossification est plus significative que celle des dents dans l'évaluation de la maturation du squelette de l'enfant.

Rappel physiologique de la croissance de l'os

La croissance de l'os se caractérise :

- d'une part par une croissance en longueur, grâce à la formation du tissu osseux à partir du cartilage de conjugaison épiphysaire ;
- d'autre part par une croissance en épaisseur au niveau du périoste.

L'ossification des os, encore appelée calcification, débute au 5ᵉ mois de vie fœtale et se déroule régulièrement jusqu'à la fin de l'adolescence. Elle s'effectue à partir des points d'ossification situés :

- soit exclusivement au centre des os (petits os du poignet, par exemple) ;
- soit au centre et aux extrémités des os longs (phalanges des doigts, radius, etc.).

L'apparition des points d'ossification

L'évaluation de la maturation osseuse se fait à l'aide de la radiographie[7]. Le calcium étant opaque à la radiographie, des clichés successifs permettent de dénombrer le nombre de centre d'ossification au niveau des épiphyses et des soudures diaphyso-épiphysaires.

---

6. Ensemble des dents évoluées en place sur l'arcade.
7. Interprétée en fonction des différents points osseux figurant dans l'Atlas de Gremlich et Pyle.

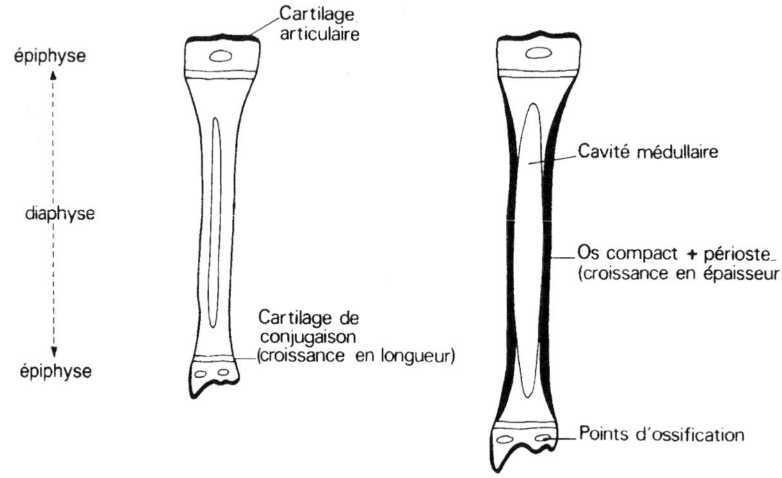

Figure 9.9 : La croissance de l'os.
Source : C. de Saint-Sauveur et D. Bilbaut, L'enfant. *Croissance et hygiène.* Masson, collection *Cahiers de puériculture.*

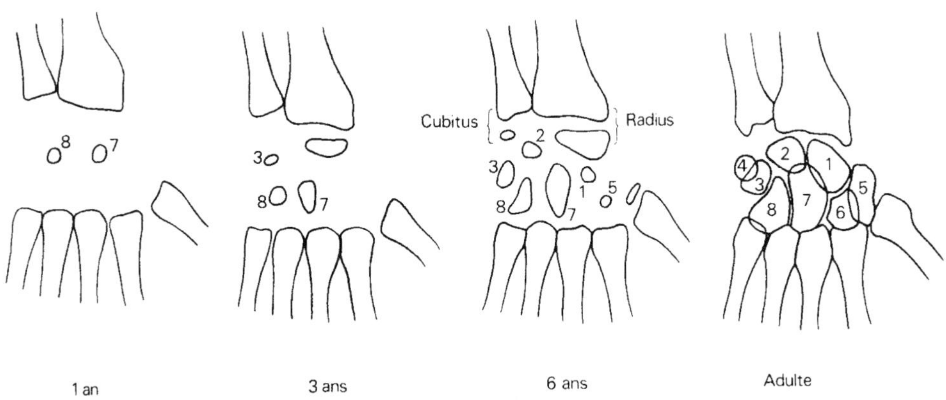

Figure 9.10 : Quelques aspects d'ossification progressive d'un poignet d'enfant.
Source : C. de Saint-Sauveur et D. Bilbaut, L'enfant. *Croissance et hygiène.* Masson, collection *Cahiers de puériculture.*

Le plus souvent, jusqu'à 6 ans, des clichés de la main posée à plat et du poignet suffisent pour identifier le degré de maturation du squelette de l'enfant[8].

Le nombre maximal de points d'ossification se situe vers l'âge de 12/13 ans, tandis que les soudures cartilagino-épiphysaires s'achèvent entre 13 et 18 ans.

C'est l'arrêt définitif de la croissance.

Trois notions sont à retenir :

- le nombre de points d'ossification détermine l'âge osseux qui n'est pas toujours en concordance avec l'âge réel de l'enfant ;
- le rythme de maturation du squelette, variable selon le sexe et l'individu, est fortement soumis aux influences hormonales, à l'apport de protéines et de vitamines D ;

8. Méthode de O. Jeanneret qui, dans la majorité des cas, donne une approximation suffisamment exacte pour le clinicien.

◆ il existe une corrélation étroite entre le stade de développement statural, l'âge osseux et la vitesse de croissance :
– un enfant de petite taille présentant un âge osseux peu avancé évoluera lentement, progressivement jusqu'à atteindre une taille normale ;
– un enfant de petite taille présentant, au contraire, un âge osseux avancé est sans doute un enfant dont la croissance prendra fin à l'âge habituel. Il aura une taille inférieure à la moyenne[9].

Comme pour les mesures de croissance, des études statistiques de la croissance des os ont permis d'établir des tableaux de référence et de constater une variation physiologique du rythme de la maturation.

À noter...

À propos du développement somatique de l'enfant, il y a 30 ans déjà, le Dr R. M. Acheson (G.B.) mettait l'accent sur la nécessité de bien distinguer croissance et maturation osseuse. Il dit à propos de celle-ci :
« Ce processus doit être clairement différencié de la croissance, qui est la formation d'un tissu nouveau et qui, dans beaucoup d'os des membres, survient dans la croissance du cartilage épiphysaire. Dans le squelette de l'enfant normal et en bonne santé, les deux processus – la croissance, ou création de nouveaux tissus et de nouvelles cellules, et la maturation, ou consolidation des tissus dans leur forme définitive – vont de pair. »

Les facteurs influençant la croissance

L'environnement, facteur extrinsèque

Les facteurs exogènes d'ordre socio-économique, psychoaffectif ou écologique jouent un rôle déterminant dans le développement de l'enfant. À tel point qu'ils peuvent modifier le modèle de croissance déterminé génétiquement.

L'alimentation

Chez l'enfant, l'apport alimentaire, qualitatif et quantitatif, doit satisfaire aux besoins spécifiques liés à la croissance.

Le manque de protéines animales (lait, en particulier) et l'insuffisance d'apport calorique sont, incontestablement, les carences les plus dommageables pour l'organisme. Elles entraînent précocement une stagnation de la courbe de poids, tandis que la taille n'est freinée que si l'insuffisance persiste. L'équilibre hormonal et les fonctions enzymatiques sont aussi perturbés.

En cas de malnutrition, la récupération est d'autant plus difficile que l'enfant est plus jeune, surtout dans la première année de vie.

L'hygiène de vie et l'hygiène corporelle

Si les soins du corps, en écartant certains risques infectieux, sont indispensables au maintien de la santé, le respect des biorythmes de l'enfant a toute son importance aussi bien pour son équilibre nerveux que pour l'harmonie de son développement physique.

Les conditions socio-économiques et culturelles

La situation socio-économique de la famille retentit sur le développement somatique (et intellectuel) de l'enfant.

À âge égal, les enfants de familles économiquement démunies sont plus petits, pèsent moins lourd et leur développement est globalement moins avancé que dans les autres familles.

Les facteurs sont nombreux, mais il semble que :
◆ l'encombrement du logement, et parfois son insalubrité, jouent un rôle important dans la qualité des soins et la pathologie infectieuse ;
◆ la transplantation du milieu rural au milieu urbain ou d'un pays à l'autre et l'éducation des parents agissent autant que le niveau économique ;
◆ enfin, l'effet cumulatif de ces facteurs aggrave les variations des mesures de croissance observées dans les différentes classes sociales.

Notons cependant l'influence de l'urbanisation sur la croissance, des études ayant mis en évidence la taille moyenne supérieure des enfants des villes par rapport à ceux du milieu rural. De même, on constate une différence de taille entre les enfants de classes favorisées et les groupes sociaux moins élevés tandis qu'il existe peu de différence au niveau pondéral, les enfants de familles modestes ayant une surcharge pondérale, par rapport à leur taille, due à l'excès de consommation de sucre et d'hydrates de carbone.

Les conditions psychoaffectives

L'équilibre psychoaffectif du jeune enfant retentit directement sur son appétit et les facteurs psychoso-

9. Les normes de maturation osseuse doivent tenir compte du sexe, des caractéristiques génétiques et socio-économiques de la population.

ciaux ont une réelle influence sur son développement intellectuel et sa croissance. Ceci dit, il est difficile de distinguer les relations de causalité dans ce domaine : carence affective, ou altérations liées à une malnutrition physique ? La notion de « déprivation sociale » s'associe facilement à la malnutrition par carence de soins, aux infections à répétition, et d'autres facteurs propres à un milieu familial dit « hostile ».

La multiplicité des facteurs influençant le développement de l'enfant légitime, à l'évidence, la recherche d'un milieu de vie de qualité pour les enfants : projets politiques, campagnes d'informations, réglementation des conditions d'accueil, aide aux familles les plus démunies, mouvements écologiques, etc.

Depuis plusieurs années, la politique sociale menée en France tend à réduire ces facteurs extérieurs influençant la croissance. L'information par les médias et les mesures d'aide favorisent le développement des moyens de prévention et d'éducation pour la santé.

L'influence du capital génétique

La maturation osseuse, l'éruption dentaire et la vitesse de croissance relèvent de groupes génétiques différents de celui qui contrôle la taille et la morphologie. C'est ainsi qu'à l'occasion de la surveillance des mesures de croissance d'un enfant, on parle de « petite taille » et de « grande taille » familiale.

Ce constat physiologique pourrait être en rapport avec le rythme de sécrétion de l'hormone de croissance. Mais de nombreuses études ont mis en évidence l'influence des facteurs environnementaux, comme nous l'avons vu précédemment.

Jusqu'à 3 ans, l'action du milieu est prépondérante, tandis qu'au-delà, les facteurs génétiques s'expriment plus nettement, notamment :

- **le facteur racial**, qui touche aussi bien la taille que la vitesse de croissance ;
- **le facteur familial**, parfois à l'origine d'erreur diagnostique : troubles de la croissance passés inaperçus dans une famille de « petits » par exemple ;
- **le facteur de maturation osseuse** qui varie en fonction du sexe : l'âge osseux du garçon est plus tardif que celui de la fille.

Par ailleurs, il semblerait que depuis le XIXe siècle, il existe une « accélération séculaire de la croissance » : en un siècle, la taille des enfants a augmenté de 15 à 20 cm, celle des adolescents de 20 cm environ et la puberté féminine est plus précoce de 3 ans.

L'amélioration des conditions de vie en général, de l'alimentation et des soins médicaux, n'est certes pas étrangère à cette évolution de la croissance !

L'activité hormonale, facteur intrinsèque

Facteur intrinsèque complexe, l'activité hormonale joue un rôle important tant dans la croissance staturale que dans la maturation osseuse.

L'observation de pathologies provoquées chez l'enfant par excès ou défaut de certaines hormones et les expériences menées sur les animaux permettent d'affirmer l'action déterminante des hormones et leurs effets complémentaires.

Trois groupes d'hormones interviennent directement.

L'hormone de croissance

L'hormone somatotrope (STH), appelée « hormone de croissance », est une protéine **sécrétée par l'antéhypophyse au cours du sommeil profond** : des dosages dans le sérum ont montré que le taux de STH varie en fonction de l'alimentation mais aussi de l'âge de l'enfant. Ainsi, durant les périodes de croissance rapide, le taux de sécrétion de la STH est-il nettement plus élevé que chez l'adulte.

Son action sur la croissance du squelette est particulièrement nette au niveau des cartilages de conjugaison et ses propriétés métaboliques ne sont pas négligeables puisque la STH a un effet sur :

- la synthèse des graisses de réserve et la correction de l'hypoglycémie du jeûne ;
- la synthèse des protéines du cartilage osseux dont la croissance est stimulée ;
- la rétention des éléments minéraux (phosphore, calcium, magnésium, potassium) sans en modifier le taux sanguin ;
- l'augmentation de l'absorption intestinale et l'élimination urinaire du calcium.

Les hormones thyroïdiennes

De la naissance à la fin de la croissance, la thyroïde augmente de volume et la sécrétion thyroïdienne, facteur indispensable à l'évolution de l'os, est le principal régulateur de la croissance.

Ce phénomène est dû en particulier à l'action de la tri-iodothyronine et de la thyroxine (T_3 – T_4). Une insuffisance thyroïdienne entraîne un ralentissement de la croissance staturale et un retard important de la maturation osseuse.

Depuis 1980, le dépistage systématique dans les premiers jours de la vie d'une hypothyroïdie (1 sur 3 000 naissances) permet la mise en route d'un traitement substitutif dès la 3e semaine de vie.

Les hormones corticosurrénales

Les glyco-corticoïdes n'interviennent pas physiologiquement dans le déterminisme de la vitesse de croissance. Cependant, un ralentissement ou un

blocage de la croissance staturale est observé dans le cas d'un hypercoticisme spontané (maladie de Cusching) ou thérapeutique (corticothérapie prolongée en présence de certaines néphropathologies ou dans l'asthme et l'eczéma).
L'arrêt du traitement entraîne une reprise accélérée de la croissance.
Les androgènes interviennent dans la croissance squelettique et musculaire, d'une part en agissant sur le cartilage de conjugaison, d'autre part en régulant la sécrétion de la STH.
Les œstrogènes, sécrétés en faible quantité chez le garçon, jouent un rôle essentiel dans la maturation osseuse chez la fille.

L'état de santé de l'enfant

Tout organisme soumis, en période de croissance, à des affections répétées, épuise ses forces dans la réparation et l'entretien, au détriment de sa construction (par exemple, les affections ORL et pulmonaires répétées).
C'est pourquoi nous insistons sur la nécessité d'assurer à l'enfant des soins réguliers et adaptés à ses besoins, pour le protéger des agressions extérieures et lui apporter les éléments nécessaires à son développement global.
Enfin, rappelons que le rôle des personnels de santé est de contribuer au maintien de la santé de l'enfant par une prévention efficace. Toute action de prévention mérite d'être associée à une démarche d'éducation pour la santé visant à faire participer les parents, ceci dans le but de leur permettre d'assumer les soins de leur enfant, lorsque ceux-ci n'exigent pas l'intervention de spécialistes.
Le développement physique de l'enfant et la qualité de sa croissance sont soumis aux influences du milieu dans lequel il grandit pendant près de 20 ans.
Pour assurer le développement somatique des enfants de façon satisfaisante, quelques conditions élémentaires sont requises, comme :
- une hygiène adaptée pendant la grossesse et une prise en charge périnatale sécurisée ;
- un apport nutritionnel, un rythme de vie, un environnement ajustés à ses besoins, tout au long de sa croissance.

L'étude des besoins, aussi bien physiques que psychosociaux, constitue une base indispensable pour les professionnels de la santé. Car, si les besoins d'une population d'âge identique ont de nombreux points communs, on peut affirmer aujourd'hui que les besoins d'un enfant sont singuliers : ils s'inscrivent dans son histoire.

Les besoins fondamentaux de l'enfant

Le nouveau-né humain, particulièrement immature sur le plan cérébral, si on le compare au petit de l'espèce animale, met des années avant de s'assumer dans ses besoins élémentaires. Cependant, le bébé arrive au monde « équipé » pour se développer. Il porte en lui des potentialités complexes qui s'expriment dès le départ, notamment au travers de ses capacités sensorielles. C'est la maturation progressive du système nerveux qui détermine ensuite ses capacités de développement moteur, sensoriel et psychique, ceci sous l'influence de l'entourage humain qui intervient dans les apprentissages de l'enfant (en le stimulant ou en le freinant…).
Durant une vingtaine d'années, l'enfant va se constituer peu à peu sur le plan physique et psychique. Au cours de cette période, naissent des **besoins spécifiques à l'enfant**, être en croissance et en devenir permanent.

Les besoins, une notion évolutive

De nombreux chercheurs, et parmi eux les physiologistes, les psychologues, mais aussi les économistes et les sociologues, ont étudié la nature des besoins et leur origine.

La définition du « besoin »

On distingue deux approches complémentaires pour définir le besoin.

L'approche naturaliste

Selon une approche naturaliste, le besoin est une pure **donnée somatique et fonctionnelle** si on le considère comme une « manifestation naturelle de sensibilité interne, éveillant une tendance à accomplir un acte (respirer, uriner…) ou à rechercher une catégorie donnée d'objets (aliments dans la faim, boissons dans la soif…) »[10]. Le besoin apparaît comme un « affect » (une réaction émotionnelle), caractérisé par une sorte de manque ou d'indigence et dépendant d'une représentation : l'objet qui pourra combler le vide ressenti, ce qui est vrai dans le domaine biologique.

L'approche sociologique

Selon une approche sociologique, le besoin est un **état de tension interne** qui serait provoqué par

10. Henri Pieron, *Vocabulaire de psychologie*. PUF, 2000.

l'objet proposé : « ce n'est pas l'affect ressenti qui conduit à l'objet mais l'objet qui crée l'affect »[11]. De ce point de vue, la famille est « un laboratoire dans lequel s'élaborent des besoins »[12]. Les modèles culturels, les relations intrafamiliales et le système de valeurs dont elles dépendent, influencent l'intensité et la hiérarchie des besoins. Ceux-ci génèrent des obligations (besoins économiques, par exemple) et des aspirations (besoins de vie sociale, de considération, d'informations...). De la même façon, le contexte social suscite de nouveaux besoins... Néanmoins, le besoin ne peut pas être réduit simplement à une fonction induite par la logique du système social.

La classification des besoins

Traditionnellement, les besoins sont classés en trois groupes distincts :

- les « **besoins naturels ou primaires** », liés à des déterminants physiologiques innés tels que la faim, la soif, la défécation, le sommeil ; indispensables à la survie plus ou moins immédiatement ;
- les « **besoins psychosociaux ou secondaires** », nécessaires à plus ou moins long terme, comme le mouvement, la sécurité ou l'affection (leur manque engendre des phénomènes de frustration) ou dont la spécification résulte de l'expérience et des habitudes acquises par l'organisme dans son environnement ;
- les « **besoins acquis ou culturels** », qui sont des tendances pouvant devenir chez l'homme aussi impérieux (ou plus) que les besoins naturels (le tabac, l'alcool, la drogue...).

Les théories relatives aux besoins

Les besoins ont donc un sens, ils sont fonctionnels par rapport à un certain contexte social.

Les **besoins biologiques** correspondent à un état naturel de sensibilité interne.

Les **besoins sociaux** sont liés à l'évolution du système social.

Dans les deux cas, on est ramené à l'observation d'un état de tension interne, d'un affect, et à la détermination d'objets adéquats.

Cette classification pourrait paraître arbitraire si nous ne retrouvions pas, de façon constante, les mêmes besoins énoncés par différents auteurs. Citons à titre d'exemple :

- **Abraham Maslow**[13] qui développe, dès les années 1930, sa conception d'une hiérarchie des désirs liée à une hiérarchie des besoins de l'être humain. Il les organise en cinq classes représentées par une pyramide, « la Pyramide de Maslow » : les besoins physiologiques constituent la base, partie la plus large de la pyramide ; les besoins de sécurité, d'appartenance et d'estime constituent la partie supérieure de la pyramide. Cette conception d'une échelle de besoins reste une référence aujourd'hui, tant en psychosociologie du travail pour faire valoir les besoins des travailleurs que dans le domaine de la santé pour illustrer les besoins des patients, autres que les besoins physiologiques. Le besoin ultime est le « besoin de se réaliser ». Il ne se manifeste, selon lui, que lorsque tous les autres besoins sont comblés ;
- **Virginia Henderson**[14], dans une démarche pragmatique des soins infirmiers, suggère de se référer à toutes les fonctions pour savoir comment soigner la personne : observer comment elle respire, mange, boit, élimine, se déplace, comment sont ses gestes, quel est son repos, son sommeil, son autonomie, son intérêt dans la vie, son estime d'elle-même, etc. Sa théorie repose sur l'étude des quatorze besoins fondamentaux qui appartiennent aux mêmes catégories de besoins que ceux de la pyramide de Maslow. À l'heure actuelle, la plupart des instituts de formation en soins infirmiers enseigne la démarche de soin en s'appuyant sur cette conception des besoins.

Ce qui caractérise la notion de besoin, d'une manière générale, c'est sa grande diversité et son évolutivité, tout en sachant que les adultes intervenant auprès des enfants conditionnent en partie ces besoins. Leur degré de liberté influence inévitablement les besoins de l'enfant par l'image de rôle qu'ils imposent. La théorie des besoins requiert donc des modèles sociaux différents pour que l'enfant puisse faire un choix...

Les auteurs distinguent essentiellement deux registres de besoins :

- les besoins liés au développement physique, physiologique ;
- les besoins liés au développement psychoaffectif, cognitif et social, nécessaires à l'édification de la personne.

Les besoins spécifiques à l'enfant

Les professionnels de la santé et de l'éducation cherchent, depuis de nombreuses années, à cerner la question des besoins de l'enfant, rendue difficile du fait de l'intrication des dimensions physiologique et culturelle.

---

11. S. et R. Benjamin, *Le Jeune enfant et ses besoins fondamentaux*. Études CNAF, p. 40.
12. P. H. Chombart de Lauwe, *Pour une sociologie des aspirations*. Denoël, 1969, p. 162.
13. Psychologue américain (1908-1970), il est l'auteur de *La Théorie des motivations* (1943).
14. Infirmière américaine (1897-1996), chercheuse et enseignante, diplômée de l'université, elle a joué un rôle central dans l'élaboration d'une théorie de la méthode en soins infirmiers « la démarche de soins ». Elle a eu un rayonnement international durant toute la seconde moitié du XXe siècle.

Le concept de besoins chez l'enfant

Sur le plan biologique et psychologique, des besoins ont pu être dégagés de façon relativement scientifique. Mais la plupart des besoins décelés chez l'enfant s'inscrivent dans un processus de transmission culturelle. Ils naissent d'abord des représentations mentales des adultes à propos de l'enfance (voir p. 59), mais également en fonction de ce qu'ils veulent en faire comme adultes, à mi-chemin entre « le dressage », « le modelage » et l'expression des potentialités de l'enfant.

Entre « demande » et « besoin » : le « désir »

Une distinction essentielle est à faire entre trois notions sujettes à confusion : le besoin, la demande et le désir. Chez l'enfant, notamment chez le très jeune enfant, la demande est plus déterminante que le besoin lui-même (dans sa forme somatique et fonctionnelle).

◆ **La demande** est l'appel que l'enfant est contraint d'adresser à l'adulte pour la satisfaction de ses besoins, de son bien-être et de sa survie. Cette demande est exprimée soit de façon implicite, non verbale (pleurs, cris), soit de façon explicite par la parole. Besoin et demande sont liés ici par une « nécessité de la nature ou de la vie, ressentie ou exprimée »[15].

◆ **Le désir** quant à lui « apparaît en creux, comme un manque à être, qui subsiste en tant que manque, même si le besoin et la demande sont satisfaits. Le besoin vise un choix spécifique. Le désir naît de l'écart entre le besoin et la demande, il est irréductible au besoin et à la demande »[16]. Si le désir s'inscrit dans le processus de développement, au même titre que le besoin et la demande, sa fonction dans l'épanouissement de la personne nécessite que son expression soit traitée avec une nuance, voire une prudence, particulière. Le désir, mot d'origine latine (*desiderare*), signifie « aspirer à » ; il crée la dynamique qui jalonne le trajet des identifications et des apprentissages ; il donne sens au discours et aux règles de vie. Satisfaire systématiquement les désirs de l'enfant tuerait le désir et, avec lui, le travail d'édification de la personne.

La corrélation entre « besoins » et « développement »

La finalité interne du besoin, « état d'un être par rapport aux moyens indispensables à son existence, sa conservation ou son développement »[17], souligne l'importance à accorder à la définition des besoins fondamentaux de l'enfant : **ce qui est nécessaire à son développement. Besoins et développement sont, ici, indissociables**.

La croissance et la maturation physique et psychique pourraient justifier à elles seules l'existence d'invariants dans la définition des besoins fondamentaux, plus ou moins influencés par les modes d'expression propres à une époque ou à une société. Ceci permet globalement de dégager les réponses à apporter aux besoins d'un groupe homogène d'enfants du point de vue de leur âge, de leur état de santé, de leurs conditions de vie, etc.

Cependant, les différences individuelles du développement et l'environnement dans lequel grandit l'enfant, ont une incidence directe sur le **caractère singulier des besoins pour un enfant désigné** en tant que personne unique.

La définition des besoins individuels

Seule l'observation permet de tirer des conclusions en terme de besoins, car il est clair qu'on ne saisit pas les besoins ; on ne peut pas les figer une fois pour toutes. Pour cette raison, il convient « d'utiliser le plus possible des références aux situations et aux conditions favorables ou défavorables du développement [...] cela permet de donner à l'expression et aux modes d'analyse, une forme plus positive et plus proche des résultats des observations »[18].

Les facteurs constitutifs de la **singularité des besoins** sont donc à considérer, notamment : la nature même du développement de l'être humain, les capacités et les différences individuelles.

Les facteurs d'influence sur le développement

Parmi les facteurs influençant le développement de l'enfant, certains sont d'ordre génétique, d'autres sont liés à l'environnement. Dès la vie intra-utérine, le fœtus manifeste des capacités, en particulier sur le plan sensoriel, pour communiquer avec le monde extérieur, avec sa mère et son père. Il est doté de facultés d'apprentissage, qui vont lui permettre de s'adapter à l'environnement dès sa naissance.

« L'interaction génétique/environnement commence *in utero* et, de ce fait, les capacités et caractéristiques "purement innées" ne peuvent jamais être évaluées »[19]. D'autant que des conditions défavorables pendant la gestation, ou au moment de la naissance, peuvent créer des dommages qui ne permet-

---

15. *Terminologie des soins infirmiers*, ministère des Affaires sociales et de l'Emploi.
16. M. Mannoni, cité par : S. et R. Benjamin, in : *Le Jeune enfant et ses besoins fondamentaux*, CNAF, p. 39.
17. S. et R. Benjamin, *op. cit.* note 11, p. 41.
18. P. Oleron, cité par : S. et R. Benjamin, in : *Le Jeune enfant et ses besoins fondamentaux*, CNAF, p. 39.
19. M. K. Pringle, *Les Besoins de l'enfant*, les publications du CTNERHI.

tront jamais de faire **la part de l'inné et de l'acquis**. Ce qui explique probablement les théories variées, parfois contradictoires, autour de cette question. Nous partons donc du postulat suivant :
- d'une part, l'intrication des influences de l'inné et de l'acquis est immense et indissociable ;
- d'autre part, le bagage génétique, autant que celui de l'environnement, va influencer le développement de l'enfant tout au long de sa croissance (voire de sa vie).

L'importance des périodes sensibles

L'importance de la croissance du cerveau au cours des deux premières années de vie fait de la période postnatale une période particulièrement sensible. En effet, c'est durant ces premières années que se manifestent les progrès les plus spectaculaires sur les plans de la motricité, du langage et de la communication. On a constaté que les enfants répondent plus aisément à certaines sollicitations au cours des périodes dites « sensibles ». Par exemple, la relation à la mère et les fortes relations émotionnelles se développent plus spécialement au cours de la période de 6 à 24 mois ; de même, entre 12 et 18 mois, les acquisitions de base, telles que la marche et le langage, sont à peu près semblables chez tous les enfants.

L'absence de ces acquisitions au cours des périodes sensibles n'hypothèque pas les apprentissages à un âge plus tardif, mais ceux-ci s'avèrent alors plus difficiles et plus lents. Par exemple, l'acquisition du langage après l'âge de 2 à 4 ans et celle de la lecture passée la période sensible de 6/7 ans, pourront se faire mais sans pouvoir atteindre, le plus souvent, une performance normale (en dehors de toute atteinte sensorielle ou de handicap mental). C'est ainsi que la nature des stimulations de l'adulte (la surstimulation comme la sous-stimulation) peut avoir des effets durables, voire irréversibles.

Notons à titre d'exemple qu'un bébé très éveillé suscite chez la mère des sentiments maternels forts et la stimule probablement davantage dans son rôle. De même, selon son rang dans la fratrie, chaque enfant est en interaction de façon spécifique avec ses parents et a une perception différente de leur personnalité. L'influence, en terme d'émulation, est alors inégale d'un enfant à l'autre.

Les variations individuelles dans les apprentissages

Un certain nombre de connaissances permettent d'appréhender la question des **besoins individuels** qu'il convient de rapporter aux paramètres suivants :
- la différence physiologique des rythmes de croissance ;

Rôle de la puéricultrice

Identifier les besoins individuels d'un enfant

Cette étape est indispensable pour :
- assurer les conditions optimales de satisfaction des besoins de l'enfant dans l'organisation de ses soins quotidiens et de ses rythmes de vie, ainsi que dans l'ajustement des attitudes relationnelles adulte/enfant ;
- assurer la continuité de son développement physique et psychoaffectif, par l'élaboration et/ou l'adaptation de repères (temps, espace, relation).

Le **recueil de données** personnalisées doit permettre de répondre à une série de questions que se pose l'adulte qui prend nouvellement en charge un enfant ou évalue la qualité des réponses apportées à ses besoins.

Le recueil de données fait appel à trois moyens :
- l'observation directe de l'enfant ;
- l'entretien avec les parents ou la personne chargée des soins ;
- la consultation du dossier de l'enfant (carnet de santé, dossier de soins, cahier de suivi, etc.).

Les informations recherchées sont de nature qualitative et quantitative, retranscrites de façon précise et concise dans le dossier personnel de l'enfant. Ce document doit être **régulièrement consulté et mis à jour** (besoins évolutifs).

- la sensibilité particulière des enfants aux modifications apportées dans leur environnement ;
- les modifications qui peuvent être faites dans bien des situations pour améliorer chez l'enfant son développement émotionnel, social, intellectuel et éducationnel.

Concernant ce dernier point, et malgré la difficulté à mesurer les variations (et surtout à les admettre), on peut constater des **variations individuelles** dans le rythme des apprentissages intellectuels et scolaires, dans les expressions émotionnelles et sociales (par exemple, la timidité). La qualité et le rythme des apprentissages peuvent être en lien avec la qualité des interactions entre l'enfant et son entourage.

Il est donc important que chaque enfant soit pris dans sa singularité, avec son propre rythme de développement et ses potentialités naissantes. Cette **per-**

Tableau 9.10 : Les besoins fondamentaux de l'enfant.

Classification des besoins	Nature des besoins	Besoin fondamental d'autrui pour satisfaire les besoins
Besoins physiologiques (naturels ou primaires)	• Respirer • Boire, manger • Dormir • Éliminer • Être propre • Se vêtir et se dévêtir, réguler sa température	• Dégager les voies respiratoires, humidifier l'air • Assurer l'alimentation et réaliser l'équilibre nutritionnel • Organiser le temps et aménager l'espace de repos • Prodiguer les soins d'hygiène corporelle et vestimentaire
Besoins affectifs et psychosociaux (secondaires)	• Aimer et s'attacher • Être sécurisé • Découvrir • Être apprécié, reconnu	• Assurer une présence et des relations stables et chaleureuses • Rassurer l'enfant et le protéger des dangers • Favoriser l'exploration d'un espace • Responsabiliser l'enfant • Utiliser ses capacités naissantes • Valoriser l'enfant
Besoins cognitifs, sensoriels et intellectuels (acquis culturels)	• Parler • Expérimenter, se recréer • Voir, sentir, toucher	• Dialoguer, communiquer avec l'enfant • Éduquer, stimuler l'éveil sensoriel • Proposer, faire découvrir, favoriser la création

sonnalisation des besoins fait appel à la perception intuitive des parents et au professionnalisme des soignants (et des éducateurs) qui s'appuient sur l'écoute et l'observation pour :

- repérer les variations individuelles des enfants ;
- apprécier le potentiel physique et mental de l'enfant aux différentes étapes de son développement.

On peut également souligner une différence quasi-physiologique entre les filles et les garçons et leur résistance (ou leur vulnérabilité) devant la maladie.

La classification des besoins de l'enfant

Les besoins fondamentaux de l'enfant découlent de son développement somatique, psychologique, affectif, intellectuel et social. Et, même si la notion de besoin se révèle être une construction culturelle, née de la représentation mentale de l'enfant au regard de l'adulte, **les besoins de l'enfant restent avant tout de nature vitale**.

Les besoins liés au développement physique

Dans les pays occidentaux, les besoins d'ordre physique sont généralement satisfaits. Lorsqu'ils ne le sont pas, des répercussions dommageables sont observées sur la santé dans tous les domaines (sur le plan physique, mais aussi émotionnel, intellectuel, psychoaffectif et social).

Les besoins nutritionnels

La nutrition concerne aussi bien la construction du corps que celle du système nerveux.
Au cours des premières années de vie, la qualité de l'alimentation réside plus particulièrement dans l'équilibre des apports alimentaires. Par ailleurs, la prévention de certains troubles tels que l'obésité découle d'une action éducative au quotidien (voir p. 389).

Les besoins de sommeil

La fonction physiologique de restauration du système nerveux fait du sommeil l'un des besoins primaires essentiels à la vie. Sa qualité chez l'enfant requiert de la part de l'adulte une attention et une vigilance particulières. Ceci pour deux raisons principales :

- le sommeil a un rôle majeur dans la construction cognitive et le développement physique. Il permet la mémorisation, l'intégration des expériences ;
- le sommeil a un rôle capital dans la croissance car il permet la sécrétion de l'hormone de croissance.

Soulignons que le respect du sommeil est étroitement lié au respect du rythme des repas. On sait qu'une trop grande rigidité horaire des repas entraîne chez l'enfant une perturbation des rythmes du sommeil.

La fréquence et la durée des périodes de sommeil chez l'enfant obligent les parents, ou la personne chargée des soins, à un ajustement des rythmes de la vie sociale.

Rôle de la puéricultrice

Identifier les besoins de sommeil d'un enfant

En vue de respecter son temps de sommeil (besoins quantitatifs)

- Combien de fois l'enfant dort-il dans la journée et pendant combien de temps ?
- Combien de temps dort-il la nuit (heure de coucher, de réveil...) ?

Ces informations peuvent être retranscrites sur une **grille de rythme** (voir p. 1001) qui permet de visualiser les différents temps de sommeil sur 24 heures et l'évolution sur une période longitudinale.

En vue de comprendre ses manifestations et respecter ses habitudes (besoins qualitatifs)

- Comment manifeste-t-il sa fatigue ? Se couche-t-il sur place (tapis de jeu, sol) ? S'agite-t-il ? Pleure-t-il ? Suce-t-il son doigt ?...
- Comment s'endort-il (facilement, sans transition, détendu ou en pleurant, en se berçant, en suçant son doigt...) ?
- Réclame-t-il ou prend-il un objet en particulier ? A-t-il un « doudou », morceau de tissu, jouet en peluche... ?
- Quel est son environnement habituel pour dormir (pénombre, obscurité, veilleuse, porte ouverte, etc.) ?
- Comment est-il lorsqu'il dort (il est calme, s'agite, parle, geint, sursaute ou pleure et se réveille : cauchemars) ?
- Comment est-il au réveil (il est serein, se réveille en douceur, appelle et attend, cherche à sortir du lit seul, pleure, crie...) ?

Chaque enfant ayant ses propres habitudes, la puéricultrice apprendra vite à affiner et compléter ce recueil d'informations.

Les besoins liés à la motricité

Dans les premières semaines de vie, les changements de postures du bébé dépendent de l'adulte. Peu à peu, l'enfant découvre son corps et sa capacité à se mouvoir indépendamment de son entourage (voir p. 405). Les expériences motrices sont vitales, mais ne peuvent être entreprises et renouvelées que dans un contexte suffisamment sécuritaire. Cette **sécurité** est d'ordre :

- physique : le matériel et l'espace mis à disposition de l'enfant doivent être adaptés à ses capacités neuro-motrices et à ses besoins de découvertes et d'expériences ;
- affectif : l'enfant a besoin de se sentir aimé pour être « attiré » par le monde extérieur.

Les besoins psychosociaux

Les besoins psychosociaux[20] doivent être satisfaits tout au long de la vie, même si leur importance varie selon les stades de développement. Ils comportent quatre grands axes.

Le besoin d'amour et de sécurité

Le fait de pouvoir construire des relations durables, stables, dignes de confiance, chargées d'affection et de chaleur dépend étroitement de la dose d'amour et de sécurité que l'enfant reçoit de ses parents ou de la tendresse et de l'attention de substituts, « goûtant eux-mêmes des relations réciproques gratifiantes ».

La stabilité de la relation

L'enfant, par ses relations à sa mère, à son père puis aux autres membres du groupe familial et social, évolue vers son identité personnelle. Sa capacité à répondre à l'affection le prépare à devenir un parent affectueux et attentif à l'âge adulte. D'une certaine manière, l'affection des parents (ou de la personne chargée des soins) envers l'enfant induit son comportement affectif ultérieur. Ils le protègent contre la

20. Nous nous référons à Mia Kellemer Pringle pour l'étude des besoins « psychosociaux » et à Henry Wallon pour celle du « besoin fondamental d'autrui ».

société puis l'introduisent progressivement au monde extérieur.
Une vie familiale stable procure à l'enfant un sentiment de continuité personnelle, la sensation d'avoir un passé comme un futur. On peut lui rapporter les événements de son enfance, montrer des photos... : c'est à travers les liens humains que l'identité personnelle arrive à s'établir.

L'apprentissage précoce

Pendant les tout premiers mois de l'enfance et de la faiblesse biologique, la mère agit comme protecteur et comme filtre. Tout petit, l'enfant donne l'impulsion au comportement maternel : la mère réagit, non seulement par sa sollicitude envers lui, mais aussi pour son propre soulagement, car les pleurs de son enfant lui sont pénibles.
Peu à peu, la mère apprendra à son bébé à attendre, à renoncer à la satisfaction immédiate et, plus tard, à répondre à la demande des autres. L'enfant acquiert peu à peu, avec l'aide de sa mère, la maîtrise de soi, des valeurs morales. Il agit par imitation, par mimétisme.

Le besoin d'affection préférentielle

« Les soins affectueux de la mère sont uniques, parce qu'ils sont adaptés aux besoins particuliers et individuels de son enfant, reconnus comme "différents" de ceux de tout autre enfant. »[21]
Un tel amour est extrêmement difficile à remplacer et, en conséquence, rend l'enfant vulnérable lorsqu'il le perd, temporairement ou de façon permanente. Dans la plupart des cas, ce que la communauté peut lui offrir de mieux est l'impartialité. Cette attitude permet d'être équitable envers chaque enfant. Mais une personnalité en développement réclame plus que cela : **un enfant a besoin de savoir qu'il compte « plus » pour quelqu'un que les autres enfants.** C'est la base de la problématique de la prise en charge des enfants en collectivité ou dans tout séjour de longue durée, de séparation d'avec la famille.

L'importance des repères dans le temps et l'espace

Le besoin de sécurité est, avant tout, satisfait par la stabilité des relations familiales où les comportements sont prévisibles, logiques et dignes de confiance, par la sécurité d'un espace familier et d'une routine connue. Ce sentiment de sécurité constitue le fondement de l'élaboration des repères dans le temps et dans l'espace qui **participe au développement de la capacité d'autonomie de l'enfant.** Ainsi :

- le cadre de vie a un rôle sécurisant. Il procure à l'enfant la confiance nécessaire pour se risquer à en sortir, sachant qu'il peut y retourner ensuite ; et il l'aide à anticiper de nouvelles situations ;
- la régularité des gestes quotidiens établit une routine familière indispensable au sentiment de sécurité de l'enfant. Le rituel autour du coucher en est un exemple.

Le besoin de nouvelles expériences

Nécessité absolue pour la croissance mentale, l'expérience en tant que « tâches à réaliser et nouvelles tâches à maîtriser » constitue un véritable « marchepied » vers des réalisations toujours plus difficiles.
Le petit enfant a un véritable besoin d'explorer : « Plus un enfant a vu et entendu, plus il veut voir et entendre » (Piaget). Tout est matière à découverte : bouger ses membres, passer ses mains devant ses yeux, examiner la texture du drap, marcher à quatre pattes, ramper, grimper, regarder un oiseau, toucher le froid, le chaud, lire, écrire, etc. Ces nouvelles expériences permettent à l'enfant « d'apprendre comment apprendre » et apprendre que la réalisation par soi-même apporte de la satisfaction ; le « je peux le faire tout seul ! » est la synthèse des expériences cognitive et affective. La compétence apporte la récompense tandis que le plaisir de la mère renforce chez l'enfant le désir de chercher de nouveaux domaines à conquérir.

La verbalisation de l'action, facteur d'autonomie

L'environnement peut être un facteur favorable ou défavorable au développement intellectuel de l'enfant. **La fonction du jeu est essentielle** et le langage accroît le pouvoir de l'enfant sur son environnement : il peut identifier les objets, les situations et manifester verbalement ses désirs. Le langage joue un rôle essentiel pour apprendre le contrôle de soi et intervient dans la formation de la conscience.

Le besoin d'éloge et d'estime

Pour franchir les obstacles rencontrés lors de ses expériences, l'enfant est particulièrement sensible au stimulant que représentent les encouragements et les exigences (raisonnables) de l'adulte, qui vont lui permettre de persévérer. Échecs et succès font partie intégrante des expériences nouvelles de l'enfant et le rôle valorisant de l'adulte est primordial, quel que soit le résultat.

Le besoin de responsabilité

Il vise à apprendre à l'enfant à s'occuper de lui-même dans les soins quotidiens (se nourrir seul, s'habiller, se laver). Le désir d'imiter est si fort que le laisser faire

21. M. K. Pringle, *op. cit.* note 19, p. 47.

Rôle de la puéricultrice

Identifier les besoins de l'enfant liés à la psychomotricité

La puéricultrice aménagera un espace adapté aux capacités de l'enfant et à son stade d'évolution. Elle l'installera dans une position qui lui offre toute liberté de mouvements et se posera les questions suivantes.

Au sujet du développement moteur

- Quels mouvements fait-il pour changer de position ? Se tourne-t-il sur le côté, du dos sur le ventre, du ventre sur le dos, s'assied-il… ?
- Comment se déplace-t-il ? Roule-t-il, rampe-t-il, marche-t-il à quatre pattes, fait-il quelques pas, avec appui, sans appui, marche-t-il seul ? Sur quelle distance… ?
- Quels sont les mouvements reproduits plusieurs fois par jour ?
- Quels sont les mouvements nouveaux, récents ?
- Quelle est sa position la plus fréquente pour jouer ?
- Quelles sont les caractéristiques de sa motricité ? Ses mouvements sont-ils rapides, hésitants… ?
- Comment se comporte-t-il à l'occasion de nouvelles expériences ? Est-il patient, persévérant (il fait plusieurs tentatives avec application), impatient, s'énerve-t-il, pleure-t-il lorsqu'il n'arrive pas à se mouvoir comme il le voudrait… ?
- Est-il attentif aux encouragements verbaux de l'adulte ?

Au sujet du développement sensori-moteur

- Observe-t-il les jouets qui se trouvent à proximité ? Essaie-t-il de les attraper (mouvement de la main pour les prendre)… ?
- Comment tient-il les objets ? Les regarde-t-il, les « inspecte-t-il », les touche-t-il du bout des doigts, les tape-t-il, les empoigne-t-il… ?
- Combien de jouets prend-il à la fois ?
- Combien de temps passe-t-il avec le même jouet ? A-t-il une préférence pour un type de jouets (peluche, balle, objet musical…) ?

La puéricultrice adaptera l'espace aux besoins de l'enfant et planifiera le temps des activités.

L'adaptation de l'espace comprend :

- les mesures de sécurité (selon le mode de déplacement de l'enfant) ;
- le choix des objets à mettre à sa disposition (en nombre limité mais judicieusement choisi par rapport à ses capacités et ses centres d'intérêts du moment).

L'adaptation de l'espace doit être complétée par **l'organisation du temps**. Elle devra notamment :

- prévoir des temps de repos car l'enfant est fatigable ;
- anticiper sur le moment d'interruption de l'activité de l'enfant (si l'on ne peut vraiment pas différer ce que l'on s'apprête à faire avec l'enfant) : le prévenir, lui expliquer ce que l'on va faire avec lui dans l'instant suivant, lui accorder un peu de temps si on ne le sent pas prêt ou s'il semble très concentré sur son activité.

Ces différents moments seront mis en mémoire, soit dans le cahier de l'enfant, soit sur une fiche individuelle d'observation du développement, pour servir à évaluer le développement de l'enfant (voir comment il progresse, à quel rythme), à dépister précocement des anomalies éventuelles.

seul ne pose aucun problème. Le « c'est moi qui fait tout seul » est la première étape qui le conduira vers une indépendance personnelle. Plus tard, il pourra choisir ses aliments, ses vêtements, ses jeux. Son autonomie sera de plus en plus importante (voir p. 350).

Chaque expérience apporte de nouvelles compétences qui permettent à l'enfant de conquérir de nouvelles parcelles d'autonomie.

Le besoin fondamental d'autrui

Au tout début de sa vie, la dépendance de l'enfant est totale : « toutes ses activités, toutes ses aptitudes sont polarisées vers ses moyens de secours, c'est-à-dire vers les personnes. Entre elles et lui, il doit s'établir des systèmes de prévision et d'entente mutuelle »[22]. Il s'agit là de relations utilitaires mais elles ne se limitent pas à cela.

22. H. Wallon, cité par S. et R. Benjamin, in : *Le Jeune enfant et ses besoins fondamentaux*, CNAF, p. 67.

La symbiose affective

Soulignons à nouveau l'importance d'autrui dans la constitution de l'enfant : « les systèmes de prévision et d'entente mutuelle » dont parle H. Wallon sont, par exemple, les émotions (on peut parler de contagion mimétique, de participation). L'enfant est tout entier dans son émotion. Il existe une réelle fusion entre lui et les émotions, les situations faites de douleurs, de joies, de colère. Il est en état de « syncrétisme », c'est-à-dire qu'il n'est pas en mesure de se distinguer de ces situations, de l'ambiance humaine qui l'entoure, cette symbiose affective étant la suite de la symbiose organique de la période fœtale.

La différenciation d'avec autrui, l'investigation des objets

◆ **De 1 à 3 ans**, la différenciation d'avec autrui, l'affirmation de la personne sont facilitées par toutes les activités du stade sensori-moteur et prospectif. Progressivement, l'enfant explore son propre corps, prospecte l'espace ambiant, procède à l'investigation des objets environnants et apprend à imiter les êtres aimés.

◆ **Vers la 3e année**, survient la « crise de la personnalité » : l'enfant se pose en s'opposant. Cette prise de conscience de soi est l'aboutissement d'un double processus :

– genèse de la conscience corporelle : la perception du corps se fait chez l'enfant par l'intermédiaire d'autrui ;

– genèse de la conscience sociale : le besoin d'autrui conduit l'enfant vers l'identification de soi.

La conquête de l'autonomie

◆ **Vers 5 ans** : l'enfant a le souci de faire valoir son affirmation et de s'admirer lui-même. Dans ce cas, le rôle d'autrui est de le contempler et de l'approuver.

◆ **Vers 6 ans** : l'enfant a besoin d'amplification et de supériorité : autrui devient le modèle à supplanter, en s'appropriant par imitation ses mérites et ses avantages, puis on constate que ce souci de prédominance cesse progressivement.

◆ **De 7 ans à la puberté** : « l'enfant est polarisé par l'exploration, la connaissance et la conquête du monde extérieur ; cette période sert au développement de la personnalité »[23].

La personnalité apparaît donc comme le résultat d'une longue histoire : l'image du corps et l'image du moi social, qui se forment toutes deux grâce à la fréquentation d'autrui, ce qui débouche sur la notion d'un **besoin de « structure permanente »**.

L'adulte est pour l'enfant le « modèle identificatoire » et il favorise la capacité d'autonomie et le processus de socialisation. **Le besoin d'autrui est à ce titre l'un des plus fondamentaux** (comme le besoin de manger, de boire ou de dormir).

Les besoins cognitifs et sensoriels

Les activités motrices et intellectuelles mettent à contribution l'intelligence de l'enfant sous des formes différentes et les besoins liés à ce domaine se manifestent chez l'enfant[24].

On sait qu'en matière d'instruction, **la moitié du savoir d'un jeune de 18 ans semble avoir été acquis dès l'âge de 9 ans**. Ce domaine d'acquisition est étroitement lié au degré de maturité intellectuelle et émotionnelle de l'enfant et à son niveau de langage. Ainsi, on peut dire que les acquisitions précoces ont une réelle influence sur la fonction cognitive et l'expérience préscolaire, et une influence vitale sur les progrès intellectuels ultérieurs.

Les ressources personnelles de l'enfant

Les possibilités offertes par un environnement de qualité et au moment adéquat nécessitent avant tout chez l'enfant le désir ou la motivation d'apprendre ou de progresser. **La volonté d'apprendre a ses racines dans la qualité des rapports que l'enfant entretient dès le début de la vie avec ses proches.**

La notion de résilience

On sait que l'individu possède la capacité de tirer parti des expériences et des situations vécues, même lorsqu'elles apparaissent comme désavantageuses *a priori*. Ainsi la négligence de soins chez l'enfant entraîne des effets néfastes sur son développement, mais ceux-ci ne sont pas irréversibles.

La résilience est une notion définie par certains auteurs à l'occasion de recherches éthologiques. Il s'agit de la capacité d'un individu « à se développer malgré des circonstances difficiles, un environnement défavorable voire hostile ; elle se forge dans l'enfance »[25]. Les adultes résilients ont cette capacité « à continuer leur chemin après avoir absorbé le choc ». Elle semble nourrie d'un sentiment de com-

23. H. Wallon, *op. cit.* note 22.
24. Quelques chiffres : à propos du développement intellectuel, 50 % environ se fait entre la conception et la 4e année de vie, 30 % environ entre 4 et 8 ans. Il se poursuit ensuite tout au long de la vie (à un rythme très lent après l'âge de 18 ans). À propos du langage : à 8 ans, l'acquisition du langage s'élève à 50 % du niveau qui sera atteint à l'âge de 18 ans. Source : M. K. Pringle, *op. cit.* note 19.
25. Ouvrage collectif, coordonné par M. Manciaux, *Plaidoyer pour l'enfant, vers une culture de l'enfance*. De Boeck & Belin, Bruxelles, 2000.

pétence et de « la conscience d'avoir un certain contrôle sur sa destinée et sur sa vie »[26]. Il est possible que cette compétence se développe plus particulièrement chez des personnes ayant eu une sécurité intérieure suffisante dès l'enfance ou ayant rencontré le soutien et la confiance des adultes. Leurs difficultés peuvent devenir des expériences positives améliorant la résistance à l'adversité et aux dangers de la vie. Soulignons à cette occasion que la notion de **résistance,** elle, aurait tendance à avoir « une connotation négative, comme si le sujet mettait de côté ses difficultés plutôt que d'y faire face. [...] La résistance attire l'attention sur un comportement spécifique »[27]. À l'inverse, la notion de résilience évoque toute une gamme de mécanismes permettant de faire face à une situation. Elle n'a pas de connotation de valeur positive ou négative.

L'origine de la résilience, en tant que processus par lequel « les forces biologiques développementales s'articulent avec le contexte social pour créer une représentation de soi qui permet l'historisation du sujet »[28], est encore mal connue et les avis sont partagés. Certains l'attribuent aux « qualités individuelles relevant du capital génétique et du développement des individus vulnérables mais invincibles », d'autres à la qualité des réseaux et du soutien social entourant l'enfant.

Les enseignements de la résilience

Le concept de résilience nous prouve qu'il n'existe pas une seule bonne façon d'envisager les choses. Il semble cependant important « d'aborder les problèmes de la vie dans un état d'esprit positif et confiant ». Le rôle des professionnels est de reconnaître la difficulté et la souffrance de l'enfant pour redonner un sens à sa vie, l'aider à surmonter l'obstacle et faire renaître un sentiment de compétence, renforcé et enrichi.

Les ressources des institutions

Les stratégies mises en place dans le domaine de la santé dans la seconde moitié du XXe siècle ont prouvé leur efficacité (par exemple, la PMI : actions en faveur de la santé des femmes enceintes, des nourrissons et des enfants...). Depuis, ces stratégies s'étendent aux autres aspects du développement de la personne. En effet, des programmes de développement sportif, culturel et artistique, sont vivement encouragés par le ministère de la Jeunesse et des Sports, et le ministère de la Culture.

Des mesures mettent **à la disposition des enfants, au bon moment de leur développement, les conditions propices à leur éveil, à leur éducation et à leur instruction**. Elles visent la prévention de l'échec scolaire et la lutte contre les exclusions.

En amont des activités de prévention de l'échec scolaire, citons les lieux d'accueil parents/enfants dont l'exemple est la Maison verte créée par F. Dolto.

Conclusion

Il est évident que les besoins fondamentaux de l'enfant ne se limitent pas à ce qui est nécessaire à une simple survivance, mais qu'au centre des besoins se situe le besoin d'une relation à autrui, que « **tous les besoins humains sont interdépendants d'une manière subtile, complexe et continue** » et que c'est la rencontre d'un environnement favorable avec des capacités naissantes qui va permettre l'épanouissement de la personne et l'éclosion de ses facultés mentales, artistiques ou intellectuelles.

L'hygiène de vie

Le nouveau-né est entièrement dépendant de sa mère. L'attention que celle-ci porte à l'observation de son bébé, à la perception de ses besoins et à l'organisation des soins d'hygiène, contribue à son adaptation à la vie extra-utérine et à l'établissement des premiers liens (voir p. 176).

Cette période d'apprentissage mutuel mère/enfant évolue durant des mois, des années, et conduit progressivement l'enfant à devenir un être autonome.

Les soins prodigués à l'enfant durant cette période de « semi-dépendance » sont donc d'une importance capitale et ceci pour deux raisons :

- ils sont destinés à le protéger des agressions extrinsèques et à le maintenir en bonne santé ;
- ils constituent des moments privilégiés pour entrer en communication avec lui et favoriser son éveil au monde extérieur.

Ces échanges sont encore plus importants si la mère est peu disponible (famille nombreuse, activité professionnelle...) ou si l'enfant est placé en collectivité (crèche, hôpital, pouponnière...).

Ainsi, les soins d'hygiène, indispensables à la santé physique et mentale de l'enfant, président aussi à la construction de sa personne, à son épanouissement et à la qualité de son insertion sociale.

---

26. *Op. cit.* note 25.
27. M. Rutter (Pr de psychiatrie de l'enfant à Londres), *Le Journal des psychologues*, n° 162, nov. 98, p. 46.
28. B. Cyrulnik, *Ce merveilleux malheur*. O. Jacob, 1999, p. 43.

Les soins corporels

Source de bien-être, les soins corporels participent à l'harmonie de l'enfant et, de plus, en diminuant les risques infectieux (tels que les éruptions cutanées et les infections), ils jouent un rôle fondamental dans le maintien de la santé.

Le bain

L'évolution des capacités psychomotrices de l'enfant nécessite une adaptation permanente du matériel et des gestes professionnels afin de respecter tout à la fois les règles d'hygiène, la sécurité et le confort de l'enfant, et de procurer la sensation de « plaisir du bain », pour l'enfant comme pour l'adulte.

L'adaptation du matériel

Les indications transmises pour le bain du nouveau-né (voir p. 177) demandent quelques adaptations, notamment concernant le choix de la baignoire. Dès que l'enfant se tient debout, la baignoire familiale peut être utilisée, à condition de mettre un tapis antidérapant dans le fond et de le réserver à l'usage de l'enfant.

> **À noter...**
>
> **Le niveau d'eau dans la baignoire**
> Lorsque l'enfant maîtrise bien la position assise, la baignoire devient un lieu d'expériences multiples, à condition que le corps ait une parfaite stabilité. Pour l'assurer, l'eau ne doit pas monter au-delà du nombril. Ainsi, l'enfant pourra se mouvoir en toute sécurité.

Le choix des produits de toilette

L'eau et le savon sont, sans aucun doute, les deux produits de base pour la toilette ou le bain. Un savonnage efficace éliminera les souillures accumulées au cours des activités motrices souvent effectuées au ras du sol.
Le lait de toilette plaît aux parents, mais présente quelques inconvénients qu'il faut leur signaler (risques d'allergies et pollution rapide).

Le choix des jouets pour le bain

Avant 3 mois, l'enfant est particulièrement sensible aux échanges affectifs avec l'adulte. La présence des jouets n'est pas toujours souhaitable. Mais, dès qu'il manifeste un intérêt pour les objets qui l'entourent, les jouets peuvent devenir pour l'enfant le support d'un jeu partagé avec l'adulte (ou avec l'objet lui-même).
Le choix des jouets pour le bain doit tenir compte de plusieurs critères : formes variées (récipients de petite taille, petite balle, anneau), couleurs vives, légers et peu encombrants (en matière plastique), en nombre restreint (2 ou 3). Ces jouets offriront à l'enfant la joie d'attraper la balle qui flotte sur l'eau ou de manipuler le récipient qui lui fera découvrir le « contenant-contenu », et ils feront davantage apprécier l'eau et le bain au jeune enfant.

L'intérêt du miroir

Chez l'adulte, le miroir fait partie intégrante de la panoplie de toilette et l'on oublie, trop souvent, qu'il a également sa place dans le matériel nécessaire au bain de l'enfant.
En effet, dans le processus d'éveil au monde environnant, l'enfant différencie progressivement sa mère des autres personnes et des objets, et le miroir joue là un rôle très important.

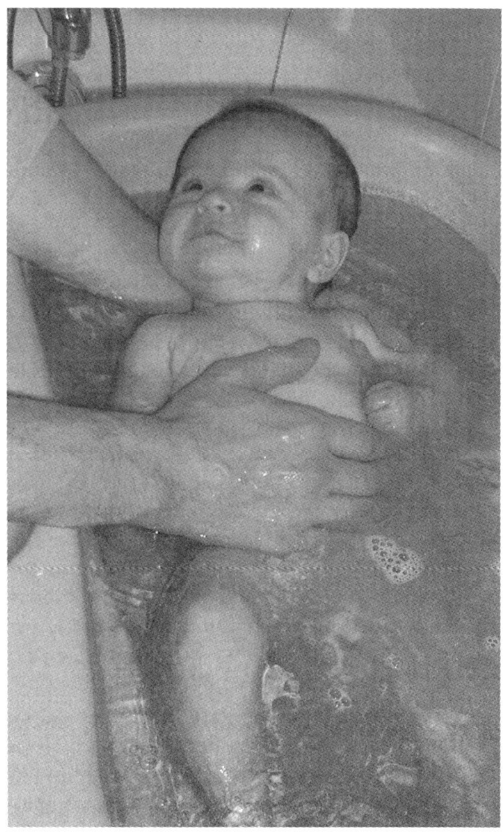

Photographie 9.1 : L'adulte reste présent tout au long du bain.

L'adaptation des gestes

Avant l'âge de la station assise (autour de 8 mois), l'enfant est déshabillé et savonné en position allongée, puis immergé doucement dans l'eau.

Sa tête repose sur l'avant-bras de l'adulte qui, d'une main ferme, maintient l'épaule opposée à lui, ceci pour permettre à l'enfant d'agiter bras et jambes sans risque d'une immersion complète. On sait qu'une perte d'équilibre est, parfois, responsable chez l'enfant d'une phobie de l'eau, souvent durable. L'utilisation d'un transat de bain peut être envisagée (les mains étant libres, il permet à l'adulte d'être plus détendu). Il est recommandé de ne laisser l'enfant seul sous aucun prétexte, car malgré sa position apparemment stable, les risques de noyade persistent.

À l'âge de la station debout (vers 9/10 mois), si la pièce est à bonne température (20 à 22 °), l'enfant peut jouer durant 10 à 15 min dans une eau à 37 °, toujours en présence de l'adulte ; **on ne doit jamais laisser un enfant seul dans son bain**. De plus, la présence de l'adulte est un excellent stimulant pour l'enfant qui expérimente devant lui ses capacités sensori-motrices.

Mis en position debout, l'enfant, prenant appui sur l'adulte, peut aisément présenter les différentes parties de son corps pour le savonnage.

La technique du shampooing

Le lavage des cheveux est effectué (avec un shampooing non alcalin ou au savon), de préférence à la fin du bain car c'est une opération qui casse le plaisir du bain et peut provoquer une sensation de froid (voire un risque de refroidissement).

L'enfant peut être maintenu de deux façons :

- soit dans l'eau, la tête renversée vers l'arrière : dans ce cas, la mousse abondante qui se répand dans l'eau du bain oblige à doucher l'enfant à la fin de l'opération ;
- soit à l'extérieur de l'eau, l'enfant étant couché sur un plan dur et entouré d'un drap de bain, ce qui est réalisable à l'hôpital mais pas toujours à la maison.

Quelle que soit la position adoptée, il faut veiller à ce que l'enfant se sente en sécurité. Il est donc conseillé de lui expliquer ce que l'on fait, de lui parler et d'avoir des gestes doux mais rapides.

Les différents types de bain

En principe, un bain par jour suffit pour assurer l'hygiène corporelle de l'enfant. Toutefois, un bain supplémentaire peut être envisagé si l'enfant est souillé, excité ou fiévreux. Dans tous les cas, il appartient à la personne chargée des soins de choisir le moment du bain, en tenant compte de sa disponibilité mais aussi du rythme de vie de l'enfant.

Le bain dit « de propreté »

Il est très utile, au terme de la journée, mais il est tout aussi indiqué le matin lorsque l'enfant n'a pas acquis le contrôle nocturne des sphincters. Dans tous les cas, une toilette peut être assurée en complément du bain.

Le bain dit « de détente »

Il est conseillé pour apaiser certains états d'excitation et éviter les situations conflictuelles de fin d'après-midi, de grande chaleur, de jeux en plein air, durant lesquels l'enfant se fatigue et s'énerve davantage. Le bain est alors présenté à l'enfant comme une activité ludique.

Le bain dit « thérapeutique »

Il est conseillé pour le jeune enfant présentant une hyperthermie. La température de l'eau doit être inférieure de 2 degrés à celle du corps de l'enfant. Cette précaution est absolument indispensable pour éviter l'état de choc que provoquerait l'immersion brusque d'un enfant fiévreux dans l'eau froide. Du fait de ce risque, les avis sont partagés sur cette pratique.

Rôle de la puéricultrice

Conduite à tenir en présence d'un enfant qui a peur de l'eau

Si l'enfant crie, se débat, manifestant une véritable phobie de l'eau, il est conseillé de :

- supprimer le bain et le remplacer par une toilette durant quelques jours ;
- rechercher la cause possible de cette peur soudaine :
  - eau trop chaude, perte d'équilibre durant le bain précédent ;
  - gestes maladroits ou inhabituels (changement de personne, par exemple) ;
  - perturbations dans le rythme de vie ou l'environnement (déménagement, placement en garde de jour) ;
- proposer à nouveau le bain en prenant des précautions particulières :
  - eau à bonne température (37 °) et de niveau très bas ;
  - immersion très progressive ;
  - attitude sécurisante, très attentive : parler à l'enfant, le distraire avec des jouets…

Si la situation perdure, il est vivement recommandé de n'employer la force en aucun cas (en parler au médecin traitant, éventuellement).

Les soins annexes

Outre le bain, l'hygiène du corps exige de fréquents soins complémentaires. L'état du siège, du visage, des mains et des genoux impose une ou plusieurs toilettes à l'eau et au savon au cours de la journée (en particulier avant les repas et le coucher). Sachons que la simple toilette est rarement justifiée en remplacement du bain : elle est inconfortable pour l'enfant et n'assure pas un gain de temps à l'adulte.
À chaque change, laver le siège à l'eau et au savon, rincer et sécher correctement, en insistant dans les plis. Il est également nécessaire de vérifier la propreté des organes génitaux (voir p. 179).
Le nombre de changes varie en fonction de l'âge et de l'enfant, mais 5 à 6 changes par jour sont souvent nécessaires. L'apprentissage de la propreté ne commençant qu'après la maîtrise de la marche, l'enfant porte des couches jusqu'à l'âge de 20 à 24 mois dans la journée.

Les soins complémentaires

◆ **Les yeux** et **les oreilles** sont nettoyés après le bain (voir p. 179).
◆ **Le visage** est lavé avec un gant de toilette à l'eau (et au savon quand l'enfant est plus grand), séché soigneusement, plusieurs fois par jour.
Les soins **du nez** s'adressent à tout enfant qui ne sait pas souffler pour libérer, seul, ses narines des mucosités qui l'empêchent de respirer normalement, c'est-à-dire jusque vers 2 à 3 ans. En période de rhume ou de rhinite, plusieurs soins par jour sont nécessaires (en particulier avant les repas et le coucher, afin d'atténuer les risques de gêne respiratoire susceptible de perturber l'appétit et le sommeil de l'enfant).
◆ **Les ongles** des mains et des orteils sont vérifiés chaque jour et nettoyés, si nécessaire, à l'aide d'une brosse à ongles ou d'une lime. Ils sont coupés une (ou deux) fois par semaine, selon leur vitesse de croissance, qui varie d'un enfant à l'autre.
◆ Les soins de **l'ombilic** : après la cicatrisation de la plaie ombilicale, l'ombilic forme une petite cavité qu'il faut nettoyer à l'eau et au savon au moment de la toilette. Veiller à le sécher minutieusement à la sortie du bain.

La tenue vestimentaire

Le marché offre un large éventail de vêtements et il est toujours possible de concilier esthétisme, aisance, coût et facilité d'entretien. Le respect de la liberté des mouvements de l'enfant à qui le vêtement est destiné, doit cependant l'emporter sur la mode enfantine.
Quand l'enfant est jeune, le choix du vêtement est réalisé par la famille ou l'entourage. Quelques années plus tard, l'enfant peut prendre part à ce choix. C'est pour lui un moyen d'évolution vers l'autonomie.
Entre 7 et 12 ans, l'enfant comprend très bien la nécessité d'une tenue vestimentaire adaptée, mais, dans le même temps, il subit l'influence du groupe ; c'est alors qu'apparaissent des conduites parfois marginales (jeans troués, par exemple...) que l'adulte peut difficilement refréner.

À noter...
Jusqu'à 5 ou 6 ans environ, les soins corporels restent à l'initiative de l'adulte. C'est dire que, progressivement, la mère, ou la personne responsable des soins, doit laisser l'enfant prendre une part active à ces gestes quotidiens pour l'amener, peu à peu, à une prise en charge totale des soins de son corps.

Les critères de choix des vêtements

Le choix doit se porter en priorité sur des vêtements confortables, extensibles et d'entretien facile.

La taille

La taille est davantage choisie en fonction de la corpulence de l'enfant et de ses acquisitions motrices, que de son âge. Par exemple :
◆ **vers 6 ou 7 mois**, à l'âge où l'enfant « rampe », il faut éviter les grenouillères et les chaussettes, qui gênent sa progression ; celui-ci cherche à prendre appui sur le sol pour se propulser vers l'avant. La culotte courte ou le pantalon conviennent alors mieux ;
◆ **vers 8 à 10 mois**, à l'âge de la « marche à quatre pattes », il faut éviter de mettre des robes aux petites filles car elles entravent leur liberté de déplacement ;
◆ **vers 15 mois**, âge des premiers pas, il faut éviter le pantalon ou la salopette trop près du corps, car elle freine l'enfant dans ses expériences motrices ;

Rôle de la puéricultrice

La puéricultrice doit recommander aux parents d'observer l'enfant avant d'acheter un vêtement, afin de repérer son stade d'acquisitions motrices (surtout avant 18 mois) et sa vivacité. Si l'enfant est accueilli en collectivité, leur suggérer de prévoir des vêtements faciles à enfiler et à retirer, ce qui va simplifier la tâche du personnel et favoriser la participation de l'enfant.

◆ **vers 2 ans**, à l'âge d'acquisition de la propreté, il faut prévoir des vêtements faciles à enlever, car l'enfant demande toujours le pot au dernier moment…

La matière

Au moment de l'achat, la sélection se fait à partir de la tolérance cutanée de l'enfant, de la saison, du mode de vie de la mère et de l'enfant, du mode d'entretien :

◆ **les matières naturelles** (laine et coton) sont de loin les mieux tolérées par la peau des enfants. Elles offrent la garantie de ne pas être « allergogènes ». Étant donné l'activité intense des jeunes enfants, le coton est recommandé pour le linge de corps, car il absorbe la transpiration, évitant ainsi une irritation de l'épiderme. De plus, c'est une matière résistante, d'entretien facile. Quant à la laine, son pouvoir calorigène est appréciable l'hiver. Son inconvénient majeur réside dans l'exigence de précautions à prendre pour le lavage ;

◆ **les matières synthétiques** (nylon, polyamide, Rilsan, Tergal, etc.) sont, actuellement, très répandues sur le marché du vêtement. Il ne faut pas nier leurs qualités : prix d'achat raisonnable et entretien facile. Pour ces raisons, certains vêtements d'enfants, tels que les robes et les pantalons, sont choisis en tissu synthétique.

> **À noter…**
> Que l'enfant vive en famille ou en collectivité, il est conseillé de choisir des vêtements lavables en machine, qui ne déteignent pas et ne nécessitent pas, ou peu, de repassage.
> Les matières synthétiques répondent effectivement à ces critères, mais il ne faut pas perdre de vue qu'elles favorisent la transpiration et ne procurent pas la chaleur de la laine.

Les tenues quotidiennes

La thermorégulation n'étant pas stabilisée chez l'enfant, l'adulte doit se montrer attentif à ses besoins vestimentaires, en rapport avec son âge, son activité et les variations de la température ambiante.

◆ **Pour les activités motrices**, qui provoquent souvent chez l'enfant un échauffement parfois important, il est nécessaire d'adapter sa tenue vestimentaire, en repérant certains signes évocateurs, tels que :
– une transpiration importante ;
– un teint pâle, les mains et les pieds froids (il ne faut pas oublier que l'enfant se déplace au sol, endroit plus exposé aux courants d'air).

◆ **Pour les sorties à l'extérieur**, les vêtements peu fragiles et souples sont plus particulièrement indiqués, même en période d'hiver. Le choix de l'anorak ou du survêtement est plus adapté que celui du long manteau de laine aux nombreuses activités de l'enfant : grimper, sauter, etc.

◆ **Pendant les périodes de sommeil**, l'enfant, immobile, est davantage exposé au refroidissement. Il est bon de prévoir une gigoteuse. Par contre, en saison chaude, une chemise de corps en coton suffit.

> **À noter…**
> Jusqu'à l'acquisition de la propreté, les vêtements de l'enfant doivent impérativement être changés tous les jours après le bain. L'enfant souille ses vêtements qui s'imprègnent d'une odeur désagréable pour tous. Au-delà de cette période, le linge de corps et le slip sont changés chaque matin, les autres vêtements sont changés en fonction de leur état : en moyenne 2 ou 3 fois par semaine.

Les chaussures

L'intérêt des chaussures

Avant les premiers pas

Les chaussures sont superflues lorsque l'enfant est petit et qu'il se déplace à l'intérieur de la maison à bonne température. Elles peuvent être utiles au moment des sorties et pendant les saisons froides.

À l'âge de la marche

Les chaussures ne sont pas indispensables en appartement, à la plage ou sur le dallage du jardin car le fait de « marcher pieds nus » permet :
◆ un contact avec les reliefs différents ;
◆ un meilleur contrôle de l'équilibre ;
◆ un renforcement de la voûte plantaire.

C'est pourquoi certains orthopédistes prônent, depuis de longues années, la vie pieds nus. Toutefois, il y a des risques d'accidents (échardes de parquet…) et de refroidissement (surtout en hiver) qui font désapprouver la méthode par les mamans et certains professionnels de santé[29].

Au moment de l'apprentissage de la marche, il est important de veiller à la stabilité du pied et à la

29. Certains professionnels, pour pallier le risque de refroidissement, conseillent le port de chaussettes mais des risques d'accidents (par glissade) sont également signalés !

bonne adhésion au sol de la chaussure, sinon l'enfant peut se retrouver « freiné dans ses acquisitions » (c'est le cas de chaussures souples et lisses sur un sol vitrifié ou carrelé).
Comme pour les vêtements, le choix des chaussures doit respecter, avant tout, le confort et la liberté de mouvements.

Les critères de choix des chaussures

Par habitude, les chaussures sont choisies montantes, avec quelques rangs de laçage. Il importe de veiller à ce que le bout soit arrondi, large, pour laisser une certaine aisance aux orteils.
Sachons aussi que la qualité de la chaussure s'évalue sur trois points :
- la souplesse : une chaussure d'enfant ne doit pas créer de contraintes pour les pieds ;
- le contrefort : seule la partie au niveau du talon doit être renforcée. Vérifier que la tige arrière de la chaussure ne soit pas rigide : l'enfant, gêné dans les mouvements de flexion, compense par une malposition du pied interne ou externe ;
- la semelle, qui doit être antidérapante.

Il est préférable d'acheter les chaussures en présence de l'enfant. Au moment de l'achat, l'enfant étant en position debout, la chaussure doit être bien ajustée au talon et la longueur doit être supérieure d'un centimètre à celle du pied. Une fois l'enfant chaussé, il faut lui faire effectuer quelques pas pour s'assurer de son confort.
Les chaussettes, elles aussi, doivent être à la taille des pieds ; sinon le pied, recroquevillé, entraîne l'achat de chaussures trop petites.

À noter...
Il est déconseillé de faire porter les chaussures des frères et sœurs. Celles-ci sont déformées et provoquent parfois des malpositions des pieds et une gêne à la marche.

La puéricultrice restera vigilante quant au choix des chaussures en fonction des saisons. Elle doit penser à privilégier les chaussures en toile, ouvertes, pour les périodes de temps chaud, et des chaussures fermées et imperméables pour les temps pluvieux d'automne ou d'hiver.
Un enfant qui trébuche, est limité dans ses activités ou boitille, peut avoir un problème d'adaptation des chaussures. Seule l'observation attentive du jeune enfant permet de repérer cette situation, surtout quand il ne maîtrise pas encore le langage.

L'hygiène bucco-dentaire

Être en bonne santé, c'est aussi avoir de bonnes dents, il convient d'en prendre soin.
Outils de la mastication, les dents sont victimes d'agressions multiples :
- soit par le contact alimentaire ;
- soit par la fermentation des débris alimentaires qui s'incrustent et provoquent des « caries »...

C'est pourquoi l'éducation en faveur d'une hygiène bucco-dentaire doit débuter dès le plus jeune âge de l'enfant (voir ci-dessous).

Le soin de bouche

Avant l'apparition des dents, la fermentation du lait resté au contact des replis muqueux, les jouets sucés par le nourrisson, sont autant de sources microbiennes. Aussi, outre la stérilisation des biberons et tétines, et la propreté des jouets, le soin de bouche effectué au moment de la toilette ou du bain quotidien contribuera tout à la fois à la prévention des caries et à une habitude de bien-être. Il consiste en un geste simple de nettoyage des gencives et des replis muqueux à l'aide d'un coton imbibé d'eau minérale.

Le brossage des dents

Après l'apparition des premières dents, vers 12/15 mois, la dentition de l'enfant comporte entre 6 et 10 dents. C'est aussi l'âge de l'imitation des gestes de l'adulte. Se brosser les dents constitue pour l'enfant un jeu nouveau.

Le matériel de base

La brosse à dents

Il devrait y avoir dans chaque famille un nombre de brosses à dents égal à celui des personnes vivant au foyer. Certains critères permettent de choisir une brosse à dents de qualité, que ce soit pour l'enfant ou pour l'adulte :
- la dimension du manche doit être en rapport avec la main de l'utilisateur ;
- la tête sera de petite taille (permettant ainsi une introduction facile dans la cavité buccale) ;
- les poils seront synthétiques, fournis, souples ou semi-durs, aux bouts arrondis pour ne pas irriter les gencives (le poil naturel, percé d'un fin canalicule dans lequel s'incrustent et prolifèrent les microbes, est une source de contamination).

L'entretien a aussi son importance : après chaque usage, la brosse sera soigneusement rincée à l'eau claire, essuyée et mise à sécher la tête vers le haut (pour éviter le ramollissement des poils). De plus, pour conserver toute son efficacité, elle doit être renouvelée dès que les poils s'écartent (tous les 5 à 6 mois environ).

Rôle de la puéricultrice

Précautions à prendre au moment de la poussée dentaire

La puéricultrice peut être amenée à réagir en présence de pratiques peu adaptées à la situation.

La douleur des poussées dentaires

L'inflammation de la gencive s'accompagne d'une douleur que l'enfant manifeste par de l'agitation, des troubles du sommeil et de l'appétit. Ce malaise incite parfois l'adulte à accélérer le processus d'éruption dentaire en « grattant » la gencive. Ce procédé est contre-indiqué car il présente deux inconvénients majeurs :

- il est très douloureux pour l'enfant ;
- il augmente le risque d'infection (à une période où l'enfant porte tout à la bouche).

Quelques suggestions pour apaiser la douleur

- Proposer à l'enfant un jouet propre, facile à mordiller (type anneau de caoutchouc ou collier de dentition). Cette pression répétée sur la gencive favorise, elle aussi, l'éruption d'une dent qui tarde à sortir. Il existe des anneaux à mettre au réfrigérateur puis à donner à mordiller à l'enfant, le froid ayant pour effet de calmer la douleur ;
- masser la gencive à l'aide d'un produit pharmaceutique à effet calmant. Il ne supprime pas intégralement la douleur, mais l'atténue momentanément ;
- soumettre le problème au pédiatre (si la douleur est aiguë et persistante).

Le dentifrice fluoré

Il renforce l'action du brossage des dents en éliminant les débris alimentaires et la plaque dentaire de la surface de la dent et des interstices. Il peut être enrichi au fluor. Celui-ci joue un rôle dans la prévention de la carie dentaire. Il existe pour l'enfant de nombreux dentifrices au goût fruité.

Le nettoyage des dents

La technique de brossage

L'objectif essentiel est de lutter contre la formation de la plaque dentaire. Mais l'implantation des dents variant selon les enfants, et avec elle l'efficacité des mouvements de brossage, il n'existe pas de méthode idéale de brossage.

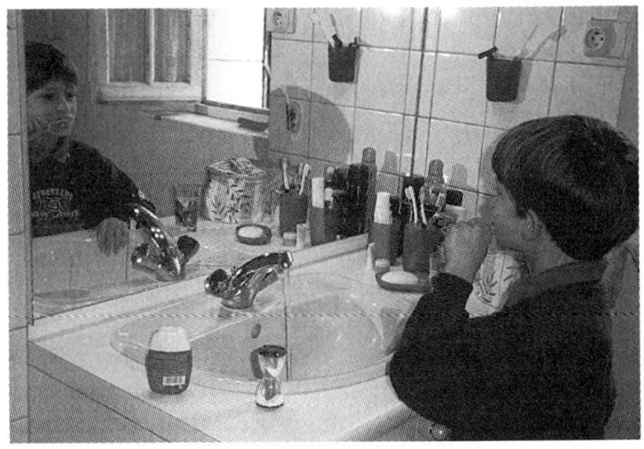

Photographie 9.2 : Le brossage des dents est aussi un jeu.

En général, un mouvement vertical, allant « du rouge vers le blanc », associé à un geste léger de rotation, semble correct. Cette méthode permet aux poils de la brosse de pénétrer entre les dents et d'en extraire les déchets alimentaires. Il faut bien insister sur :

- toutes les faces des dents, devant et derrière ;
- les dents du fond ;
- la partie triturante des dents.

Il est inutile de mettre du dentifrice sur la brosse à dents d'un enfant très jeune ; en mimant l'adulte, il s'habitue à la présence de la brosse dans sa bouche et s'entraîne à la rincer. Vers 2 ans, lorsque l'enfant n'avale plus d'eau, il est possible de mettre du dentifrice (il ne doit pas contenir de menthol) sur la brosse.

À noter...

Le dentifrice s'applique sur une brosse sèche, car l'eau, en diluant les principes actifs du dentifrice, en diminue les effets.

Le rythme et la durée du brossage

Le nettoyage des dents doit se faire après chaque repas et le soir avant le coucher. Si le rythme de vie ne le permet pas, il faut insister sur le brossage du soir pour éviter la constitution de la plaque dentaire qui se forme en 24 heures.

Le brossage du matin favorise le bien-être, il sera effectué de préférence **après** le petit-déjeuner.

Chaque brossage, pour être efficace, doit durer 2 à 3 minutes.

L'action éducative

Le principe même de l'hygiène dentaire repose sur des habitudes inculquées dès le plus jeune âge : brossage des dents et hygiène alimentaire. La prévention passe par l'information ; chacun a donc un rôle à jouer dans l'apprentissage des soins dentaires. Les familles (comme les collectivités d'enfants) doivent se sentir responsables et donner l'exemple à l'enfant.

Le sommeil

La physiologie du sommeil

Chez l'être humain, le rythme biologique de base repose sur l'alternance de l'état de veille et de l'état de sommeil. Mais, à la naissance, le nouveau-né ne dispose d'aucun repère temporo-spatial, et son biorythme n'est pas organisé. Le rôle de la mère est fondamental durant les premiers mois qui suivent la naissance. En répondant de façon adaptée aux besoins de son enfant, et grâce à la régularité des soins, elle l'aide à trouver progressivement son propre rythme.
L'enfant n'est pas un adulte en miniature et le contraindre à s'adapter à nos rythmes le ferait vivre perpétuellement à contretemps de ses rythmes chronobiologiques. Facteur d'équilibre physique et psychoaffectif, le respect de ces rythmes (sommeil, alimentation, activité...) impose une organisation, de la vie de famille comme de la collectivité, qui donne la priorité aux besoins spécifiques de l'enfant.

L'autogénèse du sommeil

Diverses études, réalisées tant chez l'homme que chez l'animal (chat et rat), sont à l'origine de notre connaissance de l'autogénèse du sommeil. Elles ont contribué à analyser les mécanismes du sommeil et confirment, entre autres, le caractère individuel des besoins de sommeil (temps de récupération et de reconstruction nécessaire à chaque individu pour « se sentir bien »).
Citons à titre d'exemple : l'électro-oculogramme (EOG) qui enregistre les mouvements des globes oculaires ; l'électroencéphalogramme (EEG) qui capte les pulsations électriques émises par le cerveau et d'autres méthodes permettant de mesurer les différentes caractéristiques physiologiques variant au cours du sommeil (température corporelle, amplitude respiratoire, rythme cardiaque, activité musculaire, etc.).
Pour être convaincu de la nécessité de respecter le rythme physiologique du sommeil de l'enfant, il est nécessaire d'en connaître le mécanisme et de comprendre son rôle dans l'équilibre physique et psychique.

Les mécanismes du sommeil

Qu'il soit diurne ou nocturne, le sommeil se déroule par cycles de 2 heures environ. Chaque cycle comporte :

- une période d'endormissement qui prépare le candidat au sommeil, juste avant l'apparition du sommeil lent ;
- une période de sommeil lent durant laquelle l'activité cérébrale va en régressant et qui se manifeste par un ralentissement des oscillations électroencéphalographiques ;
- une période de sommeil rapide ou paradoxal, traduit sur l'EEG par des ondes à oscillations rapides ;
- une période intermédiaire, faite de sommeil léger, qui se situe entre deux cycles.

> **À noter...**
> L'enfant dort autant de cycles de 2 h qui sont nécessaires à son organisme pour « récupérer », mais toutes les 1 h 40 ou 2 h, il est prêt à s'éveiller.

Des neuromédiateurs, produits par le cerveau sous forme d'hormones, agissent sur l'apparition du sommeil, de l'éveil et des rêves. Ainsi :

- la noradrénaline est l'hormone de l'éveil ;
- la sérotonine, hormone du sommeil, agit durant la phase d'endormissement. Elle est libérée lorsque des signes de fatigue apparaissent et inhibe la noradrénaline ;
- l'acétylcholine est l'hormone des rêves.

L'hormone de croissance (ou somathormone) est sécrétée durant le sommeil.

Les phases du sommeil

La phase d'endormissement

Elle est de courte durée (15 min environ) et se caractérise par des bâillements, un relâchement musculaire des globes oculaires et de la nuque, et un tarissement de la sécrétion lacrymale : l'enfant baille et se frotte les yeux.

Le sommeil lent

Il dure environ 90 min et comporte plusieurs phases :

- **une phase d'assoupissement** d'environ 10 min. Le sommeil est léger, le dormeur bouge à l'appel. Il a une impression de lourdeur ou, au contraire, d'extrême légèreté et sort facilement de ce sommeil ;
- **une phase de rêverie** confuse qui dure 20 min environ. Le dormeur entend l'appel, soupire sans bouger ;
- **une phase de sommeil profond** :
  – dans un premier temps, la température du corps et la tension artérielle diminuent, le pouls et la respiration ralentissent. Aucune perception de l'extérieur n'est possible, même si les yeux sont entrouverts ;
  – dans un second temps, les fonctions vitales sont ralenties à l'extrême, les mouvements sont rares et la

relaxation musculaire totale. Ni la lumière ni le bruit ne gênent le dormeur.
Le calme est le caractère commun de ces quatre stades du sommeil lent. On note que la respiration est régulière, les yeux sont inertes, le cœur bat régulièrement, et de longs soupirs entrecoupent ce sommeil.

Le sommeil rapide

Le sommeil rapide, aussi appelé **sommeil paradoxal**, dure 15 à 20 min (parfois plus). L'atonie musculaire contraste avec l'hyperactivité cérébrale : c'est le stade du rêve. Le sommeil est très profond alors que le dormeur peut paraître éveillé.
Ce stade est annoncé par un sursaut (Jerk), une brusque détente du corps et la perte du tonus ; on note que la respiration est irrégulière, les mouvements oculaires rapides, de fréquentes mimiques du visage apparaissent : sourire, rire ou larmes, des secousses musculaires entraînent des mouvements de bras, d'épaule ou de jambe, le rythme cardiaque est accéléré, les organes génitaux sont excités, et la couleur et la chaleur de la peau sont modifiées : sueur, chair de poule, etc.
À ce stade, il est très difficile de réveiller le dormeur.

La phase intermédiaire

La phase intermédiaire (ou de prédisposition à l'éveil) se situe juste après le sommeil paradoxal, elle est de courte durée, et se manifeste par un profond soupir, une récupération du tonus musculaire (le dormeur s'agite), la perception des bruits extérieurs.
C'est le moment du choix entre l'éveil et un nouveau cycle de sommeil.
L'éveil définitif comporte souvent le souvenir du dernier rêve.

À noter...
La structure du sommeil est ainsi faite de cette succession de phases, répétées quatre ou cinq fois chaque nuit. Leur durée, donnée à titre indicatif, et leur répartition au cours de la nuit subissent des variations importantes selon les besoins de l'organisme.

Le rôle du sommeil

Le sommeil lent, comme le sommeil rapide, est l'occasion d'une réorganisation fonctionnelle du système nerveux. Leur rôle respectif est d'assurer l'équilibre physique et mental de l'enfant.

Le rôle du sommeil lent

Il est considéré comme **le réparateur de la fatigue corporelle** et prédomine dans la première partie de la nuit. Son rôle étant d'effacer la fatigue physique, il augmente à la suite d'exercices éprouvants physiquement.
C'est aussi le moment où l'hormone de croissance atteint son maximum de sécrétion. Ceci expliquerait que chez l'enfant et l'adolescent, du fait de leur besoin spécifique de développement, cette phase occupe une proportion plus grande du sommeil, bien que certains auteurs situent ce phénomène de sécrétion d'hormone de croissance en phase de sommeil paradoxal.
Il en va de même pour la femme en période de grossesse, et pour tout convalescent, chez qui se manifeste un besoin de réparation corporelle.

Le rôle du sommeil paradoxal

Il agit essentiellement sur **la fatigue psychique** : surmenage intellectuel, troubles affectifs. Il augmente pour parer à tous les désordres psychiques.
Le sommeil paradoxal aurait une influence sur la maturation du système nerveux et jouerait un rôle dans l'élaboration de la mémoire, ce qui expliquerait le comportement irritable et tendu des enfants manquant de sommeil et l'altération de leur capacité de concentration.
Enfin, durant cette phase du sommeil, l'activité cérébrale est intense, les rêves sont imagés. Cet univers onirique fait évoluer le dormeur dans un monde fantastique et irrationnel, tandis que son corps est dans un état de détente absolue.
Pour le Pr Michel Jouvet[30] qui étudie la neurophysiologie du sommeil depuis 20 ans, le sommeil paradoxal correspond à « un cycle de reprogrammation génétique du cerveau, assurant chez l'homme la conservation de la part innée de la personnalité, celle qui ne se laisse pas influencer par le milieu, la culture ou l'apprentissage ».

Les caractères individuels du sommeil

Situés à la base du cerveau, au sommet de la moelle épinière, **les centres du sommeil et de l'éveil** agissent en sécrétant des hormones. Celles-ci s'inhibent mutuellement et provoquent soit l'éveil actif, soit l'endormissement et le sommeil. Le sommeil paradoxal serait produit par un centre différent.

Le rythme circadien[31]

Les centres agissent par alternance (selon un rythme circadien) et induisent le rythme veille/sommeil.

30. *La Santé de l'homme,* n° 242.
31. Rythme de 24 h ou « rythme jour/nuit » qui module les fonctions physiologiques du corps et du comportement de l'être vivant.

À noter...

Le rôle spécifique de chacune des phases du sommeil prouve combien l'organisme a besoin de cycles complets de sommeil pour restaurer ses capacités physiques et mentales. Le cerveau dirige le sommeil en faisant parcourir les différentes phases et les cycles de sommeil selon les besoins de l'organisme, ce qui justifie parfois le changement brusque d'une phase à l'autre. Les troubles surviennent lorsqu'on brise les cycles du sommeil ou qu'on ne respecte pas sa production naturelle (ce qui pose le problème des somnifères).

Que le cerveau soit en état de veille ou en période de sommeil, son rythme est basé sur le cycle de courte durée de 2 heures environ évoqué précédemment.

Ce cycle se poursuit à l'état de veille et constitue véritablement le rythme biologique individuel, qui évolue chez l'enfant avec la maturation du système nerveux, jusque vers 2 ans.

Ainsi, ce cycle de 2 heures a une incidence sur notre vie active puisque toutes les 2 heures environ, vont se produire :

- une baisse de la vigilance qui permet de rompre avec l'activité cérébrale intense de l'éveil actif ;
- un manque de concentration chez les enfants les plus sensibles. Il faut savoir le respecter car il correspond à une réalité physiologique ;
- une prédisposition à l'entrée dans le sommeil.

Le rythme et la durée du sommeil selon l'âge

À la naissance, le nouveau-né est polyphasique, c'est-à-dire qu'il ne connaît pas l'alternance du jour et de la nuit. Son cycle de sommeil (sommeil lent/sommeil agité) ne dure que 50 à 60 min et le rythme endormissement/éveil est essentiellement lié à la sensation de satiété et de faim.

Progressivement, le sommeil se structure par l'établissement de la synchronisation sur l'alternance du jour et de la nuit et l'allongement de la durée du cycle :

- vers la fin du premier mois, la prédominance du sommeil nocturne et de l'éveil diurne apparaît ;
- vers 1 an, le sommeil est réparti en trois périodes : une nuit et deux siestes, dont la durée dépend des besoins de l'enfant, soit en complément du sommeil nocturne, soit en réparation d'une fatigue physique particulière (activités motrices, sorties, maladies, etc.) ;
- vers 2-3 ans, chaque cycle dure environ 2 heures.

Comme le montre le tableau ci-après, la durée du temps de sommeil se modifie avec l'âge.

Jusqu'à 9 mois, le sommeil de l'enfant est plus riche en sommeil paradoxal que celui de l'adulte. Le nourrisson dort par tranche de 40 min, tandis qu'au-delà d'un an, son sommeil prend sa structure définitive.

Étant donné le rôle du sommeil paradoxal dans l'équilibre psychique, il est indispensable de respecter le temps de sommeil de l'enfant en le laissant s'éveiller spontanément.

La qualité du sommeil

La quantité de sommeil n'est pas, à elle seule, un indice de bonne santé. La qualité doit être prise en considération : un bon sommeil s'identifie chez l'enfant par sa position de nidation, son visage détendu, confiant, un enchaînement des cycles de sommeil sans interruption, suivi d'un réveil spontané : l'enfant est souriant, de bonne humeur. Son sommeil a permis la réorganisation physique et mentale qui lui était nécessaire. Il a bien dormi. Mais cette qualité peut être, temporairement, altérée par un réveil intempestif, aux origines variées.

Tableau 9.10 : Durée et rythme du sommeil selon l'âge (à titre indicatif)[1].

Âge	Sommeil nocturne	Sommeil diurne	Durée totale
À la naissance			17 h à 20 h
À 1 mois	10 h	6 à 7 h	15 h à 17 h
À 6 mois	9-10 h	3 sommes de 1 h 30 à 2 h	14 h environ
À 1 an	10 h	2 sommes de 1 h 30 environ	13 h environ
À 2 ans	10 h	1 sieste de 1 h 30 à 2 h	12 h à 13 h
Entre 3 et 5 ans	10 h	1 sieste de 1 h à 1 h 30	12 h environ
Entre 6 et 9 ans	11 h	–	11 h à 13 h

1. Ne pas oublier les importantes variations individuelles.

Tableau 9.11 : L'alternance des cycles selon l'âge de l'enfant.

Les 2 premiers mois	Endormissement	
	1er cycle de sommeil : durée 50 min	Sommeil agité
		Sommeil calme
	Phase intermédiaire	
De 2 mois à 9 mois	Endormissement	
	1er cycle de sommeil : durée 70 min	Sommeil paradoxal
		Sommeil lent
		Sommeil lent profond
	Phase intermédiaire	
De 9 mois à 3 ans	Endormissement	
	1er cycle de sommeil : durée 70 min	Sommeil lent léger
		Sommeil lent profond
		Sommeil paradoxal
	Phase intermédiaire	
De 3 ans l'âge adulte	Endormissement	
	1er cycle de sommeil : durée 90 à 120 min	Sommeil lent léger
		Sommeil lent profond
		Sommeil lent très profond
		Sommeil paradoxal
	Phase intermédiaire	

Les conditions favorables au sommeil et à l'éveil

La réduction progressive de la durée du sommeil avec la croissance de l'enfant est liée non seulement à la maturation d'ordre neurologique, intellectuelle, affective et motrice, mais aussi aux contraintes de son insertion sociale.

Les conditions de vie ne laissent pas toujours les enfants suivre leur propre rythme. Néanmoins, pour concilier au mieux les contraintes de la vie familiale quotidienne avec les besoins physiologiques de l'enfant, la mère (ou la personne chargée des soins) dispose d'un certain nombre d'informations pour organiser son rythme de vie en rapport avec les besoins liés à son âge.

Le repérage des signaux de l'endormissement

C'est le moment où le cerveau adresse un message. Le besoin de dormir se présente à heure fixe et, si l'enfant manque le stade d'endormissement, il devra attendre le passage du cycle suivant, soit 1 h 30 environ. Des signes observables permettent de repérer « l'appel du sommeil ». Citons par exemple :

- les bâillements de l'enfant, le frottement des yeux ;
- l'immobilité du regard, les paupières tombantes ;
- l'oscillation de la tête, en quête d'un appui ;
- le corps en recherche d'une position de « nidation », etc.

Il est important de répondre à ces signes émis par le cerveau de l'enfant en organisant immédiatement le coucher. De la qualité de l'endormissement dépend la qualité du sommeil.

À noter...
La phase d'endormissement dure environ 20 min. Il est donc prudent, lorsqu'un enfant s'endort sur le sol, ou en tout autre endroit insolite, de ne le transporter dans son lit qu'en début de période de sommeil lent, soit 30 min environ après l'endormissement.

La préparation apaisante du coucher

Si les rythmes biologiques de l'enfant sont bien connus de son entourage familial, l'endormissement peut être préparé par des jeux calmes, de la lecture ou un bain, des moments de détente souvent nécessaires après la tension et l'excitation de la journée.

Les rites sécurisants du coucher

Dès la naissance, la qualité du sommeil de l'enfant est subordonnée à l'attention de l'entourage. Et le climat psychoaffectif dans lequel évolue l'enfant semble être un élément fondamental.
L'appréhension de quitter son entourage affectif crée chez l'enfant un état de tension qui rend l'endormissement difficile. Les rites du coucher prennent là toute leur importance. Ils s'expliquent par le besoin qu'a l'enfant de s'assurer de la permanence et de la continuité de son environnement et de lutter contre son angoisse. La mère repère vite ce qui rassure son enfant et crée les conditions idéales pour faciliter son endormissement.
Aussi, le rituel du coucher est-il induit, le plus souvent, par des habitudes familiales ; citons :
- l'objet transitionnel proposé à l'enfant : mouchoir ou couche à l'odeur familière, poupée ou ours ;
- l'histoire racontée au moment du « coucher », ou la petite musique en sourdine ;
- le baiser maternel ou le verre d'eau déposé sur la table de nuit... ;
- la porte entrouverte (pour voir la lumière du couloir) ;
- une veilleuse (lampe de faible intensité), parfois nécessaire au sommeil de l'enfant inquiet.

Mais aussi, à l'initiative de l'enfant :
- la position du corps, des membres à la recherche des limites de sécurité ;
- la succion du pouce, la tétine...

La séparation du coucher peut être adoucie en réduisant, pour un moment, les bruits de la maison. **Un climat de tendresse, associé au rituel du coucher, facilite le passage de l'éveil au sommeil**, en créant un état de quiétude propice à un sommeil de bonne qualité.

La qualité du réveil

Selon Konrad Lorenz : « Aucun animal au monde, autre que l'homme, n'aurait l'idée d'interrompre le sommeil de son petit. Chacun doit pouvoir sortir du sommeil comme on sort du nid, quand le temps s'en fait sentir, quand on en éprouve le besoin »[32].
Or, les contraintes de la vie quotidienne obligent parfois à provoquer le réveil chez l'enfant. En dehors du réveil spontané, seul garant de l'équilibre physique et psychique, la phase intermédiaire du sommeil autorise un réveil sans conséquence préjudiciable pour le bien-être de l'enfant. Durant cette phase, l'enfant s'agite, cherche sa place et perçoit les bruits du dehors. Le réveiller est facile : l'adulte peut lui caresser la joue ou lui prendre doucement la main, généralement l'enfant sourit ; par contre, si son visage exprime détresse et mécontentement, il est en période de sommeil profond. Mieux vaut attendre un moment avant de le réveiller.

La préparation de l'environnement

L'aménagement de l'espace réservé au sommeil est une des conditions d'un bon sommeil.
Si la vie diurne est jalonnée de repères, la vie nocturne, elle, en est démunie : couleurs, distances, formes et bruits sont exclus de l'univers du dormeur. Celui-ci est isolé de l'espace et du temps.

Le choix du lit

Quel que soit le style du lit, celui-ci doit être à la mesure de l'enfant qui l'occupe. Premier espace à découvrir, l'enfant y établit vite ses limites matérielles de sécurité. Il dort souvent en appuyant sa tête contre la paroi du lit ou en se pelotonnant dans un angle. De là, il perçoit les bruits de la maison. Il crée ses repères. C'est pourquoi il est recommandé de ne pas déplacer son lit. Un changement d'orientation, même à l'intérieur de la chambre, modifie le caractère des perceptions de l'extérieur et efface les repères, phénomène insécurisant pour l'enfant.
Toutefois, il conviendra de changer le modèle de lit vers le 6e mois de l'enfant, pour lui permettre d'augmenter le champ de ses investigations sensorimotrices.

Le choix des accessoires

- **Le matelas** doit être ferme sans être dur, et recouvert d'une alèse de coton (par protection).
- **L'entourage de lit** crée une sensation douillette et isole l'enfant des barreaux. Il est conseillé de le choi-

32. Travaux sur le sommeil à l'Association départementale de l'éducation sanitaire et sociale de l'Isère.

sir en coton, lavable en machine, légèrement rembourré. On évitera le garnissage de mousse (risque d'étouffement).

- **Les draps**, même s'ils sont rejetés chaque nuit, permettent à l'enfant de se nicher au moment de l'endormissement, mais n'évitent pas parfois l'utilisation de combinaisons chaudes pour lutter contre le refroidissement.
- **La couverture**, de préférence en laine, doit pouvoir se laver. Elle doit être aérée souvent car la laine est le lieu de prédilection des acariens.
- **L'oreiller** n'est pas indispensable au confort. S'il est présent, il doit être petit et plat. Il est nécessaire de le supprimer du lit des enfants dormant à plat ventre.

Notons que l'apparition des gigoteuses a permis la suppression des draps, couvertures et oreillers, facteurs de risque d'étouffement chez le petit enfant. De plus, celui-ci reste couvert toute la nuit. Ceci n'exclut pas la nécessité de réajuster la composition de la literie et la tenue vestimentaire réservée au sommeil, en fonction des conditions climatiques extérieures, de la température ambiante de la chambre, de l'état de santé de l'enfant et de son âge.

À noter...

Durant les phases de sommeil profond, la température du corps diminue physiologiquement, un refroidissement excessif entraînant un malaise et, parfois, un réveil prématuré. Il conviendra de toujours tenir compte de ce risque d'hypothermie.

Vers 3/4 ans (ou plus tôt, si l'enfant le réclame pour « faire comme les grands »), on peut introduire la literie traditionnelle, tout en veillant à la sécurité de l'enfant.

L'aménagement de l'espace sommeil

S'il n'est pas possible d'attribuer une chambre personnelle à l'enfant, il est nécessaire que le « coin » qui lui est réservé soit situé dans la pièce la plus calme de la maison : ensoleillée et munie de rideaux pour tamiser la lumière crue et atténuer la chaleur en été, et d'aération facile.

Lors de l'aménagement, le lit sera installé dans un angle de la pièce, le mobilier et les décorations allieront le fonctionnel et l'agréable, pour qu'ils puissent servir de repères et de stimulation à l'enfant lors des périodes de veille.

Rôle de la puéricultrice

Conduite à tenir en présence d'un enfant qui « ne dort pas »

Des troubles du sommeil se manifestent parfois chez l'enfant, sans pour autant présenter un caractère pathologique. Il faut éviter de laisser s'installer une telle perturbation, car elle deviendrait vite une habitude, nuisible à l'équilibre psychique de l'enfant et à l'harmonie de la vie familiale.

Avant d'envisager les mesures à prendre, il est indispensable de faire préciser à la famille ce que signifie pour elle « ne pas dormir ».

La recherche des causes éventuelles des troubles du sommeil est traitée dans le chapitre de pédopsychiatrie (voir p. 703).

Rôle de la puéricultrice

L'amélioration des conditions du sommeil de l'enfant

Les informations recueillies auprès des parents orientent les mesures à proposer, en tenant compte de leurs principes éducatifs et des habitudes antérieures de l'enfant. L'objectif étant de :

- faire respecter le biorythme du sommeil de l'enfant, en incitant les parents à le repérer ;
- susciter l'aménagement des conditions favorables au sommeil ;
- favoriser l'établissement d'une relation et d'une ambiance affective sécurisantes pour l'enfant.

Une meilleure compréhension des besoins de l'enfant et une attitude éducative cohérente, adaptée à ses possibilités, suffisent souvent à rendre la situation plus sereine.

Le comportement de l'entourage familial

Le comportement de l'entourage familial constitue un facteur à prendre en compte pour la qualité du sommeil de l'enfant. Ainsi, lorsque la famille utilise le lit comme punition ou comme mise à l'écart de la vie familiale, cette attitude accroît les difficultés qu'a l'enfant à s'abandonner au sommeil !

En revanche, l'attitude positive de la famille consiste à faire apprécier le lit comme **un espace intime, sécurisant**, douillet, que l'on retrouve avec plaisir. Il faut montrer que l'adulte dort lui aussi et qu'il apprécie le repos après la fatigue de la journée.
Lorsque l'enfant manifeste une difficulté à s'endormir car il « a peur du noir » (vers 2 ans), l'utilisation d'une veilleuse peut être une solution.

L'organisation des activités (jeux, sorties...)

Les multiples activités d'éveil contribuant au développement de l'enfant sont développées dans le chapitre relatif à l'éveil de l'enfant, p. 450. Nous abordons ici uniquement la place des activités dans l'emploi du temps quotidien.

La place du jeu dans la vie quotidienne de l'enfant

Pour l'enfant, « tout est jeu » et, quelle que soit l'activité choisie, si l'enfant est acteur, elle est stimulation. Toutefois, pour que l'enfant exploite au maximum ce temps de jeu, il est indispensable que la mère ait satisfait ses besoins essentiels (sommeil/alimentation...).
Le jeu, moyen d'expression, de communication et de construction de soi, est essentiel chez l'enfant. Il démarre très tôt et permet à l'enfant de découvrir et de développer ses sens. Pour favoriser cette dimension, il faut éviter de « couvrir l'enfant de jouets ». Un enfant joue aussi avec son imaginaire et les différentes activités liées aux gestes de la vie quotidienne sont des temps de jeu potentiel pour les enfants.

L'intérêt des sorties

D'un point de vue purement sanitaire, les sorties en ville ne présentent pas grand intérêt pour l'enfant. On sait que le taux de pollution de l'air des grandes villes constitue un facteur favorable à l'apparition de pathologies infantiles, telles les bronchiolites ou certaines allergies.
Il est donc préférable d'installer l'enfant, vêtu de façon adéquate, devant une fenêtre ouverte, sur un espace vert (par exemple pour faire la sieste) plutôt que de l'exposer dans une poussette ou à pied aux gaz d'échappement des automobiles.
Et pourtant, les sorties sont pour les enfants l'occasion de se dépenser physiquement et sont donc d'un intérêt majeur.

Le choix des sorties selon l'âge de l'enfant

Avant l'âge de la marche : les sorties facteurs d'éveil

Au cours des sorties, le petit nourrisson couché dans son landau peut capter du regard les feuilles frémissantes des arbres et établir avec elles un véritable dialogue. Cette stimulation visuelle, associée aux bruits environnants, élargit le champ de ses expériences sensorielles.
Quelques mois plus tard, l'enfant étant assis dans sa poussette, le spectacle de la rue retient son attention. Les formes en mouvement, les couleurs variées et les sons multiples sont autant de pôles d'attraction qui stimulent son éveil au monde extérieur. Par ailleurs, en soumettant l'enfant à des variations de température, les sorties créent l'occasion pour l'organisme de réagir à certaines agressions, telles que le froid, le chaud ou les germes du milieu ambiant. Aussi, avant l'âge de la marche, si le rythme des sorties est irrégulier, il est possible de pallier cet inconvénient en installant l'enfant, bien couvert, dans une pièce largement aérée, durant quelques minutes à quelques heures, selon la température extérieure. Une période de sommeil convient aussi bien qu'une période d'éveil.
À la belle saison, les sorties peuvent être plus systématiques à condition d'écarter les risques d'hyperthermie ou de perte hydrique excessive, ceci en évitant d'installer l'enfant en plein soleil et en lui apportant, surtout pendant les grandes chaleurs, une ration d'eau supplémentaire.

À partir de l'âge de la marche : le besoin d'expériences motrices

Les sorties deviennent indispensables à l'âge de la marche, même lorsque le temps semble peu favorable. S'il est en bonne santé, vêtu et chaussé de façon adaptée[33], l'enfant affronte les intempéries avec plaisir.

Au cours de la 2e année de l'enfant

Le jardin est certainement le lieu de prédilection pour s'adonner aux expériences motrices et satisfaire son besoin d'activités. En dehors de ce temps de jeu, il est préférable d'utiliser une poussette pour sortir (parfois jusqu'à 2 ans ou 3 ans).
Lorsque l'enfant marche, le rythme des pas de l'adulte doit être réglé sur le sien. De plus, ces promenades étant l'occasion pour lui de faire de multiples découvertes, il faut accepter ses fréquents arrêts (devant une vitrine, un chien, un oiseau, une fleur...).

---

33. Voir « l'hygiène vestimentaire », p. 339.

Vers 3/4 ans

Les achats quotidiens sont aussi des occasions idéales d'acquisitions de connaissances et de vocabulaire. Le marché, en particulier, fascine les enfants de cet âge.

Les conditions favorables aux sorties

Le choix du moment

Les promenades ne peuvent être bénéfiques que dans la mesure où l'enfant n'est pas fatigué. Il convient donc d'organiser une sortie dans un moment de pleine activité cérébrale et de forme physique (après une période de sommeil, par exemple).

L'état général de l'enfant

En été comme en hiver, l'enfant dont l'état général est altéré ne profite pas des activités extérieures (une forte affection rhinopharyngée constitue une contre-indication aux sorties).

La tenue vestimentaire[34]

Elle varie avec la saison, le climat et les heures de sortie. Ainsi, lorsque l'enfant est promené en landau, il faut savoir que l'immobilité favorise le refroidissement ; il doit donc être couvert en conséquence.
Dès que l'enfant est plus grand et qu'il joue au jardin, la tenue vestimentaire doit lui laisser l'aisance nécessaire à ses mouvements et la liberté de ses explorations (en évitant les vêtements fragiles).

À noter...

Pour les sorties, l'adulte doit veiller à :

- respecter les heures habituelles du repas et du sommeil (les sorties respectent les biorythmes) ;
- disposer d'un temps suffisant (pour permettre à l'enfant de faire ses découvertes) ;
- habiller correctement l'enfant et prévoir un vêtement d'appoint (veste, bonnet) ;
- prévoir le matériel de première nécessité (eau, couche, tétine...).

L'attitude de l'adulte

La sortie étant, pour l'enfant, une occasion supplémentaire de jeu, l'attitude de l'adulte est la même qu'à la maison mais la surveillance doit être renforcée car l'extérieur expose l'enfant à plus de dangers. Il risque notamment de disparaître plus facilement du champ visuel.

34. Voir « l'hygiène vestimentaire », p. 339.

L'apprentissage de l'autonomie

L'enfant est investi d'une mission : « devenir grand ». Par le jeu, il découvre son corps, puis le monde extérieur, et construit peu à peu sa personnalité. Mais pour son développement physique, intellectuel, psychoaffectif et social, toute activité constitue un élément de construction et favorise sa progression vers l'autonomie.
Sa participation active aux actes de la vie quotidienne préside au développement de ses capacités manuelles, intellectuelles et de ses qualités humaines.

Rôle de la puéricultrice

Comment favoriser l'autonomie de l'enfant dans les actes de la vie quotidienne

L'adulte doit permettre à l'enfant :

- d'expérimenter des situations variées ;
- de prendre des initiatives à sa mesure ;
- de remporter des succès ;
- de surmonter des échecs.

La puéricultrice doit recommander aux parents ou aux adultes chargés des soins :

- d'ajuster leur comportement et leurs gestes aux possibilités de l'enfant pour le laisser « faire tout seul », à son propre rythme et selon ses capacités du moment ;
- d'accompagner l'enfant verbalement pour l'encourager, sans intervenir physiquement si la situation ne présente pas de risque pour lui.

L'enfant, être autonome en devenir, doit « pouvoir agir » seul et faire des expériences nouvelles.

La participation de l'enfant aux soins d'hygiène

Les nombreux soins d'hygiène dispensés au cours d'une journée favorisent l'établissement avec l'enfant d'une relation tout à fait propice à la stimulation, à la communication, et à l'apprentissage de l'autonomie. Elle doit s'adapter à l'âge de l'enfant.

Avant 8 mois

Le temps des soins est riche en communication non verbale : le contact cutané, le regard, le sourire et le rire, la voix sont autant de possibilités d'échanges pour l'enfant.

Au moment de la toilette, la mère (ou l'adulte chargé des soins) peut expliquer à l'enfant ce qu'elle va lui faire et le solliciter pour l'éveiller au monde extérieur.

À partir de 9 ou 10 mois

L'enfant découvre le langage, il répète des syllabes et, petit à petit, un véritable dialogue s'établit entre lui et l'adulte. Dès cet âge, en manifestant attention et intérêt pour toutes les formes d'expression de l'adulte, l'enfant enrichit sans cesse son capital de sensations et d'expériences.

Vers 14 ou 15 mois

L'enfant manifeste chaque jour un peu plus son désir de participer activement à la toilette de son corps. L'adulte attentif repère vite les tentatives de l'enfant pour s'approprier le gant de toilette, se savonner le ventre ou manipuler les robinets de la baignoire. C'est là une excellente occasion de favoriser l'autonomie, en le laissant « faire tout seul » mais il faut aussi penser à lui apprendre très tôt à distinguer le chaud du froid, afin de prévenir les accidents (voir p. 868).

À partir de 2-3 ans

De plus en plus participant, l'enfant est en mesure de comprendre « pourquoi » il est nécessaire de se laver régulièrement le corps, de se savonner fréquemment les mains. Ces gestes d'hygiène, lui donnent l'habitude d'être propre, et amorcent le processus d'éducation pour la santé, qui lui sera utile tout au long de sa vie.

Vers 8-10 ans

Le désir de propreté peut être associé au souhait d'utiliser les produits familiaux (déodorant, savon, parfum) sans en connaître réellement l'usage habituel.
Ce comportement de curiosité pourra inciter l'adulte à expliquer à l'enfant l'utilité et le mode d'emploi de ces produits.

La participation de l'enfant à l'habillage

Durant la toilette, l'enfant cherche également à participer à son habillage. Il présente spontanément son bras pour enfiler une manche, son pied pour mettre la chaussette…

Au cours de la 1re année

L'enfant participe plus facilement au déshabillage qu'à l'habillage. À cet âge, il manifeste un intérêt particulier pour les chaussures, qu'il retire à loisir, ou pour le bonnet, qu'il associe à l'idée de sortie. Il saisit de plus en plus fréquemment ses vêtements, qu'il tente de revêtir seul. Il fait parfois des efforts considérables pour enfiler son maillot de corps ou sa culotte.

> **Rôle de la puéricultrice**
>
> **Favoriser la participation de l'enfant à l'habillage**
>
> Il est important de se montrer attentif à sa participation, par exemple :
>
> - choisir des vêtements souples, simples à enfiler ;
> - présenter les vêtements de façon à ce que les ouvertures soient nettement visibles et accessibles à l'enfant ;
> - guider les gestes de l'enfant (ne serait-ce que verbalement), pour lui permettre de surmonter les obstacles, et lui permettre ainsi de progresser.
>
> Cet apprentissage requiert de l'enfant, comme de l'adulte, patience et persévérance. Il faut éviter d'« agir » à la place de l'enfant pour gagner du temps, car ses efforts ne sont pas récompensés et l'enfant est déçu de n'avoir pu « faire tout seul ».

De 4 à 6 ans

L'enfant est stimulé par les exercices quotidiens effectués à l'école maternelle ; il peut s'habiller pratiquement seul et sait boutonner son gilet ou son manteau ; puis il peut lacer ses souliers seul.
C'est aussi l'âge de la confrontation, l'enfant exprimant sa volonté. Il est donc nécessaire de le guider dans le choix des vêtements, en lui expliquant pourquoi tel ou tel pantalon, par exemple, convient mieux pour aller à l'école ou pour jouer à la maison. De plus, ce choix en commun peut être l'occasion d'éduquer son goût.

Après 6 ans et jusqu'à l'adolescence

Les gestes sont de plus en plus précis, l'enfant devient très autonome, ses goûts s'affirment. Le désir de s'identifier à un groupe social par un code vestimentaire s'amplifiera encore à l'adolescence, pour évoluer vers un style vestimentaire plus personnel.

La participation de l'enfant au repas

Pour faciliter l'apprentissage de l'autonomie dans le domaine de l'alimentation, le moment du repas s'entoure d'un rituel qui permet à l'enfant d'établir des repères et de participer, peu à peu, aux préparatifs. Il va s'intéresser aux gestes quotidiens en fonction de son âge.

Avant 1 an

La participation de l'enfant au repas consiste, au cours des premiers mois, à manifester sa joie à la seule vue du biberon, puis à poser les mains dessus, comme s'il craignait que cet objet de plaisir ne lui échappe. Un peu plus tard, ce biberon qu'il tète tantôt goulûment, tantôt avec délectation, selon ses besoins, devient un objet d'expérience.
L'enfant maîtrise progressivement la préhension volontaire : il tient son biberon, le sort de sa bouche, le regarde, le réintroduit et, vers 6 mois, l'apprentissage de la nourriture proposée à la cuillère peut débuter.

À partir de 1 an

L'enfant manifeste un désir plus grand encore de participation. Il palpe ses aliments, les met dans sa bouche avec ses doigts. Il convient de lui laisser découvrir ce contact avec la nourriture et expérimenter de nouvelles sensations, sans pour autant le laisser jouer avec les aliments. C'est d'ailleurs à ce stade de son développement que l'on peut proposer à l'enfant des activités de manipulation dans la journée : malaxer, transvaser du riz, de la terre, du sable, etc., ce qui lui permet de découvrir des volumes et des consistances différentes. Car, lorsqu'il ne rencontre pas de situation de substitution par le jeu, l'enfant fait cette découverte en manipulant la nourriture.
Vers 12 mois, lorsque l'enfant s'empare de la cuillère, il est conseillé de le laisser faire. Pour ne pas le décourager, l'adulte, muni d'une seconde cuillère, peut lui apporter une aide discrète afin de lui permettre d'arriver au terme de son repas dans le délai raisonnable d'une demi-heure environ. Au-delà de cette durée, les aliments sont froids, l'enfant se fatigue et mange mal. Vers 15/18 mois, l'enfant s'affirme et, parfois, s'oppose : il veut manger seul. À cet âge, l'enfant est encore malhabile, aussi ne peut-on exiger, d'emblée, qu'il mange proprement.

À partir de 2 ans

L'enfant mange vraiment seul. Il est capable de mâcher les aliments en morceaux, de se servir seul, en maîtrisant ses gestes, et de se soumettre aux règles du savoir-vivre familial, ou à la discipline d'un repas pris en collectivité (crèche, école). Malgré le plaisir évident qu'éprouve l'enfant à manger seul, il demande parfois à être nourri par sa mère. Cette régression passagère correspond, le plus souvent, à une perturbation de son état général, de son rythme de vie ou de son environnement. Il faut l'accepter avec complaisance et, bien souvent, le fait d'entrer dans son jeu l'incite très vite à reprendre possession de la cuillère !

Rôle de la puéricultrice

L'apprentissage de l'autonomie pendant les repas
Il est toujours facilité si l'adulte veille à :
- accorder un temps suffisant au déroulement du repas (30 min environ) ;
- valoriser les expériences et les acquisitions nouvelles de l'enfant ;
- faire abstraction, durant quelques mois, des petits incidents inévitables : timbale renversée, vêtements souillés, etc.

La maîtrise du langage

L'enfant, sensible à la voix humaine, puise, des années durant, son propre langage dans celui de l'adulte ; dans cet apprentissage à la communication, l'attitude de l'adulte est déterminante et son action auprès de l'enfant joue un rôle prépondérant.

L'amorce du dialogue

- Avant 8 mois, l'enfant, pour exprimer ses besoins, se manifeste à l'aide d'émissions vocales de satisfaction ou de désarroi, la mère distinguant rapidement la faim de la douleur. L'enfant trouve en sa mère ou son père l'interlocuteur privilégié qui répond verbalement à ses appels. Un véritable dialogue s'instaure entre eux. Ces échanges exigent de l'adulte une disponibilité suffisante pour savoir écouter et répondre, en écho, avec une voix douce que l'enfant semble comprendre. Puis, l'enfant entre dans la phase linguistique (voir p. 431).

Rôle de la puéricultrice

Privilégier le dialogue et la stimulation verbale
L'attitude de l'adulte est capitale au moment des soins, des repas, des jeux et il est simple de verbaliser ses actions :
- expliquer à l'enfant ce que l'on va faire ou manger ;
- parler, au fur et à mesure du déroulement des actes ;
- montrer et nommer les objets… ;
- chanter, féliciter, apaiser sont autant d'occasions pour communiquer avec l'enfant.

Le besoin d'imitation

À l'occasion des jeux, l'enfant imite l'adulte, reproduit les scènes quotidiennes et monologue, tout en percevant ce qui se passe autour de lui. Il s'imprègne de l'expression d'autrui. Progressivement, le mot remplace le geste et se substitue à l'action (voir pp. 435 et 444).

L'acquisition de la propreté

L'acquisition de la propreté est un signe d'autonomie. Elle se fait progressivement dans le développement de l'enfant. C'est vers 18 à 24 mois que l'enfant peut comprendre ce que l'on attend de lui. Si l'on parle « d'éducation sphinctérienne », l'attitude attendue de la part de l'adulte est faite de souplesse, d'adaptation et d'observation de ce que l'enfant décide – lui – de faire. Car cet apprentissage fait appel à un degré de maturation neuromusculaire, intellectuelle et affective suffisant. Quel est le mécanisme physiologique et les enjeux psychoaffectifs de cette acquisition ?

La maturation neuromusculaire

La physiologie s'exprime au travers de deux paramètres : le développement de l'enfant se fait suivant un axe céphalo-caudal, c'est-à-dire de la tête vers les pieds, le déclenchement du sentiment de besoin vers le canal anal est subordonné à la tension qu'entraîne le remplissage du rectum.
Deux repères sont à noter :

- la maîtrise de l'équilibre, manifestée par l'enfant au travers d'exercices physiques, tels que « monter et descendre » plusieurs marches d'escalier, debout, seul et avec une certaine aisance, constitue un repère ;
- la préhension manuelle en pince fine (entre le pouce et l'index).

Pour la maturation neuromusculaire, l'âge clef est 22 à 24 mois.

La maturation intellectuelle et affective

Physiquement capable de maîtriser ses sphincters, l'enfant découvre le « plaisir » de retenir ses matières fécales, mais doit aussi comprendre la demande de l'adulte et lui répondre en évacuant son rectum.
Cette ambivalence serait la cause de bien des maux si une relation étroite de tendresse entre l'adulte et l'enfant ne venait adoucir ces premiers conflits.
Par ailleurs, la peur de « perdre une partie de lui-même »[35] en émettant ses selles, induit chez l'enfant un sentiment d'angoisse qui favorise une rétention rectale volontaire, que seul un climat affectif sécurisant peut combattre. Il faut éviter, ainsi, que l'enfant ne se fige dans le « stade anal »[36].

Les enjeux psychoaffectifs

À la fin de la 2e année, l'enfant se montre capable d'exercer son pouvoir de rétention. À ce moment, la mère peut intervenir. Cet acte éducatif exige de la part de l'adulte :

- **une connaissance suffisante des biorythmes** de l'enfant, c'est-à-dire de l'heure habituelle de défécation et, plus tard, du rythme de l'émission urinaire, de ses possibilités et de ses limites physiques, intellectuelles et affectives (de ses réactions). L'adulte doit faire preuve de beaucoup de souplesse ;
- **une attitude gratifiante, attentive et tolérante**. Ainsi l'adulte doit-il féliciter l'enfant, chaque fois qu'il y a un résultat car, pour lui, la plus grande source de plaisir est de voir la satisfaction évidente de l'adulte lors de ces émissions. Par ailleurs, il doit être attentif aux phases de régression, symptôme d'une souffrance physique ou affective que vit l'enfant et qui justifie ce désir de retour à son état antérieur de bébé ;
- **une attitude éducative** : durant cette période où l'enfant commence à marcher, rester immobile devient, pour lui, une frustration assez forte, à laquelle il cherche à échapper. De plus, le pot, rejoignant le lot des objets nouveaux à découvrir, est considéré par l'enfant comme un jouet, un objet d'expérience (n'essaie-t-il pas de le remplir de ses objets favoris, de le renverser ?...).

Il est conseillé de lui expliquer où vont les excréments qui sortent de lui. C'est une période active où l'enfant commence à communiquer verbalement avec l'adulte. Ce dernier doit, de ce fait, favoriser les activités ludiques qui permettent à l'enfant de transvaser, malaxer, découvrir les couleurs, les formes, la musique, la danse !... et aussi les jeux de manipulation.
Compte tenu des enjeux affectifs, la mère reste la personne privilégiée pour la mise en route de cet apprentissage, son rôle étant, dans un second temps, de tenir informée la personne qui garde éventuellement son enfant durant la journée.
Il ne faut pas perdre de vue que l'acquisition de la propreté diurne précède la propreté nocturne et qu'il est plus facile pour l'enfant de contrôler son sphincter anal que son sphincter vésical.
Aussi n'est-il guère possible de parler de troubles avant 3 ans pour la propreté diurne, et 5 ans pour la propreté nocturne.

---

35. S. Freud, *Trois essais sur la théorie de la sexualité*. Gallimard, 1985.
36. S. Freud, *op. cit.* note 35.

Rôle de la puéricultrice

Devenir propre

L'attitude de l'enfant

Pour l'enfant, « devenir propre » est un acte de socialisation qui présente un réel intérêt :

- d'une part, son goût naissant pour l'autonomie incite l'enfant à vouloir « faire seul » : c'est le moment où il demande fréquemment le pot. Il convient donc de le mettre à sa portée et de revêtir l'enfant de vêtements faciles à enlever lors du besoin ;
- d'autre part, ce peut être l'occasion pour lui de manifester son désaccord et de jouer de son pouvoir sur sa mère en répondant favorablement ou non à sa demande ;
- enfin l'enfant, aspirant à « être grand », intègre peu à peu la fonction sphinctérienne. C'est alors que se termine l'apprentissage de la propreté.

L'attitude de l'adulte

Pour commencer à proposer le pot à l'enfant (vers 20 à 24 mois), l'adulte doit veiller à ce que certaines conditions soient réunies :

- la maturation neuromusculaire et intellectuelle est acquise (marche, compréhension...) ;
- le climat affectif est sécurisant ;
- la connaissance des biorythmes de l'enfant est réelle ;
- les relations avec l'enfant sont harmonieuses ;
- l'attitude de l'adulte est tolérante, attentive, gratifiante et éducative.

La vie de l'enfant en collectivité

En famille, répondre aux besoins spécifiques de l'enfant est relativement aisé, et toute relation entre parents et enfant est stimulante, spontanée, imprégnée d'affection et de tendresse. Au contraire, en structure d'accueil de jeunes enfants (crèche, pouponnière, hôpital), le phénomène de groupe rend plus complexe la perception des besoins des enfants et la mise en place de leur satisfaction. La relation de type professionnel est discontinue, moins spontanée, d'où la nécessité d'une organisation vigilante et d'un travail de réflexion permanent au sein de ces services. Pour garantir à l'enfant l'environnement affectif et matériel indispensable à son développement physique, intellectuel, psychoaffectif et social, il faut prendre en compte ses besoins spécifiques, tant au niveau de l'organisation que de la conception même du rôle du personnel soignant et éducatif (voir p. 1020).

BIBLIOGRAPHIE

BENJAMIN S. et R. – *Le Jeune enfant et ses besoins fondamentaux*. Études CNAF.

CHOMBART de LAUWE P. H. – *Pour une sociologie des aspirations*. Denoël, Paris, 1969.

CYRULNIK B. – *Ce merveilleux malheur.* O. Jacob, Paris, 1999.

DE BROCA A. – *Le Développement de l'enfant, aspects neuro-psycho-sensoriels*. Masson, Paris, 2000.

FREUD S. – *Trois essais sur la théorie de la sexualité*. Gallimard, Paris, 1985.

GRANCLAULT M. – De belles dents pour la vie. In : *Encyclopédie intégrale de la vie pratique*, Fluocaril/Nathan.

MANCIAUX M. et collectif – *Plaidoyer pour l'enfant, vers une culture de l'enfance*. De Boeck & Belin, Bruxelles, 2000.

PIERON H. – *Vocabulaire de psychologie*. PUF, 2000.

PRINGLE M. K. – *Les Besoins de l'enfant*. Les publications du CTNERHI, 1979.

SEMPE P. et M. – *Croissance et maturation osseuse*. Laboratoire Théraplix.

TOMKIEWICZ S. – *Le Développement biologique de l'enfant*. Coll SUP, PUF, Paris, 1980.

WALLON H. – *Le Jeune enfant et ses besoins fondamentaux*, CNAF, 1975.

Revues

Les Archives de Pédiatrie, n° 6, 1999 : Les courbes de croissance de la naissance à 6 ans, La modélisation la croissance staturale entre 0 et 3 ans.

Journal de Pédiatrie et Puériculture, n° 5, 1999 et n° 8, 1992.

Le Journal des Psychologues, n° 162, novembre 98 (article de M. RUTTER, Pr de psychiatrie de l'enfant à Londres).

La santé de l'homme, n° 242 (article de M. JOUVET, médecin, spécialiste du sommeil).

Autres sources documentaires

Association départementale de l'éducation sanitaire et sociale de l'Isère.

CHAPITRE 10

L'alimentation de l'enfant et de l'adolescent : les besoins nutritionnels[1]

Capacités attendues pour l'exercice de la puéricultrice

- Participer à l'établissement, et/ou établir des régimes normaux adaptés à l'enfant de la naissance à l'adolescence, en tenant compte (avec souplesse dans leur application) des données nutritionnelles fixées par les pédiatres nutritionnistes.
- Assurer/faire assurer la mise en application des régimes prescrits dans le cadre de pathologies spécifiques (diarrhées, maladies métaboliques, intolérances digestives, etc.).
- Mener des actions d'éducation à la santé auprès de populations d'enfants et de parents, afin de promouvoir une alimentation équilibrée dès le plus jeune âge et prévenir certaines pathologies de l'adolescence et de l'âge adulte.

L'alimentation représente dans la vie de l'enfant, être en croissance, un des éléments essentiels pour que son développement somatique et cérébral, mais aussi psychomoteur, social et affectif, soit harmonieux. Nous savons que le bébé est dépendant de l'adulte pour ses besoins fondamentaux. Le besoin de boire et de manger ne se limite pas à un apport de nutriments ; le repas constitue aussi un temps d'échanges privilégié avec l'adulte qui prend soin de lui. Ainsi, l'alimentation reste une source de communication essentielle avec l'entourage et un moyen d'intégration sociale.

Notons aussi qu'à plus long terme, une hygiène alimentaire correcte, au cours de l'enfance et de l'adolescence, vise à prévenir certaines pathologies de l'âge adulte.

L'alimentation peut également répondre à des impératifs thérapeutiques précis, notamment dans le cadre des régimes alimentaires prescrits pour certaines pathologies.

Afin d'intégrer les données qui vont suivre, la puéricultrice doit avoir une bonne connaissance de la physiologie de la digestion du nourrisson et de l'enfant, et des mécanismes physiopathologiques qui suscitent la prescription d'un régime alimentaire, qu'il soit de courte durée (en cas de diarrhée aiguë par exemple), ou qu'il soit partie intégrante de la prise en charge d'une maladie chronique (comme c'est le cas dans les régimes d'exclusion).

Ce chapitre traite des grands principes de la diététique infantile. Toutefois, il faut bien savoir que l'alimentation de l'enfant, comme celle de l'adulte, évolue. Les découvertes scientifiques, les modifications dans l'industrie alimentaire, la diversité culturelle, ainsi que des événements sociaux (tels que la crise de la vache folle, ou la production de maïs transgénique) influencent la consommation alimentaire.

La puéricultrice s'informera donc régulièrement afin de faire évoluer ses pratiques au cours de son exercice professionnel.

---

1. Auteurs : Pascale THIBAULT, directrice d'école de puéricultrices. Professeur Jean-Philippe GIRARDET, pédiatre-nutritionniste. Sylvine MACHINOT, diététicienne-chef à l'hôpital Robert Debré (Paris).

Les aspects psychologiques et éducatifs de l'alimentation

L'alimentation permet la satisfaction d'un besoin fondamental, vital – le besoin de se nourrir –, mais elle est aussi une réponse à la recherche d'échanges affectifs de l'enfant avec ses proches et tout particulièrement avec sa mère.
Si cette première expérience est, dans la plupart des cas, source de plaisir, elle peut parfois être révélatrice de conflits, avoués ou inavoués.

L'alimentation, source du « désir de vie »

Durant sa vie fœtale, l'enfant n'éprouve ni besoin ni tension. Au moment de la naissance, la fusion totale entre l'enfant et sa mère se rompt ; de ce fait, l'enfant va éprouver des besoins physiologiques, tels que la faim, la soif. L'expression de ces besoins est source de déplaisir. L'enfant doit « demander à l'autre », le plus souvent à sa mère, de satisfaire son besoin. Ce faisant, celle-ci lève non seulement l'état de tension, source de déplaisir, mais elle lui apporte sécurité et amour, nourritures psychiques tout aussi indispensables à sa survie. L'enfant, en absorbant le lait, interjette par la même occasion (sur un mode fantasmatique) la représentation de la relation à l'autre, et vit sa première expérience de « satisfaction-plaisir ».
Ces différentes perceptions vont être mémorisées, associées à la « trace mnésique »[2] du besoin. Grâce à cette association, lorsque le besoin réapparaît, l'enfant éprouve le désir de retrouver son état de plaisir (et même ce surplus de plaisir). L'ensemble de cette expérience constitue les « fondements du désir ». Lorsque cette activité fantasmatique s'accompagne de la satisfaction réelle et complète du besoin (apport de nourriture et de relation), elle participe au « désir de vie » de l'enfant. Inversement, lorsque le besoin réel n'est pas satisfait (ou incomplètement satisfait), cette activité est source de déplaisir. Le psychisme va dès lors fonctionner, non plus pour obtenir du plaisir, mais pour supprimer l'état de dépiaisir.

L'alimentation, source d'éveil affectif

À travers l'alimentation, l'enfant va progressivement passer du plaisir purement physique au plaisir affectif. De la satisfaction de téter pour calmer sa faim, son activité glisse au plaisir de suçoter, activité essentielle au cours de laquelle il « hallucine » la présence de sa mère, et qui symbolise la relation d'amour. Ainsi, en suçant son pouce, lorsqu'il a besoin de sécurité ou de plaisir, il trouve en lui-même et par lui-même cette source. Il devient alors moins dépendant et les espaces entre les tétées peuvent augmenter. Ce plaisir oral, plaisir affectif, et au départ totalement narcissique, est à la base de l'amour de l'autre (ce qui souligne l'importance de la relation affective qui accompagne l'acte de nourrir).
Pour la mère, le choix de l'alimentation (au sein ou au biberon) est avant tout une affaire de désir. Quel que soit le mode d'alimentation choisi, il est souhaitable que la tétée puisse s'accompagner de **disponibilité** et d'**échanges** avec l'enfant. Le repas est un moment de relation privilégiée entre l'enfant et l'adulte, un moment où l'adulte peut apporter du plaisir à l'enfant, mais aussi où l'enfant apprend à trouver par lui-même sa propre satisfaction.

À noter...
Pour que manger soit vraiment un plaisir, l'adulte apprendra à respecter les besoins de l'enfant (appétit, goût, rythme) et créera avec lui des conditions favorables pour que le repas se déroule sereinement (calme, disponibilité, échange...).

Le respect du désir d'activité de l'enfant

Compte tenu de l'évolution de son développement psychomoteur, l'enfant souhaite progressivement participer aux différentes activités autour du repas. Il découvre les instruments du repas (le biberon, la cuillère...) ; en les touchant, il apprend à les utiliser. L'enfant éprouve également le besoin de manipuler les aliments. Il est important de lui permettre d'effectuer ces découvertes tout en développant une attitude éducative : lui apprendre par exemple à utiliser des couverts, en fonction de ses possibilités motrices.

Le respect de l'appétit de l'enfant

Chez l'enfant, comme chez l'adulte, l'appétit peut être fluctuant, d'un individu à l'autre ou, chez un même individu, d'un moment à l'autre. Un enfant en bonne santé physique et mentale ne se laissera

2. Le souvenir, une marque dans la mémoire.

Rôle de la puéricultrice

Faire du repas un moment éducatif et convivial

La puéricultrice doit veiller à ce que le repas soit un réel moment de plaisir pour l'enfant. Qu'il vive en famille, en collectivité (crèche ou pouponnière) ou lors d'un séjour à l'hôpital, l'enfant doit disposer de conditions adaptées à ses capacités.

Ainsi, quel que soit son âge, l'enfant doit :

- être installé confortablement ;
- pouvoir dialoguer avec l'adulte ;
- pouvoir toucher son biberon, puis, plus tard ;
- toucher les aliments.

À partir de l'âge de 1 an environ, l'enfant :

- peut être installé à la table collective ;
- doit être protégé à l'aide d'un bavoir doublé de plastique ;
- est encouragé à découvrir progressivement le plaisir de tenir seul une cuillère, puis de manger seul à son rythme, (lui proposer une cuillère tandis que l'adulte en dispose d'une seconde) ;
- doit être soutenu dans ses efforts par des paroles encourageantes, le féliciter, etc. ;
- doit pouvoir apprendre à connaître ce qu'il mange : lui présenter et nommer les aliments, séparément, dès qu'il peut manger des petits morceaux.

À partir de l'âge de 2 ans, on peut proposer à l'enfant :

- d'utiliser une fourchette (qu'il réclame, d'ailleurs, souvent pour imiter l'adulte) ;
- de participer à quelques préparatifs de repas : aider à mettre le couvert, à laver les légumes, etc.

Lorsque l'enfant mange seul :

Recommander la présence de l'adulte auprès de l'enfant lorsqu'il ne prend pas son repas en famille (par exemple, horaire de travail tardif d'un des parents, enfant fatigué) ; ceci, à la fois pour des raisons de sécurité et de communication, d'échanges affectifs ; et pour maintenir au repas sa valeur conviviale, l'adulte peut « goûter » certains mets, c'est alors l'occasion de verbaliser autour de l'alimentation, etc.

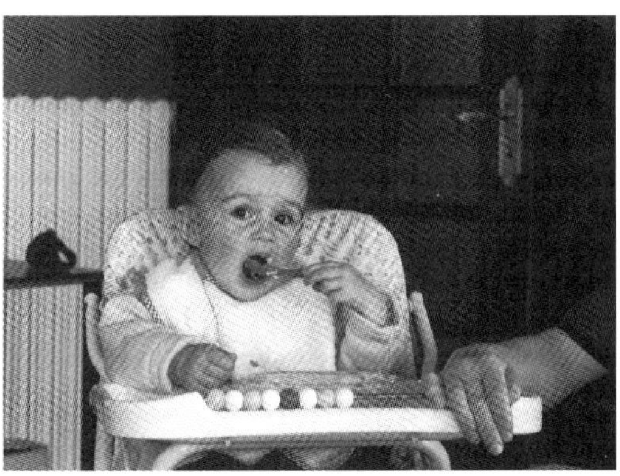

Photographie 10.1 : À 18 mois, l'enfant peut manger seul en présence d'un adulte.

jamais mourir de faim. Il est nécessaire de permettre à l'enfant de ne pas avoir faim. Par ailleurs, le refus ou l'excès de nourriture peuvent avoir une signification qu'il appartiendra à l'adulte de rechercher. L'anorexie peut, par exemple, exprimer une demande d'attention particulière, et la boulimie peut être l'expression de difficultés relationnelles profondes (avec la mère en particulier). L'enfant se sert de la nourriture comme « monnaie d'échanges ». Il est alors important que l'adulte « dévalorise cette monnaie » et évite que le moment des repas ne se transforme en terrain de lutte.

À noter...

À partir de 2 ans/2 ans $^1/_2$, l'enfant est capable d'évaluer son appétit, de se servir, de participer à l'installation du couvert et même à la confection des plats.

À noter...

Il est essentiel que l'adulte ne se confonde pas avec ce qu'il donne à l'enfant. Le refus de s'alimenter de l'enfant ne doit pas être confondu avec le refus de la personne qui propose la nourriture.

Le respect du goût de l'enfant

La perception du goût permet d'identifier quatre saveurs : sucré, salé, acide, amer. Toutefois, un aliment est également apprécié par son odeur, son aspect, son volume, sa consistance.
Le système gustatif du fœtus est fonctionnel dès le 3e mois de la grossesse. Le nouveau-né réagit aux différentes saveurs par un réflexe « gusto-facial » qui se traduit par une mimique particulière. Par la suite, l'enfant exprimera ses goûts par des gestes puis, progressivement, par le langage.
Le goût est donc lui aussi une affaire de communication, mais possède une connotation affective et s'accompagne de sensations de plaisir et de déplaisir. Le goût se développe intensément au cours de la phase orale. Il est donc important d'apporter précocement à l'enfant la possibilité de découvrir des saveurs variées : salé, sucré, mais aussi différents aromates. La perception visuelle intervenant dans l'acceptation d'un aliment, il n'est pas rare de constater des réactions de dégoût chez certains enfants, en particulier face à des aliments tels que les épinards ou les lentilles (qui leur rappellent peut-être l'aspect des excréments).
Le respect de l'enfant passe par le respect de ses goûts. Une attitude positive consistera à présenter un aliment nouveau, à respecter l'attitude de l'enfant à son égard. En cas de refus, l'aliment pourra lui être présenté plus tard, éventuellement sous une autre forme.

À noter...
Afin de stimuler le goût de l'enfant, il est important de soigner la présentation de la nourriture, de présenter les aliments séparément, d'utiliser des récipients agréables, de marier les couleurs, de nommer les aliments, de verbaliser les sensations ou les réactions.

Le respect du rythme biologique

Si, au début de sa vie, les phases d'éveil de l'enfant, souvent accompagnées de pleurs, correspondent à des moments où il manifeste un besoin de nourriture, les cris ou les pleurs ne traduisent pas toujours ce besoin. Il sera donc important de ne pas répondre systématiquement à l'enfant en lui proposant la tétée. Les cris peuvent être l'expression d'un malêtre, d'un besoin de relation. Seule la connaissance du rythme biologique et l'attention portée à l'enfant permettront d'en interpréter la signification.

Les apports nutritionnels

Les apports alimentaires conseillés, figurant dans les tableaux de ce chapitre, sont des valeurs choisies par des nutritionnistes qualifiés[3]. Ils tiennent compte des données scientifiques concernant les besoins nutritionnels, mais aussi des habitudes alimentaires des individus.
Les apports conseillés définissent les quantités moyennes de chaque nutriment.
Les individus étant différents les uns des autres, il est évident que les chiffres donnés sont des moyennes établies en fonction de l'âge et du sexe. Ces moyennes constituent une notion statistique et, pour être exact, il faut ajouter ou soustraire à ces moyennes deux fois la valeur d'un écart type. Ce qui signifie que les valeurs médianes ne couvrent les besoins que de 50 % des individus, et que les valeurs au 95e percentile (ou + 2 DS) couvrent ceux de 95 % de la population.
Pour certains nutriments, on peut essayer de se rapprocher des apports de sécurité ne comportant aucun risque pour un individu (c'est le cas pour la vitamine C ou les vitamines du groupe B). Pour la vitamine D destinée au nourrisson, il faudra tenir compte des inconvénients liés à une insuffisance ou un excès d'apports. Il est donc utile d'avoir des éléments de référence, mais il ne faut pas considérer les chiffres qui vont être donnés ci-après comme des normes, c'est-à-dire des chiffres imposables à tous. Il faut savoir aussi qu'un individu possède un système de régulation extrêmement précis lui permettant d'ajuster correctement ces apports et que l'alimentation peut notablement varier d'un jour à l'autre. Il est donc important de considérer l'équilibre des rations sur une semaine et non pas sur une journée. Les chiffres donnés ci-après sont donc essentiellement des repères et doivent être utilisés avec prudence.

Les besoins nutritionnels en éléments énergétiques

Les besoins nutritionnels de l'enfant doivent répondre essentiellement à trois objectifs :
- assurer les apports énergétiques nécessaires à tous les processus vitaux et au maintien de la température corporelle à 37° ;
- assurer les apports plastiques pour la croissance ;

3. Pour obtenir les références des nouveaux apports alimentaires conseillés, voir : A. Martin, *Apports Nutritionnels Conseillés pour la population française*. Éd. Tec et Doc Librairie Lavoisier, 3e éd., 2001.

À noter...

Unités internationales
En nutrition, on parle d'énergie en terme de « calorie » et plus précisément de kilocalorie (1 kcal = 1 000 calories). Depuis 1978, la mesure officielle se fait en joules (kilojoule ou kJ) :
- 1 Kilocalorie (1 kcal) = 4,18 kJ ;
- 1 Kilojoule (1 kJ) = 0,24 kcal.

- permettre le renouvellement cellulaire et compenser le « *turn-over* » ou le « *pool* protéique ».

Les besoins énergétiques

Chez l'enfant, les besoins énergétiques résultent de multiples facteurs. Ils sont définis en fonction :
- du métabolisme de base,
- de la thermogenèse induite par l'alimentation,
- de la croissance et des dépenses dues à l'activité physique.

Le métabolisme basal

Il correspond à la quantité d'énergie minimale nécessaire pour le maintien de la vie végétative. Il est estimé :
- pendant la première année de la vie, aux alentours de 50 calories/kilo/24 h ;
- entre 1 et 3 ans, à 45 calories/kilo/24 h ;
- plus tard, à environ 100 calories/m^2/24 h.

Les besoins énergétiques liés à la croissance

Ils sont définis en fonction de :
- l'énergie emmagasinée sous forme de protéines (4 calories par gramme de protéines = 17 kJ) et de lipides (9 calories par gramme de graisse = 38 kJ) pour l'accroissement du poids ;
- l'énergie dépensée pour toutes les synthèses : évaluées approximativement à 5 calories par gramme de tissu formé[4].

Compte tenu du rythme rapide de la croissance, les besoins énergétiques de l'enfant sont accrus pendant les premiers mois de la vie.

Les besoins énergétiques nécessaires à l'activité et à l'entretien

Les chiffres moyens retenus sont de l'ordre de 10 à 25 calories/kg/jour.

Tableau 10.1 : Apports énergétiques recommandés (source : CNERNA).

Catégories d'enfants (tranches d'âges)	AER par kg et par jour en kj	AER par kg et par jour en kcal
De la naissance à 3 mois	485	116
De 3 à 5 mois	460	110
De 6 à 12 mois	420	100
Moyenne 1re année	**454**	**108**

Source : Centre national de coordination des études et des recherches pour la nutrition et l'alimentation.

Apports énergétiques des enfants de 1 à 3 ans (par jour) :
- en kJ : 5 300 ;
- en kcal : 1 270.

Les besoins en protéines

Il faut considérer l'aspect qualitatif et quantitatif de ces besoins.

Le besoin qualitatif

Pour l'enfant, le besoin qualitatif en protéines est important. En effet, il existe des « acides aminés indispensables ou essentiels » : la leucine, la valine, l'isoleucine, la phénylalanine, la méthionine, la lysine, la thréonine et le tryptophane. On peut y ajouter l'histidine et la cystine pour les nourrissons âgés de moins de 6 mois. Tous ces acides aminés essentiels, définis par le fait qu'ils ne sont pas synthétisés par l'organisme et donc dépendants de l'apport alimentaire, proviennent des aliments protéiques d'origine animale et du renouvellement des protéines cellulaires et forment un *pool* d'acides aminés dans lequel l'organisme puise en permanence pour les synthèses de croissance. Ce *pool* doit être approvisionné continuellement.

Le besoin quantitatif

Une certaine quantité de protéines est nécessaire chaque jour pour assurer :
- la maintenance du *pool* et compenser les pertes basales (telles que celles dues aux pertes urinaires, fécales, sudorales) ;
- la croissance (besoins plus importants au cours des premières années de vie).

4. Cela tient compte de l'énergie contenue dans les nouveaux tissus.

À noter...

Apports recommandés par le CNERNA

- De 0 à 3 mois : 2,2 g/kg/24 h.
- De 3 à 5 mois : 2 g/kg/24 h.
- De 6 à 12 mois : 1,4 à 2 g/kg/24 h.
- De 1 à 3 ans : 22 à 40 g/kg/24 h.

Soit en moyenne environ 10 g/jour de 0 à 3 ans.

Les besoins en lipides

Les besoins quantitatifs

Ils représentent environ 30 à 35 % de l'apport énergétique total après 1 an.

Les besoins qualitatifs

Les acides gras essentiels (AGE) indispensables à l'enfant sont l'acide linoléique et l'acide alphalinoléique. Ils sont nécessaires à la croissance, à l'intégrité de la peau, à la régénération des tissus lésés. Une carence d'apport alimentaire en AGE, principalement en acide linoléique, provoque chez le jeune enfant des perturbations métaboliques. Notons les apports conseillés :

- en acide linoléique : 3 à 6 % de l'apport énergétique total ;
- en acide alphalinoléique : 0,5 à 1 % de l'apport énergétique total.

Les besoins en glucides

Les besoins quantitatifs

Les glucides ont un rôle essentiellement énergétique : 1 gramme de glucides apporte 4 calories (ou 17 kJ).

Notons les besoins en glucides :

- entre 10 à 15 g/kg de poids/24 h de la naissance à 1 an ;
- au-delà, ils doivent représenter 50 à 58 % de la valeur énergétique totale de l'alimentation.

Les besoins qualitatifs

- Chez le nouveau-né, le galactose (sucre provenant de la digestion du lactose) est utilisé préférentiellement au glucose, pour favoriser la synthèse des galactocérébrosides du cerveau.
- Chez l'enfant plus grand, l'alimentation doit fournir tous les autres types de glucides (tels que le saccharose, le fructose, l'amidon, le lactose et le glucose).

Les besoins en éléments non énergétiques

Les besoins en éléments minéraux

Les trois plus importants, nécessaires à la croissance de l'enfant, sont le calcium, le phosphore et le fer.

Le calcium

Le besoin en calcium est important au cours de la première année de la vie. En effet, le nourrisson fixe environ 150 mg/jour. Notons que l'apport en vitamine D est nécessaire à l'absorption intestinale du calcium et à sa fixation sur l'os. Notons aussi que le calcium intervient dans l'excitabilité neuromusculaire, dans le maintien de l'intégralité des membranes cellulaires et dans la coagulation sanguine.

Le phosphore

Comme le calcium, le phosphore intervient dans la constitution de l'os mais, durant les premiers mois de la vie, les apports doivent être inférieurs à ceux du calcium.

Le fer

Il entre dans la constitution de l'hémoglobine. Les besoins en fer sont :

- chez le nouveau-né, de 0,5 à 1 mg/kg/jour, étant donné que son coefficient d'absorption est compris entre 10 et 15 % ;
- au cours de la première année, de 8 à 10 mg/jour.

Après 3 mois, les réserves du nouveau-né sont épuisées et il est recommandé de fournir une alimentation riche en aliments contenant du fer et de la vitamine C, qui intervient dans l'absorption du fer.

Tableau 10.2 : Apports en sels minéraux recommandés par le CNSFP.

Âges	Calcium (mg/j)	Phosphore (mg/j)	Magnésium (mg/j)	Fer (mg/j)
De 0 à 6 mois	400	300	40	8 à 10
De 6 à 12 mois	600	500	60	8 à 10
De 1 à 3 ans	800	800	80	10

Source : CNSFP (Comité de nutrition, société française de pédiatrie).

Tableau 10.3 : Les différents apports en vitamines selon l'âge de l'enfant.

Vitamines	De la naissance à 1 an (quantités par 24 h)	De 1 à 3 ans (quantités par 24 h)
A (ER)[1]	375 à 400	400 à 700
D (UI)[2]	1 000	400
E (alpha-ET)[3]	3 à 4	6 à 7
K (μg)	5 à 10	15 à 30
C (mg)	30 à 35	40 à 45
B1 (mg)	0,3 à 0,4	0,7 à 1
B2 (mg)	0,4 à 0,5	0,8 à 1,2
Niacine ou PP (mg)	5 à 6	9 à 13
B6 (mg)	0,3 à 0,6	1 à 1,7
Folates (mg)	25 à 35	60 à 100
B12 (μg)	0,3 à 0,5	0,7 à 1,4
B5 (mg)	2 à 3	3 à 5
Biotine (μg)	10 à 15	30 à 30

Source : M.D. Belliat, H. Cachia et S. Machinot, *Diététique infantile*. Masson, collection *Cahiers de Puériculture*.

1. ER signifie 1 équivalent Rétinol = 1 μg de rétinol – 3,33 UI vitamine A = 6 μg de βcarotène.
2. 1 UI = 1 unité internationale = 0,025 μg de vitamine D.
3. 1 alpha-ET = 1 équivalent alpha-Tocophérol = 1 mg de d alpha-Tocophérol.

Les besoins en vitamines

Les principales vitamines intervenant au cours de la croissance de l'enfant sont les vitamines A, D et C.

La vitamine A

Les carences graves en vitamine A sont exceptionnelles en France. Lorsqu'une carence existe, elle se manifeste par des lésions oculaires graves pouvant aboutir à la cécité[5].

La vitamine D

Elle joue un rôle essentiel dans la régulation du métabolisme du calcium et du phosphore ; elle prévient l'apparition du rachitisme (surtout dans les pays où l'ensoleillement est peu important). En France, il est conseillé de donner de la vitamine D durant les 2 premières années de la vie, puis durant les hivers. Il faut souligner que les enfants originaires de pays tropicaux (dont la peau est pigmentée) et vivant en Europe ont besoin de quantités plus importantes de vitamine D.

La vitamine C

Elle est importante pour le développement de certains tissus (ostéoblastes, odonblastes et fibroblastes) et intervient dans le métabolisme intermédiaire de la proline, du tryptophane, de la tyrosine, de l'adrénaline et des stéroïdes surrénaliens. C'est une vitamine qui prévient le scorbut.

Les besoins en oligo-éléments

Les oligo-éléments ont tous un grand intérêt dans la nutrition infantile car ils participent au développement harmonieux de la croissance.

Tableau 10.4 : Les apports recommandés par le CNSFP.

Oligo-éléments	De la naissance à 1 an	De 1 à 3 ans
Zinc (mg)	5	10
Iode (μg)	40 à 50	70 à 100
Cuivre (mg)	0,4 à 0,7	0,7 à 2
Fluor (mg)	0,25	0,5 à 1
Sélénium (μg)	10 à 15	20 à 30

Source : Comité de nutrition, société française de Pédiatrie.

Les besoins en eau

L'eau, principal constituant de l'organisme, représente (en fonction de l'âge) 60 à 75 % du poids de l'enfant au cours de la première année. Son *turn-over* quotidien est de l'ordre de 15 %.

- Pendant la première année, il est estimé à 100-150 ml/kg/24 h ;
- chez l'enfant plus grand, on conseille de boire, en moyenne, 1 litre d'eau/24 h pour compenser les pertes.

Il est majoré en cas de vomissements, de diarrhées et de sudations importantes.

À noter...
Afin de permettre la croissance de l'organisme et un développement harmonieux, l'alimentation doit respecter les apports quantitatifs et qualitatifs des différents nutriments, ceci en fonction des besoins et de l'âge de l'enfant. Une alimentation variée et équilibrée est donc indispensable.

5. La xérophtalmie (rare de nos jours).

Les groupes d'aliments et leur valeur nutritionnelle

Les aliments dont nous disposons sont classés sur le plan nutritionnel en six groupes. À l'intérieur d'un même groupe, les aliments possèdent des caractéristiques communes qui permettent de les substituer les uns aux autres et de pouvoir ainsi varier les choix.

Premier groupe : le lait et les produits laitiers

Composition

L'intérêt nutritionnel des produits laitiers repose essentiellement sur l'apport de protéines d'excellente valeur biologique, de calcium (dont ils sont les principales sources) et de vitamines A, D et B.
Les aliments du premier groupe apportent :
◆ **des protéines** (3 à 3,5 g pour 100 ml). Elles sont constituées de :
– 80 % de caséine, coagulant en masse dans l'estomac et difficilement digérable par le nourrisson ;
– 20 % de protéines solubles, dont l'α-lactoglobuline, la principale responsable des allergies au lait de vache. Ces protéines sont riches en acides aminés indispensables à la croissance : la lysine, le tryptophane, la leucine ;
◆ **des lipides** (3 à 4 g pour 100 ml). Ces matières grasses fournissent des triglycérides, dont la teneur en acides gras insaturés n'est pas négligeable, mais insuffisante pour assurer une croissance harmonieuse, des phospholipides (graisses associées au phosphore du lait), des stérols ;
◆ **des glucides** (5 g pour 100 ml), essentiellement sous forme de lactose, au faible pouvoir sucrant, qui se transforme en glucose et galactose après hydrolyse ;
◆ **des sels minéraux**, citons en particulier : le calcium (125 mg pour 100 ml) et le phosphore (90 mg pour 100 ml). Le rapport phosphocalcique est proche de 1,39, ce qui est favorable à l'absorption intestinale du calcium (voir tableau 10.6 pour les autres minéraux) ;
◆ **des vitamines** liposolubles (A et D) et hydrosolubles (B2), la vitamine C est présente lors de la traite mais détruite ensuite ;
◆ **des oligo-éléments** en faible proportion (zinc, manganèse, fer, cuivre, fluor, iode).

Les formes de commercialisation et de conservation

Le lait de vache

Dans l'alimentation, un quart de la consommation de lait est utilisé sous la forme de lait frais liquide. La commercialisation du lait est soumise à une réglementation stricte qui précise la standardisation[6], la teneur en germes, la teneur en substances étrangères, les traitements subis, le conditionnement, l'étiquetage et le datage. Le lait est commercialisé sous plusieurs formes.

Tableau 10.5 : Le lait de vache : formes de commercialisation, modes de conservation et valeur nutritionnelle.

Commercialisation	Modes de conservation	Valeur nutritionnelle
Lait pasteurisé	• Chauffage à 71-72° pendant 15 secondes puis refroidissement rapide (entre 4 et 8).	• Entier (34 g/l de MG[1]). • Demi écrémé (de 17 à 34 g/l de MG). • Écrémé (de 0,7 à 1 g/l de MG)[2].
Lait stérilisé	• Chauffage à ultra haute température (UHT) : 140 à 150° quelques secondes, puis refroidissement à – 4°.	• Diminution de la valeur vitaminique. • Pas de modification de la valeur protidique.
Lait concentré	• Évaporation d'une partie de l'eau sous vide (non sucré ou sucré).	• Le sucre empêche le développement bactérien.
Lait en poudre	• Déshydratation. • Écrémage (entier, demi-écrémé, écrémé).	• La valeur nutritionnelle dépend des transformations subies.

1. MG : matières grasses.
2. Déconseillé pour l'enfant.

---

6. La standardisation est un procédé employé pour livrer aux consommateurs un produit de composition constante répondant aux exigences de la diététique.

Les produits dérivés du lait

Ils sont nombreux et couramment utilisés dans une alimentation diversifiée et équilibrée. Citons par exemple :

- les laits fermentés (yaourts ou yogourts), faits de lait (entier, demi-écrémé ou écrémé) soumis à l'action de ferments qui transforment le lactose en acide lactique. Ils sont source de calcium et participent à la reconstitution de la flore intestinale ;
- les fromages frais (petit-suisse et fromage blanc), fromage au premier stade de leur fabrication : coagulation de la caséine par la présure et transformation du lactose en acide lactique ;
- les fromages fermentés, fromages à pâte molle, fromages à pâte dure. Bien que leur teneur en protéines varie selon le mode de fabrication, leur intérêt dans l'alimentation de l'enfant est certain. Ils remplacent avantageusement l'apport lacté chez certains enfants qui ont un « dégoût » pour le lait liquide (pasteurisé comme stérilisé).

Deuxième groupe : viandes, poissons, œufs, charcuteries

L'intérêt nutritionnel de ces aliments réside essentiellement dans l'apport de protéines (riches en acides aminés essentiels), de lipides et de fer utiles à la croissance.

Les viandes

Elles ont à peu près toutes la même valeur alimentaire. Elles fournissent :

- des protéines (18 à 20 % de leur poids). Les fibres musculaires de la viande sont riches en acides aminés essentiels, en particulier la lysine ;
- des lipides (10 à 20 % de leur poids). Ce sont essentiellement des acides gras saturés, certains lipides sont fortement liés aux fibres musculaires, d'autres sont des graisses visibles qui pourront ne pas être consommées ;
- des minéraux, essentiellement du fer (voir tableau 10.7) ;
- des vitamines B et PP (A selon teneur en graisse de la viande).

Les poissons

Ils fournissent :

- des protéines (15 à 25 % de leur poids). Elles sont d'excellente qualité ;
- des lipides (5 à 12 % de leur poids). Les poissons sont classés en fonction de leur teneur en graisses :
  - les poissons maigres (5 % de lipides) : limande, sole, cabillaud, etc. ;
  - les poissons demi-gras (5 à 10 % de lipides) : sardines, harengs, etc. ;
  - les poissons gras (plus de 10 % de lipides) : anguille, saumon, etc. ;
- des minéraux, surtout du phosphore, mais aussi du chlorure de sodium, de l'iode et du fer ;
- des vitamines B1 et PP, et A dans les poissons gras.

Les œufs

Ils apportent :

- des protéines (12 à 13 %), dont la diversité en fait un aliment riche en acides aminés indispensables à l'organisme avec un parfait équilibre ;
- des lipides (12 à 13 %), essentiellement des lipides complexes ;
- des glucides (en faible quantité), glucose dans le blanc, galactose dans le jaune ;
- des vitamines liposolubles (A, D, E) dans le jaune, aucune vitamine hydrosoluble.

Le fer contenu dans le jaune est peu assimilable.

Les charcuteries

Elles apportent :

- des protéines (15 à 20 %) représentées par les protéines de viande introduites dans la préparation ;
- des lipides (15 à 60 %), essentiellement constitués d'acides gras saturés.

Sans intérêt vitaminique et minéral, ces préparations ont toutefois une forte teneur en sodium.

Troisième groupe : les céréales, leurs dérivés et les légumes secs

Ce sont des aliments énergétiques composés essentiellement de glucides complexes, mais également de protéines végétales et d'acides aminés. Ces derniers, malgré leur déficience en lysine, présentent l'intérêt d'un apport complémentaire des acides aminés contenus dans les protéines animales.

Le blé et ses dérivés

- La farine de blé contient :
  - des protéines (10 à 12 %), composées essentiellement de glutélines ;
  - des glucides (70 à 75 %), sous forme d'amidon ;
  - des minéraux (teneur variable selon le taux d'extraction) : phosphore, potassium, magnésium de fer, surtout localisés dans l'écorce du grain de blé ;
  - des vitamines, surtout la vitamine B1 ;
  - des substances cellulosiques.
- Le pain et les biscottes dont la composition est proche de celle de la farine ; ils contiennent :
  - de l'eau (30 à 35 %) et du sel ;
  - des protéines et des glucides, en quantité sensiblement plus faible que dans la farine ;
  - des minéraux (surtout du fer) et peu de vitamines.

Il existe de nombreux pains spéciaux dont la valeur alimentaire dépend de la composition des ingrédients (pain complet, aux céréales, au levain, etc.).
Les biscottes se composent (en plus de la farine, de l'eau et du sel) de matières grasses, de sucre et de différents composants. Leur valeur alimentaire est différente de celle du pain.

Les semoules et les pâtes

Ce sont des aliments obtenus à partir du blé dur (plus riche en protéines, matières minérales et vitamines B1 que le blé ordinaire). Après cuisson, ces produits contiennent :
- des protéines végétales (4 à 5 % de leur poids) ;
- des glucides (30 à 35 %), essentiellement de l'amidon qui doit subir une cuisson pour être assimilable par le tube digestif ;
- des vitamines B1-B2.

Le riz

Il est rendu consommable par transformations successives. Après cuisson, le riz blanc (le plus consommé) contient :
- des protéines (1,5 à 2 %), riches en glutéline, déficientes en lysine ;
- des glucides (15 à 20 %), essentiellement de l'amidon, de digestion plus facile que celui du blé.

Il ne contient pas de graisses, peu de vitamines et de minéraux. C'est un aliment énergétique.

Les légumes secs

Ils contiennent :
- des protéines (20 à 22 %), plus riches que les céréales ; ils manquent néanmoins de méthionine et de lysine ;
- des glucides (50 à 60 %), essentiellement sous forme d'amidon ;
- des minéraux : magnésium et fer, en quantité appréciable (voir tableau 10.6) et des vitamines B1.

Quatrième groupe : les légumes et les fruits

Aliments riches en eau, donc peu énergétiques, mais très intéressants pour leur apport en fibres, minéraux et vitamines.

Les légumes frais

Ils fournissent :
- de l'eau (90 à 95 % de leur poids) ;
- des protéines (0,5 à 1,5 %), sauf pour la pomme de terre qui en contient 2 %. Ces protéines d'origine végétale sont particulièrement riches en lysine ;
- des glucides (5 à 10 %) selon le légume, et à l'exception de la pomme de terre qui en contient 20 %, du saccharose, du fructose et du glucose (et de l'amidon dans la pomme de terre) ;
- des fibres cellulosiques (1 à 2 %), qui ne sont pas digérées, mais favorisent le bon fonctionnement du transit intestinal ;
- des minéraux : principalement du potassium ;
- des vitamines, principalement la vitamine C dont la quantité varie de 10 à 50 mg selon l'espèce, la fraîcheur et la cuisson du légume (la vitamine C est détruite à la chaleur et à l'air).

Les fruits

Ils ont des points communs avec les légumes. Ils contiennent :
- de l'eau : 75 à 80 % de leur poids ;
- des protéines : 0,5 à 1,5 % pour les fruits frais, 3 à 4 % pour les fruits secs ;
- des glucides (2 à 60 % selon l'espèce du fruit), citons la banane, fruit frais le plus riche en glucides (20 %) ; les fruits secs étant les plus riches en glucides (60 %). Ces sucres sont du saccharose, du fructose, du glucose. L'amidon se trouve en quantité plus ou moins variable selon la maturité du fruit dans les bananes et les fruits secs ;
- des fibres cellulosiques (1 à 2 % de leur poids) ;
- des minéraux : le potassium, en quantité très importante (300 à 800 mg), les autres minéraux en quantité moindre (sodium, calcium, fer, voir tableau 10.7) ;
- des vitamines C, en quantité très variable (10 à 50 mg) selon l'espèce. Ils sont ainsi classés selon leur teneur en vitamine C : les agrumes (20 à 50 mg) : citron, orange, pamplemousse ; les autres fruits : 10 mg. Les fruits colorés contiennent également du carotène ;
- des lipides (50 à 60 %) dans les oléagineux : noix, noisette, amande, cacahuète, olive et avocat. Ces fruits donc très énergétiques du fait de leur teneur en graisses.

Cinquième groupe : les corps gras

Les aliments de ce groupe sont caractérisés par leur richesse en lipides qui leur confère un pouvoir calorique élevé. On distingue :
- les corps gras d'origine animale : beurre et crème fraîche ;
- les corps gras d'origine végétale : huile et végétaline ;
- les corps gras mixtes : margarines.

Le beurre

Il provient de la crème du lait (10 l de lait fournissent 400 g de beurre) ; c'est une émulsion lipidique très digeste si elle est consommée crue. Le beurre contient :
- de l'eau : 16 % ;
- des lipides : 82 à 85 % (dont 65 % d'acides gras saturés, 36 % d'acides gras polyinsaturés) et 1 % de stérols ;
- des vitamines liposolubles, en quantité variable selon l'alimentation du bétail et la saison, on trouve :
  - la vitamine A (2000 à 3000 UI pour 100 g) ;
  - la vitamine D (50 à 100 UI pour 100 g).

La crème fraîche

Elle (centrifugation du lait de vache) contient :
- de l'eau en quantité variable selon le procédé de fabrication (60 à 70 %) ;
- des vitamines liposolubles en quantité importante, surtout la vitamine D.

Les huiles

Elles sont obtenues par broyage de graines de céréales. On distingue :
- **les huiles fluides** (arachide, tournesol, germes de soja et de maïs, olive, colza, soja) qui contiennent :
  - des lipides (90 à 95 % en moyenne), plus ou moins riches en acides gras polyinsaturés ;
  - des vitamines E en quantité appréciable ;
- **les huiles solides** (végétaline, huile de palme, etc.). Elles contiennent des lipides : 99 % de leur poids en graisses, dont 65 % d'acides gras à chaîne moyenne et 33 % d'acides gras à chaîne longue.

Les margarines

Elles sont fabriquées à partir de corps gras (mélanges d'huiles végétales ou mélanges d'huiles végétales et de graisses animales). C'est une émulsion du type « eau dans l'huile ». Elle est constituée :
- de lipides : 84 %, la teneur en acides gras polyinsaturés, en particulier en acide linoléique, dépend de la nature de l'huile utilisée pour la fabrication ;
- d'eau : 15 %.

Sixième groupe : les produits sucrés

Les aliments du sixième groupe apportent par ordre décroissant :
- des glucides (saccharose, amidon, fructose),
- des lipides (sauf le sucre, les confiseries, les confitures et le miel),
- des minéraux (potassium, fer, magnésium pour le chocolat).

Ils ne contiennent pas de vitamines.

Les boissons

Les boissons hydriques sont assurées par l'eau potable, les bouillons de légumes, les jus de fruits et l'eau de constitution des différents aliments.

L'eau potable

C'est une eau :
- fraîche, limpide, inodore, incolore, suffisamment aérée et agréable au goût ;
- légèrement minéralisée : teneur < 2 g/l ;
- indemne de germes et de substances organiques dangereuses.

Les eaux en bouteille

On distingue les eaux de table ou de source et les eaux minéralisées :
- les eaux de table ou de source proviennent de nappes souterraines, elles sont bactériologiquement pures, pauvres en sels minéraux ;
- les eaux minérales ont un usage thérapeutique, elles ne doivent pas être consommées par tous comme boisson courante. Il existe des boissons sulfatées, sulfurées, chlorurées et bicarbonatées.

Les jus de fruits

Cette dénomination est réservée aux produits naturels provenant de la pression des fruits mûrs. Ils apportent :
- de l'eau : 90 à 95 %,
- des minéraux dont le potassium (150 à 350 mg pour 100 ml),
- des vitamines : surtout la vitamine C (20 à 30 mg pour 100 ml),
- des glucides : 5 à 20 % (glucose, saccharose, fructose).

On distingue trois types de jus de fruits :
- le « pur jus de fruit » (sans aucun additif),
- le « 100 % jus de fruit » : il ne s'agit ni d'un nectar, ni d'une boisson aux fruits, du sucre et de l'acide ascorbique peuvent y être ajoutés,
- le « jus de fruit à base de concentré » (contenant 1/8 de concentré de fruits).

Les sodas, colas, bitters, tonics et limonades

Ils sont composés d'eau potable, d'extraits naturels de fruits, de gaz carbonique, de sucre en quantités souvent importantes et d'additifs.

Les sirops de fruits

Ce sont des solutions concentrées de jus de fruits et de sucre avec ajout de certains colorants autorisés. Elles contiennent une quantité importante de saccharose (95 à 120 g/l reconstitué). Ils apportent peu de minéraux et pas de vitamines.

Récapitulatif de la composition moyenne des principaux aliments

Pour composer des repas équilibrés répondant aux besoins particuliers des enfants, le diététicien à l'hôpital, ou la puéricultrice en crèche, devra consulter des tables de références, présentant la valeur nutritionnelle de chaque aliment.

Le mode de conservation des aliments

On peut définir les conserves comme étant des aliments bruts transformés ou cuisinés, ayant subi une préparation destinée à stabiliser les denrées périssables et détruire les germes.
Chaque fois que la puéricultrice en a l'occasion, elle doit expliquer que la technique actuelle de fabrication des conserves livre des produits de bonne qualité mais qui demeurent un moyen de dépannage ; il faut savoir les alterner habilement avec les produits frais.
Les procédés physiques utilisés pour la conservation des aliments sont : la chaleur, le froid et l'irradiation.

La conservation des aliments par la chaleur

Les procédés

Il en existe plusieurs :
- **la stérilisation.** Les aliments sont portés à une température d'au moins 120° ; les micro-organismes sont totalement détruits. Cette technique nécessite l'utilisation d'emballages stériles hermétiques ;
- **la pasteurisation.** Les aliments sont portés à une température inférieure à 100°. Cette technique est souvent réservée à la conservation du lait. Elle ne modifie pas les nutriments ;
- **l'appertisation.** Les aliments (après préparation) sont mis en boîtes normalisées, puis stérilisés à haute température (pendant un temps très bref) et refroidis. Cette méthode détruit tous les micro-organismes susceptibles d'altérer les produits. On note une perte modérée des vitamines liposolubles, une perte importante de vitamines hydrosolubles et des minéraux.

Les conseils de stockage et d'utilisation

Les conserves peuvent se garder longtemps. Toutefois, il est souhaitable de les stocker dans un endroit frais (environ 15°) pendant une durée limitée à 2 ans.
Avant d'ouvrir les boîtes, il est recommandé de :
- vérifier leur aspect et écarter celles dont le fond est déformé ou se déforme à la pression, ainsi que les boîtes rouillées ou cabossées ;
- les nettoyer afin d'ôter la poussière déposée lors du stockage ;
- lire les étiquettes dont le marquage doit indiquer la date d'utilisation optimale ou le délai à compter de la date de fabrication.

Après ouverture de la boîte, il est recommandé de s'assurer que son contenu présente un aspect normal et que le produit a bien l'odeur de l'aliment cuit.

La conservation des aliments par le froid

Les produits alimentaires conservés à basse température sont commercialisés, en France, sous deux appellations distinctes : produits congelés et produits surgelés.

Les techniques

La congélation

L'aliment est soumis à une température voisine de – 30 °C. Il se forme alors dans ses cellules de gros cristaux de glace. La température à cœur de – 18° doit être obtenue très rapidement et maintenue pendant toute la durée du stockage.

La surgélation

L'aliment est soumis à une température de – 40 °C à – 80 °C. Il se forme dans les cellules de fins cristaux de glace.
Pour assurer la conservation d'un produit dans toute son intégrité, **la chaîne du froid ne doit jamais être interrompue**.

Les avantages

De tous les produits alimentaires traités par un procédé de conservation, les produits congelés et surgelés sont les seuls produits qui offrent à la fois :
- les caractéristiques organoleptiques et gustatives des aliments frais de même nature ;

Tableau 10.6 : Composition moyenne des principaux aliments pour 100 g de partie comestible.

Aliments	Kilojoules	Protides (g)	Lipides (g)	Glucides (g)	Calcium (mg)	Phosphore (mg)	Sodium (mg)	Potassium (mg)	Magnésium (mg)	Fer (mg)
1er groupe										
• Lait de vache entier	267,5	3,3	3,4	5	125	90	50	150	13	0,01
• Lait demi-écrémé	209	3,7	1,7	5	125	90	50	150	13	0,01
• Lait écrémé	145	3,7	–	5	130	95	52	155	13	0,01
• Yaourt ordinaire (pot de 125 g)	176	4,2	1,5	5	150	120	70	250	–	0,01
• Fromages frais	593	9	10	4	150	250	35	80	10	–
• Fromages gras	1 338	26	23	2	550	250	900	100	25	–
• Fromages fondus	1 178	18,5	22	2,5	750	620	180	70	20	–
• Fromages fermentés	1 182	18	22	3	850	200	900	100	30	–
2e groupe										
• Viandes (moyennes)	786	20	12	–	10	200	70	400	20	3
• Poissons maigres	305	16	1	–	35	205	95	295	28	0,8
• Poissons gras	769	19	12	–	15	245	100	350	28	0,8
• Jambon cuit maigre	656	28	5	–	9	92	1 200	310	18	2,5
• Œuf entier (2 unités)	668	13	12	–	55	200	130	140	11	2,8
• Charcuteries (moyennes)	1 986	18	43	4	5	100	800	170	10	3
3e groupe										
• Farine de blé	1 465	9,5	1,4	75	25	200	5	230	20	1
• Pain ordinaire	1 065	7	0,8	55	20	90	500	100	23	1
• Pâtes, semoules	1 442	12	0,9	74	22	145	6	170	18	1
• Riz blanc	1 463	7,6	0,5	79	8	180	5	115	8	0,9
• Légumes secs	1 425	23	1	60	60	350	10	1 200	120	5
• Biscottes ordinaires	1 701	11	7	75	25	200	360	170	1	0,5
4e groupe										
• Légumes frais	161	1,5	0,5	7	60	65	–	250	50	1
• Pommes de terre	372	2	0,1	20	15	60	4	420	25	1
• Fruits frais	251	1,5	–	15	30	50	2	300	15	1
• Agrumes	175	0,5	–	10	30	20	3	175	11	0,4
• Fruits secs, fruits gras	338 à 1 254	–	–	–	50	200	3	600	165	2
• Bananes	376	1,5	0,5	20	8	30	1	400	35	0,5
5e groupe										
• Beurre	3 176	0,8	84	0,5	12	15	10	6	–	–
• Crème fraîche	1 238	3	30	3,5	75	55	18	70	–	–
• Huiles	3 687	–	98	–	–	–	–	–	–	–
• Margarines	3 135	–	83	0,5	10	6	10	–	–	–
6e groupe										
• Sucres, confiseries	1 672	–	–	100	–	–	–	–	–	–
• Confitures, gelées, miel	1 258	0,5	0,2	70	–	12	10	12	6	–
• Chocolat noir	2 223	4	28	65	50	230	15	420	–	27
• Biscuits secs	1 747	6,5	8	80	10	150	–	100	100	–
Boissons										
• Jus de fruits sucrés	251	–	–	15	10	30	2	250	10	0,5
• Sodas	184	–	–	11	4	10	6	5	–	–

Source : d'après L. Randoin, *Les Rations équilibrées*. Lanore, Paris.

◆ les services des aliments « prêts à l'emploi » pendant une durée suffisamment longue ;
◆ une valeur nutritionnelle correcte.

Les conseils d'utilisation des produits

Les aliments surgelés ou congelés :
◆ doivent être consommés immédiatement s'ils sont exposés à la température ambiante ;
◆ peuvent être conservés deux à trois jours dans le compartiment à glace d'un réfrigérateur mais nécessitent, pour une conservation plus longue, l'utilisation d'un équipement adapté ;
◆ doivent décongeler lentement. La loi ordonne l'impression sur l'emballage du mode d'emploi. En règle générale, il faut une décongélation lente pour les produits volumineux à la température ambiante ou après une étape dans le réfrigérateur à + 1°/+ 2 °C. Pour les produits de petite dimension, on peut les utiliser encore surgelés et la cuisson se fait rapidement.

À noter...
Il ne faut jamais décongeler en se servant d'une source de chaleur, l'eau chaude par exemple. Une fois dégelés, il faut consommer les produits très rapidement et surtout ne pas les recongeler : quand ils se réchauffent, le développement bactériologique est rapide. Recongelés, ils conserveront tous les microbes.

La lyophilisation

La lyophilisation est une technique de conservation des aliments utilisant le froid.
Ce procédé comporte plusieurs étapes : congélation très rapide du produit, puis passage dans un appareil à vide qui élimine l'eau. Celle-ci passe directement de l'état de glace à l'état de vapeur, sans passer par l'état liquide (sublimation : passage de l'état solide à l'état gazeux).

Les avantages

Les avantages de cette méthode sont nombreux. Les produits présentent :
◆ une qualité bactériologique. Le produit conserve toute sa flore et ses enzymes, et l'absence d'eau empêche l'évolution des microbes ;
◆ une qualité organoleptique. Le produit est sec mais il conserve son goût. Seule la couleur peut être atténuée (mais elle retrouve son éclat lors de la réhydratation) ;
◆ une qualité nutritionnelle. La lyophilisation conserve tous les constituants des aliments dans leur état d'origine, hormis la vitamine C.

Les conseils d'utilisation

La reconstitution est obtenue par addition d'eau dont la température ne doit pas excéder 70° C. On évite ainsi l'apparition de grumeaux. Une fois reconstitué, l'aliment peut être utilisé comme l'aliment frais. Il se prête très facilement à la consommation instantanée. Le stockage de ces produits est aisé : dans leur emballage d'origine et dans un endroit sec, pendant plusieurs mois. Après ouverture, ils peuvent être utilisés pendant quelques semaines.

La conservation des aliments par irradiation ou ionisation

Cette méthode est couramment utilisée dans l'industrie agroalimentaire. Ce traitement prolonge artificiellement l'état de fraîcheur des produits. L'irradiation est une méthode qui a été acceptée dans 33 pays pour une trentaine de denrées. Les aliments concernés sont, par exemple : le café, le poisson, les crevettes, les champignons, les fruits et les légumes frais (salades...). Le procédé est basé sur l'émission d'un rayonnement ionisant (invisible). Les effets produits sont différents en fonction des doses absorbées par les aliments. L'intensité du mouvement se mesure en *gray*.

Les autres procédés de conservation

D'autres procédés de conservation existent : le sucrage, le salage, le fumage, l'addition d'antiseptiques ou de conservateurs..., mais ils ne concernent pas les aliments destinés à l'enfant. Ces méthodes ont pour objet de limiter le développement des microbes.

La législation des aliments pour bébé

Elle concerne les aliments pour bébés destinés aux nourrissons et aux enfants en bas âge autres que le lait et les farines.
Cette législation est très stricte et classe les aliments pour bébés en trois catégories répondant aux besoins de deux groupes d'enfants.

Les groupes d'enfants

On distingue :
- le nourrisson, de la naissance à 12 mois ;
- l'enfant en bas âge de 1 an à 3 ans.

Les catégories d'aliments

On distingue :
- les aliments protidiques, c'est-à-dire ceux contenant de la viande, du poulet, du poisson ou toutes autres sources de protéines. Pour 100 kcal, ils doivent contenir plus de 3 g de protides ;
- les aliments non protidiques, c'est-à-dire sans apports de viande, poulet, poisson ou autres sources de protéines. Pour 100 kcal, ils doivent contenir de 3 à 7 g de protides ;
- les aliments incluant des jus de fruits et des légumes, des desserts ou des puddings. Leur teneur en glucides, en sodium et en vitamine C est très réglementée. Pour tous ces produits, s'ils sont conseillés pour des enfants de moins de 6 ans, la présence ou l'absence de gluten doit être indiquée.

L'alimentation de l'enfant de 0 à 18 mois

Une alimentation équilibrée joue un rôle primordial dans la croissance du jeune enfant.
L'allaitement maternel est particulièrement adapté aux besoins du nourrisson. L'allaitement artificiel utilise des laits industriels 1er et 2e âges dont la composition se rapproche du lait de femme, sans toutefois l'égaler.
Au cours de cette période, l'alimentation va progressivement passer de l'état liquide à semi-liquide, puis solide.

L'allaitement maternel

Les études confirment que le lait maternel est l'aliment le mieux adapté aux besoins du nouveau-né et du nourrisson. Les raisons essentielles de cet intérêt sont l'adaptation parfaite de sa composition aux besoins et à la physiologie du nouveau-né, l'apport immunologique qu'il assure, l'absence de tout risque d'allergie, ainsi que l'évolution de sa composition tant au cours de la tétée que durant toute la période d'allaitement. Au-delà des aspects favorables à la santé physique de l'enfant, un allaitement réussi est source de plaisir pour l'enfant et la mère. Il contribuera à la satisfaction des besoins relationnels du couple mère/enfant. Cet aspect n'est toutefois pas exclusif de l'allaitement maternel.

Les variations de la composition du lait de femme

Variations au cours de la lactation

On distingue trois périodes très différentes :
- la première période, de la naissance au 6e jour. C'est la période de sécrétion du colostrum particulièrement riche en protéines, oligo-éléments, lysozymes, vitamines, facteurs immunologiques et biologiques adaptés aux besoins du nouveau-né. Son aspect est épais et jaune les premiers jours, il est sécrété en petite quantité ;
- la deuxième période, du 7e au 21e jour. C'est la période de sécrétion du lait de transition, plus riche en glucides et en lipides ;
- la troisième période, la plus longue, débutant aux environs du 22e jour, est celle du lait « mature » (voir tableau 10.8) dont la composition varie encore dans le temps, jusqu'au moment du sevrage. On observe une diminution du taux de protéines, une augmentation des lipides ainsi qu'une augmentation sensible des glucides.

Variations au cours de la tétée et de la journée

- au début de la tétée, le lait contient moins de lipides qu'à la fin, ce qui semble donner à l'enfant au sein une agréable sensation de satiété ;

Tableau 10.7 : Composition du lait maternel à la fin du 1er mois.

Composants	Lait mature/ 100 ml
Protides	0,9 g
• Caséine	0,25 g
• Protéines solubles :	0,64 g
– lactalbumine	0,26 g
– β-lactoglobuline	0
– lactiferrine	170 mg
– immunoglobulines	1,05 mg
– lysozyme	50 mg
– taurine	8^2 mg
• Substances azotées non protéiques	50 mg
Lipides	4 g
• Acide linoléique	350 mg
Glucides	7 g
• Lactose	5,7 à 5,8 g
• Oligosaccharides azotées	1,2 à 1,3 g
Kilojoules	272

Source : droits réservés.

◆ des différences sensibles dans les taux de graisses ont été notées au cours de la journée. Les taux les plus bas aux premières heures de la journée, les taux les plus élevés vers le soir, avant le long repos de la nuit.

La composition chimique du lait de femme

Le lait maternel correspond parfaitement aux besoins de croissance et à la physiologie de l'enfant au cours de la première année. Il apporte en quantité, comme en qualité, tous les nutriments nécessaires au développement optimal de l'enfant, sans risque de carence ni de surcharge et sous la forme la plus digeste, la plus facilement assimilable.
Malgré les immenses progrès réalisés dans la préparation des laits artificiels, de nombreuses études confirment la supériorité nutritionnelle du lait maternel.

Les protides du lait

Ils sont assimilables à 100 % par l'enfant :
◆ **la caséine du lait de mère** est liée au calcium et au phosphore. Elle produit un coagulum fin et léger, dont les flocons sont facilement attaqués par les enzymes digestives ;
◆ **les protéines du lactosérum.** Les différences quantitatives (avec le lait de vache) et qualitatives sont sur ce point appréciables. Le lait maternel ne contient pas de protéines allergisantes :
– la lactotransferrine, protéine qui permet l'absorption intestinale du fer et sa fixation sur les hématies (elle est anti-anémiante), et la fixation du fer dans le côlon, favorisant alors le développement de la flore bactérienne non pathogène (elle est anti-infectieuse) ;
– les immunoglobulines. On note la présence d'IgA, qui protège l'intestin contre la pénétration de germes pathogènes, d'IgG et d'IgM en faible quantité, et d'autres protéines spécifiques du lait de mère dont le rôle n'est pas encore bien connu ;
◆ **les acides aminés libres** (AAL) des protéines sont directement assimilables par l'organisme et servent à construire les cellules. Le lait de mère contient :
– des acides aminés libres, 22 % dans le colostrum, 18 % dans le lait maternel, c'est-à-dire plus de 5 fois la quantité d'AAL contenue dans le lait de vache ;
– de la taurine, AAL entrant dans la fabrication des cellules cérébrales, et jouant un rôle dans le fonctionnement du cœur et des muscles.
Le lait maternel contient également de la cystéine et de la méthionine avec un rapport égal à 1. L'immaturité du foie du nouveau-né ne lui permet pas de contenir l'enzyme nécessaire à la fabrication de cette cystéine, d'où l'importance de son apport par le lait maternel.
Les enzymes sont indispensables aux métabolismes et sont spécifiques à chaque espèce. Dans le lait maternel, on trouve des taux élevés de lysozyme, de lipases et d'autres enzymes encore mal connus.

Les lipides

Les lipides forment de fins globules émulsionnés dans la masse du lait. Leurs proportions dans le lait maternel sont variables : de 35 à 45 g par litre.

> À noter...
>
> **Le rôle des acides gras**
> Les acides linolénique et linoléique doivent être apportés par l'alimentation car ils ne peuvent être synthétisés par l'organisme. L'acide arachidonique est utilisé pour la construction des cellules nerveuses et des prostaglandines.
> De plus, le rapport acide linoléique et acide linolénique du lait de la mère favorise l'absorption du calcium et des lipides au niveau de la muqueuse intestinale.

Les glucides

Le lait de mère est riche en sucre : 50 à 70 g/l, dont 40 à 50 g de lactose.

> À noter...
>
> **Le rôle du lactose**
> Le lactose est important pour l'organisme de l'enfant. Les oligosaccharides[1] favorisent l'équilibre de la flore intestinale : développement des germes saprophytes et des bacilles lactiques, entraînant une acidification du bol intestinal et augmentant la vitesse du transit intestinal. Cette acidité s'oppose au développement des germes pathogènes. Le lactose joue donc un rôle anti-infectieux. L'assimilation du calcium est augmentée par cette acidification, ce qui favorise la construction du squelette. Le lactose favorise la maturation du cerveau. En effet, une molécule de lactose est transformée en glucose + galactose. C'est le galactose qui intervient dans la synthèse de molécules de base du cerveau. Pendant toute la période de croissance du cerveau, c'est-à-dire au cours de la première année (+ 2 g/jour), il sera indispensable de fournir une quantité de lactose suffisante à l'enfant.

1. Ou gynolactose.

Les sels minéraux et les oligo-éléments

Le lait maternel tient compte de l'immaturité du rein, de l'absorption de l'intestin du nouveau-né et du nourrisson. En effet, les taux de sodium, de chlore et de potassium sont faibles, les taux de calcium et de phosphore sont également bas, mais le rapport Ca/P est particulièrement bien équilibré (> 1,5), d'où une excellente absorption intestinale.
Le fer est totalement absorbé grâce à la lactotransferrine.

Les vitamines

- La vitamine D ne se trouve pas en quantité suffisante.
- La vitamine C est en quantité suffisante dans le lait de mère mais elle est diminuée en cas de tabagisme. Prévoir dans ce cas de supplémenter l'enfant avec du jus de fruits.
- La vitamine E se trouve en quantité importante dans le lait de femme, ce qui est très appréciable en raison de ses nombreuses propriétés.

Les contre-indications à l'allaitement

Les contre-indications absolues à l'allaitement maternel

Elles sont liées à la composition du lait et sont exceptionnelles. Elles sont le fait d'une pathologie de la mère ou de l'enfant facilement dépistable. Beaucoup de mères craignent d'avoir un mauvais lait ; il sera nécessaire de leur redonner confiance. Parmi les contre-indications, citons :

- les cas (rarissimes) de galactosémie congénitale, maladie héréditaire. Encore faut-il souligner que c'est l'enfant qui se trouve dans l'incapacité de métaboliser le lait maternel par l'absence d'enzymes nécessaires à l'utilisation du galactose ;
- les cas d'intoxications. Le lait maternel peut être le vecteur de produits toxiques : alcool, excitants, tabac, drogues, qui peuvent passer dans le lait, ainsi que des produits chimiques répandus en doses importantes dans la nature (DDT). Le lait d'une mère qui fume entre 10 et 20 cigarettes par jour contient 0,4 à 0,5 mg/l de nicotine au pouvoir nuisible ;
- les maladies graves (de type cardiaque, hépatique, rénale) ou contagieuses (sida, hépatite C, tuberculose, syphilis) sont aussi des contre-indications absolues.

Les autres contre-indications à l'allaitement maternel

Il existe des cas d'ictères au lait de femme, dus à un produit contenu dans le lait maternel. Ce produit inhibe le travail de liaison des pigments biliaires effectué par l'enzyme glycuronyl-transférase au cours des ictères physiologiques. Il s'agit d'un ictère simple qui, régulièrement surveillé pendant les premiers jours, ne devrait pas interrompre l'allaitement maternel.
Un abcès du sein ou une hyperthermie supérieure à 39° sont des contre-indications temporaires ; il en est de même pour la prise de médicaments.

La conduite de l'allaitement maternel

Le taux d'allaitement maternel (environ 60 % actuellement) a progressé ces dernières années, grâce à l'action conjointe des professionnels de santé et des associations de promotion de l'allaitement maternel. Toutefois, des discours erronés, parfois divergents au sein même des équipes de soins, le manque d'informations, l'abondance de croyances rendent cet acquis fragile, et un nombre non négligeable d'allaitements maternels sont interrompus dès le retour au domicile. Il est donc essentiel que les professionnels de santé prennent conscience de leur rôle (voir p. 181) et mettent l'allaitement maternel au centre de leurs préoccupations en favorisant la mise en œuvre de projets d'équipe, le travail en réseau, la cohérence des discours entre les différents services.
La mise en route précoce et réussie de l'allaitement doit tenir compte de plusieurs facteurs.

La décision d'allaiter de la femme

La décision d'allaiter se prend le plus souvent pendant la grossesse. Elle appartient à la mère mais aussi au père du bébé à naître. Toutefois, cette décision est prise, bien souvent, sous l'influence de l'entourage familial, mais aussi de l'environnement médiatique, et tout particulièrement de la publicité faite pour les préparations lactées pour nourrissons. Les études montrent que plus la décision d'allaiter est prise tôt durant la grossesse, plus la poursuite de cet allaitement, en particulier lors du retour au domicile, est aisée. Les professionnels de santé, médecins, sages-femmes, puéricultrices, auront à tenir compte de ces différents paramètres pour transmettre les informations concernant l'alimentation du nouveau-né, et plus particulièrement l'intérêt de l'allaitement maternel. Ils se doivent de connaître les questions que se posent les futurs parents en la matière, ainsi que les inquiétudes et les résistances que génère ce mode d'alimentation. Des études mettent en évidence que la plupart des femmes savent dès l'adolescence si elles vont allaiter ou pas.

L'intérêt du colostrum pour le nouveau-né

Le nouveau-né n'ayant aucune réserve d'énergie, la glycémie va chuter rapidement du fait de l'utilisation massive du glucose nécessaire au maintien de sa température. Le premier organe à en souffrir est le cerveau. Le **colostrum**, qui contient plus de 30 g/l de lactose et 23 g/l de gynolactose directement utilisables par le nouveau-né, est un aliment à ne pas négliger :

- excellent laxatif, il favorise l'expulsion du méconium ;
- sa richesse en éléments anti-infectieux lui confère une valeur particulièrement appréciable, lui permettant de protéger immédiatement la muqueuse intestinale de la pénétration des germes ;
- très riche en protéines et en sels minéraux, il permet à l'enfant de maintenir une bonne hémodynamique. La peau non habituée au contact de l'air étant inefficace à la protéger, l'enfant a tendance à se déshydrater. Il perd beaucoup moins de poids s'il est nourri au sein.

Le réflexe de fouissement du nouveau-né

De courte durée, ce réflexe est un facteur extrêmement favorable à la lactogénèse et justifie la mise au sein précoce du bébé (voir p. 182).

Rôle de la puéricultrice

La puéricultrice a un rôle important à jouer dans la réussite de l'allaitement maternel. Un allaitement bien réussi doit respecter la physiologie de la lactation et répondre aux besoins spécifiques du nouveau-né.
La méthode la plus efficace doit permettre d'atteindre les objectifs suivants :

- répondre aux besoins de faim et de sommeil du nouveau-né, c'est-à-dire respecter son rythme de vie personnel (voir p. 186) ;
- favoriser chez la mère la connaissance des besoins de son enfant et lui apprendre à vérifier l'efficacité de la tétée ;
- informer la mère sur les produits à éviter au cours de l'allaitement (tabac, alcool, drogues illicites et médicaments ; lui conseiller de consulter son médecin avant toute prise de médicaments) ;
- lui transmettre quelques informations concernant son propre régime alimentaire (voir ci-dessous).

Le régime alimentaire de la femme allaitante

Il doit être varié et adapté aux besoins de la femme. L'apport énergétique sera supérieur d'environ 2,9 MJ/jour à l'apport nutritionnel conseillé pour une femme de même âge et de même activité.

La ration alimentaire journalière moyenne en période d'allaitement

Ration type conseillée à une mère de 25 ans, d'activité moyenne :

- apports quantitatifs des principaux aliments :
  - lait demi-écrémé : 800 ml,
  - fromage : 80 g,
  - viande, poisson, œufs : 180 g,
  - pain : 250 g,
  - pomme de terre ou équivalent : 350 g,
  - sucre : 30 g,
  - produits sucrés : 40 g,
  - légumes verts : 600 g (à volonté),
  - fruits : 400 g,
  - beurre : 20 g,
  - margarine : 15 g,
  - huile : 20 g,
  - boisson, eau : 1 litre et demi ;
- apport énergétique total : il s'élève à 2 800 calories ou 11,7 MJ répartis comme suit :
  - protides : 115 g, soit 15 % de l'apport énergétique total ;
  - lipides : 94 g, soit 30 % de l'apport énergétique total ;
  - glucides : 400 g, soit 55 % de l'apport énergétique total.

Sur le plan qualitatif

Ce régime devra apporter :

- les acides aminés indispensables et les acides gras essentiels ;
- des glucides riches en amidon et des aliments riches en cellulose (fruits et légumes) ;
- un apport majoré de calcium, fer (18 à 20 mg/jour), vitamines ;
- une ration hydrique assurée par de l'eau et des jus de fruits, excluant les boissons excitantes (thé, café), ainsi que les boissons alcoolisées.

L'allaitement au biberon

Si le meilleur choix diététique pour le nouveau-né et le nourrisson est le lait maternel, la question du choix d'un autre aliment lacté se pose dès que la femme ne désire pas allaiter ou ne peut pas allaiter son enfant, ou dès que l'allaitement maternel est abandonné. À l'heure actuelle, il est souhaitable que le nourrisson, durant la première année de vie, bénéficie de produits spécifiquement modifiés et adaptés à ses besoins. Le lait de vache est celui qui sert aujourd'hui de base à la préparation des laits pour nourrissons.

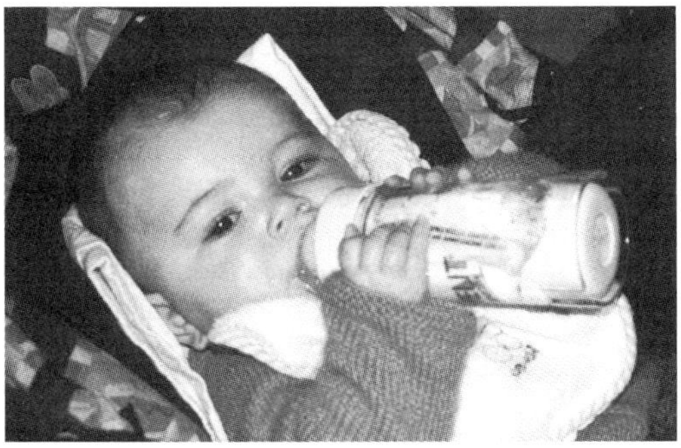

Photographie 10.2 : Bébé tient un court instant son biberon. L'alimentation au biberon... un choix à respecter.

La composition des laits pour nourrissons

L'arrêté du 11 janvier 1994 réglemente le mode de préparation et la composition des « préparations pour nourrissons ». L'objectif de cette réglementation est de garantir que les substituts du lait maternel soient aussi proches que possible des besoins physiologiques et des possibilités de digestion du jeune enfant.

Le terme « laits pour nourrissons » peut être utilisé s'il s'agit de produits entièrement à base de protéines de lait de vache, protéines dont l'indice chimique n'est pas inférieur à 80 % de celui du lait de mère (qui sert de référence). Ces laits ont une **valeur énergétique** se situant entre 250 et 315 kJ (pour 100 ml). Ils contiennent :

- des protéines, uniquement à base de lait de vache (qui peuvent être soit non modifiées, soit modifiées) ;
- des lipides, dont la teneur en acide linoléique est précisée. L'utilisation d'huile de coton et de sésame est interdite. Les matières grasses des laits actuels sont essentiellement d'origine végétale ;
- des glucides, qui peuvent être du lactose, du saccharose, de l'amidon précuit ou gélatinisé ;
- des éléments minéraux : sodium, potassium, calcium, phosphore, magnésium... ;
- des vitamines liposolubles et hydrosolubles, dont la vitamine A et la vitamine D (40 à 100 UI).

La supplémentation en fer et en vitamine D

La supplémentation en fer

En raison des stocks accumulés au cours de la grossesse, la supplémentation en fer n'est pas systématique et ne s'impose pas avant l'âge de 3 ou 4 mois. Dans certains cas, elle peut se faire à raison de 10 à 15 mg/24 h.

La supplémentation en vitamine D

La supplémentation en vitamine D est obligatoire en France dans le lait, mais elle ne dispense pas d'un apport complémentaire : 600 à 800 UI vitamine D/24 h qui se fait dès la naissance (pour l'enfant ayant la peau blanche). La dose est augmentée pour les enfants à peau noire.

À noter...

Les autres préparations pour nourrissons

Les préparations pour nourrissons qui n'ont pas droit à l'appellation « lait » sont des préparations à base de protéines de soja (seules ou mélangées à des protéines de lait de vache). Leur teneur en :

- lipides, glucides, vitamines est identique pour toutes les préparations. Le plus souvent, elles sont dépourvues de lactose ;
- éléments minéraux est identique, à l'exception du fer et du zinc (qui sont plus élevés).

Le choix des laits pour nourrissons

Différents types de laits pour nourrissons existent. Leurs spécificités orienteront le choix :

- **les laits 1er âge de 0 à 4 mois.** Les différences entre ces laits se situent dans le rapport caséine/protéines solubles et le rapport lactose/dextrine-maltose. Le bébé sera d'autant plus rassasié que le lait sera riche en caséine et pauvre en lactose. Plus le lait est riche en protéines solubles et en lactose, plus le transit est rapide et l'appétit stimulé ;
- **les laits 2e âge** (ou lait de suite) de 5 à 12 mois sont enrichis en fer, pour compenser la déperdition spécifique de cette période de la vie, et comportent un taux de protides plus élevé que les laits 1er âge (taux correspondant aux besoins des enfants de cet âge) ;
- **les laits 1er et 2e âges avec ferments lactiques** contiennent des ferments lactiques biologiques qui hydrolysent le lactose en glucose et galactose. L'acti-

vation de la fermentation lactique induit une plus grande fragmentation de la caséine, atténuant ainsi les régurgitations. Ils facilitent donc la digestion des protéines et du lactose, préviennent les ballonnements et les douleurs de type colique du nourrisson ;

- **les laits 1er et 2e âges épaissis** sont des laits identiques aux laits classiques 1er et 2e âges, auxquels a été ajouté un épaississant naturel (à base de caroube, d'amidon de maïs ou de riz). Cet ajout garantit le dosage et l'onctuosité de la préparation. Ces produits sont assimilés à des préparations lactées classiques et non pas à des préparations de régime. Ils contribuent à l'alimentation des nourrissons présentant un reflux gastro-œsophagien dû à l'immaturité de la motricité gastro-intestinale ;
- **les laits 1er et 2e âges hypoallergéniques** (HA). Ces produits ont la particularité de contenir des protéines ayant subi une hydrolyse enzymatique qui fragmente les protéines en acides aminés libres et en peptides. Ils sont utilisés à titre préventif (durant les 6 premiers mois de la vie) pour les nourrissons à risque allergique. Toutefois, encore trop allergisants, ils ne sont pas prescrits dans les cas avérés d'intolérance aux protéines de lait de vache ;
- **les laits enrichis en taurine.** La taurine est un acide aminé essentiel, présent dans le lait de femme et absent du lait de vache. Cette adjonction est autorisée dans certaines préparations pour nourrissons ;
- **les laits enrichis en L-Catnitine.** La L-Catnitine est un métabolite d'acide gras, nécessaire aux transports à travers les membranes mitochondriales. Sa carence peut parfois se manifester. Son adjonction est autorisée dans les préparations à base de lait et elle est obligatoire dans les préparations à base de soja ;
- **les laits enrichis en nucléotides.** Les nucléotides sont présents dans le lait de femme et quasiment absents du lait de vache. Leur adjonction a été autorisée dans des quantités maximales identiques à celles du lait de femme car ils favoriseraient le développement de l'immunité, l'absorption du fer, le développement et la réparation des tissus ;
- **les laits pour prématurés et nouveau-nés de faible poids de naissance.** Ces préparations offrent un apport énergétique supérieur aux préparations utilisées pour les nouveau-nés à terme. Ils peuvent ainsi mieux répondre à leur besoin de croissance plus rapide. Ils doivent également tenir compte de l'immaturité physiologique du bébé. De ce fait, ils sont plus riches en acides gras insaturés à chaîne moyenne, pour favoriser leur absorption, et présentent une quantité de lactose réduite.

À noter...

La formule la plus adaptée

Pour un nouveau-né à terme, sans pathologie, un lait pour nourrisson 1er âge est la formule la plus adaptée après le lait maternel. Pour un nourrisson atopique (d'une famille à risque d'allergie), il sera préférable de choisir un lait hypoallergénique (lait HA).

La conduite de l'alimentation au biberon

L'alimentation doit être précoce. Le premier jour, dès la troisième heure, on donnera le biberon en surveillant la déglutition. Un certain nombre de pédiatres prescrivent de l'eau avant le premier biberon, limitant ainsi les risques pulmonaires en cas de fausse route. Les quantités sont alors augmentées progressivement chaque jour. Le nombre de repas est de 6 pour 24 heures, le rythme reste souple : en moyenne toutes les 3 heures (+/– 1 h). De nombreux nourrissons de moins de 2 mois réclament un 7e biberon la nuit.

Les rations selon l'âge du bébé

On prévoit une augmentation de 10 ml de lait par repas chaque jour, la première semaine. À titre indicatif :

- 1er jour : 6 repas × 15 à 20 ml,
- 3e jour : 6 repas × 40 ml,
- 5e jour : 6 repas × 60 ml,
- 7e jour : 6 repas × 80 ml,
- la 2e semaine : 6 repas × 90 ml.

Les rations selon le poids du bébé

Il est habituel d'utiliser pour ce calcul la « règle d'Appert » corrigée par le Professeur Lestradet (en fonction de l'appréciation de la courbe de poids de chaque enfant).

Calcul de la ration de lait/24 h

$$\frac{\text{poids de l'enfant (en g)}}{10} + 250 \text{ ml } (\pm 100) = \text{ration de lait/24 h.}$$

Pour préparer les biberons, il faut tenir compte des habitudes prises par l'enfant les jours précédents.

Calcul de la quantité de lait par biberon

$$\frac{\text{ration journalière}}{\text{nombre de repas}} = \text{quantité de lait par biberon}$$

Le nombre de repas

Le nombre de repas varie selon l'âge de l'enfant. C'est l'enfant qui détermine son propre rythme :

◆ de la naissance à 2 mois, le nourrisson prend en moyenne 6 repas par jour toutes les 3 h (+/– 1 h). Parfois, 7 repas lui sont nécessaires pendant quelques semaines ;
◆ vers 3 à 4 mois, l'enfant passe en général à 5 repas, espacés de 4 h (+/– 1 h) ;
◆ vers 5 à 6 mois, lors de la diversification alimentaire, l'enfant passe à 4 repas.

La reconstitution du lait

Il est conseillé de lire attentivement les étiquettes de chaque boîte de lait. En général, la reconstitution du lait se fait selon la règle suivante : une mesurette arasée de poudre de lait pour 30 ml d'eau (soit 33 à 35 ml de lait reconstitué).
Certaines préparations sont prêtes à l'emploi et ne nécessitent aucune manipulation.

Le choix de l'eau

Il est conseillé d'utiliser une eau plate jusqu'à 5 ou 6 mois, faiblement minéralisée, c'est-à-dire contenant moins de 500 mg/l de sels minéraux et ayant une teneur en nitrates inférieure à 15 mg/l[7].
Ces eaux regroupent les eaux minérales et les eaux de source. Leur qualité bactériologique est garantie.
L'eau du robinet peut également être utilisée. Il est souhaitable de la faire couler quelques instants pour éliminer les résidus de la tuyauterie.

L'entretien et la stérilisation des biberons

Le lait étant un milieu propice au développement bactérien, le matériel de biberonnerie doit faire l'objet de soins minutieux.

Le nettoyage

Le lavage des biberons doit être fait en 3 étapes quelle que soit la situation (familiale ou collectivité) :
◆ rinçage du biberon souillé de lait à l'eau courante (froide) le plus rapidement possible après la tétée ;
◆ nettoyage à l'eau chaude savonneuse (intérieur et extérieur) :
– intérieur : insister sur les rainures du fond et du goulot ;
– extérieur : brosser bague, capuchon et tétine ;
◆ rinçage du matériel à l'eau courante, séchage et rangement (si la stérilisation n'est pas immédiate).

La stérilisation à chaud[8]

En collectivité, les biberons sont stérilisés en autoclave. Ce procédé de stérilisation (à 120°) garantit une asepsie parfaite du matériel.
À domicile, la stérilisation des biberons à chaud se fait le plus souvent dans un stérilisateur à vapeur.

La désinfection à froid

La désinfection du matériel se fait par contact direct avec un produit bactéricide, solide (comprimés) ou liquide (à diluer dans l'eau).

La préparation d'un biberon au lait en poudre

◆ Préparer le matériel et les produits.
◆ Verser la quantité totale d'eau dans le biberon.
◆ Vérifier les dates de péremption et d'ouverture des produits :
– pour le lait en poudre : délai de conservation de 15 jours à un mois maximum après ouverture de la boîte ;
– pour l'eau minérale : une fois ouverte, ne la conserver que 24 h maximum au réfrigérateur.
◆ Faire tiédir l'eau (sauf si l'eau minérale a été tiédie au préalable).
◆ Verser les mesurettes arasées de lait en poudre dans le biberon. Si le nombre de mesurettes est important, il faut verser en 2 temps (mélanger le lait au milieu de l'opération).
◆ Mélanger le lait en roulant le biberon entre les mains.

---

7. *Évian* et *Volvic* par exemple répondent à ces exigences.
8. Nous ne détaillons pas ici ces techniques (à chaud et à froid) qui ne présentent pas de difficultés particulières.

Rôle de la puéricultrice

La puéricultrice aura pour mission de rappeler les techniques élémentaires de préparation des biberons et, avant tout, le respect des règles d'hygiène et de sécurité.

Précautions relatives à l'hygiène

La puéricultrice veillera au respect de l'hygiène :

- pour la manipulation (hygiène de la tenue, hygiène des mains...) ;
- pour le plan de travail (à nettoyer avant de commencer les préparations).

Précautions relatives à la conservation du produit

La puéricultrice veillera à :

- vérifier la date de péremption du produit ;
- inscrire la date d'ouverture sur la boîte de lait ou la bouteille d'eau ;
- refermer la boîte de lait et la bouteille d'eau aussitôt après emploi ;
- manipuler les produits dans une atmosphère sèche (car les produits lactés sont avides d'eau, ce qui favorise la prolifération microbienne) ;
- éviter le contact de la mesurette de lait avec le bord humide du biberon ;
- ne pas conserver la boîte de lait plus de 15 jours et la bouteille plus de 24 heures.

Précautions relatives aux manipulations

La puéricultrice veillera à :

- tenir la tétine par la bague plastifiée ;
- éviter que le goulot de la bouteille d'eau, non stérile, entre en contact avec le goulot du biberon stérile ;
- éviter d'utiliser le couteau pour faire retomber la poudre (en suspens sur le goulot) dans le biberon ;
- ébouillanter régulièrement la mesurette de lait ;
- araser les mesurettes avec la lame d'un couteau et vérifier avant par transparence qu'un trou d'air ne s'est pas formé ;
- vérifier la température du liquide en versant quelques gouttes sur le dos de sa main ou sur la face interne de son avant-bras.

Mise en garde pour la sécurité du bébé

- Le réchauffement des biberons au four à micro-ondes est à proscrire car le biberon peut être tiède alors que le lait est brûlant, et peut provoquer des brûlures oropharyngées graves. Par ailleurs, ce mode de réchauffement produit des altérations des moléculaires du lait (destruction de vitamines et des protéines). Le lait doit être réchauffé de préférence avec un chauffe-biberon.

L'allaitement mixte

L'allaitement mixte est la combinaison de l'allaitement maternel avec l'allaitement artificiel.

Les indications

Elles sont nombreuses et liées à des situations personnelles parmi lesquelles on peut citer :

- un état de fatigue passager (qui peut expliquer une hypogalactie transitoire), une maladie de la mère ;
- un traitement médicamenteux transitoire ;
- une montée de lait tardive ou insuffisante ;
- le partage de la sécrétion lactée en cas de naissances multiples ;
- la reprise du travail de la mère (qui souhaite maintenir un nombre minimum de tétée) ;
- le sevrage progressif de l'enfant.

Quelques suggestions

Il n'existe pas de conduite type, cependant quelques informations données par la puéricultrice peuvent aider la maman à mener à bien cette étape :

- dans le cas d'une montée de lait tardive ou d'une baisse de la production lactée, il est conseillé de continuer à mettre l'enfant aux deux seins à chaque tétée et de compléter la tétée par un biberon (il est souhaitable de laisser le bébé prendre la quantité qu'il désire au sein) ;

◆ dans le cas de naissances multiples, la maman peut faire téter les enfants à tour de rôle, une tétée sur deux (ou sur trois) ;
◆ dans le cas d'une reprise du travail de la mère, il est possible de remplacer une ou deux tétées par jour par des biberons. Il est préférable que l'enfant soit âgé de 1 mois à 6 semaines pour débuter ce type d'alimentation (lorsque la production de lait maternel est régulière). Il faut éviter l'engorgement et la baisse de production lactée en ne dépassant pas 6 heures entre deux tétées ;
◆ dans le cas d'un sevrage progressif, l'enfant peut refuser d'abandonner le sein et refuser les biberons. Mais le contraire peut également se présenter. De telles situations peuvent être difficiles à vivre pour la mère qui peut, soit culpabiliser (dans le cas de refus de l'alimentation au biberon), soit être frustrée par un sevrage trop rapide.

Rôle de la puéricultrice

La puéricultrice rappellera que :
◆ l'âge de la maturation des sécrétions amylasiques et lipasiques pancréatiques se situe vers l'âge de 6 mois ;
◆ la digestion des fibres alimentaires n'atteint une concentration suffisante qu'au cours du deuxième semestre de la vie ;
◆ l'enfant n'acquiert le réflexe de la mastication que vers 7 ou 8 mois ;
◆ les aliments les plus allergisants sont l'œuf, certaines huiles, certains fruits.

Le sevrage et la diversification alimentaire

Pour mieux comprendre les grands principes de l'alimentation de l'enfant et l'enchaînement logique de cette progression, il est utile de préciser ce que recouvrent ces notions.

Définitions

Le sevrage

Le terme de sevrage s'applique au passage du régime exclusivement lacté (naturel ou artificiel) à l'alimentation diversifiée.

La semi-diversification

C'est le passage d'une alimentation lactée à une alimentation semi-solide : fruits, farines, légumes. L'apport lacté reste toutefois majoritaire. Le tube digestif du bébé doit d'adapter à ce changement et assurer la digestion des nouveaux nutriments : amidon, cellulose. Cette nouvelle forme d'alimentation n'est possible qu'avec une maturation neurophysiologique suffisante.

La diversification

On parle de diversification alimentaire lorsque la structuration des repas de l'enfant est identique à celle des adultes (4 repas/jour, nombre de plats, consistance des aliments). Cette diversification est progressive et intervient à l'heure actuelle relativement tardivement afin de prévenir les risques d'allergies (eczéma, asthme, intolérances digestives) et de carences nutritionnelles (diminution de l'apport en acides gras essentiels, en calcium et en fer). De plus, le tube digestif du nourrisson n'a pas la maturation nécessaire pour digérer des aliments autres que le lait et l'amidon prédigéré.

Les principes de la diversification

Le régime alimentaire doit viser deux objectifs : éviter les erreurs alimentaires préjudiciables à la santé et satisfaire les besoins nutritionnels indispensables à la croissance.
Les pédiatres nutritionnistes[9] recommandent de :
◆ prévenir les carences en acides gras essentiels (acide linoléique), en fer, en calcium par le passage du lait 1er âge au lait 2e âge ;
◆ prévenir les excès alimentaires en protéines, sel et sucres, qui favorisent les maladies de l'âge adulte[10]. Il est aujourd'hui admis que la diversification du régime doit être plus tardive (vers l'âge de 6 mois pour la viande et le poisson) ;
◆ prévenir les allergies de type alimentaire ou eczémateuse, et la maladie cœliaque (intolérance au gluten[11]). Il est déconseillé de consommer du gluten avant l'âge de 6 mois (les aliments du commerce respectent ce principe dans leur composition).

Les règles de la diversification

La diversification du régime exige rigueur et tact : c'est une phase aussi importante sur le plan nutritionnel que psychologique.

---

9. Comité des Pédiatres nutritionnistes des Hôpitaux de Paris, extrait du *Quotidien du médecin* n° 6664, mars 2000.
10. Athérosclérose, hypertension artérielle, caries et obésité.
11. Ce n'est pas une allergie alimentaire au sens habituel du terme. Par contre, il est conseillé d'introduire tardivement les aliments les plus allergisants chez l'enfant à risque atopique.

La diversification :
- ne sera pas trop précoce (pas avant 5 mois) ;
- suivra une progression lente (pouvant se faire sur plusieurs mois) ;
- sera arrêtée au moindre trouble (diarrhée, refus...) ;
- sera tardive chez les enfants ayant un terrain allergique (8 ou 9 mois).

Tableau 10.8 : Introduction des aliments dans la ration alimentaire de l'enfant (en fonction de son âge).

Âge de l'enfant (en mois) / Aliments	1	2	3	4	5	6	7	8	9	10	11	12	24	36
Lait maternel	x	x	x	x	x									
Lait 1er âge	x	x	x	x	x									
Lait 2e âge						x	x	x	x	x	x	x		
Lait de vache (croissance)												x	x	x
Yaourts/petits suisses						x	x	x	x	x	x	x	x	x
Farines diastasées				x	x	x								
Farines avec gluten							x	x	x	x	x	x		
Gruyère râpé						x	x	x	x	x	x	x	x	x
Fromages à pâte molle							x	x	x	x	x	x	x	x
Beurre						x	x	x	x	x	x	x	x	x
Viandes, poissons						x	x	x	x	x	x	x	x	x
Jaune d'œuf						x	x	x	x	x	x	x	x	x
Jus de fruit					x	x	x	x	x	x	x	x	x	x
Fruits, légumes cuits				x	x	x	x	x	x	x	x	x	x	x
Crudités												x	x	x
Riz, pâtes, semoule								x	x	x	x	x	x	x
Pommes de terre							x	x	x	x	x	x	x	x
Chocolat									x	x	x	x	x	x

Les étapes de la diversification

Tableau 10.9 : Les étapes de la diversification.

Âges	Nombre de repas	Étapes
De 0 à 2 mois De 3 à 4 mois	6 repas 5 repas	**Période d'alimentation lactée exclusive** : le lait maternel ou à défaut le lait 1er âge doit être le seul aliment de l'enfant.
Vers 5 mois	4 repas	**Période de la diversification** • Période d'alimentation semi-diversifiée. L'enfant passe au lait 2e âge, l'alimentation lactée reste prépondérante, mais on peut introduire : – des farines (diastasées, sans gluten) ; – des légumes cuits (homogénéisés ou mixés) ou des fruits.
Vers 6 mois		• Période d'alimentation diversifiée. L'enfant peut recevoir : – 2 repas diversifiés (midi et soir) et 2 repas lactés (matin et goûter) ; – la viande, le poisson et progressivement tous les autres aliments sont introduits ; – un demi-litre de lait par jour est indispensable (lait 2e âge de préférence).

Rôle de la puéricultrice

La puéricultrice conseillera aux personnes qui s'occupent de l'enfant :
- d'éviter de le forcer ;
- d'éviter de mélanger les aliments (pour lui apprendre à distinguer les différents goûts) ;
- d'introduire un seul aliment à la fois (pour tester la tolérance) ;
- de respecter ses goûts et son rythme ;
- de présenter les plats agréablement (s'il s'agit d'un petit pot, mettre le contenu dans une assiette).

L'introduction des farines

À partir de 5 mois, l'enfant passe généralement de l'alimentation lactée à un régime progressivement varié. Les premiers aliments introduits peuvent être les farines.

La législation des farines

La réglementation pour les farines non enrichies

Comme le lait pour nourrissons, les farines sont soumises à une réglementation[12] :
- la quantité de **sucre** ajoutée dans la préparation doit être inférieure à 40 g/100 g de produit sec pour les farines à cuire, à 30 g pour les farines instantanées. L'emballage doit porter la mention : « ne pas ajouter de sucre ». Dans 200 ml de bouillie consistante (à consommer à la cuillère) préparée avec une de ces farines, la quantité de sucre n'atteint pas 10 g ;
- l'adjonction de **cacao** autorisée pour des bouillies destinées à des enfants de plus de 7 à 8 mois ne doit pas dépasser 5 g/100 g de produit sec ;
- la teneur en **vitamine B1** doit être d'au moins 0,2 mg/100 g de produit sec ;
- la teneur en **sodium** est limitée à 35 mg/100 g de produit sec (dans les farines non enrichies) ;
- la teneur en **calcium** est limitée à 100 mg/100 g de produit sec (dans les farines non enrichies).

La réglementation pour les farines enrichies en protides

- La teneur en **protides** doit être supérieure ou égale à 15 g/100 g de produit (dont au moins 12 g de protides de lait s'il s'agit d'une farine lactée) ;
- la teneur en **sodium** doit être inférieure à 300 mg/100 g ;
- la teneur en **calcium** doit se situer entre 400 et 600 mg/100 g.

La réglementation pour les farines enrichies en légumes

- La teneur en **sodium** doit être inférieure à 500 mg/100 g ;
- la teneur en **calcium** doit être inférieure à 250 mg/100 g ;
- l'emballage doit porter la **mention** « ne pas ajouter de sel ».

La réglementation pour les farines enrichies en fruits

- La teneur en **vitamine** C doit être chiffrée et garantie ;
- la teneur en **sodium** doit être inférieure à 20 mg/100 g ;
- la teneur en **calcium** doit être inférieure à 250 mg/100 g ;
- la teneur en **fer** n'est pas obligatoire. Dans les farines vendues actuellement, on trouve des quantités de fer allant de 0,3 à 10 mg.

La législation sur les apports autorisés

La directive de la CEE classe les farines de l'enfance et produits assimilés selon les points suivants :
- les céréales simples, non enrichies ;
- les céréales à complément protidique, enrichies en vitamines A et D, à préparer avec de l'eau, à base de légumes et de fruits éventuellement ;
- les céréales en biscuits, biscottes ou pâtes.

Cette directive prévoit également une limitation en fructose et en lipides.

La digestion des farines

Dans le tube digestif, l'amidon est attaqué par différents enzymes qui ont pour but de le transformer en « glucose assimilable » :
- les amylases salivaires et pancréatiques assurent la transformation de l'amidon jusqu'au stade de maltose ;
- la maltase pancréatique transforme le maltose en glucose.

Les sécrétions enzymatiques sont assez faibles chez le nourrisson. La préparation industrielle des farines a pour but de pallier ce déficit.

L'intérêt des farines

Les farines ne sont pas des aliments indispensables sur le plan nutritionnel. Toutefois, l'introduction des farines dans l'alimentation permet :
- un élargissement de l'apport glucidique, donc calorique, grâce à l'amidon facilement digestible (car partiellement hydrolysé) sans augmentation du volume du biberon ;

12. Réglementation du 1er juillet 1976 et du 11 janvier 1994.

- une stimulation du goût de l'enfant par l'introduction d'un autre aliment que le lait dans le tube digestif ;
- le développement de l'activité de l'amylase pancréatique, par l'apport de petites quantités d'amidon ;
- une floculation plus fine de la caséine du lait dans l'estomac.

Le choix des farines

L'introduction des farines, qui n'est pas systématique dans l'évolution du régime du nourrisson, doit tenir compte de l'âge :
- vers 4 mois, afin de réduire le risque d'intolérance au gluten, il est indispensable d'utiliser d'abord une farine sans gluten, diastasée, et de préférence instantanée. L'utiliser pendant un ou deux mois selon l'âge de l'enfant au moment de l'introduction ;
- à partir de 5 ou 6 mois, les farines avec gluten et dextrinées, simples ou composées, peuvent être introduites progressivement afin de diversifier les goûts de l'enfant, les farines additionnées de fruits et de légumes pourront être utilisées. Il sera alors utile que la maman dispose de 2 à 3 farines différentes pour varier les goûts et les apports nutritionnels ;
- vers 8 à 10 mois, l'enfant peut goûter les farines cacaotées ;
- vers 1 an, les farines lactées peuvent servir de base à la préparation des bouillies.

Le dosage des farines

Pour calculer la dose de farine, il faut se référer à l'emballage et tenir compte des quantités conseillées par le pédiatre.

Rôle de la puéricultrice

Au début, la puéricultrice conseillera :
- de donner au bébé une petite quantité de farine (par exemple, 1 cuillère à café), d'augmenter les quantités petit à petit, en fonction de son âge, de son appétit, de sa courbe de poids ;
- d'utiliser une cuillère à café ou à soupe pour mesurer la quantité de farine ;
- de calculer le nombre de cuillères nécessaire à l'enfant, en se référant au poids de la cuillère indiqué sur la boîte.

À titre indicatif, pour les **farines instantanées** :
- en paillettes :
  - 1 cuillère à café rase = 1 à 1,5 g,
  - 1 cuillère à soupe rase = 3 à 4 g ;
- en poudre :
  - 1 cuillère à café rase = 1,5 à 2 g,
  - 1 cuillère à soupe rase = 5 à 6 g.

La puéricultrice recommandera de ne pas ajouter de sucre.
- **Lorsque la boîte de farine contient une mesurette, les indications sont données à partir de sa contenance ; dans ce cas, ne pas prendre la cuillère comme mesure de référence : utiliser la mesurette.**

L'introduction des fruits et légumes

En général, l'apport de légumes fait suite à l'introduction des farines dans l'alimentation du nourrisson. Ils apportent de précieux éléments minéraux (fer, magnésium, potassium), des fibres, des vitamines, et élargissent le goût de l'enfant en lui faisant connaître des aliments de couleur et de consistance autres que le lait.

Le choix des légumes

On commencera par introduire les carottes au goût sucré et très bien tolérées au niveau intestinal, puis progressivement, tous les autres légumes. Chaque légume devra être introduit séparément afin de mieux connaître la tolérance de l'enfant.
L'introduction se fera de la façon suivante :
- légumes à feuilles : blettes, épinards ;
- légumes à fruits et graines : tomates, courgettes, aubergines, petits pois ;
- légumes à racines : navets, betteraves ;
- légumes à tubercules : pommes de terre (voir p. 383).

Certains légumes à goût très prononcé (choux, navets, salsifis) sont introduits plus tardivement (vers 15/18 mois) car ils peuvent provoquer des ballonnements intestinaux. Certains légumes sont déconseillés : l'ail, l'oignon, l'échalote.

Les formes de présentation de légumes

Les petits pots homogénéisés

Ils sont conseillés au début de la diversification alimentaire car ils présentent plusieurs intérêts pour le bébé :
- ils apportent des glucides : de la cellulose, des sels minéraux (Mg, Ca, Fe, Zn), des vitamines en proportions équilibrées ;
- l'homogénéisation permet un excellent fractionnement de la cellulose, donc une meilleure assimilation ;
- ils assurent une alimentation saine, car ils sont indemnes de tout germe (leur consistance fluide et veloutée est de plus appréciée par l'enfant).

En conclusion, ils permettent une bonne transition entre le passage de l'alimentation liquide à l'alimentation solide.

Les préparations ménagères

Les préparations les plus courantes sont (en suivant l'ordre de leur introduction) :

- les soupes de légumes,
- les purées de légumes,
- les jus de légumes,
- les crudités.

Le type de présentation des légumes

Les légumes cuits

La cuisson des légumes a pour effet de ramollir la cellulose, de faire éclater les cellules et de permettre à leur contenu d'être plus facilement attaqué par les sucs digestifs. Selon l'âge de l'enfant, les légumes cuits serviront de base à des soupes ou à des purées.

Les jus de légumes

Ils peuvent se donner en alternance avec les jus de fruits (dès l'âge de 5 ou 6 mois) et selon les mêmes quantités. On choisit des tomates, des carottes... préparées à la centrifugeuse.

Les légumes crus

Les légumes seront proposés crus vers 12/15 mois, en petites quantités (au début du repas de midi) sous forme de carottes ou betteraves rouges très finement hachées, de salade verte finement coupée et assaisonnée d'huile et de citron.

À noter...

Exemples de repas à base de légumes

Vers 6 mois : soupe ou purée

Le midi : purée de légumes (dans l'assiette).
Exemple : 1/3 de pomme de terre + 1/3 de carottes + 1/3 de légumes verts.
Le soir : soupe de légumes mixés (sans pommes de terre).

Vers 1 an : une seule variété de légumes

Légumes écrasés ou en petits morceaux (selon la dentition) à midi.
Exemple : plat de haricots verts ou de carottes Vichy. Quantité : 180 g/repas.

Rôle de la puéricultrice

Lors de l'introduction des légumes, la puéricultrice s'assurera auprès de la personne chargée des soins que les précautions suivantes sont appliquées :

- tester l'acceptation d'un nouveau goût par l'enfant. Au début, lui proposer, sans l'imposer, quelques cuillères à café de légumes homogénéisés dans un biberon de lait ;
- tenter, dans un second temps, de présenter des légumes séparément (quelques cuillères à café avant ou après les biberons) pour habituer l'enfant aux saveurs nouvelles ;
- conseiller, au début de la diversification, de remplacer progressivement le lait par la soupe de légumes (tout en maintenant une certaine quantité de lait dans le biberon de soupe). Cette introduction des légumes ne doit pas se faire au détriment du lait ;
- adapter la progression quantitative à l'âge de l'enfant et à sa tolérance digestive qui doit faire l'objet d'une surveillance attentive.

Le choix et la présentation des fruits

Les fruits sont riches en fibres, en vitamines (C en particulier) et en minéraux. Ils élargissent le goût de l'enfant et lui font connaître des aliments de couleur et consistance nouvelles.

Les jus de fruits

L'apport précoce des jus de fruits n'est pas justifié diététiquement parlant, car les laits sont enrichis en vitamines. De plus, l'acidité favorise les reflux. Vers l'âge de 5 ou 6 mois, on peut introduire 10 ml de jus de fruits donné dans un petit biberon ou à la cuillère (pur ou coupé d'eau). Les mamans peuvent aussi « fabriquer » des jus de fruits naturels à la centrifugeuse. Ainsi le bébé bénéficie d'apports vitaminiques très divers.

Les premiers fruits

Vers 4 ou 5 mois, on peut proposer des fruits cuits : sous forme homogénéisée (en petits pots), puis en compotes, 1 à 2 cuillères à café au début, en augmentant la ration progressivement.
Il n'y a pas d'ordre préférentiel. Il faut être attentif aux goûts de l'enfant et à sa tolérance. Cependant, les premiers fruits proposés au bébé sont souvent la pomme et la poire.

Les fruits crus

À partir de 6 mois, on peut proposer des fruits crus. Il faut choisir des fruits de saison (mûrs), les laver et les éplucher. Ils sont donnés râpés, écrasés ou en petits morceaux (en fonction de la dentition de l'enfant).

L'introduction des produits laitiers

Le lait 2e âge, introduit au 5e mois, est utilisé jusqu'à 1 an. Il peut être ensuite remplacé par le lait de croissance. Il faut toujours maintenir au moins 500 ml de lait par jour ou équivalent sous forme de produits laitiers. L'intérêt majeur du lait et des produits laitiers réside dans l'apport de calcium utile pour la croissance.

Le choix

L'introduction des produits laitiers se fait en fonction de l'âge de l'enfant et de ses goûts. À titre d'exemple :
- à partir de 6 mois : yaourt (1/2, puis 1 entier), petits suisses, fromage blanc ;
- à partir de 7 ou 8 mois : roquefort, crème de gruyère ;
- à partir de 1 an : brie, camembert (sans la croûte) en petites quantités (20 g maximum).

La présentation

Les yaourts et les fromages frais

Il est conseillé de faire goûter ces préparations natures (sans sucre) afin d'apprendre à l'enfant à reconnaître le goût des aliments naturels. On peut éventuellement les sucrer avec du miel (pour les enfants de poids satisfaisant et d'appétit normal, ceci semble inutile).

Les fromages fermentés

La variété de fromages fermentés, à goût neutre (comme le gruyère) ou à goût fort (comme le Munster) est très grande. Il est recommandé de commencer par le gruyère râpé ou la crème de gruyère qui se mélangent très bien aux purées, potages et les rendent sapides et onctueux.
Les fromages seront donnés à l'enfant en morceaux à partir de 1 an. Si l'enfant aime les fromages, cela permet de maintenir un apport calcique satisfaisant (même s'il n'aime pas le lait !).

L'introduction des VPO (viande, poisson, œuf)

Ces aliments apportent des protéines et des acides aminés indispensables à la fabrication des tissus, donc à la croissance. Ils sont introduits vers 6 mois, le plus souvent au repas du midi.

Le choix

Les produits les plus couramment utilisés sont :
- les viandes : de bœuf, veau, agneau. Elles seront choisies « maigres » et de bonne qualité : morceaux à cuisson rapide et de premier choix ;
- le jambon. Intéressant pour son apport en vitamine B1, il sera choisi dégraissé et découenné. Il sera servi mixé, puis finement coupé lorsque l'enfant pourra mâcher. Sa texture permet une bonne acquisition de la mastication ;
- les volailles : les blancs de poulet et de dinde, après cuisson au bouillon, procurent un goût agréable et très fin ;
- les poissons. Sont conseillés : le colin, le merlan, la sole, la limande, la daurade...

À noter...
Les abats font actuellement l'objet d'une interdiction en raison des risques liés à la transmission de l'ESB (maladie de la vache folle).

Les formes de présentation

Les viandes et volailles seront présentées sous forme :
- homogénéisées ou mixées dans un premier temps ;
- hachées ou en morceaux dans un second temps (selon l'évolution de la dentition de l'enfant).

L'œuf est présenté d'abord cuit dur, puis à la coque ; sa digestibilité et sa valeur nutritionnelle sont meilleures lorsqu'il est cuit dur. L'enfant ne consommera tout d'abord que le jaune, le blanc étant riche en albumine. L'âge d'introduction de l'œuf est souvent plus tardif que celui des volailles, viandes et poissons (vers 7 ou 8 mois) pour éviter à certains enfants des risques d'allergies.

Les types de présentation

La viande, le poisson

Au cours des premiers repas, ils sont souvent associés aux légumes. Petit à petit, on peut les faire goûter à la cuillère séparément, pour habituer l'enfant à des goûts et des textures différents.
Vers l'âge de 8 mois, les aliments seront présentés séparément dans l'assiette. Toutefois, si l'enfant paraît surpris, il est inutile d'insister et il est préférable de renouveler l'expérience ultérieurement.

L'œuf

On choisit des œufs extra frais. L'œuf est présenté :
- dur jusqu'à 1 an ;
- mollet vers 1 an ;
- à la coque vers 2 ans.

Quantités journalières

- Viandes, poissons :
- à 6 mois : 10 g (valeur de 2 cuillères à café) ;
- à 7 ou 8 mois : 15 à 20 g ;
- de 9 à 12 mois : 20 à 25 g ;
- de 12 à 18 mois : 25 à 30 g ;
- on augmente de 10 g par année jusqu'à 7 ans.
- Œuf :
- vers 6 mois : $^1/_4$ à $^1/_2$ jaune d'œuf ;
- vers 7/8 mois : 1 jaune d'œuf ;
- vers 9/12 mois : $^1/_2$ œuf.

À noter...
Équivalence protidique : 50 g de viande = 50 g de poisson = 40 g de jambon = 1 œuf.

L'introduction des féculents

Ces aliments sont riches en glucides complexes (amidon) et en vitamines du groupe B. Ils sont introduits très tôt dans l'alimentation du bébé sous forme de farines (sans gluten puis avec gluten). Ces aliments ne doivent pas prendre une place trop importante dans l'alimentation, au détriment des produits laitiers et des végétaux.

- Les pommes de terre peuvent être introduites dès que les purées et potages sont donnés à la cuillère. Elles servent de base aux mélanges de légumes dès l'âge de 6 mois puis, vers 12 mois, peuvent constituer un plat de remplacement des pâtes ou du riz. La cuisson à l'eau et à la vapeur est recommandée pour les enfants. Une fois cuites, les pommes de terre sont passées très finement (vers 6 mois), écrasées à la fourchette (vers 12 mois) puis données en petits morceaux (vers 18 mois).
- Les pâtes, la semoule peuvent être utilisées en préparations salées avec du beurre et du fromage râpé ou en préparations sucrées (entremet) vers 7 ou 8 mois.
- Le riz est introduit vers 18 à 24 mois (en raison des risques d'accidents).
- Les légumes secs, tels que lentilles, haricots blancs, très indigestes en raison des enveloppes cellulosiques irritantes pour les intestins, ne sont utilisés que vers 18 à 24 mois, bien cuits et passés à la moulinette très fine pour enlever le maximum de peaux. Il ne faut donc pas les mixer car les peaux ne seraient pas complètement retirées.
- Le pain n'est pas recommandé avant 12 mois. Il est souvent donné dans l'attente du repas. Toutefois, ce grignotage n'est pas souhaitable.
- Les gâteaux secs sont souvent introduits vers 7 ou 8 mois au moment des percées dentaires. Il est là aussi souhaitable d'être vigilant à l'égard de ce type de grignotage, car les enfants en sont friands.

L'introduction des corps gras

Source de vitamines liposoluble (ADEK), on peut introduire les corps gras vers 7 ou 8 mois dans la ration alimentaire en petites quantités (1 à 2 cuillères à café). Pour être digestes, ils doivent être utilisés crus.

- Le beurre destiné aux jeunes enfants est le beurre pasteurisé, emballé. Il est ajouté cru au dernier moment dans le potage ou la purée de légumes chauds. La chaleur le fera fondre. Il ne doit en aucun cas être cuit.
- La crème fraîche pasteurisée peut aussi être utilisée pour améliorer le goût d'une préparation.
- Les margarines au tournesol ou au maïs peuvent être employées lors des cuissons peu élevées ou dans les pâtisseries. Elles seront intéressantes pour leur apport en acide linoléique, essentiel pour la croissance.
- Les huiles, surtout celles qui sont riches en acide linoléique (tournesol, maïs), sont à utiliser crues sur les légumes cuits ou crus et sur les féculents (riz).

L'introduction des produits sucrés

Miel, sucre, confiture sont introduits vers l'âge de 6 mois pour sucrer les laitages (petit suisse, yaourt, fromage blanc) ou les compotes de fruits. Ils sont à donner en petites quantités à raison d'une à deux cuillères à café rases par laitage ou par dessert.

La boisson

Le besoin de boisson correspond à une nécessité physiologique. Dans l'étude de l'alimentation infantile, nous devons avant tout retenir que la soif doit toujours être satisfaite, mais ceci n'est possible que lorsque l'enfant est en âge de s'exprimer. Avant cela, il faut la prévenir en donnant souvent à boire à l'enfant.

À noter...
L'eau est la seule boisson indispensable quel que soit l'âge des consommateurs, que ce soit l'eau du robinet ou l'eau en bouteille. Elle sera présente à tous les repas et proposée en dehors des repas.

Les journées alimentaires d'un enfant de 6 mois à 1 an

Dès 6 mois, l'enfant apprécie une alimentation variée et agréablement présentée, qui tient compte de ses besoins et de ses goûts. À titre indicatif, le tableau 10.10 fournit des exemples de menus pour les enfants de 6 mois à 1 an.

Tableau 10.10 : Journées alimentaires pour enfants de 6 mois à 1 an (alimentation diversifiée : « exemple de menus » en fonction de l'âge).

Répartition des repas sur 24 heures		6 mois		9 mois		12 mois	
Matin	Repas lacté	• Bouillie : – lait 2e âge – farine bébé	210 ml 7 mes. 3 %	• Bouillie : – lait 2e âge – farines	210 ml 7 mes. 8 %	• Bouillie : – lait de croissance – farines	210 ml 10 %
10 h	Jus de fruits	• Jus d'orange[1] (dilué)	50 ml	• Jus d'orange (dilué)	50 ml	• Jus de pamplemousse	50 ml
Midi	Repas diversifié	–		–		• Tomates écrasées (+ huile de tournesol)	1 c. à soupe
		• Viande ou poisson (homogénéisé)	10 g	• Viande ou poisson (mixé) ou œuf	20 g	• Viande ou poisson (mouliné) ou œuf	25 g
	• Légumes	• Soupe de légumes mixés sans pommes de terre (si donnée au biberon) ou • Purée de légumes mixés : – 1/3 pommes de terre – 1/3 carottes – 1/3 légumes verts	150 g	• Purée de légumes moulinés : – 1/3 pommes de terre – 1/3 carottes – 1/3 légumes verts	160 à 170 g	• Légumes en petits morceaux (plat unique, ex. : haricots verts) + beurre	180 à 200 g
						• Pain de mie	1/2 tranche
	• Produits laitiers ou fruits crus ou cuits[2]	• Yaourt –	1/2 –	• Petit-suisse –	1	• Roquefort + • Fruit cru	20 g 1/2 fruit
16 h	Goûter lacté	• Biberon : lait 2e âge • Fruit cuit : compote	210 ml 7 mes.	• Biberon : lait 2e âge • Fruit cru : banane écrasée	210 ml 7 mes. 1/2	• Biberon : lait de croissance • Biscuits	210 ml 2 à 3
Soir	Repas diversifié • Légumes • Laitage	• Bouillie aux légumes : – légumes – lait + farine bébé	200 ml 100 g 100 ml 3 %	• Soupe de légumes : – légumes – lait + semoule	160 à 170 ml 1 c. à soupe	• Soupe de légumes : – légumes – lait + petites pâtes	180 à 200 ml 1 c. à soupe environ
	• Produits laitiers ou fruits cuits	• Petit pot de fruits homogénéisés	1/2	• Compote		• Compote	100 mg

Source : d'après J. Gassier et M.-J. Georgin, *Guide de l'auxiliaire de puériculture.* Masson, 3e éd., 2000.

1. La vitamine D se donne selon prescription médicale, associée au jus de fruit (600 à 800 UI/24 h si lait 2e âge).
2. Les produits laitiers et les fruits sont à alterner pour les desserts de midi, du soir et de 16 heures (ici, laitage à midi et fruits au goûter et le soir). Des choix variés sont possibles en tenant compte de l'équilibre alimentaire.

Les principales équivalences entre les aliments

Produits laitiers

150 ml de lait écrémé équivalent à :
- 20 g de poudre de lait écrémé (2 cuillères à soupe),
- 1 yaourt nature,
- 50 à 60 g de fromage blanc à 20 % de MG,
- 25 g de fromage autorisé.

Viandes, poissons, œufs

100 g de viande maigre équivalent à :
- 130 à 150 g de volaille (sans la peau), de cheval,
- 150 g de poisson frais (saumon frais, sardines, maquereau),
- 2 gros œufs ou 3 œufs moyens,
- 80 g de jambon (blanc cuit maigre).

Fruits

1 fruit moyen (150 g) équivaut à :
- 200 à 300 g de fraises, de framboises, de groseilles, de melon, de pastèque,
- 150 g d'abricots (2 gros), d'ananas frais, de clémentines (2 grosses),

Des 5 mois

Babylait® 2e âge le dernier bébé de Candia

La diversification alimentaire du nourrisson commence dès le 4e ou 5e mois. Le lait reste néanmoins la base de son alimentation car il est d'une richesse nutritionnelle inégalable : il représente pour le jeune enfant la source principale de nutriments essentiels. Aujourd'hui, Candia met tout son savoir-faire au service de Bébé en créant Candia Babylait® 2e âge, un lait de suite pour les nourrissons de 5 mois à 1 an.

Babylait® 2e âge, l'atout gagnant de Bébé !

La formule de Babylait® 2e âge a été conçue pour assurer au mieux les besoins de Bébé. Il contient :

- juste ce qu'il faut de protéines pour un bon développement staturo-pondéral du nourrisson,
- de l'acide linoléique et α-linolénique, deux acides gras essentiels contribuant à l'éveil cérébral du nourrisson,
- du fer pour assurer ses besoins et la constitution de ses réserves. La diversification alimentaire est, en effet, une période clé où le lait enrichi en fer doit permettre de compenser efficacement les autres sources alimentaires de fer comme la viande, le poisson..., consommés en très petites quantités à cet âge,
- du calcium, du zinc et des vitamines pour son développement.

Babylait® 2e âge : son ange gardien c'est Candia

Candia a été le premier à proposer aux mamans un lait de croissance "dès 10 mois". Candia Croissance est depuis des années plébiscité par les médecins et les mamans. Aujourd'hui, avec Babylait® "dès 5 mois" vous retrouvez tout le savoir-faire de Candia pour la qualité et la sécurité alimentaire.

Quand Babylait® 2e âge se fait biberon

Babylait® 2e âge est tout prêt : plus de dosage, plus de poudre, c'est déjà bien pratique et c'est du temps gagné pour les mamans !

Mais en plus, **Babylait® 2e âge est très malin et se transforme en biberon.** Son bouchon à vis est déclipsable : une simple pression du pouce au centre du bouchon et il se transforme en bague adaptable aux tétines traditionnelles, en toute sécurité.

Dans sa petite bouteille 25 cl, il s'emporte partout, et s'adapte parfaitement aux mains du nourrisson.

CONSEIL DE CONSOMMATION

2 biberons de 25 cl de Candia Babylait® 2e âge suffisent pour apporter au nourrisson plus de 75 % de ses besoins quotidiens en de nombreux éléments nutritionnels essentiels : fer, calcium, acides gras essentiels, vitamines et minéraux.

Age	Quantité par biberon	Nombre de biberons par 24 h
5e mois	200 ml	3
6e au 12e mois	250 ml	2

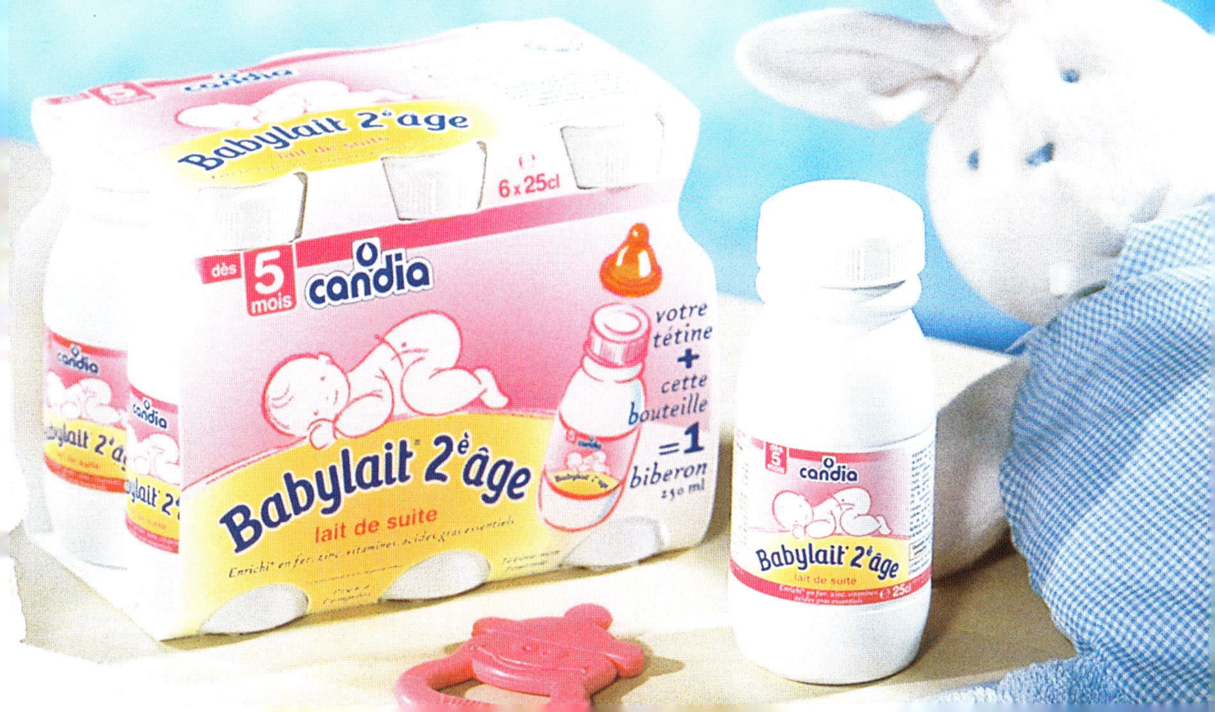

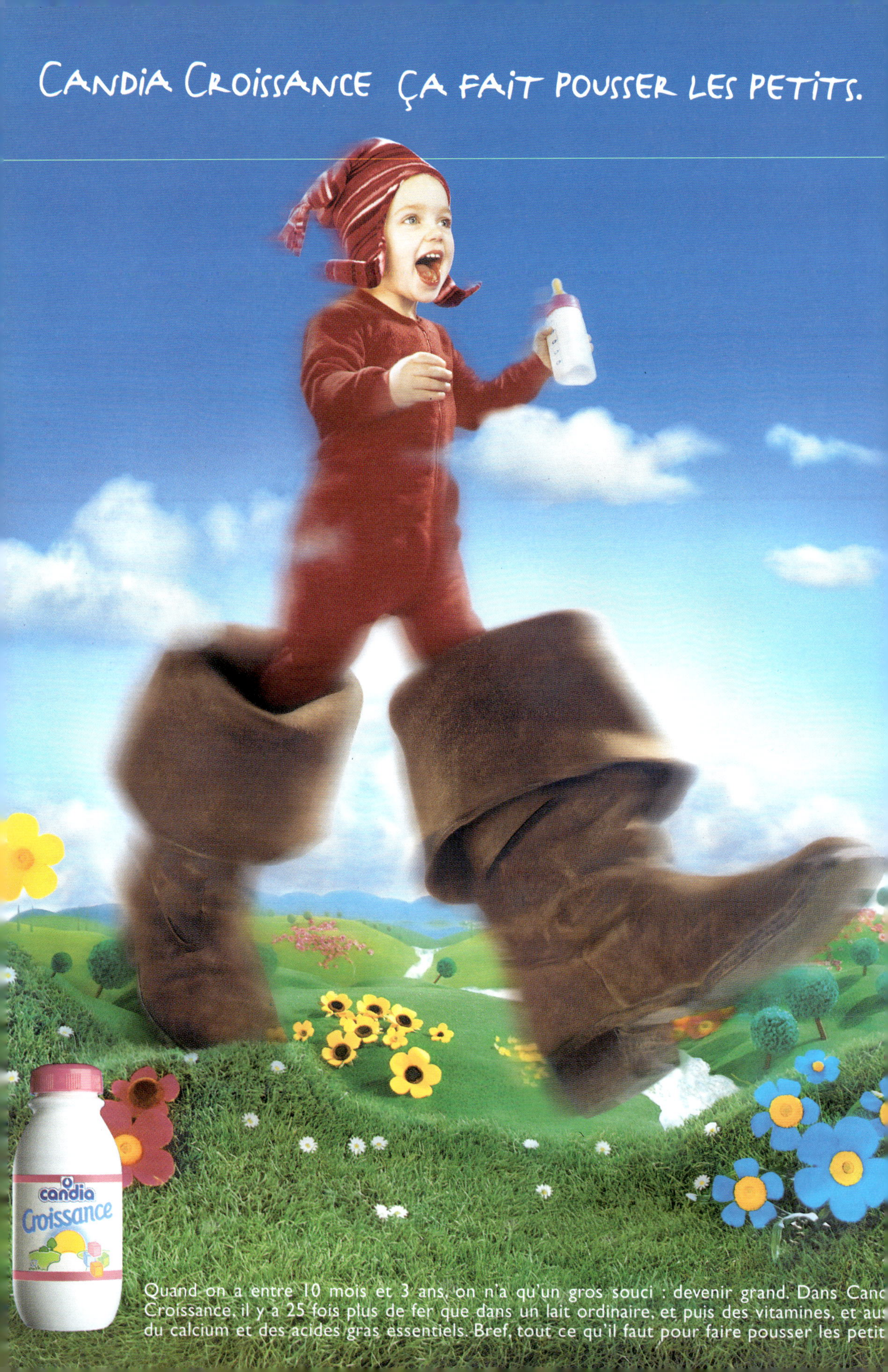

CANDIA CROISSANCE ÇA FAIT POUSSER LES PETITS.
candia
Croissance
Quand on a entre 10 mois et 3 ans, on n'a qu'un gros souci : devenir grand. Dans Canc
Croissance, il y a 25 fois plus de fer que dans un lait ordinaire, et puis des vitamines, et aus
du calcium et des acides gras essentiels. Bref, tout ce qu'il faut pour faire pousser les petit

◆ 2 mandarines, 2 kiwis, 1 pêche (1 grosse), 1 orange, 1 pamplemousse,
◆ 100 g de mirabelles, de brugnons, de litchis, de prunes, de poires, de mangues, de myrtilles,
◆ 70 à 80 g de cerises, de raisin, de banane.

Féculents

100 g de féculents (poids cuit) équivalent à :
◆ 100 g de pommes de terre,
◆ 150 g de purée au lait écrémé ou 3 cuillères à soupe bien pleines,
◆ 100 g de pâtes, de riz ou de semoule,
◆ 100 g de maïs, de lentilles, de haricots, de pois,
◆ 40 g de pain ou 3 biscottes.

Pain/biscottes

30 g de pain équivalent à :
◆ 2 biscottes ou 1 tranche de pain grillé,
◆ 20 g de corn flakes.

Quelques éléments pour doser les aliments de l'enfant

À titre d'exemple : régime alimentaire d'un enfant de 2 ans

Tableau 10.11 : Régime alimentaire d'un enfant de 2 ans.

8 h	• Céréales au lait (1 bol) • 1 jus de fruit + vit. D
12 h	• 1 assiette de crudités avec vinaigrette (1 cuil. à s. = 30 à 40 g) • 1 assiette de légumes (environ 200 g) • 1 part de viande (1 bifteck hâché = 35 à 45 g) ou du poisson (émietté : 1 cuil. à s. = 30 à 35 g) ou 1 œuf • 1 portion de fromage avec une tartine de pain (1 portion = 25 à 35 g) • 1 fruit frais (1 moyen = 100 à 150 g) ou 1 dessert aux fruits (1 cuil. à s. = 30 à 50 g) • eau de boisson
16 h	• pain d'épice beurré (1 à 2 tranches) • 1 verre de lait nature ou aromatisé • 1 fruit (1 moyen = 100 à 150 g)
20 h	• 1 potage de légumes enrichi en pâtes (1 assiette creuse) • 1œuf cuit à la coque • 1 laitage (1 yaourt = 125 g, 1 fromage blanc = 100 g) ou 1 dessert au lait style entremets (1 ramequin de crème dessert = 100 à 125 g) • eau de boisson

Quelques équivalences pour faciliter le dosage des aliments

◆ 1 bol ordinaire = 250 à 300 ml,
◆ 1 tasse à café = 50 à 60 ml,
◆ 1 verre ordinaire = 100 à 120 ml,
◆ 1 grand verre = 150 à 200 ml,
◆ 1 petit ramequin = 80 à 100 ml,
◆ 1 cuillère à café rase = 3 à 5 ml,
◆ 1 cuillère à soupe rase = 12 à 15 ml,
◆ 1 louche = 150 à 200 ml,
◆ 1 assiette creuse = 200 à 250 ml,
◆ 1 pot de yaourt = 100 à 125 ml.

L'alimentation de l'enfant de 18 mois à 3 ans

Vers l'âge de 18 à 24 mois, l'enfant mange comme ses parents. Toutefois, il est nécessaire de guider les mères de famille en leur apportant les informations nécessaires au respect de l'équilibre alimentaire de leur enfant. Ces conseils permettront d'éviter des erreurs de régime entraînant des carences ou des maladies nutritionnelles telles que l'obésité (ou, plus tard, l'hypertension et l'hypercholestérolémie). En effet, il est indispensable de prévenir ces maladies dès le plus jeune âge car elles constituent dans nos sociétés de réels problèmes de santé publique. L'alimentation de l'enfant doit être adaptée aux besoins de croissance, équilibrée, variée et saine.

L'équilibre alimentaire

C'est un point très important en nutrition. L'équilibre alimentaire sur 24 h est obtenu grâce :
◆ à une bonne connaissance de la valeur alimentaire des 6 groupes d'aliments ;
◆ au bon choix parmi ceux-ci ;
◆ à leur bonne répartition dans la journée au cours des 4 repas.

À noter...
L'alimentation est équilibrée lorsqu'elle apporte sur 24 h :
◆ 12 à 15 % de l'AET (apport énergétique total) en protéines,
◆ 30 à 35 % de l'AET en lipides,
◆ 50 à 58 % de l'AET en glucides.

Une alimentation équilibrée apportera par exemple sur 24 h :
◆ 500 ml de lait (ou produits laitiers),

- un apport protidique,
- un légume cuit et un légume cru (vert et rouge),
- 2 fruits (un cru et un cuit),
- un féculent,
- du beurre cru et de l'huile,
- des produits sucrés,
- un litre d'eau (robinet ou bouteille, faiblement minéralisée),
- du pain.

La variété de menus journaliers

Les menus de la semaine doivent être variés afin de stimuler l'appétit de l'enfant et lui apprendre à manger de tout.

Règles générales pour équilibrer les menus

L'alimentation de l'enfant doit être équilibrée sur 24 heures.
Pour établir les menus de la journée, il faut tenir compte :

- de l'âge de l'enfant et de ses besoins alimentaires,
- de la présence de tous les groupes d'aliments,
- de la variété des aliments d'un même groupe (pour les substituer les uns aux autres),
- de la saison et du budget.

Une variété de produits laitiers à chaque repas

L'enfant a besoin d'une portion de produit laitier à chaque repas. Une portion de produit laitier, c'est :

- lait : 1 petit bol ou 1 grand verre,
- yaourt, laits fermentés : 1 pot,
- petit suisse : 1 de 60 g (ou 2 de 30 g),
- fromage (45/55 % MG) : 30 g (1/8e de camembert),
- crème dessert, flan : 1 pot.

L'élaboration des menus sur la journée

Pour établir les menus, on commence par établir la composition du repas principal. Le tableau 10.13 illustre cette démarche.

Le repas principal

Il s'agit en général du repas de midi, qui doit comprendre :

- une entrée (crudités) = un apport minéral et vitaminique ;
- un plat protidique (VPO) ;
- un plat d'accompagnement ;
- un dessert = un apport calcique (fromage ou entremets) + un apport vitaminique (fruits, crus de préférence) ;
- une boisson (eau) ;
- du pain.

Le repas du soir

La composition du repas du soir doit tenir compte de celle du repas du midi. Il comprend :

- un potage de légumes (en remplacement des crudités) ;
- un plat de légumes cuits ou féculents (si l'enfant a eu des féculents à midi, il mangera des légumes cuits le soir) ;
- un dessert féculent : si le plat principal n'en contient pas (par exemple : semoule de lait) ;
- un apport lacté (fromage ou yaourt ou entremets) ;
- un fruit (cru ou cuit) ;
- du pain et de l'eau.

Le petit-déjeuner

Le petit-déjeuner devrait apporter 25 % de la ration calorique journalière et 25 % des protéines, soit pour un écolier de 10 ans : 500 kcal dont 20 g de protéines.
Il doit être consistant car il doit reconstituer les réserves de l'organisme après le long repos de la nuit. Il comprend :

- un produit laitier (lait parfumé ou non, fromage, yaourt...) ;
- des féculents (céréales, pain, corn flakes ou biscuits) ;
- du beurre cru ;
- des produits sucrés (miel, confiture) ;
- un jus de fruit frais (pris à jeun si possible).

Le goûter

Il constitue un repas indispensable et doit comprendre :

- un produit laitier (lait, yaourt...) ;
- un féculent (pain, gâteau, biscuit, céréales...).

Si l'enfant ne prend pas de lait, ajouter :

- une boisson (eau) ;
- éventuellement un jus de fruits pressés.

L'adaptation des apports alimentaires en fonction de l'âge

Les quantités moyennes d'aliments à consommer varient en fonction de l'âge. Il faut rappeler que physiologiquement, tout enfant, à un âge donné, a une consommation énergétique très variable d'un jour à l'autre. Si l'équilibre alimentaire est respecté, cette consommation peut aller du simple au double sans entraver sa croissance. Ainsi, les apports nutritionnels recommandés par le CNERNA, et les rations alimentaires qui en découlent, n'ont qu'une valeur de référence et il n'est pas raisonnable de prescrire des

Tableau 10.12 : Répartition journalière des aliments en fonction de l'âge de l'enfant[1].

Repas	1 à 2 ans	2 à 3 ans
Petit-déjeuner		
• Lait de croissance	200 ml	200 à 250 ml
• Céréales	25 à 30 g	25 à 30 g
• Confiture	–	–
• Sucre ou produits sucrés	10 g	10 g
• Beurre	–	5 g
• Fruits	50 g	100 g
Déjeuner		
• Viande, poisson, œufs, abats	20 à 25 g	30 à 40 g
• Légumes (crus ou cuits)	100 g	100 à 150 g
• Pommes de terre, riz, pâtes	50 g	50 à 60 g
• Yaourts, petits-suisses, fromages	100 g	100 g
• Fruits	75 à 100 g	100 à 125 g
• Beurre	1 noix à 10 g	10 g
• Pain	10 g	10 à 15 g
• Huile, assaisonnement	5 g	5 g
• Sucre	5 g	5 g
Goûter		
• Lait de croissance	200 ml	250 ml
• Céréales, biscuit, pain	10 g	30 g
• Sucre	5 g	5 g
• Confiture	10 g	10 g
• Beurre	–	–
• Fruit	50 g	50 g
Repas du soir		
• Légumes	75 g	80 à 100 g
• Pommes de terre	60 g	75 g
• Fromages ou équivalents laitiers	–	100 g
• Huile ou margarine	10 g	10 g
• Fruits (crus ou cuits)	75 g	75 g
• Pain	–	10 à 20 g
• Sucre	5 à 10 g	5 à 10 g

1. Les quantités (moyennes) sont données en ml ou en g selon le produit.

quantités fixes d'aliments pour les enfants et adolescents en pleine croissance.
Cependant, à titre indicatif, le tableau 10.12 propose une répartition journalière des aliments en fonction de l'âge de l'enfant.

La variété des menus hebdomadaires

La variété des menus au cours de la semaine contribue au bon développement staturo-pondéral de l'enfant et à limiter l'apparition des erreurs alimentaires qui, à l'heure actuelle, sont dues :
- aux excès de consommation de viandes, fromages, graisses, sucreries et sauces ;
- à une mauvaise répartition des aliments dans la journée, due à l'ingestion d'un petit-déjeuner insuffisant, voire inexistant et à un grignotage important à partir du goûter ;
- à une baisse de la consommation de pain, céréales et légumes secs.

Tableau 10.13 : Exemples de menus journaliers pour l'enfant[1].

	Lundi	Mercredi
Petit-déjeuner		
• Jus de fruit	jus d'orange	jus de pamplemousse
• Produit laitier[2]	chocolat au lait	lait + corn flakes
• Féculent	biscottes	pain
• Corps gras	beurre	beurre
• Produits sucrés	confiture de fraise	miel
• Boissons	–[3]	–
Repas du midi		
• Crudités (+ assaisonnement[4])	carottes râpées (+ assaisonnement[4])	champignons de Paris (+ assaisonnement[4])
• VPO	rôti de bœuf	poulet
• Légumes cuits[5]	haricots verts	carottes cuites
• Féculent	pain	pain
• Produit laitier	fromage	fromage
• Fruit	banane	mandarine
• Boissons	eau	eau
Goûter		
• Produit laitier ou lait[6]	gâteau de riz (lait, riz, sucre)	lait chocolaté
• Féculent	–	pain beurré
• Produits sucrés ou fruits	–	miel
• Boissons	eau	eau
Repas du soir		
• Potage	potage Julienne	potage aux tomates
• VPO	endives au jambon	–
• Légumes cuits		
• Féculent	pain	gnocchis de semoule
• Produit laitier	flan	crème anglaise économique
• Fruit	pomme au four	–
• Boissons	eau	eau

Source : J. Gassier, *Guide de l'auxiliaire de puériculture.* Masson, 3e éd., 2000.

1. Ce tableau (élaboré par Sylvine Machinot, diététicienne chef, hôpital Robert Debré, Paris) est donné à titre indicatif. De grandes variations sont possibles selon la saison et les goûts de l'enfant.
2. Lait UHT entier ou de croissance.
3. Ce sigle signifie qu'il n'y a pas d'apport à ce niveau.
4. Huile de tournesol + citron + persil.
5. + beurre cru fondu dans l'un des plats.
6. Lait UHT entier ou de croissance.

L'alimentation de l'enfant d'âge scolaire et de l'adolescent

Comparée aux deux premières anné[illegible] vitesse de développement sta[illegible] de la grande enfance ([illegible] ment. L'adolescence [illegible] croissance accélérée : [illegible] cente et l'adolescent gra[illegible] moyenne, de 23 et 26 cm [illegible] 21 et 26 kg. C'est donc le rythme de croissance, propre à chacune de ces périodes, qui détermine les apports nutritionnel[illegible] progression, afin de couvrir tous [illegible]ls. [illegible] équilibrée lorsqu'elle com[illegible] de chaque groupe.

[illegible]tiques [illegible]t et l'adolescent

Un enfant ou un adolescent en bonne santé mange selon ses besoins et règle lui-même ses apports. Tou-

Tableau 10.14 : Exemple d'alimentation variée pour un enfant d'âge scolaire ou un adolescent, établie en fonction des groupes d'aliments.

Groupes	Aliments	Quantités/jour	Petit-déjeuner	Midi	Goûter	Dîner
I	• laits et dérivés	• 4 rations	X	X	X	X
II	• viandes • poissons • œufs	• 10 g/année d'âge < 7 ans • 200 g (au-delà de 15 ans)		1/2 de la quantité		1/2 de la quantité
III	• pain, farines	• 30 à 100 g (2 à 6 ans)	X	X	X	X
	• céréales…	• 150 à 400 g (de 7 à 15 ans)	X	X	X	X
	• pommes de terre, riz, pâtes	• 100 à 400 g		X		X
IV	• légumes crus	• 50 à 100 g (de 2 à 15 ans)		X		X
	• légumes cuits	• 150 à 300 g		X		X
	• fruits	• 100 à 300 g	X	X	X	X
V	• corps gras	• beurre cru 20 g	X	X	X	X
		• huile 10 à 20 g		X		X
VI	• sucre	• 10 à 20 g	X	X	X	X
	• confiture, miel	• 10 à 40 g	X	X	X	X
	• boisson	• 1 litre au moins		X	X	X

Source : tableau élaboré par S. Machinot, diététicienne chef, hôpital Robert Debré, Paris.

Rôle de la puéricultrice

L'équilibre alimentaire au quotidien

Apprendre à respecter la composition et le rythme des repas

La puéricultrice rappellera aux intéressés eux-mêmes et/ou à leur famille que le respect de la répartition des aliments et des repas, ainsi proposés, est une prévention efficace ; il permet d'éviter :

- le grignotage entre les repas, (souvent dû à un apport calorique insuffisant) ;
- les carences alimentaires vitaminiques (C) ou minérales (fer, calcium) ;
- la surcharge pondérale.

On sait que l'adolescent(e) remet volontiers en cause les rythmes et la structure des repas et s'oriente vers la consommation d'aliments « vite prêts », favorable à leur tendance au grignotage. Certaines adolescentes au contraire, préoccupées par leur poids, sont capables de s'imposer des régimes draconiens.

Responsabiliser les enfants et adolescents

Toutes ces dérives du comportement alimentaire aboutissent à des déficiences nutritionnelles qui peuvent nuire à la santé. C'est pourquoi, au lieu de leur donner de vains conseils, il est recommandé de les faire participer :

- à l'élaboration des menus ;
- à la diversification de leur alimentation (éviter la monotonie), et développer leur goût ;
- à la préparation des repas (développer leur sensibilité gastronomique) ;
- à la surveillance régulière de leur poids.

La puéricultrice aura, à l'égard des régimes alimentaires, une attitude à la fois souple et ferme. Les règles diététiques transmises doivent être adaptées au contexte familial, social et culturel du grand enfant et de l'adolescent.

Enfin, la puéricultrice veillera à ce que l'alimentation soit également source de plaisir et de convivialité.

tefois, il est nécessaire d'indiquer des règles diététiques simples afin d'éviter des erreurs alimentaires qui sont néfastes au bon développement staturo-pondéral. Une alimentation équilibrée est obtenue lorsque l'apport calorique comprend :

- 12 à 15 % de protéines,
- 30 à 35 % de lipides,
- 50 à 58 % de glucides.

Cet équilibre est possible lorsque tous les aliments sont ingérés en quantité et conformément à chaque catégorie d'âge, et lorsqu'ils sont bien répartis au cours des quatre repas (voir le tableau 10.14). En effet, l'apport calorique ingéré doit être réparti, si possible, en 4 repas.

Un exemple de journée alimentaire d'un enfant et d'un adolescent

Par rapport à l'enfance, la période de l'adolescence est marquée par de très grands bouleversements physiologiques et psychologiques. Le développement staturo-pondéral est important et nécessite des apports accrus (voir le tableau 10.15).

Tableau 10.15 : La journée alimentaire pour des enfants âgés de 4 à 15 ans[1].

Repas	4 à 6 ans	7 à 9 ans	10 à 12 ans	12 à 15 ans
Petit-déjeuner				
• Lait de vache	200	200	200	200
• Céréales	40	50	50 à 60	100
• Confiture	10	20	30	30
• Sucre ou produits sucrés	10	20	30	30
• Beurre	10	10	10	15
• Fruits	100	100	100	100
Déjeuner				
• Viande, poisson, œufs, abats	45 à 60	80	100	100
• Légumes (crus ou cuits)	150 à 200	200	200	200
• Pommes de terre, riz, pâtes	100	150	150	200
• Yaourts, petits-suisses, fromages	125	200	200	200
• Fruits (crus ou cuits)	125 à 150	150 à 180	150 à 180	150 à 180
• Beurre	10	15 à 20	15 à 20	10
• Pain	20	30	40	50
• Huile, assaisonnement	5	5	5	10
• Sucre	5	5	5	10
Goûter				
• Lait de vache	150	150	150	100
• Céréales, biscuit, pain	40	50	50 à 60	100
• Sucre	5	5	5	–
• Confiture	10	15	15	–
• Beurre	10	10	10	10
• Fruits (ou jus)	150	150	150	–
Repas du soir				
• Complément protidique		30 à 40	40 à 50	50 à 60
• Légumes verts	150	150	200	150
• Pommes de terre	100 à 150	150	150	200
• Fromages (ou équivalents)	100 à 200	100 à 200	100 à 200	100 à 200
• Huile ou margarine	10	10	10	20
• Fruits (crus ou cuits)	150	150	150	150
• Pain	20	20	30	100
• Sucre	5 à 10	5 à 10	5 à 10	15

Source : M.D. Belliot, H. Cachia et S. Machinot, *Diététique infantile*. Masson, collection *Cahiers de Puériculture*.

1. Les quantités moyennes sont données en ml ou en g selon le produit.

La restauration en collectivité (hygiène alimentaire)

Répondant aux exigences de l'Union européenne, l'arrêté du 29 septembre 1997 fixe les conditions d'hygiène auxquelles sont soumis les établissements à caractère social assurant la restauration des personnes et, en particulier, les structures d'accueil de la petite enfance, ce qui intéresse tout particulièrement les puéricultrices de crèches. Son objectif est de maîtriser les risques de contamination microbienne lors de la préparation et la distribution des biberons et des repas. Elle comprend sept étapes :

- étape 1 : l'évaluation des risques par l'identification des dangers de contamination à tous les stades ;
- étape 2 : l'identification des points critiques et leur contrôle ;
- étape 3 : l'établissement des critères et des procédures de contrôle ;
- étape 4 : la mise en place d'un système de surveillance permettant d'assurer la garantie des points critiques mis en évidence à l'étape 2 ;
- étape 5 : la correction des mesures mises en place s'il y a détection d'une anomalie ;
- étape 6 : la vérification de l'efficacité du système ;
- étape 7 : l'élaboration d'une documentation permettant d'enregistrer et de conserver les mesures et les contrôles effectués.

L'hygiène et la sécurité des locaux

L'arrêté du 29 septembre 1997 met également l'accent sur les mesures d'hygiène et de sécurité concernant les locaux. Il précise :

- leur implantation et leur équipement. Ils doivent permettre le stockage, la conservation, la préparation des denrées alimentaires dans des conditions d'hygiène satisfaisantes. Ils doivent être conçus de façon à :
  – respecter les circuits « sale et propre » des aliments et des déchets ;
  – permettre la prévention des contaminations d'origine extérieure (animale, humaine, respect de la température...) ;
  – être faciles d'entretien ;
  – comporter des vestiaires et des toilettes pour le personnel ;
  – être alimentés en eau potable ;
- les procédés de nettoyage et d'entretien du matériel et des locaux ;
- le rythme d'entretien du matériel et des locaux.

La conservation des aliments

Les denrées doivent être conservées selon des méthodes très précises. Des contrôles de température de conservation des denrées devront être effectués à chaque étape.

L'hygiène du personnel

Le personnel devra respecter certaines règles d'hygiène corporelle et vestimentaire. Les mesures suivantes sont exigées :

- le port de vêtements de travail propres et fréquemment renouvelés, le port d'une surblouse, les cheveux attachés et recouverts ;
- le lavage hygiénique et aseptique des mains ;
- l'état de bonne santé (ne pas être susceptible de contaminer les aliments) ;

Tableau 10.16 : L'entretien du matériel et des locaux en structure d'accueil de la petite enfance.

Périodicité	Matériels	Technique d'entretien
Entretien quotidien	• Matériel servant à la préparation et à la présentation des aliments : vaisselles, couverts, matériel électroménager (ouvre-boîtes, mixer...) • Matériel servant à la distribution des aliments (plateau, chariot, poubelles...)	• Lavage à l'eau chaude + détergent vaisselle • Rinçage à l'eau claire +++ • Égouttage • Séchage avec un essuie-tout jetable • Utilisation du lave-vaisselle
Entretien hebdomadaire	• Réfrigérateurs, placard, réserves où sont stockés les denrées alimentaires	• Lavage à l'eau chaude avec détergent + rinçage • Nettoyage humide pour le sol

Tableau 10.17 : La conservation des aliments.

Nature des denrées	Température maximale des denrées[1]
Denrées congelées[2]	
• Toutes denrées surgelées et poissons surgelés	– 18°
• Glaces et crèmes glacées	– 12°
Denrées réfrigérées[3]	
• Poissons frais	0 à + 2°
• Viandes hachées et préparations de viandes hachées	+ 2°
• Végétaux et préparations de végétaux prêts à l'emploi	+ 4°
• Œufs	+ 5°
• Lait (pasteurisé, UHT), boîtes ouvertes, produits laitiers frais, fromages affinés	+ 6 ou + 7°

1. Il est donc nécessaire de conserver les denrées alimentaires en dessous de cette température. Si le fournisseur indique une température de conservation, elle doit être respectée.
2. État congelé : la température de la denrée indiquée est la température maximale sans limite inférieure.
3. État réfrigéré : la température de la denrée doit être comprise entre la température maximale indiquée et la température de début de congélation.

◆ l'attestation d'une formation relative à l'hygiène alimentaire ;
◆ un effectif suffisant pour assurer un fonctionnement optimal en matière d'hygiène.

La prévention des toxi-infections alimentaires

Outre les mesures d'hygiène précédentes, citons quelques mesures spécifiques à la prévention des toxi-infections alimentaires[13] :
◆ des plats témoins seront conservés au moins 5 jours après la dernière présentation au consommateur, dans des conditions ne modifiant pas leur qualité microbienne ;
◆ un échantillon de chaque texture consommée par les enfants sera prélevé ;
◆ le directeur départemental de l'action sanitaire et sociale sera informé dès l'apparition de deux cas groupés de symptomatologie similaire d'origine alimentaire.

Rôle de la puéricultrice

En pratique, la puéricultrice devra :
◆ prendre connaissance de toutes les dispositions prévues dans l'arrêté du 29 septembre 1997 et les adapter à son contexte de travail (locaux, population, personnel) ;
◆ informer le personnel dont elle a la responsabilité, assurer et/ou faire assurer leur formation et leur faire respecter les règles d'hygiène ;
◆ identifier les risques éventuels de contamination ;
◆ mettre en place les procédures relatives au respect des mesures d'hygiène pour chaque étape (de la réception des denrées alimentaires à la distribution des repas) ;
◆ mettre en place les moyens de contrôle des différentes procédures.

L'alimentation du jeune enfant malade

L'immaturité physiologique des fonctions digestives et rénales du nouveau-né et de l'enfant associée au phénomène de croissance, exige un certain nombre de règles, de précautions et d'attention. À ces fragilités s'ajoutent parfois des dysfonctionnements d'origine pathologique nécessitant un régime particulier, adapté à l'état de santé du nouveau-né et de l'enfant et une surveillance accrue de la part de la puéricultrice. La chronicité majore par ailleurs l'importance d'un régime adapté, étroitement surveillé et faisant l'objet d'actions éducatives auprès des parents.

13. Arrêté du 29 septembre 1997.

Les régimes en cas de troubles digestifs fréquents

Les troubles digestifs, fréquents chez le jeune enfant, peuvent être la cause d'une déshydratation, avec un risque d'autant plus important que l'enfant est petit. Il conviendra toujours de réagir rapidement pour évaluer une urgence éventuelle (médicale ou chirurgicale). Seul l'aspect diététique sera abordé dans ce chapitre.

Le régime à mettre en œuvre en cas de vomissements

Le vomissement est un symptôme et une indication de consultation médicale lorsqu'il se répète et/ou se manifeste chez un très jeune enfant, de façon durable. On distingue ainsi plusieurs types de situations appelant un régime particulier.

Le régime des enfants présentant un reflux gastro-œsophagien

Le reflux gastro-œsophagien a une double conséquence : d'une part, il est responsable de vomissements qui peuvent être abondants, répétés et entraîner une dénutrition ; d'autre part, le contact du contenu gastrique acide avec la fragile muqueuse œsophagienne finit par provoquer une œsophagite (voir p. 526).

But du traitement

Éviter la dénutrition et l'œsophagite.

Principes du régime

Épaissir et fractionner les repas. L'enfant doit être systématiquement installé en position proclive, décubitus dorsal, après les repas (de 1 h à un maintien permanent, selon la gravité du reflux).

Application du régime

En cas d'alimentation lactée exclusive, épaissir la préparation, à l'aide de **lait dit anti-régurgitations** (lait AR) prêt à l'emploi, conforme à la législation des aliments lactés diététiques pour nourrissons. Ces laits contiennent un **agent épaississant**, soit de la farine de graines de caroube[14], soit de l'amidon précuit de riz[15] ou de maïs[16]. Les formules qui contiennent de l'amidon de riz ou de maïs ont la particularité de ne s'épaissir qu'au contact de l'acidité gastrique, contrairement à la farine de graine de caroube qui, une fois chauffée, donne un lait épaissi dès la préparation du biberon.

Des poudres épaississantes sont également utilisées en milieu hospitalier et en cas de situations récidivantes. Citons à titre d'exemples :

- *la Gélopectose,* poudre épaississante composée de pectines et sucrée au dextrine-maltose. Elle doit être mélangée au biberon de lait (dilution de 3,5 %, soit une cuillère à café rase). Pour obtenir un meilleur épaississement, on peut faire bouillir la poudre dans les 2/3 de l'eau de reconstitution, laisser tiédir puis ajouter le lait ;
- *le Gumilk (Gallia),* mucilage extrait de la graine de caroube, est une poudre instantanée (qui ne se fait pas cuire). Elle s'utilise à la dilution de 1 à 3 pour 100 ml, soit 3 mesures rases pour 100 ml de lait. Cette préparation se fait réchauffer au bain-marie.

À l'âge de la diversification, l'épaississement est réalisé sous forme de soupes de légumes et bouillies plus épaisses, mais aussi de préparations épaississantes (voir ci-dessus) ou de farines dans les biberons de lait.

Le régime de l'enfant présentant des vomissements acétonémiques

Ces vomissements surviennent lors d'une situation de jeûne. Quelle qu'en soit la cause, le nourrisson puise dans ses réserves, créant ainsi une cétose, cause de l'acétonémie provoquant les vomissements. Ceux-ci empêchent la prise alimentaire et entretiennent donc la situation de jeûne. Seule l'ingestion de produits sucrés en petites quantités peut interrompre ce cycle.

Au moment de la crise, il faut donner à boire, souvent, des petites quantités de boissons sucrées, glacées (jus de fruits, tisanes sucrées, *Coca-cola*), qui sont immédiatement utilisables par l'organisme. Si la tolérance est bonne, on augmente progressivement les quantités et on commence à nourrir l'enfant avec des compotes de fruits et des glaces. En cas d'intolérance gastrique absolue, il est parfois nécessaire d'avoir recours à une perfusion intraveineuse de soluté glucosé.

Après la crise, il faut proposer rapidement une alimentation solide avec un apport protidique normal, un apport glucidique riche (pâtes, pommes de terre, riz, fruits, confiture, glaces, pain et biscuits). L'acétone fabriquée à partir des graisses oblige à les exclure du régime pendant quelques jours.

Le traitement diététique des vomissements dus aux erreurs de régime

Les deux types d'erreurs de régime susceptibles de provoquer des vomissements sont :

---

14. Lait Alma AR, Milumel AR, Nutilon AR.

15. Enfamil AR.

16. Guigoz confort, Gallia AR, Modilac AR, Nidal AR.

◆ **la suralimentation**, sous forme d'une ration alimentaire excessive au regard des besoins de l'enfant, d'un espacement des repas insuffisant, ou de l'avidité de certains nourrissons. Ce peut être également consécutif à des erreurs de reconstitution des laits en poudre. Des conseils diététiques peuvent aider à corriger les troubles ;
◆ **la sous-alimentation** est plus rare mais peut être responsable de l'apparition de vomissements. La cause principale : une erreur de reconstitution de la préparation des biberons à partir de laits en poudre (dilution trop importante). Une correction de cette erreur de dosage supprime rapidement les vomissements.

Rôle de la puéricultrice

En présence d'un enfant sujet aux vomissements

La puéricultrice doit tout d'abord mener un interrogatoire détaillé pour évaluer la gravité de la situation, ceci selon trois angles d'approche.

Concernant les vomissements eux-mêmes

Aspect des vomissements (alimentaire ou bilieux), quantité, heure de survenue par rapport à l'heure des repas, sous forme de rejets répétés ou de jets massifs, etc.

Concernant l'alimentation proposée à l'enfant

Rechercher une erreur diététique éventuelle, en s'informant en particulier sur :
◆ la composition des repas, l'apport quantitatif, le calcul de reconstitution des laits, etc. ;
◆ les horaires, les conditions de déroulement d'un repas.

Concernant l'existence éventuelle de signes associés

◆ Fièvre, douleurs abdominales, diarrhée ou constipation.
◆ Heures de survenue des troubles.
◆ Antécédents pathologiques, traitement médicamenteux en cours, etc.

Tous ces renseignements vont orienter le diagnostic et permettre la mise en application rapide du traitement diététique et thérapeutique.

Le régime à mettre en œuvre en cas de diarrhée aiguë

La diarrhée aiguë (voir p. 529) entraîne, sur le plan physiopathologique, une **interruption temporaire du cycle entéro-systémique de l'eau** (insuffisance d'absorption intestinale aiguë avec bilan négatif de l'eau).

Principes du régime

Mise en œuvre d'un régime visant à éviter la déshydratation, qui présente toujours un risque vital (surtout chez le petit nourrisson), et la dénutrition en cas de persistance des troubles.
Le régime a donc pour objectifs de :
◆ compenser les pertes hydroélectrolytiques ;
◆ compenser les pertes en assurant un apport énergétique suffisant ;
◆ tenir compte de l'état fonctionnel de l'intestin ;
◆ ralentir le transit intestinal ou favorisant l'apport d'aliments modifiant l'aspect des selles.

Conduite pratique

De la naissance à 4 mois : le lait doit être totalement supprimé et temporairement remplacé, sur prescription médicale, par des préparations anti-diarrhéiques, de valeurs nutritionnelles très diverses :
◆ solutions de réhydratation orale (SRO), vendues en pharmacie, qui contiennent des électrolytes, du glucose, du saccharose et de l'eau (après reconstitution) ;
◆ substituts du lait : réservés aux diarrhées d'une durée supérieure à 48 h, ils permettent une renutrition précoce, grâce à une formulation énergétique bien équilibrée en éléments nutritionnels facilement résorbables. Ils n'entraînent pas de phénomènes allergiques.
Lorsque l'enfant est au sein, l'allaitement est poursuivi, en alternance avec la réhydratation orale.
Chez le nourrisson sevré, il faut surtout :
◆ assurer un apport énergétique et protidique satisfaisant ;
◆ compenser les pertes hydroélectrolytiques en donnant à boire souvent en petites quantités ;
◆ éviter les aliments accélérant le transit : laits et dérivés, crudités et fruits crus (riches en fibres et en cellulose), graisses cuites ;
◆ privilégier les aliments riches en pectine et tanins (banane, carotte, pomme et coing), ainsi que ceux produisant peu de résidus alimentaires (riz et céréales pures).

À noter...
L'OMS recommande la consommation de yaourts (sauf en cas de soupçon d'intolérance aux protéines du lait de vache), car ils favorisent la reconstitution de la flore intestinale.

Les quantités dépendront de l'âge et de l'appétit de l'enfant. Il faut insister sur la nécessité de le faire boire, même la nuit.

Surveillance et reprise du régime habituel

Il s'agit de surveiller :
- l'aspect clinique de l'enfant et son poids ;
- la consistance et la fréquence des selles.

La réintroduction des aliments est toujours progressive, quel que soit l'âge de l'enfant, et se fait lorsque les selles se normalisent :
- chez le nourrisson non sevré, le schéma de réintroduction du lait peut varier d'une prescription médicale à une autre. À titre indicatif, nous citons le schéma suivant :
  - le premier jour : réintroduction d'1/4 de la ration de lait dans chaque biberon ;
  - le deuxième jour (et en cas de bonne tolérance) : 1/2 de la ration de lait ;
  - le troisième jour : les 3/4 de la ration de lait ;
  - puis augmentation jusqu'à la ration habituelle si la tolérance digestive est bonne.

Pour le nourrisson de moins de 3 mois, le médecin peut prescrire un lait sans protéine de lait de vache.
Pour le nourrisson de 3 à 6 mois, il prescrira plus volontiers un lait sans lactose ;
- lorsque l'enfant a une alimentation diversifiée, les aliments seront réintroduits un par un, en contrôlant leur tolérance et de préférence dans l'ordre suivant : pâtes et pommes de terre cuites à l'eau, fromages à pâte cuite, légumes et fruits cuits, fruits bien mûrs et jus de fruits, fromages frais, petits-suisses, fromages blancs et yaourts, lait.

Rôle de la puéricultrice

Le traitement des diarrhées aiguës comporte quelques points essentiels :
- l'application correcte et précoce d'un régime anti-diarrhéique simple dans ses principes et sa réalisation. Celui-ci doit être expliqué aux parents afin qu'ils en comprennent la nécessité et la rigueur ;
- la réintroduction aussi précoce que possible des aliments supprimés dès que les selles se normalisent ;
- une information préalable des familles afin de réaliser une réelle prophylaxie des diarrhées aiguës ;
- la vérification de la courbe de poids.

Ces réintroductions doivent s'accompagner de la persistance d'une hydratation fréquente, y compris la nuit.

Les régimes en cas de constipation chronique essentielle

La constipation est la conséquence d'un ralentissement du transit intestinal (voir p. 537). La constipation chronique essentielle s'installe précocement, vers l'âge de 1 à 2 ans, au cours de nombreux événements isolés ou associés favorisant sa survenue.
La diététique est un des éléments de la thérapeutique de base à laquelle s'ajoutent des mesures médicales et une prise en charge psychologique.

Principes du régime

Augmenter le bol fécal en augmentant l'apport en fibres alimentaires qui ne sont pas digérées et accélèrent le transit. Elles n'ont pas de valeur énergétique et sont hydrolysées par le côlon ; elles ont la propriété d'absorber l'eau. On les trouve dans tous les végétaux (légumes et fruits) et dans les céréales non raffinées.

Principes du régime

- Supprimer les aliments riches en tanin au pouvoir constipant : carottes, pommes, coings, bananes...
- Diminuer les sucreries pauvres en résidus cellulosiques. La diminution des apports sucrés permet à l'enfant de réserver son appétit pour les autres aliments.
- Introduire lentement les légumes (y compris les crudités) et les fruits en choisissant d'abord des préparations homogénéisées ou des préparations de purées ménagères, pour passer ensuite à une texture moins fine.
- Diminuer les aliments pauvres en résidus : riz, pâtes.
- Augmenter l'apport en eau en proposant souvent à boire de l'eau, des jus de fruits ou des tisanes.

Réalisation pratique

- Chez le nourrisson nourri au sein exclusivement, l'introduction de jus de fruit peut suffire à rétablir le transit intestinal.
- Chez le nourrisson nourri exclusivement avec les préparations lactées diététiques, l'élargissement du régime par un apport de légumes et de fruits homogénéisés permet souvent de rétablir un transit normal. Par ailleurs, vérifier le mode de reconstitution des biberons de lait (une erreur de dosage peut être à l'origine de la constipation).

◆ Chez l'enfant ayant une alimentation diversifiée, les principes énoncés précédemment seront appliqués.

Rôle de la puéricultrice

La puéricultrice :
- conseille aux familles de donner à l'enfant une alimentation variée et équilibrée afin d'éviter la survenue de ce trouble ;
- apporte des conseils sur l'éducation sphinctérienne qui ne doit pas être trop précoce.

Les régimes d'exclusion

Ils concernent toutes les intolérances de types allergiques (voir p. 530).

Les régimes sans protéines de lait de vache

L'intolérance aux protéines du lait de vache (la β-lactoglobuline et les caséines) peut être associée à celles du lait de chèvre et de soja.
Les signes cliniques (vomissements, diarrhées, réactions cutanées) apparaissent quelques jours après le début de l'alimentation au biberon, dans les formes aiguës ou plusieurs mois dans les formes chroniques.
Le traitement est uniquement diététique.

Principes du régime

Il est indispensable de :
- supprimer de l'alimentation du nourrisson toute protéine lactée, bovine et de soja : tous les laits d'origine bovine, de soja, les substituts de lait à base de protéines entières, les laits de vache, chèvre, brebis sous toutes leurs formes ; exclure aussi les viandes de bœuf et de veau, et bien sûr tous les produits dérivés du lait de vache et préparations culinaires contenant du lait de vache, du fromage, de la crème ou du beurre (vérifier la composition des aliments sur les étiquettes) ;
- prolonger, si possible, l'allaitement maternel ;
- utiliser, à défaut de lait maternel, des substituts de laits à base de protéines fortement hydrolysées ;
- remplacer les laits infantiles par les substituts de laits autorisés tels que *Alfaré*, *Galliagène progress*, *Nutramigen*, *Peptijunior*, *Pregestimil*, *Pregomine*.

Rôle de la puéricultrice

La durée du régime est longue et entraîne parfois des contraintes, source d'anxiété chez l'enfant et son entourage. L'allaitement maternel doit être préféré à tout autre mode d'alimentation, la diversification doit être retardée le plus possible, le sevrage devra être progressif.
Cette prévention est plus particulièrement conseillée dans les cas suivants :
- parent allergique ;
- affection digestive sévère ;
- prématurité.

Ce type de régime nécessite une éducation familiale et un suivi strict de ces enfants.
La puéricultrice fera appel au service de diététique pour obtenir la liste actualisée des aliments autorisés et interdits. Cette liste fera l'objet d'explications aux parents.
Il est nécessaire d'insister sur l'importance pour l'enfant de consommer en quantité suffisante les produits de substitution de lait, prescrits par le médecin. Ces produits couvrent l'ensemble des besoins nutritionnels du nourrisson.

Le régime sans gluten

L'intolérance au gluten (maladie cœliaque) est la plus fréquente des malabsorptions avec anomalie de la muqueuse jéjunale. Le gluten, substance protidique de certaines céréales (blé, orge, avoine et seigle), est l'agent responsable de cette intolérance permanente.
Le traitement est uniquement diététique.

Principe

Exclusion stricte de toutes les céréales nocives : seigle, avoine, blé, orge (SABO), de leurs dérivés et des préparations culinaires et produits du commerce pouvant en contenir de manière plus ou moins occulte.

Réalisation pratique du régime

L'alimentation ne doit pas contenir de gluten. Tous les aliments en contenant sont interdits. Ainsi présenté, ce régime peut paraître simple, mais son application est délicate : le gluten est l'un des principaux constituants d'aliments tels que pain, pâtes, semoule, pâtisseries, préparations du commerce.
Ce régime sera mis en route en milieu hospitalier et fera l'objet de consultations diététiques répétées, en particulier pour sa réactualisation. Il devra assurer un apport énergétique suffisant, sera équilibré en protéines, lipides, glucides et supplémenté en vita-

mines (D, en particulier et acide folique) et en minéraux (fer et calcium).
La durée du traitement n'est pas toujours précise, il pourra même être poursuivi à vie[17].
La réponse clinique, spectaculaire chez le nourrisson, est un encouragement à la poursuite du régime chez l'enfant plus grand.

Rôle de la puéricultrice

Le traitement de cette affection a changé le pronostic, autrefois mortel. Cependant, de nombreuses difficultés demeurent :

- la rigueur du régime ;
- la difficulté de l'adapter en milieu collectif ;
- son coût élevé ;
- sa durée.

Devant ces difficultés, l'enfant et sa famille doivent se sentir entourés et soutenus. La puéricultrice pourra apporter ce soutien et faire respecter ce régime lorsque l'enfant sera en structure d'accueil collectif. Elle pourra également mettre la famille en relation avec une association spécialisée[1] qui sera en mesure de remettre la liste actualisée des aliments permis et interdits.

1. Association française des intolérants au gluten (AFDIAG).

La prise en charge diététique de l'enfant obèse

L'obésité, phénomène que l'on rencontre dans les pays occidentaux, est un véritable problème de santé publique.
La prise en charge diététique de l'enfant obèse visera à lui apporter un régime alimentaire normal pour son âge, afin de permettre la poursuite de sa croissance et d'obtenir un amaigrissement progressif et durable. L'essentiel est de corriger les erreurs alimentaires : grignotage entre les principaux repas, surconsommation de sucreries et de corps gras, déséquilibre entre les différents repas.

Rôle de la puéricultrice

L'éducation de l'enfant obèse et de sa famille est longue et demande motivation et persévérance chez les personnes concernées.
La puéricultrice a un rôle de soutien et d'éducation dans la mise en œuvre et la poursuite du régime. Elle apportera également des conseils pour varier les modes de préparations culinaires afin de maintenir la poursuite du régime.
Elle a également un rôle préventif extrêmement important en guidant les mères pour des apports alimentaires équilibrés dès le plus jeune âge.

La prise en charge diététique de l'enfant de faible poids de naissance

Cette alimentation concerne les prématurés et les nouveau-nés hypotrophes (nés à terme ou prématurément).

Principes du régime

La période néonatale est un temps où croissance et maturation sont très rapides. L'état nutritionnel a donc une incidence importante sur le développement de ces nouveau-nés.

Objectifs poursuivis

Il s'agit :

- pour le prématuré, d'obtenir une croissance extra-utérine proche de celle du fœtus *in utero*, de même âge gestationnel ;
- pour le nouveau-né hypotrophe, de favoriser un « rattrapage de croissance » visant à rejoindre les normes de développement d'un enfant du même âge (la malnutrition *in utero* est souvent à l'origine de ce retard pondéral). La compensation de l'insuffisance des apports transplacentaires, par l'alimentation, est donc l'objectif premier.

17. La persistance d'une atrophie villositaire liée à un régime mal conduit expose l'enfant à la survenue de cancers (lymphomes).

Le mode d'alimentation et la composition des apports nutritionnels relèvent d'une prescription médicale.

Application pratique

L'alimentation du nouveau-né prématuré eutrophique se réalise de manière fractionnée en 8, 10 ou 12 apports, en alimentation gastrique **continue** (ce qui évite la distension gastrique) puis, progressivement, **semi-continue** et **discontinue** (ce qui favorise l'adaptation au rythme veille/somme).

Concernant le nouveau-né à terme, hypotrophique, le réflexe de succion étant présent, l'alimentation peut se faire au sein ou au biberon, complétée éventuellement par un gavage gastrique de complément.

L'augmentation quotidienne de la ration entérale est modulée en fonction des résidus des 24 heures précédentes et de l'état clinique abdominal.

Les aliments de régime pour enfants de faible poids de naissance

Le recours aux formules industrielles est réservé aux enfants pour lesquels aucun apport de lait maternel n'est possible (lait de la mère ou en provenance de lactarium).

Ces aliments de régime sont plus volontiers introduits dans la ration alimentaire, lorsque celle-ci se situe aux environs de 180 ml de lait par kilo et par jour ; ils sont utilisés jusqu'au moment où le poids de l'enfant atteindra le poids moyen d'un nouveau-né à terme. L'évolution du régime se fait par le remplacement progressif du lait pour prématuré par un lait pour nourrissons 1er âge.

Soulignons enfin l'importance d'un apport lipidique de qualité dans l'alimentation du prématuré. Les laits sont donc enrichis en acides gras essentiels (acide linoléique et acide α-linoléique) ; ils sont nécessaires à l'édification des membranes cellulaires.

Conclusion

L'alimentation de l'enfant, de la naissance à la fin de la période de croissance, (et si nous la comparons à l'alimentation de l'adulte), revêt un caractère spécifique sur les plans qualitatifs et quantitatifs. Durant cette période de la vie, les besoins nutritionnels sont élevés dans le domaine énergétique pour assurer l'accroissement du poids et de la taille mais aussi, dans le domaine des éléments minéraux, vitaminiques et oligo-éléments pour assurer l'ossification du squelette, le développement du cerveau, des tissus, etc. L'ensemble de ces apports doit se faire dans un équilibre aussi parfait que possible, afin d'assurer un développement harmonieux et constituer puis préserver un capital de santé. À ce titre, l'éducation à la santé des enfants et des adolescents pour une alimentation saine et équilibrée préside à la prévention de diverses maladies de l'âge adulte. Pour contribuer à cette formation la puéricultrice, fait appel à des connaissances évolutives en matière de physiologie, d'épidémiologie et de nutrition, qu'elle aura à réactualiser en permanence pour assumer avec efficacité son rôle d'éducatrice de santé auprès des enfants et des familles.

BIBLIOGRAPHIE

CHEVALLIER B. – *Diététique infantile.* Masson, Paris, 1996.

COURPOTIN C., GIRARDET J.-PH., MACHINOT S. – *Alimentation du nourrisson de la naissance à 18 mois.* Flammarion, fév. 2002.

RICOUR C., GHISOLFI J., POTET G., GOULET O. – *Traité de nutrition pédiatrique.* Maloine, Paris, 1993.

CHAPITRE 11

Le développement psychomoteur de l'enfant

Motricité, affectivité, cognition, socialisation[1]

Capacités attendues pour l'exercice de la puéricultrice

- Évaluer le développement de l'enfant jusqu'à 4/5 ans dans ses différents aspects psychomoteurs : fonction sensorielle, motricité et motricité fine, langage, interactions avec son entourage.
- Évaluer le développement de l'enfant jusqu'à 8/10 ans dans ses différents aspects psychoaffectifs : capacités de communication, d'interaction et de relation, avec sa mère, son père et son entourage, capacité à gérer les séparations et à progresser vers l'autonomie.
- Assurer le recueil de données, par l'observation, d'un enfant ou d'un groupe d'enfants de moins de 6 ans, en vue d'évaluer la qualité de la prise en charge au regard des besoins fondamentaux propres à cette période de la vie.
- Dépister de manière précoce toutes les anomalies susceptibles d'entraver le développement de l'enfant de la naissance à 8/10 ans.
- Mener des actions de prévention et de promotion de la santé en faveur des enfants, afin de réduire les facteurs de risques liés à une inadaptation de l'environnement de l'enfant.
- Assurer l'encadrement des personnels amenés à répondre aux besoins des enfants dans le cadre d'une prise en charge individuelle ou collective.

Le développement de l'enfant est psychomoteur, interactif et relationnel. Il est psychomoteur en ce sens qu'il est une globalité corporelle et psychique indissociable : l'interaction est sociale avec son poids d'émotions et d'affects, de modifications toniques, mimiques et kinesthésiques.

La psychomotricité est aussi psychosomatique, c'est ainsi que le développement organise les premières cognitions, grâce aux interactions qui s'ajoutent et à la synchronisation des vocalises, échanges de regards du bébé et de sa mère, qui deviennent peu à peu intentionnellement complices[2].

Nous savons, par ailleurs, que l'expression même de développement psychomoteur implique le parallélisme, la concomitance des progrès sur deux plans :

- **le plan neuro-musculaire, l'acquisition du tonus de certains groupes musculaires permet-**

1. Auteurs : Marie-Christine Éclancher, psychologue de PMI et enseignante. Françoise Fleury, psychologue. Annette Gorouben, orthophoniste, directrice CAMPS et enseignante. Colette de Saint-Sauveur, directrice d'école de puéricultrices. Chantal de Truchis-Leneveu, psychologue. Avec la collaboration de Myriam Rasse, psychologue formatrice. Anne-Marie Rose, puéricultrice formatrice. Jean Marchal, puériculteur-formateur. Dessins réalisés par Klara Pap (figures 11.2 à 11.8).
2. J. Bruner cité par S. Lebovici, *À propos des compétences du nourrisson* (1983).

tant des positions déterminées (rectitude de la tête, station assise ou debout) et de la motricité coordonnée (préhension, marche) ;

◆ sur le plan psychologique, l'apparition par étapes de manifestations intellectuelles et affectives de plus en plus évoluées.

Ainsi, la connaissance approfondie de ces différents mécanismes, associée à un savoir-faire en matière d'observation et d'évaluation, sous-tend le rôle de la puéricultrice dans les domaines de la prévention, du dépistage précoce des signes avant-coureurs d'un dysfonctionnement physique ou d'un trouble de la relation entre la mère et son enfant, et de l'accompagnement des familles.

Parce que chaque enfant a son histoire psychique, chaque situation requiert la plus grande attention et une approche personnalisée, pour identifier au plus tôt les signaux émis par l'enfant et sa mère, voire par la famille.

Soulignons enfin que les notions développées dans les pages qui suivent sont des données indicatives. Chaque enfant a son rythme propre de développement, il n'évolue pas selon un barème préétabli et la comparaison entre deux enfants, toujours aléatoire, s'avère peu significative.

De même, le traitement des différents aspects du développement psychomoteur, par grands thèmes, est un choix à visée pédagogique qui ne doit pas occulter la notion de globalité du développement soulignée tout au long de cette approche.

Le développement sensoriel du bébé

Les compétences sensorielles du fœtus et du nouveau-né et la place qu'elles occupent, dès la naissance, dans la vie du bébé, justifient que ce chapitre consacré au développement psychomoteur de l'enfant s'ouvre sur ce sujet, bref mais d'importance dans la compréhension des réactions de l'enfant. Chacun des cinq sens joue un rôle dans les interactions du bébé avec sa mère (ou la personne qui tient cette place) et, plus tard, avec son entourage.

La vision

On sait aujourd'hui que le bébé voit. Sa vision évolue selon les modalités suivantes :

◆ à la naissance, sa perception la plus nette se situe entre 30 et 50 cm (distance du visage de sa mère lorsque le bébé est dans ses bras) ;

◆ dès le 1er mois, l'enfant peut suivre un objet sur une ligne médiane et un angle de 90° ;

◆ dès le 2e mois, il fixe, converge, accommode et peut suivre cet objet sur un angle de 180° ;

◆ vers 4 ou 5 mois, **le début de la vision binoculaire**[3] permet au nourrisson d'appréhender les distances.

Par manque de pigmentation sur les cônes, le bébé ne voit pas les couleurs ; la stimulation visuelle au cours des premiers mois de vie est déterminante pour le développement de cette fonction. La mise à disposition d'objets aux couleurs et aux formes contrastées et variées, en stimulant la rétine, favorise la mise en place des connexions neuronales.

La vision évolue jusqu'à la fin de l'enfance. **Moteur de la communication dès la naissance**, toute anomalie doit faire l'objet d'une prise en charge précoce (voir p. 838).

L'audition

La perception *in utero* des activités sonores de la mère prépare l'adaptation du nouveau-né à l'environnement sonore. Il tourne la tête vers une source sonore dès la naissance, et la localise vers l'âge de 3 mois.

Si l'audition est **un sens fonctionnel avant la naissance**, les structures auditives n'arrivent à maturité que vers l'âge de 6 ans, ceci sous l'influence de stimulations cochléaires[4].

L'audition est une source d'informations extrêmement riche :

◆ elle renseigne sur la distance, mais aussi sur les volumes par l'écho que nous renvoie notre voix ;

◆ elle permet d'anticiper l'arrivée de quelqu'un ;

◆ elle apporte le relief sonore par la stéréophonie fournie par l'utilisation des deux oreilles simultanément, etc.

Outil de communication, de perception du monde extérieur, l'audition participe ainsi à la formalisation de la pensée. En s'associant avec la vision, elle renseigne sur la cause des bruits que le bébé apprendra à analyser. Elle permet de recenser et de classer les bruits qui se pressent autour de nous en leur donnant une étiquette-nom (sonnerie du téléphone, son grave et ronronnant de l'aspirateur...).

---

3. Seule forme capable de donner une vision en relief (à la naissance, la vision est monoculaire).

4. La cochlée est la partie de l'oreille interne dévolue à l'audition, dont le développement est achevé à la naissance, contrairement aux structures du cerveau qui ne s'achèvent qu'entre 4 et 6 ans.

La déficience auditive est le plus fréquent des déficits sensoriels de l'enfant. Le dépistage précoce permet, dans le cadre d'une prise en charge précoce, de stimuler les potentialités existantes et de prévenir les conséquences du déficit sur le développement de l'enfant, notamment au niveau du langage. Notons que chez le petit enfant né sourd profond, ce manque n'est pas un obstacle au développement de l'intelligence.

Le toucher

Il est souvent considéré comme un véritable organisateur psychique de l'être humain[5].

Le toucher s'exerce avec les mains et particulièrement la peau des extrémités des doigts et l'intérieur de la main où les récepteurs tactiles sont les plus nombreux, mais aussi avec toute la peau qui entre en contact avec autre chose. Ce contact corporel est l'une des premières expériences du nouveau-né dans ce corps à corps avec sa mère, dans l'instant qui suit sa naissance, situations maintes fois répétées (lors des tétées par exemple).

Il fournit des informations sur la matière (mou/dur, doux/rugueux, malléable ou non, bois/pierre, etc.), la forme (rond/ovale, à géométrie variée, etc.), la température (froid, tiède, chaud) etc.

Cette compétence tactile joue un rôle important au travers des manipulations répétées, dans la découverte de son corps, d'abord, des objets ensuite, puis dans l'apprentissage de l'environnement.

L'olfaction

C'est un des sens les plus importants du début de la vie car la première odeur perçue est celle de sa mère. Les travaux de recherche menés auprès de nouveau-nés et de leur mère ont mis en évidence la place privilégiée de la sensorialité olfactive dans le processus de leur reconnaissance réciproque. L'olfaction est à la base de l'attachement entre la mère et son enfant à la naissance.

L'organe olfactif se situe dans la partie supérieure de la paroi nasale. On comprend dès lors que l'odeur du sein maternel, les sécrétions odorantes, contribuent à orienter le bébé vers sa mère. De même, un linge imprégné de l'odeur de la mère (par exemple, un foulard ou un tee-shirt porté par la mère) et déposé dans le berceau du bébé constitue un repère olfactif indéniable[6]. Il aide le tout petit enfant à se détendre, il le rassure en l'absence de la mère... Chaque fois que possible, cette pratique peut être mise en œuvre lors de séparations, à l'occasion de l'hospitalisation du bébé ou de son placement en structure d'accueil par exemple. Nous connaissons aussi l'importance du « doudou » ou du jouet mou que le tout-petit adopte, qu'il traîne partout avec lui et qu'il ne laisse pas laver.

Le goût

Le nouveau-né perçoit les quatre saveurs primaires que sont l'acidité, l'amer, le sucré, le salé. Le lait étant sucré, les capteurs du « sucré » sont plus développés durant les premiers mois de vie. Mais, dès la naissance, le bébé est capable d'exprimer son goût : les mimiques qui ont trait au goût sont présentes au tout début de la vie (par exemple, si l'on dépose une goutte de citron sur la langue du bébé, il fera la moue qu'il conservera toute sa vie en goûtant quelque chose de trop acide). De même pour l'amer, le « pas bon », qui suscite chez l'adulte des mimiques spécifiques, déjà présentes au berceau.

Soulignons que le lait maternel, du fait de l'alimentation variée de la femme, favorise la découverte précoce de multiples saveurs qui sensibilisent les papilles gustatives. On connaît encore mal l'impact à long terme de cette éducation précoce du goût.

Pour conclure sur la **polysensorialité**, notons son impact sur l'éveil du tout-petit au monde extérieur et l'importance de veiller à l'intégrité de ces fonctions tout au long de sa croissance et de sa maturation physique et psychique. Les stimulations sensorielles commencent dès la naissance, parfois au-delà du seuil de tolérance, notamment dans les services de soins et les lieux d'accueil collectif. L'intervention de professionnels auprès du bébé et de l'enfant doit en tenir compte pour préserver ce capital.

Le développement moteur de l'enfant

Le développement moteur de l'enfant est non seulement lié à la maturation du cerveau, mais il dépend également d'un régime alimentaire équilibré, de bonnes conditions de vie, d'habitat, d'hygiène... et, par-dessus tout, d'un climat affectif très chaleureux. L'amour maternel (ou la relation affective stable avec la personne chargée des soins) est considéré comme la vitamine psychologique de croissance, indispensable au bon équilibre du tout-petit.

Nous allons étudier le phénomène biologique qui transforme progressivement le nouveau-né en un

5. Organe de la communication ayant un impact physique et symbolique très fort : les rites de toucher-massage de certaines cultures lui donnent une place particulière dans la relation à autrui.

6. Il est d'ailleurs recommandé aux mères de ne pas changer de parfum trop souvent au cours des premiers mois de vie de l'enfant.

enfant qui rampe et marche, ainsi que le rôle des adultes auprès du bébé.
En effet, la construction de l'axe corporel, qui dépend de chaînes musculaires étroitement coordonnées[7], se fait par étapes successives, et en fonction de la qualité des échanges de l'enfant avec son milieu, étroitement liés au développement affectif.

Définitions générales

Le **développement moteur** est un terme générique qui désigne la « prise de contrôle progressive par l'enfant de son système musculaire, au fur et à mesure de la motricité primaire (les réflexes archaïques), de la progression de son éveil et de la répétition de ses expériences motrices »[8].
En réalité, les connaissances actuelles sur le développement de l'enfant nous conduisent à aborder le sujet dans ses aspects physiologique et psychologique.

La neurophysiologie

Cette approche va nous permettre de mieux comprendre les enchaînements du développement moteur de l'enfant, comme une conséquence naturelle de la maturation de son système nerveux et de son développement corporel. Quelques définitions et notions éclaireront ainsi le parcours de l'enfant depuis la position en dépendance totale de l'adulte à la marche maîtrisée et à la précision du geste.

La psychologie

Il s'agit de recenser les mouvements observés chez le bébé et l'enfant et d'établir une relation avec l'évolution de leurs capacités sensorielles et psychoaffectives, ce qui nous conduira :
- à décrire les étapes du développement moteur ;
- à faire une étude qualitative de ce développement, en étudiant son impact sur la vie mentale et affective.

La neurophysiologie et les notions générales du développement de l'enfant

Les possibilités motrices de l'enfant évoluent, se diversifient et se complexifient au rythme de sa croissance. L'activité motrice fait appel à plusieurs notions.

Le tonus

Il se définit comme un état de tension permanent des muscles du squelette. Le tonus musculaire est :
- l'élément énergétique fondamental qui sous-tend la posture corporelle et l'activité motrice ;
- permanent mais d'intensité variable : il diminue pendant le sommeil, augmente à l'occasion d'un effort physique ;
- un élément important de l'examen neurologique (l'hypotonie et l'hypertonie sont des signes diagnostiques significatifs) ;
- évalué par la recherche (de façon passive) de la consistance, du ballant et de l'extensibilité des membres et de l'axe corporel.

On distingue le « **tonus de fond** » dont la régulation, involontaire, met en jeu le système nerveux central et le « **tonus actif** » dont la régulation est essentiellement liée aux émotions et à la vie émotionnelle (d'où l'action possible des techniques de relaxation).

La motilité

Elle désigne les mouvements spontanés effectués par le nourrisson en réponse à des stimuli proprioceptifs[9] et viscéroceptifs, majorés par un élément émotivo-affectif. Nous pouvons observer par exemple au niveau du visage : la motilité bucco-labio-linguale, celle de l'œil et les mimiques faciales ; au niveau des membres et du tronc : les mouvements de flexion-extension répétés, intensifs, explosifs.
La motilité est sans but extérieur (non extérofective) et disparaît vers 3 ou 4 mois.

La posture

Ce terme désigne la position du corps ou d'une partie du corps dans l'espace. Le changement de posture met en jeu l'action du système nerveux, du squelette, des articulations et des muscles. De ce fait, la posture est assimilée à une activité motrice : son maintien n'est passif que lorsque le corps est totalement solidaire d'un support solide et stable. Toutes les autres positions corporelles ne peuvent être maintenues qu'activement, en réagissant contre les forces gravitaires. C'est une activité inconsciente, sauf en cas d'effort particulier.

La motricité

C'est l'ensemble des fonctions nerveuses et musculaires permettant les mouvements volontaires ou

7. Leurs fonctions essentielles sont la lutte contre la pesanteur, la mobilité et les réactions d'orientation grâce aux systèmes sensoriels.
8. M. Le Metayer, Rééducation cérébro-motrice du jeune enfant, in : *Éducation thérapeutique*, Masson, Paris, 1993.
9. Liés aux récepteurs situés dans les muscles, les tendons, les ligaments et les articulations : ils renseignent le bébé sur les positions de ses segments corporels.

automatiques du corps. La capacité motrice est intimement liée à la capacité des commandes cérébrales, à la capacité musculaire mais également au désir de l'enfant de vouloir appréhender le monde. On distingue dans la motricité :

- **des activités de type segmentaire** n'impliquant pas le déplacement du corps (actes de lancer, saisir, attraper...) ;
- **des activités posturo-locomotrices** nécessitant un déplacement de l'ensemble du corps, les segments corporels pouvant néanmoins apporter une contribution (mouvement de reptation, marche « à quatre pattes »..., saut, acte de grimper, etc.).

Les grandes lois du développement

Dès le début des années 1950, A. Gesell mettait en évidence la place de la maturation dans l'évolution de la motricité de l'enfant. Ainsi, grâce à la transformation du tonus, le développement posturo-moteur des premiers mois de vie est soumis à deux grandes lois :

- **la loi de progression céphalo-caudale** du tonus axial qui traduit le fait que le contrôle moteur et postural se développe du haut vers le bas du corps : l'ordre de libération des points d'appui corporels s'effectue de la tête vers les membres inférieurs, sous l'influence du cortex. La rotation de l'axe du corps permet de latéraliser ces appuis. Le développement moteur et postural évolue ainsi selon cette règle universelle de redressement anti-gravitaire ;
- **la loi de progression proximo-distale** qui traduirait, elle, le fait que le contrôle des segments proximaux du corps, tels que le tronc et les épaules, intervient avant celui des segments distaux comme la main.

Au cours de la 1re année de vie, le tonus actif permet le maintien de la tête, puis du tronc, et enfin des membres inférieurs, ce qui favorise l'adaptation de l'enfant à la station debout.

L'évolution du développement moteur[10]

Le développement moteur est indissociable du développement « sensori-moteur ». Par son corps et avec l'aide de la vision, l'enfant va prendre conscience de lui-même et de l'environnement ; il va « appréhender le champ spatial grâce à une motricité liée à son équipement biologique et anatomique, ainsi qu'à la modification de son tonus de fond »[11]. L'évolution du tonus est en effet un élément capital qui soustend la posture et l'activité motrice.

Il y a deux types de motricité. Le tonus met en jeu l'équilibre synergique entre les muscles fléchisseurs et extenseurs ; ils permettent la réalisation :

- des actes moteurs à la découverte de l'espace : c'est **la motricité globale** ;
- des actes moteurs liés à la manipulation : c'est **la motricité fine**.

Les activités sensori-motrices

Les activités oculomanuelles sont une expression de ces activités sensori-motrices ; elles complètent et renforcent la formation des structures cognitives ; par ailleurs, la station verticale et la locomotion dépendent du contrôle de l'équilibre statique et dynamique du corps, donc de la **position du centre de gravité**. Il repose sur des informations visuelles, labyrinthiques et plantaires. L'enfant peut ainsi explorer l'espace de façon dynamique, grâce à la marche mais aussi à de nouvelles sensations et perceptions telles que les perceptions tactiles, visuelles, labyrinthiques et kinesthésiques. Ces expériences favorisent l'élaboration du schéma corporel.

L'activité intégrative cérébrale

Les travaux de ces dernières années mettent en évidence la mise en place d'une organisation maturative endogène et de réseaux neuronaux hiérarchisés. Ceux-ci s'établissent de manière séquentielle et deviennent de plus en plus complexes et spécifiques. Le tonus a un rôle d'élément intégrateur principal dans cette activité cérébrale particulière. À ce phénomène s'ajoutent la posture et les activités motrices qui vont permettre **les conduites intentionnelles**.

Les niveaux de traitement des acquisitions

1re phase : le « rodage mécanique »

Le mouvement actif est progressivement intériorisé après répétition et intégré dans les structures nerveuses ; il s'agit d'une phase proprioceptive et tactile servant à connaître le corps et le mouvement.

2e phase : l'organisation entre perception et action différenciée

Cette phase marque la construction de coordinations sensori-motrices impliquant des restructurations et des changements d'ordre quantitatif et qualitatif. C'est également à cette période qu'apparaît l'automatisation du mouvement suscitée par l'intérêt de l'enfant pour saisir ou atteindre un objet.

---

10. Nous nous référons ici aux travaux de recherche de Laurence Vaivre-Douret publiés dans le *Précis théorique et pratique du développement moteur du jeune enfant*, Elsevier, Paris, 1997.
11. L. Vaivre-Douret, *op. cit.* note 10, p. 75.

3e phase : l'organisation de l'activité motrice

Le but à atteindre ou la tâche à résoudre détermine l'activité motrice de l'enfant : se retourner pour saisir un objet (cube, etc.). Il dispose de capacités intentionnelles qu'il doit moduler, anticiper, ajuster. L'enfant apprend à s'adapter à des contraintes temporo-spatiales exigeant un niveau de programmation motrice automatisée et un niveau de perception organisée représentée (conséquences fonctionnelles des opérations neurales sous-jacentes).

4e phase : la capacité de gérer son propre corps

Il s'agit d'une phase optimale, l'enfant pouvant se déplacer dans un espace d'action représenté et identifié et mesurer les ajustements spatio-temporels du geste par des calculs appropriés (par exemple, mettre un anneau sur un support).

Le rôle des influx nerveux sur le geste

La réalisation de ces mouvements coordonnés met en cause les influx nerveux qui régissent les informations spécifiques des paramètres du mouvement. On désigne ainsi l'amplitude du mouvement et sa vitesse de réalisation, l'accélération et la direction de ce mouvement ou encore sa durée, un autre paramètre étant l'adaptation du mouvement à la situation. Ainsi, le système nerveux doit :

- assurer l'intégration et le traitement de ces paramètres, la sélection des muscles qui auront à intervenir, le contrôle du geste ;
- régler les synergies formant l'ensemble des contractions et relâchements musculaires coordonnés conduisant à un geste adapté, **la dissociation**.

Chaque acquisition implique de prendre la position, de la contrôler et de l'utiliser, de la quitter et de la reprendre. Par exemple, pouvoir se mettre et tenir assis tout seul.

Le développement et l'organisation de la motricité ne peuvent être réduits à un aspect purement neurophysiologique. Aucune fonction ne se développe indépendamment des autres et la maturation neurophysiologique, l'expérience acquise par contact avec l'environnement physique, social et l'affectivité sont en perpétuelle interaction. En « s'intégrant dans la relation à autrui, l'activité motrice devient source d'échanges et de stimulation, et par là, de plaisir et de progrès »[12].

La locomotion orientée suppose une coordination à l'intérieur des structures nerveuses directement responsables de l'acte moteur, celui-ci étant déclenché par un stimulus d'origine soit externe, soit interne.

Le développement de la préhension et de la coordination des membres supérieurs

La préhension[13] est « la prise de l'objet à l'aide des doigts », elle se fait dans un mouvement qui implique le membre supérieur (voire le tronc) ; elle est tributaire de renseignements perceptifs : les uns visuels comme la vision binoculaire et l'accommodation, les autres proprioceptifs et kinesthésiques (ils permettent de donner au bras la disposition appropriée à la situation). La manipulation et l'exploitation de l'objet en sont les corollaires.

Les stades préliminaires à la préhension volontaire

La préhension avec prise volontaire de l'objet a lieu vers l'âge de 4 mois. Avant ce stade, le nouveau-né et le nourrisson réagissent lorsqu'un objet entre en contact avec la paume de la main. Il s'agit d'un acte réflexe.

L'évolution au cours du 1er trimestre de vie

L'évolution du tonus de la main : à la naissance, la main est dominée par l'hypertonie des fléchisseurs, elle est le plus souvent fermée, le pouce est recouvert par les autres doigts (seul le pouce *adductus* est considéré comme pathologique)[14]. Cette hypertonie des fléchisseurs s'atténue peu à peu et la main du nouveau-né s'ouvre : à 2 mois, la main est ouverte.

L'évolution du *« grasping reflex »* ou réflexe d'agrippement (forme primitive de la préhension) concerne deux réflexes :

- le réflexe de flexion des doigts et de fermeture de la main à la stimulation tactile de la paume ou des doigts (ou à la rencontre avec un objet) va disparaître dans les 2 premiers mois ;
- le réflexe tonique des fléchisseurs, proprioceptif, ne disparaît que vers 7 mois avec le lâcher volontaire.

Vers le 3e mois apparaît la coordination oculomotrice à l'approche d'un objet. L'enfant effectue alors « de nombreux mouvements de pronation et de

12. L. Vaivre-Douret, *op. cit.*, note 10 p. 78.
13. C. Koupernik et R. Dailly, *Le Développement neuro-psychique du nourrisson*, PUF, 1976.
14. Ce signe, décrit par le Dr Amiel-Tison, pédiatre, s'observe lorsque les mains du nouveau-né restent constamment fermées, sans activité visible des doigts, il faut alors essayer d'ouvrir la main ; si elle se laisse ouvrir facilement, on peut conclure à une inactivité passagère. Mais parfois, il est difficile de l'ouvrir et le pouce est complètement inactif, en travers de la paume. Lorsque le non-usage est prolongé, il s'accompagne d'une amyotrophie de l'éminence thénar et d'une rétraction musculo-ligamentaire sur laquelle il faudra agir.

supination de la main, il porte un vif intérêt à découvrir ses membres supérieurs, notamment ses mains : elles se rassemblent, se palpent sur la ligne médiane, dans l'axe du corps »[15].

La préhension proprement dite

Vers 4 mois et demi, on parlera de « préhension volontaire » (ou motricité intentionnelle). C'est une étape capitale dans le développement de l'enfant ; elle lui permet de s'emparer de ce qu'il a vu et, ainsi, d'appréhender le monde extérieur par manipulation et découverte.

Cette préhension volontaire nécessite :

- une maîtrise des muscles oculomoteurs ;
- une coordination oculomanuelle ;
- la perception proprioceptive de la main pour approcher, saisir, transporter et relâcher les objets.

Les mouvements qui accompagnent le geste de préhension s'effectuent selon des modes d'approche évolutifs mettant en jeu les trois articulations en cause : l'épaule, le coude, et le poignet.

Les mouvements d'approche

Ces mouvements s'observent sous deux angles :

- vus « d'en haut », ce sont les mouvements de déplacement du bras et de la main vers l'objet ;
- vus de profil, ils correspondent à la position de la main et/ou des doigts par rapport au plan (table, sol) pour attraper l'objet.

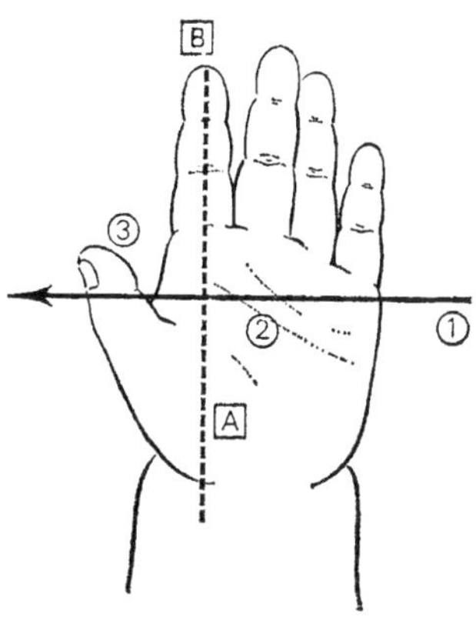

Figure 11.1 : Les axes de développement de la préhension.

Source : C. Koupernik et R. Dailly, *Développement neuro-psychique du nourrisson*. PUF, 1976.

Les axes de développement

L'évolution de la préhension au niveau de la main, comme l'illustre la figure ci-dessous, progresse selon deux axes :

- l'axe transversal : du bord cubital (1) en passant par la paume (2) pour aboutir au bord radial (3) ;
- le sens longitudinal, de la paume (A) au bout des doigts (B).

Les relations des mains entre elles

- Jusque vers 4 mois, on peut dire que « **la main droite ignore ce que fait la main gauche**, mais elles ne font pas la même chose »[16].
- Vers 5 mois, l'enfant ne peut pas tenir un objet dans une main et en attraper un autre ; il doit le lâcher pour s'emparer de l'autre.
- Vers 6 ou 7 mois, il peut tenir **un objet dans chaque main** et passer l'objet d'une main à l'autre.
- Vers 8 à 10 mois, **la dominance latérale** peut apparaître chez l'enfant qui marque une préférence pour l'utilisation d'une main donnée dans l'exécution de tâches variées, une plus grande habilité, une plus grande force de cette main par rapport à l'autre.

Retenons cependant que **la latéralité manuelle se stabilise entre 6 ou 7 ans.**

La préhension et l'exploration corporelle

Inscrites dans les acquisitions du développement moteur global, ces performances sont évoquées à l'occasion des différents stades du développement moteur, décrits ci-après.

La description des étapes du développement moteur

À la naissance, le nouveau-né à terme a une hypotonie axiale, ne tient pas sa tête et présente une hypertonie des membres en flexion. Ses mouvements sont asymétriques et saccadés. Il présente des réflexes de types archaïques (voir p. 175), témoins d'un bon état neurologique. Au cours du premier mois de vie, si la tête du bébé n'est pas soutenue, nous observons l'effort que lui demande toute tentative de maintien : il manifeste une crispation du visage et une tension, visiblement la « sensation » est désagréable. Les mouvements de cette période répondent essentiellement à des stimuli de nature sensorielle, proprioceptive[17] et viscéroceptive[18]. Sa mobilité spontanée lui permet cependant de se déplacer (déplacement réflexe du bébé qui va se « nicher » contre la paroi de son berceau...).

15. L. Vaivre-Douret, *op. cit.*, note 10 p. 16.
16. C. Koupernik et R. Dailly, *op. cit.* note 13, p. 162.
17. Liée aux récepteurs situés dans les muscles, les tendons, les ligaments et les articulations : ils renseignent le bébé sur les positions de ses segments corporels.
18. Liée aux organes : la faim est une sensation viscéroceptive.

Tableau 11.1 : Le mouvement dans l'évolution de la préhension.

Performance de l'enfant	Description du mouvement	Évolution du mode de préhension	Illustration
4/5 mois L'enfant : dirige une main vers un objet.	**Approche en balayage** • Seule l'articulation de l'épaule intervient. • La main se présente sur un plan vertical, la paume un peu inclinée. • La glissade sur la surface dure jusque vers 7 mois.	**Préhension cubito-palmaire** L'objet est tenu entre l'auriculaire et le bord cubital de la main (met aussi en jeu l'annulaire) (a) **Doigts en râteau** (b)	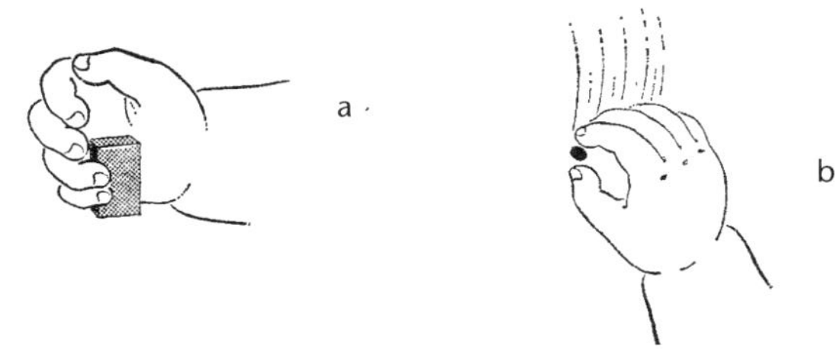
6/8 mois L'enfant : – déplace avant-bras et main d'avant en arrière, – passe l'objet d'une main dans l'autre.	**Approche parabolique** (variante du balayage) • Enveloppement latéral • Extension du coude suivie d'une flexion • Geste enveloppant • Main passant au-delà de l'objet	**Préhension palmaire** L'objet est tenu par la paume et les derniers doigts repliés (holding), aide du pouce (en adduction) (c) **Puis : radio-palmaire** L'objet migre de la paume vers le bord radial de la main (d) **Puis : « pince inférieure »** L'objet est saisi entre les bords latéraux des dernières phalanges du pouce et de l'index[1] (e)	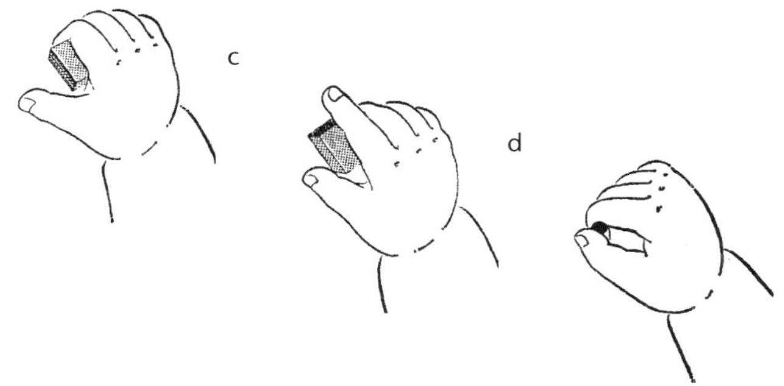
8/9 mois La main localise et « coiffe » l'objet avec précision[2].	**Approche directe** Coordination de toutes les articulations du membre supérieur : épaule, coude, poignet, main	**Préhension radio-digitale** Il s'agit de la « pince supérieure » (f) ou « pince fine » (g) L'enfant saisit les tout petits objets entre les faces pulpaires du pouce et de l'index[3].	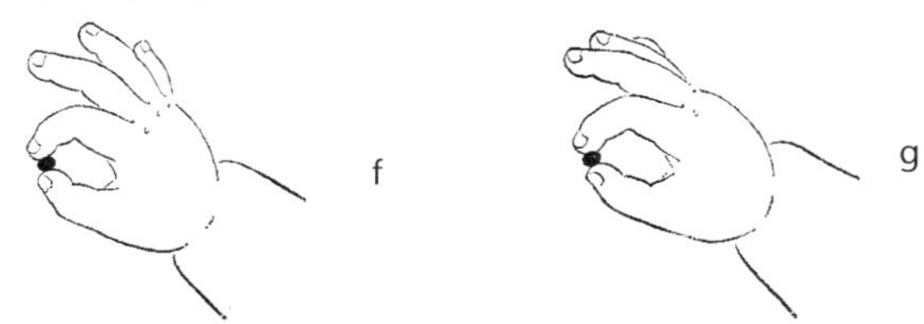
Autour d'un an	« L'index » se distingue des autres doigts et, vers 13 à 15 mois, apparaît le « pointé du doigt » : capacité de montrer l'objet désiré, caractéristique de l'espèce humaine.		

Source (fig. a, b, c, d, e, f, g) : C. Koupernik et R. Dailly, *Développement neuro-psychique du nourrisson.* PUF, 1976.

1. Libérée du réflexe tonique, la main peut s'ouvrir à volonté et lâcher l'objet.
2. L'enfant acquiert la maîtrise de la position assise, il peut ajuster avec précision le mouvement de son bras prolongé par l'index, directement jusqu'au but à atteindre.
3. Relation des mains entre elles.

L'enfant de 1 mois à 4/5 mois : les premières découvertes de son corps

Pendant les cinq premiers mois de sa vie, le bébé s'ouvre progressivement au monde, c'est-à-dire sur son entourage proche. Les réflexes archaïques font place à une tonicité musculaire plus mature ; le bébé, peu à peu, n'aura plus besoin de la main de l'adulte pour soutenir sa tête et son tronc. Il faut tout de même savoir que l'enfant est en tension lorsqu'il « tient sa tête seul » avant de disposer d'une musculature suffisante, il se fatigue ; l'adulte doit donc apprécier la capacité réelle de l'enfant à maintenir seul sa tête sans fatigue.

La motricité

Au cours de ces cinq premiers mois, le nourrisson, une fois le réflexe de redressement disparu, perd complètement la faculté de se maintenir en position verticale : il est au stade d'astasie-abasie qui va durer jusque vers 5 mois. Cette capacité réapparaît ensuite progressivement, dans une activité volontaire.

En position ventrale, le nourrisson retrouve volontiers la position fœtale. Puis, peu à peu, ses membres deviennent plus hypotoniques tandis que l'hypertonie de l'axe corporel s'affirme.

Vers 2 ou 3 mois :

- *en position ventrale* (par exemple, au moment du change), il soulève la tête un bref instant puis de plus en plus longtemps, formant un angle allant jusqu'à 90° par rapport au plan sur lequel il est installé. Plus tard, toujours dans cette position, il prend appui sur ses bras pour tenter de relever la tête ;
- *couché sur le dos*, le nourrisson se tourne légèrement de côté projetant une jambe ou un bras sur le côté, parfois le bassin ou l'épaule. Cet élan lui permet de se retrouver sur le côté, souvent sans pouvoir maintenir cette position, il perd l'équilibre et se retrouve à nouveau sur le dos ;
- *installé sur le dos*, son attitude corporelle témoigne donc de ses capacités motrices naissantes : il est dans une position de détente complète ; il découvre les sensations internes, viscérales, et celles liées aux premiers mouvements. Il tourne la tête, soulève les bras et les jambes, tourne les mains, bouge les doigts.

Au fil des jours, ces mouvements se diversifient. Le bébé observe pendant de longs moments son environnement : face à lui, le plafond ; lorsqu'il tourne la tête, les objets (jouets, mobiliers) et les personnes (enfants, adultes).

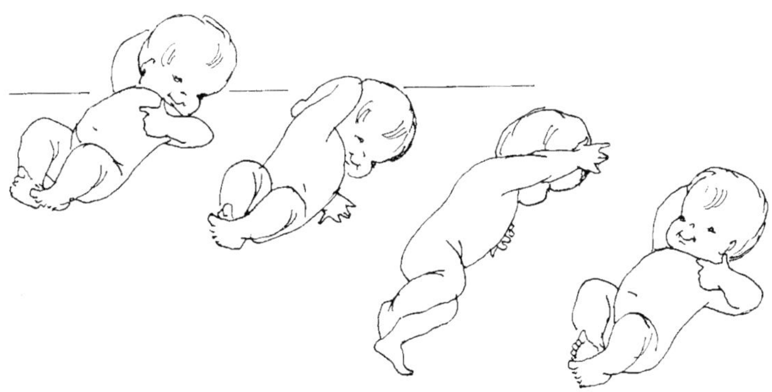

Figure 11.2 : Le nourrisson se tourne sur le côté, se tient couché sur le côté.

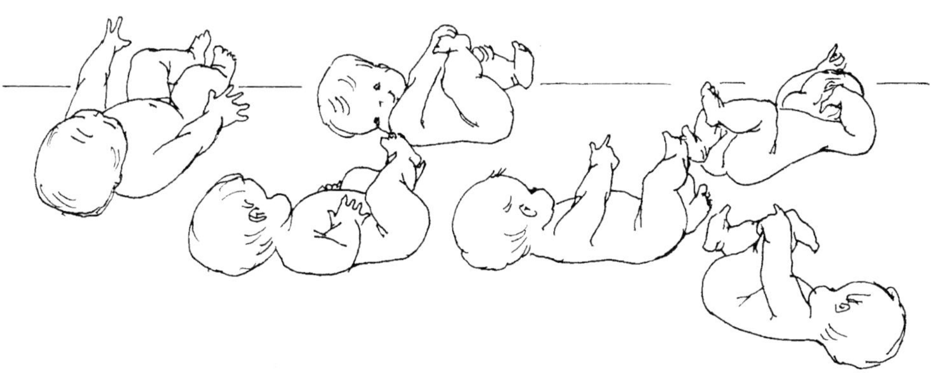

Figure 11.3 : Le nourrisson lève plus haut les jambes ; ces exercices de muscles du tronc et de l'abdomen sont de plus en plus variés.

Que fait Rémi (3 mois) lorsque nous l'observons avec attention ?

Âgé de 3 mois, Rémi est installé sur le dos ; il est souriant et détendu. Au cours de ses mouvements spontanés, des objets vont « s'accrocher » à ses doigts et parvenir devant ses yeux. Si on l'observe un long moment, on le voit faire un grand nombre de mouvements répétés. Ce n'est pas par hasard qu'il continue.
Ses nouvelles capacités le conduisent, jour après jour, à expérimenter d'autres positions.

Vers 4 ou 5 mois, il se met sur le côté (prémices de la position ventrale), puis vers 5 ou 6 mois, faisant des efforts, il peut être surpris de se retrouver sur le ventre. Le retour sur le dos, seul (vers 6 ou 7 mois), demande souvent de longs efforts.
L'attention du bébé semble *intégrer* chacune de ses expériences. Il y a une cumulation permanente d'expériences dues au hasard et une tendance à reproduire quelque chose de ce geste, pratiquement à l'infini, pendant tout le temps où l'enfant est éveillé et où il n'est pas fatigué. On est étonné de l'intensité avec laquelle il regarde ce qui se passe, si on lui en laisse la possibilité, c'est-à-dire si l'on n'intervient pas pour l'interrompre ou pour le « stimuler ».
Ses nouvelles possibilités oculomotrices lui permettent de discerner de mieux en mieux les petits objets vers lesquels il oriente son geste, de façon de plus en plus précise : il peut commander ses doigts, les saisir en tâtonnant puis de façon voulue ; il n'arrête pas de progresser.
Tout au long du développement de l'enfant, on observe que « la maîtrise d'une acquisition l'entraîne vers la suivante, qu'il exploite avec la même ardeur, tandis que l'activité précédente, pleinement maîtrisée, devient courante, va de soi, est utilisée sans y penser »[19].

L'enfant de 7 mois à 8/9 mois : l'expérience du mouvement et la découverte de l'espace

Motricité fine et manipulation

Quand un adulte lui présente un objet, l'enfant tend la main pour le saisir, il a acquis la préhension volontaire (voir tableau 11.1, p. 406). Il porte l'objet à sa bouche et, comme cette période est aussi celle des poussées dentaires, en portant les objets à sa bouche, il perçoit de nouvelles sensations dues à la présence des dents.
L'enfant passe par plusieurs étapes de préhension :
- 1re étape : la préhension cubito-palmaire (vers 7 ou 8 mois) : l'enfant attrape les objets entre la paume et les trois derniers doigts de la main ;
- 2e étape : la « pince inférieure » (vers 8 mois), l'enfant perfectionne sa préhension en se servant de son index (pince supérieure) vers 9 mois (voir tableau 11.1, p. 406).

Quand on l'observe, sa motricité fine se différencie : il peut prendre un objet dans chaque main puis le passer d'une main à l'autre, il commence à jeter des objets. L'enfant va répéter souvent ces jeux pour en affiner les gestes. Il observe lui-même les effets que produisent ses mouvements sur les jouets ou les objets. Il passe beaucoup de temps à les observer, sucer, frapper au sol puis l'un contre l'autre, à écouter les sons produits, etc. Il répète ces expériences avec d'autant plus de plaisir et de concentration que l'adulte lui en laisse la possibilité.

La motricité globale

L'enfant, attiré par des objets hors de sa portée, cherche à les attraper, ce qui le stimule physiquement. Son tonus musculaire est suffisant pour lui permettre de se déplacer en se retournant, voire en faisant des roulades sur lui-même dans les deux sens, puis en rampant.
- **Il prend appui sur ses mains et ses bras**, peut ainsi reculer, puis il coordonne des mouvements de jambes et de bras pour avancer vers l'objet convoité.

Certains enfants aiment se déplacer : rouler, ramper, reculer etc., d'autres bougent peu mais s'intéressent plus à la manipulation fine.
- L'enfant essaie de se redresser en **prenant appui sur ses bras**. Il esquisse une bascule sur le côté en ramenant une jambe vers son bassin pour trouver un équilibre sur trois points en fonction de son centre de gravité, il se redresse sur une main, les fesses et les jambes ; il peut se retourner et avoir ainsi une autre vision de son environnement.

Ces étapes, conjuguées au développement neurologique, lui permettent bientôt de s'asseoir seul, jambes écartées et colonne vertébrale droite, et de s'y maintenir. Les mains sont libérées, ce qui lui permet d'attraper et de manipuler les objets proches de lui, sans être occupé à se maintenir ou inquiet de tomber sur le côté ou en avant.
- L'enfant aime ramper et se hisser sur des reliefs faits pour lui : matelas posé par terre, gros coussin dur, canapé, petite « construction » qu'il peut escalader sans danger. Puis il essaie une marche ou deux si on lui en laisse la possibilité.

19. Myriam David, *Devenir*, volume 3, n° 4, 1991.

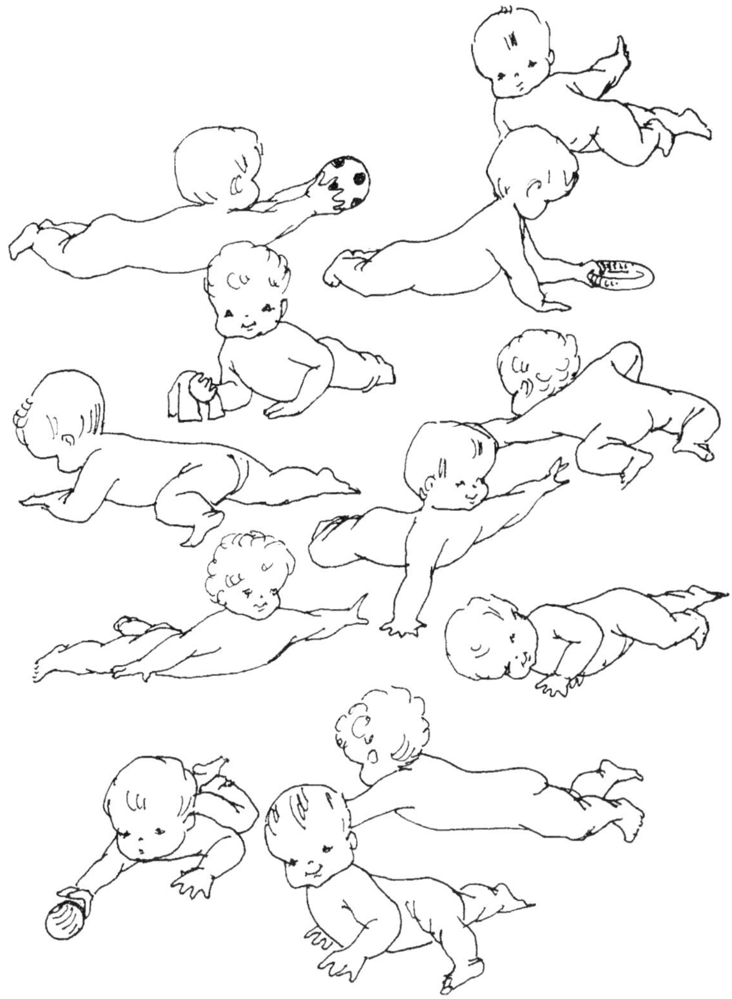

Figure 11.4 : L'enfant se tourne sur le ventre et se retourne ; il se tient à plat ventre.

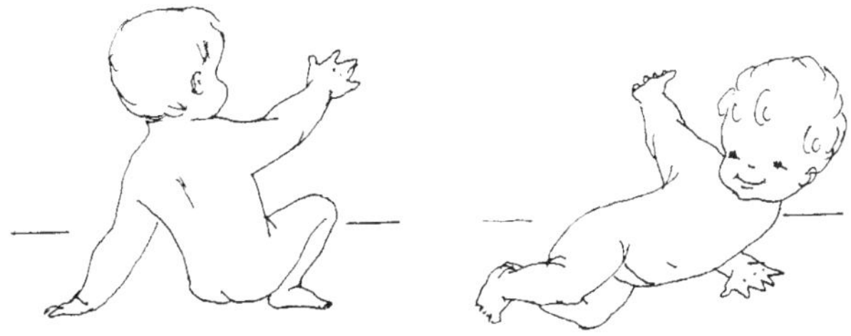

Figure 11.5 : L'enfant ne peut pas encore s'asseoir, mais il se soulève déjà du sol, « s'accoude » en se tenant sur le côté : il est « demi-assis ». Dans cette position, il a toute son assurance pour jouer .

Il peut tomber mais le fait moins souvent s'il a la liberté d'expérimenter lui-même ses mouvements, à son rythme, et si l'adulte ne le pousse pas à aller plus vite ; et quand il tombe, cela ne l'arrête pas, il persiste dans son apprentissage. Ces nouvelles découvertes, autant sur lui-même que sur les objets, seront observées par l'adulte qui l'encouragera à recommencer, à progresser vers l'autonomie. Il découvre l'espace et s'enhardit chaque jour davantage (voir p. 332).

La découverte de son corps

L'enfant perçoit, au-delà de ses mains, d'autres parties de son corps dont il a pris connaissance seul ou par le biais de l'adulte lors des soins. En position dorsale, mobilisant ses membres inférieurs, ceux-ci viennent dans son champ de vision. Et quand il les saisit, il les porte à sa bouche. Sa souplesse musculaire lui permet une grande mobilité.

Si l'enfant rencontre un miroir, il ne réalise pas que c'est sa propre image qui lui est renvoyée. Il lui sourit, l'observe, lui parle. Puis il réalise que c'est lui, il en est fasciné. Ce jeu favorise une perception différente de lui-même (voir p. 426). L'exemple suivant montre l'interaction du développement moteur et de l'activité mentale : l'intelligence sensori-motrice (voir p. 434).

Que fait Julia (7 mois) lorsque nous l'observons ?

Cette petite fille de 7 mois, allongée sur un tapis, saisit avec ses deux mains une petite cuvette dans laquelle se trouve son petit éléphant de bain ; elle agite la cuvette et entend le bruit fait par l'éléphant secoué à l'intérieur ; elle arrête de bouger, le bruit s'arrête, elle recommence, le bruit reprend, elle recommence, entièrement centrée sur l'écoute et le mouvement, semblant s'interroger. Elle secoue parfois le corps tout entier avec jubilation quand le bruit reprend, ne jetant pas un regard vers sa maman qui, elle, la regarde... Un mouvement un peu plus fort fait sauter l'éléphant en dehors de la cuvette et le bruit cesse quels que soient les mouvements : nouvelle perplexité, interrogation... Sans réponse... Elle lâche alors la cuvette, reste 4 ou 5 secondes immobile et silencieuse, puis elle se tourne sur le ventre et tend la main vers un jouet qui est là.

Les multiples observations comme celles-ci montrent combien et comment « ces activités motrices et manuelles sont à la source de toute une activité mentale qui se développe au même rythme que le développement sensori-moteur qui en est le support. Elles donnent lieu à des opérations mentales, des pensées, des réflexions, précédées et suivies d'expérimentation, d'exploration, mettant en œuvre ce qui ressemble à une déduction, anticipation, mémorisation, l'établissement du lien entre les objets, entre soi et les objets matériels, entre objets et personnes etc.

Tout cela, l'enfant ne le fait pas avec nos mots et notre pensée d'adulte, mais il le vit et le construit **à travers son corps.** L'activité motrice est productrice de l'activité mentale dont elle est le support ; et l'activité mentale alimente et stimule l'activité motrice »[20].

L'enfant de 9/10 mois à 15/16 mois : de la position horizontale à la position verticale

Motricité fine et manipulation

L'enfant de 9/10 mois attrape les objets de petites tailles et les tend à l'adulte, il continue à les observer et à les manipuler de mille manières différentes. La progression est incroyablement rapide et la préhension en « pince supérieure » s'affine (voir tableau 11.1 p. 406).

Il découvre peu à peu la notion de contenant/contenu. Par exemple, il ne se lasse pas d'introduire et de retirer un objet d'une boîte.

Il transvase, avec une certaine « hésitation », emboîte, encastre dans un premier temps, dans un jeu de répétition.

La maîtrise du geste lui permet de construire des tours de 2 ou 3 cubes et même de tourner les pages d'un livre.

Vers 15-16 mois, ses gestes se précisent encore, s'affinent : il saisit une pastille entre le pouce et l'index et peut l'introduire dans le goulot d'une bouteille.

Au travers de jeux (souvent un déplacement d'objet volumineux pour lui), il entre en interaction avec d'autres personnes (enfant ou adulte), se déplace lorsque le ballon disparaît de son champ visuel (voir p. 444).

20. Anna Tardos et Myriam David, *Devenir*, volume 3, n° 4, 1991.

C'est aussi la période où l'enfant porte à sa bouche une cuillère, comme pour manger : il imite l'adulte ou les autres enfants. Il sait également imiter le bruit d'un moteur ou le cri des animaux...

Il expérimente sans cesse de nouvelles manipulations.

La motricité globale

Vers 9 mois, le développement moteur de la plupart des enfants se caractérise par la marche à quatre pattes. Pour arriver à cette position, l'enfant devra libérer les membres inférieurs du corps. Il associe les mouvements qu'il va ensuite rassembler et coordonner pour se mettre à quatre pattes.

Certains enfants ne marcheront jamais à quatre pattes mais se déplaceront sur leurs fesses ou ramperont. L'acquisition de la position assise est souvent associée à l'expérience de « se mettre debout » quand les muscles sont suffisamment développés.

Vers 10 mois, on le voit s'approcher d'un meuble ou d'un adulte, il hisse ses bras au-dessus de sa tête, s'accroche, puis se met debout : c'est alors un vrai « travail » de se remettre assis ou par terre. S'il est très souvent aidé ou soutenu par des coussins, ou dans un youpala, les muscles des jambes, des cuisses et du ventre ne se musclent que très lentement, il tombe souvent et appelle à l'aide. Il ne se décourage pas et continue à progresser en se tenant à tout ce qu'il trouve à sa hauteur. Certains enfants utilisent les « jouets porteurs »[21]. Beaucoup refont à l'infini cette série de mouvements : se lever, s'accroupir, se relâcher, tomber doucement sur le sol, recommencer, musclant ainsi dos et cuisses.

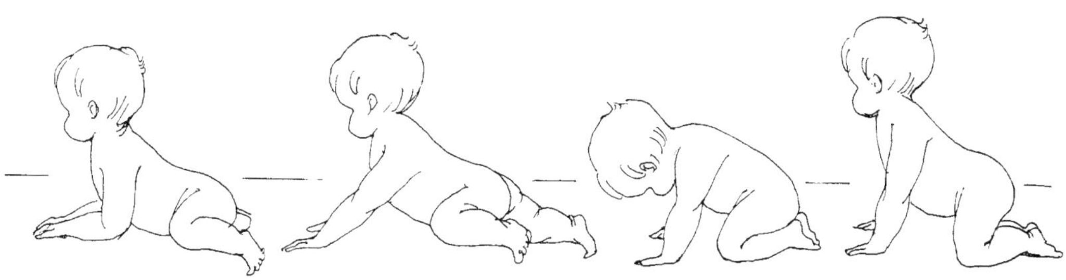

Figure 11.6 : L'enfant se soulève à quatre pattes sur les genoux .

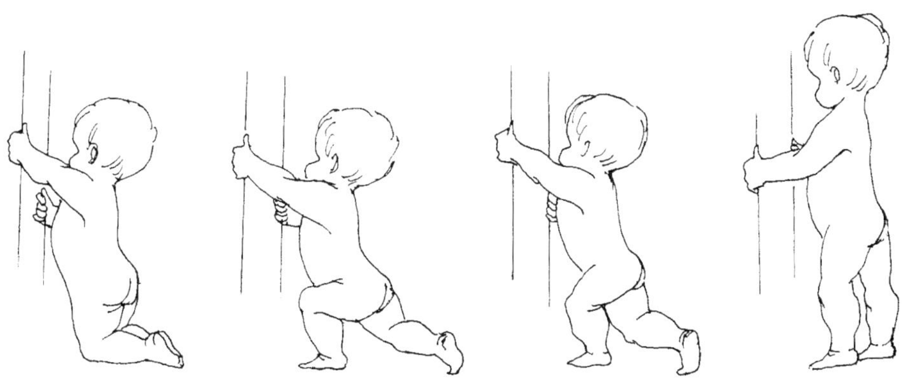

Figure 11.7 : L'enfant se met debout en se tenant, peut-être qu'il ne peut pas encore s'asseoir, peut-être qu'il peut.

21. Type « chariot de marche ».

Vers 15 mois, la marche s'affirme, l'enfant peut aussi se mettre debout sans appui. Il observe alors avec beaucoup d'attention et de plaisir l'environnement à sa hauteur et explore ainsi l'espace différemment. On sent chez l'enfant de cet âge, une réelle volonté d'explorer ses capacités corporelles et ces acquisitions vont l'amener progressivement vers l'autonomie motrice complète qu'est la marche. À ce stade, si on laisse l'enfant faire seul, il est capable de monter un escalier à quatre pattes.

On observe de grandes différences dans l'harmonie des mouvements et dans l'équilibre général du corps des enfants. La marche assurée est celle qu'un enfant utilise en sécurité et naturellement, pour aller dans une direction qu'il a choisie (beaucoup de ceux qui ont été trop stimulés gardent les jambes un peu arquées ou le « derrière » en arrière). Certains utilisent le quatre pattes bien après avoir acquis la maîtrise de la marche.

L'enfant de 16/17 mois à 22/23 mois : l'explosion motrice

L'enfant manifeste une vitalité débordante. Il est dans une période d'exploration de son environnement (« âge du déménageur » ou de l'explorateur).

Motricité fine et manipulation

Il enfile avec assurance de grosses perles de bois sur un lacet semi-rigide, il tourne les pages cartonnées d'un livre et commence à s'intéresser à une revue, le geste s'affine là encore.

C'est aussi le début de la participation au déshabillage ; par exemple, l'enfant peut enlever seul ses chaussures, ses chaussettes ou un gilet.

La motricité globale

Vers 18 ou 20 mois, l'enfant court, monte, il s'aventure à descendre seul les escaliers (il pose ses deux pieds sur chaque marche).

Il grimpe et descend de ce que les adultes ont pu mettre à sa disposition (matériel stable sur le sol), il peut enjamber, prendre des risques, taper dans une balle, ou tirer un jouet en marchant.

Il tombe encore souvent et, selon la manière dont il a fait ses expériences, il se précipite sans forcément savoir prendre les virages et manque parfois d'équilibre. C'est pourquoi il s'aide de ses bras comme balanciers. Il est encore dans des jeux solitaires où on peut le voir transporter des jouets d'un coin à l'autre de la pièce et refaire souvent les mêmes gestes. Ces activités psychomotrices lui permettent de sentir son corps dans son ensemble comme formant un tout.

À la fin de la deuxième année, la vie sociale est très enrichie de ces nouvelles acquisitions motrices. L'enfant participe volontiers aux tâches quotidiennes et aide l'adulte avec beaucoup de sérieux, à mettre la table, à ranger, etc. Il prend plaisir « à faire seul » les choses de la vie quotidienne comme manger, s'habiller… et aime achever une action entreprise, la réaliser correctement et dans sa totalité.

Quand l'adulte autorise l'enfant « à faire seul », il favorise le développement de l'autonomie (même si l'enfant n'a pas encore acquis la maîtrise de ses gestes ou s'il ne respecte pas l'ordre établi pour la réalisation de certaines tâches).

L'enfant aux environs de 2 ans : à la recherche de l'autonomie

Motricité fine et manipulation

À partir de 2 ans, l'enfant n'est pas uniquement attiré par des jeux qui mettent à contribution sa motricité, il apprécie ceux qui font appel à la réflexion et à la manipulation, tels que :

- les encastrements, les puzzles simples ;
- les constructions (assemblage de 6 à 8 cubes) ;
- jeux de vis et de couvercle à mettre et à ôter… ; il donne vie à ses créations, ses jeux sont souvent accompagnés de longs discours.

Sa participation pour s'habiller, se laver et manger, est de plus en plus autonome : il se lave et s'essuie les mains, la bouche ; il enfile un pantalon, un bonnet…

Il a une tenue palmaire du stylo et sait faire des traits à la verticale.

La motricité globale

L'enfant peut courir rapidement en maîtrisant sa direction, essaie de sauter (ses pieds ont du mal à décoller du sol !), commence à faire du tricycle à pédale.

Il ne se lasse pas de transporter des objets encombrants, comme s'il voulait mesurer sa force (ou sa résistance…).

Il aime les activités qui font appel au rythme (rondes, chants).

L'enfant de 3 à 6 ans : de l'individuel au collectif

Motricité fine et manipulation

À partir de 3 ans, l'enfant commence à utiliser les boutons de ses vêtements (exercice qui reste minutieux pendant plusieurs mois).

Les jeux exercent ses capacités à distinguer les formes, les couleurs (jeux de pâte à modeler).

Certains enfants commencent dès cet âge les jeux de découpage, piquage qui font particulièrement appel à sa capacité de concentration (et pas seulement à son adresse manuelle).

Il tient son crayon ou son pinceau comme l'adulte.
Vers 4 ans, il commence à dessiner le bonhomme « têtard », ébauche des figures géométriques (des ronds, des carrés etc.). Il fait des dessins variés. C'est aussi l'âge des jeux symboliques (cuisine, poupées, garages), de fiction (il joue au papa et à la maman, au policier...). Il écoute des histoires.
Vers 5 ou 6 ans, le graphisme de l'enfant se précise : il trace des formes géométriques (y compris le triangle), des lettres, des bonhommes avec des mains et des pieds et un corps relativement parfait. Il s'habille et se déshabille seul, délace et lace seul ses chaussures, se lave et se coiffe, va aux toilettes sans aide.

La motricité globale

À partir de 3 ans, l'enfant maîtrise parfaitement tous ses mouvements, toutes ses positions : il monte et descend les escaliers en alternant les pieds, il attrape une balle au bond, il court et saute les obstacles...
Vers 4 ou 5 ans, l'enfant a souvent un comportement qui rappelle celui de l'enfant de 2 ans, car il manifeste une intense activité sur le plan moteur et intellectuel.
Il commence à moduler la vitesse de ses mouvements : c'est le début de la bicyclette sans roue latérale et s'exerce à tenir sur un pied quelques secondes et à imiter les plus grands qui jouent à la marelle, par exemple.
À partir de la 7e année, l'enfant commence à jouer en groupe, il est capable de se soumettre aux règles d'un jeu collectif par exemple (voir p. 433).

L'étude qualitative du développement moteur

L'observation fine et prolongée permet de faire une étude qualitative de ces processus d'acquisitions motrices[22].

La capacité de progression est interne à l'enfant : il n'a pas besoin qu'on lui apprenne les mouvements pour les découvrir et les développer. Dès qu'une capacité se manifeste, il s'y exerce jusqu'à conquérir complètement la maîtrise de cette acquisition qu'il va intégrer, puis enrichir de ses nouvelles capacités.
Ainsi, au fur et à mesure de la maturation physiologique de son système sensori-moteur, le bébé acquiert et utilise spontanément et activement ses nouvelles capacités. S'il est dans de bonnes conditions affectives et de sécurité, **il peut de lui-même** parcourir tout le chemin qui va de la posture « couché sur le dos » jusqu'à la marche debout assurée, ceci sans aide ni sollicitation de l'adulte. La progression de l'enfant est constante, selon une progression identique pour tous mais chacun à son propre rythme et de sa propre initiative. Les écarts peuvent donc être très importants. Ainsi :
- des enfants restent très longtemps sur le dos avant de chercher à se redresser ;
- d'autres peuvent ramper au sol jusqu'à 9 ou 10 mois avant d'essayer de se mettre debout ;
- d'autres encore explorent très tôt ce mouvement, la marche s'acquiert tout à fait normalement entre 11 et 16/18 mois.

En bonne sécurité affective et dans un environnement adéquat à ses besoins, aucun enfant ne reste inactif, mais chacun a sa façon propre de découvrir ; et il le fait d'autant mieux que l'adulte respecte ces rythmes.

L'utilisation par le jeune enfant de postures intermédiaires

On voit que le bébé utilise, en plus des postures bien connues, une grande variété d'autres postures et de mouvements rarement décrits que l'on a appelés : « postures intermédiaires ».

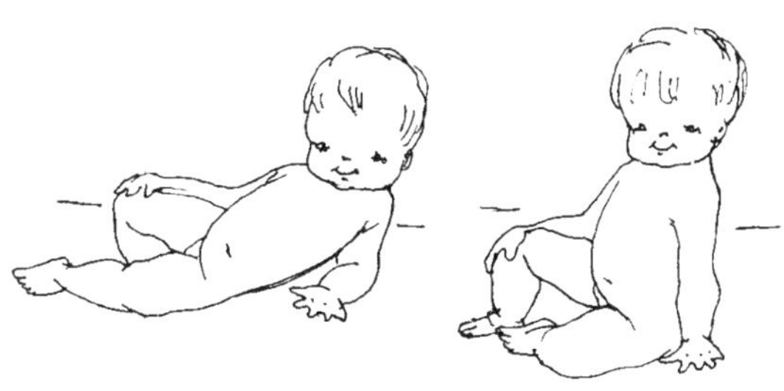

Figure 11.8 : Postures intermédiaires entre la position couchée et la position assise.

22. Travaux d'Emmi Pickler (voir chap. 47).

Par exemple, l'enfant allongé sur le ventre soutient son buste soulevé par un bras plié, ce qui lui permet de tendre l'autre bras, au maximum, pour attraper un objet éloigné ou toucher quelque chose. L'enfant se redresse un peu plus à chaque fois, éprouvant les sensations d'équilibre-déséquilibre en tendant vers la position verticale.

« Les expériences corporelles »

Ces postures intermédiaires apparaissent chez tous les bébés qui ont **la possibilité de se mouvoir librement** et à peu près toujours **dans le même ordre**. Elles remplissent une fonction d'apprentissage : ces mouvements provoquent de petits déséquilibres qui entraînent tout de suite la recherche d'un nouvel équilibre ; on voit alors l'enfant très concentré, très attentif à ce qui se passe dans son corps.

Il enrichit sans arrêt ces « expériences » ; ainsi va-t-il soulever plus haut non seulement le tronc mais aussi la tête (partie relativement lourde de son corps). Il réduit son polygone de sustentation (il écarte moins les jambes pour se tenir debout), lâche de plus en plus souvent ses appuis pour se tenir assis seul, puis il cherche à se mettre en position verticale sur ses jambes, à se tenir à quelque chose pour être debout, à se pencher pour saisir un objet sur le sol. Il cherchera à « éprouver » la sensation d'être vertical sans appui en restant tout proche de cet appui dont il a encore besoin. Ceci dure des jours, des semaines, jusqu'à ce qu'il se sente assez solide et confiant pour se lâcher lui-même et marcher. Ce faisant, il développe de façon harmonieuse et progressive toute sa musculature et se prépare à l'étape suivante.

La construction de « l'image corporelle »

À travers la découverte et l'exercice de ces postures intermédiaires, il ressent toutes les parties actives de son corps et ses propres capacités à les faire fonctionner, en même temps qu'il développe sa musculature. De plus, « le fait que pendant toute cette période il soit actif à résoudre les tâches par lui-même lui permet de construire et d'établir solidement son image corporelle, ce qui constitue une base fondamentale pour l'élaboration de son moi ».

À l'observation, on voit que le corps est parfaitement détendu, mais impliqué tout entier dans l'activité. Cet état : « détendu-tonique »[23] signifie qu'il existe un tonus global, un tonus de vigilance propre au tout-petit, une détente qui imprègne toute son activité autant que les moments de repos. On découvre que chaque groupe musculaire agit et réagit selon un rôle bien déterminé dans l'ensemble du système musculaire à son niveau actuel de développement : **le corps est souple, les mouvements harmonieux**[24]. On comprend pourquoi une des conséquences concrètes est de poser l'enfant exclusivement sur le dos et sur un plan ferme (non sur des coussins) tant qu'il ne peut se mettre de lui-même dans une position plus complexe : c'est ainsi qu'il est le plus détendu pour choisir lui-même ses propres mouvements ; la qualité d'exécution des mouvements dans les postures intermédiaires est alors remarquable et constante, quel que soit l'âge d'acquisition. Tous les mouvements sont effectués avec harmonie et concentration[25].

L'autorégulation par l'enfant de son activité

Pendant ses moments d'activité tranquille, coexistent chez le jeune enfant deux mouvements internes : aller vers ce qui est nouveau, inconnu **et** maîtriser de mieux en mieux ce qui est maintenant devenu connu. La réalisation de ces deux mouvements internes est source de sécurité et de satisfaction profonde. Ainsi est entretenue l'ardeur du bébé qui poursuit ses découvertes, sans hâte mais dans la continuité.

En même temps, on le voit mettre en œuvre des procédés de régulation de son attention et de ses efforts comme, par exemple, s'arrêter un moment, se reposer, changer de posture, etc. Tous les bébés changent fréquemment leur position globale (se mettre sur le dos, se retourner sur le ventre, rouler deux ou trois

À noter...

Sûr de son équilibre, quand il a la possibilité de conduire lui-même ses expériences, l'enfant peut investir son corps avec plaisir et fierté, construire une image positive de lui-même et se percevoir comme un être compétent.

23. Terme créé par Agnès Szanto-Feder, psychologue, association Pickler Loczy de France.
24. Il n'y a pas de gestes brusques ni de crispations comme on peut le voir chaque fois qu'un groupe musculaire est sollicité d'une manière isolée et intensive (lorsque l'enfant est stimulé par un adulte qui veut lui faire faire un mouvement dont lui n'a pas envie à ce moment).
25. On voit comment l'utilisation du baby-trott ou du siège-sauteur limite toute cette expérience par soi-même et la joie qui en découle. Elle peut même la rendre inaccessible à certains enfants.

fois, s'étirer, soulever complètement les jambes, etc.) sans interrompre leur activité fine, ou bien ils la reprennent quelques instants plus tard. Ainsi, on voit que « l'utilisation de grands mouvements est au service d'une **fonction de détente.** Lorsque le bébé dispose de ces temps d'activité libre, il semble qu'il soit à même de régler lui-même son rythme d'activité ; ceci tant qu'il n'est pas fatigué, qu'il n'a pas faim ou qu'il n'est pas préoccupé par quelque souci de son âge ».

Pendant ces moments, il peut se tenir à distance des adultes qui s'occupent de lui, il est un peu moins vulnérable aux difficultés, tensions, angoisses s'il en existe. Il peut réaliser lui-même ce qui l'intéresse sans en appeler aux adultes et être ainsi moins dépendant des émotions de l'entourage que l'enfant qui est très souvent immobilisé dans les bras, promené dans le *baby-relax* ou le *maxi-cosi*, etc.

À noter...

À travers ses expériences motrices, un enfant peut donc développer très tôt une bonne confiance en lui et en ses capacités.

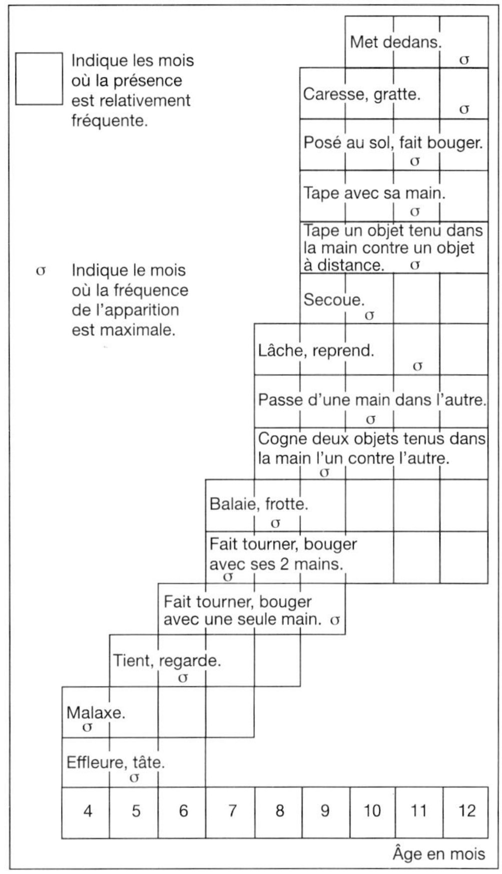

Figure 11.9 : Apparition des formes de manipulation de 3 mois à 12 mois.

Source : d'après Anna Tardos et Myriam David, in : *Devenir*, volume 3, n° 4, 1991, page 28.

Le développement des activités de motricité fine et de manipulation

Parallèlement, ses activités de motricité fine et de manipulation se diversifient : elles sont également riches, variées et sources inépuisables d'intérêt, si on laisse le bébé les développer lui-même. Elles manifestent l'intérêt du bébé à établir un lien entre les objets à l'aide de la main.

Les écarts d'âge d'acquisition de ces mouvements sont dans une certaine mesure moindres que dans le cas des grands mouvements. La figure 11.9 met en évidence le fait que **l'ordre d'acquisition** des différentes formes de manipulation est semblable pour tous les enfants (comme pour l'acquisition des grands mouvements).

Cette activité est infiniment plus riche et variée qu'il n'y paraît au premier regard.

On voit ces acquis successifs transformer peu à peu l'intérêt du bébé pour chaque objet et sa relation à ces objets : ainsi, au cours du 2e semestre de la vie, l'enfant manipule le plus souvent un seul objet puis, vers la fin de la 1re année, son intérêt se porte plus sur un objet « non tenu » pour entrer en interaction avec lui, puis sur deux objets différents qu'il va essayer de mettre en relation l'un avec l'autre.

À noter...

On a pu différencier une centaine de petits mouvements divers exécutés avec les mains et les doigts que l'enfant regarde ou dont on voit qu'il les « ressent » très intensément, par exemple : tendre ou plier chaque doigt, les rapprocher, les éloigner en ouvrant plus la main, toucher l'autre main avec tous les doigts puis, de plus en plus souvent, avec un seul doigt, pas toujours le même, mettre les doigts, ou deux doigts seulement bout à bout, appuyer comme pour les sentir, les éloigner, fermer une main sur l'autre, etc., ceci en général très lentement ; frotter le sol avec l'intérieur du doigt, avec l'ongle, doucement, en tapant, on n'en finit pas de les découvrir !

Ensuite, ce sont les manipulations des objets, variées à l'infini, le bébé qui les touche, les suce, les tourne dans tous les sens, les frappe en écoutant les bruits différents, semble les comparer, s'interroger sur les ressemblances, les effets inattendus...

Les activités motrices et manuelles, source de l'activité mentale

Elles se développent au même rythme que le développement sensori-moteur qui en est le support. Elles donnent lieu à des opérations mentales, des pensées, des réflexions, précédées et suivies d'expérimentation, d'exploration, mettant en œuvre ce qui ressemble à une déduction, anticipation, mémorisation, l'établissement du lien entre les objets, entre soi et les objets matériels, entre objets et personnes, etc. **On a ainsi parlé d'un mode de pensée corporel.**

L'activité sensori-motrice, source de l'expression de la vie émotionnelle

Si l'activité sensori-motrice sous-tend l'activité intellectuelle du bébé, elle est aussi une possibilité d'expression d'une grande part de la vie émotionnelle – d'autant plus si elle s'exerce librement – et elle est intimement liée à la différenciation et à l'élaboration des sensations :

- d'une part, les sensations corporelles (tension, détente, etc.) et les sensations liées à l'extérieur (douceur, rugosité, dur et mou, chaud et froid, etc.), toutes ces sensations étant accompagnées de plus ou moins de plaisir ;
- d'autre part, l'expression des émotions qui sont immédiates et intenses chez le tout-petit. Avec les objets qui sont à sa disposition, il peut exprimer de la douceur, de l'attention, de la colère... ; il peut caresser, jeter au loin, frapper fort ou avec délicatesse, lenteur ou rapidité, retrouver, perdre, lâcher et reprendre, expérimenter le « soi » et le « non soi », il peut être inquiet, rassuré, avoir peur. Il découvre ce qui se passe en lui, il s'y arrête, trouvant en quelque sorte les moyens de les repérer, de les exprimer, de les gouverner un peu. Il peut éprouver tout cela en le gérant lui-même, « tranquillement » en quelque sorte... la relation aux objets qui sont à sa disposition est ainsi très intense. **On sait toute l'importance de l'expression et de l'intégration des émotions pour le développement du Moi.**

En conclusion, les recherches décrites montrent que tout bébé est une personne active pleinement participante à son développement, et comment, à cet âge, tout passe par le corps pour être élaboré dans un espace mental. Toutes les grandes fonctions : cognitives, affectives, relationnelles, prennent racine et se construisent à partir de ce fonctionnement comportemental sensori-moteur, préverbal.

La structuration spatio-temporelle et de la latéralité[26]

La représentation psychique, voire physique, du monde de l'enfant dépend très étroitement de la structuration temporo-spatiale qu'il se construit au cours des premières années. Explorer et évaluer les capacités d'un enfant à se situer dans le temps et dans l'espace par rapport au monde extérieur, déceler précocement les difficultés, permet de l'orienter pour une meilleure prise en charge.

La structuration spatiale

C'est la capacité à se situer, à s'orienter et à se déplacer dans son environnement. C'est aussi la capacité à construire un monde réel ou imaginaire.

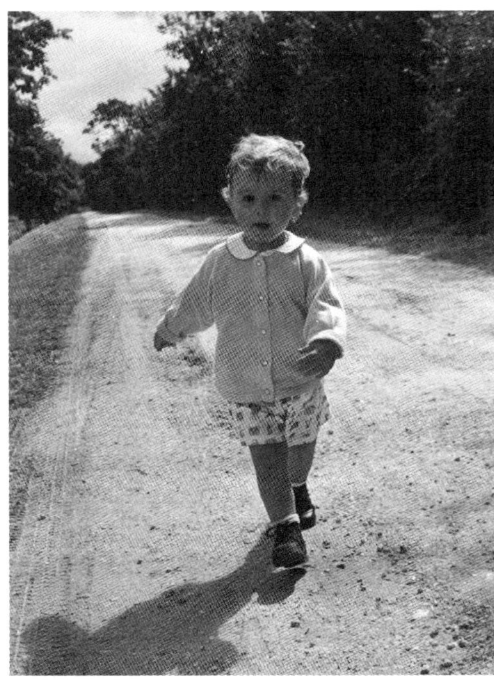

Photographie 11.1 : Découverte de l'espace... avec plaisir et détermination.

26. A. de Broca, *Le Développement de l'enfant – Aspects neuro-psycho-sensoriels*. Masson, Paris, 2000, pp. 83 à 89.

Dans les premiers mois (0 à 9 mois), l'efficience de la sensorialité n'est que partielle. L'enfant ne localise et n'apprécie les éléments de son environnement à leurs justes place et distance qu'au cours de la 2e année, notamment lors du stade sensori-moteur. L'enfant commence à se déplacer et à adapter son mouvement en mimant l'adulte.
De 9 à 18 mois, l'enfant commence à comparer les gestes aux résultats et à reconnaître les lieux. Au-delà de 3 ans, l'espace est enregistré, connu.

La structuration temporelle

La notion de temps évoque le présent, celui-ci s'inscrivant dans l'histoire d'un passé, pour s'ouvrir sur un futur. Tout cela étayé de multiples notions comme, par exemple, les cycles et la périodicité. Ainsi, le présent d'un enfant est indissociable de l'histoire de sa famille.
Le temps est vécu biologiquement de façon inéluctable (les dates anniversaires de l'entourage de l'enfant vont souligner cette marche du temps). Sur le versant psychologique, l'attente qui est une autre façon de vivre le temps, est vécue différemment chez l'enfant. Ceci pour plusieurs raisons :

- la notion du temps n'est pas innée, elle s'acquiert par expérience ;
- l'enfant ne donne pas la même valeur au temps que l'adulte ;
- l'attente est liée à l'absence et au retard d'assouvissement d'un plaisir attendu (le biberon, un jeu, l'arrivée de sa mère, etc.).

Ainsi, l'attente est perçue bien différemment selon l'âge, l'inquiétude qu'elle induit chez l'enfant et sa capacité à la maîtriser. Nous savons que certains enfants, confrontés à « l'attente », éprouvent des difficultés à surmonter leur crainte (ils ont, par exemple, peur d'être oubliés). L'apprentissage des frustrations et la capacité à gérer ces pulsions viennent de l'intégration de la notion de temps (milieu indéfini où paraissent se dérouler irréversiblement les existences dans les changements, les événements et les phénomènes dans leur succession).
La notion de semaines s'acquiert vers 5 ou 6 ans et la mémorisation des mois de l'année vers 7 ans.
Une mauvaise compréhension spatiale et/ou temporelle induit toujours une incapacité à se repérer et à s'adapter. L'observation précoce de ce dysfonctionnement est un élément précieux pour favoriser une prise en charge le plus en amont possible des acquisitions cognitives des périodes préscolaire et scolaire.

La structuration de la latéralité globale

Il s'agit de repérer la préférence d'utilisation d'une des parties symétriques du corps (main, œil, oreille, jambe). La latéralité est induite par des facteurs génétiques et neurologiques. Elle est rarement homogène, c'est-à-dire que le côté dominant pour la main n'est pas forcément le même pour l'œil, l'oreille ou la jambe. Il semble qu'elle soit définitivement fixée vers l'âge de 10 ans, mais la dominance est déjà visible vers 4 ou 5 ans, avec une stabilité manuelle dès 6 ans.
Un défaut de maturation de ces latéralités peut être à l'origine des troubles du langage ou des troubles de l'écriture.
Les difficultés particulières des enfants vivant dans un milieu pauvre avec exclusion mentale, morale et sociale, semblent être un facteur défavorable à une structuration temporo-spatiale satisfaisante. L'aide au développement d'un enfant vivant dans de telles conditions passe par une aide globale à la famille, pour lui redonner des repères et la confiance nécessaire à l'exercice du rôle parental. Car, souvent, une famille en grande précarité vit au jour le jour. Les repérages dans le temps pour faire face « aux urgences » sont absents.
Pour les parents en difficulté, le passé est synonyme de douleur, de souffrance et le futur est surtout évocateur de difficultés à venir. Écouter la souffrance globale de ces familles, c'est aussi leur réserver un accueil dans les structures habituelles de soins en s'adaptant à leurs difficultés de gestion du temps et de l'espace[27].
La pauvreté est souvent associée à une pauvreté langagière orale qui rend presque impossible toute capacité de symbolisation, et rend les échanges plus difficiles dans des moments de quiétude et de cohérence permettant à l'enfant d'organiser une structuration temporo-spatiale.

Le développement psychoaffectif du nourrisson et de l'enfant

Pour comprendre le point de vue psychanalytique du développement affectif de l'enfant, il est nécessaire de définir quelques notions de base. Nous définirons la psychanalyse découverte par Freud comme :

- une méthode d'investigation des processus mentaux, fondée sur la compréhension du conscient et de l'inconscient ;

27. A. de Broca, *op. cit.* note 26, pp. 88-89.

- une technique thérapeutique : cure psychanalytique ;
- une théorie de la vie psychique, cet ensemble constitue la métapsychologie que nous aborderons plus loin.

Freud a œuvré toute sa vie pour approfondir et affiner cette science, et de nombreuses découvertes telles la découverte de l'appareil psychique ou la théorie des pulsions seront élaborées sur de nombreuses années.

L'affectivité au sens courant désigne le monde des émotions et des sentiments, la subjectivité, par opposition au domaine cognitif, rationnel et logique.

Ce terme a été repris en psychanalyse, on parle « d'affect ». L'affect est l'expression qualitative et quantitative d'une énergie (pénible ou agréable), par exemple l'angoisse ou la culpabilité. La psychanalyse distingue l'affect comme une mise en forme de cette énergie, de sa représentation, celle-ci en serait la traduction concrète sous forme de pensée, image, comportements, voire symptômes.

Les grandes notions (approche psychanalytique)

L'affectivité, par souci de clarté, est étudiée de façon différenciée, mais elle est très étroitement dépendante d'autres domaines, tels la psychomotricité ou le développement de l'intelligence. L'affectivité de l'enfant implique un point de vue génétique, car elle est caractérisée par un développement propre à chaque âge.

Quelques notions théoriques sont indispensables à la compréhension du développement affectif de l'enfant.

La métapsychologie

Les phénomènes psychiques trouvent leur cadre dans ce que Freud a appelé « appareil psychique ». C'est une métaphore, une fiction qui sert de modèle pour comprendre qu'une énergie se transmet, se transforme et se différencie en systèmes ou instances.

Freud aborde l'étude des phénomènes psychiques selon trois points de vue : topique, économique et dynamique. Il parle de métapsychologie lorsque l'on parvient à décrire ces phénomènes à la lumière de ces trois points de vue et de leurs interrelations.

Du point de vue topique, il décrit des lieux différenciés (*topos* en grec) et une structure de l'appareil psychique.

Freud a beaucoup évolué dans sa conceptualisation et, après la simple opposition Inconscient/Préconscient-Conscient de la première topique, il propose trois systèmes.

Le Ça

Le Ça est le domaine de l'inconscient et, d'un point de vue économique, le siège des pulsions héréditaires et innées, il est le contenu de désirs refoulés.

D'un point de vue dynamique, le Ça :

- entre en conflit avec les autres instances de l'appareil psychique, le Moi et le Surmoi, qui refoulent dans le Ça les représentations qui leur semblent inacceptables ;
- obéit au principe de plaisir et cherche sa satisfaction immédiate ;
- méconnaît le principe de réalité, le temps, la raison et la logique ;
- est la traduction dans le langage courant du mot « ça » dans, par exemple, « ça m'angoisse », « ça m'énerve ». Ces expressions montrent le contenu impersonnel, imprécis d'un affect dont on ne peut dire clairement d'où il vient.

D'un point de vue génétique, il est la forme originelle de l'appareil psychique du nourrisson, avant sa structuration et sa différenciation en Moi et Surmoi.

Le Moi

Le Moi est la partie consciente de l'appareil psychique. D'un point de vue dynamique :

- il fonctionne dans le principe de réalité (pensée verbale, objective et rationnelle) ;
- il est le lieu de la médiation entre le Ça et le Surmoi. Garant de la réalité, de l'intégrité sociale du sujet et de l'estime de soi ;
- il négocie avec les exigences pulsionnelles du Ça et les contraintes du Surmoi. C'est aussi l'instance chargée des défenses contre l'angoisse liée aux conflits.

D'un point de vue génétique, le Moi se développe selon une différenciation progressive à partir du Ça, au contact de l'environnement extérieur et de l'ajustement social. Il est essentiel dans la construction de l'identité : Moi est différent de toi, je suis une personne.

Le Surmoi

Le Surmoi, troisième instance de l'appareil psychique, classiquement assimilée à un juge, **est un censeur du Moi** :

- il est l'expression inconsciente de la conscience morale et de ce qui le rattache au sentiment de culpabilité ;
- il est défini comme l'héritier du complexe d'Œdipe ;
- il se constitue par l'intériorisation des exigences et interdits parentaux (notamment des désirs incestueux).

L'identification aux parents idéalisés permet la résolution du conflit œdipien.

L'opposition du Moi et du Surmoi

L'idéal du Moi correspond à ce que le sujet doit être pour répondre aux exigences du Surmoi (à ne pas confondre avec le Moi idéal qui correspond à ce que le sujet attend de lui-même pour répondre aux exigences d'une illusion infantile de toute-puissance).

D'un point de vue économique, il met l'accent sur la manière dont l'énergie pulsionnelle circule et se répartit dans les instances de l'appareil psychique.

Ce point de vue se traduit aussi par une évaluation :

- de la quantité d'affect : par exemple, l'agressivité peut être plus ou moins importante selon les sujets ou les situations, ou encore les âges de la vie ;
- de la quantité d'angoisse, de lutte contre l'angoisse, de plaisir ou de déplaisir dans telle ou telle activité de l'enfant ou de l'adolescent. Cette évaluation peut être décisive dans la compréhension et l'aide apportées à un moment conflictuel.

D'un point de vue dynamique, il explique les phénomènes psychiques en terme de conflits par des interactions et des oppositions de forces. Ces forces sont d'origine pulsionnelle.

Ainsi, toute conduite oblige le sujet à choisir une attitude de compromis entre des forces contradictoires ; par exemple, le fait de grandir peut être pour un enfant l'occasion d'un conflit psychique entre son désir de devenir grand et celui de rester petit pour profiter des bénéfices qu'entraîne la situation infantile.

La pulsion

Freud a défini la pulsion comme une poussée énergétique qui prend sa source dans une excitation corporelle – état de tension –, et dont le but est la satisfaction qui supprime l'état de tension. L'objet est le moyen par lequel la pulsion atteint son but.

Freud différencie cette « poussée » (qui est la traduction de l'allemand) de l'instinct qui relève d'un comportement inné, fixé par l'hérédité et l'espèce.

La notion de pulsion est à la frontière du biologique et du psychique, biologique dans sa source et psychique dans les objets que le sujet peut se représenter et choisir.

La sexualité infantile, fondement de la théorie des pulsions

La sexualité correspond à une pulsion et non à un instinct, et la description de la sexualité infantile fonde la théorie des pulsions.

Dans le sens psychanalytique, le terme de sexualité ne désigne pas seulement les activités et le plaisir qui dépendent du fonctionnement de l'appareil génital. La sexualité, prise dans un sens large, concerne les activités du jeune enfant dans tous les domaines, qui donnent la satisfaction liée à l'assouvissement de l'état de tension (nutrition, défécation, etc.). La sexualité infantile concerne donc les activités de la première enfance en quête de jouissances locales que tel ou tel organe est susceptible de procurer.

Les théories des pulsions selon Freud

Freud élabore deux théories.

- **La première distingue les pulsions sexuelles des pulsions du Moi.** La pulsion sexuelle cherche sa satisfaction, le plaisir sexuel. Elle se manifeste par une énergie, la libido. La pulsion n'est pas d'emblée unifiée, elle est partagée en pulsions partielles qui correspondent à des zones corporelles déterminées, ou **zones érogènes**. À la satisfaction sexuelle, peut s'opposer la culpabilité, l'angoisse. Les pulsions du Moi sont l'énergie opposée aux pulsions sexuelles, et servent à la conservation sociale du sujet. Les pulsions sexuelles sont régies par le principe de plaisir et peuvent se satisfaire par des représentations imaginaires et fantasmatiques ; les pulsions du Moi sont régies par le principe de réalité, et se satisfont par des objets réels.
- **La deuxième théorie distingue les pulsions de vie des pulsions de mort.** Les pulsions de vie ou *Eros*, qui comprennent les pulsions sexuelles, visent à conserver l'unité et l'existence du sujet. Les pulsions de mort ou *Thanatos* s'y opposent. Ces dernières visent la **réduction des tensions** en amenant le sujet vers un état inorganique. La pulsion de mort s'entend soit comme une tendance à l'autodestruction, soit comme une pulsion d'agression dirigée vers l'extérieur.

Le développement libidinal

Au fur et à mesure que l'enfant grandit, la libido – ou pulsions sexuelles – se différencie et s'organise sous la prévalence d'une zone érogène. Ce processus a été décrit sous forme de stades de la libido dans une succession temporelle. Le concept de stade indique que les pulsions partielles que nous avons déjà évoquées ne se développent pas de façon autonome mais s'organisent progressivement selon l'âge jusqu'à la sexualité adulte.

Freud a proposé deux stades :

- **le stade prégénital** durant l'enfance, lui-même décomposé en stades oral, anal et phallique. Chaque stade est caractérisé par la recherche du plaisir sexuel par la médiation d'une zone érogène ; par exemple, le stade oral recherche le plaisir de la succion par l'excitation de la bouche ;
- **le stade génital** à l'adolescence : les différentes composantes de la sexualité infantile, c'est-à-dire les pulsions partielles des stades précédents, s'unifient et s'intègrent sous le primat génital : un autre, différencié, procure le plaisir.

Le développement libidinal

On ne peut pas considérer que le développement libidinal se fait sur un mode exclusivement linéaire ; chaque stade prépare le suivant, mais le rythme est propre à chaque enfant. Certains stades sont clairement repérés, mais il existe des chevauchements de stades, des régressions ou des fixations qui marquent parfois des difficultés de développement.
La vie affective et la personnalité d'un enfant vont au-delà de la description simpliste de stades et doivent prendre en compte toutes les expériences cognitives, sensorielles, motrices… de l'enfance.

La relation d'objet

À chaque stade correspond un mode spécifique de relation de l'enfant avec son environnement. On parle de relation d'objet – objet qui ne recouvre pas seulement des choses, mais aussi des personnes –. On peut évoquer parfois une relation d'objet intériorisé, c'est-à-dire une relation avec soi-même.
Ceci signifie que la sexualité infantile n'est pas séparée du psychisme.
Le développement psycho-sexuel est la manière dont le sujet établit sa vie relationnelle, ses échanges affectifs, en somme sa relation d'objet, et gère sa vie pulsionnelle.

Le développement psychoaffectif du nourrisson

Le développement psychoaffectif de l'enfant a été décrit par divers auteurs se référant à des approches essentiellement psychanalytiques dans le but de comprendre comment s'inscrivent les liens mère/enfant dans ce processus. Les notions clés qui sont présentées ici ont été choisies en vue d'apporter un éclairage aux puéricultrices sur le développement psychoaffectif de l'enfant, et impulser une démarche d'approfondissement de ces connaissances, au gré de leur formation et de leur exercice professionnel. Les connaissances relatives à la psychologie sont complexes mais essentielles dans le travail quotidien de la puéricultrice. **Elles sont ici organisées autour de trois thèmes principaux** montrant que l'enfant vit dans un état fusionnel avec sa mère, puis qu'il se différencie progressivement d'elle, pour prendre conscience qu'il est « sujet » à part entière. Ces étapes le conduisent ensuite à se séparer de son premier objet d'amour (représenté par la mère) pour aller vers son autonomie physique et psychique.

De la fusion aux prémices de la séparation

L'attachement

L'attachement, dans son sens général, désigne le lien affectif et social développé par une personne envers une autre personne.
Concernant le petit enfant, Bowlby[28] définit l'attachement comme : « un système primaire, spécifique, présent dès la naissance, avec ses caractéristiques propres à l'espèce humaine », assimilant la pulsion d'attachement à un besoin primaire au même titre que la faim, la soif, le sommeil. Il a ainsi cherché à approfondir la nature de ce lien qui unit l'enfant et sa mère et centré ses recherches sur les effets de la carence en soins maternels et sur la théorie de l'attachement.
Dans la théorie psychanalytique[29], les seuls besoins primaires sont ceux du corps, l'attachement de l'enfant n'étant qu'une pulsion secondaire qui s'étaye sur le besoin primaire de nourriture. L'attachement se développe alors à partir de la répétition des expériences de satisfaction et de la construction de la relation d'objet.
Pour Bowlby en revanche, l'attachement résulte à la fois d'un besoin inné et d'acquisitions postnatales. Il s'installe progressivement et la manière dont un enfant se développe dépend de l'ensemble des soins qu'il reçoit au cours de la première enfance, et n'est pas exclusivement lié à la satisfaction alimentaire.

Les manifestations de l'attachement

Chez le nouveau né, l'attachement se manifeste par deux comportements de signalisation et d'appel, qui correspondent aux réflexes archaïques (le comportement de poursuite oculaire, de *grasping*, le cri, le réflexe de succion, la manœuvre des points cardinaux et la marche automatique). Ils s'adressent progressivement à une figure de plus en plus discriminée. C'est l'objet primaire d'attachement représenté souvent par la mère ou son substitut.
Plus tard, l'enfant cherche auprès d'elle une protection. Par exemple, vers 7 mois, l'enfant ne s'éloigne pas de sa mère au-delà d'une distance qui la lui laisse accessible. L'attachement apparaît ici comme un moyen de maintenir un équilibre de base : l'enfant se sent protégé par un adulte capable de le défendre contre toute agression. Ce comportement a aussi **une fonction de socialisation**, l'attachement se déplaçant, au cours de la vie, de la mère aux proches (père, frères et sœurs, grands-parents), puis aux étrangers (les amis, les voisins, etc.). Il est important dans la structuration de la personnalité.

---

28. J. Bowlby, *Attachement et perte*, tomes I et II, PUF, Paris, 1978 ; tome III, PUF, Paris, 1984. Élaborée en 1958, sa théorie de l'attachement s'est progressivement étoffée avec des publications réparties sur plus de 20 ans. Elle vise à rendre compte du phénomène par lequel le bébé et sa mère (ou la personne qui en assure la fonction) établissent entre eux des liens sélectifs et privilégiés.
29. Selon S. Freud et R. Spitz.

L'enfant acquiert une sécurité intérieure. Il est sûr, quand il en a besoin, de pouvoir aller se ressourcer auprès de sa mère. Il est sécurisé même quand ils sont éloignés physiquement.
Un enfant « bien attaché » se détachera, se séparera plus facilement.

Les principaux schèmes d'attachement (selon Bowlby)

Bowlby décrit trois schèmes d'attachement :

- **le schème d'attachement sûr** : l'enfant a confiance, il sait que son parent est disponible et va lui répondre quand il sera en danger ;
- **le schème d'attachement angoissé, ambivalent** : l'enfant n'est pas certain que son parent sera disponible et lui répondra s'il fait appel à lui. **L'enfant est sujet à l'angoisse de séparation**, il s'accroche à sa mère, se montre angoissé pour explorer le monde. Bowlby a observé que le parent (souvent la mère) présente des attitudes différentes dans des situations identiques. Ainsi, elle peut être disponible et secourable dans certaines occasions et non dans d'autres, absente soit temporairement, soit définitivement, ou encore exprimer des menaces d'abandon comme moyens de discipline ;
- **le schème d'attachement angoissé évitant** : l'enfant n'a aucune confiance dans les réponses que sa mère lui fera. Il s'attend à être repoussé lorsqu'il cherche auprès d'elle réconfort ou protection. L'enfant tente alors de vivre sa vie sans soutien de la part des autres.

Observation des schèmes d'attachement

Dans la salle d'attente d'un centre de PMI, la puéricultrice peut observer le comportement d'un enfant de 10 mois, accompagné de sa mère. Plusieurs cas de figures peuvent se présenter et s'expliquer en partie par le schème d'attachement de l'enfant. Par exemple :

- l'enfant joue calmement sur le tapis et peut être amené à découvrir, un peu plus loin dans la pièce, d'autres jouets. S'il a une difficulté, il appelle sa mère qui évalue la situation et peut lui répondre verbalement ou physiquement, puis il continue son jeu, avec concentration ;
- l'enfant reste très proche de sa mère, la regarde souvent. On le sent inquiet, incapable d'apprécier les jouets mis à sa disposition. Il a peur qu'elle quitte la pièce ;
- l'enfant joue de manière très aisée, sans se soucier de sa mère. Ils ne se regardent pas. L'enfant va même trop facilement vers d'autres adultes qu'il ne connaît pas. Sa mère ne semble pas se préoccuper de ce que fait son enfant.

La préoccupation maternelle primaire[30]

Les soins maternels, habituellement donnés par la mère, nécessitent une identification de la mère au nouveau-né, c'est-à-dire **une capacité d'empathie**, très particulière, lui permettant de savoir ce dont son bébé a besoin. Winnicott estime qu'elle se met en place progressivement pendant la grossesse et que cette sensibilité accrue dure les premières semaines après la naissance. Par exemple, la mère a un sommeil léger, répond avant même que son enfant réclame, anticipe ses besoins, etc. La préoccupation maternelle primaire permet l'élaboration du Moi de l'enfant.
Par ailleurs, cet état psychique de la mère se manifeste par :

- **une interaction comportementale**, qui repose sur une qualité d'échanges observable (ajustement postural, échanges de regards, paroles lors des repas, des changes, etc.) ;
- **une interaction affective**, qui se réfère à l'harmonie émotionnelle du bébé et de la mère, à l'accordage affectif et au plaisir partagé lors des échanges ;
- **une interaction imaginaire et fantasmatique**, qui fait suite aux précédentes et met l'accent sur la vie mentale inconsciente des parents et sur ce que représente ce bébé pour eux. Cet aspect inconscient, de l'ordre de la rêverie, du fantasme et du désir d'enfant, relève d'une démarche interprétative dans le cadre d'une consultation.

La notion de dyade[31] (ou « échanges circulaires » mère-enfant)

Il s'agit d'une **série d'échanges** entre deux partenaires, la mère et l'enfant, qui s'influencent réciproquement de **manière circulaire**. Cette communication nécessite un climat affectif qui constitue « la totalité des forces influençant le développement de l'enfant »[32].

30. D.W. Winnicott décrit ce concept en 1956 dans l'article La préoccupation maternelle primaire, in : *De la pédiatrie à la psychanalyse*, Payot, Paris, 1969, pp. 285 à 291.
31. Notion abordée par Freud et plus tard par Spitz.
32. R. Spitz, *De la naissance à la parole*, 6e édition, PUF, Paris, 1979, pp. 96 à 100.

L'enchaînement d'affects liés au plaisir et au déplaisir entraîne satisfaction et frustration qui se manifestent par les sourires et par les pleurs.

L'indice du sourire[33]

Il est considéré par Spitz comme un indice de fonctionnement de la dyade mère/enfant. Pour lui, le sourire est **le premier organisateur du psychisme, le prototype des relations sociales** du bébé avec l'entourage.

La mère et l'enfant sont encore dans un état fusionnel où l'enfant ne fait pas de différence entre lui et sa mère. Puis, par ses expériences de plaisir et de déplaisir, il est dans une relation pré-objectale, c'est-à-dire qu'il ne fait pas le lien entre les affects de satisfaction et de frustration venant du même objet (personne ou autre). Par exemple, il a une bonne mère qui répond tout de suite à sa demande et une mauvaise mère qui le fait attendre. C'est la prédominance des expériences gratifiantes sur le vécu des frustrations qui aide peu à peu le bébé à édifier une représentation de l'objet unifiée, la mère étant progressivement reconnue comme une personne totale.

Vers 6 mois, l'enfant va pouvoir intégrer ces affects liés à des traces mnésiques qui permettront la fusion des images pré-objectales, bonnes et mauvaises, vers une image unifiée, réunissant les pulsions agressives et libidinales ; il perçoit sa mère comme un objet total de plaisir et de déplaisir.

La « sécurité » par le Holding[34]

C'est la façon dont l'enfant est porté physiquement et psychiquement par la mère (ou l'entourage). La mère favorise ainsi le sentiment d'exister du bébé et sa sécurité :

- la qualité du portage (ou *handling*, selon Winnicott), l'enveloppe corporelle que forment les bras de la mère et qui contient le bébé, le protège de la sensation de « partir en morceaux » ;
- les attitudes et les mimiques, les conduites gestuelles ou verbales, à travers lesquelles la mère façonne les émotions de bébé et le protège de l'empiétement du monde extérieur.

Winnicott a montré le rôle que joue l'environnement (souvent la mère ou son substitut) dans la maturation du Moi de l'enfant. D'autres auteurs ont décrit ce rôle de contenant de la mère à l'égard de son enfant[35].

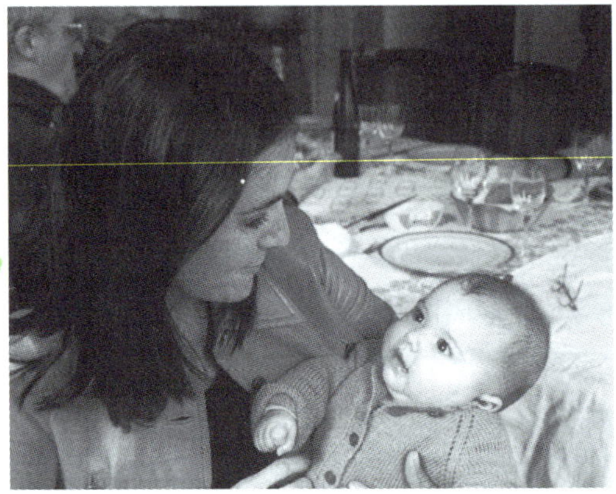

Photographie 11.2 : Captation mutuelle du regard… une histoire entre mère et enfant.

La séparation

Lorsque les liens d'attachement du bébé à la figure maternelle sont clairement constitués, une séparation durable d'avec la mère entraîne chez l'enfant des réactions remarquablement décrites par Bowlby.

Les réactions du bébé à la séparation

Cette séparation déclenche une réaction en trois phases[36] :

- **une phase de lutte active,** de protestation marquée par des pleurs, des cris, un refus de se laisser approcher. Il tente de rechercher l'objet perdu (sa mère) ;
- **une phase de désespoir** avec un désarroi intense, un état de retrait et une diminution des pleurs. L'enfant devient inactif, ne cherche rien, ne demande rien : la tristesse et la détresse laissent place à une apparente indifférence ;
- **une phase de détachement** : l'enfant se laisse faire par l'entourage, accepte les soins de n'importe quel substitut maternel et redevient sociable. Il se comporte comme s'il s'installait dans la séparation, semblant perdre tout attachement à sa mère. Si la mère revient, l'enfant manifeste un certain désintérêt (voir p. 728).

L'angoisse de la séparation et sa double signification

Pour Bowlby, **l'angoisse de séparation** est une angoisse de perte de l'objet d'amour, contrairement à Freud qui démontre que l'angoisse de séparation est plutôt une angoisse de perte de l'amour de l'objet.

---

33. R. Spitz, *op. cit.* note 32, pp. 66 à 80.
34. Défini par D.W. Winnicott en 1960 dans La théorie de la relation parent – nourrisson, in : *De la pédiatrie à la psychanalyse*, Payot, Paris, 1969, pp. 358 à 378.
35. Citons Didier Anzieu qui parle de « peau psychique » et W. Bion qui évoque le rôle joué par la mère grâce à sa « capacité de rêverie » qui pense les pré-pensées de son bébé.
36. Couramment, ces manifestations ne s'observent pas dans les séparations quotidiennes (modes de garde), ni même, le plus souvent, lors des placements en institution. La verbalisation et la préparation de cette séparation sont des facteurs favorables à l'élaboration de nouveaux repères et à l'établissement d'une relation sécurisante (voir p. 1001).

Cette angoisse a pour but de mettre l'enfant en alerte face aux dangers potentiels liés à la séparation éventuelle et non plus seulement une réaction d'angoisse instantanée et automatique face aux séparations effectives.

Du lien de l'allaitement à l'angoisse du sevrage

L'allaitement contribue aux interactions mère/nouveau-né et si l'arrêt de l'allaitement au sein n'est pas imposé par des contraintes (la reprise du travail de la mère par exemple), il a lieu lorsque l'enfant et la mère ont le besoin (souvent inconscient) de se tourner vers l'extérieur. Cet arrêt constitue une nouvelle angoisse de séparation après celle de la naissance. Elle est parfois vécue douloureusement aussi bien par la mère que par l'enfant. Le bébé a du mal à prendre le biberon, différent du sein (changement de texture, d'odeur). La mère ne vit plus ces moments de peau à peau. Avec l'introduction du biberon, elle n'est plus la seule personne à pouvoir répondre aux besoins alimentaires, d'apaisement des tensions, d'endormissement…

- **Le moment du sevrage** : le sevrage se définit comme le passage de l'alimentation lactée à l'alimentation diversifiée. C'est l'introduction de la cuillère qui peut être une source de difficultés, car elle amène une discontinuité supplémentaire (temps d'arrêt entre chaque cuillerée). Il est important que la mère accompagne l'enfant d'un « holding renforcé » à l'aide du toucher, du regard, de la parole. **Le sevrage contribue au processus de séparation.**
- **L'angoisse du sevrage** : le sevrage est rarement décidé au même moment par la mère et par l'enfant. Dans le cadre d'un arrêt en lien avec les contraintes de la vie sociale de la mère, il peut avoir des répercussions sur les séparations que la mère et l'enfant auront à vivre dans le futur. L'angoisse du sevrage, selon S. Freud, est une des angoisses existentielles de l'être humain qui constitue un des éléments de l'angoisse de séparation.

Le stade oral[37] : étape de développement

Les stades libidinaux se définissent comme « une étape de développement caractérisée par une organisation de la libido sous le primat de la zone érogène et par la prédominance d'un mode de relation objectal »[38]. Ces stades évoluent au fur et à mesure de la maturation.

La relation qui lie l'enfant au sein maternel, organise le premier stade de la vie affective autour de la fonction alimentaire.

À la symbiose mère/enfant, qui se prolonge **tout au long de la 1re année**, correspond un certain nombre de caractéristiques qui définissent le stade oral. C'est **l'année consacrée à la préhension : prise d'aliments mais aussi prise d'informations** au sens large.

À ce stade, la zone érogène est constituée par les lèvres, la langue et la cavité buccale tout entière. Il s'agit de faire passer à l'intérieur de soi des éléments de l'environnement extérieur, avec la nourriture ou les informations sensitivo-sensorielles (nutrition ou perception).

La fonction alimentaire, médiateur de la relation mère/enfant

L'objet pulsionnel est représenté par le sein ou son substitut. La fonction alimentaire sert de médiateur principal à la relation symbiotique mère/enfant et le plaisir oral vient s'étayer sur l'alimentation. L'enfant découvre rapidement que l'excitation de la zone buccale lui procure aussi un plaisir en soi, la succion du pouce en dehors des tétées en est un exemple.

Il y a donc un but pulsionnel double où l'enfant éprouve un plaisir auto-érotique par la stimulation de la zone érogène orale et un plaisir lié à l'incorporation des objets. À ce stade, il n'y a pas de différenciation entre l'objet et l'enfant. Avoir l'objet en soi équivaut à être l'objet.

L'organisation du stade oral

Il est subdivisé en deux phases[39] :

- **la phase dite pré-ambivalente**, exclusivement rattachée à la succion. Elle correspond à l'incorporation fantasmatique d'un objet, mais cette incorporation ne vise pas à le détruire. Le sein ne peut encore être conçu comme à la fois bon et mauvais, c'est-à-dire comme à la fois gratifiant et frustrant ;
- **la phase sadique orale**, qui commence au moment de l'apparition des premières dents, vers 6 mois. La succion est peu à peu complétée par la morsure, moyen utilisé par l'enfant pour « s'attaquer » au monde extérieur. Freud parlait de « pulsions de cannibalisme », c'est-à-dire l'instauration de sentiments contradictoires, ambivalents, à l'égard de l'objet, qui devient à la fois l'objet de la satisfaction libidinale et d'hostilité. Le plaisir oral ne disparaît jamais complètement, les gratifications

37. En 1905, S. Freud a décrit trois stades « prégénitaux » essentiels dans le développement psycho-sexuel et affectif de l'enfant : le stade oral (de la naissance à 1 an), le stade anal (de 1 à 3 ans) et le stade phallique (de 3 à 5 ans). *Trois essais sur la théorie sexuelle*, Connaissance de l'inconscient. Gallimard, Paris, 1987.

38. J. Laplanche et J.-B. Pontalis, *Vocabulaire de la psychanalyse*. PUF, Paris, 1967, p. 457.

39. Selon K. Abraham : Esquisse d'une histoire du développement de la libido fondée sur la psychanalyse des troubles mentaux (1924), in : *Œuvres complètes II 1915-1925*, Payot, Paris, 1965.

libidinales liées à la sphère orale subsistent sous des formes diverses dans le comportement de l'adulte.

La prise de conscience par l'enfant de son état de sujet

La « naissance psychologique » de l'être humain est distincte de sa « naissance biologique ». Si la coupure du cordon ombilicale est suffisante pour réaliser la séparation physique d'avec la mère, la séparation psychique demande, elle, un temps beaucoup plus long. Ce processus de séparation est essentiel les trois premières années et se prolonge tout au long de la vie.

Le processus de séparation-individuation[40]

L'enfant suit un long cheminement qui le conduit de la fusion d'avec sa mère à leur séparation physique et psychique. Ce cheminement se fait en partie spontanément, parallèlement à son développement moteur, jusqu'à l'autonomie complète. À chaque stade de progrès moteurs, correspond l'émergence de besoins psychiques et on observe une modification correspondante dans les modalités du maternage.

L'enfant traverse **trois phases de développement**, en sachant que les âges indiqués sont approximatifs et que les phases se chevauchent souvent sans prépondérance très nette.

La phase symbiotique (de 1 à 4 mois)

Le bébé est dans une unité duelle avec sa mère. Ils constituent un système omnipotent. **La mère joue le rôle de Moi auxiliaire de l'enfant**. Elle maintient l'équilibre homéostasique de l'enfant immature, sujet à des détresses somatiques génératrices d'angoisse. Le maternage permet à l'enfant de développer ses perceptions sensorielles. L'enfant perçoit peu à peu que la satisfaction des différents besoins provient d'un objet extérieur, représenté par la mère.

Le processus de séparation-individuation proprement dit (à partir de 4 mois)

L'enfant évolue vers la séparation d'avec sa mère selon différentes étapes :

- **la différenciation et le développement de l'image corporelle (entre 4 et 9 mois)** : Margaret Malher estime que les premiers essais de séparation d'avec la mère commencent vers 6 mois. Collé contre elle, le bébé soudain s'étire, comme s'il voulait regarder sa mère de plus loin et revient se blottir contre elle : il agrippe ses cheveux, tente de lui enlever ses lunettes, mais lui apporte aussi de la nourriture à la bouche. Les explorations manuelles, visuelles, gustatives envers la mère sont à leur maximum vers 7 ou 8 mois et débouchent sur des essais de comparaison entre sa mère et les autres. L'enfant semble de plus en plus pressentir que **son corps est un ensemble unifié et délimité** ;
- **les essais (de 9 à 16 mois)** : durant cette période, M. Malher considère que l'activité motrice de l'enfant, constamment améliorée, joue un rôle fondamental dans l'évolution de la relation avec sa mère. L'enfant devient capable de s'éloigner de sa mère par un ensemble de déplacements. En même temps, il se met à explorer activement les objets qu'il peut apercevoir autour de lui tout en restant dans **une proximité physique rassurante**. Mais la relation symbiotique devient inconfortable dans la mesure où la mère semble elle-même vouloir se détacher. Puis, lorsque l'enfant a acquis la marche, il expérimente ses propres capacités dans un état d'excitation. L'enfant devient plus triste, moins en sécurité, plus lent dans ses mouvements quand il réalise que sa mère est absente. Elle continue à lui être nécessaire pour se recharger émotionnellement par contact physique ;
- **le rapprochement (de 15 à 24 mois)** :

– entre 15 et 20 mois, l'enfant désire partager le plaisir de ses découvertes avec sa mère et monopolise son attention. Il la suit partout... ;

– entre 18 et 24 mois, le comportement de l'enfant est marqué par l'instabilité de l'humeur, l'indécision, par des mouvements alternatifs de rapprochement et d'éloignement, le désir de s'unir à l'objet d'amour et la crainte d'être réincorporé. Par exemple, à la crèche, un petit garçon de 20 mois, ayant un jouet à la main, s'approche de l'auxiliaire de puériculture. Au moment de lui tendre, il la tape. L'auxiliaire peut interpréter ce geste dans un premier temps comme une agression envers elle. En fait, à cet âge, l'enfant peut être dans l'indécision : va-t-il lui donner ou non son jouet, se rapprocher ou non d'elle... ? **La peur de perdre l'amour de l'objet devient évidente**. C'est aussi la naissance de la communication verbale. La sphère sociale s'élargit, dépassant le cadre mère/enfant pour inclure le père encore davantage, puis les pairs. L'agressivité de la phase anale qui sous-tend cette période, a des effets constructifs notamment la revendication de l'autonomie par l'accès au « non » ;

– enfin, vers 22 à 24 mois, la crise diminue et l'enfant établit une distance optimale par rapport à sa mère. Le langage progresse. Il utilise le jeu symbolique pour mettre en scène ses fantasmes. Il intériorise les exigences de son environnement et peut tolérer des frustrations ;

---

40. Théorie élaborée par M. Malher in : *Psychose infantile, symbiose humaine et individuation*, Payot, Paris, 1973.

◆ **la consolidation de l'individualité et les débuts de la permanence de l'objet émotionnel** : c'est la dernière étape du processus de séparation-individuation qui débute vers 24 mois, mais qui n'a pas de fin. La période située entre 2 et 3 ans est un temps de maturation : la consolidation est discrète mais très importante[41].

C'est un lent processus qui conduit l'enfant à **la capacité de vivre relativement seul au sein d'un monde intérieur et extérieur unifié** où il se reconnaît non seulement séparé d'autrui, mais de mieux en mieux défini dans ses caractéristiques sexuelles propres. Le Moi de l'enfant est structuré à partir de l'image corporelle et de la neutralisation des pulsions. L'intériorisation des exigences parentales et des interdits étoffera les précurseurs du Surmoi. Ainsi, une petite fille de 2 ans peut jouer calmement dans la pièce à jouer, alors que son assistante maternelle est dans la cuisine. Elles peuvent échanger verbalement sans que la petite fille soit inquiète. Il lui arrive parfois de ne pas suivre les règles mises en place par l'assistante maternelle, afin de tester si celle-ci se préoccupe toujours d'elle.

La permanence de l'objet libidinal implique que l'enfant ait pu réaliser l'unification du bon et du mauvais objet en une seule représentation psychique globale, après s'être débarrassé des angoisses et de leurs conséquences apparues lors de la séparation d'avec sa mère. Elle assure les possibilités d'une évolution ultérieure harmonieuse.

La capacité « d'être seul »

Parallèlement au *Holding* et à la préoccupation maternelle primaire, Winnicott développe le concept de la capacité d'être seul qu'est **l'expérience d'être seul en présence de quelqu'un d'autre.** Le fondement de cette capacité est paradoxal puisqu'il consiste à faire l'expérience de la solitude avec quelqu'un d'autre. Par exemple, un enfant de 6 ou 7 mois peut manipuler un très long moment son hochet, allongé tranquillement sur un tapis, sachant que sa mère est tout près de lui. Il est concentré et rassuré par sa présence alors qu'elle n'intervient pas.

À ce stade, la continuité d'existence de la mère est indispensable et la sécurité qu'elle offre rend possible une expérience positive de solitude pour un temps limité. « Être seul en présence de quelqu'un est un fait qui peut intervenir à un stade très primitif, au moment où l'immaturité du moi est compensée de façon naturelle par le support du moi offert par la mère. Puis vient le temps où l'individu intériorise cette mère-support du moi et devient aussi capable d'être seul sans recourir à tout moment à la mère ou au symbole maternel »[42].

De même, il est important que la mère s'identifie temporairement à son enfant pour pouvoir répondre au mieux aux besoins de celui-ci et lui apporter les soins nécessaires.

Toutes ces étapes permettent **l'édification de la personnalité** de l'individu et le début d'indépendance de l'enfant envers sa mère.

L'objet transitionnel[43]

La notion d'objet transitionnel est utilisée « pour désigner un objet matériel qui a une valeur élective pour le nourrisson et le jeune enfant, notamment au moment de l'endormissement (un coin de couverture, une serviette qu'il suçote…). Le recours à des objets de ce type est un phénomène normal qui permet à l'enfant d'effectuer **la transition entre la première relation orale à la mère et la véritable relation d'objet** »[44].

C'est la première possession de « **quelque chose qui n'est pas moi** ». Il ne vient ni du dedans ni du dehors, mais d'un espace quelque part entre l'enfant et sa mère. Il est à mi-chemin entre le subjectif et l'objectif : « de notre point de vue, l'objet vient de l'extérieur : mais l'enfant ne le conçoit pas ainsi. Il ne vient pas non plus de l'intérieur : ce n'est pas une hallucination »[45]. L'objet transitionnel crée l'illusion pour l'enfant qu'un objet même partiel (le sein maternel) est encore présent. Il participe à la créativité, à la vie imaginative de l'enfant.

« L'angoisse du 8e mois »[46]

Vers 8 mois, l'enfant se met à pleurer lorsqu'une personne qui ne s'occupe pas de lui habituellement, s'approche de lui. Spitz désigne cette réaction comme « la première manifestation de l'angoisse proprement dite », appelée « angoisse du 8e mois », qui est **une angoisse de perte de l'objet**. Quand sa mère n'est plus là physiquement, elle n'existe plus pour l'enfant. Ainsi, il est assez fréquent d'observer qu'un enfant, à cet âge, réagit comme s'il ne reconnaissait plus les personnes de son entourage proche (grands-parents, tantes, amis de la famille…), qu'il voyait régulièrement et qu'il ne semble plus reconnaître. Il pleure et n'est consolable qu'auprès de sa mère.

---

41. Ce qui explique les réserves émises à l'égard d'une entrée précoce en école maternelle.
42. D.W. Winnicott, La capacité d'être seul (1958), in : *De la pédiatrie à la psychanalyse*, Payot, Paris, 1969, p. 329.
43. D.W. Winnicott, Objets transitionnels et phénomènes transitionnels (1951), *op. cit.* note 30, pp. 169 à 186.
44. J. Laplanche et J.-B. Pontalis, *op. cit.* note 38, p. 295.
45. D.W. Winnicott, *op. cit.* note 30.
46. R. Spitz, *op. cit.* note 32, pp. 114 à 124.

Au contraire, pour S. Freud, il s'agit d'une angoisse de perte de l'amour de l'objet.
Lorsque l'enfant arrive à avoir une représentation mentale de sa mère, c'est-à-dire que sa mère correspond à une image mentale (faite d'affects et de caractéristiques physiques) lui permettant de l'évoquer même en son absence, cette angoisse disparaît.
Ces théories, développées au début du XXe siècle, s'appuyaient sur une nouvelle conception des capacités du bébé : le bébé est une personne pensante et non un objet.
Dans les années 1980, Françoise Dolto pensait que si l'enfant de moins de 3 mois réagit moins violemment à la séparation que ne le fait celui de 9 mois, ce n'est pas parce qu'il souffre moins, mais parce qu'il **ne dispose pas de moyens d'expression suffisants pour faire entendre sa souffrance**[47].
En effet, l'angoisse de l'étranger ne se manifeste pas systématiquement au 8e mois de l'enfant, d'autant que les événements de la vie quotidienne font aujourd'hui plus volontiers l'objet d'une verbalisation à l'enfant.

Le stade du miroir[48]

Ce stade se situe entre les 6 et 18 premiers mois de la vie. L'enfant est encore dans un état d'impuissance et d'incoordination motrice. Lacan montre que le stade du miroir est une **conquête de l'image de son propre corps** qui met fin, par identification à l'image du semblable, au fantasme du corps morcelé pour instaurer l'unité du corps propre. Pour que l'enfant devienne capable de percevoir sa mère comme un objet entier, il faut qu'il puisse se percevoir lui-même comme sujet entier, global, non morcelé. Cette unification imaginaire s'actualise par l'expérience concrète où l'enfant perçoit sa propre image dans un miroir. L'enfant passe par trois étapes :

- celle où il perçoit son reflet dans le miroir qu'il cherche à saisir. Il y a une confusion entre soi et l'autre (réel). Par exemple, l'enfant de 6 mois, placé devant un miroir, le touche, le gratte... ;
- celle où il comprend que l'autre dans le miroir n'est pas un être réel mais une image fictive qu'il ne cherche plus à saisir. Il distingue alors l'image de l'autre de la réalité, de l'autre imaginaire. Par exemple, l'enfant d'un an regarde le miroir avec sa mère placée derrière lui. Il regarde successivement le miroir, puis sa mère... ;
- celle où il comprend que cette image de l'autre est en fait sa propre image. C'est une représentation de lui-même (symbolique). Par exemple, l'enfant de 18 mois se regarde attentivement dans le miroir, fait des mimiques. Il commence à s'admirer...

C'est par le regard et la reconnaissance d'autrui que se construit la connaissance de soi et ainsi son identité en tant que sujet. « Le stade du miroir constituerait la matrice et l'ébauche de ce qui sera le moi »[49].

Le développement psychoaffectif du petit enfant

La conquête de l'autonomie

L'acquisition du non

Il s'agit du **troisième organisateur psychique** décrit par Spitz : l'acquisition du non.
Vers la fin de la 1re année, l'enfant acquiert la marche. Il multiplie ses activités et s'éloigne du regard de sa mère. Cette prise d'autonomie de l'enfant génère des dangers et ainsi la mise en place d'interdits parentaux. L'interdiction se manifeste par plusieurs signes : la parole, le geste de la tête, le geste du doigt.
L'enfant est pris dans un conflit entre son attachement libidinal à sa mère et la crainte de lui déplaire et de la perdre s'il transgresse ces interdits. Afin de faire face au conflit, l'enfant met en place un processus de défense du moi : **l'identification à l'agresseur** ou au frustrateur. Lorsque l'enfant donne un contenu qui possède un sens à l'entourage, le secouement de la tête, par exemple, indique que l'enfant est parvenu par le geste de la tête à « réaliser l'abstraction d'un refus ou d'une dénégation »[50]. Il a incorporé les caractéristiques de l'agresseur. L'enfant acquiert le « sens de la propriété » : (c'est à moi !)
Il se montre très possessif vis-à-vis de ses jouets. Il exprime très clairement ce qu'il veut. C'est une période d'opposition avec l'adulte. Il faut trouver des compromis. Il vérifie la fiabilité de l'adulte en testant si les interdits, les limites sont toujours présents.
L'enfant peut être aussi observé en train de reproduire les gestes de l'adulte avant même de faire quelque chose d'interdit (par exemple, l'enfant lève son index et fait non de la tête).
Le non est le premier concept abstrait que l'enfant comprend et utilise.

---

47. Ainsi, un nourrisson de 3 mois admis en crèche ne pleure pas comme le ferait un enfant plus grand. Il est bon de mettre les adultes en garde (parents comme professionnels) : le tout-petit ressent lui aussi les effets de la séparation d'avec sa mère mais il ne peut l'exprimer.
48. J. Lacan, Le stade du miroir comme fondateur de la fonction du Je telle qu'elle nous est révélée dans l'expérience psychanalytique (1949), in : *Écrits*, Seuil, Paris, 1966, pp. 93 à 101.
49. J. Laplanche et J.-B. Pontalis, *op. cit.* note 38, p. 452.
50. R. Spitz, *op. cit.* note 32, pp. 142 à 144.

Le stade anal[51]

Le stade anal débute lorsque s'installe le contrôle sphinctérien, lié à la maturation neuromusculaire de l'enfant. Cet événement, associé à l'acquisition de la marche dans l'année précédente, est investi d'une signification d'indépendance naissante.

Le plaisir anal, étayé sur l'excrétion des selles, existait auparavant mais il va désormais se conflictualiser. C'est **l'année consacrée à la maîtrise ou à l'emprise**. Le but pulsionnel est double :

- le **plaisir auto-érotique** par la stimulation de la zone érogène anale grâce à l'objet pulsionnel (les selles) ;
- la recherche de **pression relationnelle sur les objets** et les personnes qui commencent à se différencier. C'est le stade sadique anal ; il se manifeste surtout quand l'éducation à la propreté est imposée par l'adulte et devient un objet de conflit (l'enfant va, par exemple, défaire sa couche et déposer ses selles par terre). Lorsque l'enfant est à maturité physiologique (vers 2 ans), il acquiert la propreté en 2 ou 3 semaines et prend une part active à cette démarche ; il affiche même bien souvent une certaine détermination[52].

L'enfant considère ses selles comme une partie de lui-même qu'il peut soit expulser, soit retenir et qui devient une monnaie d'échange entre lui et l'adulte. Il prend conscience du pouvoir qu'il peut exercer sur l'adulte (sentiment de toute-puissance). Il consolide la frontière entre l'intérieur et l'extérieur, entre le soi et le non-soi. La propreté sphinctérienne anale ne pourra être acquise qu'à l'issue d'une bonne intégration de la phase anale.

Le stade phallique[53]

C'est le stade prégénital, qui a lieu dans la 3e année de vie. L'enfant porte alors un intérêt aux organes génitaux externes. La **masturbation infantile** témoigne que l'appareil génital a atteint un statut de zone érogène. C'est à ce stade que l'enfant élabore des théories sexuelles infantiles (théorie de la fécondation, de la naissance anale, de la conception sadique du coït), mais aussi une curiosité sexuelle.

La différence anatomique des sexes

L'enfant prend conscience de cette différence : l'absence ou la présence de pénis. À ce stade, il y a un masculin, identifiable par la présence de l'organe génital mâle, mais pas de féminin à proprement parler, l'appareil génital féminin n'apparaissant pas visuellement. Le **pénis** est ainsi investi comme **organe de puissance** et non comme organe génital.

L'enfant passe une période de déni de la différence des sexes. Il nie ce manque. Puis le doute s'installe et la menace d'une castration possible plane.

L'angoisse de castration

Elle se retrouve dans les deux sexes : comme menace fantasmatique toujours possible chez le garçon, comme mutilation imaginaire chez la fille.

Parallèlement, durant cette période, l'enfant prend conscience que l'objet du désir maternel se trouve en fait chez le père. La possession du pénis devient l'enjeu de la relation mère/enfant.

Le véritable possesseur, le père, se trouve introduit dans une **relation désormais triangulaire : père/mère/enfant**. C'est le début du complexe d'Œdipe : l'enfant, pour la première fois, se trouve engagé dans un triangle affectif où s'affrontent son **désir sexuel** pour le parent du sexe opposé et son désir d'éliminer le parent du même sexe en tant que rival et obstacle à cet amour. C'est la forme dite « positive » de l'Œdipe, qui peut se présenter sous la forme inversée dite « négative ». Généralement les deux formes coexistent dans tout conflit œdipien et **l'ambivalence de l'enfant** envers sa mère et son père est un élément constant au cours du conflit.

Pour le garçon, l'angoisse de castration vient mettre un terme assez brutal à la problématique œdipienne, l'enfant devant renoncer à sa mère sous l'effet de la menace castratrice. Face à elle, le garçon va se défendre par le surinvestissement du pénis, la négation de la réalité du sexe féminin et par des souhaits de réparations magiques.

Pour la fille, l'angoisse de castration initie la problématique œdipienne. La fille, qui a découvert son clitoris et pas encore son vagin, va développer une envie du pénis qui se manifestera par un désir d'enfant avec le père (voir la maternité).

Le complexe d'Œdipe

L'enjeu de ce conflit psychique (« nodal », dit Freud) se déroule sous le signe de la problématique phallique, qui va donner toute sa signification au complexe de castration. L'angoisse de castration fait partie intégrante du conflit œdipien et joue un rôle décisif dans sa résolution.

Le complexe d'Œdipe est une étape importante sur le plan des identifications sexuelles : être un homme ou une femme et non plus avoir ou non un pénis. Il permet la formation du Surmoi, défini par Freud comme l'héritier du complexe d'Œdipe, où s'intériorisent les interdits parentaux (l'interdit de l'inceste) et la loi du groupe.

---

51. S. Freud, *op. cit.* note 37.
52. L'observation aidera l'adulte à repérer chez l'enfant cette prédisposition, afin de ne pas anticiper sur les possibilités physiologiques et psychologiques de l'enfant.
53. S. Freud, *op. cit.* note 37.

Plus précisément, il s'agit d'une identification au Surmoi parental, au travers de leurs attitudes éducatives.

Le comportement autonome

C'est l'adulte qui crée et varie, pour le nourrisson et le petit enfant, les possibilités matérielles du comportement autonome, un environnement sans danger lui donnant l'occasion d'agir.

Les conditions d'une activité autonome

Le nourrisson n'est pas un assujetti à l'adulte (sa mère ou un substitut), mais il peut être rendu assujetti. C'est en effet en apprenant à être seul, mais en présence de sa mère, que l'enfant se rend autonome, c'est-à-dire en construisant dans la sécurité de la chaleur maternelle l'espace de sa propre vie psychique : **apprendre à être seul en présence de l'autre**[54].

Et « si nous soutenons l'activité autonome de l'enfant, celui-ci est capable de bien plus de choses que ce que nous croyons : grande aisance corporelle, attention de curiosité pour son environnement »[55]. Les notions fondamentales comme le mouvement, le jeu et l'apprentissage autonome, ne sont possibles que dans la mesure où l'enfant vit une relation profonde, lui offrant le sentiment de sécurité, un climat affectif lui donnant les moyens d'accéder à l'expérience de la compétence grâce à ses actions autonomes (voir p. 441).

L'évolution vers l'autonomie psychique

L'attention et l'intérêt de l'enfant pour l'activité autonome sont à l'origine de nouveaux comportements qui transforment sa relation aux personnes, ce qui nécessite cependant de **distinguer « autonomie » et « indépendance »**, notions étroitement liées à celle du « dedans » et du « dehors » dont la distinction correspond au « **dégagement de l'enfant hors de la symbiose maternelle** »[56]. Ainsi, l'autonomie psychique, faite « d'alternance de fermeture protectrice sur soi et d'ouverture stimulante sur l'extérieur »[57], facilite chez l'enfant la prise de conscience de sa propre identité.

L'autonomie serait, selon Bowlby, le stade ultime du développement, le fruit de nombreuses mutations internes à travers des renoncements, des investissements de la réalité rendue ainsi plus attractive que l'attachement régressif à la mère. C'est là tout le travail nécessaire de la séparation mère/enfant. Par exemple, l'enfant de 2 ans peut encore avoir des difficultés à se séparer de son parent, le matin, en arrivant à la crèche ; mais cela ne l'empêche pas de passer une bonne journée avec ses petits amis, qu'il aura parfois du mal à quitter le soir, certainement pour les mêmes raisons. **L'enfant acquiert l'autonomie au prix d'un renoncement (à sa mère) pour la conquête du monde.**

En conclusion, nous insistons sur l'importance de ces principaux concepts qui, au-delà de leur complexité, montrent la richesse de la compréhension du processus de la construction psychique du jeune enfant. Ces théories doivent être une base de décryptage des étapes de son développement et permettre ainsi la prévention et le repérage précoces de difficultés psychoaffectives (voir p. 698).

Le développement psychoaffectif du grand enfant

La période de latence n'est pas considérée comme un stade à proprement parler, car la libido – ou les pulsions sexuelles – marque un temps de repos ; il n'y a pas de nouvelle organisation de la sexualité.

Le déclin du complexe d'Œdipe

L'enfant de 6 à 7 ans sort de la crise œdipienne, ses pulsions œdipiennes mises en sommeil se manifestent de manière dérivée dans des activités sociales et intellectuelles.

Deux mécanismes importants sont mis en œuvre dans ce processus :

- **le refoulement**, opération qui consiste à repousser de la conscience des affects, des représentations, des images jugés inacceptables, et à les maintenir inconscients. Ainsi par exemple, l'amnésie infantile de la sexualité des 3e, 4e et 5e années ou encore les représentations liées à la sexualité et aux relations œdipiennes de ces âges s'expliquent par le refoulement. **C'est le processus de refoulement qui définit l'existence de l'inconscient** ;
- **la sublimation**, opération qui prend sa source dans la pulsion sexuelle pour en changer le but. Les activités intellectuelles, morales, artistiques trouvent leur source, leur force dans la pulsion sexuelle inconsciente. Cela signifie qu'il y a une désexualisation des pulsions, et un déplacement vers des buts nouveaux, socialement valorisés.

La période de latence est favorable à un renforcement du Moi, qui s'adapte de mieux en mieux à la réalité et gère efficacement les conflits psychiques et intrapsychiques.

---

54. D.W. Winnicott, *op. cit.* note 30.
55. A. Tardos, *Autonomie et/ou dépendance, dilemme autour de l'éducation du nourrisson*, association Pickler Loczy, France.
56. D. Anzieu, in : *Autonomies, construction et limites*, ouvrage collectif, sous la direction de A. Touati, Éd. Hommes et Perspectives, Paris, 1991.
57. A. Szanto, voir note 23.

« L'âge de raison »

Ces différents processus confèrent au jeune enfant une grande souplesse psychique, une grande créativité qui lui permettent de se tourner vers le monde. Cette période est très favorable aux acquisitions intellectuelles et scolaires ; et l'on remarque que ce que l'on appelle « l'âge de raison » coïncide avec l'entrée à « la grande école » et le début du stade des opérations concrètes chez Piaget. **L'enfant devient logique et raisonnable,** pose des questions existentielles.
C'est aussi la période où il se forge **un sentiment moral, une éthique** (que l'on pourra mettre en relation avec la théorie de Piaget sur le jugement moral).

L'ouverture sur le monde extérieur

L'enfant comprend mieux l'organisation et les règles de la vie en société, et il les accepte.
Il s'identifie aux images parentales et le caractère passionnel des sentiments œdipiens est remplacé – sublimé – par l'affection, la tendresse, le respect envers les parents. Les adultes qui ont un rôle familial ou professionnel pour l'enfant deviennent très importants. Ainsi les enseignants peuvent être admirés ou craints.
S'il a toujours le sentiment d'appartenir à sa famille, le cercle familial ne peut plus tout apporter à l'enfant qui commence à s'entourer d'amis. Ensemble, ils découvriront le monde, feront de nouvelles expériences, et progressivement, jusqu'à l'adolescence, se l'approprieront en se forgeant une nouvelle identité.

L'ouverture à la vie collective

Les activités d'équipe, le sport, la danse, les jeux où l'enfant se dépense physiquement (les jeux de cache-cache, de billes, de saut à la corde, à l'élastique, les jeux de marelle…) sont très investis par l'enfant qui a besoin de faire marcher son corps, et de bien le maîtriser.
On constate une mise en veilleuse des pulsions sexuelles qui ne perdent rien de leur intensité, mais sont utilisées différemment.
Les jeux sexuels individuels ou entre enfants sont encore très fréquents, mais se font plus discrets et dans l'intimité.
L'enfant apprivoise socialement les plaisirs liés aux différents stades précédents ; ainsi, les jeux du docteur ou de la maîtresse montrent qu'il s'identifie à des statuts sociaux et que les intérêts des jeunes années gardent tout leur attrait.
À chaque étape du développement de l'enfant, des troubles peuvent survenir, parfois de manière insidieuse. Durant cette période de « latence », les symptômes les plus souvent observés concernent les troubles de l'adaptation scolaire et les difficultés d'apprentissage, parfois des troubles du contrôle sphinctérien (voir p. 701). Insistons cependant sur un aspect du comportement trop souvent négligé et qui doit retenir l'attention des professionnels : l'inhibition. L'enfant a des difficultés de contact, et des échanges relationnels limités. Cela ne veut pas dire qu'il n'éprouve pas d'affects émotionnels intenses mais il ne sait pas les communiquer. On le dit timide, sage, trop sage, en retrait ; l'enfant ne dérange pas et, peut-être d'autant plus facilement que cette période de latence marque un temps de pause pulsionnel, il peut passer inaperçu.
L'inhibition apparaît comme une limitation des fonctions du Moi, entraînant un blocage du fonctionnement des pulsions agressives ; le symptôme est le résultat de l'angoisse face à ces pulsions agressives : l'enfant, dans sa difficulté à manier l'agressivité, montre sa peur paralysante d'agresser ou d'être agressé. Le symptôme entraîne un appauvrissement de la vie psychique et fantasmatique dont le risque est la mise en veilleuse des processus intellectuels.
Un seul symptôme peut avoir de nombreuses significations : c'est pourquoi il est toujours nécessaire de décrire, comprendre et interpréter les difficultés de l'enfant à la lumière de son fonctionnement psychique et de ses relations d'objet.

Le développement cognitif : le langage et le développement intellectuel

L'étude de la psychologie de l'enfant explique les mécanismes du développement mental qui font passer le nourrisson à l'état d'adulte.
Pour la clarté du propos, les développements moteur, psychoaffectif et intellectuel sont traités de façon différenciée. Cependant, l'enfant grandit comme une entité globale, et les apports psychoaffectifs et l'équipement cognitif s'enrichissent et se répondent dans un processus dynamique où les contextes social et culturel ont toute leur importance.

L'acquisition du langage

Le langage s'exerce dès les premières heures de vie et l'enfant, sensible à la voix humaine, va puiser au cours de ses interactions avec son environnement les éléments de reproduction et d'élaboration des sons, des mots puis des phrases. Et à travers cet apprentissage, c'est la construction de sa pensée que l'enfant va pouvoir développer.

Ce processus n'est cependant possible qu'en présence de certains facteurs :

- l'intégrité des systèmes sensoriels de réception et d'expression, la maturité neurologique et les capacités intellectuelles ;
- un environnement affectif et culturel stimulant et source de motivations.

L'attitude de l'adulte (parents, professionnels) et sa capacité à « dialoguer » avec l'enfant déterminent grandement la qualité et l'acquisition du langage.

Les prérequis du langage

Les recherches de ces dernières années nous permettent de mieux comprendre l'évolution de la cochlée depuis la vie intra-utérine jusqu'à la naissance et ensuite jusqu'à l'utilisation correcte et efficace de l'ensemble des différentes fonctions. Le développement du langage normal de l'enfant est tributaire du bon fonctionnement de **l'audition**, du **cerveau**, et de **l'appareil phonatoire**.

L'audition

Durant la vie intra-utérine

La fonctionnalité de l'audition a pu être évaluée selon la dynamique suivante, concomitante avec l'évolution de l'embryon :

- **la formation de l'oreille interne** :
  - 18 semaines (4 mois $^1/_2$ de gestation) : entrée en fonction de la cochlée ;
  - 22 semaines (5 mois $^1/_2$ de gestation) : la cochlée réagit à certaines fréquences ;
  - 28 à 30 semaines (entre 7 et 8 mois de gestation) : la cochlée arrive à maturation ;
- **les capacités auditives du fœtus** :
  - le bruit de fond intra-utérin (bruits biologiques : respiration, bruits gastro-intestinaux, frottements liés au mouvement) et certains bruits extérieurs ;
  - les bruits biologiques d'une intensité globalement située entre 30 à 60 dB[58] et constitués essentiellement de fréquences graves (< 500 Hz[59]) ;
  - à partir de 28 semaines environ : la cochlée est capable d'analyser les sons qui lui parviennent de l'intérieur et de l'extérieur ;
  - **à 32 semaines, la cochlée fonctionne comme à la naissance** ; sont perçus : les voix extérieures avec une atténuation de 30 dB et les bruits biologiques avec leur propre intensité.

Les compétences du nouveau-né

Un nouveau-né, à la naissance ou à 2 ou 3 jours de vie, et un fœtus de plus de 28 semaines manifestent les mêmes compétences. À titre d'exemples, citons :

- une préférence pour la voix maternelle dans un enregistrement de voix féminines diverses ;
- une préférence pour une berceuse chantée, ou une histoire lue avant sa naissance par la mère, pour une musique particulière souvent écoutée par la mère durant la fin de sa grossesse ;
- une préférence pour sa langue maternelle.

Concernant l'influence de ces perceptions intra-utérines, il semble connu maintenant que le fœtus en fin de gestation a déjà acquis la discrimination des éléments prosodiques[60] et rythmiques préparant à la parole.

Le cerveau

Il doit pouvoir :

- analyser les sons perçus avec finesse ;
- utiliser les connexions nécessaires à la dynamique de ces zones d'analyse pour mettre en œuvre les différentes réponses sémantiques, motrices, prosodiques, nécessaires à la parole.

On sait maintenant comment le très jeune enfant utilise son cerveau :

- dans les premiers mois de vie, le cerveau est utilisé dans son intégralité (réponses frontales, temporales, corticales) ;
- la spécification hémisphérique pour le langage est dévolue à l'hémisphère gauche, celle-ci n'intervient qu'au 20e mois environ, mais l'hémisphère droit intervient également pour la phonation, la prosodie.

L'appareil phonatoire

Des organes complexes sont mis en œuvre pour la phonation :

- les cordes vocales, mises en vibration par le souffle issu de la cage thoracique (donc d'une bonne respiration) ;
- la langue et les lèvres pour l'articulation des sons.

À noter...

Pour parvenir à la parole, cette nécessaire bonne synergie constitue avec l'audition la « boucle audi-phonatoire ».

---

58. dB : décibel, mesure l'intensité du son.
59. Hz : Hertz, mesure la fréquence du son. Plus le chiffre est élevé, plus le son est aigu.
60. Éléments phoniques (dynamique, mélodique, quantitatif, etc.) qui caractérisent telle ou telle tranche de la chaîne parlée ; par exemple, dans le mot : la syllabe (dictionnaire Petit Robert).

L'évolution du langage chez le bébé après sa naissance

De façon universelle, les étapes se suivent dans le même ordre : c'est une capacité innée de l'être humain. L'enfant possède une grammaire interne qui va lui permettre d'organiser peu à peu son langage. Ceci ne saurait fonctionner sans les interactions du bébé avec son entourage : sa mère (ou son substitut) et les personnes qui gravitent autour de lui.

Vers la compréhension du langage

La discrimination des sons

À la naissance et durant 2 ou 3 jours, l'enfant est capable de discriminer des sons entre eux : il peut faire la différence entre « ba » et « da »[61]. Cette capacité discriminative disparaît ensuite durant quelques mois et laisse place aux **lallations**, émissions de sons complexes et variés, plaisir moteur et début des dialogues sonores[62].

Le tri des sons de la langue maternelle

Vers 6 mois environ, l'enfant discrimine de nouveau les sons, et particulièrement ceux de sa langue maternelle : c'est **le temps du « babil »**. Il effectue le tri des phonèmes (sons) propres à sa langue et babille avec l'accent et la prosodie propres à sa langue.

Le découpage de la mélodie en mots

- **Entre 6 et 12 mois** environ, l'enfant apprend à discriminer les mots (césure ou découpage des sons entendus en mots), à en comprendre quelques-uns. C'est ainsi une période active de recherche des propriétés acoustiques des mots.
- **Vers 7 mois**, le bébé marque sa préférence pour les mots familiers lorsqu'ils lui sont présentés au milieu d'autres.

La recherche du sens

- **Vers 10 mois**, c'est la recherche du sens et l'interprétation des sons perçus. C'est à cette période que se situe aussi ce que les chercheurs appellent « la triangulation », période cruciale où l'échange par le regard et l'orientation du regard de l'enfant vers l'adulte rend compte de **la réalité de l'image mentale** et du **questionnement à autrui**.
- **Vers 10-11 mois**, c'est la compréhension des mots isolés. L'enfant fait **le rapprochement entre l'objet et les sons** émis pour l'identifier (il comprend : « Donne à maman », « Viens », fait « au revoir » de la main).

Vers la compréhension complexe et l'expression

- **Autour de 12 mois**, l'enfant émet son **premier mot** (ex. : « papa »).
- **Entre 13 et 14 mois** : c'est le début du traitement grammatical et de l'organisation syntaxique, autour d'un « **mot pivot** » : Papa. Exemples : « papa pati », « auto papa », le mot « papa » constituant un centre autour duquel s'attachent d'autres mots pour lui donner un sens particulier. C'est le tout début de la phrase, car « auto papa » peut vouloir dire : « papa est parti en auto », « je veux monter dans l'auto de papa », « c'est l'auto de papa », etc. (en français ou l'équivalent dans une autre langue).
- **Entre 13 et 17 mois** : l'évolution du langage est très lente, sur plusieurs mois, jusqu'à l'acquisition d'environ **50 mots.**
- **Vers 20 mois** : le jeune enfant comprend **au-delà de 100 mots**. L'acquisition est alors en augmentation très rapide, exponentielle.

Le rôle du langage dans l'évolution de l'enfant

L'acquisition du langage est l'**un des éléments** de l'évolution d'un enfant qui se développe en même temps dans plusieurs directions, comme l'indique le tableau 11.2. Celui-ci rend compte de la maturation de l'enfant (langage et développement global).

Langage et vision

Si tout se développe en même temps, ce n'est pas obligatoirement au même rythme. La vision se développe beaucoup plus vite que la motricité globale puisqu'elle va servir à des évaluations de distance, à des repérages dans l'espace qui contribuent à faire avancer l'enfant (début de la reptation pour aller chercher, etc.), servir à l'exploration de l'environnement, stimuler le désir d'aller vers les personnes, les objets.

Chez **les bébés aveugles de naissance**, nous voyons qu'ils gardent leurs mains de part et d'autre de la tête (en chandelier) et qu'il faut les aider à se toucher les mains quand ils sont tout petits pour développer leur sens tactile. Cette grande dépendance au sens tactile du très jeune enfant aveugle est compensée en partie par l'utilisation de son audition. Encore faut-il l'aider à apprendre à écouter, à analyser, à évaluer.

---

61. G. Dahene et autres auteurs, *Recherches du « Laboratoire des bébés »*, École des Hautes Études, Paris, 1999.
62. B. de Boysson Bardies, directeur de recherche à l'École des Hautes Études à Paris, auteur de nombreuses publications sur les débuts du langage enfantin.

Tableau 11.2 : L'acquisition du langage : les étapes polyaxiales.

Âge + ou –	Discrimination des sons	Compréhension /analyse	Expression par tâtonnements/essais	Motricité/utilisation signifiante et motricité bouche
3 jours	• Discrimination fine des sons, puis perte de cette capacité			• La vision se développe très vite.
De 3 à 5 mois	• Certains sons liés à des situations de contentement et interprétés par l'adulte		• Lallations : /clics/areu/nyeu/	• Évaluation de la distance main/œil • Tient, ne lâche pas • Se retourne dos/ventre
Autour de 6 mois	• Tri des sons de la langue maternelle • Perception prosodique du son • Début de recherche sur les propriétés des sons	• Début	• Babil avec prosodie : /buh/wuh/puh/	• Évalue la distance œil/pieds • Rampe
De 6 à 12 mois env.	• Discrimination des mots (découpages de la prosodie en mots ou césure)	• Tout début du lexique	• /Bwe/awa/ava/apa/ /aba/	• Prend/lâche/oriente la cuillère
10 mois env.	• Recherche sur les sons	• Recherche du sens : – interprétation des sons reçus – compréhension de mots isolés, se manifeste par orientation du regard et mouvements du corps		• « Au revoir » par main ouverte/fermée • Tient assis seul
10/11 mois env.		• « Donne », « prends », « viens », « oui », « non »… • Début du pointage	• /Papapa/baba/mama/ /klikokliko/	• Quatre pattes • « Non » de la tête • Tient debout
Vers 12 mois	• Exécution très approximative des sons	• Lexique réduit	• Créations spécifiques de l'enfant : /apop/ = tire-bouchon onomatopée : bruit du bouchon tiré /mama/maman (imitation) /kuku/ coucou ! ava ava (au revoir) avec variantes (mot spécifique à chaque enfant)	• Accompagné du geste
Vers 13/14 mois		• Début du traitement grammatical	• Holophrase (1 mot pour une phrase) • Généralisation (/wuwu/ à tous les animaux)	• Marche/s'agite/danse sur onomatopées
Entre 13 et 17 mois		• Comprend, exécute un ordre simple	• Évolution très lente jusqu'à 50 mots spécifications	• Articulation floue, monosyllabes • Élisions, assimilations, etc.
Vers 18 mois		• Traitement grammatical par mot pivot	• Premiers mots juxtaposés (phrases)	• Articulation à l'avant de la bouche (principe de facilitation)
Vers 20 mois			• Au-delà de 100 mots (progression régulière)	
Vers 22 mois		• Phrases complexes (SVO[1]), mais pas d'articles	• Essentiellement des noms et verbes	
Vers 30 mois (2 ans 1/2)		• Comprend et exécute 2 ordres simples	• Phrases complexes et créations (mots valises) : « raclaque »	• Articulation claire, dépend de l'évolution de la motricité générale (plus lente chez les garçons)

1. SVO : sujet, verbe, objet.

Langage et audition

L'étape d'appréciation visuelle des distances et de l'espace est un facteur de développement important. C'est une des raisons qui permet de comprendre pourquoi nombre d'enfants sourds sont capables de repérages suffisants pour élaborer leur pensée, même si celle-ci ne s'exprime pas en mots.
Il faut noter que les étapes se succèdent dans un ordre invariable, mais l'âge auquel elles se succèdent varie d'un enfant à l'autre. C'est pourquoi dans le tableau 11.2, il est indiqué : « **vers** 10 mois » par exemple, et non « **à** 10 mois ». Certains enfants sont plus précoces que d'autres, plus lents. Les petites filles parlent généralement plus tôt que les garçons. On trouve, en effet, un pourcentage de retards de parole/langage plus important chez les garçons. Cette différence serait due à une petite différence de l'hémisphère gauche entre les filles et les garçons. Par ailleurs, ce tableau regroupe les diverses étapes d'acquisition afin d'objectiver le fait que l'évolution du bébé se fait de façon globale, à mesure de la maturation de ses différents organes et **qu'il serait vain d'isoler le langage, qui fait partie intégrante du tout, pour l'étudier séparément.**

Le processus « assimilation-accommodation »

Nous venons de voir qu'un bébé se développe dans de multiples directions et savons aussi combien les bébés utilisent l'odorat, le toucher et que la vie d'un tout-petit est faite d'exercices constants. **Un bébé « travaille » tout le temps : dans tout ce qu'il fait, rien n'est gratuit.** Le processus ainsi mis en œuvre est le processus « d'assimilation-accommodation » décrit par Jean Piaget (voir ci-dessous). Il développe l'idée que **chaque connaissance nouvelle s'appuie sur une connaissance ancienne** et, partant du connu vers l'inconnu, l'enfant élargit ainsi son champ d'activité mentale.

Le développement de l'intelligence

Nous définirons le développement de l'intelligence comme une activité de l'esprit, un processus intellectuel dont la fonction est la connaissance, l'apprentissage des acquis ; en ce sens, nous parlerons de développement cognitif. Le développement de l'intelligence est donc l'organisation des connaissances, et il y a parenté, par exemple, entre un bébé qui retrouve un objet caché et un scientifique qui innove dans le domaine de la physique.
Nous traiterons ici la psychologie génétique de la connaissance, telle que l'a approfondie Piaget .
Celle-ci s'intéresse à la genèse (la naissance) du fonctionnement humain dans une perspective évolutionniste, de construction et de formation de l'intelligence. L'intelligence est la capacité de l'enfant à s'adapter à son milieu.

La notion d'adaptation

Cette adaptation est possible grâce à deux mécanismes opposés et complémentaires :
- **l'assimilation** : l'enfant intègre le monde extérieur à sa structure propre, déjà construite ; « il incorpore les choses et les personnes à [son] activité propre »[63] ;
- **l'accommodation** : l'enfant réajuste, modifie ses schèmes de comportement en fonction du monde extérieur, il accommode ses structures propres aux objets externes.

On appelle adaptation l'équilibre de l'assimilation et de l'accommodation, qui est de fait l'équilibre psychique, toujours plus précise à la réalité dans une organisation progressive.

Les étapes de cette adaptation

L'enfant évolue et se construit en périodes successives que Piaget a appelé « stades ». Les stades décrivent des niveaux fonctionnels, et la manière dont l'enfant répond aux situations de sa réalité.
Piaget précise que les formes d'organisation mentale comportent un aspect moteur et intellectuel d'une part et affectif d'autre part dans ses deux dimensions individuelle et sociale.
Pour qu'il y ait stade, « il faut d'abord que l'ordre de succession des acquisitions soit constant »[64].
« Tout stade doit avoir un caractère intégratif, c'est-à-dire que les structures construites à un âge donné deviennent partie intégrante des structures de l'âge suivant. »[65]
« Chaque stade se caractérise, non par un ensemble disparate d'acquisitions, mais par une structure d'ensemble régie par des lois de totalité suffisamment précises pour que l'on puisse prévoir, certaines acquisitions ayant été constatées, que certaines autres doivent l'être aussi. »[66]
Chaque stade présente par les structures qui le définissent une visée d'équilibre toujours plus poussée.

---

63. J. Piaget, *Six études de psychologie*. Denoël, 1964, rééd. Folio-essais, 1999, p. 17.
64. J. de Ajuriaguerra, *Manuel de psychiatrie de l'enfant*. Masson, 1974, p. 24.
65. J. de Ajuriaguerra, *op. cit.* note 64, p. 24.
66. M. Reuchlin, *Psychologie*. PUF, 1977, p. 229.

Le développement des structures cognitives

Piaget distingue quatre grandes périodes.

La période de l'intelligence sensori-motrice

Elle s'étend jusqu'à environ 24 mois, avant l'acquisition du langage.
Durant cette période, l'enfant est centré sur son corps, et il ne se distingue pas du monde extérieur ; de cet **état d'indifférenciation**, Piaget parle « **d'égocentrisme intégral** ». L'évolution de l'enfant est marquée par une décentration progressive qui le conduit à se situer dans son environnement.
L'intelligence sensori-motrice est pratique et, peu à peu, intentionnelle.

Les trois stades de l'intelligence sensori-motrice

◆ Le stade de l'exercice réflexe (de la naissance à 1 mois). La vie mentale se réduit à une activité instinctive de réflexes qui progressivement s'affine dans une conduite de plus en plus organisée. Par exemple, l'acte de succion : le bébé tête tout d'abord instinctivement, puis de mieux en mieux, et de façon de plus en plus large, ses doigts, « à vide » ou un objet. Puis l'enfant maîtrise son geste pour amener son pouce à la bouche. **Pour l'enfant, « le monde est essentiellement une réalité à sucer »**[67] **qui rapidement deviendra aussi une réalité à regarder, à écouter, à secouer.**
◆ Le deuxième stade (jusqu'à 1 an environ), au cours duquel le monde se compliquera pour l'enfant dans l'organisation de perceptions et d'habitudes : le bébé répète ce qui l'intéresse, l'intègre à son champ d'expérience antérieure, et le reproduit à volonté, dans ce que Piaget a appelé « réaction circulaire », représentant une forme déjà évoluée d'assimilation. À ce stade, le bébé ne coordonne pas encore les informations sensorielles (visuelles, auditives, olfactives...). **Il n'a pas encore conscience de l'objet**.
◆ Au troisième stade, l'enfant acquiert une **intelligence pratique ou sensori-motrice** proprement dite. Les conduites précédentes se multiplient et se différencient de plus en plus. Le monde extérieur s'objective, tandis que le Moi se construit progressivement avec une vie intérieure subjective.

La permanence de l'objet, une acquisition majeure

La principale acquisition de cette période sensori-motrice est la construction de l'objet.
L'objet n'existe pour l'enfant qu'en fonction de son désir immédiat, quand l'objet n'est plus là, il n'existe plus.
Puis progressivement, l'objet acquiert une permanence partielle, puis totale : l'enfant peut rechercher un objet même s'il n'est plus dans son champ perceptif immédiat. Par exemple, si l'enfant cesse de chercher un objet lorsqu'il est derrière un écran, il écarte l'obstacle (vers 18 mois), souvent avec jubilation et détermination, pour retrouver l'objet disparu.
Reconnaître l'objet, comme existant même quand il n'est pas là, est primordial et marque le début de l'individuation.
Sont solidaires de cette construction de l'objet, la construction spatio-temporelle et la notion de causalité. Ainsi, en tirant sur un cordon de hochet, le bébé découvre le son produit, il se servira de cette « explication » pour agir à distance sur n'importe quoi : faire un balancement ou faire un son. Peu à peu, l'enfant se dégage de cette causalité magique pour reconnaître l'existence de causes réelles et objectives.

La période pré-opératoire

Elle s'étend de 2 à 7 ans **avec** l'apparition du langage.
Cette période marque le début de l'intériorisation ; l'intelligence cesse d'être uniquement sensori-motrice pour devenir **une intelligence représentative** : chaque objet est représenté, c'est-à-dire qu'il devient **une image mentale** qui permet à l'enfant d'évoquer cet objet même absent.

L'usage des signes et des symboles

L'enfant peut se détacher de la perception immédiate et différer son action ou l'anticiper grâce à l'usage des signes et symboles. C'est ce que Piaget appelle la fonction sémiotique, « dont le propre est de permettre la représentation du réel par l'intermédiaire de "signifiants" distincts des choses "signifiées" »[68].

> *Rappelons les définitions énoncées par le linguiste Ferdinand de Saussure concernant cette terminologie : le signifiant est la forme concrète d'une image acoustique ou graphique ; le signifié est la représentation mentale de cette image, un contenu conceptuel.*

Jusque-là, l'enfant n'utilisait que des indices : dans ce cas, le signifiant ne se distingue pas ou peu du

67. J. Piaget, *op. cit.* note 63, p. 20.
68. J. Piaget, *op. cit.* note 63, p. 148.

signifié, il en constitue une partie ou lui est relié par un lien de cause à effet. Par exemple, les nuages annoncent la pluie ; des traces sur la neige sont pour le chasseur l'indice du gibier.

Mais vers la fin de la 2e année, avec le langage, le symbole et le signe impliquent une différenciation pour l'enfant entre le signifiant et le signifié ; ainsi, par exemple, quand « l'enfant joue à la dînette, un caillou représentant un bonbon est consciemment reconnu comme symbolisant, et le bonbon comme symbolisé »[69].

Précisons que **le symbole** contient une ressemblance entre le signifiant et le signifié, il en est ainsi du jeu ou du dessin de l'enfant ; tandis que **le signe** est une unité linguistique constituée de l'association du signifiant et du signifié (dont le sens est donné par convention, les mots de la langue par exemple).

Les conséquences de ces acquis pour le développement mental

La genèse de la pensée

On distingue :

◆ **le stade de la pensée préconceptuelle, ou pensée égocentrique**, jusque vers 4 ans : l'enfant ne peut pas se décentrer de son point de vue ; il ne peut pas mettre en relation des perceptions successives. Si, par exemple, l'enfant voit la lune en diverses positions, il parle de plusieurs lunes ;

◆ **le stade de la pensée intuitive**, de 4 à 7 ans : le raisonnement est intuitif, « l'enfant affirme tout le temps et ne démontre jamais »[70]. La pensée intuitive implique l'absence de logique, de rationalisme, d'objectivité ; l'enfant est très attaché à la perception individuelle et n'a pas encore acquis la notion de réversibilité.

Piaget fait l'expérience suivante :

« Deux petits verres A et A2 de forme et de dimensions égales sont remplis d'un même nombre de perles, cette équivalence étant reconnue par l'enfant qui les a lui-même placées, par exemple en mettant d'une main une perle en A chaque fois qu'il en déposait une autre en A2 avec l'autre main. Après quoi, laissant le verre A comme témoin, on verse A2 en un verre B de forme différente. Les petits de quatre-cinq ans concluent alors que la quantité des perles a changé, quand bien même ils sont certains que l'on n'a rien enlevé ni ajouté : si le verre B est mince et élevé, ils diront qu'il y a « plus de perles qu'avant » parce que « c'est plus haut », ou qu'il y en a moins parce que « c'est plus mince ». »[71]

Piaget parle de **raisonnement prélogique**. L'enfant ne peut pas intégrer dans un même acte de pensée les différentes phases de l'expérience. Même si le transvasement a lieu en sa présence, il ne rectifie pas son erreur : il n'a pas encore acquis la notion de conservation de l'objet.

Le rôle du langage

Avec le langage, l'enfant découvre la socialisation, la communication avec son entourage. **Le langage transforme l'action en pensée** de façon progressive, même si l'enfant utilise d'autres outils, tels le jeu et le dessin.

Tout d'abord, l'enfant parle pour lui-même, il soliloque beaucoup en accompagnant son activité ; il agit de même dans un groupe d'enfants. Ces monologues vrais diminuent régulièrement à mesure que l'enfant se « décentre de lui-même » pour adopter un point de vue différent du sien et coordonner son avis à celui d'autrui.

Le langage permet à l'enfant de créer un réseau de communication, qui le situe dans un système de pensée collective.

La vision du monde durant cette période

La subjectivité et la difficulté, voire l'impossibilité, d'adopter la perspective d'autrui dominent cette période pré-opératoire et définissent la manière dont l'enfant envisage le monde :

◆ « l'animisme enfantin est la tendance à concevoir les choses comme vivantes et douées d'intention »[72]. Par exemple, sont perçues comme vivants : la lampe qui brûle, le fourneau qui chauffe, la lune qui éclaire. La lune n'est-elle pas douée d'intention ? Elle qui nous suit dans nos promenades et fait marche arrière quand nous rebroussons chemin !

◆ le finalisme correspond à l'idée « qu'il n'y a pas de hasard dans la nature, parce que tout est « fait pour » les hommes et les enfants, selon un plan établi et sage dont l'être humain constitue le centre »[73]. Piaget donne l'exemple suivant : « Pourquoi le lac de Genève ne va pas jusqu'à Berne ?... C'est que chaque ville doit avoir son lac ». L'enfant de 2 à 7 ans pose quantité de « pourquoi » : rien n'est fortuit, tout a une cause et un but, c'est-à-dire une finalité, et bien sûr, l'explication renvoie à un autre pourquoi ;

◆ l'artificialisme ou croyance que les choses ont été construites par l'homme ou par une activité divine œuvrant à la manière de la fabrication humaine[74]. Par exemple, les montagnes poussent parce qu'on a planté des cailloux après les avoir fabriqués.

---

69. J. Piaget, *Le Développement de l'intelligence*, Bulletin de psychologie, 1953, p. 149.
70. J. Piaget, *op. cit.* note 69.
71. J. Piaget, *La Psychologie de l'intelligence*. Armand Colin, 1967, p. 155.
72. J. Piaget, *op. cit.* note 69, p. 41.
73. J. Piaget, *op. cit.* note 69, p. 41.
74. J. Piaget, *op. cit.* note 69, p. 44.

Ainsi on voit comment l'enfant exerce son raisonnement débutant, prélogique. La réalité, à cette période, est vivante, animée.

La période des opérations concrètes

Elle s'étend de 7 à 12 ans. **Cette période marque un grand tournant dans la vie affective, la socialisation, les débuts de l'apprentissage scolaire et le développement intellectuel.**

L'enfant de 7 ans se libère de son égocentrisme et peut mener un travail de réflexion, qui n'est pas autre chose qu'une délibération intérieure que l'on conduit avec soi-même. L'enfant est capable de décentration, il écoute autrui et peut en tirer les conséquences.

Les périodes précédentes sont des phases successives d'organisation et de préparation des opérations concrètes. Elles sont dites concrètes, car l'enfant ne peut exercer son raisonnement que sur une réalité présente, physique, ou très immédiatement représentée, ou sur des objets manipulés, et non sur des propositions verbales. Les opérations dont il s'agit ici sont toujours liées à l'action, « elles structurent celle-ci logiquement, y compris les paroles qui l'accompagnent, mais elles n'impliquent en rien la possibilité de construire un discours logique indépendamment de l'action »[75].

Les opérations concrètes sont structurées en systèmes d'ensembles, c'est-à-dire que l'enfant peut ordonner, dissocier, réunir un même phénomène en phases successives, et cependant percevoir à travers le changement ce qui est « invariant ». **L'enfant a la notion de conservation ou de permanence.**

La notion de conservation de substance

Piaget a établi toute une expérimentation concernant les notions de conservation de substance (quantité de matière), de poids et de volume qui ne s'élaborent pas en même temps. La conservation de substance ne s'acquiert pas avant 7 ou 8 ans.

- **La conservation de substance** : deux boules de pâte à modeler identiques en quantité, l'une étant déformée en bâton : l'enfant pense que la quantité de pâte a varié ; ce n'est que vers 8 ans qu'il comprend que cette quantité est conservée quelle que soit la forme de la pâte.
- **La conservation du poids** : vers 8 ans, l'enfant ne reconnaît pas encore la conservation du poids : deux boules de pâte à modeler identiques, l'une étant allongée finement, l'enfant pensera que celle-ci est plus légère que l'autre boule, comme si l'amincissement agissait sur le poids. Ce n'est que vers 9 ou 10 ans que l'enfant admet la conservation du poids comme une évidence.
- **La conservation du volume** : l'expérience consiste en deux verres étroits contenant le même volume d'eau. Les verres sont entourés d'un élastique pour marquer le niveau de l'eau. On immerge la boule A et on demande à l'enfant si une boule de même grosseur, mais de poids supérieur, déplacera le même volume d'eau. Ce n'est pas avant 10 à 12 ans que l'enfant admet la conservation du volume.

Les structures opératoires

Ces épreuves des conservations sont pratiques pour montrer les structures opératoires propres à cette période. La déformation de la boule laisse invariante la quantité de pâte, et les enfants perçoivent la réversibilité de l'opération, c'est-à-dire la possibilité du retour à son état antérieur. Trois types de réversibilité sont développés :

- l'identité : « c'est la même chose, c'est toujours la même pâte » ;
- la compensation : « c'est plus long, mais c'est plus mince » ;
- l'inversion : « si on refait la boule, c'est la même chose qu'avant ».

Piaget considère que ces arguments sont solidaires les uns des autres, et montrent que les opérations mentales sont organisées en structures d'ensembles. L'enfant a acquis une nouvelle forme de décentration, il a construit un **système cohérent, logique**.

Les structures logico-mathématiques

Grâce à cette pensée logique, l'enfant a accès aux structures logico-mathématiques :

- **les classifications** : les opérations de classification groupent les objets selon leurs critères communs (mettre ensemble ce qui va ensemble) ;
- **les sériations** : grouper des objets selon leurs différences ordonnées ; par exemple, ordonner dix réglettes inégales par rang de taille ;
- **les groupements** : les opérations portent sur plusieurs classifications et plusieurs sériations à la fois. Par exemple, on demande à l'enfant de faire correspondre par série des bonhommes de grandeur croissante, des cannes et des sacs à dos correspondants.

La pensée logique de cette période donne accès à l'enfant à des **notions d'espace, de temps et de vitesse, de hasard et de causalité physique.**

Cette période se caractérise par la coordination d'opérations mentales en systèmes d'ensembles, mais la pensée de l'enfant se fonde encore sur l'action, l'agi, sur ce qui est donné, et non sur le virtuel.

75. J. Piaget, *op. cit.* note 71, p. 174.

La période des opérations formelles

Elle s'étend de 11/12 ans à 14/15 ans. « La pensée formelle s'épanouit à l'adolescence. »[76]

Cependant, bien des différences interindividuelles existent, qui font que des adultes n'acquièrent pas certaines caractéristiques de cette période.

Jusqu'à présent, les opérations de l'intelligence portaient sur la réalité, c'est-à-dire sur des objets actuels, ou immédiatement intériorisés ; au cours de cette période, la pensée se libère du concret (Piaget parle d'envol de la pensée), et s'applique directement sur des énoncés verbaux pour faire des hypothèses.

Ainsi, ce n'est que vers 12 ans qu'un enfant peut résoudre une question comme : « Édith a les cheveux plus foncés que Lili. Édith est plus claire que Suzanne. Laquelle des trois a les cheveux les plus foncés ? »[77] La pensée formelle devient possible, l'enfant peut réfléchir indépendamment des objets, il remplace ceux-ci par des propositions.

Cette réflexion est donc une pensée au 2e degré qui devient de plus en plus abstraite, sur des hypothèses de plus en plus complexes.

L'enfant – l'adolescent – peut combiner des idées en mettant en rapport des affirmations, des négations, en utilisant des opérations propositionnelles telles que :

- les implications : si « a »..., alors « b »... ;
- les disjonctions : ou « a »..., ou « b »... ;
- les exclusions : si « a »..., alors « non b ».

Piaget souligne que cette période est « l'âge métaphysique par excellence »[78]. L'adolescent croit en la toute-puissance de la réflexion, et exerce sa libre pensée, son raisonnement sur de nombreuses théories abstraites.

En conclusion, rappelons que le développement mental des structures cognitives apparaît comme une succession de grandes périodes dont chacune est tributaire de la précédente en la reconstruisant et la dépassant pour atteindre des paliers d'équilibre toujours plus larges.

Ce processus d'équilibre se définit selon trois caractères :

- le premier est sa stabilité et sa mobilité, ce qui peut paraître contradictoire, mais « un système opératoire sera, par exemple, un système d'actions, une série d'actions essentiellement mobiles, mais qui peuvent être stables en ce sens que la structure qui les détermine ne se modifiera plus une fois constituée »[79] ;
- le deuxième caractère est la compensation : « tout système peut subir des perturbations extérieures qui tendent à le modifier. Nous dirons qu'il y a équilibre quand ces perturbations extérieures sont compensées par des actions du sujet, orientées dans le sens de la compensation »[80] ;
- enfin le troisième caractère est l'activité : Piaget a pu dire que l'équilibre est synonyme d'activité. « Une structure sera en équilibre dans la mesure où un individu est suffisamment actif pour pouvoir opposer à toutes les perturbations des compensations extérieures. »

Cette notion d'équilibre permet de suivre pas à pas le développement de l'intelligence, et d'appréhender la manière dont l'enfant, l'adolescent s'adaptent au monde.

La socialisation, un apprentissage à la vie sociale

Le choix de ce thème pour clore cet important chapitre sur le développement global de l'enfant trouve sa légitimité dans la nature même de cette notion. **La socialisation s'inscrit dans le processus de maturation physique et psychique de l'enfant.**

Le concept de socialisation

Les prédispositions naturelles de l'enfant à communiquer et à se mouvoir président, semble-t-il, à cette ascension vers la capacité à vivre en société.

En effet, l'enfant développe des performances qui lui accordent chaque jour un degré supplémentaire d'indépendance : la marche, le langage, la capacité d'être seul et de pouvoir se séparer de ses proches... ; son rythme biologique se régule et lui permet de s'adapter peu à peu aux contraintes de la vie quotidienne. Spontanément, il répète, imite, invente **dans une dynamique d'intégration** au groupe familial puis, plus tard, au groupe social.

Cette aptitude à imiter son entourage conduit l'enfant vers une autonomie gestuelle qui lui permet de manger seul, de se déplacer pour aller chercher un objet, d'exprimer ses envies, de prendre l'initiative d'un dialogue avec l'adulte... Le jeu, par sa fonction de construction, contribue à ces acquisitions de tous ordres (voir p. 444).

---

76. J. Piaget, *op. cit.* note 71, p. 176.
77. J. Piaget, *op. cit.* note 69, p. 90.
78. J. Piaget, *op. cit.* note 69, p. 93.
79. J. Piaget, *op. cit.* note 69, p. 201.
80. J. Piaget, *op. cit.* note 69, p. 201.

La socialisation, un processus culturel et universel

Si la socialisation est l'aptitude à vivre en société, elle n'est pas, en cela, spécifique de l'enfance. Mais à la différence de l'adulte, l'enfant va apprendre les règles de base qui vont lui permettre de s'intégrer à son environnement. Cet apprentissage du « vivre et agir ensemble » implique donc l'intégration, au jour le jour, des « us et coutumes » du groupe d'appartenance.

C'est pourquoi la socialisation se définit comme un « processus progressif et cumulatif par lequel l'enfant, au cours de son développement, assimile les comportements, valeurs, normes, cadres, rôles, rites, coutumes, conventions et modes de pensée propres à l'environnement socioculturel »[81].

La socialisation, une initiation à la vie sociale

Cet éveil à la vie sociale s'impose à l'enfant comme une initiation réalisée par étapes successives :

- la socialisation procède d'abord de l'objet maternel :
  - la mère, premier agent socialisateur, met progressivement son bébé en contact avec son entourage ;
  - dans le cadre familial élargi, la réaction des proches dans « ce qui est permis » ou « refusé » témoigne de l'intériorisation des normes et des valeurs de leur culture : la première fonction de socialisation, la stabilité normative, est mise en œuvre ;
- la socialisation procède ensuite de la société :
  - la fin de la crise œdipienne qui fait entrer l'enfant dans la phase dite de latence, lui permet « de sortir de la sphère interne de la famille pour expérimenter un premier système social global constitué par le triplet "famille, école, groupe de pairs" ». Cette expérience s'accompagne du passage de catégories particulières (les rôles familiaux) à une « "catégorisation universaliste" permettant l'adhésion à des règles générales et impartiales et l'intériorisation de nouveaux rôles sociaux »[82] ;
  - le cadre scolaire renforce ce processus : c'est le début des jeux collectifs et de la vie organisée autour de règles communes et comprises par tous.

Le processus de socialisation s'achève à l'issue de l'adolescence, ce qui implique de quitter la famille, de se reconnaître adulte et membre d'un groupe d'appartenance de type « universaliste » et non plus particulariste comme l'était la famille d'origine. Il s'agit pour le jeune d'entrer dans de nouveaux champs d'interactions en apprenant de nouveaux rôles.

La construction de la socialisation[83]

Ce processus s'impose comme la confrontation à une réalité où **contrainte et coopération occupent une place identique** dans le travail de socialisation. Ce dernier étant étroitement lié à l'évolution intellectuelle et au développement moral « qui rendent possible la construction volontaire de nouveaux rapports sociaux y compris par les enfants eux-mêmes [...], il existe des rapports sociaux propres aux groupements enfantins eux-mêmes : les règles des enfants n'en sont pas moins sociales »[84].

Il y a une forte corrélation entre la socialisation conçue comme construction de formes d'organisation des activités et la socialisation conçue comme modes de développement des individus.

À noter...

Les formes sociales de coopération et les formes logiques de construction mentale sont indissociables dans le développement de l'enfant.

À la suite de Piaget, d'autres études psychosociologiques permettront de traduire en termes opératoires les contenus de socialisation.

Dans l'analyse de la socialisation (voir note 84), on distingue ainsi :

- le processus d'équilibration par l'**adaptation** entre le « Moi » et le « monde » ;
- l'articulation entre différents domaines de développement tels que l'aspect cognitif représentant la structure de la conduite et se traduisant par des **règles** ; l'aspect affectif représentant l'énergétique de la conduite et s'exprimant par des **valeurs** ; l'aspect expressif représentant les signifiants de la conduite et se symbolisant en **signes.** Ces trois aspects aboutissent à la structuration d'une intelligence formelle permettant la **construction d'un programme de vie « possible »**.

La socialisation est donc un processus longitudinal[85], qui s'enracine d'abord dans la relation à la mère qui accompagnera l'enfant vers la sphère familiale (le père, la fratrie, les grands-parents, la famille

81. R. Dorou et F. Parot, *Dictionnaire de psychologie*. PUF, 1991.
82. C. Dubar, *La Socialisation-Construction des identités sociales et professionnelles*. A. Colin, Paris, 1999, pp. 49 à 52.
83. Nous nous référons essentiellement à la théorie développée initialement par Piaget.
84. J. Piaget (1932) cité par C. Dubar, *op. cit.* note 82, p. 16.
85. Dans lequel le processus d'identification joue un rôle prévalent (voir p. 68).

Tableau 11.3 : Chronologie de la capacité de l'enfant à se socialiser, à comprendre ses limites et à grandir en confiance.

	Sociabilité Conduite adaptée à l'âge et au moment	Respect des limites et des consignes	Confiance en soi et audace
9-36 mois **L'évolution de la subjectivité**	• Tout se ramène à l'expérience personnelle. • Période égocentrique • Opposition, agressivité positive pour se construire son identité • Début du symbolisme	• 9 à 18 mois : de la compréhension du « non » à son utilisation consciente • 18-27 mois : règles autour de la propreté : « Je perds le pouvoir de faire comme, où et quand je veux mais j'obtiens des gratifications et je plais à maman. » • 27-36 mois : début des négociations pour obtenir et faire, voire pour imposer ses limites	• Volonté d'explorer … mais premiers chagrins et opposition, ressentiment d'impuissance … mais le monde paraît si grand et si hostile et je suis si seul … mais complexité voire incohérence des réactions des adultes, naissance de l'anxiété et angoisse devant la vie, devant l'adulte gratificateur et/ou objet de réprimandes
36-72 mois **Le principe de réalité**	• Obligation de partager l'amour des parents, les jouets, le temps • Intérêt pour ses pairs en 4 étapes : – toi, pour moi – toi et moi à côté, en parallèle – toi et moi en association – toi, les autres et moi en collectivité	• Le monde social a d'autres limites physiques, relationnelles. • L'œdipe bien vécu par l'enfant et les parents permet d'intérioriser les exigences et les attitudes du modèle parental, tout en sachant qu'il reste aimé sans prendre la place de…, mais pour ce qu'il est. • Les parents sont placés sur un piédestal et dans une omnipotence et une perfection rassurante et enviée (source de frustrations culpabilisatrices). La parole est ici indispensable pour aider à comprendre et à déculpabiliser.	• Notions du rival (parent du même sexe, enfant), qui prend la place et donc dangereux • Agressivité exprimée, reproche intériorisé, refoulement, et culpabilité naissante • Intériorisation des modes parentaux de gestion des conflits • L'école maternelle relativise ces angoisses existentielles en dérivant l'énergie vers le groupe, l'entraide du groupe, en diffusant le concept d'autorité sur d'autres adultes (il n'y a pas que papa qui soit méchant, mais aussi la Loi).
6-9 ans **La « bande » sociale**	• En groupe homogène de sexe ou d'âge, avec 1 meneur et des suiveurs	• Les contraintes sont vécues dans le groupe homogène qui véhicule les lois parentales, en fabrique d'autres pour « jouer à… ». • Début de la critique interne intragroupe	• Le groupe devient référence, source de valorisation, endroit où il expérimente autant sa valeur que son emprise sur les autres → affirmation de soi.
Après 9 ans	• Temps de la confrontation des idées		• La bande de copains est le lieu de vie où d'autres morales sont véhiculées (cohérentes ou contradictoires), à comparer à la morale familiale.
Pré-adolescence		• Nécessité de lois non transgressables sur les points fondamentaux permettant ainsi de relativiser et de transgresser ceux qui ne le seraient pas sans se culpabiliser • Rites de passage : rites de transgression accomplis dans un ordre social et communautaire	• Perte de confiance en son corps devant les prémices de modifications, en son intelligence face aux connaissances de plus en plus difficiles à acquérir, aux choix scolaires

Source : A. de Broca, *Pédiatrie au quotidien.* Masson, 2000, pp. 114 à 118.

élargie). Ce n'est que dans un second temps que l'enfant s'ouvrira sur le monde extérieur et les règles qui lui sont propres. Le travail majeur de la socialisation s'élabore à partir de 5 ou 6 ans pour s'achever dans la résolution de la crise de l'adolescence (voir p. 756).

La capacité de l'enfant à se socialiser

Jusqu'à l'âge de 9 mois, le nourrisson vit ses premières frustrations et chagrins, sans véritable compréhension mais heureusement compensés par l'affection de la mère ou de la personne chargée des soins. La verbalisation autour des causes de ces expériences contraignantes contribue à la familiarisation de l'enfant avec les premières règles de vie sociale. C'est aussi la période où l'enfant passe de la relation symbiotique d'avec sa mère à la distinction de l'étranger. De 9 mois à la pré-adolescence, l'enfant se développe et « se socialise » au travers d'étapes successives pour lesquelles le tableau 11.3[86] propose des points de repères.

Conclusion

Au terme de cet important chapitre qui retrace les différentes étapes du développement de l'enfant et les mécanismes physiologiques et psychologiques à l'œuvre tout au long de cette période, nous attirons (à nouveau) l'attention des puéricultrices sur leur responsabilité dans la mise en place des conditions requises pour l'épanouissement de l'enfant. Leur mission en matière de promotion de la santé globale de l'enfant prend, en ce domaine, tout son sens ; ceci au travers des actions d'information, d'accompagnement des parents dans leur fonction d'encadrement et de la formation des personnels de la petite enfance. Nous ne pouvons que recommander l'acquisition d'un solide savoir-faire : savoir observer, évaluer, respecter, anticiper, rassurer ; savoir laisser faire l'enfant avec ses aspirations et ses compétences en formation. La cohérence de son entourage, familial et social, doit permettre à l'enfant d'intérioriser les repères et les limites qui lui sont nécessaires pour grandir en confiance et avec audace.

BIBLIOGRAPHIE

AJURIAGUERRA (DE) J. – *Manuel de psychiatrie de l'enfant*. Masson, 1974.

ANZIEU D. – *Le Moi peau*. Dunod, 1985.

BLOCH H. – *Premiers pas, premiers gestes, le jeune enfant et le monde*. O. Jacob, 2000.

BROCA (DE) A. – *Le Développement de l'enfant : aspects neuro-psycho-sensoriel*. Masson, 2000.

FREUD S. – *Trois essais sur la théorie sexuelle (1905)*. Gallimard, coll. Connaissance de l'inconscient, 1987.

GOLSE B. – *Le Développement affectif et intellectuel de l'enfant*. Masson, 1991.

KOUPERNIK C. et DAILLY R. – *Développement neuro-psychique du nourrisson*. PUF, 1976.

LAPLANCHE J. et PONTALIS J.-B. – *Vocabulaire de la psychanalyse*. PUF, 1967.

LEBOVICI S. – *Le Nourrisson, la mère et le psychanalyste*. Le Centurion, 1994.

LE METAYER M. – *Rééducation cérébro-motrice du jeune enfant*. Masson, 1993.

MAZET P. et STOLERU S. – *Psychopathologie du nourrisson et du jeune enfant*. Masson, 1993.

MONTAGNER H. – *L'Enfant acteur de son développement*. Stock, 1993.

PIAGET J. – *La Psychologie de l'intelligence*. A. Colin, 1967.

PIAGET J. – *Le Développement de l'intelligence*. Bulletin de psychologie, 1953.

PIAGET J. – *Six études de psychologie*. Folio-essais, 1999.

PICKLER E. – *Se mouvoir en liberté dès le premier âge*. PUF, 1979. Diffusion actuelle sous forme de polycopié par l'association Pickler Loczy de France, 20, rue de Dantzig, 75015 Paris.

SPITZ R. – *De la naissance à la parole*. PUF, 1979.

TRUCHIS (DE) LENEVEU C. – *L'Éveil de votre enfant. Pour un bébé actif et détendu*. A. Michel, 1996.

VAIVRE-DOURET L. – *Précis théorique et pratique du développement moteur du jeune enfant*. Elsevier, 1997.

WINNICOTT D.W. – *De la pédiatrie à la psychanalyse*. Payot, 1969.

Revues

Les Cahiers de la puéricultrice

Devenir

Métiers de la petite enfance

Le Journal des professionnels de l'enfance

Le Journal des psychologues

---

86. A. de Broca, *Pédiatrie au quotidien*. Masson, 2000, pp. 114 à 116.

CHAPITRE 12

L'éveil de l'enfant : expériences psychomotrices et apprentissage culturel[1]

Capacités attendues pour l'exercice de la puéricultrice

- Assurer l'organisation de l'espace de vie de l'enfant, dans une démarche d'aménagement évolutif en fonction de ses acquisitions et du contexte de vie lui-même (familial ou collectif).
- Soutenir les projets d'animation des personnels des services accueillant des enfants, accompagner leur mise en œuvre fondée sur la participation de l'enfant, dans le respect des règles de sécurité et d'hygiène, et évaluer la pertinence des résultats au regard des besoins de chaque enfant.
- Favoriser les activités d'éveil des enfants, quels que soient leur situation et leur état de santé.
- Encadrer les personnels et participer à la formation des stagiaires du secteur de l'enfance, afin de promouvoir une politique d'éveil visant à créer les conditions optimums de développement pour tous les enfants.

Au travers des nombreuses activités de la vie quotidienne, l'enfant se développe progressivement et la qualité de la relation qu'il établit avec son entourage, lui permet de satisfaire ses besoins physiologiques, psychoaffectifs et sociaux. Mais, à elle seule, cette expérience (pourtant riche sur les plans affectif et émotionnel) ne peut suffire à stimuler le développement de sa personnalité. Les nombreuses activités d'éveil que l'adulte va lui proposer (qu'il s'agisse d'activités motrices, de manipulations d'objets, aux formes et aux couleurs variées, de stimulations visuelles, entretenues par des objets en mouvement) stimulent, dès les premiers mois de sa vie, l'évolution de ses capacités psychomotrices et cognitives.

L'aménagement de temps et d'espace pour les activités de l'enfant reste donc la préoccupation majeure de l'adulte, principalement dans les structures d'accueil de la petite enfance. Il faut garder à l'esprit que l'observation reste l'outil privilégié qui permet de comprendre et de satisfaire au mieux les besoins du jeune enfant et faire en sorte que celui-ci soit l'acteur principal de ses activités, en respectant son rythme personnel, ses aspirations naissantes et ses potentialités.

Dans tous les lieux où elle travaillera, la puéricultrice favorisera les activités d'éveil de l'enfant, en s'ouvrant en permanence sur la pédagogie, la vie sociale et la culture.

Quelques principes éducatifs, issus de l'expérience de grands pédagogues, guideront utilement sa démarche, dans une approche dynamique de l'enfant[2].

L'activité libre, facteur de construction de l'image de soi

Les études menées sur la motricité et les activités manuelles des jeunes enfants permettent

1. Auteurs : Martine GRANRY, professeur des écoles. Marie-Christine RENARD, puéricultrice-formatrice. Avec la collaboration de Marie-Christine ÉCLANCHER, psychologue.
2. Ils sont exposés à la fin de ce chapitre.

aujourd'hui d'impulser une réflexion sur le rôle, direct ou indirect, des adultes agissant auprès des enfants, et notamment sur leur façon d'organiser l'espace de vie. Il ne s'agit pas seulement de distraire le bébé et de libérer l'adulte, mais de « permettre une activité intégrative qui contribue à faciliter l'individuation de l'enfant »[3].

> **À noter...**
> « Dans le domaine pédagogique, comme dans tout domaine, négliger une "demande", une "sollicitation", une "question", c'est rater à la fois la satisfaction d'un besoin, d'un désir, d'un plaisir. »

L'intérêt de l'activité libre

Il est utile de définir tout d'abord l'activité libre (ou autonome).

> **À noter...**
> L'activité libre est une activité que l'enfant choisit et mène à son rythme, selon ses intérêts, son initiative et dont il décide de son plein gré du début et de la fin...

Cette liberté est un facteur essentiel de l'exploitation des potentialités de l'enfant et de l'élaboration de ses capacités mentales ultérieures. Les bénéfices sont nombreux. Ainsi, au cours de l'activité libre, l'enfant :

- **développe son inventivité et sa créativité** bien au-delà de ce que l'adulte pourrait imaginer, de nombreuses situations d'observation montrent la variété et la richesse d'utilisation des objets par le bébé (une boîte à chaussures, une petite cuvette ou un simple morceau de tissu captent l'intérêt de l'enfant pendant un long moment) ;
- **développe sa concentration**, l'activité dure ;
- **développe ses compétences**, il construit des savoirs et élabore ses propres stratégies d'apprentissage ;
- **autorégule son activité**, on peut observer une alternance entre la motricité globale (grands mouvements) et la motricité fine.

On voit ainsi l'enfant devenir « agent actif de la continuité de son développement et d'une bonne intégration des acquis ». Ceci renforce l'idée de la nécessité absolue de respecter les rythmes individuels ; hâter les acquisitions, c'est induire chez l'enfant des tensions, des difficultés d'attention et des frustrations. La recherche de conditions favorables est donc essentielle.

Les conditions favorables à l'activité libre

Avant tout, il est nécessaire de satisfaire les besoins affectifs et vitaux de l'enfant (celui-ci ne doit avoir ni faim, ni sommeil, ni froid). Notons également que le choix des vêtements doit faciliter sa liberté de mouvement. Par ailleurs, il faut réunir les conditions favorables permettant à l'enfant de se mouvoir en toute liberté.

L'aménagement de l'environnement de l'enfant

Il implique de choisir :

- un espace suffisant, « grandissant » avec l'enfant, aménagé en fonction de ses capacités et besoins évolutifs ;
- un sol de qualité : ferme, apportant une résistance aux mouvements de l'enfant ;
- des objets et du matériel appropriés : plus simple est l'objet, plus l'activité de l'enfant peut être complexe (l'enfant invente à l'infini de nouvelles manières d'utiliser un même objet). On peut donner par exemple un carré de tissu pour un tout-petit, des petits objets à transvaser vers 1 an, des objets à tirer et à pousser vers 15 mois, à l'âge des « déménageurs », la dînette vers 2 ans à la période de l'imitation... Notons qu'il faut éviter les objets à multifonctions[4].

L'attitude des adultes autour de l'enfant

Il est recommandé :

- d'observer l'enfant afin d'adapter l'environnement à ses besoins et à ses capacités ;
- de lui assurer une liberté motrice : au cours de son activité, le bébé ne doit pas être interrompu, ni sollicité activement par l'adulte. Celui-ci évitera de lui proposer ou de lui imposer des postures qu'il n'a pas découvertes par lui-même. C'est pour cette raison qu'il est suggéré d'installer systématiquement l'enfant à plat dos, aussi bien dans ses temps d'activités que dans les temps de soins, pour lui permettre de choisir lui-même sa position ;
- d'éviter de montrer à l'enfant comment utiliser un objet car cette attitude risque de limiter son inventivité, voire de le mettre dans une situation d'échec (il est évident qu'il ne peut pas refaire tout seul la tour

3. M. David, De la valeur de l'activité libre du bébé dans l'élaboration du Self, in : *Devenir*, 1991.
4. Éviter (par exemple) un tableau à visée multisensorielle.

de cubes faite par l'adulte !) et de créer une situation de dépendance (ex : pour jouer, l'enfant sollicite souvent l'adulte...) ;

- de respecter le rythme individuel : permettre à l'enfant d'exercer une posture, un mouvement aussi souvent et aussi longtemps qu'il le désire. Par exemple, il est important de le laisser continuer à se déplacer à quatre pattes, même lorsqu'il sait déjà marcher debout ;
- valoriser l'activité de l'enfant : c'est partager son intérêt et son plaisir à faire par lui-même, ne pas faire à sa place ou intervenir trop rapidement lorsqu'il se trouve en difficulté, ou rencontre un obstacle (cette attitude risque de priver l'enfant de découvrir sa capacité à faire face à la situation avec sa solution originale). Valoriser l'activité libre renforce le sentiment d'efficacité et de compétence de l'enfant.

Une attitude stimulante de la part de l'adulte se traduit par l'installation de l'enfant dans un espace adapté à ses capacités motrices naissantes, un accompagnement attentif, non interventionniste.

Le jeu chez l'enfant

Au cours des premières semaines de vie, l'organisation du rythme biologique de l'enfant dépend essentiellement du sommeil et de l'alimentation. Puis, peu à peu, se met en place une nouvelle fonction, activité spontanée, libre : c'est le jeu.

Mais qu'est-ce que le jeu ? « Le jeu est une activité physique ou intellectuelle visant au plaisir »[5], l'idée exacte n'est donc pas facile à dégager. Ainsi, on parle du « jeu de l'enfant », mais aussi « du matériel de jeu » (qui sert à jouer), ou encore d'un amusement soumis à des règles (exemple : jeux collectifs, jeux de société).

Les différentes conceptions du jeu

Jean-Jacques Rousseau affirmait déjà au XVIIIe siècle que le jeu est une activité naturelle et bonne pour l'enfant. D'autres auteurs de cette époque parlent du jeu comme procédant d'un besoin de se dépenser, et développent une théorie sur la « surabondance d'énergie »[6], enfin certains présentent le jeu comme un « exercice préparatoire aux activités adultes »[7].

Le jeu, activité ludique selon J. Château[8]

Jean Château dit que le « principe de l'activité ludique répond au besoin de s'affirmer de l'enfant » car tout en apportant une « jouissance » immédiate, le jeu reste une « chose sérieuse ». L'auteur classe les jeux en deux grandes catégories : les jeux non réglés et les jeux réglés (ceux-ci permettent la construction de la personnalité et de la conscience morale).

Ce point de vue sera d'ailleurs partagé par H. Wallon[9] qui répartit les activités ludiques en trois grandes catégories : les jeux d'exercices, les jeux symboliques, les jeux de règles (voir *infra*).

Le jeu, facteur d'évolution cognitive selon J. Piaget[10]

Pour Piaget, l'évolution cognitive de l'enfant se réalise de deux façons :

- **par assimilation** : l'information fournie par l'environnement est perçue, incorporée et transformée par le sujet ;
- **par accommodation** : l'individu s'adapte au caractère de l'information venant du monde extérieur.

Piaget distingue trois grandes catégories de jeu :

- **les jeux d'exercice sensori-moteur** : le jeu commence au moment où apparaît la satisfaction de la répétition ;
- **les jeux symboliques** : le jeu du « faire semblant » ou du « faire comme si » revêt une double importance, car il est le moyen :
  - d'évocation de la pensée pré-opératoire ;
  - d'expression chargée d'une valeur affective très importante ;
- **les jeux de règles** : l'enfant peut jouer des rôles d'adultes, il apprend les règles sociales qui régissent ce monde et se prépare à y entrer progressivement, à y prendre place.

Le jeu, moyen de communication selon D.W. Winnicott[11]

D.W. Winnicott définit ainsi le principe du jeu :

- le jeu de règle (*Game*) demande un résultat, une certaine réussite ;
- le jeu libre (*Play*) est un simple amusement, une distraction.

---

5. Définition du dictionnaire Larousse.
6. Shiller, 1870.
7. Groos, 1900.
8. J. Château, 1947.
9. H. Wallon : médecin et psychologue (1879-1962), il crée en 1922 le laboratoire de psychologie de l'enfant.
10. J. Piaget (1962) voir p. 433.
11. D.W. Winnicott, 1971.

Pour cet auteur, le jeu développe la personnalité de l'enfant et enrichit son expérience du monde extérieur. C'est par le jeu que l'enfant peut exprimer son désir de communiquer profondément avec l'autre. Le jeu est universel ; pour l'enfant, tout est jeu et le jeu facilite à la fois sa croissance et sa santé physique et mentale.
« Le rôle du jeu dans le développement de l'enfant est essentiel. Il est le moyen d'expression, de communication et de construction de soi. »

Le rôle du jeu dans le développement de l'enfant

Tous les spécialistes de la petite enfance s'entendent pour donner une place prépondérante à cette activité dans le développement et le devenir de l'enfant. Nous partirons du postulat que « le jeu correspond aux intérêts présents de l'enfant qui, par les expériences qu'il en fait, construit sa relation au monde et aux autres, et ce faisant, se construit comme être social »[12]. Ainsi, le jeu favorise chez l'enfant la découverte de son corps et du monde extérieur, l'imitation de l'adulte et la communication (par les gestes et le langage).

Par le jeu, l'enfant découvre son corps et le monde extérieur

Au cours des premiers mois, l'activité de l'enfant est involontaire, mais il manifeste des signes d'intérêt pour tout ce qui l'entoure.

Avant un an

Deux stades sont à noter dans le domaine de l'évolution de l'activité.

Le stade émotionnel[13]

Grâce aux mouvements spontanés et à la maturation de son système nerveux, l'enfant découvre peu à peu l'espace : il observe **son lit** tout d'abord (en touchant les parois à l'occasion de mouvements involontaires), puis **son corps** (par les jeux de mains et de pieds), puis **les objets** environnants (peluche, boulier, mobile...) et **le visage de sa mère** qu'il distingue entre tous.
Ses cinq sens sont en éveil. Par ces contacts sensoriels, l'enfant crée ses premiers repères :

- **dès l'âge d'un mois**, une sorte de jeu s'établit entre l'enfant et l'adulte : le regard et le sourire (déclenchés dans une interaction) peuvent prendre cette forme répétitive qui caractérise le jeu du tout-petit et lui procure du plaisir ;
- **vers 3 ou 4 mois**, l'enfant commence à manipuler (ses mains d'abord, puis les objets). À partir de ce moment-là, le véritable jeu commence. Il découvre les objets extérieurs par le regard et la bouche, principaux outils de connaissance au cours des premiers mois.

Le stade sensori-moteur

Progressivement, l'enfant passe de l'automatisme au geste organisé : il explore tout ce qui est nouveau (forme, consistance, couleur...), prend des initiatives et expérimente les bruits (en tapant deux objets l'un contre l'autre ou en les laissant tomber : jeux répétitifs par excellence...).
Dans la première année, l'enfant acquiert la capacité de « résoudre une situation ». Il est capable de :

- répondre à une situation d'inconfort par un changement de position ;
- atteindre un objet éloigné par un déplacement volontaire de reptation, de roulé-boulé, ou de marche à quatre pattes.

Durant cette période, l'enfant doit surmonter une étape très importante, parfois difficile : celle de l'identification de sa mère bien différente de lui. En lui permettant une activité autonome, l'activité ludique joue à cette époque-là un rôle très constructif pour l'enfant.

Au-delà d'un an

C'est le début de l'intelligence pratique. Les capacités sensori-motrices se développent tandis que l'enfant prospecte et expérimente le monde extérieur. Par exemple, vers 15 mois, l'enfant marche, il a acquis une autonomie motrice qui lui permet de se déplacer facilement. Pour prospecter, il franchit certaines limites passant en toute liberté d'une pièce à l'autre (surtout si un bruit l'attire, ou s'il sait y retrouver sa mère), il ouvre hâtivement les portes des placards, les tiroirs et s'intéresse à tout son environnement familier.

Par le jeu, l'enfant imite l'adulte

En imitant le comportement de sa mère et de son entourage immédiat, vers l'âge de 2 ans ou 2 ans $^1/_2$, l'enfant comprend peu à peu qu'il est capable de « faire seul ». Ceci explique son désir de participer aux gestes quotidiens (toilette, lavage des mains, habillage, repas...). Il a besoin de reproduire la réalité, qu'il ne différencie pas encore du monde imaginaire[14]. L'imitation par le jeu a un rôle extrême-

12. G. Brougère, Professeur de Sciences de l'éducation à l'université Paris-Nord.
13. J. Wallon, voir note 9.
14. À ce stade de développement, le « faire-semblant » n'existe pas encore pour l'enfant, il cherche donc à exercer son pouvoir sur l'adulte (qui résiste) : c'est la période d'opposition, des colères et des caprices.

ment important dans la construction de sa personnalité. De ce fait, l'enfant apprécie certains jouets (tels que les panoplies, les dînettes) qui lui permettent d'imiter l'adulte. C'est le « jeu symbolique », très prisé et qu'il poursuivra longtemps.

Par le jeu, l'enfant communique avec l'adulte

◆ Le nourrisson.
Les premiers jeux avec l'enfant sont basés sur des échanges non verbaux : contacts cutanés, mimiques, sourires, gazouillis... L'enfant exprime sa joie en agitant bras et jambes devant le regard admiratif de sa mère. Puis, très vite, des échanges plus variés s'organisent sur un mode verbal et le jouet sert d'intermédiaire.

◆ Vers 8 mois, la participation de l'adulte est essentielle, car certains échanges permettent à l'enfant de surmonter ses craintes : citons le jeu de « coucou, le voilà » par exemple, par lequel l'enfant découvre la permanence des objets et des personnes (très utile pour surmonter l'angoisse du 8e mois).

◆ Vers 3 ans, l'enfant prend conscience des « différences » : il est différent de l'adulte et des autres enfants ; son jeu est différent de la réalité... À cet âge, dans les jeux de groupes, il y a imitation des activités (motrices en particulier) mais pas encore de réels échanges entre les partenaires.

◆ Vers 5 ou 6 ans, à l'école maternelle, dans les jeux de groupes, l'enfant a besoin d'être reconnu par les autres enfants. La règle du jeu n'est supportable que dans la mesure où les contraintes qu'elle impose ne dépassent pas le degré de frustration tolérable pour l'enfant. La durée d'un jeu collectif doit donc être limitée. Par ailleurs, à cet âge, l'enfant peut passer du réel à l'imaginaire (et inversement) et, grâce à la pensée et au langage, il accède à la représentation vraie. C'est ce que H. Wallon appelle « le stade projectif ».

À noter...

Il ne faut pas oublier que l'environnement conditionne, pour une part importante, le développement de l'intelligence de l'enfant (l'intelligence concrète et l'intelligence abstraite). Ainsi les compétences du jeune enfant se développent d'autant mieux que les méthodes mises en œuvre pour l'organisation des jeux, sont adaptées à ses besoins et à ses possibilités.

Les conditions favorables au jeu

L'enfant qui reçoit des soins réguliers, adaptés à ses besoins affectifs et physiologiques, est prêt à s'intéresser à son environnement. Ses expériences ludiques sont d'autant plus fructueuses, et lui apporteront d'autant plus de plaisir, que l'adulte aura créé autour de lui les conditions les plus favorables possibles.

L'aménagement du temps de jeu

Laissons à l'enfant le temps dont il a besoin pour observer, découvrir, expérimenter, répéter, en n'oubliant jamais que chaque enfant est unique, a son propre rythme, ses propres rituels...
La manipulation d'un objet nouveau exige du calme, de la concentration et du temps, comme si l'enfant s'oubliait dans l'observation et dans son action autonome de découverte.

L'emploi du temps : une adaptation à la réalité de l'enfant

Dès les premières semaines de vie, l'enfant manifeste déjà un intérêt pour son environnement : il est attiré par tout ce qui bouge, aperçoit sa main, tente de la suivre et la perd de vue. Après de nombreux essais, il est capable de la faire réapparaître dans son champ visuel. Plus tard, il utilise cet « objet-main » pour explorer au-delà de son corps, faire apparaître et disparaître un jouet... Tous ces apprentissages exigent du temps. **Un temps trop court ne permet pas à l'enfant de soutenir assez longtemps son attention**, d'être persévérant dans ce jeu de découverte. Il faut lui donner la possibilité d'aller jusqu'au bout de son expérience et le goût d'achever et de réussir l'action entreprise.

Le facteur temps : indispensable à la réalisation de soi

Comme nous l'avons déjà évoqué, la précipitation peut engendrer des angoisses, des blocages, une perte de confiance. Plus tard, lorsqu'une consigne sera donnée à l'enfant, il faudra toujours lui laisser un délai pour répondre afin de lui permettre de terminer cette action (ce « travail »). C'est une forme de respect indispensable.

L'aménagement de l'espace de jeu

Quels que soient les lieux dans lesquels l'enfant va jouer et grandir (maison, collectivité, salle d'attente de PMI...), l'aménagement de l'espace doit remplir les conditions exigées pour la poursuite des expériences et des découvertes de l'enfant en toute liberté et toute sécurité.

À noter...
Laisser l'enfant « faire seul » ne veut pas dire pour autant laisser l'enfant sans surveillance.

Si, à la maison, il revient à la mère ou à l'assistante maternelle d'organiser cet espace et de surveiller l'enfant, dans les structures d'accueil du jeune enfant, c'est à toute une équipe de réfléchir ensemble et de bâtir un projet d'aménagement le plus adéquat.

Le respect des règles de sécurité et les objectifs à atteindre

Quel que soit l'aménagement de l'espace-jeu, il faut avant tout :

- **assurer la sécurité de l'enfant**. C'est une règle fondamentale. Le périmètre de liberté doit être adapté aux capacités locomotrices de l'enfant et le choix des jouets adapté à l'enfant mais aussi à l'espace lui-même ;
- **contrôler la stabilité du matériel** : par exemple, un tabouret posé dans le jardin présente des risques, tandis que son utilisation intérieure est souvent sans danger (si l'enfant est en âge de contrôler ses mouvements) ;
- **supprimer de l'espace de jeu les éléments présentant un danger pour l'enfant** : par exemple, certains petits objets peuvent être inhalés par un jeune enfant quand il les porte à la bouche (au moment du stade oral) ;
- **choisir des matériaux sans risque** : pour le bois par exemple, il faut veiller à ce qu'il n'y ait aucune écharde. Par ailleurs les adultes peuvent souvent imaginer et construire des jeux moteurs tout à fait intéressants pour l'enfant (fabriquer une estrade à escalader, un petit escalier, ou encore faire une maison avec des cartons d'emballages, ce qui permet de renouveler l'aménagement...) ;
- **présenter les jouets à l'enfant en fonction de ses capacités** (par exemple, s'il ne se déplace pas, les jouets seront disposés à portée de mains, etc.).

Bien entendu, ces précautions n'auront d'intérêt pour l'enfant que dans la mesure où ses relations à l'adulte l'inciteront à mener ses expériences de découverte des objets et de l'environnement. L'espace de jeu est lieu d'investissement psychomoteur à part entière.

L'évolution de l'espace-jeu : un espace qui grandit avec l'enfant !

Dès sa naissance, l'enfant se mesure à l'espace qui l'entoure ; cet espace va « grandir » avec lui. L'enfant apprend et construit son image dans l'environnement proposé par l'adulte, il permet l'élaboration de son schéma corporel.

Dès les premiers mois de vie, il faut ainsi créer autour de l'enfant un endroit sécurisant, chaleureux et ouvert.

Les trois premiers mois, durant les périodes de veille, l'enfant peut rester dans son lit, l'adulte met à sa disposition quelques jouets. Mais, très rapidement, cet espace restreint ses possibilités de mouvements et il préférera s'ébattre sur le tapis de sol (se retourner, rouler, ramper, marcher à quatre pattes...) ou dans un parc, utilisé aussi longtemps qu'il offre un espace sécurisant adapté aux besoins de l'enfant et de ses parents. Tout petit, l'enfant peut y être confortablement installé à plat dos (ce qui libère ses bras et ses mains). Quelques jouets placés à portée de vue et de mains, ou fixés sur un fil tendu en travers du parc, sont d'excellentes sources de stimuli sensoriels et moteurs.

Jusqu'à 7 ou 8 mois, ces lieux d'expérience vont favoriser la liberté motrice de l'enfant. Notons que le cosy, le transat, puis le « baby relax », peuvent être proposés à l'enfant, mais avec modération car ils le privent d'activité motrice. Toutefois l'enfant y fait l'expérience de la position semi-assise, où il observe, écoute et vit au milieu des adultes ou des autres enfants (après le repas par exemple), ce qui favorise la « socialisation ».

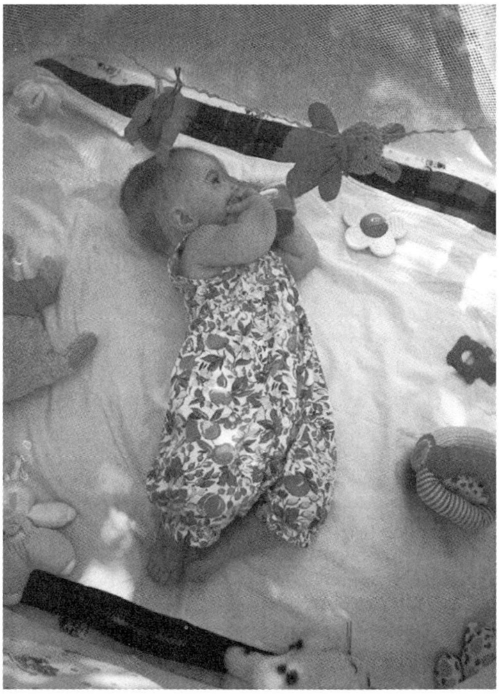

Photographie 12.1 : Le parc, un espace d'éveil et de découverte.

Rôle de la puéricultrice

La puéricultrice adapte l'espace de jeu aux besoins des enfants

La puéricultrice intervient à deux niveaux :

- elle conseille, suggère et participe à l'organisation matérielle des activités d'éveil, c'est-à-dire qu'elle fait :
  - respecter les exigences sanitaires (telles que la clarté, les possibilités d'aération et les facilités de nettoyage) ;
  - aménager l'espace avec goût (choix des décorations du mobilier… améliorant la qualité de la vie) ;
  - adapter l'espace de jeu aux différents âges des enfants et à leurs besoins de mouvements ;
  - répondre aux besoins d'autonomie et de socialisation, d'imitation mais aussi de création personnelle… ;
- elle évalue la qualité des aménagements qui doivent répondre aux critères de sécurité et aux aptitudes de l'enfant, c'est-à-dire :
  - respecter les normes ;
  - prévenir les risques d'accidents ;
  - prévenir les risques de surstimulation.

La puéricultrice est attentive aux jeux des enfants

Sa présence est discrète, sa connaissance des besoins de chaque enfant basée sur l'observation.

Elle favorise une pédagogie vivante qui permet :

- le plaisir, la créativité, la sécurité, l'apprentissage de l'autonomie ;
- les encouragements par la parole, le sourire, le regard, etc. ;
- le partage du plaisir de l'enfant qui a réussi tout seul ;
- l'introduction progressive, auprès des enfants un peu plus grands, de règles de conduite (telles que ranger les jouets, respecter le matériel, gérer le temps, pouvoir s'arrêter sans drame quand un impératif s'impose, en expliquant la situation).

Elle partage le plaisir de « faire la fête » avec la participation active des enfants aux anniversaires et soutient les initiatives des personnels dans ce domaine.

La puéricultrice s'implique auprès des autres partenaires

Les parents, les auxiliaires de puériculture, les éducateurs de jeunes enfants, les assistantes maternelles doivent pouvoir compter sur elle. Elle réfléchit avec eux, les écoute, dialogue, accompagne, explique, encourage, rassure, fait confiance, responsabilise…

Les autres missions de la puéricultrice

La puéricultrice :

- évalue les projets pédagogiques ;
- recueille les informations permettant une connaissance de chaque enfant ;
- met en place des moyens de prévention des accidents ;
- veille aux mesures d'hygiène proposées aux enfants et à leur confort vestimentaire ;
- assure les transmissions à l'équipe ;
- sait organiser des stages de formation en faisant appel à des partenaires divers… ;
- favorise le travail d'équipe.

L'accent a été mis sur l'importance du travail en équipe[1] : en effet, utiliser à la crèche les ressources du groupe dans les démarches éducatives, c'est pousser chacun à mobiliser ses possibilités, à se faire une opinion (à partir d'arguments parfois contradictoires), à utiliser l'expérimentation sur le réel pour avancer, à prendre parti en connaissance de cause. « Le fait de favoriser la participation de chacun dans le cadre d'une pédagogie interactive, est un acte fondamental pour prévenir les échecs scolaires. »

1. Lors d'un colloque organisé par l'INRP (Institut national de recherche pédagogique).

À l'âge de la marche, les pièces de l'appartement ou de la maison sont le lieu idéal d'exploration. Aussi est-il important de mettre hors de sa portée tous les objets dangereux et il faut prévoir d'aménager de petits « coins-jeux », équipés d'objets et de jouets, répondant aux besoins de cet âge (besoins de mouvement mais aussi de détente). C'est aussi dans cet espace sécurisant que l'enfant va développer son besoin d'imiter (jeux symboliques, dînettes...), de créer, d'imaginer et développer ses capacités d'autonomie.

Le jouet, accessoire du jeu

Le jouet, en tant qu'accessoire du jeu, favorise l'éveil et l'épanouissement de l'enfant. Il est le support de son imaginaire et, plus il est simple, plus il offre de place à l'inventivité de l'enfant.

Le choix des jouets

Choisi par l'enfant, le jouet s'ajuste et évolue avec le développement psychomoteur de l'enfant, tout en répondant aux normes de plaisir, de sécurité et d'hygiène[15]...
Les ludothécaires utilisent un système de classification des jouets, inspiré des travaux de J. Piaget[16], en rapport avec les stades de développement de l'enfant.

La répartition des jouets

Elle se fait en trois grandes catégories :
- les jouets destinés aux jeux d'exercices, en rapport avec le stade de l'intelligence sensori-motrice (jusqu'à 18 mois ou 2 ans) ;
- les jouets destinés aux jeux symboliques, en rapport avec le stade de l'intelligence représentative (jusqu'à 5 ou 6 ans) ;
- les jouets destinés aux jeux de règles, en rapport avec le stade de l'intelligence opératoire (au-delà de 6 ans).

Les critères de choix des jouets

Les critères de choix liés à l'enfant

Ils sont liés :
- à son âge, à sa taille et à ses capacités sensori-motrices et cognitives. Un jouet peut se révéler dangereux lorsqu'il ne correspond pas aux capacités de l'enfant. Il est confié à des petites mains maladroites. Les emballages doivent mentionner : « À ne pas donner aux enfants de moins de... » ;
- à son tempérament et à son état de santé ;
- à son environnement (place disponible extérieure ou intérieure) ;
- au nombre d'enfants concernés par les jeux.

Les critères liés au jouet lui-même

Ils concernent :
- l'hygiène, la solidité et la qualité des matériaux (chiffons, bois...) dont dépend la sécurité de l'enfant ;
- les formes : simples, douces et arrondies ;
- les couleurs : variées, harmonieuses, gaies... L'enfant est sensible à la beauté ;
- un bon rapport « qualité prix ».

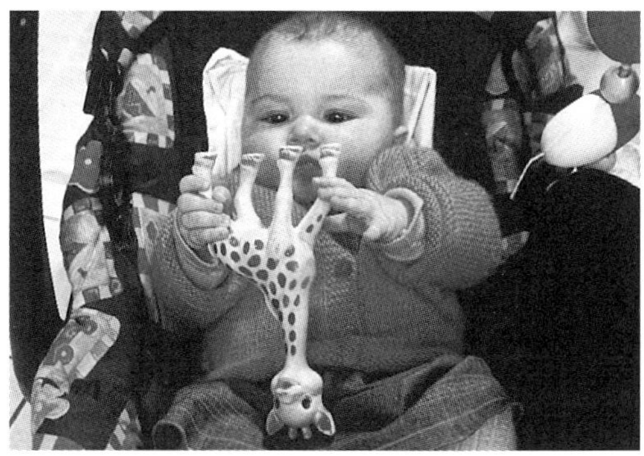

Photographie 12.2 : La girafe est tellement facile à manipuler...

À noter...
Tous les jouets vendus en France doivent respecter certains critères de sécurité précisés par l'Afnor : « Les jouets ne doivent entraîner aucun risque de toxicité, blessure, coupure ou brûlure » et la réglementation oblige les fabricants à mentionner sur les emballages l'âge auquel s'adresse le jouet (par exemple, sur une boîte de grosses perles en bois, on peut lire : « ne convient pas à un enfant de moins de 36 mois : petites parties pouvant se détacher »).

15. Tous les ans, un groupe de ludothécaires propose l'analyse d'une centaine de jeux et jouets destinés aux enfants dans un catalogue intitulé *Le Ludoscope* (acheté par les professionnels et certains parents).
16. J. Piaget, *La Formation du symbole chez l'enfant*. Delachaux et Niestlé, 1976.

La place de l'adulte dans les jeux de l'enfant

Aucun enfant ne serait capable de développer seul ses aptitudes sensorielles, motrices, cognitives et socio-affectives. L'adulte a un rôle important à remplir, mais il ne suffit pas de mettre à la disposition de l'enfant un certain nombre de jouets, encore faut-il être présent et attentif à l'enfant.

L'organisation des jeux : principes à respecter

L'attitude de l'adulte reste identique à celle qui a été décrite à l'occasion de la motricité libre et les principes de base restent les mêmes. Il s'agit avant tout :

- d'adapter les jeux à l'âge et aux stades du développement de l'enfant : le tableau 12.1 (p. 452) expose les différents jouets que l'on peut proposer à l'enfant en fonction de son âge et des stades de son développement, donc de ses capacités potentielles. L'adulte doit avoir à l'esprit que certains jeux inadaptés à l'âge de l'enfant présentent des risques. Il devra éviter de laisser les petits s'amuser avec les jouets des plus grands et apprendre aux grands à ne rien laisser traîner ;
- de comprendre et respecter la « façon de jouer » de l'enfant ;
- d'installer le petit nourrisson sur le dos : cette installation permet au bébé de choisir lui-même sa position, de jouer avec ses mains, ses pieds, de découvrir les objets par le toucher et la bouche (sans ressentir de fatigue au niveau de la nuque). L'adulte lui laissera une totale liberté de mouvement en veillant à la sécurité du tapis de sol et des objets environnants ;

Cas n° 1

Prenons deux exemples :

- Solène (15 mois) prend le cube, le palpe, le retourne, l'emboîte, puis le ressort, le jette au loin, l'oublie pour un autre, puis le retrouve avec plaisir (et pas par hasard) quelques instants plus tard (si un autre enfant ne l'a pas subtilisé) ;
- Nestor et Aglaë (22 et 24 mois) ne jouent pas ensemble, mais nous pouvons déjà les voir se regrouper par deux ou trois, autour de Zoé en possession d'un tracteur, ils cherchent à l'en dessaisir, ce qui est une frustration pour l'intéressée qui se défend et pleure, des réactions d'agressivité peuvent apparaître rapidement si l'adulte n'y prend garde.

- d'adapter les jouets aux capacités de l'enfant : les jouets trop faciles ne répondent pas aux besoins de l'enfant et ceux trop difficiles conduisent l'enfant à l'échec ;
- de respecter le temps dont il a besoin pour aller au bout de son activité (son degré de concentration est un bon indicateur...) ;
- d'adapter les jouets aux « moments » de la journée : écarter les jouets trop stimulants ou bruyants à l'heure du coucher ou lorsque l'enfant est malade. Par exemple : ne pas laisser les bouliers en permanence attachés au berceau (ils risquent d'exciter l'enfant au moment du sommeil). Très souvent, l'enfant apprécie un jouet « affectif » lors de l'endormissement (Doudou, lapin en tissu...) ;
- de mesurer l'apport qualitatif et quantitatif des jouets. Il est vivement recommandé de :
  - ne pas mettre trop de jouets à la fois à la disposition de l'enfant... ;
  - ne pas « déverser » le contenu des coffres à jouets sur le tapis de jeux (même quand plusieurs enfants sont présents dans la pièce) ;
  - ne pas introduire trop de jouets dans le lit de l'enfant (ce qui brouille ses repères).

Le temps des jeux : attitude de l'adulte

Dans le domaine de l'éveil, les professionnels de la petite enfance doivent réserver une place privilégiée aux parents des enfants qui leur sont confiés et réfléchir à la nature des relations entre les différents partenaires.

La relation de confiance avec les parents

La qualité relationnelle est indispensable, il s'agit de :

- partager avec un même intérêt les découvertes de l'enfant, ses réactions, ses progrès et ses plaisirs... (Ce sont des moments inoubliables !) ;
- réfléchir ensemble pour essayer de résoudre (le cas échéant) les difficultés de l'enfant.

Pour les professionnels de la petite enfance, cette « relation de confiance » avec les parents demande du temps, de la disponibilité mais participe à la qualité de l'environnement de l'enfant.

Le savoir être avec l'enfant

L'adulte doit permettre à l'enfant de rester « acteur » de son jeu.

L'adulte doit être une présence discrète

Il s'agit d'être disponible tout en restant discret. L'adulte doit faire preuve de « savoir faire », mais surtout de « savoir être »... ce qui exige du respect, de la tolérance et de la patience.

Une parole encourageante : le « savoir dire »

L'encouragement verbal permet à l'enfant de faire des « expériences » en se sentant soutenu et encouragé.

La tolérance et le respect

L'enfant peut utiliser le jouet d'une tout autre manière que celle prévue par le concepteur : en inventant un autre jeu, il expérimente sa créativité. Par exemple, vers l'âge de 15 à 18 mois, l'enfant a tendance à sortir « tous » les jouets (c'est l'âge du « déménageur »), il a plaisir à jeter, à déplacer les objets, pour expérimenter sa force. Quand tout est sorti, les jouets ne l'intéressent plus ! L'adulte peut proposer à l'enfant (sous forme de jeu) de ranger avec lui, en le félicitant, ce qui a une valeur éducative très bénéfique.

Choisir le moment de l'interruption du jeu

Bien qu'il soit recommandé de laisser le temps nécessaire à l'enfant pour « jouer », certaines circonstances peuvent amener l'adulte à interrompre l'activité de l'enfant. Les contraintes de la vie sociale existent aussi pour les enfants ! Il faut cependant garder à l'esprit qu'interrompre le jeu d'un enfant, c'est l'empêcher de s'exprimer totalement, c'est dévaloriser son activité, c'est lui interdire d'aller jusqu'au bout... **L'enfant qui réagit vivement a raison : l'enfant qui joue est un enfant qui « travaille ».**

Deux types de circonstances peuvent être à l'origine de cette interruption :

- l'interruption est volontaire et spontanée car l'enfant se fatigue et manifeste souvent au bout de 10 à 15 minutes des signes de désintérêt du jeu ;
- l'interruption est involontaire, le jeu est interrompu soit par l'arrivée d'un autre enfant, soit (le plus souvent) par l'adulte.

Avant toute interruption du jeu, l'adulte doit se demander si elle est vraiment nécessaire. Si elle l'est, l'adulte doit :

- informer l'enfant qu'il va devoir cesser son jeu à tel moment, pour telle raison ;
- lui expliquer ce qui va se passer après le jeu ;
- lui accorder un laps de temps nécessaire pour finir « tout » ou « partie » de son jeu. L'enfant y est très sensible et sera de meilleure humeur.

Des activités d'éveil dès le plus jeune âge

« L'éveil culturel de la petite enfance »[17] est une expression apparue vers les années 1990, époque où naissait une politique institutionnelle visant au développement culturel et artistique des jeunes enfants, soutenue par de nombreuses associations[18].

Une politique d'éveil artistique et culturelle pour la petite enfance

Le ministère des Affaires sociales et le ministère de la Culture ont reconnu d'un commun accord la légitimité de l'éveil culturel de la petite enfance. Avec le mot « éveil culturel », ils ont reconnu le potentiel de **création libre** chez l'enfant, qui doit être favorisé et stimulé par l'adulte, ce qui met l'accent sur l'importance des « interactions » dans le domaine ludique et rejette toute forme d'apprentissage culturel précoce.

L'objectif du projet

Grâce à quelques pionniers[19], un mouvement d'éveil culturel a très vite cerné les objectifs à atteindre et les moyens à mettre en place.

« Passer de la notion d'éveil culturel à une politique d'éveil culturel, c'est mettre en place un réseau de partenaires afin de créer des liens entre les enfants, les familles, les professionnels et les artistes. Il s'agit d'élaborer un projet commun. »[20]

Pour que l'éveil culturel prenne sens, il est en effet nécessaire d'associer au projet :

- tous les professionnels de la petite enfance, afin de faire de l'éveil culturel une dimension à part entière du projet de travail ;
- les parents, en leur offrant de partager avec leurs enfants certaines activités (de type culturel et artistique) ;
- les artistes (et les lieux culturels). De ce fait, les professionnels de la petite enfance prennent conscience de leur rôle de « transmetteurs culturels » auprès des tout-petits.

---

17. B. Martino, *Le Bébé est une personne*. Albin Michel, coll. J'ai lu Bien-être, 1989.
18. Citons-en quelques-unes : PROMOLEC, association pour la « promotion de la lecture » ; ACCES (Action culturelle contre les exclusions et les ségrégations) fondée en 1981 par des psychanalystes d'enfants ; l'IDEF « Institut de l'enfance et de la famille » (dont les documents sont actuellement regroupés à Angers).
19. L'association « Enfance et Musique ». Marc Caillard fut un pionnier de l'éveil musical dans les années 1980. Son association participe toujours au mouvement d'initiation artistique (très prisé des milieux de la petite enfance).
20. E. Fraisse, *Guide d'accompagnement des pratiques d'éveil culturel et artistique dans les lieux d'accueil de la petite enfance*, C.-A. Parmegiani Cercle de la librairie, 1993.

La richesse des activités au quotidien

Que ce soit à la maison ou en collectivité..., dès le plus jeune âge de l'enfant, les traditions culturelles sont véhiculées par l'entourage. Elles sont transmises de génération en génération, enrichies de perceptions, d'émotions et d'expériences nouvelles. Qui n'a jamais tourné les pages d'un album ou d'un imagier avec un enfant ? Qui n'a jamais raconté une histoire ou lu un conte à un enfant ? Qui n'a jamais fredonné une berceuse pour accompagner l'endormissement d'un enfant ?

La production personnelle de l'enfant

Le son de la voix, les intonations, les paroles, les regards, les gestes, les mouvements du corps, tout participe à cette enveloppe dont l'enfant a besoin pour grandir et acquérir son autonomie. Peu à peu, l'enfant compose sa propre musique, à laquelle l'adulte va répondre. Ainsi, dans le plaisir, un véritable échange prend naissance ; on peut parler de moments merveilleux où une véritable « communion » s'établit entre l'adulte et l'enfant. Plus tard, les goûts de l'enfant vont se préciser et, avant même qu'il puisse mettre des mots, il réagit à différentes situations. Par exemple, certains enfants sont attirés par la musique douce et chercheront à se blottir dans les bras, d'autres, au contraire, apprécient les musiques rythmées et les accompagneront de mouvements du corps.

La participation des artistes

Que dire des spectacles où un ensemble d'expressions artistiques (marionnettes, ombres chinoises, mimes, contes, musiques, danses...) réunies par des artistes, permet aux enfants de voyager dans le monde de l'imaginaire ?
La répétition de telles activités dans les lieux de vie sensibilise les enfants et les prépare à être le plus réceptif possible. Chaque parent, chaque professionnel peut et doit développer (à son niveau) l'éveil artistique de l'enfant. Ainsi, dans les crèches et les jardins d'enfants sont mis en place des moyens d'éveil à travers la peinture, les livres, la musique.
Quelle joie de lire sur les visages de jeunes « spectateurs » leur étonnement, leur sourire, leur émerveillement, mais aussi leur peur, leur inquiétude. Les activités culturelles se situent au cœur des « échanges relationnels » pleins de joies, d'émotion et de questionnement.

Les livres et les contes pour enfants

Bien avant que l'enfant sache lire, il porte un intérêt particulier au livre. Là encore, tous ses sens participent à cette découverte. Dans cette approche, la place de l'adulte est prépondérante, on sait que les rapports de l'enfant avec le livre dépendront de la qualité de ses rapports avec l'adulte et de l'intérêt qu'il porte lui-même au livre. On peut parler de « rencontre » privilégiée, voire déterminante[21]. Le constat est sévère : là où les livres sont inexistants, il est difficile de parler « d'environnement culturel ».

Le rôle de l'adulte

Par l'intermédiaire du livre, c'est toute une relation qui va naître, toute une histoire d'amour, les paroles que l'adulte prononce, le temps qu'il accorde à l'enfant, les sentiments éprouvés pour l'adulte qui lui propose le livre. En un mot, ce que l'adulte « dit », ce qu'il « fait », ce qu'il « est » est déterminant.
L'adulte ne doit pas chercher à privilégier le livre à tout prix, à jouer au pédagogue. Le résultat serait à l'inverse de celui escompté.
Au contraire, il doit laisser parler sa sensibilité, sa joie de la découverte, son enthousiasme spontané. Il se laissera émouvoir par le livre et, ainsi, transmettra à l'enfant son plaisir.

Les caractéristiques des livres

Les livres pour enfants sont très divers, ils correspondent aux grandes phases de son développement. Les rapports du texte et de l'image, la nature du livre (en tissu ou en papier), l'usage du livre (à sucer, à toucher, à manipuler, à regarder...) sont à considérer selon l'âge de l'enfant.

L'image

Chez l'enfant de moins d'un an

Les livres de petit format, aux pages cartonnées, ne présentant qu'une seule image simple et de couleur vive par page, stimule aussi bien la vue du nourris-

21. Marie Bonnafe, *Les Livres, c'est Bon pour les bébés*. Calmann-Lévy, 1993.

Tableau 12.1 : Le choix des jouets, des jeux et des activités d'éveil pour l'enfant de 3 mois à 4 ans.

	Matière d'éveil	Compétences de l'enfant
La 1re année[1]		
• Vers 3 ou 4 mois : activité réflexe	• Mobiles musicaux • Bouliers • Jouets en tissu	• Il fixe, suit l'objet aux couleurs vives. • Il est attiré par les sons doux. • Il apprécie les objets doux.
• Vers 5 ou 6 mois : éveil des sens	• Hochets • Clés en plastique, anneaux de dentition • Animaux en caoutchouc (girafe...) • Culbutos • Tapis colorés (tactiles) • Poupées de chiffon, peluches • Portiques (avec modération)	• Il acquiert la préhension volontaire. • Il joue avec ses mains puis avec ses pieds. • Il met tout à la bouche, suce les objets (l'âge des dents). • Il apprécie le contact doux.
• Vers 8 ou 9 mois : découverte et différenciation des objets	• Tableaux de découvertes • Cubes, gobelets gigognes, objets usuels • Livres cartonnés • Instruments de musique (simples), grelots... • Jeux de cache-cache, du « coucou, le voilà » • Ours, lapin en tissu...	• Il tient assis seul et il maîtrise le relâchement volontaire. • Il s'intéresse aux formes, aux images colorées. • Il apprécie la musique (comptines). • Il découvre la notion de présence et d'absence de l'objet. • Il donne une importance à un objet (objet transitionnel).
• Vers 10 à 12 mois : assimilation des expériences	• Boîtes à transvaser • Seaux, pelles, râteaux...	• Il découvre les notions : – du « dedans-dehors » – du « contenant-contenu » – du « dessus et dessous », etc.
La 2e année[2]		
• Intelligence pratique	• Cubes, gobelets gigognes • Pyramides d'anneaux • Trieurs des formes • Gros Legos, puzzles • Sable et pâte à modeler • Crayons, craies, peintures	• Il devient plus adroit, perfectionne sa « pince fine » : – il explore : introduit, retire, superpose, juxtapose, associe, dissocie, etc. – il différencie les formes simples (rond, carré...) – il manipule, touche, crée... – il apprécie les activités artistiques.
• Autonomie motrice	• Balles, ballons, piscine à balles • Jouets à tirer, à pousser (chariot de marche) • Voitures (bois, plastique) • Jeux d'eau • Jeux d'extérieur : – escaliers ou marches – toboggans, balançoires	• Il maîtrise la marche et coordonne ses mouvements. • Il expérimente : tire, lance, pousse, traîne. • Il manipule les éléments naturels (eau). • Il aime grimper, monter, descendre, glisser, tournoyer, courir...
• Langage et curiosité	• Livres, albums de photos • Cassettes, CD... (comptines...) • Instruments de musique	• Il est curieux, aime découvrir, connaître, partager ses émotions avec l'adulte. • Il apprécie les chansons, le rythme, il aime se dandiner.

▶

La 3e année[3]		
• Début de l'intelligence préopératoire	• Gommettes, collages • Feutres • Pâte (à sel, à tarte) • Jeux de construction • Bobines à enfiler	• Il se concentre, réfléchit, invente. • Il apprécie la manipulation plus fine, il aime « créer », « fabriquer » lui-même un objet[4].
• Autonomie motrice	• Tricycles • Ballons, balles, cerceaux • Jeux d'extérieur : échelle, toboggan, balançoire, tourniquet… • Jeux d'eau (pataugeoire…)	• Il perfectionne sa motricité globale et particulièrement la coordination des jambes. • Il mesure sa force : jette, lance, pousse, tire, soulève… • Il aime les jeux et activités de groupe à l'extérieur. • Il apprécie toujours l'eau et les jeux d'eau…
• Expression des émotions	• Poupées, dînettes • Garages, voitures, trains, bricolage • Coffret toilette, coiffure • Déguisements, panoplies • Marionnettes, marottes	• Il aime « faire semblant » : c'est l'âge des « jeux symboliques ».
• Premiers échanges en groupe	• Jeux collectifs : comptines, danses, rondes, quilles, jeux de société, jeux de rôle • Confection de gâteaux d'anniversaire	• Il va jouer réellement avec les autres enfants. • Il apprécie les jeux collectifs. • Il participe volontiers à la préparation de petites fêtes…
Dès 4 ans[5]		
• Début de la pensée prélogique	• Ajouter les jeux informatisés adaptés à cet âge[6] : – CD Rom (pour les petits) – l'imagier du Père Castor, Akakliké, Adibou, La petite famille Fisher Price – Florestia Junior	• Il va passer de la « pensée prélogique » (raisonnement intuitif) à la « pensée logique », ce qui va lui permettre une réflexion de plus en plus élaborée.

1. Période où les « stimulations » offertes par l'adulte sont nécessaires, mais toujours dosées et verbalisées.
2. Période très riche en expériences, qui doivent être encouragées, mais nécessitent une grande vigilance.
3. Période de la découverte des autres, avec un grand désir d'autonomie, que l'adulte doit respecter et stimuler.
4. Les crèches font souvent fabriquer un objet aux enfants au moment de la fête des mères ou participer à la confection d'un gâteau d'anniversaire.
5. Période d'évolution cognitive que l'adulte doit stimuler en évitant tout excès…
6. Ne pas oublier que le livre reste l'apprentissage de la liberté et du choix.

son que le langage à venir. Déjà tout petit, l'enfant aime les histoires.

Dès 1 an, l'imagier ou images inanimées

L'imagier est ce qui séduit le plus les enfants de 1 à 2 ans. Les images permettent à l'enfant de nommer l'objet qu'il a reconnu. Le livre propose l'objet hors de son contexte. Le jeune enfant, qui ne sait pas lire, a une perception globale du livre. Les images viennent à lui comme un « tout », elles doivent donc être nettes, simples, de format lisible. Elles sont :

- soit isolées sur une page du livre (voir figure 12.1) ;
- soit regroupées (par 2 ou 3) ;
- soit accompagnées (ou non) du mot qui les désigne.

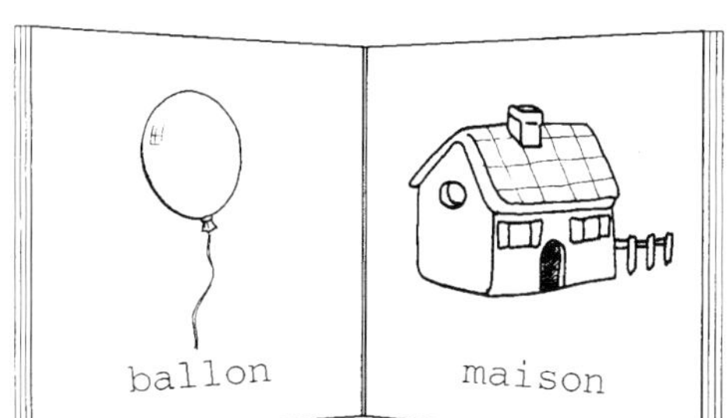

Figure 12.1 : Images isolées sur une page, accompagnées du mot.

Source : J. Gassier, *Guide de l'auxiliaire de puériculture.* Masson, 3e éd., 2000.

Il existe des imagiers **à thèmes** (la mer, la maison, le jardin...) ou **à enchaînement logique**.
Dès 18 à 20 mois, le livre d'images ou images animées.
Ce livre capte l'intérêt des enfants par les « situations » qu'il présente. Il propose des personnages (humains ou animaux)[22]. Les images suscitent chez l'enfant un langage de plus en plus élaboré où le verbe est introduit.

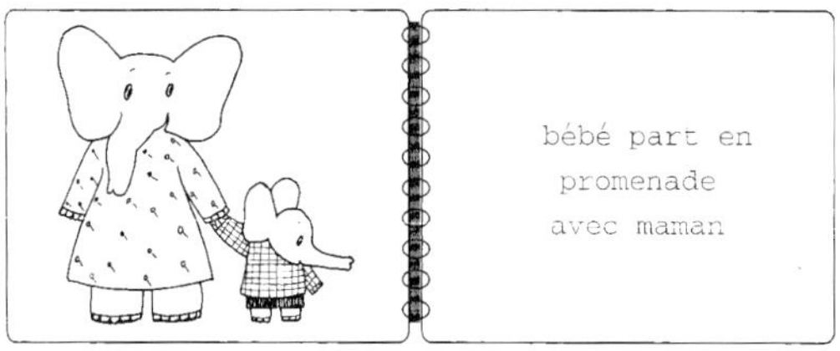

Figure 12.2 : Les animaux humanisés.
Source : J. Gassier, *Guide de l'auxiliaire de puériculture.* Masson, 3e éd., 2000.

Le texte

Selon l'importance donnée au texte par rapport à l'image, on se trouve soit devant un livre d'images, soit dans un livre illustré.
Le texte doit être concis et simple, situé sous l'image ou sur la page de droite, il doit être clair (ne pas chevaucher l'image).

Les personnages

Les humains

Ces personnages sont peints dans « l'action » et permettent à l'enfant de découvrir avec eux un monde qui ressemble au sien. Il aime se retrouver dans le livre. Il se projette sur le « petit personnage » connu. C'est très sécurisant pour lui, c'est une façon de mieux appréhender le monde adulte.

Les animaux humanisés

Ce sont des personnages très prisés des petits, car ils font une large place à l'imagination. Les animaux très divers (ours, chien, lapin, éléphant...) prennent un aspect humain par leurs vêtements, leurs modes de vie, leurs attitudes et leurs sentiments.

Cas n° 2

Noémie (2 ans) reconnaît quelque chose (une auto, un bateau, un cheval), et aussitôt elle le verbalise, parfois avec un grand geste qui exprime sa joie et fait un commentaire approprié.

Le personnage du livre a la même fonction que l'ours en peluche, l'enfant l'investit d'un rôle, de sentiments ; il devient le petit copain, l'enfant lui parle, s'identifie à lui. La série *Petit ours* est par exemple très appréciée des enfants.

Les contes pour enfants, leurs caractéristiques

Les contes pour enfants ont longtemps été considérés comme des récits sans importance, destinés à distraire les enfants, à les amuser avec des vies de héros lointains et inaccessibles. Or, parallèlement à leur aspect « distrayant », ils ont une signification profonde et un but lucratif.

Le conte a un effet structurant

Dans un conte pour enfants, il y a toujours un personnage central, le héros, qui vit des aventures fantastiques, et que l'auteur érige en modèle.
La psychologie des personnages du conte (bons ou mauvais) est généralement simplifiée et permet à l'enfant de trouver facilement des repères.
Prenons le Petit Poucet : il est faible, petit, mais il s'en sort avec des ruses habiles. L'enfant cherche à s'identifier à lui, ça l'encourage. Cette histoire raconte à l'enfant que s'il lui arrive de se sentir abandonné, de tâtonner dans l'obscurité, il ne se perdra pas... Aujourd'hui plus que jamais, l'enfant a besoin d'être « rassuré », dit Bruno Bettelheim[23].
Le conte ne maintient pas l'enfant dans un univers de pensée infantile. Au contraire, il lui permet d'accéder à une pensée plus mûre, qui progressivement lui fera discerner le vrai du faux.

Le conte, médiateur des conflits intérieurs

Les contes ont une résonance profonde dans l'inconscient enfantin. Ils aident l'enfant à régler les

22. Personnages humains : Jeanne Ashbé, *Cachatrou* (série), Pastel. Doris Lauer, *Juliette* (série), Lito. Agnès Rosenstiehl, *Mimicracra,* (série), Seuil Jeunesse.
Animaux : M.A. Bawin, C. Le Masne, *Tom* (série), Mango. Danielle Bour, *Petit Ours Brun* (série), Bayard Éditions. Thierry Courtin, *T'choupi* (série), Nathan. Lucy Cousins, *Mimi* (série), Albin Michel Jeunesse. Éric Hill, *Spot* (série), Nathan. Maurice Sendak, *Petit Ours* (quelques titres), L'école des loisirs.
23. B. Bettelheim, *Psychanalyse des contes de fées*, éd. R. Laffont, 1976. Voir aussi : S. Loiseau, *Les Pouvoirs du conte*, PUF, 1992. D. Rateau, *Lire des livres à des bébés*, Érès, 1998. L. Schnitzer, *Ce que disent les contes,* Éditions du Sorbier, 1995.

conflits de sa vie intérieure. Dans les contes, tous les drames de l'enfance sont pris en considération et l'enfant s'y retrouve.

B. Bettelheim met en lumière l'intérêt des contes qui donnent à l'enfant :

- les moyens d'extirper ses conflits coupables ;
- les démarches à adopter pour résoudre ses conflits et fortifier sa personnalité.

Selon cet auteur, les contes aident l'enfant à se trouver, à fabriquer son identité.

Le dessin (ou graphisme), la peinture

Ces modes d'expression présentent de nombreux intérêts. Peindre ou dessiner, c'est à la fois :

- **un acte créatif** : l'enfant peut laisser libre cours à son imagination et exprimer d'une manière inconsciente ses émotions, sa façon de voir le monde ;
- **un langage** : les traces laissées par l'enfant lui permettent de communiquer, de partager avec les autres : c'est l'aspect émotionnel ;
- **un acte donnant du plaisir** : c'est l'aspect ludique.

Le dessin, ses caractéristiques

Au départ, le gribouillage paraît être le produit de la seule activité motrice traçante. Il correspond à l'exercice fonctionnel qui précède le jeu symbolique. Le geste graphique est utilisé pour le plaisir du geste.

L'enfant de 18 mois à 2 ans utilise pour dessiner tout son bras (et non pas seulement son poignet comme l'enfant plus grand), il a besoin d'un tableau de 1 m^2 environ, afin de faire des tracés suffisamment étendus. Une éponge humectée sera laissée à la disposition de l'enfant afin qu'il puisse effacer et recommencer. L'utilisation de l'éponge lui fournit de nouvelles perceptions et sensations.

Autour de 3 ou 4 ans, l'enfant prend conscience d'une relation entre son geste et le tracé. Les dessins présentent principalement un caractère énumératif, avec un assemblage d'objets hétéroclites, sans lien apparent.

À partir de 4 ans apparaît la juxtaposition de graphismes qui indiquent des liens (l'auto sur la route, le bébé et sa voiture…).

Vers 5 ans, l'enfant décrit de véritables scènes de la vie familiale et à la fin de la 5e année, apparaissent les maisons et les arbres (de véritables paysages, très décoratifs).

La peinture, ses caractéristiques

Le respect par l'adulte de l'aspect créatif de la peinture est fondamental.

Peindre avec ses mains (ou ses pieds)

Différentes couleurs seront proposées à l'enfant dans des récipients plats et suffisamment larges (assiette plate ou autre…). L'exploration de la peinture par la main, ou le pied, est généralement source de plaisir pour l'enfant car le contact direct avec cette matière lui permet de :

- développer ses sensations tactiles et visuelles ;
- mieux connaître son corps (qui laisse des traces…) ;
- découvrir le matériau « peinture » ;
- trouver une compensation à la frustration de son souhait de toucher d'autres matières (telles que ses selles), c'est une activité compensatoire.

Sachons toutefois que certains enfants n'apprécient pas le contact avec cette matière visqueuse et qui « salit » (c'est important chez l'enfant dont les parents interdisent de se salir !).

Cette activité est une activité libre et créatrice. L'enfant doit pouvoir la pratiquer à son propre rythme et selon son désir. Il est donc fondamental de respecter le refus de l'enfant.

Peindre avec des outils

Les outils (tels que bouchons, éponges, morceaux de carton ondulé, peignes, petites balles en caout-

Rôle de la puéricultrice

La puéricultrice favorisera cette expérience artistique spontanée, en soutenant les projets d'activités des auxiliaires de puériculture et des éducatrices de jeunes enfants. Elle veillera notamment :

- au respect de la créativité de l'enfant : ne pas l'inciter à représenter un objet ou une forme dictée par l'adulte, lui laisser une grande liberté ;
- au respect de sa liberté : il s'agit de laisser l'enfant parler de son dessin et de l'écouter, en évitant de lui proposer ses propres interprétations ;
- à l'identification du dessin en indiquant le nom de l'enfant et la date. Il est important de dire à l'enfant qu'on écrit là son nom et pourquoi. L'enfant plus grand l'écrira lui-même, d'une façon toute personnelle ;
- à la valorisation de sa réalisation : parler des couleurs, de ce que l'on ressent…, exposer les panneaux peints et tenir les parents informés de l'activité ;
- à l'entretien du matériel.

chouc) peuvent être proposés à l'enfant. Il va découvrir une nouvelle technique d'utilisation, de nouvelles traces...
L'utilisation d'outils variés permet à l'enfant de multiplier ses expériences (il ne faut toutefois pas les proposer à chaque activité peinture, car ils en limitent les avantages).

L'éveil musical

Le goût pour la musique peut remonter à la vie intra-utérine (voir p. 400 et 430) et après la voix de sa mère, c'est sa propre voix que l'enfant va écouter, comme en écho. Il s'agit d'une véritable production sonore :
- dès l'âge de 2 mois, il découvre les sons qu'il peut reproduire, les fait rythmer avec les jeux de voix de l'adulte, il s'intéresse à son environnement sonore (berceuses, comptines) ;
- entre 6 et 9 mois, il répète inlassablement sons et expériences de manipulation ;
- à partir de 1 an, il peut isoler les sons qu'il préfère et plus tard, le mouvement du corps accompagne la musique et les chansons.

La démarche d'éveil musical[24]

Découvrir, examiner, expérimenter... L'exploration des objets est le chemin d'éveil à la vie du tout-petit. L'exploration sonore part du même principe et présente les mêmes caractéristiques que celles des objets, à savoir que l'enfant porte une attention très fugace à ce qu'il explore et qu'il l'associe toujours à une activité ludique.
L'attention auditive suivie est fugace : la matière sonore est abstraite, impalpable. Elle ne laisse que peu de traces en elle-même, hormis la mémoire globale de la situation qui y est associée.
L'attention auditive est liée à l'activité ludique : une séquence sonore est très rarement écoutée pour elle-même dans une durée musicale, elle suscite toujours la reprise de l'activité ludique qui lui était associée. L'enfant perçoit l'environnement globalement. Il met en jeu tous ses sens, s'attardant parfois volontairement sur différentes expérimentations.
L'éveil musical, un plaisir partagé entre enfants et adultes, est une pratique multiforme et personnalisée, basée sur l'échange : une démarche créatrice. Ainsi l'éveil de l'enfant s'en trouve favorisé et l'adulte oublie pour un instant sa réserve...

« Oser jouer » spontanément avec les sons

Oser jouer de la musique avec le tout-petit ne peut se réduire à un acte pédagogique :
- « oser jouer », c'est oublier les défenses, la honte de chanter faux, de « ne pas avoir de rythme » ; c'est s'impliquer jusqu'au bout dans une relation engagée avec l'enfant ;
- « oser jouer », c'est aussi savoir que les enfants peuvent être auditeurs, témoins de ce grand plaisir que l'adulte éprouve lui aussi à leur faire entendre lui aussi ce qu'il sait faire ; c'est oser se faire plaisir à soi-même ;
- « oser jouer », c'est encourager l'enfant en investissant soi-même le son d'une image, d'un rire, d'une réponse, d'une relation.

La présence de l'adulte peut être d'une grande richesse dans un moment de jeu de l'enfant. L'enfant donne à entendre un son pour partager un plaisir émotionnel. Si l'adulte sait le recevoir, alors naît un désir d'échange qui permet à l'enfant, au travers du médiateur son, de communiquer et de s'exprimer sur un registre de jeu qu'il rendra musical par son écoute et ses réponses.
Porte ouverte pour le rire, le « encore », la surprise, l'étonnement, le toucher. Il ne s'agit évidemment pas pour l'adulte de s'identifier à l'enfant en adoptant ses comportements, mais plutôt de jouer à lui « renvoyer » la précision d'un geste sonore, d'une vocalisation, afin de lui permettre une conscience de ses actions sonores, une envie d'en inventer d'autres.

Oser « parler le son » avec l'enfant

Les adultes se sentent souvent démunis pour parler de la musique et plus simplement du son. Il est donc indispensable de nommer ce qui s'entend et com-

Cas n° 3

Nadia est au milieu des enfants, explorant toutes sortes de matières et d'instruments. Parmi eux, Karim joue à faire tomber un petit morceau de papier. Elle l'observe et lui fait remarquer : « Tiens, tu entends ? ça ne fait pas de bruit !... » Aussitôt, Inès cherche autour d'elle et ramène une petite peluche qu'elle vient tapoter devant Nadia, lui signifiant avec un grand sourire qu'elle aussi « peut jouer à faire du silence ».

24. Texte écrit par Marc Caillard, directeur de l'association « Enfance et Musique » pour le cahier n° 8 *Psychopédagogie de l'enfant*, Masson, collection *Cahiers de Puériculture*, dirigée par J. Gassier, 2e édition.

menter en termes imagés, sensibles, l'enveloppe sonore qui accompagne l'activité de l'enfant.
Bien souvent d'ailleurs, il suffit d'être à l'écoute des images que l'enfant propose spontanément, pour les mettre en relation avec les caractéristiques musicales de son expression. Et l'on entend tout naturellement parler de « musiques qui grattent, qui chatouillent, qui pleurent, etc. ».

Créer l'événement musical

Certains sons produits par l'enfant sont anodins et pourtant potentiellement très musicaux. Si l'adulte les relève, il crée l'événement et cristallise l'intérêt des enfants vers une action musicale collective.
L'attention de l'enfant est fugitive, elle tend à s'accrocher plus à des événements qu'à des actions progressives, c'est à l'adulte de toujours imaginer des situations de jeu originales, qui soient « justes » et fassent écho chez l'enfant.

Cas n° 4

Marianne, musicienne, a pu improviser une merveilleuse séance musicale en s'intégrant aux enfants au hasard d'une partie de dînette engagée par les grands. Les castagnettes (figurines représentant des têtes d'animaux mobiles pouvant ouvrir grand la bouche) se transformèrent en « mangeurs de tout », les maracas devinrent « sel », le hochet « poivre », les wood-blocs « carottes » et le sifflet « carafe » !

Respecter le temps et l'histoire de l'enfant

L'enfant joue dans un temps qui lui est propre, que l'on se doit d'observer et de respecter. Nul ne peut présager la manière dont l'enfant investit un moment musical. Il est certain que de multiples facteurs influencent son comportement, à savoir :
- sa relation à l'adulte et au groupe ;
- les âges, sensibilités et cultures différentes ;
- le moment de la journée et l'état psychologique de l'enfant, en un mot, son « histoire personnelle ».

Le contenu et les formes de l'éveil musical

L'éveil musical est une nouvelle donnée dans la pratique des professionnels de la petite enfance. Cependant, il faut éviter que « faire de la musique » ne se réduise à une occupation à visée pédagogique. La matière sonore entretient des liens privilégiés avec l'ensemble des activités de l'enfant. En conséquence, l'activité musicale peut être le lieu d'un décloisonnement et d'une grande diversité de contenus et de formes.

La voix, un instrument à la portée de tous

L'enfant joue de sa voix avec autant de facilité que nous parlons, de nombreuses situations de la vie quotidienne peuvent être source d'échanges sonores entre l'enfant et l'adulte.

Les jeux d'expression vocale

Dans un jeu vocal, l'enfant manipule de nombreux paramètres musicaux qui vont dépasser le simple apprentissage du langage pour aller vers la musique, à condition que son environnement social le prenne en compte et en joue avec lui.

Les jeux de doigts et comptines

Ce sont des jeux plurisensoriels qui mettent en relation :
- le son et l'image du corps : « Je fais le tour de ma maison (tête)… Je descends l'escalier (nez), je sonne, etc. » ;
- le son et le toucher : « Une p'tite bête qui monte, qui monte, etc. ».

Ces jeux évoluent dans une durée courte, précise. Ils sont facilement repérables par l'enfant et développent sa conscience des premiers repères mélodiques et rythmiques. Jeux rituels et répétés, l'enfant ne tarde pas à les réclamer et à tenter de les reproduire.

Les chansons

De la plus simple à la plus complexe, chaque chanson développe une particularité. Citons :
- **les berceuses** qui font appel à la modulation de la voix (assurée, chuchotée, mélodieuse, etc.) ;
- **les chansons d'action** qui font appel à l'interprétation, au mime. Exemple : « Un p'tit bonhomme s'en allait au bois, en revenant il faisait trois fois : Atchoum ! Atchoum ! Atchoum ! » ;
- **les chansons à texte** (longue histoire à rebondissement) qui s'écoutent comme un conte. Exemple : « Il était un petit chat… un jour dans sa tasse de lait… il voit une mouche… veut l'attraper… la mouche s'envole… etc. » ;
- **les chansons, objets de jeux**. Les chansons peuvent faire l'objet de jeux tels que : interpréter la même chanson en variant l'intensité, le tempo, le rythme de sa voix (lent, fort, chuchoté…), jouer des états d'âme (rire, peur, surprise…), etc.

L'apport des instruments de musique

La crèche est un des premiers lieux de vie sociale pour de nombreux enfant. L'existence d'un *instrumentarium* riche et diversifié est fondamentale dans cet environnement, car le jouet, en tant qu'objet culturel, est un dispositif porteur des multiples projets.

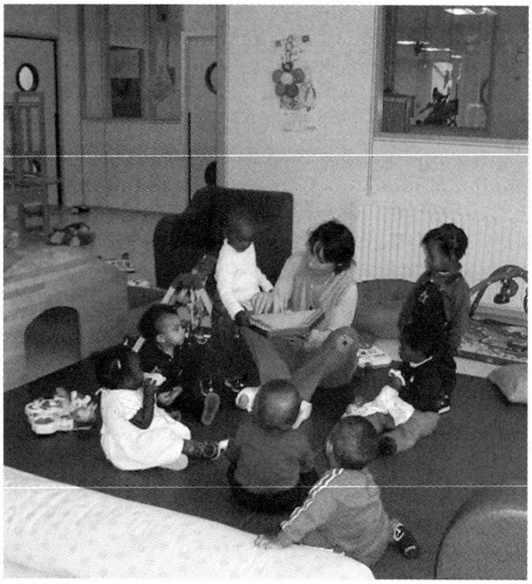

Photographie 12.3 : La musique, une perception subjective et captivante.

Les instruments

La notion d'instruments pour enfants peut recouvrir une palette d'objets très diversifiés. Il est donc essentiel de constituer ses propres critères de choix en fonction d'une démarche pédagogique et avant tout d'un désir musical.

La diversité sonore est une perception subjective. Certains instruments, aux sonorités variées, séduiront les enfants, quel que soit leur âge : citons l'harmonica, l'appeau, le petit tambourin, les maracas (que l'on peut fabriquer avec eux), le bâton de pluie, les grelots, la cymbalette, les castagnettes. Le xylophone peut être proposé aux enfants de 4 ans en sachant que les jeux musicaux qu'ils préfèrent à cet âge sont les bruitages.

Le silence est une composante de la musique. Il ne faut jamais oublier que chaque enfant a ses goûts, son rythme... et que la découverte de la musique n'est pas l'expérience d'un fond sonore tout au long de la journée. Les enfants ont aussi besoin de savoir écouter le silence.

Rôle de la puéricultrice

Stimuler l'éveil musical

La puéricultrice peut être le moteur de l'éveil musical à la crèche, c'est un rôle qu'elle peut partager avec l'éducatrice de jeunes enfants. Pour cela, il est nécessaire :

- d'établir des liens avec la vie musicale hors de son établissement (conservatoires, associations musicales[1], musiciens professionnels de la petite enfance...) :
  - d'étudier les possibilités de collaboration entre ces structures et son équipe, dans le cadre d'un projet commun ;
  - d'animer une réflexion au sein de l'établissement ;
  - de se tenir au courant de la qualité des formations proposées et de les promouvoir auprès du personnel ;
- de s'assurer de la qualité du matériel musical proposé par les fournisseurs ;
- de sensibiliser et d'impliquer les parents dans cette évolution culturelle.

La puéricultrice peut impulser une réflexion d'équipe afin d'inscrire cette activité musicale dans le projet de vie des enfants (plusieurs possibilités sont offertes). La musique peut être :

- intégrée à la vie informelle d'une section ;
- décloisonnée sous la forme d'un « atelier » investi par les enfants motivés ;
- isolée dans un espace à part exploité en petits groupes ;
- improvisée au hasard d'un événement ;
- ritualisée et repérée dans le temps ;
- vécue dehors ou dedans ;
- vécue dans une relation individuelle ou élargie à un phénomène collectif.

À chacun, dans chaque lieu, de personnaliser un projet. L'écoute de l'enfant va bien au-delà de la musique.

1. Association « Enfance et Musique », 60 rue de Brément, 93130 Noisy-le-Sec. Tél. : 01 48 46 32 40.

Le coin-musique

Si le coin-musique trouve maintenant sa place, au même titre que le coin-poupée ou le coin-cuisine, il n'en a pas pour autant le même fonctionnement. Pour aménager ce coin, l'adulte devra prendre en considération plusieurs éléments :

◆ l'espace : le coin-musique peut aussi bien occuper un recoin, une maison de tissu ou de carton, qu'une pièce hors de l'espace de vie. Il peut même faire l'objet d'une mise en scène originale du son. **Expériences en crèche** : dans la crèche « F », l'équipe a transformé un hall de sous-sol en « labyrinthe des sons », entièrement composé de suspensions sonores de toutes sortes ; dans la crèche « B », le coin-musique est installé sous une structure de bois (toboggan, échelle, palier) ; à la crèche « M », l'équipe a confectionné une maison de carton tapissée de capsules, grelots et lames sonores suspendus aux murs, plafonds, fenêtres et portes ;

◆ le temps : cet aménagement peut varier selon qu'il est investi ou délaissé par les enfants. L'adulte doit en observer et comprendre les raisons pour en faire un véritable lieu de vie ;

◆ la forme et le contenu : le coin-musique peut faire l'objet de mille et une inventions ! La seule présence d'un magnétophone peut faire de ce coin un lieu d'enregistrement et d'écoute, aussi bien personnel que collectif. Il peut être habité d'une multitude d'instruments et jouets sonores et régulés dans le temps (problème du « bruit »). L'adulte peut y instituer un roulement d'objets sonores variés, comme une surprise régulièrement renouvelée de « ce que l'on va y découvrir de nouveau ». **Expérience en crèche** : à la crèche « R », Évelyne change tous les lundis le contenu du coin. Au gré de son imagination, elle y installe une fois un ensemble de percussions, une autre fois de multiples instruments à souffle, ou encore une variété de matériaux sonores (papiers, ballons remplis de graines, capsules, etc.).

L'activité corporelle : psychomotricité et danse

L'activité corporelle est indispensable au développement de l'enfant. Elle lui permet encore une fois de s'exprimer et favorise un équilibre tant sur le plan physique que psychique. Son épanouissement découle pour une part importante de cette aisance corporelle.

L'intérêt des activités corporelles

Ces activités favorisent en particulier le développement des fonctions suivantes :

◆ la motricité globale : équilibre, maintien, maîtrise du corps, coordination des gestes ;

◆ la sensorialité : le toucher, la vue, l'ouïe ;

◆ la connaissance de soi : limites du corps, schéma corporel, capacités motrices, confiance en soi ;

◆ la connaissance de l'autre : contacts corporels et langage ;

◆ la connaissance de l'environnement : espace (direction, orientation...), matériaux (le dur, le doux, le souple, le lourd, le léger...) ;

◆ la socialisation : respect des règles communes.

Certaines études montrent l'impact de la qualité de la motricité dans la prévention de l'échec scolaire. Dans la mesure où il maîtrise bien son corps, l'enfant se sent plus en confiance, se sent « mieux dans sa peau » et a de meilleures relations avec son entourage.

Les conditions favorables à l'activité corporelle

La puéricultrice pourra prévoir chaque jour une ou plusieurs activités, selon les besoins des enfants.

Certains exercices nécessitent des aménagements. Voici globalement comment s'organise cette activité :

◆ l'aménagement de l'espace :
- disposer au sol de grands tapis de mousse (insonorisés et moelleux) ;
- ôter les meubles encombrants (ou dangereux) ;
- prévoir : aération, ouverture sur l'extérieur... ;

◆ l'équipement sonore :
- passer des disques connus et appréciés des enfants ;
- apprendre aux enfants à écouter, à faire silence, à suivre le rythme... ;

◆ la préparation des enfants :
- choisir l'activité en fonction de l'âge, des goûts et des capacités des enfants ;
- leur expliquer l'activité ;
- leur mettre des vêtements légers, amples, souples ;
- les laisser pieds nus ;

Quelques activités à proposer

Toutes les activités corporelles contribuent au développement de l'enfant, sur les plans moteur, intellectuel, culturel et artistique. L'utilisation simultanée de différents types d'activités est un outil d'éveil formidable. On ne peut qu'encourager les puéricultrices à favoriser de tels moments, quel que soit le lieu où elles interviendront auprès de l'enfant.

Les choix sont multiples. On peut les classer en fonction de l'âge et des capacités de l'enfant ; il y a celles proposées avant et après la marche (voir figures 12.3 et 12.4 ci-après).

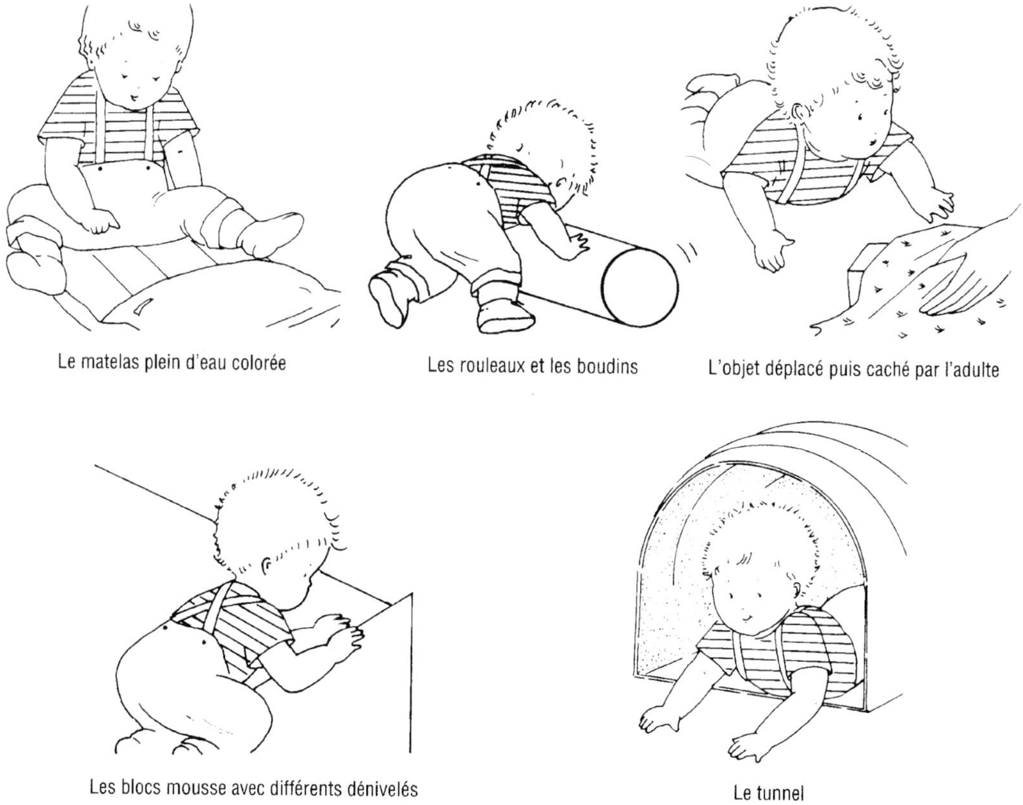

Figure 12.3 : Exercices proposés avant la marche.
Source : J. Gassier, *Guide de l'auxiliaire de puériculture.* Masson, 3e éd., 2000, p. 210-211.

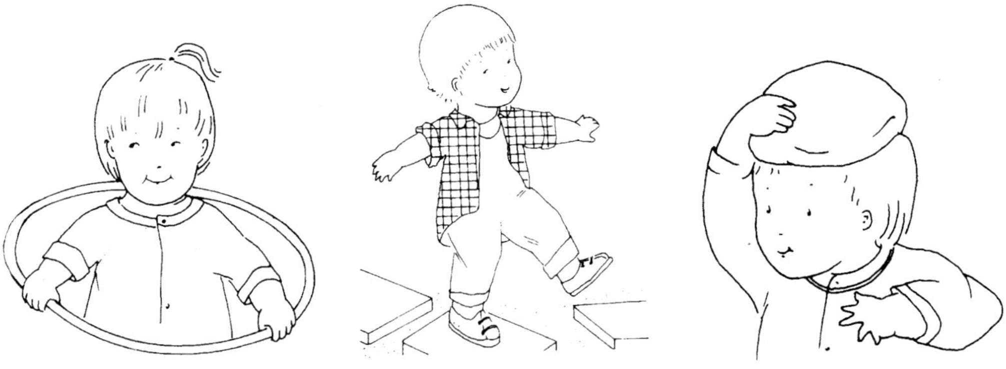

Figure 12.4 : Exercices proposés après la marche.

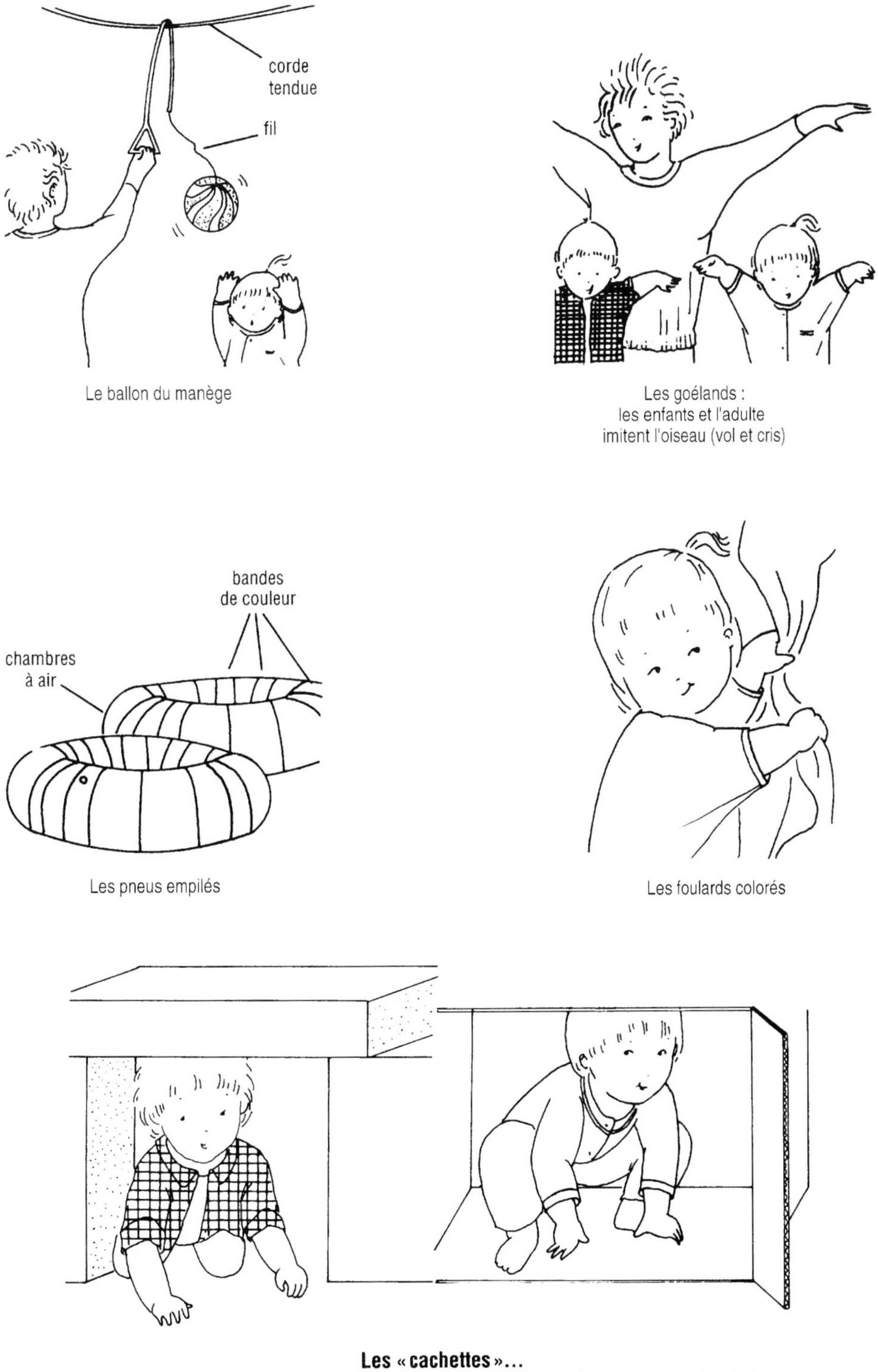

Le ballon du manège

Les goélands :
les enfants et l'adulte
imitent l'oiseau (vol et cris)

Les pneus empilés

Les foulards colorés

Les « cachettes »...

sous des cubes de mousse

dans des cartons d'emballage

Figure 12.4 : Exercices proposés après la marche.

Source : J. Gassier, *Guide de l'auxiliaire de puériculture.* Masson, 3e éd., 2000, p. 210-211.

Rôle de la puéricultrice

La puéricultrice veillera à :

- créer un climat calme, détendu, ludique ;
- laisser les enfants libres de leurs mouvements ;
- respecter leur choix de participer ou non à l'activité ;
- éviter les commentaires valorisant les uns au détriment des autres ;
- parler à tous les enfants (langage clair, simple, à leur portée, plein d'encouragements, de stimulations) ;
- favoriser les contacts entre enfants ;
- tenir compte des rythmes individuels ;
- ne rien imposer, ne jamais forcer l'enfant.

Les grands pédagogues au service de l'enfance

« Le pédagogue est un décideur, mais sa décision pour être efficace, doit être éclairée par la connaissance et entrer dans la cohérence d'une méthode. »[25]
Ainsi, depuis le milieu du XIXe siècle, des courants pédagogiques se sont dégagés de pratiques éducatives exercées auprès d'enfants parfois très jeunes, comme, par exemple, celui de Maria Montessori et de sa pédagogie de l'enfant actif, autonome et capable de performances qui ne sont ni enfantines ni, *a fortiori*, puériles.
Les puéricultrices sont appelées à travailler aujourd'hui avec des spécialistes dans leurs institutions respectives (crèches, écoles, hôpitaux). Elles rencontrent ainsi différents courants pédagogiques et doivent pouvoir les utiliser comme des outils contribuant à faire émerger toutes les potentialités de l'enfant.

La pédagogie nouvelle

Maria Montessori[26]

Elle regroupe ses observations essentielles sur l'éducation de l'enfant dans un ouvrage intitulé *Pédagogie scientifique* et dont nous présentons ici les principales orientations.

Les principes pédagogiques

Les grandes idées de M. Montessori tournent autour de deux thèmes : **l'aliénation et l'oppression de l'enfant** par « l'autorité abusive » de l'éducation et la nécessité pour l'enfant de se « faire lui-même ».
Son expérience en hôpital psychiatrique lui a permis de dégager ses grands principes éducatifs de l'observation des stades de développement de l'enfant : elle a observé des moments d'intense intérêt et de travail inconscient, qui tendent vers un but et qui s'éteindront (plus ou moins) une fois le but atteint (il y a, par exemple, des périodes propices pour lire...).
Ainsi, sa méthode pédagogique repose sur le principe qu'« **éduquer, c'est faciliter l'expression d'un *potentiel*** ». Il s'agit de permettre à l'enfant la construction de soi par la découverte de son propre potentiel.
M. Montessori a reconnu que le regard de l'adulte sur l'enfant devrait s'inverser : l'enfant peut beaucoup apprendre à l'adulte sur lui-même et n'est pas seulement un être à élever et encore moins à dresser.

Les applications pratiques

Pour M. Montessori, il existe trois conditions pour faciliter l'éducation de l'enfant : créer l'ambiance de la situation éducationnelle, avoir la méthode éducative appropriée et le matériel d'éducation adéquat.

L'ambiance

Le mobilier doit être adapté, la décoration soignée...
Toute pédagogie passe par l'éducation **des sens, des gestes et de l'attention**.

La méthode

L'éducation montessorienne est une éducation « directive » par matériel interposé, le principe majeur est le respect absolu de l'enfant. Non qu'il puisse faire tout ce qu'il veut, car M. Montessori n'est en rien libertaire, mais tout acte demandé l'est avec respect, et tout travail fourni est reçu avec considération.

Le matériel

M. Montessori fournit aux enfants un matériel adapté à leur âge et à leurs capacités. Grâce à ce matériel, sa pédagogie atteint deux objectifs : l'auto-éducation de l'enfant et l'inutilité de l'effort (convaincue que l'enfant apprend plus par sa sensibilité que par sa réflexion).

---

25. G. et J. Pastiaux, *Précis de pédagogie*. Nathan, coll. Repères pratiques, Paris, 1997.
26. Maria Montessori (1870-1952). Née en Italie, médecin, elle a travaillé longtemps en hôpital psychiatrique et a créé, en 1912, la « Maison d'enfants », qui est un succès retentissant en Italie, et où elle a mis en application ses méthodes éducatives.

Octave Decroly[27]

Les principes pédagogiques

Ils s'organisent autour de deux grandes fonctions :
- la fonction de globalisation, qui conduit l'enfant à la démonstration et au raisonnement puis à la méthode globale d'apprentissage de lecture ;
- la fonction de mémorisation des objets, des mots et d'unité graphique globale (dans leurs formes).

Les applications pratiques

Dès qu'il s'agit **d'activités** et **de responsabilité** comme principes d'une méthode éducative, on peut évoquer la Méthode Decroly.

Le jeu reste l'activité essentielle, il doit rejoindre les principaux centres d'intérêts des enfants (concerner leur vie, leur nourriture, leurs vêtements) et doit passer par une forme « d'expérimentation ». Leur curiosité est alors stimulée et l'assimilation facilitée. Il en est ainsi pour tout enseignement (histoire, géographie, sciences naturelles...). Il doit s'adapter en permanence aux centres d'intérêts de l'enfant.

Célestin Freinet[28]

Il s'intéresse au renouveau pédagogique et innove successivement : le texte imprimé par les enfants eux-mêmes et les activités libres d'art et de dessin à l'école. Les orientations de sa pensée sont essentiellement :
- le respect de la spontanéité de l'enfant ;
- la motivation de l'effort de l'enfant ;
- le caractère collectif du travail ;
- le sentiment de la responsabilité personnelle.

Les principes pédagogiques

L'école moderne de Freinet diffère des autres courants par l'importance donnée au travail comme motivation essentielle de l'activité scolaire. L'éducation du travail par le travail repose sur un postulat de la psychologie de Freinet : « il n'y a pas chez l'enfant de besoin naturel du jeu, il n'y a que le besoin de travail, c'est-à-dire la nécessité organique d'user du potentiel de vie à une activité à la mesure des possibilités enfantines et présentant une grande amplitude de réactions ».

Les techniques pédagogiques reposent sur l'emploi de méthodes actives, essentiellement commandées par le tâtonnement expérimental dans la découverte de l'écriture et de la lecture à l'école maternelle.

À partir du dessin libre, un texte élaboré est écrit au tableau, par des essais successifs, l'enfant le reproduit sans le déchiffrer, puis s'intéresse aux mots, aux lettres pour reconnaître sans lire le texte, puis les phrases, puis les mots.

L'enfant est pris en considération dans sa totalité concrète avec ses besoins et intérêts.

Les applications pratiques

Le travail en atelier, intégré à la vie du milieu, fera émerger l'importance d'une situation spécifique de l'école (ou milieu scolaire) :
- **école proche de la nature** (potager, semence, fleurs... espace d'élevage) ;
- **ateliers spécialisés de travaux manuels** (menuiserie, couture, mécanique...).

Il s'agit d'une forme de communauté coopérative, gérée par les élèves ; ils confectionneront un journal scolaire (avec rubriques : critiques, félicitations, demandes).

Le travail libre de l'élève se fera par la mise à sa disposition d'une bibliothèque de travail, de fichiers scolaires coopératifs, de grammaire, de calcul, par des comptes rendus de visites, d'enquêtes, par la correspondance scolaire. Le contrôle sera fait par autocorrection, par l'attribution d'une note appréciative de la discipline, de la propreté et de la vie communautaire. Ainsi, l'imprimerie, les échanges interscolaires et les coopératives scolaires caractérisent cette pédagogie moderne.

Antoine de La Garanderie[29]

Les principes pédagogiques

La gestion mentale est la capacité à gérer ses propres ressources intellectuelles. La prise de conscience, par un individu, de son mode de fonctionnement mental, lui permet de passer d'une habitude à des choix plus efficaces, ce qui détermine une véritable autonomie (s'opposant à l'idée du « don », de l'aptitude ou de l'inaptitude).

La théorie de la gestion mentale propose une « grille de lecture » pour comprendre et accompagner certains processus mentaux, ceux qui prennent forme au moment où se construit un apprentissage (la prise de conscience de son propre « profil » d'apprentis-

---

27. De nationalité belge, Octave Decroly (1871-1932) est médecin, psychologue et psychiatre. Il fonde en 1901 un institut pour enfants handicapés, puis, en 1925, une nouvelle école. Il sera l'un des fondateurs de la Ligue internationale pour l'éducation nouvelle.
28. Né en 1896, originaire du Gard, Célestin Freinet est instituteur à Nice, il ouvrira une école à Vence en 1935, puis une école expérimentale où seront formés des instituteurs. Il meurt en 1966.
29. A. de La Garanderie, né en 1920, fait preuve d'une personnalité exceptionnelle. Sa devise est : « chaque individu est et reste perfectible ». Ses théories sont souvent évoquées par les Instituts de formation des Maîtres (IUFM), dans les écoles, les collèges et les lycées.

sage est une nécessité pour utiliser ses ressources, les exploiter, les enrichir).

Les applications pratiques

La première condition de tout apprentissage est de sortir de la passivité perceptive du « récepteur », pour aller vers l'activité de « l'effecteur mental ». C'est ce qu'on appelle « évocation » (ou activité mentale d'approbation).

L'évocation, c'est savoir présenter l'information et savoir utiliser cette information.

Le projet d'évocation est à la base de **l'attention** de l'individu, l'élément principal de **la Gestion Mentale**. L'auteur dit qu'il faut laisser à l'enfant le temps « d'évoquer » afin de lui faciliter la « restitution » des savoirs (dans le cadre de projets d'utilisation précis).

La pédagogie institutionnelle

Fernand Oury[30]

F. Oury se dégage de l'expérience de Freinet qu'il juge trop orienté sur le milieu rural, pour s'ouvrir sur la ville.

Les principes pédagogiques

La pédagogie institutionnelle peut également se définir comme un ensemble de **médiations qui articulent le désir de faire de l'élève** (qui n'est pas forcément plaisir) **et la loi**, ou la règle (nécessaire à toute vie sociale). La loi (ou la règle) signifie à l'enfant qu'il fait partie d'une civilisation où « tout n'est pas permis, ni possible ». « L'inter-dire » de la loi est la condition d'émergence de la parole, de l'humain. C'est dans cet « **aller-retour** » constant entre le désir et la loi, que la pédagogie institutionnelle prend son sens. Il permettra à l'enfant d'actualiser son désir, de déplacer vers le travail ses demandes affectives adressées à l'adulte (enseignant ou autre) et auxquelles ce dernier ne peut répondre.

Les applications pratiques

Dans toute approche institutionnelle, il y a trois éléments indissociablement liés qui visent à donner à l'enfant « équilibre et stabilité ». Citons :

- les techniques : il s'agit d'utiliser des outils adaptés (fichiers, documents...), l'enfant s'approprie ces outils de production, contrôle les fruits de son travail et participe à sa production ;
- la constitution d'un groupe : il s'agit de se retrouver afin que naissent des phénomènes dynamiques, des partages d'idées bénéfiques au développement de l'enfant.

Et ne pas oublier qu'en entrant dans un lieu, on ne laisse pas son inconscient au portemanteau ! L'adulte doit accueillir l'enfant dans sa globalité, en aménageant des lieux d'expression (de paroles, de textes et de dessins libres), en lui permettant d'exister à part entière, là où il se trouve.

Des apprentissages premiers aux apprentissages fondamentaux

Dès 3 ans et jusqu'à 11 ou 12 ans, les enfants sont impliqués dans la dynamique de la vie collective qui contribue à leur socialisation. Cette période, en phase avec les caractéristiques de la période dite de « latence » (voir p. 428), est favorable à cet investissement optimum des enfants de cette tranche d'âge dans les activités de groupe : musique, sports, jeux collectifs de ballons, etc. C'est une période où l'enfant entreprend volontiers des activités exigeant un effort, les propositions de l'adulte sont souvent reçues favorablement (ce qui n'est plus le cas au moment de l'adolescence), il est actif et entreprenant...

L'enfant d'âge préscolaire : l'école maternelle

En France, jusqu'à 90 % des enfants de 3 ans fréquentent l'école maternelle. La réputation qu'elle a acquise, au plan national et européen, s'explique par la qualité du service rendu, dans une triple dimension : la garde de l'enfant et l'éducation qu'il y reçoit, le suivi de santé dont il bénéficie : actions de dépistage précoce (organisées par le service départemental de PMI) auxquelles on peut ajouter une quatrième dimension : celle de la gratuité du service.

Les objectifs de l'école maternelle

L'école maternelle est à la fois **une structure de garde** qui fait suite à la crèche et répond à un besoin créé par la généralisation du travail féminin et **une école**, c'est-à-dire un lieu où se dispensent des connaissances. L'Éducation nationale (dont elle dépend) définit les objectifs de l'école maternelle en quatre verbes : scolariser, socialiser, faire apprendre et exercer.

---

30. F. Oury (1920-1998), instituteur, il utilise les techniques Freinet puis il s'en écarte et développe les aspects thérapeutiques des techniques éducatives. Il les expose dans son premier ouvrage : « Vers une pédagogie nouvelle » (publié en 1967).

Scolariser

Être scolarisé, c'est pour l'enfant :

- acquérir la notion de temps et d'espace : c'est une adaptation à un nouveau rythme de vie, avec de nouveaux horaires, de nouveaux lieux de vie ;
- se plier à de nouvelles contraintes : c'est savoir écouter, se concentrer, retenir, exécuter.

Socialiser

Se socialiser, c'est pour l'enfant :

- rencontrer d'autres enfants : des relations vont progressivement se nouer et épanouir l'enfant ;
- rencontrer d'autres adultes, c'est-à-dire s'adapter à d'autres personnes que les parents.

Faire apprendre et exercer

Apprendre et s'exercer consiste pour l'enfant à connaître de nouveaux mots et de nouveaux gestes de la vie courante, c'est-à-dire s'habiller, manger, parler avec les autres (par exemple, faire des phrases correctes, ne plus utiliser de gestes mais des mots).

Ainsi, la nature du développement de l'enfant avant 4 ans explique que le sujet de l'éducation importe plus que celui de l'enseignement. Il s'agit essentiellement de connaître l'enfant, ses besoins et ses possibilités. Vers 5 ans, les représentations, facteurs de socialisation, s'organisent dans le temps et l'espace et, le langage s'élargissant, le contact et le partage des émotions deviennent possibles. D'autres acquisitions peuvent alors s'entreprendre.

Les domaines d'activités à l'école maternelle

L'école maternelle a prévu plusieurs types d'activités pour l'enfant, répondant aux objectifs d'éducation, d'apprentissage et d'éveil.

Apprendre à vivre ensemble et découvrir le monde

L'école a un rôle irremplaçable de socialisation. Elle apprend à l'enfant :

- à vivre ensemble, par :
  - le respect des règles lors des jeux organisés ;
  - la communication verbale (et non verbale) lors des activités ;
- à découvrir le monde, au travers d'activités diverses, en particulier la découverte :
  - du monde des objets (jeux de construction, modelage...) ;
  - de la matière (bois, verre, pierre, vent, liquide...) ;
  - du monde vivant : son corps (globalité et différentes parties), naissance, croissance, hygiène ;
  - des espaces naturels (sensibilisation aux problèmes de la nature : arbres, feuilles, fleurs...) ;
  - du monde de l'image (affiches, photographies, vidéo, télévision, caméra...) ;
- à explorer l'espace : l'enfant explore l'espace qui l'entoure, il apprend à mettre en jeu tout son corps, à mobiliser toutes ses fonctions (locomotion, préhension...). Ses compétences sensorielles et motrices étendent toujours plus le champ de ses expériences. Surmonter les obstacles permet à l'enfant de s'ajuster au monde qui l'entoure.

Apprendre à parler et à écrire

Certaines activités sont source d'apprentissage :

- de l'oral (citons : les comptines, chansons, poèmes) ;
- de l'écrit (citons : les classifications des mots, la production et reproduction de textes...).

Notons toute l'importance du « coin lecture » et de la bibliothèque que l'enfant apprécie.

Imaginer, sentir, créer

Les démarches actives de l'éducation artistique s'inscrivent dans une relation constante avec l'enfant. Elles l'initient à :

- l'éveil musical : par le chant, la danse, l'écoute des sons... ;
- l'art plastique par l'exploration visuelle et tactile des couleurs et des formes.

Les acquisitions réalisées à l'âge de l'école maternelle ouvrent l'enfant sur le monde extérieur et l'amènent progressivement au stade de la pensée logique. Il va être capable de raisonner, comprendre, mémoriser.

> **À noter...**
> La puéricultrice exerçant en service pédiatrique, grâce à l'évaluation des aptitudes de l'enfant, prendra en compte ses capacités, son potentiel et fera en sorte que l'enfant prenne une part active à son traitement, qu'il soit « acteur » de son projet de soins.

L'enfant de 6 à 12 ans : ses aptitudes socioculturelles

À partir de 6 ou 7 ans, l'enfant, du fait de son développement intellectuel et de ses capacités affectives, s'engage dans une nouvelle phase du processus de socialisation. La rencontre avec le monde extérieur va prendre une place de plus en plus importante. Il est capable d'intégrer les règles de vie collective, de les respecter et même d'en suggérer de nouvelles. Sa pensée est suffisamment structurée et son langage élaboré pour qu'il soit acteur de très nombreuses activités.

L'enfant de 6 à 7 ans

Les aptitudes sociales (vivre en groupe...)

Ses facultés intellectuelles et son expérience du groupe permettent à l'enfant :

- d'accepter les règles de la vie sociale : respecter l'espace du voisin, ranger ses vêtements, réaliser ses soins d'hygiène... ;
- d'accepter les règles des jeux collectifs (jeux de plein air ou jeux de société...) : se responsabiliser, « être bon joueur », accepter de se tromper, écouter l'autre, respecter les consignes de l'adulte...

Les aptitudes orale et écrite

L'enfant se passionne pour l'expression écrite et orale qui favorise son autonomie. L'adulte doit aider l'enfant à les développer dans certaines tâches :

- raconter un fait, poser des questions, ajuster ses réponses, utiliser un vocabulaire adapté, comprendre un récit, un texte, le mémoriser... ;
- tenir correctement son crayon, copier des mots, des phrases...

Les aptitudes mathématique et scientifique

L'enfant commence à :

- comparer et ordonner des objets (il apprécie les collections !) ;
- avoir la notion de l'espace et du temps ;
- observer attentivement la matière, s'initier aux techniques de fabrication des objets, aux jeux de construction complexes ;
- s'intéresser à la vie animale et végétale.

Les aptitudes artistiques

Les acquisitions des années précédentes s'affinent et s'affirment, l'enfant peut :

- reconnaître et reproduire des sons, des bruits ;
- identifier certains instruments ;
- utiliser les ressources de sa voix ;
- explorer les matériaux, utiliser habilement diverses techniques, choisir le bon outil...

Les aptitudes sportives

Il a une aisance absolue dans tous les mouvements, il peut fournir un effort en mesurant sa force, coordonner ses actions, suivre les consignes d'un parcours, etc.

L'enfant de 7 ans 1/2 à 8 ans 1/2

L'enfant va poursuivre cette évolution et accéder à des compétences liées à la complexité des situations. Il est alors capable de :

- développer l'expression écrite et orale : l'enfant est curieux d'informations et a envie de les communiquer, il aime lire, il peut utiliser une bibliothèque, un dictionnaire, rédiger (selon des consignes) un texte de quelques lignes, améliorer l'orthographe, utiliser les pronoms, l'indicatif présent, le passé composé ;
- progresser sur le plan mathématique : utiliser le calcul, résoudre un problème (solution, opération), inventer un problème ;
- comprendre le temps : savoir utiliser le calendrier, la montre, la monnaie, la règle graduée, situer et classer des événements dans le temps ;
- comprendre l'espace : se situer sur une carte, un globe, un planisphère, utiliser et construire un plan.

À noter...
Ainsi, les savoirs s'enrichissent, offrant à l'enfant de multiples possibilités de participation tant aux activités de la vie quotidienne qu'aux activités de jeux.

L'enfant de 9 à 12 ans

L'enfant augmente son pouvoir d'autonomie et ses capacités dans tous les domaines, il peut :

- s'autodiscipliner et s'organiser : il est capable de faire un choix parmi les activités proposées, de gérer son temps, persévérer devant la difficulté ;
- développer son vocabulaire : s'exprimer à bon escient et en utilisant des phrases correctes, orthographier correctement les mots d'usage courant, employer un vocabulaire plus riche et respecter les règles de grammaire ;
- progresser sur le plan mathématique : évaluer un ordre de grandeur, utiliser la calculatrice, traiter une situation de proportionnalité, comparer les mesures (longueur, capacité, masse, temps), utiliser les formules d'aire et de périmètre, etc.

À noter...
Toutes ces acquisitions sont autant d'occasions pour l'enfant de prendre des initiatives (s'occuper seul, jouer ou se reposer...). Il posera des questions pertinentes à l'adulte et attendra des réponses à son niveau. Il est actif et participatif.

L'enfant, acteur de sa vie quotidienne

Selon l'âge des enfants, leur état de santé et donc leurs possibilités du moment, on peut proposer des activités individuelles ou collectives (en limitant le nombre d'enfants qui jouent).

Le multimédia, outil du futur...

À partir des rencontres professionnelles (organisées par l'Éducation nationale), deux dossiers ont été élaborés[31]. Ils indiquent la place du multimédia comme support pédagogique et précisent aussi ses limites.

Quels sont les outils du futur ?

- L'Internet et l'ordinateur : ils vont peu à peu prendre place dans les salles de classe et rendre certainement service aux enfants hospitalisés.
- Le « cartable électronique » ou le « livre électronique » : véritable révolution, il est de petite dimension et connectable sur Internet. L'élève peut charger des documents divers (dans le respect des règles sur les droits d'auteur). Mobile, il permet de travailler aussi bien à l'école qu'à la maison, et pourquoi pas à l'hôpital...
- Les TIC (Techniques de l'Information et de la Communication) : elles prennent de l'essor dans le domaine de la pédagogie.
- Les logiciels et les CD-ROM : ils apportent une multitude d'informations et permettent une ouverture au monde, un développement de la créativité mais la vigilance des parents et des adultes (parents ou professionnels) demeure indispensable.

Notons que le ministère de l'Éducation nationale a déposé, auprès de l'Institut national de la Propriété industrielle, la marque « reconnu d'intérêt pédagogique » ; elle est attribuée à des logiciels devant répondre à certains critères pédagogiques, techniques et juridiques précis. La puéricultrice veillera à faire respecter ces critères. Il est vivement recommandé de maîtriser la navigation sur le « Net » afin de favoriser le plaisir d'apprendre chez l'enfant.

L'école du plaisir d'apprendre sera l'école de la réussite.

Conclusion

L'éveil de l'enfant est à la fois naturel et complexe ; il requiert dans le même temps une attention particulière de l'adulte et un espace de liberté favorable aux expériences et à l'autonomie. Une sorte de « sur mesure » s'impose dès lors à l'adulte (parents et professionnels) pour mettre à disposition de l'enfant ce qui lui convient au bon moment de son développement. Cette attitude, tout en savoir-faire et subtilité, s'apprend et s'intériorise progressivement ; les études de puéricultrice offrent ce cadre de formation. Au cours de son cursus la future puéricultrice acquiert des connaissances relatives aux différents courants pédagogiques, à leur évolution et aux objectifs qu'ils permettent de définir lors de la prise en charge d'enfant jusqu'à 7-8 ans ; elle réfléchit sur la place du jeu dans le développement de l'enfant, l'intérêt des jouets, des activités d'éveil culturel et artistique, des outils multimédia, etc. Qu'elle s'oriente vers le secteur hospitalier, la PMI ou les structures d'accueil, la puéricultrice aura à répondre des conditions mises à la disposition des enfants, pour leur éveil et leur épanouissement.

31. Par la revue *La voix des parents* (rencontres de mars 2000).

BIBLIOGRAPHIE

Pégagogie

BROUGERE G. – *Jeu et éducation.* L'Harmattan, coll. Éducation et formation, Paris, 1995.

MORANDI F. – *Modèles et méthodes en pédagogie.* Nathan Université, 1997.

ROLLAND M.C., ROUSSEL M.P., ARENILLA L., GOSSOT B. – *Dictionnaire de la pédagogie.* Bordas, 1996.

Le développement de l'enfant

BIDEAUD J., HOUDE O. et PEDINIELLI J.L. – *L'Homme en développement* (nouvelle édition). PUF, 1998.

BUZYN E. – *Papa, maman, laissez-moi le temps de rêver.* J'ai lu, coll. Bien-être, 1995.

DAVID M. – *L'enfant de 0 à 2 ans* (nouvelle édition). Privat, 1990. *L'enfant de 2 à 6 ans* (nouvelle édition). Privat, 1990.

DAVID M. – *Le Bébé, ses parents, leurs soignants.* Érès, Spirale n° 5, 1997.

DUGNAT M. et coll. – *Le Monde relationnel du bébé.* Érès, 1997.

GIRARD V., CHALVIN M.J. – *Un corps pour comprendre et apprendre.* Nathan Pédagogie, 1997.

Éveil et attitude de l'adulte

CHATEAU J. – *Le Jeu de l'enfant après 3 ans, sa nature, sa description.* Vrin, 1947.

BEN SOUSSAN P. – *Cultiver.* Érès, coll. Mille et un bébés, 2000.

BEN SOUSSAN P. – *Lire des livres à des bébés.* Érès, coll. Mille et un bébés, 2000.

BEN SOUSSAN P. – *Les Bébés et la musique*. Érès, coll. Mille et un bébés, 2000.

BEN SOUSSAN P. – *Bébés, classeurs de sons*. Érès, coll. Mille et un bébés, 2000.

DELALANDE F., BUCHET-CHASTE I – *La Musique est un jeu d'enfants*. Bibliothèque de la recherche musicale, 1997.

GREIG PH. – *L'Enfant et son dessin*. Érès, Naissance de l'art et de l'écriture, 2000.

LEFEBVRE F. – *Le Dessin de l'enfant. Le langage sans parole*. Masson, 2000.

TRUCHIS (DE)-LENEVEU CH. – *L'éveil de votre enfant*. Albin Michel ou coll. J'ai lu Bien-être, 1997.

WINNICOTT D.W. – *Jeu et réalité, l'espace potentiel*. Gallimard, 1975.

Revues

EL HAYEL CH. – *Petite enfance, éveils aux savoirs*. La Documentation française, 1997.

Journal des professionnels de l'Enfance, Le jeu et les jouets, n° 3, janvier-février 2000.

L'École des parents, e-mail : ecole.des.parents@wanadoo.fr.

Le Furet, Revue de la petite enfance et de l'intégration, e-mail : lefuret@cybernacle.fr.

Métiers de la petite enfance, Éditions scientifiques et médicales Elsevier.

Autres guides

LEFEVRE A., FOUCAULT L. et HAGUENAUER L. – *Manuel de l'assistante maternelle*. Maloine, coll. Profession de santé, 1996.

Site internet

http://www.enfance.com.

Vidéo

La fête des bébés, la 5e (l'éveil du tout petit), documentaire, 1997.

MARTINO B. – *De l'attention au cours des jeux*. Association Pickler-Loczy.

MARTINO B. – *Se mouvoir en liberté*. Association Pickler-Loczy.

MARTINO B. – *Une maison pour grandir*. Association Pickler-Loczy, 2000.

NAOURI A. et THEVENOT B. – *Questions d'enfants*, FR3, 1999.

Adresses

ACCES – Actions culturelles contre les exclusions et les ségrégations, e-mail : acces.lirabebe@wanadoo.fr.

ARPLE – Association de recherche et de pratique sur le livre pour enfants, 92000 Nanterre.

Association Enfance et Musique – 93500 Pantin.

Association PICKLER-LOCZY de France – Pour une réflexion sur l'enfant, 75015 PARIS.

CEMEA – Centre d'entraînement aux méthodes d'éducation active, 75019 PARIS.

La Timballe à sous (association), 49000 Angers.

Les Musicoliers (association), 75017 Paris.

Documentation

CNDP – Centre national de Documentation pédagogique et INRP CRESAS – Institut national de Recherche pédagogique, 75005 Paris.

Les pathologies de l'enfance

Prévenir la maladie, soigner et surveiller l'enfant, dans une approche globale des besoins de santé

I. La pédiatrie générale

CHAPITRE 13

L'enfant et l'hôpital[1]

Capacités attendues pour l'exercice de la puéricultrice

- Accueillir l'enfant et ses parents, et, dès l'arrivée dans le service hospitalier, apporter toutes les informations visant à faciliter l'élaboration de repères.
- Organiser la prise en charge de l'enfant dans une démarche globale de santé, l'hôpital pouvant se concevoir comme un lieu de vie.
- Établir une relation de confiance avec l'enfant et ses parents dans une démarche éducative visant l'autonomie et la progression de l'enfant, en vue de son retour au domicile.

Les véritables hôpitaux d'enfants prennent leur essor au tournant du xxe siècle, qui voit l'ouverture quasiment simultanée de trois grands hôpitaux parisiens. Pour la première fois, des pavillons de spécialité y sont ouverts dans la logique des théories pasteuriennes sur l'hygiène[2].

Jusqu'à l'apparition de thérapeutiques efficaces, et en particulier de la pénicilline, le taux de mortalité lié à la pathologie infectieuse reste très élevé et ces hôpitaux s'apparentent encore trop souvent à de grands « mouroirs ». Il faut attendre l'après-guerre pour que ces hôpitaux s'organisent en services spécialisés et démontrent alors leur efficacité. L'organisation des hôpitaux universitaires va également contribuer à développer ces services dans tous les grands centres urbains.

Aujourd'hui, toutes les pathologies sévères, ou nécessitant une chirurgie hautement spécialisée, y sont traitées. La recherche et l'innovation thérapeutique pour les maladies encore mal connues, ou pour lesquelles des traitements efficaces restent encore à découvrir, font l'objet d'une activité très développée dans les grands hôpitaux partout en France.

La place de plus en plus importante donnée à la technologie médicale a conduit à se réinterroger sur les conditions d'accueil et de soins à l'hôpital qui feront l'objet d'un programme « d'humanisation » dans les années 1970-1980[3].

L'hospitalisation provoque toujours une rupture avec l'environnement familial et social. Les parents, mais aussi les frères et sœurs, et les proches, sont concernés par l'événement. Ainsi, la prise en charge de l'enfant hospitalisé nécessite une attention particulière : il faut privilégier la qualité de l'environnement et l'accompagnement des parents, voire de la fratrie au cours de cette période difficile.

La puéricultrice sait bien que soigner à l'hôpital suppose de guérir le plus rapidement possible en évitant complications et séquelles, ce qui implique de proposer des soins spécifiques de haute technicité et d'accorder une surveillance attentive de l'enfant en n'oubliant pas que ses besoins sont aussi fondamentaux à l'hôpital qu'à la maison.

1. Auteurs : Catherine Duvieu-Mallet, puéricultrice. Élisa Guises, puéricultrice-formatrice.
2. Les premiers services et hôpitaux d'enfants à proprement parler apparurent il y a environ 200 ans. Auparavant, les établissements « hospitaliers » pour enfants assuraient simplement le recueil des enfants abandonnés ou handicapés que les familles ne pouvaient garder. Les enfants malades étaient soignés dans les services d'adultes dont ils partageaient parfois les lits.
3. Circulaire n° 83-24 du 1er août 1983 relative à l'hospitalisation des enfants (rappelons qu'une charte du malade hospitalisé est publiée le 20 septembre 1974).

La fréquentation hospitalière

Avant l'âge d'un an, les affections périnatales restent la cause d'hospitalisation la plus fréquente, suivies des affections respiratoires.
Entre 1 et 4 ans, celles-ci arrivent en première place (en troisième position après l'âge de 5 ans).
À partir 4 à 5 ans, on note une différenciation entre les filles et les garçons avec une prédominance des maladies digestives pour les premières et des pathologies accidentelles pour les seconds, à hauteur de 20 % environ.
De manière générale, les hospitalisations concernent davantage les garçons que les filles. Plusieurs facteurs expliquent ce phénomène :
- une fragilité plus grande à la naissance et devant certaines affections ;
- un comportement plus aventureux ;
- une différence de recours aux soins.

Par ailleurs, les enquêtes épidémiologiques montrent que plus de 10 % des enfants de moins de 15 ans font chaque année un séjour à l'hôpital, ce qui représente statistiquement, pour chaque enfant, plus de 100 % de risque d'être hospitalisé au moins une fois dans sa vie. Pourtant, cette éventualité est rarement envisagée comme faisant partie de la vie d'un enfant et revêt pratiquement toujours un caractère dramatique.
En 1998, 1 709 700 enfants ont séjourné au moins 24 heures dans un hôpital français.

L'hôpital, lieu d'accueil et de soin

En entrant à l'hôpital, l'enfant découvre un monde nouveau qui lui est parfois hostile s'il a été le témoin d'expériences désagréables dans son entourage, ce qui le rend souvent anxieux.
Ainsi, dès son arrivée, l'enfant doit pouvoir trouver des repères dans ce nouveau lieu, comprendre comment y trouver sa place et en tirer tous les bénéfices possibles. La relation de confiance instaurée à ce moment conditionne souvent l'ensemble du projet de soin qui débute.
Ces vingt dernières années, les hôpitaux se sont peu à peu transformés ; décorés, aménagés et adaptés aux besoins de l'enfant, ils deviennent plus accueillants. Les équipes développent aussi leurs capacités à la relation d'accueil de l'enfant et de ses proches.
Parallèlement, les professions de santé chargées des soins aux enfants ont acquis un savoir-faire pour aborder la complexification des situations ; elles bénéficient maintenant du concours des personnels éducatifs et pédagogiques qui complètent l'équipe médicale.
La puéricultrice trouve là sa place de généraliste des soins à l'enfant, capable de fédérer l'ensemble des soignants pour organiser des soins de qualité autant techniques que relationnels ou éducatifs.

L'hôpital accueille l'enfant et sa famille

L'enfant a besoin d'être reconnu en tant que personne à part entière et en tant que membre d'une famille avec ses propres valeurs. Les demandes et les besoins spécifiques de l'enfant et de sa famille seront pris en compte et respectés. La chambre, espace personnel, devient donc lieu de vie pour le temps d'un séjour. Une visite du service au moment de l'accueil est l'occasion d'expliquer son fonctionnement à l'aide du livret d'accueil[4] et de présenter les différents membres de l'équipe présents. Disposant de ces repères, chacun peut s'installer en confiance.
L'admission en urgence apparaît souvent comme incompatible avec cet accueil. Rien n'empêche pourtant les paroles qui rassurent parce qu'elles personnalisent les soins et expliquent ce qui se passe. Puis, l'enfant est accompagné et confié à une équipe qui assure une continuité de ce qui a précédemment été mis en place.
La consultation préalable à l'hospitalisation est une occasion unique et heureuse de prendre contact avec le service, l'équipe, et ainsi de préparer l'hospitalisation avec l'enfant et ses parents.
Depuis quelques années, des associations aident les soignants à réfléchir à la manière dont ils peuvent améliorer l'accueil de l'enfant à l'hôpital en proposant des actions concrètes[5]. Leurs efforts conjugués ont permis l'élaboration de la « charte de l'enfant hospitalisé »[6], que tout soignant auprès d'enfant devrait mettre constamment et entièrement en pratique.

---

4. Circulaire n° 95-22 du 6 mai 1995 relative aux droits des patients hospitalisés et arrêté du 7 janvier 1997 relatif au contenu du livret d'accueil des établissements de santé.
5. En particulier : Apache, BP 162, 92185 Antony Cedex, et Sparadrap, 48, rue de la Plaine, 75020 Paris.
6. Diffusée par Apache.

Tableau 13.1 : Répartition[1] des séjours annuels[2] dans les services de soins de courte durée MCO[3] des établissements hospitaliers publics et privés selon la pathologie traitée[4].

Motifs d'hospitalisation	Séjours annuels (nombre)	Séjours toutes causes[5] (%)	Séjours < 24 h (%)	Séjours tous âges (%)	Fémini-sation (%)	Durée des séjours (jours)
• Certaines maladies infectieuses et parasitaires	89 600	5,2	10,0	35,5	45,8	3,2
• Tumeurs	30 800	1,3	53,4	2,6	49,3	6,9
• Maladies du sang et des organes hématopoïétiques et certains troubles du système immunitaire	14 900	0,9	36,5	14,1	40,5	5,5
• Maladies endocriniennes, nutritionnelles et métaboliques	32 900	1,9	37,2	9,8	51,1	4,9
• Troubles mentaux et du comportMaladies du	12 700	0,7	32,0	4,5	48,6	5,4
système nerveux	27 600	1,6	29,1	6,4	43,5	4,6
• Maladies de l'œil et de ses annexes	22 200	1,3	40,7	4,2	47,8	2,1
• Maladies de l'oreille et de l'apophyse mastoïde	120 200	7,0	80,8	61,5	42,1	2,6
• Maladies de l'appareil circulatoire	9 700	0,6	16,0	0,7	43,5	4,8
• Maladies de l'appareil respiratoire	320 800	18,8	43,3	37,5	42,4	3,1
• Maladies de l'appareil digestif	186 100	10,8	23,1	10,9	47,1	3,6
• Maladies de la peau et du tissu cellulaire sous-cutané	34 500	2,0	50,6	14,9	42,6	2,8
• Maladies du système ostéo-articulaire, des muscles et du tissu conjonctif	33 200	1,9	26,8	3,8	47,2	4,5
• Maladies de l'appareil génito-urinaire	94 400	5,5	54,4	11,4	21,6	3,7
• Grossesse, accouchement et puerpéralité	700	0,0	64,2	0,1	100,0	3,8
• Certaines affections dont l'origine se situe dans la période périnatale	135 200	7,9	1,7	100,0	45,6	10,1
• Malformations congénitales et anomalies chromosomiques	73 300	4,3	27,5	61,0	36,2	5,8
• Symptômes, signes et résultats anormaux d'examens cliniques et de laboratoire non classés ailleurs	138 200	8,1	19,0	16,0	47,8	2,4
• Lésions traumatiques, empoisonnements et certaines autres conséquences de causes externes	194 300	11,4	22,1	15,5	38,0	2,5
• Facteurs influant sur l'état de santé et motifs de recours aux services de santé	139 600	8,2	59,5	8,0	43,2	3,6
Total toutes causes (sauf accouchement)	**1 709 700**	**100,0**	**34,9**	**12,2**	**42,4**	**4,2**

Source : ministère de l'Emploi et de la Solidarité, DREES, Bureau de santé de la population. *Champ* : France Métropolitaine.

1. Dans *Études et Résultats*, bulletin de la DREES, n° 81, septembre 2000,
2. Ensemble des hospitalisations ≥ 24 h (y compris pour des traitements itératifs) et hospitalisations < 24 h pour des motifs autres que dialyse, chimiothérapie, radiothérapie et autres traitements itératifs.
3. Médecine générale et spécialités médicales, chirurgie générale et spécialités chirurgicales, gynécologie-obstétrique.
4. Diagnostic principal, manifestation clinique, regroupement selon les chapitres de la CIM de l'OMS, 10e révision.
5. Accouchement unique et spontané non compris.

L'hôpital traite la maladie

L'enfant vient à l'hôpital soit parce qu'il est malade, soit parce qu'il l'a été et qu'il bénéficie d'une surveillance de son évolution.

Il est rare que l'enfant n'ait pas conscience de sa maladie, au moins du fait que « quelque chose ne va pas ». C'est pourquoi il place toute sa confiance sur les soignants. Il attend les meilleurs soins et chacun veillera à ce que, du premier au dernier jour, les soins apportés soient les plus adaptés à ses besoins personnels.

Mais il ne sait pas du tout comment cela se passe. Il a parfois quelque expérience, comme, par exemple, celle de la piqûre et de la douleur qu'elle provoque (tous les enfants ont l'expérience des vaccinations).

Chaque acte technique nouveau est vécu avec appréhension s'il n'est pas expliqué ou démontré, comme cela est possible avec les brochures mises à disposition par les associations et les laboratoires.
L'enfant comprend toujours ce qu'on lui explique simplement, même lorsqu'il s'agit de soins techniques, surtout s'ils ont pour objectif de participer à sa guérison !

L'hôpital présente encore des risques

Soigner l'enfant, c'est aussi en « prendre soin », répondre à ses besoins de bien-être quotidien en matière d'hygiène, d'alimentation, de confort, d'occupation et de loisirs, mais encore lui épargner l'ensemble des aléas de la vie à l'hôpital, en particulier, la douleur et la contamination par une infection nosocomiale.

La douleur

Elle ne doit plus être un fait acquis ou une crainte permanente. Même dans l'urgence, la prévention de la douleur reste systématique et indispensable. Après que des spécialistes, médecins et soignants ont attiré l'attention sur cet « inévitable » qu'ils ont décrété « inadmissible », le ministère a pris le relais pour que chacun veille à s'y impliquer activement.
La douleur n'est pas une fatalité[7], nous dit-il. Une large place est accordée à sa prise en charge dans les pages de ce livre pour offrir les moyens de participer à cette mission de santé publique.

L'infection

De la même manière, les affections iatrogènes deviennent tout à fait incompréhensibles : un patient hospitalisé ne devrait pas contracter à l'hôpital une pathologie autre que celle pour laquelle il est admis. Le risque **d'infection nosocomiale** est d'autant plus grand que la pathologie d'origine est sévère et que l'enfant requiert des soins intrusifs répétés.
Les causes de telles infections sont aujourd'hui parfaitement connues ; cela permet aussi de savoir comment les éviter, à l'aide de gestes simples et rigoureux. **Le lavage des mains** est le premier d'entre eux. C'est en pensant aux enfants dont ils sont responsables que les soignants prennent une part active à la prévention de ces complications, et la famille y participera volontiers, ceci grâce à l'accompagnement du personnel soignant.

L'hôpital, lieu de vie

Plus l'enfant est jeune, plus il est dépendant des adultes qui l'entourent. Plus il grandit, plus il devient autonome et apprécie qu'on le soutienne dans cette démarche.
À l'aide des outils de démarche de soins largement mis en place dans les unités de soin, les équipes soignantes identifient ces besoins et y répondent avec le maximum d'adaptation.
Les auxiliaires de puériculture, spécialisées dans les soins de « maternage » que sont l'hygiène, l'alimentation, le confort, développent d'autant mieux leurs compétences qu'elles sont soutenues et conseillées dans ces adaptations individuelles nécessaires.
Chaque enfant reçoit ainsi des soins qui le respectent en tant que personne, ayant non seulement des besoins mais aussi des désirs.

S'occuper et se distraire

Traditionnellement, l'image de l'hôpital est celle d'un lieu où l'on s'ennuie, couché toute la journée, à attendre les soins, la visite du médecin, les repas et les visites. Cette image d'Épinal est battue en brèche dans de nombreux services qui mettent tout en œuvre pour que la vie de l'enfant à l'hôpital ne soit pas trop différente de ce qu'elle peut être à l'extérieur avec ses activités ludiques, culturelles, voire scolaires ou sportives.
Aucun soignant ne saurait se passer aujourd'hui de l'aide des éducateurs, bénévoles, animateurs et instituteurs qui s'ingénient à trouver des jeux ou des occupations répondant à chaque situation, chaque âge et chaque demande. Les rires résonnent aujourd'hui à l'hôpital et tentent de faire oublier la maladie.
Cette nouvelle conception du séjour à l'hôpital favorise le maintien de l'équilibre psychologique de l'enfant et l'aide à supporter, voire à accepter des moments plus désagréables. L'équipe « soignante » au sens large, communicative et perméable au rire des enfants, fait parfois oublier que l'on est encore à l'hôpital !

Donner une place aux parents et aux amis

À l'arrivée de l'enfant, il est essentiel de situer les proches de l'enfant et l'impact que la séparation aura sur chacun ; d'emblée, il faut réfléchir à l'amé-

7. Circulaire DGS/DH n° 98-586 du 22 septembre 1998 relative à la mise en œuvre du plan d'action triennal de lutte contre la douleur dans les établissements de santé publics et privés.

nagement de cette séparation et proposer des solutions comme, par exemple, la chambre mère-enfant, le temps de présence auprès de l'enfant[8], l'accueil en maison des parents. Quelle que soit la situation, les référents ne seront jamais écartés, même s'il peut être nécessaire de créer des temps de rupture nécessaires au bien-être de l'enfant malade, comme cela peut se produire en service de pédopsychiatrie.

L'hospitalisation s'inscrit dans l'histoire familiale

Le personnel soignant travaille donc en étroite collaboration avec la famille : soigner, aider, soutenir l'enfant pendant l'épreuve qu'est sa maladie sans interférer sur tout ce qui peut concerner la relation parents/enfant.

Être à l'hôpital avec « papa » ou « maman » fait admettre plus volontiers que l'idée de l'hospitalisation est nécessaire. Bien des unités pédiatriques ont ouvert depuis longtemps leurs portes aux parents. Ceux-ci peuvent y venir à toute heure et pour le temps qu'ils souhaitent[9]. Des substituts parentaux peuvent aussi rester auprès de l'enfant et lui permettre ainsi de conserver un moral qui le soutiendra au cours des soins techniques, douloureux ou invasifs.

L'accompagnement des parents durant le séjour

La présence des parents lors des soins est adaptable selon les souhaits, les personnalités et les relations plus ou moins fusionnelles parents/enfant. L'aide aux pansements, la participation aux actions d'hygiène et à l'alimentation, sans négliger le jeu, la récréation, les activités éducatives proposées dans le service, permettent d'allier les traitements lourds, les hospitalisations difficiles rompant l'équilibre familial, à une prise en charge globale de l'enfant et de sa famille.

Ce fonctionnement améliore considérablement les conditions de guérison de l'enfant. Bien évidemment, il est tenu compte de l'âge de l'enfant, de sa capacité à comprendre et à vivre les moments de séparation, de la tolérance des parents face à certains soins, de leur disponibilité en fonction de la fratrie présente à la maison, de leurs réactions face à la maladie de l'enfant.

Enfin, dédramatiser la situation d'urgence, lorsque l'hospitalisation se fait dans ce contexte, permet bien souvent de pouvoir effectuer les premiers soins et d'accompagner la décision d'hospitalisation dans de meilleures conditions. La puéricultrice doit alors soutenir les parents dans cette acceptation, expliquer la phase administrative en la dissociant nettement des modalités de prise en charge des soins dans le secteur où l'enfant sera hospitalisé.

L'accompagnement de la soignante référente des urgences dans l'unité de soins avec présentation du personnel, des locaux, de l'espace parents et de son fonctionnement, fonde les vraies bases des relations et des échanges à venir entre parents et soignants. Il est beaucoup plus facile pour les familles d'accepter par la suite la réglementation, les prestations du service que l'on trouve inscrites dans le livret d'accueil.

L'hôpital, lieu d'éducation pour la santé

Enfin, pourquoi l'hôpital ne serait-il pas l'objet d'une expérience nouvelle, utile, positive ? L'enfant peut y apprendre ou y comprendre des « choses de la vie » qu'il n'appréhendera pratiquement pas à l'extérieur.

L'information sur la maladie

Faire en sorte que l'enfant soit partie prenante de son projet de soin et se l'approprie, implique que l'expérience d'hospitalisation soit vécue de façon la plus positive possible (aider l'enfant à avoir envie d'apprendre et de comprendre ce qui le concerne, lui et sa maladie). Ainsi, la qualité de l'information apportée et la place laissée à la participation de l'enfant donneront une connotation positive à ce moment difficile de la vie.

Le partage du « savoir médical », dans une démarche d'alliance thérapeutique, repose sur une collaboration active de tous les protagonistes contre la maladie et ses effets.

En binôme avec l'équipe médicale, les explications sont fournies à l'enfant et aux parents sur le bien-fondé des soins prescrits ainsi que sur leur déroulement et ce, avec le maximum de transparence.

L'éducation pour la santé

La puéricultrice y prend une part active en complétant, reprenant ou reformulant les informations données par les médecins. La clarté et la précision des renseignements conditionnent :

- la participation aux soins au cours de l'hospitalisation ;

8. Décret n° 2001-105 et 106 du 5 février 2001 relatif à l'allocation de présence parentale et modifiant le Code de Sécurité sociale.
9. Circulaire DH/EO3 n° 98-688 du 23 novembre 1998 relative au régime de visite des enfants hospitalisés en pédiatrie.

- la continuité des soins au retour au domicile lorsque cela est nécessaire ;
- la prévention des récidives, complications et séquelles.

La puéricultrice intervient alors comme une éducatrice de santé prenant comme support l'ensemble des actes qu'elle effectue.

Avec les parents et en intégrant l'enfant selon ses capacités, elle peut être amenée à mettre en œuvre de véritables projets d'éducation pour la santé en suivant plusieurs étapes :

- faire un état des lieux des connaissances, des ressources de l'interlocuteur ;
- fixer les objectifs de l'action à mener ;
- démontrer les gestes pratiques en les expliquant (en s'aidant de tous les outils appropriés)[10] ;
- faire réaliser les gestes nécessaires aux soins en contrôlant leur efficacité ;
- évaluer les signes d'incompréhension et réajuster en cours d'action ;
- évaluer au final les capacités d'autonomie de l'enfant dans son environnement familial.

L'hôpital, pour une approche globale de la santé

Soigner au sein d'une équipe et d'un réseau

De nombreuses qualifications des personnels participent aujourd'hui au projet de service des hôpitaux pédiatriques. Les compétences complémentaires de ces professionnels concourent à entourer l'enfant de soins répondant à l'ensemble de ses besoins physiques, éducatifs, occupationnels, ludiques, psychologiques.

Au-delà du service d'hospitalisation, d'autres compétences peuvent être sollicitées, issues d'autres services de la même institution hospitalière ou de services extérieurs à l'hôpital. Des relais sont pris pour organiser la sortie de l'hôpital.

Par la reconnaissance des compétences des autres, chaque catégorie professionnelle affirme ses propres compétences et son champ d'action, et optimise son efficacité.

Les regards pluriels posés sur l'enfant contribuent à l'inscrire dans sa globalité. Soigner, c'est une aide à assurer en partenariat avec les parents, le corps médical, le personnel soignant, éducatif, social...

La puéricultrice fédère les soins à l'enfant

La puéricultrice n'est ni rééducatrice, ni psychologue, ni médecin, toutes professions spécialisées dans un champ particulier de besoin de l'être humain. Ses connaissances relèvent de l'ensemble de ces savoirs, ce qui l'autorise à développer des compétences de soignante d'une personne dans sa globalité : l'enfant de 0 à 15 ans.

La démarche de soins[11] qu'elle réalise avec l'enfant et sa famille prend en compte l'ensemble des besoins de l'enfant. Son analyse la conduit à proposer des actions qui envisagent l'utilisation de tous les moyens disponibles en personnels ou en ressources plus techniques, tant dans l'hôpital qu'à l'extérieur, notamment lors de la préparation à la sortie ; c'est en cela qu'elle « fédère » les soins autour de l'enfant.

Cela ne doit pas occulter ses compétences techniques. Elle reste garante des actions permettant d'atteindre les objectifs thérapeutiques posés par les médecins.

BIBLIOGRAPHIE

Association APACHE – *Du nouveau-né à l'adolescent, quel hôpital pour les enfants ?* Acte du congrès. La Villette, Paris : vendredi 24 mars 1995. Apache, Paris, 1995, 159 p.

BOURLIATAUX M.-P. – Hôpital de jour de diabétologie. In : *Cahiers de la puéricultrice*, 1999, décembre, pp. 27-29.

CLARKE C.-M. – Children visiting family and friends on adult intensive care units : the nurses' perspective. In : *Journal of advanced nursing*, 2000, n° 2, pp. 330-338.

CUPA D. – *En famille, à l'hôpital : le nourrisson et son environnement.* La pensée sauvage, Paris, 1997, 295 p.

DAVID M. – *Accueillir.* Erès, coll. Mille et un bébés, Toulouse, 2000, 56 p.

GABEL M. – *Maltraitances institutionnelles : accueillir et soigner les enfants sans les maltraiter.* Fleurus, Paris, 1998, 306 p.

LINDQUIST I. – *L'enfant à l'hôpital, la thérapie par le jeu.* ESF, Paris, 1985.

---

10. Nombreux sont aujourd'hui les laboratoires ou associations qui proposent livrets explicatifs, carnets de suivi thérapeutique, affiches, voire CD-Rom qui sont des outils modernes auxquels les enfants adhérent facilement.

11. L'utilisation de la démarche diagnostique est une méthode précieuse qui garantit la vision holistique du rôle de soignante de l'enfant.

L'information médicale : du droit de savoir de l'enfant au savoir-dire du pédiatre et des soignants. Actes du congrès de la Société Française de Pédiatrie et de l'Association Nationale des Puéricultrices DE. In : *Archives de pédiatrie*, 2000, vol. 7, suppl. 2.

MANCIAUX M. – *Enfances en danger.* Fleurus, Paris, 1997, 773 p.

MONTHEIL M. – *Écouter l'angoisse.* L'esprit du temps, Bordeaux, 1997, 351 p.

NOYES J. – Enabling young "ventilator-dependant" people to express their views and experiences of their care in hospital. In : *Journal of advanced nursing*, 2000, n° 5, pp. 1206-1215.

Association SPARADRAP – *L'hôpital raconté par les enfants.* Sparadrap, Paris, 2000, 72 p.

Association SPARADRAP – *L'hôpital, j'y comprends rien !* Sparadrap, Paris, 2000, 27 p.

TOAN KHUC, MINGUET B. – *L'information, concept clé de l'humanisation ; mieux connaître la réponse pour mieux y répondre. Le respect de l'enfant hospitalisé, espérances et réalités.* Congrès d'humanisation des soins, 17 septembre 1998, Liège, Belgique.

CHAPITRE 14

La douleur chez l'enfant[1]

Capacités attendues pour l'exercice de la puéricultrice

- Évaluer la douleur chez l'enfant, à l'aide de critères observables et de grilles adaptées à son stade de développement, et chaque fois que possible, en valoriser l'auto-évaluation.
- Assurer/faire assurer les soins, en prenant systématiquement en compte le phénomène douloureux : utilisation d'antalgiques, accompagnement psychologique (expliquer pour réduire le stress, dialoguer, etc.), et faire respecter ces règles par tous (encadrement des stagiaires et des nouveaux soignants).
- Mettre en œuvre les prescriptions médicales visant le traitement de la douleur chez l'enfant « algique », évaluer et rendre compte des effets lors des transmissions.
- Promouvoir des projets de prise en charge de la douleur dans les services.

La réalité de la douleur chez l'enfant a paradoxalement investi le champ de la médecine il y a moins de 20 ans. Ce retard est du à des conceptions erronées concernant la maturation des mécanismes de transmission et de contrôle de la douleur chez le nouveau né et le jeune enfant, mais aussi à des freins culturels et institutionnels.

Aujourd'hui, la puéricultrice dispose des connaissances théoriques et pratiques pour comprendre, reconnaître et évaluer la douleur chez l'enfant aux différents âges. Avec le médecin, elle dispose de moyens diversifiés pour organiser une prise en charge efficace de la douleur, et même, bien souvent, pour l'éviter en mettant en œuvre des thérapeutiques préventives.

Dans tous les services dispensant des soins aux enfants, les dispositions de prévention et de traitement de la douleur devraient permettre de ne plus voir d'enfants souffrants, de parents alarmés et de soignants insatisfaits.

Comprendre la douleur de l'enfant

Les connaissances actuelles

Elles portent sur les connaissances du développement neurologique de l'embryon et du fœtus :

- entre la 6e et la 20e semaine, formation des connexions médullaires (c'est-à-dire à la moelle épinière), qui véhiculent l'information de la peau vers le cerveau, ce qui permet à l'information nociceptive de parvenir jusqu'au cerveau ;
- à la 8e semaine de vie intra-utérine, apparition dans la région buccale des premières terminaisons de la sensibilité périphérique ;
- à la 20e semaine, l'ensemble des téguments est couvert ;
- à la 26e semaine, connexion du thalamus et du cortex : seuil à partir duquel on peut parler de perception de la douleur ; cette frontière est maintenant admise par la communauté internationale pour pouvoir parler de douleur chez l'enfant ;
- à la naissance : la densité des récepteurs cutanés est similaire à celle de l'adulte.

1. Auteurs : Daniel ANNEQUIN, médecin anesthésiste. Françoise BILLOT, puéricultrice.

L'apport de K. J. Anand[2]

Ce n'est qu'en 1987 que ce néonatologiste d'origine indienne démontre que le système nerveux du nouveau-né et du prématuré peut véhiculer les messages nociceptifs de la périphérie jusqu'au niveau cortical ! Ses arguments sont :

- *anatomiques : les principales structures neurologiques sont en place ;*
- *neurochimiques : les molécules médiatrices de la douleur sont présentes très précocement ;*
- *physiologiques : des effets hémodynamiques et respiratoires sont observables après stimulation nociceptive ;*
- *métaboliques et hormonaux : la réponse au stress est parfaitement identifiée, notamment lors de chirurgie sans anesthésie ;*
- *comportementaux simples : des réponses motrices concernant l'expression faciale, notamment les pleurs, peuvent constituer des éléments spécifiques de l'expression de la stimulation nociceptive ;*
- *comportementaux complexes (plus durables) : troubles du sommeil, irritabilité... Anand souligne qu'ils sont régulièrement observés chez les enfants circoncis sans anesthésie ;*
- *cognitifs : la « mémorisation » des événements douloureux par le nouveau-né peut perturber les interactions entre l'enfant et son environnement bien au-delà de l'expérience nociceptive.*

En fait, le nouveau-né humain, loin d'être protégé de la douleur, passe au contraire par une période d'hyperréactivité ! Le processus de la douleur peut s'auto-amplifier. Une première sensation douloureuse accroît l'intensité des stimulations ultérieures : c'est l'hyperalgésie. Ainsi, chez des prématurés âgés de 26 à 32 semaines subissant des piqûres toujours sur le même talon (pour prélever du sang), les seuils du réflexe de flexion sont significativement plus bas du côté où ont été effectués les prélèvements[3].

Par ailleurs, il existe chez l'adulte des mécanismes inhibiteurs, qui « descendent » du cerveau jusqu'à la moelle et permettent de limiter ou de filtrer en partie la douleur. Or, ces mécanismes sont immatures à la naissance.

Le déni de la douleur de l'enfant

« C'est juste une piqûre de moustique » : pose d'une perfusion, « Avale le sirop » : spray d'anesthésique local particulièrement amer, "Avale le spaghetti" : le fibroscope digestif est large comme le pouce. « C'est presque terminé » : l'examen doit durer encore 10 minutes, « N'aie pas peur, fais-nous confiance, tout va bien se passer » : aucun moyen antalgique n'est prévu.

Ce florilège non exhaustif de « petits mensonges » racontés aux enfants illustre bien comment le déni de la douleur s'exprime dans certains services hospitaliers. Admettre la réalité de la douleur de l'enfant est encore un exercice difficile pour beaucoup d'équipes accueillant des enfants. En effet, il est beaucoup plus facile de « ne pas voir » la douleur car, chez l'enfant, ses moyens d'expression sont plus limités.

Pour certains soignants, reconnaître qu'ils peuvent eux-mêmes provoquer la douleur à l'occasion d'un soin, peut s'avérer impossible à exprimer ; ce constat impliquant une remise en cause quasiment incompatible avec leur représentation du soignant œuvrant « au soulagement de la souffrance et au combat contre la maladie ».

« Ce n'est pas de la douleur, c'est de la peur », diront certains d'entre eux pour expliquer la détresse des enfants. La disqualification de la douleur est parfois encore plus directe : « c'est un caprice, c'est de la comédie ». Avec ce type d'argument le soignant rend l'enfant lui-même responsable de son comportement ; dans le premier cas la douleur n'existe que parce que l'enfant la craint, dans le deuxième cas, son existence même est niée. Or, la peur existe, effectivement, elle est conditionnée par la mémoire des gestes douloureux et intrusifs. Leur répétition rapide et intense crée des comportements d'anxiété massive qui en traduisent la réalité avant l'arrivée d'un nouveau geste.

Le déni de la douleur ne permet ni de l'entendre, ni de la comprendre ; les conséquences douloureuses des actes pratiqués sur l'enfant ne sont pas alors traitées, encore moins anticipées ou évitées !

L'introduction d'un enseignement sur la douleur au cours des études médicales et paramédicales et la réglementation relative à la prévention et au traitement de la douleur, devraient réduire ce type de réaction chez les soignants dans les années à venir.

Évaluer la douleur de l'enfant

Objectiver le subjectif

La prise en compte de la douleur oblige à modifier les habitudes. Ainsi la formulation : « Est-ce que tu

2. K. J. Anand, W. G. Sippell, *et al.* Randomised trial of fentanyl anaesthesia in preterm babies undergoing surgery : effects on the stress response. In : *Lancet*, 1987 ; 1(8524) : 62-6.
3. M. Fitzgerald, C. Millard and al, Hyperalgesia. In : *Premature infants, Lancet*, 1988 ; (8580) : 292.

as mal ? » doit être abandonnée chez le jeune enfant car elle est peu ou pas informative ; il faut interroger l'enfant sur le mode : « Je pense que tu as mal ici... » (en pointant la région), il pourra ainsi répondre par oui ou non. La minoration, voire la négation de la douleur, se rencontre aussi chez les familles et chez l'enfant, et doit stimuler une vigilance constante de la part des équipes soignantes. Le recours à une standardisation systématique de l'observation et du recueil des données s'avère d'autant plus nécessaire que la douleur reste un phénomène, une expérience fondamentalement intime et subjective.

Les méthodes d'auto-évaluation

Ces méthodes sont utilisables à partir de 5 à 7 ans chez des enfants capables d'exprimer leurs sensations et de comprendre les analogies visuelles présentées.

L'échelle visuelle analogique (EVA)

Divers outils existent. Le modèle de base consiste en une ligne droite verticale ou horizontale symbolisant une continuité croissante dans l'intensité douloureuse, des variantes existent intégrant des surfaces de couleur. La cotation se fait soit entre 0 et 10, soit entre 0 et 100.

L'échelle numérique simple

En l'absence de réglette d'EVA, l'enfant est parfaitement capable de donner une note entre 0 et 10 à la douleur ; cette méthode est une alternative simple chez les enfants qui présentent des difficultés à utiliser l'EVA.

L'échelle verbale simple

L'enfant doit déterminer l'intensité de sa douleur sur 4 niveaux : nulle, faible, modérée, intense.

Les planches de visage

Pour les enfants de 2 à 4 ans, des représentations de visages exprimant des intensités croissantes de douleur sont proposées à l'enfant.

Le dessin

Le coloriage sur un « bonhomme » par l'enfant des localisations et de l'intensité de la douleur (il choisit et attribue parmi 4 couleurs celles qui correspondent à l'intensité perçue) est utilisé à partir de l'âge de 6 ans.

Le test de vocabulaire

Le QDSA (Questionnaire Douleur St Antoine) est utilisable chez le grand enfant et l'adolescent ; il constitue une aide précieuse pour rentrer en relation avec le patient à qui il est demandé de choisir parmi la liste présentée les qualificatifs de la douleur qu'il perçoit.

Les méthodes d'hétéro-évaluation

La classe d'âge et la durée de la douleur guident le choix d'une grille d'hétéro-évaluation.

Le nouveau-né et le prématuré

La douleur brève

Stress et douleur sont intriqués en permanence. De nombreux scores ont été élaborés pour coter la douleur brève liée à un prélèvement. Il semble que les variations de la mimique faciale (froncement des sourcils, du front, accentuation du sillon nasolabial, ouverture de la bouche) constituent les indicateurs les plus spécifiques.

La douleur qui dure

L'activité motrice, élément capital à observer, est souvent difficile à analyser car les membres de l'enfant peuvent être attachés ou bien l'usage de curares et de produit de sédation abolit ou émousse le tonus musculaire. Une observation prolongée est donc nécessaire pour associer l'ensemble de ces données : chez le prématuré, cinq items cotés de 0 à 4 ont été établis. Ils concernent : l'expression du visage, la motricité, la posture du corps, la qualité du sommeil, la qualité de la relation avec l'examinateur et l'efficacité des manœuvres de réconfort.

L'enfant plus âgé

La grille DEGR[4] comporte 10 items cotés de 0 à 4 (après une observation de 4 heures) qui se regroupent en 3 parties : les signes directs de la douleur, l'expression volontaire de la douleur, l'atonie psychomotrice. Le tableau d'atonie psychomotrice intègre des signes qui vont à l'encontre des repères intuitifs (cris, pleurs, agitation, protestation...) utilisés habituellement pour reconnaître la douleur ; l'absence de prise en compte de cette sémiologie peut conduire à des erreurs majeures. Ces enfants les plus douloureux apparaissent immobiles, tristes, ne communiquant plus, muets, ne réagissant plus aux stimulations extérieures (douloureuses ou pas). Trois ensembles de signes sont à rechercher : le manque d'expressi-

4. A. Gauvain-Piquard, C. Rodary *et al.* Une échelle d'évaluation de la douleur du jeune enfant : l'échelle DEGR. In : *Journées parisiennes de pédiatrie*, Paris, Flammarion Médecine Sciences, 1991, pp. 95-100.

Tableau 14.1 : Grille de douleur et d'inconfort du nouveau-né (EDIN)[1].

Item	Propositions	Résultat
Visage	**0** Visage détendu **1** Grimaces passagères : froncement des sourcils/lèvres pincées/plissement du menton/tremblement du menton **2** Grimaces fréquentes, marquées ou prolongées **3** Crispation permanente ou visage prostré, figé ou visage violacé	
Corps	**0** Détendu **1** Agitation transitoire, assez souvent calme **2** Agitation fréquente mais retour au calme possible **3** Agitation permanente : crispation des extrémités et raideur des membres ou motricité très pauvre et limitée, avec corps figé	
Sommeil	**0** S'endort facilement, sommeil prolongé, calme **1** S'endort difficilement **2** Se réveille spontanément en dehors des soins et fréquemment, sommeil agité **3** Pas de sommeil	
Relation	**0** Sourire aux anges, sourire réponse, attentif à l'écoute **1** Appréhension passagère au moment du contact **2** Contact difficile, cri à la moindre stimulation **3** Refuse le contact, aucune relation possible. Hurlement ou gémissement sans la moindre stimulation	
Réconfort	**0** N'a pas besoin de réconfort **1** Se calme rapidement lors des caresses, au son de la voix ou à la succion **2** Se calme difficilement **3** Inconsolable. Succion désespérée	

Source : T. Debillon *et al.* Séméiologie de la douleur chez le prématuré. In : *Archives de Pédiatrie* ; 1994, 1 : 1085-92.

1. Grille utilisable chez le nouveau-né hospitalisé (à terme ou prématuré), non pour une douleur aiguë brève, mais pour une douleur durable liée à une pathologie prolongée (entérocolite...) ou la répétition de soins douloureux. Cette grille nécessite un temps d'observation prolongé de l'enfant (4 à 8 heures).

vité, le désintérêt pour le monde extérieur, la lenteur et la rareté des mouvements.

Les méthodes d'évaluation en période post-opératoire

L'utilisation de grilles spécifiques permet d'évaluer la douleur chez l'enfant de moins de 5 ans, ayant subi une intervention chirurgicale. Trois grilles sont actuellement utilisées en service de chirurgie pédiatrique, en fonction de l'âge de l'enfant.

L'enfant de 0 à 3 mois

Pour ces très jeunes enfants, on utilise volontiers **le score Amiel-Tison** (tableau 14.3).

Il s'agit d'une grille « comportementale », l'enfant doit donc être éveillé pendant tout le temps de la cotation. Elle est cotée de 0 à 20 à partir de 10 items et les scores les plus élevés signent la douleur la plus forte. Ainsi, une prise en charge antalgique est préconisée pour un score supérieur à 5.

L'enfant de 1 à 5 ans

Pour ces enfants plus grands, les soignants disposent de deux grilles distinctes :

- la grille CHEOPS[5] (tableau 14.4), à orientation plus comportementale, il faut mettre en route :
  - le protocole antalgique à partir du score 4 ;
  - le traitement antalgique dès que le score est supérieur à 3 ;
- la grille OPS[6] (tableau 14.5), plus objective que la précédente. Dans ce cas, le traitement antalgique est déclenché dès le score 2.

(Ces deux grilles voient leur score augmenter avec l'intensité de la douleur).

5. Children's Hospital of Eastern Ontario Postoperative Scale.
6. Objective Pain Scale.

Tableau 14.2 : L'échelle d'évaluation de la douleur des[1] enfants (grille DEGR).

ÉCHELLE DOULEUR ENFANT GUSTAVE-ROUSSY

ÉTIQUETTE

Date : .... Nom de l'examinateur : ....

ITEM 1 : POSITION ANTALGIQUE AU REPOS

Spontanément, l'enfant évite une position ou bien s'installe dans une posture particulière, malgré une certaine gêne, pour soulager la tension d'une zone douloureuse. À évaluer lorsque l'enfant est SANS ACTIVITÉ PHYSIQUE, allongé ou assis. À NE PAS CONFONDRE avec l'attitude antalgique dans le mouvement.

COTATION :

0 : *Absence de position antalgique : l'enfant peut se mettre n'importe comment.*
1 : *L'enfant semble éviter certaines positions.*
2 : *L'enfant ÉVITE certaines positions, mais ne paraît pas gêné.*
3 : *L'enfant CHOISIT une position antalgique évidente, qui lui apporte un certain soulagement.*
4 : *L'enfant recherche sans succès une position antalgique et n'arrive pas à être bien installé.*

ITEM 2 : MANQUE D'EXPRESSIVITÉ

Concerne la capacité de l'enfant à ressentir et à exprimer sentiments et émotions, par son visage, son regard et les inflexions de sa voix. À étudier alors que l'enfant aurait des raisons de s'animer (jeux, repas, discussion).

COTATION :

0 : *L'enfant est vif, dynamique, avec un visage animé.*
1 : *L'enfant paraît un peu terne, éteint.*
2 : *Au moins un des signes suivants :*
– traits du visage peu expressifs, regard morne, voix marmonnée et monotone, débit verbal lent.
3 : *Plusieurs des signes ci-dessus sont nets.*
4 : *Visage figé, comme agrandi. Regard vide. Parle avec effort.*

ITEM 3 : PROTECTION SPONTANÉE DES ZONES DOULOUREUSES

En permanence l'enfant est attentif à éviter un contact sur la zone douloureuse.

COTATION :

0 : *L'enfant ne montre aucun souci de se protéger.*
1 : *L'enfant évite les heurts violents.*
2 : *L'enfant protège son corps, en évitant et en écartant ce qui pourrait le toucher.*
3 : *L'enfant se préoccupe visiblement de limiter tout attouchement d'une région de son corps.*
4 : *Toute l'attention de l'enfant est requise pour protéger la zone atteinte.*

ITEM 4 : PLAINTES SOMATIQUES

Cet item concerne la façon dont l'enfant a dit qu'il avait mal, spontanément ou à l'interrogatoire, pendant le temps d'observation.

COTATION :

0 : *Pas de plainte, l'enfant n'a pas dit qu'il a mal.*
1 : *Plaintes « neutres » :*
– sans expression affective (dit en passant « j'ai mal... »)
– et sans effort pour le dire (ne se dérange pas exprès).
2 : *Au moins un des signes suivants :*
– a suscité la question « qu'est-ce que tu as, tu as mal ? »
– voix geignarde pour dire qu'il a mal
– mimique expressive pour accompagnant la plainte.
3 : *En plus de la COTATION 2, l'enfant :*
– a attiré l'attention pour dire qu'il a mal
– a demandé un médicament
4 : *C'est au milieu de gémissements, sanglots ou supplications que l'enfant dit qu'il a mal.*

ITEM 5 : ATTITUDE ANTALGIQUE DANS LE MOUVEMENT

Spontanément, l'enfant évite la mobilisation, ou l'utilisation d'une partie de son corps. À rechercher au cours d'ENCHAÎNEMENTS DE MOUVEMENTS (ex : la marche) éventuellement sollicités. À NE PAS CONFONDRE avec la lenteur et rareté des mouvements.

COTATION :

0 : *L'enfant ne présente aucune gêne à bouger tout son corps. Ses mouvements sont souples et aisés.*
1 : *L'enfant montre une gêne, un manque de naturel dans certains de ses mouvements.*
2 : *L'enfant prend des précautions pour certains gestes.*
3 : *L'enfant évite nettement de faire certains gestes, il se mobilise avec prudence et attention.*
4 : *L'enfant doit être aidé, pour lui éviter des mouvements trop pénibles.*

▶

ITEM 6 : DÉSINTÉRÊT POUR LE MONDE EXTÉRIEUR
Concerne l'énergie disponible pour entrer en relation avec le monde environnant.
COTATION :
0 : *L'enfant est plein d'énergie, s'intéresse à son environnement, peut fixer son attention et est capable de se distraire.*
1 : *L'enfant s'intéresse à son environnement, mais sans enthousiasme.*
2 : *L'enfant s'ennuie facilement, mais peut être stimulé.*
3 : *L'enfant se traîne, incapable de jouer, il regarde passivement.*
4 : *L'enfant est apathique et indifférent à tout.*

ITEM 7 : CONTRÔLE EXERCÉ PAR L'ENFANT QUAND ON LE MOBILISE (mobilisation passive)
L'enfant que l'on doit remuer pour une raison banale (bain, repas) surveille le geste, donne un conseil, arrête la main ou la tient.
COTATION :
0 : *L'enfant se laisse mobiliser sans y accorder d'attention particulière.*
1 : *L'enfant a un regard attentif quand on le mobilise.*
2 : *En plus de la COTATION 1, l'enfant montre qu'il faut faire attention en le remuant.*
3 : *En plus de la COTATION 2, l'enfant retient de la main ou guide les gestes du soignant.*
4 : *L'enfant s'oppose à toute initiative du soignant ou obtient qu'aucun geste ne soit fait sans son accord.*

ITEM 8 : LOCALISATION DE ZONES DOULOUREUSES PAR L'ENFANT
Spontanément ou à l'interrogatoire, l'enfant localise sa douleur.
COTATION :
0 : *Pas de localisation : à aucun moment l'enfant ne désigne une partie de son corps comme gênante.*
1 : *L'enfant signale, UNIQUEMENT VERBALEMENT, une sensation pénible dans une région VAGUE sans autre précision.*
2 : *En plus de la COTATION 1, l'enfant montre avec un geste vague cette région.*
3 : *L'enfant désigne avec la main une région douloureuse précise.*
4 : *En plus de la COTATION 3, l'enfant décrit, d'une manière assurée et précise, le siège de sa douleur.*

ITEM 9 : RÉACTIONS À L'EXAMEN DES ZONES DOULOUREUSES
L'examen de la zone douloureuse déclenche chez l'enfant un mouvement de défense, ou de retrait, et des réactions émotionnelles. Ne noter que les réactions provoquées par l'examen, et NON CELLES PRÉ-EXISTANTES À L'EXAMEN.
COTATION :
0 : *Aucune réaction déclenchée par l'examen.*
1 : *L'enfant manifeste, juste au moment où on l'examine, une certaine réticence.*
2 : *Lors de l'examen, on note au moins un de ces signes : raideur de la zone examinée, crispation du visage, pleurs brusques, blocage respiratoire.*
3 : *En plus de la COTATION 2, l'enfant change de couleur, transpire, geint ou cherche à arrêter l'examen.*
4 : *L'examen de la région douloureuse est quasiment impossible, en raison des réactions de l'enfant.*

ITEM 10 : LENTEUR ET RARETÉ DES MOUVEMENTS
Les mouvements de l'enfant sont lents, peu amples et un peu rigides, même à distance de la zone douloureuse. Le tronc et les grosses articulations sont particulièrement immobiles. À comparer avec l'activité gestuelle habituelle d'un enfant de cet âge.
COTATION :
0 : *Les mouvements de l'enfant sont larges, vifs, rapides, variés et lui apportent un certain plaisir.*
1 : *L'enfant est un peu lent et bouge sans entrain.*
2 : *Un des signes suivants :*
- *latence du geste,*
- *mouvements restreints,*
- *gestes lents,*
- *initiatives motrices rares.*

3 : *Plusieurs des signes ci-dessus sont nets.*
4 : *L'enfant est comme figé, alors que rien ne l'empêche de bouger.*

Source : ANAES. *Recommandations et références professionnelles : évaluation et stratégies de prise en charge de la douleur aiguë en ambulatoire chez l'enfant de 1 mois à 15 ans.* Paris, ANAES, mars 2000, pages 32 et 151.

1. Hôpital Gustave Roussy, Villejuif (Val de Marne).

Tableau 14.3 : Présentation de l'échelle de douleur postopératoire : Amiel-Tison inversée.

Score (enfant éveillé au moment de l'examen)	0	1	2
1. Sommeil pendant les 30 min précédant l'examen	• Sommeil calme > 10 minutes	• Courtes périodes > 5 minutes	• Non
2. Mimique douloureuse	• Visage calme et détendu	• Peu marquée, intermittente	• Marquée, permanente
3. Qualité du cri	• Pas de cri	• Modulé, pouvant être calmé	• Répétitif, aigu, « douloureux »
4. Motricité spontanée	• Motricité normale	• Agitation modérée	• Agitation incessante
5. Excitabilité spontanée	• Calme	• Réactivité excessive	• Trémulations, clonies, Moro spontané
6. Crispation des doigts, mains et pieds	• Absente	• Peu marquée, partielle, intermittente	• Très marquée, globale, permanente
7. Succion	• Forte, rythmée, pacifiante	• Discontinue, interrompue par les cris	• Non, ou quelques mouvements anarchiques
8. Évaluation globale du tonus	• Normal pour l'âge	• Modérément hypertonique	• Très hypertonique
9. Consolabilité	• Calmé < 1 minute	• Calmé après 1 minute d'efforts	• Non, après 2 minutes d'effort
10. Sociabilité	• Facile, prolongée	• Difficile à obtenir	• Absente

Source : ANAES, *Recommandations et références professionnelles : évaluation et stratégies de prise en charge de la douleur aiguë en ambulatoire chez l'enfant de 1 mois à 15 ans.* Paris : ANAES, mars 2000, pp. 30 et 149.

Tableau 14.4 : Le score CHEOPS[1] : évaluation de la douleur postopératoire de l'enfant de 1 à 5 ans.

Critère	Comportements observés	Score
Cris-pleurs	• Absents	1
	• Gémissements, pleurs	2
	• Cri vigoureux, sanglots	3
Expression du visage	• Sourire, faciès résolument positif	0
	• Faciès neutre, expressivité nulle	1
	• Grimaces, faciès résolument négatif	2
Verbalisation	• L'enfant parle et ne se plaint de rien	0
	• L'enfant ne parle pas (verbalisation nulle)	1
	• L'enfant se plaint mais pas de souffrir	1
	• L'enfant se plaint de souffrir	2
Attitude corporelle	• Corps au repos	1
	• Agitation, mouvements désordonnés, rigidité	2
	• Enfant debout dans son lit	2
Désir de toucher la plaie	• Non	1
	• Oui	2
Membres inférieurs	• Au repos ou rares mouvements	1
	• Mouvements incessants, coups de pied	2
	• Se met debout, s'accroupit ou s'agenouille	2

Source : McGrath, G. Johnson, J. T. Goodman, J. Schillinger, J. Dunn, J. Chapman, The CHEOPS : a behavioral scale to measure postoperative pain in children. In : *Fiels HL, Dubner R, Cervero F, eds. Advances in pain research and therapy,* New York : Raven Press, 1985 : 395-402.

1. Children's Hospital of Eastern Ontario Postoperative Scale.

Tableau 14.5 : Score OPS[1] : échelle de douleur adaptée aux enfants de moins de 5 ans.

Observation	Critères	Score
Pression artérielle	• ± 10 % préopératoire	0
	• 10 à 20 % préopératoire	1
	• 20 à 30 % préopératoire	2
Pleurs	• Absents	0
	• Présents mais enfant consolable	1
	• Présents mais enfant non consolable	2
Mouvements	• Absents	0
	• Intermittents, modérés	1
	• Permanents	2
Agitation	• Enfant calme ou endormi	0
	• Agitation modérée, ne tient pas en place	1
	• Agitation désordonnée et intense, risque de se faire mal	2
Évaluation verbale ou corporelle	• Endormi ou calme	0
	• Exprime une douleur modérée, non localisée, inconfort global ou position jambes fléchies sur le tronc, bras croisés sur le corps	1
	• Douleur localisée verbalement ou désignée par la main ou position jambes fléchies sur le tronc, poings serrés et porte la main vers une zone douloureuse, ou cherche à la protéger	2

Source : L.M. Broadman, L. J. Rice, R. S. Hannalah, Testing the validity of an objective pain scale for infants and children. In : *Anesthesiology,* 69 : A770, 1988.

1. Objective Pain Scale.
Soit le score est utilisé avec ses 5 items et **un score dépassant le chiffre 3** nécessite une thérapeutique antalgique efficace.
Soit le score est utilisé avec ses 4 items (sans la variation de PA) et **un score dépassant le chiffre 2** nécessite une thérapeutique antalgique efficace.

Les pièges à éviter

La logique de l'enfant n'est pas la nôtre.

Les capacités cognitives de l'enfant nécessaires pour comprendre que la douleur perçue est associée au bénéfice de la guérison, sont rarement atteintes avant l'âge de 6/8 ans ; une logique de punition (on me fait mal parce que je n'ai pas été gentil avec ma petite sœur… !) sera recherchée spontanément par l'enfant. Les stratégies d'adaptation face à la douleur sont elles aussi différentes d'un enfant à l'autre.

Les limites des grilles comportementales

Les grilles d'observation comportementale (CHEOPS, OPS) figent l'état de l'enfant durant 1 à 2 minutes ; les erreurs par défaut (enfant coté « calme » alors qu'une agitation était présente dans l'heure précédente) ne sont pas rares, de même que les erreurs par excès (enfant coté « agité » alors qu'il était calme dans l'heure précédente). Ces grilles ne tiennent pas compte des équivalents d'atonie psychomotrice (enfant figé, paralysé par une douleur massive) qui peuvent parfaitement s'observer en salle de réveil.

Les modifications trompeuses de l'humeur

Un enfant « grognon » qui ne se laisse pas examiner, un enfant qui refuse le contact, qui ne veut pas utiliser la réglette EVA qui lui est proposée, un adolescent qui ne répond pas à des questions insistantes sur l'efficacité des traitements antalgiques mis en place sont autant de situations cliniques où la douleur peut être parfaitement responsable des comportements observés.

Face à un enfant qui semble minorer sa douleur

Plusieurs hypothèses doivent être évoquées :
- l'enfant n'a pas compris le maniement ou les consignes d'utilisation de la méthode qui lui a été proposée ;
- l'enfant minore volontairement sa douleur :
  – pour ne pas inquiéter son entourage ;
  – pour ne pas recevoir de morphine par crainte de devenir toxicomane ou par expérience négative due à des effets secondaires (vomissements…) ;
  – pour sortir plus rapidement de l'hôpital ;
  – par réaction de prestance (exprimer sa douleur est un signe de faiblesse).

Face à un enfant qui semble majorer sa douleur

Plusieurs hypothèses doivent également être évoquées :
- l'enfant n'a pas compris la méthode d'évaluation proposée ;
- l'enfant ne veut pas sortir car les conditions d'hébergement hospitalier sont meilleures que celles de son domicile ; le climat familial est délétère ;
- l'enfant présente une phobie scolaire (racket, conflit avec enseignant, avec ses pairs...) ;
- l'adolescent présente un trouble somatoforme (somatisation sans origine organique retrouvée).

Prévenir les conséquences du déni de la douleur

Pour l'enfant

Non seulement les effets de la douleur peuvent être observés chez le nourrisson, mais des conséquences, tant à court terme qu'à long terme, peuvent être identifiées.

Sensations d'envahissement, d'intrusion

La douleur confronte l'enfant à une série d'émotions et de sensations complexes et variées, conditionnées par son niveau de développement cognitif : plus l'enfant est jeune, moins il peut comprendre le sens de cette douleur. Il ne possède pas encore les filtres cognitifs lui permettant de moduler la douleur. Il se retrouve immergé dans cette expérience que certains qualifient de terrifiante.

Sentiment de persécution

L'enfant projette sur l'extérieur les responsabilités de l'agression. La culpabilité, l'auto-accusation ne sont pas rares : certains enfants peuvent penser « mériter » ce qu'ils subissent...

Troubles comportementaux

Les douleurs massives peuvent rapidement provoquer un refus de relation, une agressivité, une lenteur, une rareté des mouvements, un désinvestissement du monde extérieur ; l'enfant s'économise, se replie sur lui-même. L'ensemble de ces comportements s'intègre dans les tableaux d'inertie psychomotrice décrits par Annie Gauvain Piquard.

Altération du sentiment d'estime de soi

La non prise en compte de la douleur de l'enfant peut toucher gravement le sentiment d'estime de soi de l'enfant. La représentation du corps peut être altérée.

Anxiété, colère

Le déni de la douleur peut aboutir à des sentiments non exprimés (anxiété, colère) qui intensifient à leur tour la perception douloureuse.

Pour sa famille

La famille se sent souvent désarmée par la difficulté à communiquer avec l'enfant algique qui se réfugie

À noter...

K. J. Anand[1] publia une étude en double aveugle où certains enfants prématurés ne bénéficiaient pas de vraie anesthésie lors d'une opération chirurgicale intrathoracique. Un premier groupe, qui n'avait reçu qu'un curare (provoquant une paralysie des muscles) et une inhalation d'oxygène et de protoxyde d'azote (gaz de trop faible puissance antalgique dans cette situation), avait développé une réaction majeure de stress post-opératoire. En revanche, les complications furent significativement plus rares dans le groupe ayant reçu un anesthésique. Cette pratique négligeant le traitement de la douleur était retrouvée dans 77 % des publications des années 1970/1980. L'étude de Anand permit de mettre en lumière les bénéfices quantifiables d'une anesthésie réelle.

Les conséquences tardives sont maintenant bien identifiées. Ann Taddio, pédiatre à Toronto, a évalué chez 87 nourrissons de 4 à 6 mois la douleur lors de la première vaccination. Les enfants étaient répartis en trois groupes, le premier ayant été circoncis sans anesthésie, le second l'ayant été avec une crème contenant un anesthésique local, le dernier n'ayant pas été circoncis[2]. Les « scores » de douleur du premier groupe (sans anesthésie) sont significativement plus hauts que ceux du troisième, ceux du second étant situés entre les deux. Cette étude suggère l'existence d'une forme de « mémoire » de la douleur. Autrement dit, le système nerveux central du nouveau-né exposé à une stimulation nociceptive majeure est capable plusieurs mois après l'événement douloureux d'en garder et d'en manifester la trace.

1. Voir note 2, p. 481.
2. A. Taddio, J. Katz, *et al*. Effect of neonatal circumcision on pain response during subsequent routine vaccination. In : *Lancet*, 1997 ; 349 (9052) : 599-603.

dans un certain mutisme, dans des propos agressifs ou teintés de reproches. Cet enfant-là ne ressemble plus à celui qu'elle a connu auparavant. Le doute peut également s'installer (il « exagère »). Les proches se sentent surtout démunis et culpabilisent de ne pouvoir soulager leur enfant et lui apporter un certain bien-être. La présence de cette douleur s'ajoute parfois à la souffrance qu'engendrent le diagnostic et ses conséquences. Dans de rares cas, les parents peuvent être amenés à ne plus voir la douleur de leur enfant car elle réactive une angoisse massive le plus souvent associée à une aggravation d'une maladie maligne.

Prendre en charge la douleur de l'enfant

La prise en charge non médicamenteuse

Il est nécessaire de repenser en équipe chaque soin et réfléchir par exemple sur le choix d'un matériel adapté moins douloureux, sur une meilleure installation, sur l'anticipation des événements douloureux par l'utilisation d'antalgiques (crème anesthésiante). Il faut aussi repenser les habitudes de service en s'interrogeant sur chaque geste soignant, sur son utilité, son opportunité, sa systématisation.
Le soignant peut aider efficacement l'enfant à diminuer sa perception douloureuse, en centrant l'attention de celui-ci sur un objectif après l'avoir informé précisément du soin : l'enfant peut regarder ou manipuler des jouets spécialement attrayants et inhabituels, souffler des bulles de savon, écouter une histoire ou une chanson ou regarder un dessin animé ou jouer avec un jeu vidéo.
La prévention du stress et de l'anxiété nécessite également des approches complémentaires comme les techniques respiratoires, la relaxation ou le massage (très structurant pour des enfants hospitalisés longuement). Là aussi, les traitements médicamenteux restent indispensables, mais leur consommation peut être abaissée. Cette prise en charge va parfois faire appel à une écoute active suivie d'informations simples et adaptées à la demande de l'enfant ou même de relation d'aide. Il est important que l'enfant puisse exprimer (verbalement ou par le dessin) ses peurs, la douleur qu'il ressent. Il est indispensable de toujours croire l'enfant qui se plaint, quel que soit le contexte.
Cette approche « préventive » reste complémentaire de l'approche médicamenteuse qu'elle renforce.

Traiter la douleur de l'enfant

Les médicaments des trois paliers OMS

Palier 1 : les antalgiques périphériques

L'aspirine

Son action anti-agrégante plaquettaire et la possible survenue d'un syndrome de Reye font diminuer régulièrement son utilisation en France. Néanmoins, ce produit reste un excellent antalgique périphérique grâce à ses propriétés anti-inflammatoires.

Le paracétamol

Par voie orale, la posologie de 60 mg/kg/24 h (15 mg/kg/6 h) est correcte ; en revanche, l'absorption de la voie rectale est médiocre ; il est actuellement préconisé une dose de charge de 40 mg/kg[7].
Par voie veineuse, le propacétamol est une prodrogue qui libère la moitié de la dose injectée en paracétamol ; la posologie est de 30 mg/kg/4 à 6 h.

Les anti-inflammatoires non stéroïdiens (AINS)

L'ibuprofène sirop, à la posologie de 30 mg/kg/24 h (AMM à 6 mois), est une molécule particulièrement bien tolérée chez l'enfant[8]. Le diclofenac s'utilise à la posologie de 2-3 mg/kg/24 h (AMM 1 an), avec possibilité d'utiliser la voie rectale.

Palier 2 : les antalgiques centraux : les morphiniques faibles

La codéine

Grâce à l'abaissement de l'âge d'AMM, les enfants peuvent bénéficier de morphiniques faibles en pratique quotidienne.
Les recommandations posologiques internationales se situent entre 0,5-1 mg/kg/toutes les 4 à 6 heures sans dépasser 6 mg/kg/24 h[9]. Trois spécialités sont désormais disponibles en France.
Les effets secondaires le plus souvent rencontrés sont les nausées, la somnolence ; une constipation est observée en cas d'utilisation prolongée. L'insuffisance rénale augmente le risque d'accumulation et de surdosage.

---

7. P.-F. Birmingham, M.-J. Tobin *et al.*, *Anesthesiology Twenty-four-hour pharmacokinetics of rectal acetaminophen in children : An old drug with new recommendations*, 1997 ; 87 : 244-252.
8. S.-M. Lesko, A. A. Mitchell, Renal function after short-term ibuprofen use in infants and children. In : *Pediatrics*, 1997 ; 100(6) : 954-7. Et : The safety of acetaminophen and ibuprofen among children younger than two years old. In : *Pediatrics*, 1999 ; 104 (4) : 1-5.
9. Royal College of Paediatrics and Child Health, *Prevention and control of pain in children : a manual for health care professionals*, BMJ Publishing Group, 1997. I. M. McKenzie, P. B. Gaukroger et al, *Manual of acute pain management in children*, Churchill Livingstone, New York, 1997.

Les indications sont représentées par les échecs du palier 1, qui sont loin d'être exceptionnels ; de nombreuses pathologies courantes peuvent parfaitement donner lieu à une prescription de morphinique faible : ORL, traumatologie, période post-opératoire, suite d'hôpital de jour, amygdalectomie, crise drépanocytaire modérée... Le relais oral après une prescription de morphine (orale ou parentérale) constitue une autre indication très utile.

La nalbuphine (Nubain)

Ce produit morphinique « tout terrain » possède une très grande marge de sécurité en raison de son effet plafond. Au-delà d'un certain seuil (0,3 mg/kg par voie IV), l'augmentation de la posologie ne provoque ni augmentation des effets antalgiques, ni augmentation des effets indésirables. Une sédation initiale est souvent observée. Certains enfants décrivent un effet « flash », ce qui doit allonger la vitesse de perfusion (sauf en urgence) à 10 minutes pour les administrations IV discontinues. Très peu d'effets indésirables sont observés, les effets digestifs sont mineurs ; les effets respiratoires sont sans expression clinique (y compris lors d'un surdosage accidentel). Les voies sous-cutanée ou intramusculaire sont à éviter en raison de la douleur induite par l'effraction cutanée. Par contre, la voie rectale (0,4 mg/kg) est particulièrement adaptée à l'urgence et à la pratique pré-hospitalière puisque cette molécule vient de sortir de la réserve hospitalière et peut maintenant figurer dans la trousse d'urgence du médecin généraliste.

Palier 3 : les antalgiques centraux : les morphiniques puissants

La morphine

La morphine reste le chef de file des antalgiques puissants (*gold standard*). Il n'existe aucune contre-indication liée à l'âge.

Deux voies d'administration sont recommandées chez l'enfant : la voie veineuse et la voie orale.

Les voies sous-cutanée ou intramusculaire ne sont pas utilisées en raison de la douleur due à l'effraction cutanée.

Par voie orale, la morphine est donnée en sirop à la dose initiale de 0,2 mg/kg strictement toutes les 4 heures. Cette posologie basse nécessite bien souvent une augmentation par paliers de 30 % à 50 % toutes les 8 heures.

Deux spécialités de morphine orale à libération immédiate ont été mises sur le marché français (*Sevredol*, *Actiskenan*), les comprimés sont dosés à 5, 10 et 20 mg. La morphine retard (*Skenan* ou *Moscontin*) se donne une fois l'équilibre antalgique atteint avec le sirop de morphine.

Par voie veineuse, une dose de charge est toujours nécessaire : une première injection (en 5 minutes) de 0,1 mg/kg, puis une titration est réalisée avec le quart de la dose de charge (0,025 mg/kg) toutes les 5 minutes jusqu'à obtention du soulagement du patient. Une perfusion de 0,020 mg/kg/h est ensuite mise en place. En cas d'inefficacité, l'augmentation s'effectue par paliers de 20 %. L'échec du palier 1 (AINS) et du palier 2 (*Nubain* codéine) justifie l'emploi de la morphine.

La surveillance d'un enfant bénéficiant d'un traitement morphinique s'effectue en quatre parties :

- la qualité de l'analgésie (évaluation de la douleur) ;
- la sédation : une somnolence anormale précède toujours les autres signes de surdosage ;
- la fréquence respiratoire, qui peut être abaissée en cas de surdosage ;
- la survenue d'autres effets indésirables (nausées, vomissements, prurit, dysurie ou rétention urinaire, constipation, cauchemar).

Les médicaments des douleurs neurogènes

Les douleurs neurogènes sont provoquées par toute atteinte (traumatique, toxique, infectieuse) du système nerveux ; elles associent le plus souvent des troubles de la sensibilité et des paroxysmes douloureux. Les produits des 3 paliers OMS sont en général insuffisants ou inefficaces. Pour les fulgurances, le clonazepam (*Rivotril*) est prescrit à la dose de 0,1 mg/kg/jour en réalisant une montée progressive à partir de 0,03 mg/kg/jour. Pour la douleur de fond, les antidépresseurs tricycliques : amitryptilline (*Laroxyl*) à 1 mg/kg/jour, sont utilisés.

L'*Emla*

Cette crème anesthésiante doit être appliquée 90 minutes sous pansement occlusif avant l'effraction cutanée. L'âge minimum d'utilisation a été abaissé au nouveau-né de 37 semaines. Il existe un patch prêt à l'emploi qui en facilite l'usage : les parents peuvent le poser à domicile avant le geste douloureux. Cette crème abolit la douleur mais pas la peur : les jeunes enfants ayant déjà subi des actes douloureux sans couverture antalgique manifesteront leur détresse dès la vue du garrot.

Le mélange équimoléculaire oxygène/protoxyde d'azote (MEOPA)

Même si la puissance antalgique reste mineure, cette méthode peut avoir des effets spectaculaires. L'administration de MEOPA ne rentre pas dans le cadre de l'anesthésie générale car il ne possède pas à lui seul la puissance suffisante pour atteindre une profondeur chirurgicale. Les contraintes de l'anesthésie générale ne sont donc pas applicables.

Les effets cliniques

- Analgésie de surface rendant la plupart des effractions cutanées peu ou pas douloureuses.
- Anxiolyse associée à une euphorie observée après 2 à 3 minutes d'inhalation.
- Amnésie, souvent rapportée mais d'intensité variable.
- Modification des perceptions sensorielles, souvent rapportée.

Les effets indésirables

- Ils sont rares (moins de 10 %) et mineurs.
- Ils sont toujours parfaitement réversibles en quelques minutes après l'arrêt de l'inhalation.
- Nausées et vomissements, qui peuvent être gênants, mais sans incidence clinique car les réflexes laryngés sont présents.
- Sédation plus profonde chez certains patients.
- Sensation de malaise rare.
- Du fait de la difficulté à réaliser une auto-administration chez les enfants âgés de moins de 3 ans, le taux de succès de la méthode est souvent divisé par 2.

Les indications

D'une manière générale, les gestes et soins invasifs de courte durée (moins de 30 minutes) et d'intensité modérée peuvent bénéficier d'une inhalation de MEOPA.

L'association médicamenteuse

La sécurité du MEOPA est la plus grande lorsqu'il est utilisé seul, sans association. Le risque respiratoire lié à la potentialisation par un psychotrope (benzodiazépines) ou un opioide reste exceptionnel, mais néanmoins réel. Si le MEOPA seul est inefficace, ce type d'association peut alors être envisagé mais il s'agit dans ce cas d'une sédation plus profonde nécessitant l'expertise d'un médecin sachant reconnaître et traiter les éventuels effets indésirables.

Utiliser le MEOPA

Voici un exemple de protocole d'utilisation du MEOPA tel que peut le mettre en œuvre une puéricultrice.

Protocole d'utilisation du MEOPA 50/50[1]

Indications

Actes douloureux de courte durée chez l'enfant : ponction lombaire, myélogramme, pansement, suture, extraction dentaire, ponction veineuse, infiltration d'anesthésique local…

Contre-indications

Traumatisme crânien non évalué, pneumothorax, accident de plongée, distension abdominale, traumatisme de la face.

Relatives : phobie du masque, intensité douloureuse trop élevée et/ou durée trop longue (faible puissance).

Personnes habilitées à réaliser le soin

En l'absence de traitement morphinique ou psychotrope : personnel paramédical formé sur prescription médicale (décret du 15 mars 1993, articles 1er, 4).

Si l'enfant reçoit un traitement à base de psychotropes ou de morphiniques et/ou a moins de 4 ans, l'administration se fait en présence d'un médecin et/ou après évaluation et autorisation de celui-ci.

Déroulement du soin

Préparation de l'enfant : le jeûne n'est pas nécessaire.

Avant le soin

Expliquer le soin.

Le MEOPA et la réalisation du geste douloureux doivent être expliqués à l'enfant, de préférence à distance du geste, en dehors de la salle d'examen et en présence des parents (par exemple, au moment de la pose d'*Emla*).

- Décrire précisément les différentes phases du geste, de l'examen.
- Prévenir des différentes sensations ressenties quelquefois sous MEOPA (distorsion des sons, fourmillements, rêves, hallucinations, euphorie…) sans mentir ni minimiser ; il faudra préciser : « Tu ne dormiras pas, tu auras moins peur et moins mal. »
- Laisser le temps aux enfants et aux parents de poser des questions, faire reformuler ce qui a été présenté.

Mettre l'enfant en confiance.

- Privilégier une approche progressive de l'enfant en lui expliquant le rôle qu'il peut jouer, avec les petits se servir de jouets qui attirent leur attention. Pour les enfants très inquiets ou phobiques, être très progressif, rassurant, utiliser la vidéo « Margot, le masque, le ballon et le proto ».
- Présenter le matériel en utilisant une approche ludique : jeu avec le sifflet, manipulation du masque… puis montrer la totalité du matériel nécessaire à l'administration du MEOPA.
- Expliquer le déroulement du soin ou de l'examen en anticipant ce qui peut effrayer l'enfant (par exemple, le champ sur la tête…).
- Favoriser la présence de papa ou maman, si possible les faire rester auprès de leur enfant pendant le geste douloureux.

Réunir toutes les conditions avant de commencer l'inhalation : présence du médecin réalisant le geste, matériel disponible et vérifié…

Pendant le soin

Impératif : toujours favoriser l'auto-administration.

- Une personne est nécessaire pour s'occuper de l'enfant, le surveiller et administrer le MEOPA.
- Tout entreprendre pour éviter de faire pleurer les petits, le gaz n'est pas suffisamment puissant pour calmer un enfant agité et anxieux.

Améliorer l'environnement.

- Réunir des conditions favorables, la présence des parents est souvent une aide précieuse pour limiter la détresse des plus petits.
- Veiller au calme dans lequel se déroule l'inhalation, une amplification des bruits, source de stress chez les enfants, est très courante avec le MEOPA.

Faire participer.

- Ne pas appliquer le masque de force, pour les grands privilégier l'auto-administration.
- Négocier et rester patient, l'enfant doit toujours rester acteur du soin.

Renforcer l'effet antalgique.

- Favoriser le rôle actif de l'enfant et respecter ses choix (position, présence des parents…).
- Associer l'*Emla*, les anesthésiques locaux (spray ou infiltration).
- Distraire l'attention de l'enfant sur un jouet, en racontant une histoire, en chantant une comptine…
- Entendre le sifflet incite l'enfant à respirer plus profondément, ce qui renforce l'analgésie.

Réaliser l'acte douloureux.

- Faire respirer le MEOPA à l'enfant pendant 3 min, masque parfaitement étanche sur le visage, recommencer les 3 min si l'enfant enlève le masque.
- C'est la personne qui administre le gaz qui donne le feu vert pour débuter le geste douloureux.
- Poursuivre l'inhalation pendant toute la durée de l'examen ou de la ponction…
- Communiquer avec l'enfant sous MEOPA ; lui parler, le rassurer, l'encourager, informer les grands du déroulement du soin.
- Arrêter l'administration dès que le geste est terminé, pansement compris.

Après le soin

Dès le retrait du masque l'effet se dissipe, l'enfant récupère son état initial en quelques minutes. Il n'a pas besoin d'oxygénation.

Avant de mettre l'enfant debout, le faire asseoir, surveiller les premiers pas.

Évaluer la satisfaction de l'enfant, l'inciter à exprimer ce qu'il a ressenti, expliquer.

Il peut prendre son repas normalement, il n'y a pas de temps de jeûne à respecter.

Surveillance

Pendant l'administration, la surveillance est essentiellement clinique, garder un contact verbal avec l'enfant permet de repérer l'apparition d'une sédation. Dans ce cas, au retrait du masque, la sédation se dissipe. De plus, outre l'intérêt ludique, le sifflet permet d'avoir un reflet sonore de la ventilation de l'enfant.

La saturation en oxygène doit être mise en place pendant l'inhalation du MEOPA.

Transmissions

- Les transmissions peuvent se faire soit dans le dossier de soin, soit sur une fiche spécifique d'évaluation. On doit pouvoir retrouver des traces sur les conditions de réalisation, les événements particuliers survenus pendant l'inhalation et la réussite ou l'échec de la méthode.
- Le médicament est en ATU, la fiche de suivi doit être impérativement remplie.

1. Protocole établi à l'hôpital Trousseau, AP-HP de Paris, et validé le 14 décembre 1999 par : Martine Muller, directeur du Service de soins infirmiers ; Guy Benoit, chef de service de la Pharmacie ; Dr Daniel Annequin, président du CLUD et responsable de l'Unité douleur.

Conclusion

Les connaissances approfondies sur les mécanismes de la douleur chez l'enfant, la présence sur le marché pharmaceutique d'une grande diversité de médications et la réglementation en vigueur relative à la prise en charge de la douleur au sein des institutions, légitiment les interventions en faveur de la prévention et du traitement de la douleur, quelles que soient les situations de soins. Prendre en compte la douleur est une règle déontologique qu'aucun soignant ne peut se permettre de négliger ; le confort et le bien-être de l'enfant en dépendent.

BIBLIOGRAPHIE

ANAES – *Évaluation et stratégies de prise en charge de la douleur aiguë en ambulatoire chez l'enfant de 1 mois à 15 ans*. Ed. ANAES, 2000, n° 3, 26 p.

COOK J. – *L'Enfant et la douleur : famille et soignants*. Syros, Paris, 1998, 186 p.

DOMMERGUES J.-P. – *Douleur et urgences chez l'enfant*. Arnette, Paris, 1995, 297 p.

ECOFFEY C. – *La Douleur et l'enfant*. Flammarion, Paris, 1999, 191 p.

GAUVAIN-PIQUARD A. – *La Douleur de l'enfant*. Calmann-Lévy, Paris, 1993, 265 p.

GAUVAIN-PIQUARD A., RODARY C. *et al.* – Une échelle d'évaluation de la douleur du jeune enfant : l'échelle DEGR. In : *Journées Parisiennes de Pédiatrie*, Flammarion Médecine Sciences, Paris, 1991, pp. 95-100.

KLOPEWITZ H. – *Dessine-moi ta douleur*. La Martinière, Paris, 1999, 160 p.

METZGER C. – *Soins infirmiers et douleurs*. Masson, Paris, 2000, 253 p.

PILON C. – *Soulager la douleur de l'enfant : guide à l'intention des infirmières et des autres professionnels de la santé*. Ed. Hôpital Sainte Justine, Montréal, 1999, 101 p.

QUENEAU P. – *Soulager la douleur : écouter, croire, prendre soin*. O. Jacob, Paris, 1998, 316 p.

Association SPARADRAP – *Les Enfants n'aiment pas les piqûres ! Livret destiné à celles et à ceux qui les font*. Ed. Sparadrap, Paris, 1997, 27 p.

Textes officiels

Code de la Santé publique, livre VII. Loi n° 95-116, article L 710-3-1 du 4 février 1995.

Loi n° 96-456 du 28 mai 1996, article L 710-3-1.

Charte du patient hospitalisé (annexée à la circulaire DGS-DH n° 95-22 du 6 mai 1995).

Circulaire du Secrétaire d'État à la santé et à la Sécurité sociale du 29 mai 1997.

Circulaire DGS-DH n° 98-47 du 4 février 1998 relative à l'identification des structures de lutte contre la douleur chronique rebelle.

Circulaire DGS-DH n° 98-586 du 22 septembre 1998 relative à la mise en œuvre du plan triennal de lutte contre la douleur dans les établissements de santé publics et privés.

Circulaire DGS-DH-DAS n° 99-84 du 11 février 1999 relative à la prise en charge de la douleur aiguë par les équipes pluridisciplinaires médicales et soignantes des établissements de santé et institutions médico-sociales.

CHAPITRE 15

Les fièvres aiguës[1]

Capacités attendues pour l'exercice de la puériculture

- Mettre en œuvre les mesures de prévention de la fièvre chez l'enfant, dans une démarche éducative vis-à-vis de son entourage afin d'en assurer le dépistage de manière précoce.
- Mettre en application les prescriptions médicales destinées à l'enfant fiévreux, assurer la surveillance de son état et le dépistage de tous signes cliniques associés.

Chez le nourrisson, la fièvre est un symptôme fréquent qui doit motiver une consultation. Ce symptôme pose deux problèmes différents. Le premier est celui de la tolérance de la fièvre et donc de son traitement afin d'en éviter les complications. Le second est celui de sa cause, qui peut être bénigne ou sévère.

Comprendre la fièvre

Physiopathologie

La température centrale du corps est sous la dépendance de deux phénomènes contraires : la thermogenèse et la thermolyse.

La thermogenèse est la production de chaleur à la suite de réactions biochimiques dans les muscles et la graisse brune, et de l'effort musculaire.

La thermolyse est la perte de chaleur qui s'effectue au niveau du revêtement cutané et des voies respiratoires. L'homéothermie (stabilité de la température) est sous contrôle hypothalamique qui agit comme un thermostat. La fièvre, à la différence de l'hyperthermie, est la conséquence d'un dérèglement de ce thermostat.

Définir la fièvre

On parle de fièvre lorsqu'il y a élévation de la température centrale au-dessus de 37,5 °C le matin au réveil ou de 38 °C le soir chez l'enfant. Chez le nourrisson, on retient comme limite 37,7 à 37,8 °C le soir. La fièvre est dite modérée jusqu'à 38,5 °C, élevée entre 38,5 et 40,5 °C et sévère au-delà de 40,5 °C.

Mesurer la température du corps humain

La température doit être mesurée dans de bonnes conditions afin d'en suivre l'évolution de manière fiable. La mesure de la température centrale n'étant pas possible au quotidien, il est nécessaire d'utiliser une mesure périphérique.

1. Auteur : Professeur Emmanuel GRIMPREL, pédiatre.

Tableau 15.1 : Les différentes températures du corps humain.

Température	Auriculaire	Axillaire	Buccale	Rectale	Frontale
Type de thermomètre	• Auriculaire	• Électronique • Jetable • À gallium	• Électronique • Jetable • À gallium	• Électronique • Jetable • À gallium	• Bande fluorescente
Indications	• Toutes	• Toutes	• Grand enfant participant	• Domicile	• Température indicative
Contre-indications	• Otites aiguës	• Aucune	• Enfant < 5 ans • Coma	• Enfant de culture étrangère	• Suivi régulier de la température
Précautions	• Précision du geste technique	• Durée de pose > 2 minutes	• Positionner sous la langue • En dehors des repas	• N'introduire que l'extrémité fine	• Ne pas le considérer comme une indication fiable
Fiabilité	• Moyenne	• Moyenne si vasoconstriction périphérique	• Bonne	• Bonne	• Aucune
Avantages	• Non intrusif • Hygiénique	• Non intrusif • Hygiénique	• Non intrusif	• Habitude	• Non intrusif • Très simple
Inconvénients	• Matériel cher	• Durée de la prise	• Pas habituel en France • Hygiène + ou –[1]	• Intrusif • Hygiène + ou –	• Précision relative
Différence avec la température centrale	• Identique à 0,1 ou 0,2 °C près	• Inférieure de 0,5 °C environ	• Inférieure de 0,2 à 0, 5 °C	• Supérieure de 0,2 °C environ	• Entre 1 et 2 °C en plus ou en moins selon conditions

1. Excellente en cas d'utilisation de thermomètres jetables.

Bien que la voie rectale soit encore la plus fiable, du fait de la simplicité de sa mesure, elle apparaît de plus en plus comme une pratique à abandonner en milieu hospitalier pour des raisons d'hygiène, de respect de l'intimité de l'enfant et de risque d'irritation locale.

Aujourd'hui, de nouveaux outils permettent de mesurer correctement la température buccale, axillaire ou tympanique.

Ce tableau présente les indications, les avantages et les inconvénients de chacun de ces procédés.

Il est aujourd'hui admis que chaque service choisit, en fonction de ses besoins, une méthode de prise de température et qu'il n'y a donc pas lieu d'ajouter ou retrancher des dixièmes de degré C.

Lorsque la méthode de prise de température n'est pas toujours la même, il serait souhaitable d'indiquer à chaque fois quelle méthode a été utilisée. De la même manière, aux urgences, il faut toujours demander aux parents comment ils ont mesuré la température de leur enfant.

Les conséquences de la fièvre

Plus l'enfant est jeune, plus une fièvre élevée peut être à l'origine de graves complications comme :

- **la déshydratation**, qui s'explique par l'augmentation des pertes hydriques par évaporation. On estime ainsi que la majoration de ces pertes hydriques est de 80 ml/m^2/jour par degré au-dessus de 37 °C ;
- **les convulsions fébriles**, qui surviennent surtout lors de l'ascension thermique ;
- **le syndrome d'hyperthermie majeure**, qui s'observe surtout chez des nourrissons de moins de 2 ans lorsque leur température est comprise entre 41 et 42 °C. Il est généralement la conséquence de l'association d'une maladie infectieuse souvent banale responsable de la fièvre et d'une hyperthermie engendrée par l'insuffisance de la réhydratation et le réchauffement trop important du nourrisson

(excès de vêtements, atmosphère surchauffée...). Le tableau clinique est celui d'une défaillance multiviscérale : collapsus cardio-vasculaire, coma, convulsions et graves désordres biologiques (acidose métabolique, troubles de la coagulation et thrombopénie, syndrome de coagulation intravasculaire disséminée, cytolyse hépatique, signes de myolyse, atteinte rénale). Le pronostic est dominé par les séquelles cérébrales et le taux de mortalité est encore important.

Le traitement de la fièvre

Si une fièvre modérée (inférieure à 38,5 °C) peut être respectée, au-dessus de 38,5 °C, le traitement est nécessaire et comprend la lutte contre le réchauffement, les antipyrétiques et une bonne hydratation.

La lutte contre le réchauffement

Elle consiste à découvrir l'enfant et à maintenir une température ambiante modérée (18 à 20 °C). La glace, les enveloppements sont bien souvent plus dangereux qu'utiles car la vasoconstriction cutanée qu'ils engendrent entrave la thermolyse. Le bain à 2 °C au-dessous de la température de l'enfant peut être utilisé en cas d'échec des premières mesures et des antipyrétiques. Il impose une surveillance continue de l'enfant et le contrôle de la température du bain qui doit diminuer lentement.

Les antipyrétiques[2]

Trois médicaments peuvent être proposés :
- l'acide acétylsalicylique (aspirine),
- le paracétamol,
- l'ibuprofène, plus récent.

L'efficacité de ces trois produits est identique. La monothérapie et le traitement continu pendant 24 à 48 heures permettent d'éviter les à-coups thermiques et facilitent l'observance du traitement.

À noter...
L'alternance des médicaments génère des ordonnances compliquées pour les parents et favorise erreurs et surdosages.

2. Voir p. 503, tableau 16.2.

La voie orale pour l'administration des médicaments doit être privilégiée. La voie rectale est possible en l'absence de diarrhée si l'enfant vomit ou refuse de boire. La voie intraveineuse est exceptionnelle et ne se justifie qu'en cas d'urgence, à l'hôpital.

L'hydratation

Elle est capitale, car elle lutte contre la déperdition hydrique. L'apport régulier et fractionné de boissons doit être expliqué aux parents : un supplément hydrique de 10 à 20 ml/kg/24 heures est nécessaire.

Le diagnostic étiologique de la fièvre

Après avoir éliminé les causes non pathologiques d'une élévation de la température corporelle (effort intense, excès de vêtements), il est indispensable de rechercher tout signe clinique qui peut orienter le diagnostic.

L'examen clinique

Il permet le plus souvent d'établir l'origine de la fièvre.

Les signes d'orientation

- Otalgie, écoulement purulent du conduit auditif, font penser à une otite.
- Toux, douleur thoracique ou abdominale, polypnée, font penser à une pneumonie.
- Diarrhée, vomissements, douleurs abdominales font penser à une gastro-entérite aiguë.
- Claudication, douleur articulaire font penser à une ostéo-arthrite.
- Éruption, notion de contage, font penser à une maladie éruptive.

Les signes biologiques

La fièvre est isolée, sans point d'appel clinique. Selon le terrain (jeune âge, terrain fragilisé), l'importance de la fièvre (élevée, supérieure à 39 °C) et surtout la tolérance clinique, la fièvre peut justifier une hospitalisation et la pratique d'examens complémentaires comme :
- l'hémoculture,
- la numération formule sanguine,
- le dosage de la C-réactive protéine sérique,

- l'examen cytobactériologique des urines,
- la ponction lombaire,
- la radiographie thoracique de face.

Les signes de gravité

Ils doivent conduire à une hospitalisation en urgence :
- l'asthénie, le cri plaintif (geignement),
- les frissons, la tachycardie,
- la mauvaise hémodynamique périphérique (marbrures, temps de recoloration capillaire allongé, cyanose périphérique),
- l'hypotension artérielle, les douleurs diffuses,
- la baisse de la vigilance,
- l'existence de points de purpura.

À noter...
Un purpura fébrile est une urgence thérapeutique : risque de septicémie et choc. L'appel du SAMU est impératif.

BIBLIOGRAPHIE

BROUARD J. – Fièvre chez l'enfant de moins de trois mois. In : *Revue de l'infirmière*, 1999, n° 3, pp. 28-31.

GUISES E. – La prise de la température, de la théorie à la pratique. In : *Cahiers de la puéricultrice*, 1997, n° 135, pp. 68-73.

LENOIR G. – La mesure de la température et la fièvre chez l'enfant. In : *Revue de l'infirmière*, n° 3, pp. 36-41.

TRELUYER J. M. – Hyperthermie majeure de l'enfant. In : *Revue de l'infirmière*, 1999, n° 3, pp. 32-35.

Rôle de la puéricultrice

Agir en cas de fièvre

- Prendre et noter la température de l'enfant.
- Le découvrir.
- L'installer dans un lieu calme à une température de 18 à 20 °C.
- Selon la température et le protocole :
  - administrer un antipyrétique ;
  - faire des prélèvements biologiques.
- Chercher les signes d'orientation du diagnostic :
  - éruption : description ;
  - douleur et localisation ;
  - atteinte organique (respiratoire, digestive, etc.).
- Chercher les signes de gravité :
  - altération de l'état général ;
  - fièvre supérieure à 40,5 °C ;
  - purpura ;
  - signes neurologiques ;
  - état de choc.
- Noter les éléments sur une fiche de transmission.
- Référer au médecin.
- Reprendre la température une demi-heure plus tard.

CHAPITRE 16

Les médicaments chez l'enfant[1]

Capacités attendues pour l'exercice de la puéricultrice

- Appliquer les prescriptions médicales et les protocoles établis par le médecin, dans le respect des règles de sécurité et d'efficacité propres à la pharmacologie pédiatrique.
- Assumer les responsabilités qui incombent au personnel infirmier : contrôle systématique des données médicales, encadrement des stagiaires et du personnel nouvellement recruté, conservation des médicaments, etc.
- Assurer la surveillance des effets souhaités (l'efficacité) et des effets indésirables, en mesurer les conséquences pour l'enfant et alerter le médecin.

Ce chapitre de thérapeutique recense les principaux médicaments utilisés de façon habituelle, ou plus inhabituelle, chez l'enfant en se limitant aux anti-infectieux, prokinétiques digestifs, anti-convulsivants, anti-inflammatoires et corticoïdes.
Les posologies sont le plus souvent celles du *Vidal*, seule référence officielle. Dans certains cas, elles ont pu être modifiées et/ou leurs indications élargies selon l'expérience des auteurs.

Le problème du médicament en pédiatrie

La population pédiatrique est une population très hétérogène. En effet, l'enfance est une période de la vie où les changements physiologiques les plus rapides se produisent parfois en quelques semaines, voire en quelques jours chez le nouveau-né. Ceci explique les larges variations pharmacologiques inter et intra-individuelles liées à la croissance et à la maturation.

La connaissance de la pharmacologie et en particulier de la pharmacocinétique des médicaments est récente et les évaluations spécifiques en pédiatrie restent trop rares. La pharmacopée pédiatrique, à l'inverse de celle de l'adulte, ne contient que quelques familles de molécules évaluées de manière satisfaisante, parmi lesquelles les antibiotiques. De plus, les présentations galéniques adaptées au petit enfant, et en particulier les sirops ou présentations buvables, sont très insuffisantes.
L'obtention de données pharmacologiques chez l'enfant est cependant indispensable mais pose de difficiles problèmes techniques et éthiques, les deux étant d'ailleurs intriqués. Ces difficultés expliquent que les données pharmacocinétiques et pharmacodynamiques soient insuffisantes pour la plupart des agents thérapeutiques utilisés chez l'enfant et plus encore chez le nouveau-né. Il est courant d'extrapoler à l'enfant des résultats provenant de modèles animaux ou adultes, et des résultats d'une classe d'âge pédiatrique à une autre. Pour toutes ces raisons, les méthodes d'études de population qui, d'une part, s'intéressent essentiellement à la variabilité et, d'autre part, permettent de limiter le nombre de prélèvements par enfant, trouvent un domaine d'application privilégié en néonatologie.

1. Auteurs : Évelyne Jacqz-Aigrain, pédiatre, Professeur de pharmacologie. Élisa Guises, puéricultrice-formatrice.

À noter...

En pratique, le prescripteur dispose d'un petit nombre de médicaments dont l'efficacité et les effets secondaires sont connus. Il doit aussi utiliser des molécules efficaces mais qui n'ont jamais eu et n'auront probablement jamais d'évaluation spécifique chez l'enfant. Si leur utilisation reste obligatoire dans certaines pathologies, ces molécules doivent être codifiées par les équipes qui en ont l'expérience et leurs effets secondaires rapportés aux centres de pharmacovigilance.

Les principes de pharmacocinétique

Le devenir du médicament dans l'organisme

Le devenir d'un médicament dans l'organisme dépend :

- de ses propriétés physico-chimiques ;
- des interactions médicament/organisme.

Ainsi, les médicaments de faible poids moléculaire, lipophiles et non ionisés traversent facilement et rapidement les membranes. À l'inverse, les molécules fortement ionisées, peu liposolubles et de poids moléculaire élevé, ont un transfert transmembranaire limité et lent.

Les étapes pharmacocinétiques

Les étapes pharmacocinétiques incluent l'absorption, la distribution, l'élimination par le métabolisme et l'excrétion.

L'absorption

Elle dépend essentiellement du pH, de la motilité et du contenu gastro-intestinal. L'immaturité gastro-intestinale engendre une absorption intestinale parfois pauvre et erratique chez le nouveau-né et le nourrisson par rapport à l'enfant plus grand et à l'adulte.

La distribution

Elle dépend des propriétés propres au médicament, et de l'équilibre entre fixation du médicament aux protéines plasmatiques et aux protéines tissulaires. Chez le nouveau-né, la liaison aux protéines plasmatiques est habituellement diminuée. Les médicaments, se liant fortement chez l'adulte, ont un volume de distribution accru chez le nouveau-né. La pénétration des antibiotiques dans le liquide céphalorachidien (LCR) est très variable selon les molécules, et le plus souvent augmentée par l'état d'inflammation des méninges.

Les biotransformations hépatiques

Elles ont pour but de rendre ces composés plus hydrophiles, la plupart des médicaments étant lipophiles, facilitant ainsi leur élimination rénale. Les réactions de biotransformation sont de manière très classique divisées en réactions de phase 1 et de phase 2, diversement associées en fonction des médicaments :

- les réactions de phase 1 introduisent ou révèlent un groupe fonctionnel (par oxydation, réduction ou hydrolyse) dans le médicament. Elles dépendent notamment des cytochromes P450, superfamille de protéines enzymatiques contenant une molécule d'hème et permettant le métabolisme de très nombreux substrats endogènes (stéroïdes, acides gras, etc.) et de substrats exogènes, dont les médicaments ;
- les réactions de phase 2 sont des réactions de conjugaison avec des substrats endogènes (acétate, sulfate, acide glucuronique, glutation, etc.) qui permettent d'augmenter la polarité de la molécule et de faciliter son élimination rénale.

L'excrétion rénale

C'est la voie principale d'élimination des médicaments. L'immaturité rénale en période néonatale est un facteur majeur du retard à l'élimination de nombreuses molécules. La filtration glomérulaire, faible à la naissance, double durant les deux premières semaines de vie. Les fonctions tubulaires ont une maturation plus progressive. La maturation complète des fonctions rénales n'est atteinte qu'après l'âge de 6 mois.

La variabilité pharmacogénétique

Il existe d'importantes variations individuelles de l'effet des médicaments, liées en particulier à des différences de métabolisme : les métaboliseurs lents constituent un groupe minoritaire mais homogène, et les métaboliseurs rapides un groupe majoritaire mais hétérogène.

Ceci explique pourquoi, en cas de variabilité importante, la posologie des médicaments doit être adaptée à chaque patient, afin d'obtenir l'effet thérapeutique désiré en réduisant la survenue d'effets indésirables. L'adaptation des posologies est d'autant plus importante que les médicaments ont une fourchette thérapeutique étroite et que la variabilité métabolique est importante.

Les règles de prescription des médicaments chez l'enfant

Huit règles de prescription des médicaments sont essentielles :

- prescrire un médicament utile ;
- choisir un médicament ayant une AMM ;
- utiliser une forme galénique adaptée ;
- prescrire la dose adaptée à l'âge de l'enfant, basée sur son poids ;
- respecter les modalités d'administration ;
- éviter les polythérapies ;
- rédiger parfaitement l'ordonnance ;
- expliquer l'ordonnance aux parents.

La prescription d'un médicament utile

Un médicament qui a fait la preuve de son efficacité dans une pathologie pédiatrique donnée doit être utilisé préférentiellement, dans le respect de ses indications.

Par extension, l'utilisation des données adultes peut être nécessaire à condition que la maladie traitée soit identique. L'utilisation de tels médicaments doit être prudente car elle expose aux accidents thérapeutiques.

Le choix d'un médicament ayant une AMM

En théorie, seuls les médicaments ayant une AMM pédiatrique doivent être utilisés, mais ceci n'est pas toujours possible.

L'utilisation des formes galéniques adaptées

Il convient de toujours privilégier la présentation correspondant à la posologie unitaire souhaitée. Ceci permet par exemple d'éviter de couper des comprimés.

Les présentations pour administration intraveineuse ne doivent pas être utilisées par voie orale, sauf évaluation spécifique de leur absorption.

Il faut aussi éviter d'utiliser des formes solides, comprimés ou gélules chez l'enfant de moins de 6 ans, exposé aux fausses routes. La mise à disposition de formes en sirop ou soluté buvable est encore insuffisante mais des produits largement prescrits (paracétamol par exemple) sont disponibles en solution de concentrations variables, ce qui permet de limiter les accidents et les erreurs d'administration.

Une prescription adaptée à l'âge de l'enfant, habituellement basée sur son poids

Les médicaments les plus couramment utilisés en pédiatrie (antipyrétiques, antibiotiques...) et présentés en solution sont vendus accompagnés d'un dispositif permettant l'adaptation de la posologie unitaire au poids de l'enfant. Il s'agit le plus souvent de pipettes graduées sur lesquelles est inscrit le nom du médicament correspondant. Il est important de souligner que ces pipettes ou cuillères mesures ne sont pas interchangeables.

Le respect des modalités d'administration

Lorsqu'elle est possible, la voie d'administration orale est préférable à toute autre. On peut utiliser éventuellement la voie rectale en cas d'intolérance digestive haute, tout en sachant que la résorption des médicaments par cette voie est irrégulière.

La voie intraveineuse est utile en cas d'administration urgente. Dans ce cas, il faut respecter les recommandations de dilution et la durée d'administration (perfusion IVD ou IVL) et se méfier des incompatibilités physico-chimiques se produisant *in vitro* (pénicilline G et glucosé isotonique, héparine et aminoside).

Limiter les associations de médicaments

Les polythérapies augmentent le risque d'effets secondaires des médicaments chez le malade. Ceux-ci peuvent être de différents types : effet excessif par addition ou potentialisation, effet réduit, effet toxique.

La rédaction de l'ordonnance

L'ordonnance doit être écrite lisiblement et indiquer clairement :

- le bénéficiaire de l'ordonnance : « enfant... » en indiquant son nom, son prénom, son âge et son poids ;

- le médicament prescrit ;
- la dose administrée par prise prescrite, en mg et en mg/kg, en précisant le nombre de cuillères ou de comprimés ;
- le nombre de prises journalières ;
- l'intervalle entre deux prises ;
- la dose journalière totale prescrite en mg et en mg/kg ;
- la dose journalière à ne pas dépasser ;
- la durée totale du traitement.

L'ordonnance doit être rédigée en deux exemplaires. L'original est conservé par le malade et le double est envoyé pour remboursement des médicaments. L'ordonnance doit aussi porter le nom et l'adresse du médecin prescripteur et doit être datée et signée.

L'explication de l'ordonnance

Un traitement bien compris est le plus souvent bien suivi. L'explication de l'ordonnance inclut d'exposer l'évolution habituelle de la maladie sous traitement et les possibles effets secondaires.

L'explication de l'ordonnance est aussi l'occasion d'expliquer aux parents qu'il est important de respecter la durée du traitement, de ne pas associer le médicament prescrit à d'autres médicaments pris dans la pharmacie familiale (automédication), d'utiliser pour un enfant le traitement prescrit pour un autre, même si la maladie paraît similaire...

De plus, les risques du traitement doivent être expliqués, de même que l'attitude pratique à adopter si une complication survenait.

La puéricultrice et les médicaments chez l'enfant

La responsabilité

La puéricultrice, comme cela est précisé dans le décret du 15 mars 1993, est la seule professionnelle (avec l'infirmière) habilitée à administrer des médicaments à un enfant puisqu'il s'agit d'un acte prescrit.

Il faut bien sûr entendre par « administration », en milieu hospitalier, la suite logique des actes suivants :

- lecture et contrôle de la prescription sur le fond et la forme ;
- planification des différentes prises ou injections ;
- choix de la forme galénique et du dosage appropriés ;
- préparation de chaque dose ;
- administration (c'est-à-dire geste qui fait que le médicament est effectivement absorbé par le patient) ;
- enregistrement de l'action effectuée ;
- surveillance de l'action du médicament et des éventuels effets secondaires ;
- information du patient (ou de ses parents, le plus souvent) afin que la continuité des soins soit assurée.

Le problème réglementaire de l'administration des médicaments

À l'hôpital, où les soignants sont nombreux, il est rare de voir les médicaments administrés par d'autres personnels que les personnels soignants. Pourtant, qu'en est-il de :

- l'administration des vitamines aux nouveau-nés en maternité ?
- la préparation et la pose des aérosols médicamenteux ?
- l'instillation de collyres ?

Que ces actes soient assurés par d'autres personnels que les personnels soignants est indéniable ; sans remettre totalement ces pratiques en cause, il est certainement possible que les soignants habilités en contrôlent toutes les étapes.

La question de l'administration des médicaments reste néanmoins entière en crèche ou dans toute structure où la présence d'un soignant n'est pas exigée 24 h/24. Qui peut alors administrer les médicaments en l'absence de soignant ? Une circulaire de 1997 essaie de donner une réponse en précisant que n'importe qui peut le faire lorsqu'il s'agit simplement d'aider une personne à la prise de médicaments qui représente un acte de la vie quotidienne. Le texte précise enfin que c'est le médecin prescripteur qui doit mentionner cette possibilité sur l'ordonnance.

Peut-on assimiler la prise de médicament chez l'enfant à un acte de la vie quotidienne ?

Le médecin de l'institution peut-il se substituer au médecin prescripteur pour autoriser n'importe qui à donner les médicaments ?

Ces décisions sont lourdes de responsabilité et ne devraient jamais être prises sans concertation de tous les partenaires et un minimum de documents écrits et signés de la main des personnes responsables.

Quelques moyens pour assurer une prise de médicaments effective

Un des rôles spécifiques de la puéricultrice en matière d'administration des médicaments est de trouver la manière la plus judicieuse pour que la totalité de la dose soit effectivement absorbée. Quelques « trucs » peuvent s'avérer très efficaces :

- chez un tout-petit ou un prématuré, donner les médicaments à la seringue directement dans la bouche ou dans la sonde d'alimentation (attention aux comprimés mal écrasés ou insolubles qui peuvent boucher la sonde !) ;

◆ lorsque l'enfant tête, ne pas mélanger le médicament au contenu du biberon : si l'enfant ne le termine pas, il sera impossible de savoir quelle quantité a effectivement été absorbée ;
◆ mélanger le médicament avec quelques millilitres de lait directement dans la tétine et faire téter le bébé ;
◆ chez un enfant alimenté à la cuillère, mélanger la poudre ou le comprimé écrasé avec une petite partie de la nourriture (pas plus d'une cuillère à soupe), uniquement si l'enfant refuse de le prendre seul avec un peu d'eau ;
◆ ne jamais faire avaler de comprimé entier ou une gélule à un enfant âgé de moins de 6 ans.

Les principales thérapeutiques utilisées chez l'enfant

Les antibiotiques

Règles générales du choix d'un antibiotique

Bases bactériologiques

◆ Effet bactériostatique : arrêt de la multiplication bactérienne (phénicolés, macrolides) ;
◆ effets bactéricides : lyse bactérienne (β-lactamines) ;
◆ effet synergique de certaines associations (β-lactamines et aminosides).

Bases pharmacologiques

◆ Fixation protéique en règle basse, résorption et absorption rapides ;
◆ diffusion tissulaire efficace selon les territoires concernés (méninges, voies urinaires, poumons, etc.) ;
◆ bonne tolérance par l'organisme et absence de complications.

Les principaux antibiotiques utilisés en pédiatrie

Tableau 16.1 : Les principaux antibiotiques utilisés en pédiatrie.

Spécialité	DCI[1]	Présentation	Posologie par 24 h	Nombre de prises	Effets secondaires
Oracillline	• Pénicilline V	• Sirop : 1 c à c = 250 000 UI • Comprimé sécable (1 000 000 UI)	• 100 000 UI/kg	• 3 ou 4	• Allergie
Clamoxyl	• Pénicilline A : (amoxicilline)	• Sirop : 1 c à c = 125 mg • Sachet : 250 mg • Gélule : 500 mg • Forme injectable	• 50 à 80 mg/kg	• 3 ou 4	• Allergie • Sélection de germes Ampi R résistants
Augmentin *Ciblor*	• Pénicilline A : amoxicilline + acide clavulanique	• Suspension : 125 et 250 mg/5 ml • Sachet : 125, 250 mg • Comprimé : 500 mg • Forme injectable	• *Amoxicilline* nourrisson : 80 mg/kg • Enfant > 15 kg : 40 à 50 mg/kg	• Pipette graduée en cg : poids × 3	• Troubles digestifs • Allergie
Totapen	• Ampicilline	• Suspension : 125, 250, 500 mg/5 ml • Comprimé : 250 mg • Gélule : 500 mg • Forme injectable	• 50 à 100 mg/kg	• 3	• Allergie, sélection de germe Ampi-R d'origine digestive
Érythromycine *Propiocine* *Abboticine*	• Macrolides	• Selon la marque, comprimé à croquer : 250 et 500 mg	• 50 mg/kg	• 3 ou 4	• Troubles digestifs • Mauvaise absorption digestive

▶

Josacine	• Josamycine	• Suspension buvable à 125, 250, 500 mg • Comprimé à 500 mg	50 mg/kg	• 3	• Pas d'interaction avec la théophylline
Rovamycine	• Spiramycine	• Sirop à 375 000 UI/5 ml • Comprimé à 1 500 000 UI	• 150 000 à 300 000 U/kg	• 3	
Rulid	• Roxithromycine	• Sachet à 50 mg • Comprimé à 50 et 100 mg	• 5 à 8 mg/kg	• 2	• Enfant > 3 mois
Pyostacine	• Pristinamycine	• Comprimé à 500 mg	• 50 mg/kg	• 3	• Troubles digestifs, augmente la demi-vie de la théophylline

1. Dénomination Commune Internationale.

La connaissance du métabolisme de chacun des antibiotiques permet de choisir le plus approprié à chaque cas, en tenant compte du germe en cause, de la localisation et de la maturation des fonctions de métabolisme et d'excrétion.

Les interactions métaboliques

Les principales interactions métaboliques à connaître sont :

- macrolides (*Érythromycine*) et allongement de la demi-vie de la théophylline (préférer : *Rovamycine* ou *Josacine*) ;
- macrolides et *Tégrétol* (élévation du taux sanguin avec ce dernier) ;
- cimétidine, phénobarbital et raccourcissement de la demi-vie des antibiotiques.

Les effets indésirables

- Sélection de populations bactériennes digestives, notamment avec le risque de diffusion septicémique à point de départ digestif à partir de populations sélectionnées ;
- résistances bactériennes, germes multi-résistants ;
- sur les reins, les os, l'œil rendant nécessaire une surveillance à court et à long terme.

Les antipyrétiques et anti-inflammatoires non stéroïdiens

Les médicaments utilisés comme antipyrétiques

Chez l'enfant, on utilisera toujours le paracétamol en première intention.

Tableau 16.2 : Les médicaments utilisés comme antipyrétiques.

Spécialité	DCI	Présentation	Posologie par 24 h	Nombre de prises par 24 h	Effets secondaires
Doliprane *Dafalgan* *Efferalgan* péd.	• Paracétamol	• Suppo : 80 et 170 mg • Poudre : 50, 125 mg • Suppo : 80 et 150 mg • Soluté buvable à 60 mg/2 ml (1 cuillère dose)	• 60 mg/kg	• 4	
Prodafalgan	• Propacétamol	• Injectable	• 120 mg/kg	• 4	
Advil *Nuréflex*	• Ibuprofène	• Sirop : 20 mg/ml	• 20 à 30 mg/kg	• 3	

Catalgine nour./enfant *Juvépirine* *Aspégic*	• Acide acétylsalicylique	• Sachets : 100 mg • Comprimé : 100 mg • Sachet : 100 mg, 250 mg (> 3 ans), 500 mg (> 10 ans)	• 10 à 13 mg/kg/prise • Maximum : 80 mg/kg	• 4 à 6	• Toxicité si dose > 100 mg/kg/jour

Les anti-inflammatoires non stéroïdiens

Les anti-inflammatoires non stéroïdiens (AINS) sont des médicaments ayant en commun des propriétés antipyrétiques, antalgiques et anti-inflammatoires. Ils possèdent donc des indications dans des pathologies aiguës et chroniques de l'enfant. Cependant, la majorité des AINS n'ont pas d'autorisation de mise sur le marché de la pédiatrie. Quelques produits (acide nalidixique, diclofénac, ibuprofène) sont autorisés chez l'enfant de plus de 25 kg et seul le diclofénac (*Voltarène*) est autorisé chez l'enfant au-dessus d'un an.

Pharmacologie

Les AINS (aspirine et salicylés exclus) appartiennent à différentes classes chimiques : dérivés de l'acide acétique (indométacine) ou de l'acide propionique (ibuprofène), fénamates (méclofénamate), pyrazolés (phénylbutazone), oxicams (piroxicam). Ils sont rapidement résorbés et possèdent une biodisponibilité élevée. Leur liaison aux protéines plasmatiques est forte (> 90 %). Ils sont principalement éliminés, inchangés, par le rein. Leur demi-vie d'élimination est très variable.
Les AINS sont des inhibiteurs réversibles de la cyclooxygénase, bloquant ainsi la synthèse des prostaglandines.

Les indications

Les indications des AINS sont potentiellement très larges. Leur utilisation est cependant restreinte par l'absence d'études de ces médicaments en pédiatrie. Dans le cadre des pathologies aiguës, la principale indication chez l'enfant est la fièvre. Cependant, les effets antipyrétiques des divers AINS sont non ou très mal documentés.
L'ibuprofène est récemment proposé en pédiatrie comme médicament antipyrétique, dosé sur la base de 30 mg/kg/24 heures en 3 prises.
L'indication de l'acide niflurique dans le traitement des otites moyennes aiguës de l'enfant reste à évaluer.
Dans les maladies rhumatismales chroniques de l'enfant, certains AINS, tels que l'ibuprofène ou le piroxicam, ont été étudiés quoique le plus souvent sur un nombre réduit d'enfants. Leur prescription au long cours est du ressort du spécialiste.
Les effets anti-inflammatoires et antalgiques des AINS en pathologie traumatique ou en ORL, qu'il s'agisse de pathologie aiguë ou chronique, ne sont pas établis.

Les effets secondaires

- Les accidents digestifs de type gastralgies, nausées, sont rares, de même que la survenue d'hémorragies digestives ;
- les effets cutanés : tous les AINS peuvent être responsables d'érythèmes polymorphes, voire de syndrome de Stenvens-Johnson, mais ils sont exceptionnels ;
- l'élévation des transaminases est très fréquente, habituellement isolée et réversible ;
- les accidents néphrotoxiques (insuffisance rénale) sont liés surtout à l'indométacine ;
- les accidents hématologiques (leucopénie) sont décrits avec les pyrazolés.

Le cas particulier de l'indométacine et du canal artériel

In utero, l'indométacine (comme l'aspirine à doses répétées) peut être responsable chez le fœtus d'une fermeture prématurée du canal artériel responsable d'hypertension artérielle pulmonaire grave et d'atteinte rénale avec anurie néonatale.
Après la naissance, chez le prématuré, l'indométacine est utilisée pour la fermeture d'un canal artériel persistant. Son efficacité a été démontrée après 28 semaines et n'est observée que dans les 10 à 12 premiers jours de vie, la fermeture du canal n'étant plus ensuite sous la dépendance des prostaglandines.
La posologie habituelle est de 0,2 mg/kg toutes les 12 heures pendant 24 à 36 heures, elle est responsable d'une insuffisance rénale transitoire. Une posologie unitaire de 0,1 mg/kg toutes les 12 heures répétée 4 à 6 fois a été plus récemment proposée.

Les glucocorticoïdes

Les glucocorticoïdes sont des stéroïdes dotés de propriétés anti-inflammatoires. Ce sont des produits de synthèse dérivant du cortisol (hydrocortisone). Ils sont administrés par voie générale (IV, IM, orale…) ou locale (intra-articulaire, percutanée, aérosol…).

Pharmacologie

Ces médicaments ont en commun une absorption digestive et une liaison aux protéines plasmatiques élevée (supérieure à 75 %). Après métabolisme hépatique, ils sont éliminés par voie rénale. Leur demi-vie d'élimination varie de 30 minutes à 5 heures. De leur formule chimique dépend leur activité pharmacologique : action hormonale ou anti-inflammatoire prédominante.

Les effets secondaires

- L'insuffisance surrénale aiguë secondaire, à l'arrêt brutal d'un traitement prolongé, reste la complication majeure et impose une diminution progressive des doses ;
- les complications endocriniennes et métaboliques sont dominées par le retard de croissance et pubertaire. Son importance dépend du type et de la durée de la corticothérapie, de la pathologie traitée et de la susceptibilité individuelle au traitement. La corticothérapie un jour sur deux réduit l'importance du retard de croissance ;
- la myopathie stéroïdienne est d'installation insidieuse, à prédominance proximale, souvent observée lors de la prise de dérivés fluorés (dexaméthasone, triamcinolone). L'ostéoporose peut se compliquer de fractures. On en rapproche l'ostéonécrose aseptique de la tête fémorale ;
- l'altération de l'homéostasie glucidique avec parfois un diabète stéroïdien et des troubles du métabolisme lipidique responsables du classique « faciès cushingoïde » s'observe à tous les âges, y compris chez le nouveau-né ;
- l'hypertension crânienne avec tableau pseudo tumoral est plus fréquente avec le triamcinolone ;
- l'augmentation de la pression intra-oculaire en début de traitement, cataracte postérieure favorisée par des doses élevées ;
- les hémorragies digestives et les ulcères sont exceptionnels ;
- les perturbations hématologiques peuvent associer une hyperleucocytose avec augmentation des polynucléaires neutrophiles par « démargination », un purpura vasculaire.

Les indications et précautions d'emploi chez l'enfant du traitement anti-inflammatoire et immunosuppresseur

La classification des glucocorticoïdes

La durée d'action des glucocorticoïdes est indépendante de leur demi-vie d'élimination plasmatique (12 à 36 heures) ou longue (supérieure à 36 heures). Les corticoïdes à effet anti-inflammatoire puissant (dexaméthasone, bétaméthasone) exercent un effet frénateur puissant sur l'axe hypothalamo-hypophysaire.

Les indications

En cas de maladies inflammatoires aiguës sévères, une corticothérapie à forte dose et brève peut être nécessaire (asthme grave et état de mal asthmatique, œdème de Quincke, syndrome malin des maladies infectieuses…).
En cas de maladies inflammatoires chroniques, la corticothérapie est débutée à doses faibles et est de durée prolongée (polyarthrite rhumatoïde, syndrome néphrotique…).

La surveillance

- Respecter les contre-indications, rares chez l'enfant (ulcère), et les précautions d'emploi (diabétique) ;
- éviter les associations médicamenteuses dangereuses : anti-inflammatoires non stéroïdiens, phénobarbital et rifampicine (responsables d'induction enzymatique) ;
- informer les parents et l'enfant des risques de la corticothérapie prolongée et des risques d'un traitement mal suivi ;
- en cas de traitement prolongé, un traitement adjuvant est habituellement nécessaire (régime désodé, supplémentation calcique, potassique et vitamine D). Des pansements gastriques sont également souvent utiles ;
- un traitement corticoïde prolongé (plusieurs semaines à plusieurs mois ou plusieurs années) doit être diminué de manière progressive par paliers pour éviter la survenue d'une insuffisance surrénale aiguë ;
- à l'opposé, un traitement de courte durée, même à fortes doses et utilisant un corticoïde puissant, peut être arrêté brutalement.

Les médicaments du tractus digestif

Les médicaments de la motrice digestive sont les plus souvent utilisés. Ils agissent soit directement au niveau du muscle lisse, soit sur le système nerveux central ou périphérique. Ils sont classés en :
- stimulants de la motricité digestive : agonistes, dopaminergiques (métoclopramide, dompéridone, cisapride) ; anti-cholinestérasiques de synthèse ;
- inhibiteurs de la motricité gastro-intestinale : cisapride (*Prépulsid*) et bétanéchol (Uréchोline), atropiniques, inhibiteurs calciques et opiacés.

Les médicaments du reflux gastro-œsophagien

Tableau 16.3 : Les prokinétiques les plus utilisés.

Spécialité	DCI	Posologie par 24 h	Nombre de prises par 24 h	Effets secondaires Précautions d'emploi
Primpéran	• Métoclo-pramide	• 5 gouttes/kg (Vidal) • Efficace : 7 à 8 gouttes/kg		
	• Cisapride	• 0,2 mg/kg	• 3 à 4	• Précaution chez le nouveau-né, avec vérification de l'espace QT
Motilium *Péridys*	• Dompéridone	• 1 mg/kg	• 3	
Vogalène	• Métopimazine	• 1 mg/kg = 10 gouttes/kg		• Avant les repas
Uréchol‌ine	• Bétanéchol	• 9 à 10 mg/m^2	• 3	• En cas d'échec des traitements ci-dessus
Débridat	• Trimébutine	• 5 mg/kg	• 3	• Manométrie avant traitement

Tableau 16.4 : Les antiacides.

Spécialité	DCI	Posologie par 24 h	Nombre de prises par 24 h	Précautions d'emploi
Azantac *Raniplex*	• Ranitidine	• 5 à 15 mg/kg	• 2	
Tagamet	• Cimétidine	• 30 mg/kg	• 3 à 4	
Mopral	• Oméprazole	• Oméprazole	• 1	• Enfant de plus de 1 an

Les protecteurs de la muqueuse œso-gastrique

Ils sont très utilisés, mais mal évalués. Ceux contenant de l'aluminium sont contre-indiqués chez l'enfant. Les plus utilisés sont :

- la diméticone (*Polysilane*) ;
- les alginates (*Gaviscon*) ;
- les smectites (*Smecta* et *Actapulgite*).

Le ralentisseur de la motricité intestinale

En traitement adjuvant des diarrhées aiguës, le lopéramide (*Imodium*) est parfois utilisé.

Les antiépileptiques

Les antiépileptiques sont nombreux et le choix entre les diverses molécules dépend du type d'épilepsie. Une monothérapie est préférable à une polythérapie pour limiter le risque d'interactions médicamenteuses, responsables d'accidents thérapeutiques.

Pharmacologie

L'élimination de ces médicaments est réduite chez le nouveau-né, surtout s'il est prématuré, et plus rapide chez le petit enfant (moins de 5 ans) que chez le grand enfant. Enfin, dans une même tranche d'âge,

Tableau 16.5 : Posologies et fourchettes thérapeutiques des principaux médicaments antiépileptiques.

Spécialité	DCI	Taux plasmatiques thérapeutiques (μg/ml)	Dose unitaire (mg/kg)	Nombre de prises/24 h
Gardénal	• Phénobarbital	• 15 à 25	• 3 à 5	• 1
Dilantin *Dihydan*	• Phénytoine	• 5 à 15	• 5 à 7	• 2
Tégrétol	• Carbamazépine	• 4 à 10	• 10 à 20	• 2
Dépakine	• Valproate de Na	• 60 à 100	• 20 à 30	• 2
Zarontin	• Ethosuximide	• 40 à 80	• 20 à 25	• 2
Valium	• Diazépam	• 0,2 à 0,6	• 0,5	• 2
Rivotril *Sabril*	• Clonazépam	• 0,02 à 0,07	• 0,1	• 2

existent d'importantes variations individuelles. Ceci explique l'intérêt de la surveillance des concentrations plasmatiques qui doivent être dans la fourchette thérapeutique. Les concentrations doivent être mesurées à l'équilibre, c'est-à-dire après un délai variable selon les médicaments (4 à 5 fois la demi-vie d'élimination).

Les indications thérapeutiques et les posologies

Le choix du médicament antiépileptique dépend du type d'épilepsie, de son évolutivité et de l'âge de l'enfant. Les posologies sont présentées dans le tableau 16.5. Leur administration prolongée et les effets indésirables liés à ces médicaments justifient la surveillance des taux plasmatiques afin de les maintenir dans la fourchette thérapeutique.

Les accidents dus aux antiépileptiques

Les accidents neurologiques

◆ Une somnolence en début de traitement est possible avec tous les médicaments antiépileptiques. Les benzodiazépines et le phénobarbital sont le plus souvent en cause. Ces signes, liés à la dose, sont réduits par une posologie lentement progressive.

◆ L'intoxication chronique (barbituriques, benzodiazépines) est évoquée devant un manque d'entrain, une baisse d'attention et une chute du rendement scolaire. À l'opposé, existent des effets de stimulation indépendants de la dose avec excitation, irritabilité voire hyperactivité. Ils sont surtout dus au phénobarbital.

◆ Les complications neurologiques de la phénytoïne ou de la carbamazépine de type ataxie aiguë ou dystonie sont en règle générale liées à des concentrations plasmatiques élevées.

Les accidents digestifs et hépatiques

◆ Les troubles digestifs sont fréquents : anorexie, nausées, vomissements peuvent apparaître au début du traitement avec tous les antiépileptiques. Ils sont le plus souvent transitoires. Le valproate de sodium est le plus souvent responsable d'effets secondaires mineurs et régressant avec une réduction de la posologie.

◆ L'hépato-toxicité est une complication majeure exceptionnelle, non dose dépendante, des traitements par ce médicament. L'évolution est fréquemment fatale. L'association du valproate de sodium à d'autres anti-convulsivants, notamment les inducteurs enzymatiques, pourrait être un facteur favorisant. Une surveillance biologique régulière reste la seule méthode de dépistage précoce d'une complication hépatique.

◆ Le phénobarbital est un inducteur enzymatique, responsable à ce titre d'accélération du métabolisme hépatique de nombreux médicaments : benzodiazépines, valproate de sodium, vitamine D (rachitisme).

Les accidents cutanés et des phanères

◆ Des exanthèmes sont décrits avec la phénytoïne et la carbamazépine, parfois préludes de manifestations graves d'hypersensibilité.

◆ Des syndromes de Lyell et de Stevens-Johnson sont aussi associés à la carbamazépine ou à la phénytoïne, mais ils sont exceptionnels.

◆ L'hypertrophie gingivale est très spécifique de la phénytoïne. Habituellement modérée, elle peut être monstrueuse et imposer l'arrêt du traitement.

◆ Une chute transitoire des cheveux a été décrite avec le valproate de sodium.

Les antiviraux

Ils sont utilisés dans les infections herpétiques, les infections à CMV et le sida.

Le *Zovirax* (aciclovir) est le plus utilisé, habituellement par voie intraveineuse à la posologie de 15 mg/kg × 3/24 heures. Les indications principales sont l'herpès néonatal, les infections herpétiques sévères et les varicelles graves.

Le *Cymévan* (ganciclovir) : ses posologies et ses indications ne sont pas définies en pédiatrie. La dose habituelle, chez le nouveau-né et l'enfant, est de 5 à 7,5 mg/kg toutes les 12 heures.

Conclusion

Comme chez l'adulte, le médicament est un moyen incontournable de traiter et guérir la plupart des pathologies de l'enfant ; pourtant, ses effets ne sont pas aussi bien étudiés et maîtrisés dans le cadre des soins aux enfants que lors de traitements chez l'adulte.

Bien que la prescription de médicaments ne soit pas du ressort de la puéricultrice, celle-ci aura un rôle majeur lors de leur administration et lors de la surveillance de leurs effets. Ainsi elle exigera une prescription aussi précise que possible en aidant éventuellement le médecin à choisir la forme galénique la plus adaptée. Elle devra administrer les doses correctes aux heures indiquées. Elle s'attachera également à surveiller tous les effets du traitement, aussi bien positifs qu'indésirables. Toutes ces indications devront être scrupuleusement notées sur les documents *ad hoc* afin d'assurer le suivi et l'évaluation du traitement.

Mais son rôle ne se limite pas à cela ; la puéricultrice contribue principalement à ce que le traitement soit compris et pris en charge, soit par l'enfant lui-même, soit par la famille. C'est pourquoi elle leur communiquera les connaissances nécessaires permettant d'obtenir leur adhésion et leur participation.

La puéricultrice n'oublie pas non plus que le traitement médicamenteux seul n'est pas complètement efficace, et qu'**il doit être accompagné d'une prise en charge globale pour assurer le rétablissement de la santé**.

BIBLIOGRAPHIE

FONTAN J. E., COMBEAU D., BRION F. – Préparation des traitements pédiatriques. In : *Les Archives de Pédiatrie*, n° 8, 2000, pp. 825-32.

JOLLIET P., FONTAINE M., HERLIN B., CHAMBRAUD E. – *Pharmacologie*. Coll. « Nouveaux Cahiers de l'Infirmière », Masson, Paris, 2000.

LAUBSCHER B., VAN MELLE G. – Comment administrer des suppositoires aux enfants, bon sens parental et bon sens de l'introduction. In : *Les Archives de Pédiatrie*, n° 8, 2000, p. 899.

TOUITOU Y. – *Pharmacologie*. 9e édition, Masson, Paris, 2000.

TRELUYER J.-M., PONS G. – Quoi de neuf en pharmacologie pédiatrique ? In : *Les Archives de Pédiatrie*, n° 12, 2000, pp. 1330-38.

Guide du médicament pédiatrique. Éditions du Vidal, 2001.

17

CHAPITRE

Les pathologies infectieuses et parasitaires[1]

Capacités attendues pour l'exercice de la puéricultrice

- Mettre en œuvre les mesures préventives relatives aux infections les plus fréquentes chez les enfants (affections respiratoires, maladies de l'enfance, etc.), dans une démarche éducative à l'égard des familles et des professionnelles de l'enfance.
- Dépister, de manière précoce, les signes cliniques (éruption cutanée, érythèmes, fièvre ou tous autres signes) et décider de la conduite à tenir, en référence à des protocoles de service ou sur prescriptions médicales personnalisées.
- Orienter les parents vers une consultation médicale et leur transmettre tous les conseils visant à protéger leur enfant lors de voyages, notamment en zone impaludée.

L'épidémiologie des maladies contagieuses a été profondément modifiée par les progrès de l'hygiène, de la chimiothérapie anti-infectieuse et de la vaccination. Les maladies infectieuses ont régressé, aussi bien dans les pays en voie de développement que dans les pays industrialisés. Elles restent cependant encore d'actualité par leur persistance (viroses respiratoires ou digestives), leur résurgence (coqueluche, tuberculose), leur apparition (sida, prions) ou la modification de leur épidémiologie sous l'effet de leur prévention (rougeole, coqueluche).

Rappel de définitions

Les agents infectieux et la transmission

Les agents infectieux sont variés, qu'il s'agisse de **virus**, de **bactéries** ou de **parasites**. La transmission de l'infection (ou contage) peut se faire :

- par **voie directe** d'homme à homme, par voie respiratoire ou digestive ;
- par **voie indirecte** par l'intermédiaire d'objets contaminés, par les mains, par injection de produit sanguin, ou par l'intermédiaire d'un vecteur animal.

> **À noter...**
> Les individus chargés des soins aux patients (entourage familial, personnel infirmier et médecins) participent à la transmission en tant que cas primaires ou secondaires.

Le déroulement des maladies infectieuses

Le déroulement d'une maladie infectieuse et contagieuse comporte plusieurs étapes :

- la période dite d'incubation : période silencieuse ou peu symptomatique survenant après le contage ;
- la période dite d'invasion marquée par les premiers signes cliniques ;
- la période dite « d'état » où la totalité des symptômes s'exprime ;
- la phase de convalescence, marquée par une régression des principaux symptômes qui aboutit à la guéri-

1. Auteur : Professeur Emmanuel GRIMPREL, pédiatre.

son ou à la stabilisation des séquelles et qui correspond à la mise en jeu de la réponse immunitaire.
Pendant l'évolution d'une maladie infectieuse, la contagiosité est possible, parfois dès la phase d'incubation.

La prévention des maladies infectieuses

Les mesures à caractère préventif

Elles sont proposées pour limiter la diffusion de l'infection à l'entourage du patient.
Elles doivent être adaptées :
- à la gravité de la maladie ;
- à la sensibilité de l'entourage (nouveau-nés, jeunes nourrissons, femmes enceintes, malades immunodéprimés ou fragilisés par une maladie sous-jacente) ;
- à son évolution naturelle ;
- à son mode de transmission.

Ces mesures concernent le patient mais aussi son entourage, et le personnel de soin.

La déclaration obligatoire

Elle s'applique aux maladies les plus graves justiciables de mesures à l'échelon local ou plus général (national ou international).

L'isolement

Il doit être strict et effectué en milieu hospitalier pour les maladies hautement contagieuses comme la méningite à méningocoque ou la typhoïde. Il concerne les collectivités scolaires (crèches, écoles) et se traduit par des mesures d'éviction[2].

La vaccination ou immunoprophylaxie active

Elle vise à protéger le sujet individuellement des maladies les plus sévères et compliquées, mais aussi l'ensemble de la population en réduisant ou supprimant la circulation de l'agent infectieux.
Elle induit une immunité protectrice durable dirigée contre un agent infectieux donné. Il existe plusieurs types de vaccin, selon leur mode de préparation :
- les **vaccins inactivés**. Constitués de l'agent infectieux entier, tué par la chaleur ou le formol (les vaccins coquelucheux, antigrippal ou poliomyélitique injectable) ;
- les **vaccins atténués**. Constitués de l'agent infectieux entier vivant dont la virulence est réduite par différentes méthodes (BCG, Polio oral, rougeole, oreillons, rubéole, fièvre jaune) ;
- les **vaccins dits « sous-unités »**. Réalisés à partir de toxines ou d'antigènes viraux ou bactériens purifiés ou synthétisés par génie génétique (vaccins recombinants) : anatoxines tétanique et diphtérique, polyosides capsulaires du pneumocoque, des méningocoques A et C, de l'Haemophilus influenzae b et de Salmonella typhi, antigènes recombinants du virus de l'hépatite B.

Certains vaccins sont réunis en une seule préparation vaccinale afin de réduire le nombre d'injections (vaccins combinés diphtérie-tétanos-coqueluche-polio-Haemophilus et rougeole-oreillons-rubéole, par exemple).

L'immunoprophylaxie passive

Elle consiste à administrer une préparation d'anticorps totaux ou spécifiques (gammaglobulines) pour une protection transitoire vis-à-vis d'un agent infectieux donné en cas de contact avec celui-ci. Cette stratégie est appliquée lorsque le risque infectieux est important et urgent, et que la vaccination classique, du fait du délai d'installation de la protection vaccinale, est trop longue (par exemple : gammaglobulines anti-HBS chez les nouveau-nés de mère infectée lors de l'accouchement).

L'antibiothérapie prophylactique

Elle est indiquée dans certains cas pour l'entourage de sujets infectés (atteints de méningite à méningocoque ou de coqueluche par exemple).

Les mesures d'hygiène simple

Elles constituent un important moyen de prévention de l'infection chez le sujet sain en contact avec des malades ou le personnel de soins. Ces mesures sont hélas souvent négligées alors qu'elles relèvent du simple bon sens. Parmi les plus élémentaires, citons le lavage des mains avant et après les soins, la désinfection du matériel (stéthoscope, tables à langer…), le port de blouse et de bavette…

Les infections respiratoires hautes

L'épidémiologie

Elles surviennent avec une particulière fréquence dans la **première enfance** et en cas de contact fréquent avec d'autres enfants (familles avec fratrie, collectivités).

2. Précisées par l'arrêté de 1970.

Tableau 17.1 : Les affections de la sphère ORL.

	Rhinopharyngite aiguë	Sinusite aiguë	Ethmoïdite aiguë	Otite moyenne aiguë
Âge	• Première enfance	• Maxillaire > 5 ans • Frontale > 8 ans	• 2 à 5 ans	• Tout âge • Prédominance avant 2 ans
Épidémiologie	• Transmission interhumaine	• Transmission interhumaine		
Origine	• Virale +++	• Virale et bactérienne	• Haemophilus influenzae • Staphylococcus aureus	• Virale et bactérienne
Fièvre	• Modérée à élevée	• Prolongée (> 7 J)	• Début brutal • Élevée (39-40 °C)	• Très variable
Douleur		• Céphalée		• Otalgie
Signes spécifiques	• Obstruction nasale • Rhinorhée claire • Toux sèche • Tympans rosés	• Obstruction nasale persistante • Rhinorrhée postérieure purulente • Toux sèche		• Rhinorrhée fréquente • Tympans rouges, bombés • Otorrhée parfois
Adénopathies	• Cervicales			
État général	• Conservé	• Conservé	• Altéré	• Troubles du sommeil, irritabilité • Pleurs persistants
Signes associés ou extension	• Selon le type de virus – conjonctivite, adénovirus – VRS bronchiolite – laryngite – Grippe – pneumopathie	• Discret œdème périorbitaire	• Œdème périorbitaire, voire cellulite	• Digestifs : – diarrhée – vomissements • Conjonctivite fréquente
Complications	• Surinfection bactérienne		• Septicémie • Méningite • Abcèdation	
Facteurs favorisants	• Hypertrophie des végétations • Terrain allergique • Vie en collectivité			
Confirmation du diagnostic		• Radiographie des sinus	• Clinique • Radiologique	• Examen otoscopique • Prélèvement bactériologique pour antibiogramme si échec de l'antibiothérapie
Traitement	• Symptomatique : – Antipyrétiques – DRP – Antibiothérapie discutée	• Antibiothérapie orale : 15 J • Corticothérapie : 7 J	• En urgence : antibiothérapie de 15 J	• Selon l'âge et la clinique • Obligatoire chez l'enfant de moins de trois mois • Antibiothérapie : 7 à 10 J • Paracentèse si otite très algique ou échec thérapeutique

Tableau 17.2 : Les angines bactériennes.

	Angine aiguë streptococcique	Angine de la scarlatine	Angine de Vincent	Angine diphtérique
Épidémiologie	• 30 à 40 % des angines avant 2 ans	• Inexistante avant 2 ans		• A disparu en France mais reste endémique dans de nombreux pays : risque chez l'enfant voyageur non vacciné
Origine	• Streptocoque A βhémolytique		• Association de germes anaérobies fusiformes et de spirilles	• Bacille diphtérique
Début	• Brutal	• Brutal		
Fièvre	• Élevée (39-40 °C)	• Élevée, 40 °C	• Très élevée	• Élevée
Douleur	• Pharyngée majorée par la déglutition • Céphalées			
Signes spécifiques	• Pharynx rouge vif • Amygdales turgescentes, érythémateuses • Points gris jaune non adhérents parfois	• Tachycardie • Vomissements • Angine de type streptococcique • Langue saburrale : V lingual, enduit blanchâtre, bords et pointe dépapillés du 2e au 8e jour : langue rugueuse, framboisée	• Ulcérations de l'amygdale, avec fond grisâtre • Souvent unilatérale • Haleine fétide	• Fausse membrane épaisse, grisâtre, adhérente, cohérente, à tendance extensive vers les deux amygdales, luette et cavum
Adénopathies	• Sous-digastriques			
État général	• Altéré			• Toxique
Signes associés ou extension	• Diarrhée • Douleurs abdominales • Vomissements			
Complications	• Phlegmon de l'amygdale • Abcès pharyngé • Adenophlégmon cervical			• Forme grave, maligne : altération de l'état général, fièvre élevée, chute de tension et insuffisance rénale
Facteurs favorisants				
Confirmation du diagnostic	• Prélèvement de gorge : cocci Gram+ βhémolytiques • Test rapide	• Évolution de la maladie vers une éruption généralisée	• Prélèvement de gorge : association fuso-spirillaire typique	• Prélèvement de gorge fait en urgence sur milieu de Loeffler
Traitement	• Pénicilline V pendant 10 jours • Angines récidivantes : céphalosporines, acide clavulanique + amoxicilline • Amygdalectomie secondaire si angines récidivantes ou compliquées		• Antibiothérapie IV : Pénicilline V ou métronidazole : 15 J	• En urgence : sérothérapie + pénicillinothérapie

Tableau 17.3 : Les angines virales.

	Forme typique	Herpangine	Angine herpétique	Angine de la mononucléose infectieuse
Épidémiologie	• 60 à 70 % des angines		• Primo-infection herpétique	
Origine		• Entérovirus coxsackie du groupe A	• Herpès simplex de type I	
Fièvre	• Variable		• Élevée	• Prolongée
Douleur			• Bouche très douloureuse	
Signes spécifiques	• Obstruction nasale • Coryza • Myalgies • Amygdales et pharynx érythémateux	• Pharyngite à vésicules claires puis ulcérées	• Angine vésiculeuse • Gingivo-stomatite ulcéreuse	• Fausses membranes jaunâtres sur les amygdales • Purpura du voile • Splénomégalie • Éruption morbilliforme
Adénopathies	• Cervicales diffuses et multiples			• Cervicales volumineuses

Leur **étiologie est principalement virale** : virus respiratoire syncytial (VRS), virus para-influenza, adénovirus, rhinovirus et entérovirus, mais une **surinfection bactérienne est fréquente**, principalement à Streptococcus pneumoniae (pneumocoque) et à Haemophilus influenzae.

La physiopathologie

Le rhinopharynx est un conduit aérien centré sur le cavum, lui-même situé entre les fosses nasales et le pharynx et dans lequel s'ouvre la trompe d'Eustache qui permet l'aération de l'oreille moyenne. Les cavités sinusiennes de la face s'ouvrent au niveau des fosses nasales. Les cellules ethmoïdales sont individualisées dès la naissance ; les autres cavités se développent plus tardivement (pneumatisation) : sinus maxillaires vers 3/4 ans, sinus frontaux et sphénoïdaux entre 6 et 10 ans.

Les principales pathologies en cause

Mesures d'hygiène de l'environnement

- Aérer au moins deux fois par jour, après le ménage, les pièces accueillant des enfants (excepté les jours de haut niveau de pollution en région sensible).
- Limiter la température des pièces à 18-20° maximum.
- Décontaminer les jouets portés à la bouche.
- Éviter leur passage d'un enfant à l'autre.
- Rappeler les procédures à maintenir pour éviter la transmission des infections aéroportées.

Rôle de la puéricultrice

En ce qui concerne les rhinopharyngites, la puéricultrice joue son rôle à plusieurs niveaux. Elle est active dans la prévention individuelle et collective, elle dépiste et soigne les enfants effectivement atteints d'infection ORL.
La puéricultrice a **un rôle préventif**. Il peut s'exercer aussi bien en conseillant les familles et les personnes s'occupant des enfants, qu'en mettant en œuvre des procédures d'hygiène dans les institutions d'enfants.

Éviter la fragilisation des enfants à risque

- Éviter les atmosphères enfumées autour de l'enfant.
- Soutenir les parents d'enfants atteints de RGO dans la régularité de la prise du traitement.
- Effectuer des désinfections rhinopharyngées en goutte à goutte matin et soir.
- Apprendre à l'enfant à se moucher le plus tôt possible (lui apprendre par des petits jeux à souffler par le nez).

Prévenir et traiter les affections ORL

- Dépister les premiers symptômes dans un contexte d'épidémie : enfant grognon, mangeant moins bien, respirant par la bouche, avec des symptômes digestifs modérés, un ronflement ou une respiration bruyante.
- Désobstruction à l'aide d'instillations douces de sérum physiologique.
- Traiter la maladie installée :
  - administrer les traitements prescrits (antibiotiques, antipyrétiques, traitements locaux) ;
  - faire des DRP avant les repas et le coucher.
- Surveiller l'état général, selon la localisation.
- Augmenter les boissons.
- Apporter une alimentation moins solide, en multipliant le nombre de prises et en diminuant les quantités à chaque prise.

La désinfection rhinopharyngée

Il existe trois méthodes pour pratiquer la DRP.
Quelle que soit la méthode, il faut préalablement préparer le matériel : compresses non tissées et sérum physiologique en pipette à usage unique.

L'instillation en goutte à goutte (à privilégier)

- Allonger l'enfant sur le dos.
- Instiller le sérum physiologique très doucement, en goutte à goutte, dans une narine.
- Observer l'enfant déglutir les sécrétions s'écoulant dans le rhinopharynx.
- Essuyer doucement le nez.
- Attendre que l'enfant reprenne son souffle.
- Procéder de la même manière pour l'autre narine.

On peut aussi s'aider d'un mouche-bébé ou petit aspirateur à bouche, faciles à stériliser[1].

Le lavage du nez en position assise

- Maintenir l'enfant assis, la tête légèrement penchée vers l'avant.
- Prendre une pipette à pleine main et introduire le bout conique dans une narine.
- Positionner une compresse ou un mouchoir en papier sous la narine controlatérale.
- Presser vivement et fortement la pipette de façon à en éjecter tout le liquide contenu.

▶

- Le liquide doit ressortir par l'autre narine en évacuant les mucosités (on peut aussi s'aider d'un mouche-bébé ou petit aspirateur à bouche, faciles à stériliser).
- Essuyer doucement le nez.
- Laisser l'enfant reprendre son souffle.
- Renouveler l'opération pour l'autre narine.

Le lavage du nez en position couchée

- Maintenir l'enfant couché la tête tournée vers sa gauche.
- Prendre une pipette[2] à pleine main et introduire le bout conique dans la narine droite.
- Positionner une compresse ou un mouchoir en papier sous la narine controlatérale.
- Suivre ensuite la même technique que pour le lavage du nez en position assise.

Renouveler l'opération pour la narine droite en maintenant la tête tournée vers la gauche.

1. Dans un mélange du type de celui utilisé pour les biberons et les tétines.
2. Les aérosols d'eau de mer s'avèrent aussi très pratiques et efficaces pour ce soin. L'embout doit être nettoyé après chaque pulvérisation et si possible stérilisé dans une solution du type de celles utilisées pour les biberons et les tétines.

Les éruptions fébriles

La difficulté du diagnostic des éruptions fébriles réside dans la multitude des étiologies pouvant rendre compte d'éruptions similaires (infectieuse ou allergique) et de l'aspect parfois varié selon la cause.

L'importance de l'interrogatoire

Il est important de connaître les antécédents de fièvres éruptives, dates et nature des vaccinations reçues, notion de contage familial ou scolaire, chronologie des événements et, éventuellement, nature et durée des signes ayant précédé l'éruption. Ne jamais oublier de demander les médicaments reçus dans les jours précédant l'éruption.

La sémiologie dermatologique

Les différentes formes d'éruption

- **Érythème** : rougeur congestive de la peau, sans infiltration palpable et disparaissant à la pression.
- **Érythème maculeux** : petites taches rosées ou rouges sans relief ni infiltration.
- **Érythème papuleux** : lésions surélevées souvent associées aux précédentes (éruption maculopapuleuse), d'aspect velouté, diffus en nappes ou en placards.
- **Purpura** : tache rouge due à l'irruption des globules rouges hors des vaisseaux (extravasation). Il se différencie facilement de l'érythème car il ne s'efface pas à la pression.

Rôle de la puéricultrice

La surveillance d'un enfant atteint de maladie éruptive

- La puéricultrice doit, après avoir appelé le médecin, décrire les lésions et leur évolution :
  - déshabiller entièrement l'enfant ;
  - rechercher toutes les lésions (y compris face interne des membres et cuir chevelu), noter leur emplacement et l'heure d'apparition ;
  - suivre leur évolution en nombre et en étendue.
- Signaler l'existence d'un purpura au médecin (prise en charge urgente).
- Évaluer les signes associés :
  - fièvre ;
  - atteinte ORL, respiratoire ou digestive ;
  - dégradation de l'état général, asthénie, troubles du comportement ;
  - signes articulaires et musculaires.
- Rechercher les signes de gravité :
  - troubles neurologiques ;
  - hypotension, choc.
- Mettre en œuvre les traitements locaux et généraux.
- Éviter le grattage :
  - ongles courts ;
  - vêtements de coton non serrés sur la peau ;
  - application de crèmes calmantes ;
  - organisation d'activités occupationnelles si l'état de l'enfant le permet.

◆ **Vésicule** : soulèvement épidermique avec clivage par du liquide interstitiel clair. La lésion est de petite taille (1 à 3 mm de diamètre). Lorsqu'elle dépasse 5 mm, on parle de bulle.
◆ **Pustule** : vésicule ou bulle dont le contenu se trouble et prend un caractère purulent.

Les différentes lésions dermatologiques selon les étiologies

◆ **Érythème scarlatiniforme** : vastes nappes rouge vif, uniformes, parsemées d'un piqueté maculopapuleux qui donne au toucher une sensation de peau grenue, sans intervalle de peau saine. Au sein des plaques, surtout en regard des plis, il peut exister un piqueté purpurique.
◆ **Érythème morbilliforme** : macules lenticulaires rosées ou rouges, planes ou très légèrement saillantes qui confluent par endroit pour former de petites nappes de tailles inégales à contours irréguliers et séparées par des intervalles de peau saine.
◆ **Érythème roséoliforme** : d'aspect souvent très fruste ; il réalise des macules pâles de plusieurs millimètres de diamètre, rondes ou ovalaires, régulières, bien limitées, planes.
◆ **Éruption de type urticarien** : plaques érythémateuses et infiltrées (ortiées) prurigineuses et surtout fugaces, changeant de localisation d'une heure à l'autre.
◆ **Érythème polymorphe** : lésions ovalaires érythémateuses polycycliques et fixées (à la différence de l'urticaire) prenant vers le 3e jour un aspect typique en cocarde (lésion concentrique avec de l'extérieur vers l'intérieur une zone érythémateuse, une zone plus claire et une nouvelle zone érythémateuse, purpurique ou cyanotique parfois centrée par un décollement vésiculeux ou bulleux).
◆ **Vascularite aiguë de type purpura rhumatoïde** (forme de l'enfant) ou **œdème aigu hémorragique** (forme du nourrisson) : lésions infiltrées érythémateuses et/ou purpuriques en maculopapules ou en plaques prédominant aux membres inférieurs.

Les principales pathologies en cause

Tableau 17.4 : Les érythèmes maculopapuleux.

	Rougeole	Rubéole	Exanthème subit[1]	Mégalérythème épidémique
Âge			• Entre 6 et 18 mois (95 % avant 2 ans)	• 5/10 ans
Épidémiologie	• Contamination inter-humaine • Absence de vaccination	• Contamination inter-humaine • Absence d'antécédent de rubéole et de vaccination		• Voie respiratoire • Notion d'épidémie familiale ou scolaire
Origine	• Virus de la rougeole	• Virus de la rubéole	• Herpès virus 6 HHV-6	• Parvovirus B 19
Incubation	• 10 J depuis le contage	• 14 J depuis le contage		• Silencieuse : 6 à 14 J
Invasion	• 3 à 4 J : catarrhe généralisé avec fièvre, toux, signe de Köplick	• Très brève • Fièvre modérée • Malaise général	• Début brutal, durée 2 à 4 J • Fièvre élevée (39-40 °C) • Pas d'altération de l'état général	• Pas de fièvre • Pas d'atteinte de l'état général • Éruption débutant au visage : érythème bilatéral, symétrique des joues, entouré d'un halo pâle périphérique qui disparaît en 4 à 5 J

▶

Phase d'état	• Éruption : débute derrière les oreilles, descend en 3 J, s'atténue en 48 h	• Éruption : débute au visage, une seule poussée en 24 h, respecte les extrémités	• Chute brutale de la fièvre • Éruption : petites macules ou maculo-papules, discrètes, fugaces, tronc et membres	• 24 à 48 h après : érythème des membres, descendant vers les extrémités, voire le cou, le thorax, les fesses • Aspect typique : éléments maculeux, œdémateux, surlignés • Durée : 1 à 3 semaines
Convalescence	• Disparition de l'éruption en 4 à 5 J en descendant		• Guérison 12 à 24 h après le début de l'éruption	• Éruption devient variable d'un moment à l'autre
Adénopathies		• Occipitales et cervicales postérieures		
Signes associés ou extension	• Signes digestifs fréquents	• Splénomégalie • Arthralgies des petites articulations	• Discret œdème périorbitaire	
Confirmation du diagnostic	• Sérologie spécifique			

1. Aussi appelé roséole infantile ou sixième maladie.

Tableau 17.5 : Autres érythèmes maculopapuleux.

	Mononucléose infectieuse	Acrodermatite de Gianotti et Crosti	Exanthème des entéroviroses	Infections à adénovirus
Âge		• 2 à 6 ans		
Épidémiologie			• Petites épidémies estivales	
Origine	• Primo-infection au virus d'Epstein-Barr (EBV)	• Hépatite B, EBV, entérovirus, CMV, adénovirus, rotavirus, para-influenza	• Écho et coxsackie	
Invasion		• Éruption brutale sur la face et les extrémités d'éléments maculopapuleux	• Exanthème rubéoliforme discret	• Éruption morbilliforme, parfois purpurique, partie supérieure du corps ++
Phase d'état	• Éruption morbilliforme diffuse dans 5 à 10 % des cas (fréquente si prescription d'ampicilline) • Parfois plus atypique	Pas de fièvre		

Adénopathies	• Cervicales volumineuses	• Polyadénopathie		• Pré-auriculaire
Signes associés ou extension	• Altération de l'état général • Asthénie, splénomégalie • Fièvre, angine	• Hépato-splénomégalie • Hépatite anictérique		• Conjonctivite • Atteinte respiratoire ou digestive parfois

Tableau 17.6 : Érythèmes maculopapuleux et vascularites.

	Fièvre boutonneuse méditerranéenne	**Toxidermies morbilliformes**	**Urticaires aigus**	**Érythèmes polymorphes**
Épidémiologie	• Transmission par tiques du chien • Pourtour méditerranéen	• Prise médicamenteuse dans les 8 à 10 J précédents (surtout β–lactamines)		• Mycoplasme, Herpès ou prise médicamenteuse
Origine	• *Rickettsia conorii*		• Existence d'un facteur déclenchant (infection virale ou autre) ou prise de médicament	
Invasion	• Fièvre élevée • Frissons • Céphalées • Myalgies • Arthralgies • Asthénie	• Aucun signe spécifique	• Aspect spécifique des lésions	• Aspect typique des lésions
Phase d'état	• Chancre d'inoculation • Éruption maculopapuleuse diffuse avec atteinte des paumes et plantes	• Éruption morbilliforme		• Évolution caractéristique en 2 à 3 J
Adénopathies	• Satellites du chancre			
Signes associés ou extension		• Prurit fréquent		• Fièvre avec toux
Complications				• Syndrome de Stevens-Johnson : forme plus sévère avec lésions ulcérées des muqueuses

Tableau 17.7 : Éruptions érythémateuses.

	Chocs toxiniques streptococciques et staphylococciques	Toxidermies scarlatiniformes	Scarlatine	Syndromes scarlatiniformes streptococciques et staphylococciques
Origine		• Prise récente de médicament		
Invasion	• Éruption scarlatiniforme	• Éruption scarlatiniforme	• Fièvre élevée (39-40 °C) • Angine érythémateuse, douloureuse • Tachycardie, nausées	
Phase d'état		• Absence d'autres signes de scarlatine	• Érythème en placards sans intervalles de peau saine • Tronc et plis de flexion, sauf paumes et plantes • Énanthème lingual	• Éruption scarlatiniforme • Pas d'angine • Porte d'entrée ORL ou cutanée
Convalescence			• Langue framboisée, dépapillée • Phase desquamative cutanée	• Pas de langue framboisée
Adénopathies			• Cervicales	
Signes associés ou extension	• Signes généraux sévères : fièvre élevée, choc, diarrhée, vomissements, déshydratation • Insuffisance cardiaque, hépatique et/ou rénale	• Prurit fréquent		
Facteurs favorisants		• Sels métalliques, barbituriques, opiacés, digitaline, belladone, sulfamides, quinine, salicylates, hydantoïnes, éphédrine, pyrazolés		
Confirmation du diagnostic			• Desquamation	

Tableau 17.8 : Vascularites aiguës.

	Purpura rhumatoïde	Œdème aigu hémorragique	Maladie de Kawasaki[1]	Purpura infectieux sévère méningococcique
Âge	• Enfance	• Nourrisson		
Origine			• Inconnue	
Description des lésions	• Lésions érythémateuses infiltrées avec éléments purpuriques au centre • Face postérieure des membres inférieurs et fesses	• Lésions polycycliques de caractère érythémateux cyanique et purpurique du visage (oreilles) et des membres	• Vascularite aiguë systémique • Éruption variable : scarlatiniforme, rubéoliforme ou morbilliforme du tronc surtout	• Purpura
Adénopathies			• Cervicales > 1,5 cm Ø	
Signes associés ou extension	• Absence de fièvre • Douleurs articulaires et abdominales	• Aspect œdémateux et douloureux des lésions et des zones périarticulaires des membres • État général souvent conservé	• Agitation, enfant irritable, diarrhée, douleurs abdominales, arthralgies et arthrites	• Fièvre très élevée (> 40 °C) • Asthénie, prostration, céphalées, vomissements, signes méningés, douleurs diffuses
Complications	• Rénales et digestives		• Cardiaques (péricardite, myocardite et anévrismes coronariens) : urgence	
Confirmation du diagnostic			• Associations de 4 à 5 symptômes : – fièvre > 5 J résistant aux ATB – conjonctivite bilatérale – atteinte de la cavité buccale – atteinte des extrémités des membres – éruption du tronc • Bilan inflammatoire • Échographie cardiaque	• En faveur du méningocoque : – lésions > 3 mm Ø et aspect nécrotique – topographie déclive – caractère extensif des lésions – signes généraux associés marqués – retentissement hémodynamique : choc
Traitement			• Gammaglobulines à fortes doses • Aspirine à dose anti-inflammatoire	• Efficacité liée à sa précocité • ATB IV ou IM + SAMU

1. Aussi appelée syndrome adéno-cutanéo-muqueux.

Tableau 17.9 : Éruptions vésiculeuses.

	Varicelle	Zona	Herpès localisé	Syndrome pied-main-bouche
Épidémiologie		• Manifestation de récurrence de la varicelle	• Manifestation de récurrence de l'herpès	
Origine				• Virus coxsackie
Description des lésions	• Évolution en plusieurs stades : – macule érythémateuse (2-4 mm) – vésicule molle qui se trouble au 2e jour (= pustule) – rupture et croûte prurigineuse qui chute entre le 5e et le 7e jour • Sur tout le corps (y compris le cuir chevelu) avec intervalles de peau saine • Nombre très variable • 2-3 poussées à 24 à 48 h d'intervalle • Coexistence d'éléments d'âges différents	• Lésions regroupées par métamère rachidien (dermatomes) • Pas ou peu de lésions hors du territoire atteint • Si thoracique ou abdominal : trois bouquets apparaissant successivement : postérieur, latéral, antérieur	• Bouquet unique de petite taille généralement au visage, commissure labiale ou lèvre • Également front, joue, paupière	• Lésions vésiculeuses des extrémités (doigts) • Grisâtres, enchassées, entourées d'un halo rouge périphérique
Signes associés ou extension				• Angine et/ou stomatite vésiculeuse

Tableau 17.10 : Éruptions vésiculeuses.

	Prurigo scrophulus	Impétigo
Âge	• Nourrisson et enfant	• Tout âge
Description des lésions	• Vésicules très fermes • Au niveau des membres • Pas d'évolution vers croûtes sauf si grattage	• Vésicules localisées autour d'une lésion primitive • Toujours dans une zone accessible au grattage • Ce sont toujours des lésions secondaires

Les parasitoses : le paludisme de l'enfant

Le paludisme est la maladie parasitaire la plus meurtrière dans le monde, responsable du décès de 1 à 2 millions de personnes par an. L'infection se transmet par voie sanguine à l'occasion de piqûres de moustiques (anophèles) en zone où sévit l'infection (zones intertropicales d'endémie de l'Afrique subsaharienne, d'Asie, d'Amérique centrale et du nord de l'Amérique du sud, dans certaines zones d'Océanie). Quatre espèces de parasites *(plasmodium)* sont responsables de la maladie : *P. falciparum, P. vivax, P. malariae, et P. Ovale.* Seul le paludisme à *Plasmodium falciparum* peut entraîner des accès graves parfois mortels et constitue une urgence diagnostique et thérapeutique.

Les éléments clés du diagnostic

◆ Séjour récent (moins de 4 semaines) en zone d'endémie.

◆ Signes d'appel : fièvre aiguë, souvent associée chez l'enfant à des troubles digestifs (vomissements, diarrhée), céphalées.

◆ Présence de parasites intra-érythrocytaires (trophozoïtes) au frottis sanguin et à la goutte épaisse.

◆ Tout séjour en zone d'endémie expose au risque d'impaludation, même si la prophylaxie antipaludéenne a été correctement prescrite et administrée.

Tableau 17.11 : Accès simple et accès grave.

Accès simple	Accès grave
• Absence de vomissements • Nuque souple • Conscience normale	• Vomissements répétés • Raideur de nuque • Trouble de la conscience, coma[1] • Convulsions • Hypotension, choc[1] • Détresse respiratoire[1]
• Parasitémie faible (< à 5 %) • Taux d'Hb > 6 g/dl • Bilan métabolique normal	• Parasitémie > à 5 % • Anémie importante (Hb < 6 g/dl) • Insuffisance rénale[1] • Acidose métabolique (Bicarbonates < 15 meq/l)[1] • Hypoglycémie, Na < 120 meq/l, Bilirubine T > 50 mmol/l[1] • Saignement, coagulation intravasculaire disséminée[1]

1. Passage en soins intensifs.

Tableau 17.12 : Accès grave : traitement intraveineux.

Médicament	• Quinine intraveineuse
Présentation	• Dichlorhydrate de Quinine à 1 % (1 ampoule de 10 ml = 81 mg de quinine base)
Dose unitaire	• 8 mg/kg de quinine base
Administration	• Perfusion lente de 4 heures
Durée du traitement	• Renouveler toutes les 8 heures
Préparation	• Diluer dans du G5 % • Concentration à obtenir = 1 mg de quinine base/ml de perfusion (soit une ampoule de 10 ml de quinine pour 70 ml de G5 %)
Surveillance	• Scope • Dosage de la glycémie toutes les 4 heures

Tableau 17.13 : Accès simple : traitement oral.

	Méfloquine(*Lariam*)	Halofantrine (*Halfan*)
Présentation	• Comprimés à 50 mg et 250 mg • Avant 6 ans, écraser les comprimés	• Suspension buvable : 1 cuillère mesure = 100 mg ou comprimés à 250 mg
Posologie	• 25 mg/kg/j en 2 à 3 prises • Espacées de 6 heures	• 8 mg/kg toutes les 6 heures, à administrer 3 fois de suite
Précautions		• ECG préalable • À distance des repas
Surveillance		• ECG : surveillance QT
Contre-indications	• Antécédents de convulsions • Poids < 5 kg	

Rôle de la puéricultrice

Le paludisme de l'enfant

En cas d'accès simple

- Surveillance de la prise effective du traitement les 24 premières heures et de sa tolérance (les comprimés seront écrasés et mélangés avec 1 cuillère à café de yaourt par exemple).
- Explication aux parents de l'importance du traitement pour éviter les accès secondaires.
- Surveillance clinique :
  - température ;
  - état digestif ;
  - état général.

En cas d'accès compliqué

L'enfant doit être considéré comme un malade sévère, relevant d'une surveillance stricte de type soins intensifs ; outre l'administration et la surveillance du traitement, il faut donc assurer des soins de confort physique et psychologique.

- Administration du traitement en IV en tenant compte des précautions (attention : l'extravasation de quinine peut provoquer de graves lésions).
- Traitement des symptômes associés.
- Surveillance clinique (voir p. 662).
- Dépistage des signes de complication.
- Soins de confort (voir p. 670).

Conseils pour les enfants voyageant dans une zone impaludée

- Choisir plutôt les comprimés que le sirop (amertume +++).
- Les faire avaler avec une cuillère à café de yaourt, de purée ou de fruits écrasés.
- Porter des vêtements couvrants les jambes et des socquettes.
- Utiliser une moustiquaire.
- Connaître les signes d'alerte et la conduite à tenir dans ce cas.
- Expliquer éventuellement le traitement d'un accès simple (avec fiche synthétique).
- Éviter les sorties nocturnes. La climatisation protège contre les piqûres d'anophèles.

La prise en charge d'un accès palustre

Les principes de base

Tout accès palustre doit être hospitalisé pour être traité sous surveillance médicale d'au moins 24 heures. En effet, si le traitement est le plus souvent simple, avec une réponse rapide, le passage vers un accès grave reste possible dans les premières heures, même sous traitement.
L'accès simple se définit par l'absence des critères de gravité (OMS).

Le traitement de l'accès palustre

À noter...
En cas de vomissements lors du traitement oral d'un accès initialement simple, considérer qu'il s'agit d'un accès potentiellement grave et passer au traitement par quinine IV.

La surveillance hospitalière

La surveillance clinique

Prise régulière des constantes vitales : FR, FC (scope), TA et contrôle de la température, conscience, convulsions, vomissements, diarrhée

La surveillance biologique

- NFS, frottis sanguin, Na, K, Glu, HCO_3, urée, Créatinine, Bilirubine.
- Groupe sanguin + RAI si anémie importante (transfusion si Hb < 6 g/dl).
- Hémostase et dosage de l'acide lactique si forme grave.

La prévention des accès palustres

Tout enfant voyageant en pays d'endémie doit bénéficier d'une chimioprophylaxie choisie en fonction du pays de destination et de l'épidémiologie locale.

Conclusion

Les maladies infectieuses de l'enfance restent fréquentes mais le plus souvent bénignes malgré le développement des vaccinations et des antibiotiques qui ont permis de voir régresser celles qui représentent un problème de santé publique.
Bien qu'elles ne soient qu'exceptionnellement graves, elles induisent un inconfort par la fièvre, la gêne respiratoire ou l'éruption cutanée qui en marquent souvent la clinique.
La puéricultrice s'attache à conseiller les parents et les professionnels de l'enfance dans la prévention de ces maladies et de leur transmission aux enfants à risque, afin de réduire leur nombre et leurs complications.

BIBLIOGRAPHIE

GRIMPREL E. – *Pathologie hivernale.* Masson, Paris, 2000.

BEGUE P. – *Pathologie infectieuse de l'enfant.* Masson, Paris, 1999.

PEIFFER J.-P. – Éviction de crèche de nature infectieuse. In : *Cahiers de la puéricultrice,* n° 4, 2000.

FERRARO F. – *Les Infections chez l'enfant.* PUF, Paris, 2001.

COHEN R. – Transmission enfants-adultes en crèche. In : *Métiers de la petite enfance,* n° 3, 2000, pp. 11-13.

18

CHAPITRE

Les pathologies digestives et alimentaires[1]

Capacités attendues pour l'exercice de la puéricultrice

- Évaluer le caractère de gravité chez un enfant qui présente des vomissements, une diarrhée ou une déshydratation, et mettre en œuvre la conduite à tenir concordant à la situation ; dans le cas d'un diagnostic de reflux gastro-œsophagien, assurer les soins à l'enfant et accompagner les parents (dédramatiser).
- Prendre les mesures adaptées en cas de diarrhée, administrer le traitement et conduire la réalimentation en associant les parents.
- Dépister de façon précoce une déshydratation chez le nourrisson, appliquer le traitement et organiser les mesures de prévention.

Les vomissements du nourrisson

Les vomissements peuvent être à l'origine de déshydratation, d'hémorragie digestive, d'obnubilation, d'un choc hypovolémique ou d'une pneumopathie d'inhalation.
Une prise en charge symptomatique est alors nécessaire.

La démarche diagnostique

La démarche diagnostique comprend plusieurs étapes.

Évoquer une urgence chirurgicale

Tout vomissement bilieux est une urgence chirurgicale jusqu'à preuve du contraire.
La sensibilité de l'abdomen, la palpation des orifices herniaires, d'un boudin d'invagination, d'une olive pylorique permettent d'orienter facilement le diagnostic.

Les principales étiologies chirurgicales (voir chapitre « pathologies chirurgicales ») sont :
- un syndrome occlusif qui oriente vers une invagination intestinale aiguë, un étranglement herniaire, un volvulus ou une sténose du pylore ;
- une cicatrice à l'inspection qui oriente vers une occlusion sur bride ;
- une hémorragie digestive qui oriente vers le diverticule de Meckel ;
- une douleur pelvienne qui oriente vers la torsion des annexes ou du testicule.

Dans tous les cas, on redoute l'invagination intestinale aiguë.
En contexte d'urgence chirurgicale sans étiologie évidente, une NFS, CRP, un ASP et une échographie guideront le diagnostic (voir p. 620).

Éliminer une urgence médicale

Les diagnostics à redouter sont la méningite, l'hématome sous-dural, les troubles métaboliques ou les intoxications graves. Le tableau 18.1 en récapitule les éléments.

1. Auteur : Marc BELLAÏCHE, pédiatre.

Tableau 18.1 : Diagnostic différentiel des principales pathologies responsables de vomissements.

	Méningite	Hématome sous-dural	Troubles métaboliques ou intoxications graves
Anamnèse	• Contage infectieux	• Traumatisme	• Prise de médicaments
Clinique	• Fièvre • Syndrome méningé • Hypotonie • Trouble de la conscience	• Pas de fièvre • Mesure du PC augmenté • Hypotonie • Trouble de la conscience	• Pas de fièvre • Trouble de la conscience
Paraclinique	• Ponction lombaire	• Scanner cérébral	• Ionogramme, dosage des toxiques, ammoniémie

Mener l'enquête étiologique

Un examen clinique complet permet d'orienter le diagnostic. Parfois, le contexte est évident :
- diarrhée aiguë associée (gastro-entérite) ;
- toux émétisante ;
- brûlures mictionnelles ;
- mauvaise reconstitution du biberon ;
- vomissements survenant juste après l'ingestion d'un aliment (allergie alimentaire) ;
- otalgie (otite).

En l'absence de contexte évocateur, un bilan biologique est nécessaire : NFS, CRP, bandelette urinaire, ionogramme sanguin, ASP.

Après avoir éliminé toutes les causes infectieuses, chirurgicales et métaboliques, il faut évoquer la possibilité d'un reflux gastro-œsophagien qui est la première cause de vomissements chez le nourrisson.

Le reflux gastro-œsophagien (RGO)

La clinique

Les vomissements sont :
- post-prandiaux précoces ;
- non bilieux ;
- déclenchés par les changements de position ;
- présents chez un nourrisson, avant l'âge de la marche ;
- de faible ou moyenne abondance.

L'examen clinique est normal.

Les manifestations digestives associées sont :
- chez le nourrisson, une œsophagite qui se manifeste le plus souvent par des pleurs, des tortillements per-prandiaux avec difficultés à finir le biberon, voire une hématémèse possible dans les formes sévères (l'œsophagite peptique est la première cause d'hématémèse chez le nourrisson) ;
- chez le grand enfant, l'œsophagite s'exprime par une dysphagie, des brûlures rétrosternales, un pyrosis. Le diagnostic s'effectue par la fibroscopie œso-gastrique.

Les manifestations respiratoires sont :
- les laryngites itératives. L'existence d'un érythème de la margelle postérieure à la laryngoscopie signe le diagnostic de RGO ;
- les autres manifestations ORL à répétition. L'imputabilité du RGO est discutée ;
- les broncho-pneumopathies à répétition. Le caractère non saisonnier, le siège au niveau du lobe moyen motive une pH-métrie des 24 heures qui permettra le diagnostic de RGO ;
- l'asthme, la toux nocturne. Leur intrication avec le RGO est étroite. La pH-métrie des 24 heures fait partie du bilan de l'asthme de l'enfant. Seul l'amendement des symptômes sous traitement anti-reflux permet d'établir un lien de causalité.

La manifestation générale est celle d'un malaise du nourrisson. Toute perte de contact, pâleur, cyanose, hypotonie, apnée, bradycardie nécessite une enquête étiologique à la recherche d'un RGO, d'une infection, d'une atteinte cardiaque, métabolique ou neurologique.

Le RGO n'est pas une cause de mort subite du nourrisson.

Les examens complémentaires

Les examens biologiques

Ils ne sont qu'exceptionnellement indiqués. Une NFS et un ionogramme sanguin évaluent la tolérance des vomissements ou un saignement occulte.

Les explorations fonctionnelles digestives

Aucun des examens suivants n'a une sensibilité et une spécificité évaluées à 100 %. Leurs indications dépendent des données cliniques.

Rôle de la puéricultrice

Conduite à tenir devant un enfant qui vomit

- Installer l'enfant dans une position confortable.
- Le rassurer.
- L'aider à évacuer ce qui reste dans la bouche :
  - nettoyage au doigt avec une compresse humide chez le nourrisson ;
  - rinçage à l'eau chez le plus grand.
- Décrire le vomissement et son contexte :
  - alimentaire, glaireux, bilieux, sanglant ;
  - au décours du repas, tout de suite après, à distance ;
  - avec ou sans effort ;
  - quantité.
- Évaluer le retentissement : fatigue, douleur, toux, malaise.
- Identifier les éventuels signes de gravité :
  - fièvre élevée ;
  - ballonnement abdominal ;
  - absence de selles ;
  - état de choc ;
  - troubles du comportement et/ou de la conscience.
- Rechercher les informations orientant vers une étiologie :
  - aliments ingérés ;
  - prise de médicaments ou absorption de toxiques ;
  - répétition des vomissements.
- **Appeler le médecin** en cas de :
  - signes de gravité ;
  - signes en faveur d'une étiologie ;
  - répétition du vomissement.
- Surveiller l'évolution de l'enfant et faire des transmissions.

◆ **La pH-métrie** : toujours sur 24 heures, interprétation qualitative et quantitative. Une forte probabilité de RGO existe si les résultats associent :
- temps passé à pH < 4 supérieur à 4,2 % ;
- nombre de reflux par heure > 1 ;
- durée de reflux le plus long > 20 minutes.

Elle est indiquée dans la recherche de reflux occulte (sans vomissements).

◆ **La fibroscopie œso-gastrique** diagnostique l'œsophagite.

◆ **Le transit œso-gastro-duodénal (TOGD)** : sa seule indication est constituée par des vomissements persistants. Il étudie la morphologie du tractus digestif supérieur, la position de l'angle de Treitz, les anomalies des arcs vasculaires, la béance du cardia, le reflux spontané ou provoqué par différentes manœuvres, un cardia mobile en position sus-diaphragmatique, une hernie hiatale par glissement.

◆ **La manométrie œsophagienne** étudie les pressions du sphincter inférieur de l'œsophage, la motricité du corps œsophagien et le sphincter supérieur de l'œsophage.

> À noter...
>
> **Le reflux gastro-œsophagien avec hypotrophie**
> Tout retard staturo-pondéral dans ce cadre impose la recherche d'une maladie cœliaque à forme émétisante. 10 % seulement des nourrissons affectés par un RGO ne grossissent pas bien.

Le traitement

L'évolution naturelle du reflux gastro-œsophagien se fait sur un mode résolutif, dans la plupart des cas, une fois la station debout acquise. Toutefois, le traitement favorise la maturation physiologique et améliore ainsi une symptomatologie préoccupante par ses potentielles complications.

Il existe trois paliers de traitement, à conduire après avoir rassuré les parents.

Les mesures hygiéno-diététiques consistent à :
- ◆ fractionner l'alimentation ;
- ◆ épaissir les biberons (lait anti-régurgitation : *Confort, Premium*...) ;
- ◆ vérifier la bonne reconstitution des biberons ;
- ◆ éviter le tabagisme passif.

Le traitement médicamenteux est ajouté en cas d'échec du précédent.

◆ Les prokinétiques :
- le *Primperan* ou le *Motilium* sont prescrits en premier lieu ;
- le *Prepulsid* ne pourra être utilisé qu'en cas d'échec ou de RGO compliqué (sa manipulation est difficile tant les interactions médicamenteuses sont nombreuses).

◆ Les antiacides : le *Polysilane* et le *Gaviscon* sont les plus utilisés.

◆ Les anti-sécrétoire en cas d'œsophagite associée : le *Raniplex* et le *Mopral*.

En cas d'échec, on met en place des mesures posturales : proclive 30° (traitement dont l'efficacité est débattue).

Tableau 18.2 : Les prokinétiques.

	Posologie	Effets secondaires	Interactions
Primpéran	• 5 à 8 gouttes/kg/j en 4 prises	• Syndrome extra-pyramidal • Méthémoglobinémie	
Prépulsid	• Dose/kg avant les 4 repas	• Allongement du QT à l'ECG, diarrhée	• Macrolides, imidazolés, atropiniques : contre-indiqués
Motilium	• Dose/kg avant les 3 repas		

Tableau 18.3 : Les antiacides.

	Posologie	Indication
Raniplex	• 15 mg/kg/j en 2 à 4 prises • Comprimés effervescents à 150 mg	• Œsophagite grade 1
Mopral	• 1 mg/kg/j • Comprimés à 10 mg	• Œsophagite grade 2 chez le nourrisson > 10 kg

En cas d'échec et/ou de complications, une discussion médico-chirurgicale est menée (envisager une fundo-plicature de Nissen) selon le résultat des explorations fonctionnelles digestives.

Les autres causes possibles de vomissements

Les vomissements aigus

À orientation chirurgicale

Une cause digestive :

◆ associée à un climat fébrile, oriente vers une appendicite ou une péritonite ;

◆ sans fièvre, oriente vers une sténose du pylore, une invagination intestinale aiguë, une occlusion sur bride, un volvulus du grêle ou une hernie inguinale étranglée.

Une cause extra-digestive oriente vers une torsion testiculaire ou une hernie ovarienne étranglée.

À orientation médicale

◆ **Une cause digestive :**

– associée à un climat fébrile, oriente vers une gastro-entérite aiguë, une hépatite ou une pancréatite ;

– sans fièvre, oriente vers une œsophagite ou une gastrite.

Rôle de la puéricultrice

Prise en charge d'un enfant présentant un reflux gastro-œsophagien

◆ Éviter tout stress autour du repas :
- s'adapter au rythme de l'enfant ;
- avoir du temps devant soi ;
- s'installer confortablement, dans une ambiance calme ;
- alimenter l'enfant lentement en ménageant une ou deux pauses.

◆ Favoriser la position verticale après le repas :
- faire le change avant le repas ;
- changer de position en douceur en accompagnant le corps et la tête ;
- maintenir la position verticale au moins jusqu'à ce que l'enfant ait fait un rot ;
- le coucher en proclive dorsal selon la prescription.

◆ Respecter les précautions d'administration du traitement :
- prokinétiques 10 à 20 min avant le repas ;
- antiacides 10 à 20 min après le repas.

◆ Épaissir l'alimentation :
- épaississant ou lait AR selon la prescription ;
- farine selon l'âge ;
- boissons à distance des repas chez l'enfant diversifié.

◆ **Une cause extra-digestive :**

– associée à un climat fébrile, oriente vers une infection ORL +++ (rhinopharyngite, otite, mastoïdite), une bronchiolite, une pneumopathie atypique, une coqueluche, une méningite ou une pyélonéphrite ;

– sans fièvre, oriente vers une cause neurologique : hématome sous-dural, extra-dural, tumeur céré-

brale, hypertension intracrânienne, thrombophlébite cérébrale.
◆ **Une cause toxique** oriente vers une hypervitaminose A, D, salicylés, négram, tétracyclines, corticoïdes, digitaliques, théophylline, alcool, CO.

Les vomissements chroniques

◆ **Causes digestives :**
– erreur diététique (reconstitution du lait, adjonction de sucre, suralimentation...) ;
– *forcing* alimentaire, RGO ;
– intolérance au gluten, aux protéines de lait de vache ;
– mégaœsophage idiopathique (exceptionnel).
◆ **Causes métaboliques :**
– hyperplasie congénitale des surrénales ;
– intolérance au fructose, galactosémie ;
– amino-acidopathies, leucinoses, syndrome de Reye ;
– diabète insulinodépendant, hypercalcémie, hyponatrémie ;
– vomissements acétonémiques.
◆ **Cause psychogène** : diagnostic d'élimination.

Les diarrhées aiguës du nourrisson

La définition classique parle d'« augmentation brutale de la fréquence (> 3 par jour) et du volume des selles, et durant moins de 3 jours ».
Il faut néanmoins tenir compte de la fréquence normale des selles chez le nourrisson :
◆ alimenté au sein, il a une selle molle, grumeleuse, jaune d'or après chaque tétée, soit 6 à 8 par jour ;
◆ alimenté au lait artificiel, il a 2 à 3 selles pâteuses tous les jours ;
◆ en alimentation diversifiée, 1 à 2 selles par jour.

La conduite à tenir

Évaluer le degré de déshydratation

Il est calculé à partir de la perte de poids corporel. Les signes cliniques de déshydratation sont une indication précieuse lorsqu'on ne dispose pas de poids récent :
◆ perte de poids < 5 % : yeux cernés, muqueuses sèches et soif intense ;
◆ perte de poids comprise entre 5 et 10 % : apparition d'autres signes tels que la dépression de la fontanelle, une hypotonie des globes oculaires, de la fièvre sans stigmate infectieux.

À noter...
La persistance du pli cutané signe une déshydratation avec perte de poids corporel supérieure à 10 %, et constitue donc un signe de gravité (risque de troubles hémodynamiques). L'hospitalisation s'impose.
D'autres signes de déshydratation tels que la somnolence ou les troubles de la conscience peuvent apparaître alors.

Évaluer l'hémodynamique

L'hémodynamique est essentielle dans les formes sévères :
◆ l'hémodynamique périphérique instable : temps de recoloration cutanée supérieur à 3 secondes, existence de marbrures des genoux et extrémités froides ;
◆ l'hémodynamique centrale : tension artérielle, diurèse (attention : une diarrhée afocale imbibant les couches ne doit pas être confondue avec des urines), pouls et fréquence cardiaque à comparer à la fièvre.
La diarrhée ne doit pas être considérée comme un symptôme à valeur pronostique, au contraire de la déshydratation qu'elle peut entraîner.

Mesurer le temps de recoloration cutanée

Il s'évalue au niveau du tronc.
◆ Appuyer 5 secondes avec deux doigts pour évacuer le sang des capillaires de la peau. La peau devient blanche sous les doigts.
◆ Libérer l'espace.
◆ Chronométrer le temps mis par la peau à récupérer sa coloration normale.

L'anamnèse

Il faut rechercher :
◆ la fréquence et l'aspect des selles : la couleur verte des selles diarrhéiques n'a aucune signification particulière, si ce n'est une accélération du transit ;
◆ une notion de voyage récent, de diarrhée dans l'entourage ou en collectivité ;
◆ une modification récente du régime alimentaire ;

◆ un antibiotique[2] récent : une antibiothérapie modifie l'écosystème des bactéries intestinales et provoque des diarrhées dans 5 à 20 % des cas ;
◆ une pathologie digestive antérieure.

Les causes de diarrhée aiguë

Les causes les plus fréquentes :
◆ une infection extra-digestive, qui incite à rechercher un foyer infectieux ORL, urinaire, pulmonaire ;
◆ la débâcle en aval d'une occlusion. Attention, la diarrhée accompagnée de vomissements n'élimine pas l'hypothèse d'une occlusion. Dans certaines invaginations intestinales aiguës par exemple, il peut y avoir une vidange du segment en aval de l'occlusion ;
◆ une erreur diététique : toujours demander comment le lait est reconstitué ;
◆ une allergie alimentaire ;
◆ une allergie aux protéines du lait de vache ou à un autre allergène alimentaire (œuf, oranges, céréales, poisson, noisettes, céleri...), la diarrhée survenant alors volontiers après l'ingestion de l'aliment « coupable ».
Les causes moins fréquentes :
◆ un syndrome hémolytique et urémique : pâleur intense, prise inhabituelle de poids, HTA, anémie, thrombopénie et insuffisance rénale aiguë ;
◆ une insuffisance surrénale aiguë (déshydratation hyponatrémique sévère) ;
◆ une hyperthyroïdie ;
◆ la fausse diarrhée des constipés ;
◆ un syndrome dysentérique des diarrhées invasives caractérisé par des selles fréquentes peu abondantes, glaireuses, souvent sanglantes, des douleurs abdominales, des signes généraux avec parfois un syndrome systémique important (fièvre, frissons).

La gastro-entérite aiguë

Ce trouble digestif aigu et souvent passager est à l'origine de diarrhées de survenue brutale.

L'épidémiologie

L'étiologie est virale dans 80 % des cas dans les pays industrialisés. Elle survient par épidémies automno-hivernales. Sa transmission est féco-orale (mains sales, eau et nourriture souillées) : ceci explique les mesures rigoureuses de lavage des mains et d'isolement qu'il faut prendre pour éviter des contaminations nosocomiales.

La clinique

Un contexte de gastro-entérite ou d'infection dans la famille oriente vers une origine virale.
Les vomissements ont un rôle important dans la prise en charge, puisqu'ils déterminent le type de réhydratation à proposer.
La chronologie typique des symptômes est la suivante : vomissements, fièvre, puis diarrhée.
Les signes en faveur d'une origine virale de la diarrhée sont : la présence d'arthralgies, d'une éruption.
La fièvre, elle, peut être stigmate d'une déshydratation intracellulaire, d'une diarrhée virale ou d'une forme entéro-invasive si elle est très élevée.

Les examens complémentaires

La plupart du temps, aucun examen complémentaire n'est utile.
Certaines situations dérogent pourtant à cette règle :
◆ pour une diarrhée avec déshydratation importante, faire un ionogramme sanguin et urinaire ;
◆ dans le cadre d'épidémies en collectivités scolaires, faire systématiquement une coproculture avec recherche de salmonelles (toxi-infection alimentaire) ;
◆ pour les signes en faveur d'une étiologie extra-digestive à la diarrhée, demander : radio pulmonaire, NFS, ECBU, VS, ponction lombaire ;
◆ pour une diarrhée après un séjour outre-mer, toujours faire une coproculture pour examen parasitologique des selles ;
◆ en cas de diarrhée invasive avec signes systémiques, pratiquer : NFS, hémocultures, coprocultures.

---

2. Certains antibiotiques (les bêta-lactamines en particulier) peuvent induire des colites pseudo-membraneuses par sélection de toxines de Clostridium Difficile (douleurs abdominales, fièvre, diarrhée souvent sanglante).

Les germes en cause

Tableau 18.4 : Les germes les plus fréquemment retrouvés à la coproculture.

Germe en cause	Épidémiologie	Clinique spécifique
• Rotavirus ou Adénovirus	• 80 % des diarrhées aiguës du nourrisson de 6 mois à 3 ans	
• *E. Coli*[1] ou *E. Coli* Entéropathogène (ECEP)	• 20 % des diarrhées aiguës des nourrissons • Surtout dans les pays en voie de développement	• Diarrhée aqueuse ou sanglante • Diarrhée invasive liée à un facteur d'adhésion (adhésine) et à une destruction cellulaire
• *E. Coli* Entérotoxinogène (ECET)	• Nourrissons et jeunes enfants • Quelques épidémies dans les pays industrialisés	• Diarrhée toxinique due à un facteur de colonisation (adhésion aux entérocytes) et à la production d'entérotoxine.
• *E. Coli* Entéro-hémorragique (ECEH)	• Épidémies	• Colites hémorragiques (diarrhée aiguë et rectorragies sans fièvre) dues à la souche O157 H7, soupçonnée dans la genèse du syndrome hémolytique et urémique
• Salmonelles non typhoïdiques (*S. typhi murium, S. enteritidis…*)	• > 1 600 sérotypes • Rares dans les pays industrialisés • Majorité des salmonelloses	• Diarrhée invasive avec signes de dissémination systémique
• *Salmonella Typhi* et *Paratyphi A*, B, C	• Rares dans les pays industrialisés	
• Shigelle (*Shigella Dysenteriae, S. Flexneri, S. Boydii, S. Sonnei…*)	• 40 sérotypes différents	• Diarrhée invasive par atteinte colorectale avec crampes abdominales et ténesme, 15 à 30 % de convulsions (encéphalite par la *Shiga* toxine : tropisme neurologique)
• *Campylobacter jejuni*	• 8 % des cas de diarrhées de l'enfant dans les pays industrialisés • Favorisée par les mauvaises conditions d'hygiène, contamination interhumaine et zoonose (volaille, bétail, chien, chat) ou nourriture souillée (lait)	• Diarrhée invasive, entérocolite, rectorragies (nouveau-nés) • Certaines souches sécrètent aussi une toxine
• *Yersinia Enterocolitica*	• 4 % des diarrhées aiguës, surtout dans les pays froids, hiver ++	• Diarrhée invasive sévère avec fièvre, parfois tableau pseudo-appendiculaire (atteinte iléale)

1. *Escherichia Coli.*

L'évolution et le traitement

L'évolution

Le plus souvent, l'évolution est favorable en quelques jours mais, parfois, la diarrhée persiste ou rechute (intolérance au lactose transitoire).

> **À noter...**
> Les selles ne sont pas stériles !
> Les *E. Coli*, staphylocoques, *Candida Albicans* dans les selles sont des présences non pathogènes qui ne requièrent pas de traitement spécifique.

Le traitement

La réhydratation systématique

(Voir p. 536)

La réalimentation précoce

Il est indispensable de prévenir les parents que les selles liquides vont persister sans que cela constitue un mauvais pronostic.
Les modalités de réalimentation prennent en compte le mode alimentaire de l'enfant :
- nourrisson allaité au sein : allaitement maternel à volonté, associé à la réhydratation ;
- enfant < 3 mois : interruption de l'alimentation pendant 6 heures, puis réalimentation avec un substitut hydrolysé pendant 1 mois ;
- enfant > 3 mois : interruption de l'alimentation pendant 6 heures, puis réalimentation avec :
  – sa formule habituelle si diarrhée banale ;
  – du lait sans lactose, associé à des yaourts en cas de diarrhée prolongée ou sévère.

Certains nourrissons ont un terrain fragile exigeant un niveau de surveillance extrême :
- âge inférieur à 3 mois ;
- dénutrition antérieure ;
- diarrhée de retour ;
- diarrhée chronique ;
- PB/PC[3] < 0,28 ;
- maladie digestive grave connue ;
- les Salmonelles chez le drépanocytaire peuvent être à l'origine de pneumopathies et d'ostéites (un portage chronique doit faire rechercher un foyer profond).

L'antibiothérapie

Elle doit rester rare.
Les antibiotiques favorisent le portage chronique de germes secondairement résistants. Il faut donc en prescrire le moins possible.
Les indications sont :
- l'infection à Salmonelles avec signes systémiques, à *campylobacter* ou à shigelles ;
- l'infection extra-digestive occasionnant de la diarrhée.

Les antidiarrhéiques

Ils ne sont jamais conseillés.
Le lopéramide (*Imodium*) est contre-indiqué chez le nourrisson de moins de 30 mois (occlusion intestinale, pullulation bactérienne, dépression du système nerveux central).

Les anti-sécrétoires

Le racécadotril (*Tiorfan*), anti-sécrétoire par effet inhibiteur des enképhalinases, est efficace dans les diarrhées aiguës, mais on ne dispose pas d'un recul suffisant (mise sur le marché en octobre 2000).

Les antiseptiques intestinaux

Ils n'ont aucun effet.

Les autres traitements

Les smectites (*Smecta*) peuvent être un complément efficace de la réhydratation.

Rôle de la puéricultrice

Prise en charge d'un enfant ayant une diarrhée aiguë
- Évaluer l'importance de la diarrhée :
  – selles très fréquentes ;
  – selles très aqueuses ;
- rechercher les facteurs de gravité :
  – vomissements ;
  – fièvre élevée ;

3. Périmètre brachial/périmètre crânien.

- troubles du comportement (apathie) ;
- signes de déshydratation ;
- ◆ conduite à tenir immédiate :
- appeler le médecin ;
- arrêter toute alimentation lactée et solide ;
- faire boire de l'eau avec des sels de réhydratation, souvent et en petites quantités ;
- agir contre la fièvre ;
- ◆ conduire un traitement symptomatique :
- alimentation : interrompre toute alimentation lactée, sauf le lait de régime prescrit, et apporter le régime antidiarrhéique prescrit ;
- respecter une hygiène stricte : biberons stériles et lavage soigneux des mains ;
- ◆ éviter ou traiter les effets secondaires. En cas de dermite du siège :
- augmenter le rythme des changes ;
- laver et sécher avec précaution ;
- appliquer une crème protectrice ;
- ◆ surveiller l'évolution de la diarrhée :
- peser l'enfant ;
- évaluer ses apports et ses pertes hydriques ;
- ◆ surveiller l'apparition de signes de complication.

Rôle de la puéricultrice

Prise en charge ambulatoire d'un enfant présentant une diarrhée modérée

- ◆ Confirmer l'aspect modéré de la diarrhée :
- selles molles ;
- selles de fréquence normale ou peu augmentée par rapport à la normale ;
- pas de signes d'accompagnement ;
- pas de signes de déshydratation ;
- ◆ rechercher une cause parmi les plus fréquentes :
- régime alimentaire (faire préciser) ;
- contexte de gastro-entérite dans la famille ou la collectivité fréquentée ;
- infection ORL intercurrente ;
- traitement par antibiotiques ;
- ◆ augmenter les apports hydriques : faire boire de petites quantités d'eau fraîche additionnée de sels de réhydratation ;
- ◆ modifier l'alimentation :
- pour l'enfant nourri au sein, ne pas interrompre l'allaitement ;
- chez le nourrisson diversifié : mettre en place un régime antidiarrhéique ;
- ◆ consolider les règles d'hygiène :
- lavage des mains ;
- stérilisation des biberons jusqu'à 5 mois ;
- ◆ surveiller l'état de la peau au niveau du siège ;
- laver et sécher soigneusement ;
- appliquer une crème protectrice en cas de rougeurs ;
- ◆ surveiller l'évolution : les selles s'améliorent en quelques jours.

Le médecin doit être consulté si :

- ◆ l'enfant vomit ou présente une hyperthermie ;
- ◆ l'enfant refuse de s'alimenter et de boire ;
- ◆ l'enfant a des signes de déshydratation ou des troubles du comportement.

Le régime antidiarrhéique

La puéricultrice tiendra compte de l'âge de l'enfant et de son mode d'alimentation.

Pour un enfant de 6 mois et demi

Exemple pour un enfant pesant 7 kg et prenant 4 repas dont un repas à la cuillère le midi :

- 6 heures : biberon 240 ml d'eau + 8 mesurettes d'ALD2 + 2 cuil. à café de farine de riz ;
- 11 heures : purée de carottes + 2 cuil. à café de poisson poché + 1 cuil. à café de pomme crue râpée ;
- 16 heures : 1/2 pot de crème de tapioca ;
- 21 heures : biberon 240 ml d'eau + 8 mesurettes d'ALD2 + 3 cuil. à café de maïzena.

Pour un enfant ayant une alimentation diversifiée

Aliments à favoriser :

- riz, tapioca, maïzena ;
- yaourts ;
- carottes ;
- poissons et viandes cuits à l'eau ou grillés ;
- banane bien mûre écrasée ;
- pomme crue râpée, coing.

Aliments à éviter :

- pain, pomme de terre ;
- lait et fromages ;
- légumes verts ;
- viandes poêlées ;
- fruits cuits et crus ;
- pruneaux, jus de fruits.

La déshydratation aiguë du nourrisson

On distingue :

- la déshydratation extra-cellulaire, caractérisée par une perte prédominante de sodium (diarrhée) ;
- la déshydratation intracellulaire, caractérisée par une perte prédominante d'eau (coup de chaleur).

La physiopathologie

La déshydratation rapide

Le nourrisson se déshydrate facilement en raison de particularités propres à son âge :

- la prédominance du secteur hydrique. Chez le nourrisson, le compartiment hydrique représente près des 2/3 du poids alors que, chez l'adulte, l'eau totale ne représente plus que la moitié du poids ;
- l'importance des pertes sensibles. Chez le tout-petit, le rapport surface cutanée/poids est le double de celui de l'adulte. Les pertes sont normalement de 1 ml/kg/h. La fièvre, une polypnée, un coup de chaleur les majorent de 15 % (en pratique, cela représente un biberon d'eau supplémentaire) ;
- l'immaturité du rein. Il y a une diminution des capacités de concentration des urines ;
- la dépendance à l'adulte. Le nourrisson n'exprime pas ou mal sa sensation de soif. L'entourage peut facilement sous-estimer les besoins hydriques, surtout en cas de fièvre, de diarrhée ou de polypnée.

Les conséquences sévères

Le nourrisson s'adapte mal à des pertes excessives. Les entrées et sorties d'eau quotidiennes représentent plus de 1/3 du volume extra-cellulaire contre 1/6e chez le grand enfant : toute sortie excessive non compensée entraîne rapidement une déshydratation sévère, l'immaturité rénale empêchant la correction des troubles métaboliques avec fuite urinaire du sodium et absence de lutte contre l'acidose.

L'examen clinique

L'appréciation de l'hémodynamique

Il est capital de rechercher tout signe de choc hypovolémique secondaire à la déshydratation :
- allongement du temps de recoloration cutanée > 3 secondes (voir p. 529) ;
- existence de marbrures et/ou d'extrémités froides : il peut exister un lacis veineux visible et/ou une température des pieds qui paraît abaissée par rapport au reste du corps ;
- tachycardie (prendre en compte l'âge de l'enfant et la fièvre) ;
- pouls filant : un pouls rapide et difficile à percevoir témoigne d'une mauvaise hémodynamique ;
- hypotension artérielle : chez le nourrisson, la normale est de 96 mm de Hg +/– 14 ;
- oligurie : son observation nécessite la mise en place d'un collecteur d'urines ;
- troubles de la conscience : somnolence, agitation, voire convulsions ;
- polypnée ample : c'est le signe d'une acidose métabolique sévère.

À noter...

Choc = collapsus = trouble de l'hémodynamique.

Mauvaise circulation du sang vers les tissus = risque vital.

Mesure de la tension artérielle chez le nourrisson

Bien positionner le brassard au milieu de l'avant-bras.

Mesurer plusieurs fois :
- un brassard trop grand risque de sous-estimer la TA ;
- un brassard trop petit risque de surestimer la TA.

L'évaluation du degré de déshydratation

La perte de poids est le paramètre principal.

$$\text{Perte de poids} = \frac{\text{poids de réf.} - \text{poids actuel en \%}}{\text{poids de référence}}$$

Ce pourcentage détermine en grande partie l'attitude thérapeutique :
- déshydratation < 5 % : pas ou peu de signes cliniques ;
- déshydratation comprise entre 5 % et 10 % : signes cliniques de déshydratation extra-cellulaire sans collapsus, ni persistance du pli cutané ;
- déshydratation comprise entre 10 % et 15 % : persistance du pli cutané constante, parfois accompagnée de choc ;
- déshydratation > 15 % : choc.

Mesure de la persistance du pli cutané

Il est conseillé de pincer délicatement la peau de l'abdomen, puis de la relâcher.

Si elle reste plissée (comme celle d'une personne âgée), la déshydratation est d'au moins 8 à 10 % de perte de poids corporel.

Les signes de déshydratation

- Déshydratation extra-cellulaire modérée :
  - perte de poids ;
  - dépression de la fontanelle ;
  - yeux cernés et creux ;
  - persistance du pli cutané.
- Déshydratation extra-cellulaire grave : collapsus (tachycardie, pouls filant, hypotension artérielle, oligurie, allongement du TRC, marbrures, extrémités froides).
- Déshydratation intracellulaire modérée :
  - perte de poids ;
  - soif, sécheresse des muqueuses ;
  - fièvre.
- Déshydratation intracellulaire grave :
  - somnolence ;
  - convulsions.

Les examens complémentaires

- En cas de déshydratation modérée : aucun.
- En cas de déshydratation sévère :
  - ionogramme sanguin. Il permet d'apprécier les pertes en sodium et de guider les modalités de réhydratation ;
  - ionogramme urinaire ;
  - gaz du sang : recherche d'une acidose métabolique.

Le bilan étiologique dépend du contexte.

Rôle de la puéricultrice

Accueil en service d'urgence d'un enfant suspecté de déshydratation

Évaluation de la gravité de la situation

- Hémodynamique :
  - pouls, TA, TRC ;
  - marbrures et température des extrémités ;
  - état de conscience.
- Perte de poids :
  - rechercher le dernier poids connu dans le carnet de santé et comparer avec le poids du jour ;
  - si le dernier poids connu est ancien, corriger en utilisant la courbe de poids.
- Vomissements empêchant tout apport hydrique oral.

Conduite à tenir

- Immédiatement :
  - faire intervenir le médecin en urgence ;
  - surveiller l'évolution minute par minute en attendant l'arrivée du médecin.
- En cas de signes de gravité :
  - poser une poche à urines (non stérile) ;
  - poser une voix d'abord ;
  - en cas de veines plates, essayer de poser une jugulaire externe ;
  - essayer une réhydratation orale à haut débit (250 ml/kg/j) par sonde gastrique pour rétablir un minimum l'hémodynamique (même en cas de vomissements[1]).
- En cas de déshydratation modérée, proposer une réhydratation orale (1 sachet de sels de réhydratation dans 200 ml d'eau).

1. Les vomissements sont souvent d'origine cétonique et sont atténués par un soluté sucré.

Les modalités thérapeutiques

Elles varient selon la nature de la déshydratation :
- en cas de déshydratation modérée (< 5 %) : réhydratation orale (200 à 250 ml/kg/j) à proposer à volonté, tous les quarts d'heure, réfrigérée ;
- en cas de déshydratation moyenne (de 5 à 10 %) :
  - essai de réhydratation orale ;
  - en cas d'échec (refus ou vomissements), réhydratation par sonde gastrique ou perfusion ;
- en cas de déshydratation sévère (> 10 %) : c'est une urgence thérapeutique, l'hospitalisation s'impose.

La pose d'une voie veineuse

Elle sera :
- périphérique ;
- intra-osseuse dans les situations gravissimes ;
- un cathéter si un anesthésiste est présent.

Le remplissage immédiat

Macromolécules ou sérum physiologique en 20 à 30 minutes :
- *Elohes* : 15 ml/kg ;
- sérum physiologique : 20 ml/kg.

La réhydratation

Une fois l'hémodynamique restaurée, la déshydratation est corrigée lentement pour éviter l'apparition de troubles hémodynamiques iatrogènes.
- Quantités : besoins de base + 30 ml/kg/j (150 ml/kg/j chez le nourrisson).
- Débit : constant les 24 premières heures.
- Soluté : standard type Plasmalyte 4G5 (à corriger selon les résultats de l'ionogramme sanguin).

Les besoins moyens en eau selon l'âge de l'enfant
- *À 1 mois : 150 ml/kg/j.*
- *De 6 à 12 mois : 120 ml/kg/j.*
- *De 1 à 2 ans : 100 ml/kg/j.*
- *De 2 à 4 ans : 80 ml/kg/j.*
- *Plus de 4 ans : 55 ml/kg/j.*

En cas d'anurie au bout de 6 heures :
- refaire un ionogramme sanguin + NFS + échographie (recherche d'une pathologie rénale) ;
- perfuser du *Lasilix* : 1 ml/kg/j.

Rôle de la puériculture

Surveillance d'un enfant présentant une déshydratation sévère

- Contrôler le poids toutes les 4 heures.
- Faire le bilan des entrées et sorties toutes les 2 heures.
- Surveiller la diurèse toutes les heures au début, puis toutes les 6 heures à la reprise.
- Hémodynamique : pouls, TA, TRC, chaleur des extrémités.
- Voie d'abord veineuse et débit de la perfusion.
- Rechercher des signes de déshydratation.
- Dépistage des complications.
- Prélèvements biologiques de contrôle.

L'hospitalisation

Elle s'impose dans les cas de déshydratation suivants :
- sévère ;
- chez un enfant très petit ;
- chez un enfant souffrant d'autres pathologies ;
- sans étiologie évidente ;
- avec polyurie (problème rénal ou diabète) ;
- impossibilité d'absorber quoi que ce soit par la bouche ;
- vomissements incoercibles ;
- difficulté de compréhension ou mauvaise compliance des parents.

Le pronostic

Il est conditionné par :
- la rapidité de la prise en charge ;
- l'état hémodynamique à l'arrivée.

Le pronostic fonctionnel peut être mis en jeu par :
- les complications rénales (thrombose des veines rénales, nécrose corticale ou papillaire) ;
- les complications neurologiques (convulsions).

Les étiologies

Les pertes excessives

- Digestives :
  - gastro-entérite aiguë ;
  - vomissements ;
  - aspiration digestive non compensée ;
  - fistules digestives, entérostomies.
- Rénales :
  - uropathies malformatives ;
  - tubulopathies ;
  - diabète insipide ;
  - intoxication aux diurétiques ;
  - insuffisance rénale.
- Endocriniennes avec fuite rénale :
  - diabète sucré ;
  - hypercalcémie ;
  - syndrome de perte de sel.
- Cutanées :
  - brûlures ;
  - coup de chaleur ;
  - mucoviscidose ;
  - dermatoses étendues, suintantes ;
  - hyperthermie.
- Respiratoires : hyperventilation.

Les apports insuffisants

- Erreur diététique.
- Anorexie.
- Troubles de la conscience.
- Troubles de la déglutition.

La constipation

Elle varie selon l'âge et le mode d'alimentation.

La prise en compte de l'âge

Le nombre de selles moyen est de :
- 4 selles par jour à 1 semaine ;
- 2 ou 3 selles par jour entre 6 et 12 mois ;
- moins de 2 selles par jour vers 2 ans (à cet âge, seulement 4 % des enfants auraient moins d'une selle par jour).

La prise en compte du mode d'alimentation

En cas d'allaitement maternel

Le nombre de selles d'un enfant allaité est extrêmement variable : de 8 par jour à 1 par semaine, écart non exceptionnel et non pathologique, et qui ne justifie pas l'arrêt de l'allaitement maternel.
Le nourrisson présente le plus souvent une selle jaune d'or après chaque tétée. Cependant, le caractère sans résidus du lait de femme provoque une constipation très bien supportée cliniquement ; ce symptôme doit donc être respecté sans exploration ni traitement particulier.

En cas d'allaitement artificiel

Le nombre de selles est en général plus faible : 1 à 2 par jour.

On parle alors de constipation si le nombre de selles est inférieur à 1 par 24 heures.

Les signes d'appel

- La raréfaction du nombre de selles. Les selles sont :
  - dures ;
  - parfois difficiles à émettre ;
  - source de douleurs (pleurs) ;
  - accompagnées de saignements (fissure anale).
- Les troubles digestifs :
  - douleurs abdominales ;
  - diarrhée ;
  - incontinence.

Les parents n'arrivent pas à préciser les caractéristiques du transit de leur enfant.

L'interrogatoire doit faire préciser si les douleurs sont soulagées par l'émission d'une selle, si elles suivent le cadre colique, si les épisodes de diarrhée font suite à l'émission d'un bouchon muqueux ou à l'émission de selles dures (fausse diarrhée de stase chez les enfants constipés).

La conduite à tenir

L'anamnèse

Le bilan des antécédents

- Notion de constipation familiale : sa présence oriente en faveur d'une cause fonctionnelle.
- Date d'émission du méconium : un retard d'émission du méconium associé à une constipation impose la pratique d'examens complémentaires et la recherche d'une étiologie organique.
- L'apprentissage de la propreté : un apprentissage trop précoce ou trop insistant de la part des parents peut induire une attitude d'opposition somatisée sous forme de constipation. Cela peut témoigner d'un trouble de la relation parent/enfant et orienter vers une pathologie psychosomatique.

Le bilan du mode de vie de l'enfant

De nombreux éléments de la vie quotidienne favorisent l'installation d'une constipation :
- départs trop précipités à l'école ;
- rythme scolaire lourd ;
- caractère « peu accueillant » des toilettes de l'école ou... de la maison ;
- pratique d'activité physique réduite (télévision, console de jeux, trajets en voiture...) ;
- événement familial traumatisant (séparation, deuil, déménagement...).

Le bilan des habitudes nutritionnelles

Chez le petit nourrisson :
- reconstitution des biberons ;
- excès de céréales ;
- autres apports intempestifs (miel, sucre, pain, etc.).

Chez l'enfant d'âge scolaire :
- abus d'aliments constipants (ce sont les plus conviviaux parce que sucrés) : saccharose. Par exemple : un enfant de 2 ans qui mange 1 bouillie + 1 yaourt sucré + 1 entremet + 5 bonbons + 2 verres de boisson sucrée reçoit 95 g de saccharose, soit 3 fois la ration quotidienne recommandée !
- insuffisance d'apport de fibres alimentaires (céréales complètes, légumes et fruits) : elle explique souvent la constipation de l'enfant.

Les examens

L'examen clinique :
- l'abdomen peut être ballonné ;
- la palpation peut retrouver des fécalomes.

L'examen proctologique :
- permet de dépister une fissure ou une inflammation qui aggrave la constipation (l'enfant se retient pour ne pas avoir mal) ;
- peut mettre en évidence une antéposition anale qui favorise la constipation.

Le toucher rectal doux :
- sera proposé après explications ;
- apprécie le tonus de l'anus ;
- apprécie la vacuité du rectum ou la présence d'un fécalome à ce niveau.

Les examens complémentaires : la plupart du temps, aucun examen clinique n'est utile.

On effectuera une recherche de maladie de Hirschsprung[4] par :
- une manométrie rectale : recherche du réflexe recto-anal inhibiteur ;
- un lavement opaque : recherche une disparité de calibre qui indique la partie malade du côlon ;
- une biopsie rectale : confirme la pathologie ;
- un cliché de l'abdomen sans préparation en décubitus dorsal : mesure le degré d'encombrement stercoral, sa localisation, la présence d'éventuels fécalomes, la présence de niveaux hydro-aériques.

Le traitement

- En cas de constipation au lait de mère : aucun traitement. Pour réduire l'inquiétude des parents, expliquer la bénignité du symptôme.
- En cas de ballonnement abdominal, ou de syndrome douloureux : suppositoire à la glycérine (*Bébégel*) de manière transitoire.

4. Aussi appelée « mégacôlon congénital ».

◆ L'hygiène alimentaire. La correction des habitudes alimentaires est un des piliers du traitement ; elle se fait par :
– l'introduction ou l'augmentation des aliments riches en fibres (voir rappel) ;
– la restriction des aliments « antidiarrhéiques » : riz, carottes, pomme de terre ;
– l'augmentation des apports en eau (*Hépar*, de temps en temps seulement) ;
– le contrôle des apports en saccharose (pas plus de 10 % de la ration calorique quotidienne).
◆ L'hygiène de vie. Renforcer l'hygiène de la vie quotidienne :
– aller au WC 2 fois par jour, de préférence après les repas pour utiliser au mieux le réflexe gastro-colique ;
– pratique d'une activité physique quotidienne, même légère : marche, vélo, saut à la corde.

Apports en fibres de quelques aliments

(en gramme de fibres pour 100 g. d'aliment)

- *Pruneaux : 10 g.*
- *Cacahuètes : 10 g.*
- *Lentilles cuites : 8 g.*
- *Pain complet : 7 g.*
- *Noix : 5,3 g.*
- *Artichaut : 3 g.*
- *Chou-fleur : 2 g.*
- *Poireau : 2 g.*
- *Poire : 2 g.*
- *Épinards : 1,5 g.*
- *Pomme : 1,5 g.*

Recommandations diététiques pour le régime de l'enfant constipé

Augmenter certains aliments

◆ Dès la diversification :
– les légumes verts à fibres courtes (surtout haricots verts, épinards, courgettes) moulinés ;
– les matières grasses végétales : remplacer la noisette de beurre par une cuillère à café d'huile ;
– les fruits à fibres (pruneaux) ;
– les fruits frais écrasés ou en jus ;
– les compotes de fruits sans sucre ajouté ;
– les farines aux fruits, pruneaux.
◆ À partir de 2 ans :
– les céréales complètes : riz, blé concassé, pain, polenta ;
– les légumineuses : lentilles, haricots, pois chiches ;
– les fruits secs mixés : noix, cacahuètes, figues.

Limiter certains aliments

◆ Dès la diversification :
– l'apport excessif de laitages (pas plus de 500 ml de lait ou équivalents-lait) ;
– le saccharose ajouté ;
– les céréales blanches (riz, farine, pain).
◆ Après 2 ans :
– les boissons sucrées ;
– les barres (chocolat) ;
– les bananes.

Faire boire systématiquement de l'eau pure.

Le traitement médicamenteux

Il prévoit :
◆ des substances à propriété osmotique qui ramollissent les selles : lactulose, lactitole, macrogol ;
◆ de l'huile de paraffine employée comme lubrifiant.

Le traitement symptomatique

Il consiste en lavements pour évacuer un fécalome.

Le lavement évacuateur

◆ Expliquer à l'enfant ce qui va se passer : introduction de liquide suivie d'émission de selles qu'il aura du mal à retenir.
◆ Respecter sa pudeur :
– éviter la présence d'autres personnes dans la pièce ;
– recouvrir d'un drap le bas du corps.
◆ Préparer le liquide de lavement :
– quantité : 30 ml/kg ;
– soluté : moitié eau, moitié sérum physiologique + huile de paraffine ;
– faire tiédir (environ 35 °C).
◆ Installer l'enfant confortablement : position décubitus latéral gauche.
◆ Administrer le lavement :
– lentement ;
– en surveillant les réactions de l'enfant ;
– laisser agir : l'enfant peut se tourner sur le dos, puis sur le côté droit.
◆ Faire évacuer : mettre l'enfant sur un bassin (il n'a pas toujours le temps d'aller aux toilettes).
◆ Évaluer l'efficacité : le liquide de retour est de plus en plus clair.

Le traitement de la cause

On aura recours :
- à la chirurgie en cas de maladie de Hirschsprung ;
- à l'avis du pédopsychiatre en cas de problème psychosomatique.

Les troubles du comportement alimentaire du nourrisson

Les troubles du comportement alimentaire du nourrisson constituent pour les familles une grande source d'inquiétude et un motif fréquent de consultation pédiatrique.
Une analyse rigoureuse de la situation, un examen complet, la construction d'une courbe de la croissance staturo-pondérale permettent de différencier les causes somatiques des comportements psychogènes.
Trois situations résument les troubles du comportement alimentaire du jeune nourrisson : le refus alimentaire, le méricysme, les vomissements.

Les refus alimentaires

Les anorexies somatiques

L'interrogatoire, un examen clinique complet, quelques examens complémentaires ciblés permettent bien souvent de rattacher l'anorexie à une cause simple :
- une erreur diététique (ration alimentaire excessive, mauvaise préparation des biberons, excès d'apport de farines) ;
- un appétit modeste chez les enfants présentant un retard de croissance à début intra-utérin, une infection aiguë (rhinopharyngée, bronchique, voire digestive ou urinaire) ;
- une anémie hypochrome ;
- une douleur aiguë œso-gastrique ou intestinale ; ainsi certaines œsophagites liées à un reflux gastro-œsophagien se traduisent par une baisse progressive de l'appétit ;
- une malabsorption digestive (intolérance aux protéines de lait de vache, maladie cœliaque) ;
- une cardiopathie congénitale ;
- une insuffisance rénale.

Les anorexies psychogènes

Il en existe trois formes, selon la classification de Woolston.

Le type I

C'est la forme la plus sévère, sous-tendue par un trouble grave de la relation mère/enfant. Le nourrisson présente un trouble du langage, de la motricité et de l'adaptation sociale. Il peut s'agir de la première manifestation d'une psychose infantile précoce. Plus souvent, il s'agit d'une dépression du nourrisson secondaire à de graves difficultés maternelles.

Le type II

Il correspond à une malnutrition protéino-énergétique secondaire à une mauvaise information ou un manque de connaissances des mères qui n'assurent pas un apport alimentaire satisfaisant. Dans ce cas, la mère n'a pas de perturbation psychopathologique et l'enfant présente un bon développement psychomoteur.

Le type III

L'anorexie d'opposition (ou anorexie commune précoce) est la forme la plus fréquente.
Le diagnostic est évoqué par :
- la chronologie des événements : il s'agit généralement d'un nourrisson ayant bien poussé jusque-là, dont l'appétit est considéré comme normal ou un peu faible et qui, brutalement, n'a plus faim, commence à laisser tout ou partie de son biberon. Sa mère, qui n'accepte pas ce changement de comportement, a voulu le forcer ; il vomit, refuse ses biberons. La progression pondérale s'est arrêtée, le *forcing* alimentaire s'est accru et le cercle vicieux s'est installé ;
- l'examen clinique : il est rassurant (l'enfant est gai, tonique, éveillé, attentif).

> **Rôle de la puéricultrice**
>
> **Analyser une situation de difficulté alimentaire chez l'enfant**
> - Situer l'enfant dans sa famille et sa fratrie :
>   - rang, filiation ;
>   - mode de garde ou séparation des parents.
> - Histoire personnelle :
>   - ruptures d'avec le milieu familial ou deuil ;
>   - précocité et/ou changements de mode d'accueil ;
>   - pathologies organiques.
> - Développement :
>   - étapes du développement psychomoteur ;
>   - troubles psychopathologiques antérieurs.
> - Événements familiaux.
> - Facteurs de stress de la vie quotidienne.

La narration par la famille d'un repas « type » est éloquente et confirme l'impression diagnostique. Les parents ont tout essayé : le jeu, la musique, les cris, la menace, les changements de nourriture. Cette lutte entre une mère angoissée et son enfant aboutit à l'installation chez l'enfant d'une frustration qu'il manifeste selon des modalités propres à son âge (cris, troubles du sommeil, refus d'alimentation).

Le traitement des anorexies

Les conseils pédiatriques et psychologiques portent sur des aménagements pratiques et la réassurance de la mère quant à sa capacité maternelle.

Rôle de la puéricultrice

Prévenir les refus alimentaires

- Ne pas insister pour que l'enfant finisse ses repas.
- Proposer des quantités plutôt plus faibles et resservir au besoin.
- Varier l'alimentation et les présentations, et éviter :
  - de remplacer un aliment par un autre quand l'enfant n'en veut pas ;
  - d'enrichir l'alimentation sous prétexte de mieux nourrir ;
  - de modifier brutalement les habitudes alimentaires ;
  - de jouer avec l'enfant au cours du repas.
- Jouer souvent en dehors des repas (surtout après).

Les vomissements

Les vomissements se produisent dans des situations très diverses. D'apparition précoce, on note une augmentation de leur fréquence au deuxième semestre (entre 6 et 8 mois). Les conditions de leur survenue sont variables. L'évocation de leur caractère psychogène ne peut intervenir qu'après avoir écarté avec certitude une affection médicale, chirurgicale ou diététique.
Les vomissements s'intègrent alors dans un contexte de contrariété, de colère, ou de fortes émotions. Les vomissements psychogènes habituels, les mieux connus, accompagnent souvent l'anorexie commune de la première enfance et disparaissent avec elle.
Les formes inquiétantes le sont soit par leur intensité, soit par leur ténacité.

Le mérycisme

Le mérycisme est une activité ruminatoire qui s'installe électivement durant le second semestre de vie.
Le vomissement (temps premier) est caractérisé par une régurgitation provoquée obtenue par une série d'efforts qui mettent en jeu le pharynx, la musculature thoraco-abdominale et diaphragmatique. Le bol alimentaire ainsi remonté dans la bouche est alors conservé et mâchonné. Ce mâchonnement se fait de manière continue, inlassable, puis l'enfant finit par ravaler, avant de régurgiter à nouveau (voir p. 706).

Conclusion

Les troubles alimentaires du nourrisson sont rarement la conséquence d'une maladie organique, mais elle ne doit pas être méconnue.
Ils devraient n'être qu'un événement passager et transitoire, mais ils sont bien souvent durables en raison de l'installation d'un trouble de la relation mère/enfant.
Le traitement est d'abord pédiatrique : respecter de simples règles de comportement alimentaire. En cas d'échec ou de persistance, il repose sur une psychothérapie précoce mère/enfant.
La prévention est simple : l'appétit de l'enfant doit toujours être respecté et le *forcing* évité.
Le pronostic est en règle générale favorable.

BIBLIOGRAPHIE

BENHAMOU P.-H. et DUPONT C. – Constipation fonctionnelle du jeune enfant et du nourrisson. In : *Médecine et enfance*, 1999, n° 19, suppl., pp. 1-8.

BRETON A. – Les coliques du nourrisson. In : *Médecine et enfance*, 1999, n° 7, pp. 357-369.

CHEVALLIER B. – *Diététique infantile.* Masson, Paris, 1999.

FAURE C. – Reflux gastro-œsophagien. In : *Médecine et enfance,* 1999, n° 10, pp. 565-575.

FAURE C., LE LUYER B., AUJARD Y. – Position de sommeil, prévention de la mort subite du nourrisson et reflux gastro-œsophagien. In : *Archives de pédiatrie,* 1996, n° 3, pp. 598-601.

FOUCAUD P., BOIGE N., ARAUJO E., BELLAICHE M., MISSONNIER S. – Reflux gastro-œsophagien du nourrisson : une médicalisation excessive ? In : *Archives de pédiatrie,* 1998, n° 5, pp. 955-957.

GALLET J.-P., VALLETEAU DE MOULLIAC J., CHEVALLIER B. – Les troubles du comportement alimentaire. In : *Guide Pratique de la Consultation en Pédiatrie,* MMI Éditions, Paris, 1999.

GOULET O. – Prise en charge de la constipation de l'enfant. In : *Archives de pédiatrie,* 1999, n° 6, pp. 1224-1230.

GUEDENEY A. – *Actualités du mérycisme, la psychiatrie de l'enfant.* 1995 ; n 38 : 345-63.

HUET F. – Diarrhées aiguës. In : *Médecine et enfance,* 2000, n° 1, pp. 29-39.

KNAUER D., PALACIO F. – Troubles alimentaires précoces : aspects cliniques et interactifs. In : *Médecine et hygiène,* 1998 : 56 : 1777-83.

KREISLER L., FAIN M., SOULE M. – Anorexie et vomissements. In : *L'enfant et son corps.* PUF, 4e édition, Paris, 1987.

KREISLER L. – La rumination ou mérycisme. In : *Traité de Psychiatrie de l'enfant et de l'adolescent,* PUF, Paris, 1974.

KREISLER L. – *Le nouvel enfant du désordre psychosomatique.* Privat, Toulouse, 1989.

MOUTERDE O. – Constipation. In : *Médecine et enfance,* 2000, n° 3, pp. 175-185.

MOUTERDE O., MARIE-CARDINE A., MALLET E. – à propos de la constipation au lait de mère. In : *Archives de pédiatrie,* 1999, n° 6, p. 229.

NAVARRO J., FAURE C., CEZARD J.-P. – *Allergies alimentaires.* DOIN, Paris, 1993.

ROBIN D., SANCHEZ-CARDENAS M. – Considérations diagnostiques sur les anorexies du nourrisson. In : *La psychiatrie de l'enfant,* PUF, 1995.

SCWEITZER M.-G. – Alimentation et Psychopathologie du développement. In : *Diététique de l'enfant,* par Chevallier B. *et alii,* Masson, Paris, 1996.

TOUNIAN P. – Obésité et dyslipidémies. In : *Médecine et enfance,* 2000, n° 2, pp. 101-115.

CHAPITRE 19

La maltraitance, prise en charge hospitalière de l'enfant[1]

Capacités attendues pour l'exercice de la puéricultrice

- Repérer les signes cliniques de suspicion de mauvais traitements physiques et de négligence en soins ; en référer immédiatement au médecin.
- Décider, en équipe, de la conduite à tenir, afin d'assurer une attitude cohérente vis-à-vis de l'enfant et de ses parents.
- Établir une relation de confiance avec l'enfant, évaluer ses potentialités psychoaffectives et donner un avis, en tant que puéricultrice, lors de la recherche des mesures adaptées pour protéger l'enfant.

Il convient de distinguer l'enfant maltraité de l'enfant en risque de maltraitance : conditions d'existence risquant de mettre en danger sa santé, sa sécurité, sa moralité, son éducation, sans qu'il soit pour autant maltraité.

« L'enfant maltraité est celui qui est victime de la part de ses parents – ou d'autres adultes ayant autorité sur lui –, de violences physiques, de sévices psychologiques, de négligences (ou absences de soins) ou d'abus sexuels pouvant avoir des conséquences graves sur son développement physique ou psychologique… »[2]

Définition

Ces nuances ne mettent pas à l'abri de difficultés d'appréciation dans un certain nombre de situations dites « limites » :

- limite de l'intentionnel et de l'accidentel (certains accidents récidivants peuvent être considérés comme relevant de la maltraitance) ;
- frontière floue entre le mauvais traitement et la correction parentale « inappropriée » ;
- variabilité des attitudes selon les cultures, les coutumes ethniques (infibulation).

La notion de violences à enfants s'est également progressivement élargie et on y inclut également le syndrome de Münchausen par procuration : désordre psychiatrique d'un parent (la mère le plus souvent) qui invente une symptomatologie conduisant à hospitaliser l'enfant à plusieurs reprises et à le soumettre à des investigations complémentaires traumatisantes, voire lui administrer un traitement pour une pathologie qu'il n'a pas.

La fréquence

L'Office décentralisé de l'Action sociale (ODAS) estime à 83 500 le nombre d'enfants en danger en France, les trois quarts en risque de maltraitance, et un quart réellement maltraité, soit 18 500 enfants par an. Parmi ceux-ci, il s'agit de violences physiques dans un tiers des cas, d'abus sexuels dans un autre tiers et de violences psychologiques pour le tiers restant[3].

1. Auteur : Professeur Bertrand CHEVALLIER, pédiatre.
2. Paul Strauss, Association française d'information et de recherche sur l'enfance maltraitée (AFIREM).
3. Statistiques 1999.

Les facteurs de risque

Les enfants victimes de maltraitance sont le plus souvent des enfants jeunes, âgés de moins de 3 ans. L'analyse des différentes situations rapportées permet de classer en trois groupes les facteurs de risque de maltraitance à enfant :
- les caractéristiques propres à l'enfant ;
- la personnalité des parents ;
- les conditions socio-économiques ou culturelles.

Les caractéristiques propres à l'enfant

L'enfant en cause peut être le seul enfant maltraité de la fratrie. Quelques motifs de cette maltraitance élective sont parfois retrouvés :
- enfant adultérin ;
- présence d'un handicap moteur ou sensoriel ;
- enfant né prématurément séparé de sa famille pendant plusieurs mois ;
- enfant agité, difficile à élever, peu valorisant aux yeux de ses parents, voire culpabilisant, signe d'échec parental.

La personnalité des parents

Les troubles mentaux sont rarement en cause.
À l'inverse, sont fréquemment retrouvés l'alcoolisme, ou d'autres toxicomanies.
Certains traits psychologiques spécifiques sont plus volontiers rencontrés, tels que des troubles de l'affectivité, un sentiment de frustration, des difficultés à accepter les contraintes de la vie familiale, à reconnaître les besoins propres de l'enfant.
Ces parents ont parfois subi dans leur enfance des carences psychoaffectives majeures, une cellule familiale disloquée, voire même des sévices.

Les conditions socio-économiques ou culturelles

Cependant, la maltraitance touche l'ensemble des milieux socio-économiques. La majorité des situations de maltraitance intéresse :
- les milieux défavorisés (chômage, transplantation, isolement) ;
- des familles en situation difficile (mère célibataire, concubinages successifs, placements multiples des enfants chez des nourrices non agréées ou en institution.

À ces situations instables s'ajoutent parfois :
- le surpeuplement du logement ;
- une certaine pauvreté intellectuelle ou culturelle ;
- le seuil de tolérance à l'agitation ou aux pleurs d'un enfant qui se trouve abaissé, pouvant expliquer le passage à l'acte.

Dans les milieux plus favorisés, les sévices sont souvent plus subtils et ainsi mieux dissimulés. Certains troubles de la personnalité ou relationnels y sont plus volontiers rencontrés.

Les périodes à risques

Certaines périodes du cycle familial sont plus à risque : déménagements, perte d'emploi, naissance d'un enfant non désiré. La connaissance de ces situations est importante dans une optique de prévention.

L'évocation clinique et le diagnostic de maltraitance

La maltraitance peut être évoquée dans deux types de situations distincts :
- la situation est rapportée par un proche ou un voisin : la maltraitance est le motif de l'intervention ;
- la maltraitance est suspectée alors que le motif de la consultation est tout autre.

Le diagnostic est évoqué sur des indices cliniques, conforté par l'interrogatoire de la famille ou la constatation d'antécédents pathologiques et rendu probable sur la conjonction de tous ces facteurs avec les données de l'imagerie médicale.

Les indices de suspicion clinique

Les signes de mauvais traitements physiques

- **Les lésions tégumentaires :**
  - hématomes et/ou ecchymoses multiples, siégeant en particulier au niveau du visage, du cuir chevelu, des parties couvertes comme le thorax, la région lombaire ;
  - traces de brûlures au niveau de la bouche ou du dos des mains (cigarettes) ;
  - morsures, voire plaque d'alopécie (arrachage de cheveux).
- **Les lésions pluri-orificielles :**
  - anus ;
  - organes génitaux externes ;
  - fesses ;
  - scrotum (hématocèle) ;
  - cloison nasale.

◆ **Les lésions osseuses :**
– fractures des os longs ou des os plats (côtes, sternum, omoplates) ;
– arrachements métaphysaires (humérus, tibia).
◆ **Les signes neurologiques :**
– troubles du comportement ;
– convulsion ;
– coma pouvant révéler un hématome sous-dural ou des lésions péricérébrales chez un enfant secoué.
◆ **Les autres types de lésions** sont plus rares :
– hémopéritoine ;
– hémothorax.

Les signes de négligence physique ou psychoaffective

◆ Hygiène déficiente.
◆ Hypotrophie staturo-pondérale.
◆ Intoxications ou accidents à répétition.
◆ Troubles du comportement (fugues, tentative de suicide chez l'enfant plus âgé) ou retard de langage.
◆ Troubles de l'alimentation (anorexie, boulimie, pica).

La confirmation du diagnostic

Aucune de ces données n'est à elle seule pathognomonique d'un enfant maltraité.
Outre les signes objectifs, certains points tirés de l'interrogatoire renforcent la suspicion et la décision d'hospitaliser l'enfant :
◆ la répétition des « accidents » ;
◆ la discordance entre les lésions observées et le discours familial ;
◆ l'importance du délai entre l'apparition des signes et la consultation médicale ;
◆ le désir d'impliquer une tierce personne pour expliquer les faits.

La prise en charge de l'enfant

La prise en charge d'un enfant chez qui le diagnostic de maltraitance est suspecté comprend trois étapes :
◆ réunir les éléments permettant de conforter l'hypothèse ;
◆ protéger l'enfant ;
◆ signaler la situation aux autorités judiciaires.

L'hospitalisation

Elle a un double intérêt car qu'elle permet :
◆ de pratiquer des explorations en toute sérénité ;
◆ d'isoler l'enfant du milieu familial.

À noter...
Il n'est pas nécessaire d'avoir des certitudes pour hospitaliser l'enfant suspect d'être victime de maltraitance. Il est souvent judicieux d'invoquer une raison médicale, en particulier si la situation est découverte en médecine de ville. En l'absence de coopération de la famille, un signalement (administratif, en l'absence d'urgence, ou judiciaire en urgence) s'impose (voir p. 954).

Elle sera l'occasion d'effectuer le bilan suivant :
◆ numération de la formule sanguine ;
◆ bilan de coagulation ;
◆ fond d'œil ;
◆ radiographie de l'ensemble du squelette.
Peuvent s'y ajouter pour compléter l'exploration :
◆ un scanner cérébral ;
◆ un examen ORL ;
◆ une recherche de toxiques.

La conduite médico-légale

En pratique de ville

Deux textes du nouveau Code pénal régissent l'attitude que doit avoir la personne qui suspecte en premier une maltraitance à enfant. Toute personne est déliée du secret professionnel s'il s'agit de protéger un enfant en danger[4]. Le signalement n'est pas obligatoire dans les textes, mais il est bien indiqué que toutes les mesures nécessaires pour protéger l'enfant doivent alors être prises au risque d'être poursuivi pour non-assistance à personne en danger[5].
En pratique, une intervention est faite soit auprès de la PMI[6], soit auprès de l'ASE[7] ou directement en orientant l'enfant vers une structure hospitalière.

À l'hôpital

L'hospitalisation est le plus souvent nécessaire. Elle permet, outre la protection de l'enfant et la pratique

4. Nouveau Code pénal, art. 226-14.
5. Nouveau Code pénal, art. 223-6 et 223-7.
6. Protection maternelle et infantile.
7. Aide sociale à l'Enfance.

des explorations, l'évaluation de l'environnement de l'enfant (coopération avec les services du secteur PMI, médecin traitant, assistantes sociales) et du comportement de l'enfant dans un milieu plus calme et détendu.

Les éléments cliniques et/ou paracliniques étant réunis et indiqués sur un certificat descriptif rédigé par le médecin (senior, docteur en médecine), un signalement est mis en place.

Rôle de la puéricultrice

Prendre en charge un enfant suspecté de maltraitance

- Organiser l'accueil dans l'unité :
  - installer l'enfant plutôt en chambre à deux ou trois avec des enfants plus âgés ;
  - s'enquérir de ses besoins en objets de toilette ou vêtements ;
  - lui présenter le service et les soignants en précisant le rôle de chacun ;
  - lui expliquer l'organisation de la vie dans le service.
- S'informer de sa situation sur le plan des liens avec sa famille :
  - y a-t-il une ordonnance de placement provisoire ?[1]
  - les parents ont-ils un droit de visite ?
  - y a-t-il d'autres membres de la famille à informer de la présence de l'enfant dans l'unité (grands-parents, oncles et tantes) ?
- Être à l'écoute sans inquisition :
  - profiter des temps de soin ;
  - favoriser les activités d'expression : dessin, marionnettes, etc.
- Organiser les examens complémentaires demandés par le médecin.
- Participer à la synthèse après avoir recueilli des informations pertinentes.
- Participer à l'information de l'enfant sur son devenir.

1. L'OPP est délivrée par le procureur de la République qui confie l'enfant à l'hôpital ou à l'ASE.

Conclusion

La suspicion et/ou le diagnostic de mauvais traitements chez un enfant hospitalisé pour une tout autre cause, doit déboucher, impérativement, sur la mise en place d'un dispositif de prévention et/ou de protection avant le retour de l'enfant à son domicile. Or, dans de nombreuses situations, le diagnostic de maltraitance est difficile à poser de façon franche et les indices en faveur d'une intervention immédiate font défaut ; la sortie de l'enfant est alors trop précoce. Toutefois, la responsabilité des professionnels en matière de protection de l'enfance, quels que soient leur qualité ou leur lieu d'exercice, étant pleinement engagée, la transmission d'un rapport à l'autorité administrative ou judiciaire sont des facteurs d'intervention précoce auprès des enfants et des familles. Après une hospitalisation, les services extérieurs à l'hôpital, tels que les services de PMI et de santé scolaire (voir pp. 881 et 885), ou encore le médecin de famille, sont de bons relais pour faire en sorte qu'un suivi puisse prolonger la surveillance de l'enfant. Partout, le repérage de risques de maltraitance (patents ou latents) doit impérativement être un motif de déclenchement de mesures de protection de l'enfance (voir chapitre « Protection de l'enfance »).

BIBLIOGRAPHIE

BOURCET S., TYRODE Y. – *L'Enfance maltraitée.* Ellipses, Paris, 1999.

DOLTO F., PERNAUD L., RAPOPORT D., THIS B. – *Enfance en souffrance.* Stock, Paris, 1986.

GABEL M., LEBOVICI S., MAZET P. – *Maltraitance : maintien du lien.* Fleurus, Paris, 1995.

GOSSET D. – *Maltraitance à enfants.* Masson, Paris, 1997.

LAMOUR M. – Les situations à haut risque de maltraitance et de négligences graves, la place de l'approche psychiatrique dans le travail de réseau. In : *L'Enfance majuscule,* octobre 1992, n° 7.

ROSENCZVEIG J.-P. – *Le Dispositif français de protection de l'enfance.* Éd. Jeunesse et Droit, Paris, 1996.

Circulaire DSG/407/2B du 9 juillet 1985 accueil et prise en charge, par les établissements d'hospitalisation publics et privés, des enfants en danger, victimes de sévices ou de délaissement.

Loi du 10 juillet 1989 relative à la prévention des mauvais traitements à l'égard des mineurs.

Loi n° 98-657 du 29 juillet 1998 contre les exclusions, JO du 31 juillet 1998.

II. La pédiatrie spécialisée

CHAPITRE 20

Les pathologies du système nerveux[1]

Capacités attendues pour l'exercice de la puéricultrice

- Mettre en œuvre les mesures préventives dans une démarche de participation des familles et des professionnels de l'enfance.
- Dépister tous signes d'alerte évoquant une souffrance cérébrale.
- Assurer la mise en œuvre du traitement et les soins de sécurité et de confort qui y sont liés ; prévenir les complications éventuelles par une surveillance stricte de l'enfant.
- Accompagner l'enfant et sa famille dans une démarche éducative en vue du retour au domicile et en prévention d'éventuelles récidives.

Les convulsions fébriles

Les convulsions fébriles du nourrisson sont fréquentes et généralement sans retentissement sur le développement de l'enfant. Le premier traitement est celui de la fièvre et de la cause de celle-ci. En cas de convulsions répétées, un traitement préventif antiépileptique au long cours est parfois nécessaire. Les convulsions prolongées ou compliquées sont heureusement très rares : il faut savoir les traiter pour limiter le risque de séquelle.

Définition

La convulsion fébrile est un phénomène d'intolérance à la fièvre (température supérieure à 38 °C), survenant chez environ 5 % des enfants, entre 6 mois et 4 ans.
Cet événement, le plus souvent sans gravité médicale, est toujours impressionnant pour l'entourage qui y assiste, comme toute crise convulsive. La crise est provoquée soit par la fièvre élevée, soit par son élévation rapide.

La convulsion fébrile simple

Description clinique

La crise convulsive

Il s'agit d'une crise généralisée, d'une durée moyenne de 2 à 3 min, caractérisée par (dans l'ordre de survenue) :
- une perte de connaissance ;
- un bref accès d'hypertonie généralisé ;
- des clonies ou secousses saccadées, généralisées.

La phase post-critique

Après la crise, souvent très brève, pouvant toutefois durer de plusieurs dizaines de minutes à une ou deux heures, la phase post-critique est marquée par :
- un coma ;
- une respiration bruyante ;
- une hypotonie généralisée.

La crise convulsive survient chez un enfant ayant un cerveau normal et, sauf complications, ne laisse aucune séquelle.

La confirmation du diagnostic

Porter le diagnostic de crise convulsive fébrile, c'est écarter d'abord toute maladie, notamment infectieuse, du système nerveux.

1. Auteur : Isabelle Caubel, neuropédiatre.

La certitude du diagnostic de « convulsion fébrile » permet d'être rassurant quant à l'avenir neurologique de l'enfant, mais nécessite de rechercher et de traiter la cause de la fièvre et de faire baisser rapidement la température, pour éviter une récidive immédiate.

La puéricultrice face à la convulsion fébrile de l'enfant

Devant un tel événement, il est nécessaire :
- de s'assurer qu'il s'agit bien d'une crise convulsive fébrile, donc sans gravité ;
- d'expliquer aux parents que cette crise est due à l'importance de la fièvre ;
- de les rassurer quant à l'avenir en les informant du risque de récidive à chaque poussée fébrile, jusqu'à l'âge de 3/4 ans.

Le traitement

Le traitement préventif

C'est le meilleur traitement de la crise convulsive. Il repose sur l'éducation des parents, et devrait être mis en place à chaque fois que l'occasion se présente, dans le cas, par exemple, des vaccinations, susceptibles d'entraîner de la fièvre. Il faut expliquer aux parents comment surveiller la température de leur enfant et quelles mesures prendre pour faire baisser celle-ci (voir p. 497).

Rôle de la puéricultrice

Face à l'enfant en crise convulsive

La puéricultrice doit agir à deux moments essentiels.

Pendant la crise
- Noter l'heure de survenue de la crise.
- Installer l'enfant en PLS[1].
- Si possible, positionner une canule de Guedel entre les mâchoires.
- Faire appeler un médecin, mettre en route les prescriptions s'il y en a.
- Faire évacuer les personnes alentours pour créer un environnement calme.
- Observer l'évolution de la crise et la durée de chaque phase (clonies avec localisation, absence, émission d'urines, phase résolutive).
- Parler à l'enfant pendant la crise afin qu'il garde ses repères spatiaux-temporels.
- L'installer confortablement et au calme après la crise.
- Faire des transmissions chronologiques précises.

Après la phase critique
- S'assurer de l'état neurologique de l'enfant :
  - est-il toujours en phase de coma post-critique (état de conscience, rythme respiratoire, cyanose des extrémités, hypotonie généralisée ou focale) ?
  - existe-t-il toujours des éléments critiques (trismus, mâchonnement, clonie d'un membre) ?
- Repérer les signes qui orienteront le diagnostic :
  - fièvre,
  - maladie connue,
  - traumatisme,
  - troubles du comportement.
- Interroger la personne ayant assisté à la crise convulsive. Du fait de la brièveté habituelle de la crise convulsive fébrile, le diagnostic repose généralement sur la description qu'en fait l'entourage. Il faut donc, après s'être assuré que l'enfant va bien, demander une description précise de la crise :
  - comment a-t-elle commencé ?
  - connaissait-on antérieurement l'existence d'une fièvre ?
  - comment s'est-elle déroulée ?
  - combien de temps a-t-elle duré ?
  - comment s'est-elle arrêtée ?
- Effectuer les transmissions des informations pertinentes au médecin appelé.

1. Position latérale de sécurité.

À noter...

Le traitement de la crise proprement dite
Parce que, généralement, la crise convulsive fébrile est terminée lorsque l'enfant est vu, le traitement se résume au traitement symptomatique et étiologique de la fièvre.

Le traitement étiologique

Il nécessite un examen médical et la prescription d'un traitement spécifique (antibiotiques, par exemple, dans les infections bactériennes).

L'évolution

Le risque de récidive

Les enquêtes épidémiologiques montrent que la récidive de convulsion fébrile touche environ un enfant sur deux. La récidive est d'autant plus fréquente que l'enfant est jeune, surtout s'il a moins d'un an lors de la première crise, s'il existe des antécédents familiaux de crise convulsive fébrile (frères et sœurs, parents), ou des antécédents d'épilepsie dans la famille.
La récidive sous une forme grave (crise convulsive généralisée pouvant laisser des séquelles neurologiques définitives) est rare, inférieure à 1 %.

La prévention des récidives

Les indications d'un traitement préventif

Un traitement préventif médicamenteux n'est pas indiqué après une crise convulsive fébrile simple chez un nourrisson de plus d'un an.
On peut proposer un traitement médicamenteux préventif lors de la première crise convulsive fébrile pour les enfants à risque.
Certains préconisent, sans que l'utilité en soit démontrée par les études épidémiologiques, de traiter aussi les enfants ayant fait une première crise convulsive fébrile prolongée ou si cette crise a laissé un déficit post-critique transitoire, des crises récidivantes trop fréquentes, ou les enfants dont les parents semblent paniqués ou incapables de prendre en charge la fièvre lors d'un épisode ultérieur.

La conduite du traitement préventif

Il consiste à traiter par les antipyrétiques, de façon systématique, toute poussée fébrile. Certains ajoutent à ce traitement antipyrétique l'administration de *Valium per os* en gouttes à la posologie de 1 mg par kg et par jour en 3 prises. Il semble que cette thérapeutique préventive, administrée occasionnellement lors de la fièvre, ait une certaine efficacité sur la survenue de récidives de crise convulsive fébrile.

Les effets indésirables du traitement préventif

Cependant, cette médication peut provoquer une hypotonie du nourrisson, dont le diagnostic et la sévérité peuvent être difficiles à évaluer. C'est pourquoi l'administration de *Valium* (gouttes) en prévention de la crise convulsive à l'occasion d'une poussée fébrile, ne se justifie que lorsque le diagnostic étiologique de chaque poussée fébrile a été posé, afin de ne pas masquer une hypotonie en rapport avec la pathologie elle-même.

Le traitement au long cours

Il consiste à administrer de façon quotidienne, pendant 1 à 3 ans, un antiépileptique pour éviter la survenue d'une nouvelle crise en cas de fièvre chez un enfant parfaitement normal. Bien que ces thérapeutiques soient efficaces, elles ne sont justifiées que lorsque les risques de récidive sont particulièrement élevés.
Certains traitent jusqu'à l'âge de 4 ans, d'autres préfèrent traiter une année puisque la plupart des crises convulsives fébriles récidivent dans la première année.

La convulsion fébrile prolongée

Lorsque la crise convulsive se prolonge (crise convulsive prolongée au-delà de 10 min ou état de mal convulsif au-delà de 30 min), il est urgent de faire cesser la convulsion.

Le traitement de sédation

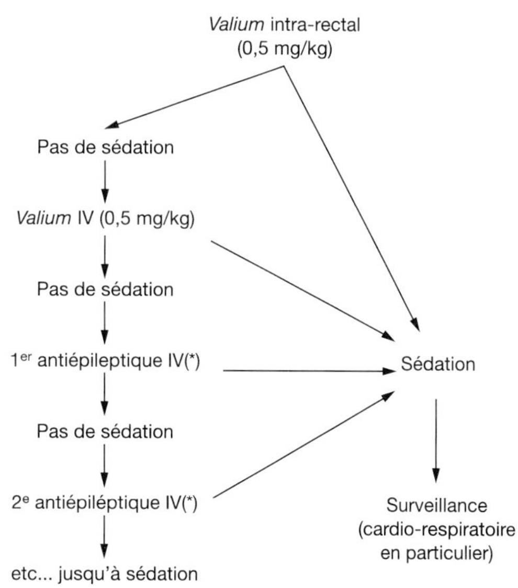

Figure 20.1 : Schéma du traitement de sédation.
** Phénytoïne ou Dilantin, Gardénal, Rivotril V...*

La conduite du traitement

Le risque d'apnée nécessite que cette escalade thérapeutique soit pratiquée avec, à proximité, un matériel de ventilation au masque en cas d'apnée ; puis, si plusieurs produits sont administrés successivement, une intubation intratrachéale pour une ventilation assistée est alors effectuée.
Ces traitements ont pour but d'éviter les complications de la crise prolongée :
- l'hémiplégie séquellaire ;
- l'épilepsie lésionnelle ultérieure ;
- l'encéphalopathie séquellaire.

Ces complications n'apparaissent qu'après un état de mal convulsif prolongé, généralement plus d'une heure.
La durée de la phase post-critique n'intervient pas dans le risque de séquelles.

Les méningites aiguës bactériennes

La méningite aiguë bactérienne doit toujours être envisagée devant un tableau d'infection chez l'enfant en raison de la gravité de cette infection dont la sémiologie est souvent trompeuse chez le nouveau-né ou chez le nourrisson. Le pronostic vital est parfois en jeu de façon suraiguë et les séquelles neurologiques et sensorielles sont souvent sévères.

La clinique

Chez le nouveau-né de moins d'un mois

La méningite purulente est recherchée systématiquement devant toute infection materno-fœtale, par la pratique d'une ponction lombaire. Celle-ci peut parfois se manifester après plusieurs jours ou plusieurs semaines par la survenue brutale, chez un enfant jusque-là en apparence bien portant, en dehors de tout contexte fébrile, d'un malaise, d'une hypotonie, d'une crise convulsive.
À cet âge, le diagnostic de méningite ne peut être écarté sur la sémiologie de l'épisode aigu, ni sur l'examen clinique ; on s'attachera toutefois à rechercher :
- une fontanelle bombante ;
- un regard en « coucher du soleil » ;
- des troubles digestifs (anorexie, vomissements) ;
- une hypotonie axiale ;
- une somnolence.

La ponction lombaire est indispensable devant toute suspicion d'infection ou toute symptomatologie clinique compatible à cet âge de la vie.

Chez le nourrisson et l'enfant

La méningite bactérienne se manifeste par l'association :
- **d'un syndrome infectieux sévère** : fièvre élevée, enfant abattu, geignard, somnolent avec un teint terreux, faisant immédiatement évoquer la possibilité d'une infection bactérienne profonde et grave ;
- **de signes méningés souvent frustres**, pouvant se limiter à une hypotonie axiale, des vomissements.

Plus rarement, le tableau est d'emblée évocateur, devant la survenue, en climat fébrile, de céphalées et de geignements, de vomissements en jets, d'une raideur de nuque.
En pratique, chez le nourrisson, la ponction lombaire sera pratiquée devant tout épisode fébrile dont l'étiologie n'est pas évidente, surtout s'il existe des signes évocateurs d'une infection profonde (enfant abattu, somnolent ou geignard).
La méningite devra aussi être recherchée chez un enfant ayant une infection diagnostiquée plus banale (otite par exemple) et dont l'état clinique ne s'améliore pas (somnolence, apathie).

Les critères de gravité

Ils doivent faire penser systématiquement à une méningite purulente, d'autant qu'ils peuvent être les premiers signes à apparaître. Citons :
- un état de choc fébrile ;
- des troubles de conscience fébriles ;
- des points purpuriques, que l'on recherchera sur la peau minutieusement, en ayant déshabillé totalement l'enfant et en les marquant d'un cercle, pour vérifier si de nouveaux points apparaissent.

En effet, le purpura fulminans, qui s'accompagne parfois d'une méningite à méningocoque, est de pronostic vital et fonctionnel catastrophique s'il n'est pas traité d'extrême urgence.

Les examens complémentaires

La ponction lombaire

Le diagnostic de méningite purulente repose sur la ponction lombaire qui met en évidence un liquide trouble, ou franchement purulent, avec la présence à l'examen direct de nombreux leucocytes, parfois altérés, et souvent de germes visibles dès l'examen direct. La culture permettra de préciser le type du germe en cause.

Les autres examens

Ce sont les hémocultures à visée diagnostique, bactériologique.
La NFS et la CRP donneront des arguments pour une infection bactérienne.

La ponction lombaire chez l'enfant

- Informer l'enfant et sa famille.
- Poser un patch de crème *Emla* sur la zone de piqûre (au moins 1 heure et demi avant).
- Préparer le matériel à analgésie (voir fiche technique p. 491).
- Préparer le matériel pour le médecin.
- Toujours préparer un ambu pour ventiler l'enfant en cas de malaise avec prise d'O_2 murale branchée.
- Installer l'enfant :
  - soit en le prenant dans les bras, en intercalant un oreiller ;
  - soit en l'asseyant, les jambes en tailleur, le tronc et les bras enroulés autour d'un gros oreiller.
- Pratiquer l'analgésie au MEOPA.
- Aider l'enfant à maintenir la position sans bouger pendant l'examen.
- Après la ponction :
  - allonger l'enfant à plat, sur le dos ;
  - surveiller les maux de tête, la tension artérielle ;
  - maintenir l'enfant allongé pendant 24 h si possible.

Les complications

Elles doivent être systématiquement recherchées, en particulier :
- la survenue d'une hydrocéphalie, surtout chez le nouveau-né ou le petit nourrisson, ce qui nécessite la mesure du périmètre crânien de façon quotidienne jusqu'à guérison complète de l'enfant, puis dans les semaines et les mois qui suivent ;
- l'occurrence d'une surdité, qui sera dépistée systématiquement par l'étude des auto-émissions et des potentiels évoqués auditifs (voir p. 842).

Le traitement

Le traitement curatif

En urgence

- Administration d'au moins deux antibiotiques à forte concentration, dix jours, en intraveineux.
- Contrôle de l'efficacité bactériologique à 48 heures par une nouvelle ponction lombaire.
- Adaptation du traitement au résultat de l'antibiogramme.

En période néonatale

L'antibiothérapie cherchera à couvrir les trois germes les plus fréquents qui sont Escherichia, streptocoque B, listeria, et associera généralement une céphalosporine de 3e génération, un aminoside et une ampicilline.

Chez le nourrisson et l'enfant

Les germes les plus fréquents sont l'hémophillus B, le méningocoque et le pneumocoque ; le traitement initial sera généralement l'association d'une céphalosporine de 3e génération et d'un aminoside.
Le traitement sera ensuite adapté en fonction des résultats de la culture et de l'antibiogramme.

Le traitement préventif

Le traitement préventif de la méningite purulente repose sur la vaccination, en particulier la vaccination anti-hémophillus pratiquée lors des trois premières injections des vaccinations obligatoires, à l'âge de 3, 4 et 5 mois, ce qui a permis la diminution considérable du nombre de méningites hémophillus observées dans les populations ainsi protégées.

Les encéphalopathies chroniques

Il s'agit de l'ensemble des pathologies liées à des lésions cérébrales définitives, qui sont constituées soit pendant la vie fœtale, soit pendant la période périnatale, plus rarement en postnatal. Les encéphalopathies chroniques représentent 3/1 000 naissances environ ; dans un tiers des cas, elles sont responsables d'un polyhandicap.

Tableau clinique

Ces atteintes cérébrales d'encéphalopathies chroniques associent, à des degrés variables :
- des troubles moteurs ;
- une déficience intellectuelle ;
- des troubles des capacités relationnelles de nature psychotique ;
- des épilepsies ;
- des difficultés sensorielles, visuelles ou auditives.

Dans leur forme la plus complète, ces encéphalopathies chroniques constituent un polyhandicap grave avec des enfants qui sont totalement dépendants, grabataires.

Le dépistage

Le dépistage de ces encéphalopathies chroniques est important pour permettre une prise en charge adaptée en fonction des différents types de déficit qu'il faut compenser. La recherche de l'étiologie permettra de repérer celles qui sont susceptibles d'être familiales et de faire bénéficier d'un conseil génétique à la famille.
Ce dépistage repose sur les examens systématiques effectués à la naissance et sur les examens cliniques effectués régulièrement pendant les premières années de vie :
- examen neurologique,
- mesure du périmètre crânien.

En période néonatale

Le dépistage de l'hypothyroïdie et de la phénylcétonurie permet de reconnaître les causes fréquentes et curables d'encéphalopathies chroniques et de mettre en route un traitement préventif qui empêchera leur apparition.

Au cours de la surveillance de l'enfant

On constate :
- une croissance insuffisante du périmètre crânien ;
- un décalage dans l'apparition des acquisitions psychomotrices ;
- une anomalie de comportement ou d'examen neurologique :
  - hypotonie,
  - absence d'accrochage du regard,
  - motricité anormale.

Quelle qu'en soit l'étiologie, la confirmation du diagnostic est nécessaire pour permettre la prise de conscience de sa signification par les parents.

Les principales étiologies

Anténatales :
- malformation cérébrale :
  - de cause vasculaire ;
  - accidentelle ;
  - génétique ;
- fœtopathie infectieuse :
  - rubéole ;
  - toxoplasmose ;
  - cytomégalovirus.

Métaboliques :
- d'origine maternelle :
  - alcoolisme ;
  - diabète ;
- périnatale : souffrances anoxo-ischémiques.

La prise en charge

Cette prise en charge est, dans tous les cas, très prolongée et devra se poursuivre avec une adaptation des moyens mis en œuvre, en fonction de la croissance puis, à l'âge adulte, du degré de dépendance.

Les soins de l'enfant

Elle est basée sur la rééducation dans le but de mettre en valeur les capacités de l'enfant.
Cette prise en charge requiert des compétences multiples : neuropédiatrie, orthopédie, médecine physique, kinésithérapie, orthophonie, ergothérapie et assistance sociale avec des structures adaptées pour des soins, soit ambulatoires, soit en centre spécialisé (voir p. 925).

La prise en charge éducative

Elle comprend une exonération du ticket modérateur, des allocations spéciales dont l'importance dépend de la sévérité de l'atteinte et du besoin de tierce personne et de soins spécialisés, et des systèmes d'éducation adaptés.

La prise en charge des parents

Les structures capables de prendre en charge ces enfants sont des structures du système de l'Éducation nationale avec des classes à petits effectifs, adaptées, des classes d'intégration (CLIS), des sections d'éducation spécialisée. Les structures médico-sociales sont des établissements qui ont une fonction double, médicale et éducative, adaptés à l'enfant en fonction de ses possibilités et de son âge, et des structures de prise en charge sanitaire et sociale.

L'infirmité motrice cérébrale

Elle représente, parmi les encéphalopathies chroniques, celle où prédomine une atteinte motrice, quelle qu'en soit la cause.

Les causes

- **L'hémiplégie cérébrale infantile** est liée à une destruction cérébrale pendant la vie fœtale, responsable d'une hémiplégie congénitalc à laquelle sont parfois associés un certain degré de déficience mentale et une épilepsie partielle.
- **Les diplégies spastiques ou syndrome de Little**, responsables d'un syndrome pyramidal des deux membres inférieurs, en rapport avec une lésion

anoxo-ischémique bilatérale de la substance périventriculaire, sont une complication neurologique fréquente de la prématurité.

◆ Plus rarement, ce sera une **ataxie congénitale** ou une **atteinte extra-pyramidale congénitale**, qui sont le plus souvent associées à un certain degré de syndrome pyramidal et un syndrome extra-pyramidal après une anoxo-ischémie périnatale à terme.

La prise en charge de l'atteinte motrice cérébrale

La rééducation et la prise en charge orthopédique et en médecine physique ont pour objectifs :

◆ d'éviter les positions vicieuses, les ankyloses, les déformations progressives qui vont aggraver le handicap moteur déjà existant ;

◆ de prévenir le retentissement de l'atteinte motrice sur la croissance, en particulier des membres, l'équilibre du bassin et du rachis, avec l'apparition fréquente d'une scoliose au cours de la croissance ;

◆ de donner à l'enfant une possibilité de développement optimal de ses capacités, en particulier dans les domaines moteurs des secteurs non atteints et des capacités intellectuelles et relationnelles ;

◆ de permettre à l'enfant de surmonter au mieux son handicap moteur.

Les techniques d'ergothérapie et d'enseignement spécialisé doivent accompagner l'enfant vers les acquisitions dont il est capable, en dépit de ses difficultés motrices, mettant en jeu des techniques de rééducation parfois extrêmement spécialisées.

L'hématome sous-dural

Physiopathologie

Il s'agit d'une collection liquidienne intracrânienne, d'installation progressive, située sous la voûte crânienne et sous la dure-mère, qui refoule progressivement le parenchyme cérébral.

Les signes d'appel

De survenue progressive, ils sont la conséquence de l'hypertension intracrânienne :

◆ augmentation progressive du périmètre crânien ;

◆ fontanelle bombante ;

◆ troubles de l'oculo-motricité et notamment regard en coucher de soleil chez le nourrisson ;

◆ hypotonie ;

puis de l'apparition de signes neurologiques de souffrance cérébrale, faisant redouter l'engagement :

◆ déficit moteur ;

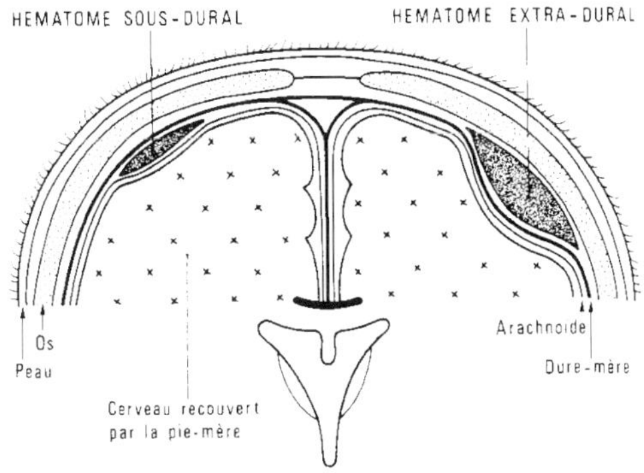

Figure 20.2 : Hématomes intracrâniens post-traumatiques.

Source : V. Ménard-Bigant et A. Flaviat, *Pédiatrie du nourrisson et de l'enfant.* Masson, collection *Cahiers de Puériculture.*

◆ attitude guindée de la tête ;

◆ hoquet ;

◆ bâillements incoercibles ;

◆ accès d'hypertonie en opistothonos.

Il s'agit d'une urgence diagnostique et thérapeutique.

Les causes

L'hématome sous-dural est, dans la quasi-totalité des cas, une complication d'un traumatisme crânien qu'il faudra rechercher systématiquement :

◆ les cas d'accident : l'enfant est alors généralement vu au décours immédiat et c'est lors de la surveillance qu'apparaît l'hématome sous-dural ;

◆ les cas de mauvais traitements (traumatisme crânien volontaire, enfant secoué) : souvent, le traumatisme est méconnu car masqué.

La confirmation du diagnostic

L'hématome est mis en évidence par :

◆ le scanner cérébral qui retrouve la collection liquidienne péricérébrale ;

◆ l'examen du fond d'œil qui révèle une hémorragie rétinienne ;

◆ la ponction lombaire qui retrouve la présence de sang dans le liquide céphalo-rachidien.

La prise en charge

La prise en charge est fonction de la tolérance de l'hypertension intracrânienne.

◆ Si l'hématome est évolutif et qu'il y a une hypertension intracrânienne mal tolérée, voire l'apparition de signes faisant craindre un engagement, le transfert en neurochirurgie et l'évacuation de l'hématome d'urgence seront nécessaires (parfois avant tout transfert par un trépan effectué par un chirurgien).
◆ Dans d'autres cas, la collection hémorragique sera peu évolutive, relativement bien tolérée et nécessitera une surveillance neurologique pour s'assurer de sa stabilité d'une part, et de sa régression secondaire d'autre part.
◆ Il est généralement nécessaire devant un hématome sous-dural d'aller rechercher d'autres lésions traumatiques cérébrales, intraparenchymateuses (nécessitant parfois une imagerie plusieurs mois après la correction de l'hématome) ou osseuses.

L'hypertension intracrânienne chez l'enfant

Éléments de physiopathologie

En pédiatrie, les signes cliniques de l'hypertension intracrânienne sont différents selon l'âge de l'enfant.

Chez le nourrisson

L'existence de fontanelles encore ouvertes chez le nouveau-né ou le nourrisson permet l'augmentation du périmètre crânien, donc une augmentation de volume concomitante de l'augmentation de pression.

Chez le grand enfant

Chez le grand enfant, comme chez l'adulte, l'enceinte crânio-rachidienne peut être considérée comme non extensible. Toute augmentation de volume entraîne donc une augmentation de la pression à l'intérieur de cette enceinte fermée.
La pression intracrânienne est en moyenne chez l'adulte au repos et en décubitus de 10 mmHg. L'hypertension intracrânienne se définit chez l'adulte par l'élévation de cette pression intracrânienne au-dessus de 15 mmHg.
Cette élévation de pression résulte de l'augmentation de volume d'un des trois secteurs à l'intérieur de cette enceinte : le parenchyme cérébral, le LCR et les vaisseaux.

Les signes cliniques de l'hypertension intracrânienne

Le nouveau-né et le nourrisson

L'augmentation trop rapide du périmètre crânien (PC) est à cet âge le premier signe à repérer. Il est parfois le seul signe à l'examen clinique.
D'autres signes cliniques peuvent être observés lorsque l'hypertension intracrânienne est d'installation brutale ou après un certain temps d'évolution : bombement de la fontanelle antérieure, hypotonie axiale, abaissement du regard avec des yeux « en coucher de soleil », apparition de troubles de la conscience, de signes d'atteinte motrice pyramidale, de crises convulsives.

À noter...

La mesure du PC
Le PC à la naissance est en moyenne de 34 cm.
La croissance du PC est rapide les premiers mois de la vie (+ 2 cm par mois les premiers mois). Certains enfants ont un plus gros périmètre crânien que d'autres : des courbes ont été établies permettant de visualiser la cinétique de croissance du PC. C'est la vitesse trop rapide de croissance du PC de l'enfant qui doit inquiéter et non la mesure du PC prise isolément.

Le grand enfant

Typiquement, on décrit chez le grand enfant :
◆ des **céphalées persistantes**, le plus souvent **nocturnes**, qui réveillent le patient en fin de nuit, et se majorent lors de l'effort et en position allongée ;
◆ des **vomissements** « en jet » qui **soulagent les céphalées**.
On peut également observer :
◆ des troubles de la conscience ;
◆ une apathie ;
◆ des troubles visuels ;
◆ des crises convulsives, plus rares.

Les examens complémentaires

Le diagnostic doit être le plus précoce possible. Il permettra d'orienter et d'adapter au mieux le traitement en fonction des causes retrouvées.
Les examens complémentaires suivants doivent être faits en urgence :

- l'échographie transfontanellaire (ETF), chez des enfants dont la fontanelle antérieure est ouverte ;
- le scanner cérébral ;
- le fond d'œil pour rechercher un œdème papillaire.

À noter...
La ponction lombaire est formellement contre-indiquée : elle entraîne le risque d'engagement des structures cérébrales à travers le trou occipital, complication redoutée et souvent létale en cas d'hypertension intracrânienne.

Le diagnostic étiologique

Chez le nouveau-né et le nourrisson

Les causes les plus fréquentes sont :
- les infections (méningites, encéphalites) ;
- l'hydrocéphalie dès la naissance (causes malformatives) ou secondaire (à une méningite par exemple) ;
- les craniosténoses ;
- l'hématome sous-dural ;
- l'hémorragie méningée (post-traumatique : attention aux possibles maltraitances).

Les tumeurs cérébrales sont possibles mais rares à cet âge.

Chez le plus grand enfant

On retrouve essentiellement :
- des hémorragies d'origine traumatique (accidentelles ou liées à une maltraitance) ;
- des tumeurs intracérébrales (fosse postérieure ++).

Les principes de traitement et la surveillance

En fonction de l'état clinique de l'enfant, la surveillance et le traitement s'effectuent dans une unité de neurochirurgie, en réanimation ou dans un service proche d'une réanimation.

Le traitement est avant tout celui de la cause : dérivation d'une hydrocéphalie, d'un hématome intracrânien compressif, exérèse chirurgicale en cas de tumeur, etc.

Un geste chirurgical ne s'impose pas systématiquement. Il faut alors surveiller l'enfant de très près pour dépister une aggravation et la survenue de complications.

Les complications aiguës

Il s'agit essentiellement du **risque d'engagement**. Les signes cliniques initiaux de l'engagement peuvent être minimes et il faut savoir les reconnaître :
- attitude en torticolis ;
- raideur de nuque.

Lorsque l'engagement est grave d'emblée, on peut observer les signes suivants :
- hypertonie ;
- troubles de conscience ;
- signes de dysfonctionnement du système neurovégétatif (troubles du rythme cardiaque avec risque d'arrêt cardiaque, du rythme respiratoire, de la tension artérielle) ;
- asymétrie pupillaire.

Les complications à long terme

Les complications à long terme sont liées à la cause de l'HTIC et aux possibilités thérapeutiques associées.
Un risque d'atrophie optique avec baisse de l'acuité visuelle peut se développer en cas d'œdème au fond d'œil.

L'hydrocéphalie

L'hydrocéphalie est l'augmentation du volume du liquide céphalo-rachidien dans la boîte crânienne, par augmentation de la pression liquidienne intracrânienne.

Le diagnostic

Les signes en sont l'hypertension intracrânienne avec augmentation du périmètre crânien, fontanelle bombante, troubles oculomoteurs, hypotonie.
Le diagnostic repose sur la neuro-imagerie, l'échographie transfontanellaire, le scanner cérébral, l'IRM.

Le classement des hydrocéphalies

On reconnaît :
- les hydrocéphalies tétra-ventriculaires avec augmentation de volume de tous les ventricules cérébraux, témoignant d'une atteinte de la résorption du liquide céphalo-rachidien au niveau méningé ;
- les hydrocéphalies tri-ventriculaires, avec augmentation du volume des ventricules latéraux et du troisième ventricule, témoignant d'une mauvaise circulation du liquide céphalo-rachidien intracérébral, au niveau de l'aqueduc de Sylvius qui relie le troisième ventricule au quatrième ventricule.

On recherchera les signes d'intolérance clinique (hypertension intracrânienne) et radiologiques, avec notamment l'existence de signes de résorption du liquide céphalo-rachidien en bordure des ventricules cérébraux.

Le traitement

Le traitement de l'hydrocéphalie repose sur la dérivation du liquide céphalo-rachidien par la mise en place d'une **valve de dérivation**, drainant le liquide sous pression vers la cavité péritonéale, permettant ainsi d'éviter l'aggravation de l'hydrocéphalie et de l'hypertension intracrânienne et son retentissement sur le parenchyme cérébral.
Ce traitement est indiqué lorsque l'hydrocéphalie est évolutive ou mal tolérée : la valve de dérivation est le plus souvent mise en place de façon définitive.
La surveillance de cette valve s'est beaucoup simplifiée depuis l'utilisation quasi systématique de matériel monobloc. Les complications infectieuses et les obstructions de valves sont devenues exceptionnelles.

Rôle de la puéricultrice

Conduite à tenir en cas de valve de dérivation

Conduite avant la pose de la valve

Expliquer à l'enfant ou aux parents :
- comment elle fonctionne (à l'aide du matériel utilisé) ;
- où elle est implantée (à l'aide d'un schéma) ;
- la surveillance nécessaire.

Surveillance postopératoire
- Cicatrisation des incisions de mise en place du matériel (en général, une derrière l'oreille, une au niveau de l'abdomen, parfois une au niveau du cou) ;
- fonctionnement du système par la diminution des signes cliniques d'HTIC ;
- survenue d'éventuelles complications (infectieuses essentiellement).

Surveillance au long court
- Réapparition des signes d'HTIC (voir ♣p.♣) qui révèle une obstruction dans le système (rarissime avec le matériel actuel).
- Tolérance psychologique : un soutien peut être nécessaire à certaines périodes de la vie de l'enfant.
- Locale : risque d'érosion de la peau si l'enfant y touche fréquemment.

La craniosténose

La craniosténose est une pathologie liée à la fermeture prématurée d'une ou de plusieurs sutures crâniennes.
Normalement, les os du crâne sont séparés par des sutures qui restent perméables et permettent la croissance crânienne sous la poussée de l'encéphale pendant toute la durée de la croissance cérébrale. Si une ou plusieurs sutures sont soudées, la croissance cérébrale va entraîner soit une déformation importante du crâne et de la face, soit une augmentation de la pression intracrânienne.
Dans les deux situations, le diagnostic repose sur la radiographie du crâne avec visualisation des sutures.
En cas de retentissement orthopédique sur le crâne et sur la face, ou d'une importante augmentation de la pression intracrânienne, une correction chirurgicale sera nécessaire avec remodelage de la boîte crânienne, permettant la reprise d'une croissance cérébrale et d'une ossification de la voûte crânienne progressivement normale.

Conclusion

Les manifestations de l'atteinte du système nerveux les plus fréquentes sont rarement les plus graves. En effet, les convulsions sont le plus souvent liées à un accès fébrile et ne nécessitent aucun traitement spécifique dans ce cas.
La puéricultrice doit cependant toujours penser que ces convulsions peuvent également signaler une maladie dangereuse et s'attachera donc à rechercher les signes cliniques d'orientation vers une atteinte neurologique nécessitant la mise en œuvre d'un traitement en urgence.
Ces maladies, aiguës ou chroniques, peuvent avoir un pronostic défavorable à moyen ou long terme qui requiert une prise en charge globale visant à réduire les déficits physiques, psychologiques ou sociaux dont elles sont la cause.

BIBLIOGRAPHIE

ARTHUIS M. – *Neurologie pédiatrique*. Flammarion, coll. Médecine-Sciences, Paris, 1990, 604 pages.

LYON G. et EVRARD P. – *Neuropédiatrie*. Masson, Paris, 2000, 568 pages.

PERELMAN R. – *Pathologie du système nerveux et des muscles*. Maloine, Paris, 1998, 1 000 pages.

CHAPITRE 21

Les affections respiratoires[1]

Capacités attendues pour l'exercice de la puéricultrice

- Mettre en œuvre les mesures préventives dans une démarche de participation des familles et des professionnels de l'enfance (notamment dans les pathologies liées aux conditions de vie, comme la bronchiolite).
- Dépister de manière précoce toute altération de la fonction respiratoire, évaluer le degré de gravité, rechercher les signes associés et orienter vers le médecin.
- Assurer la mise en œuvre du traitement et des soins de sécurité et de confort qui y sont liés (installation adaptée à la gêne respiratoire) ; prévenir les complications éventuelles par une surveillance stricte de l'enfant.
- Accompagner l'enfant et sa famille dans une démarche éducative en vue du retour au domicile et en prévention d'éventuelles récidives.

Les affections respiratoires constituent un des motifs les plus fréquents de consultation en pédiatrie et peuvent, si elles sont majeures, mettre en cause le pronostic vital de l'enfant.

L'examen de l'appareil respiratoire

Physiopathologie

La respiration est une fonction vitale. Couplée à la circulation, elle permet le renouvellement de **l'oxygène** dans le sang et l'élimination du **gaz carbonique**.

Au niveau des alvéoles pulmonaires, l'oxygène est diffusé dans le sang, et *via* la circulation, il est distribué à tout l'organisme. Inversement, le gaz carbonique, produit par le métabolisme cellulaire, est ramené aux poumons pour être éliminé dans l'air expiré.

En cas d'altération importante de la fonction respiratoire, les cellules ne sont plus suffisamment oxygénées et le gaz carbonique s'accumule dans le sang circulant.

Si l'organisme tente au départ de lutter pour maintenir des échanges gazeux corrects, il peut, dans certaines circonstances, être dépassé, ce qui conduit à un état de détresse respiratoire ou à une insuffisance respiratoire aiguë.

Il est donc fondamental de connaître et de savoir évaluer les différents paramètres qui rendent compte de l'état respiratoire. Leur altération se traduit par une dyspnée qui reflète la difficulté respiratoire.

Les signes thoraciques

La fréquence respiratoire

Elle varie en fonction de l'âge :

- nouveau-né à terme : 40 à 60 cycles/min
- à 1 an : 30 à 40 cycles/min
- à 4 ans : 20 à 30 cycles/min
- adolescent : 12 à 20 cycles/min

On peut observer :

- une tachypnée : accélération de la fréquence respiratoire provoquée par la lutte de l'organisme (en cas d'affection respiratoire suffisamment importante pour altérer les échanges gazeux) ;

---

1. Auteurs : Frédérique CHEDEVERGNE, pneumopédiatre. Michèle GAUTHRON, infirmière et cadre de santé.

La mesure de la fréquence respiratoire

- Avoir une montre avec trotteuse.
- Poser la main sur le thorax.
- Compter le nombre d'inspirations pendant une minute exactement.
- Apprécier en même temps la régularité du rythme respiratoire.
- Noter la valeur trouvée et la qualité du rythme.

◆ une bradypnée : irrégularité du rythme avec des pauses éventuelles et/ou un ralentissement de la fréquence respiratoire causés par l'état d'épuisement lié à la persistance de la détresse respiratoire.

L'ampliation thoracique

Elle est diminuée dans trois circonstances :
◆ si les mouvements respiratoires ne sont plus transmis à la cage thoracique (épanchement pleural gazeux ou liquidien) ;
◆ si l'inspiration est insuffisante : incapacité des muscles respiratoires à assurer une expansion thoracique correcte (pathologie musculaire ou simple épuisement, cage thoracique rigide) ;
◆ si l'expiration est insuffisante : impossibilité d'évacuer correctement l'air des poumons (pathologie bronchique : corps étranger, asthme). On parle de distension.

Les signes de tirage

Ils traduisent la lutte respiratoire et sont donc toujours pathologiques.
Ils témoignent généralement de la mise en jeu de muscles habituellement non sollicités lors d'une inspiration normale : les muscles respiratoires accessoires (muscles intercostaux et muscles sus-claviculaires). Par leur action, ces muscles viennent renforcer celle du diaphragme.

Le tirage intercostal

On note l'apparition du relief costal lors des mouvements inspiratoires (contraction des muscles intercostaux).

Le tirage sus-sternal

On note la contraction des muscles sus-claviculaires lors de l'inspiration (principalement le sterno-cléido-mastoïdien), surtout en cas d'affection des voies respiratoires supérieures (atteinte ORL).

Le creusement sous-sternal ou entonnoir xiphoïdien

Un creusement s'opère au niveau de l'extrémité inférieure du sternum lors de l'inspiration : distension extrême du diaphragme dont la contraction aboutit à une rétraction thoracique.

Le battement des ailes du nez

Il se caractérise par l'écartement des narines lors de l'inspiration. Il est surtout observé chez le nouveau-né et le nourrisson.

Le balancement thoraco-abdominal

Il traduit un état de détresse respiratoire important se manifestant par des mouvements respiratoires paradoxaux : à l'inspiration, le thorax se déprime alors que l'abdomen s'expand.

Les bruits respiratoires

On les individualise en fonction du temps respiratoire au cours duquel ils sont observés. Cette distinction est d'autant plus importante qu'elle va souvent permettre de préciser le siège de l'affection respiratoire :
◆ les bruits inspiratoires (cornage, stridor) témoignent d'une atteinte des voies respiratoires supérieures (fosses nasales, larynx et partie supérieure de la trachée) ;
◆ les bruits expiratoires (sibilants, *wheezing*) témoignent d'une atteinte des voies respiratoires inférieures (bronches et bronchioles). Chez le nouveau-né et le nourrisson, un état de détresse expiratoire extrême peut s'accompagner d'un geignement expiratoire ;
◆ les bruits aux deux temps respiratoires (bruit de drapeau) témoignent d'une atteinte de la trachée.

La toux

Il s'agit d'un phénomène réflexe secondaire à une agression de la plèvre ou des voies respiratoires, quel que soit le siège de l'affection : ORL, trachéal ou bronchique. On peut observer :
– une « toux sèche » en cas de toux purement irritative, sans encombrement des voies respiratoires ;
– une « toux grasse » lorsqu'il existe un encombrement des voies respiratoires. Cette toux va alors favoriser l'expectoration des sécrétions présentes dans les voies aériennes.

La douleur thoracique

Elle témoigne :
◆ soit d'une atteinte de la paroi thoracique (squelette, muscles, nerfs) ;
◆ soit d'une affection cardiaque ;
◆ soit d'une affection respiratoire.

Figure 21.1 : Indice de Silverman.

	0	1	2
Balancement thoraco-abdominal à l'inspiration	Absent (respiration synchrone)	Thorax immobile (l'abdomen seul se soulève)	Respiration paradoxale
	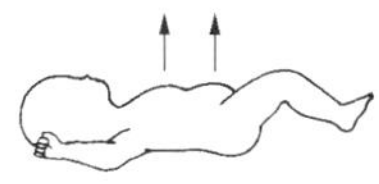	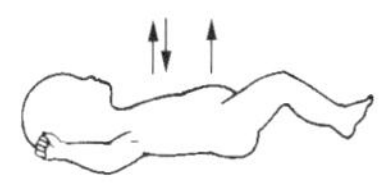	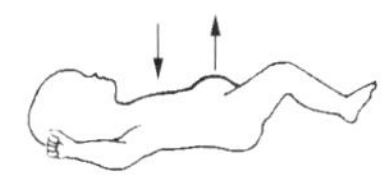
Tirage	Absent	Intercostal discret	Intercostal + sus et sous-sternal
Entonnoir xiphoïdien	Absent	Modéré	Intense
Battement des ailes du nez	Absent	Modéré	Intense
Geignement expiratoire	Absent	Perçu au stéthoscope	Audible continu

Source : V. Ménard-Bigant *et al.*, *Pédiatrie du nourrisson et de l'enfant.* Masson, collection *Cahiers de Puériculture.*

La plèvre étant le seul composant de l'appareil respiratoire richement innervé, les douleurs contemporaines des affections respiratoires témoignent d'une agression pleurale. Il peut s'agir :
- d'une simple irritation liée à un foyer qui se trouve au contact de la plèvre ;
- d'un épanchement pleural gazeux (pneumothorax) ou liquidien (pleurésie) ;
- d'une tumeur pleurale (rare chez l'enfant).

Les symptômes associés

Ils sont la traduction d'une altération des échanges gazeux.

La coloration

La coloration des téguments est le reflet à la fois de la fonction respiratoire et de la fonction circulatoire. En cas d'altération des fonctions respiratoires, une cyanose apparaît lorsque la quantité d'hémoglobine réduite[2] dans le sang capillaire est supérieure ou égale à 5 g/100 ml, ce qui correspond à une SaO_2 inférieure à 80 %. La cyanose est soit localisée au niveau des régions péribuccale et unguéales, soit diffuse.

Les modifications du comportement

L'agitation, l'angoisse ou, à l'inverse, l'apathie peuvent être la conséquence d'un manque d'oxygène ou d'une accumulation de CO_2 au niveau du tissu cérébral. Dans ce dernier cas, ils constituent des signes de gravité.

L'hypertension artérielle, les sueurs, la tachycardie

Ils peuvent également témoigner d'une hypercapnie.

La fièvre

Elle est le témoin d'une infection sous-jacente, que cette infection soit virale ou bactérienne.

Les difficultés alimentaires

Elles sont soit secondaires à une toux invalidante, soit le témoin d'une gêne respiratoire importante.
La toux peut être à l'origine de fausses-routes de déglutition et favoriser les régurgitations avec leur propre risque d'inhalation.
La gêne à la prise des biberons est, chez le nourrisson, un bon reflet de la gêne respiratoire.

L'admission de l'enfant à l'hôpital

Aux urgences ou en service de pneumologie, la puéricultrice doit être capable :
- d'avoir une chambre équipée prête à accueillir un enfant ayant une pathologie respiratoire, à tout moment ;

2. C'est-à-dire non oxygénée.

Rôle de la puéricultrice

L'hospitalisation de l'enfant atteint d'une pathologie respiratoire

La préparation de la chambre et du matériel susceptible de servir aux premiers soins

De façon idéale, ce matériel sera tenu prêt à l'avance dans la pièce susceptible de recevoir un enfant présentant une détresse respiratoire. Lors de l'installation, il est impératif de vérifier le bon fonctionnement de tous les systèmes :

- lit pouvant être positionné en proclive ;
- matériel d'aspiration nasopharyngée ;
- matériel et source d'oxygénothérapie ;
- matériel de monitoring cardio-respiratoire ;
- saturomètre ;
- ambu et masque adaptés à l'âge et à la morphologie de l'enfant ;
- système clos d'humidification à usage unique[1].

L'évaluation du degré de gravité de la détresse respiratoire

Critères de gravité d'une pathologie respiratoire :

- tachypnée (ou, à l'extrême, bradypnée) ;
- rythme respiratoire irrégulier ;
- mauvaise ampliation thoracique ;
- présence de signes de lutte +/– battement des ailes du nez ;
- cyanose ;
- hypoxie mesurée par le saturomètre de pouls ($SaO_2 < 95$ %) ;
- signes d'hypercapnie : HTA, sueurs, troubles du comportement, tachycardie.

L'accueil et l'installation de l'enfant

- Favoriser un environnement calme et l'écoute.
- Favoriser le repos.
- Installer l'enfant dans une position confortable qui libère au mieux les voies respiratoires. Le grand enfant choisira spontanément la position qui lui convient (il ne faut surtout pas chercher à le coucher à tout prix, ce qui rendrait plus difficiles ses mouvements respiratoires et pourrait être dangereux : épiglottite). Le nourrisson est installé en proclive dorsal avec un petit billot placé sous ses épaules. Cette position a deux buts : faciliter les mouvements respiratoires et limiter les régurgitations. Il peut aussi être laissé dans les bras des parents auxquels un fauteuil est proposé afin qu'ils ne fatiguent pas.
- Favoriser l'ampliation thoracique et la surveillance respiratoire en écartant les vêtements serrés ou gênants.
- Évaluer et prendre en charge les signes associés comme la fièvre.

La mise en œuvre des premiers soins d'urgence

Après avoir appelé le médecin, la puéricultrice peut commencer des soins visant à améliorer la situation respiratoire de l'enfant :

- dégagement des voies aériennes supérieures (nez et gorge), par lavage de nez au sérum physiologique et, au besoin, aspirations nasopharyngées douces et rapides réalisées avec asepsie ;
- oxygénation en cas d'hypoxie pour obtenir une $SaO_2 \geq 95$ %, sous le nez de l'enfant. Le médecin, contacté rapidement, confirmera l'indication et précisera les modalités de cette oxygénothérapie ;
- arrêt de toute alimentation jusqu'à l'avis médical ;
- pose d'une voie d'abord de sécurité en cas de gêne respiratoire importante.

Les informations à consigner et à transmettre au médecin

- Existence ou non de critères de gravité rendant la prise en charge urgente.
- Signes associés qui vont guider le diagnostic étiologique.
- Fièvre, qui oriente vers une origine infectieuse, mais n'est pas toujours obligatoire dans ce dernier cas.
- Caractère de la dyspnée : inspiratoire ou expiratoire (oriente vers la localisation de l'atteinte).

1. Le nébulisateur humidificateur chauffant, dit « aérosol de Pierre », n'est actuellement plus conseillé car il constitue un réservoir de germes (type pyocyanique en particulier).

- d'installer l'enfant et sa famille de façon confortable ;
- d'évaluer la gravité de la situation et de faire les transmissions adéquates.

Les soins techniques spécifiques

L'oxygénothérapie

C'est un acte accompli sur prescription médicale. Mais, dans le cadre de l'urgence, la puéricultrice est autorisée à mettre en place une oxygénothérapie à condition d'en faire confirmer au plus vite l'indication et les modalités par un médecin.

L'oxygénothérapie consiste à apporter à un patient en ventilation spontanée de l'oxygène sous pression, le plus souvent humidifié et réchauffé. Elle est indiquée en cas de détresse respiratoire avec hypoxémie (SaO_2 inférieure à 95 %). Son but est de maintenir une oxygénation suffisante des tissus (ce qui est fondamental dans tous les organes vitaux, en particulier le cerveau).

Les sources d'oxygène peuvent être diverses :

- oxygène gazeux : prises murales des établissements de soins, obus ;
- oxygène liquide : disponible dans des thermos portables ;
- oxygène extrait de l'air ambiant : obtenu par un extracteur.

L'oxygénothérapie doit être surveillée de façon à apporter juste la quantité d'oxygène nécessaire.

L'oxygénothérapie

Matériel nécessaire

- Une source d'oxygène.
- Un manomètre à oxygène + son raccord.
- Un système d'hydratation à usage unique et son raccord.
- Un tuyau en caoutchouc.
- Un raccord biconique +/– 1 tuyau de prolongation.
- Des lunettes de toutes tailles +/– une sonde à oxygène.
- Un matériel de fixation : 1 rouleau de sparadrap +/– du *Duoderm* (protection de la peau).

Surveillance

Surveillance de l'efficacité du système

- Perméabilité du dispositif (vérifier que l'oxygène arrive jusqu'à l'enfant et que le dispositif ne comporte pas de fuites).
- Bonne humidification (il doit y avoir des bulles dans le barboteur).
- Régularité du débit d'oxygène, à adapter au résultat de la saturation.

Surveillance de l'enfant

- Tolérance du dispositif (rassurer, expliquer).
- État respiratoire (voir les paramètres antérieurement décrits).
- Concentration en oxygène dans le sang : saturation artérielle en SaO_2 (oxymétrie pulsée), ou pression partielle transcutanée en oxygène $PtcO_2$ (électrode appliquée sur la peau : réservé aux nouveau-nés et nourrissons de faible poids).

Attention ! Risque de dégradation de l'état respiratoire chez le grand insuffisant respiratoire chronique (suppression du rôle stimulant de l'hypoxie et rétention de CO_2).

Tableau 21.1 : Les différentes modalités d'oxygénothérapie.

Moyens	Cloche en plastique ou HOOD	Lunettes	Sonde nasale	Ambu
Indication usuelle	• Nouveau-né ou petit nourrisson (cloche adaptée à la taille de l'enfant : 2 tailles)	• Nourrisson ou grand enfant (lunettes adaptées à la taille de l'enfant)	• Nourrisson ou grand enfant (surtout utilisée au bloc opératoire, rarement dans les services)	• Oxygénothérapie ponctuelle • Tout âge
Description	• Enceinte plastique à plusieurs ouvertures permettant de maintenir une concentration d'oxygène constante au niveau de la tête du bébé	• Petit appareillage en plastique souple composé de deux petites tiges percées d'un trou à leur extrémité • Ces petites tiges ne pénètrent que de quelques millimètres dans chaque narine	• Sonde en plastique fine et souple percée à son extrémité de plusieurs petits trous • La sonde est introduite dans la narine de l'enfant d'une longueur correspondant à la distance entre le tragus et l'aile du nez	• La queue permet une concentration de l'oxygène : ne pas placer le masque mais la queue du ballon devant le nez de l'enfant
Inconvénients	• Difficulté à obtenir et à maintenir la concentration désirée (fuites, surtout en proclive) • Condensation importante • Risque de provoquer une hypothermie (tête au frais) • Niveau sonore élevé dans l'enceinte : agitation du nourrisson	• Se déplacent facilement : nécessité d'une bonne fixation	• Mauvaise tolérance (est souvent arrachée par l'enfant) • Peut bouger : nécessité d'une bonne fixation (moustache) avec repères et de vérifier régulièrement la position	• Traitement non agressif mais uniquement ponctuel
Surveillance particulière	• De l'étalonnage du capteur, à réaliser en air ambiant (FiO_2 = 21 %) • De la concentration en oxygène au sein de l'enceinte (oxymètre)	• Narines (nécrose) • Positionnement et fixation • Perméabilité du système (sécrétions)	• Narines (nécrose) • Positionnement et fixation • Perméabilité du système (sécrétions) : changer la sonde toutes les 12 heures	

L'oxymétrie de pouls

Elle permet une surveillance non-invasive de la saturation artérielle en oxygène (SaO_2).
La mesure se fait par spectrophotométrie. Il existe deux types usuels de capteur : pince ou capteur flexible.
Il n'y a pas d'étalonnage. Il faut :

- éviter la proximité d'autres appareils électriques (possibilité d'interférences) ;
- régler les normes d'alarme du pouls et de la saturation ;

- placer les deux diodes l'une en face de l'autre au niveau d'un doigt ou d'un orteil ;
- s'assurer de l'absence de vernis à ongles ou de faux ongles : changer d'emplacement au besoin ;
- s'assurer d'une bonne hémodynamique locale : réchauffer les extrémités, ne pas positionner le capteur du côté d'un brassard à tension (risque de sous-estimation de la SaO_2)... ;
- favoriser le calme autour de l'enfant (les mouvements empêchent le capteur de fonctionner correctement) ;
- s'assurer que la valeur obtenue est fiable : signal de qualité correcte (onde sinusoïdale) et pouls affiché par l'oxymètre en rapport avec le pouls réel de l'enfant (pris à la main ou mesuré par une autre méthode) ;
- surveiller la peau : irritation cutanée +/– importante. Changer régulièrement l'emplacement du capteur (effets indésirables locaux possibles mais exceptionnels).

L'aérosolthérapie

L'aérosolthérapie est un procédé qui permet de déposer diverses substances directement au niveau des voies respiratoires. Ces produits ne passent pas par la circulation générale et donc ne sont pas distribués à tout l'organisme.

L'aérosolthérapie se pratique par **nébulisation** : en passant au travers d'une solution, un gaz sous pression (air ou oxygène) va permettre la création de très fines gouttelettes. En fonction de leur taille, ces gouttelettes vont se déposer plus ou moins profondément dans les voies respiratoires (plus elles sont petites, plus elles vont loin).

Hors la nécessité d'immobilisation temporaire et le risque de nausées lié à l'odeur déplaisante de certains produits, la nébulisation comporte donc peu d'effets secondaires. Cependant, elle est parfois mal acceptée par l'enfant : réaction de peur avec refus du soin (énervement, pleurs, polypnée sont la source d'une moindre efficacité).

Afin d'obtenir une bonne coopération garante d'une efficacité optimale, il est donc très important **d'expliquer au préalable les modalités du soin à l'enfant et à ses parents**.

En ambulatoire, les nébulisations sont souvent remplacées par l'inhalation des médicaments selon différentes modalités qui sont fonction des possibilités de l'enfant :

- aérosol doseur + chambre d'inhalation adaptée à l'âge de l'enfant ;
- inhalateur de poudre sèche.

La nébulisation

Matériel

- Une source de gaz sous pression (oxygène ou air) : source murale ou compresseur électrique.
- Un manomètre + son raccord.
- Un tuyau en PVC.
- Un raccord biconique +/– 1 tuyau de prolongation.
- Une cuve de nébulisation.
- Un masque à usage unique adapté à la taille de l'enfant.
- Une ampoule de sérum physiologique injectable (stérile).
- Une seringue de 5 ml + une aiguille de gros calibre.
- Le médicament prescrit.

Technique

- Préparer dans le poste de soin la solution à nébuliser et la verser dans la cuve de nébulisation.
- Monter et vérifier le circuit.
- Installer l'enfant confortablement en position demi assise et, si son âge le permet, lui expliquer le soin à venir (un grand enfant peut être mieux dans un fauteuil que dans son lit, un nourrisson sur les genoux d'un soignant ou de ses parents qui le rassurent tout le temps de la durée du soin).

- Lui dégager les voies aériennes supérieures : faire moucher ou aspirer au besoin.
- Adapter le masque sur la cuve de nébulisation et connecter le tout au manomètre.
- Fixer sans trop serrer le masque sur le visage de l'enfant.
- Régler le débit de gaz à 6 litres/minute et s'assurer de l'obtention d'un micro brouillard.
- Demander à l'enfant de respirer lentement et amplement jusqu'à l'arrêt du brouillard (10 à 15 minutes environ).
- Surveiller le débit du gaz pulsé (il doit rester constant) et le niveau de remplissage de la cuve de nébulisation (il doit se vider progressivement).

L'utilisation d'une chambre d'inhalation chez le bébé

Définition

Réservoir en plastique permettant l'inhalation des médicaments en traitement ambulatoire.

Matériel

- Une chambre correspondant au médicament prescrit.
- Un flacon d'aérosol doseur.
- Un matériel à désinfection rhinopharyngée (DRP).
- Éventuellement un aspirateur manuel.

Préparation de l'enfant

Selon l'état de l'enfant, effectuer une DRP, suivie d'une aspiration douce pour améliorer la perméabilité des voies aériennes supérieures.

Technique

- Favoriser un environnement calme (l'enfant ne doit pas pleurer).
- Installer l'enfant dans les bras d'un adulte, l'enfant étant maintenu face à l'opérateur.
- Agiter l'aérosol doseur et l'emboîter dans la loge prévue à cet effet.
- Maintenir l'appareil horizontal pendant toute l'opération.
- Appliquer le masque sur la bouche et le nez du nourrisson de façon hermétique.
- Injecter une dose de médicament en pressant une fois.
- Favoriser une respiration lente et profonde, en respirant avec l'enfant pour l' exemple.
- 10 mouvements respiratoires permettent de vider la chambre (compter les mouvements de la valve).
- Renouveler l'opération si le médecin a prescrit deux doses.

Nettoyage du matériel

- Nettoyer et désinfecter la chambre après démontage.
- Laisser sécher à l'air ambiant (ne pas essuyer).
- Remonter et contrôler la fonctionnalité de la valve.

Les aspirations

Chez un enfant non intubé, les aspirations sont naso ou bucco-pharyngées. Leur but est d'améliorer la respiration de l'enfant en dégageant les voies aériennes supérieures de toutes les sécrétions qui y sont accumulées.

Elles sont indiquées en cas d'obstruction des voies aériennes supérieures par des sécrétions que l'enfant ne peut évacuer lui-même par mouchage ou expectoration efficace. Elles sont complémentaires de la kinésithérapie respiratoire et viennent parfois clore une séance de kinésithérapie de drainage bronchique.

L'aspiration est réalisée grâce à un appareillage qui crée une dépression au niveau des cavités concernées.

L'aspiration

Matériel

- Un aspirateur électrique autonome ou une source de vide sur laquelle est fixé un manomètre d'aspiration.
- Un bocal.
- Un système clos de recueil des sécrétions.
- Des tuyaux de raccordement.
- Des raccords biçoniques.
- Une pince à aspiration.
- Un flacon de sérum physiologique.
- Un flacon d'eau distillée bétadinée.
- Plusieurs sondes d'aspiration nasopharyngée (courtes) de calibre différent : 6, 8 ou 10 (à adapter à la taille de l'enfant et à la viscosité des sécrétions).

Technique

- Se laver les mains, mettre une surblouse, des gants jetables non stériles et un masque (prévention des infections aéroportées : VRS+++).
- Installer l'enfant confortablement et lui expliquer ce que l'on va faire.
- Régler la dépression : 100 à 150 mmHg pour le nourrisson, 150 à 250 mmHg pour l'enfant.
- Allonger l'enfant et le maintenir immobile (nécessité d'être aidé).
- Saisir la sonde d'aspiration avec une pince et la lubrifier dans le sérum physiologique.
- Introduire doucement la sonde au niveau de la cavité à aspirer en maintenant le système d'aspiration bloqué.
- Enclencher le système d'aspiration et retirer doucement la sonde.
- Laisser l'enfant reprendre sa respiration avant de passer à l'autre narine.
- Humidifier au préalable avec du sérum physiologique en cas de sécrétions épaisses.
- Répéter au besoin la manœuvre.
- En fin de geste, jeter la sonde et rincer les tuyaux en aspirant de l'eau distillée bétadinée.

Douceur et rapidité sont les garantes d'une bonne efficacité.

Risques

- Traumatisme local.
- Apnée transitoire.
- Laryngospasme.

Évaluation de l'efficacité et de la tolérance

- Retrait de sécrétions.
- Amélioration de la perméabilité à l'air.
- Absence de sang dans les produits d'aspiration.
- Inconfort minimum.

Types de produits couramment nébulisés en pneumologie

- *Broncho-dilatateurs (asthme).*
- *Corticoïdes (asthme : traitement de fond).*
- *Antibiotiques (mucoviscidose).*
- *DNase (mucoviscidose).*
- *Sérum physiologique seul (rare).*

La ponction pleurale

C'est un examen le plus souvent réalisé à visée diagnostique (analyse d'un liquide de pleurésie), mais parfois à visée thérapeutique en cas d'épanchement peu abondant (évacuation d'un contenu liquidien ou gazeux : exsufflation). C'est un geste médical mais l'aide d'une puéricultrice est souvent requise.

La ponction pleurale

Matériel nécessaire

- Antiseptique pour désinfection cutanée.
- Compresses stériles.
- Anesthésique local : pommade *Emla* posée une heure avant le geste et xylocaïne injectable à 1 %.
- Une seringue de 5 ml.
- Une aiguille pour IM.
- Protection pour le lit du malade.
- Gants stériles.
- Un petit pansement.
- Un gros cathéter ou une grosse aiguille.
- Un robinet à 3 voies.
- Deux seringues de 10 ou 20 ml (à vis de préférence).
- Plusieurs pots stériles (pour envoi des prélèvements aux différents laboratoires).
- Protoxyde d'azote en mélange équimolaire avec l'oxygène (MEOPA).

Précautions indispensables

- Voie veineuse.
- Monitoring cardio-respiratoire (risque de malaise vagal).
- SaO_2 transcutanée.
- Oxygène à proximité et ambu adapté à la taille de l'enfant.

Avant la ponction

- Informer l'enfant de ce qui va lui être fait.
- Évaluer le degré d'inquiétude pour adapter la prémédication avec le médecin.
- Poser la crème anesthésiante à l'endroit indiqué par le médecin.
- Installer l'enfant dans la position requise (éventuellement dans les bras du soignant ou des parents s'ils le souhaitent).
- Préparer le matériel de la façon la plus ergonomique possible.
- Faire inhaler du protoxyde d'azote pendant 5 minutes.

Pendant la ponction

- Aider l'enfant à maintenir la position la plus immobile possible.
- Évaluer la douleur.
- Rassurer et aider l'enfant à respirer calmement.
- Surveiller les constantes : rythme cardiaque et respiratoire, SaO_2.
- Poursuivre l'inhalation du protoxyde d'azote.

Après la ponction

- Pratiquer une compression locale sur le point de ponction pendant 5 minutes.
- Poser un pansement occlusif.
- Surveiller attentivement les constantes comme précédemment.
- Transmettre les informations recueillies.
- Faire remplir les bons par le médecin et envoyer rapidement les pots aux laboratoires concernés.

Dans les jours qui suivent

Surveiller l'apparition de signes de complication : fièvre, douleur, aggravation de l'état respiratoire.

Le drainage pleural

Définition et but

Il consiste à mettre en place un tube souple dans la cavité pleurale (entre les deux feuillets pleuraux). Le but du drainage est d'évacuer le liquide ou le gaz gênant l'accolement des deux plèvres et de maintenir une pression intrapleurale négative afin de faciliter le recollement des deux feuillets pleuraux.

Rôle de la puéricultrice

Surveillance de l'enfant porteur d'un drain pleural

Surveillance du bon fonctionnement du drainage

- Le manomètre, dont la dépression doit être faible (selon la prescription médicale : entre 0 et 80 cm d'eau).
- Les tuyaux : veiller à ce qu'ils restent perméables (traire le drain et les tuyaux pour évacuer les mucosités) et ne soient pas coudés.
- En cas de pneumothorax : noter l'existence ou non de bulles dans le bocal d'aspiration.
- En cas de pleurésie : aspect et quantité du liquide pleural aspiré (marquer le niveau une fois par jour).

Surveillance de l'enfant

- Douleur (à coter à l'aide d'une échelle adaptée).
- État local : refaire le pansement tous les jours et contrôler la fixation.
- Fièvre (possibilité de surinfection).

Indication

Il est indiqué en cas d'épanchement pleural important, persistant (pleurésie, surtout si elle est purulente, ou pneumothorax), ou bien en postopératoire immédiat, lorsque la plèvre a été ouverte.
Seule la surveillance du drain relève du rôle infirmier.

À noter...
Le système de montage du drainage doit impérativement rester clos.
Des pinces pour clamper en urgence doivent toujours être présentes dans la chambre.
Un médecin doit toujours être disponible à proximité afin d'intervenir en urgence en cas d'incident.

Les examens complémentaires

Les différents examens complémentaires contribuent d'une part à l'évaluation du degré de gravité de l'affection respiratoire (gaz du sang, mesure des débits respiratoires), d'autre part à l'aide au diagnostic (radiographie du thorax, fibroscopie bronchique). Ils permettent donc d'orienter la prise en charge de façon spécifique.

Les gaz du sang

Ils permettent de mesurer le pH, les taux d'oxygène (PaO_2) et de gaz carbonique ($PaCO_2$) dans le sang, donc d'évaluer le degré d'une insuffisance respiratoire. Ces paramètres ayant une valeur proche dans le sang capillaire et le sang artériel, le prélèvement est en pratique souvent réalisé au niveau de la circulation capillaire (lobe de l'oreille, talon, bout du doigt), ce qui est moins douloureux et moins dangereux qu'un prélèvement artériel.

Le prélèvement sanguin capillaire artérialisé

Matériel

- Un tube capillaire pour prélèvement.
- Deux bouchons pour les extrémités du tube.
- Une limaille et un aimant.
- Un tube de pommade vasodilatatrice.
- Des compresses + un antiseptique.
- Un dispositif auto-piqueur rétractable.

Technique

- Désinfecter la peau.
- Appliquer proprement à l'aide d'une compresse une pommade vasodilatatrice et la laisser agir 5 à 10 minutes (attention : elle irrite les muqueuses, en particulier les yeux).
- Une fois le temps écoulé, essuyer la peau à l'aide d'une compresse sèche.
- Pratiquer une petite ponction à l'aide de l'auto-piqueur.
- Recueillir les gouttelettes de sang dans le microtube que l'on maintient en position horizontale (le tube se remplit par capillarité). Ne pas laisser de bulle d'air (fausse les résultats).
- Maintenir le tube à l'horizontale, placer la limaille à l'intérieur et un bouchon à chaque extrémité.
- Agiter (passer plusieurs fois l'aimant sous le tube en faisant des mouvements de va-et-vient).
- Appliquer une compresse sur le point de piqûre.
- Faire porter rapidement le tube (si possible dans la glace) au laboratoire, accompagné d'étiquettes.

Attention : si ce geste doit être répété, il faut varier les points de ponction pour éviter la douleur. Il est donc nécessaire d'indiquer dans les transmissions, pour chaque ponction, le lieu précis ponctionné.

Valeurs normales des gaz du sang capillaire

- *PH = 7,38 à 7,42.*
- *PaO_2 = 85 à 100 mmHg (diviser par 7,52 pour kPa).*
- *$PaCO_2$ = 35 à 45 mmHg.*
- *Saturation = 96 à 100 %.*
- *Bicarbonates = 24 à 27 mmHg.*

La radiographie du thorax

Indication

Elle permet le diagnostic des pathologies pulmonaires simples, la recherche de complications et le suivi évolutif.

Les clichés demandés

- Face en inspiration profonde.
- +/– face en expiration forcée (bruit expiratoire ou suspicion de corps étranger inhalé).
- +/– profil (en cas d'anomalie à préciser).

Rôle de la puéricultrice

Préparation de l'enfant à la radiographie

- Évaluer la fatigue de l'enfant afin de choisir entre une radiographie au lit ou en service de radiologie, et la position la plus adaptée (pour faciliter l'interprétation, il est préférable, même chez le nourrisson, de prendre des clichés en position debout ou assise).
- S'informer d'une grossesse éventuelle de la maman si elle accompagne l'enfant.

Le prélèvement des crachats

Indication

Le prélèvement de crachats est toujours à visée diagnostique, afin de confirmer une pathologie nécessitant un traitement spécifique, telle que la tuberculose.

Les modalités

Les crachats sont facilement obtenus de manière spontanée lors des séances de kinésithérapie respiratoire, mais on peut aussi recueillir des sécrétions par aspiration nasopharyngée à l'aide d'un extracteur de mucosités.

La particularité du prélèvement de crachat pour recherche de tuberculose

Ces crachats sont difficiles à aller chercher sur leur lieu de production dans les poumons. Lorsqu'ils sont peu nombreux, ce qui est le cas pour une tuberculose débutante, ils sont le plus souvent déglutis par l'enfant. Il devient alors nécessaire de les prélever dans l'estomac, sans aliments, ce qui est assez facile après une nuit de jeûne. On procède alors par tubage gastrique, au réveil, le matin, de la manière la plus aseptique possible afin d'éliminer tout risque de contamination.

Pour la technique, se référer à la fiche consacrée à la pose d'une sonde gastrique p. 257. Il faut veiller à porter un masque et des gants pour pratiquer ce prélèvement.

La fibroscopie bronchique

Définition

Cet examen consiste à explorer par visualisation directe les voies respiratoires de l'enfant : fosses nasales, pharynx, larynx et cordes vocales, trachée et arbre bronchique. Il est réalisé à l'aide d'un endoscope : tube souple de diamètre adapté à la taille de l'enfant, qui comporte des fibres optiques reliées à une source lumineuse (lumière froide) et à une caméra. L'image est transmise à la caméra par les fibres optiques.

Indication

Cet examen permet d'apprécier : l'encombrement (mucus, sécrétions purulentes, sang), l'inflammation, la présence ou non d'un obstacle, la présence ou non de lésions muqueuses, l'existence ou non de troubles dynamiques (dyskinésie), la distribution bronchique et ses éventuelles anomalies.

Lors de l'examen, certains prélèvements peuvent être réalisés :

- aspiration de pus ;
- lavage broncho-alvéolaire (LBA) : instillation de petites quantités de sérum physiologique tiède à travers le fibroscope bloqué dans une petite bronche, puis réaspiration et recueil du liquide pour analyse des germes et des cellules ;
- biopsie de muqueuse bronchique à l'aide d'une petite pince introduite dans le canal opérateur du fibroscope ;
- brossage bronchique protégé ;
- biopsie pulmonaire transbronchique : prélèvement d'un fragment de parenchyme pulmonaire en passant au travers d'une paroi bronchique (examen effectué sous anesthésie générale et sous surveillance radiologique).

Rôle de la puéricultrice

Préparation à la fibroscopie bronchique

Préparation de l'enfant

- S'assurer de l'absence de traitement anticoagulant, de défaut de coagulation, d'allergie à des médicaments anesthésiques.
- Contrôler la présence dans le dossier d'une radiographie thoracique récente.
- S'assurer qu'un bilan sanguin récent est normal : numération et étude de la coagulation.
- Observer un jeûne strict pendant au moins 6 heures (ce qui évite les vomissements et leur risque d'inhalation).
- S'assurer d'une voie d'abord veineuse efficace et accessible (injection de médicaments sédatifs juste avant l'examen).

Rendre l'état respiratoire optimum avant le geste (nébulisations répétées au besoin)

- S'assurer de la présence de matériel de réanimation prêt à l'emploi dans la salle où a lieu l'examen.
- Expliquer le soin à l'enfant et aux parents.
- Appliquer la prescription de médicament sédatif.

Au cours de l'examen

- Assister le médecin en maintenant l'enfant dans la position indiquée.
- Surveiller les constantes vitales (respiration, cœur et SaO_2).
- Évaluer la sédation de l'enfant et informer le médecin des réactions manifestées.

L'endoscopie elle-même ne dure que quelques minutes. Elle est un peu plus longue en cas de lavage broncho-alvéolaire ou de biopsie associés.

Après l'examen

- Surveiller le réveil de l'enfant.
- Prévenir l'apparition d'une douleur en appliquant le traitement prescrit.
- Après 2 heures, proposer quelques gorgées d'eau pour évaluer la déglutition et donc la disparition de l'anesthésie locale.

Inconvénients de l'endoscopie
- Geste invasif.
- Risque de dégradation d'un état respiratoire instable ; mais, souvent, les besoins en oxygène post-fibroscopie ne sont que transitoires.
- Saignement de nez lié au passage du fibroscope.
- Majoration transitoire d'un stridor, sous l'effet des anesthésiques.
- Possibilité de pic fébrile au décours, surtout en cas de lavage broncho-alvéolaire.

L'exploration fonctionnelle respiratoire (EFR)

En théorie, elle est possible à tout âge, mais les conditions de mesure et les paramètres mesurés varient avec l'âge et la coopération de l'enfant : en pratique, l'examen n'est reproductible qu'à partir de 6/7 ans.
Les EFR sont réalisées dans un laboratoire spécialisé, idéalement après kinésithérapie respiratoire si l'enfant est encombré.
Le nourrisson, de la naissance à 2/3 ans, doit être endormi et est exploré en position couchée.
L'enfant âgé d'au moins 3 ans est équipé d'un pince-nez et d'un embout buccal, puis assis devant une machine. On lui demande alors soit de respirer lentement et normalement, soit d'inspirer ou de souffler rapidement. S'il est capable de coopérer (à partir de 6/7 ans), on lui fera exécuter des manœuvres respiratoires forcées (inspiration puis expiration maximales).
Selon le degré de coopération et les appareils utilisés, l'EFR permet la mesure des débits expiratoires, des volumes pulmonaires, des résistances des voies aériennes et l'évaluation des échanges gazeux (capacité de transfert du CO). En cours d'examen, on peut également réaliser des épreuves pharmacodynamiques : de broncho-dilatation ou de broncho-constriction.

À noter...
Les EFR sont utiles pour :
- porter des diagnostics ;
- suivre l'évolution de la pathologie respiratoire (maladie chronique) ;
- adapter au mieux les traitements.

Les principales affections respiratoires

Elles sont regroupées dans le tableau ci dessous.

Tableau 21.2 : Présentation synoptique des principales affections respiratoires.

	Pneumopathie virale	Bronchiolite	Pneumopathie aiguë bactérienne	Crise d'asthme	Mucoviscidose	Tuberculose infection[1]
Âge	• Nourrisson et jeune enfant	• Nourrisson	• Tous	• Tous	• Tous	• Tous (contage)
Saison	• Hiver	• Octobre à avril	• Hiver	• Variable		
Origine	• Virus à tropisme respiratoire	• Virale	• Bactérienne	• Allergique • Virale	• Génétique	• Bactérienne (BK)
Terrain de gravité	• Petit nourrisson • Enfant fragile	• Petit nourrisson • Enfant fragile	• Rare			• Immunodépression
Type de dyspnée	• Dyspnée inconstante • Parfois signes expiratoires	• Expiratoire	• Dyspnée inconstante	• Expiratoire	• Encombrement +/– dyspnée expiratoire	• Pas de dyspnée
Fièvre	• ++ à +++	• + ou –	• + à ++	• Non	• Rare	• Rare

Signes biologiques inflammatoires	• Inconstants • Parfois leucopénie avec neutropénie	• Inconstants	• Oui	• Non	• + ou –	• Non
Anomalie radiologique	• Syndrome alvéolaire mal systématisé • Parfois lame d'épanchement liquidien	• Distension	• Foyer de condensation alvéolaire	• Distension	• Syndrome bronchique marqué	• Non
Traitement	• Symptomatique • Prévention pour la grippe : vaccination	• Symptomatique	• Antibiotique	• Bronchodilatateurs inhalés • +/– corticoïdes *per os* • Kinésithérapie	• Antibiotiques • Kinésithérapie • Traitement des problèmes extrapulmonaires concomitants	• Antituberculeux *per os* pendant plusieurs mois • Recherche du contaminateur et des autres malades

1. C'est-à-dire primo-infection.

La bronchiolite

La bronchiolite est une affection virale (à VRS le plus souvent), survenant de façon prédominante en hiver et touchant principalement le nourrisson.
Les symptômes débutent par une rhinite banale, généralement fébrile et accompagnée d'une toux sèche. Ils évoluent vers une détresse expiratoire (*wheezing*, sifflements) plus ou moins marquée chez un nourrisson au thorax distendu. Chez le prématuré ou le nourrisson de moins de trois mois, il y a un risque d'apnée.
Le diagnostic peut être confirmé par recherche virale dans les sécrétions rhinopharyngées (technique d'immunofluorescence).
Le traitement est uniquement symptomatique (voir *infra*).
La surveillance évolutive est surtout clinique.
L'évolution se fait en 8 à 10 jours, le plus souvent sans séquelle.
La prévention peut se faire par injection IM d'immunoglobulines spécifiques tous les mois (réservé à certains nourrissons nés prématurés à risque de forme très sévère), mais surtout par l'isolement des sujets infectés. Pour l'instant, il n'y a aucun vaccin disponible.

L'asthme

C'est la plus fréquente des maladies chroniques pédiatriques. C'est une maladie d'origine allergique qui survient sur un terrain prédisposé à l'apparition de manifestations allergiques : terrain atopique.
Son évolution est rythmée par des crises de dyspnée expiratoire (avec sibilants) sensibles à l'inhalation de médicaments broncho-dilatateurs.

Le diagnostic est confirmé par la mise en évidence :
- d'un terrain allergique ;
- **et** d'un bronchospasme **totalement** réversible après inhalation d'un broncho-dilatateur (cliniquement ou aux EFR : épreuve de réversibilité aux bêta 2 adrénergiques) ou bien celle d'un bronchospasme induit par l'inhalation de doses infimes d'un broncho-constricteur (EFR : épreuve de provocation à la métacholine).

Le bilan comporte :
- un cliché thoracique (dont la normalité élimine les diagnostics différentiels) ;
- la recherche d'une sensibilisation allergénique concordant avec la chronologie des manifestations cliniques : tests cutanés allergologiques ou Prick test ;
- des EFR réalisées à distance d'une crise : évaluation de l'état respiratoire de base.

Le traitement est un traitement symptomatique (il ne fait pas « guérir de l'asthme »).
Le pronostic évolutif à long terme est difficile à établir et la notion très répandue de guérison à la puberté est un mythe. Au cours des années, la maladie peut persister (s'aggraver, entre autre suite à la consommation de tabac, ou s'atténuer), et parfois disparaître.

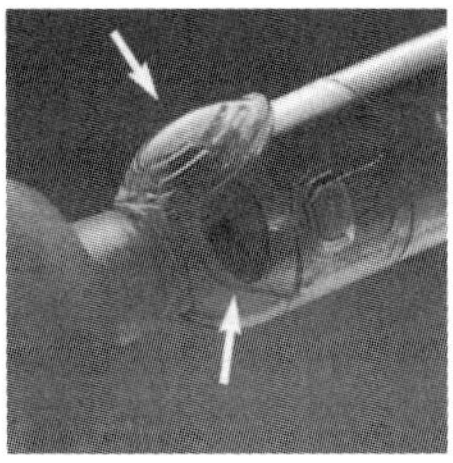

Photographie 21.1 : Chambre d'inhalation *Babyhaler (Glaxo)* : les valves vougent avec chaque respiration. Il est important de bien nettoyer ces valves régulièrement, au moins une fois par semaine.

Rôle de la puéricultrice

L'enfant asthmatique

Participer au traitement de la crise

- Évaluer la gravité de la crise :
  - rythme respiratoire, signes de gravité, signes associés ;
  - efficacité d'un éventuel traitement ambulatoire ;
  - besoin en O_2.
- Mise en œuvre du protocole de soin :
  - levée du bronchospasme : broncho-dilatateurs inhalés ;
  - +/– traitement rapide et puissant de l'inflammation : corticoïdes par voie générale (*per os* ou IV en cas de vomissements) ;
  - traitement de l'encombrement : hydratation (faire boire) et kinésithérapie respiratoire.

Participer à l'éducation pour la mise en œuvre du traitement de fond

Il vise à normaliser les fonctions respiratoires afin de permettre un développement respiratoire correct et une vie normale :

- traitement de l'inflammation chronique (adapté à la sévérité de l'asthme) : corticoïdes inhalés au long cours (délai d'efficacité : au moins quatre semaines) ;
- mesures environnementales : éviction des allergènes incriminés et des irritants (tabac +++).

Éducation de l'enfant et de sa famille (école de l'asthme)

- Mode de prise des traitements.
- Reconnaissance des signes annonciateurs de crise et des facteurs déclenchants.
- Apprentissage de l'autosurveillance (débimètre de pointe ou *peak flow meter*), du rôle de chaque type de médicament et de la conduite à tenir en cas de symptômes.
- Information sur les allergènes, sur la maladie et son suivi, sur l'hygiène de vie quotidienne, en particulier la pratique d'un sport.

Tableau 21.3 : La mucoviscidose : principaux organes atteints, manifestations cliniques et prise en charge thérapeutique.

Organe	Manifestations cliniques	Traitement
Poumon (évolution par poussées)	• Sécrétions visqueuses : encombrement chronique, infections (examen bactériologique des crachats)	• Hydratation (+/– *Pulmozyme* = DNase) • Kinésithérapie respiratoire • Antibiotiques (cures IV le plus souvent)
Pancréas exocrine	• Stéatorrhée par malabsorption (diarrhée graisseuse) • Hypotrophie pondérale, dénutrition • Carences en vitamines liposolubles	• Substitution en enzymes pancréatiques (*Créon*) • Régime hypercalorique et/ou suppléments nutritionnels et vitaminiques
ORL	• Polypose naso-sinusienne, sinusite chronique	• Corticothérapie locale (ou nasale)
Pancréas endocrine	• Diabète insulinodépendant (tardif)	• Insuline
Foie	• Sécrétions biliaires épaisses : calculs vésiculaires, stéatose hépatique, cirrhose	• *Ursolvan* (acide ursodésoxycholique)
Intestin	• Sécrétions épaisses : constipation, sub-occlusion voire occlusion (ex : iléus méconial)	• Hydratation • Fluidifiants (*Mucomyst*) • Lavements

Le test de la sueur

Matériel

- Papier buvard spécial (fourni par le laboratoire) et papier absorbant sans chlore : pochette de transport spécifique.
- Rectangle de plastique (plus grand que le buvard).
- Eau distillée.
- Sparadrap imperméable.

Technique

- Faire la toilette de l'enfant, nettoyer largement l'avant-bras avec de l'eau distillée, puis sécher précautionneusement avec le papier absorbant.
- Placer le papier buvard le long de la face interne de l'avant-bras (le manipuler avec des gants ou des pinces).
- Le recouvrir du morceau de plastique.
- Coller à la peau en fermant bien les bords.
- Couvrir l'enfant de façon à ce qu'il ait bien chaud.
- Lui faire boire une boisson chaude.
- Laisser en place une heure en surveillant la température de l'enfant et l'occlusion du pansement.
- Une heure plus tard, défaire le pansement.
- Récupérer le buvard avec les pinces.
- Le placer dans le sachet spécifique.
- L'envoyer au laboratoire correctement identifié.

La mucoviscidose

La mucoviscidose est une maladie génétique à transmission autosomique récessive potentiellement létale. Elle est très fréquente dans la race blanche (1 enfant sur 3 000).

Elle est liée à une anomalie d'un gène situé sur le chromosome 7, codant pour une protéine transmembranaire (CFTR). Cette anomalie est responsable d'une modification de la nature des sécrétions exocrines de l'organisme. L'atteinte est donc pluriviscérale (touchant tous les organes ayant des sécrétions exocrines), mais dominée par l'atteinte respiratoire et digestive.

Le diagnostic positif est permis grâce au dosage du chlore sudoral : **test de la sueur**. L'anomalie en cause peut être recherchée par étude génétique.

Jusqu'à présent, le traitement est uniquement symptomatique.

Le pronostic est respiratoire avec évolution vers l'insuffisance respiratoire chronique.

La prise en charge à l'hôpital de l'enfant ayant une pathologie respiratoire

Faciliter la respiration

Installer le malade de manière à libérer les mouvements thoraciques (position demi-assise pour l'enfant, proclive dorsal pour le nourrisson).

Après cette installation :

- dégager les voies aériennes supérieures : lavage de nez[3] +/– aspirations nasopharyngées ;
- dégager les voies aériennes inférieures : kinésithérapie respiratoire ;
- apporter de l'oxygène selon les protocoles (par lunettes ou sonde nasale) ;
- éviter les fausses routes de déglutition :
  - arrêt transitoire des apports *per os* pendant les accès de toux ;
  - fractionnement des repas.

3. Voir p. 514.

La position en proclive ou dite « en orthostatisme »

Elle consiste à maintenir en position demi-assise les nourrissons qui n'ont pas encore acquis une posture assise stable.

Indications
- Détresse respiratoire (bronchiolite, pneumopathie).
- Prévention des vomissements et en particulier des reflux.

Installation
L'enfant est installé :
- en décubitus dorsal ;
- sur un plan incliné à 30 ou 60° sur l'horizontale ;
- maintenu dans un « hamac » (souvent constitué d'un drap solidement fixé aux montants du lit, passant entre les jambes puis fixé sous les bras à l'aide d'épingles à nourrice sécurisées) ;
- entouré par des billots placés de chaque côté.

Maintenir des apports hydriques et caloriques suffisants

- Chez le nourrisson :
– fractionnement des repas pour limiter les vomissements et la durée des efforts liés à la prise des biberons ;
– évaluer la quantité des apports et informer le médecin pour qu'il prenne les dispositions nécessaires en cas de fatigue alimentaire ;
- chez le grand enfant :
– faire boire suffisamment et perfuser si apports hydriques insuffisants ;
– inciter à manger sans forcer.

Éviter les surinfections

- Précautions d'asepsie.
- Surveillance des signes associés pouvant évoquer une surinfection : fièvre, toux grasse, diarrhée.
- Transmissions au médecin pour la mise en route d'un traitement précoce.

La surveillance spécifique de la prise en charge respiratoire

Surveillance de l'évolution des symptômes

La puéricultrice doit prendre en compte tous les paramètres de surveillance sus cités (voir fiche technique). Elle est souvent secondée par des appareils de monitorage cardio-respiratoire.
Les paramètres de surveillance sont consignés sur la feuille individuelle de suivi et toute aggravation est décrite dans les transmissions ciblées et signalée à l'équipe médicale.

Le rôle éducatif

Nombreuses sont les pathologies respiratoires qui nécessitent un traitement et une surveillance au long cours. Dans ces pathologies, il est donc fondamental d'éduquer[4] les parents afin qu'ils puissent prendre le relais à domicile.

L'observance du traitement

Les traitements au long cours, surtout lorsqu'ils doivent être poursuivis pendant plusieurs mois, deviennent fastidieux. L'enfant se lasse. Il faut souvent beaucoup de patience, de persuasion pour qu'il prenne régulièrement son traitement. Il peut être utile de réfléchir avec la famille et l'enfant sur le moment le plus adéquat, l'endroit où ranger les médicaments pour ne pas les oublier, etc.
Un carnet de suivi est proposé à chaque fois que nécessaire.

L'utilisation et l'entretien des appareils

De la chambre d'inhalation au nébuliseur en passant par l'extracteur d'oxygène, nombreux sont les appareils qui ont permis un traitement en ambulatoire mais nécessitent une connaissance parfaite du mode d'emploi et de l'entretien pour une efficacité pleine et durable.
Il est essentiel que les parents puissent s'approprier l'usage de ces appareils avant de quitter l'hôpital ou lors de l'hospitalisation à domicile qui prendra le relais jusqu'à la complète autonomie. Des fiches techniques simples seront mises à leur disposition pour faciliter l'acquisition de ces techniques.

---

4. Il peut être nécessaire d'expliquer les soins à des grands-parents, une tante, voire une assistante maternelle s'ils sont fréquemment et régulièrement amenés à s'occuper de l'enfant.

La détection des signes annonciateurs ou d'aggravation de la pathologie

Les référents adultes doivent être capables de citer et observer tous les symptômes d'alerte afin de mettre en route les traitements de crise ou de consulter le médecin.

L'adaptation de l'hygiène quotidienne

La qualité de l'hygiène quotidienne, le plus souvent rythme de vie, alimentation et pratique d'un sport, améliore l'état de santé ou limite les crises et les rechutes.

Le soutien psychologique

L'impact d'une affection respiratoire chronique, récidivante ou de longue durée sur l'environnement du malade doit être pris en compte. Après une phase de refus, puis de lutte, la famille peut passer par diverses étapes de découragement ou de surinvestissement. Les psychologues seront d'un réel secours pour accompagner la famille dans ces moments.
Elle doit pouvoir compter sur une écoute et un soutien. Les associations de malades ou de parents d'enfants atteints de telles pathologies offrent leurs connaissances, leurs lieux d'écoute et de partage des difficultés où les familles se retrouvent et s'entraident.
Chaque famille devrait sortir de l'hôpital avec les coordonnées de tels services dans sa région, voire, déjà, un premier contact.

La puéricultrice et la prévention des maladies respiratoires

Autant dans son rôle d'éducatrice de santé que dans son rôle de soignante responsable, la puéricultrice peut transmettre des messages qui protégeront l'enfant. Ils concernent :
- la protection de l'enfant contre les infections ;
- l'hygiène de l'environnement ;
- l'hygiène hospitalière.

L'un des rôles de la puéricultrice est également d'éviter la dissémination des infections aéro ou manuportées. Cela nécessite la mise en application de plusieurs règles :
– les règles d'isolement des sujets contagieux : l'isolement est souvent prescrit préventivement et sa durée dépend des données cliniques, microbiologiques, et de l'efficacité du traitement ;
– les règles d'asepsie.

La technique d'isolement

Une tenue de protection est obligatoire pour toute personne entrant dans la chambre, pour tout soin ou toute manipulation (en laboratoire) exposant à des produits d'expectoration (crachats ou LBA), pour le malade sortant de sa chambre.

Matériel
- Blouse de box ou surblouse.
- Masques jetables.
- Crachoirs et mouchoirs à usage unique.

Circulation du malade (toujours avec masque)
- Limiter ses déplacements aux seuls examens indispensables.
- Informer les services receveurs du risque de la contagiosité.

Visites et soins
- Limiter les visites et éduquer la famille.
- Regrouper les soins

Les mesures d'asepsie

Matériel et locaux
- Désinfection soignée du matériel et des surfaces souillées.
- Décontamination de la chambre après le départ du patient.

Mesures individuelles
- Lavage hygiénique des mains à l'entrée dans la chambre et à la sortie.
- Port de gants non stériles.
- Port de masques.

Dans certaines situations très particulières, un autre type de prévention est possible :
- la vaccination (grippe, pneumocoque : indiqué en cas de risque d'infection sévère) ;
- l'injection répétée d'immunoglobulines protectrices (indiqué pour certains enfants à risque de bronchiolite sévère).

Tableau 21.4 : Les médicaments et leur indication.

Médicament	Indication
• Antibiotiques *(Colimycine)*	• Mucoviscidose (nébulisation)
• Mucolytique *(Pulmozyme)*	• Mucoviscidose (nébulisation)
• Corticoïdes *(Pulmicort, Bécotide)*	• Asthme et états inflammatoires chroniques
• Broncho-dilatateurs *(Bricanyl, Ventoline, Atrovent)*	• Asthme et états d'hyper réactivité bronchique

Pharmacologie spécifique

Les principaux médicaments utilisés dans les affections respiratoires de l'enfant sont :

- les antibiotiques classiques par voie orale ou intraveineuse ;
- les antituberculeux *per os* : à donner en une seule prise le matin à jeun et environ une heure avant de manger ou de boire ;
- les corticoïdes *per os* en cure courte (traitement de la crise d'asthme) ;
- les médicaments administrés par inhalations.

Dans le cas de l'asthme, les médicaments bronchodilatateurs sont le plus souvent administrés par voie respiratoire :

- soit sous forme de nébulisation ;
- soit sous forme d'aérosol doseur, plus efficace couplé à une chambre d'inhalation ;
- soit sous forme de poudre sèche à inhaler.

Dans tous les cas, la garantie d'une efficacité du traitement est sa prise régulière et son arrivée effective au site d'action. Ceci implique une technique d'inhalation efficace. En fonction de la présentation du produit, la technique est différente. Malgré une explication précise figurant sur les notices qui accompagnent le produit, chez l'enfant, la prise est rarement effectuée de façon adaptée. C'est pourquoi un apprentissage est nécessaire. Il est donc fondamental d'éduquer patients et soignants en leur faisant la démonstration des techniques de prise des divers médicaments utilisés dans les affections respiratoires de l'enfant.

Conclusion

Aujourd'hui encore, plusieurs pathologies respiratoires aiguës ou chroniques sont susceptibles d'évoluer défavorablement et en engageant le pronostic vital de l'enfant.

Cela augmente l'angoisse de l'enfant et de ses parents qui sont déjà inquiétés par les difficultés respiratoires que manifeste l'enfant.

Les accès aigus sont toujours pris en charge par une structure hospitalière où les soignants s'appliquent à en réduire les manifestations rapidement et aident l'enfant et sa famille à dédramatiser la situation.

L'attention de la puéricultrice doit se porter tout particulièrement sur les conseils concernant l'hygiène de vie et de l'environnement, de façon à améliorer la fréquence ou la gravité des manifestations en les adaptant aux besoins et aux capacités de l'enfant.

BIBLIOGRAPHIE

BELLON G. – L'asthme de l'enfant : comment mieux éduquer les parents. In : par DUTAU G., *L'asthme de l'enfant,* phase 5, Paris, 1995, pp. 158-165.

DE BLIC J. – *L'asthme.* Doin, 1995.

DUTAU G., BREMONT F., RANCE F., JUCHET A. – L'asthme. In : par DOMMERGUES J.-P. et LENOIR G., *Progrès en pédiatrie,* Doin, Paris, 1997, pp 65-84.

GENDREL – *Infections respiratoires basses de l'enfant,* journées Saint-Vincent-de-Paul-Robert-Debré, 1999, 104 pages.

TOURNIER G., BACULARD A., SARDET-FRISMAND A. – *Pneumologie pédiatrique.* Masson, coll. Abrégés, Paris, 1996, 224 pages.

TRABACCHI G. – L'asthme infantile… C'est bien de l'asthme ! In : *Revue de l'infirmière,* 1996-11, n° 17/18, pp. 41-45.

CHAPITRE 22

Les pathologies cardio-vasculaires[1]

Capacités attendues pour l'exercice de la puéricultrice

- Dépister de manière précoce toute altération de la fonction circulatoire de l'enfant et orienter vers le médecin.
- Assurer la mise en œuvre du traitement d'un enfant atteint d'une affection cardiaque, sa surveillance et les soins de sécurité et de confort qui y sont liés.
- Accompagner l'enfant et sa famille dans une relation de confiance visant à atténuer les risques anxiogènes inhérents à la situation et à préparer le retour au domicile.

Les malformations cardiaques sont les malformations les plus fréquentes après les malformations osseuses. À côté des malformations congénitales, les troubles du rythme constituent un motif fréquent d'hospitalisation en cardiologie pédiatrique.

L'insuffisance cardiaque de l'enfant

La définition

C'est l'incapacité du cœur à assurer un débit adéquat et une oxygénation suffisante des différents organes.

La clinique

La symptomatologie clinique est liée aux signes de congestion pulmonaire par insuffisance cardiaque (IC) gauche et veineuse par défaillance du cœur droit. S'y associent, dans les formes graves, des signes d'insuffisance circulatoire périphérique avec collapsus et souffrance ischémique des différents organes hypoperfusés.

Repérer l'insuffisance cardiaque

Chez le nourrisson

Le diagnostic est souvent retardé car :
- **les symptômes sont surtout digestifs :** refus du biberon, vomissements, prise de poids insuffisante, sueurs lors des repas ;
- **la détresse respiratoire se limite parfois à une polypnée** (les symptômes sont trompeurs lorsqu'il s'agit d'une détresse respiratoire avec sibilances pulmonaires – asthme cardiaque – faisant suspecter une bronchiolite).

Chez l'enfant

La symptomatologie domine à l'effort :
- fatigabilité ;
- dyspnée d'effort ;
- dyspnée de décubitus ;
- dyspnée paroxystique nocturne.

S'y ajoutent la polypnée, la tachycardie et la baisse de la pression artérielle.

1. Auteurs : Damien Bonnet, pédiatre cardiologue. Béatrice Moriot, puéricultrice.

Les causes

Chez le nourrisson

Les malformations cardiaques congénitales[2]

◆ *Shunts* gauche-droite : communication interventriculaire, canal atrio-ventriculaire, canal artériel.
◆ Coarctation de l'aorte.
◆ Anomalie de naissance de la coronaire gauche.

Les myocardiopathies

◆ Métaboliques :
– anomalie de l'oxydation des acides gras ;
– cytopathie mitochondriale ;
– glycogénose de type II.
◆ Dégénératives.
◆ Infectieuses (myocardite).
◆ Associées à un syndrome connu (Noonan).
◆ Primitives : tachycardie hétérotope.

Chez l'enfant

◆ Myocardiopathie primitive, dégénérative ou toxique (anthracyclines).
◆ Insuffisance mitrale ou aortique congénitale ou acquise ; rétrécissement mitral.

Les examens complémentaires

◆ Radiographie de thorax.
◆ Électrocardiogramme.
◆ Échocardiographie.
◆ Biologie standard :
– gaz du sang ;
– ionogramme sanguin : insuffisance rénale aiguë fonctionnelle ;
– bilan hépatique : cytolyse du « foie cardiaque » ;
– hyperlactatémie dans le choc cardiogénique.
◆ Examens à visée étiologique :
– cathétérisme cardiaque dans les malformations ;
– enregistrement de Holter dans les troubles du rythme ;
– explorations métaboliques...

Le traitement

Le traitement étiologique

◆ Réduction d'un trouble du rythme rapide.
◆ Fermeture d'une communication interventriculaire.
◆ Levée d'une coarctation de l'aorte.

Le traitement symptomatique

Il consiste à réduire les signes congestifs et à augmenter le débit cardiaque par :
◆ un traitement inotrope positif (*Dobutamine* et *Dopamine*) ;
◆ des diurétiques et des vasodilatateurs veineux ;
◆ des vasodilatateurs artériels.

Rôle de la puéricultrice

L'enfant porteur d'une insuffisance cardiaque

Surveillance selon prescription

◆ Monitoring : consignation sur la feuille de surveillance : FR, FC, SaO_2, TA.
◆ Clinique :
– signes de lutte respiratoire : tirage, battement des ailes du nez ;
– tonicité, fatigue, hypotonie, vigueur des pleurs, geignements ;
– capacité à s'alimenter : quantités bues, temps pour boire, fatigue et sueurs à la tétée ;
– capacité à digérer : régurgitations, vomissements ;
– prise de poids ;
– accès de pâleur, de cyanose, de sueurs dus à l'effort.

Surveillance alimentaire

Un essoufflement important peut entraîner la mise en place d'une nutrition entérale par sonde gastrique si les ingestats sont inférieurs à la moitié de la ration et s'il y a stagnation ou perte de poids.
La puéricultrice fera appel à la diététicienne si l'enfant est en restriction hydrique, pour augmenter dans ce cas la ration calorique. L'objectif à atteindre est une prise de poids de l'ordre de 20 à 30 g par jour en attendant la date de l'intervention pour que l'enfant soit opéré dans des conditions optimales.

Administration du traitement

Strictement selon prescription.

Éviter la fatigue et les pleurs

Favoriser un environnement calme et le repos.

---

2. Voir p. 231.

L'évolution et le pronostic

Le pronostic est fonction de la cause de l'insuffisance cardiaque.

Les urgences cardiaques de l'enfant

À noter...
Une seule urgence : le malaise de la tétralogie de Fallot.

Cette urgence doit être évoquée chez un enfant ayant une tétralogie de Fallot présentant :
- une cyanose plus ou moins profonde associée à une pâleur ;
- une tachycardie supérieure à 140 battements/min ;
- éventuellement une perte de contact.

Les principales circonstances déclenchantes sont la fièvre, la douleur, la déshydratation.

Rôle de la puéricultrice

Conduite à tenir face à un malaise de tétralogie de Fallot
- Mettre sous scope avec un saturomètre.
- Préparer et administrer du *Valium* en intrarectal sur prescription médicale.
- Calmer l'enfant et éviter les pleurs.
- Installer l'enfant en position de « squatting » (position fœtale, jambes repliées sur l'abdomen).
- Poser une voie d'abord (cathlon si possible).
- Préparer l'*Avlocardyl* (1 ampoule = 5 ml = 5 mg) : diluer 1 ml d'*Avlocardyl* dans 4 ml de G5 %.
- Injecter l'*Avlocardyl* en voie intraveineuse lente.
- Prévoir une perfusion d'entretien et éventuellement un remplissage par des macromolécules.
- Régler les alarmes de surveillance : FC max 140 battements/min et SaO_2 min 80 %.
- Surveiller la glycémie capillaire au décours de l'injection d'*Avlocardyl*.

Les tachycardies

Les tachycardies sont les troubles les plus fréquents du rythme de l'enfant. Elles sont le plus souvent bénignes mais peuvent être responsables d'insuffisance cardiaque si elles se prolongent.

La clinique

- Chez le nourrisson :
  - signes d'insuffisance cardiaque ;
  - malaises, hypotonie.
- Chez l'enfant :
  - palpitations et accès de pâleur ;
  - malaises ou syncopes ;
  - plus rarement, insuffisance cardiaque par myocardiopathie rythmique.

Les causes

Bien que la plupart des troubles du rythme soient idiopathiques, on recherche :
- une anomalie ionique (dyskaliémie) ;
- une malformation cardiaque ;
- une tumeur cardiaque ;
- une prise de toxique (digitaline, trichloréthylène) ;
- une anomalie métabolique (déficit de l'oxydation des acides gras...).

Le diagnostic rythmique et la conduite à tenir

Ils sont fonction du résultat de l'électrocardiogramme.

L'orientation initiale

- QRS fins : tachycardie supraventriculaire (TSV).
- QRS larges : tachycardie ventriculaire (TV) ou tachycardie supraventriculaire avec bloc de branche ou conduction antérograde par une voie accessoire (faisceau de Kent).

La prise en charge d'une tachycardie supraventriculaire

On distingue trois grands types de TSV :
- les tachycardies atriales : le nombre d'onde P′ est supérieur au nombre de QRS ;
- les tachycardies jonctionnelles réciproques : P′ = QRS ;
- les tachycardies ventriculaires (rares) : QRS > P′.

Les deux premières sont les tachycardies les plus fréquentes.

Chez le nourrisson, l'arrêt du trouble du rythme est souvent obtenu par une manœuvre vagale. Les récidives sont fréquentes et un traitement préventif par l'amiodarone est prescrit pour 6 à 12 mois. Au-delà, plus de 80 % des enfants ne récidivent pas et le traitement est arrêté.
La troisième peut être la cause d'une très grande urgence avec nécessité de choc électrique externe.

Rôle de la puéricultrice

Prise en charge de l'enfant au cours des manœuvres visant à réduire la tachycardie

- Installer l'enfant dans une chambre seule.
- Expliquer à l'enfant ce qui va se passer.
- Entrer le chariot d'urgence dans la chambre.
- Brancher l'ECG, pour enregistrer le passage de la tachycardie au rythme sinusal.
- Poser une voie d'abord veineuse.
- Vider l'estomac (risque de vomissement) à l'aide d'une sonde gastrique de gros calibre.
- Préparer sur prescription médicale les drogues nécessaires à la manœuvre et à un éventuel effet secondaire (toute manœuvre de réduction manuelle ou médicamenteuse peut entraîner une bradycardie extrême).

L'éducation des parents

Lorsque la tachycardie est réduite et/ou contrôlée par traitement médicamenteux, un holter est posé durant 24 heures pour évaluer l'efficacité du traitement. Ce traitement et sa préparation seront expliqués aux parents avant la sortie.

BIBLIOGRAPHIE

BOUHOUR J. B., VLIERS A., LEFÈVRE M. – Myocardiopathies. In : *Cardiologie Pédiatrique*, 2e édition, Flammarion, Médecine Sciences, 1995, 589-602.

DUPUIS C., KACHANER J., FREEDOM R. M., PAYOT M., DAVIGNON A. – Cardiopathies cyanogènes cardiaques. In : *Cardiologie Pédiatrique*, 2e édition, Flammarion, Médecine Sciences, 1995.

DUPUIS C., KACHANER J., FREEDOM R. M., PAYOT M., DAVIGNON A. – Médicaments de l'insuffisance cardiaque. In : *Cardiologie Pédiatrique*, 2e édition, Flammarion, Médecine Sciences 1995, 785-790.

MAGNIER S., OGIER de BAULNY H., BLOCH J., CASASOPRANA A. – Dans une série de 142 myocardiopathies de l'enfant, étude pronostique de 56 formes dilatées hypokinétiques apparemment primitives. In : *Journées Parisiennes de Pédiatrie*, Flammarion, Médecine Sciences, Paris, 1995, 145-150.

VAKSMANN G., FOURNIER A. – Troubles du rythme et de la conduction. In : *Cardiologie Pédiatrique*, 2e édition, Flammarion, Médecine Sciences, 1995, 668-690.

VILLAIN E., BONNET D., ACAR P., AGGOUN Y., SIDI D., KACHANER J. – Recommandations pour le traitement des tachycardies supraventriculaires réciproques du nourrisson. In : *Les Archives de Pédiatrie*, 1998 ; 5:133-138.

VILLAIN E., BUTERA G., BONNET D., AGGOUN Y., KACHANER J. – Tachycardies ventriculaires néonatales. In : *Les Archives de Pédiatrie*, 1998 ; 91:623-629.

CHAPITRE 23

L'hématologie[1]

Capacités attendues pour l'exercice de la puéricultrice

- Assurer la mise en œuvre du traitement médical, des soins de sécurité et de confort qui y sont liés ; surveiller ses effets et dépister de manière précoce les signes de gravité et de complications éventuelles.
- Accompagner l'enfant et sa famille dans l'évolution de la maladie et l'observance du traitement, afin de maintenir le mode de vie aussi près que possible de la normale tout en l'adaptant aux possibilités de l'enfant (tolérance au traitement, fatigue ou non, anxiété, etc.).
- Mener une action éducative auprès de l'enfant et de ses parents, afin de favoriser la compréhension de la maladie, du traitement et des signes d'appel nécessitant un recours au médecin.

Les pathologies hématologiques sont fréquentes en pédiatrie, qu'elles soient d'origine constitutionnelle ou acquise. Les trois lignées (globules rouges, globules blancs ou plaquettes) peuvent être atteintes de façon isolée, ou conjointe. Certaines de ces pathologies sont d'emblée graves et verront la mise en œuvre d'un traitement lourd qui nécessite une prise en charge attentive de tous les soignants. D'autres pathologies, telles que l'anémie, sont moins graves à court terme, mais constituent un facteur de fragilité et de fatigue favorisant l'installation d'infections.

Les anémies

Rappel physiologique et définition

Le nouveau-né à terme a un taux d'hémoglobine élevé : 16,5 g/dl (+ ou – 3). Ce taux est plus faible chez les prématurés.

Après la naissance, le taux moyen d'hémoglobine diminue progressivement jusqu'à l'âge de 3 à 6 mois pour atteindre 11,5 g/dl (+ ou – 2). À partir de cet âge, le taux d'hémoglobine remonte jusqu'à rejoindre les valeurs rencontrées chez les adultes.

En pratique courante, et en excluant les nouveau-nés, on parle d'anémie à moins de 11 g/dl chez un enfant de moins de 2 ans, et à moins de 12 g/dl chez un enfant plus âgé.

Classification des anémies

Cette classification est basée sur le mécanisme à l'origine de l'anémie, qui peut, par ailleurs, relever de plusieurs causes.

Les anémies non régénératives

La production de globules rouges par la moelle osseuse est insuffisante.

Les anémies liées à une pathologie de la moelle osseuse

- Atteinte isolée de la lignée rouge : érythroblastopénie aiguë ou constitutionnelle.
- Atteinte médullaire globale : aplasie médullaire.
- Envahissement médullaire : leucémies aiguës, tumeurs solides avec métastases médullaires.

Les anémies dues à une carence

- Carence en fer.
- Carence en folates ou en vitamine B12.
- Autres carences.

Toujours penser à rechercher une cause à cette carence.

Les anémies dues à une insuffisance de production d'érythropoïétine

- Anémie de l'insuffisance rénale.

---

1. Auteurs : Thierry Leblanc, pédiatre. Isabelle Andrieux, puéricultrice.

◆ Anémie inflammatoire (rôle également de la non-disponibilité du fer).
◆ Anémie des endocrinopathies.
◆ État de dénutrition.
◆ Hémoglobine avec affinité diminuée pour l'oxygène.

Les anémies régénératives

Les globules rouges sont normalement produits par la moelle osseuse mais sont soit perdus, soit détruits secondairement :
◆ hémorragies aiguës ou chroniques ;
◆ anémies par hyperhémolyse.

Les différentes causes d'anémie

La première orientation étiologique de l'anémie s'appuie sur des éléments de base. **L'identification de la cause** repose sur :
◆ l'interrogatoire des parents et de l'enfant ;
◆ l'examen clinique ;
◆ l'analyse de la numération :
– constantes érythrocytaires ;
– compte des réticulocytes ;
– présence ou non d'anomalies des autres lignées (leucocytes et plaquettes).
Le recueil de ces premières données permettra de définir les examens complémentaires nécessaires au diagnostic étiologique.

Les causes constitutionnelles

Les hémoglobinopathies

Ce sont des maladies dues à une mutation des gènes des chaînes de l'hémoglobine.
Exemples : drépanocytose, thalassémie.

Les maladies enzymatiques du globule rouge

Ces maladies sont dues à une mutation des gènes d'enzymes importants pour le métabolisme du globule rouge. Exemple : déficit en G-6-PD, déficit en pyruvate-kinase.

Les atteintes membranaires

Ces maladies sont causées par une mutation des gènes des protéines du cytosquelette du globule rouge. Exemple : sphérocytose héréditaire (maladie de Minkowski-Chauffard).

Les causes acquises

◆ Les anémies hémolytiques auto-immunes : allo-immunisation (fœto-maternelle, post-transfusionnelle).
◆ Les autres causes d'hémolyse acquise :
– mécaniques ;
– toxiques ;
– infectieuses.

Les carences en fer

Elle reste la plus fréquente des anémies de l'enfant, malgré l'amélioration du niveau de santé publique et une prévention devenue systématique.

La physiopathologie

Chez le nouveau-né normal, les deux tiers des réserves en fer se sont constituées au cours du 3e trimestre de la grossesse. Elles sont suffisantes pour les 4 premiers mois de vie.
Ces réserves sont inférieures chez le nouveau-né prématuré chez qui une carence peut apparaître dès le 2e ou 3e mois de vie.
Le nourrisson est très exposé à la carence martiale. Sa croissance rapide nécessite des besoins en fer élevés.
Ceux-ci sont estimés à 0,8 à 1 mg/jour. Les apports recommandés sont de 1 mg/kg/j (sans dépasser 15 mg) à partir de l'âge de 4 mois et jusqu'à 3 ans.

La clinique

Le tableau clinique est celui de toute anémie auquel s'ajoutent des signes plus spécifiques de la carence martiale :
◆ **digestifs** : glossite, rhagades ou perlèches (fissures des commissures labiales) ;
◆ **cutanés** : sécheresse de la peau ;
◆ **généraux** : diminution de la capacité physique à l'effort.

La confirmation du diagnostic

La confirmation du diagnostic repose sur la mise en évidence de la carence martiale. L'étiologie de la carence est le plus souvent une insuffisance d'apports. Les autres situations, malabsorptions ou saignements chroniques, sont beaucoup plus rares chez l'enfant.

Les facteurs favorisants et cadres étiologiques des carences martiales chez l'enfant

Les causes obstétricales et néonatales

◆ Carence en fer maternelle.
◆ Gémellarité.
◆ Prématurité.
◆ Hypotrophie.
◆ Transfusion fœto-maternelle.
◆ Hémorragies néonatales.

Les causes diététiques

- Régime lacté exclusif prolongé.
- Apports de fer alimentaire insuffisants.

Les troubles de l'absorption du fer

- Pica (conséquence, puis cause).
- Entéropathies chroniques : maladie cœliaque, intolérance aux protéines du lait de vache.

Les pertes sanguines

- Hémorragies digestives :
  – parasitoses intestinales (ankylostomiase essentiellement) ;
  – saignements occultes secondaires à une prise chronique d'aspirine ou d'anti-inflammatoires ;
  – œsophagite, varices œsophagiennes sur hypertension portale ;
  – gastrite, ulcère gastrique ou duodénal ;
  – angiome du grêle, diverticule de Meckel, maladie de Crohn ;
  – polypose intestinale, recto-colite hémorragique.
- Ménorragies et métrorragies.
- Hémosidérose pulmonaire (fer pulmonaire non réutilisable).
- Hémorragies répétées des enfants atteints de troubles congénitaux de l'hémostase.
- Prélèvements sanguins répétés (2 ml de sang = 1 mg de fer).
- Troubles psychiatriques : syndrome de Lasthénie de Ferjol.

Le traitement

Une dose de fer faible, compte tenu des possibilités d'absorption, est suffisante et limite la survenue de troubles digestifs (nausées, constipation ou diarrhée).
La posologie journalière recommandée est de 3 mg/kg de fer en 2 à 3 fois. L'absorption est meilleure si le fer est donné avant les repas.
Le traitement doit être poursuivi longtemps : 3 à 5 mois. La réponse au traitement est rapide avec une crise réticulocytaire entre le 8e et le 10e jour, une correction du taux d'hémoglobine en 1 à 2 mois.

Rôle de la puéricultrice

La prise en charge de l'enfant anémié

Les signes

Penser à une anémie en présence des signes suivants :
- pâleur (surtout des muqueuses) ;
- fatigue à l'effort ;
- tachycardie ;
- absence d'appétit ;
- répétition des infections ;
- alimentation insuffisamment diversifiée ;
- passage au lait de vache précoce.

Hygiène de vie

- Éviter les actions violentes et l'activité sportive prolongée.
- Augmenter les temps de sommeil.
- Fractionner les repas.
- Augmenter les apports hydriques.

Informer les parents sur le traitement

Administrer le traitement selon la prescription, avant le repas.
Les effets indésirables : nausées, constipation, diarrhée ne doivent pas faire arrêter le traitement. Il est nécessaire de le poursuivre même si l'enfant semble aller mieux.

Conseils diététiques (à adapter selon l'âge)

- Maintenir l'apport de 500 ml de lait de suite ou de croissance.
- Diversifier au maximum l'alimentation, avec apport de viande et légumes.

Les leucémies aiguës

Les leucémies aiguës sont des proliférations malignes développées à partir de cellules de la moelle osseuse qui sont des précurseurs des globules blancs. On en distingue deux types, les leucémies aiguës lymphoblastiques (LAL) qui représentent 80 à 85 % des cas chez l'enfant, et les leucémies aiguës myéloblastiques (LAM).

L'épidémiologie

On estime actuellement qu'il y a, en France, 400 à 450 nouveaux cas de LAL, et 50 à 100 nouveaux cas de LAM par an chez des enfants de moins de 15 ans.

La physiopathologie

Les cellules leucémiques envahissent progressivement l'ensemble de la moelle osseuse puis disséminent à l'ensemble de l'organisme.
Deux types de symptômes sont présents : ceux liés à la prolifération des cellules elles-mêmes (syndrome tumoral, localisations neurologiques...) et ceux liés

à l'absence de production par la moelle osseuse des cellules normales du sang (globules rouges, globules blancs, plaquettes).

La clinique

Le tableau clinique est d'installation relativement brutale et peu différent suivant qu'il s'agit d'une LAL ou d'une LAM.

Il associe principalement :

- une **altération de l'état général** avec asthénie parfois intense et syndrome anémique ;
- une **fièvre** qui peut être spécifique ou liée à une infection favorisée par la baisse des globules blancs ;
- des **hémorragies**, secondaires à la baisse des plaquettes ;
- des **douleurs osseuses** ou des arthrites, plus fréquentes dans les LAL ;
- un **syndrome tumoral** (ganglions, splénomégalie, hépatomégalie) ;

et plus rarement :

- une atteinte neurologique (paralysie d'un nerf crânien, syndrome méningé) ;
- une atteinte testiculaire.

Les signes de gravité

Les situations mettant en jeu le pronostic vital sont rares mais justifient un transfert rapide en milieu spécialisé.

Il peut s'agir :

- d'un syndrome de leucostase (troubles de conscience, détresse respiratoire…) qui s'observe dans les formes très hyperleucocytaires (plus de 100 000 globules blancs/mm^3) ;
- d'une détresse respiratoire due à un syndrome de compression médiastinale (risque d'arrêt cardiaque en position allongée) ;
- d'un syndrome hémorragique avec CIVD venant aggraver la thrombopénie ;
- d'un choc septique (toute fièvre chez un enfant ayant moins de 500 polynucléaires/mm^3 impose une antibiothérapie à débuter au plus tard 6 h après le début de la fièvre) ;
- d'une complication neurologique ou d'une complication métabolique (insuffisance rénale, hyperkaliémie, hypercalcémie ou hypocalcémie).

La confirmation du diagnostic

Il repose sur la mise en évidence des cellules blastiques sur le frottis sanguin et/ou de la moelle osseuse. Les examens réalisés sur les prélèvements sanguins et médullaires (analyse cytologique, immunologique, cytogénétique et moléculaire des cellules leucémiques) sont essentiels pour préciser le type de leucémie aiguë en cause et recueillir des éléments pronostiques.

La prise en charge initiale

Il faut mener de front un traitement symptomatique et le bilan initial de la leucémie.

Le traitement symptomatique

Souvent urgent et fondamental, il associe :

- des antalgiques ;
- des antibiotiques systématiques en cas de fièvre si l'enfant est neutropénique ;
- des transfusions (culots globulaires, concentrés plaquettaires d'aphérèse) adaptées à la numération ;
- des perfusions avec hyperhydratation et apports en électrolytes adaptés aux résultats du bilan biologique ;
- un soutien psychologique de l'enfant et de ses parents.

La pose d'un cathéter central est systématique dès le début de la prise en charge.

Rôle de la puéricultrice

L'enfant porteur d'un cathéter central

Préparation à la pose de cathéter

- Expliquer en montrant un schéma en quoi consiste le cathéter.
- Expliquer à quoi il va servir.
- Préparer un dossier d'anesthésie (rendez-vous préopératoire, cartes de groupe sanguin, RAI).
- Préparer la peau.
- Pratiquer une toilette approfondie de l'enfant.
- Désinfecter la zone d'implantation du cathéter selon le protocole.
- Faire un pansement stérile pour partir au bloc.
- Réaliser une prémédication selon le protocole.

Entretien du cathéter

- Pansement stérile occlusif du site d'introduction selon le type de cathéter et le protocole.
- Pansement stérile occlusif du premier raccord selon le protocole.
- Positionnement et fixation du cathéter de façon à maintenir un confort maximum de l'enfant (attention à la position couchée).

Utilisation du cathéter

- Respect strict des règles d'asepsie.
- Héparinisation selon le protocole (quotidienne sur cathéter, hebdomadaire sur site implantable).

Surveillance

- Fixation à la peau.
- État de la peau autour du point d'entrée.
- État du pansement.
- État du matériel (tube abîmé par flexion).
- Tolérance par l'enfant.

Le traitement spécifique

Il repose sur la chimiothérapie. Il associe :

- une cure d'induction qui doit obtenir la rémission complète ;
- des cures de consolidation et d'intensification ;
- un traitement d'entretien.

La durée totale du traitement est de 2 à 3 ans.

Utilisation des médicaments anticancéreux

Effet

Quel que soit le niveau d'action, ils ont tous pour effet de bloquer la division cellulaire. Ils provoquent tous une dépression médullaire.

Surveillance biologique

- NFS.
- Myélogramme.
- Selon la toxicité du produit.

Précautions

- Éviter le contact avec la peau et les muqueuses pendant la préparation (lavage abondant si projection).
- Porter des gants pour préparer les traitements.
- Éviter de faire préparer ces traitements à une femme enceinte.
- Éviter les extravasations qui peuvent provoquer des escarres profondes.

Principaux effets secondaires

- Complications rénales : cisplatine, méthotrexate et mytomicine.
- Complications pulmonaires : bléomycine, mytomicine, CCNU et BCNU.
- Complications neurologiques : cisplatine, pervincamine, cincristine, vinplastine.
- Complications digestives : cisplatine, 5-Fluoro-Uracile.
- Vomissements : tous.

Le pronostic

Les leucémies aiguës lymphoblastiques

Les protocoles actuels permettent de guérir 75 à 80 % des LAL par un traitement « standard ».
Les échecs sont liés à la mortalité dite toxique (2 à 3 %) qui est principalement d'origine infectieuse, et aux rechutes.
L'absence de rechute 5 ans après la rémission initiale est synonyme de guérison.

Les leucémies aiguës myéloblastiques

Pour les LAM, les résultats globaux sont inférieurs. On ne guérit actuellement, par la chimiothérapie, que 45 à 50 % des enfants.
Les résultats des greffes pratiquées en première rémission sont un peu meilleurs (60 à 70 %).

Rôle de la puéricultrice

La prise en charge et l'accompagnement d'un enfant atteint de leucémie

En service d'hématologie, environ les trois quarts des enfants sont hospitalisés pour une leucémie. La puéricultrice y concilie des soins de haute technicité et une prise en charge relationnelle attentive des enfants et des parents (voir chapitre « Attitude en présence d'un enfant atteint de cancer ».

L'hémophilie

L'hémophilie est la plus sévère des anomalies constitutionnelles de l'hémostase. Elle doit être évoquée chez un garçon devant des troubles hémorragiques existant depuis la naissance avec ou en l'absence d'antécédents familiaux.

L'épidémiologie

L'hémophilie atteint un garçon sur 5 000 dans toutes les populations.

Physiopathologie et définitions

L'hémophilie est liée dans 85 % des cas à un déficit en facteur VIII (hémophilie A) et dans 15 % des cas à un déficit en facteur IX (hémophilie B).
Les mutations en cause sont en revanche très variables, ce qui explique les différences de sévérité constatées entre les familles d'hémophiles.
En fonction de l'activité résiduelle en facteur VIII ou IX, on parle d'hémophilie sévère ou classique (moins de 1 % d'activité), d'hémophilie atténuée (activité comprise entre 1 et 5 %) ou d'hémophilie modérée (activité supérieure à 5 %).

La génétique

Les gènes codant pour ces protéines étant situés sur le chromosome X, l'hémophilie est transmise par les femmes et n'atteint que les garçons. Les hommes hémophiles donnent naissance à des garçons sains et à des filles conductrices.

La clinique

Les hémophilies sévères sont caractérisées par la survenue d'hémorragies fréquentes et potentiellement spontanées même s'il faut toujours rechercher une cause locale de saignement.
Les formes moins sévères ne saignent que lors de traumatismes ou de gestes hémorragiques.
Les hémorragies secondaires à une plaie ou à un traumatisme surviennent souvent après un intervalle libre de quelques heures, avec un saignement qui est alors très prolongé.
Les hémorragies sont de tous les types possibles :
- cutanées, muqueuses ;
- viscérales ou intracrâniennes.

Les plus caractéristiques intéressent l'appareil locomoteur :
- les hématomes intramusculaires sont difficiles à reconnaître ;
- les hémarthroses peuvent concerner toutes les articulations mais en particulier les genoux, les chevilles et les coudes ; mal traitées, elles peuvent évoluer vers une arthropathie chronique.

Certaines hémorragies mettent en jeu le pronostic vital : hémorragies viscérales graves, hémorragies intracrâniennes, hématomes de localisation critique : plancher de la bouche ou larynx avec obstruction des voies aériennes supérieures.

Le diagnostic

Il repose sur l'anomalie des tests explorant la voie intrinsèque de la coagulation : temps de céphaline + activateur (TCA) principalement.
Le temps de coagulation du sang total est très allongé dans l'hémophilie sévère.
Le temps de saignement est normal (pas d'anomalie de l'hémostase primaire), de même que le temps de Quick (pas d'anomalie de la voie extrinsèque de la coagulation).
Le dosage spécifique des facteurs anti-hémophiliques affirme le diagnostic, précise le facteur en cause et quantifie l'importance du déficit.
Le diagnostic prénatal est réalisable soit à la 20e semaine par ponction de sang fœtal, soit dès la 8e semaine par analyse de l'ADN sur prélèvement chorionique.

L'évolution

Les accidents hémorragiques peuvent survenir dès la naissance, surtout en cas d'accouchement difficile (pose de forceps).
Ils sont rares à la période néonatale mais spécialement fréquents chez le nourrisson, lors de l'apprentissage de la marche, et chez l'enfant.

Le traitement

L'éducation des parents et de l'enfant hémophile

Elle a pour objectifs :
- qu'ils sachent reconnaître en urgence une manifestation hémorragique ;
- qu'ils sachent mettre en route le traitement ;
- qu'ils connaissent les contre-indications de l'aspirine et des anti-inflammatoires.

Le traitement orthopédique des hémarthroses

Il est urgent, par ponction si nécessaire et immobilisation brève en position de fonction, suivie d'une rééducation active pour éviter la survenue d'une arthropathie chronique.

Le traitement des hémorragies

Différents traitements sont disponibles.
Le **1-déamino-8-D-arginine-vasopressine** (DDAVP ou *Minirin*) est un analogue synthétique de la vasopressine capable d'augmenter les taux circulants du facteur VIII, chez les patients atteints d'hémophilie A non sévère.

Rôle de la puéricultrice

Éduquer l'enfant hémophile et sa famille[1]

Informer sur la pathologie elle-même

- Ses manifestations cliniques.
- Les différents types d'hémorragies possibles.

Informer sur les mesures de prévention possibles

- Protection des zones à risque (rembourrage, genouillères, chaussures montantes...).
- Port d'un casque chez l'enfant petit.

Informer sur les mesures de sécurité

- Avoir en permanence les numéros de téléphone :
  - du lieu de soin habituel ;
  - du service d'urgence.
- Limiter l'éloignement d'un lieu de traitement potentiel (vacances).

Apprendre à administrer le traitement en IV

- À l'enfant ou à ses parents selon l'âge et les capacités.
- Avec utilisation de crème *Emla*.

Rassurer sur les possibilités d'intégration sociale

- Favoriser l'intégration scolaire, la pratique sportive.
- Orienter vers les associations spécialisées ou les organisations de soutien : partage d'expériences concrètes et pragmatiques.

1. Et la baby-sitter, si elle intervient régulièrement au domicile.

Les **antifibrinolytiques** : ils sont incapables d'arrêter un saignement mais constituent un traitement d'appoint, utile pour les hémorragies muqueuses, en particulier gingivales, en empêchant la lyse secondaire du caillot.
Les **concentrés de facteurs antihémophiliques** : les facteurs VIII actuellement utilisés sont le plus souvent de type recombinant, produits par l'industrie pharmaceutique, et ne font plus courir le risque de transmission d'infections virales.

La drépanocytose homozygote

La drépanocytose est une anémie hémolytique extrêmement fréquente.

L'épidémiologie

La drépanocytose est fréquente dans les populations noires d'Afrique centrale, des Antilles et des États-Unis, ainsi qu'au Proche-Orient, en Méditerranée et dans certaines régions de l'Inde.

La physiopathologie

La drépanocytose est due à une mutation ponctuelle de la chaîne β de l'hémoglobine, qui conduit à la formation d'une hémoglobine anormale, l'hémoglobine S, responsable d'une déformation des globules rouges en faucille ou en larme (falciformation, drépanocytes).
Cette forme particulière des globules rouges induit :
- un blocage dans la microcirculation (microthromboses) ;
- des altérations membranaires responsables de l'hémolyse.

Il existe une asplénie fonctionnelle, qui se développe dès la première année de vie, responsable de la fréquence et de la gravité des infections.

La clinique

L'expression clinique de la drépanocytose est dominée, sur un fond d'hémolyse chronique, par trois types d'événements : les infarctus viscéraux et osseux (crises drépanocytaires), les infections sévères et les accentuations de l'anémie.

L'anémie

D'intensité moyenne (6,5 à 9,5 g d'hémoglobine), elle est généralement très bien tolérée.

Les infections aiguës

Les infections à pneumocoques, à évoquer devant toute fièvre, sont caractérisées par leur brutalité et leur sévérité (pneumonies, méningites, septicémies).
D'autres bactéries peuvent être rencontrées : salmonelles, hémophilus, colibacilles.

Les infarctus viscéraux et osseux

Le **syndrome main-pied** est souvent révélateur de la maladie entre 6 et 18 mois. Il est caractérisé par une tuméfaction aiguë et douloureuse du dos des mains et des pieds, responsable d'une impotence fonctionnelle.
Les **séquestrations spléniques** sont observées chez 10 à 20 % des enfants. Le tableau clinique est celui d'un choc hypovolémique.

Entre 5 à 15 ans, le tableau clinique est dominé par les **crises vaso-occlusives hyperalgiques** parfois déclenchées par une hypoxie, une infection, un traumatisme, une déshydratation.
Les **crises pulmonaires** associent douleurs thoraciques, toux, fièvre, hypoxie, hyperleucocytose et infiltrats radiologiques.
Les **atteintes neurologiques** sont liées à des accidents vasculaires cérébraux responsables d'hémiplégies, de convulsions, d'atteinte des paires crâniennes ou de troubles visuels avec un risque de séquelle.
Des **troubles psychologiques et du comportement** secondaires à la maladie et à son traitement peuvent également apparaître.

Le diagnostic

La numération-formule sanguine révèle une anémie modérée (6,5 à 9,5 g d'hémoglobine), normocytaire, très régénérative, qui est nette dès l'âge de 4 mois.
Le frottis sanguin révèle la présence de drépanocytes.
Le diagnostic est confirmé par l'électrophorèse de l'hémoglobine qui montre la présence d'HbS et également d'HbF[2].

Le traitement

Le traitement prophylactique

L'éducation des parents et de l'enfant

Les parents doivent connaître le risque infectieux augmenté dès l'âge de 2 à 3 mois.

La vaccination

Les enfants doivent être vaccinés contre le pneumocoque, l'hémophilus, les méningocoques A et C, et recevoir une antibiothérapie prophylactique par pénicilline.

Le traitement symptomatique

En cas d'épisode fébrile, en particulier chez le petit enfant, l'hospitalisation est à discuter systématiquement.
Les épisodes vaso-occlusifs peu sévères peuvent être traités au domicile avec hyperhydration orale et antalgiques type paracétamol.
Plus sévères, ils imposent une hospitalisation pour une hyperhydratation par voie intraveineuse et mise en route d'antalgiques majeurs (paracétamol + codéine ou morphine).

Rôle de la puéricultrice

Éduquer l'enfant drépanocytaire et sa famille

Connaissance de la maladie

- Signes peu graves avec conduite à tenir à domicile : douleurs locales dues aux vaso-occlusions : hydratation + antalgique de classe 1.
- Signes plus graves avec conduite à tenir immédiate et intervention médicale :
  - douleurs thoraciques, abdominales : hydratation + hospitalisation ;
  - troubles neurologiques : hydratation + hospitalisation.

Prévention des complications

- Vaccinations à jour.
- Visite médicale dans tout cas de fièvre, même peu élevée.

Hygiène de vie

- Éviter toute situation de déshydratation (sport violent, exposition à la chaleur...).
- Veiller à l'hyperhydratation (l'enfant doit avoir une bouteille d'eau avec lui en permanence et boire très régulièrement).

Information sur les risques en voyage

- Déshydratation.
- Infection.

Le traitement spécifique

L'hydroxyurée est capable d'augmenter, chez certains patients, le taux d'HbF à plus de 20 % et, ce faisant, de diminuer l'incidence des épisodes vaso-occlusifs.
La **greffe de moelle allogénique** est curatrice. Elle est réservée aux cas les plus sévères, ayant un donneur dans la fratrie.

Le sida

Le sida est dû à l'infection par le virus HIV (virus de l'immunodéficience humaine).

2. Hémoglobine fœtale.

L'épidémiologie

Le sida de l'enfant est le plus souvent lié à une transmission materno-fœtale pendant la grossesse, le plus souvent à la fin. La prise d'AZT par la femme enceinte a permis de réduire cette transmission à moins de 5 %.
Les autres modes possibles de transmission chez l'enfant sont l'allaitement maternel et la transfusion.

La clinique

À la naissance, il n'existe le plus souvent aucun signe spécifique ou non spécifique. Schématiquement, on distingue deux grands types d'évolution.

La forme très rapidement évolutive

Elle représente 20 % des cas, avec constitution d'un déficit immunitaire sévère et apparition de signes de sida dès la première année.
Le tableau clinique est dominé par :
- une atteinte neurologique sévère avec encéphalopathie ;
- un déficit immunitaire profond ;
- des atteintes hématologiques (anémie, thrombopénie).

Le décès survient généralement avant l'âge de 4 ans.

La forme très lentement évolutive

Elle représente 80 % des cas.
Les complications les plus caractéristiques sont initialement une pneumopathie interstitielle lymphoïde et une cardiomyopathie.
La progression vers le stade sida se fait au-delà d'un an, avec une rapidité variable.
Ces enfants ont un développement intellectuel normal et une espérance de vie qui dépasse actuellement 10 ans.

Le diagnostic

En période néonatale, le diagnostic classique d'infection par le VIH, reposant sur les tests sérologiques, est rendu impossible par la présence d'anticorps maternels ayant franchi la barrière placentaire. Ces anticorps peuvent persister jusqu'à 10 à 12 mois, et parfois au-delà.
À partir de prélèvements sanguins de l'enfant, on dispose de trois méthodes diagnostiques :
- **la culture virale** : cette méthode a l'intérêt d'identifier l'ensemble des sous-types du VIH-1 et aussi du VIH-2. Sa spécificité est de 100 % (pas de faux positifs) ;
- **l'amplification des acides nucléiques du virus** ADN ou ARN par PCR[3]. La sensibilité actuelle de ces méthodes est proche de celle de la culture virale ;
- **l'antigénémie p24** : cette méthode est également très spécifique (pas de faux positif), mais en revanche très peu sensible à la naissance du fait de la faible quantité d'antigène présent à ce stade.

3. *Polymérase chain reaction.*

Rôle de la puéricultrice

Accompagner l'enfant porteur de sida et sa famille
- Instaurer une relation d'alliance thérapeutique :
  - parce que le traitement est de longue haleine ;
  - parce que la maladie va nécessiter de nombreux examens complémentaires ;
  - parce qu'il y a des risques de complications ou d'effets secondaires du traitement ;
  - parce qu'au moins un des parents est lui-même atteint de la maladie.
- Expliquer l'importance du traitement et son administration :
  - antirétroviraux et antiprotéases ;
  - traitement des infections opportunistes.
- Expliquer les effets secondaires (voir fiche pharmacologique).
- Évaluer la capacité de la famille à prendre en charge l'enfant et son traitement.
- Proposer des solutions d'aide et de soutien si besoin (en coordination avec l'assistante sociale).
- Favoriser une intégration en mode d'accueil (en expliquant l'absence de risque au personnel si besoin).

Les médicaments du sida

Les antirétroviraux : *Rétrovir, Videx, Hivid, Zérit, Epivir.*
- Action : inhibition de la transcriptase inverse du VIH.
- Effets secondaires : anémie, neutropénie, myalgies, troubles digestifs, neurotoxicité.

Les antiprotéases : *Invirase, Crixivan, Norvir.*
- Action : inhibition de la réplication du virus dans les cellules infectées.
- Effets secondaires : peuvent interagir avec de nombreux médicaments.

Le traitement

Le traitement antirétroviral et la prévention des infections opportunistes chez les grands enfants sont basés sur les mêmes concepts que chez les adultes.
Chez le nouveau-né et le nourrisson se posent des problèmes de formes galéniques et de toxicité propres à cet âge. Le médicament le plus utilisé en période néonatale reste l'AZT.

Conclusion

Qu'elles soient graves ou pas, les maladies hématologiques réclament une prise en charge globale compte tenu de leur incidence sur la qualité de vie de l'enfant.
L'éducation pour la santé, qu'elle concerne l'hygiène alimentaire, les activités de la vie quotidienne ou la prévention des risques, en est une composante essentielle que la puéricultrice développe dans un objectif de prévention primaire, secondaire ou tertiaire.
Quel que soit le degré d'atteinte de l'enfant, la puéricultrice encourage et soutient une intégration scolaire et sociale qui est souvent mise à mal par les hospitalisations répétées, imposées par les traitements itératifs de ces pathologies.

BIBLIOGRAPHIE

BARUCHEL A. – Cytogénétique et biologie moléculaire des leucémies aiguës. In : SCHAISON G., BARUCHEL A. et LEBLANC T., *Hématologie pédiatrique*, Médecine-Sciences Flammarion, Paris, 1995, pp. 291-305.

BARUCHEL A. et LEBLANC T. – Leucémies aiguës lymphoblastiques. In : SCHAISON G., BARUCHEL A., LEBLANC T., *Hématologie pédiatrique*, Médecine-Sciences Flammarion, Paris, 1995, pp. 306-329.

LAURIAN T. – Hémophilie. In : SCHAISON G., BARUCHEL A. et LEBLANC T., *Hématologie pédiatrique*, Médecine-Sciences Flammarion, Paris, 1995, pp. 469-479.

LEBLANC T., BARUCHEL A., GIRIER B., AUCLERC M.-F. et SCHAISON G. – Leucémies aiguës myéloblastiques. *Encyclopédie Médicale Chirurgicale*, Pédiatrie, 4-080-E-10, Paris, 1995.

MONTALAMBERT M. et GIROT R. – Le Fer. In : RICOUR C., GHISOLFI J., PUTET G. et GOULET O., *Traité de nutrition pédiatrique*, Maloine, Paris, 1993, pp. 193-208.

ROUZIOUX C. et MANDELBROT L. – Virus HIV. In : DENIS F., *Les Virus transmissibles de la mère à l'enfant*, John Libbey Eurotext, Paris, 1999, pp. 164-183.

CHAPITRE 24

Les pathologies endocriniennes[1]

Capacités attendues pour l'exercice de la puéricultrice

- Contribuer à la démarche diagnostic puis à la mise en route du traitement d'un diabète chez l'enfant, dans le cadre hospitalier.
- Accompagner, par une connaissance précise de la physiopathologie du diabète, l'enfant et sa famille dans la prise en charge de la maladie (expliquer, démontrer, surveiller) afin de favoriser leur autonomie dans la poursuite du traitement au long cours.
- Dépister de manière précoce les anomalies du développement (puberté, notamment) et orienter vers le médecin.

Le diabète de l'enfant

Le diabète de l'enfant est quasi-exclusivement représenté par le diabète insulinodépendant de nature auto-immune, aussi appelé « diabète de type 1 ».
Les autres types de diabète (diabète néonatal, diabète non insulinodépendant, diabète mytochondrial...) étant rarissimes, ils ne seront pas abordés dans ce chapitre.

L'épidémiologie

L'incidence annuelle (nombre de nouveaux cas par an) du diabète insulinodépendant en France est environ de 7,8 pour 100000 enfants entre 0 et 15 ans, permettant d'estimer entre 5000 et 6000 le nombre de diabétiques dans cette tranche d'âge.
Le diabète peut se révéler à tout âge de l'enfance, mais on note un pic à l'adolescence entre 10 et 14 ans, tandis que la maladie est beaucoup plus rare avant 4 ans.

La physiopathologie

Comme pour beaucoup de maladies auto-immunes, les causes exactes conduisant à la destruction des cellules ß des îlots de Langerhans du pancréas par des auto-anticorps ne sont pas parfaitement élucidées.
En effet, s'il existe une susceptibilité génétique au diabète, la probabilité de survenue d'un diabète chez un frère jumeau d'un diabétique n'est que de 33 %, faisant suspecter l'existence d'autres cofacteurs environnementaux nécessaires au déclenchement de la maladie : allergènes alimentaires, virus... Ces différents facteurs pourraient expliquer l'existence d'une forte variabilité de l'incidence de la maladie dans les différents pays d'Europe.
Si plusieurs régions génétiques ont été impliquées dans le déterminisme du diabète, la nature des gènes de ces régions et leur rôle dans le déclenchement de la maladie restent inconnus.

Le dépistage préclinique

Le dépistage du diabète à un stade préclinique repose essentiellement sur le dosage des anticorps : anticorps anti-îlots (ICA) et anticorps anti-insuline (IAA).
La découverte d'anticorps anti-ICA chez un apparenté du 1er degré d'un diabétique ne permet que d'estimer le risque de devenir diabétique dans les 3 à 5 ans à venir, risque d'autant plus élevé que le sujet est jeune et que le taux d'anticorps est élevé. En cas de négativité, il ne permet pas d'exclure la maladie et les dosages doivent être répétés régulièrement.
Actuellement, les différents protocoles thérapeutiques proposés aux sujets dépistés n'ont pas permis d'éviter l'apparition du diabète. En l'absence de trai-

---
1. Auteurs : Marlène Dreyfus, psychologue. Francis Perreaux, pédiatre. Caroline Servin, pédiatre. Patrick Tounian, pédiatre. Bénédicte Kakou, infirmière.

tement efficace à proposer, l'intérêt même du dépistage paraît discutable, les signes cliniques précoces de la maladie pouvant être facilement reconnus.

Le diagnostic

Les signes cliniques du diabète apparaissent lorsque le nombre de cellules ß des îlots de Langerhans détruites par le système immunitaire ne permet plus une sécrétion d'insuline suffisante, entraînant d'abord une augmentation de la glycémie puis une glycosurie.
Le diagnostic clinique et biologique de la maladie ne pose en général pas de problème, mais se révèle encore trop souvent au stade d'acidocétose.

Le diagnostic clinique

Dans près de trois quarts des cas, le diabète est diagnostiqué chez l'enfant devant les signes classiques d'hyperglycémie, qui associent :
- une augmentation de la diurèse, surtout nocturne, et de la soif (syndrome polyuro-polydipsique) ;
- un amaigrissement par déshydratation et hypercatabolisme ;
- une asthénie.

Dans près d'un quart des cas, il est diagnostiqué à un stade plus avancé et potentiellement grave : l'acidocétose (acidose métabolique avec hyperventilation compensatrice). À ce stade, les douleurs abdominales sont fréquentes et peuvent à tort orienter vers une cause chirurgicale ; or, en l'absence de prise en charge adaptée, l'évolution se fait vers le coma puis la mort.
Dans un petit nombre de cas, le diabète est découvert dans le cadre d'un dépistage ou de façon fortuite : lors d'un dosage de la glycémie au cours d'une autre maladie par exemple.

Le diagnostic biologique

Lorsque les signes cliniques du diabète sont présents, le diagnostic est facile. Il repose sur l'évaluation de :
- la **glycémie** (supérieure à 2 g par litre) ;
- la **glycosurie** (abondante), souvent associée à une cétonurie. (Elle est testée sur bandelettes réactives.)

Dans tous les cas :
- le **dosage du peptide** C (produit par le pancréas en même temps que l'insuline) permet d'affirmer le caractère insulinodépendant du diabète ;
- le **dosage des anticorps** (ICA et ou IAA) sa nature auto-immune.

En cas d'acidocétose, la mesure des gaz du sang et de l'ionogramme sanguin permet d'apprécier la gravité de la situation et de guider le traitement initial.

Le traitement

Il repose sur :
- l'injection pluri-quotidienne d'insuline par voie sous cutanée ;
- un **régime pauvre en sucre rapide** ;
- un suivi régulier en consultation, avec dosage de l'hémoglobine glycosylée, après une phase d'apprentissage lors de l'hospitalisation initiale.

Son objectif est :
- d'amener l'enfant diabétique à une prise en charge autonome et optimale de son diabète à l'âge adulte ;
- de prévenir les complications précoces (hypoglycémie, acidocétose) ;
- et surtout de prévenir les complications à long terme (micro-angiopathie, macro-angiopathie, neuropathie) de la maladie.

La prise en charge d'un enfant diabétique et de sa famille nécessite la collaboration d'une équipe pluridisciplinaire regroupant autour du médecin référent, des puéricultrices d'éducation, un(e) diététicien(ne) et un psychologue.

L'insulinothérapie

- La dose moyenne d'insuline nécessaire varie entre 0,8 et 1 unité/kg/jour.
- Dans les jours suivant la découverte de la maladie, la dose nécessaire pour amener les glycémies dans la limite de la normale est souvent plus élevée, de l'ordre de 1,5 UI/kg/jour. Lors de la puberté, il existe également une insulinorésistance physiologique nécessitant une augmentation des doses parfois jusqu'à plus de 1,5 UI/kg/jour.
- Enfin, après la phase d'insulinorésistance initiale, secondaire à la découverte de la maladie, il existe :
  - souvent une phase de rémission partielle se traduisant par de faibles besoins en insuline, en dessous de 0,5 UI/kg/jour. La durée de cette phase de rémission, appelée « lune de miel », varie de quelques semaines à plusieurs mois ;
  - exceptionnellement, une rémission totale, nécessitant l'arrêt de l'insuline, mais toujours transitoire, ce qui est toujours psychologiquement préjudiciable lorsqu'il faut ensuite reprendre l'insuline.

Dans le schéma classique à deux injections, la dose est fractionnée dans la journée avec 2/3 de la dose le matin et 1/3 le soir, avec environ 1/3 d'insuline rapide à chaque injection.

La diététique

Le régime alimentaire des enfants diabétiques est essentiel au maintien d'un bon équilibre glycémique.
Il repose sur :
- **une ration calorique normale pour l'âge**, avec une ration glucidique représentant environ 50 %

Tableau 24.1 : Les schémas thérapeutiques.

Situation de l'enfant	Nombre d'injections quotidiennes	Insulines employées	Heures d'injection
Enfant d'âge scolaire (maternelle et primaire)	• 2 injections	• Insuline rapide + insuline intermédiaire	• Matin et soir • Avant le repas
Adolescent (à partir du collège)[1]	• 3 injections	• Insuline rapide • Insuline rapide + insuline ultra-lente	• Avant repas matin et midi • Avant repas du soir
Nourrisson (avant 2 ans)	• Proposition d'utilisation temporaire d'une pompe à insuline permettant une injection continue d'insuline en sous-cutanée		
Si maladie révélée par acidocétose	• Insulinothérapie en intraveineuse continue associée à une réhydratation hydro-électrolytique pour la prise en charge initiale		

1. Ce schéma permet une plus grande variabilité de l'horaire des repas et donc une meilleure acceptation des contraintes liées à la maladie.

des apports caloriques avec exclusion des aliments à index glycémique élevé comme les boissons sucrées. Les substituts du sucre (type aspartam) sont permis mais déconseillés car entretenant le goût du sucre ;

- **une ration glucidique répartie sur les différents repas de la journée**, avec :
  - une ration égale au déjeuner et au dîner (2 × 30 %),
  - une ration moindre au petit-déjeuner (20 %),
  - la ration la plus faible au goûter (10 %), et à la collation de 10 heures (10 %), nécessaire dans le schéma à deux injections, pour éviter une hypoglycémie en fin de matinée.

Les objectifs et la surveillance du traitement

Après une phase d'hospitalisation initiale, permettant d'éduquer le patient et sa famille à la prise en charge de la maladie, une surveillance régulière tous les 3 mois environ en consultation est nécessaire pour apprécier l'équilibre glycémique moyen :

- par le dosage de l'hémoglobine glycosylée (le sucre présent en excès dans le sang se fixe sur l'hémoglobine, normale inférieure à 6 %) ;
- et par l'étude du carnet de surveillance, sur lequel le patient note les glycémies capillaires réalisées au moins deux à trois fois par jour.

Un bilan plus complet a lieu une fois par an, après 3 à 5 ans d'évolution du diabète, afin de dépister précocement les complications de micro-angiopathies : rétinopathie diabétique avec risque de cécité, et néphropathie avec risque d'insuffisance rénale.

La puéricultrice et l'enfant diabétique

L'hospitalisation initiale doit permettre aux familles d'acquérir les connaissances adaptées pour une bonne prise en charge du diabète. Dans un deuxième temps, le suivi par l'équipe pluridisciplinaire se fera lors des consultations.

L'apprentissage, par les parents ou par l'intéressé lui-même, de l'émergence d'une maladie chronique chez un enfant qui, peu de temps auparavant, était en pleine santé, est toujours dramatique. Comme toujours dans ces situations, les parents passent tour à tour par des phases de déni, puis d'abattement, puis de lutte, parfois excessives.

Une attitude d'écoute empathique du personnel de soins permet l'expression des ressentis et aidera à adapter la demande de participation aux soins selon les capacités de chacun.

Rôle de la puéricultrice

Prise en charge dans la phase de découverte et de confirmation du diagnostic

Il faut veiller à :

- normaliser la glycémie ;
- mettre en œuvre des protocoles de soin proposés par les médecins afin que le diagnostic définitif soit rapidement posé et que l'équilibre glycémique soit rapidement rétabli.

La puéricultrice portera une attention particulière aux actions suivantes :

- glycémies capillaires (horaires à respecter en fonction des heures d'injection de l'insuline) ;
- glycosurie et acétonurie ;
- signes d'hypoglycémie (faim, excitation, tremblements, nystagmus) ;
- signes d'hyperglycémie (soif, somnolence) ;
- alimentation et hydratation de l'enfant.

Lors du premier entretien avec les parents, le médecin explique la maladie, le traitement. Il informe les parents sur la nécessité de leur disponibilité durant l'hospitalisation de leur enfant, afin qu'ils acquièrent les gestes techniques et les principes relatifs à un bon équilibre du diabète.
Les différentes acquisitions se feront progressivement au rythme des parents et de l'enfant en fonction de son âge. Les formations commenceront dès que l'état de choc faisant suite à l'annonce du diagnostic s'apaisera. L'objectif des formations pratiques et théoriques est de permettre une autonomie optimale de l'enfant et de ses parents dès la sortie de l'hôpital. Chacun doit retrouver sa place à la maison, dans la famille.
C'est une équipe pluridisciplinaire qui intervient pour cela auprès de ces familles : diabétologue, puéricultrice, infirmière, diététicienne, psychologue, assistante sociale.

L'éducation initiale

Les formations pratiques (glycémies capillaires, analyses d'urines, injections d'insuline) sont acquises au fur et à mesure des soins tout au long de la journée. Après avoir regardé la technique avec la puéricultrice, l'enfant et/ou ses parents participent progressivement aux différents actes. Ils devront franchir, pour chaque action, les différentes étapes que sont : l'observation, la description, l'expérimentation.

L'autosurveillance de la glycosurie et de la glycémie

L'analyse d'urines, ne nécessitant aucun geste sur l'enfant, est acquise assez rapidement.
Elle doit être effectuée avec la bandelette Kétodiabur deux à trois fois par jour et lorsque la glycémie est supérieure à 3 g pour détecter la présence de sucre et d'acétone.
L'analyse d'urine se fait :
- le matin ;
- le midi : si glycémie > 3 g ;
- au goûter : si glycémie > 3 g ;
- le soir.

La glycémie est réalisée après quelques jours d'hospitalisation.
Les parents et l'enfant apprennent :
- **le lieu et la manière de piquer** : au bout du doigt (pouce et index exclus) sur le bord externe de l'ongle, jamais sur la pulpe avec le dispositif auto-piqueur ;
- **le recueil de la goutte sur la bandelette** : la goutte de sang est déposée sur la partie réactive de la bandelette placée dans le lecteur ;
- **la manipulation du glycomètre** : le chronomètre démarre dès que le sang est en contact avec la bandelette. Le lecteur affiche le résultat après 15 à 30 secondes environ.

Il est nécessaire de démontrer l'utilisation de différents types de lecteurs de glycémie et d'auto-piqueur que l'enfant ou les parents commencent à manipuler ; puis, ils choisissent celui qui leur convient le mieux.
La manipulation de l'auto-piqueur est facilitée par la diminution de la douleur au bout du doigt depuis la mise sur le marché de lancettes très fines, adaptées à des auto-piqueurs dont l'intensité de pénétration est variable suivant l'épaisseur de la peau.
Le lecteur de glycémie est d'un maniement facile. Si l'enfant est en âge de l'utiliser, il préfère un appareil discret, rapide. Les parents des jeunes enfants portent leur choix plutôt sur la possibilité d'obtenir un résultat fiable avec une goutte de sang minimum.

Le traitement : explication des doses et de l'injection

L'insuline peut être injectée avec une seringue à insuline ou avec un stylo injecteur. La préparation d'une seringue reste un geste délicat dans le mélange d'insuline rapide et d'insuline intermédiaire. Le stylo utilisant une cartouche préremplie ou le stylo jetable simplifient la manipulation.
Si l'enfant est assez grand et s'il le souhaite, il peut faire lui-même ses injections, mais il est toujours souhaitable que les parents soient capables de prendre le relais.
Le choix du lieu de l'injection est décidé avec la puéricultrice, et l'intérêt de piquer dans un endroit selon le moment de l'injection expliqué progressivement.
Il est préconisé de piquer les bras le matin, les cuisses le soir. L'insuline injectée dans une région du corps qui va être active agit plus vite, ce qui peut entraîner une hypoglycémie dans les heures qui suivent et une hyperglycémie en fin de journée.
L'injection est réalisée dans la face supéro-externe des bras le matin et dans la face supéro-externe des cuisses, ou le quart supéro-externe des fesses, le soir.
La paroi abdominale est plutôt utilisée lors de multi-injections ou chez les adolescents.
Récapitulatif des zones d'injection selon le moment de la journée (type journée école) :
- bras : matin, midi ;
- cuisses : soir ;
- paroi abdominale : matin, midi, soir ;
- 1/4 supéro-externe des fesses : midi, soir.

Analyser l'appréhension de l'enfant et des parents

Piquer son enfant et lui injecter un produit nécessite un bon contrôle de soi-même et déjà une première acceptation de la maladie. La longueur de l'aiguille

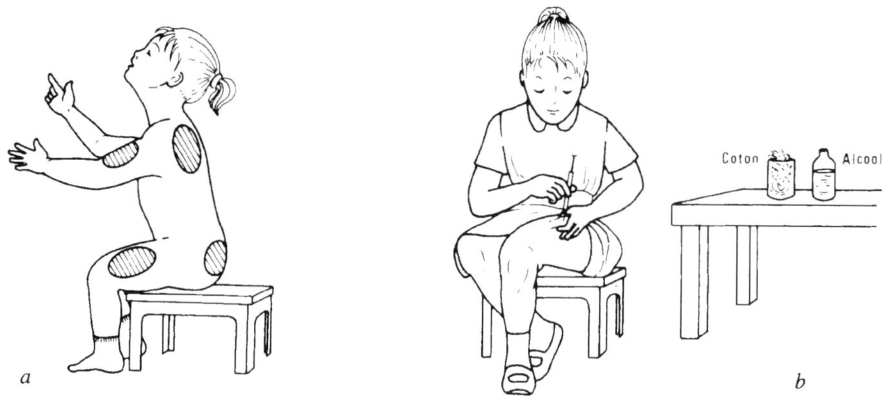

Figure 24.1 : Les lieux d'injection de l'insuline.
Source : V. Ménard-Bigant *et al.*, *Pédiatrie du nourrisson et de l'enfant.* Masson, collection *Cahiers de Puériculture.*

très réduite (de 5 à 8 mm) diminue la douleur ; cependant, l'appréhension reste présente.
La puéricultrice utilise ses compétences en relation d'aide pour leur donner confiance en eux et leur montrer qu'ils sont capables de réaliser l'injection. L'exemple d'un autre parent qui pratique depuis quelques jours peut être favorable mais, dans tous les cas, il est nécessaire de privilégier ce moment entre l'enfant, le père ou la mère et le soignant.

La mise en route du carnet de surveillance

L'intérêt de noter tous les résultats d'analyses, les doses d'insuline, les événements intervenant sur les glycémies est mis en évidence au cours de l'hospitalisation.
Le carnet de surveillance de l'AJD[2] est le mieux adapté à l'enfant (voir tableau 24.2).
Son utilisation régulière permet une analyse des situations anormales (hyper ou hypoglycémies, glycosurie, acétonurie).

La formation théorique

Elle commence souvent de manière implicite, l'enfant et ses parents observant et cherchant à comprendre ce qui se passe. Puis vient le temps des questions ; c'est à ce moment que peut commencer une action d'information/formation qui doit conduire l'ensemble des personnes concernées à une véritable autonomie dans la prise en charge quotidienne des soins.
Plusieurs jours sont indispensables pour aborder tous les aspects d'un bon équilibre du diabète.
Ces formations, d'une heure environ pendant une semaine, ont lieu le plus souvent en groupe : l'enfant hospitalisé (dès 5 ou 6 ans) avec ses parents et, si besoin, un proche de la famille (frère ou sœur aînés, grands-parents, nourrice, etc.).
La présence du jeune enfant, qui ne peut pas comprendre toutes les explications, est souhaitable au moins une ou deux fois afin qu'il comprenne que les soins sont confiés à ses parents et que, lorsqu'ils vont à ces rencontres, c'est pour apprendre à le soigner.
Elles se déroulent souvent en petits groupes, avec des familles plus ou moins avancées dans leur appréhension de la maladie. La première discussion permet aux familles de se connaître et d'expliquer leur arrivée à l'hôpital.

Tableau 24.2 : Exemple de carnet de surveillance du diabète (ADJ).

Date	7 h	12 h	12 h	16 h	19 h	19 h	19 h	22 h	7 h	7 h	Observations
	dose	glyc.	S/Ac	glyc.	glyc.	S/Ac	dose	glyc.	glyc.	S/Ac	

2. Association des jeunes diabétiques.

1re étape : l'explication de la physiopathologie

À partir de dessins, de vidéos, voire de CD-Rom, chaque équipe hospitalière faisant preuve d'imagination, la physiologie peut être abordée, révélant l'altération des cellules des îlots de Langerhans et l'altération de la sécrétion d'insuline, nécessaire à l'utilisation du glucose.

2e étape : l'explication du traitement, du rôle des différentes insulines

L'aspect vital des apports en insuline et du respect des quantités prescrites ne doit pas être minimisé, même s'il provoque souvent une réaction d'angoisse immédiate. Les parents seront vite rassurés par les moyens facilitateurs de ces injections et des dosages.

3e étape : l'explication de la surveillance de l'efficacité du traitement

Tous les examens faits à domicile sont décrits et expliqués.

4e temps : l'explication de la surveillance de l'évolution de la maladie

Même si le diabète est équilibré à la sortie de l'hôpital, il est nécessaire d'expliquer :
- les signes de l'hypoglycémie et la conduite à tenir avant d'en expliquer les causes ;
- les signes d'hyperglycémie ;
- les signes de complications.

L'adaptation des doses est évoquée en fonction du degré de compréhension des familles. L'objectif primordial est de faire reconnaître à l'enfant, s'il est en âge de comprendre, et à ses parents, les situations à risques et dans quels cas téléphoner au service hospitalier qui pourra les aider. Si ces notions sont bien comprises, l'objectif est atteint et les familles se sentent rassurées. Il est toujours possible de discuter de l'adaptation des doses progressivement pendant l'hospitalisation et en consultation. Toutes ces notions sont revues individuellement selon les besoins et la demande de chacun.

5e temps : l'hygiène de vie et la prévention des risques connexes

Compte tenu des complications liées au diabète, il est important de donner des conseils de prévention visant à réduire, voire à éliminer ces risques :
- vacciner contre les pathologies courantes ;
- préserver la dentition par une hygiène adéquate et des contrôles dentaires réguliers ;
- traiter les effractions de la peau pour éviter les surinfections.

La place du psychologue

Le psychologue rencontre systématiquement l'enfant et ses parents. Ce premier entretien permet de cerner le niveau d'anxiété de la famille, la situation familiale, la place de l'enfant dans la famille et ses responsabilités au quotidien. Un suivi en consultation peut être mis en route si besoin.

Le rôle de la diététicienne

Dans un premier temps, la diététicienne rencontre le jeune et ses parents afin de connaître ses habitudes alimentaires. Ensuite, elle explique les changements à apporter si nécessaire, les impératifs et les possibilités liés au traitement à l'insuline.

La sortie

Après une dizaine de jours environ, la sortie de l'hôpital sera envisagée et l'enfant pourra rentrer chez lui si les objectifs sont atteints. Sinon, l'hospitalisation sera prolongée.

Il est parfois nécessaire de faire appel à une infirmière libérale pour qu'elle se déplace à domicile, afin de donner confiance à la mère ou au père pour les injections d'insuline, ou de permettre l'éducation à domicile dans de bonnes conditions et en toute sécurité pour l'enfant. Les échanges entre l'infirmière à domicile et l'équipe hospitalière s'effectuent régulièrement pour contrôler l'évolution des connaissances théoriques et techniques des parents.

Un numéro de téléphone joignable 24 h/24 est donné aux familles. Il leur est demandé de joindre le service les premiers jours afin de les aider à adapter les doses d'insuline. Puis chacun le fera à sa convenance.

Les consultations

Les enfants sont revus en consultations pluridisciplinaires selon le rythme proposé par l'équipe. Le diabétologue détermine à quelle fréquence il veut voir l'enfant (tous les 2 à 3 mois). Les diététiciens interviennent peu de temps après la sortie de l'hôpital, puis à la demande de la famille et du médecin. L'enfant se développe, grandit, ses goûts se modifient, ses activités et ses horaires scolaires et extrascolaires changent d'une année sur l'autre, ce qui nécessite une adaptation permanente du traitement et du régime.

Le psychologue peut être amené à rencontrer l'enfant seul ou avec ses parents, en consultation, à la demande du diabétologue. Il déterminera si un suivi doit être envisagé.

Le suivi infirmier

Les consultations par les « infirmières d'éducation » qui se développent de plus en plus dans les services de diabétologie pédiatrique permettent de revoir les enfants régulièrement.

L'enfant vient en consultation infirmière une quinzaine de jours après l'hospitalisation pour vérifier les techniques avec les parents et répondre à leurs questions. Le vécu de ces deux semaines apporte une expérience et les confronte à des situations nouvelles, d'où l'intérêt de cet entretien.

Lors d'un changement de traitement, la nécessité de montrer et d'expliquer le matériel, l'action de l'insuline utilisée, les avantages et les inconvénients, est nécessaire avant toute décision qui peut être médicale, mais aussi répondre à une demande de l'enfant ou de ses parents.

L'infirmière d'éducation peut être amenée à rencontrer l'enseignant de l'enfant scolarisé, par exemple lors d'un départ en classe de découvertes afin de laisser le jeune partir en toute sécurité. Chez un enfant scolarisé en classe primaire, il est fait appel à une infirmière libérale qui vient faire les injections d'insuline matin et soir et surveille les analyses glycémiques et urinaires.

D'autres situations peuvent se présenter, telles que les séjours à l'étranger avec un décalage horaire, la démonstration de nouveaux lecteurs de glycémie...

L'accompagnement à l'adolescence

La consultation infirmière a aussi un rôle important pour les adolescents qui se retrouvent seuls dans la prise en charge de leur diabète. Ils sont responsables de l'adaptation des doses d'insuline, font seuls leurs injections. Ils sont confrontés au besoin de suivre des jeunes de leur âge et ressentent l'envie d'être indépendants. Les horaires des repas ne sont plus suivis, et les injections par conséquent réalisées plus ou moins tardivement. Les couchers tardifs sont plus fréquents, ce qui entraîne des levers tardifs. La variation des lieux d'injection n'est pas respectée, d'où le développement de lipodystrophies. Il est plus facile de soulever son tee-shirt pour piquer la paroi abdominale que de demander à son père, sa mère ou un copain de faire un pli pour l'injection dans le bras par exemple.

Les repas pris dans un fast-food à n'importe quelle heure rythment leur vie. Il est bien évident que le soignant doit rappeler l'importance d'un juste équilibre entre leur situation d'adolescent et le diabète. Quand la famille est proche de l'adolescent, un compromis est plus facile à réaliser. Le parfait équilibre glycémique n'est peut être pas assuré et des solutions sont élaborées avec eux afin d'éviter les accidents liés à un mauvais contrôle. Un suivi régulier et une confiance réciproque permettront d'atteindre un contrôle acceptable. Quelques moyens matériels peuvent être mis à leur disposition. Un lecteur plus rapide, plus discret, s'adaptant à un logiciel informatique, peut favoriser une meilleure prise en charge ; un changement de traitement, par exemple les multi-injections, apportera une souplesse dans les horaires et par conséquent moins de contrainte au niveau du lever ou des repas.

L'hôpital de jour d'éducation

Cette journée passée à l'hôpital est l'occasion pour quatre ou cinq familles et leurs enfants de se rencontrer et d'échanger sur une problématique les concernant. Plusieurs thèmes rythment l'année : le problème du goûter, les enfants de 10/12 ans qui ont été diabétiques avant l'âge de 5 ans et n'ont pas reçu d'éducation sur le diabète, les jeunes enfants traités par pompe à insuline, la répartition des tâches à la maison, les enfants diabétiques depuis moins de 6 mois, le Ramadan et le diabète...

Le groupe de parents est animé par des soignants en choisissant une méthode facilitant l'expression (Métaplan par exemple). Le groupe des enfants est animé par deux autres soignants qui choisissent les activités en fonction de leur âge :

- pour les plus petits : « l'hypopuzzle », puzzle les aidant à reconnaître leur hypoglycémie, le coloriage, les aliments factices ;
- pour les plus grands : la méthode du Métaplan, les discussions autour d'un film sur le diabète...

L'intérêt pour les parents est de pouvoir échanger, de créer un contact avec d'autres familles, de mieux comprendre leurs difficultés, de se sentir moins isolés. Les enfants partagent leurs idées et leurs solutions. Le déjeuner est pris en commun au self de l'hôpital, les techniques sont vérifiées par l'infirmière.

Les ré-hospitalisations ultérieures

En dehors des hospitalisations pour acidocétose ou mauvais équilibre du diabète, plusieurs situations peuvent se présenter :

- demande d'un bilan annuel de 24 heures faite par le diabétologue. Un bilan des risques de complications est effectué. Le matériel est vérifié. Les nouveautés peuvent être montrées. Cette hospitalisation permet aussi de pratiquer un diagnostic éducatif ;
- demande d'un changement de traitement : l'hospitalisation est nécessaire pour réadapter les doses en fonction des insulines utilisées et pour familiariser l'enfant et ses parents à un nouveau matériel ;
- une reprise éducative : ceci arrive chez les enfants qui ont débuté le diabète alors qu'ils étaient trop jeunes pour comprendre tout ce qui était dit par les soignants. Les consultations médicales et paramédi-

cales ont déjà facilité des échanges et une compréhension de la maladie, mais ceci n'est pas toujours suffisant.

Le passage dans un service de diabétologie adulte

Lorsque le jeune a acquis une maturité suffisante, il peut être suivi dans un service d'adultes par des soignants maîtrisant l'approche de la personne adulte avec un vocabulaire et des soins adaptés.
Il conviendra de choisir avec lui le moment propice de ce passage pour qu'il soit facilité : entrée dans la vie active, formation professionnelle, études supérieures…
La demande peut aussi venir de l'intéressé qui ne trouve plus sa place parmi les plus jeunes, voire même les nouveau-nés, lors d'une hospitalisation.
Le diabétologue prépare le jeune à ce passage en choisissant avec lui le service hospitalier dans lequel il peut se rendre facilement. Les échanges de courrier entre les médecins assurent le suivi du jeune. Il garde la possibilité de revenir vers son diabétologue de pédiatrie si le rendez-vous avec le diabétologue du service d'adultes ne lui a pas convenu pour quelque raison que ce soit. L'échec serait une perte de suivi médical pour ce jeune.

Les anomalies de la croissance

La croissance normale

La croissance staturale de l'enfant s'étend de la vie intra-utérine à la fin de la puberté. Elle est sous la dépendance de nombreux facteurs extrinsèques (liés à l'environnement) et intrinsèques (propres à chaque enfant). Elle est appréciée par la mesure régulière de la taille.
Un poids et/ou une taille s'éloignant trop des valeurs moyennes (inférieurs à – 2DS ou au 3° percentile) définissent le retard staturo-pondéral. Il faut également tenir compte de la vitesse de croissance (voir p. 310).
Différents facteurs influencent la croissance (voir ci-après). L'anomalie d'un ou plusieurs de ces facteurs est susceptible d'entraîner une croissance insuffisante.
La croissance de l'enfant peut être divisée en quatre périodes :
- la taille de naissance est surtout influencée par les facteurs intra-utérins ;
- de la naissance à 3 ans, elle est très influencée par les facteurs génétiques (couloir génétique) ;
- la phase pubertaire (voir p. 740) ;
- l'arrêt de la croissance, avec un gain statural < 2 cm/an et un âge osseux > 15 ans (fille) ; 16 ans (garçon).

La maturation osseuse suit la maturation de la taille. Elle est évaluée par l'âge osseux (voir p. 323).
La taille d'un enfant doit être interprétée en fonction de la taille de ses parents. La taille cible est l'estimation de la taille adulte en fonction des tailles parentales, tout autre facteur étant exclu.
Elle peut être calculée à partir de la formule suivante :

$$\text{garçon : } \frac{\text{taille père (cm)} + \text{taille mère (cm)} + 13}{2}$$

$$\text{fille : } \frac{\text{taille père (cm)} + \text{taille mère (cm)} - 13}{2}$$

Les anomalies de la croissance

Définition et dépistage du retard de croissance

Le retard de croissance statural se définit par une taille inférieure à – 2DS ou au 3° percentile. De même, une cassure de la croissance (vitesse de croissance diminuée), une croissance dans un couloir inférieur au couloir génétique, sont des situations anormales et nécessitent des investigations.
On distingue ainsi les retards de croissance à vitesse de croissance conservée et les cassures staturales, où la vitesse de croissance est altérée. C'est cette dernière situation qui est la plus inquiétante. En effet, tout infléchissement de la croissance staturo-pondérale doit constituer un signe d'alarme. La constitution de la courbe de croissance avec des mesures régulières du poids et de la taille permet de dépister précocement toute anomalie et de juger de la nécessité d'investigations à visée diagnostique.

La conduite à tenir (interrogatoire, examen clinique)

L'interrogatoire

- **Antécédents familiaux :** arbre généalogique précisant la taille et l'âge de la puberté des membres de la famille, l'existence de pathologies familiales.
- **Antécédents de l'enfant :** taille et poids de naissance, notion de maladie chronique, de troubles digestifs ou urinaires, de problèmes psychologiques, de prise médicamenteuse. Faire préciser le régime alimentaire.

L'examen clinique

- **Mensurations :** poids, taille, périmètre crânien, tension artérielle.

◆ **Examen clinique** complet, évaluation du stade pubertaire chez le grand enfant, recherche d'anomalies morphologiques.

Les principales causes de retard de croissance et leur traitement

Les principales causes de retard statural sont résumées dans le tableau 24.3.

Certaines causes sont détaillées dans d'autres chapitres. Nous détaillerons les pathologies où le retard statural prédomine, et où un traitement hormonal peut être indiqué.

Le déficit en hormone de croissance (GH)

Les signes cliniques dépendent de l'âge de l'enfant, de la sévérité du déficit et de l'association à d'autres déficits hypophysaires (thyréotrope, corticotrope, gonadotrope). Le diagnostic est confirmé par une réponse insuffisante de la GH à deux tests de stimulation (pic de GH < 20μUI/ml).

Les déficits congénitaux

◆ Causes malformatives (anomalies de la ligne médiane touchant le corps calleux, l'hypophyse, les nerfs optiques) ;

◆ anomalies héréditaires de la formation de l'hypophyse (anomalies des gènes Pit1, Prop1).

Le diagnostic est évoqué dès la naissance devant un ictère prolongé, des hypoglycémies, des anomalies des organes génitaux chez le garçon (cryptorchidie, micropénis, liés à un déficit gonadotrope associé), une dysmorphie faciale (front bombant, ensellure nasale élargie). En l'absence de diagnostic précoce, un retard statural se constitue dans les premières années de vie, associé à une vitesse de croissance ralentie.

Les déficits acquis

Ils sont caractérisés par une cassure nette de la croissance chez un enfant qui grandissait normalement.

Une imagerie cérébrale (IRM) est réalisée en urgence à la recherche d'une tumeur de la région hypophysaire (craniopharyngiome).

Les autres causes de déficits acquis en hormone de croissance (GH) sont plus rares chez l'enfant : autres tumeurs hypothalamo-hypophysaires, traumatisme hypophysaire, histiocytose, sarcoïdose hypophysaire, méningite, hydrocéphalie, irradiation crânienne.

Le traitement

Le traitement repose sur la correction d'une pathologie acquise éventuelle (exérèse d'une tumeur), et sur l'administration d'hormone de croissance synthétique par injections sous-cutanées quotidiennes jusqu'à la fin de la puberté.

L'hypothyroïdie

L'hypothyroïdie congénitale est dépistée systématiquement en France à la naissance. Prise en charge précocement, elle n'entraîne pas de retard statural.

L'hypothyroïdie acquise est responsable :

◆ d'une cassure staturale sévère, sans cassure pondérale, parfois associée à d'autres signes (peau sèche, constipation, ralentissement scolaire, frilosité...) ;

◆ d'un goitre possible à l'examen clinique.

Le diagnostic est confirmé par le dosage de la TSH et des hormones thyroïdiennes. Une substitution par hormones thyroïdiennes permet de normaliser la vitesse de croissance. L'hypothyroïdie acquise est rare chez l'enfant, le plus souvent liée à une thyroïdite auto-immune (Hashimoto).

Le syndrome de Turner

Le syndrome de Turner est une pathologie chromosomique de la fille caractérisée par l'absence d'un chromosome X (ou d'un fragment de X).

Sa fréquence est de l'ordre de 0,4 pour 1000 naissances de filles vivantes.

Le phénotype clinique associe une petite taille de naissance (50 %), un retard statural avec diminution progressive de la vitesse de croissance (95 %), un impubérisme lié à la dysgénésie gonadique (> 80 %).

En l'absence de traitement, le pronostic de taille finale est en moyenne de 143 cm.

D'autres anomalies, inconstantes, doivent évoquer le diagnostic, et faire réaliser un caryotype qui confirmera l'anomalie chromosomique :

◆ retard de croissance intra-utérin ;

◆ retard statural avec infléchissement vers 3/4 ans ;

◆ retard pubertaire, impubérisme ;

◆ dysmorphie faciale : ptosis, épicanthus, hypertélorisme, oreilles bas implantées, cou court avec excès de peau (pterygium colli), implantation basse des cheveux ;

◆ anomalies osseuses : brièveté du 4° métacarpien, cubitus valgus, genu valgum ;

◆ lymphœdème des extrémités (nouveau-né) ;

◆ malformations cardiaques (coarctation), rénales, HTA ;

◆ otites répétées +/– déficit auditif.

La mise en route précoce d'un traitement par l'hormone de croissance a permis d'améliorer nettement la taille de ces filles. Une substitution œstro-progestative à l'âge de la puberté permet un développement normal des caractères sexuels secondaires.

Le retard de croissance intra-utérin (RCIU)

Il est défini par une taille de naissance < – 2DS. Dans certains cas, on retrouve un facteur anténatal (dysfonctionnement placentaire, toxémie gravidique...)

Tableau 24.3 : Les principales causes de retard statural.

Causes	Maladies	Caractéristiques	Traitement
Carence d'apports	• Nanisme psychosocial	• Cassure pondérale • Contexte social évocateur	• Renutrition • Prise en charge psychologique et sociale
	• Anorexie mentale	• Cassure pondérale • Profil psychologique évocateur • Adolescente ++	• Renutrition • Psychothérapie
Malabsorption	• Maladie cœliaque	• Cassure pondérale plus que staturale • Début à l'introduction du gluten (5/6 mois)	• Guérison avec exclusion du gluten
	• Autres pathologies digestives, diarrhée chronique		• Renutrition • Régime • Traitement étiologique
Maladie chronique évolutive	• Rénale, cardiaque, pulmonaire, inflammatoire, etc.	• Tableau clinique et/ou biologique évocateur	• Prise en charge de la maladie en cause
Maladie osseuse constitutionnelle	• Hypochondroplasie • Dyschondrostéose • Dysplasie spondylo-épiphysaire	• Héréditaires ou sporadiques • Existence de petites tailles familiales (arbre ++) • Anomalies radiologiques évocatrices	• Pas de traitement
Déficits hormonaux	• Hypothyroïdie	• Congénitale ou acquise • Cassure staturale sans cassure pondérale • Confirmée par dosage des hormones thyroïdiennes	• Substitution par hormones thyroïdiennes
	• Déficit en hormone de croissance (GH)	• Congénital ou acquis (tumeur de l'hypophyse ++) • Associé ou non à d'autres déficits hypophysaires	• Traitement d'une cause acquise (exérèse d'une tumeur) • Substitution par GH synthétique
Hypercorticisme	• Syndrome de Cushing	• Cassure staturale + obésité • Augmentation du cortisol libre urinaire	• Traitement médical ou chirurgical (exérèse d'un adénome de l'hypophyse)
	• Hypercorticisme iatrogène		• Traitement par corticoïdes prolongé à fortes doses
Anomalies chromosomiques	• Syndrome de Turner	• Caryotype (45 XO ou 45XO/46XX) • RCIU, dysmorphie (inconstante), anomalies osseuses, retard pubertaire	• Traitement par GH • Substitution œstro-progestative à la puberté
	• Autres anomalies	• Souvent associé à un RCIU : – un retard staturo-pondéral, – une dysmorphie, – des anomalies viscérales	
Retard de croissance intra-utérin (RCIU)		• Taille de naissance < – 2DS	• Traitement par GH
Petite taille constitutionnelle		• Existence de petites tailles familiales	

mais, le plus souvent, aucune cause n'est retrouvée. La majorité des enfants a un rattrapage de la taille dans les premières années de vie. Si le rattrapage statural est insuffisant à l'âge de 3 ans, un traitement par hormone de croissance permet d'améliorer la taille finale.

La puberté normale et pathologique

La puberté normale

Définition

La puberté caractérise la période de la vie au cours de laquelle les caractères sexuels secondaires se développent, la vitesse de croissance s'accélère et la fonction de reproduction s'installe (voir p. 740).

Le développement pubertaire normal

Le développement clinique des caractères sexuels est coté de 1 à 5 selon la classification de Tanner :
- chez la fille, développement des seins (S1 à S5) ;
- chez le garçon, développement des organes génitaux externes ;
- dans les deux sexes et en 5 stades, développement de la pilosité pubienne (P1 à P5) et axillaire (A1 à A5).

Le stade 1 correspond à l'aspect prépubère et le stade 5 au développement complet adulte (voir p. 741).

Le profil biologique

L'évaluation de l'activité fonctionnelle de l'axe hypothalamo-hypophyso-gonadique est basée :
- sur la mesure des taux plasmatiques des gonadotrophines LH et FSH, éventuellement mesurées après l'injection de GnRH ;
- sur la mesure des concentrations plasmatiques des hormones stéroïdes (stéroïdes sexuels, androgènes surrénaliens).

Les valeurs de ces hormones sont interprétées en fonction de l'âge réel de l'enfant, de son sexe, et de la maturation osseuse (mesure de l'âge osseux).

Les données échographiques chez la fille

Chez les filles, la mesure de la longueur utérine à l'échographie (> 35 mm après le début de la puberté), la recherche d'une ligne de vacuité et l'évaluation de la taille des ovaires sont un excellent reflet de l'imprégnation estrogénique.

La conduite à tenir devant une avance pubertaire

Le développement prématuré isolé des seins chez la fille

Ce phénomène, variante de la normale, est aussi appelé « prémature thélarche ». Il s'agit de petites filles de moins de 2 ans, qui ont souvent eu une poussée mammaire néonatale, qui n'ont pas de développement de la pilosité pubienne, ni d'accélération de la croissance, ni d'avance osseuse. L'échographie pelvienne vérifie l'absence d'augmentation de la taille de l'utérus. Une simple surveillance clinique en consultation s'impose. Le mécanisme de ce développement isolé des seins est mal connu (stimulation transitoire hypothalamo-hypophysaire des ovaires ?).

Les pubertés précoces

La puberté précoce est définie par le développement des caractères sexuels (seins et pilosité pubienne chez la fille, augmentation du volume testiculaire et pilosité pubienne chez le garçon) avant l'âge de 8 ans chez la fille et de 10 ans chez le garçon.

Le diagnostic

Chez la fille

Il peut s'agir :
- **d'une puberté précoce d'origine centrale.** L'élévation des gonadotrophines signe l'origine centrale

Tableau 24.4 : Les étiologies des pubertés précoces.

Sexe	Dépendante des gonadotrophines	Indépendante des gonatrophines
Fille	• Tumeurs (gliome de chiasma, harmatome hypothalamique, etc.) • Kyste arachnoïdien supra sellaire • Hydrocéphalie • Séquelles de méningites • Diopathique	• Syndrome de McCune Albright • Kystes ovariens récidivants
Garçon		Testoxicose Syndrome de McCune Albright

de la puberté précoce. La mesure du taux plasmatique d'estradiol, peu sensible, doit s'accompagner d'un test à la GnRH (dès la puberté débutée, le pic de LH sous GnRH devient supérieur au pic de FSH) et d'une échographie pelvienne. Une IRM cérébrale doit être réalisée pour éliminer une cause organique (tumeur). Cependant, l'origine « idiopathique » de la puberté précoce centrale est habituelle chez les filles (80 %) ;

- **d'une puberté précoce d'origine périphérique** (pseudo-puberté précoce). Elle associe des métrorragies, une taille utérine augmentée, des concentrations d'œstradiol élevées, alors que les gonadotrophines sont effondrées, Elle a pour cause des kystes ovariens récidivants, isolés ou intégrés dans le cadre d'un syndrome de McCune-Albright. L'existence de tâches cutanées et d'anomalies osseuses, classiques dans ce syndrome, doit être recherchée.

Chez le garçon

L'examen clinique et un taux de testostérone plasmatique supérieur à 0,5 à 1 mg/ml suffisent à poser le diagnostic de puberté précoce.
Un test de stimulation à la GnRH précisera l'origine centrale (hypothalamo-hypophysaire) et dépendante des gonadotrophines, ou périphérique (d'origine testiculaire) et indépendante des gonadotrophines, de la puberté.
Une IRM cérébrale sera réalisée rapidement en cas de puberté précoce centrale du garçon en raison de son origine organique dans 80 % des cas (tumeur).

Les traitements

Les analogues de la GnRH sont le traitement de référence des pubertés précoces centrales dépendantes des gonadotrophines. L'indication thérapeutique dépend de l'âge de début de la puberté, de son évolutivité, du degré et de la rapidité d'évolution de la croissance, et de la maturation osseuse et des antécédents familiaux. Son utilité sur le pronostic de taille adulte n'est pas prouvée dans les pubertés précoces limites (fille autour de 7/8 ans).

La conduite à tenir devant un retard pubertaire

Définition

Le retard pubertaire désigne chez la fille l'absence de développement des seins à l'âge de 13 ans et l'absence d'augmentation du volume testiculaire à l'âge de 14 ans chez le garçon.
Devant ces symptômes, l'interrogatoire :

- étudie les antécédents personnels et familiaux ;
- recherche la prise de médicaments ;
- recherche l'existence d'une maladie chronique, anorexie ou troubles du comportement alimentaire.

L'examen clinique précise le poids, la taille, le degré de développement pubertaire et l'aspect des organes génitaux externes.
L'âge osseux est évalué.
Le dosage plasmatique des gonadotrophines de base et après GnRH distingue les déficits gonadotropes et les retards simples de la puberté, tous deux à gonadotrophines basses, des dysgénésies gonadiques à gonadotrophines élevées.
La prolactine (PRL), la thyréostimuline hypophysaire (TSH) et le facteur de croissance insulinomimétique (IGF1) seront mesurés.

Le retard simple de la puberté

Beaucoup plus rare chez les filles que chez les garçons, il est souvent associé à un retard statural.
Des antécédents familiaux de retard pubertaire dans les deux sexes doivent être recherchés. La courbe de croissance met en évidence une vitesse de croissance prépubère de 5 cm/an, avec souvent un infléchissement dès 8/10 ans. Les gonadotrophines sont basses. L'abstention thérapeutique et une surveillance régulière s'imposent.

Les retards pubertaires d'origine hypothalamo-hypophysaire (gonadotrophines basses)

Une IRM cérébrale doit dans tous les cas éliminer une tumeur ou une anomalie de la tige pituitaire.
Les atteintes fonctionnelles, fréquentes chez les filles, sont en rapport avec un apport calorique insuffisant. Les gonadotrophines sont normales ou basses.
Les insuffisances gonadotropes congénitales se révèlent dans les formes complètes par un impubérisme mais un certain degré de développement pubertaire est possible.
Le syndrome de Kallmann associe un hypogonadisme et une anosmie (déficit de l'olfaction). Les patients sont cryptorchides et présentent un micropénis, parfois une surdité, des malformations rénales.

Les retards pubertaires à gonadotrophines élevées (causes gonadiques)

Ils imposent la réalisation d'un caryotype.
Le syndrome de Turner est fréquent (entre 1/1 500 et 1/2 500).
Les dysgénésies gonadiques dites « pures » se distinguent cliniquement du syndrome de Turner par une taille normale et l'absence de syndrome malformatif.

Tableau 24.5 : Les étiologies des retards pubertaires.

Sexe	Gonadotrophines élevées	Gonadotrophines basses	
Féminin	• Syndrome de Turner • Dysgénésies gonadiques XX ou XY • Insuffisances ovariennes acquises • Anomalies de la biosynthèse de la testostérone • Mutations inactivatrices des gènes des récepteurs de la LH et FSH • Insensibilité complète aux androgènes		
Masculin	• Syndrome de Klinefelter • Dysgénésies gonadiques XO ou XY • Anomalies de la biosynthèse de la testostérone • Déficit en 5 alpha réductase • Insensibilité partielle aux androgènes • Anorchidie • Insuffisances testiculaires acquises • Mutations du gène du récepteur de la LH • Pseudohypoparathyroïdie	Temporaire • Retard pubertaire simple • Maladies chroniques • Hypothyroïdie • Hypercorticisme	Définitif • Déficit en gonadotrophines • Syndrome de de Morsier-Kallman • Mutations de gène du récepteur de la GnRH • Tumeurs hypothalamo-hypophysaire • Syndrome de Prader-Willi • Syndrome de Bardet-Biedl

Dans les formes complètes de résistance aux androgènes, le diagnostic est fait en raison d'une histoire familiale ou devant une aménorrhée primaire et l'absence de pilosité chez un sujet au phénotype féminin, avec un caryotype 46 XY.

Les mutations des enzymes de la stéroïdogénèse (17 alpha hydroxylase, 17 à 20 lyase, mutations de StAR) peuvent se révéler par un impubérisme quand le déficit est complet.

Les mutations inactivatrices des récepteurs de la FSH ou de la LH sont responsables d'insuffisances ovariennes.

Exceptionnellement, l'insuffisance ovarienne peut être d'origine auto-immune.

Conclusion

Une bonne connaissance de la puberté normale est nécessaire pour interpréter les avances et les retards pubertaires, parfois aux limites de la physiologie. Quelques explorations biologiques simples à réaliser en hôpital de jour permettent de faire le diagnostic étiologique de ces anomalies.

L'hyperplasie congénitale des surrénales : dépistage et conduite à tenir

Définition

L'hyperplasie congénitale des surrénales est une maladie héréditaire, autosomique récessive, entraînant un défaut de synthèse d'aldostérone et de cortisol, hormones normalement synthétisées par la surrénale.

Les mécanismes et conséquences

La diminution de synthèse du cortisol entraîne une augmentation de la sécrétion d'ACTH par l'hypophyse, responsable d'une hyperplasie des surrénales et d'une augmentation de sécrétion des stéroïdes en amont du déficit enzymatique, en particulier des androgènes surrénaliens, responsables d'une virilisation chez la fille. Un traitement bien codifié permet aujourd'hui, moyennant une prise en charge rigoureuse, une survie et un développement normaux.

Le tableau clinique

La gravité est variable selon les formes (classiques ou non classiques) et se traduit par une expression clinique variée : syndrome de perte de sel, ambiguïté sexuelle, hirsutisme.

Dans la forme classique (néonatale avec perte de sel) :

- chez le garçon, qui ne présente pas de signe de virilisation, le tableau est celui d'une insuffisance surrénale : hypoglycémies, perte de sel entraînant une déshydratation avec hyponatrémie dans la première semaine de vie ;
- chez la fille, le diagnostic est porté dès la naissance devant une ambiguïté génitale (hypertrophie clitoridienne, fusion des grandes lèvres...).

Les signes d'insuffisance surrénale sont identiques.

Dans la forme tardive (non classique), il n'y a pas de perte de sel. Le diagnostic est porté devant un tableau de virilisation dans les deux sexes : hirsutisme, accélération de la croissance et de la maturation osseuse liés à l'hyperandrogénie.

Le dépistage néonatal

La fréquence de l'hyperplasie congénitale des surrénales (1/15 000 à 1/20 000) répondait aux exigences d'un dépistage de masse, qui a été généralisé en France en 1996. Il ne concerne que le déficit enzymatique en 21 hydroxylase, responsable de plus de 90 % des cas d'hyperplasie congénitale des surrénales. L'élévation du taux sanguin de la 17 Hydroxy-Progestérone (17 OH-P) en est le stigmate biologique le plus classique. Il existait avant le dépistage un retard au diagnostic avec des décès par déshydratation en période néonatale, voire des erreurs d'assignation de sexe.

Le prélèvement sanguin est fait sur papier buvard entre le 3e et le 5e jour de vie. La 17 OH-P est mesurée à partir de sang séché et la valeur seuil permettant le tri entre les sujets normaux et suspects est de 50 pg/tache. Des faux positifs existent parfois chez les prématurés (seuil 70 pg/tache). Il n'existe pas de faux négatif, ni de corrélation stricte entre la forme clinique d'hyperplasie et le taux de 17 OH-P sur le papier buvard.

Quand le taux de 17 OH-P est > 50 pg/tache, contrôlé en double sur le même prélèvement :

- si l'enfant est prématuré ou hospitalisé en néonatologie, un second prélèvement de contrôle est effectué. L'enfant est convoqué dans un service d'endocrinologie pédiatrique si le taux est confirmé > 50 pg/tache ;
- si l'enfant est né à terme et/ou sorti de maternité, il est convoqué immédiatement dans un service spécialisé pour confirmation du diagnostic et traitement.

La prise en charge thérapeutique

Le diagnostic est confirmé par un dosage des androgènes (17 OH-P, testostérone, delta-4-androstènedione), de l'ACTH (élevée) et de la rénine plasmatique (élevée). Une étude génétique est réalisée chez l'enfant et la famille (recherche de mutation du gène de la 21-hydroxylase).

Dès que le diagnostic est suspecté (et sans attendre le résultat des prélèvements), un traitement doit être démarré en urgence : réhydratation, substitution hormonale par Hydrocortisone et 9 α-Fludrocortisone. Du chlorure de sodium est ajouté au régime normal. Les nouveau-nés présentant une ambiguïté sexuelle sont bien sûr pris en charge de façon médico-chirurgicale. Dans la majorité des cas, le dépistage néonatal permet, grâce à un traitement précoce, d'éviter l'apparition de la perte de sel et la déshydratation.

L'hypothyroïdie congénitale : dépistage et conduite à tenir

Définition et causes

L'hypothyroïdie congénitale est une pathologie endocrinienne fréquente. Elle est le plus souvent due à une production insuffisante d'hormones thyroïdiennes, du fait d'un développement insuffisant de la glande thyroïde : absence complète (agénésie) ou absence de migration (ectopie).

Plus rarement, il s'agit d'une anomalie de production des hormones, alors que la glande est en place. Les autres causes sont exceptionnelles.

Les conséquences

Les hormones thyroïdiennes ont un rôle majeur dans la croissance et la maturation osseuse, et dans le développement du système nerveux central.

Les signes d'appel

Phase 1

Avant l'avènement du dépistage néonatal, l'hypothyroïdie était diagnostiquée tardivement (quelques semaines de vie) devant un tableau évocateur : ictère néonatal prolongé, retard à la chute du cordon ombilical, hypotonie, retard staturo-pondéral, constipation, macroglossie. Le retard au diagnostic et à la mise en route du traitement était responsable de séquelles psychomotrices sévères et définitives.

Phase 2

Le dépistage systématique de l'hypothyroïdie congénitale, basé sur le dosage de la TSH[3], est réalisé à 3 jours de vie sur un échantillon de sang (pastille de sang calibrée) recueilli sur papier buvard.

La méthode de dépistage

Le diagnostic

Le taux de TSH est un marqueur fiable, élevé en cas d'insuffisance de production des hormones thyroïdiennes. Le dépistage ne détecte pas les hypothyroïdies par insuffisance hypophysaire, qui sont exceptionnelles (1/50 000 naissances) et de révélation plus tardive.
En France, entre 1/3 500 et 1/4 000 enfants sont dépistés chaque année. Le pronostic mental des hypothyroïdies a été bien évidemment transformé par l'institution du dépistage néonatal, dont le traitement précoce évite l'installation des anomalies neurologiques.

Les résultats

La stratégie de dépistage biologique repose sur les méthodes suivantes :
- taux < 30 μU/ml : échantillon normal ;
- taux > 50 μU/ml : le laboratoire alerte le service spécialisé et le nouveau-né est convoqué pour un contrôle ;
- entre 30 et 50 μU/ml : le laboratoire procède à un second dosage (en double) de la TSH sur le même prélèvement. La confirmation de la première valeur conduit à demander un second échantillon au médecin traitant ou au centre de PMI. Si ce taux est > 30, l'enfant est reconvoqué.

Les erreurs

Les faux positifs sont fréquents : un enfant convoqué sur deux a une fonction thyroïdienne normale lors du rappel (intoxication iodée d'origine maternelle ou néonatale, prématurité).
Les faux négatifs représentent 1/200 000 naissances, soit secondaires à une erreur, soit parce que la fonction thyroïdienne était encore conservée en période néonatale, et il faut donc savoir évoquer le diagnostic plus tard.

Les principales causes d'hypothyroïdie primaire congénitale

- Les athyréoses et ectopies thyroïdiennes ;
- les troubles de l'hormonogenèse (synthèse des hormones thyroïdiennes) :
  – anomalies de l'organification de l'iode (gène de la thyroperoxidase ou de la thyroglobuline) ;
  – anomalies du gène des transporteurs d'iodures ;
- la résistance aux hormones thyroïdiennes ;
- les mutations du gène du récepteur de la TSH ;
- les mutations du gène de la sous-unité β de la TSH, du récepteur de la TRH, des gènes Pit1 ou Prop1 responsables d'une hypothyroïdie centrale ;
- les hypothyroïdies transitoires :
  – présence d'anticorps antirécepteurs de la TSH bloquants maternels ;
  – médicaments antithyroïdiens ou iodés pris par la mère ;
  – surcharge en iode chez le nouveau-né (badigeonnage intempestif par la *Bétadine*).

La démarche clinique et biologique

En cas d'hypothyroïdie, la famille et l'enfant sont pris en charge par une équipe spécialisée.
Un examen clinique complet est réalisé (goitre, ictère persistant, sécheresse cutanée, grande fontanelle postérieure, macroglossie, hypotonie, constipation).
Sont dosés : la TSH, la T_4 libre, l'iodémie, les anticorps anti-récepteur de la TSH et antithyroïdiens.
Une radiographie du genou est pratiquée, évaluant le retard de maturation osseuse.
On pratique une échographie thyroïdienne et une scintigraphie thyroïdienne (Iode 123) est réalisée immédiatement ou, pour certains, après 2 ans de traitement.

La prise en charge thérapeutique

Le délai moyen de mise en route du traitement est actuellement en France de 10 à 12 jours.
Le début du traitement est un facteur pronostique important et la posologie de L-Thyroxine en solu-

3. Il est généralisé et systématique depuis 1978.

tion (Laboratoire Roche, 1 goutte = 50 µg) doit être de 8 à 10 µg/kg/jour, afin de normaliser rapidement les taux de T_4 libre et de TSH. Ce produit doit être conservé à + 4°. 95 % des enfants ont ainsi une TSH normalisée au bout d'un mois.
Le traitement doit être adapté au bout de 15 jours, puis ajusté en fonction du poids de l'enfant et des bilans thyroïdiens réguliers.
L'enfant est surveillé sur la vitesse de croissance et la maturation osseuse. Mais le meilleur indice de la qualité du traitement repose sur la normalité du développement intellectuel. De nombreuses études portant sur le développement psychomoteur de ces enfants ont montré que leur développement est normal, bien que certains soient porteurs d'anomalies mineures.

Conclusion

De par leur nature, les maladies endocriniennes sont des maladies chroniques.
Elles requièrent la mise en place d'un traitement au long cours qui n'est pas sans conséquence sur le confort de la vie quotidienne de l'enfant.
La puéricultrice a alors une action d'éducatrice de santé capitale pour favoriser l'observance du suivi et l'adaptation du traitement ainsi que la prévention des complications.
Elle agit aussi comme soutien pour ces enfants et leurs familles, qu'elle est amenée à rencontrer très régulièrement.

BIBLIOGRAPHIE

DESPERT F. – Le diabète de l'enfant. In : *Soins Pédiatrie Puériculture*, n° 9-10, 2000, pp. 14-17.

GRANDSIRE C. – L'éducation thérapeutique, une priorité de santé publique. In : *Soins Pédiatrie Puériculture*, n° 9-10, 2000, pp. 22-25.

LEBRETON M.-C. *et al.* – Autoformation questions à choix multiples. Prise en charge quotidienne du diabète de l'enfant et de l'adolescent. In : *Revue de médecine de l'université de Liège*, n° 12, 2000, pp. 1 041-46.

LLAHANA S. – The pediatric diabetes specialist nurse and diabetes education in childhood. In : *Journal avanced nursing*, n° 2, 2001, pp. 269-306.

PONTE C., WEILL J. – *Croissance normale, croissances pathologiques*. Typoform, Wissous, 1997.

VIAS M. – L'école du diabète avec l'AJD. In : *Soins Pédiatrie Puériculture*, n° 9-10, 2000, pp. 29-30.

WISS M. – Les aspects psychologiques du diabète insulino-dépendant. In : *Soins Pédiatrie Puériculture*, n° 9-10, 2000, pp. 18-21.

CHAPITRE 25

Les pathologies génito-urinaires[1]

Capacités attendues pour l'exercice de la puéricultrice

- Dépister de manière précoce toute altération de la fonction urinaire et les signes associés évoquant une infection chez l'enfant, puis orienter vers le médecin.
- Assurer la mise en œuvre du traitement, la surveillance et les soins de sécurité et de confort qui y sont liés.
- Accompagner l'enfant et sa famille dans une démarche éducative visant à préparer le retour au domicile et à prévenir d'éventuelles récidives.

L'infection urinaire

L'infection urinaire est fréquente en pédiatrie. Il faut distinguer l'infection urinaire basse ou cystite, de la pyélonéphrite aiguë qui correspond à une atteinte du parenchyme rénal. Diverses enquêtes ont montré que le diagnostic de pyélonéphrite aiguë était réalisé chez 5 à 8 % des nourrissons de moins d'un an consultant pour une fièvre, et qu'à l'âge de 7 ans, 7,8 % des filles et 1,6 % des garçons avaient présenté une infection urinaire symptomatique. Le diagnostic doit donc être évoqué sur des signes d'appel précis, confirmé et traité rapidement afin de limiter la survenue de cicatrices rénales.

Savoir évoquer le diagnostic

Les signes de l'infection urinaire

Les signes fonctionnels

- Les brûlures mictionnelles.
- Une dysurie.
- Une pollakiurie.
- Parfois une hématurie.

Ces signes ne sont présents que chez le grand enfant et leur absence ne doit en aucun cas faire récuser le diagnostic.

Les facteurs favorisants

- Une constipation associée.
- Une hygiène locale défectueuse.
- Des boissons en quantité insuffisante.
- Une vessie immature (liée à une vidange de la vessie à une fréquence insuffisante).

Les signes de la pyélonéphrite aiguë

Le tableau clinique est dominé par de la fièvre sans autre point d'appel clinique ou survenant sous antibiothérapie *per os*. Cette fièvre est souvent élevée et peut être isolée ou associée à des frissons, à une altération de l'état général, et à des douleurs lombaires ou abdominales.

Chez le nourrisson de moins d'un an, le diagnostic peut être trompeur : la fièvre peut être absente et les symptômes se limiter à une anorexie, des vomissements, une stagnation pondérale, une irritabilité ou une somnolence excessive.

Lorsque le diagnostic de pyélonéphrite aiguë est suspecté, sa confirmation doit être rapidement réalisée afin de pouvoir débuter au plus vite le traitement car elle peut être responsable d'un état infectieux sévère avec des troubles hémodynamiques pouvant aller jusqu'au collapsus, notamment chez l'enfant de moins d'un an.

1. Auteur : Anne-Laure Lapeyraque, pédiatre.

Confirmer le diagnostic

L'intérêt des bandelettes réactives

Elles dépistent la présence de leucocytes et de nitrites dans les urines. On note :
- 3 % de faux négatifs : enfant de moins de 2 ans ou germes ne possédant pas de nitrate réductase : pseudomonas, entérocoque, staphylocoque ;
- 50 % de faux positifs (pourcentage inférieur si le recueil des urines est stérile).

L'examen cytobactériologique des urines

La présence d'au moins 10 000 leucocytes et de 100 000 germes par ml d'urine signe le diagnostic.

Le recueil stérile des urines

Matériel nécessaire
- Matériel pour une toilette génito-urinaire.
- Antiseptique non moussant.
- Compresses stériles.
- Pot à prélèvement stérile.
- Poche de recueil stérile adhésive chez le nourrisson.

Principes généraux
- Récolter de préférence les urines ayant séjourné dans la vessie pendant 3 à 4 heures.
- Récolter le milieu du jet chez le grand enfant.
- Ensemencer l'échantillon dans l'heure au laboratoire (afin d'éviter une multiplication des germes).
- En cas de recueil par poche : remplacer la poche de recueil toutes les heures.

Incidents

Contamination par des bactéries présentes dans la région périnéale.
Multiplication des germes par une attente trop longue.
Émission difficile des urines par blocage psychologique.
Précipitation des urates liée à un stockage réfrigéré trop important.

Le bilan sanguin

Il est prescrit en cas de signes d'appel pour une pyélonéphrite aiguë. On recherche un syndrome inflammatoire : NFS, CRP, fibrine.

Les hémocultures sont positives dans 30 % des cas avant 1 mois, 20 % entre 1 et 2 mois, 15 % entre 2 et 3 mois et 5 % au-delà.

Traiter une infection urinaire

Le traitement de la cystite

- Antibiotique en monothérapie administré par voie orale pendant 7 jours.
- Traitements adjuvants :
  - de la constipation associée ;
  - information pour améliorer l'hygiène locale ;
  - augmentation des boissons ;
  - correction d'une vessie immature.

Rôle de la puéricultrice

Prise en charge d'un enfant présentant une vessie immature

La puéricultrice doit penser à cette immaturité devant :
- des fuites urinaires diurnes ;
- des impériosités mictionnelles ;
- des mictions par rengorgement.

Éducation de l'enfant : mise en route d'un calendrier mictionnel (avec l'aide de ses parents si besoin). Il s'agit d'un planning sur lequel l'enfant note :
- les horaires des mictions ;
- la présence de fuites diurnes ou nocturnes.

Le traitement de la pyélonéphrite aiguë

Elle impose l'hospitalisation de tous les enfants de moins de 12 mois.

L'antibiothérapie parentérale est débutée dès le diagnostic, et basée sur l'examen direct :
- Bacilles gram négatif : *Rocéphine* + aminoside ;
- Cocci gram positif en chaînettes : *Clamoxyl* + aminoside.
- Cocci gram positif en amas : *Vancomycine* + aminoside.

Relayé entre 3 et 7 jours plus tard par un traitement *per os* choisi en fonction de l'antibiogramme de contrôle.

***Céphalosporine 3e génération : Ceftriaxone,* Rocéphine**
Flacons de 250 et 500 mg, 1 et 2 gr.
Une seule injection par jour.

En intraveineux ou intramusculaire.
Actif sur l'E. Coli, germe de la flore fécale responsable de 70 à 80 % des cas de pyélonéphrite.

***Aminoside : Netilmicine,* Nétromycine**
Flacons de 25, 50, 100 et 150 mg.
Une seule injection par jour.
En intraveineux ou intramusculaire.
Actif en association sur la plupart des germes responsables d'infections urinaires.

Surveiller l'évolution

La surveillance clinique

- La température : l'apyrexie survient dans les 3 premiers jours. Dans le cas contraire, la recherche d'une uropathie ou d'un abcès (par échographie ou scanner) doit être effectuée.
- Le poids : l'enfant doit s'hydrater correctement pendant tout le traitement. Si c'est impossible, il doit être perfusé afin d'assurer de bons volumes de diurèse.
- La tension artérielle : elle est systématiquement mesurée car elle permet le dépistage de certaines HTA non symptomatiques.

La surveillance bactériologique

Un examen cytobactériologique des urines de contrôle est effectué 48 heures après le début du traitement afin d'évaluer son efficacité.

Les complications

Elles ne concernent que les pyélonéphrites aiguës.

À court terme

On peut constater :
- un choc septique.
- un abcès rénal.

À long terme

Dans 15 à 40 % des cas, des cicatrices parenchymateuses définitives peuvent être objectivées sur une scintigraphie effectuée 4 à 6 mois après l'épisode infectieux. Ces lésions exposent au risque d'hypertension artérielle, le plus souvent à l'âge adulte, survenant dans 10 à 20 % des cas.
Le risque d'insuffisance rénale chronique ne concerne que les cas d'atteinte bilatérale.

La glomérulonéphrite aiguë

Le dépistage de cette pathologie se fait par la réalisation d'une bandelette à la recherche de protéines (*Albustix*) ou de sang (*Hémastix*) dans les urines d'un patient présentant un syndrome œdémateux, une hypertension artérielle ou une oligoanurie.
La glomérulonéphrite aiguë post-infectieuse est une des maladies glomérulaires les plus fréquentes chez l'enfant. Le streptocoque en est classiquement responsable mais plusieurs micro-organismes peuvent être impliqués. Il s'agit d'une réaction immune entre l'organisme et l'agent infectieux.

La lecture des bandelettes

- Recueillir des urines fraîches au moyen d'une poche de recueil chez l'enfant n'ayant pas acquis la propreté ou lors d'une miction volontaire chez l'enfant plus grand.
- Tremper la bandelette dans les urines et la retirer immédiatement ou faire uriner directement sur la bandelette.
- Attendre une minute avant la lecture.
Comparer les résultats de la bandelette à l'échelle colorimétrique sur l'étiquette du flacon.
- Noter le résultat sur un support. Le résultat s'exprime en croix (0 à 4 croix).

La clinique

L'apparition des signes cliniques survient entre 6 et 20 jours après l'épisode infectieux (angine ou cellulodermite) avec :
- une hématurie macroscopique ;
- des œdèmes ;
- une hypertension artérielle.

Les examens complémentaires

Le bilan de la fonction rénale montre une insuffisance rénale aiguë, un abaissement de la fraction C3 du complément et une protéinurie.
La sérologie streptococcique n'a de valeur que si elle est positive.

La surveillance

La surveillance se fait en milieu hospitalier les premiers jours, en dehors des formes frustres.

> **Rôle de la puéricultrice**
>
> **La glomérulonéphrite aiguë**
>
> **Surveillance de l'insuffisance rénale**
>
> Il s'agit d'une évaluation régulière :
>
> - de la diurèse : 2 fois par jour (ce qui nécessite soit la pose d'une poche à urines non stérile, soit la pesée des couches chez l'enfant pas encore propre) ;
> - du poids : 2 fois par jour ;
> - de la tolérance de la surcharge hydro-sodée secondaire à l'insuffisance rénale aiguë :
> - tension artérielle, toutes les 3 ou 4 heures ;
> - fréquence respiratoire, toutes les 3 ou 4 heures ;
> - saturation du sang en oxygène, toutes les 3 ou 4 heures ;
> - régression des œdèmes.
>
> **Surveillance de la durée de l'hématurie macroscopique**
>
> Elle se fait par bandelette réactive et dosages réguliers.
>
> **Recherche d'une protéinurie associée**
>
> Elle se fait par bandelette réactive et dosages réguliers.

Le traitement

Le traitement symptomatique

- Restriction hydro-sodée permettant de limiter l'état de surcharge.
- Traitement de l'hypertension artérielle par diurétiques en première intention (diurétiques de l'anse d'action rapide type *Lasilix*).

Le traitement des gîtes à streptocoques

Lorsque ceux-ci existent ou sont fortement suspectés :

- antibiothérapie systématique type *Oracilline per os* pendant 7 jours ;
- soins dentaires ou amygdalectomie si besoin (indications à discuter au cas par cas).

Le pronostic

La glomérulonéphrite aiguë est d'excellent pronostic. L'altération de la filtration glomérulaire à long terme est exceptionnelle.
La biopsie rénale est rarement pratiquée dans les formes les plus sévères. Elle permet de confirmer le diagnostic d'une part et de discuter l'intérêt d'un traitement par corticoïdes pour accélérer la guérison d'autre part.

Le syndrome néphrotique

Il correspond à l'ensemble des manifestations cliniques et biologiques provoquées par une protéinurie supérieure ou égale à 50 mg/kg/jour. Il est le mode de révélation de la glomérulopathie la plus fréquente de l'enfant : la néphrose lipoïdique. Elle associe un syndrome néphrotique à des lésions glomérulaires minimes, plus rarement à une hyalinose segmentaire et focale sur l'histologie rénale.
Comme pour la glomérulonéphrite aiguë, le dépistage de cette pathologie se fait par la réalisation d'une bandelette à la recherche de protéines (*Albustix*) ou de sang (*Hémastix*) dans les urines d'un patient présentant un syndrome œdémateux, une hypertension artérielle ou une oligoanurie.

La clinique

La première poussée de néphrose est le plus souvent consécutive à un épisode infectieux des voies respiratoires hautes (60 % des cas), à un vaccin ou à une réaction allergique. Le plus souvent, les œdèmes sont présents et permettent le diagnostic. Ils sont parfois négligés ou considérés à tort comme des manifestations allergiques et le diagnostic est fait tardivement sur un syndrome œdémateux important avec épanchement pleural et ascite.

Les examens complémentaires

La biopsie rénale n'est indiquée que si le tableau est atypique : début avant l'âge d'un an ou après 10 ans, début progressif avec notion d'une protéinurie ancienne, hématurie macroscopique, insuffisance rénale ou hypertension artérielle.
Elle sera également réalisée en cas de résistance aux corticoïdes.

Le traitement

Le traitement de la néphrose est la corticothérapie.
La réponse au traitement au cours du premier mois définit la corticosensibilité. Elle est présente dans 90 % des cas. La rémission est alors obtenue en moyenne après 10 à 15 jours de traitement.
Un régime sans sel strict doit être associé afin de limiter la survenue d'œdèmes secondaires à l'hypoalbuminémie.
En général, les enfants sont hospitalisés au moins la première semaine de traitement et parfois jusqu'à la rémission.

En cas de corticorésistance

La corticorésistance se définit par l'absence de réponse à un mois de corticoïdes *per os* suivi de trois bolus parentéraux (*Solumédrol*).
Différents traitements immunosuppresseurs sont alors proposés en association avec la corticothérapie, notamment la ciclosporine qui permet la mise en rémission du syndrome néphrotique chez 50 % de ces enfants.
L'évolution vers l'insuffisance rénale terminale de ces syndromes néphrotiques corticorésistants est fréquente (50 %) ainsi que le risque de récidive sur le greffon après transplantation (30 %).

À noter...

Schéma de traitement d'une première poussée corticosensible
Prednisone (*Cortancyl*), comprimés à 1, 5 et 20 mg :
- 60 mg/m^2/jour (sans dépasser 80 mg/jour) pendant 4 semaines ;
- 60 mg/m^2/2 jours pendant deux mois ;
- 45 mg/m^2/2 jours pendant 15 jours ;
- 30 mg/m^2/2 jours pendant 15 jours ;
- 15 mg/m^2/2 jours pendant 15 jours ;

soit une durée totale de traitement de 4 mois et demi.

La surveillance

Une fois la rémission obtenue, la surveillance est faite à domicile ce qui nécessite l'éducation des parents et de l'enfant lors de l'hospitalisation. Celle-ci peut être complétée et consolidée par une hospitalisation à domicile.

Rôle de la puéricultrice

L'éducation des parents et de l'enfant

L'éducation des parents et de l'enfant, faite par la puéricultrice, s'organise autour de cinq points essentiels qui doivent leur permettre une relative autonomie.

La lecture des bandelettes urinaires
Dès le début de l'hospitalisation, l'enfant et/ou les parents apprennent et participent le plus souvent possible aux analyses d'urine par bandelette réactive :
- au moins une fois par jour, une démonstration est faite, avec exercice pratique ;
- la consignation des résultats est portée dans le carnet de suivi de l'enfant.

L'application du traitement
Ils doivent avoir compris :
- la nécessité du traitement ;
- les formes galéniques disponibles ;
- le schéma thérapeutique proposé ;
- l'importance du respect des posologies.

Ils doivent participer à la surveillance des effets secondaires, qui doivent être signalés :
- augmentation de l'appétit, prise de poids ;
- agitation (parfois hypertension artérielle) ;
- douleurs gastriques, gastrite ;
- modification du faciès et de la morphologie du tronc (aspect cushingoïde) ;
- ralentissement de la croissance.

Le respect des règles de diététique et d'hygiène de vie
- Respect d'un régime sans sel strict lors des rechutes.
- Restriction en sodium en rémission sous corticoïdes.
- Maintien d'une vie la plus normale possible.
- Pratique de toute activité extra-scolaire.

La surveillance des signes de rechute
- Présence d'albumine dans les urines (à l'examen quotidien par bandelette réactive).
- Œdèmes des chevilles ou des paupières au réveil.
- Fatigue, pâleur.
- Douleurs abdominales ou vomissements.

Le dépistage des rechutes
- Dosage d'albuminémie et d'albuminurie en cas de positivité des *Albustix* à plus de deux croix pendant plus de 2 jours, afin que la reprise du traitement puisse être discutée.
- Appel du médecin en cas de syndrome œdémateux mal toléré (malaise, douleurs abdominales, vomissements).
- Hospitalisation en cas de rechute pour perfusion d'albumine (albumine humaine pure à 20 %) et reprise du traitement par corticoïdes à pleines doses soit 60 mg/m²/jour.

L'insuffisance rénale chronique

Définition et épidémiologie

L'insuffisance rénale chronique se définit comme une altération progressive et permanente des fonctions endocrines et exocrines du rein. Les manifestations extra-rénales apparaissent lorsqu'au moins 75 % du parenchyme rénal est atteint.
Il existe 8 à 10 nouveaux cas par million d'enfants et par an, soit environ 80 à 90 nouveaux cas par an en France.
Les causes d'insuffisance rénale chez l'enfant sont des malformations rénales et des voies urinaires dans 40 % des cas, des maladies rénales acquises dans 30 % des cas, et des maladies rénales héréditaires dans 20 % des cas.

La prise en charge

Elle se fait en deux temps :
- le traitement conservateur vise à réduire les conséquences de l'insuffisance rénale ;
- le traitement de suppléance est proposé lorsque le stade d'insuffisance rénale terminale est atteint. Il s'agit d'un traitement chronique par dialyse (hémodialyse ou dialyse péritonéale) ou de la greffe rénale qui seule permet de restaurer toutes les fonctions du rein.

À noter...
Quatre grands stades évolutifs dans l'insuffisance rénale.
- Insuffisance rénale débutante : fonction rénale à 50 à 75 % de la normale.
- Insuffisance rénale modérée : fonction rénale à 25 à 50 % de la normale.
- Insuffisance rénale sévère : fonction rénale à 5 à 25 % de la normale.
- Insuffisance rénale terminale : fonction rénale inférieure à 5 % de la normale.

Le traitement conservateur

La diététique

Primordiale, elle doit :
- assurer un apport énergétique suffisant ;
- limiter les apports protéiques (1,5 à 2 grammes de protéines par kilogramme et par jour) ;
- limiter les conséquences du défaut de régulation de l'eau et des ions normalement assurée par le rein : réduction des apports de potassium, de phosphore et de sodium ; dans certains cas, une hyperkaliémie persistante doit conduire à l'utilisation de résines échangeuses d'ions (*Kayexalate*).

Chez le petit enfant, le manque d'appétit et les vomissements liés à l'insuffisance rénale chronique obligent parfois à débuter une alimentation par sonde naso-gastrique ou par gastrotomie.

Le traitement vitamino-calcique

Le défaut de sécrétion par le rein de la forme active de la vitamine D (1-25 OHD3) conduisant à une hypocalcémie et la rétention phosphatée liée à l'insuffisance d'élimination de phosphore par le rein, est responsable d'une sécrétion d'hormone parathyroïdienne accrue visant à libérer du calcium à partir de l'os et créant ainsi des lésions de déminéralisation.
Les traitements proposés sont préventifs. Ils comprennent la lutte contre la rétention phosphatée par un régime diététique, l'apport de fortes doses de carbonate de calcium pour diminuer l'absorption de phosphore par le tube digestif et l'utilisation des métabolites actifs de la vitamine D (1-25 OHD3 ou *Unalfa*).

La correction de l'anémie

L'anémie de l'insuffisance rénale chronique est liée à un défaut de sécrétion par le rein de l'érythropoïétine, hormone stimulant la régénération des globules rouges par la moelle osseuse.
La correction de cette anémie se fait par une supplémentation en fer et en foldine ainsi que par de l'érythropoïétine recombinante, injectée en sous-cutané au rythme de 1 à 2 injections par semaine.

Le traitement par l'hormone de croissance

Le traitement du retard de croissance se fait par l'hormone de croissance recombinante permettant d'améliorer la taille finale des enfants.
Les principaux effets secondaires sont l'aggravation possible de l'hyperparathyroïdie, une hypertension intracrânienne, très rarement un diabète.
De plus, ce traitement est contre-indiqué en cas de tumeur évolutive ou de cytopathie mitochondriale.

La prévention des facteurs aggravants

Elle est primordiale pour limiter l'évolution de l'insuffisance rénale. Elle repose sur le contrôle de l'hypertension artérielle, sur l'interdiction ou la limitation de prescription de médicaments néphrotoxiques, sur la prévention ou le traitement précoce des infections urinaires.

Les traitements de suppléance rénale

Le traitement par dialyse

◆ **L'hémodialyse** : les premières hémodialyses chez l'enfant ont été faites en 1969. Il s'agit d'un circuit extra-corporel traversant un rein artificiel dans lequel les échanges se font à travers des membranes et permettent ainsi l'épuration du sang. Il est nécessaire d'avoir une voie d'abord veineuse permettant un débit sanguin suffisant pour assurer le fonctionnement du circuit extra-corporel. Il peut s'agir d'une fistule artério-veineuse dans laquelle on met deux aiguilles à chaque séance ou bien d'un cathéter laissé en permanence dans la veine cave supérieure. Ces séances ont lieu dans des centres spécialisés à raison de 3 par semaine, et durent 3 à 4 heures. Elles rendent donc la scolarité des enfants difficile.

◆ **La dialyse péritonéale** : l'épuration du sang se fait grâce à des échanges entre le sang et un liquide mis dans la cavité péritonéale à travers une membrane naturelle : la membrane péritonéale. Ce liquide est mis en place via un cathéter laissé en permanence dans la cavité péritonéale. Elle se pratique à domicile, 10 à 12 heures par jour (la nuit), 6 à 7 nuits sur 7. Elle représente une charge de travail lourde pour les parents mais permet le maintien de journées normales pour ces enfants. Le risque majeur de cette technique est la survenue de péritonites.

La dialyse ne remplace pas totalement la fonction rénale. Un enfant en dialyse est considéré comme ayant une fonction rénale correspondant au stade d'insuffisance rénale sévère. Le traitement de suppléance doit donc être maintenu pendant toute sa durée : régime diététique, traitement médicamenteux, traitement par hormone de croissance et par érythropoïétine.
On ne doit donc pas débuter de traitement d'insuffisance rénale chronique chez l'enfant sans projet de greffe qui améliore considérablement la qualité de vie et la santé de ces enfants.

La greffe rénale

Les conditions de greffe

En France, les enfants bénéficient jusqu'à 16 ans d'une priorité par rapport aux adultes sur la répartition des greffons. Entre deux enfants, la priorité est accordée à celui qui a la meilleure compatibilité HLA avec le donneur et à celui qui est sur la liste d'attente depuis le plus longtemps. Le délai d'attente moyen est de 4,4 à 5,5 mois depuis 1997. Un nombre croissant d'enfants peut bénéficier d'une transplantation avant la mise en dialyse.
Les greffes de rein de donneur vivant apparenté permettent de réduire le délai d'attente avec de bons résultats. Les donneurs vivants apparentés sont régis par la loi et en France, en 2000, il peut s'agir d'un père, d'une mère, d'un frère ou d'une sœur majeurs.
La transplantation rénale est proposée aux enfants pesant au moins 8 kg, au stade d'insuffisance rénale terminale ou préterminale, de préférence avant la mise en dialyse.

Les principales causes d'échec de greffe

◆ La thrombose de l'artère ou de la veine du greffon dans 15 % des cas ; il s'agit le plus souvent d'échec

précoce et le risque est majoré chez un receveur de moins de 2 ans ou sur un greffon provenant d'un donneur de moins de 6 ans.
- La survenue d'un rejet dans 70 % des cas ; il peut être aigu, surtout dans la première année, ou chronique, apparaissant au fil des années.
- La récidive de la maladie initiale sur le greffon dans 15 % des cas.

Les causes de décès après une greffe de rein

- Infections virales ou bactériennes sévères sous traitement immunosuppresseur.
- Apparition de processus malins sous immunosuppresseur.
- Complications cardio-vasculaires et notamment hypertension artérielle.

La qualité de vie de l'enfant après une transplantation

Elle est considérablement améliorée par rapport à la période de dialyse :
- l'hospitalisation initiale est de 2 à 4 semaines, la reprise de l'école se fait dès le 2e mois ;
- l'arrêt des dialyses et du régime est possible dès que le greffon fonctionne ;
- la croissance est normale ou accélérée en cas de bon fonctionnement du greffon, la puberté a lieu normalement, parfois un peu retardée, les grossesses sont possibles ;
- le suivi se fait par des consultations hospitalières régulières : une fois par semaine du 1er au 6e mois, puis une fois tous les 15 jours jusqu'au 12e mois, puis une fois tous les mois puis tous les deux mois.

Le traitement médical post-transplantation

La contrainte majeure est la prise du traitement immunosuppresseur quotidiennement et à vie.
Ce traitement permet la prévention et le traitement des rejets. Sa composition peut varier d'une équipe à l'autre. Les corticoïdes et la ciclosporine sont présents dans la quasi-totalité des protocoles.
Les doses d'immunosuppresseurs sont fortes le premier mois après la greffe, puis sont diminuées progressivement pour tenter d'atténuer les effets secondaires qui deviennent alors peu importants en l'absence de rejet.
20 à 40 % des enfants suivent mal leur traitement après la transplantation. Cette non compliance est absolument dramatique puisqu'elle entraîne une perte du greffon dans les deux tiers des cas. Pour tenter de limiter ce phénomène, des programmes d'éducation et d'information de l'enfant et de ses parents sont mis en place systématiquement dans les jours suivant la greffe puis en consultation très régulièrement par des infirmières référentes.

Principaux effets secondaires des immunosuppresseurs

Les corticoïdes (*Cortancyl*, comprimé à 1, 5, et 20 mg)
- Ralentissement de la croissance.
- Modification de la morphologie corporelle et du faciès.
- Augmentation de l'appétit conduisant à une prise de poids excessive.
- Décalcification du squelette.
- Hypertension artérielle.
- Apparition de gastrite ou d'ulcère.

La cyclosporine (*Néoral*, gélules à 10, 25, 50 et 100 mg, solution buvable 10 mg = 1 ml)
- Toxicité rénale, hypertension artérielle.
- Hyperpilosité, hypertrophie gingivale, verrues.
- Néoplasie, syndrome lymphoprolifératif.

BIBLIOGRAPHIE

DEBEUGNY P. – *Pathologie rénale de l'enfant.* Sauramps médical, Montpellier, 1995.

CHAPITRE 26

Les pathologies chirurgicales viscérales[1]

Capacités attendues pour l'exercice de la puéricultrice

- Dépister de manière précoce toute anomalie évoquant une hernie de type inguinale ou ombilicale, ou toute altération de l'état général de l'enfant accompagnée de pleurs ou autres signes associés évoquant une urgence chirurgicale.
- Assurer la mise en œuvre du traitement, la surveillance et les soins de sécurité et de confort qui y sont liés.
- Accompagner l'enfant et sa famille dans une démarche éducative visant à préparer le retour au domicile.

Les hernies

La hernie inguinale

La hernie inguinale est congénitale et environ 6 fois plus fréquente chez le garçon que chez la fille. La fréquence est estimée de 1 à 4 % des enfants, allant jusqu'à 30 % chez le prématuré.
C'est durant la première année de vie, et particulièrement le premier mois, que le médecin est amené à voir un enfant pour hernie inguinale.

La hernie inguinale du garçon

Le sac péritonéal, s'extériorisant par l'orifice interne du canal inguinal, contient des viscères abdominaux, le plus souvent une anse grêle.

La clinique

La découverte de la hernie est souvent néonatale, chez un enfant prématuré ou né à terme, mais peut également être faite plus tard, devant une tuméfaction inguinale ou inguino-scrotale permanente, ou intermittente lors des pleurs et les cris.
On distingue :
- les hernies non compliquées : on observe une tuméfaction inguinale ou inguino-scrotale, réductible manuellement chez un enfant calmé, la réduction s'accompagnant d'un gargouillement caractéristique de la réintégration intestinale ;
- les hernies engouées : la réduction est difficile mais possible, la manœuvre de réduction est douloureuse ; une sédation médicamenteuse, voisine de la prémédication, peut être administrée à l'enfant ;
- les hernies étranglées : elle se caractérise par une tuméfaction indurée avec infiltration des téguments et syndrome occlusif.

En cas de hernie étranglée, il est très dangereux de tenter une réduction.

Le diagnostic différentiel

On évoque :
- l'hydrocèle vaginale (liquide présent dans le scrotum) : tuméfaction inguino-scrotale, transilluminable (une lumière mise sous la bourse lui confère une coloration rouge diffuse) ;
- le kyste du cordon ;
- la torsion de testicule, toujours possible, quel que soit l'âge de l'enfant ; elle sera révélée par une bourse douloureuse, et fera recourir, au moindre doute, à une exploration chirurgicale en urgence.

Les examens complémentaires

Le diagnostic de hernie inguinale est clinique. Aucun examen complémentaire (radiologique en particulier) n'est nécessaire à ce titre.

Le traitement

Le traitement de la hernie inguinale est chirurgical, le bandage herniaire ne comportant que des inconvénients.

---

1. Auteurs : Professeur Emmanuel Sapin, pédiatre-chirurgien. Christelle Blanchet, puéricultrice.

La hernie inguinale de la fille

La hernie est composée d'un sac péritonéal contenant le plus souvent l'ovaire accompagné de la trompe, ou bien de l'intestin, extériorisé par l'orifice interne du canal inguinal.

La clinique

Il s'agit d'une tuméfaction inguinale localisée à la partie supéro-externe d'un triangle dont le bord supérieur est le pli inguinal, le bord inférieur, la racine de la cuisse, et le bord interne l'axe de la fente génitale.

À noter...
La perception de l'ovaire dans la hernie doit rendre toute tentative manuelle de réintégration de la hernie prudente.

Le traitement

L'intervention chirurgicale est nécessaire.

La hernie ombilicale

La hernie ombilicale de l'enfant est congénitale, correspondant à un défaut de fermeture de l'anneau ombilical. Son contenu est l'intestin grêle dans la plupart des cas.
Elle est très fréquente chez le prématuré.

La clinique

Elle se présente comme une tuméfaction arrondie recouverte de peau fine, dont le volume augmente avec les pleurs, ou l'effort. Le plus souvent, elle n'entraîne aucune douleur et ne comporte pas de risque d'étranglement (ce cas est absolument rarissime).

L'évolution

Elle peut se résoudre spontanément jusqu'à l'âge de 2 ans à 2 ans et demi, par rapprochement normal des muscles grands droits de l'abdomen. C'est le cas pour plus de 80 % des enfants de peau blanche, mais beaucoup moins fréquent chez les enfants de peau noire.

Le traitement

L'indication opératoire ne se pose le plus souvent qu'après l'âge de 2 ans à 2 ans et demi. Jusque-là, tout bandage est inutile.

Les invaginations

L'invagination intestinale aiguë idiopathique du nourrisson (IIAIN)

La physiopathologie

L'invagination intestinale correspond à une pénétration en « doigt de gant » d'un segment intestinal dans la lumière de l'intestin d'aval. Il va se produire progressivement un étranglement du segment invaginé qui peut, en cas de retard de prise en charge adaptée urgente, entraîner son ischémie intestinale progressive.

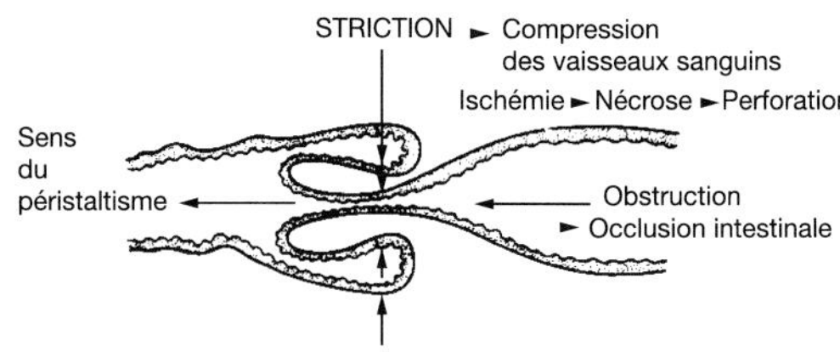

Figure 26.1 : Invagination intestinale aiguë.
Source : V. Ménard-Bigant *et al., Pédiatrie du nourrisson et de l'enfant.* Masson, collection *Cahiers de Puériculture.*

Chez le nourrisson, ces invaginations aiguës sont **idiopathiques**, c'est-à-dire qu'elles ne sont pas la conséquence d'une anomalie sous-jacente. La cause de ces IIAIN est l'adénolymphite mésentérique, réaction inflammatoire des ganglions abdominaux à un épisode infectieux, le plus souvent viral, touchant la sphère ORL.

La clinique

Les invaginations surviennent préférentiellement entre 4 mois et 2 ans.
La symptomatologie typique est digestive :
- apparition d'une pâleur, suivie de pleurs douloureux, éventuellement d'un vomissement alimentaire. Cet épisode est résolutif en quelques minutes. C'est la répétition de ces signes après un intervalle (crise paroxystique) et le refus du biberon, qui doivent alerter ;
- présence de sang rouge dans la couche ; elle est signalée par les parents et n'est pas initialement un signe de gravité ; elle sera au besoin recherchée au toucher rectal.

La symptomatologie peut être trompeuse : malaise isolé, trouble du tonus ou de la conscience.
Ce n'est qu'un examen attentif et répété de l'abdomen qui pourra faire évoquer le diagnostic.
L'examen clinique retrouve un abdomen souple et indolore globalement (particulièrement en fosse iliaque droite), sauf au niveau du quadrant supérieur droit de l'abdomen où la palpation provoque une réaction de pleurs douloureux, avec l'impression fugace de percevoir sous les doigts de l'examinateur une masse oblongue qui a filé sous les doigts.

Les examens complémentaires

Les examens d'aide au diagnostic

La radiographie d'abdomen sans préparation (ASP)

Elle peut montrer :
- des niveaux hydro-aériques ;
- une absence de granité cæcal dans la fosse iliaque droite ;
- une opacité homogène arrondie de l'hypochondre droit.

Elle peut aussi être normale.

L'échographie abdominale

Elle recherche le classique boudin d'invagination, masse le plus souvent située dans le quadrant supéro-droit de l'abdomen, sous la forme d'une image en sandwich ou en cocarde. Un épanchement intra-péritonéal est habituel.

Le lavement radio-opaque (lavement baryté)

Il montre une image d'arrêt en cupule à concavité gauche, ou en cocarde, sur le côlon transverse.

Les examens d'appréciation du retentissement

Les enfants vus au stade d'IIA compliquée, avec une altération de l'état général (cernes, traits tirés, faciès douloureux), une déshydratation et un abdomen induré (« ventre chirurgical ») requièrent d'emblée une prise en charge de type réanimation chirurgicale :
- ionogramme sanguin ;
- bilan préopératoire.

Le traitement

Il repose sur le lavement qui permet de réduire l'invagination intestinale en repoussant le boudin d'invagination jusqu'à obtenir une désinvagination confirmée par la propulsion du produit utilisé dans l'intestin grêle en amont du segment invaginé.
Deux situations peuvent survenir, et faire recourir à une intervention chirurgicale pour réduire l'invagination :
- le lavement est contre-indiqué (altération de l'état général de l'enfant) ou n'a pas réussi à réduire l'invagination (ou un doute persiste) ;
- un abdomen douloureux, peu mobile avec la respiration, et dur à la palpation.

Une laparotomie par incision du flanc droit est effectuée pour compléter (ou vérifier) la désinvagination intestinale.

Les autres invaginations intestinales aiguës

Les invaginations non idiopathiques

Elles peuvent survenir à tout âge, y compris avant la naissance (responsables de certaines atrésies intestinales et péritonites méconiales).
Le point de départ est constitué par l'anomalie ou la tumeur causale :
- diverticule de Meckel ;
- duplication digestive du carrefour iléo-cæcal ;
- lymphome ou angiome du grêle.

La symptomatologie est proche de celle décrite ci-dessus.

L'invagination intestinale aiguë dans le cadre du purpura rhumatoïde

L'invagination peut être une circonstance révélatrice du purpura rhumatoïde.

L'appendicite

L'appendicite aiguë

L'appendicite aiguë est une infection bactérienne de l'appendice à point de départ endoluminal. De nombreux germes peuvent être en cause, en particulier des germes anaérobies.

La clinique

L'âge de survenue le plus fréquent est compris entre 6 et 12 ans. Les appendicites aiguës avant l'âge de 2 ans sont exceptionnelles.

La forme typique de l'appendicite aiguë de l'enfant

L'enfant :
- se plaint d'une douleur abdominale siégeant dans la fosse iliaque droite ;
- a souvent eu un ou des vomissements alimentaires ;
- a une fièvre modérée.

L'examen initial s'attache à retrouver plusieurs signes qui, pris isolément, paraissent insuffisants, mais dont l'association a une valeur diagnostique significative :
- une douleur abdominale spontanée siégeant en fosse iliaque droite, apparue au maximum dans les 3 jours qui viennent de s'écouler ;

- une douleur en fosse iliaque droite provoquée par la toux et/ou la décompression brusque de la fosse iliaque gauche ;
- une défense provoquée à la palpation de la fosse iliaque droite, a encore plus de valeur diagnostique ;
- une température comprise entre 37,3 et 38 ° ;
- l'existence de nausées, de vomissement alimentaire, et d'inappétence ;
- une altération du faciès, avec des yeux cernés, des traits tirés et une langue saburrale ;
- un psoïtis, position spontanée en flexion de la cuisse sur l'abdomen, toute tentative d'extension de la cuisse par l'examinateur étant douloureuse. Ce signe, témoin d'une irritation du psoas par le contact de l'appendice malade, évoque une appendicite aiguë rétrocæcale.

Le diagnostic est avant tout clinique, mais certains examens complémentaires peuvent être utiles :
- la radiographie d'abdomen sans préparation peut montrer des niveaux liquides ou un stercolithe appendiculaire ;
- une NFS qui montre une hyperleucocytose avec un nombre de polyneutrophiles supérieur à 10 000 ;
- l'échographie abdominale, non effectuée systématiquement, peut être intéressante lorsqu'un doute persiste.

Les autres tableaux cliniques

Ils sont variés, les enfants consultant en urgence ne présentant pas, le plus souvent, tous ces symptômes. De plus, l'appendice peut ne pas être en position habituelle et la symptomatologie en être modifiée. Si l'appendicite est :
- **aiguë pelvienne**, les signes sont urinaires, donc trompeurs ;
- **aiguë retro-cæcale**, on observe une attitude spontanée en psoïtis, et une douleur à la palpation profonde postérieure au-dessus de l'aile iliaque ;
- **aiguë méso-cæliaque**, on est confronté à un tableau d'occlusion intestinale fébrile. Elle est relativement plus fréquente chez le petit enfant.

Le traitement

Le traitement est chirurgical.
L'antibiothérapie est logique dans les appendicites aiguës : en péri-opératoire pour les formes simples, plus prolongée dans les cas de diffusion de l'infection, administrée par voie parentérale, puis *per os* lorsque l'antibiothérapie est poursuivie au-delà de 3 jours postopératoires.

Les tumeurs abdominales

Avant toute chose, il est bon de souligner que la prise en charge des enfants porteurs d'une tumeur abdominale doit être systématiquement pluridisciplinaire. C'est à ce prix que le pronostic global de ces tumeurs a pu grandement progresser.

L'épidémiologie

Avant l'âge d'un an, les étiologies bénignes des masses abdominales sont les plus fréquentes (uropathies, hématomes des surrénales, tumeur de Bolande).
Après l'âge d'un an, les étiologies malignes prédominent, la fréquence respective de chaque tumeur variant grandement avec la tranche d'âge.

Le mode de révélation

Le plus souvent, l'enfant est vu pour une masse abdominale, découverte lors du bain. L'histoire paraît récente, les parents signalant même un traumatisme causal, comme pour diminuer leur angoisse. C'est l'âge de l'enfant et les signes accompagnateurs qui vont orienter le diagnostic.

La démarche diagnostique

Les examens complémentaires radiologiques et biologiques, indispensables, précisent le diagnostic et apprécient la gravité du pronostic.

Les examens radiologiques

- Le cliché d'abdomen sans préparation.
- La radiographie du thorax.
- L'échographie abdominale, au mieux une écho-doppler (de première intention le plus souvent par rapport au scanner).

Le bilan d'extension loco-régionale

Il permet la recherche simultanée de métastases pour définir la stratégie thérapeutique et juger de l'opérabilité initiale de la tumeur. Interviendront à ce stade :
- l'échographie abdominale ;
- le scanner thoraco-abdominal ;
- et/ou l'imagerie radio-moléculaire (IRM).

Le bilan sera complété en fonction de l'hypothèse diagnostique de la tumeur : scintigraphie à la Méthyl-iodo-benzyl-guanidine (MIBG) dans les neuroblastomes, par exemple.

Le bilan histologique

La nécessité de connaître l'histologie précise (voire le typage de la tumeur) doit faire recourir à une ponction ou une biopsie de la tumeur. Ces techniques sont, à ce jour, le plus souvent effectuées avec un « radioguidage ».

Le bilan biologique

Des examens biologiques de sang et d'urines à la recherche de marqueurs tumoraux sont systématiquement pratiqués avant toute décision thérapeutique :
- une élévation des α_1-fœtoprotéines évoquera un hépatoblastome ou une tumeur germinale ;
- une élévation des β-HCG (hormone gonadotrophique chorionique) évoquera une tumeur germinale ;
- une élévation des catécholamines urinaires évoquera un neuroblastome.

Le néphroblastome

La fréquence de cette tumeur rénale maligne est estimée à 7 pour 10^6 enfants âgés de moins de 15 ans. Le pic de fréquence se situe à 2/3 ans (1 à 6 ans).

Le mode de révélation

Une notion de douleur abdominale peut être retrouvée dans l'histoire récente de l'enfant, ainsi qu'un état subfébrile (ou une hématurie), mais c'est le plus souvent la découverte d'une masse abdominale qui évoque le diagnostic.

Les examens complémentaires

Le diagnostic est souvent fait par l'échographie, tandis que le bilan d'extension a recours au scanner (Tomo-Densito-Métrie – TDM) ou à l'IRM.
À l'échographie, on observe souvent une masse volumineuse à contour net plus ou moins hétérogène, solidaire du rein qui est refoulé en périphérie et écartelé par la tumeur.
Le bilan d'extension (TDM ou IRM) s'attachera à rechercher une rupture capsulaire, une infiltration des tissus adjacents, des adénopathies rétro-péritonéales, une thrombose des veines rénale et cave inférieure et des métastases pulmonaires. Le bilan d'extension loco-régional de référence est celui qui sera fait par le chirurgien et l'examen anatomo-pathologique après la chimiothérapie initiale effectuée.

Le traitement

Il consiste, dans la grande majorité des cas, en une chimiothérapie préopératoire (Vincristine, Actinomycine D), suivie d'une exérèse tumorale.
Le traitement postopératoire est dépendant du grade histologique et du stade d'extension de la tumeur : il peut aller de l'abstention de traitement postopératoire à la chimiothérapie, associée pour les tumeurs les plus graves à une chimiothérapie intensifiée et une radiothérapie complémentaire de la loge rénale.

Le pronostic

Le taux de survie sans récidive varie de 94 % à 57 %, selon le stade et le grade histologique de la tumeur.

Le neuroblastome

C'est une tumeur maligne du système sympathique dont la fréquence est estimée à 1 pour 100000 enfants. 75 % des neuroblastomes sont intra-abdominaux.

La clinique

Le diagnostic peut être évoqué :
- dès la naissance, avec une fréquence qui va aller en diminuant jusqu'à l'âge de 6 ans (50 % avant 2 ans) ;
- plus tard devant la notion d'une altération de l'état général et de douleurs diffuses, des membres en particulier par la présence d'hématomes périorbitaires, qui signent l'existence de métastases (circonstance de découverte du neuroblastome).

L'examen complémentaire à visée diagnostique

L'échographie retrouve un aspect de tumeur dépendant de l'existence ou non d'une extension tumorale : allant de la petite masse surrénale homogène bien limitée à la volumineuse masse avec des adénopathies rétro-péritonéales et une infiltration des structures de voisinage.

Le bilan d'extension régionale

La TDM ou l'IRM permettent de déterminer l'opérabilité initiale, le volume de la masse et d'effectuer une cartographie tumorale avant une chimiothérapie.

La recherche de métastases

Elles sont présentes dans 60 % des cas au moment de la découverte du neuroblastome.
Cette recherche est faite systématiquement dès le stade initial de découverte de la tumeur, par la réalisation d'une scintigraphie à la MIBG (métastases ostéo-médullaires), d'un myélogramme et de biopsies de moelle osseuse.

Le traitement

Il tient compte de plusieurs facteurs :
- l'âge de l'enfant (inférieur ou supérieur à 1 an) ;
- l'opérabilité d'emblée (sans séquelle, avec une exérèse macroscopiquement complète) ;
- l'amplification de N-myc dans le génome tumoral.

L'exérèse chirurgicale peut être pratiquée d'emblée pour les tumeurs localisées.

Le pronostic

Il dépend de l'âge de l'enfant (meilleur quand l'enfant est plus jeune) et du grade tumoral.
Le taux de survie des enfants de plus d'un an est de 30 % ; celui des enfants de moins d'un an atteints de neuroblastomes localisés, comme de formes métastatiques, est voisin de 80 %.

Le lymphome malin non-Hodgkinien (LMNH)

Les LMNH se rencontrent plus volontiers entre 6 et 10 ans (âge médian : 7 ans).

La clinique

La progression rapide d'une masse tumorale chez un enfant de 6 à 10 ans doit évoquer immédiatement le diagnostic. L'association à des douleurs diffuses est très évocatrice après 6 ans.
Les signes cliniques initiaux sont souvent ceux d'une invagination intestinale aiguë, mais l'âge de l'enfant doit faire penser au diagnostic.
La palpation peut retrouver une masse abdominale à développement antérieur.

Rôle de la puéricultrice

Accompagnement de l'enfant et de sa famille en service de chirurgie

La puéricultrice, en étroite collaboration avec le chirurgien et l'anesthésiste, organise la prise en charge de l'enfant avec les objectifs suivants :
- rassurer les parents et l'enfant. En service de chirurgie, la situation peut être source d'angoisse, en particulier liée à :
  - l'idée d'une intrusion dans un corps jeune ;
  - l'anesthésie qui comporte toujours un risque vital ;
  - l'acte chirurgical, qui peut être dramatique ;
- expliquer le déroulement des différentes étapes du séjour :
  - la préparation opératoire avec d'éventuels examens complémentaires ;
  - la période postopératoire, en adaptant les informations aux capacités de l'enfant ;
- faire visiter le service afin de permettre à l'enfant de se projeter sur la reprise de ses activités.

Les examens complémentaires

L'échographie montre une image hypoéchogène à paroi épaisse, volontiers mobile, souvent décrite comme une image en sandwich ou en cocarde.
La présence d'une ascite permet de réaliser une ponction échoguidée et de faire ainsi rapidement le diagnostic sur un examen cytologique du liquide péritonéal effectué en urgence.
Une ponction médullaire et deux myélogrammes complètent le bilan initial.

Le traitement et le pronostic

La chimiothérapie, dès la certitude diagnostique obtenue, est démarrée dans les heures suivant la ponction.
Le traitement n'est pas chirurgical dans la grande majorité des cas. Ce n'est qu'en cas de résidu tumoral post-chimiothérapie qu'une exérèse chirurgicale sera utile pour vérifier l'absence de processus tumoral actif persistant.
Le taux de guérison est estimé à 90 %.

L'hépatoblastome

Cette tumeur maligne du foie est le plus souvent isolée, et survient entre la naissance et 3 ans, touchant deux fois plus souvent les garçons que les filles.
L'α_1-fœtoprotéine est élevée dans 90 % des cas.
Le traitement repose sur la chimiothérapie, puis sur la chirurgie d'exérèse qui doit s'efforcer d'être complète, au prix d'un sacrifice hépatique plus ou moins important.
On peut espérer, pour les hépatoblastomes non métastatiques, un taux de survie de 75 %.

Les autres tumeurs

D'autres tumeurs abdominales peuvent se rencontrer chez l'enfant. Elles sont cependant beaucoup plus rares. Les principes de la prise en charge sont les mêmes que ceux énoncés plus haut, en rappelant l'importance de la concertation multidisciplinaire pour proposer la stratégie thérapeutique la plus adaptée : chaque enfant est un cas particulier mais l'efficacité du traitement bénéficiera de l'application d'un protocole élaboré à une grande échelle.

BIBLIOGRAPHIE

CHAPPUIS J. P., DODAT H. – *Tumeurs abdominales malignes de l'enfant. Rôle du chirurgien pédiatre.* Sauramps médical, 1998.

HÉLARDOT P., BIENAYMÉ J., BARGY F. – *Chirurgie digestive de l'enfant.* Doin, Paris, 1990.

LEMERLE J. – *Cancers de l'enfant.* Flammarion Médecine et Sciences, Paris, 1989.

CHAPITRE 27

Les pathologies ostéo-articulaires[1]

Capacités attendues pour l'exercice de la puéricultrice

- Dépister les signes évoquant une atteinte ostéo-articulaire, tels qu'une gêne ou une douleur à la marche, une claudication, une malposition d'un membre.
- Contribuer à la mise en œuvre du traitement et au suivi des soins de rééducation.
- Accompagner l'enfant et sa famille dans une démarche éducative visant à faire comprendre l'intérêt du traitement et de la rééducation afin de préparer le retour au domicile.

Les douleurs osseuses de l'enfant

Les douleurs osseuses sont fréquentes chez l'enfant et posent parfois des problèmes diagnostiques. La plupart sont bénignes et ne nécessiteront pas de traitement particulier. Les étiologies sont très nombreuses et, pour éviter une énumération fastidieuse, nous ne citerons que les plus fréquentes.

La démarche diagnostique

L'interrogatoire précis et rigoureux oriente rapidement le praticien.

Préciser le type de douleur

La douleur mécanique

Cette douleur ne s'accompagne pas de signes généraux (fièvre, asthénie, amaigrissement).
Elle survient lors d'efforts et est calmée par le repos.

La douleur inflammatoire

Elle s'accompagne de signes généraux, avec des recrudescences nocturnes. Elle oriente d'emblée vers des étiologies tumorales, infectieuses ou inflammatoires.

Rechercher des signes associés

Les douleurs osseuses ou articulaires multiples sont souvent associées à des signes généraux. Elles peuvent survenir au moment d'infections virales (syndrome grippal), de maladie générale (purpura rhumatoïde, maladie de Kawasaki...). Elles peuvent aussi être révélatrices d'une hémopathie (leucémie, lymphome...).

Compléter l'interrogatoire par des examens complémentaires

La radiographie

Dans la plupart des cas, elle permet de faire un diagnostic précis. Les autres examens pouvant par la suite être utiles sont la scintigraphie, la tomodensitométrie et l'IRM.

La scintigraphie

La scintigraphie permet de rechercher d'autres localisations pathologiques ou de cibler la zone douloureuse chez les jeunes enfants incapables de s'exprimer ou lorsque la plainte est diffuse.

L'IRM

L'IRM peut révéler des atteintes osseuses avant qu'elles n'apparaissent sur les radiographies (ostéochondrite primitive de hanche, nécrose de la tête

---

1. Auteurs : Professeur Jean-Paul Damsin, chirurgien orthopédiste pédiatre. Pierre Mary, chirurgien pédiatre. Gaëlle Chedeville, pédiatre.

fémorale) et précise au mieux un éventuel envahissement des parties molles adjacentes.

Les étiologies

Celles des douleurs osseuses diffuses relèvent pratiquement toujours du domaine de la médecine. Elles ne seront donc pas détaillées dans ce chapitre.

Les douleurs osseuses localisées de type inflammatoire

Elles peuvent être démembrées en plusieurs chapitres en fonction de l'âge, du contexte, de l'association de signes généraux, du caractère aigu ou chronique des douleurs.

Les douleurs osseuses aiguës localisées s'accompagnant de fièvre

Le diagnostic le plus fréquent et le plus urgent à porter est celui d'infection ostéo-articulaire.

L'arthrite septique aiguë

◆ Localisations les plus fréquentes : le genou, la hanche et l'épaule, mais toutes les articulations peuvent être concernées.
◆ Signes associés : la fièvre est importante, souvent supérieure à 39 °C.
◆ Impotence fonctionnelle : l'enfant refuse de se servir du membre concerné.
◆ Examen clinique : on retrouve une articulation douloureuse à la mobilisation et enraidie. Lorsque celle-ci est superficielle, on peut voir une augmentation de volume, un épanchement intra-articulaire, des signes inflammatoires locaux (rougeur, chaleur).
◆ Confirmation du diagnostic : un tel tableau impose de ponctionner l'articulation pour obtenir le germe responsable, et confirmer le diagnostic.
◆ Traitement : la présence d'un liquide purulent nécessite de laver l'articulation, de la drainer et de l'immobiliser. Une antibiothérapie par voie intraveineuse est débutée immédiatement.

L'arthrite chronique juvénile

◆ Début : il s'agit d'une maladie qui se révèle le plus souvent par un épisode de douleur articulaire s'accompagnant d'asthénie et de fièvre faisant d'abord suspecter le diagnostic d'arthrite septique.
◆ Confirmation du diagnostic : la ponction montre un liquide clair ou trouble, mais non purulent. Une biopsie synoviale fera le diagnostic, qui peut également être affirmé par le dosage sanguin des facteurs antinucléaires.
◆ Complications associées : un examen ophtalmologique doit toujours être fait car il peut y avoir des uvéites extrêmement graves sans que l'enfant ne se plaigne de ses yeux.

L'ostéomyélite aiguë

◆ Clinique : le tableau est souvent un peu plus fruste. L'infection se localise au niveau de la métaphyse de l'os. La palpation de la zone atteinte est douloureuse.
◆ Confirmation du diagnostic : la ponction métaphysaire.
◆ Traitement : antibiothérapie par voie intraveineuse.

Les douleurs aiguës ou subaiguës sans signes généraux

Dans un tel contexte, l'interrogatoire doit être repris pas à pas, en restant très prudent quant aux explications données par l'entourage. Les enfants jouent, sont très actifs physiquement et expliquent toujours leurs douleurs par un traumatisme.
Parfois, celui-ci est effectivement en cause, et un examen clinique et radiographique permettra d'authentifier une fracture sans déplacement ou une entorse.
Lorsque le diagnostic de contusion ou de claquage musculaire est évoqué, il faut absolument revoir l'enfant car, si les choses ne rentrent pas dans l'ordre rapidement, un bilan plus complet doit être fait, en débutant par une simple radiographie.
On aura parfois la désagréable surprise de découvrir une tumeur maligne ou bénigne, qui évolue à bas bruit, antérieure au traumatisme. Celui-ci n'aura été qu'une circonstance de révélation.

L'ostéome ostéoïde

Il s'agit d'une tumeur bénigne très fréquemment rencontrée, révélée par des douleurs à recrudescence nocturne, et typiquement bien soulagées par l'aspirine.
L'ostéome ostéoïde se rencontre au niveau de tous les os (fémur, tibia, rachis...).
L'aspect radiologique typique est celui d'une petite lacune radiotransparente, le nidus, entourée par une importante réaction corticale.
Le traitement consiste en l'excision complète du nidus.

Les tumeurs osseuses malignes

◆ Fréquence : bien moins élevée que celle des tumeurs bénignes.
◆ Risque : dissémination métastatique.
◆ Étiologies : les deux tumeurs les plus fréquentes sont l'ostéosarcome ostéogénique et le sarcome d'Ewing.

◆ Examen complémentaire : l'aspect radiologique est souvent très évocateur. La découverte d'une telle lésion impose un bilan d'extension général et locorégional, avant la biopsie qui est obligatoire avant tout traitement.
◆ Traitement : celui-ci comporte une chimiothérapie préopératoire puis un traitement chirurgical : exérèse carcinologique de la tumeur en passant toujours en zone saine, puis reconstruction du membre soit par prothèse, soit à l'aide de greffes osseuses. Un nouveau cycle de chimiothérapie est entrepris 2 à 3 semaines après l'intervention chirurgicale.
◆ Pronostic de survie : il est de 60 à 70 % à 5 ans dans les formes non métastatiques, et de 30 à 40 % dans les formes métastatiques.

La boiterie de l'enfant

Boiter, c'est marcher en inclinant le tronc, plus d'un côté que de l'autre.

Le diagnostic

Préciser le type de boiterie

La boiterie de rééquilibration

Cette boiterie traduit une lésion paralytique ou un défaut anatomique. Cette façon de marcher est parfois ancienne, en rapport avec un déficit musculaire au niveau des fessiers ou d'un autre groupe musculaire.

La boiterie d'esquive

Elle est plus fréquente, d'apparition soudaine, témoin d'une lésion aiguë infectieuse, traumatique, tumorale ou dystrophique d'un membre inférieur ou de la région lombosacrée.

La clinique

L'interrogatoire

Précis, il détermine les circonstances de survenue, le mode évolutif et l'intensité des troubles.

L'examen clinique

Il faut regarder l'enfant marcher et analyser la boiterie. Le bilan clinique :
◆ étudie la mobilité active et passive de toutes les articulations des membres inférieurs ;
◆ recherche un point douloureux.

Les examens complémentaires

L'examen clinique permet de décider du bilan complémentaire, imagerie et bilan biologique qui conduit au diagnostic étiologique.
En fonction de ces caractères et de l'âge du patient, différents diagnostics sont évoqués.

Les étiologies

La lésion infectieuse

L'ostéomyélite et l'ostéoarthrite

Dans sa forme habituelle, il s'agit d'une septicémie avec une localisation osseuse.

La clinique

La douleur et la fièvre sont les principaux symptômes. L'enfant est abattu, algique et geignard.
L'examen retrouve une douleur de siège métaphysaire, circonférencielle.

La localisation

L'extrémité inférieure du fémur est la localisation la plus fréquente avec les métaphyses tibiales supérieure et inférieure.

L'arthrite

L'épanchement intra-articulaire met en tension la capsule articulaire.

La clinique

La conséquence est une douleur aiguë et une limitation importante de la mobilité.

La localisation

La plus fréquente est la hanche et réclame un traitement d'autant plus précoce que l'enfant est petit.
Les arthrites de la cheville et du genou sont plus rares.
L'atteinte sacro-iliaque est plus fréquente chez les enfants en bas âge entre 20 mois et 3 ans et chez les adolescents vers 12 ou 13 ans.

Les examens complémentaires

Le diagnostic évoqué sur l'existence d'une douleur au niveau de l'articulation est souvent confirmé par la scintigraphie.
Le scanner est le meilleur examen pour rechercher une atteinte osseuse.

Le traitement

Dès le diagnostic porté, il faut :
◆ ponctionner et évacuer chirurgicalement l'épanchement ;
◆ immobiliser l'articulation ;
◆ débuter une double antibiothérapie.

Tout traitement débuté avec retard peut être responsable de lésions osseuses définitives (tête et col du fémur en cas d'arthrite de la hanche).

La spondylodiscite et la discite

Cette lésion est particulièrement fréquente chez les enfants de moins de 2 ans.

La clinique

Le diagnostic est porté sur :
- le refus de la position assise ;
- la douleur à la pression des épineuses.

Les examens complémentaires

La radiographie standard montre souvent une diminution de hauteur d'un disque intervertébral.
La scintigraphie osseuse permet de faire le diagnostic en montrant une hyperfixation d'un disque (discite) ou de part et d'autre d'un disque (spondylodiscite).

La lésion dystrophique ou tumorale

La synovite aiguë transitoire ou « rhume de hanche »

C'est la cause de boiterie la plus fréquente entre 3 et 8 ans.

L'anamnèse

La notion d'une infection bénigne quelques jours auparavant est retrouvée dans la plupart des cas (rhinopharyngite, angine ou autres atteintes de la sphère ORL).

La clinique

La hanche a une mobilité réduite en abduction et en rotation interne.

Les examens complémentaires

La radiographie est le plus souvent normale, elle peut parfois montrer un épanchement intra-articulaire qui est mieux évalué par une échographie.

Le traitement

La mise au repos quelques jours, voire une mise en traction, permet de faire céder le phénomène douloureux.
Une radiographie de bassin est systématiquement faite 6 semaines à 2 mois après cet épisode pour éliminer une ostéochondrite primitive de hanche, autre diagnostic à évoquer à cet âge.

L'ostéochondrite primitive de hanche (OPH) ou maladie de Legg-Perthes-Calve

Elle survient entre 3 et 10 ans. Il s'agit d'une nécrose ischémique de l'épiphyse fémorale supérieure. Cette nécrose va évoluer sur 2 à 3 ans avec un important potentiel de régénération, ce qui la différencie des nécroses de l'adulte. Certaines formes sont bénignes, d'autres au contraire vont évoluer vers des déformations osseuses avec un aplatissement de la tête (*coxa plana*) et une augmentation de volume (*coxa magna*).

La clinique

Peu spécifique, elle est proche de celle du rhume de hanche.

Les examens complémentaires

La radiographie est souvent normale les premières semaines. Des signes de nécrose apparaissent secondairement.

L'évolution

La maladie comprend trois phases :
- une phase de condensation où la tête est solide ;
- une phase de fragmentation (déformations épiphysaires) ;
- une phase de réparation.

Le traitement

Il est orthopédique ou chirurgical selon la localisation de l'atteinte.

La lésion tumorale

Trois types sont majoritaires :
- le granulome éosinophile ;
- le kyste osseux essentiel ;
- l'ostéome ostéoïde.

L'épiphysiolyse fémorale supérieure (EFS)

L'EFS est le glissement non traumatique de l'extrémité supérieure du fémur sur sa métaphyse.
Cette affection est relativement fréquente, touche plus souvent le garçon en période prépubertaire immédiate et est souvent associée à un surpoids.

La clinique

Cette lésion est révélée par une boiterie souvent chronique avec des phénomènes douloureux, rarement importants.
Le bilan articulaire montre :
- un membre inférieur en rotation externe ;
- une limitation importante de la rotation interne de hanche ;
- une flexion de hanche qui se fait en rotation externe automatique.

Les examens complémentaires

Les radiographies de bassin et une radiographie de profil strict de l'extrémité supérieure du fémur permettent le diagnostic.

Le traitement

La marche doit être interdite immédiatement et l'enfant opéré le plus vite possible pour éviter un déplacement aigu.

La luxation congénitale de hanche

La physiopathologie

La luxation de hanche est le déplacement de la tête fémorale hors de la cavité acétabulaire. Il est indispensable de faire le diagnostic de l'instabilité dès les premiers jours de vie.
Deux mécanismes sont retrouvés :
- la luxation congénitale habituelle, qui se présente sous la forme d'une hanche luxable ou luxée réductible ;
- la luxation tératologique, qui se produit durant la grossesse. À la naissance, on constate une hanche très limitée en abduction, haute dans la fesse et irréductible lors de la manœuvre d'Ortolani ou de Barlow. Souvent, ces luxations surviennent dans un contexte polymalformatif ou neurologique.

La fréquence

La fréquence de la luxation est de 1,5 à 2 % suivant les auteurs. Elle atteint plus souvent la fille que le garçon (8 sur 10). Certaines régions sont plus exposées que d'autres (Bretagne, Auvergne, pourtour de la Méditerranée). Elle touche rarement la race noire.

L'étiopathogénie

La luxation est la conséquence de l'association de facteurs génétiques et mécaniques.

Les facteurs génétiques

La notion de luxation dans la famille est fréquente. On considère que le risque de luxation passe de 2 à 30 % en cas d'antécédents familiaux de luxation congénitale de hanche.

Les facteurs mécaniques

Le conflit entre le fœtus et une cavité utérine trop étroite, voire trop tonique, est un des facteurs favorisants. L'instabilité sera d'autant plus à craindre qu'il s'agit :
- d'une primipare ;
- d'un oligoamnios ;
- d'un gros poids de naissance.

La position en siège, complet ou décomplété, la constatation d'un genu recurvatum, d'un pied talus direct sont la preuve de postures luxantes.

La clinique

À la naissance, l'instabilité de la hanche doit être recherchée systématiquement chez un nouveau-né avec ou sans facteur de risque.
L'examen doit être renouvelé lors des différents contrôles cliniques. Cet examen doit être fait sur un enfant parfaitement relâché.

Technique de la manœuvre

La recherche est effectuée selon la méthode d'Ortolani ou de Barlow.

La manœuvre d'Ortolani

Elle étudie simultanément les deux hanches.
L'examinateur empaume le genou du bébé, le pouce sur la face interne de la cuisse, l'annulaire sur le grand trochanter et l'index sur la face antérieure de la cuisse.
Par un mouvement d'adduction, le clinicien recherche une hanche luxable ; en portant la cuisse en abduction, une hanche luxée.

La manœuvre de Barlow

Elle permet un examen plus fin.
L'examinateur fixe le bassin avec son pouce sur la symphyse pubienne et les autres doigts maintiennent le sacrum.
La main opposée fixe l'extrémité supérieure du fémur. Cette méthode permet un examen au plus près de la hanche.
Elle permet de sentir un piston, sensation d'une hanche qui se mobilise d'avant en arrière sans ressaut, témoin d'une instabilité modérée.

Objectif de la manœuvre

Au terme de la recherche de l'instabilité de la hanche (par l'une des deux manœuvres), l'examinateur constate :
- **un ressaut de sortie :** un déplacement de la tête fémorale de dedans en dehors. Il signe l'extériorisation de la hanche hors de la cavité acétabulaire. C'est une **hanche luxable**. Dès que l'on relâche la cuisse, la tête fémorale réintègre spontanément sa place ;

◆ **un ressaut de réduction ou d'entrée** : déplacement de la tête fémorale de dehors en dedans, en portant la cuisse en abduction. En relâchant la cuisse, la hanche se reluxe spontanément. Ces constatations sont en rapport avec une **hanche luxée réductible**.
L'examen à la naissance peut trouver une asymétrie de l'abduction sans instabilité. L'examen sur le ventre constate une rétraction des fessiers avec une adduction négative du côté où la hanche a une abduction complète. Ces constatations sont en rapport avec un bassin oblique congénital (BOC) que viennent confirmer l'attitude scoliotique, la plagiocéphalie et parfois un torticolis.

Le bilan radiographique

À la naissance, la radiographie n'est pas nécessaire car le diagnostic de la luxation est clinique. Elle est en revanche obligatoire pour contrôler l'efficacité du traitement par langeage en abduction.
La radiographie entre 3 et 4 mois est systématique. Elle permet de rattraper les insuffisances du dépistage. L'échographie est prescrite à la fin de la 3e semaine pour la surveillance du traitement et en cas de doute à l'examen clinique chez les tout-petits.

Le traitement

Le traitement de la luxation comporte deux volets :
◆ réduire la luxation ;
◆ stabiliser la hanche chez les tout-petits et traiter la dysplasie résiduelle chez les plus grands.

Le traitement à la naissance (jusqu'au 10e jour)

On ne traite que les hanches instables.
La hanche est maintenue en place par un langeage en abduction :
◆ la hanche luxable est systématiquement maintenue par un langeage du commerce, type lange câlin ou culotte d'abduction non baleinée ;
◆ les hanches luxées réductibles sont immobilisées par un langeage strict, type Saint-Vincent-de-Paul (SVP), fait par deux personnes.

Le traitement de la luxation chez le nourrisson (entre 2 et 4 mois)

Deux types de traitement existent :
◆ le « Harnais de Pavlic » permet une réduction progressive de la luxation en cas de diagnostic tardif. Il est parfois nécessaire d'hospitaliser l'enfant pour contrôler l'efficacité du traitement ;
◆ le traitement par traction au zénith est proposé en cas d'abduction importante, pour une durée de 15 jours. L'enfant est ensuite immobilisé dans un plâtre pelvi-pédieux pour une durée de deux fois 6 semaines, puis maintenu dans des attelles dites à hanche libre, type Petit, pendant 1 à 2 mois.

> **Le langeage Saint-Vincent-de-Paul**
>
> Un lange épais est préalablement coupé et préparé à la taille de l'enfant.
> L'enfant est maintenu en abduction-flexion à 90°, pendant toute la durée du change, par une personne placée à sa tête. La seconde personne réalise le langeage en déplaçant le moins possible le bassin de l'enfant.
> L'enfant n'est langé que deux à trois fois par jour, afin de limiter les risques de reluxation.
> Ce langeage à deux est à poursuivre jusqu'à stabilisation de la hanche. Il peut être ensuite relayé par un langeage type câlin.

Le traitement après l'âge de la marche

Deux types de traitement sont envisageables :
◆ la traction progressive en extension : d'une durée de 4 à 6 semaines, elle permet une réduction de la luxation ;
◆ le traitement chirurgical consiste en une réduction de la luxation suivie d'une stabilisation par ostéotomie du bassin type Salter.

Le traitement après 3 ou 4 ans

Pour les diagnostics tardifs, seule la chirurgie est envisageable. Il faut systématiquement réaliser une réduction chirurgicale de la luxation suivie d'une ostéotomie pelvienne dont le choix est fonction de l'importance de la dysplasie.

Les troubles de la statique des membres inférieurs

L'évolution physiologique de la statique des membres inférieurs

La morphologie des membres inférieurs varie en fonction de l'âge :
◆ chez le nourrisson, les membres inférieurs sont en position neutre, les cuisses en rotation externe et la jambe en rotation interne ;

- vers 12 à 18 mois, l'enfant acquiert la rotation interne au niveau de la hanche révélant une antéversion du col fémoral plus ou moins importante. Plus l'antéversion est exagérée, plus l'enfant marchera en plaçant sa cuisse en rotation interne. La marche se fera les pieds en dedans, responsable de chutes fréquentes ;
- dès le début de la marche et jusqu'à 3 ans, les genoux sont en *varus*[2] ;
- à partir de 3 ans apparaît un genu valgum qui persiste jusqu'à 6 ou 7 ans.

En dehors de ces tranches d'âge, l'excès de varus ou de valgus est pathologique et doit être étudié par un bilan radiographique.
L'antéversion des cols fémoraux diminue jusqu'à la fin de la croissance en passant de 40° à 15°.
Le squelette jambier se détord entre l'âge de la marche et 10 à 12 ans pour passer d'une position de torsion interne à une torsion externe de 20 à 25°.

Le genu varum

Il s'agit d'une déviation de l'axe de la jambe vers l'intérieur de l'axe de la cuisse avec saillie du genou en dehors. Il est caractérisé par un écartement exagéré des genoux.
Il est banal chez un enfant débutant la marche. Au-delà de 2 ans, il peut inquiéter la famille en raison de son importance ou de sa persistance. Il est souvent majoré par la torsion interne du squelette jambier qui donne une fausse impression de genu varum.
En cas de persistance et d'aggravation, il faut évoquer un rachitisme ou une maladie de Blount.

Le genu varum par rachitisme

Le rachitisme carentiel est facile à diagnostiquer : la déformation est tibiale haute et basse, bilatérale.
L'absence de prise de vitamine D et un examen radiologique montrant des métaphyses élargies, un cartilage de croissance épais suffisent à établir le diagnostic.
En cas de prise régulière de vitamine D, il faut évoquer un rachitisme vitamino-résistant.

La maladie de Blount

Il s'agit d'une dystrophie osseuse du tibia. La maladie touche les enfants d'origine noire (Antillais et Africains), maghrébine et nordique. Elle se caractérise par un trouble de croissance de la partie postéro-médiane de l'épiphyse tibiale supérieure.
Différents stades de gravité sont décrits. Dans la forme la plus sévère, une épiphysiodèse complète tibiale interne se produit, dont la conséquence est un genu varum évolutif et récidivant malgré le traitement chirurgical.

Le genu varum de l'adolescent

Chez certains enfants, la déformation se révèle en fin de croissance, vers 13 à 14 ans. La gêne est uniquement esthétique.
En l'absence de traitement, le risque est de voir apparaître une arthrose fémoro-tibiale interne vers 40 à 50 ans. Lorsque les cartilages de croissance sont actifs, il faut proposer un freinage de croissance de la partie externe de la physe pour permettre une correction progressive du varus.

Le genu valgum

Il s'agit d'une déviation de l'axe de la jambe vers l'extérieur de l'axe de la cuisse avec saillie du genou en dedans. Il est caractérisé par un écartement exagéré des pieds. Il est **physiologique entre 3 et 6 ans.**
Le genu valgum de la pré-adolescence survient surtout chez les jeunes filles entre 10 et 12 ans. Il ne fait pas toujours suite au genu valgum physiologique de la première enfance. Il est bilatéral, plus net chez les enfants obèses.
Le plus souvent, la gêne est esthétique en raison du caractère disgracieux de la déformation. Néanmoins, dans les formes importantes, la marche est perturbée avec des genoux qui s'entrechoquent lors du passage du pas et à la course.
Le traitement consiste en une épiphysiodèse temporaire par agrafage interne si les cartilages de croissance sont actifs. Suivant l'importance du valgus, la correction se fait en 6 mois à 1 an.

L'antéversion fémorale exagérée

La torsion fémorale oriente le col fémoral vers l'avant par rapport à la diaphyse. L'axe du col fémoral fait avec l'axe bi-condylien du fémur un angle ouvert vers l'avant, qui est dit « angle d'antéversion ».
La marche se traduit par une mise en rotation interne des squelettes jambiers et des rotules qui se portent en dedans. L'examen d'un enfant présentant une antéversion exagérée montre un déséquilibre rotatoire. La rotation interne de hanche est de 70 à 80° et la rotation externe de 20° à 0°.
Une radiographie du bassin s'impose lors d'un premier examen pour s'assurer que les hanches ne sont pas dysplasiques.
En principe, cet excès d'antéversion diminue avec la croissance et se corrige jusqu'à l'âge de 12 ou 13 ans.

---

2. Vers l'intérieur par rapport à l'axe du corps.

La torsion tibiale interne

L'appréciation clinique de la torsion du squelette jambier est difficile. Sur un enfant en position assise, le genou est fléchi à 90°. La torsion tibiale est donnée par l'angle formé par l'axe longitudinal de la cuisse et l'axe longitudinal du pied.
En position allongée, le pouce et l'index d'une main repèrent les malléoles et l'autre main les bords de la rotule.
La torsion tibiale interne du jeune enfant, commençant à marcher, est physiologique. Elle est toujours associée à un varus tibial haut situé réalisant une arcature des membres inférieurs.
La démarche « pied en dedans » fait confondre cette anomalie avec le métatarsus adductus. L'évolution est favorable. La torsion tibiale devient nulle, voire positive, dans les 2 à 3 ans suivant l'acquisition de la marche.

La torsion tibiale externe

La démarche « pied en dehors » est plus rare.
Chez le tout petit enfant, l'absence de rotation interne de hanche et de rotation interne du squelette jambier peut coexister.
Elles aboutissent à une marche surprenante qui inquiète les parents mais qui n'est pas pathologique.

Les troubles de la statique du pied

Le métatarsus adductus

Improprement dénommé « métatarsus varus », il est fréquent. L'avant-pied est en adduction, l'arrière-pied est normal. La flexion dorsale de cheville est toujours positive.
La rééducation maternelle est suffisante dans la majorité des cas. Elle consiste en une stimulation des muscles péroniers avec une brosse à dent et une mobilisation en abduction de l'avant-pied.
L'immobilisation par plâtre est indiquée dans les formes rebelles à la rééducation.

Le pied plat valgus

Il se définit comme un affaissement de l'arche interne du pied. Il est dit essentiel ou « pied plat statique » lorsqu'aucune cause n'est retrouvée.
L'examen clinique doit être rigoureux avant d'affirmer le caractère essentiel du pied plat. La réductibilité du plat est appréciée par un mouvement de rotation externe de la jambe ou en portant le gros orteil en hyperextension.
Il faut rechercher une brièveté du triceps et faire un examen neurologique complet.

Le pied creux

Il se caractérise par une chute en flexion plantaire irréductible de l'avant-pied sur l'arrière-pied.
Les pieds creux sont acquis et il faut rechercher systématiquement la notion d'antécédents familiaux et d'une anomalie neurologique.
Ils peuvent être secondaires à une maladie hérédo-dégénérative du système nerveux, à un dysraphisme ou à une atteinte de la corne antérieure de la moelle épinière (poliomyélite antérieure aiguë).
En l'absence de lésion neurologique, on parle de pied creux essentiel.
La déformation apparaît entre 7 et 10 ans, elle est bilatérale, souvent familiale et de gravité variable. Elle ne s'aggrave pas et est bien tolérée en dehors de la griffe des orteils.

Les déformations rachidiennes

Les scolioses

La scoliose est une déformation tridimensionnelle, résultant d'une inclinaison dans le plan frontal, d'une déformation dans le plan sagittal (en lordose) et d'une rotation des vertèbres entre elles dans le plan horizontal.

Le diagnostic

Lorsque l'on examine un enfant adressé pour une déformation rachidienne, certaines questions se posent :
- S'agit-il réellement d'une scoliose ?
- Existe-t-il une étiologie à cette scoliose ou s'agit-il d'une déformation idiopathique ?
- Quel est son potentiel évolutif ?
- Quel traitement doit-on mettre en route ?

L'examen clinique

L'enfant est examiné déshabillé.
Le premier temps consiste à équilibrer le bassin. Une inégalité de longueur, une position vicieuse d'une hanche fait que le bassin se positionne de manière asymétrique, ce qui sera compensé par une inflexion latérale du rachis de manière à ce que le sujet garde un regard horizontal. Cette « déformation » n'est alors pas une scoliose, mais une simple attitude scoliotique, qui ne nécessite pas d'autre traitement que celui éventuellement nécessaire pour équilibrer le bassin.

Une fois le bassin équilibré, l'examen du tronc lui-même peut être fait. On recherche :

- un déséquilibre global du tronc par rapport à un axe vertical passant par le sommet de l'apophyse épineuse de C7. Si le tronc est équilibré, le fil à plomb doit passer dans le pli interfessier ;
- l'équilibre de la ligne des épaules ;
- l'asymétrie des plis de taille ;
- l'aspect du profil rachidien (respect de la cyphose thoracique et de la lordose lombaire).

Puis, on recherche la (ou les) gibbosité(s), témoin(s) de la rotation des vertèbres entre elles, et signant le caractère structural de la déformation. Ceci se fait en antéflexion du tronc. Elle doit être mesurée de manière précise, car elle constitue un élément essentiel de la surveillance.

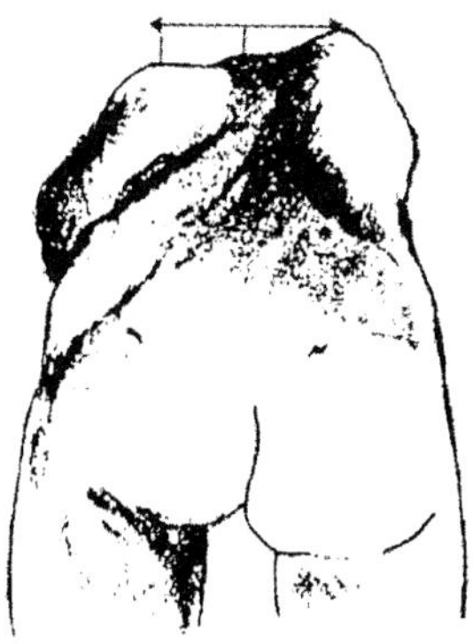

Figure 27.1 : Mesure de la gibbosité, reflet de la rotation vertébrale qui signe le caractère structural de la scoliose.

Les examens complémentaires

La radiographie est indispensable pour :

- mesurer l'importance de la déformation ;
- dépister d'éventuelles causes à cette déformation (malformations vertébrales) ;
- apprécier le stade de maturation pubertaire.

Le diagnostic étiologique

Une scoliose douloureuse doit faire rechercher :

- une cause infectieuse (spondylodiscite) ;
- une cause tumorale (tumeur bénigne : ostéoblastome, ou maligne : sarcome d'Ewing).

Un contexte d'infirmité motrice d'origine cérébrale, de myopathie peut expliquer la présence de cette déformation.

Ce peut être l'occasion de découvrir une pathologie neurologique (syringomyélie) ou myogénique (myotonie de Steinert), plus fruste. Des taches cutanées peuvent faire évoquer une neurofibromatose.

Dans 75 % des cas, ce bilan reste négatif : on parle alors de scoliose idiopathique.

L'évolutivité des scolioses

Les scolioses évoluent en fonction de l'âge.

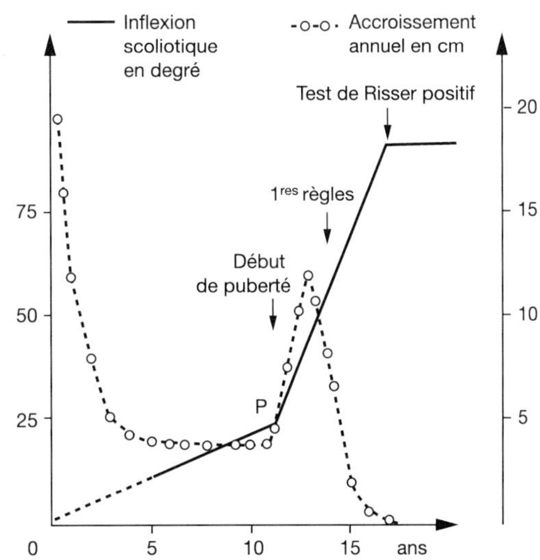

Figure 27.2 : Courbe montrant la corrélation entre la croissance de l'enfant et l'accentuation de l'angle scoliotique en fonction de l'âge.

La vitesse de croissance est très rapide au moment du pic pubertaire ; c'est durant cette période que les scolioses peuvent s'aggraver.

Lorsque la croissance du rachis est terminée, la scoliose se stabilise, ou poursuit son évolution mais de manière extrêmement lente jusque vers 40 à 50 ans.

Il est donc essentiel d'avoir alors des repères de maturation en période pubertaire et prépubertaire.

Le traitement

La surveillance clinique

Un enfant chez qui on découvre une scoliose authentique, même à faible angulation, doit être revu de manière régulière surtout en période prépubertaire et pubertaire, car les indications dépendent directement du caractère de l'aggravation.

Le traitement orthopédique

Le but n'est pas de corriger la déformation, mais de stopper son évolutivité.

Rôle de la puéricultrice

L'enfant porteur d'un corset ou d'un plâtre de réduction d'une scoliose

Information

Le port d'un corset est contraignant et difficile à faire accepter à un enfant en période pubertaire. Il nécessite un suivi régulier, une motivation importante de la part de l'enfant ainsi que de la famille, et il doit être bien expliqué par la puéricultrice.

Douleur

Un corset bien fait ne doit pas être douloureux.

Hygiène corporelle

Le corset est retiré une fois par jour pour permettre la toilette et le renouvellement du linge de corps. C'est, pour la puéricultrice, l'occasion d'évaluer les risques de lésion cutanée.
En cas d'effraction de la peau ou de point d'appui douloureux, la puéricultrice devra informer le médecin qui fera modifier le corset ou le plâtre en conséquence.

Alimentation

Elle peut être un peu difficile au début.
Les repas sont fractionnés. Il convient d'éviter tout aliment ou boissons favorisant le météorisme abdominal.

Conduite à tenir en cas de vomissements

Des vomissements répétés sont souvent le signe d'une dilatation aiguë gastrique. Le plâtre ne doit alors pas être ôté (risque d'arrêt cardiaque) : une sonde gastrique permet de passer cette période difficile.

Rythme de vie

Durant toute cette période, l'enfant peut poursuivre **toutes** ses activités sportives, pourvu que cela reste dans un cadre d'activité de loisir.

Il fait appel à différents types de corsets et est associé à une prise en charge de rééducation musculaire, posturale et respiratoire.
Parfois, la déformation est déjà importante et l'on souhaite réduire au maximum la déformation avant de prescrire un corset. Les enfants sont alors plâtrés sur une table orthopédique qui permet de corriger au mieux la déformation.
Le traitement orthopédique sera poursuivi tant qu'il persiste un risque évolutif, c'est-à-dire jusqu'à la fin de la croissance.

Le traitement chirurgical

Ses indications ne dépendent pas uniquement de l'importance angulaire de la déformation, mais aussi de la localisation de la déformation de face, et de l'aspect du profil.
Les buts que l'on se fixe lorsque l'on décide d'opérer une scoliose sont multiples :

- stopper une évolutivité importante, malgré un traitement orthopédique bien suivi ;
- rééquilibrer un tronc très déséquilibré dans le plan frontal ou dans le plan sagittal ;
- améliorer le côté inesthétique de la déformation ;
- préserver l'avenir du rachis à long terme.

Le traitement chirurgical consiste à corriger le plus possible la déformation dans les trois plans de l'espace, et à fixer définitivement cette correction en réalisant une arthrodèse, c'est-à-dire une fusion des vertèbres opérées, grâce à une greffe osseuse.
Cette arthrodèse se fait le plus souvent par voie postérieure avec des instrumentations de type Cotrel-Dubousset ou dérivés. Elle peut également se faire par voie antérieure dans certaines indications.
Il s'agit d'une chirurgie lourde, à risque. Il n'y a aucune indication urgente. Il faut donc prendre le temps de s'assurer que l'état de santé de l'enfant permet d'envisager sereinement l'intervention.
Un bilan complet (cardiaque, respiratoire, hémostase…) sera fait de préférence lors d'une courte hospitalisation.

Rôle de la puéricultrice

Surveillance d'un enfant opéré d'une scoliose

Information préopératoire

- Description de la technique utilisée.
- Modification de la taille (augmentation importante dans certains cas).
- Modifications proprioceptives.
- Contraintes dans le mode de vie ultérieur (pas de sports violents).

Surveillance postopératoire

- Fonctions vitales :
  - température ;
  - état hémodynamique ;
  - bilan des entrées et des sorties.
- Différentes sondes mises en place :
  - sonde urinaire ;
  - sonde gastrique ;
  - redon (quantité, LCR).
- Prise en charge de la douleur (PCA).
- Neurologique : mobilité et sensibilité au niveau des membres inférieurs.

Premier lever

Dès que l'enfant se sent bien (2e jour si possible), en présence du chirurgien.

Rééducation proprioceptive

Reprise des gestes quotidiens devant le miroir.

Les cyphoses

Les déformations sont sagittales.

Dans la majorité des cas, il s'agit d'adolescents amenés en consultation parce qu'ils se tiennent mal :

- le dos est voûté ;
- les épaules sont tombantes ;
- l'abdomen est porté en avant par la lordose lombaire de compensation excessive.

Il n'existe aucune douleur, aucune gêne fonctionnelle.

À l'examen, le dos est parfaitement souple et, par une manœuvre d'autocorrection, cet adolescent est capable de rétablir un maintien du tronc satisfaisant.

Il faut l'inciter à faire du sport. Parfois, quelques séances de rééducation permettent de lui faire prendre conscience de l'aspect disgracieux de cette attitude.

Un bilan radiologique est fait dans deux circonstances :

- douleurs (maladie de Scheuermann[3]) ;
- déformation raide : elle peut être due à des malformations vertébrales.

Les infections ostéo-articulaires

Les infections ostéo-articulaires de l'enfant sont dues à des bactéries pyogènes. Elles s'observent à tout âge et touchent un organisme en croissance.

Le traitement doit être mis en route rapidement (ponction ou drainage chirurgical, immobilisation et antibiothérapie) et de manière appropriée pour éviter les séquelles qui seront d'autant plus graves que l'enfant est jeune, et que le retard thérapeutique est important.

Elles peuvent atteindre :

- les articulations (arthrites septiques) ;
- le tissu osseux (ostéomyélites).

Les arthrites septiques

Les arthrites septiques touchent aussi bien les garçons que les filles. Elles surviennent en majorité avant 10 ans.

Les articulations le plus souvent atteintes sont le genou (40 %), la hanche (20 %), le coude et la cheville, mais toutes les articulations peuvent être concernées.

La physiopathologie

La contamination

Dans la plupart des cas, le germe pathogène parvient à l'articulation par **la circulation sanguine (contamination par voie hématogène)**, lors de décharges bactériémiques à l'occasion d'une diminution des défenses immunitaires, ou lors d'une véritable septicémie.

C'est le tissu synovial qui est atteint par l'infection. Très souvent, elle s'étend aux zones osseuses présentes dans l'articulation (hanche, épaule). Il s'agit alors d'une ostéoarthrite, atteinte mixte.

Le germe pathogène peut également avoir été apporté directement dans l'articulation lors d'une **piqûre septique** ou d'une **blessure** (arthrite d'inoculation).

Lorsque les germes pathogènes parviennent dans l'articulation, un épanchement intra-articulaire se

---

3. Ostéochondrite vertébrale de croissance de cause inconnue.

produit, d'abord clair, puis franchement purulent, avec des débris synoviaux et des bactéries en quantité importante.

Les mécanismes toxiques pour l'articulation

Cet épanchement purulent est nocif pour le tissu synovial et osseux selon plusieurs mécanismes :
- toxicité propre de certaines bactéries et des enzymes lysosomiaux des polynucléaires altérés ;
- hyperpression intra-articulaire supérieure à celles des petits vaisseaux vascularisant l'os, d'où une ischémie, puis un infarctus osseux.

La présence de pus empêche le liquide synovial de remplir son rôle de nutrition du cartilage articulaire.

La bactériologie

Le staphylocoque doré est présent dans 70 % des arthrites septiques de l'enfant, tous âges confondus.
Chez les nouveau-nés et les nourrissons de moins de 5 mois, le staphylocoque est habituel, ainsi que le streptocoque B, et les entérobactéries.
Entre 6 et 30 mois, on retrouve surtout des infections à *Haemophilus* et à staphylocoque.
Au-delà, la prédominance du staphylocoque est encore plus importante.

La clinique

- Le début des signes est habituellement brusque, associant une fièvre importante, une asthénie, avec des douleurs dans la région atteinte et une impotence fonctionnelle majeure.
- Lorsque l'articulation est superficielle (genou, coude), les signes inflammatoires locaux sont évidents (gonflement, rougeur, chaleur).
- Lorsque l'articulation est profonde (hanche), les signes sont beaucoup moins clairs et ces articulations doivent être examinées attentivement.
- Lors de l'examen clinique, il faut rechercher un autre foyer infectieux (lésion cutanée, infection ORL ou pulmonaire) qui peut être la porte d'entrée de l'infection.

Les examens complémentaires

- La numération montre une hyperleucocytose.
- Les marqueurs de l'inflammation (CRP, vitesse de sédimentation) sont élevés.
- Des prélèvements à visée bactériologique doivent être faits au niveau de toute porte d'entrée possible.
- Les hémocultures sont systématiques, faites de préférence lors des pics fébriles. Elles sont positives dans 25 à 50 % des cas.
- La recherche du germe directement au niveau de l'articulation par une ponction est systématique, et aucun antibiotique n'est prescrit tant que cela n'est pas fait.

La prise en charge d'un enfant suspect d'arthrite septique

Le diagnostic puis le traitement sont urgents, et aucun retard n'est toléré.
Après les prélèvements sanguins mentionnés ci-dessus, l'enfant doit être hospitalisé, et laissé à jeun pour réaliser le plus tôt possible une ponction articulaire, sous anesthésie générale, au bloc opératoire.
Le liquide prélevé est immédiatement transmis au laboratoire de bactériologie pour examen direct et mise en culture.

En cas d'infection franche

Lorsque le liquide prélevé est du pus, le traitement passe par :
- l'évacuation totale du pus et un nettoyage abondant de l'articulation par une courte ouverture de l'articulation (arthrotomie) ;
- un drainage associé ;
- une immobilisation plâtrée de l'articulation atteinte ;
- une mise en route du traitement antibiotique.

En cas de doute

Lorsque le liquide est simplement trouble, le diagnostic d'arthrite septique n'est pas certain. Seule son analyse permettra d'éliminer une arthrite rhumatoïde, une arthrite réactionnelle, ou une arthrite virale.
L'évacuation du pus est indispensable pour diminuer la pression intra-articulaire. Elle peut se faire par des ponctions répétées.
Certains chirurgiens préfèrent ouvrir l'articulation pour pouvoir ôter également des dépôts fibrineux, véritables nids à germes, qui ne peuvent être évacués par simple ponction. Durant cette intervention, une biopsie synoviale est pratiquée : elle apportera des arguments pour tel ou tel type de germe, ou rétablir un diagnostic erroné (voir *supra*).
Un nettoyage abondant au sérum physiologique est effectué. L'intervention se termine par la mise en place d'un drain de redon, et par la confection d'une immobilisation plâtrée.

L'antibiothérapie

Dès que les prélèvements sont faits, l'antibiothérapie est débutée. Elle sera éventuellement modifiée selon les résultats bactériologiques, en fonction de l'antibiogramme.
Le choix des antibiotiques dépend de l'âge de l'enfant :
- avant 30 mois : céfotaxime et fosfomycine ;
- après 30 mois : ampicilline et aminoside.

Deux antibiotiques sont systématiquement associés à doses importantes et par voie intraveineuse, de

manière à obtenir rapidement une concentration forte au niveau de l'articulation.
Un relais *per os* est proposé après 10 jours de traitement par voie intraveineuse.
La durée totale de l'antibiothérapie est de 3 à 6 semaines.

Surveillance d'un enfant traité pour une arthrite septique

Pendant les 24 premières heures :
- constantes habituelles ;
- température ;
- hémocultures si fièvre supérieure à 38,5 °C ;
- surveillance de l'immobilisation plâtrée : mobilité distale, chaleur, coloration.

Pendant les jours suivants :
- bilan biologique à J 3 ;
- bilan de fin d'antibiothérapie IV : bilan biologique (NFS, CRP, VS) ;
- radiographie : recherche d'une lésion osseuse (ostéoarthrite).

Conseils de sortie :
- poursuite de l'antibiothérapie *per os* pendant 4 à 5 semaines ;
- surveillance de l'immobilisation plâtrée ;
- consultation à 1 mois, avec bilan biologique et radiographie hors plâtre.

Les différentes formes cliniques

Les arthrites septiques du nourrisson et du nouveau-né

Elles atteignent la hanche dans la très grande majorité des cas.
Le diagnostic est difficile, ce qui explique de fréquents retards thérapeutiques. Il s'agit souvent d'enfants déjà hospitalisés en service de néonatologie, perfusés et placés en couveuse, qui ne bougent pas. La hanche étant une articulation profonde, les signes locaux sont trop tardifs.
Parfois, c'est une radiographie d'abdomen qui montre un aspect de subluxation ou luxation de hanche.
Il faut absolument examiner les articulations d'un nouveau-né hospitalisé pour découvrir une douleur à la mobilisation. Dans ce contexte, il faut se méfier de localisations infectieuses articulaires multiples.

Les arthrites sacro-iliaques

Elles sont rares, mais souvent trompeuses. Ces enfants sont vus pour une boiterie fébrile. L'examen du membre inférieur est normal. La position assise est également douloureuse, ce qui doit directement orienter soit vers l'articulation sacro-iliaque, soit vers le rachis. La pression de l'articulation sacro-iliaque réveille la douleur.

Les séquelles

Les séquelles sont d'autant plus sévères que l'infection touche un enfant jeune, et que le diagnostic a été porté tardivement.
L'atteinte de l'os et du cartilage articulaire peut détruire complètement l'articulation, et est source de raideur, d'inégalité de longueur et de désaxations des membres.

Les ostéomyélites

Les ostéomyélites aiguës ont de nombreux points communs avec les arthrites. Seuls les aspects spécifiques seront donc décrits.

La physiopathologie

Le germe le plus souvent en cause est le staphylocoque doré.

L'ostéomyélite aiguë

La contamination se fait par voie hématogène dans la majorité des cas.
L'infection se localise au niveau des métaphyses des os, car il y a un flux vasculaire important et des lacs veineux qui créent une stase, propice à la pullulation bactérienne.

Les autres ostéomyélites

Parfois, la virulence des germes est moindre, l'organisme se défend mieux.
L'infection reste localisée (ostéomyélite subaiguë), ou se limite à un abcès intra-osseux (ostéomyélite chronique ou abcès de Brodie).

La clinique

Elle associe :
- un syndrome septique ;
- des douleurs localisées précisément à la zone métaphysaire qui sont souvent au premier plan.

Les signes généraux sont moins marqués que dans les arthrites. Il n'y a pas d'épanchement articulaire.
Localiser la métaphyse atteinte peut parfois être difficile chez un enfant qui refuse de se servir d'un membre. Les signes locaux restent modérés pendant

longtemps. Il ne faut pas les attendre pour faire le diagnostic.

Les examens complémentaires

Le bilan biologique

Il présente les mêmes caractéristiques que pour les arthrites aiguës.

Le bilan radiologique

Il ne montre rien de particulier au début de l'évolution. Puis apparaissent des zones de lyse osseuse. L'os et le périoste fabriquent du tissu osseux pour tenter de limiter l'infection. La scintigraphie est dans ce cadre très utile pour localiser précisément l'infection.

Le traitement

L'antibiothérapie

Le traitement fait également appel aux antibiotiques selon les mêmes principes.

La ponction articulaire

La métaphyse suspectée doit être ponctionnée avant de débuter l'antibiothérapie, ceci afin de tenter de préciser le germe pathogène en cause.
En l'absence d'abcès intra-osseux ou sous-périosté, il n'y a pas d'indication à aborder chirurgicalement les lésions qui sont accessibles aux antibiotiques.

L'immobilisation plâtrée

Elle est prescrite dans un but antalgique ou lorsque l'atteinte osseuse laisse une zone d'ostéolyse suffisamment importante pour fragiliser l'os et exposer à un vrai risque de fracture.

Les arthrites juvéniles idiopathiques (AJI)

Il s'agit d'un ensemble d'affections cliniques diverses, comportant toujours au moins une atteinte articulaire inflammatoire durant un minimum de 6 semaines, chez un enfant de moins de 16 ans. Six entités clinico-biologiques distinctes ont été proposées, un 7e groupe est prévu pour les formes inclassables. L'incidence de l'AJI varie de 10 à 20/100 000 enfants. Son étiologie reste actuellement inconnue bien que des études soient en cours afin de déterminer d'éventuelles liaisons génétiques avec des groupages HLA.

Les éléments du diagnostic

La clinique

L'interrogatoire

Il fait préciser par les parents :
- le début des signes cliniques ;
- le retentissement des différentes arthrites dans la vie quotidienne avec la durée du dérouillage matinal ;
- l'existence d'une fièvre, de signes cutanés ;
- les éventuels antécédents familiaux.

Les signes cliniques

Les signes articulaires

On examine toutes les articulations car elles peuvent toutes être atteintes. On distingue deux formes :
- les formes dites « sèches », peu inflammatoires avec une déformation ;
- les formes plus inflammatoires, qui font courir le risque de destructions articulaires importantes, gênant le pronostic fonctionnel.

Les signes extra-articulaires

Les signes généraux sont présents exclusivement dans les arthrites systémiques et font partie des critères diagnostiques (voir *infra*).
La température doit être prise toutes les 4 heures pour visualiser sur une courbe l'oscillation typique, avec un pic > 39 °C chaque jour à la même heure, suivi d'une baisse en dessous de 37 °C.
Une atteinte ophtalmologique à type d'uvéite antérieure aiguë (groupe 6) ou d'uvéite antérieure latente (groupe 4) peut être au premier plan.

Les examens complémentaires

Aucun examen n'est spécifique d'une AJI. Selon les types, on retrouve :
- un syndrome inflammatoire biologique ;
- des auto-anticorps, dans 70 % des formes oligoarticulaires ;
- des facteurs antinucléaires positifs sans spécificité retrouvée ;
- un facteur rhumatoïde positif dans les formes polyarticulaires, rapprochant cette forme de la polyarthrite rhumatoïde de l'adulte.

Dans les formes d'enthésite[4] en rapport avec une arthrite, il est intéressant de rechercher la liaison avec le groupe tissulaire HLA B27. Ces formes sont à risque de survenue d'une pelvi-spondylite ultérieure.

Les éléments du diagnostic différentiel

Le diagnostic d'AJI n'est retenu qu'après avoir éliminé les principales causes d'arthrite chez l'enfant.

4. Atteinte inflammatoire des enthèses (zones de jonction entre l'os et les structures qui s'y rattachent : tendons, capsules articulaires, ligaments).

À noter...

Principaux diagnostics différentiels des arthrites juvéniles idiopathiques

- Arthrites infectieuses : bactériennes, virales, fongiques.
- Arthrites d'origine immuno-hématologique : hémopathie maligne, métastases osseuses, déficit immunitaire.
- Arthrites inflammatoires : sarcoïdose, lupus érythémateux disséminé, dermatomyosite.
- Tumeurs musculo-squelettiques : ostéome ostéoïde, tumeur d'Ewing, chondrosarcome.
- Maladies métaboliques : hyperuricémie, rachitisme, mucopolysaccharidoses.
- Autres : ostéochondrite, synovite transitoire de hanche, traumatisme.

La classification des AJI

Il y a 7 types d'AJI.

- **Type 1** : arthrite systémique ou Maladie de Still.
- **Type 2** : arthrite précédée ou accompagnée de fièvre quotidienne d'une durée minimale de 2 semaines, associée à un ou plusieurs des signes suivants : éruption fugace, adénomégalie, hépatosplénomégalie, épanchements séreux. Polyarthrite avec facteur rhumatoïde (FR).
- **Type 3** : arthrite touchant plus de cinq articulations dans les 6 premiers mois de la maladie. Présence de FR. Polyarthrite sans facteur rhumatoïde (FR).
- **Type 4** : arthrite touchant plus de cinq articulations dans les 6 premiers mois de la maladie. Absence de FR. Oligoarthrite.
- **Type 5** : arthrite affectant une à quatre articulations dans les 6 premiers mois de la maladie évoluant suivant deux modalités : soit persistance de l'oligoarthrite, soit extension de l'oligoarthrite avec plus de cinq articulations atteintes après 6 mois d'évolution. Arthrite psoriasique.
- **Type 6** : arthrite et psoriasis, ou arthrite avec au moins deux des critères suivants : dactylite, piqueté unguéal ou onycholyse, antécédent familial de psoriasis. Enthésite en rapport avec une arthrite.
- **Type 7** : arthrite et enthésite, ou arthrite avec au moins deux des critères suivants : douleur sacro-iliaque et/ou atteinte inflammatoire rachidienne, présence du HLA B27, histoire familiale d'une pathologie associée au HLA B27, uvéite antérieure aiguë, garçon âgé de plus de 8 ans.

Le traitement

La prise en charge médicale

Les enfants atteints d'AJI nécessitent rarement une hospitalisation. Celle-ci est surtout envisagée dans les formes systémiques.
Le suivi des enfants se fait en consultation ou en hôpital de jour avec une surveillance en fonction de l'état clinique.

Les médicaments

L'aspirine et les anti-inflammatoires non stéroïdiens (AINS)

Ils sont utilisés en première intention.

Les corticoïdes

Ils sont prescrits dans les formes systémiques sévères après échec de l'aspirine ou dans les formes polyarticulaires très étendues et douloureuses résistantes aux AINS.

La prise en charge de la douleur

Elle est nécessaire. Le traitement par voie générale peut être efficace.
Des ponctions intra-articulaires avec injection de corticoïdes locaux sont réalisées en cas de contrôle insuffisant permettant dans la majorité des cas une évolution favorable.
Dans les formes systémiques, le contrôle de la douleur peut être plus difficile, tant sur le plan articulaire que sur le plan des complications des traitements.
L'ostéoporose secondaire à la corticothérapie est une complication majeure, avec la survenue de tassements vertébraux pouvant justifier dans certains cas un recours aux morphiniques.

Le régime

Les enfants recevant une corticothérapie prolongée sont susceptibles de développer un syndrome cushingoïde nécessitant la mise en place d'un régime pauvre en sel et en sucres. Les parents et l'enfant doivent rencontrer une diététicienne qui leur explique ce régime.

La prise en charge chirurgicale

Le chirurgien est un maillon important de l'équipe à tous les stades de la maladie.
Au cours de l'évolution, une synovectomie chirurgicale peut être nécessaire en cas d'échec des injections intra-articulaires de corticoïdes.
Au stade des séquelles, le chirurgien interviendra pour restaurer une qualité fonctionnelle à l'articula-

tion et la rendre indolente. Ces interventions à type de prothèses de hanche ou de genou sont proposées quand l'enfant a fini de grandir.

La kinésithérapie motrice

Elle a pour but de préserver la capacité fonctionnelle et l'autonomie de l'enfant. En période douloureuse, il faut insister sur une mobilisation douce passive.
La kinésithérapie en piscine améliore encore les résultats de cette rééducation.
Des attelles de repos sont utiles en phase inflammatoire pour maintenir l'articulation en position de fonction et aider à diminuer l'inflammation.

La prise en charge psychologique

L'évolution chronique de ces pathologies avec un handicap fonctionnel parfois très sévère justifie la mise en place d'un suivi psychologique régulier.

Rôle de la puéricultrice

La puéricultrice et l'enfant atteint d'arthrite

À propos du traitement

Ne pas dépasser les doses prescrites, même en période de crise.
Absorber le médicament avec un repas, pour limiter l'irritation gastrique.
Limiter les effets secondaires en respectant le régime.
Ne prendre aucun autre traitement sans avis médical.

À propos du régime

Il doit limiter les effets secondaires de la corticothérapie à fortes doses (voir ci-dessus).

À propos de la mobilité

Limiter les rétractions par une gymnastique douce quotidienne.
Encourager la kinésithérapie et l'ergothérapie.
Informer sur les possibilités d'adaptation des ustensiles quotidiens.

À propos du soutien psychologique

Cette maladie chronique douloureuse et souvent évolutive, nécessite un soutien psychologique des enfants et des parents. Celui-ci peut être proposé par un psychologue, mais aussi par la rencontre de familles partageant les mêmes difficultés, par l'intermédiaire des associations de malades.

Le pronostic et l'évolution

Dans les formes systémiques

Après 10 ans d'évolution, 50 % des enfants sont en rémission complète dont 25 % sans séquelles et 25 % avec séquelles.
L'autre moitié des enfants a une évolution inflammatoire dont 25 % vers des formes polyarticulaires et 25 % sur un mode systémique.
Les complications des formes systémiques sont essentiellement liées à la corticothérapie (retard de croissance, ostéopénie, ostéonécrose, cataracte, vergetures).

Dans les formes oligoarticulaires

Le risque de complication majeure est l'uvéite antérieure puisqu'un tiers des enfants sont atteints après 5 ans d'évolution.
Sur le plan fonctionnel, à 7 ans, 65 % n'ont aucun handicap, 35 % présentent un handicap modéré.

Dans les formes polyarticulaires

15 % des enfants n'ont aucun handicap, 65 % présentent un handicap modéré et 20 % un handicap important après 10 ans d'évolution.

Conclusion

La puéricultrice, en PMI, en crèche ou en santé scolaire, se trouve fréquemment en situation d'observer les évolutions motrices de l'enfant et de dépister les signes de boiterie ou de douleur qui sont souvent les premières manifestations d'une affection ostéo-articulaire.
Par leur incidence sur l'image de soi et leur évolution parfois chronique, ces maladies risquent d'avoir des conséquences notables sur la vie de l'enfant qui est ou se sent plus ou moins handicapé.
Une aide psychologique, une prise en charge corporelle par kinésithérapie ou ergothérapie associée à une adaptation des gestes de la vie quotidienne aux capacités de l'enfant et une intégration sociale de qualité contribuent à améliorer la vie de ces enfants et de leur famille.

BIBLIOGRAPHIE

PETTY R., SOUTHWOOD T. *et al.* – Revision of the proposed classification criteria for juvenile arthritis : Durban 1997. In : *J. Rheumatol*, 25, 1991-1994, 1998.

PRIEUR A.-M. – Les arthrites juvéniles idiopathiques. In : *Rhumatologie pédiatrique*, Médecine-Sciences, Flammarion, pp. 119-138, 1999.

PRIEUR A.-M. – Traitements médicamenteux. In : *Rhumatologie pédiatrique*. Médecine-Sciences, Flammarion, pp. 481-514, 1999.

CHAPITRE 28

La dermatologie[1]

Capacités attendues pour l'exercice de la puéricultrice

- Mettre en œuvre les mesures visant à prévenir toute altération de la peau chez l'enfant, par des soins d'hygiène adaptés à son âge, et l'application d'un traitement médicamenteux précoce.
- Dépister toutes lésions cutanées ou signes cliniques de type éruption ; évaluer la gravité et orienter vers le médecin.
- Mettre en application tout traitement visant à enrayer et/ou guérir une affection cutanée.
- Accompagner l'enfant et ses parents dans une démarche éducative visant leur autonomie dans la prévention et le traitement dermatologiques.

Les dermites du siège

La dermite du siège est un problème cutané très fréquent dans les pays industriels. Cette affection, touchant particulièrement les enfants entre 9 et 12 mois, est le plus souvent transitoire, mais elle peut être le point d'appel de dermatoses plus importantes.

La physiopathologie

La dermite du siège est la résultante de multiples facteurs sur un terrain particulier, la peau du siège du nouveau-né, recouverte d'une couche (change complet), créant un microclimat chaud et humide favorable à l'érythème fessier.
Les facteurs les plus fréquents sont :
- le facteur anatomique : la proximité des orifices naturels et l'incontinence physiologique exposent le siège à une agression constante ;
- le facteur occlusif : l'occlusion favorise une hyperhydratation cutanée (selon la durée du contact avec l'urine), source de macération et entraînant une altération de la fonction barrière de la peau ;
- le facteur chimique : un pH urinaire supérieur à 8 active les enzymes fécales protéolytiques participant à l'altération cutanée. Les différents topiques (antiseptiques, lait de toilette, pâtes et lingettes) peuvent participer à l'agression cutanée, surtout quand leur emploi est répété ;
- le facteur mécanique : le frottement répété des couches est un autre facteur d'irritation ;
- le facteur microbien : le candida albicans, saprophyte du tube digestif, colonise toute dermite du siège. Les germes pathogènes responsables de diarrhées ou d'infections urinaires peuvent être des facteurs déclenchants de dermites du siège.

Le cadre étiologique

Comme devant toute pathologie cutanée, l'examen doit être complet, pratiqué sur un enfant nu, sans omettre le cuir chevelu, les petits plis et les muqueuses buccale, génitale et anale. On précise les symptômes associés, la lésion élémentaire, la topographie lésionnelle initiale et les topiques appliqués (lait de toilette, topiques médicamenteux).
On distingue, en fonction de la topographie de départ, les dermites des convexités et les dermites des plis et un certain nombre de dermatoses ayant une localisation élective sur le siège.

Les dermites des convexités

La dermite d'irritation

Elle survient quand l'enfant se tient en position assise entre 5 et 12 mois. Située au départ sur les zones de contact avec les couches, à distance des plis, cette dermite se caractérise par une peau vernissée et érythémateuse. Elle siège sur les cuisses, les fesses et les organes génitaux externes dessinant un W.

1. Auteur : Philippe Delanoe, dermatologue.

La dermite papulo-érosive de Sevestre et Jacquet

Elle correspond à un stade avancé de surinfection bactérienne d'une dermite d'irritation. La peau est recouverte de papules et de nodules érosifs sur fond érythémateux.

La dermite de contact

Il s'agit de véritables eczémas de contact au caoutchouc des couches. La dermite est initialement localisée sur les faces latérales des hanches et des fesses, réalisant un érythème fessier dit « Lucky Luke ».

Le granulome glutéal infantile

Beaucoup plus rare, il s'agit d'une éruption papulonodulaire indolore rouge bleuté, secondaire à l'utilisation des dermocorticoïdes sur le siège. Elle régresse à l'arrêt du topique impliqué.

Les dermites des plis

La macération

La chaleur, l'occlusion et la rétention sudorale sont responsables d'une prolifération bactérienne et candidosique. Le fond des plis érythémateux s'érode rapidement avec une rapide surinfection candidosique. L'utilisation de produits cosmétiques est souvent un facteur aggravant.

La dermite séborrhéique

Voir p. 641.

La candidose fessière

Il s'agit d'un érythème périanal, s'étendant progressivement, avec une limite émiettée constituée de micropustules satellites ; on recherche par principe une atteinte buccale (muguet).

Le psoriasis des langes

Cette affection apparaît après l'âge de 6 mois. Débutant dans les plis, elle s'étend rapidement à l'ensemble du siège sous la zone des couches, sous forme d'un érythème rouge vif, vernissé, bien limité. On retrouve souvent en périphérie des macarons érythématosquameux plus typiques. 20 % de ces enfants évolueraient vers un authentique psoriasis.

Le granulome périanal

Il a un aspect assez proche de la dermatite papulo-érosive de Sevestre et Jacquet. Il se retrouve chez les grands enfants incontinents anaux ou urinaires en zone périorificielle, ainsi que chez les enfants après intervention sur maladie de Hirschsprung.

L'ecthyma gangreneux

Affection rare, elle se caractérise par des ulcérations périvulvaires ou périanales dues au Pseudomonas, le plus souvent d'origine digestive. L'ecthyma doit faire rechercher un déficit immunitaire des polynucléaires.

Les autres dermatoses

L'histiocytose langerhansienne

Cette affection est évoquée devant tout intertrigo récidivant ne répondant pas au traitement classique, d'autant qu'il existe des lésions papulocrouteuses, purpuriques, voire ulcérées en périphérie. On peut retrouver une atteinte de même type dans les autres plis. Le diagnostic est confirmé par l'histologie avec immunomarquage.

L'acrodermatite enteropathica congenita

Les lésions sont périorificielles, érythémateuses et érosives, et apparaissent dans les premiers mois de vie en cas de déficit congénital en zinc.

L'impétigo

Infection cutanée superficielle due au streptocoque ou au staphylocoque, elle est responsable chez le nouveau-né d'épidermolyse staphylococcique à point de départ ombilical. Elle se traduit par des lésions bulleuses rapidement érodées à prédominance périorificielle. Cette affection nécessite un traitement antibiotique.

Le syndrome de Kawasaki

C'est une vascularite de l'enfant qui met en jeu le pronostic vital par le risque d'atteinte des coronaires ; elle nécessite un traitement par immunoglobulines intraveineuses. L'érythème diffus du siège avec une desquamation périphérique peut s'associer aux critères classiques.

Le syndrome des enfants battus

Il est évoqué systématiquement devant toute dermatose du siège ayant une présentation inhabituelle (plaies linéaires, cicatrices de même diamètre, etc.).

Rôle de la puéricultrice

La prévention des dermites du siège

Matériel

- Couches jetables en matériau hypoallergénique.
- Savon doux non parfumé.
- Gant de toilette (éponges interdites) : 1 par change en institution.
- Serviette en éponge de coton : 1 par jour en institution.

Entretien du linge

- Gant de toilette mis au sale à chaque change (ou jetable à l'hôpital).
- Lavage du linge en machine, avec un minimum de produit de lavage, en évitant les assouplissants.

Hygiène du siège

- Lavage du siège 6 à 8 fois par jour jusqu'à 6 mois, 4 fois jusqu'à l'acquisition de la propreté.
- Utiliser un gant de toilette propre, de l'eau et du savon.
- Commencer par les organes génitaux (sans les ouvrir), laver le siège de manière large, insister sur les plis sans frotter, terminer par la région anale (surtout en cas de selles).
- Enlever soigneusement toute trace de crème mise précédemment.
- Rincer 2 fois à l'eau claire.
- Changer de gant pour le rinçage ou le rincer à fond.
- Sécher avec une serviette éponge en tamponnant, en ouvrant doucement les plis.
- Appliquer une crème protectrice largement sur la peau, si besoin.
- Mettre la couche et la refermer sans serrer.

Surveillance de la peau

- Détecter toute rougeur, desquamation, éruption.
- Orienter l'enfant vers le médecin en cas d'atteinte de la peau persistant plus de 48 heures ou s'aggravant.

Le traitement

Le traitement de la dermatose du siège est assez stéréotypé :

- nettoyer le siège à l'eau tiède et au savon à chaque change, en séchant bien les plis ;
- éviter l'emploi répété des lingettes et des laits de toilette ;
- appliquer une crème imidazolée à chaque change du fait de la surinfection constante à candida albicans ;
- employer une pâte à l'eau en cas de dermite des convexités ;
- utiliser des changes complets avec système absorbant ;
- proscrire les corticoïdes sur le siège ;
- abandonner l'emploi des colorants (éosine ou KMnO4) qui n'est plus justifié ;
- consulter un médecin en l'absence d'amélioration en 48 heures.

Rôle de la puéricultrice

Hygiène en cas de dermite avérée

- Faire respecter l'hygiène des mains du personnel.
- Renforcer les règles de prévention précédemment décrites.
- Augmenter la fréquence des changes.
- Proscrire toute application de produit non recommandé par le médecin.
- Laisser le siège à l'air le plus possible.
- Surveiller l'évolution de l'état cutané.

La dermite séborrhéique

Définition

Dermatose d'étiologie inconnue, moins fréquente depuis une dizaine d'années, elle se caractérise par une atteinte bipolaire (le siège et le cuir chevelu) survenant dans les premiers mois de vie. Elle est considérée, par certains, comme une forme d'entrée dans la dermatite atopique.

La clinique

La dermite séborrhéique se manifeste par :

- un érythème vernissé du siège assez bien limité ;
- une éruption du cuir chevelu constituée de squames grasses (croûtes de lait) qui peut s'étendre sur la région médiane du visage ;
- un intertrigo axillaire et rétroauriculaire ;
- des macarons squameux sur le tronc.

À noter...

Dans sa forme la plus importante, la dermite séborrhéique s'étend à l'ensemble du tégument réalisant une érythrodermie dite « de Leiner-Moussus ».
Une érythrodermie de Leiner-Moussus persistante avec une altération de l'état général doit faire rechercher un déficit immunitaire.

Rôle de la puéricultrice

Les croûtes de lait

Les reconnaître

Elles se présentent sous la forme de squames épaisses, jaunâtres, formant une pâte adhérant au cuir chevelu.

Les traiter

- Appliquer une noix de vaseline et faire pénétrer en légers massages.
- Envelopper la tête d'un bonnet de coton ou d'un chapeau en jersey.
- Laisser quelques heures (ou une nuit).
- Faire un shampooing doux en massant doucement le cuir chevelu.
- Rincer abondamment.
- Sécher les cheveux avec une serviette.
- Appliquer la crème prescrite.
- Renouveler chaque jour jusqu'à disparition des squames.

Les prévenir

- Expliquer le shampooing en dédramatisant (certaines mamans n'osent pas frotter cette partie du cuir chevelu).
- Insister sur l'intérêt de la toilette quotidienne.

Les diagnostics différentiels

Il s'agit :

- du psoriasis du siège ;
- de l'histiocytose langerhansienne en cas de persistance.

Le traitement

Il repose sur l'application de crème imidazolée associée à des soins émollients.

La dermatite atopique

La dermatite atopique ou eczéma constitutionnel de l'enfant est la dermatose chronique la plus fréquente (10 à 15 % des enfants). Elle évolue par poussées qui se manifestent par un prurit et des lésions inflammatoires cutanées. Il n'existe pas aujourd'hui de traitement curatif de la maladie, mais une prise en charge thérapeutique efficace permet de prévenir ou de juguler les poussées, de façon à accompagner l'enfant jusqu'à la guérison (celle-ci survenant au bout de quelques années dans la plupart des cas).

La physiopathologie

La dermatite atopique entre dans le cadre des maladies atopiques (asthme, rhinite et conjonctivite allergique) : il s'agit d'une réaction inadaptée du système immunitaire cutané à des allergènes de l'environnement (pas encore parfaitement identifiés), source des lésions inflammatoires de la peau.
Pour qu'un enfant ait une dermatite atopique, il faut :

- une prédisposition génétique atopique (antécédents familiaux) ;
- un environnement (allergène) susceptible de révéler ce caractère ;
- une altération de la fonction barrière de la peau : le ciment qui assure la cohésion des cellules de l'épiderme est de moins bonne qualité, la peau est donc beaucoup plus perméable aux allergènes. Cette anomalie entraîne une augmentation des pertes insensibles en eau, source de xérose (sécheresse cutanée) ;
- un nombre augmenté de récepteurs aux staphylocoques dorés (plus la peau est lésée, plus les staphylocoques dorés sont nombreux).

Ces phénomènes sont responsables de la mise en place d'un processus pathologique s'auto-aggravant.

La clinique

Cette affection survient dans les premiers mois de vie.

Les différents aspects cliniques

Ils varient selon l'âge de l'enfant, la localisation des lésions et le stade de l'évolution.

Chez le nourrisson

Les lésions sont :
- symétriques ;
- érythématovésiculeuses à contours émiettés ;
- prédominantes sur les convexités du visage et des membres.

Les croûtes de lait du cuir chevelu, la fissure sous-auriculaire et l'atteinte du pouce sucé sont classiques.
Le prurit est inexistant ou modéré pendant les premiers mois de vie.

Chez l'enfant de plus de 2 ans

Les lésions sont modifiées :
- plus sèches ;
- lichénifiées ;
- localisées aux plis de flexion (cou, coudes, genoux).

Le prurit est important, favorisant l'épaississement des lésions et la surinfection.
La sécheresse cutanée est quasi constante, soit modérée sous forme de xérose, soit plus importante sous forme d'ichtyose vulgaire.

La confirmation du diagnostic

Le diagnostic est clinique.
Les examens biologiques sont rarement nécessaires ; ils retrouvent :
- une hyper-IgE ;
- une éosinophilie sanguine.

L'évolution

La dermatite atopique est une maladie chronique qui évolue par poussées, rythmées par les infections intercurrentes, les vaccinations, les poussées dentaires, les saisons (l'hiver) et le stress.
Au fil du temps, les poussées s'espacent progressivement.
La dermatite atopique est une maladie chronique, invalidante, mais bénigne.

Les complications

Les complications sont rares.
Le prurit peut être à l'origine :
- d'insomnie de l'enfant et par conséquent de réveils nocturnes des parents, retentissant sur la vie familiale ;
- d'une surinfection bactérienne, le plus souvent staphylococcique ; elle se manifeste par des croûtes mélicériques, des pustules. Le traitement antibiotique *per os* est nécessaire ;
- d'une surinfection herpétique, à redouter chez un enfant ayant une brutale aggravation de sa dermatite atopique avec des lésions nécrotiques et une altération de l'état général, ce qui nécessite une hospitalisation pour un traitement par *Aciclovir* intraveineux.

> **À noter...**
> Un enfant atteint de dermatite atopique ne doit pas être en contact direct avec un sujet ayant un **herpès** évolutif.

Un petit pourcentage d'enfants atteints de dermatite atopique aura un asthme. Cette association semble plus fréquente en cas de dermatite atopique sévère.
Le retentissement psychologique de cette affection est variable d'un sujet à l'autre, comme toute affection chronique de l'enfant. La prise en charge psychologique de ces enfants est rarement nécessaire. Il est important de dédramatiser cette maladie.

Le traitement

Il n'existe pas de traitement spécifique de la dermatite atopique. La prise en charge thérapeutique permet, en jugulant et prévenant les poussées, de soulager, mais aussi de réduire la durée de la maladie. Elle repose sur un traitement de fond quotidien visant à prévenir les poussées et sur un traitement d'attaque pour juguler la poussée.

Le traitement de fond

Il passe par :
- la lutte contre la sécheresse cutanée : application quotidienne de crème émolliente afin de restaurer une barrière cutanée efficace ;
- la lutte contre la prolifération bactérienne : la toilette quotidienne permet une réduction du nombre de germes pathogènes ; l'application de soins émollients concourt également à cette réduction ;
- les régimes alimentaires : ils ne sont pas justifiés, sauf argumentés de façon rigoureuse.

Le traitement des poussées

L'utilisation des dermocorticoïdes permet de juguler la poussée par une action anti-inflammatoire. Leur emploi se fait sur une dizaine de jours avec une diminution progressive.

Rôle de la puéricultrice

Prise en charge de l'enfant atteint d'une dermatite atopique

L'hygiène quotidienne

- Réaliser la toilette au savon surgras (éviter les bains qui dessèchent la peau).
- Sécher la peau soigneusement par tamponnage.
- Appliquer une pommade émolliente, surtout sur les parties fragiles.
- Renouveler l'application selon les circonstances (l'hiver, l'été) et les activités (piscine).

Le choix des vêtements

Les vêtements en contact direct avec la peau lésée ou les régions sensibles seront en coton, soie ou microfibre.

Prévenir les lésions de grattage

- Maintenir les ongles courts et propres.
- Administrer un calmant léger selon la prescription en cas de prurit.

Surveiller l'émergence des poussées évolutives

- Observer l'état de la peau, surtout dans les zones habituellement lésées.
- Adresser l'enfant au médecin en cas de poussée grave ou de complication.

Les corticoïdes de niveau faible (classe 3) sont utilisés sur les lésions du visage, ceux de niveau plus fort (classe 2) sont employés sur les lésions du corps.

Les dermatoses infectieuses

L'impétigo

L'épidémiologie

Dermatose bactérienne très contagieuse due au staphylocoque doré ou au streptocoque, elle survient par petites épidémies.

La clinique

L'impétigo se caractérise par des lésions bulleuses à tendance extensive, rapidement rompues et laissant place à des érosions et des croûtes jaunâtres. La localisation est à prédominance périorificielle.

Complication

L'impétigo expose au risque d'épidermolyse staphylococcique, tableau réalisant un aspect proche du grand brûlé, précédé par un exanthème diffus douloureux. Cette forme clinique est plus fréquente chez le nouveau né, avec un point de départ ombilical.

Le traitement

Le traitement impose une antibiothérapie *per os* associée à une antisepsie locale. L'épidermolyse staphylococcique est prise en charge en milieu hospitalier.

Le furoncle

Folliculite profonde du follicule pilo-sébacé d'origine staphylococcique, elle touche souvent les grands enfants et les adolescents.

Elle débute par un nodule douloureux et inflammatoire centré par un poil, aboutissant en quelques jours à une collection s'abcédant spontanément.

La répétition des furoncles doit faire rechercher un diabète, un déficit immunitaire et surtout un gîte microbien.

La varicelle

Infection virale très contagieuse, immunisante, elle survient après une incubation de 14 jours.

L'éruption, très prurigineuse, est constituée de vésicules qui se troublent rapidement et forment une croûte en 8 jours. Les poussées successives donnent un polymorphisme lésionnel.

L'éruption débute sur le cuir chevelu, puis suit une évolution descendante.

Une varicelle chez la femme enceinte survenant entre les 5 jours avant et les 2 jours après l'accouchement est responsable d'une varicelle néonatale grave.

Les soins de la varicelle commune se limitent à une antisepsie locale et la prise d'antihistaminiques *per os*. L'emploi des talcs est contre-indiqué, ils favorisent la surinfection.

Le zona

Réactivation du virus de la varicelle ; il se traduit par une éruption vésiculeuse indolore groupée en bouquet sur un dermatome donné. Le traitement se limite à une antisepsie locale.

L'herpès

La clinique

Infection virale très fréquente, elle s'exprime sous deux formes, la primo-infection et la récurrence.

La primo-infection

Elle correspond au premier contact de l'organisme avec le virus herpès et passe le plus souvent inaperçue. En cas d'infection patente, elle se manifeste par :
- une gingivo-stomatite aiguë avec des érosions buccales douloureuses et des adénopathies sous maxillaires sensibles ; la cicatrisation se fait en 10 jours ;
- des localisations génitales ou oculaires plus rares.

Le syndrome de Kaposi-Juliusberg est une primo-infection survenant sur un terrain particulier, la dermatite atopique. Les lésions vésiculeuses sont profuses, rapidement nécrotiques et s'accompagnent d'une altération de l'état général avec risque d'encéphalite herpétique. Un traitement par *Aciclovir* intraveineux doit être rapidement institué.

La récurrence

Elle correspond au classique « bouton de fièvre », vésicules groupées en bouquet sur une base érythémateuse ; elle est due à la réactivation du virus.

L'herpès néonatal

Il est grave et associe :
- une atteinte neurologique sévère ;
- une hépato-splénomégalie ;
- une pneumopathie ;
- une éruption vésiculobulleuse dans un contexte de profonde altération de l'état général.

La contamination se fait lors de la traversée de la filière génitale, le risque est d'autant plus important qu'il s'agit d'une primo-infection.
Le pronostic vital et fonctionnel (séquelles neurologiques) de l'herpès néonatal est sévère malgré les traitements antiviraux. Il justifie le dépistage et la surveillance étroite des femmes ayant des antécédents d'herpès génital.

Les verrues virales

Elles sont très fréquentes et de siège ubiquitaire.
Leur localisation en zone génitale n'implique pas systématiquement la pratique de sévices sexuels mais doit y faire penser.
Les verrues sont des petites lésions kératosiques en relief de moins d'un centimètre de diamètre, elles siègent plus volontiers sur les extrémités. Il n'existe pas de traitement antiviral, elles sont détruites par une application d'azote liquide ou de préparations caustiques.

Le molluscum contagiosum

Petites tumeurs virales fréquentes touchant les enfants entre 2 et 6 ans, elles se caractérisent cliniquement par des papules de couleur peau normale, ombiliquées en leur centre. Elles sont contagieuses par contact direct. Le traitement repose sur le curetage.

La maladie de Gianotti-Crosti

Cette acrodermatite papuleuse infantile, touchant les enfants entre 2 et 6 ans, a été initialement décrite avec le virus de l'hépatite B, mais elle peut être également associée aux virus Epstein-Barr, Coxsackie et Cytomégalovirus.
L'éruption est le plus souvent constituée de lésions papuleuses érythémateuses, la topographie étant particulièrement bien définie : atteinte des extrémités des membres, fesses, visage et respect du tronc.
L'état général est conservé, une polyadénopathie est retrouvée.
Une hépatite anictérique apparaît souvent 15 jours après l'éruption.
La guérison est spontanée en quelques semaines.

Les parasitoses cutanées

La pédiculose du cuir chevelu

L'épidémiologie

Ectoparasitose redevenue particulièrement fréquente, elle survient par petites épidémies scolaires avec une prévalence de 20 % en France.
La pédiculose du cuir chevelu est due au *pediculus humanus capitis*, parasite strict de l'homme dont la femelle vit 2 à 3 mois et pond de 200 à 300 lentes. Les lentes adhèrent aux cheveux, éclosent en 8 jours et deviennent adultes en 10 jours. Les produits utilisés doivent donc avoir une activité pellucide et lenticide.
La transmission est directe ou indirecte, survenant chez des enfants d'âge scolaire, toutes origines sociales confondues.

La clinique

Le prurit du cuir chevelu est le principal symptôme diffus ou localisé (régions rétroauriculaire, occipitale et nuque), il peut s'étendre au dos.
Il peut s'accompagner de lésions desquamatives, croûteuses et impétiginisées du scalp et de la nuque avec adénopathies satellites.

La confirmation du diagnostic

Le diagnostic est confirmé par la découverte de lentes qu'il faut savoir rechercher dans la région rétroauriculaire. Seules les lentes situées à moins de 1 cm de la racine du cheveu témoignent d'une infestation récente et active.

Autre pédiculose

De façon exceptionnelle, les phtiriases (poux du pubis ou morpions) peuvent contaminer les enfants ; la transmission se fait de manière indirecte par les serviettes de toilette et le linge. Les lentes sont retrouvées sur les sourcils, les cils où elles sont responsables de blépharites.

Le traitement

Les différentes molécules

Les traitements doivent avoir une activité pédiculicide et lenticide.
Les organophosphorés et les pyréthrines sont actuellement les plus utilisées en France.
En cas d'échec d'un traitement bien conduit, on changera de classe pharmacologique du fait de la survenue de résistances.

Les différentes formes

Les lotions sont la forme la plus adaptée, en évitant tout écoulement sur les muqueuses. Les shampooings ont une efficacité réduite en raison du temps de contact insuffisant.

Rôle de la puéricultrice

Les soins à l'enfant porteur de poux

Dédramatiser la situation
La pédiculose n'est pas un signe de négligence ; n'importe quel enfant peut l'attraper !

Détecter les premiers signes
- Grattage du cuir chevelu (parfois forcené avec griffures).
- Présence de lentes (œufs grisâtres, oblongs, adhérents fermement aux cheveux), à proximité du cuir chevelu, plus souvent derrière les oreilles.

Traiter l'enfant concerné
- Appliquer le produit choisi en protégeant les muqueuses et les yeux et en évitant d'en introduire dans la bouche, le nez ou les oreilles.
- Laisser agir le temps indiqué (selon les indications du fabricant).
- Surveiller les réactions locales (en cas d'allergie, rincer abondamment et longuement).
- Faire un shampooing (non traitant).
- Peigner les cheveux au peigne fin.
- Renouveler 8 jours plus tard.

Évaluer l'atteinte de l'entourage
Ce peut être la famille, les camarades de classe, les copains du club de sport… qu'il convient de traiter à **titre préventif** au moindre doute.

Traiter le linge et les objets suspects
- Traiter un maximum d'objets en une seule fois (linge, vêtements, peluches, peignes et brosses…).
- Tout mettre dans un sac plastique avec le produit recommandé.
- Laisser agir le temps conseillé.
- Laver à la machine.

Éviter les effets toxiques des produits
- Aérer la pièce en cas d'utilisation d'un aérosol.
- Ranger les produits hors de portée des enfants.
- N'utiliser le produit qu'avec précaution en cas d'asthme.
- Surveiller l'apparition de réactions allergiques (soignant et soigné !).

À noter...
Les formes de traitement en aérosol sont contre-indiquées quand il existe **un asthme** chez l'enfant ou dans son entourage proche.

L'utilisation d'aérosols nécessite une bonne aération de la pièce.

Les modalités d'utilisation

La lotion est appliquée raie par raie en quantité suffisante pour mouiller tout le cuir chevelu.
Pour les pyréthrines, le temps et la fréquence d'application sont variables selon les spécialités. Chez le nourrisson, le temps de pose des pyréthrines est limité à 10 minutes, puis la lotion est rincée avec un shampoing non traitant.
Le *Malathion* reste en place 8 à 12 heures avec une seule application, renouvelée 8 jours après.
Quant aux organophosphorés, ils sont contre-indiqués avant l'âge de 6 mois, voire 2 ans.
Pour les enfants d'âge scolaire, les produits sont rincés avec un shampooing non traitant, les cheveux sont ensuite peignés avec un peigne fin trempé dans du vinaigre pour l'élentage.

Le traitement de l'environnement

Les objets contaminés (brosse, peigne, écharpe, peluche, draps et oreillers) seront soit lavés en machine à 60°, soit décontaminés par un insecticide (*Lindane* ou *Aphtiria*).
La prophylaxie repose sur une bonne information en milieu scolaire, une surveillance de l'enfant traité et de sa fratrie. L'intérêt prophylactique des répulsifs et des produits rémanents n'a pas été démontré.

La gale

L'épidémiologie

La gale ou scabiose est une maladie contagieuse encore fréquente en pédiatrie. Elle est systématiquement évoquée devant toute éruption prurigineuse non étiquetée de l'enfant.
La gale est une maladie ectoparasitaire due à un acarien (*sarcopte scabiei*), parasite véhiculé par l'homme. La gale non traitée persiste indéfiniment.
La gale est transmise par contact interhumain ; la contamination indirecte (literies, vêtements contaminés) est possible. La période d'incubation est de 3 semaines lors de la primo-infection, et de 1 à 3 jours lors des réinfestations.

La clinique

Il existe deux tableaux cliniques classiques.

La gale du grand enfant et de l'adolescent

Le tableau clinique est identique à celui de l'adulte. Le prurit à recrudescence nocturne est la manifestation essentielle.
Les lésions spécifiques sont peu nombreuses :
- sillons et vésicules perlées des espaces interdigitaux et de la face antérieure des poignets ;
- nodules, manifestations d'hypersensibilité plus tardives, localisés sur les organes génitaux, les fesses, les aisselles et les mamelons.

Les lésions de grattage et d'eczématisation, qui égarent souvent le diagnostic, sont diffuses mais respectent le dos et le visage.

La gale du nourrisson et du petit enfant

Le diagnostic est difficile car le prurit est souvent absent.
On recherche :
- des vésicules palmo-plantaires (vésicules perlées) ;
- des sillons interdigitaux, palmo-plantaires ou de la face antérieure des poignets ;
- des nodules des aisselles, des fesses ou des organes génitaux.

Les lésions les plus nombreuses sont peu spécifiques (stries de grattage, lésion d'eczéma voire de surinfection).
Le diagnostic repose sur la notion de prurit de l'entourage (famille, nourrice, collectivité), sur la découverte des vésicules palmo-plantaires et, le cas échéant, sur la recherche du sarcopte, voire le traitement d'épreuve.

Les autres formes cliniques

La gale des enfants propres

Dans ce cas, le prurit est isolé, sans aucune lésion cutanée spécifique. La notion de prurit de l'entourage impose un traitement d'épreuve.

La gale croûteuse

Gale caractérisée par l'absence de prurit et une prolifération parasitaire extraordinaire, elle se traduit par une érythrodermie croûteuse avec onyxis.
Elle survient chez des sujets immunodéprimés et le diagnostic en est souvent fait par les cas de gales contractées par l'entourage proche.

La gale récidivante

Elle est le plus souvent liée à une insuffisance de traitement ou à un traitement mal conduit, mais elle pose le problème de diagnostic différentiel avec les acropustuloses infantiles, plus particulièrement chez les enfants originaires d'Asie ou d'Amérique du Sud.

Le traitement

Le traitement des gales simples

Le traitement est triple et concerne l'enfant, l'entourage proche et la literie et les vêtements.

Les produits utilisés

En France, le traitement de référence est le benzoate de benzyle (*Ascabiol*) en lotion ; le produit est prescrit en application unique après un bain tiède, renouvelé à 24 heures d'intervalle pour certains auteurs. Les vêtements et les draps sont changés et le produit rincé, 24 heures après la première application.
La pyréthrine (*Sprégal*) est appliquée en une seule fois, puis rincé 12 heures après ; l'efficacité semblerait moindre que celle du benzoate de benzyle.
Les autres traitements classiques (*Lindane, Crotamiton*) sont jugés moins efficaces. Le *Lindane* est contre-indiqué chez le nourrisson.

Les modalités

Les enfants et les sujets contacts sont traités simultanément ; le linge est décontaminé par simple lavage à 60° ou par une poudre insecticide pour le linge non lavable.
Toutes les régions du corps sont traitées, sans négliger les paumes et les plantes, les régions rétroauriculaires, le pli interfessier. Les ongles doivent être coupés. Le traitement du cuir chevelu et du visage, en respectant les muqueuses, se fait chez le nourrisson et en cas de gale croûteuse.

- Chez le nourrisson, on utilise une application unique de benzoate de benzyle (pur ou dilué) pendant une période de 6 à 12 heures.
- Chez l'enfant de plus de 2 ans, l'application est à garder 12 à 24 heures et à renouveler 24 heures plus tard.

La persistance d'un prurit plus d'une semaine après un traitement antiscabieux bien conduit, doit faire évoquer une réaction allergique ou irritative, une recontamination, un traitement insuffisant ou une résistance à l'insecticide et, chez les adolescents, une acarophobie.

Le traitement des gales compliquées

- En cas de **gale impétiginisée**, un traitement par antibiotiques (macrolides ou synergistines) est prescrit pendant 7 jours avec un contrôle de la protéinurie 3 semaines après.
- En cas de **gale eczématisée**, certains préconisent une corticothérapie locale de 5 jours après le traitement spécifique.
- **Les nodules scabieux** régressent plus rapidement après application de *Crotamiton* ou dermocorticoïde.
- **Les gales croûteuses généralisées** nécessitent une hospitalisation en milieu dermatologique spécialisé avec isolement.

Les gales d'origine animale

Les gales d'origine animale (chiens, chats, poules, pigeons) donnent le plus souvent une dermatose transitoire, sans signe spécifique, spontanément résolutive.
La pullulation microbienne est importante chez l'animal et les contacts répétés avec l'animal non traité expliquent la relative chronicité de cette dermatose. Le diagnostic est basé sur la découverte de l'acarien chez l'animal.

Les teignes

La teigne est une mycose du cuir chevelu d'origine dermatophytique par parasitisme du cheveu.
Les teignes se caractérisent par une alopécie localisée avec un cuir chevelu sous-jacent pathologique. On distingue trois types de teignes.

Les teignes tondantes et suppurées

Elles sont observées chez les enfants d'âge scolaire et se divisent en :

- teignes microsporiques constituées d'une ou plusieurs grandes plaques alopéciques squameuses sur lesquelles le cheveu est coupé court ;
- teignes trichophytiques faites de plaques de petite taille, nombreuses et squameuses ;
- teignes suppurées caractérisées par des lésions de folliculites suppurées se regroupant en gros macarons inflammatoires (kérions).

Le favus

C'est une teigne rare en France, contagieuse en situation de promiscuité et de grande misère.
Elle se caractérise par une ulcération périfolliculaire de 0,5 à 1,5 cm, jaune soufre (le godet). Elle évolue, contrairement aux deux formes précédentes, vers une alopécie définitive.
Les agents en cause sont les dermatophytes anthropophiles, donc contagieuses, et les dermatophytes zoophiles, sans contagion interhumaine.
Les dermatophytes anthropophiles sont le plus souvent d'origine africaine et responsables de grandes épidémies familiales et scolaires. Ces teignes sont actuellement les plus fréquentes.
Les dermatophytes zoophiles sont autochtones, la contamination se fait à partir d'un animal contaminé qu'il faudra traiter (chat, chien, rongeur, cheval, bétail). Ces teignes s'accompagnent souvent de dermatophytie de la peau glabre, herpès circiné. L'agent le plus fréquemment retrouvé est le *microsporum canis,* qui se caractérise par une fluorescence verte de la teigne en lumière de Wood.

La conduite à tenir

Devant toute suspicion de teigne, on doit réaliser :
- un examen en lumière de Wood (qui permet d'affirmer, en cas de positivité, l'origine animale de la teigne et donc l'absence de contagion interhumaine) ;
- un prélèvement mycologique dans un laboratoire de référence ;
- un examen de la fratrie et de la mère, avec un prélèvement également.

Le traitement

Le traitement repose sur la prise de griséofulvine *per os* pendant une durée de 6 à 8 semaines, à la dose de 15 à 25 mg/kg, associée à un traitement local par crème imidazolée.
L'animal contaminant est recherché et traité.
L'éviction scolaire est de règle jusqu'à ce que l'examen mycologique soit négatif.
Pour les teignes d'origine animale, donc non contagieuses, cette attitude devrait être assouplie.

Les angiomes

Les angiomes sont des tumeurs vasculaires bénignes fréquentes durant l'enfance. Soit elles sont congénitales, soit elles apparaissent dans les premières semaines de vie. Les angiomes se divisent en deux groupes : les angiomes immatures ou hémangiomes, spontanément résolutifs, et les angiomes plans, ou malformations vasculaires, qui persistent toute la vie.

Les hémangiomes

Les hémangiomes sont des tumeurs vasculaires constituées de vaisseaux capillaires immatures. Après un intervalle libre de quelques semaines, l'angiome tubéreux, ou angiome superficiel, apparaît sous forme d'une tache érythémateuse qui grossit progressivement pour donner **un nodule rouge vif** dont le volume se stabilise entre 6 et 8 mois.
À partir de 12 à 18 mois, la lésion involue, ce qui se traduit par **un blanchiment** et **un ramollissement**. L'angiome disparaît totalement entre 2 et 5 ans.
Les hémangiomes sous-cutanés sont des lésions vasculaires plus profondes, présentant l'aspect de voussures bleutées, qui évoluent comme les lésions plus superficielles, mais avec un retard de quelques mois.
Les angiomes ayant à la fois une composante superficielle et sous-cutanée sont dits « mixtes ».

La plupart des angiomes ne posent aucun problème, mais certaines formes ou localisations exposent à des complications :
- l'ulcération des hémangiomes du siège ;
- les retentissements fonctionnels des hémangiomes palpébraux, narinaires ou labiaux ;
- la mise en jeu du pronostic vital au cours des hémangiomatoses miliaires, du syndrome de Kasabach-Merritt et de l'angiome sous glottique.

Le retentissement esthétique d'un hémangiome de la face peut motiver une chirurgie précoce.

Les angiomes plans

Les angiomes plans sont des tumeurs planes constituées de capillaires matures ; présents à la naissance, ils persistent toute la vie.
L'angiome plan est une lésion plane de **couleur rose pâle ou lie de vin**, d'étendue ou de forme variables, qui siège électivement sur le visage et les membres. La couleur s'atténue dans les premières années de vie, se stabilise puis s'accentue à partir de l'adolescence, l'angiome prenant alors un aspect grenu.
Un angiome plan du territoire trigéminé supérieur (front, tempe et paupière supérieure) impose la recherche d'un angiome oculaire choroïdien et d'un angiome plan dans le cadre d'un éventuel syndrome de Sturge-Weber, qui peut se traduire par un glaucome et une épilepsie. Un angiome plan chaud et battant doit évoquer une fistule artério-veineuse.
Le traitement par laser à colorant pulsé permet d'atténuer, voire faire disparaître les angiomes plans.

Conclusion

Aujourd'hui, les affections dermatologiques ne sont plus qu'exceptionnellement dues à une négligence de l'hygiène quotidienne qui est tout à fait adaptée dans la plupart des familles.
La puéricultrice le confirme aux parents et en fait prendre conscience aux professionnels de l'enfance alors que, paradoxalement, les thérapeutiques préconisées exigent toujours de porter une attention particulière aux soins du corps, au moins de la zone tégumentaire lésée.
Ces soins visent à éviter que ces lésions évoluent et finissent par laisser des cicatrices inesthétiques qui risquent d'altérer l'image de soi de l'enfant qui grandit.
Le recours à la chirurgie esthétique est heureusement devenue une ressource sûre lorsque l'apparence devient difficile à supporter pour soi ou pour les autres. Elle doit être proposée à l'enfant et à ses parents dans toutes les situations où elle peut apporter une amélioration de la qualité de vie.

BIBLIOGRAPHIE

DE BELILOVSKY C. – La dermatite atopique : une pathologie chronique et fréquente chez l'enfant. In : *Métiers de la petite enfance,* 2000, 08-09, n° 60/61, pp. 22-24.

LARREGUE M. ET MALEVILLE J. – *Dermatologie pédiatrique.* Masson, coll. Abrégés, Paris, 1986, 208 pages.

LAVAUD J., ANDRE P., BARBIER M.-L., CHABERNAUD J.-L., LODE N. – *Réanimation et transports pédiatriques.* Masson, Paris, 4e éd., 2001

PLASSIT M.-TH. – Prise en charge infirmière : au niveau de la consultation pédiatrique. In : *Soins Pédiatrie-Puériculture,* 1997-03, n° 175, pp. 12-16.

RIBEAUDEAU F. – *Soins infirmiers aux personnes atteintes d'affections dermatologiques.* Masson, coll. *Nouveaux Cahiers de l'Infirmière,* Paris, 2000, 2e édition, 188 pages.

TAIEB A. – Dermatologie infantile : les méthodes diagnostiques. In : *Soins Pédiatrie Puériculture,* 1997-03, n° 75, pp. 7-9.

III. Les situations particulières

CHAPITRE 29

Les urgences et la réanimation pédiatrique[1]

Capacités attendues pour l'exercice de la puéricultrice

- Prendre en charge une urgence vitale chez l'enfant, de la naissance à l'adolescence : dépister les signes de gravité, mettre en œuvre les mesures d'urgence, réaliser les techniques de première urgence ; préparer les documents destinés à l'équipe hospitalière.
- Accompagner l'enfant et sa famille lors d'une prise en charge hospitalière dans le cadre d'une situation d'urgence vitale.
- Assurer, faire assurer la formation des personnels des services extra-hospitaliers accueillant des enfants, en matière d'urgence vitale (reconnaître les signes de gravité, savoir faire les gestes de première urgence et prendre toutes mesures adéquates).

Les risques de survenue d'une situation d'urgence sont omniprésents dans la vie de l'enfant. Les causes accidentelles représentent une part importante des urgences et, malgré une diminution sensible ces dernières années, un décès sur quatre de tous les décès d'enfants de 2 à 14 ans était encore en 1995 la conséquence d'un accident domestique. Les risques liés à une pathologie grave ou dont le diagnostic s'est avéré trop tardif sont également à l'origine de très nombreuses situations d'urgences pédiatriques.

La vulnérabilité physiologique des fonctions vitales du jeune enfant et la gravité des séquelles d'un arrêt respiratoire ou cardiaque prolongé exigent une connaissance précise tant des signes d'alerte d'une urgence vitale que de la conduite immédiate à tenir.

Les puéricultrices, du fait de leur exercice au contact permanent d'enfants, doivent avoir sur ces points une réelle compétence technique.

Reconnaître les urgences vitales et les signes de gravité

Une urgence vitale peut se définir comme une situation dans laquelle l'altération des fonctions cardio-respiratoires constitue une menace pour la vie de l'enfant, les troubles neurologiques associés, tels qu'un coma, pouvant en être la cause ou la conséquence. Ainsi, une insuffisance circulatoire profonde et durable, qui ne permet pas de répondre aux besoins cellulaires, a un retentissement sur les grandes fonctions vitales : l'enfant est en **état de choc.**

La puéricultrice doit donc être capable de prendre en charge un enfant en urgence vitale, c'est-à-dire :

- savoir reconnaître les signes de gravité d'une affection de l'enfant pour alerter si nécessaire ;
- commencer les premiers gestes d'urgence (et/ou préparer le matériel nécessaire à leur réalisation) :
  - installer un enfant en position latérale de sécurité (PLS) ;
  - aspirer les voies aériennes supérieures pour assurer leur liberté et faciliter la ventilation ;
  - ventiler au masque avec un insufflateur manuel ;

1. Auteur : Jean LAVAUD, pédiatre-réanimateur.

– réaliser un massage cardiaque externe ;
– exécuter les manœuvres de Mofenson et/ou de Heimlich, dans la seule situation où un gros corps étranger, complètement obstructif de la gorge, entraîne une asphyxie, qui peut être rapidement mortelle.

Rôle de la puéricultrice

Reconnaître la gravité d'une affection de l'enfant

La puéricultrice dispose d'un ensemble de signes cliniques qui peuvent s'associer différemment, mais qui sont évocateurs de gravité.

La coloration

- Cyanose plus ou moins généralisée.
- Pâleur cutanéo-muqueuse, parfois très marquée.
- Aspect grisâtre, teint terreux.
- Marbrures périphériques avec fraîcheur des extrémités.
- Taches purpuriques d'extension rapide.
- Ictère intense, voire flamboyant.

Les signes respiratoires

- Polypnée atteignant le double de la fréquence normale pour l'âge.
- Pauses respiratoires ou apnées de durée parfois très prolongée.
- Gasps (respiration anarchique par secousses diaphragmatiques).

Les signes de lutte

- Battement des ailes du nez.
- Tirage inspiratoire des muscles intercostaux et des muscles du cou, tirage sus-sternal et sus-claviculaire.
- Creusement inspiratoire sterno-xyphoïdien.
- Balancement abdomino-thoracique, signe d'épuisement.

Les signes cardio-vasculaires

- Tachycardie brutale ou s'aggravant.
- Pouls filant, imprenable.
- Bradycardie.
- Troubles du rythme avec irrégularité (extrasystoles auriculaires ou ventriculaires).
- Tachycardie ou fibrillation ventriculaire, torsades de pointes, bloc auriculo-ventriculaire.
- Collapsus.
- Accès d'hypertension artérielle majeure.

Les signes neurologiques

- Somnolence, obnubilation, hypersomnie.
- Perte de connaissance brutale.
- Coma.
- Gémissements.
- Convulsions, voire état de mal convulsif.
- Aréactivité totale.
- Déficit neurologique.
- Signes de décérébration.

La température

- Hypothermie (T° < 36 °C) plus ou moins profonde, de grande valeur chez le nouveau-né et le nourrisson.
- Hyperthermie majeure (T° > 41 °C).

Le tonus musculaire
- Hypotonie brutale généralisée.
- Hypertonie généralisée, voire opisthotonos.

Les troubles trophiques
- Pli cutané abdominal franc ou massif.
- Sécheresse des muqueuses (lèvres, langue rôtie, ulcérations cornéennes…).

Les troubles de la diurèse
- Oligo-anurie ou anurie.

Reconnaître ces éléments de gravité est essentiel pour intervenir et agir à temps, avant de constater un arrêt cardio-respiratoire auquel une puéricultrice peut être confrontée d'emblée.

Rôle de la puéricultrice

Reconnaître les signes cliniques d'un arrêt cardio-respiratoire

Arrêt respiratoire

Ni soulèvement thoraco-abdominal, ni perception de flux aérien sur la paume de main posée devant la bouche et le nez.

Absence de tout battement cardiaque

Aucune perception des gros pouls artériels (radiaux et fémoraux chez le nouveau-né et le nourrisson ; fémoraux et carotidiens au-delà de 4 ans).

Coma profond
- Aréactivité totale, même à la stimulation forte.
- Hypotonie généralisée[1].
- Pupilles en position variable, plus souvent en mydriase complète, aréactives à la lumière.

Coloration cutanéo-muqueuse

Variable, mais l'enfant n'a pas sa coloration habituelle.

Température
- Variable.
- Hypothermie fréquente (car le corps se refroidit très rapidement après un arrêt cardio-respiratoire).

1. La rigidité cadavérique ne s'installe qu'après plusieurs heures.

Les principales urgences chirurgicales et médicales

De nombreuses affections peuvent engager le pronostic vital. On peut les classer en fonction de l'âge ou du système préférentiellement défaillant.

Les urgences chez le nouveau-né (de J0 à J28)

- Souffrance cérébrale majeure avec convulsions.
- Détresses respiratoires médicales.
- Infections materno-fœtales bactériennes et fœtopathies sévères.
- Malformations naso-faciales : atrésie des choanes bilatérale, syndrome de Pierre Robin.
- Malformations chirurgicales viscérales : atrésie de l'œsophage, hernie de coupole à révélation néonatale, malformations de la paroi abdominale,

omphalocèle, laparoschisis, occlusions intestinales, atrésie duodénale, volvulus sur mésentère commun complet ou incomplet, Entérocolite Ulcéro-Nécrosante.

Les urgences chez le nourrisson (de J29 à l'âge de 2 ans)

◆ **Pathologies respiratoires** :
– laryngite aiguë virale sous-glottique ;
– laryngo-trachéo-bronchite bactérienne ;
– épiglottite aiguë ;
– bronchiolite ;
– coqueluche ;
– staphylococcie pleuro-pulmonaire ;
– crise d'asthme aigu sévère.
◆ **Pathologies cardiaques** :
– myocardiopathies infectieuses, métaboliques ;
– décompensation d'une cardiopathie congénitale connue ou méconnue (ex. : malaise de la tétralogie de Fallot) ;
– troubles du rythme cardiaque (ex. : tachycardie paroxystique supraventriculaire).
◆ **Pathologies infectieuses** :
– septicémies et septico-pyohémies ;
– méningites et méningo-encéphalites ;
– purpura fulminans ;
– hépatite aiguë fulminante ;
– phlegmon de l'amygdale.
◆ **Affections chirurgicales** :
– péritonites ;
– occlusions intestinales avec souffrance des anses ;
– intestinales, aspect préperforatif et constitution d'un 3e secteur intestinal très impressionnant (volvulus aigu du grêle, hernie étranglée, invagination intestinale aiguë).
◆ **Affections métaboliques** :
– déshydratation aiguë ;
– coma diabétique ;
– insuffisance surrénale aiguë.
◆ **Urgences allergiques** :
– crise d'asthme aigu sévère ;
– œdème de Quincke avec participation laryngée ;
– choc anaphylactique.
◆ **Urgences neurologiques non infectieuses** :
– syndrome de Guillain-Barré avec atteinte pharyngée et respiratoire ;
– état de mal convulsif quelle qu'en soit la cause ;
– hématome intracrânien (sous-dural, extra-dural, intracérébral, cérébelleux) ;
– rupture d'un anévrisme artériel ;
– HTIC avec ou sans signe d'engagement ;
– tumeur intracrânienne.
◆ **Tumeurs et malformations** :
– compression trachéo-bronchique par tumeur médiastinale ou pulmonaire ;
– tumeur intracérébrale ;
– tumeur avec compression médullaire.
◆ **Affections néphrologiques** : syndrome néphrotique et hémolytique.
◆ **Affections diverses** :
– malaises ;
– mort subite du nourrisson.

Les urgences chez le grand enfant

◆ Affections respiratoires :
– asthme ;
– pneumopathies malignes.
◆ Pathologies accidentelles traumatiques :
– traumatismes crâniens sévères ;
– polytraumatismes ;
– plaie unique ou multiple par arme blanche ou à feu ;
– écrasement, broiement ;
– section ou arrachement de membres ;
– empalement profond.
◆ Brûlures :
– étendues (> 10 % surface corporelle), circonférentielles (effet garrot à lever rapidement), touchant des zones dangereuses (visage, mains, périnée, organes génitaux externes), par liquides bouillants, flammes ou solides chauds ;
– électrique profonde à haut voltage.
◆ Intoxications médicamenteuses sévères :
– par produits ménagers caustiques ;
– par produits pétroliers ;
– par CO et produits cyanurés.
◆ Autres pathologies accidentelles :
– noyades ;
– corps étranger obstructif de la gorge et asphyxique ;
– asphyxies d'autre nature (strangulation, pendaison), asphyxie de la face par obstruction du nez et de la bouche par la literie ou d'autres objets, respiration en atmosphère confinée.

Reconnaître les principaux syndromes et agir en urgence[2]

Les urgences respiratoires

2. Ce qui concerne le nouveau-né est décrit dans la partie « néonatologie ».

Rôle de la puéricultrice

Laryngite aiguë grave sous-glottique virale

Description succincte

Dyspnée inspiratoire.

Diminution du tirage sus-sternal et sus-claviculaire s'accompagnant en revanche d'une somnolence, d'une cyanose et d'une grande fatigue de l'enfant (avec désaturation et chute de la SaO_2).

Protocole d'urgence

Nébulisation de Bompard : *Célestène* 2 A × 4 mg + *Adrénaline* 1 mg + NaCl 0,9 % 4 ml + 6 l O_2.

Perfusion intraveineuse de sécurité avec corticothérapie IV : 0,5 mg/kg.

Laryngo-trachéo-bronchite bactérienne

Description succincte

Sécrétions purulentes.

Dyspnée aux 2 temps.

Fièvre majeure.

Protocole d'urgence

Aspiration trachéo-bronchique capitale ramenant des moules bronchiques purulents.

Intubation, ventilation mécanique, ATB[1].

Épiglottite aiguë bactérienne

(germe essentiel : haemophilus influenzae de souche b).

Description succincte

Dyspnée laryngée sans toux.

Position assise.

Fièvre élevée.

Teint toxique, très fatigué.

Hypersalivation.

Protocole d'urgence

Ne pas allonger, ni regarder la gorge, risque de mort brutale par phénomène réflexe.

Voie d'abord veineuse.

Antibiotique : *Claforan* 50 mg/kg ou *Rocephine* 50 mg/kg.

Intubation et oxygénation après anesthésie et sédation.

Bronchiolite grave

Description succincte

Signes de gravité : pulmonaires, cardio-vasculaires, digestifs, généraux.

Polypnée, cyanose, hypersécrétion, apnées, signes de lutte.

Vomissements, anorexie.

Tachycardie, tendance à l'HTA.

Asthénie, hypotonie, aspect gris, somnolence.

Adynamie, agitation.

Protocole d'urgence

Oxygénation par lunettes nasales.

Perfusion.

Sonde gastrique.

En cas d'aggravation : intubation et ventilation mécanique.

Coqueluche

Description succincte

Quintes asphyxiantes, apnéïsantes et cyanosantes.

Protocole d'urgence

Ventilation au masque en O_2 pur.
Perfusion.
Gavage.

Staphylococcie pleuro-pulmonaire

Description succincte

Suspecté sur 3 groupes de signes :

- signes digestifs : vomissements, anorexie, refus du sein ou du biberon, ballonnement abdominal, parfois selles molles ou diarrhée ;
- signes généraux : enfant fatigué, gris, teint terreux, hypotonie musculaire, adynamie, tachycardie, hypothermie ou hyperthermie ;
- signes respiratoires : polypnée et dyspnée, signes de lutte (cyanose péribuccale et des extrémités).

Protocole d'urgence

Plan dur, billot sous les épaules.
O_2 selon SaO_2 suivant indications : aspirations rhino-pharyngées en cas d'encombrement.
Perfusion de sécurité. Mise en route du traitement antibiotique selon protocole.
Sonde gastrique ouverte au sac en déclive.
Mesure permanente de la pression artérielle.
Si nécessaire, préparation du matériel de ventilation au masque et d'intubation.

1. Antibiothérapie.

Rôle de la puéricultrice

Crise d'asthme aigu sévère

Description succincte

Antécédents de crises fréquentes sur un asthme ayant débuté tôt dans la vie de l'enfant.
Terrain allergique connu et souvent majeur.
Traitement de fond prescrit.
Bradypnée inspiratoire qui tend à s'aggraver ou laisse la place à une polypnée, apnée possible.
Cyanose, aspect gris, pâleur.
Diminution, puis disparition des sifflements expiratoires.
Absence de toux.
Impossibilité de parler, de communiquer.
Tachycardie.
Apparition d'un emphysème sous-cutané cervical extensif.

Protocole d'urgence

Installer rapidement une nébulisation de *Salbutamol* au masque (forme concentrée à 0,5 %, flacon de 10 ml = 50 mg, 0,03 ml/kg sans dépasser 1 ml) associée à l'*Atrovent* (forme monodose enfant 0,25 mg) avec 4 ml de sérum physiologique véhiculé par 6 l d'oxygène pendant 20 à 30 minutes.
Dans le même temps, **voie d'abord veineuse en urgence** avec du G 5 % + électrolytes pour injecter le corticoïde : *Célestène* 0,5 mg/kg et assurer un garde veine.
Surveiller de l'état de conscience, FR, FC, PA, réapparition des sibilants expiratoires et début de la toux, SaO_2.
Éléments de surveillance : saturomètre, scope, cardiomoniteur, dinamap.
Après un temps de repos de 30 minutes, une 2e nébulisation identique, puis une 3e est à prévoir en l'absence d'amélioration après un nouveau délai de repos de 30'.
En cas de non amélioration, début de la perfusion de *Salbutamol* IV selon prescription. Habituellement : dose de charge de 5 γ/kg, puis dose d'entretien en perfusion continue au PSE[1] en débutant par 0,5 γ/kg/min, à augmenter progressivement selon prescription et non réponse au traitement.

1. Pousse-seringue électrique.

Les urgences cardiaques

Rôle de la puéricultrice

Décompensation d'une pathologie cardiaque

Description succincte

Polypnée, dyspnée, pâleur ou cyanose, aspect gris, tachycardie, PA basse et pincée, collapsus. Le médecin trouvera parfois un galop (rythme cardiaque à 3 temps), un assourdissement des bruits du cœur, un souffle, un gros foie.

Protocole d'urgence

Préserver l'oxygénation, de la ventilation est essentielle ; oxymètre de pouls, cardiomoniteur et dinamap.

Faire un perfusion rapide, oxygénation selon SaO_2 et aide à la ventilation.

Préparer digoxine, lasilix selon prescription ou autre médicament inotrope positif (dobutrex, dopamine).

Troubles du rythme

(ex. : tachycardie paroxystique supraventriculaire)

Description succincte

Pâleur, malaise.

Protocole d'urgence

Prise d'une voie d'abord veineuse rapidement (digoxine 20 γ/kg ou *Striadyne* 1 mg/kg).

Malaise de Fallot

Description succincte

Aggravation de la cyanose, malaise, perte de connaissance.

Protocole d'urgence

Voie veineuse : *Avlocardyl* 1 mg.

Tumeur ou malformation vasculaire intrathoracique ou pulmonaire avec compression trachéo-bronchique

Protocole d'urgence

Préserver la ventilation et l'oxygénation, avec intubation en urgence si nécessaire.

Les urgences d'origine infectieuse

Rôle de la puéricultrice

Pathologie infectieuse

Description succincte

Contexte éventuel : drépanocytaire, déficit immunitaire.
Fièvre élevée, frissons.
Polypnée, malaise.
Chute PA, tachycardie, parfois collapsus.

Protocole d'urgence

Voie d'abord : remplissage avec *Plasmion* ou *Elohès* 6 %, 15 à 20 ml/kg.
Oxygénation si nécessaire.
Inotropes (+) : *Dopamine* 5 à 15 γ/kg/min ou *Dobutrex* 10 à 15 γ/kg/min.

Les urgences métaboliques

Rôle de la puéricultrice

Déshydratation aiguë du nourrisson avec perte de poids

Description succincte

Perte de poids > 10 %, le plus souvent secondaire à une gastro-entérite.
Reconnaissance :

- déshydratation extracellulaire : pli cutané abdominal, hypotonie des globes oculaires, dépression de la fontanelle, collapsus, oligoanurie ;
- déshydratation intracellulaire : soif, sécheresse des muqueuses, troubles de la conscience, fièvre.

Protocole d'urgence

Voie d'abord veineuse, remplissage vasculaire puis réhydratation.

Coma diabétique

Description succincte

Polydipsie, polyurie, polyphagie, amaigrissement rapide et massif.
Troubles de la conscience.

Protocole d'urgence

Réhydratation avec sérum physiologique et 1 UI/kg/heure d'insuline ordinaire dans un premier temps jusqu'à ce que la glycémie revienne à 2 g/l.

Coma hypoglycémique

Description succincte

Sueurs, pâleur.
Polypnée.

Protocole d'urgence

Resucrage par du G 30 %.

Les urgences allergiques

Rôle de la puéricultrice

Œdème de Quincke avec participation laryngée

Description succincte

Souvent d'origine allergique alimentaire, il se caractérise par un gonflement rapide des lèvres et du visage avec œdème lingual et pharyngo-laryngé, entraînant une obstruction buccale et une dyspnée laryngée.

Protocole d'urgence

Pratiquer une nébulisation d'adrénaline (1 ml = 1 mg = 1 A) véhiculée par 5 l d'O_2/min, associée à une injection de *Polaramine* et de *Célestène* IV (0,5 mg/kg).
Maintenir prêt le matériel d'intubation et de ventilation manuelle.

Choc anaphylactique

Description succincte

Sensation de malaise, avec pâleur puis perte de connaissance et collapsus.

Protocole d'urgence

Injection IM/SC/ou IV d'une ampoule de 1 mg d'*Adrénaline* mélangée à 9 ml de sérum physiologique, administrée 1/10 par 1/10.
Si le pouls n'est toujours pas bien frappé et la PA reste basse, renouveler l'injection d'*Adrénaline* et débuter un remplissage par une substance macromoléculaire type *Elohès* à 6 % sur la base de 15 à 20 ml/kg en 30 minutes.

Les urgences neurologiques

Rôle de la puéricultrice

État de mal convulsif

Protocole d'urgence

PLS, aspirations et vidange gastrique.

Administration intrarectale de *Valium* 0,5 mg/kg puis, dès la perfusion posée, *Valium* IV 0,5 mg/kg, *Gardénal* 10 mg/kg au PSE en 20 minutes, *Dilantin* 15 mg/kg au PSE en 20 minutes.

Malaise grave du nourrisson

Protocole d'urgence

Mettre en condition selon l'état de l'enfant :
- si trouble de la conscience ou convulsion : PLS[1] ;
- si respiration anormale ou nulle, ventilation assistée soit par masque et insufflateur manuel, puis intubation et ventilation mécanique contrôlée avec une machine.

1. Position latérale de sécurité (voir p. 663).

Les principales causes d'admission en réanimation[3]

Le nourrisson

- Laryngite virale sévère ou surinfectée.
- Déshydratation aiguë du nourrisson > 10 % poids.
- Bronchiolite.
- Mort subite récupérée.
- Épiglottite aiguë, exceptionnelle actuellement.

L'enfant

- Purpura fulminans.
- Crise d'asthme aigu sévère.
- Tumeurs malignes avec complications respiratoires.
- Accidents : traumatismes crâniens sévères.
- Polytraumatisés.
- Brûlures > 10 % de la surface corporelle.
- Conséquence de noyades et d'asphyxies diverses.
- Causes post-chirurgicales :

– toute occlusion : péritonite appendiculaire ou autre en l'absence d'autonomie respiratoire ou si l'hémodynamique est insuffisante ;
– transplantations cardiaques, pulmonaires, rénales ou intestinales ;
– arthrodèses vertébrales dans le cadre de myopathies ou de malformation vertébrale congénitale.

Les transmissions et l'orientation

La puéricultrice réunit tous les éléments de transmission et les documents nécessaires au transfert du malade.

Les documents à transmettre

- Les documents administratifs, notamment l'autorisation d'opérer signée si nécessaire.
- Le dossier médical. Il s'agit de réunir pour transmission au service d'accueil :

– le compte rendu d'hospitalisation (ne pas oublier la carte de groupe) ;
– la feuille de soins infirmiers ou la photocopie du dossier de soins : bien noter les heures d'administration des médicaments, des perfusions, noter les relations parents/enfant et parents/personnel soignant.

- Les objets familiers de l'enfant.

Les différentes orientations possibles

Selon l'état de l'enfant, il sera orienté vers l'un des services suivants :
- **l'unité de réanimation** dès qu'il existe une situation susceptible de décompenser, une urgence vitale, tout enfant soumis à une assistance ventilatoire mécanique, intubé ou trachéotomisé, tout enfant comateux avec des troubles respiratoires et/ou hémodynamiques ;
- **l'unité de soins intensifs**, pour tout enfant qui nécessite une surveillance infirmière et médicale constante. Ces malades sont souvent oxygénés mais en ventilation spontanée, porteurs de voie(s) d'abord veineuse(s) périphérique(s) et/ou centrale ;
- **la salle de réveil**, pour la pathologie accidentelle ou chirurgicale grave, qui nécessite une poursuite de la réanimation, un bilan rapidement effectué avant un geste chirurgical ;

3. Les causes concernant le nouveau-né sont décrites dans le chapitre « Pathologies de la période néonatale ».

◆ **les urgences médicales ou chirurgicales**, pour les affections qui ont pu être contrôlées à domicile ou sur la voie publique par des traitements bien codifiés, permettant la régression des signes des affections, mais qui nécessitent une surveillance de quelques heures en milieu hospitalier, quelquefois une hospitalisation secondaire ;
◆ **le centre spécifique de brûlés**, pour les enfants qui ont une surface brûlée supérieure à 10 % de la surface corporelle (5 % chez le nourrisson), ou qui présentent des brûlures circonférentielles faisant garrot ou dans des zones très dangereuses (cuir chevelu, face, cou, mains, périnée) ;
◆ **le service d'ORL infantile**, pour tous les corps étrangers trachéo-bronchiques et les corps œsophagiens bloqués, pour les intoxications avec les produits caustiques ménagers.

Rôle de la puériculture

Prise en charge et surveillance de l'enfant à l'arrivée aux urgences de l'hôpital

Devant toute urgence, la prise en charge initiale impose parallèlement de prendre les constantes des fonctions essentielles à la vie et d'installer les quelques appareils de surveillance non invasive indispensables.

Appareillage de base

- Cardiomoniteur.
- Oxymètre de pouls.
- Appareil de prise de PA automatique par oscillomètrie (dinamap) avec brassard adapté.

Installation de l'enfant

Position demi-assise ou dorsale, tête défléchie modérément en arrière, PLS[1] si besoin.

Mesure des constantes

Fréquence respiratoire, régularité du rythme, pauses ou apnées.
Fréquence cardiaque, pouls (max, min, moyenne).
Température.
Saturation en oxygène (SaO_2).
Surveillance de l'oxygénothérapie selon la technique et liberté de la sonde nasale ou des lunettes nasales, humidification et réchauffement, masque, étanchéité.
Diurèse.

Surveillance clinique

Coloration des téguments : cyanose, teint gris, sueurs.
Dépistage de troubles digestifs : nausées, vomissements, résidus gastriques si sonde en place (qualité et quantité), douleurs abdominales, diarrhée.
Conscience et comportement : apparition de convulsions, de troubles de conscience, de signes de localisation, score de Glasgow pour évaluer la profondeur du coma.
Surveillance de la douleur de l'enfant et de la sédation.

Administration des traitements

Respecter les horaires des administrations médicamenteuses.
Surveillance du débit des perfusions (médicaments et solutés).

Enfant intubé et ventilé mécaniquement

Faire des aspirations trachéo-bronchiques en fonction de l'encombrement.
Humidifier les sécrétions par du sérum physiologique ou d'autres substances (*Alevaire* ++).
Surveiller la spirométrie. (Si chute, se méfier d'un bouchon.)
Respecter les constantes de ventilation affichées et décidées par le médecin.

▶

Enfant perfusé
Faire une identification correcte de tous les solutés et médicaments administrés au pousse-seringue électrique, inscrire lisiblement le contenu sur les seringues avec identification des lignes de perfusion.
Porter une particulière attention aux dilutions et aux préparations médicamenteuses, recalculer les posologies pour éviter les erreurs humaines.
Respecter les conditions d'administration de certains médicaments (protection contre la lumière), refroidir quelques solutés ou gavages par PSE.

1. Position latérale de sécurité (voir ci-dessous).

Les techniques de première urgence

La position latérale de sécurité (PLS)

Tout enfant inconscient ou présentant des troubles de la conscience mais respirant spontanément correctement ou tout enfant conscient mais susceptible de vomir et de faire des fausses routes alimentaires trachéo-bronchiques devra être mis en position latérale de sécurité.

Pour basculer un enfant sur le dos en PLS

Sauf impossibilité, l'enfant sera basculé en décubitus latéral gauche.
Le bras gauche est disposé perpendiculairement à l'axe du corps, bien à l'horizontale, main droite reposant sur l'épaule gauche.
La jambe droite est repliée sur la cuisse, pied bien à plat au sol.
Placer un linge de volume adapté à gauche de la tête de l'enfant, pour qu'elle repose dessus après la version, afin de permettre à l'axe vertébral d'être bien aligné en un seul plan depuis le rachis cervical jusqu'au bassin.
Avec précaution, en prenant l'enfant au genou droit et à l'épaule droite, basculer lentement le corps de l'enfant sur le côté gauche.
Dégager la main droite avec appui au sol à l'intérieur du bras gauche étendu, pour éviter sa compression par la tête et améliorer l'assise au sol, ce qui empêche tout basculement sur le ventre.
Pied droit tout naturellement dans le creux poplité gauche.

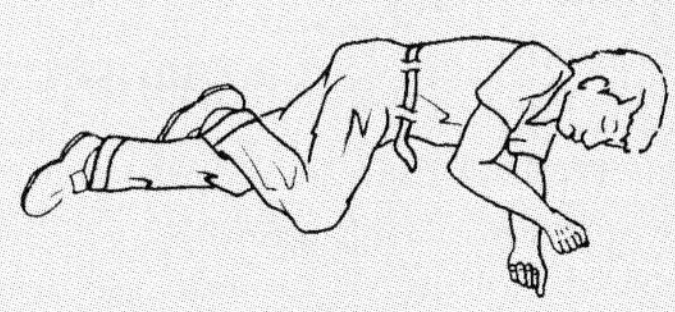

Figure 29.1 : Position latérale de sécurité
Source : J. Lavaud *et al.*, *Réanimation et transport pédiatrique.* Masson, 4e édition, 2001.

Désobstruction pharyngée au doigt

On la pratique chez un sujet le plus souvent en PLS avec l'index ou l'annulaire, c'est-à-dire avec un doigt en crochet recouvert d'un linge fin, pour retirer les sécrétions pharyngées ou des substances étrangères type végétaux dans certaines situations (noyade en mare ou en étang) ou d'autres corps (sable, terre).

Technique de Mofenson

Plier la cuisse à angle droit, le pied sur une chaise.
Installer l'enfant hypotonique et flasque à califourchon ventral sur la cuisse fléchie.

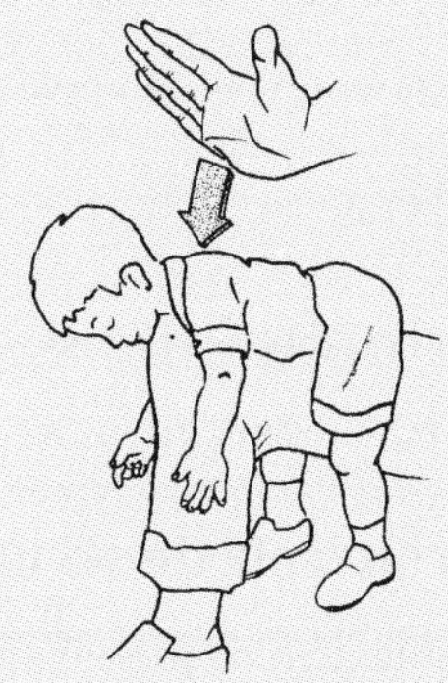

Figure 29.2 : Technique de Mofenson
Source : J. Lavaud *et al.*, *Réanimation et transport pédiatrique.* Masson, 4e édition, 2001.

Interposer la main gauche entre votre cuisse et le thorax de l'enfant soutenu par la paume.
Frapper avec violence du plat de la main libre entre les deux omoplates.

Les manœuvres de désobstruction pharyngo-laryngée

Dans quelques rares cas, on constate que l'enfant ne bouge plus, qu'il ne fait aucun mouvement, le thorax est bloqué ; il ne tousse pas, ne respire plus et n'émet aucun son. Les pupilles se dilatent et la cyanose du visage se produit en moins d'une minute. C'est le tableau classique de l'obstruction complète du pharyngo-larynx par un corps étranger de gros calibre le plus souvent alimentaire (morceau de banane, grains de raisin, salade, saucisson sec, bonbon) ou un objet ou un fragment de jouet, avec asphyxie mortelle en moins de 5 minutes. Deux techniques doivent être immédiatement tentées :

- la technique de Mofenson pour les moins de 5 ans ;
- la manœuvre de Heimlich pour tous les enfants quel que soit leur âge.

La technique de Mofenson

Cette technique est aisément réalisable par toute personne s'occupant d'un enfant de moins de 5 ans dont le thorax est encore relativement étroit et souple, même si l'enfant vient de manger ou est en cours d'alimentation avec un estomac plein et un abdomen distendu.
La compression thoracique directe, brutale et violente, provoque la compression des deux poumons pleins d'air ; le courant aérien va parcourir la voie broncho-trachéale avec une rare violence et soulever le corps étranger bloqué en sus-glottique, qui sera projeté au sol.
La tête de l'enfant étant plus basse que le tronc, si des vomissements surviennent, ils ne pourront pénétrer dans les voies respiratoires.
La reprise de conscience sera rapide, ainsi que la régularisation du rythme respiratoire, si l'anoxie est de très brève durée.

En revanche, si l'anoxie a été supérieure à 5 minutes, la reprise d'une conscience normale ne se produira pas avant au moins 30 à 60 minutes, et il est indispensable de garder l'enfant 24 heures en observation pour s'assurer de l'absence de toute complication cérébrale (œdème et hypertension intracrânienne).

La manœuvre de Heimlich

L'enfant est assis ou debout, l'accident vient de se produire.
Le brusque soulèvement compressif du contenu abdominal élève les deux coupoles diaphragmatiques qui compriment les deux poumons bloqués par l'air emprisonné et, là encore, leur vidange brutale permet au courant aérien d'être déplacé dans l'axe broncho-trachéal, expulsant le corps étranger hors de la bouche.
Si une méthode n'est pas efficace, la refaire 2 à 3 fois de suite en s'appliquant, avant de passer à l'autre méthode. Elles sont efficaces 9 fois sur 10. Les échecs sont dus aux corps végétaux type raisin ou salade qui

Manœuvre de Heimlich

Se placer derrière l'enfant, assis sur le rebord d'une table s'il ne peut toucher le sol, en le plaquant contre la poitrine du sauveteur, la tête sous son menton.

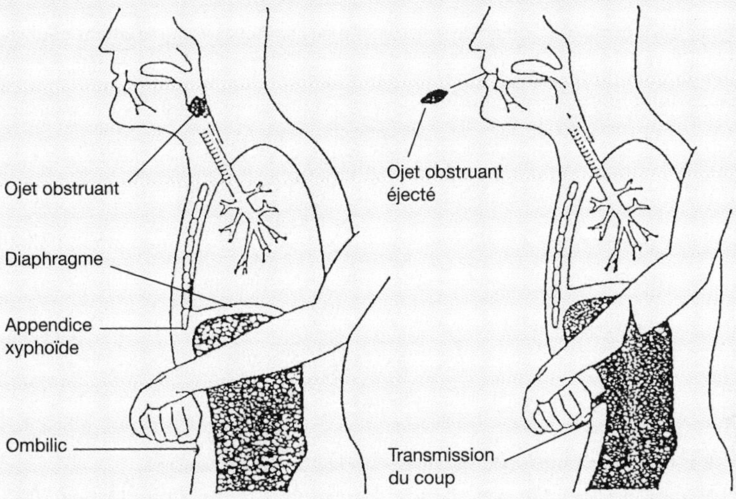

Figure 29.3 : Manœuvre de Heimlich

Enserrer le tronc en passant les bras sous les aisselles de l'enfant et repérer la base du sternum et l'ombilic. Mettre son poing droit fermé et oblique (pour un droitier) dans l'espace ainsi défini, le pouce contre la peau de l'abdomen sus-ombilical. Recouvrir avec sa main gauche le poing droit et exercer une brutale traction oblique en haut et en arrière en faisant pénétrer son poing sous le thorax.

collent à la paroi du pharyngo-larynx, aux fragments de caoutchouc, ballon de baudruche, tétine, et aux corps étrangers enclavés en glottique ou en sous-glottique immédiat, quelquefois en raison d'un élément pointu qui s'est fiché à ce niveau.

L'évacuation du contenu gastrique

Par exemple, en cas de noyade en eau douce.

Évacuation gastrique

Mettre rapidement l'enfant sur le ventre, tête en légère déclive tournée sur le côté.
Appuyer 3 à 4 fois de suite au niveau de la région lombaire.
L'enfant régurgite passivement l'eau.

La ventilation bouche-à-bouche

Contrairement à une opinion répandue, les Européens ont une surface d'ouverture buccale insuffisante pour bien couvrir l'ensemble nez-bouche, même chez le tout-petit. Il faut donc obturer les deux narines avec un pouce avant de ventiler artificiellement l'enfant, pour que l'insufflation ne puisse partiellement refluer par le nez. Il faut abandonner le bouche à nez.

Ventilation par le bouche-à-bouche

Maintenir ouvertes les voies aériennes supérieures par déflexion modérée de la tête en arrière et subluxation de la mâchoire inférieure vers l'avant. C'est la même main qui obture le nez et s'appuie sur le front pour obtenir cette position qui sera calée par un petit vêtement peu épais glissé sous les épaules de l'enfant.
Inspirer normalement et souffler son air dans la bouche de l'enfant assez rapidement pour soulever son thorax.

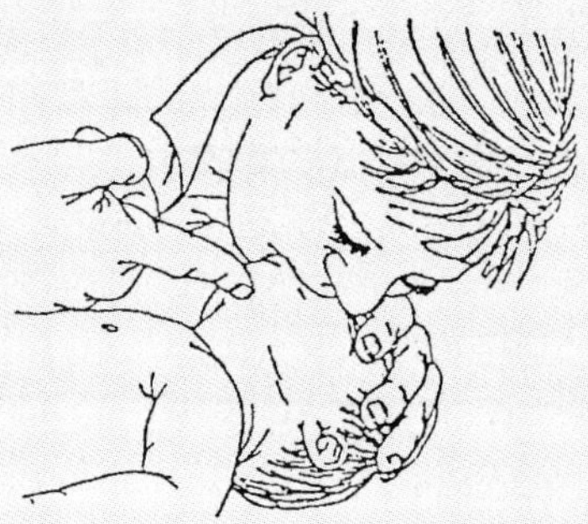

Figure 29.4 : Position de la bouche du sauveteur sur la bouche de l'enfant.
Source : J. Saint-Martin et B. Llanas, *Urgences à domicile du nourrisson et du petit enfant*. Masson, 2001.

Ne pas chercher à vider ses poumons. L'air expiré par le sauveteur dans les voies aériennes de l'enfant contient 16 à 18 % d'oxygène.
Réaliser trois ventilations bouche à bouche de suite, en se relevant légèrement entre deux pour prendre de l'air frais et donc de l'oxygène, et ne pas inhaler le gaz carbonique rejeté par l'enfant lors de son expiration passive. Si le sauveteur inhale ce CO_2, il insufflera à l'enfant un mélange O_2-CO_2 de plus en plus enrichi en CO_2, ce qui est délétère pour le malade comme pour lui-même (narcose en CO_2).
Le volume d'insufflation est adapté pour voir le thorax se soulever et la fréquence par minute sera la plus proche possible de la normale de l'enfant selon son âge :

- petit nourrisson : 35/minute ;
- grand nourrisson : 30/minute ;
- petit enfant (2 à 6 ans) : 25/minute ;
- grand enfant : 20/minute.

Plus l'enfant est âgé, moins la fréquence est élevée, mais plus la force d'insufflation doit être grande.
Si le thorax ne se soulève pas, plusieurs possibilités doivent être envisagées :

- la tête n'est pas correctement défléchie en arrière, elle peut être non ou insuffisamment défléchie ou au contraire trop défléchie ;
- la force de l'insufflation dans les voies aériennes de l'enfant est incorrecte, insuffisante, pas assez puissante et rapide ;
- un obstacle méconnu, gros corps étranger, est bloqué en sus-glottique : ne pas hésiter à faire la manœuvre de Mofenson ou de Heimlich selon l'âge de l'enfant, ses connaissances et son expérience.

Le massage cardiaque externe (MCE)

Le massage cardiaque externe chez l'enfant

Quatre principes sont à respecter pour effectuer un massage cardiaque externe :

- une position des doigts ou des mains sur le thorax de l'enfant, bien médiane et en région sous-mamelonnaire sur le corps du sternum ;
- une pression sur le thorax suffisante, donc un enfoncement suffisant pour provoquer la stimulation du muscle cardiaque à l'origine de la dépolarisation des cellules musculaires cardiaques par l'influx électrique entraînant la contraction des ventricules. Cette pression sera de 1 cm chez le nourrisson, 3 cm chez le petit enfant, 5 cm chez le grand. L'efficacité est appréciée par la perception de l'ondée systolique artérielle dans les gros troncs artériels (fémorale, humérale, radiale, voire carotide) à chaque compression thoracique ;
- l'automotricité et la régulation des gestes ;
- un rythme de compressions légèrement inférieur à la normale pour l'âge, à partir de quelques repères :
  - nouveau-né : 140/minute ;
  - nourrisson : 120/minute ;
  - petit enfant : 100/minute ;
  - grand enfant : 80/minute.

Lors d'un arrêt cardio-respiratoire, il est bon d'alterner trois insufflations de bouche-à-bouche et dix mouvements de MCE pour être plus efficace.

Selon l'âge, donc le volume, la morphologie et la résistance de la cage thoracique de l'enfant, si les repères sont les mêmes, la position des doigts et des mains diffère.

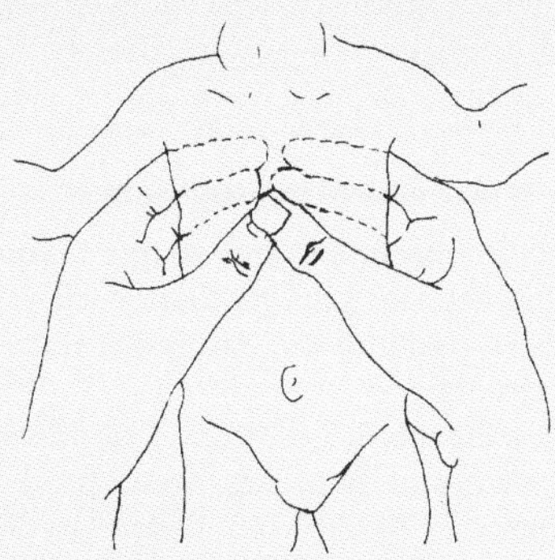

Figure 29.5 : MCE chez un nouveau-né : pouces en V renversé, phalangettes se recouvrant.
Source : J. Saint-Martin et B. Llanas, *Urgences à domicile du nourrisson et du petit enfant*. Masson, 2001.

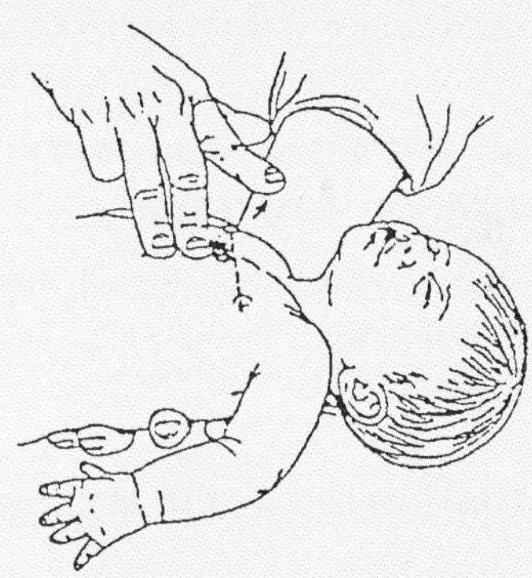

Figure 29.6 : MCE chez un nourrisson : pouces au contact à leur extrémité ou thorax massé par deux doigts (majeur et annulaire) bien tendus verticalement et perpendiculaires à la peau recouvrant le sternum.
Source : J. Saint-Martin et B. Llanas, *Urgences à domicile du nourrisson et du petit enfant*. Masson, 2001.

Un MCE bien pratiqué ne permet qu'une éjection sanguine modérée équivalant à 30 % de l'éjection normale et seulement 10 % de la circulation sanguine habituelle parviennent au cerveau. C'est dire les dégâts qui se produisent et s'aggravent lors d'un MCE mal fait et d'une ventilation bouche-à-bouche insuffisante.

Jusqu'à 10 ans, on ne casse pas de côte si l'on respecte les repères, le thorax de l'enfant étant relativement souple et compliant.

Chez le grand enfant comme chez l'adulte, un MCE bien fait est fatigant. Pour garder une efficacité maximale, il faut changer de sauveteur au bout de quelques minutes. Seul, on peut ventiler et masser en alternance sur un rythme de 3/10, la fréquence-minute étant fonction de l'âge. Toutes les 2 minutes, une pause de 10 à 15 secondes permet de se rendre compte de l'efficacité de la réanimation. Dès que le rythme cardiaque est redevenu normal pour l'âge, le MCE est arrêté.

Les gestes d'urgence par une équipe médicalisée pré-hospitalière

L'ouverture des voies aériennes supérieures chez le grand enfant

Chez le grand enfant, on peut utiliser une canule oro-pharyngée de type Guedel qui évite la chute de la langue en arrière, puisque sa forme épouse la convexité linguale. Son calibre sera adapté à l'âge et au poids de l'enfant. Son utilisation sera indispensable pour tout enfant intubé par la bouche ou disposant d'une sonde gastrique, par exemple pour un lavage d'estomac dans le cadre d'une intoxication sévère.

Aspiration rhinopharyngée

Matériel

Sonde d'aspiration semi-rigide en polyuréthane ou en élastomère de silicone, en chlorure de polyvinyl radio-opaque de calibre adapté pour l'âge.

Appareil d'aspiration autonome sur batterie rechargeable sur 220 V, dont la dépression sera également fonction de l'âge (250 millibars chez le nourrisson, 400 millibars chez le jeune enfant et 600 millibars chez le grand).

On peut également aspirer à la seringue.

Technique

La rapidité du geste ne doit pas pour autant blesser l'enfant et le faire saigner.

L'introduction de la sonde avec asepsie se fait en douceur, sans aspiration, sans forcer.

L'aspiration est réalisée lors de la remontée de la sonde.

Aspirer les deux fosses nasales (primordial chez le nouveau-né et le nourrisson de moins de 6 mois qui ont une respiration exclusivement nasale), la bouche et le pharynx, ce qui évitera les bradycardies réflexes, puis l'estomac.

La désobstruction rhinopharyngée et l'aspiration gastrique

Elles sont indispensables avant toute ventilation, notamment manuelle au masque avec un insufflateur manuel ou avant toute intubation.

La ventilation manuelle au masque

C'est un temps essentiel lors de toute réanimation. Elle précède toujours l'intubation qui ne sera pas toujours nécessaire si une ventilation manuelle au masque suffit à rétablir la situation ventilatoire.

Le matériel

L'insufflateur

Il faut un insufflateur manuel présentant certaines dispositions obligatoires quel que soit le type d'appareil : *Ambu*, *Laerdal* ou *Penlon* et un masque facial adapté à l'âge et à la taille de l'enfant.

Cet insufflateur manuel peut être utilisé à l'air libre ou relié à une source d'oxygène mobile (obus ou bouteille) ou fixe (murale, provenant d'une centrale d'O_2 avec un circuit de distribution).

Les accessoires indispensables

- Un enrichisseur d'O_2 qui, adapté à la queue du ballon, permet seul une ventilation en O_2 pur (tube annelé en plastique dur, sac en plastique ou tube en caoutchouc).
- Une soupape de sécurité de surpression pulmonaire s'ouvrant pour des pressions d'insufflation supérieures à 30 ou 40 cm d'eau. On doit toujours vérifier sa perméabilité avant d'utiliser l'insufflateur, car son blocage intempestif risque de favoriser des éclatements alvéolaires avec constitution d'un pneumomédiastin ou d'un pneumothorax chez le nouveau-né et d'autres enfants aux alvéoles fragiles et emphysémateuses. Dans quelques pathologies, on peut la bloquer pour permettre transitoirement des pressions plus élevées.
- Des valves unidirectionnelles inspiratoire et expiratoire de couleur jaune ou orange dont la présence est indispensable au bon fonctionnement de l'appareil.

En cas d'utilisation sous oxygène, celui-ci arrive sur un coude latéral à la partie postérieure de l'appareil. Avec un débit de 4 l/min, l'O_2 remplit le ballon et le tube réservoir à contre-courant, ce qui permet

À noter...

Si la valve inspiratoire manque, le CO_2 expiré par l'enfant rentrera partiellement dans le ballon et se mélangera à l'air ou à l'O_2. L'insufflation sera également de mauvaise qualité, car le gaz administré s'échappe directement en grande partie par la valve expiratoire.
Normalement, ces valves après nettoyage ne peuvent être remises que dans le bon sens en raison de la technique de fabrication. Mais la pièce plastique qui les contient a pu être disposée à l'envers sur le ballon ce qui empêche toute ventilation, les valves unidirectionnelles créant un obstacle infranchissable bien perçu par la résistance ressentie dès la première pression sur le ballon.

d'obtenir une FiO_2 à 1, puisque la colonne d'O_2 fait obstacle à la pénétration vers le ballon de la colonne d'air atmosphérique.
Sur l'*Ambu*, seule la pression sur le ballon permet le soulèvement de la valve inspiratoire. L'enfant ne peut la soulever seul. On ne peut donc le laisser ventiler spontanément sous un masque avec ce type d'appareil.
Le *Laerdal* comporte une valve unidirectionnelle unique qui permet l'insufflation spontanée de l'enfant et une valve expiratoire simple qui se soulève naturellement lors de l'expiration active ou passive de l'enfant.

Les masques

Chez le nouveau-né, les masques faciaux pour la ventilation manuelle sont soit triangulaires, épousant le nez et la bouche, en caoutchouc ou en plastique ferme, soit ronds avec un bourrelet en caoutchouc plein, qui paraît plus efficace en matière d'étanchéité sur le visage de l'enfant que les bourrelets transparents évidés où se perdra une partie de la ventilation administrée.
Après 1 an, les masques sont habituellement triangulaires à bourrelet gonflable épousant nez et bouche.

À noter...

La vérification de ces masques avant utilisation doit éliminer tous ceux qui présentent des flétrissures, une porosité et un gonflage non permanent.

Ventilation au masque

La ventilation manuelle à l'air libre ou en O_2 pur doit toujours être précédée :
- d'une bonne position de la tête : défléchie légèrement en arrière, épaules soulevées ;
- d'une aspiration des fosses nasales, de la bouche et de la gorge, pour assurer au mieux la désobstruction et la liberté de l'axe aérien, ainsi que de l'estomac.

Appliquer le masque facial retenu par deux doigts sur sa partie supérieure et inférieure.
Prendre le ballon à pleine main.
Donner une bonne pression sur le ballon.
Cette technique permet de soulever le thorax sans mobiliser la soupape de sécurité de surpression pulmonaire. Ce n'est pas le nombre de doigts appliqués sur le ballon qui compte, mais l'expérience du réanimateur en fonction de l'âge de l'enfant. Cependant, pour les soignants inexpérimentés, plus il y a de doigts qui compriment le ballon, plus la pression risque d'être forte et non contrôlée.
La fréquence sera à adapter en fonction de l'âge de l'enfant.
Si la ventilation au masque est faite correctement, on ne remplit pas davantage l'estomac de l'enfant que lors d'une respiration spontanée.

L'oxygénothérapie[4]

La sonde nasale d'oxygène

En dehors des sondes nasales spécifiques à oxygène, percées à leur extrémité distale de plusieurs orifices avec un tampon de mousse coulissant servant de repère, il existe maintenant des sondes à perforation distale unique très utilisées en néonatologie. Les débits seront modérés, pouvant aller de 0,1 litre par minute à plusieurs litres par minute selon l'âge de l'enfant.
Actuellement, ces sondes sont peu enfoncées dans le nez, 1 cm chez le nouveau-né et le nourrisson, 2 cm chez l'enfant plus grand.
Les sondes sont reliées à une source d'oxygène qui sera toujours humidifié et si possible réchauffé, bien que la distribution murale de l'oxygène depuis la centrale de l'hôpital permette déjà un certain réchauffement du gaz dans les canalisations.

4. Davantage de détails et de protocoles techniques sont décrits dans le chapitre « affections respiratoires », p. 563.

Les lunettes nasales

Ce système, auparavant réservé aux adultes, est de plus en plus utilisé en pédiatrie. Que la lunette nasale ne comporte que deux trous face aux narines de l'enfant, ou qu'il existe deux petits spicules canaliculaires qui permettent d'apporter l'oxygène directement aux extrémités antérieures des fosses nasales, ces dispositifs doivent être bien fixés sur les joues de l'enfant, pour qu'il n'y ait pas de déplacement au cours de la mobilisation de sa tête.

Le masque facial transparent

Il est actuellement très utilisé, car il permet d'apporter, en plus de l'oxygène, des médicaments grâce au nébuliseur qui peut lui être associé, l'oxygène étant le véhicule des microparticules médicamenteuses. Des affections comme les laryngites, les bronchiolites et les crises d'asthme sévère en ont largement bénéficié. Il faut bien entendu faire accepter le masque facial par l'enfant en détresse par un abord relationnel et psychologique adapté du malade et de son entourage.

Accompagner un enfant et sa famille aux urgences et en réanimation

Dans toutes les expériences d'hospitalisation d'enfant, celle des urgences ou de la réanimation est certainement une des plus déroutantes pour l'enfant et sa famille. Après s'être assurée que la prise en charge des fonctions vitales est mise en route, la puéricultrice met tout en œuvre pour maintenir autour de l'enfant un confort physique et psychologique nécessaire pour lui permettre de se sentir considéré comme un être humain, impliqué et respecté.

La participation à la prise en charge médicale

Dès l'arrivée d'un enfant aux urgences ou en réanimation, la puéricultrice exécute les actions suivantes :

- évaluation rapide de la situation (urgence vitale ou non) ;
- appel d'un médecin qui va :
  - faire un examen clinique et établir un premier diagnostic ;
  - prescrire les examens complémentaires et les soins et surveillances immédiats ;
  - prescrire les traitements ;
- en attendant le médecin :
  - maintien des fonctions vitales si besoin ;
  - mise en œuvre des protocoles d'urgence selon les cas ;
  - suivi chronométré de l'évolution de la situation.

La prise en charge paramédicale

Parler à l'enfant

Que ce soit dans les situations les plus critiques ou les plus banales, l'enfant a besoin de comprendre ce qui se passe autour de lui, de quoi est fait son environnement et, en particulier, que des adultes ressources sont présents.

Le rassurer avant tout

Ce qu'il voit dans les services d'urgence ou de réanimation est malheureusement souvent plus propice à inquiéter l'enfant qu'à le rassurer. Les bruits ne sont pas non plus toujours agréables, ni bienveillants.
Seule la voix et les paroles qu'elle porte peuvent apporter un réconfort suffisant pour que l'enfant ne se sente pas totalement perdu.
Par exemple, la soignante peut se présenter à l'enfant entrant (ou lorsqu'elle prend son service), lui demander son prénom pour établir une relation personnalisée, lui expliquer que c'est elle qui est responsable des soins effectués et l'inviter à exprimer ses besoins, sa douleur, sa peur... Bien sûr, la soignante ne peut rester au chevet du patient en permanence mais là encore, la voix peut rester un lien qui indique quand elle s'éloigne, où elle est, et ce, pourquoi pas en chantant ?

Faire participer l'enfant

De la même manière qu'il apprécie que l'on s'adresse à lui (au lieu de parler de lui), l'enfant est sensible à la manière dont on le traite : assurer des manipulations aussi douces que possible, le regarder, même lors de gestes très techniques qui demandent (aussi) toute l'attention du soignant...
À chaque fois que c'est possible (et c'est souvent le cas), solliciter la participation de l'enfant, au moins de manière symbolique (par exemple : demander à un enfant de participer à un changement de position en réanimation). Tous les mouvements peuvent être indiqués comme nécessitant son aide active, même si elle reste minime.
Avec l'enfant plus grand, l'adolescent, il doit y avoir participation au projet de soins, proposition de choix dans toutes les situations où cela est possible (voir p. 477).

Rôle de la puéricultrice

Soins à l'enfant en réanimation

Surveillance des apports nutritionnels

Par voie entérale (sonde gastrique ou gastrostomie) ou parentérale.

Respect strict des quantités prescrites afin de limiter les pertes de poids et troubles hydro-électrolytiques et carences vitaminiques.

Prévention des troubles de dysoralité :

- apport de petites quantités d'aliments par la bouche ;
- utilisation d'une sucette chez les plus petits.

Surveillance des fonctions sphinctériennes

Limiter l'usage des sondes urinaires.

Évaluer la quantité et la qualité des urines et des selles.

Prévenir les troubles de la trophicité liés à la position allongée permanente

Effectuer rigoureusement les soins de prévention d'escarre.

Mettre en place des soins d'hygiène corporelle réguliers.

Éviter les positions vicieuses en utilisant les attelles préconisées par les kinésithérapeutes.

Prévenir l'enraidissement des membres par des massages et des mouvements passifs.

Prévenir les phlébites en appliquant les protocoles médicaux.

Respecter le sommeil et les temps de repos.

Proposer des activités de loisir

La musique, par exemple, très facile à mettre en œuvre avec les écouteurs individuels.

Permettre la présence des parents

Les parents sont souvent le seul repère que l'enfant conserve dans ces services difficiles. Il n'y a pas de vraie raison pour que les parents soient évincés ou seulement éloignés s'ils ne nuisent pas à la prise en charge de l'enfant.

Eux aussi ont besoin d'explications pour comprendre et apporter leur participation et leur soutien actif. La puéricultrice donne toutes les informations qu'elle juge utiles en complément de ce qu'a dit le médecin.

Elle aménage un lieu pour qu'au moins un des parents puisse s'installer confortablement près de l'enfant.

Éviter la douleur

Comme cela a été dit dans le chapitre « La douleur chez l'enfant », la douleur doit rester une préoccupation permanente du soignant. Il ne doit pas attendre sa survenue mais l'anticiper dans la mesure du possible.

Éviter la transmission des infections nosocomiales

L'enfant aux urgences et en réanimation est un enfant fragile dans un contexte de milieu à haut risque.

La puéricultrice a deux fonctions essentielles dans ce domaine :

- faire respecter l'application des protocoles d'hygiène au sein du personnel et dans les soins effectués ;
- dépister tout signe d'infection.

Assurer des transmissions efficaces

Pour être efficaces, des transmissions doivent être effectives, et significatives de la situation et de l'état de l'enfant. Il y a donc lieu de mettre en route dès l'arrivée de l'enfant un dossier de soins composé des documents nécessaires à son suivi médical et paramédical. Les informations contenues seront particulièrement utiles aux soignants prenant le relais pour assurer la continuité des soins.

BIBLIOGRAPHIE

LAVAUD J. *et al.* – *Guide pratique de pédiatrie d'urgence pré-hospitalière.* Doin, Paris, 1996.

SAINT MARTIN J. ET LLANAS B. – *Urgences à domicile du nourrisson et du petit enfant.* Masson, Paris, 2001.

CHAPITRE 30

La mort subite du nourrisson[1]

Capacités attendues pour l'exercice de la puéricultrice

- Participer au programme national de prévention de la mort subite du nourrisson en transmettant aux parents, stagiaires et personnels les consignes relatives à l'installation des nouveau-nés et des nourrissons en position couchée et veiller à leur application.
- Accompagner les parents, dans leur deuil lors du décès de leur enfant, et le moment venu, dans leur projet d'une nouvelle grossesse.
- Prendre en charge le corps de l'enfant selon les protocoles du service et les souhaits des parents.

Si la mort subite du nourrisson est, pour la famille touchée, un drame inconcevable, inacceptable, une déflagration qui entraîne un déséquilibre psychologique et affectif majeur, cette situation est aussi particulièrement difficile pour le personnel soignant. C'est la fonction même de parent qui est ébranlée. C'est le fondement même de la profession de soignant qui est atteint. De par leur profession, plus que toutes les autres, les puéricultrices risquent de devoir affronter cette situation car leur activité les amène à travailler aussi bien en maternité qu'à l'hôpital ou dans les crèches.

La définition

La mort subite du nourrisson (MSN) peut être définie comme « le décès soudain d'un enfant de moins d'un an qui est inattendu de par son histoire et demeure inexpliqué, même après une enquête approfondie comportant l'examen du lieu et des circonstances du décès, les antécédents de l'enfant et des examens complémentaires comprenant une autopsie complète ».
Il s'agit donc d'un diagnostic d'exclusion[2].

L'épidémiologie

En quelques années, le nombre de MSN a chuté de façon spectaculaire, passant de 1 464 décès déclarés en 1991 (pic de décès) à 360 décès en 1997, soit un taux de mortalité passant de 1,93 ‰ naissances vivantes à 0,49 ‰. Sur le plan épidémiologique, au cours de ces 30 dernières années, trois périodes peuvent être discernées :

- durant la 1re période, de 1970 à 1978, le nombre de décès est faible, ce qui ne correspond pas à la réalité épidémiologique, mais s'explique par la faible quantité de décès répertoriés ;
- durant la 2e période, de 1978 à 1992-1993, après une augmentation brutale du nombre de cas, ce nombre se stabilise autour de 1 300 décès par an ;
- durant la 3e période, la tendance observée traduit une baisse spectaculaire grâce aux campagnes d'information[3] successives débutées en 1994 : la mise en application d'un certain nombre de conseils simples de puériculture, au premier rang desquels se trouve la position dorsale comme position exclusive de sommeil pour les nourrissons dès la naissance, ce qui a permis de sauver de nombreux enfants.

La MSN reste pourtant encore la principale cause de mortalité du nourrisson dans les pays industrialisés. En 1995, elle représentait 15 % des décès survenus avant l'âge de 1 an.

---

1. Auteurs : Mikel de Ajuriaguerra, pédiatre. Sylvie Lefevre-Ledoux, puéricultrice. Laure Missonnier, puéricultrice.
2. Comme on peut le constater, on ne parle plus de mort subite « inexpliquée ». Cet adjectif implique que des conditions impératives soient réunies : d'une part qu'une autopsie de qualité soit réalisée dans chaque cas et, d'autre part, qu'un recueil complet des données soit effectué à chaque reprise, ce qui n'est pas la règle en France.
3. À l'initiative de pédiatres, de la direction générale de la Santé, de l'association de parents « Naître et Vivre ».

L'origine de la MSN

Pourquoi l'enfant est-il si vulnérable avant 1 an ?

Si l'origine de la MSN est certainement multifactorielle, la cause de vulnérabilité du nourrisson de 3 mois reste imprécise. Un modèle physiopathologique considère que c'est la réunion de trois types de phénomènes chez un même enfant qui peut expliquer le décès.

Les facteurs environnementaux

Ils comprennent la conjonction de facteurs déclenchants, infection virale ou bactérienne, fièvre, reflux gastro-œsophagien (RGO) ou hyperréactivité vagale (HRV)..., survenant sur un terrain favorable, tel qu'une position couchée inadéquate ou un environnement tabagique.

L'état maturatif propre au nourrisson

Au cours des premiers mois de vie, la maturation des grandes fonctions est rapide : elle touche aussi bien le sommeil que le rythme cardiaque ou respiratoire, la régulation de la température centrale.

Une particularité génétique

Elle rendrait compte de la fragilité de ces enfants.

Les mécanismes

C'est probablement la conjonction de plusieurs mécanismes qui aboutissent à la mort. On émet l'hypothèse :
- d'apnées ;
- de troubles du rythme cardiaque ;
- de spasmes ;
- de collapsus ;
- de convulsions.

Le risque de récurrence dans la fratrie

Si le risque reste faible, de l'ordre de 1 à 3 %, un certain nombre de maladies métaboliques rares doivent être systématiquement dépistées. En cas de décès chez des jumeaux, cela impose d'hospitaliser systématiquement le jumeau survivant du fait du risque très augmenté de malaise, voire de décès chez ce dernier.

Les facteurs de risque et la prévention

Les facteurs de risque

Tous ne sont pas spécifiques de la MSN et sont aussi associés à l'augmentation de la mortalité infantile générale. On retrouve :
- la période hivernale, au cours de laquelle on note un pic de décès par MSN, retrouvé aussi dans les pathologies infectieuses, ce qui semble moins marqué ces dernières années ;
- le sexe masculin, ce qui est commun à de nombreuses pathologies ;
- le jeune âge de la mère, un contexte socio-économique défavorable ;
- la prématurité, un faible poids de naissance ;
- le tabagisme pendant la grossesse ou après la naissance, facteur de risque majeur, encore récemment souligné.

Deux facteurs sont spécifiques de la MSN :
- l'âge de survenue du décès, en moyenne à 2 mois et demi, et dans 90 % des cas avant 6 mois ;
- la position de couchage sur le ventre ou le côté.

> **Rôle de la puéricultrice**
>
> **Informer pour éviter la mort subite du nourrisson**
>
> **Position de couchage pour le sommeil**
> Sur le dos exclusivement (sauf prescription médicale).
>
> **Choix du type de literie**
> Matelas ferme, sans oreiller ni couverture.
> Pas de grosse peluche dans laquelle l'enfant pourrait s'enfouir.
> Selon la température : gigoteuse ou surpyjama.
>
> **Environnement**
> Température de la pièce où l'enfant dort : de 18 à 20 °C maximum.
> Aération quotidienne, même en hiver.
> Éviter le tabagisme passif (pendant le sommeil et hors des temps de sommeil).
> Respecter le sommeil de l'enfant.
>
> **Suivi médical**
> Faire suivre l'enfant régulièrement, surtout s'il présente une pathologie à risque.

La prévention de la MSN

La MSN est reconnue depuis 1986[4] comme un problème de santé publique. Chaque soignant a le devoir de participer à la diffusion des informations permettant d'en diminuer la prévalence.
Elle repose essentiellement sur des conseils de puériculture simples qui sont réitérés à chaque fois que l'occasion se présente. Ils visent à éliminer les principaux facteurs de risque.

La prise en charge des parents et de l'enfant

La création, suite aux recommandations de la circulaire de 1986, de centres régionaux de référence a permis d'organiser la prise en charge de l'enfant décédé et l'accueil des parents dans de meilleures conditions.

La prise en charge des parents

Les parents sont accueillis par une équipe comprenant au moins un pédiatre expérimenté et un psychologue. Ils ont souvent l'impression d'être de mauvais parents et d'être responsables du décès de leur enfant, ce qui risque d'entraver le déroulement d'un deuil normal.
C'est une équipe, pédiatres, psychologues, puéricultrices, qui les accueille, répond à leurs questions et les accompagne dans leur deuil.
Les frères et sœurs, les grands-parents peuvent aussi avoir besoin de cette aide. Dans tous les cas, ils ne doivent pas être tenus à l'écart des événements.

Envisager une nouvelle grossesse

C'est un moment clé pour la mère et pour le couple. L'accompagnement, s'il était suspendu, reprend alors pour permettre au couple de développer un désir d'enfant à part entière, et non celui d'un enfant de remplacement.
Lorsque le travail de deuil est insuffisamment abouti, les problèmes, refoulés, réapparaissent à distance, souvent sous la forme d'une dépression.

La prise en charge du nourrisson décédé

Afin de pouvoir accompagner les parents dans leur deuil et dans la reconstruction d'une vie familiale future, il est nécessaire d'essayer de trouver une explication à la mort de l'enfant. Cela nécessite la mise en route rapide d'un certain nombre d'examens et de prélèvements qui ne peuvent être exécutés que par un médecin spécialisé et agréé.
Ce moment réactive la douleur de la famille qui y voit une dernière et peut-être inutile agression du corps de leur enfant mort.
Il n'est pas souhaitable que les parents soient laissés seuls à ce moment. Une personne au moins se met à disposition de la famille pendant toute la durée de ces investigations.
La puéricultrice a un rôle important dans la présentation du corps aux parents, avant qu'il soit emporté à la morgue. Pour cela, elle se sera au préalable informée des rites que les parents souhaitent voir accomplir. Elle fait la toilette et habille l'enfant selon les souhaits des parents. Les parents voient leur enfant mort, le prennent et l'embrassent s'ils le souhaitent.
La puéricultrice explique ensuite aux parents les diverses modalités administratives à accomplir pour l'enterrement.
L'enquête anatomo-pathologique effectuée permet de classer la cause du décès de l'enfant dans l'un des trois groupes suivants :

- la cause est inexpliquée ;
- la cause est retrouvée ;
- la cause est incertaine, les anomalies n'expliquant que partiellement l'issue fatale.

La prise en charge de l'enfant suivant

La poursuite de la prise en charge psychologique familiale

Le cheminement commun entre les parents et l'équipe du centre de référence se poursuit d'autant mieux que le contact n'a pas été rompu depuis le décès.
La continuité est rythmée par des consultations régulières avec le pédiatre et le psychologue. Les puéricultrices sont le relais disponible, même téléphoniquement, qui permet un contact permanent entre les parents et l'équipe soignante.

4. Circulaire ministérielle du 14 mars 1986 (Ministère de la Santé).

Le suivi de l'enfant

Un bilan systématique pour l'enfant suivant n'est pas la règle. Mais beaucoup de centres proposent des examens (systématiques ou selon la demande parentale), comportant de façon variable une pHmétrie œsophagienne, un holter cardiaque, un électrocardiogramme, une polysomnographie, ou un bilan biologique.

Le monitorage à domicile des fratries d'enfants décédés de MSN

Là non plus, l'attitude n'est pas univoque. Quelques centres refusent ce type de surveillance. Pour les autres, l'organisation du monitorage s'intègre dans la prise en charge globale qui est la leur.
Dans les fratries, les indications médicales de ces monitorages sont exceptionnelles. C'est plutôt comme aide psychologique pour les parents qu'elle est posée. En effet, l'anxiété massive de certains couples ne peut être soulagée par une prise en charge psychologique, et risque d'aboutir à un trouble de la relation parents/enfants. Le monitorage apporte un soulagement immédiat, une diminution de la tension qui permet à bien des familles de retrouver une vie « normale » et d'accéder plus librement à la psychothérapie.
Les critiques mettant en avant son caractère anxiogène sont infondées quand l'indication est bien posée, lorsque la surveillance est assurée par une équipe compétente et que les parents ne sont pas livrés à eux-mêmes.

Conclusion

Le respect des recommandations émises par le corps médical dès les années 1980, et la campagne nationale de lutte contre la mort subite du nourrisson ont, par un changement dans les habitudes de couchage du jeune enfant, largement contribué à réduire la fréquence des accidents. Cependant, plus de 350 familles sont encore touchées par le décès soudain de leur enfant âgé de quelques mois. Dès lors, le personnel des services accueillant de très jeunes enfants doit rester vigilant dans l'information aux familles et la surveillance des enfants, afin d'assurer une prévention efficace.

BIBLIOGRAPHIE

AJURIAGUERRA (DE) M. – Indications et résultats du monitorage cardiorespiratoire à domicile dans la prévention de la mort subite du nourrisson. In : *Réalités pédiatriques*, 1995/3, pp. 12-16.

BENOIT DU REY R., BRIAND E. et MONTAGNON D. – *La Mort subite du nourrisson : comment vivre sans lui ?* Ellipses, Paris, 1997, 96 p.

BOUVIER-COLLE M-H et HATTON F. – Mort subite du nourrisson : aspects épidémiologiques, histoire et statistiques. In : *Pédiatrie*, volume 1, n° 3, mai-juin 1998, pp. 253-260.

BROCA (DE) A. – *Malaise et mort subite du nourrisson. Prise en charge et prévention.* Lamarre, Paris, 1993.

BROCA (DE) A. – *Adieu Pitchoun !* Éd. du Cerf, Paris, 1997, 105 p.

CHERON G., RIMBAUD G. et REY C. *et al.* – Mort subite au berceau, expérience d'un centre de référence, 1986-1991. In : *Archives françaises pédiatriques*, 1993/50, pp. 293-299.

DEHAN M. et GILLY R. – *Mort subite du nourrisson.* Doin, coll. Progrès en pédiatrie, Paris, 1989.

ETOURNEAU C. – Mort subite du nourrisson : des centres de référencement pour la prise en charge des parents. In : *Décision Santé*, 2000/09, n° 164, pp. 24-29.

HOLLEBECQUE V., BRIAND-HUCHET E., BOUVIER-COLLE M-H. *et al.* – Campagne d'information sur les pratiques de puériculture : mesure des effets sur la position de sommeil et la mort subite du nourrisson. In : REY. *Epidémiol*, Et Santé Publique, 1998/2, pp. 115-123.

LARREGUE M. ET MALEVILLE J. – *Dermatologie pédiatrique.* Masson, coll. Abrégés, Paris, 1986, 208 pages.

Métiers de la petite enfance. Elsevier, 2000, 08-09, n° 60/61, pp. 22-24.

PLASSIT M.-TH. – Prise en charge infirmière : au niveau de la consultation pédiatrique. In : *Soins Pédiatrie-Puériculture*, 1997-03, n° 175, pp. 12-16.

RIBEAUDEAU F. – *Soins infirmiers aux personnes atteintes d'affections dermatologiques.* Masson, coll. *Nouveaux Cahiers de l'infirmière*, Paris, 2000, 2e édition, 188 pages.

TAIEB A. – Dermatologie infantile : les méthodes diagnostiques. In : *Soins Pédiatrie Puériculture*, 1997-03, n° 75, pp. 7-9.

CHAPITRE 31

Les soins palliatifs en pédiatrie[1]

Capacités attendues pour l'exercice de la puéricultrice

- Assurer des soins à l'enfant en fin de vie, dans le cadre du projet de service visant la prise en compte de ses besoins spécifiques, sur les plans de la vie quotidienne, affective, relationnelle et sociale.
- Accompagner l'enfant et sa famille au long du séjour et dans les derniers instants de la vie de l'enfant.
- Participer activement à la vie de l'équipe : planification des soins au sein de l'équipe, en tenant compte des manifestations émotionnelles du personnel, échanges et temps de réflexion en équipe pluridisciplinaire, formation personnelle, etc.

La notion de soins palliatifs est une notion récente qui a abouti, en médecine adulte, à la création d'unités et d'équipes mobiles de soins palliatifs dans les années 1980, avec la mise en place progressive de formations universitaires.

À la différence d'autres pays dans le monde, les équipes pédiatriques françaises ont fait le choix de prendre en charge dans les mêmes services spécialisés (onco-hématologie, neurologie, gastro-entérologie et maladies métaboliques, pneumologie...) toutes les phases de la maladie des enfants depuis le diagnostic jusqu'à la guérison ou l'éventuelle fin de vie.

Quant aux formations et travaux concernant les soins palliatifs en pédiatrie, ils sont encore peu nombreux et sont par définition en devenir.

Approche du concept

Les soins palliatifs signent un changement dans le projet de soins de l'enfant malade. Le passage des soins curatifs aux soins palliatifs se fait souvent de façon « insensible », sans césure nette. Le projet de soins de qualité persiste, le désir de soigner et celui d'être soigné ne s'émoussent pas. Donner et recevoir des soins restent les valeurs de référence.

Définition

Quand le temps de l'espoir de rémission voire de guérison fait place à celui de la confrontation à l'échec thérapeutique et au décès futur de l'enfant, le projet fait alors l'objet d'une réflexion et d'une élaboration entre les différents acteurs médicaux et paramédicaux, intégrant les parents et éventuellement l'enfant.

Ce temps peut durer de quelques jours ou semaines à plusieurs mois ou années et inclut les derniers instants de la vie d'un enfant. C'est une période à la fois difficile et fondamentale pour l'enfant, sa famille et son entourage, mais aussi pour les soignants. Elle conditionne pour la famille la période de deuil qui suit la disparition de l'un des siens.

Pour pouvoir participer à une prise en charge palliative, il est indispensable d'avoir une connaissance de la perception et des représentations de la mort pour les enfants.

Perception et image de la mort suivant l'âge de l'enfant

Dès le début du traitement, et quel que soit le pronostic, il est important d'établir un lien de confiance entre l'enfant et tous ceux qui s'occupent de lui – ses parents, les médecins, les soignants – et de veiller à ce que ce lien soit maintenu tout au long du traitement. C'est ce lien de confiance qui permet le dialogue, la liberté de

1. Auteurs : Annie COTTIN, puéricultrice. Michèle DELAGE, psychologue. Françoise HENRY, puéricultrice. Jean MICHON, pédiatre.

penser, fait accepter les soins même les plus pénibles car l'enfant sait qu'ils sont donnés avec le souci d'être le moins agressif possible, et dans le respect de sa personne. **C'est ce lien de confiance, maintenu à travers toutes les étapes de la maladie, qui aidera l'enfant en fin de vie,** lui montrera qu'il n'est pas seul, qu'on ne l'abandonne pas ; il lui permettra de faire entendre ses désirs, ses préoccupations, ses craintes.
Tous les enfants parlent de la mort. La plupart du temps, ils ne le font pas de façon directe mais allusive. Il est donc important de savoir comment, dans leur développement, les enfants intègrent une certaine perception de la mort.

Avant l'âge de 6 ans

Jusqu'à l'âge de 2 ou 3 ans, c'est-à-dire avant le début du langage, rien ne peut être dit de ce que l'enfant perçoit de la mort.
De 3 à 5 ans, la mort est pour l'enfant une autre façon de vivre. C'est une séparation d'avec les autres, le passage à une vie différente. Les morts vivraient ailleurs dans des conditions différentes des nôtres.
La mort est souvent associée au sommeil et les petits enfants n'aiment pas voir leurs parents dormir, immobiles, car ils ont peur qu'ils soient morts.
Pour les enfants de cet âge, la mort est réversible, c'est une absence provisoire. On pourrait – comme le font les enfants dans leurs jeux – être mort, ne plus être mort, donner la mort et redonner la vie.
Les enfants de cet âge s'intéressent à la mort des animaux. C'est lors de l'observation d'animaux morts que la mort va se connoter progressivement de notions d'insensibilité, d'immobilité : quand on est mort, on ne peut plus voir, plus sentir, plus bouger. Progressivement, l'enfant va apprendre qu'on met la personne dans une boîte, que cette boîte s'appelle un cercueil, que le cercueil se met dans une tombe et qu'on ne peut plus voir la personne. L'enfant de cet âge qui continue d'attribuer aux morts la spécificité des vivants va alors demander comment font les morts pour respirer, pour se relever.

De 6 à 10 ans

Au cours de cette période, la mort est toujours associée à la séparation, au sommeil et au vide. L'enfant a peur de l'obscurité.
Un peu plus tard, pour l'enfant de 8 à 10 ans, la mort va être quelque chose d'étranger qui peut venir vous prendre, vous emporter, mais si l'on est jeune, en bonne santé, on peut la combattre, être plus fort qu'elle et lui échapper. Si l'on fait attention, on peut l'éviter.
L'enfant de cet âge personnifie la mort. Elle apparaît souvent sous la forme d'un fantôme, d'un monstre, d'un squelette.
Petit à petit, l'enfant intègre l'idée que la mort est la fin de la vie mais cette mort ne peut arriver que dans un futur très, très lointain. Elle s'associe à l'idée de vieillesse, de grave maladie.

De 10 à 12 ans

L'enfant a en principe acquis l'idée que l'on ne peut éviter la mort. Tout le monde meurt un jour. **La mort n'épargne personne**. Elle est universelle. L'enfant trouve cela effrayant et douloureux. Vers cet âge, la notion du caractère définitif, irréversible de la mort est lui aussi acquis.

Ces étapes, repérées dans l'évolution des représentations de la mort chez l'enfant, ne sont bien sûr qu'indicatives. Les études faites sur ce sujet portent sur des enfants non malades. Dans le cas d'enfants confrontés à la maladie grave, la compréhension de la mort peut être très modifiée. Les repères évoqués précédemment ne jouent plus de la même façon, on peut observer beaucoup plus tôt les notions d'irrévocabilité et d'irréversibilité citées plus haut.
C'est dire l'intérêt de la personnalisation de la prise en charge, qui tient compte non seulement de l'histoire familiale, mais aussi de ce qui se joue au cours de la maladie de l'enfant et de l'investissement qui a été fait des traitements.

Les soins palliatifs et l'enfant

Différents choix sont proposés à la famille et à l'enfant quand à l'organisation concrète des soins, tant en ce qui concerne le lieu que les objectifs à atteindre ou la mise en œuvre dans le temps.

Le choix du lieu

L'enfant peut être hospitalisé en hospitalisation complète ou en hôpital de jour dans un service de pédiatrie spécialisée ou dans un service de pédiatrie générale éventuellement en réseau avec un centre spécialisé.
Il peut également être soigné à domicile dans le cadre d'un service d'hospitalisation à domicile ou d'une équipe de soignants libéraux en réseau ou non avec un centre spécialisé, et avec ou sans l'aide de diverses associations locales.
Le plus souvent, l'enfant vit une alternance hôpital/domicile selon sa demande, les possibilités familiales et locales, les impératifs du traitement et son état de santé.

Avec l'adolescence, la décision du lieu de soins se complique du choix entre pédiatrie ou service d'adultes car certains services de pédiatrie n'acceptent pas les jeunes au-delà de 15 ans. L'orientation actuelle est de les traiter plutôt en pédiatrie. Des services adaptés à cette tranche d'âge se sont créés ces dernières années ou sont en cours de création.

L'objectif des soins palliatifs

À un moment où l'enfant ne va pas forcément beaucoup moins bien mais où le projet de soins s'est transformé, l'objectif est de :

- continuer de soigner l'enfant ;
- maintenir pour lui la qualité de vie la meilleure possible et le plus longtemps possible.

Cette qualité est difficile à définir car elle varie dans le temps suivant les enfants, les événements liés à leur état de santé et/ou à ceux de leur vie personnelle et familiale. Elle suppose une réflexion et une écoute des souhaits de l'enfant concernant ses soins mais aussi sa vie familiale, scolaire, amicale.

Les besoins de l'enfant

Même si chaque enfant, du stade de nourrisson à la pré-adolescence, a des besoins personnalisés, nous retrouvons des constantes dans l'expression des besoins :

- **la vie quotidienne :**

– faire des projets et vivre de la façon la plus proche possible de celle des enfants de son âge ;
– bénéficier de traitements antalgiques et de « confort » qui lui permettent le maintien d'activités diverses, et de jeu en particulier, adaptées à son état, jusqu'à la fin de sa vie ;
– pouvoir bénéficier d'hospitalisations « répit » en cas d'aggravation afin de faire le point, d'améliorer un traitement antalgique par exemple, d'organiser différemment les soins à domicile ou de reprendre contact avec le psychologue. Elles permettent un nouvel équilibre suivi d'un retour à la maison s'il est de nouveau possible ;

- **la vie affective :**

– se sentir entendu et aidé dans sa souffrance physique et psychique dans la confiance de ses parents et des soignants. Il est partagé entre ce besoin et le désir de protéger son entourage de l'inévitable aggravation de son état de santé et/ou de sa difficulté de vivre ;
– se sentir rassuré et en sécurité dans le lieu de soins où il se trouve ;
– être entouré de ses parents, de ses frères et sœurs, de ses copains et de ses proches ;

- **la relation et la communication :**

– être informé de l'évolution de sa maladie et des traitements qu'il reçoit. Cependant, certains enfants ne veulent ou ne peuvent entendre ces explications. Ils n'en parlent pas ou donnent leur propre analyse des événements qu'il faut savoir respecter ;
– être entendu dans son désir de finir sa vie dans tel ou tel autre lieu lorsqu'il l'exprime et si les conditions familiales et médicales le permettent ;
– être entendu et sentir ses parents entendus dans leurs besoins spirituels.

La spécificité de l'adolescent

À cette période où les transformations de leur corps et de leur vie relationnelle sont difficiles, les adolescents sont confrontés à l'épreuve encore plus difficile de la maladie grave et à l'imminence de la mort.
L'image de leur corps en cours de changement se trouve altérée de façon notable. La perte des cheveux, parfois une mutilation, une cachexie, une obésité, un faciès cushingoïde dus au traitement leur rendent cette image inacceptable.

L'intimité et la pudeur

L'adolescent, à l'écoute de son corps, attache à sa tenue et à son apparence extérieure une très grande attention malgré les difficultés. Devenir dépendant pour les soins d'hygiène en fin de vie ne lui est pas facile à accepter et impose respect, tact et discrétion de la part des parents et de l'équipe soignante.
Simultanément, avec l'éveil à la sexualité, les adolescents sont confrontés aux premières expériences sexuelles qu'ils savent de courte durée et à la notion de stérilité potentielle pour certains.

La vie relationnelle

Leur « vie privée » qu'ils souhaitaient ne plus partager totalement avec leurs parents, leur échappe à cause de la maladie grave et de la dépendance occasionnée. L'approche de la mort les oblige à une grande proximité des parents qu'ils n'envisageaient plus.
La maladie et la mort proche sont un moyen d'opposition supplémentaire aux parents, et la situation permet peu à ces derniers de réagir sans culpabilité comme ils l'auraient fait auparavant.

La vie sociale

La vie avec les « copains » qui rythme les journées des adolescents devient difficile, surtout pendant les hospitalisations qu'ils souhaitent aussi courtes que possible et pendant lesquelles ils peuvent se mettre « entre parenthèses », en restant dans leur chambre, sans participer aux activités du service, y prenant

leurs repas et s'immergeant de longues heures dans le sommeil, l'informatique ou la télévision.
Leur faciliter l'accès au téléphone, portable y compris, leur permet de garder le contact avec leurs copains. Une tolérance par-delà certaines limites est nécessaire.
Les adolescents sont capables d'alterner des périodes de léthargie à l'hôpital et des phases d'hyperactivité « fêtarde » avec des conduites à risques.
L'investissement, voire le surinvestissement scolaire peuvent exister et se prolonger très loin dans la phase terminale. À l'inverse, l'absence complète de projet scolaire peut signer une compréhension très claire de la situation.

L'information quant à l'évolution de la pathologie

L'agressivité propre à cette tranche d'âge se manifeste parfois par des refus ou des reports de traitements ou de soins. Des informations personnalisées offrent une place à l'adolescent dans la négociation et le choix des thérapeutiques autant que des soins.
En dehors des entretiens médecins-soignés effectués en présence de leurs parents, il est important pour eux – sauf en cas de refus de leur part – de bénéficier d'entretiens en colloque singulier avec leur médecin référent. La place de la compagne ou du compagnon de l'adolescent est également à envisager.
L'anticipation de l'organisation des soins, y compris lors de la fin de vie, permet à l'adolescent de se préparer et de garder du mieux qu'il le peut une maîtrise du temps, de sa vie sociale et des différentes activités menées.

Les différentes formes de la prise en charge thérapeutique

L'entrée dans la phase palliative de la maladie marque un tournant majeur dans les modalités de prise en charge des enfants. Bien que la méthodologie de prise de décision pour les prescriptions ne change pas, l'objectif de celles-ci devient le maintien du confort et la qualité de vie ressentie par l'enfant, alors qu'elles visaient auparavant la guérison de la maladie.
Il importe alors pour le médecin de négocier ce tournant en expliquant la situation et les prescriptions, afin d'éviter qu'un changement trop brusque de prescription ne crée des malentendus avec l'enfant ou sa famille et risque d'être le mode de découverte ou de réaffirmation pénible pour eux d'un passage d'une approche curative vers un traitement palliatif.
Cette approche progressive évitera aussi le surinvestissement des soins, aboutissant à un acharnement thérapeutique et à la perte de vue de l'objectif ultime qui reste de permettre à l'enfant de vivre de façon la plus autonome possible la fin de sa vie.
On prendra aussi soin de différencier, pour chaque type de situation thérapeutique, ce qui procède du traitement palliatif et de l'accompagnement en fin de vie.

La motricité

Elle permet à l'enfant de maintenir son autonomie, de garder une image positive de lui-même et de ses capacités et évite les effets négatifs d'un repliement sur soi.
Tous les soignants, y compris des kinésithérapeutes et psychométriciens, favorisent un certain degré d'activité physique que ce soit sous forme de soins spécialisés ou au cours des différents soins de la vie quotidienne.
La prescription médicale est indispensable, bien que souvent négligée, alors qu'elle resitue ces activités comme « obligatoires », donc réalisables par l'enfant.

À noter...
À l'opposé, à l'approche de la fin de sa vie, l'enfant réduit peu à peu sa motricité jusqu'à atteindre une dépendance totale. C'est à cette période que deviennent indispensables des soins de nursing réguliers comprenant des changements de positions et des massages doux des points d'appui afin de préserver le confort et prévenir la survenue d'escarres. Notons l'importance d'adapter la durée, la fréquence et l'intensité des mobilisations à l'état de l'enfant.

La nutrition

Elle garde une place importante dans la prise en charge en soins palliatifs en ce qu'elle contribue à éviter que l'anorexie entraîne cachexie et asthénie.
Souvent source de différents, voire de conflits avec les parents, sa prise en compte dans le programme thérapeutique améliore son acceptation par l'enfant.
Allant de pair avec un fractionnement des repas dans le respect des habitudes et des goûts alimentaires de l'enfant, les éléments de base du soutien nutritionnel restent les mêmes qu'auparavant :
- le recours à des suppléments diététiques ;
- la nutrition entérale par sonde naso-gastrique ;
- la nutrition parentérale.

Le régime sans sel ne sera pas aussi strict qu'auparavant si une corticothérapie au long cours est pres-

crite, tout en sachant que celle-ci peut retentir de façon très négative sur l'image que l'enfant, ou surtout l'adolescent, aura de lui-même.
Le recours systématique à un support nutritionnel parentéral lourd sera évité le plus possible car il est générateur d'hospitalisations itératives, même si cette nutrition est intermittente, et comporte ses propres risques infectieux et métaboliques. Il est cependant parfois inévitable d'utiliser une nutrition parentérale chez les enfants ayant à la fois des troubles de la déglutition et des risques de fausses routes par régurgitation. Il importe alors de la maintenir à un niveau visant une hydratation correcte, évitant à l'enfant de souffrir de la faim, mais sans chercher à augmenter le nombre de calories par des mélanges très hyperosmolaires.

Les troubles d'élimination

L'alitement autant que le recours à des traitements antalgiques morphiniques sont sources de constipation, et parfois de rétention urinaire.
Un traitement préventif accélérateur du transit est systématiquement prescrit (*Duphalac* ou *Importal*). Le recours à des antagonistes de la morphine *per os* peut aider dans certains cas (malgré son absence d'absorption, le *Narcan* injectable donné per os peut avoir une action sur les plexus nerveux digestifs en diminuant à ce niveau les effets de la morphine).
Les lavements, de type *Microlax* ou *Normacol*, sont parfois nécessaires, en respectant les critères hématologiques pour leur réalisation (ni thrombopénie ni neutropénie profonde). Quant à la rétention urinaire, la pose d'une sonde vésicale, malgré son caractère invasif, peut être la seule solution adaptée à la survenue d'un globe vésical, lorsque les moyens médicamenteux comme le *Sermion* sont inefficaces.

Les supports transfusionnels

Qu'il y ait ou non une prise en charge médicale spécifique d'une pathologie cancéreuse pouvant aboutir à une dépression du fonctionnement de la moelle osseuse, ou que celle-ci soit envahie par la tumeur, le problème de l'indication des transfusions est souvent difficilement vécu par les équipes soignantes, les familles et les patients eux-mêmes. Il importe de garder l'objectif du confort et de pouvoir l'expliquer.
La transfusion plaquettaire est réalisée non pas sur la constatation d'une thrombopénie puisque l'on effectue moins ou pas de contrôles sanguins pendant cette phase de la maladie, mais plutôt en cas de survenue d'hémorragies muqueuses.
Par contre, l'indication des transfusions de culots globulaires est difficile. Si l'anémie n'est pas ressentie de façon pénible par l'enfant et qu'il garde un niveau d'activité qui lui convient, il n'est pas nécessaire de le transfuser, même si son niveau d'hémoglobine est inférieur à 6 voire 5 g/100 ml. Cette baisse du « seuil transfusionnel » est souvent mal ressentie par les familles, les équipes soignantes, ou difficilement appliquée par les médecins. Il est cependant indispensable de garder en tête les signes de mauvaise tolérance de l'anémie (maux de tête, gêne respiratoire, asthénie pénible) qui sont une indication de recours à une transfusion de culot globulaire.
Par ailleurs, il serait souhaitable d'envisager que ces transfusions puissent être réalisées à domicile, ce qui est encore trop rarement le cas.

La douleur

Le traitement des douleurs, quelles qu'elles soient, est fondé sur les principes généraux développés dans le chapitre « La douleur chez l'enfant ».
Il importe de garder une écoute attentive des besoins de l'enfant quel que soit le mode d'administration des antalgiques (*per os*, en percutané ou par voie IV en PCA ou en IVC avec bolus).
L'inquiétude à propos de l'augmentation des doses pouvant retentir sur la vigilance, voire hâter la fin de la vie, existe dans l'esprit des parents mais aussi des enfants dès avant l'adolescence. Elle peut aboutir au sous-traitement et à la persistance de syndromes douloureux.
À l'inverse, l'utilisation de doses supérieures aux besoins risque d'altérer la vie relationnelle d'un enfant qui se sent en état d'interagir avec son entourage ou d'entraîner des effets secondaires pénibles tels que des angoisses ou des hallucinations.

L'angoisse et les troubles du sommeil

Une grande méconnaissance des besoins des enfants dans ce domaine persiste. Il est probable que les prescriptions soient le plus souvent en retard sur les symptômes ressentis, mais à l'inverse, il est fréquent que les enfants refusent les propositions thérapeutiques de traitement à visée anxiolytique ou sédative.
Ainsi, la mise en place d'un traitement sédatif sera l'objet de négociations, et l'adolescent, par exemple, choisira de prendre ou non le somnifère ou l'anxiolytique prescrits.
Le recours aux antidépresseurs est beaucoup moins « manipulable » et il importe alors de bien expliquer comment ceux-ci doivent être pris régulièrement pour obtenir une efficacité au long cours.
En fin de vie, le recours aux sédatifs par voie parentérale (tels le *Rivotril* ou l'*Hypnovel*) est fréquemment nécessaire comme traitement adjuvant des antalgiques de niveau 3, pour calmer des angoisses, prévenir ou traiter des crises comitiales. L'ajustement de ce traitement est fonction des besoins, toute augmentation de celui-ci étant expliquée à l'enfant et aux parents.

L'encombrement bronchique et la gêne respiratoire

Ces symptômes sont fréquents chez les patients en fin de vie. Leur importance est fonction de la vigilance, de l'existence de troubles neurologiques responsables de fausses routes et de la possibilité d'avoir une toux efficace volontaire ou non. Ils sont responsables de phénomènes sonores parfois plus pénibles pour l'entourage que pour l'enfant lui-même, et ne sont pas toujours associés à une baisse d'oxygénation cérébrale.

On peut agir en modifiant les conditions d'hydratation, en stimulant la toux pendant les périodes de vigilance, ou en ayant recours à des médicaments diminuant les sécrétions bronchiques comme l'*Atropine* ou la *Scopolamine*.

Il est important de ne pas se focaliser sur la surveillance de la saturation d'O_2, mais d'être plutôt capable de voir si la respiration est paisible, ou s'il existe au contraire des signes de lutte. En effet, il est nécessaire de bien distinguer ce qui est de l'ordre de la dyspnée, en rapport avec une cause traitable comme un œdème pulmonaire, une anémie, un épanchement pleural ou péritonéal qui peut être évacué s'il n'a pas une probabilité élevée de se reproduire, des autres causes de détresse respiratoire comme les compressions de l'arbre trachéo-bronchique ou la progression d'une atteinte tumorale pulmonaire ou abdominale.

Dans tous les cas, une oxygénothérapie peut permettre de soulager l'enfant s'il existe une hypoxie seule ; cependant, en cas d'hypercapnie associée en rapport avec une hypo-ventilation alvéolaire vraie, s'il n'est pas possible d'améliorer la situation par une corticothérapie à fortes doses, il devient nécessaire de soulager l'enfant en ayant recours à une sédation profonde qui seule lui évitera de ressentir les symptômes douloureux et anxiogènes de l'asphyxie.

Il n'existe pas de prescription standard pour ce type de situation car le traitement sédatif efficace est fonction des autres médicaments que reçoit l'enfant.

La prescription visant ce type de sédation est expliquée aux parents, en dehors de la présence de l'enfant. L'enfant reçoit l'information que tout va être fait pour le soulager de cette gêne, même si cela l'endort.

Les soins palliatifs et l'entourage

Tout au long de la période de soins palliatifs, l'enfant a besoin d'une vie relationnelle et affective qui témoigne de sa place dans le groupe familial et amical. Parallèlement, l'entourage a besoin d'être présent et d'accompagner l'enfant pour se sentir utile et vivre le deuil sans culpabilité.

Les parents

Quel que soit l'âge de l'enfant, toute maladie grave avec risque mortel bouleverse la vie de la famille.

La période de soins palliatifs intervient après une période familiale déjà perturbée tant sur le plan de l'organisation que des émotions et des angoisses, jusqu'alors sous le sceau d'un espoir de guérison désormais perdu.

Les parents doivent organiser le quotidien sur le plan familial (frères et sœurs, vie de couple) et professionnel pour se rendre disponible auprès de l'enfant.

Pendant les hospitalisations, se pose la question de la présence nocturne des parents. Cette présence est à la fois rassurante et inquiétante car interprétée comme un signe de gravité si elle n'était pas possible auparavant. Lors des dernières semaines de la vie de leur enfant, les parents ont du mal à s'éloigner de lui. Ils veulent profiter de tous les instants avec leur enfant et redoutent d'être absents lors de son décès. Fatigues physique et psychique s'accumulent avec une grande difficulté de s'accorder le moindre répit.

Les grands-parents ou des amis proches sont souvent des relais aidants, tant sur le plan de l'organisation que du soutien psychologique. Il faut rester ouvert à cette extension du cercle familial en prenant garde de respecter le souhait des parents et de l'enfant.

Les frères et sœurs

La fratrie est toujours impliquée dans la maladie grave d'un enfant et constitue un sujet de préoccupation pour les parents bien sûr, mais aussi pour les équipes soignantes. Il est nécessaire que les frères et sœurs ne soient pas écartés du lieu où l'on soigne l'enfant ; qu'ils puissent voir l'enfant malade, qu'ils rencontrent les personnes qui s'occupent de lui, qu'ils participent aux activités ludiques organisées dans les services et continuent ainsi à partager la vie de celui-ci.

La place à donner à la fratrie

L'enfant en fin de vie va occuper plus que jamais les parents tout entiers. Les frères et sœurs sont extérieurs au drame qui se joue dans la mesure où ils n'en sont pas le sujet, mais ils en sont néanmoins partie prenante. Ils sont là mais souvent écartés, confrontés aux secrets et non-dits qui entourent la réalité, face à des parents remplis d'inquiétude et d'angoisse que la souffrance rend parfois mutiques ou fuyants, agressifs ou rejetants, ou trop demandeurs. Démunis devant ce qui se passe, les parents ne vont pas pouvoir, ou pas savoir parler au frère ou à la sœur de l'enfant qui va mourir. Ils craignent qu'informés de la situation, le frère ou la sœur ne dévoilent le secret, disent à l'enfant qu'il va mourir. Ils ont peur d'être confrontés à des questions difficiles, ils se sentent parfois coupables de devoir à nouveau causer du chagrin à ceux dont, pendant un temps, ils se sont moins occupés. Mais surtout, nommer la mort la rendrait réelle, en ferait une certitude, empêcherait de fantasmer une possible non-mort. Et cela est insupportable pour les parents.

Le soutien de l'équipe

L'équipe hospitalière, attentive, peut alors jouer auprès de la fratrie le rôle contenant que les parents accablés, pris par le petit malade, ne peuvent pas toujours assurer. L'équipe peut encourager des rencontres avec le médecin qui s'occupe de l'enfant malade ou bien avec le psychologue du service. Elle peut favoriser des temps d'échanges, de jeux avec le petit malade, temps qui sont très riches et seront par la suite très précieux. Elle permet que ces frères et sœurs ne soient pas tenus à l'écart de ce qui est en train de se passer et que dans les tout derniers moments de la vie, ils soient présents au chevet de l'enfant si tel est leur souhait et celui de leurs parents.

Le décès de l'enfant

Ce moment est différent pour chaque famille. Il requiert une grande écoute des parents et demande aux soignants de trouver la juste place dans la présence auprès des familles. Un certain nombre d'actions concrètes contribuent à ce que ce moment soit vécu sereinement :

◆ **durant les derniers jours de vie :**
- préserver l'intimité de la famille jusqu'après la mort ;
- faciliter la présence des deux parents (à noter les difficultés occasionnées par les familles recomposées) dans le meilleur confort possible et en leur proposant collations ou repas ;
- aménager un lieu d'accueil pour la famille et les proches hors de la chambre de l'enfant ;
- laisser la place à l'expression des émotions et des questions hors de la présence de l'enfant ;

◆ **après le décès de l'enfant :**
- aider les parents à reprendre possession de l'enfant : le prendre dans les bras, l'embrasser, le bercer... ;
- leur proposer de participer en totalité ou partiellement à la toilette et à l'habillage ;
- proposer une aide éventuelle dans l'annonce aux frères et sœurs ;
- procéder à un rituel religieux ou non et proposer aux frères et sœurs et aux proches qui le souhaitent de se recueillir auprès de l'enfant ;
- mettre à disposition un lieu et un téléphone à l'abri des regards pour faciliter l'annonce aux plus proches de la famille ;
- laisser aux parents le temps nécessaire pour eux avant de demander leur accord pour le départ de l'enfant du service ;
- faciliter les premières démarches administratives en les faisant si besoin avec les parents ; fatigués, souvent sidérés, ils ont du mal à organiser les détails matériels. Ils se reposent plus facilement sur les soignants qu'ils connaissent ;
- proposer aux parents de revenir dans le service s'ils en éprouvent le besoin un jour, pour rencontrer l'équipe, le médecin ou le psychologue ;
- indiquer aux parents où trouver de l'aide : assistante sociale, associations, groupe de parents endeuillés...

Les soins palliatifs et les soignants

La confrontation des équipes à la fin de vie et à la mort d'enfants et d'adolescents est toujours douloureuse. Dans certains services exposés, elle est inévitable. La réflexion sur les soins palliatifs a sa place dans la charte de soins du service. Elle se réfère au concept de l'enfant, partagé par l'équipe élargie, dont découle l'organisation concrète au quotidien des différentes phases de la maladie.

Les personnes

Afin de maintenir pour l'enfant et sa famille la qualité de vie la meilleure possible jusqu'au décès, l'équipe soignante tout entière est évidemment mobilisée : médecins, infirmières, infirmières puéricultrices, auxiliaires de puériculture et agents de service, qu'il s'agisse de l'hôpital ou du domicile. Sont également impliqués – et cela en fonction de leurs relations antérieures avec l'enfant – la psychologue, les représentants des cultes, l'institutrice, l'éducatrice, des clowns, des musiciens, des bénévoles...

Les moyens

Une collaboration importante entre médecins, soignants et non soignants de l'équipe hospitalière ou extra-hospitalière permet le maintien d'un projet de soins commun et une cohérence de langage et de décisions.

Elle nécessite :

- la formation du personnel à l'écoute ;
- la reconnaissance des besoins des enfants, en particulier en matière de prise en charge de la douleur ;
- l'adhésion à la charte des soins du service ;
- l'encadrement du personnel pour faciliter ces prises en charge compliquées et difficiles émotionnellement surtout en début de carrière.

Pour les cadres des services exposés, il implique la présence physique auprès des soignants dans les moments les plus difficiles. Il leur faut aussi veiller à mettre en place :

- des relais parmi les soignants pour éviter la systématisation des prises en charge d'enfants en fin de vie par les mêmes personnes ;
- des temps de répit qui sont des moyens de lutte contre l'épuisement professionnel ;
- **des temps d'échanges multiprofessionnels** : les transmissions orales mais aussi les réunions de synthèse ou les rencontres « flash » avec les soignants référents du jour, doivent être pluriquotidiennes lors des dernières heures de la vie de l'enfant ;
- des entretiens parents, médecin référent, soignant sont conseillés en dehors de la présence de l'enfant, dans un lieu calme. Ils permettent de faire le point, de recueillir et donner des informations sur l'évolution de l'enfant et du traitement. De plus, les émotions peuvent s'y exprimer ainsi que les souhaits des parents pour ce qui concerne le décès et « l'immédiat après décès » (venue de tel ou tel proche, type d'inhumation, habillement de l'enfant...) ;
- l'organisation du travail en binôme infirmière-auxiliaire de puériculture assure une globalité des soins techniques et de nursing qui sont des temps forts de la journée avec les parents et les enfants ;
- l'anticipation la plus grande possible des situations afin de faciliter les conditions de l'au revoir des derniers jours ;
- l'adaptation la plus grande possible à l'évolution de l'enfant et de sa famille, avec souplesse, mais sans mettre en péril le fonctionnement du service, dans le respect de l'intimité de la famille ;
- une réflexion en ce qui concerne l'implication des parents dans les soins apportés à l'enfant.

Le partage des émotions et des difficultés rencontrées a aussi lieu dans des groupes de parole, sous forme uni- et multi-professionnelle. Ils sont un temps – inclus dans le temps de travail – de partage de situations plus ou moins difficiles vécues par l'équipe avec l'aide d'un « écoutant » psychothérapeute.

Lorsque le décès d'un enfant survient à domicile, tous les moyens mis en œuvre à l'hôpital ne seront pas possibles. La principale difficulté est de concilier la fin de vie de l'enfant et la cohésion familiale que ce soit sur le plan matériel ou affectif.

Conclusion

Il n'existe pas de « recettes » dans le domaine des soins palliatifs en pédiatrie. L'essentiel est d'assurer à l'enfant le confort maximal, tant physique que moral, qu'il s'agisse du domicile ou de l'hôpital.

Pour faire face aux différentes difficultés lors de la prise en charge de la fin de vie des enfants, de nouveaux types d'aide pourraient être envisagés. La création, par exemple, de « centres de répit » destinés à accueillir des enfants porteurs de maladies chroniques permettrait aux parents un répit allant de quelques heures à quelques jours, tout en assurant à l'enfant des soins de qualité (ce type de centre existe au Canada, par exemple).

De même, le suivi du deuil des familles fait l'objet de la mise en place d'initiatives récentes comme des groupes de paroles de parents ou de frères et sœurs endeuillés.

BIBLIOGRAPHIE

ANTHONY E.-J. et KOUPERNIK C. – *L'Enfant devant la maladie et la mort.* Masson et Cie, Paris, 1974.

DELAGE M. – Accompagner les frères et sœurs lorsque l'enfant vient à mourir. In : revue de la fédération Jusqu'à la mort accompagner la vie, n° 63, décembre 2000.

FERARI P. – Deuil et conceptualisation de la mort par l'enfant. In : *L'Enfant face à la mort,* Thanatologie, n°s 99/100.

KUBLER-ROSS E. – *La Mort et l'enfant.* Éditions du Tricorne, 1986.

RAIMBAULT G. – *L'Enfant et la mort. Des enfants malades parlent de la mort : problèmes de la clinique du deuil.* Privat éducateurs, 1980.

RAIMBAULT G. – *Lorsque l'enfant disparaît.* Odile Jacob, 1996.

RYAN RÉGINA SARA – *L'Insoutenable absence : comment peut-on survivre à la mort de son enfant.* Les Éditions de l'Homme, 1995.

Repères pour vous parents endeuillés, Association Sparadrap, 48 rue de la Plaine, 75020 Paris.

CHAPITRE 32

Attitude de la puéricultrice lors de la prise en charge d'un enfant atteint de cancer[1]

Capacités attendues pour l'exercice de la puéricultrice

- Assurer l'accueil de l'enfant et de ses parents, et l'organisation du séjour, de manière à donner à chacun la possibilité d'exprimer son inquiétude et d'élaborer des repères dans l'espace, le temps et sur le plan relationnel avec les patients et le personnel.
- Mettre en œuvre les prescriptions médicales de l'enfant, en favorisant sa participation, et assurer la surveillance du traitement, notamment dépister les effets indésirables et assurer des transmissions rigoureuses.
- Gérer le déroulement du séjour de l'enfant, dans le cadre d'un projet de soin personnalisé : se montrer attentive à ses besoins de régression, voire de protection, tout en préservant son capital d'autonomie, de silence et de calme, sans l'isoler des activités ludiques et des échanges avec les autres enfants.
- Assurer, au long du séjour et à partir des informations transmises par le médecin, à l'enfant et à ses parents, une information aux parents sur l'évolution du traitement, la préparation de la sortie et de la seconde cure à venir.

Pour compléter cette série de chapitres consacrée aux pathologies pédiatriques, nous proposons une approche de l'hospitalisation de l'enfant dans le cadre d'une maladie invalidante par sa gravité et qui, cependant, n'écarte pas l'offre de conditions de vie adaptées à un enfant en pleine croissance physique et psychique.

Il s'agit du cas d'un enfant hospitalisé en service d'oncologie pédiatrique d'un centre anticancéreux implanté dans une grande ville. L'équipe, pluridisciplinaire, se compose d'un personnel compétent, reconnu, très investi dans son travail. Le service dispose de nombreux moyens pour que la prise en charge de la vie quotidienne vienne atténuer les effets secondaires des traitements médicaux ; elle est négociée avec l'enfant et ses parents et adaptée au fur et à mesure des possibilités de l'enfant. De nombreux intervenants apportent leur contribution (musique, jeu, école, rire, animation par l'écriture[2], etc.). Les parents, fratries et amis peuvent y participer activement.

Présentation de l'enfant et de sa famille

La famille habite dans la banlieue d'une grande ville, à 40 km environ du centre hospitalier (CAC)[3].

---

1. Auteurs : Delphine Mauriac, puéricultrice. Élisa Guises, puéricultrice-formatrice.
2. Les ressources sont détaillées en fin de chapitre.
3. Centre Anti-Cancéreux.

Victorien, âgé de 11 ans, est le cadet de la famille ; Julie, sa sœur aînée, a 12 ans et demi. Il est scolarisé en 6e, pratique la natation et fait partie d'un groupe d'éclaireurs de France.
Son développement est en rapport avec son âge ; il est suivi régulièrement, sur le plan médical, pour une hépatite B chronique qui ne nécessite pas de traitement, mais une surveillance de l'antigénémie et des fonctions hépatiques.

La pose du diagnostic

Victorien est accueilli en hôpital de jour pour un bilan sous anesthésie générale. Il est adressé par son médecin pour un bilan d'adénopathie axillaire gauche évoluant depuis deux mois.
L'état général de l'enfant est bon sur le plan physique et psychologique.

J 0 : le bilan initial

Un myélogramme et une adénectomie gauche sont réalisés et un cathéter central, type *Broviak*, est mis en place dans la veine sous-clavière gauche.

J 14 : la consultation

Le diagnostic de Lymphome B, de localisation axillaire gauche avec envahissement médullaire, est posé. À l'annonce de la maladie par le médecin, Victorien comprend mais ne réagit pas. Il s'exprime peu pour parler de lui, disent les parents. En accord avec eux et après avoir expliqué à l'enfant ce qui se passe, le médecin propose une hospitalisation dès le lendemain, pour débuter la chimiothérapie.

La prise en charge infirmière

Le rôle infirmier est d'accompagner Victorien dès le début, afin de le rendre acteur de son hospitalisation et de son traitement. Malgré son caractère réservé, il fait preuve d'une maturité psychique qui permet de l'intégrer concrètement dans les prises de décisions. L'accueil, l'information et un soutien durant son séjour aux moments les plus douloureux seront les axes de travail de la puéricultrice. Avec les autres membres de l'équipe, elle participera au traitement et à l'accompagnement des parents.

Rôle de la puéricultrice

Préparer l'hospitalisation de Victorien

La puéricultrice du service pédiatrique organise l'accueil et la prise en charge paramédicale de Victorien afin de l'accompagner au long de son séjour, en concertation avec ses parents.
La puéricultrice prend du temps avec Victorien et sa famille pour leur expliquer comment va s'organiser le temps de l'hospitalisation et apprécier avec eux les effets et objets dont l'enfant a besoin :

- les effets personnels pratiques à mettre et retirer (vêtements amples et peu fragiles, chaussons faciles à enfiler) ;
- le nécessaire de toilette (plusieurs serviettes sont bienvenues) ;
- les livres, radio, baladeur, posters, photos, cassettes vidéo, éventuel doudou, coussin préféré, etc., tout ce qui est facile à transporter et qui peut contribuer à recréer autour de Victorien un environnement aussi familier que possible ;
- les numéros de téléphone de la famille et des copains, adresses e-mail... ;
- les documents de santé et de Sécurité sociale.

En complément de ces explications, des livrets et une cassette vidéo sont confiés à Victorien et sa famille pour faciliter l'explication de la maladie et du traitement de manière adaptée. Ils pourront les visionner à la maison le soir, en parler entre eux et préparer les questions à l'intention de l'équipe médicale et paramédicale le lendemain.

J 15 : premier jour d'hospitalisation

Victorien est accueilli, en chambre à 2 lits, dans le service d'oncologie pédiatrique du CAC, pour une durée minimum de 14 jours.

Rôle de la puéricultrice

Accueillir Victorien, consacrer du temps à la famille

Bien que le choc de l'annonce du diagnostic soit atténué, l'entrée en unité d'oncologie confirme la gravité de la pathologie et la mise en route d'un traitement lourd, toujours long, aux retentissements importants sur la vie de l'enfant. De plus, l'éloignement du lieu d'habitation vient perturber les repères familiaux.

L'accueil, un temps réel de soins

La puéricultrice consacre environ une heure pour établir ce premier contact qui doit permettre à l'enfant et à ses parents de trouver leur place au sein des locaux et de l'équipe et de prendre quelques repères. Ils savent qu'ils y reviendront à de nombreuses reprises.

Elle s'attache particulièrement à :

- installer Victorien dans sa chambre, en lui proposant de la décorer à son goût, d'y disposer ses photos préférées, sa radio et ses affaires personnelles ;
- faire visiter les locaux en lui permettant de repérer sa chambre, les lieux de vie, les lieux d'hygiène, le poste de soins et le bureau des infirmières, les lieux de détente et de jeu, la classe quand elle existe, le poste Internet, etc. ;
- présenter à Victorien et à ses parents les personnes qui interviendront au cours du séjour : soignants, médecins, psychologues, éducateurs, instituteur, personnels d'animation bénévole, assistante sociale… ;
- présenter les autres enfants, surtout ceux de la même tranche d'âge ;
- proposer un accueil parent-enfant dans la mesure des possibilités ou un accueil en maison des parents ; au moins, préciser les conditions de visite et de communication.

Le recueil initial de données

Lorsque l'enfant a pris possession de sa chambre, la puéricultrice fait sa connaissance de manière plus approfondie ; en particulier, elle va :

- mettre en route le dossier de soins en repérant ses habitudes de vie, ses goûts alimentaires, ses activités préférées, son rythme de sommeil et ses rituels éventuels, etc. ;
- établir, à cette occasion, un dialogue avec lui et avec ses parents, pour s'assurer que les explications transmises par le médecin ont été bien comprises ;
- informer si besoin. L'adhésion au traitement et aux nombreux examens complémentaires ne peut se faire que si l'information est clairement partagée. Bien que Victorien soit en âge de comprendre beaucoup de choses, il ne faut jamais hésiter à expliquer, répéter, reformuler, réexpliquer et écouter en retour.

Reprendre avec l'enfant des points essentiels

L'information porte autant sur ce qui se passe dans l'immédiat que sur ce qui risque de se passer sous l'effet du traitement.

Concernant l'alopécie par exemple :

- aborder cette question dès le début du traitement afin de rechercher avec Victorien une solution ;
- faire des suggestions : les garçons préfèrent souvent les casquettes et les bandanas ;
- lui dire qu'il peut y réfléchir avec ses parents et faire le choix du couvre-chef un peu plus tard ;
- proposer l'aide de professionnels de la coiffure.

Porter une attention particulière aux « rites de la vie quotidienne »

On entend par là les gestes répétés, chaque jour de la même manière, à la même heure, sans qu'il soit nécessaire d'y penser… sauf quand le contexte change.

La puéricultrice, avec l'auxiliaire de puériculture :

- repère les habitudes de Victorien : toilette (douche, bain ou toilette au lavabo), heure (soir ou matin)… ;
- l'encourage à continuer de le faire comme à la maison, en mettant l'accent sur certains points comme l'hygiène bucco-dentaire ;

- recommande à l'auxiliaire de puériculture de veiller à ce que ces habitudes soient respectées et d'expliquer à l'enfant, le moment venu, pourquoi ce n'est pas possible ;
- fait en sorte que les habitudes alimentaires soient respectées : petit-déjeuner, goûter, en expliquant à Victorien l'importance d'une alimentation riche et variée et d'une hydratation abondante pour limiter une partie des effets secondaires des traitements cytotoxiques ;
- informe l'enfant de la nécessité de suivre un régime pauvre en sel et en sucre, en présence d'un traitement aux corticoïdes ;
- recommande à Victorien de respecter son rythme de sommeil (ainsi qu'à ses parents), de manière à éviter de mettre en route les traitements au cours de la période d'endormissement et en prévoyant des temps calmes à l'approche de l'heure du coucher.

L'évolution du traitement médical

J 15 : première cure de chimiothérapie

Prescription :

- protocole COPADM (*Méthotrexate, Solupred, Endoxan, Doxorubicine, Vincristine*), par voie intraveineuse pendant 6 jours ;
- injection intrathécale de méthotrexate et hémisuccinate d'hydrocortisone.

Victorien accepte le traitement mais fait part dès le premier jour de sa peur de vomir.

Rôle de la puéricultrice

Mise en œuvre des prescriptions médicales

La puéricultrice portera d'abord son attention sur la prescription :

- elle doit être méticuleusement décrite par le médecin traitant[1] ;
- il ne doit y avoir aucune équivoque sur le nom des médicaments, les doses, les horaires et les voies d'administration.

La puéricultrice s'assure :

- qu'elle connaît les médicaments prescrits, leurs effets secondaires et les surveillances à mettre en œuvre ;
- qu'elle a une voie d'abord veineuse, sûre et durable.

Mise en application de la prescription

Elle met en place les protocoles de traitement anticancéreux, qui demandent une grande vigilance de la part des puéricultrices ; ils doivent être réalisés :

- avec rigueur et toujours évalués ;
- à des doses extrêmement précises ;
- selon des horaires stricts ;
- par des voies d'abord exclusives.

De plus, les protocoles associent toujours plusieurs thérapeutiques qu'il ne faut pas interchanger.

Formulation des transmissions

- Un formulaire de suivi du protocole est inséré dans le dossier de soin, il doit être soigneusement rempli car il est le garant de l'exécution des prescriptions.
- Les informations transmises à l'équipe soignante précisent la manière de réagir de Victorien et ses demandes particulières : a demandé à recevoir son traitement le plus tôt possible, avant que ses parents arrivent pour être « libre » quand ils sont là. Il passe son après-midi en salle de jeu et partage volontiers les activités des autres enfants. Ses parents viennent après le déjeuner et restent jusqu'au dîner. Ils ne souhaitent pas rester sur place afin de respecter le plus possible le rythme et la vie familiale de leur fille.

1. Voir p. 500.

J 15 à J 18

Le traitement est administré chaque jour selon le protocole.

Rôle de la puéricultrice

Surveiller les effets du traitement, mettre en route les protocoles de soin

La puéricultrice surveille particulièrement :

- l'état de la muqueuse buccale ;
- les selles ;
- les urines ;
- le poids ;
- l'apparition de douleurs ;
- les points d'effraction d'entrée des cathlons courts.

Elle met en route le protocole de soin préconisé pour le cathéter central (voir p. 586).

Elle enregistre toutes ses informations sur les documents prévus à cet effet et décrit les informations complémentaires recueillies dans les transmissions ciblées.

J 18

Début de **mucite** : Victorien signale des picotements dans la gorge. **Des bains de bouche sont prescrits.**

J 19

Des nausées, puis des vomissements de plus en plus fréquents apparaissent au cours de la nuit. Victorien n'ose pas appeler l'infirmière pour le signaler, ce qui retarde la mise en route du traitement. Le matin, il s'excuse et ne se plaint pas ; il demande de ne rien dire à ses parents.

Prescription de *Zophren* et *Soludécadron*.

J 20

Devant l'importance des nausées et des vomissements, le médecin prescrit :

- du *Largactil* ;
- la mise en place d'une alimentation parentérale pour éviter une trop grosse perte de poids.

Le paracétamol injectable calme peu la mucite qui se développe dans la gorge et la bouche avec dépigmentation des muqueuses, saignement, salivation, lèvres fissurées, impossibilité de parler et manger ;

Rôle de la puéricultrice

Éviter et écouter la douleur[1]

La douleur peut survenir tôt dans le traitement puisqu'il reçoit une injection intrathécale. Victorien en est informé et il lui est proposé plusieurs procédés pour éviter les douleurs provoquées :

- pose de crème *Emla* sur la zone d'injection ;
- utilisation du MEOPA pendant tout le temps de l'intervention.

Il est aussi proposé à Victorien de choisir avec le médecin la position dans laquelle la ponction-injection va être effectuée ; on lui demande aussi s'il souhaite la présence de ses parents (en fonction de sa réponse, la même chose est proposée aux parents).

Ensuite, la puéricultrice s'informe auprès du médecin sur la nécessité ou non de mettre en place un traitement préventif de la douleur ou s'il est suffisant d'en surveiller l'apparition éventuelle dans les heures qui suivent. Dans ce cas, elle choisira d'utiliser une grille d'évaluation appropriée et cherchera avec l'enfant une installation confortable adéquate (couché, à plat dos, la tête légèrement plus bas que les pieds) ; c'est aussi un facteur de diminution de la douleur.

1. Voir aussi le chapitre « douleur de l'enfant ».

Rôle de la puéricultrice

Prendre en charge les effets secondaires du traitement

Ils s'enchaînent rapidement les uns aux autres et des complications les aggravent.

Après les avoir dépistés et pris en charge médicalement, il faut en limiter les conséquences d'inconfort et de douleur.

La mucite

La prévention n'a pas évité l'apparition d'une mucite grave qui génère un inconfort majeur.

Intensifier le rythme des soins de bouche

Le médecin est régulièrement informé afin d'adapter le traitement médicamenteux, en particulier le traitement antalgique.

Aux soins de bouche sont associés des soins des lèvres qui consistent en l'application d'une crème protectrice en couche épaisse chaque fois que nécessaire.

Adapter l'alimentation

Les capacités d'alimentation de Victorien se dégradent. Les douleurs provoquées par la mucite sont évaluées pour adapter la texture de l'alimentation : la diététicienne, avec la puéricultrice et l'enfant lui-même, établit les apports suffisants et définit la présentation la plus acceptable pour lui, en ayant en partie recours à des substituts alimentaires hypercaloriques ou hyperprotidiques. Elle maintient cependant, aussi longtemps que possible, des apports par la bouche, sous la forme qui convient le mieux à Victorien (les fromages frais, les crèmes glacées « passent » assez bien).

Les problèmes digestifs

Comme Victorien l'avait craint, les traitements antimitotiques provoquent vomissements et diarrhées qui s'ajoutent aux autres difficultés.

Le régime, pauvre en fibres et fractionné, tend à les pallier.

Pour les vomissements, le traitement préventif est insuffisant.

Il faut alerter le médecin sur :

- la quantité et la qualité des vomissements ;
- leurs effets sur le poids et l'état général de Victorien.

Il faut insister pour obtenir un traitement qui maintienne ces troubles à un niveau acceptable pour l'enfant et son entourage.

La puéricultrice s'attache à limiter les inconforts provoqués :

- la bouche est rincée après chaque vomissement ;
- la nécessité pour Victorien de prévenir à chaque fois, lui est expliquée ;
- la mise à sa disposition de matériel lui permet de gérer ce problème de façon autonome : haricot, eau et verre pour se rincer la bouche, mouchoirs jetables, crème pour les lèvres.

les soins de bouche sont difficiles et font parfois vomir Victorien. Bien qu'il ne se plaigne jamais spontanément, la douleur liée à la mucite et aux vomissements est évaluée à 60 %. Au lieu du paracétamol, le médecin prescrit de la morphine en bolus.

J 23

Victorien fait part de **douleurs abdominales** ; parallèlement, l'infirmière note l'émission de **selles liquides** que Victorien ne peut retenir.

Un examen de selles montre une flore pathogène polymorphe.

Depuis ce jour, Victorien est trop faible pour ses soins d'hygiène ; il n'aime pas avoir besoin qu'on le lave et le change régulièrement mais ne souhaite pas que sa maman participe à ces soins.

Il cherche une position antalgique et geint même quand il dort.

On découvre une rétention urinaire sans doute liée à la morphine. Un sondage urinaire est effectué de façon à diminuer la douleur locale.

Rôle de la puéricultrice

Mettre en route l'alimentation parentérale

Administrée par le cathéter central, l'alimentation parentérale nécessite de :

- garantir une parfaite asepsie des soins à chaque « branchement » et « débranchement » de la poche de nutrition parentérale préparée en pharmacie centrale ;
- surveiller le débit : il ne doit être ni trop rapide pour ne pas risquer une hyperglycémie, ni trop lent pour que Victorien reçoive effectivement les quantités prescrites.

Les transmissions font état de l'évolution de la situation : Victorien est de plus en plus fatigué ; il quitte peu sa chambre, somnole de longues heures et ne s'anime qu'à l'arrivée de ses parents. Ceux-ci sont très inquiets mais ne le manifestent pas devant l'enfant.

Les parents profitent des moments de sommeil de leur fils pour rencontrer d'autres familles dans le service et partager ensemble leurs préoccupations.

Rôle de la puéricultrice

Prendre en charge la diarrhée

La puéricultrice porte son attention sur l'hygiène locale pour éviter les lésions de la peau. La diarrhée profuse affaiblit Victorien, on peut lui proposer des couches afin d'éviter les allers et venues répétés aux toilettes et favoriser son confort.

Compte tenu de la quantité de selles émises, il devient utile de peser les couches pour apprécier justement les pertes en eau.

Les parents de Victorien sont inquiets et se demandent si l'issue ne risque pas d'être fatale. Depuis le début du traitement, ils voient leur fils s'affaiblir de jour en jour et rien ne peut les convaincre qu'il puisse se produire un mieux dans un avenir proche.

Rôle de la puéricultrice

Aménager au plus juste la vie quotidienne

La puéricultrice met en œuvre tout ce qui peut faciliter l'expression de Victorien sur ce qui « le gêne » ou « lui fait mal » et adoucir les effets secondaires de son traitement : multiples inconforts, douleurs à peine calmées par les antalgiques…

Mettre en œuvre des soins de confort répétés

Des moyens simples améliorent le confort, tels que :

- installer un matelas « anti-escarres » ;
- refaire le lit plusieurs fois par jour, avec des draps propres pendant que Victorien est installé au fauteuil pour changer de position ;
- placer des coussins pour le soutenir dans les différentes positions ;
- respecter, plus que jamais, ses temps de sommeil, et les faciliter si besoin en demandant un traitement au médecin ;
- limiter ce qui provoque des douleurs : toilette trop approfondie, changements de position intempestifs, réveils inopportuns, etc., ou des désagréments : bruits, lumière.

Adapter les activités proposées

Victorien n'a plus la force de se déplacer à la salle de jeux et de faire des activités. Le projet est réévalué de façon à tenir compte de ses capacités.

Dans la journée, une place importante est maintenant consacrée aux soins du corps, à la surveillance des différents paramètres biologiques et physiologiques, à la réalisation des soins prescrits.

Écouter et observer activement Victorien

Les moments de soin sont employés à maintenir les capacités relationnelles de Victorien. Des paroles sont échangées. Une écoute attentive est portée sur ses désirs et attentes, ses craintes et ses souffrances. Un rythme de « passage » fréquent au lit de Victorien s'impose.

Transmettre

Tous les actes réalisés sont scrupuleusement enregistrés dans le dossier de soins avec la description de leurs effets et conséquences sur Victorien. Insister sur les « petites attentions » qui semblent l'apaiser.

Rôle de la puéricultrice

Soutenir les parents

La rencontre avec des parents dont l'enfant est à un stade de récupération peut les encourager à affronter l'épreuve ; mais ils peuvent aussi être découragés par ceux dont l'enfant est en rechute.

Sachant que l'état de Victorien risque encore de se dégrader, la puéricultrice propose :

- une rencontre avec le médecin afin de leur permettre de faire le point sur la situation et envisager avec lui l'avenir proche et lointain ;
- un rendez-vous avec la psychologue en leur rappelant que son rôle est de permettre la parole dans un cadre préservé et protecteur pour les parents.

Cela ne veut pas dire que la puéricultrice se désengage vis-à-vis des parents. Au contraire, elle confirme sa disponibilité et son écoute mais elle connaît ses limites et les ressources de l'équipe pluridisciplinaire locale.

Rôle de la puéricultrice

Informer et accompagner Victorien

L'enfant passe une phase critique de l'évolution de sa maladie et de son traitement. En même temps qu'il doit savoir ce qui lui arrive, on doit lui confirmer l'issue favorable qui est attendue, même si la réaction au traitement est plus intense que prévue et la récupération retardée.

Des méthodes de soutien sont mises en œuvre chaque fois que nécessaire :

- renforcement des points positifs, en particulier sa force de caractère, son désir de maîtriser la situation ;
- rappel de l'affection des parents et de tous ceux qui l'entourent ;
- désir de tous qu'il aille vite mieux ;
- mise en œuvre par l'équipe de toutes les mesures possibles et écoute de ses désirs ;
- présence rassurante et attentive dans une ambiance sereine ;
- minimisation des aspects négatifs et des difficultés occurrentes et prise en charge immédiate.

J 24

Victorien est fébrile, sa température ne descend pas en dessous de 38,5 °C et monte jusqu'à 41,5 °C, accompagnée de frissons.

Prescription :

- 250 mg/4 h IV de *Pro-Dafalgan* ;
- hémoculture en cas de pic fébrile ;
- utilisation de moyens physiques de lutte contre l'hyperthermie ;
- mise sous scope ;
- antibiothérapie : *Tienam, Amiklin, Vancomycine.*

J 26

Une aplasie, plus importante que prévu, est mise en évidence.

La NFS montre : GB : 100 ; Hb : 7,5 g ; plaquettes : 19 000.

Prescription : 300 ml de sang/2 h + 1 concentré plaquettaire.

Victorien est transféré en chambre seule, ce qui le déçoit beaucoup. Il dit qu'il apprécie ne pas être seul, même quand il est mal, que ça le distrait de voir bouger autour de lui. Il demande que, malgré l'isolement, la porte de la chambre reste ouverte.

Rôle de la puéricultrice

Mettre en œuvre des soins intensifs

L'état de Victorien nécessite une surveillance quasi permanente dans une ambiance protégée. Victorien est à risque de complication de son immuno-dépression.

Des mesures strictes sont appliquées. L'exactitude de la mise en œuvre et la surveillance des traitements prescrits redoublent. Il devient nécessaire de dépister rapidement tout signe de complication ou d'aggravation.

La puéricultrice rappelle l'importance des précautions à prendre à l'ensemble de l'équipe pour que chacun y participe en fonction de ses compétences :

- les soins sont exécutés de manière stérile avec équipement des personnes devant intervenir aux côtés de Victorien ;
- les parents sont informés de façon à ce qu'ils soient partie prenante de cette protection spéciale entourant Victorien.

Rôle de la puéricultrice

Prendre en charge la désorientation des parents

Victorien a « mûri » d'un seul coup. Il se sent responsable et s'affirme par des prises de position qui désorientent les parents. C'est un phénomène fréquent chez l'enfant atteint de maladie grave ou chronique qui veut protéger ses parents de la « trop » lourde charge qui leur arrive et dont il se sent peut-être responsable.
Il faut rétablir un peu l'ordre des choses (place relative de chacun, parents et enfant) sans dévaloriser les efforts psychiques fournis par Victorien.
La puéricultrice :

- félicite Victorien pour sa prise de décision mais l'invite à en parler à ses parents pour voir ce qu'ils en pensent et tenir compte de leur avis ;
- propose aux parents de verbaliser à Victorien leur agréable surprise devant cette capacité à réagir « comme un grand » tout en lui offrant leur regard d'adulte et leur soutien de parents aimants.

Là aussi, l'aide du psychologue peut être sollicitée pour aider chacun à comprendre où il en est et donner les conseils appropriés.

J 27

L'état de **Victorien ne s'améliore pas : il est très faible**, semble souffrir bien qu'il ne se plaigne jamais, n'appelle pas, attend pour demander, en s'excusant de déranger.
Prescription : *Neupogen* 300 µg, soit 1 ml s/c 1 fois par jour pendant 10 jours.
Victorien commence à perdre ses cheveux. Il demande alors avec fermeté qu'on les lui coupe très court pour ne pas être gêné et pour ne pas « faire trop de saletés dans son lit ». Il affirme son autonomie et sa capacité à prendre ses décisions à chaque fois que cela lui est possible.
Ses parents trouvent qu'il change. Sa maman dit : « Je ne reconnais plus mon fils, j'en ai perdu le mode d'emploi. »

J 28

Devant la persistance de l'hyperthermie, le médecin prescrit un **changement d'antibiotique : amphotéricine B** selon les modalités suivantes :

- 1er jour : 8 mg dilués dans 500 ml de G5 % (exclusivement) en 8 h ;
- 2e jour : rien ;
- 3e jour : 12 mg dilués dans 500 ml de G5 % en 8 h ;
- 4e jour : rien ;
- 5e jour : 16 mg dilués dans 500 ml de G5 % en 8 h ;
- 6e jour : rien ;
- 7e jour : prévoir prescription pour traitement ambulatoire selon sortie.

La fièvre baisse alors rapidement.

J 29

L'état de Victorien s'améliore légèrement : **les douleurs ont presque disparu**, il commence à manger **des aliments semi-liquides** et peu acides, **les diarrhées s'estompent**.
La NFS montre une régression de l'aplasie (GB : 900).

J 30

La chute de cheveux s'accélérant, Victorien demande cette fois qu'on lui rase la tête ; il opte pour une des nombreuses casquettes dont sa maman fait collection depuis quelques jours.

J 31

Victorien est à nouveau installé dans **une chambre à deux lits**. Encore faible, il se lève peu mais reprend sa « game-boy » et parle avec son voisin de chambre.

J 32

Victorien **sort de sa chambre pour aller en salle de jeux** faire des activités avec les autres enfants. Il demande maintenant à rentrer à la maison.

J 34

Victorien **sort de l'hôpital** ; il doit revenir pour une **deuxième cure de chimiothérapie** (à 2/3 de dose) **à partir de J 40.**

Rôle de la puéricultrice

Assurer la rémission et préparer la prochaine étape

Victorien va mieux. Il se rétablit mais n'est pas guéri.

Le travail consiste dès lors à soutenir la progression vers la rémission mais aussi à convaincre que la guérison ne pourra être acquise qu'après un ou des traitements complémentaires.

La puéricultrice peut s'appuyer sur la capacité de Victorien à surmonter cette première épreuve pour l'encourager à affronter la deuxième (qui, de plus, devrait être moins pénible).

Encourager Victorien à reprendre des activités

La puéricultrice lui explique par exemple que c'est à lui de décider ce qu'il veut faire mais lui conseille de reprendre le plus possible une activité proche de la « normale », avec ses copains et sa famille, pendant la semaine à venir.

Préparer avec lui le prochain séjour dans le service

L'encourager à s'alimenter correctement pour récupérer un poids satisfaisant par une alimentation riche (Victorien peut manger ce qu'il souhaite) et une vie saine.

Lui proposer de réfléchir à la manière dont il souhaiterait organiser cette nouvelle hospitalisation pour apporter les objets dont il aurait besoin.

Lui présenter les activités organisées dans le service, dont il n'a pas bénéficié cette fois-ci mais qui sont adaptables à la situation de chaque enfant.

Conclusion

Soulignons le rôle déterminant des soignants dans le déroulement du traitement : l'organisation de la prise en charge de Victorien et l'anticipation de ses besoins associées à l'attention et l'écoute active de l'enfant et de ses parents, valorisent en terme d'efficacité médicale et infirmière le professionnalisme des soins et la collaboration étroite avec le médecin. C'est aussi un facteur fondamental dans la mise en confiance pour la poursuite du traitement. Au travers des propositions du service et au-delà de la prise en charge médicale lourde, l'enfant et la famille doivent percevoir un projet de vie à portée de tous.

IV La pédopsychiatrie

CHAPITRE 33

Les premiers symptômes en pédopsychiatrie[1]

Capacités attendues pour l'exercice de la puéricultrice

- Favoriser l'élaboration des liens parents-enfants par des interactions précoces et en évaluer la qualité à l'occasion des soins.
- Dépister, de façon aussi précoce que possible, toutes les manifestations évoquant un dysfonctionnement de la communication entre la mère et l'enfant.
- Dépister les signes cliniques (par exemple, dans les domaines du sommeil, de l'alimentation et de l'élimination) et les comportements significatifs d'un développement dysharmonieux de la personnalité de l'enfant. Repérer les facteurs de perturbation liés à l'enfant lui-même et à son environnement.
- Assurer la surveillance de l'évolution de l'état de santé de l'enfant sur les plans physique et psychoaffectif, afin de dépister l'impact de ces troubles sur la santé globale de l'enfant et, si besoin, orienter vers le médecin.

Discipline médicale récente, la pédopsychiatrie étudie et traite les perturbations psychologiques et les troubles mentaux chez l'enfant et l'adolescent. Le premier Congrès de psychiatrie infantile s'est tenu à Paris en 1937. Les travaux menés au cours du XXe siècle ont contribué à faire de cette spécialité médicale un moyen d'intervention précoce en santé mentale. Les notions de bien-être, de malaise et de souffrance psychologiques, présentes dans le vocabulaire des professionnels du secteur de la santé et de l'enfance, témoignent de l'avancée des connaissances relatives au développement de l'enfant et à l'influence de l'environnement sur celui-ci.

D'une manière générale, toutes les personnes amenées à s'occuper de jeunes enfants sont concernées par ces découvertes qui font du bébé une personne à part entière. Les médecins, les professions paramédicales ou les travailleurs sociaux sont attentifs, chacun selon sa spécialité, à la dimension psychologique du développement de l'enfant.

Dans le sillage des théories psychanalytiques, cognitivistes, psychogénétiques ou encore neurophysiologistes, se sont poursuivis les travaux relatifs à l'établissement de la relation entre la mère et son enfant, intéressant tout spécialement les puéricultrices qui les approchent quotidiennement.

La théorie de l'attachement décrite par Bowlby et la notion d'interaction mère/enfant/père sont véritablement révolutionnaires en psychopathologie du bébé. Les troubles de l'attachement et les perturbations des interactions constituent, en effet, des éléments essentiels en matière de dépistage précoce.

Des périodes de la vie (la naissance, par exemple) ou des événements particuliers (naissance prématurée, deuil…) fragilisent la mère. Cette situation constitue un risque pour le développement psychoaffectif de l'enfant. La présence et l'écoute bienveillantes de professionnels dans l'entourage de la mère dans ces moments de vulnérabilité sont un atout pour l'enfant. Tout au long de sa croissance physique et psychique, l'en-

1. Auteurs : Marcel RUFO, pédopsychiatre, Frédérique SAUNAL, puéricultrice.

fant est confronté à de nombreux facteurs menaçant sa santé et son épanouissement.
Pour toutes ces raisons, de très nombreux professionnels sont amenés à collaborer, de façon directe ou indirecte, avec les équipes de pédopsychiatrie. Il s'agit alors pour eux d'acquérir des connaissances suffisamment précises pour observer et repérer les signes de perturbation ou les manifestations de mal-être (chez l'enfant comme dans son entourage) ; comprendre les enjeux des dysfonctionnements existant chez l'enfant, dans la fratrie, la famille ; évaluer les risques, à moyen et à long terme ; orienter la mère et l'enfant vers les professionnels spécialisés : psychologues, pédopsychiatres.

Lorsque l'hospitalisation est décidée, la puéricultrice travaille au sein d'une équipe pluridisciplinaire. Son intervention se situe alors dans la recherche d'un équilibre et dans la réponse à apporter pour satisfaire les besoins physiques comme les besoins psychiques. C'est l'approche globale de la personne, de l'enfant considéré dans son environnement familial et social.

La prévention précoce en pédopsychiatrie

Des interventions spécialisées en pédopsychiatrie peuvent être mises en route dès les premiers jours de la vie, par l'étude notamment des « interactions » parents/bébé, ceci grâce aux progrès des connaissances sur la vie fœtale, à l'aide des échographies, amniocentèses, recherches en génétique, etc. Les travaux récents en néonatologie, les découvertes en psychologie dans les domaines de la génétique et du développement psychomoteur du nourrisson, permettent de mener une **action précoce préventive** dès la période anténatale. On sait qu'il n'y a pas de cause à effet évidente entre un type de parent et une psychopathologie particulière observée chez l'enfant car l'origine d'un trouble est souvent plurifactorielle. Nous rappellerons donc que, comme pour bien d'autres situations :

- les conditions socio-économiques et culturelles sont importantes, mais non exclusives d'un trouble du développement chez le petit bébé ;
- le rôle de la mère est primordial, mais s'associe de plus en plus étroitement à l'intervention décisive du père dans l'étayage de la mère, de son action auprès de l'enfant.

La prévention précoce en pédopsychiatrie repose pour une part importante sur l'observation clinique, elle doit intervenir le plus tôt possible dans la vie de l'enfant.

L'observation et le signalement précoce des « clignotants »

De petits « signaux », révélateurs d'une situation à risque pour l'enfant, peuvent être observés très tôt par la puéricultrice. Ces « clignotants », définis par le Professeur Michel Soulé, pédopsychiatre, sont des indicateurs de risques que nous devons bien connaître et reconnaître.

Tableau 33.1 : Les indicateurs de risques (« clignotants ») aux diverses périodes de la vie de l'enfant.

Période anténatale	Accouchement/ naissance	Retour au domicile après la naissance	Hospitalisations
• Antécédents psychiatriques ou personnels • Difficultés conjugales • Mère isolée • Absence de projet sur l'enfant	• Accouchement prématuré • Mauvaises relations avec le bébé • Refus de le toucher, de l'allaiter • Brusqueries	• Persistance de la dépression du post-partum • Difficultés sociales • Carences de soins • Sévices psychiques et physiques • Demandes de placement répétées	• Séjours prolongés • Absences de visites

Source : d'après le Professeur Michel Soulé, pédopsychiatre.

L'observation des facteurs de « développement » de l'enfant

L'enfant est une individualité. Il prend une part active dans son développement. S'il est soumis aux influences de l'entourage, notamment des parents, il est également soumis à l'influence qu'il va lui-même exercer sur la qualité et la quantité des soins qu'il reçoit. Parents et enfants interagissent et sont sources de modifications mutuelles.

L'observation des facteurs personnels à l'enfant

Ils font référence à plusieurs notions.

La notion de « compétence »

Elle désigne l'ensemble des capacités du nouveau-né, notamment dans les domaines perceptif et moteur. Certains sont très vite aptes à les manifester, d'autres se révèlent plus fragiles, plus faibles, voire malades ou handicapés.

La notion de « vulnérabilité »

Devant un même événement, selon ses capacités ou son degré de fragilité, et en fonction de la qualité de son environnement, l'enfant est à même de faire face à la situation de stress ou peut au contraire se montrer profondément perturbé. Notons que la nature de l'événement et le stress qu'il génère varient avec l'âge de l'enfant. D'une manière générale, toute situation nouvelle pour l'enfant et à laquelle il n'a pas été psychologiquement préparé peut être source de stress. Citons quelques exemples :

- tout événement qui modifie l'équilibre familial (hospitalisation d'un parent, naissance d'un frère ou d'une sœur, divorce, décès, modifications des conditions socio-économiques familiales, etc.) ;
- tout changement qui requiert une adaptation (changement de mode de garde ou d'école, déménagement, hospitalisation, maladie physique, handicap, etc.) ;
- toute agression physique ou sexuelle.

La résistance de l'enfant aux contraintes et aux frustrations de la vie est très inégale. Certains enfants s'adapteront, d'autres les subiront, parfois avec une certaine souffrance.

La notion de « personnalité »

Tout symptôme doit être replacé dans le cadre de la personnalité de l'enfant qui se construit progressivement à travers les crises et les conflits de la vie. On sera donc attentif à sa façon de réagir dans les actes quotidiens, à sa capacité à nouer les relations, à supporter la solitude, les frustrations, les séparations, à son investissement scolaire, à ses principaux systèmes de défense.

L'observation des « interactions » mère/enfant

Rappelons l'interdépendance du nouveau-né et de la mère. Winnicott décrit cet état psychique de la mère comme le stade de la « préoccupation maternelle primaire » (voir p. 421). Il se manifeste par :

- une interaction comportementale, qui repose sur une qualité d'échanges observable (ajustement postural, échanges par le regard, paroles lors des repas, des changes, etc.) ;
- une interaction affective, qui se réfère à l'harmonie émotionnelle du bébé et de la mère, à l'accordage affectif et au plaisir partagé lors des échanges ;
- une interaction imaginaire et fantasmatique, qui fait suite aux précédentes et met l'accent sur la vie mentale inconsciente des parents et ce que représente ce bébé pour eux. Cet aspect inconscient de l'ordre de la rêverie, du fantasme et du désir d'enfant, relève d'une démarche interprétative dans le cadre d'une consultation.

L'observation des facteurs « d'attachement » mère/enfant

Les manifestations d'attachement entre la mère et son enfant suivent la période de la grossesse au cours de laquelle la mère a élaboré mentalement des images, attentes et anticipations concernant son enfant à naître. Elle commence dès la naissance, voire au cours de l'accouchement. Aussi, les facteurs d'attachement dépendent-ils :

- des circonstances de la grossesse et de l'accouchement. On pourra s'intéresser aux événements intervenus durant cette période (voir p. 157) ;
- des relations de la mère avec ses propres parents. Dans un mouvement inconscient, elle s'identifie à sa propre mère. On connaît le risque pour une mère d'être « maltraitante » pour son enfant si elle a elle-même été battue dans son enfance. Elle attend de son bébé l'amour qu'elle n'a pas reçu et, rapidement, elle va être déçue ;
- du vécu conjugal. L'histoire de l'enfant est intimement liée à celle de ses parents. La mère trouve souvent chez son enfant une ressemblance au père. L'enfant va ainsi dépendre de ses rapports avec son mari (ou son compagnon) ;
- des séparations précoces. On connaît les risques liés aux séparations précoces qui représentent une expérience traumatisante lorsque l'enfant n'a pas la possibilité d'établir une relation privilégiée avec un substitut maternel ;
- de la personnalité de la mère. Certains comportements normaux de l'enfant ne sont pas tolérés par la

famille et la turbulence physiologique du jeune enfant peut être sévèrement limitée en raison d'exigences excessives de la mère dépressive ou maniaco-paranoïaque.

Rôle de la puéricultrice

Repérer les manifestations des troubles de l'attachement mère/nourrisson

Chez la mère

Repérer les difficultés d'investissement de l'enfant : dépréciation du bébé, culpabilité maternelle trop forte.

Chez le bébé

Repérer des pleurs intenses, des troubles du sommeil, un retard de développement, une vigilance développée, etc.

Dans l'interaction mère/nourrisson

L'attention devra être portée sur les soins (« portage » du bébé, premières tétées, bain, etc.).

Actions

Étayage de la maman : soutien, réassurance, accompagnement dans les premiers soins et valorisation des compétences du nouveau-né.

L'observation de la « fonction maternelle et paternelle »

Travailler avec un enfant suppose qu'on puisse entrevoir la place (réelle et fantasmatique) qu'il occupe pour chaque parent en fonction de sa personnalité et au sein du couple parental.

La mère

Elle satisfait aux besoins de l'enfant et donne sens à ses premières sensations. Elle assure les soins faisant référence non seulement au *nursing* mais à sa disponibilité psychique, au plaisir partagé, et à ses capacités à mettre à disposition du bébé ce qui lui convient (ou ne lui convient pas) au moment adéquat.

Le père

Il a une fonction plus difficile à saisir. Il donne généralement son nom, fonde l'identité de l'enfant, favorise la séparation (symbolique) de la mère et de l'enfant pour lui permettre d'évoluer vers plus d'autonomie, et fait en sorte qu'il ne soit pas « tout » pour sa mère. Il fait respecter l'interdit de l'inceste (qui fonde toute société humaine).

Il partage avec la mère un rôle dans l'éducation de l'enfant. Ainsi, si le père, d'une part, n'est pas objet de désir pour la mère qui ne reconnaît pas son autorité et, d'autre part, n'ose pas s'interposer entre la mère et l'enfant pour imposer les interdits inhérents à l'éducation, les risques sont grands pour l'enfant de connaître des difficultés dans son développement (il refusera toute frustration et fonctionnera dans la toute-puissance). Or, on sait que l'enfant a besoin d'être éduqué, c'est-à-dire que ses parents doivent établir des limites et doser avec amour les frustrations nécessaires à son développement.

La compréhension du « symptôme » en pédopsychiatrie

Le symptôme est une production de l'inconscient. C'est l'expression d'un conflit intérieur qui n'a pas pu être entendu. Il est à la fois expression et occultation du conflit. C'est une organisation complexe, en même temps signe de souffrance et « moyen » de résoudre en partie cette souffrance. Plusieurs facteurs sont à considérer lors de l'observation. Ils ne peuvent s'envisager sous un modèle explicatif unique, mais dans un ensemble plurifactoriel.

La nature du symptôme

Les symptômes les plus bruyants ne sont pas nécessairement les plus pathologiques. Ainsi, un enfant « opposant » peut avoir une personnalité saine, un enfant « très sage » peut souffrir d'une névrose obsessionnelle !

Certains symptômes sont à apprécier en fonction de l'âge de l'enfant. Ainsi, « avoir peur du noir » est banal à 2 ans mais plus inquiétant à 10 ans.

L'interprétation du symptôme

L'identification des pathologies est difficile car l'épidémiologie se heurte à l'absence de critère étalon de la santé mentale. En effet, le jugement clinique est variable d'un clinicien à l'autre, et les limites entre le normal et le pathologique dépendent du seuil de tolérance de chacun. Cependant, il est difficile de se passer de toute classification.

L'intérêt d'une prévention précoce et les actions préventives

Comprendre, accompagner et soigner

En psychopathologie, le symptôme est considéré comme un appel au secours. C'est un langage que l'enfant adresse à l'adulte, mais qui n'est pas facile à décoder car un symptôme (par exemple l'énurésie) a à la fois un sens manifeste (l'enfant fait pipi au lit) et un sens caché, symbolique, qui demande à être décrypté, interprété. C'est l'expression d'un « conflit occulté » qu'il faut savoir interpréter le plus tôt possible pour y apporter la thérapie la plus appropriée.

Apaiser les tensions familiales

L'enfant souffre autant de son « symptôme » que « des conséquences » de son symptôme. Par exemple, un enfant « hyper actif » n'est pas gêné par son symptôme mais souffre des punitions qu'il suscite.

À noter...
La prévention précoce ne peut se réaliser qu'avec un personnel de santé informé et formé, soucieux d'agir dans l'intérêt de l'enfant.

Les services concernés

Tous les services dont la mission est d'accueillir, soigner, surveiller le développement de l'enfant sont des lieux propices au dépistage précoce : les maternités, la Protection maternelle et infantile (PMI), la pédiatrie, les services de réanimation, les services sociaux, les lieux d'accueil et de garde pour les enfants, les crèches et l'école...
S'impose alors un travail en liaison et en réseau autour de la notion de risques, associé à une coordination étroite du travail des différents services. Il s'agit de **réagir** ensemble pour **agir** ensemble.

Les moyens de prise en charge précoce

Un dépistage précoce n'a de sens que par la précocité de l'aide mise en place. Les actions préventives sont multiples et les innovations ne manquent pas dans ce domaine. À titre d'exemples, citons :
- les lieux de rencontres mères/bébés (style « Maison verte » de F. Dolto),
- les services de néonatologie où l'aide aux parents est essentiellement de faciliter les interactions précoces,
- les consultations de nourrissons, associant la PMI et le secteur de psychiatrie infanto-juvénile,
- les visites à domicile mais aussi la prise en charge en centres d'accueil, à temps partiel, des tout-petits dans le cadre des secteurs de psychiatrie infanto-juvénile,
- la diffusion, aussi large que possible, des numéros d'appel d'urgence en cas de détresse sociale et/ou psychologique (prévention des sévices, par exemple),
- la participation de pédopsychiatres dans les réunions de concertation et le travail de liaison avec les services (pédiatrie, néonatologie, centre maternel, etc.).

*La prise de conscience **précoce** de signes pathologiques est la condition indispensable à la mise en place d'actions préventives précoces, ce qui implique :*
- *d'avoir connaissance du développement normal de l'enfant afin de ne pas « stigmatiser » à tort un comportement comme anormal ;*
- *de savoir que :*
  - *la « symptomatologie » chez l'enfant est fluctuante,*
  - *la présence de symptômes ne signifie pas obligatoirement anormalité,*
  - *le symptôme est un phénomène complexe qui fait souffrir mais auquel, paradoxalement, l'enfant tient parce qu'il lui permet de s'exprimer ;*
- *de connaître l'ambivalence de la demande et savoir faire émerger une demande masquée derrière la demande formulée (en pédopsychiatrie, c'est rarement l'enfant qui demande, mais les parents, enseignants, médecins, assistantes sociales) ;*
- *de mettre en place une coordination de tous les professionnels de santé.*

*Le repérage des « facteurs de risque » demande un **accompagnement précoce**, ce qui sous-entend la mise en place d'une stratégie à visée préventive impliquant la famille et plusieurs professionnels de santé travaillant « en équipe ».*

Les troubles à expression somatique chez l'enfant

Les manifestations de la souffrance psychique d'un nourrisson et des perturbations de son développement peuvent revêtir des aspects multiples et variés car l'enfant s'exprime d'abord avec son corps. L'adulte mentalise ses malaises et l'enfant les somatise. Plus le sujet est jeune, plus le corps sert de moyen d'expression de troubles liés à sa mère ou à son environnement.
Cette expression somatique, dominée par les troubles du sommeil et les troubles alimentaires, est, en réalité, très diversifiée. Elle peut :
- toucher tous les appareils et les grandes fonctions corporelles ;
- être localisée ou généralisée ;
- aller du trouble mineur au trouble fonctionnel grave.

Une participation psychologique peut être manifeste ou masquée – on parle alors de troubles fonctionnels dits « psychogènes » –, ce qui peut poser un problème diagnostique médical. En revanche, certains troubles organiques sont appelés « psychosomatiques » parce que les facteurs psychologiques n'interviennent qu'en association avec d'autres facteurs (dans l'asthme, par exemple). Il s'agit ici de repérer la dimension psychologique présente dans la survenue des crises ou dans leur aggravation.

La connaissance clinique de ces troubles est alors précieuse pour les puéricultrices. Certains troubles apparaissent, en effet, à des âges spécifiques et tous représentent un motif de consultation voire d'hospitalisation. Des enfants sont ensuite suivis par le service départemental de PMI, d'autres fréquentent les structures d'accueil pour jeunes enfants ou vont à l'école.

À noter...

On ne doit jamais considérer un trouble comme étant « somatique psychogène » ou « psychosomatique » avant qu'une possible cause organique ait été éliminée.

Tableau 33.2 : Les troubles à expression somatique chez l'enfant.

Fonctions touchées	Exemple de troubles observables
Le sommeil	• Insomnies • Hypersomnies • Angoisses • Réveils nocturnes
La sphère digestive	• Vomissements • Anorexie • Boulimie • Douleurs abdominales
L'élimination	• Constipation • Diarrhée • Mégacôlon psychologique
La sphère neurologique	• Céphalées • Paralysie transitoire
La peau	• Eczéma • Pelade précoce
La sphère respiratoire	• Asthme précoce • Spasme du sanglot
Le domaine psychomoteur	• Trouble de l'orientation temporo-spatiale • Tics • Hyperactivité • Mouvements anormaux • Maladresses
Le langage	• Défauts de l'expression • Bégaiement • Mutisme • Dyslexie
La sphère intellectuelle	• Déficiences mentales (arriération et débilité mentales)
Le domaine comportemental	• Troubles réactionnels • Conduites agressives • Vols • Fugues • Tentatives de suicide

Le tableau 33.2 présente les troubles à expression somatique les plus fréquemment rencontrés chez l'enfant, classés selon les fonctions touchées par ces troubles.

Les troubles du sommeil

Des troubles du sommeil chez l'enfant peuvent présenter un caractère pathologique. Il convient, cependant, de ne pas laisser s'installer une telle perturbation. Au cours d'un entretien, faire préciser aux parents ce que signifie pour eux « ne pas dormir ».

À noter...
Avant de prendre des mesures :
- identifier les caractéristiques des troubles du sommeil,
- en rechercher les causes éventuelles.

Les caractéristiques des troubles du sommeil

Rechercher le moment et les manifestations d'un trouble à différents stades du sommeil :
- à l'endormissement : l'enfant refuse d'aller au lit (il pleure, se relève...) ;
- durant le sommeil profond : l'enfant se réveille dans la nuit brusquement (pleure ou se lève...) ;
- au réveil : l'enfant s'éveille anormalement tôt. Il est grognon et fatigué dans la journée.

Penser que des troubles d'autre nature peuvent être associés :
- d'ordre physique (maladie, affection ORL...) ;
- d'ordre psychoaffectif (dus à un événement traumatisant pour l'enfant).

À noter...
Trouver le sommeil, c'est pouvoir :
- se séparer, renoncer à la maîtrise ;
- régresser, s'abandonner à ses pulsions (à un âge où l'on est en pleine problématique œdipienne).

Les facteurs de perturbation du sommeil

Il est utile de faire préciser plusieurs points par les parents, concernant :
- l'environnement :

– la situation de la chambre et du lit de l'enfant, la température de la pièce, la tenue vestimentaire, l'emplacement du lit[2] ;
– l'atmosphère familiale durant le sommeil de l'enfant (bruits – télévision, musique... –, éclats de voix, disputes...) ;
- le rythme de vie de l'enfant. Une perturbation importante est le non-respect des rythmes biologiques de l'enfant, qui entraîne un manque de sommeil par rapport à son besoin réel. Il faut donc faire préciser :

– le temps imparti au sommeil (le jour, la nuit), à comparer au besoin moyen de sommeil selon l'âge ;
– l'heure et la composition des repas du soir ;
– l'activité durant la journée (en fonction de l'âge) ;
- la relation parents/enfant. Il faut observer les réactions de l'enfant en présence de ses parents, le comportement de la mère : anxieuse, rejetante, hyper protectrice, rigide ou indifférente ;
- un défaut d'éducation (éducation trop libérale, sans limite, entraînant un excès d'agitation, éducation stricte, trop frustrante pour l'enfant...) ;
- un événement traumatisant ou une modification récente dans la composition de la famille (deuil, naissance d'un puîné...).

Les manifestations cliniques des troubles du sommeil

Chez le jeune enfant

On peut observer :
- une résistance au coucher (les rituels du coucher s'éternisent...). L'enfant crie, pleure ;
- une « phobie » du coucher (l'enfant recherche une présence, un contact physique avec ses parents...) ;
- une résistance à l'endormissement par un état d'autostimulation.

Chez le grand enfant

Les troubles du sommeil, ou les conduites pathologiques du sommeil, se manifestent le plus souvent au début de la « période œdipienne » et traduisent des difficultés d'élaboration de ce conflit.

Il s'agit le plus souvent de « terreurs nocturnes » :
- l'enfant pousse des hurlements au cours de la nuit (à une ou plusieurs reprises). Il a les yeux hagards, il ne reconnaît personne et est inaccessible au raisonnement. Puis il se rendort aussitôt. Le matin, il ne se souvient de rien ;
- dans certains cas, l'enfant se réveille, s'assoit, a des balancements répétés et projette sa tête contre les barreaux du lit. Les troubles graves du sommeil s'observent chez les enfants atteints d'autisme ou de psychoses (voir p. 721).

2. Ici, faire préciser si l'enfant dort (quelquefois ou souvent) avec ses parents...

Rôle de la puéricultrice

En présence de troubles du sommeil

Les informations recueillies auprès des parents de l'enfant permettent de dégager les mesures à prendre. D'une façon générale, préférer une discussion en toute confiance avec les parents plutôt que des conseils directifs. Une attitude d'écoute de la part du professionnel peut leur permettre de repérer leurs propres angoisses et de faire des liens entre ce qu'ils vivent et les troubles de l'enfant. Les parents sont ainsi amenés à trouver *leurs* solutions.

Objectifs

Il convient de :

- faire respecter le biorythme du sommeil de l'enfant ;
- susciter l'aménagement des conditions favorables au sommeil ;
- favoriser l'établissement d'une relation et d'une ambiance affective sécurisante, ceci par une meilleure compréhension des besoins et des possibilités de l'enfant.

Méthode

Dans les cas les plus simples et selon sa demande, on peut suggérer à la maman :

- de s'asseoir sur une chaise à côté du lit de l'enfant, au moment du coucher, et de lui tenir la main... ;
- d'aménager un « espace transitionnel » entre l'éveil et le sommeil en établissant un rituel du coucher : par exemple, raconter une histoire, installer une veilleuse, donner un doudou... (le trouble de l'endormissement étant très souvent révélateur d'une problématique de « séparation individuation ») ;
- de « symboliser l'absence », par exemple avec des jeux : « cache-cache » (pour l'enfant petit), et par la mise en scène de « séparations-retrouvailles » (pour l'enfant plus grand) ;
- de fréquenter un « lieu d'accueil parents/enfants » (à l'instar des « maisons vertes » de Françoise Dolto) où l'enfant, en entrant en relation avec d'autres personnes que sa mère, tout en restant à ses côtés, va se préparer à la séparation. Quelques heures en halte-garderie (lieu de première socialisation) peuvent permettre une séparation parents/enfant en douceur et « à la carte ».

Pour les enfants plus grands, la puéricultrice pourra conseiller d'aménager des « aires transitionnelles » avec de la musique, des lectures... avant le coucher.

À noter : si les troubles du sommeil persistent ou si la situation paraît grave d'emblée, il est indispensable d'orienter les parents vers le pédopsychiatre.

Les troubles de l'alimentation et de l'appareil digestif

Ces troubles concernent 70 % des bébés, c'est la symptomatologie majeure jusqu'à un an. L'anorexie et les vomissements sont les symptômes les plus fréquents (voir pp. 525 et 540). Ils inquiètent davantage les parents que les troubles du sommeil, ce qui n'étonne guère puisque l'alimentation se situe d'emblée au cœur de la relation mère/enfant. Et, malgré l'influence des connaissances en psychologie sur l'attitude éducative en matière d'alimentation, le principe ancien selon lequel l'enfant « doit » manger demeure. Les dispositions psychiques personnelles de la mère et son investissement du bébé sont ainsi confrontés aux idées reçues, aux rites transmis d'une génération à l'autre, aux modes en puériculture, etc. Toutes ces contraintes pèsent sur le comportement de la mère et peuvent entraîner des erreurs diététiques engendrant des troubles alimentaires. Ce peut être aussi une source de conflit, avec l'enfant mais aussi avec l'entourage. S'agit-il, pour autant, d'anorexie mentale ? Non, le plus souvent. Il convient alors de recueillir un certain nombre d'informations, auprès de la mère ou de la personne chargée des soins de l'enfant, avant même d'émettre une quelconque suggestion quant à l'attitude à adopter en pareille situation. En premier lieu, lui faire préciser ce que signifie pour elle « ne rien manger ».

Les caractéristiques du refus d'alimentation

À l'occasion d'un échange avec la mère ou avec les parents, rechercher :

- le moment où l'enfant manifeste son refus :
  - avant même d'être installé pour le repas,

– à la simple vue des aliments,
– après avoir goûté un aliment,
– après en avoir absorbé une certaine quantité ;
◆ les circonstances d'apparition du refus. Depuis la naissance, ce phénomène est-il occasionnel ou systématique ? apparu récemment ou non ? à l'occasion d'un changement de régime, d'une perturbation du rythme de vie, d'une affection ?
◆ l'âge de l'enfant. Chez le nouveau-né, le passage de l'état de sommeil à celui de veille se manifeste par une sensation désagréable de faim : il pleure et la mère doit répondre à ce besoin, pour lui procurer l'état de satiété et la quiétude qui lui sont nécessaires. Ainsi, la nourriture favorise et renforce « le lien affectif » de la mère avec son enfant.

Les facteurs de perturbation de l'alimentation

Au cours de la discussion, on peut évoquer avec la mère :
◆ les conditions de l'alimentation :
– le cadre du repas qui est parfois mal adapté aux besoins de l'enfant (celui-ci est installé seul, n'est jamais pris sur les genoux...) ;
– le déroulement du repas. On peut constater : un nombre trop important de repas par 24 heures, des repas d'une durée trop courte (10 min) ou trop longue (> 30 min) ;
– le contenu alimentaire a également son importance : la préparation et la présentation des plats (présentés parfois trop chauds, parfois trop froids), la quantité proposée peut être excessive par rapport à l'âge ;
◆ l'état de santé de l'enfant. Celui-ci a évidemment une incidence sur l'appétit. Il faut vérifier :
– les troubles organiques récents (maladies, poussées dentaires...) ;
– la croissance pondérale (évolution de la courbe de poids) ;
– le développement psychomoteur (acquisitions motrices, sensorielles ou intellectuelles) ;
◆ le climat psychoaffectif :
– l'attitude de la mère. Est-elle disponible ou non pour son enfant ? Dans quelle catégorie se situe-t-elle ? Les deux extrêmes étant la **permissivité** : elle laisse l'enfant faire des expériences (manger seul, jouer avec la nourriture...) ou lui donne des sucreries pour le repas, et la **rigidité** : elle nourrit l'enfant jusqu'à un âge avancé, pour éviter qu'il « salisse » ou pour aller plus vite ;
– les propres conduites alimentaires de la mère, en lien avec son passé (antécédents d'anorexie, de boulimie, etc.), interfèrent sur sa façon de nourrir son enfant ;
– l'atmosphère familiale. Est-elle sécurisante ou non pour l'enfant ? Les parents se disputent-ils au moment des repas ?

Rôle de la puéricultrice

L'acte de manger

Pour l'enfant

« Manger » est un acte qui a une dimension agressive. Manger, c'est avaler, engloutir, faire disparaître, supprimer...
Cet acte est porteur d'angoisses pour certains enfants. Ils ne peuvent pas développer d'opposition et d'altérité face aux parents nourriciers.
À travers l'alimentation, l'enfant exprime cette altérité en « s'opposant ». Il établit son territoire. L'entourage doit être prêt à accueillir, à vivre cette *autonomisation*.

Pour les parents nourriciers

L'acte de manger de l'enfant renvoie à la fonction nourricière.
Pour un même comportement d'enfant, la mère nourricière peut réagir différemment. Par exemple, un bébé goulu peut inquiéter certaines mères (qui se sentent attaquées ou dévorées par leur bébé) ou en satisfaire d'autres (qui seront très fières de cette « vigueur »...).
La puéricultrice aura pour mission de repérer ces variations de comportement.

Les manifestations du refus alimentaire

En général, l'enfant refuse l'alimentation solide mais conserve la soif. Il est souvent curieux de tout, vif, plutôt précoce dans son développement psychomoteur. Il a un contact (trop) facile et le refus alimentaire survient lorsqu'il a atteint un certain degré d'autonomie. Il cherche à maîtriser la situation en s'opposant à sa mère, qui cherche plus à le nourrir qu'à lui permettre de se nourrir. Le refus de nourriture provoque chez la mère une profonde angoisse, celle de se sentir en échec dans sa fonction maternelle.
Le refus de nourriture doit alerter et inciter à l'observation, de la mère et de l'enfant. Les manifestations diffèrent selon l'âge de l'enfant et les situations (voir p. 540).

Le nouveau-né

Il refuse le sein et s'éloigne de sa mère. Sa courbe de poids régresse. Cette attitude traduit un trouble sérieux des premières interactions mère/enfant.

L'enfant

Il exprime son refus de différentes manières :
- en pleurant : tout en ayant l'air d'avoir faim, l'enfant déglutit difficilement (douleur à la déglutition) ;
- en s'opposant : l'enfant serre les lèvres, détourne la tête, d'emblée ou après avoir absorbé une quantité appréciable de nourriture ;
- en étant passif : l'enfant reçoit la nourriture et la recrache, ou déglutit la nourriture introduite d'autorité dans la bouche et vomit en fin de repas.

Sa courbe de poids est à surveiller.

Rôle de la puéricultrice

En présence de troubles alimentaires

L'entretien, le plus souvent, permet de cerner la nature du problème et les facteurs éventuels à l'origine du refus alimentaire. En fonction de ces informations, la puéricultrice s'orientera vers un réajustement diététique (composition des repas, consistances des aliments, etc.) ou du mode de vie de l'enfant (rythme veille/sommeil pour le nourrisson, activité physique pour l'enfant qui marche…). L'objectif est de permettre à la mère et à son enfant de dépasser le conflit et de retrouver un climat serein au moment du repas.

Méthode

Le repas est un moment privilégié pour la relation individuelle. Ce qui nécessite de la part de la mère ou de la personne nourricière :
- de la disponibilité. Elle doit veiller à se consacrer entièrement à l'enfant au moment du repas et respecter son rythme alimentaire. Durant le repas, il est recommandé d'écarter tout ce qui peut venir troubler le « tête-à-tête » avec l'enfant (lecture, télévision, etc.). Même lorsqu'il a fini son repas, le nourrisson apprécie encore le contact corporel et la voix de sa mère ;
- de la souplesse et de la patience. Au moment du sevrage, il faut permettre à l'enfant de découvrir, peu à peu, des aliments nouveaux. Le regard et les paroles prononcées à ce moment-là ont une force qui n'est pas étrangère à la manière dont il va accueillir ces nouveautés.

L'intérêt partagé pour la nourriture, la patience et la tolérance favorisent, à coup sûr, l'adaptation de l'enfant au changement de nourriture.

Lorsque le refus de manger semble trouver son origine dans une perturbation des relations mère/enfant, il sera fait appel aux compétences du pédopsychiatre.

Le mérycisme (ou rumination)

Ce comportement alimentaire aberrant apparaît à la fin du premier trimestre de vie. Il s'agit d'une rumination d'aliments qui, si elle se pérennise, peut entraîner des troubles généraux allant jusqu'à mettre en jeu le pronostic vital de l'enfant, par une dénutrition sévère.

En dehors des périodes de rumination, le nourrisson est, soit avide de contact (acuité du regard, à l'affût des adultes), soit dépressif (pour un nombre de cas plus restreint).

Ce mode dévié de satisfaction autoérotique, interprété comme une compensation d'un « manque » (perte de la mère), peut être lié :
- à une dépression ;
- à une incapacité de la mère à investir son enfant ;
- à l'aspect répressif et incohérent de ses attitudes.

Ce phénomène, lorsqu'il s'observe en institution, relève de la manifestation d'une carence affective et relationnelle.

Compte tenu de l'incertitude de son évolution, le mérycisme est toujours une indication de prise en charge pédopsychiatrique.

Les manifestations des coliques idiopathiques

Les **coliques idiopathiques** du premier trimestre représentent peut-être les troubles somatiques avec

Rôle de la puéricultrice

Pour la mère

L'aider à repérer les rythmes de son enfant et la façon dont elle répond à ses besoins. On peut aussi faire des liens avec les événements extérieurs.

La rassurer dans sa « fonction de mère ». Par exemple, la mère dont l'enfant ne tête plus ou mal, ou qui souffre après la tétée, peut se sentir une « mauvaise mère ». Il faudra donc l'aider à trouver la solution adéquate en rapport avec l'âge de l'enfant.

Pour le bébé

L'adoption de la sucette et le bercement après la tétée sont des moyens très efficaces dans le traitement de la colique idiopathique.

Un maintien enveloppant (au cours et après la tétée), accompagné de paroles, de regards, de caresses, favorise l'apaisement des tensions.

Si les troubles persistent, orienter parents et enfant vers un groupe mère/enfant ou vers une consultation en CMP (centre médico-psychopédagogique).

des facteurs psychologiques les plus typiques chez le nourrisson. Elles débutent tôt, dès le premier mois, et s'accompagnent de cris après les repas. Elles sont souvent apaisées par le bercement et la sucette (prescription poétique qui guérit le plus souvent ces troubles). René Spitz a montré que les sollicitations d'une mère anxieuse et excessive chez qui l'on constate par ailleurs une forme de surprotection sont à l'origine de ces manifestations. Elles guérissent le plus souvent et ne signifient pas que l'enfant veut utiliser le corps par d'autres manifestations ultérieures. On peut constater une colique idiopathique précoce et ne jamais plus en constater d'autres ultérieurement. En règle générale, s'il se reproduit plusieurs fois, ce symptôme disparaît vers le 3e mois de vie.

Les troubles de l'élimination

L'acquisition de la maîtrise des sphincters anal et urétral débute vers la fin de la deuxième année. Il ne s'agit pas d'une acquisition automatique mais d'une expérience complexe qui implique l'existence de sensations interoceptives, la maîtrise volontaire des muscles striés et la relation de l'enfant avec son entourage, en particulier sa mère. L'acquisition de la propreté intervient à une période d'affirmation de soi pendant laquelle le jeune enfant va découvrir la maîtrise de son corps (voir p. 353). Le mécanisme des expulsions et rétentions va s'accompagner d'investissement libidinal, ou d'agressivité, selon, notamment, la réaction d'offrande ou de dégoût qu'éprouvera la mère au cours de la toilette.
Sachons également que, par cette expérience, l'enfant acquiert « la notion du dedans et du dehors ».
Quelques difficultés peuvent marquer l'évolution affective et relationnelle pendant cette période, sans plus.
Les échecs de l'acquisition de la propreté sphinctérienne s'expriment par deux symptômes : l'énurésie et l'encoprésie.

L'énurésie

L'énurésie (à ne pas confondre avec une incontinence urinaire) est un symptôme qui s'inscrit dans des contextes psychopathologiques et familiaux très divers. Le traitement dépend de l'importance du problème et de la capacité de chacun (médecin, enfant, parents) à établir une relation de confiance et à s'engager dans la durée. En tant que tiers positivement investi, le médecin assure le soutien psychologique.

Définition

L'énurésie se définit comme une miction normale et complète, involontaire et inconsciente, généralement nocturne, pendant le sommeil, chez un enfant en âge d'être propre (après 3-4 ans) : l'enfant mouille son lit la nuit alors qu'il ne souffre d'aucune lésion organique.
Elle touche 10 % des enfants entre 5 et 8 ans, à raison de deux garçons pour une fille.

Les caractéristiques

L'énurésie est dite :
- **primaire** quand l'enfant n'a jamais acquis la propreté ;
- **secondaire** quand l'enfant a été propre plusieurs mois ou plusieurs années puis recommence à mouiller son lit, généralement à la suite d'un événement traumatisant.

L'enfant peut :
- mouiller son lit toutes les nuits, parfois plusieurs fois par nuit, ou de façon intermittente, c'est-à-dire qu'il peut être propre plusieurs nuits de suite ou plusieurs semaines ;
- mouiller sa culotte dans la journée et avoir des mictions douloureuses (il faut dans ce cas rechercher une cause organique).

Le contexte psychosocial

L'attitude de la mère quant à la propreté sphinctérienne doit être envisagée. Comment l'éducation a-t-elle été engagée ? de façon précoce ? tardive ? rigide ? C'est un moment clé de l'évolution de l'enfant. Certaines mères obsédées de propreté, de régularité, manifestent très tôt une exigence sans relation avec le niveau de maturité de l'enfant ; d'autres n'ont aucune demande, laissant leur enfant sans cadre éducatif. Ces attitudes extrêmes risquent d'aboutir aux mêmes symptômes.
Le contexte psychosocial doit aussi être pris en compte. La famille est-elle tolérante ? indifférente ? complice ? A-t-elle prévu des punitions ? Y a-t-il d'autres cas d'énurésie dans la famille ?
L'attitude de l'enfant doit être observée. Paraît-il gêné ? apparemment indifférent ? répétant les « explications » des adultes, profondément blessé sur le plan narcissique ? Quels sont les bénéfices secondaires qu'il peut en tirer ? Y a-t-il mobilisation de la famille autour de l'enfant ? exacerbation de conflits familiaux ? Est-ce un système de protection face à d'éventuelles séparations ?

Les dimensions du symptôme énurétique

Les manifestations peuvent traduire :
- **une dimension régressive**. L'enfant exprime le désir d'être traité comme un bébé par peur d'être moins aimé ;
- **une dimension passive et masochiste**. L'enfant est inhibé. Il multiplie les comportements d'échec, comme s'il recherchait la punition, l'énurésie lui permettant d'exprimer inconsciemment son agressi-

vité (agressivité qui est retournée contre lui, source de souffrance sur un mode masochiste) ;
- **une dimension agressive**. L'enfant manifeste une opposition à toutes les contraintes de la vie quotidienne.

Le traitement

Il est basé sur :
- **une méthode d'éducation et de rééducation fonctionnelle**. Elle consiste à faire uriner l'enfant dans la journée, avant la réplétion complète de la vessie. Elle demande une coopération de l'enfant et de sa famille ;
- **une psychothérapie**, indiquée auprès de l'enfant et de ses parents quand il existe des troubles associés, une dramatisation du symptôme, ou s'il s'inscrit dans une névrose ;
- **une administration médicamenteuse** : antidépresseurs tricycliques, hormone synthétique antidiurétique, anti-cholinergique. Efficace, elle doit cependant être accompagnée d'un soutien psychologique.

Rôle de la puéricultrice

En présence de troubles de l'élimination

La puéricultrice recherchera avec les parents les mesures éducatives et de soutien à mettre en place, tout en respectant les règles d'hygiène. Par exemple :
- **les mesures éducatives :**
  - inviter l'enfant à uriner avant de se coucher, voire de s'endormir ;
  - supprimer les couches et protéger le lit, car c'est tenir un double langage que de demander à l'enfant d'être propre et de lui laisser les couches ;
- **les mesures de soutien :**
  - éviter l'absorption de trop « grandes » quantités de liquide le soir, mais surtout ne pas imposer de restriction liquidienne ! Selon l'âge de l'enfant, lui expliquer, avec un support de type schéma, comment se forme l'urine, se remplit et se vide la vessie. Ceci peut lui donner l'idée de contrôler la situation en faisant sonner son réveil afin de se réveiller avant la miction nocturne ;
  - inciter l'enfant à tenir un carnet où seront notés chaque jour succès et échec ;
  - éviter les facteurs de stress et d'anxiété en fin de journée, et ménager des conditions favorables de sommeil.

Les cures thermales peuvent être indiquées chez de grands enfants motivés, capables de supporter la séparation familiale.

L'encoprésie

Elle traduit un trouble de la personnalité plus grave que l'énurésie et s'inscrit le plus souvent dans le cadre d'un comportement régressif.

Définition

L'encoprésie est le fait, pour un enfant ayant dépassé l'âge habituel d'acquisition de la propreté, de déféquer dans sa culotte (ou dans tout autre endroit inhabituel), en l'absence de toute atteinte organique. Le symptôme encoprétique est toujours pathologique après 4 ans.

Les caractéristiques

L'encoprésie est diurne ou nocturne, régulière ou épisodique, l'enfant pouvant être propre durant plusieurs semaines. Elle est dite :
- **primaire** quand l'enfant n'a jamais été propre ;
- **secondaire** quand l'enfant à été propre quelques mois.

Les accidents surviennent une à plusieurs fois par jour, souvent dans les mêmes lieux : à la maison, à l'école (où ce symptôme est mal supporté) ou sur le trajet.

L'encoprésie s'accompagne ou non de constipation et peut se présenter sous forme :
- d'une émission de selle chez un enfant qui s'isole et défèque dans sa culotte ;
- d'une rétention de selle, avec une tendance à la constipation dès le plus jeune âge.

À noter...

L'encoprésie a des risques. À force de se retenir et de déféquer « à rebours », c'est-à-dire de faire remonter les selles dans l'intestin, un enfant peut déséquilibrer sa motricité intestinale et constituer un mégacôlon fonctionnel.

Il est donc important d'intégrer pour le traitement ces aspects somatiques et psychologiques étroitement imbriqués dans la genèse de l'encoprésie.

Le contexte psychosocial

Plusieurs facteurs doivent être pris en compte :
- les réactions de la mère et du père face à ce symptôme. Donnent-ils des sanctions ? Leur sévérité peut parfois atteindre les limites des sévices ;
- l'attitude de la mère par rapport à la propreté, la saleté, les odeurs. Est-elle « maniaque » ?
- l'éducation sphinctérienne. Est-elle (ou a-t-elle été) laxiste ? stricte ? agressive ? Obligation a-t-elle

Rôle de la puéricultrice

La puéricultrice participe à l'accompagnement des parents. L'aide psychothérapique permettra de resserrer les liens de l'enfant et de sa famille (pourquoi tant d'angoisse ? de complaisance ? de punitions...). Il faut écouter, il faut conseiller et aider...

Tout d'abord, l'enfant sera valorisé sur le plan narcissique pour la part active qu'il prend à son traitement. Beaucoup d'enfants sont prêts à renoncer au plaisir autoérotique, à chercher d'autres investissements et à utiliser des mots et non des actes pour s'exprimer.

Ensuite la puéricultrice suggérera à la famille d'être attentive aux aspects suivants :

- désinvestissement de la région anale en évitant autant que possible lavements, suppositoires (ou autres manœuvres totalement prohibées) ;
- alimentation adaptée à la situation : supprimer les aliments constipants (banane, pomme, riz, chocolat) et augmenter la ration quotidienne en fibres et en boisson ;
- régularité des selles en proposant à l'enfant d'aller à la selle une ou deux fois par jour (profiter du réflexe gastrocolique, après le repas du soir le plus souvent).

été faite à l'enfant de déféquer au moment choisi par la mère, au prix de manipulations (avec le doigt, le thermomètre, les suppositoires) ?

- les réactions de l'enfant par rapport au symptôme. L'enfant paraît-il gêné ? Cache-t-il ses culottes souillées dans les placards ?

Les manifestations

L'encoprésie s'inscrit dans une diversité de contextes, d'histoires familiales et de personnalités. Le conflit mère/enfant est souvent profond et ancien.

Plusieurs dimensions existent :

- **l'érotisation de la rétention**, plaisir de se retenir ;
- **l'angoisse d'expulsion**, menaçante, phobie de la défécation (l'enfant exprime des angoisses de morcellement ou de dévoration). Elle se rencontre chez les enfants psychotiques ;
- **le plaisir masturbatoire**. Il évoque une personnalité obsessionnelle, avec un caractère de type « anal » (sentiment de toute puissance de « maîtrise des selles ») ou se rencontre chez des enfants dits « caractériels » ;
- **le sentiment d'auto-dépréciation ou d'auto-agressivité**.

Le traitement

Il implique souvent l'action conjointe du pédiatre, du psychiatre et du professionnel de santé en raison de la complexité de ce symptôme.

Les troubles respiratoires

La fonction respiratoire peut être l'objet de troubles précoces.

Le spasme du sanglot

Il s'agit d'une perte de souffle qui interrompt le cri de l'enfant et aboutit à une perte de conscience (et parfois à des convulsions).

Les manifestations

Une certaine permanence des éléments constitutifs de ce phénomène est à souligner :

- l'âge de sa survenue est circonscrit : entre le 2e semestre de vie et la 3e année ;
- la perte de connaissance est brève (1 à 2 secondes), avec reprise rapide de conscience ;
- le spasme du sanglot apparaît de façon élective : avec une personne en particulier ou dans des situations de frustration.

On distingue deux formes de spasmes du sanglot.

La forme bleue

C'est la forme la plus fréquente au cours de la 2e année. Elle peut être confondue avec une convulsion. Elle se rencontre en particulier chez des enfants actifs, coléreux, énergiques, opposants. Après une colère :

- l'enfant se met à pleurer,
- sa respiration s'accélère,
- son thorax se bloque,
- l'enfant fait une apnée,
- il se cyanose,
- il perd conscience (pendant une courte durée),
- il se réveille.

L'évolution

Il n'y a aucun risque et il ne faut pas dramatiser la situation, malgré son caractère spectaculaire, et l'angoisse et la culpabilité qu'elle génère pour l'entourage. Il est souhaitable de relâcher quelque temps les limites éducatives pour laisser à l'enfant le temps de maîtriser davantage ses émotions et l'environnement.

Le pronostic

Le pronostic est bon quant au spasme lui-même, mais l'avenir psychologique de l'enfant est plus incertain. On signale parfois des troubles du caractère à type d'opposition et d'agressivité.

La forme blanche ou forme pâle

Définition

Cette forme de spasme peut survenir chez un nourrisson dès l'âge de 8-10 mois.
Elle apparaît sans colère, ni rage, plus comme une émotion de désagrément. L'enfant devient pâle et perd connaissance. Cette forme est observée plutôt chez des enfants timides, sensibles, inhibés et impressionnables. Le rythme d'apparition est variable, pouvant aller jusqu'à plusieurs fois par jour.

Le traitement

Il est possible de proposer à la famille des entretiens de soutien psychologique car, bien que la situation ne soit pas grave, cette réaction de l'enfant exprime un malaise face au vécu familial.

L'asthme

La participation psychosomatique de cette maladie ne doit pas occulter les autres facteurs étiologiques et pathogéniques.
Chez le grand enfant, mais parfois aussi chez le nourrisson, on peut être frappé par l'évidence des circonstances à l'origine des crises d'asthme et de leur rôle comme facteur d'aggravation de la crise.

Les troubles à expression cutanée

Certaines affections cutanées peuvent être reliées, en partie, au contexte affectif et relationnel chez le jeune enfant. C'est le cas de l'urticaire, de l'eczéma, de la pelade, du psoriasis, etc.

L'eczéma

Il apparaît vers 5-6 mois et disparaît vers 18-24 mois, quelquefois relayé par l'asthme. Par ailleurs, sa nature allergique est admise du fait des réactions positives aux antigènes spécifiques. Deux facteurs se précisent dans cette orientation psychosomatique :
- un certain type d'attitude maternelle (personnalité immature rendant les contacts avec l'enfant difficiles) ;
- une prédisposition congénitale du nourrisson.

L'amélioration vers la fin de la 2e année semble résulter des capacités de l'enfant à remplacer les relations dont il a été privé par des contacts dont il est l'initiateur, avec des objets ou d'autres personnes.

Conclusion

L. Kreisler, à la suite de R. Spitz, a insisté sur le fait que les manifestations psychosomatiques sont parfois une lutte contre la dépression. Le « choix » de l'organe est dû à une constitution, à une fragilité organique le permettant. Le plus souvent, avec cette fragilité, on retrouve des conditions d'environnement favorables à une anxiété constitutionnelle du bébé atteint. Le pronostic peut permettre d'observer :
- une guérison totale sans pathologie ultérieure ;
- une pathologie qui parfois se chronicise et change même d'organe cible.

On voit l'importance d'un repérage précoce pour un accompagnement préventif.

BIBLIOGRAPHIE

ANTHONY E. J. – Le syndrome de l'enfant psychologiquement vulnérable. In : *L'enfant et sa famille, l'enfant à haut risque psychologique,* PUF, Paris, 1980.

DE AJURIAGUERRA J. – *Manuel de psychiatrie de l'enfant.* Masson, Paris, 1970.

DOLTO F. – *Lorsque l'enfant paraît.* Le Seuil, Paris, 1999.

KREISLER L. – La pathologie psychosomatique tome II. In : *Nouveau traité de psychiatrie de l'enfant et de l'adolescent,* PUF, Paris, 1995.

LEBOVICI S. et MANCEAU M. – *L'enfant et sa santé.* Doin, Paris, 1987.

LEBOVICI S. et STOLERU S. – *Le Nourrisson, la mère, le psychanalyste, interactions précoces.* Bayard-Centurion, Paris, 1999.

MAZET P. et STOLERU S. – *Psychopathologie du nourrisson et du jeune enfant.* Masson, Paris, 1993.

PERICCHI C. – *L'enfant malade.* Bayard-Centurion, 1983.

SPITZ R. – *De la naissance à la parole, La première année de la vie.* PUF, Paris, 1982.

WINNICOTT D.W. – *De la pédiatrie à la psychanalyse.* Payot, Paris, 1969.

WINNICOTT D.W. – *Jeux et réalité.* Gallimard, Paris, 1976.

ZAZZO R. – *Manuel pour l'examen psychologique de l'enfant.* Neuchatel, Delachaux et Niestlé, 1979.

Filmographie

Le plus tôt sera le mieux, film canadien de Louis BRUNET, réalisé par LAPERRIERE (1989 – 22), diffusé par CECOM EUROPE. Ce film évoque les signes suggérant un trouble de santé mentale chez l'enfant de 0 à 6 ans. Certains de ces signes n'étant révélateurs qu'à partir d'un certain âge, il est important d'intervenir le plus rapidement possible lorsqu'apparaissent, chez un jeune enfant, les indices d'un problème de santé mentale.

CHAPITRE 34

Les troubles du développement global[1]

Capacités attendues pour l'exercice de la puéricultrice

- Dépister de manière précoce les anomalies du développement de l'enfant sur les plans de la motricité, du langage et des acquisitions intellectuelles (selon son âge, à titre indicatif), évaluer les risques pour l'évolution de l'enfant et l'orienter vers un médecin.
- Identifier les manifestations évoquant des troubles du comportement et orienter l'enfant vers une consultation spécialisée en pédopsychiatrie.
- Accompagner l'enfant et ses parents lors de la prise en charge afin de les réassurer dans leurs compétences et favoriser le suivi du traitement sur la durée.

Le dépistage précoce des anomalies du développement de l'enfant repose, pour une part importante, sur l'observation attentive de sa progression par les stades chronologiquement attendus, de la qualité de ses relations avec son entourage et de son évolution générale. Ce qui exige que les professionnels de santé et de l'éducation connaissent les troubles susceptibles d'apparaître au cours de la croissance, et soient capables de les identifier. Par exemple, savoir repérer une hypotonie corporelle, un regard fuyant, l'absence d'attitude anticipatrice au moment où l'adulte va prendre l'enfant dans ses bras, etc. La capacité interactive de l'enfant avec son entourage est un indicateur précieux.

La puéricultrice, en présence de signes « qui attirent l'attention » soit des parents, soit des professionnels, doit savoir réagir : c'est-à-dire recueillir des informations significatives de la situation, et orienter l'enfant vers les structures adaptées.

Les troubles du développement

Les troubles psychomoteurs

Les troubles psychomoteurs affectent les différentes fonctions qui conditionnent le développement de l'enfant. Ils sont d'origines très diverses.

Les troubles de la motricité spontanée

Le nourrisson a une motricité de masse, souvent explosive, des mouvements de bras saccadés et des mouvements de pédalage des membres inférieurs. Les **mouvements anormaux** sont les mouvements convulsifs (choréo-athétosiques) ou les tremblements.

Vers un an, l'enfant est maître de sa mimique faciale. Certaines habitudes motrices peuvent devenir anormales si elles deviennent trop intenses ou trop fréquentes. Citons :

- sucer le pouce, les doigts, les vêtements ;
- avoir des mouvements de balancement ;
- avoir des décharges auto-agressives (se cogner la tête contre le lit ou avec son poing, se mordre les doigts).

1. Auteurs : Marcel Rufo, pédopsychiatre. Frédérique Saunal, puéricultrice.

Notons que jusque vers 18-24 mois, l'enfant, pour faire connaissance avec son corps et prendre la mesure de ses limites, se donne parfois des coups sur la tête avec un jouet, son poing..., geste banal à ne pas confondre avec le symptôme d'auto-agressivité.

Les troubles de l'orientation temporo-spatiale (OTS)

Rappelons simplement que la latéralisation, le schéma corporel, l'organisation spatiale et temporelle correspondent à des acquisitions de base (chapitre « Le développement psychomoteur de l'enfant ») faites à un stade donné du développement. L'absence de mise en place de ces performances est un motif de consultation spécialisée.

Les maladresses motrices (dyspraxies)

Il s'agit de difficultés à programmer, organiser, reproduire des séquences gestuelles ou des rythmes complexes. L'enfant a du mal à s'habiller, courir, attraper un ballon. Il est lent et maladroit, mal à l'aise dans son corps. Il a du mal à accomplir les activités graphiques (dysgraphie). Souvent puni, réprimandé, il est inhibé, ce qui peut conduire à des difficultés scolaires ou d'adaptation sociale.

Les tics

Mouvements involontaires, brusques, ils disparaissent pendant le sommeil. Ils peuvent toucher la face (clignement des paupières...), la bouche (grimace, léchage des lèvres...), le cou et les épaules (haussement des épaules...). Il peut s'agir aussi de tics respiratoires (raclement de gorge), les plus gênants. Une évolution défavorable peut indiquer une psychothérapie.

L'hyperactivité

C'est un symptôme observé plus fréquemment chez les garçons (dix garçons pour une fille).
Dans ce trouble, sont pris en compte les versants :
- moteur. L'enfant bouge sans cesse, touche à tout ;
- psychologique. L'enfant a des difficultés à fixer son attention.

Les manifestations

La symptomatologie associe les troubles suivants, de façon variable :
- **l'hyperkinésie**. L'enfant ne tient pas tranquille, court, grimpe partout ;
- **les troubles de l'attention**. L'enfant ne peut pas se concentrer (ni sur son travail, ni sur ses jeux). Il est distrait, il perd ses affaires ;
- **l'impulsivité**. L'enfant a du mal à se conformer aux directives. Il ne peut pas organiser son action.

Il en résulte des **troubles associés** tels que l'échec scolaire, l'énurésie, les tics, l'anxiété, l'autopunition.

Les causes

L'instabilité psychomotrice (hyperkinésie, hyperactivité) ne peut être appréhendée que replacée dans l'histoire de l'enfant et de sa famille, et dans le contexte de la personnalité. Les causes sont nombreuses :
- conditions de vie défavorables, exigences éducatives excessives. L'enfant a besoin d'être encadré et le fait d'avoir des repères et des règles a une fonction sécurisante ;
- réactions inadaptées de la mère (ou du père). Elles peuvent être un facteur aggravant ;
- carence relationnelle. L'enfant a été privé de liens affectifs avec l'entourage du fait de placements, d'hospitalisations, de négligences graves de la part de mères surmenées, déprimées ;
- anxiété ou défense maniaque contre la dépression. Sur un mode hypomaniaque, l'enfant nie la tristesse et la remplace par l'exaltation de l'humeur (voir p. 728).

Le traitement

Le choix thérapeutique est sous-tendu par l'âge de l'enfant et l'intensité des symptômes. On peut envisager :
- la séparation, dans les situations très pathogènes ;

Rôle de la puéricultrice

Pour l'enfant hyperactif (ou hyperkinétique), il sera conseillé aux parents de :
- limiter l'agitation et l'excitation dans l'environnement proche ;
- réguler le rythme de la journée, en instaurant une « routine » quotidienne et en structurant les activités scolaires et extrascolaires ;
- interrompre, toutes les 15 à 20 minutes, l'activité de concentration. Elle sera ensuite reprise et poursuivie plus efficacement ;
- favoriser les activités intellectuelles le matin ;
- organiser les activités motrices l'après-midi (sports, expression corporelle, danse) ;
- permettre le réinvestissement positif du corps par des techniques de relaxation et/ou de massages.

Des séances de psychothérapie peuvent aider les parents à mieux aider leur enfant.

◆ le travail avec les parents. Il comprend des conseils éducatifs, un soutien psychologique. Il faut leur conseiller de rencontrer les enseignants ;
◆ les techniques psychomotrices. La relaxation est vivement conseillée, ainsi que les techniques comportementales ;
◆ les psychothérapies de soutien. Elles permettent l'élucidation des conflits par l'intermédiaire du jeu ;
◆ les médicaments : anxiolytiques, sédatifs, neuroleptiques, amphétamines (telle que la Ritaline). Ils ont pour effets d'améliorer l'attention de l'enfant, donc d'atténuer son agitation. Les indications d'un tel traitement doivent rester limitées en raison des risques de « dérapage ».

À noter...

Il faut savoir « observer et écouter », pour recueillir des informations sur le comportement de l'enfant, à différents moments de la journée, dans différentes situations.

Décrire les faits, les gestes, les paroles, les mimiques, les réactions, en toute neutralité, est difficile car toute observation se situe dans le cadre d'une relation, donc d'échanges et d'interactions.

Pour voir, il faut savoir : pour repérer certains signes, il faut les connaître et disposer de références théoriques à propos de l'évolution de l'enfant.

Pour savoir, il faut se concentrer et confronter ses points de vue à ceux des autres professionnels de santé, car toute observation est plus ou moins partiale et subjective, mettant l'accent sur tel aspect et négligeant tel autre. C'est pourquoi la mise en commun des observations faites par différents intervenants est riche d'enseignement.

Pour être efficace, l'observation doit être transmise : utilisation de grille d'observation, d'échelles de développement, de cahiers de soins, de transmissions.

Les troubles du langage (oral et écrit)

Les troubles du langage, symptôme aux causes diverses, de gravité et de pronostic variables, constituent un motif fréquent de consultation. De grandes variations existent dans l'acquisition du langage, selon les enfants et les familles (voir p. 429).

Les causes des troubles du langage

Les plus couramment observées sont :
◆ un retard intellectuel. Ces troubles sont associés aussi bien à la déficience profonde qu'à la débilité légère ;
◆ une atteinte neurologique (IMC) ;
◆ une surdité. Les enfants sourds ont babillé comme les autres mais leurs progrès se sont arrêtés vers 6-8 mois ;
◆ une dysphasie (ou audimutité). Les enfants atteints de dysphasie présentent une absence quasi complète du langage ;
◆ des troubles relationnels ou un événement traumatisant. Cette cause est observée plus particulièrement dans le cas de mutisme et de bégaiement.

Les caractéristiques des troubles du langage oral

Quand, vers 3 ans, un enfant n'utilise pas le « je » et n'associe pas les mots, il doit bénéficier d'un bilan : examen somatique, en particulier neurologique, examen ORL, examen psychologique...

Les troubles de l'articulation

Ils se définissent comme l'incapacité de prononcer de façon correcte un phonème, en particulier les consonnes comme *f*, *ch*, *z*, *j*, *l*, *r*, *s*.

Citons le zézaiement, le chuintement, le nasonnement...

Les troubles de l'expression

Le « parler bébé » (souvent « cultivé » par les adultes) disparaît vers 4 ans ; au-delà, on parle de retard de parole. C'est la forme même du mot qui est altérée (par exemple « pépée » pour « poupée »).

D'autres troubles portent sur l'organisation et la structure de la phrase alors que la compréhension est généralement bonne. Ces troubles constituent, au-delà de 3 ans, un retard de langage. L'enfant dira par exemple : « Moi jouer poupée » ou « Moi plus dodo ! ».

On peut considérer qu'il y a anomalie quand un enfant de 3 ans ne parvient pas à associer des mots, à utiliser le « je » ou à construire des phrases.

Le retard simple de langage

Il s'agit d'une forme mineure de dysphasie d'expression. L'enfant comprend, est intelligent mais ne parle pas ou parle mal jusqu'à un âge très tardif. Il garde longtemps un langage « bébé » (première phrase vers 3 ans). On retrouve parfois des facteurs sociaux associés (familles carencées, défaillantes).

Le mutisme

C'est la disparition du langage chez un enfant qui le maîtrisait antérieurement. Plus ou moins durable (quelques heures à quelques années), il obéit à des mécanismes psychopathologiques inconscients.
Il peut trouver son origine dans une réaction émotionnelle intense chez un enfant inhibé : à la suite d'une frayeur, d'une importante contrariété, d'une séparation brutale…
Révélateur d'une famille « malade » (violences, relation fusionnelle à la mère, secret de famille), il traduit aussi une opposition et est difficilement supporté par la famille.

Le bégaiement

C'est un trouble de l'élocution, qui peut faire suite à un retard de langage. Le bégaiement clonique est marqué par la répétition explosive d'une syllabe.
Chez le sujet bègue, la communication et la relation à l'autre sont troublées. L'investigation psychologique montre souvent un contexte d'anxiété, de passivité, de soumission, d'agressivité, d'autopunition. Le bégaiement est variable d'un moment à l'autre, selon l'interlocuteur, les émotions, les situations (il peut disparaître à la lecture d'un texte). Son caractère héréditaire est parfois retrouvé.
Le bégaiement disparaît le plus souvent spontanément, avec ou sans thérapie, avant 10 ans (il y a moins d'adolescents et d'adultes bègues que d'enfants bègues).
Le traitement associe selon les cas une rééducation orthophonique, des techniques de relaxation, une psychothérapie.

Les caractéristiques des troubles du langage écrit (la dyslexie)

La dyslexie est une difficulté spécifique d'apprentissage de la lecture chez les enfants d'intelligence normale, dépourvus de déficit. Elle est caractérisée par la difficulté à identifier, décoder, comprendre les mots imprimés et à les rapprocher (dysorthographie).
De ce fait, la lecture est pénible et dénuée de sens.

Les causes de la dyslexie

On rencontre le plus souvent :
- des facteurs de désorganisation cérébrale. Retard de langage, défaut de latérisation ;
- des troubles affectifs et des conséquences d'événements familiaux (deuil, divorce…) ;
- une pédagogie inadaptée. La méthode globale d'apprentissage semble être moins indiquée pour l'enfant dyslexique.

Les conséquences de la dyslexie

L'acquisition de l'orthographe est retardée, la dysorthographie s'y associe. Elle a donc des répercussions sur :
- le développement de l'intelligence ;
- les acquisitions et l'efficience scolaire, avec le risque de difficultés ou de retard scolaire.

Les parents demandent toujours une conduite à tenir.

Les thérapies et prise en charge

La prise en charge varie selon les cas :
- rééducation orthophonique ;
- thérapies comportementales et psychothérapies (moyens thérapeutiques les plus utilisés) ;
- séances de relaxation.

Les déficiences intellectuelles

De nombreuses causes organiques sont à l'origine des retards de développement intellectuel, notamment les souffrances anténatale, néonatale ou postnatale. D'autres retards sont inexplicables et n'ont aucune cause organique : la cause est psychologique, souvent intriquée avec des conditions médicosociales difficiles. Parfois, les causes sont à la fois organiques et psychologiques. Ce sont des formes mixtes de retard intellectuel.
Reconnaître ces difficultés permet de mieux accompagner l'enfant et d'éviter leur aggravation.

Définition de l'intelligence

Faculté de comprendre, agir et trouver des solutions, l'intelligence est une notion complexe, difficile à définir. Il existe plusieurs formes d'intelligence : concrète, abstraite, sociale. Pour cette raison, il est peu pertinent de vouloir faire la part de l'inné et de l'acquis dans la déficience.

À noter…
Quel terme utiliser pour définir un déficit de l'intelligence ?
Il est évoqué sous des appellations très diverses regroupant des états de nature très différente : déficience intellectuelle, insuffisance mentale, arriération mentale voire débilité mentale.

Les facteurs de développement de l'intelligence

Divers facteurs influencent le développement de l'intelligence (voir p. 433).

L'évaluation des déficits

Les tests d'intelligence (ou tests de niveau)

Citons :

- le fameux QI (quotient intellectuel), qui est le test le plus pratiqué au monde pour mesurer l'intelligence. Il comporte une série d'épreuves verbales et de performances à partir desquelles sont déterminés le quotient verbal et le quotient des performances, puis le quotient intellectuel global du sujet. Certains établissent un QI par le rapport âge mental/âge réel × 100 (un enfant de 6 ans qui réussit tous les items correspondant à la classe d'âge des enfants de 6 ans a un QI à 100) ;
- d'autres épreuves, inspirées des travaux de Piaget (voir p. 434), qui donnent des indications sur la mise en place des processus de pensée.

Le déficit exploré par les épreuves motrices

Le bilan psychomoteur donne un éclairage supplémentaire en explorant le schéma corporel, la latéralité, les notions d'utilisation d'espace et de temps.

Le bilan du langage

Le bilan orthophonique étudie l'expression, la richesse du vocabulaire mais surtout la compréhension des mots et des situations.

Les formes cliniques du déficit

Une classification des déficits existe, basée sur le QI défini par âge mental/âge réel × 100.
Elle distingue :

- **l'arriération mentale** (QI inférieur à 30) ;
- **la débilité profonde** (QI entre 30 et 50). Les capacités dans tous les domaines sont extrêmement réduites. Beaucoup d'enfants sont grabataires. L'autonomie n'est pas toujours possible pour l'alimentation ou la propreté sphinctérienne. Le langage est absent ;
- **la débilité légère** (QI entre 70 et 80). Ces enfants sont repérés surtout par leurs difficultés scolaires et d'apprentissages. Ils acquièrent le langage mais leur compréhension reste limitée à des consignes simples.

Une autre classification permet de distinguer :

- **les déficiences harmoniques**. Les apprentissages sont difficiles, les relations simplifiées et l'expression des difficultés se retrouvent dans l'impossibilité de conceptualiser, l'obligation de rentrer dans le concret et le matériel ;
- **les déficiences dysharmoniques**. Aux difficultés intellectuelles s'associent des troubles de la personnalité qui aggravent le tableau. L'insertion scolaire et professionnelle reste aléatoire.

Les troubles associés

Ils orientent la recherche étiologique. Ce peut être des troubles visuels et auditifs, des troubles moteurs ou des troubles épileptiques. Près d'un tiers des enfants déficients sévères présente une épilepsie.

Les facteurs étiologiques

Ils sont multiples et peuvent être regroupés selon leur origine.

Les facteurs organiques

Citons :

- **les atteintes prénatales :**
  - les maladies héréditaires (comme la phénylcétonurie) ;
  - les aberrations chromosomiques (comme la Trisomie 21) ;
  - les affections *in utero*, embryopathies et fœtopathies (comme la rubéole, la toxoplasmose...) ;
  - le myxœdème congénital (dépistage systématique à la naissance) ;
  - le syndrome de Rett, résultat d'un trouble global du développement cérébral, de cause inconnue ;
- **les souffrances cérébrales néonatales et périnatales** (anoxie néonatale, ictère nucléaire par incompatibilité sanguine fœto-maternelle, notamment Rhésus –, grande prématurité, méningite) ;
- **les atteintes postnatales** fréquentes (méningites, encéphalites, traumatismes crâniens – en cas de sévices –, hypoglycémie, déshydratation grave, encéphalopathies épileptogènes).

Les facteurs psychosociaux

Notons :

- les milieux défavorisés, qui constituent un facteur de risque réel ;
- les carences affectives, qui peuvent provoquer un retard général du développement, dont le développement intellectuel, et laisser des séquelles indélébiles si elles sont précoces.

Les traitements

Diverses propositions thérapeutiques seront faites en fonction de l'état de l'enfant et des souhaits de la famille :

- l'orthophonie, qui peut être assurée par les orthophonistes du secteur privé ;
- la psychomotricité (stimulations psychomotrices) ;
- les psychothérapies (soutien à l'éducation visant à l'acquisition de la plus grande autonomie possible dans la vie quotidienne) ;
- un traitement médicamenteux le cas échéant.

Rôle de la puéricultrice

Le dialogue avec la famille

Toute action auprès de l'enfant ne se conçoit qu'en étroite collaboration avec sa famille dont on essaie d'obtenir l'alliance. Le dialogue entre les parents et l'enfant est capital pour la réussite de la prise en charge.

Une prise en charge précoce de l'enfant et de sa famille définit la mise en œuvre d'un projet thérapeutique et de la mise en place de méthodes pédagogiques spécialisées, dans le cadre des structures de soins du secteur de psychiatrie infanto-juvénile et du réseau pédagogique de l'Éducation nationale.

Les troubles à expression comportementale

Parmi ces troubles ayant des incidences sur le comportement, il faut distinguer ceux plus fréquemment observés chez l'enfant, et le grand enfant.

Les troubles réactionnels à l'hospitalisation chez l'enfant

Les troubles réactionnels sont généralement réversibles et surviennent chez l'enfant **en réaction** à un événement particulier. Prenons l'exemple de l'hospitalisation.

Les réactions de l'enfant

On peut observer :

- une attitude de régression qui lui permet de tolérer l'intolérable. L'enfant trouve des bénéfices secondaires (on lui apporte ce qu'il veut) ;
- une attitude de refus, de révolte pouvant aller jusqu'à mettre sa vie en danger (arrêt du traitement par exemple). Cette attitude est fréquente chez l'enfant plus grand qui a du mal à négocier l'indépendance tout en restant dépendant sur le plan des soins ;
- une attitude agressive, l'agressivité étant dirigée contre les parents, les médecins, la société.

Les réactions des parents

Les connaissances quant aux effets de la séparation sur l'enfant et sa famille ont pour conséquence de mieux penser le séjour de l'enfant à l'hôpital, en tenant compte des réactions des parents qui peuvent surprendre le personnel soignant. Ils peuvent réagir :

- par la dénégation. En refusant la maladie, ils ne peuvent pas assurer les soins nécessaires et mettent la vie de leur enfant en danger ;
- par un hyperactivisme, qui les aide à lutter contre la dépression ;
- par un mécanisme de sublimation. Ils peuvent œuvrer utilement, aider les autres parents, aider la recherche médicale. C'est ce mécanisme qui préside à la création de très nombreuses associations de parents d'enfants malades.

La prévention

Afin de prévenir les troubles réactionnels à l'hospitalisation, il est conseillé de :

- limiter, autant que possible, le nombre des hospitalisations, en apportant des aides aux familles en cas de conditions socio-économiques difficiles et en proposant des alternatives à l'hospitalisation comme l'hospitalisation à domicile ;
- programmer l'hospitalisation et préparer l'enfant, ses parents, en expliquant les raisons de l'hospitalisation, sa durée (quand c'est possible), la nature des examens et des soins ;
- « parler vrai » à l'enfant. L'enfant perçoit la tristesse autour de lui, les silences, les mensonges... S'il peut garder par moments le plaisir de jouer et de rire, cela ne veut pas dire qu'il ne se rend pas compte et qu'il n'est pas le premier concerné par sa santé. Il doit donc être considéré comme un véritable interlocuteur. Il mérite que le personnel de soins et ses parents lui « parlent vrai ».

À noter...

L'importance du jeu à l'hôpital

À l'hôpital, le jeu permet à l'enfant de « s'approprier » les événements traumatiques qu'il a vécus. C'est aussi un puissant moyen :

- d'apprivoiser les peurs et les angoisses et de les mettre à distance,
- de favoriser, par leur répétition, une maîtrise de la réalité de plus en plus grande,
- de s'approprier (un peu) de la puissance des soignants (médecins ou puéricultrices !...),
- de favoriser une régression, un retour à un niveau plus archaïque de « fusion à la mère ».

Les troubles du comportement chez le grand enfant

Les vols

Tous les enfants (ou presque) ont volé l'objet tant convoité mais aucun vol ne doit être banalisé ni dramatisé. Le vol est rarement isolé du contexte de vie.

À titre d'exemple, citons quelques cas où le vol semble avoir une signification particulière :
- les enfants « abandonnés » volent pour combler un vide, un manque d'amour ;
- les enfants névrotiques volent pour se faire punir ;
- les enfants peu sûrs d'eux-mêmes volent pour s'affirmer et lutter contre leur sentiment d'échec ;
- les enfants « délinquants » volent pour faire comme les autres, pour être acceptés dans la bande ;
- les psychopathes volent pour réaliser les conséquences de l'acte, sans se sentir coupables.

Les fugues

Le fugueur n'a pas de profil psychopathologique. Certains facteurs peuvent pourtant être à l'origine de ce type de comportement, comme les ruptures familiales, les placements, les carences affectives.
L'enfant fugue parce qu'il n'a pas envie de rentrer chez lui ou qu'il a peur d'avouer une bêtise, une punition scolaire, parce qu'il fuit un milieu violent, parce qu'il est désespéré et qu'il pense (à tort ou à raison) qu'il n'a plus sa place en famille, parce qu'il veut punir ses parents (« Ils verront bien »), ceci pour les plus grands.
Les fugues scolaires sont fréquentes chez les plus jeunes. L'enfant en échec scolaire déambule au lieu de se rendre à l'école, mais rentre chez lui à l'heure. Parfois, l'enfant est pris de panique face à l'école, la fugue soulage son angoisse, ce comportement peut indiquer une phobie scolaire.

Les conduites agressives

Les enfants déjà enclins à l'agressivité sont généralement plus sensibles à la violence télévisée. La discussion de certains sujets peut atténuer l'influence négative de la violence. L'agressivité se manifeste de plusieurs manières :
- les colères, les bris d'objets, les agressions de personnes âgées. L'enfant se comporte en tyran familial dans des familles où l'autorité parentale (surtout paternelle) est bafouée, où l'on ne pose aucune limite à l'enfant, où existent des désaccords profonds entre les parents ;
- les *fantasmes agressifs* se rencontrent chez certains psychotiques. Ils sont très destructeurs, trop envahissants pour être exprimés par le jeu.

Rôle de la puéricultrice

Face à l'agressivité de l'enfant

Le rôle de l'adulte, parent ou professionnel, dépend de l'âge et de la pathologie de l'enfant, des circonstances, de l'évaluation du danger et de la personnalité de chacun.

Les actions à éviter

Il faut éviter les réactions d'interdiction agressives ou sadiques qui peuvent fixer ou accentuer le symptôme. Exemple : la stigmatisation, les punitions vexantes ou sadiques, les humiliations.

Les actions à privilégier

Il faut privilégier tout ce qui va dans le sens de la cohérence vis-à-vis de l'auteur de l'agression et sur les éléments qui ont pu favoriser celle-ci.
Selon les cas, il faut :
- savoir attendre le moment favorable, ne pas trop hâter les choses, en particulier avec le petit enfant (par exemple : pour le mettre sur le pot) ;
- établir un cadre contenant, sécurisant, chaleureux, dans lequel les limites, droits et devoirs de chacun sont établis, sans répéter sans cesse la même chose parce que cela finit par ne plus être entendu ;
- laisser à l'enfant un espace personnel ;
- favoriser la sublimation de l'agressivité et rechercher des médiations : supports à la relation, jeux, fêtes, théâtre, activités sportives, compétitives, récréatives… ;
- s'isoler avec l'enfant ou l'isoler momentanément ;
- contenir physiquement l'enfant agressif en l'entourant avec les bras et en ôtant les objets pouvant devenir dangereux ;
- conseiller aux parents la psychothérapie (individuelle, familiale) et la chimiothérapie ;
- sanctionner le délit. L'enfant a besoin de limite, il doit le respect aux autres. Éduquer, c'est frustrer, certes, mais cette frustration est dosée, adaptée à l'âge et à la pathologie.

Les conduites auto-agressives

L'auto-agressivité

L'auto-agressivité est le fait de retourner contre soi l'agressivité initialement dirigée vers l'extérieur. Le sujet semble tirer plaisir de la souffrance qu'il s'inflige. Le masochisme apparaît à travers certains comportements où l'enfant se met en danger (conduites à risques).

L'auto-agressivité se rencontre souvent avant l'apparition du langage. Elle est aussi l'expression d'une difficulté à vivre des situations que l'enfant ne peut pas encore mentaliser : frustration, séparation, traumatisme...

L'automutilation

Les conduites automutilatrices s'inscrivent dans le développement de l'enfant jusque vers 2 ans. Le bébé se griffe le visage, se mord les doigts, se heurte la tête contre les parois de son lit. Ces décharges motrices ne sont pas en elles-mêmes pathologiques, mais leur persistance et leur intensité sont pathologiques.

L'onychophagie

Le fait de se ronger les ongles est un comportement fréquent chez certains enfants (30 %) plutôt anxieux, autoritaires, instables...

La trichotillomanie

C'est le besoin irrésistible de manipuler ses cheveux voire de les arracher (parfois de les manger).

Les conduites suicidaires

Vers 8-9 ans, l'enfant accède au concept de mort. Cette prise de conscience peut s'accompagner de préoccupations et d'angoisses concernant la maladie et la mort, plus rarement d'idées suicidaires.

L'épidémiologie

L'INSERM évalue à 40 000/an les tentatives de suicide et à peu près à 1 000/an les suicides ayant abouti à la mort chez les jeunes de moins de 24 ans. Il y aurait 70 à 80 décès par an chez les enfants de moins de 12 ans, chiffre relativement stable.

10 % des tentatives de suicide concernent des enfants de mois de 12 ans.

Le sexe ratio est de trois garçons pour une fille.

Rôle de la puériculture

En présence d'un enfant automutilateur

Aider l'enfant à se protéger et à gérer ses émotions

- prendre des mesures de protection (matelasser les montants du lit) ;
- repérer les circonstances dans lesquelles l'enfant s'automutile : moments de solitude, au départ ou à l'approche d'un adulte, lors d'une frustration... ;
- mettre des mots et du sens sur les difficultés de l'enfant ;
- aider l'enfant à trouver d'autres moyens pour exprimer sa colère (par exemple : lui permettre de battre, ou de gronder sa poupée, ou de mordre dans son doudou...) ;
- apporter des soins attentifs, y associer les soins apaisants de maternage (caresses, bercement, port dans les bras) ;
- proposer certains objets apaisants (jeux de cartes, ballon, poupée) ;
- proposer la musique, la relaxation, les sorties accompagnées, la lecture, la peinture, les jeux de rôle... ;
- favoriser la socialisation de l'enfant (organiser des petits groupes) ;
- favoriser le jeu de type « thérapie comportementale ».

Le jeu permet de mettre en scène de façon symbolique les désirs et les fantasmes sur un mode plus ou moins déguisé et de prendre de la distance. Les pulsions agressives peuvent s'exprimer puisque « c'est pour de rire ». En faisant « semblant », l'enfant échappe à la sanction. Le jeu sert à l'élaboration des conflits. Il facilite la décharge émotionnelle permettant au sujet de modifier ses réponses stéréotypées.

Pour Anna Freud, le jeu est un moyen de connaissance, un outil pédagogique, sa fonction thérapeutique est limitée tandis que pour D. W. Winnicott, il est thérapeutique en soi et n'exige pas obligatoirement de travail interprétatif qui risque d'être suggestif.

Pour Mélanie Klein, les activités ludiques sont comparées aux rêves et associations libres, leur contenu est interprété dans le cadre de la relation transférentielle.

Il est vraisemblable que certaines tentatives de suicide sont masquées consciemment ou interprétées en toute bonne foi comme des « accidents ». Des enfants développent des conduites à risques, véritables équivalents suicidaires, toujours à la recherche de l'exploit : ils ont des comportements dangereux.

Les moyens utilisés

Ils sont généralement violents : défenestration, pendaison, précipitation, noyade, armes à feu, et intoxication médicamenteuse à partir de 10 ans chez les filles. Le geste suicidaire est généralement impulsif. La notion qu'il puisse être suivi de mort n'est pas forcément présente dans l'esprit de l'enfant. Il est très difficile de mesurer le degré de détermination de l'enfant.

L'étiologie

On peut relever :

- les disputes avec les camarades, les professeurs, les parents ;
- un refus de la part d'un parent ;
- la peur d'être puni ;
- un contexte familial et psychologique difficile, qui constitue des facteurs de risque : dissociations familiales, divorces, ruptures des liens, abandons, alcoolisme parental, violences… ;
- beaucoup d'enfants abandonnés se croient mauvais ou méchants et pensent qu'ils méritent la mort.

Les significations

Elles sont multiples :

- des fuites et évitements face à une situation ressentie comme menaçante (peur d'être puni d'une mauvaise note) ;
- une demande d'amour, d'attention, d'affection, que l'enfant craint d'avoir perdu en réalité (enfants abandonnés, rejetés, placés, battus…) ou dans l'imaginaire ;
- recherche de punition (voir page précédente).

Rôle de la puéricultrice

L'enfant admis à l'hôpital pour tentative de suicide

Conseiller aux parents d'éviter les propos négatifs

Les parents doivent éviter certains propos, du type :

- « Quelle idée, vouloir mourir quand on a la jeunesse ! »
- « Tu as voulu embêter ta copine… C'est idiot ! »
- « Tu as avalé les médicaments avec le papier… c'est vraiment raté ! »
- « Tu ferais mieux de penser au travail plutôt que de regarder des feuilletons !… »

Tous ces propos traduisent leur malaise, leur système de défense. Il faut les comprendre mais leur conseiller de les éviter.

Aider les parents à parler à l'enfant, à le connaître

Il faut aider les parents à exprimer ce qu'ils ressentent (la culpabilité, la blessure narcissique, l'angoisse, leur détresse), leur conseiller d'être présents auprès de leur enfant.

Aider et informer l'enfant

Cela consiste à :

- lui expliquer ce qu'on va lui faire, la nécessité de son hospitalisation ;
- lui annoncer l'entretien psychiatrique qui suivra et son caractère confidentiel ;
- parler avec lui de son geste : c'est reconnaître sa souffrance, son « SOS » ;
- verbaliser sa souffrance (sans parler à sa place) ;
- lui dire l'immense peine de ses parents et l'immense pouvoir que son geste lui confère sur eux. Et envisager avec les parents des « *solutions positives* » ;
- donner des idées d'occupations créatives pour la sortie de l'hôpital : parler sport, activités artistiques, lectures, radio, selon les goûts et les besoins de l'enfant et aborder le sujet avec ses parents.

Chaque cas est particulier et la personnalité de chacun intervient dans cette prise en charge.

À noter...

L'apparente futilité des motifs à l'origine du suicide traduit la précarité des liens établis par l'enfant avec ses proches et la fragilité psychologique de celui-ci. Le moindre événement remet en question le sentiment de confiance et de sécurité stabilisant.

BIBLIOGRAPHIE

GIBELLO B. – *L'Enfant à l'intelligence troublée*. Le Centurion, Paris, 1984.

MISES R. – *Nouveau traité de psychologie de l'enfant et de l'adolescent, Étude psychopathologique des déficiences intellectuelles de l'enfant*. PUF, Paris, 1968.

STAMBAK M. – *La Motricité des débiles mentaux,* in *Psychiatrie de l'enfant*. 1968.

Autres ouvrages généraux : voir bibliographie du chapitre 36.

CHAPITRE 35

Les troubles graves en pédopsychiatrie[1]

Capacités attendues pour l'exercice de la puéricultrice

- Dépister, de façon aussi précoce que possible, toutes les manifestations évoquant un dysfonctionnement de la communication entre la mère et l'enfant.
- Identifier les manifestations évoquant des troubles de la relation entre l'enfant et son entourage et/ou des troubles du comportement.
- Dépister les signes cliniques d'isolement, du nourrisson et de l'enfant, évocateurs des prémices d'une dépression.
- Orienter l'enfant et ses parents vers une consultation spécialisée en pédopsychiatrie.
- Accompagner l'enfant et ses parents lors de la prise en charge, afin de les rassurer dans leurs compétences et favoriser le suivi du traitement sur la durée.

La psychose infantile est différente de la psychose de l'adulte et la description de l'autisme est récente ; elle s'inscrit dans la mouvance psychanalytique. Chez l'enfant, la souffrance psychique se construit sur le mode du déficit, de la débilité.

Une vigilance est donc requise de la part des professionnels pour favoriser le dépistage précoce des troubles touchant les fonctions de base, telles que l'alimentation, le sommeil, la relation à autrui ou la motricité, ceci afin de favoriser une prise en charge de l'enfant la plus adaptée et la plus précoce possible, ainsi que l'accompagnement des familles dans leur charge parentale.

Les psychoses et les névroses infantiles

Les psychoses infantiles constituent des troubles graves du développement de l'enfant au niveau cognitif, affectif et relationnel. Les déficits qu'elles provoquent dans l'organisation de la personnalité empêchent l'enfant de reconnaître la réalité pour ce qu'elle est et de devenir autonome.

Les psychoses autistiques (l'autisme)

L'autisme, la plus connue des psychoses infantiles, débute avant l'âge de 30 mois. On parle de « psychose infantile précoce ». Le plus souvent, la famille de l'enfant ne prend conscience des troubles que vers l'âge de 3-4 ans.

Les manifestations de l'autisme[2]

La maladie se caractérise essentiellement par le refus actif et précoce de toute relation.

Le retrait (autistique)

L'enfant ne veut pas communiquer, il semble :
- ne pas entendre. L'enfant semble indifférent aux paroles qui lui sont adressées, tout en étant effrayé par les bruits forts qui peuvent déclencher une angoisse ;
- ne pas voir. L'enfant a le regard fuyant, il ne regarde pas autrui tout en étant parfois fasciné par certaines parties des personnes (ex. : les mains) ou des parties

1. Auteurs : Marcel Rufo, pédopsychiatre. Frédérique Saunal, puéricultrice.
2. L'autisme de « Kanner », du nom du psychiatre américain Léo Kanner qui a défini ce syndrome en 1943 (selon les manifestations énumérées dans ce paragraphe).

d'objets qu'il manipule à longueur de temps (ex. : un bouton, un couvercle, une roue de voiture...) ;
- appréhender le changement. Par exemple, l'arrivée d'une personne qu'il ne connaît pas, l'apport d'un objet inconnu ou toute modification de son environnement peuvent déclencher une crise d'angoisse. Cette crise est caractérisée par des pleurs, des cris, de l'agressivité envers autrui ou envers lui-même (automutilation) ;
- ne pas communiquer. L'enfant n'a pas de relations avec son entourage, il ne tend pas les bras, n'embrasse pas..., il refuse le contact. Vers 2 ans et demi ou 3 ans, il ne parle toujours pas.

L'activité sensori-motrice stéréotypée[3]

L'enfant répète des mouvements de bras, de mains ou de pieds. Par exemple, sa démarche est particulière : il marche sur la pointe des pieds ou il sautille.

Le retard (ou l'absence) de langage

Il se présente sous deux formes :
- l'écholalie. L'enfant répète plusieurs fois le même mot ou la phrase qui lui a été dite ;
- l'absence du « je ». L'enfant parle de lui à la 2e ou 3e personne (ex. : « il veut dormir » au lieu de « je veux dormir »).

Les troubles cognitifs

Des enfants autistes manifestent des capacités exceptionnelles dans certains domaines (par exemple pour certains jeux de mémoire[4]). Mais ces « dons » coexistent avec d'autres déficits intellectuels importants.

Les troubles précoces de l'alimentation

On note chez ces enfants :
- une hypotonie de la succion ;
- un détournement actif du sein ou du biberon.

On peut observer une anorexie précoce ou, au contraire, l'enfant peut engouffrer la nourriture sans plaisir.

Les troubles du sommeil

Il s'agit d'insomnie calme, le plus souvent.

Les troubles psychomoteurs

Ils sont de plusieurs types :
- une absence d'attitude anticipatrice, par exemple quand on le prend dans les bras ;
- une absence de réajustement postural ;
- un refus actif. L'enfant se cabre, manifeste une hypertonie de défense avec un raidissement des membres.

Les troubles de l'humeur

L'enfant peut passer soudain du rire aux pleurs, et vice-versa, sans raison apparente, manifester (également sans motif) une hétéro ou auto-agressivité brutalement, une agitation soudaine ou une intolérance à la frustration.

Les troubles à caractère sexuel ou sociologique

Ils sont de type masturbation compulsive ou jeux fécaux.

Observation d'un enfant autiste avec des jouets, à différents âges

Vers 3 mois, le bébé ne regarde pas le hochet qui s'agite devant lui.
Vers 5-6 mois, le bébé manifeste un intérêt trop exclusif pour les jeux de mains (qu'il met devant ses yeux).
Vers 9-10 mois, le bébé manifeste un désintérêt total pour les jouets et des phobies précoces pour certains bruits (type bruits ménagers anodins).
Vers 2 ans, l'enfant ne peut mettre en place sa capacité de jeux symboliques (jeux d'imitation type dînette).

L'origine de l'autisme

De nombreuses théories sont développées sur l'origine de l'autisme.

Les théories organiques

L'autisme pourrait être une anomalie génétique, ou perceptive (défaut de filtre perceptif).

Les théories psychogénétiques

L'autisme serait dû à un trouble de l'interaction mère/enfant dès la naissance. L'enfant s'enferme dans sa « forteresse vide » ; il manifeste un refus du monde (c'est la théorie de B. Bettelheim).

Pour Winnicott, l'environnement humain est défaillant, l'enfant cherche à s'en protéger.

La prise en charge d'un enfant autiste et les thérapies

La prise en charge, adaptée à chaque enfant, allie des méthodes éducatives, rééducatives, pédagogiques et psychothérapiques :
- les méthodes rééducatives visent l'évolution vers l'autonomie pour l'habillage, l'alimentation. Elles utilisent les jeux, la musique et s'adaptent à l'état de l'enfant ;

---

3. Selon le terme de Bruno Bettelheim, pédopsychiatre (1903-1990).
4. Le film *Rain Man* présentait un tel cas d'autisme.

◆ les méthodes éducatives regroupent la psychomotricité, qui aide l'enfant à prendre conscience de son corps, et l'orthophonie qui favorise l'émergence et l'enrichissement du langage ;
◆ les méthodes pédagogiques visent à offrir à l'enfant une scolarité dans le cadre de l'hôpital ou de l'internat thérapeutique ;
◆ les traitements institutionnels sont nécessaires quand la scolarité ne peut être envisagée dans les centres d'accueil et de soins à temps partiel ou dans les hôpitaux de jour ;
◆ les psychothérapies individuelles sont rares. Elles doivent être mûrement réfléchies, elles sont le plus souvent intégrées à la thérapie institutionnelle ;
◆ un travail de soutien auprès des parents est indispensable. La famille de l'enfant psychotique est à prendre en considération dans le cadre de l'élaboration du projet thérapeutique ;
◆ les traitements médicamenteux visent à atténuer certains symptômes (agitation, troubles du sommeil, angoisses, automutilation). Ce sont des sédatifs ou des anxiolytiques.

Rôle de la puéricultrice

L'enfant autiste

L'autisme est encore de nos jours l'objet de conflits passionnels entre les tenants d'un dogmatisme psychanalytique, faisant de la psychose le résultat de la problématique inconsciente de la mère, et les tenants d'un comportementalisme forcené, réduisant l'autisme à un trouble organique, un handicap, sans resituer l'enfant dans son histoire et sans tenir compte du potentiel évolutif de la vie psychique.
Il faut donc trouver un juste milieu entre ces deux attitudes et ne pas adopter de point de vue trop catégorique sur le sujet.

Actions à éviter avec un enfant autiste

- Les changements trop importants de lieux, d'objets, ainsi que les grands espaces ;
- la multiplicité des prises en charge et des intervenants (qui peuvent favoriser les crises d'angoisse) ;
- l'approche de l'enfant de face. Elle peut être vécue par celui-ci de manière intrusive (l'approche dorsale ou sur le côté s'avère plus appropriée) ;
- la présence d'objets dangereux à portée de mains de l'enfant ;
- laisser à portée de l'enfant tout ce qui présente un risque pour sa sécurité (sac en plastique, par exemple).

Actions autour de la crise d'angoisse

- Repérer les crises d'angoisse (majoration des manifestations motrices : tournoiement de l'enfant, cris importants, automutilation) ;
- repérer le facteur « déclenchant » de la crise en se remémorant ce qui s'est produit dans les minutes précédentes ;
- rassurer l'enfant par la parole au cours de la crise ;
- recréer un espace rassurant pour l'enfant, après la crise (cadre familier, objet privilégié, musique...).

Actions psychopédagogiques à organiser en équipe

L'objectif est de :

- favoriser la prise de conscience d'un « contenant » chez l'enfant. Exemple : les jeux d'eau par le remplissage, le transvasement, d'immersion des objets ;
- faire découvrir un plaisir oral : jeux avec la bouche, jeux avec les sons, les syllabes... ;
- stimuler la « prise de conscience de soi » dans son intégralité (car l'enfant se vit « morcelé ») : utiliser des « draps enveloppants » ;
- favoriser la « prise de conscience de l'autre », différent de soi : avec le miroir, autour de mimiques..., à l'aide d'échanges et d'alternance des comportements ;
- faire un travail sur la « représentation de soi », sur la trace, sur la nomination des choses...

Actions auprès de la famille et de l'enfant

Veiller à soutenir la famille, sans minimiser les difficultés de l'enfant et les limites de sa progression et se montrer vigilante à :

- la résistance de la famille face aux troubles de l'enfant (dénégation des troubles) ;
- la jalousie de la mère envers la référente de soins (celle qui s'occupe de son enfant). Elle doit la soutenir dans son « rôle de mère » ;
- la souffrance des parents obligés de confier leur enfant à une institution (ils ont un sentiment d'échec, de culpabilité ou d'abandon).

Les autres psychoses précoces

Trois autres psychoses peuvent être observées chez l'enfant.

Les psychoses déficitaires

Elles sont définies chez le jeune enfant par la coexistence d'emblée de symptômes rattachables à une déficience mentale et de signes de la série autistique. Parfois, on retrouve une étiologie organique de type phénylcétonurie, syndrome de l'X, anomalies chromosomiques... Parfois on ne retrouve aucune étiologie.

La psychose symbiotique

Dans cette affection, les troubles s'extériorisent vers 3-4 ans sur le plan du développement, de l'alimentation, du sommeil et par une angoisse massive, souvent à l'occasion d'une séparation (mise à l'école).

La schizophrénie infantile

Les signes apparaissent vers 6-7 ans chez des enfants qui ont eu jusque-là un développement normal et qui manifestent un changement de comportement.
Ces formes prolongent une dysharmonie psychotique de la personnalité. La symptomatologie associe une inhibition ou une instabilité psychomotrice avec conduites impulsives et agressives, des bizarreries, un hyper investissement inhabituel dans certaines activités (par exemple, un collectionnisme forcené, un intérêt exclusif pour les jeux vidéo, les chiffres...).

Les névroses infantiles

Il est rare qu'un enfant ne présente pas au cours de son développement des symptômes qui posent la question des limites entre le normal et le pathologique (ex. : cauchemars, peurs paniques, crises de nerfs...).
Dans les névroses, soit parce que les tendances sont trop violentes, soit parce que les moyens de défense sont trop faibles, l'enfant est débordé. Il exprime sa souffrance psychique à travers des symptômes qui traduisent soit l'**angoisse** liée au conflit, soit les **mécanismes de défense** contre l'angoisse. Contrairement aux psychoses, il n'y a pas de perte de contact avec la réalité.

Définition

Les névroses sont des maladies de la personnalité caractérisées par des conflits générateurs de souffrance psychique. Si bien que le concept de névrose est disputé chez l'enfant. On parle plus volontiers de troubles, manifestations, symptômes névrotiques.
Dans les névroses infantiles, on peut observer des « troubles » assez proches de ceux observés chez l'adulte.

Quelques types de névroses

Les phobies

Définition

La phobie est définie comme une peur panique d'un objet ou d'une situation qui ne présente aucun danger en soi.
L'enfant essaie d'éviter cette situation en utilisant un objet ou une personne qui le sécurise. Il a souvent recours à l'adulte.

Quelques exemples

Les phobies peuvent être précoces chez l'enfant et variables selon l'âge : la phobie du noir peut apparaître vers 2 ans, la phobie des gros animaux plutôt vers 3-4 ans et la phobie des petits animaux vers 4-5 ans.
La phobie de la séparation se manifeste vers 8-10 ans. Son expression ne peut pas passer inaperçue : au moment de partir à l'école, l'enfant (souvent un bon élève) pleure, s'agite, a mal au ventre. Une peur panique le submerge. Ce n'est pas de l'école dont l'enfant a peur mais de quitter sa mère. L'enfant a peur qu'il se passe quelque chose à la maison en son absence, exprime des doutes sur l'amour de ses parents. Il ne faut pas confondre cette

phobie avec « l'école buissonnière », qui est l'évitement de l'école. Ce n'est d'ailleurs pas une névrose car l'enfant ne manifeste pas d'angoisse.
Les enfants névrotiques ont **peur** et ne s'en accommodent pas. Ils ne peuvent trouver de moyens de protection. Ils se laissent ainsi submerger par l'angoisse qui paralyse leur vie. Ce n'est pas l'angoisse qui est pathologique, c'est de ne pouvoir y faire face et d'être débordé dans ses systèmes de défense.

Les phobies névrotiques sont différentes des « peurs paniques » de l'enfant psychotique. La décharge d'angoisse dans ce cas est explosive : l'enfant hurle, se jette par terre, s'automutile et ne cherche pas de système de défense.

L'anxiété

Par définition, l'anxiété (ou angoisse) n'est pas pathologique en elle-même puisqu'elle **avertit** d'un danger, d'un risque. Mais l'être humain doit pouvoir la maîtriser, y faire face.
Dans la névrose, l'anxiété est continue, elle se nourrit de **peurs immotivées**. L'enfant ne peut pas expliquer, dire avec des mots, ce qu'il appréhende. De ce fait, il « somatise », manifestant des troubles organiques : troubles du sommeil, maux de ventre, vomissements, maux de tête. L'enfant a toujours « mal quelque part ». Il se dit « fatigué », il évoque des craintes permanentes sur sa santé, il imagine toujours avoir quelque chose de grave. Il s'agit d'un état « d'anxiété continue ».
Il est important de situer ces troubles anxieux dans le contexte familial : maladie dans la famille, névrose d'angoisse chez un des parents. L'anxiété a souvent un caractère familial.

Les obsessions

Définition

Les obsessions sont des idées répétitives et menaçantes, déclenchées à la seule idée d'un objet ou d'une situation donnés. Elles peuvent se manifester différemment selon l'âge de l'enfant. Les symptômes sont assez proches de ceux de l'adulte ; on peut observer :
- des compulsions. Il s'agit d'actes que le sujet doit accomplir bien qu'il en reconnaisse le caractère ridicule (se pincer les lèvres en parlant, se gratter la tête en regardant quelqu'un...) ;
- des idées obsédantes, absurdes et contraignantes qui suscitent l'angoisse (par exemple, la peur d'avoir touché un objet contaminé). Le sujet tente de lutter contre cette peur par des actes rituels accomplis par un cérémonial immuable visant à atténuer l'angoisse (par exemple, se laver les mains sans cesse). Il s'agit souvent d'un enfant méticuleux, perfectionniste, en proie au doute, parfois avare, collectionneur d'objets.

Le diagnostic différentiel

Obsessions et compulsions ne sont pas toujours synonymes de névrose obsessionnelle. Vers 2 ans, l'enfant a souvent des « manies » et manifeste quelques rituels accompagnant l'acquisition de la propreté sphinctérienne ou le coucher (position des peluches, ordre de la chambre, des objets...). Vers 8-9 ans, il s'agit de peurs concernant les maladies, l'amour des parents ou la mort.

L'hystérie

Le grand enfant (au-dessus de 12 ans) est séducteur. Il manifeste le besoin d'attirer l'attention. Il a une imagination débordante, une tendance « naturelle » à exagérer, mentir, simuler... Il ne perçoit pas bien les limites entre la réalité et le rêve.
Les caractéristiques d'immaturité et de dépendance, banales à cet âge, ne témoignent pas d'une pathologie. On peut en revanche observer des symptômes somatiques de type :
- troubles de la marche, de l'équilibre ;
- douleurs abdominales, céphalées ;
- aphonie, mutisme.

Les circonstances déclenchantes sont souvent des conflits familiaux ou scolaires, ainsi que des bénéfices secondaires que l'enfant peut tirer de ses troubles et qu'il ne faut pas laisser s'installer.

Les peurs, les obsessions, les rituels sont des signes qui, selon l'âge, peuvent être structurants s'ils restent mineurs. Soit ils vont disparaître rapidement, soit ils durent et s'accompagnent de tics importants, d'inhibition grave, de dépression majeure ou de bizarreries du comportement et, dans ce cas, ils peuvent annoncer une névrose ou une psychose.

L'inhibition

L'inhibition peut toucher tous les secteurs de la vie de l'enfant. Citons à titre d'exemples :
- l'inhibition intellectuelle. L'enfant vit dans la terreur de l'échec, dans la peur de déplaire, ses résultats scolaires sont mauvais ;
- l'inhibition sociale. L'enfant est timide, calme, parle peu (mutisme scolaire), ne joue pas, fuit les contacts ; il peut être tyrannique et dominateur pour ses proches. Sa socialisation est profondément entravée ;
- l'inhibition psychomotrice. L'enfant est lent, maladroit, sa mimique est pauvre, il est mal à l'aise et contient difficilement ses émotions (pâleur ou rougeur du visage, sudation, envies d'uriner fréquentes) ;
- l'inhibition affective. L'enfant ne joue pas, il est très (trop) sage. L'agressivité est mal gérée, culpabilisée, inhibée, refoulée.

L'étiologie des névroses

Dans la névrose, les facteurs étiologiques sont le plus souvent associés, regroupant des facteurs constitutionnels et des facteurs liés à l'environnement familial.

Afin d'établir un diagnostic, il s'agit d'évaluer :

- l'âge de l'enfant. Certaines manifestations d'ordre névrotique, banales chez le petit enfant, deviennent pathologiques quand il grandit (par exemple l'angoisse de la séparation) ;
- l'intensité, la fréquence des symptômes et la souffrance psychique de l'enfant. Les symptômes constituent-ils une entrave grave à l'évolution de l'enfant ? Quelle capacité l'enfant garde-t-il pour apprendre à l'école, jouer, dormir, nouer des liens ? Il n'est pas toujours facile chez l'enfant de différencier le normal et le pathologique. Beaucoup d'adultes dans l'entourage d'un enfant n'ont pas conscience de ses problèmes ou les surestiment ;
- le rôle et la personnalité des parents qui, par leurs attitudes, leurs paroles, leurs propres pathologies (troubles du caractère ou de la personnalité) peuvent engendrer ou fixer les symptômes chez leur enfant.

Dans 50 % des cas, le symptôme peut se maintenir si la personnalité des parents est névrotique (ou psychotique) et que la dynamique familiale est troublée. Celle-ci est fréquemment marquée par des discordances et des conflits.

La mère est souvent elle-même phobique, hyper anxieuse, hyper protectrice, le père est peu présent et n'exerce pas sa fonction paternelle. Mais l'environnement familial peut aussi souffrir des difficultés d'un enfant. Il faudra donc toujours évaluer le retentissement des symptômes dans un sens ou dans l'autre.

À noter...

Troubles névrotiques ou symptômes structurants ?

La névrose de l'enfant ne peut se calquer sur la névrose de l'adulte, car la personnalité d'un enfant est en pleine évolution et les symptômes (dits « névrotiques labiles ») sont polymorphes, non spécifiques.

Au cours de la maturation psychique, certains d'entre eux sont même considérés comme structurants et c'est leur absence qui pourrait être inquiétante (par exemple un enfant qui n'aurait peur de rien, un enfant sage, trop sage, un enfant qui ne ferait jamais de colère, etc.).

Les thérapies

Il s'agit de :

- thérapies comportementales qui visent à supprimer les symptômes gênants en modifiant les images mentales gênantes (telles que les phobies). Les moyens sont notamment : la désensibilisation sous relaxation, le renforcement des comportements et des aptitudes sociales, le contrôle émotionnel et l'affirmation de soi. Dans tous les cas, il est nécessaire d'obtenir la participation des parents, de repérer leurs attitudes en relation avec la pathologie de l'enfant. Des thérapies familiales peuvent être indiquées ;
- psychothérapies d'inspiration psychanalytique. Elles sont indiquées quand les troubles de l'enfant sont structurés, durables ;
- médicaments. Anxiolytiques ou sédatifs sont prescrits parfois dans les névroses obsessionnelles ou phobiques.

L'hospitalisation permet parfois de soustraire un enfant à une psychopathologie familiale qui entretient les troubles chez l'enfant.

Les états dépressifs du nourrisson et de l'enfant

La dépression se caractérise par un changement de comportement qui doit donner l'alerte et qui varie selon l'âge de l'enfant : état apathique, refus de contact avec l'entourage, pleurs, anorexie, perte de poids, insomnie, etc.

La dépression du nourrisson

Elle peut se rencontrer chez les bébés de 6 à 9 mois, brusquement séparés de leur mère avec laquelle ils avaient jusque-là de bonnes relations.

La « dépression anaclictique » du nourrisson

Mis en évidence par Spitz dès 1946, l'état dépressif du nourrisson, qu'il a appelé la « dépression anaclictique », pose la question – aujourd'hui encore – des liens que présente ce trouble psychopathologique avec les états dépressifs se manifestant plus tard, à l'âge adulte notamment.

La symptomatologie

Après quelques semaines durant lesquelles le bébé manifeste un comportement d'accrochage à l'adulte avec des pleurs puis des cris, un état d'apathie massive s'installe. Cet état s'accompagne :

- d'un refus de contact ou d'indifférence à l'entourage ;
- d'une anorexie avec perte poids ;
- d'une insomnie.

Ces signes très caractéristiques de l'état dépressif du nourrisson évoluent progressivement vers :
- l'arrêt du développement ;
- la régression des acquisitions motrices et intellectuelles ;
- une grande sensibilité de l'enfant aux infections.

Le contexte d'observation de ces symptômes

Ces observations réalisées dans le cadre du placement d'enfants en pouponnière mettent en évidence un « état de déprivation maternelle », état réactionnel lié à la perte du lien privilégié à la mère et du support qu'elle représentait pour lui[5].

Le syndrome dépressif

Les formes camouflées ou peu accentuées de la dépression sont les plus fréquentes, mais le constat clinique n'est pas rare non plus.

L'observation des éléments

Ils composent une triade dont les caractéristiques sont les suivantes :
- une atonie thymique : sorte d'indifférence morne, sans plainte ni larme qui ne se confond pas avec une simple tristesse manifestée au moment de la séparation ;
- une inertie motrice, qui frappe l'observateur par la pauvreté des mimiques du visage, la lenteur de la mobilité corporelle, la disparition progressive des initiatives et des réponses aux sollicitations, et la monotonie des attitudes ;
- une pauvreté interactive et le repli : regard fixe, détournement de la tête à l'approche d'un adulte (ou lorsque celui-ci le prend dans ses bras). L'enfant est dans un vide dépressif, étrange et inquiétant.

À noter...

L'entourage doit se montrer vigilant pour éviter qu'un vide relationnel vienne s'ajouter à un vide dépressif, surtout en institution.

L'évolution

Lorsque la séparation n'excède pas 3-4 mois, ou qu'un substitut maternel adéquat est trouvé dans le cadre de soins personnalisés, la dépression peut disparaître. L'enfant se montre malgré tout plus sensible à toute séparation et manifeste assez longtemps un comportement de dépendance à l'adulte.

Les carences prolongées en soins maternels et leurs conséquences

L'hospitalisme

D'autres comportements réactionnels à la séparation ont été observés[6] chez des enfants ayant bénéficié d'une prise en charge irréprochable sur le plan de l'hygiène et de la surveillance médicale. Mais ils ont reçu, au cours de leur première année de vie et durant plus de 5 mois consécutifs, des soins impersonnels et rapides dans un environnement dépourvu de stimulations sensorielles.

Tableau clinique

Il s'agit d'une véritable « détérioration » qui se traduit par :
- un retard des grandes fonctions, telles que la motricité, le langage, l'intelligence ;
- une inertie, une apathie et un total repli sur soi (absence de jeu) ;
- des manifestations auto-érotiques qui disparaissent ensuite, l'enfant ne pouvant même plus prendre son corps comme objet de plaisir ;
- un état de stupeur catatonique, avec une répugnance à toucher les objets et des poses bizarres des doigts et des mains ;
- un effondrement de la courbe pondérale avec cachexie.

Ces perturbations engendrées par le phénomène de carence ont des conséquences irréversibles qui posent le problème de l'avenir des enfants.

La situation actuelle du phénomène

Cette symptomatologie massive se rencontre encore en institution, notamment dans les pays en grandes difficultés sociales où de très nombreux enfants abandonnés sont recueillis dans des pouponnières surchargées ou des services hospitaliers dans lesquels l'effectif de personnels, non formés le plus souvent, est très en deçà des besoins en matière de soins aux jeunes enfants.

Le nouveau syndrome d'hospitalisme

Moins grave que le tableau clinique précédent et proche de celui du syndrome de dépression, la clinique de cette nouvelle forme d'hospitalisme est plus pernicieuse parce qu'elle peut plus facilement passer inaperçue[7].

La symptomatologie

Aux troubles psychosomatiques et à la fuite du regard s'ajoutent :
- le refuge dans le sommeil (hypersomnie) ;

5. D'où l'expression « dépression anaclictique » (du grec *anaclinein* : s'appuyer sur) donnée par Spitz.
6. Par Spitz dans un home d'enfants abandonnés, dans les années 1940.
7. G. Appel, Le bébé seul. In : *Devenir*.

- le non-investissement de certaines parties du corps ;
- une succion du pouce sans vigueur ni plaisir (mais sans expression de tristesse non plus) ;
- une facilité de contacts, superficiels et indifférenciés ;
- une difficulté de modulation des niveaux d'attention, allant de l'attention flottante à un agrippement à l'objet.

La relation à autrui présente certaines caractéristiques. On peut constater :

- une forme de soumission (enfant immobile lors des soins) alternant avec une certaine violence dès la moindre contrariété, explosant dans la solitude et l'autodestruction ;
- une absence d'empathie et des explosions de violence dans la relation des enfants entre eux.

L'évolution

La qualité des soins donnés aux enfants et de l'organisation de la vie en collectivité peut permettre de lutter contre ces phénomènes en apportant à chacun des soins et une attention personnalisés.

Les réactions à la séparation momentanée

La symptomatologie

Une séparation temporaire suffisamment prolongée d'avec la mère et l'environnement familial habituel entraîne des réactions remarquablement décrites par J. Robertson et J. Bowlby, dès 1952 en Angleterre. Cette séparation déclenche chez le bébé une réaction en trois phases, au cours desquelles se succèdent une lutte active, le désespoir avec un désarroi intense, puis un détachement, comme s'il s'installait dans la séparation (voir p. 422).

L'évolution

C'est essentiellement juste après la séparation que se manifeste clairement l'affliction du nourrisson, ce qui ne veut pas dire que celle-ci est obligatoirement de courte durée.

Si la mère revient, les réactions de l'enfant sont variables, notamment en fonction de l'évolution du processus. L'enfant peut exprimer :

- des réactions d'attachement anxieux ;
- de l'agressivité ;
- au début, un certain désintérêt à l'égard de sa mère.

Si la séparation n'a pas été trop longue et si le milieu d'accueil a été de bonne qualité, tout finit par rentrer dans l'ordre (sans dommages apparents). Néanmoins, l'enfant gardera une grande sensibilité aux séparations ultérieures.

En cas de séparation prolongée et de défaut de soins compensateurs, on peut observer « l'état d'hébétement stuporeux, de retrait »[8] de la dépression anaclictique.

> **À noter...**
> Des séparations répétées se faisant dans de mauvaises conditions arrivent à reproduire des effets apparemment équivalents à ceux d'une carence prolongée. Et ces périples ne sont pas rares lorsque la faillite familiale conduit à de multiples placements.

La dépression du grand enfant

Les symptômes

Les symptômes sont très variables. L'enfant peut :

- être sage et s'ennuyer, rêver... ;
- pleurer souvent et abandonner toute activité (le jeu, le sport...) ;
- régresser (adopter des comportements enfantins) ;
- avoir souvent des maladies, des douleurs (douleurs abdominales, céphalées) ;
- être agité, instable (l'état d'excitation peut masquer une dépression) ;
- être agressif, destructeur, automutilant... ;
- refuser de manger, être insomniaque.

Le diagnostic

Le médecin peut établir un diagnostic d'après l'évolution des symptômes et utiliser en complément une échelle d'évaluation de la dépression. Il en existe plusieurs.

Citons :

- l'échelle d'évaluation de la dépression de l'enfant de moins de 10 ans. On évalue quelques symptômes parmi lesquels les pleurs, le travail scolaire, la capacité de s'amuser, les troubles du comportement, du sommeil, les plaintes somatiques... ;
- l'échelle d'évaluation de la dépression de Birelson pour l'enfant de plus de 10 ans

Les thérapies

Elles sont très diverses selon l'âge et l'intensité des symptômes :

- l'hospitalisation. Elle s'impose dans les formes graves du tout-petit avec une prise en charge pédopsychiatrique de l'enfant et de la mère ;
- la chimiothérapie. Les antidépresseurs peuvent être prescrits suffisamment longtemps (3 à 6 mois) ;

8. P. Mazet, S. Stoleru, *Psychopathologie du nourrisson et du jeune enfant*. Masson, 1998.

Tableau 35.1 : Le questionnaire d'autoévaluation de la dépression de Birelson.

Entourer la réponse choisie[1]	Souvent	Parfois	Jamais
1. Je me réjouis.			
2. Je dors très bien.			
3. J'ai envie de pleurer.			
4. J'aime sortir pour jouer.			
5. J'ai envie de me sauver.			
6. Il m'arrive d'avoir mal au ventre.			
7. J'ai beaucoup d'énergie.			
8. J'aime bien manger.			
9. Je suis capable de me défendre.			
10. Je pense que la vie ne vaut pas la peine d'être vécue.			
11. Je réussis ce que je fais.			
12. Je prends plaisir à ce que je fais (comme avant).			
13. J'aime bien parler avec ma famille, avec mes amis.			
14. Je fais des rêves affreux (des cauchemars).			
15. Je me sens très seul.			
16. Je suis facilement consolé.			
17. Je suis très triste (c'est insupportable).			
18. Je m'ennuie beaucoup.			

Source : droits réservés.

1. Bilan : souvent = 2 points, parfois = 1 point, jamais = 0 point. La dépression est établie lorsque le score est supérieur à 20 points.

Rôle de la puéricultrice

En présence d'un enfant déprimé

Veiller à :

- respecter le besoin d'isolement de l'enfant tout en l'aidant à sortir de celui-ci, en proposant des jeux, de la lecture, des activités répondant à ses goûts ;
- le solliciter, mais également l'écouter ;
- être près de lui, favoriser les visites de ses « copains », lui transmettre les appels téléphoniques ;
- recommander à ses proches d'éviter les propos négatifs : « Fais des efforts, manifeste de la volonté, secoue-toi », « Pense à des choses agréables », « Tu as pourtant tout ce que tu veux !... » ;
- le réconforter, le rassurer, le valoriser : souligner les points forts de sa personnalité.

- les psychothérapies. Elles visent à restaurer l'estime de soi et la confiance en soi, à relancer le goût pour les activités, à renouer des liens, à mieux accepter ses échecs.

Le soutien à la famille est toujours nécessaire.

Les troubles comportementaux de l'enfant

Hors des névroses et des psychoses, il existe chez l'enfant de tout âge des troubles du comportement ou de la personnalité.

On entend par troubles du comportement la coexistence, chez l'enfant, de troubles qui gênent durablement l'adaptation familiale, scolaire, sociale... L'enfant se plaint des autres et a beaucoup de mal à envisager qu'il puisse être responsable des conflits.

Rappelons que la personnalité de l'enfant se structure autour de trois grands axes :

- les premières interactions avec ses parents dès la naissance ;
- l'ambiance familiale, les attitudes des parents et des proches, l'éducation ;
- le vécu social (séparations, maladies ayant jalonné sa vie).

Les troubles de la personnalité pris dans une dysharmonie évolutive

Les catégories

On distingue deux sortes de dysharmonies :

- les dysharmonies d'évolution **à versant psychotiques** avec troubles de l'individuation ;
- les dysharmonies d'évolution **à versant névrotique** sans perte du sens de la réalité. Par exemple,

l'enfant est maladroit, il est gêné dans les expériences de la vie qu'il doit faire, les autres se moquent de lui, sa mère le surprotège. Le risque en est l'évolution vers des perturbations plus sévères de la personnalité, tout en sachant que l'enfant réinvestit souvent des capacités dont il s'était momentanément détourné.

Les thérapies

On utilise le plus souvent la psychothérapie individuelle, familiale, les pédagogies adaptées et la rééducation.

Les troubles narcissiques et/ou anaclitiques

Les manifestations

Ces troubles sont sous-tendus par :
- un état dépressif (avec tristesse, difficultés à communiquer...) ;
- des failles narcissiques (avec une mauvaise image de soi) ;
- un type de relation d'objet « anaclitique » : l'enfant manifeste le besoin de s'appuyer sur quelqu'un, ce qui crée une relation de dépendance.

L'étiologie

On remarque que la mère est hyper protectrice (sans que le père puisse jouer sa fonction de séparation). Les parents eux-mêmes ont quelquefois des failles narcissiques.

Les troubles caractériels

L'enfant dit « caractériel » est un enfant difficile à vivre car il perturbe son environnement aussi bien familial que social, de façon durable.
Il est très différent de l'enfant insupportable à la maison mais charmant avec les autres.
Les troubles caractériels s'expriment essentiellement par des troubles du comportement en réaction à des situations vécues (en famille, à l'école, au cours d'activités).

Les manifestations

Les troubles du comportement sont très variés selon l'âge :
- le nourrisson est agité, anorexique et insomniaque ;
- le jeune enfant manifeste des troubles divers : soit des colères classiques, de la désobéissance, une agressivité verbale, des provocations, des mensonges, soit un mutisme et une grande passivité.

L'étiologie

Les troubles du comportement ont des origines très variées. Il peut s'agir :
- de troubles réactionnels. Trop d'exigences ou de permissivité risquent d'amener les mêmes réactions chez l'enfant ;
- d'une organisation pathologique de la personnalité, à laquelle les troubles du comportement font écran ;
- d'un vécu douloureux : on retrouve chez ces enfants des carences de soins, des placements, des rejets successifs. L'enfant aurait connu un vide affectif et un sentiment d'insécurité ;
- de parents eux-mêmes caractériels. Ces enfants, par leurs « bêtises », confortent en quelque sorte les adultes dans leur jugement péjoratif (« il est méchant »), comme s'ils s'estimaient indignes d'être aimés, comme s'ils reproduisaient inlassablement le rejet ou l'abandon initial.

> *L'enfant caractériel est souvent persécuté, persécuteur, victime et bourreau. Cet enfant ne peut ni aimer, ni se faire aimer. On parle à son sujet d'abandonnisme et d'enfants abandonniques.*

Les thérapies

Les thérapies comportementales sont utilisées, parfois la chimiothérapie (anxiolytiques, antidépresseurs). S'il y a danger :
- une séparation peut être indiquée ;
- une mesure judiciaire peut être nécessaire ;
- l'enfant peut être placé en observation en milieu pédopsychiatrique.

Rôle de la puéricultrice

Observation de l'enfant

L'observation des réactions de l'enfant est complétée par l'observation du comportement au cours des activités à visée thérapeutique et des animations diverses qui structurent le séjour hospitalier. Cette observation permet d'élaborer le projet thérapeutique qui étayera en partie les centres d'intérêts de l'enfant et d'évaluer le traitement en suivant l'évolution. Les informations qu'elle apporte sont confrontées aux données de l'examen psychiatrique, de l'entretien avec l'enfant et avec les parents, aux tests psychologiques et aux informations fournies par d'autres intervenants : pédiatre, orthophoniste, psychomotricien, assistante sociale, enseignants... C'est au cours d'une réunion de synthèse que ces échanges permettront à chacun d'ajuster son action spécifique dans le cadre du projet thérapeutique et dans le respect du secret médical.

Le devenir

Plusieurs études montrent que deux tiers des enfants dits « caractériels » ont pu trouver, à l'âge adulte, une adaptation sociale satisfaisante.

BIBLIOGRAPHIE

BETTELHEIM B. – *La Forteresse vide*. Gallimard, Paris, 1969.

FREUD S. – Obsessions et phobies. In : *Névroses, psychoses et perversion*, PUF, Paris, 1981.

LEBOVICI S. – *Les Névroses, Nouveau traité de psychiatrie de l'enfant et de l'adolescent*. Chapitre 64 : l'hystérie chez l'enfant, PUF, Paris, 1995.

LEBOVICI S. – Névrose obsessionnelle à l'adolescence. In : *Confrontations psychiatriques*, 29, 125-136, 1987.

LEBOVICI S. – *Le Devenir de la psychose de l'enfant*. PUF, Paris, 1978.

SAUVAGE D. – *Autisme du nourrisson et du jeune enfant*. Masson, Paris, 1988.

Autres ouvrages généraux : voir bibliographie du chapitre 36.

CHAPITRE 36

Les traitements et les structures de soins en pédopsychiatrie

Capacités attendues pour l'exercice de la puéricultrice

- Accompagner l'enfant et ses parents dans la démarche visant le diagnostic et le traitement d'une difficulté du développement.
- Travailler en partenariat avec les équipes spécialisées afin d'éviter les ruptures dans la prise en charge psychothérapeutique de la famille.

Les interventions thérapeutiques dans le domaine de la pédopsychiatrie poursuivent des objectifs adaptés à chaque situation, à chaque enfant et à chaque famille. Ces interventions peuvent être directes (centrées sur l'enfant), indirectes (centrées sur les parents, notamment lorsqu'il s'agit de petits nourrissons) ou mixtes (le plus souvent).

La collaboration à la mise en place de tels projets de soins demande à la puéricultrice une adaptation au travail en équipe et en réseau, autour de l'enfant et de sa famille.

La connaissance des différents services et institutions spécialisés propres à la santé mentale est un gage d'efficacité dans ce travail pluriprofessionnel.

Les examens et les moyens thérapeutiques

Toute démarche thérapeutique, éventuellement la prescription de médicaments, ne peut être envisagée qu'à la vue des résultats d'examens ou de tests d'évaluation de la santé mentale.

Les examens médicaux et les tests d'évaluation

Les examens médicaux

Ils sont nécessaires pour rechercher des facteurs organiques.
Par exemple, on pourra faire pratiquer un examen radiologique de type imagerie à résonance moléculaire (IRM), un fond d'œil, un électroencéphalogramme, un scanner, un caryotype.

Les tests d'évaluation (tests mentaux)

Très nombreux, ils viennent compléter le diagnostic. Citons :
- les tests d'aptitudes, qui permettent d'apprécier le niveau de l'intelligence, de la motricité, de la latéralité, du langage, du graphisme… ;
- les tests d'intelligence, qui donnent des informations sur les stratégies utilisées par l'enfant ;
- les tests de personnalité, qui visent à amener l'enfant à se laisser aller à certaines réactions, au travers d'activités telles que : les histoires (l'enfant termine le conte dont on lui a lu le début) ou les images (l'enfant s'identifie aux personnages mis en scène). Il dévoile sans le savoir ses principaux mécanismes de défense ;

1. Auteur : Marcel RUFO, pédopsychiatre.

◆ les tests projectifs. Par exemple, le test de « Patte Noire » (test de L. Corman) propose une série d'images mettant en scène une famille de petits cochons. L'un d'eux, Patte Noire, a une tâche noire sur une patte. L'enfant s'identifie facilement à Patte Noire dont il partage les angoisses, les faiblesses et les rêves...

Les questionnaires

Ils peuvent être remplis par l'enfant dès que son âge le lui permet. Ils recensent des comportements et aident à identifier des perturbations. On distingue :

◆ les questionnaires d'autoévaluation (par exemple, le questionnaire de Birelson pour la dépression, tableau 35.1, p. 729) ;

◆ les questionnaires d'événements (heureux ou malheureux) de la vie, jugés importants par l'enfant (ex : le questionnaire Messerschmitt).

Les échelles d'évaluation

Elles permettent de coter (selon leur intensité) un certain nombre de symptômes observés chez l'enfant.

Les médicaments (psychotropes)

Le médicament s'adresse au symptôme et vise à soulager la souffrance d'un enfant et de la famille. Toutefois, administrer un médicament à un enfant n'est qu'un aspect de la démarche thérapeutique et les psychiatres d'enfants sont très réservés par rapport aux médicaments.

Toute prescription médicale doit s'inscrire dans un véritable projet thérapeutique qui inclut aussi l'alliance avec la famille.

Les médicaments ont pour effet d'atténuer l'angoisse, l'agitation et de faciliter le sommeil. Ils participent donc au bien-être de l'enfant.

Les psychostimulants

Une amphétamine (*Ritaline*) peut être donnée à partir de l'âge de six ans (les jours de classe) aux enfants atteints d'hyper-activité, avec déficit de l'attention.

NB : les effets secondaires ne sont pas négligeables. Citons les difficultés d'endormissement, la baisse de l'appétit, les céphalées, les douleurs abdominales, etc.

Les neuroleptiques

Leur prescription est essentiellement symptomatique. Parmi les neuroleptiques les plus utilisés pour les tics, l'agitation et les troubles du comportement, citons l'*Halopéridol*, le *Pimozide*, la *Cyaménazine*.

Les antidépresseurs

Ils sont indiqués pour les dépressions, les phobies scolaires, les angoisses de séparation, l'anorexie mentale, la boulimie, les troubles obsessivo-compulsifs.

Parmi les plus utilisés, citons les antidépresseurs tricycliques (comme l'*Imipramine*) et les antidépresseurs tétracycliques (comme la *Miansérine*).

Les anxiolytiques

Les indications sont symptomatiques : l'anxiété sous toutes ses formes, les troubles du sommeil. Les effets secondaires sont mal connus chez l'enfant. Citons : le *Lorazépam* (*Témesta*), le *Diazépam* (*Valium*), le *Bromazépam* (*Lexomil*).

Les hypnotiques

Ils sont prescrits en cas de troubles du sommeil fréquents, intenses, durables (par exemple, la *Niaprazine*).

Les activités thérapeutiques

Ces activités thérapeutiques permettent une communication verbale et non verbale, adaptée à chaque enfant, en fonction de son âge, de sa pathologie, de ses capacités cognitives, de ses goûts et du projet thérapeutique.

Les indications

Les activités thérapeutiques sont indiquées chez des enfants qui ne relèvent pas d'une psychothérapie (parents et enfant non motivés ou opposés, difficultés de l'élaboration mentale, inhibition, passivité...) ou d'une rééducation spécifique.

Les caractéristiques

Les activités thérapeutiques permettent à l'enfant de projeter ses angoisses ou son agressivité et à l'adulte de les contenir, de les ordonner et de soulager l'enfant.

Les moyens employés seront le sable, la pâte à modeler, la fabrication d'objets, la musique, les contes, le théâtre, la danse. Ces activités incitent au respect de soi et de l'autre et aident à l'expression verbale et aux échanges.

Les séjours thérapeutiques permettent aux enfants de partir « ailleurs » durant quelques jours. Les adultes fixent des objectifs thérapeutiques, les relations soignants/enfants changent (nouvelles observations, nouveaux abords, modifications des comportements).

Ils sont plus indiqués chez les enfants qui, pour diverses raisons, bénéficient d'un long séjour en milieu psychiatrique.

Les thérapies institutionnelles

La psychothérapie institutionnelle a pour objectif d'utiliser l'institution avec l'équipe soignante comme outil thérapeutique en soi afin d'entraîner une évolution favorable de la personnalité de l'enfant. Cette entreprise a des visées éducative, rééducative, sociale, somatique, psychothérapique, psychanalytique. Les réunions de synthèses assurent la cohérence du projet thérapeutique global.

Les objectifs pour l'enfant

Le cadre de vie proposé à l'enfant doit assurer deux fonctions :

- l'espace assure une fonction contenante ;
- le temps s'organise pour assurer une fonction structurante.

L'enfant doit pouvoir établir des « liens » entre les lieux, les personnes et les activités afin de se construire ou se reconstruire.

Les objectifs pour les parents de l'enfant

L'alliance des parents est fondamentale pour le devenir de l'enfant. On leur proposera des réunions de groupes, des entretiens privés avec le psychiatre, des rencontres avec les autres membres de l'équipe soignante.

L'objectif est de leur faire comprendre certains comportements de leur enfant, entendre d'autres discours et faciliter leur fonction de « soutien » à leur enfant.

Les thérapies familiales

Les principales indications en sont les dysfonctionnements familiaux au cours des psychoses, anorexies mentales, sévices à enfants... Elles visent à écouter la famille lors d'entretiens. L'objectif est de remobiliser la dynamique familiale en analysant et en interprétant les interactions entre les différents membres du groupe. Deux théories se complètent.

La thérapie familiale systémique

L'enfant n'est plus vu comme malade mais comme « acteur » jouant son rôle dans le jeu familial pathogène.

Le nombre de séances est réduit (5 à 10 séances, espacées de 15 jours à 1 mois).

La thérapie familiale psychanalytique

Elle est indiquée quand un élément pathogène est maintenu de génération en génération, empêchant la circulation fantasmatique dans le groupe et le plaisir individuel de chacun à fonctionner de façon autonome.

Les autres thérapies

Les méthodes

- **La rééducation** est une technique s'adressant à des difficultés spécifiques (troubles du langage, troubles psychomoteurs...). Elle a une visée normative, c'est-à-dire qu'elle vise à rendre une fonction normale.
- **L'orthophonie** permet la rééducation des troubles du langage parlé et écrit en séance individuelle une à deux fois par semaine, parfois en présence des parents ou en groupes.
- **La rééducation du calcul** a pour but de « traiter » les dyscalculies : difficultés de raisonnement logique et de compréhension du langage mathématique.
- **La psychomotricité** est une technique qui vise, par l'investissement du corps et du mouvement, à permettre à l'enfant de mieux se sentir, se situer dans le temps, l'espace, le monde des objets et accorder sa relation aux autres.

Les indications

Ces thérapies sont indiquées dans les cas suivants : retards, troubles psychomoteurs, inhibition du langage, anxiété, ainsi que dans certaines psychoses.

L'intersecteur de psychiatrie infanto-juvénile

La psychiatrie de l'enfant et de l'adolescent est organisée, comme la psychiatrie générale, en secteurs. Le secteur de psychiatrie infanto-juvénile correspond à deux ou trois secteurs de psychiatrie générale, soit une population d'environ 200 000 habitants.

Les structures de soins

Les structures ambulatoires

- Le centre de guidance infantile assure le suivi psychologique jusqu'à 8-10 ans.
- Le centre d'action médico-sociale précoce (CAMSP) reçoit les enfants de 0 à 6 ans (voir p. 925).

◆ Les services de soins et d'éducation spécialisée à domicile (SSESD et SESSAD) reçoivent ou interviennent jusqu'aux 20 ans de l'enfant.
◆ Le centre médico-psychopédagogique (CMPP) reçoit les enfants de 0 à 20 ans en étroite relation avec les écoles.
◆ Les centres médico-psychologiques (CMP) s'adressent aux enfants de 0 à 16 ans

Les équipes de l'intersecteur

Elles sont pluridisciplinaires et se composent :
◆ de pédopsychiatres et de psychologues,
◆ de puéricultrices et d'infirmiers(ères),
◆ d'éducateurs(trices) spécialisé(e)s,
◆ d'orthophonistes et de psychomotriciens,
◆ d'assistant(e)s de service social,
◆ de pédagogues,
◆ de secrétaires médicaux.

Les structures spécialisées

Au sein de l'Éducation nationale

On trouve :
◆ pour le primaire, des classes de perfectionnement, d'intégration ou spécialisée (CLIS) ;
◆ pour le secondaire :
– des sections d'enseignement général professionnel adapté (SEGPA) qui remplacent les sections d'éducation spéciale (SES),
– des établissements régionaux d'enseignement adapté (EREA).

Dans le secteur privé

On trouve :
◆ des établissements médico-éducatifs tels qu'externat médico-pédagogique (EMP) ;
◆ des instituts médico-éducatifs (IME)[2] ;
◆ des instituts médico-professionnels (EM Pro ou IM Pro) ;
◆ des CMPP, des instituts de rééducation (IR) et des CAMSP.
L'ensemble de ces structures agit en réseau et en complémentarité dans les domaines de la prévention, du dépistage, du diagnostic et des soins.

BIBLIOGRAPHIE

CANOUI P., MESSERSCHMITT P., RAMOS D. – *Psychiatrie de l'enfant et de l'adolescent.* Maloine, Paris, 1994.

FERRARI P., EPELBAUM C. – *Psychiatrie de l'enfant et de l'adolescent.* Flammarion, Paris, 1993.

LEBOVICI S. et SOULÉ M. – *La connaissance de l'enfant par la psychanalyse.* PUF.

MARCELLI D. – *Psychopathologie de l'enfant.* Masson, Paris, 1993.

MAZET P., HOUZEL D. – *Psychiatrie de l'enfant et de l'adolescent.* Maloine, Paris, 1993.

SOULÉ M., NOEL J. – *Nouveau traité de psychiatrie de l'enfant et de l'adolescent.* PUF, 1995.

2. Environ 1 800 établissements en France, représentant plus de 115 000 places.

L'adolescence

Comprendre les transformations physiques et psychiques de la période pubertaire et ses incidences psycho-sociales chez l'adolescent

CHAPITRE 37

Le développement somatique de l'adolescent(e)[1]

Capacités attendues pour l'exercice de la puéricultrice

- Évaluer le développement somatique de l'adolescent(e) et dépister de manière précoce toutes anomalies et/ou facteurs de risque de perturbations liés à l'adolescent(e) et à son environnement (troubles de l'alimentation notamment).
- Repérer lors des échanges quotidiens dans le cadre d'une écoute active, les signes cliniques et les comportements évoquant un état de mal-être chez l'adolescent(e).
- Construire et mettre en œuvre des projets d'éducation pour la santé auprès de population d'adolescent(e)s en vue de favoriser une hygiène de vie (notamment en matière de sommeil et de consommation de produits dangereux pour la santé).

De sa conception jusqu'à sa mort, l'être humain est soumis à un ensemble de transformations physiques, biologiques, mentales, intellectuelles et affectives, qui lui permettent de s'intégrer dans son environnement. Ce long parcours, fait d'étapes bien différenciées, se structure à travers les éléments significatifs de chacune des périodes qui caractérisent l'évolution de l'Homme. Des repères établis pour une population donnée (âge, sexe, conditions de vie…) permettent de suivre la croissance et le développement des individus, en référence à un groupe de même âge.

La période de l'adolescence représente une étape majeure de la vie, aussi bien sur le plan physique que du point de vue de la personnalité. C'est une période unique dans l'histoire de chacun, les transformations étant calmes (à bas bruits) pour les un(e)s, source de tensions, d'excès et de moments de révoltes pour les autres. Pour tous, la croissance est rapide, les émotions intenses entraînant une fragilité psychique transitoire qu'il faut parfois accompagner : aider l'adolescent à redécouvrir cet autre lui-même, accepter les transformations de son corps, de sa voix, de ses aspirations, etc.

Les puéricultrices au contact d'adolescents, soit dans le cadre hospitalier, soit dans le cadre familial ou scolaire, ont à connaître la spécificité de cette période et à participer, avec les jeunes eux-mêmes, et les équipes, aux actions de prévention et de soins, pour faire en sorte que les adolescent(e)s vivent « leur adolescence » avec la confiance et le dynamisme propres à cet âge de la vie.

Définition de l'adolescence

C'est une période de transition entre l'enfance (jusqu'à 12 ou 13 ans) et l'âge adulte (à partir de 20 à 22 ans), interdépendante du groupe socioculturel et de la qualité de la nutrition, qui se décline en trois temps :

- le début de l'adolescence se situe entre 11 et 14 ans ;

1. Auteur : Catherine SELLIER, puéricultrice-formatrice.

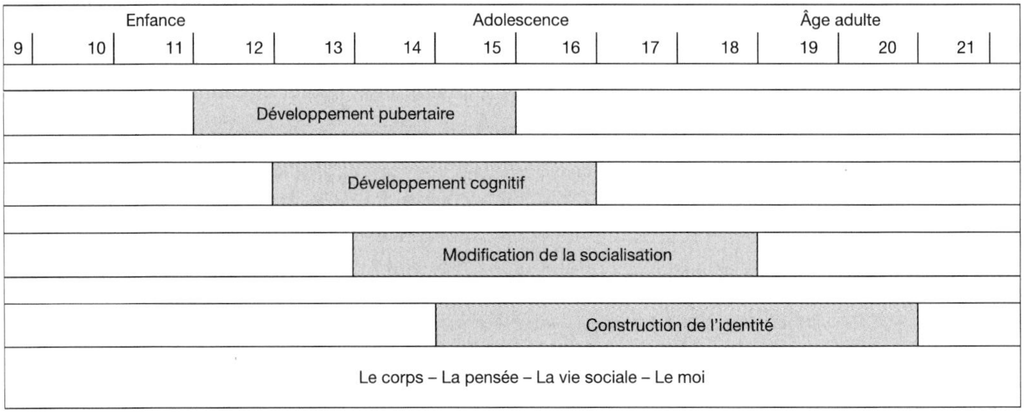

Figure 37.1 : L'évolution des principales zones de développement à l'adolescence.
Source : M. Claes, *L'Expérience adolescente*. Éd. P. Mardaga, Psychologie et sciences humaines, 1983.

- la mi-adolescence s'étend de 14 à 17 ans ; c'est la période la plus marquée ;
- la fin de l'adolescence dure de 17 à 21 ans.

C'est avant tout une période de grands bouleversements, de facteurs de fragilisation pour l'adolescent comme pour son entourage, ceci du fait des caractéristiques de la forte transformation que sont :

- les modifications corporelles et sexuelles, importantes et ayant une incidence sur son comportement : l'apparition de la **puberté** sous l'influence de sécrétions hormonales ;
- les modifications du positionnement de l'adolescent au sein de la famille et de la société, liées en particulier à :
  - une évolution psychologique fondée sur l'émergence d'un processus d'individuation et l'apparition d'une identité sexuelle ;
  - une émancipation de la tutelle parentale et l'engagement dans l'identité sexuelle ;
  - un engagement dans la vie professionnelle.

Dans ce contexte très spécifique, il est indispensable que la puéricultrice connaisse les mécanismes physiologiques de l'adolescence, afin de pouvoir répondre de façon adaptée à la multiplicité des facettes d'une prise en charge.

La puberté

Nous définirons cette période comme un ensemble de processus physiologiques qui va conduire l'enfant puis l'adolescent vers la capacité de reproduction, dans un corps qui devient celui d'un adulte.
Les modifications portent sur :

- le développement et la maturation des organes génitaux ;
- l'apparition des caractères sexuels secondaires ;
- une forte poussée de croissance qui conduit à la taille définitive.

L'âge d'apparition de la puberté se fait avec un léger décalage entre les deux sexes :

- chez la fille, l'âge d'apparition se situe entre 8 et 13 ans, avec une prédominance vers 10 ans et demi ou 11 ans ;
- chez le garçon, il se situe entre 9 et 14 ans, et plus fréquemment entre 12 et 13 ans.

La puberté dure environ 5 à 6 ans (si on la considère comme un ensemble évolutif).

Le rôle de l'activité hormonale

Le début de la puberté présente des caractéristiques particulières :

- c'est **un phénomène silencieux** qui correspond à un long travail de l'organisme durant lequel les sécrétions hormonales occupent une place essentielle. Le mécanisme de déclenchement de ces sécrétions demeure encore méconnu, mais il est certain qu'il trouve son origine dès la vie intra-utérine, lors de la différenciation sexuelle ;
- il est soumis à l'augmentation croissante de l'activité de l'axe **hypothalamo-hypophyso-gonadique** qui va se traduire par :
  - la sécrétion de l'hormone de libération de l'hormone lutéïnissante (LH RH), au niveau de l'hypothalamus ;
  - la sécrétion des gonadotrophines (LH FSH) par l'hypophyse ;
  - la stimulation des gonades avec la production croissante des hormones sexuelles : testostérone chez le garçon, œstradiol et progestérone chez la fille ;

– une activité corticosurrénale androgénique ;
– une activation de la sécrétion de l'hormone de croissance (GH).

La maturation du système nerveux central, par un phénomène en cascade lié à des sécrétions chimiques, va entraîner la production d'hormones sexuelles. Ceci aura pour conséquence de favoriser la maturation des gonades et la production de gamètes.

Les signes physiques du développement pubertaire

L'apparition des caractères sexuels secondaires

Pour la fille, le développement mammaire, la pilosité pubienne et axillaire, les règles (voir tableau 37.1 ci-après).

Pour le garçon, l'augmentation du volume testiculaire, le développement de la verge et du scrotum, l'apparition des poils pubiens, la pilosité axillaire (voir tableau 37.2 ci-après).

L'apparition et la maturation de ces caractères sont mesurables, selon la méthode de la cotation de Tanner basée sur 5 stades. La cotation s'effectue pour le garçon sur la pilosité pubienne et les organes génitaux externes que sont le pénis et le scrotum, et pour les filles sur la pilosité pubienne et le développement mammaire :

- le stade 1 représente l'état infantile ;
- les stades 2, 3 et 4 sont centrés sur l'apparition et le développement pubertaire ;
- le stade 5 correspond à l'état adulte.

Le développement des organes génitaux de la fille concerne la croissance et l'augmentation en volume du vagin et de l'utérus pour l'appareil génital interne, mais aussi la croissance et la modification d'aspect du clitoris, des grandes et petites lèvres en ce qui concerne l'appareil génital externe.

Tableau 37.1 : Évolution des caractéristiques pubertaires chez la fille.

Caractéristiques physiques	Âge moyen d'apparition	Évolution	Fin de l'évolution
Le développement mammaire Premier signe de la puberté	11 ans	Le bourgeon sous aréolaire s'élargit et se développe en une saillie mammaire de plus en plus visible. Le sein augmente en volume et se modifie dans sa forme ainsi que la place de l'aréole.	Emplacement définitif de l'aréole par rapport au sein.
La pilosité pubienne	10 ans 1/2 ou 11 ans	Elle apparait généralement avant l'évolution des seins. Elle s'étend progressivement du pubis à la face interne des cuisses pour atteindre la ligne médiane de l'abdomen.	Avant celle des seins.
La pilosité axillaire	Au milieu de la puberté, soit 12 à 18 mois après le début du développement mammaire et de la pilosité pubienne.	Cette pilosité suit l'évolution chronologique de la pilosité pubienne, tout en restant moins importante.	
Les règles (ou ménarche)	12 ans 1/2 ou 13 ans	Les leucorrhées apparaissent un an avant. L'apparition des règles est en corrélation avec la taille définitive de l'adolescente (2 ans plus tard). Les premiers cycles sont anovulatoires et irréguliers. Les règles sont irrégulières en durée (3 à 10 jours) et en volume.	L'arrêt des règles traduit l'éventualité d'une grossesse (la fécondité est variable : possible dès 14 ans, et majeure à partir de 17 ans).

Source : droits réservés.

Tableau 37.2 : Évolution des caractères pubertaires chez le garçon.

Caractéristiques physiques	Âge moyen d'apparition	Évolution	Fin de l'évolution
Testicules et scrotum	11 ans 1/2 ou 12 ans	• Modification du scrotum : consistance et couleur (devient rouge et pigmenté). • Augmentation progressive du volume testiculaire. • Développement de la prostate et des vésicules séminales.	Durée 5 ans.
Verge	12 ans	• Allongement du pénis en longueur jusqu'à hauteur des bourses. • Mise en évidence du pourtour du gland.	Taille définitive d'environ 12 cm vers 19 ans.
Pilosité pubienne	12 ans	• La pilosité apparaît à la base du pénis. Elle s'intensifie en volume et s'étend progressivement du triangle pubien aux cuisses, pour atteindre la ligne médiane de l'abdomen.	
Éjaculation	14 ans	• Éjaculation spontanée puis contrôlée par masturbation. • Pas de spermatozoïdes au début, puis présence de spermatozoïdes dans les urines 6 mois après.	Se traduit par la possibilité de procréer.

Source : droits réservés.

Les autres modifications physiques

Chez le garçon, notons :

- l'apparition progressive de la barbe, les premiers poils forment une moustache qui va s'étendre des commissures des lèvres à la lèvre supérieure pour ensuite descendre le long des joues et du menton ;
- la pilosité axillaire, l'extension de la pilosité au thorax ;
- la mue de la voix est une étape tout aussi importante. La voix devient progressivement plus profonde dans sa tonalité, les octaves se multiplient, rendant parfois la voix cocasse, ce qui peut fragiliser l'adolescent lors de ses rapports avec les autres ;
- l'acné et la saillie de la pomme d'Adam complètent ces transformations physiques.

Chez la fille, cette période sera marquée par l'apparition d'acné et, dans une moindre mesure, la perte du caractère enfantin de la voix dont la tonalité devient plus grave.

Les transformations morphologiques

La rapidité de la croissance pondérale et staturale vient compléter les caractéristiques de cette période pubertaire.

La taille et la maturation osseuse

Une des principales transformations de l'adolescence concerne ces deux aspects du développement : la croissance staturale (voir tableau 37.3), indissociable de l'accélération de la maturation osseuse et de la fusion des épiphyses. La croissance staturale se termine lorsque les cartilages diaphyso-épiphysaires sont soudés (voir p. 311).

Tableau 37.3 : La taille de l'adolescent(e), de 13 ans à la fin de la croissance.

Âge de référence	Taille des filles	Taille des garçons
Vers 13/14 ans	1,58 m	1,60 m
Vers 15/16 ans	1,62 m	1,72 m
Vers 17/18 ans	1,64 m	1,75 m

Le rythme de la croissance

La croissance en taille subit une accélération importante de 7 à 9 cm par an lors de la puberté, pour se ralentir dans la phase post-pubertaire à 1 cm par an :

- pour la fille, la croissance de la taille ne suit pas la même progression que pour le garçon. La poussée

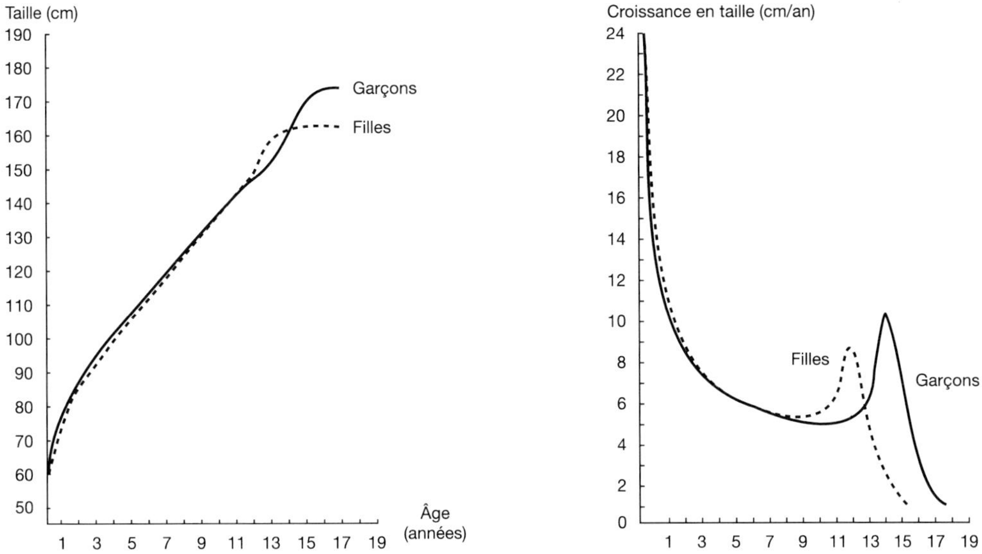

Figure 37.2 : Courbes de croissance staturale et de vitesse de croissance types (filles en pointillés, garçons en trait plein).

Source : d'après J. M. Tanner, R. H. Whitehouse et M. Takaishi.

est plus précoce, elle apparaît dès le début de la puberté et va créer un décalage de taille temporaire avec les garçons qui seront proportionnellement plus petits au même âge. Cependant, la taille finale de la fille sera inférieure d'environ 12 cm à celle du garçon ;

- le garçon va grandir en moyenne de 22 à 27 cm, avec un pic de croissance entre 14 et 15 ans (plus tardif par rapport à celui des filles), la taille définitive étant d'environ 1 m 75.

L'évolution spectaculaire de la taille de l'adolescent va se traduire par l'acquisition de sa taille définitive d'adulte qui se situera pour 95 % des filles à l'âge des premières règles et vers 19 ans chez le garçon.

Les proportions du corps durant la croissance

L'évolution n'est pas linéaire, ni uniforme dans sa répartition sur le corps et les allongements osseux paraissent, pour un temps, déséquilibrés : le nez et les pieds vont grandir en premier, puis les jambes et les bras vont s'allonger. Cet ensemble donnera souvent à l'adolescent(e) un aspect dit « d'échassier » car les jambes semblent « trop grandes » par rapport à un tronc « trop petit ». Cet aspect extérieur ingrat renforce la sensation de différence de cet adulte en puissance et peut accentuer son sentiment de mal être.

Le poids et les masses musculaire et graisseuse

La croissance pondérale subit elle aussi une accélération qui débute dès la période prépubertaire (voir tableau 37.4) ; elle est en lien direct avec le développement des masses musculaires et de la masse graisseuse.

Tableau 37.4 : Gain pondéral moyen annuel de 10 à 20 ans.

Âge de référence	Chez la fille	Chez le garçon
De 10 à 12 ans	3,5 à 4 kg environ	1 à 2,5 kg environ
De 12 à 15 ans	3 à 3,5 kg environ	4 à 5 kg environ
De 15 à 17 ans	2 kg environ	4 kg environ
De 17 à 19 ans	–	1,8 kg environ

Chez le garçon, la croissance pondérale se traduit par une prise de poids moyenne de 8 kg au début de la puberté, liée à l'augmentation des masses musculaires, le poids définitif se situant autour de 80 kg vers 19 ans.

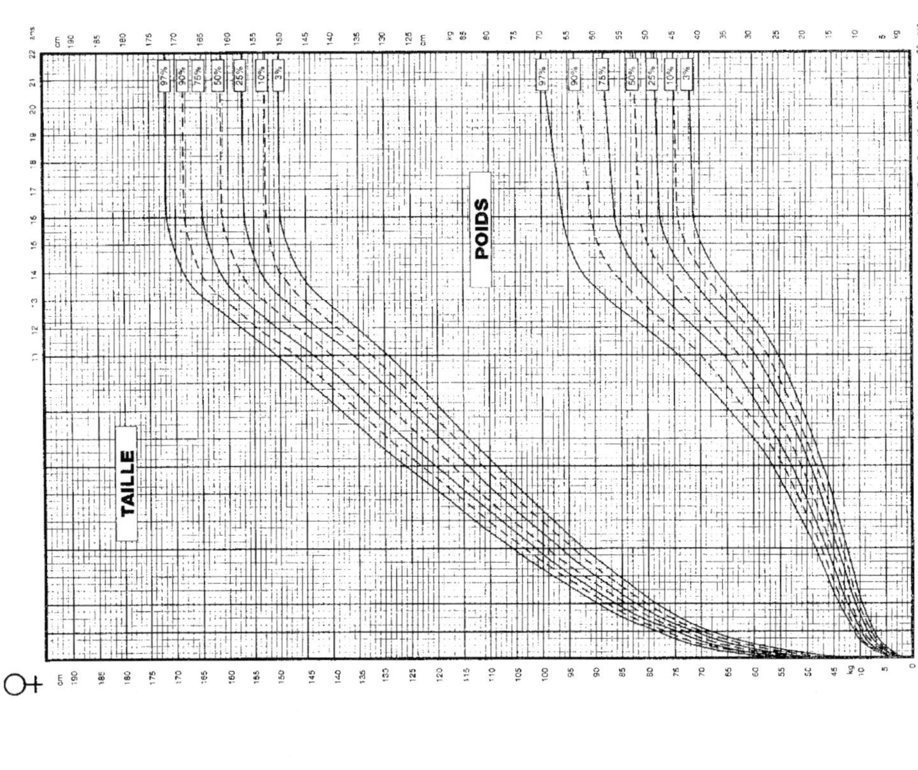

Figure 37.3 : Itinéraires staturo-pondéraux des filles de la naissance à 22 ans (taille, poids, références en centiles).

Source : M.F. Rolland-Cachera et M. Sempé. Méditions, Lyon, 1995.

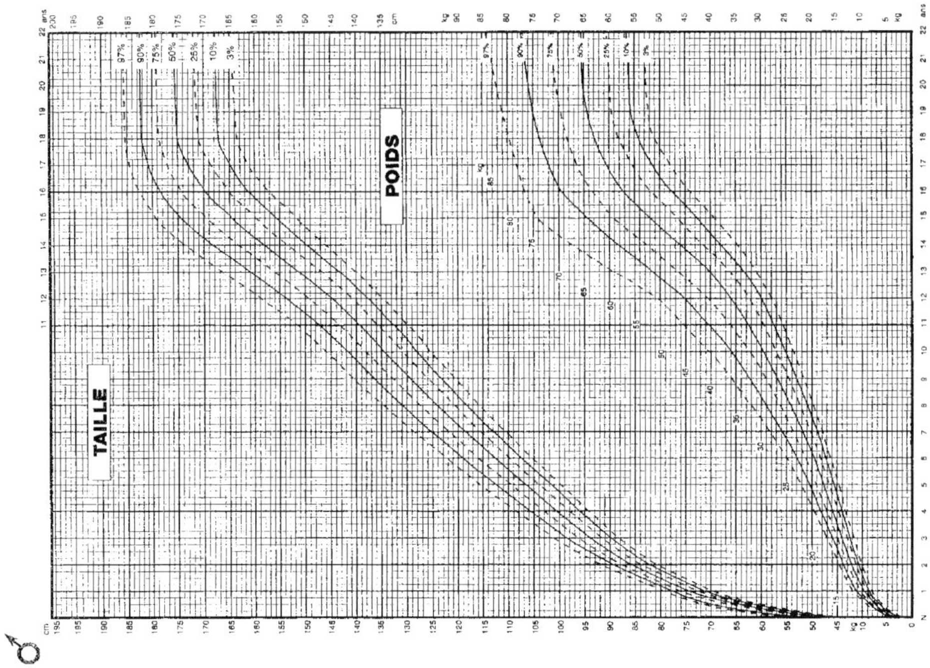

Figure 37.4 : Itinéraires staturo-pondéraux des garçons de la naissance à 22 ans (taille, poids, références en centiles).

Source : M.F. Rolland-Cachera et M. Sempé. Méditions, Lyon, 1995.

Chez la fille, la croissance pondérale est davantage liée à l'augmentation des masses graisseuses ; le poids moyen à 19 ans se situe autour de 50 kg.

Rôle de la puéricultrice

Surveillance pondérale chez l'adolescente

La pesée est un moment délicat mais précieux pour le suivi global de cette période de croissance. Elle permet :

- d'observer les réactions et le comportement de l'adolescente lors de cette mesure ;
- de faire le point sur les conduites alimentaires et l'hygiène de vie au quotidien ;
- d'aborder les éventuelles préoccupations ;
- de dépister des conduites à risque ou des anomalies (anorexie, boulimie).

Les résultats seront notés soigneusement et comparés aux précédentes mesures pour en suivre l'évolution.

L'aspect morphologique général

C'est à l'adolescence que se différencient les profils morphologiques, féminin dit « gynoïde » et masculin dit « androïde ».

Cette silhouette sexuée résulte des transformations liées à la croissance de la taille et du poids, mais aussi de l'augmentation et de la répartition des masses musculaires et graisseuses qui seront différentes en importance et en localisation sur le corps :

- chez le garçon, les épaules s'élargissent, le bassin reste étroit et le développement de la musculature est important ;
- chez la fille, le bassin et les hanches s'élargissent alors que les épaules restent étroites. Le développement de la masse graisseuse touche principalement les bras, les seins, les hanches et les fesses.

L'hygiène au quotidien et les rythmes de vie

Des transformations morphologiques majeures (croissance rapide, apparition de caractères sexuels) sont à l'origine du processus d'appropriation d'une nouvelle image de soi. Un corps que l'adolescent(e) ne reconnaît plus, le besoin de maîtriser une nouvelle autonomie, la nécessité de se situer autrement dans la société, expliquent les comportements adoptés par l'adolescent(e). Que ce soit dans les domaines du sommeil, de l'alimentation, des soins du corps ou dans la pratique des sports, les changements de comportement sont en réalité ses réponses face aux bouleversements multiples.

Ceci peut être alors source d'incompréhension pour l'entourage, voire de dissension au sein des familles, lorsque cet enfant devient « méconnaissable » dans ses habitudes, ses goûts, ses fréquentations ou ses réactions. De nouveaux besoins apparaissent et les réponses attendues vont bien au-delà de la satisfaction des besoins fondamentaux.

Le sommeil

Les besoins en sommeil sont variables selon les individus, y compris chez les adolescents ! On les situe entre 8 et 9 heures par jour, en moyenne. Mais le plus souvent, la durée réelle du sommeil de l'adolescent est inférieure (7 heures environ).

La réduction du temps de sommeil et ses conséquences

Les nouvelles contraintes scolaires inhérentes à un rythme différent (éloignement du collège, temps de travail scolaire prolongé en soirée) vont se heurter à la nécessité de satisfaire de nouveaux besoins (curiosité, envie de savoir, convivialité, échanges), en lien avec l'évolution psychique. Ces besoins se traduisent par de nouvelles attitudes centrées sur les distractions, la télévision, les rencontres entre amis, l'écoute tardive de musique. Ce nouveau rythme de vie répond au besoin de l'adolescent d'exprimer son indépendance et d'user de son autonomie, en retardant l'heure du coucher.

Les besoins en sommeil

Durant cette période, les besoins en sommeil évoluent au rythme de la vie sociale et ceux d'un enfant de 11 ans sont bien différents comparés à ceux de la fin de l'adolescence :

- de 11 à 15 ans : 8 à 10 heures de sommeil nocturne sont nécessaires ;
- de 15 ans à la fin de l'adolescence : 8 à 9 heures de sommeil voire moins seront plus fréquentes, le poids des contraintes sociales étant particulièrement prégnant à cette période.

Les conséquences d'une restriction du sommeil

Coucher tardif et lever précoce pendant la semaine créent chez l'adolescent une « dette » de sommeil permanente, partiellement compensée dans la journée par une tendance à l'endormissement vers le milieu de l'après-midi, entrave potentielle aux acquisitions scolaires. La conséquence immédiate est l'obligation d'un travail supplémentaire d'approfondissement pour rattraper un retard ainsi acquis… L'adolescent instaure un comportement de dormeur inhabituel, avec une tendance à se lever plus tard voire très tard, au-delà de la mi-journée, pendant le week-end. Le manque de sommeil est toutefois rarement rattrapé, car des conduites nocturnes (sorties entre copains) vont venir majorer le déficit en sommeil (et les discordances familiales par les perturbations qu'entraîne ce nouveau mode de vie).

La composition du sommeil

La composition d'un cycle de sommeil, avec ses quatre stades, est identique à celui du sommeil du grand enfant ou de l'adulte (voir p. 343). La durée d'un cycle est en moyenne de 90 minutes. Les cycles s'enchaînent tout au long de la nuit pour répondre au besoin de sommeil, jusqu'à 3, 4 ou 5 cycles selon la durée du sommeil.

À chaque étape d'un cycle du sommeil correspondent des caractéristiques physiques et biologiques.

L'adolescence face au sommeil

La phase de la puberté, par ses transformations hormonales, agit sur la durée des stades d'un cycle du sommeil avec :

- un sommeil lent profond sensiblement moins abondant ;
- un sommeil qui devient plus léger en début de nuit ;
- un endormissement plus difficile, différé, ce qui raccourcit le nombre de cycles de sommeil nocturne et peut être à l'origine d'une « dette de sommeil ».

Des troubles peuvent accompagner ces perturbations physiologiques et ne sont pas exceptionnels (voir tableau 37.6). Ce sont le plus souvent :

- des difficultés à l'endormissement ;
- des réveils nocturnes fréquents voire des cauchemars ;
- une sensation de fatigue au réveil.

Tableau 37.5 : Les cycles du sommeil chez l'adolescent.

Sommeil lent léger		Sommeil lent profond		Sommeil paradoxal
• Sommeil lent très léger • Phase I	• Sommeil lent léger • Phase II	• Sommeil lent profond • Phase III	• Sommeil lent très profond • Phase IV	• Phase V
• Période où le cerveau ne dort pas encore • Perception des bruits		• Sommeil réparateur correspondant au repos physique • Relâchement musculaire		• Sommeil profond • Activité cérébrale intense • Mouvements oculaires rapides
• Les yeux sont fermés et bougent lentement. • Sensations de rêves éveillés		• Diminution des fréquences cardiaque et respiratoire		• Diminution de la température corporelle • Phase de rêves et de cauchemars
• Sécrétion de sérotonine		• Sécrétion de l'hormone de croissance et de la prolactine		
• De l'endormissement à la fin du sommeil lent profond, la durée est estimée entre 60 à 75 min.				• Durée 15 à 20 min

Tableau 37.6 : Sommeil et fatigue chez les adolescents.

Troubles fréquents ou très fréquents	% adolescents	Fille > garçon	Avec l'âge
• Difficultés d'endormissement	41	+	
• Réveils nocturnes	19		+ de filles
• Cauchemars	9	+	
• Se lèvent fatigués	50	+	+ de filles
• S'endorment pendant la journée	7		
• Impression de fatigue	43		+ de filles

Source : Enquête nationale INSERM « Adolescents » 1993.

Rôle de la puéricultrice

La puéricultrice en présence d'un adolescent qui ne dort pas

Cette rencontre peut se situer en milieu hospitalier, lors de consultations spécialisées, en santé scolaire ou lors de visite au domicile (à l'occasion de la naissance d'un puîné).

Face à cet adolescent et à sa famille, l'approche se fera surtout par une écoute active, la relation d'aide, l'information à visée d'éducation pour la santé et d'orientation.

L'analyse des besoins, l'attitude à adopter et les moyens à mettre en place seront adaptés selon :

- l'âge concerné (début de l'adolescence, avec un enfant de 12 ans, ou en milieu d'adolescence) ;
- l'importance des troubles et leurs répercussions ;
- la nature du climat familial vis-à-vis de l'adolescent ;
- la place des parents et de l'adolescent au sein de la famille ;
- la demande réelle de l'adolescent et/ou de sa famille.

Face à cette situation, la puéricultrice pourra mettre en place le questionnement suivant :

- Quels sont les besoins physiologiques de cet adolescent ?
- Quels sont les éléments objectifs permettant de signifier un bon ou mauvais sommeil ?
- Quelle est la durée de son sommeil et l'incidence sur son comportement dans la journée (difficultés à se concentrer, troubles de la mémoire, réveils multiples au cours de la nuit) ?
- Quelles sont les causes identifiables d'une éventuelle perturbation du sommeil ?
- Quelles sont les conséquences sur sa santé (utilisation de somnifères) ?
- Quel est le retentissement sur sa scolarité ou sa vie professionnelle ?
- Quelles sont les connaissances de l'adolescent et de sa famille sur le sujet ?
- Quelles sont les relations au sein de la famille ?
- Quel est le projet éducatif de la famille ?
- Sur quels éléments est-il possible d'intervenir (conduites individuelles) ?
- Quels sont les moyens dont je dispose pour aider cet adolescent et/ou sa famille ?

Les causes des perturbations du sommeil

Elles sont multiples. Outre celles évoquées précédemment (rythme scolaire, socialisation, distractions) et les bruits environnants, l'anxiété qui accompagne l'émergence de sa sexualité (voir chapitre « Le développement psychoaffectif de l'adolescent(e) ») amène l'adolescent :

- à retarder son entrée dans le sommeil et les prétextes sont nombreux, notamment l'écoute de la musique et le suivi de programmes de télévision ;
- à utiliser pour atténuer son anxiété des moyens divers, mais peu favorables au sommeil tels que la consommation de tabac, d'alcool et de somnifères avec un risque potentiel d'accoutumance à l'âge adulte.

Les signes de repérage d'un manque de sommeil

Le manque de sommeil peut être évoqué devant une modification du comportement avec :

- une irritabilité excessive ;
- des troubles de l'attention (facilement repérables lors de travail scolaire) ;
- une instabilité psychomotrice devenant une source d'accident.

Le diagnostic infirmier représente un outil aisé et particulièrement bien adapté pour ce problème, il en est de même pour **la technique de relation d'aide** qui, sans atteindre le degré de la relation thérapeutique, peut aider à accompagner un adolescent et sa famille.

La chambre de l'adolescent(e)

Lieu de vie par excellence, il est préférable que l'adolescent(e) dispose d'un espace personnel (et ceci très tôt dans sa vie). Ce refuge devient essentiel pour son épanouissement au fur et à mesure de son développement et doit être respecté par les adultes. Il est important, car symbolique, que les parents cèdent une place bien précise dans l'appartement à cet enfant qui grandit.

L'adolescent(e) se sentira reconnu et valorisé, à condition que chacun y respecte les conditions parfois restrictives d'accès. C'est ainsi que des affichages (avertissements ou dessins dissuasifs) surgissent sur les portes de chambre des adolescents !

Cet univers, l'enfant doit pouvoir l'envahir à sa guise et s'y exprimer loin de tout regard ou critique, que cela porte sur la décoration, la fréquentation par les copains ou son organisation.

Un simple regard sur ce « paysage sinistré », parfois tellement différent du reste de l'appartement, peut être source de tension importante au sein de la famille. Ce besoin d'intimité est aussi la marque de son indépendance et les premiers pas vers une autonomie : c'est à lui de prendre en charge son univers, espace privé, libéré des contraintes sociales et loin des bruits extérieurs, il y reproduit son propre espace sonore...

Les soins corporels

Un corps qui devient trop grand, des jambes trop longues, un visage tâché de boutons... À l'adolescence, l'apparence physique devient essentielle et pourtant, c'est dans cette période que des modifications rendent un quotidien difficile à supporter. La peau et le corps sont alors soumis quotidiennement à toutes sortes d'attentions pour tour à tour « améliorer » ou « oublier » ce corps.

La peau et les sécrétions hormonales de la puberté

En plus des modifications staturo-pondérales et de l'évolution des caractères sexuels, la peau, soumise à l'influence des sécrétions d'androgènes gonadiques et/ou surrénaliennes, va elle aussi manifester des sensations nouvelles, par exemple :

- la sécrétion de sébum va favoriser l'apparition d'acné ;
- l'activité des glandes sous-cutanées, responsables de la sécrétion de sueur, va augmenter la transpiration et majorer les odeurs corporelles.

La peau comme moyen d'expression

Outre son rôle de « revêtement », la peau est un support exploité par l'adolescent(e) à différentes fins, par exemple pour :

- affirmer son identité ;
- marquer sa différence ;
- communiquer.

Les moyens utilisés sont multiples et peuvent se révéler dangereux.

Le tatouage

Petit ou grand, visible ou dissimulé par un vêtement, ce signe distinctif valorise et rassure l'adolescent, facilite sa reconnaissance et son insertion dans un groupe social.

Mais il est important que sa réalisation ne représente pas un danger, car il peut entraîner :

- des réactions allergiques par la nature des pigments utilisés ;
- des cicatrices indélébiles, le jour ou le tatouage « est passé de mode » ;

> **Rôle de la puéricultrice**
>
> **La prévention des infections en cas d'effractions cutanées**
>
> Chaque fois que possible, la puéricultrice pourra attirer l'attention du jeune sur le risque infectieux afin qu'il s'informe des conditions de réalisation de ces effractions cutanées (tatouages, piercing...).
>
> Concernant les risques infectieux[1], il faut préconiser les mêmes règles d'hygiène qu'en milieu de soins :
>
> - propreté des locaux et du matériel, produits stériles, tests préalables éventuellement, désinfection cutanée ou des muqueuses avant réalisation, etc.
> - Procédures identiques pour le nettoyage (désinfection, stérilisation),
> - élimination des déchets par une filière protégée... Le matériel à usage unique est préconisé.

1. Avis du Conseil supérieur d'hygiène publique de France (CSHPF) concernant les règles de prophylaxie des infections pour la pratique « d'actes corporels » sans caractère médical avec effraction cutanée (tatouage, piercing, dermographie, épilation par électrolyse, rasage), séance du 15 septembre 2000, Bulletin officiel de la santé n° 2000-45.

- une contamination infectieuse par du matériel souillé (infections bactériennes locales, hépatite B ou C, sida).

Le piercing

Cette mode, qui s'est largement généralisée en Europe, a trouvé des adeptes auprès des adolescent(e)s. L'effraction cutanée provoquée par la pose d'anneaux dans des zones comme les narines, le nombril ou les mamelons peut entraîner des complications semblables à celles des tatouages.

Le CSHPF suggère l'élaboration de guides de procédures (s'inspirant en partie des recommandations relatives à la prévention des infections nosocomiales) avec la collaboration des personnes qui pratiquent ces actes. Elle recommande également leur immunisation contre le virus de l'hépatite B.

La peau et ses troubles

Aux troubles liés à la sécrétion hormonale, tels que l'acné, ou aux conséquences allergiques ou infectieuses des tatouages ou piercing, d'autres lésions cutanées se surajoutent parfois. L'adolescent peut présenter :

◆ des mycoses situées principalement, en ce qui le concerne, aux extrémités (pieds), la transpiration et le port de chaussures fermées en toute saison, associés à une hygiène « douteuse », entraînent très rapidement une prolifération microbienne et favorisent l'apparition de mycoses ;
◆ des verrues plantaires, leur apparition étant davantage liée à la fréquentation de lieux chauds et humides tels que les piscines, endroits de prédilection pour beaucoup d'entre eux.

La peau et l'hygiène corporelle

À la puberté, l'activité des glandes sudoripares augmentant, les odeurs désagréables apparaissent et sont souvent majorées par une activité sportive intensive ; c'est alors que l'hygiène corporelle sous forme de douche journalière prend une place importante dans la vie de l'adolescent. Il a aussi recours à des cosmétiques pour dissimuler les odeurs ou imperfections cutanées.
C'est la période propice pour favoriser l'acquisition d'habitudes d'hygiène corporelle :
◆ usage de déodorants ;
◆ port des vêtements propres ;
◆ shampoing régulier, les cheveux ayant tendance à devenir plus gras.
La puberté se traduisant aussi par l'apparition des règles chez la fille et l'émission de sperme chez le garçon, une attention particulière sera portée sur l'hygiène intime (fréquence des toilettes intimes avec utilisation de produits doux et non parfumés car irritant pour les muqueuses, usage de protection périodique ou tampon).
C'est un temps favorable pour découvrir et utiliser les produits proposés par les parents ou conseillés par les copains. Mais on constate, parfois brutalement, un refus de prendre soin de ce corps qui dérange ou qui effraie.
Cette situation extrême, due au désir de se différencier des autres, peut avoir pour conséquence un éventuel rejet du groupe, refuge habituel de l'adolescent, l'isolant un peu plus. La situation est difficile pour les parents, qui oscillent entre l'autorité, l'intrusion, le respect de cet « adulte » et l'indifférence : « Cela passera. »
La période de l'adolescence demande donc de la compréhension de la part de l'entourage. Ce qui n'exclut pas la nécessité d'imposer des limites à ne pas dépasser (odeurs malodorantes, salle de bains inaccessible : les extrêmes sont le propre de cette période !). Une amélioration spontanée est à prévoir avec l'évolution affective qui se traduira par un besoin de relation plus privilégiée avec le sexe opposé. On assistera alors à une surfréquentation de la salle de bains.

La tenue vestimentaire

Une image de soi

Ne pas ressembler aux autres tout en se reconnaissant entre eux, est un véritable dilemme pour les adolescents. Dans ce contexte, la tenue vestimentaire a pour but de recouvrir ce corps mal maîtrisé tout en se créant « un style » qui leur permette de s'éloigner de leur enfance (et de leur éducation), et de les rassurer sur leur appartenance au monde dans lequel ils évoluent.
La diversité des tenues qui semblent parfois relever de la provocation telles que les jupes très courtes, les nombrils à l'air, les pantalons trop longs, trop larges ou trop grands, ne sont que des effets de mode. Le vêtement porté n'est en réalité qu'une façade à la réelle personnalité de ce jeune en quête identitaire.

Le choix des vêtements

Le choix du modèle

Le modèle du vêtement est soumis au pouvoir médiatique de la publicité qui trouve un écho favorable dans ce groupe de population.
Apprendre à résister à ses envies, rester mesuré dans ses attentes, trouver son image est un exercice difficile qui permet à la famille de cet adolescent de l'aider à se situer tout en l'accompagnant dans ses choix. Rester patient et tolérant, tout en étant vigilant est l'attitude que l'adolescent attend de son entourage auprès duquel il puisera, selon son humeur et les réponses apportées, une aide pour traverser cette période de la vie.

Le choix des couleurs

Se faire remarquer ou « se fondre dans le paysage » est significatif du choix des couleurs et des modèles. Selon le degré d'incertitude ou de confiance en elles, les adolescentes auront tendance à adopter des vêtements de couleur sombre ou des formes amples afin de dissimuler leurs formes féminines naissantes.

L'hygiène dentaire

La pratique du brossage des dents est elle aussi remise en question, elle s'intègre dans le rejet systématique de toute contrainte et normalisation des attitudes.
Pourtant elle est d'autant plus importante que l'attitude de l'adolescent face à l'alimentation change : elle devient anarchique tant dans sa composition (sodas) que dans son rythme (repas à toute heure), favorisant l'apparition des caries dentaires.

C'est aussi l'époque où les soins dentaires ne doivent pas être négligés. Il en est de même pour la surveillance des problèmes orthodontiques tels que les malpositions des dents.

L'hygiène alimentaire

Les besoins alimentaires

Les besoins augmentant avec la croissance et l'activité physique, la ration alimentaire de l'adolescent s'en trouve modifiée (voir p. 388). De plus, l'alimentation doit assurer une charge calcique journalière suffisante, d'une part pour répondre aux besoins liés à la croissance rapide de cette période, d'autre part parce que c'est à l'adolescence que se constitue le capital « calcium » nécessaire à la prévention de l'ostéoporose de la ménopause.

Le comportement alimentaire

La particularité de cet âge se situe sur la réponse apportée à ses besoins nutritionnels. L'adolescent mange plus et de façon différente ; il peut aussi dépenser plus d'énergie lors de pratiques sportives intensives. Les écueils sur lesquels il conviendrait d'attirer son attention sont les suivants :

- le petit-déjeuner, le grand absent de la journée, gêne la concentration mentale et la vigilance scolaire ;
- la composition des repas devient fantaisiste, irrégulière. L'adolescent privilégie les mets simples, devenant inconstant dans ses goûts et dans ses rythmes ; il refuse les notions d'équilibre alimentaire. Ce n'est pas une priorité : « il aime » ou « il n'aime pas », c'est tout !
- le grignotage apparaît pour combler l'ennui, et non la faim ; il reste sans conséquence sur les autres repas en ce qui concerne les garçons. Il en est autrement pour les filles dont les masses graisseuses se développent davantage, la consommation de mets sucrés et les repas sautés par compensation seront alors caractéristiques des problèmes des adolescentes.

Parallèlement se développe la notion de convivialité, l'alimentation représente une façon de se démarquer du registre familial tout en y restant attaché.

L'équilibre alimentaire

Il peut se trouver très perturbé, surtout quand l'adolescente est prisonnière d'une image à réaliser, cherchant à ce que son corps réponde à un profil morphologique idéalisé, à un standard de mode. C'est à ce moment qu'apparaissent les régimes déséquilibrés ; ils peuvent être source de danger car ils ne répondent plus aux besoins nutritionnels augmentés de cette période de la vie. À terme, le risque est double : générer des carences alimentaires graves et entraîner des troubles psychologiques dans la relation à l'alimentation (voir p. 762).

Toutefois, les goûts et les attitudes évoluant, le comportement alimentaire de cette période (quand il reste mesuré) ne présage en rien de l'attitude future concernant les pratiques alimentaires. Soulignons malgré tout que les excès peuvent majorer un problème sous-jacent depuis l'enfance : l'obésité (voir p. 397).

Les loisirs chez l'adolescent

Les divers changements corporels et la transformation psychologique propre à cette période (voir p. 756) expliquent l'évolution du comportement des adolescents, dans la vie familiale et dans la vie sociale. Les contraintes, le manque de confiance en soi, la déstabilisation devant des repères qui changent, sont autant de (bonnes) raisons pour permettre à l'adolescent d'aménager des temps de détente mais aussi de concentration des énergies dans un cadre structuré.

La pratique du sport

Plus qu'un loisir, la pratique d'un sport peut être considérée comme une nécessité. L'allongement corporel rapide et l'étirement musculaire qui l'accompagne trouvent un allié dans une activité qui va contribuer à renforcer la masse musculaire.

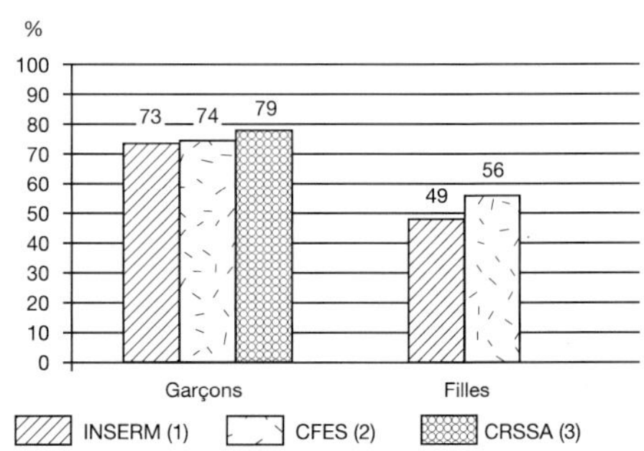

(1) INSERM : la pratique sportive en dehors de l'école au cours des douze derniers mois pour les 11-19 ans (1994).
(2) CFES : la pratique sportive en dehors de l'école au cours des sept derniers jours pour les 12-19 ans (1998).
(3) CRSSA : le sport pratiqué parmi la population masculine pour les 19-25 ans (1988).

Figure 37.5 : Pratique sportive parmi les 11-25 ans par sexe (en %).

Source : INSERM, unité 472, équipe « Santé de l'adolescent », 1998.

La place du sport

Le sport occupe une place prépondérante dans la vie des adolescents. Exercé sous différentes formes, il est l'activité de loisirs la plus pratiquée. Souvent démarrée durant la scolarité, cette activité se poursuit très fréquemment dans la vie quotidienne sous forme collective en club ou entre copains, mais aussi de façon isolée. On relève une nette prédominance masculine en ce qui concerne sa pratique quotidienne (voir figure 37.5), avec une diminution progressive en fonction de l'âge pour les deux sexes, soit à partir de 16 ans pour les garçons et 13 ans pour les filles.

Le choix d'une activité sportive

Tous les sports peuvent être abordés par les adolescents, à condition qu'ils répondent à leurs goûts, leurs capacités physiques, les possibilités locales et les moyens financiers de la famille.
Mais les éléments déterminants dans le choix d'une activité sportive relèvent avant tout de la satisfaction personnelle et de la convivialité, bien avant le désir de développer une musculature pour les garçons ou de favoriser un amaigrissement pour les filles (voir figure 37.6).
Si la plupart des sports peuvent être pratiqués à l'adolescence, la famille ou l'entourage de l'adolescent doivent rester vigilants quant aux conditions de cette pratique car le risque d'accident reste majeur, quels que soient le lieu ou la nature du sport. Le désir de se surpasser, le goût du risque, la curiosité ou le désir de s'offrir des sensations fortes sont des facteurs d'accidents qui peuvent être graves.

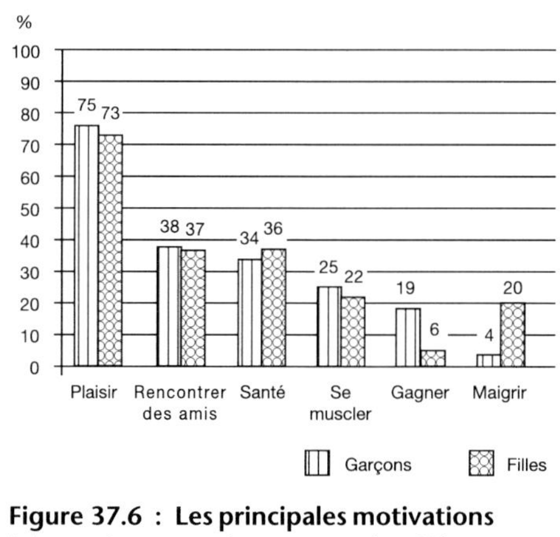

Figure 37.6 : Les principales motivations à la pratique sportive par sexe (en %).
Source : Centre français d'éducation pour la santé (CFES), Baromètre Santé Jeunes, 1998.

La durée de la pratique sportive

La pratique sportive en dehors des heures scolaires peut se découper globalement de la façon suivante :
- pas de pratique ;
- pratique inférieure à 4 heures par semaine ;
- entre 4 et 8 heures par semaine, la pratique est considérée comme modérée ;
- 8 heures et plus par semaine : il s'agit d'une pratique intensive voire excessive.

Les effets du sport

Les bienfaits d'une pratique sportive sont reconnus depuis longtemps, tant sur le plan du développement physique que mental ou social. Les capacités physiques vont se développer très rapidement et atteindre leur apogée à la puberté (grâce aux sécrétions hormonales), ce qui va permettre la pratique d'un sport plus intensif dans l'effort et plus long dans la durée comme le tennis, la course d'endurance, etc.
La masse musculaire augmente, elle permet à l'adolescent d'acquérir une force physique importante et d'être plus rapide dans la pratique des sports où la force physique est décuplée. C'est alors que l'adolescent peut trouver une satisfaction dans la maîtrise de son corps qui semblait lui échapper.
La production de résultats mesurables tels qu'un but marqué, un match ou une course de rapidité gagnés, est un élément qui lui permet de trouver une meilleure confiance en lui, mais aussi la capacité à se concentrer sur un objectif, à mettre en œuvre une stratégie individuelle ou collective afin d'atteindre un but, tout en dépensant un potentiel énergétique. Il n'est pas rare d'observer un adolescent frappant un ballon de football avec une extrême violence afin de calmer une tempête intérieure qui lui est difficile d'exprimer verbalement.
Le sport collectif reste aussi un moyen de reconnaissance et de ralliement. De plus, quand la pratique sportive est inférieure à 8 heures par semaine, les adolescents ont une meilleure régularité de leur rythme alimentaire et de leur sommeil.

Le comportement de l'adolescent face au sport

La complexité psychologique de l'adolescent représente en elle-même un facteur de risque car l'attrait du risque a valeur de symbole pour franchir le pas entre l'enfance et l'adolescence.
Les multiples capacités physiques et mentales peuvent aussi conduire l'adolescent à s'intégrer dans le registre du sport de compétition, mais si ce dernier peut être une source de plaisir et de satisfaction, il peut devenir dangereux.

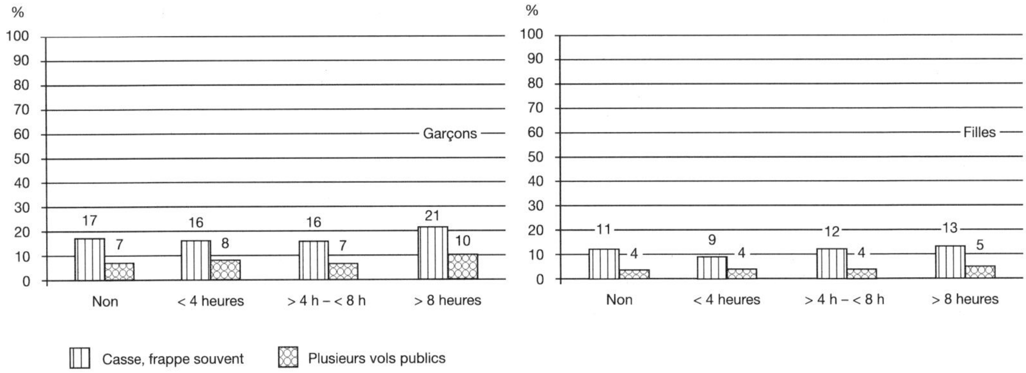

Figure 37.7 : Les conduites violentes et le temps hebdomadaire de pratique sportive par sexe (en %).
Source : M. Choquet et S. Ledoux, Adolescents : enquête nationale, INSERM, U472, 1994.

La pratique d'un sport de compétition nécessite un encadrement spécifique, une hygiène de vie rigoureuse, un suivi médical strict. Quand le corps est poussé à l'extrême, il est fréquent de constater :

- des problèmes ostéo-articulaires ou musculaires ;
- des problèmes endocriniens avec des retards pubertaires, en particulier quand les entraînements ont débuté avant la puberté et se sont poursuivis pendant plusieurs années de suite au-delà de 15 heures par semaine. Psychologiquement, l'adolescent peut souffrir des pressions qui existent lors des épreuves et ne pas les supporter, ou ne pas supporter l'échec.

Une corrélation peut être établie entre une pratique sportive intensive et une violence comportementale. La pratique sportive, qui dans un premier temps peut être un exutoire face à une violence intérieure, ne permet pas toujours de canaliser cette violence qui va continuer à s'exercer au-delà de l'exercice physique (voir figure 37.7).

La pratique d'un sport doit rester un domaine d'expérience, d'épanouissement et de satisfaction pour l'adolescent.

L'adolescence et les conduites addictives[2]

Parmi les pratiques utilisées par les adolescents pour lever les tensions internes ou progresser dans leur quête identitaire (faire « comme les autres » ou « ne pas faire comme les autres »), la consommation de produits licites comme l'alcool ou le tabac occupe une place toujours trop importante au regard des enjeux pour leur santé. Quant à la consommation de produits illicites, elle pose une dimension psychosociologique plus complexe (voir p. 762), la consommation se passe dans la transgression, le domaine de l'interdit ; elle est souvent source d'une grande inquiétude pour les familles.

Les études les plus récentes montrent la place qu'occupent l'alcool et le tabac dans le champ des produits nocifs à la santé. Partout en Europe et dans pratiquement tous les pays du monde, cette dimension est connue, combattue et toujours présente. Se pose alors la question de l'éducation à la santé pour amener les jeunes à protéger leur santé... mais l'adolescence est-elle vraiment la période favorable à cette formation ?

La consommation de tabac

En France :

- 72 % de jeunes de 16 ans ont fumé au moins une cigarette au cours de leur vie ;
- 44 % au cours des 30 derniers jours ;
- 31 % des élèves de 16 ans fument quotidiennement.

La consommation de tabac des adolescents en France est supérieure à celle des jeunes Européens où seulement un sur trois a fumé au cours des 30 derniers jours.

Dans 11 pays sur 30, dont la France, les filles fument plus que les garçons.

La consommation d'alcool chez l'adolescent(e)

La consommation d'alcool est souvent associée à celle du tabac. L'âge des premiers contacts avec l'alcool commence le plus souvent dans le réseau

2. On appelle addiction, les actes répétitifs sous le sceau de la dépendance qui s'achèvent par la consommation de l'objet propre à satisfaire la personne (alcool, tabac, drogue, aliments, jeu), voir p. 762.

familial à l'occasion des fêtes ou des anniversaires, et ce parfois dès l'âge de 5 ans. Mais une enquête nationale met en évidence que c'est à partir de 11 ou 12 ans (et surtout vers 15 ans) que « l'alcoolisation va prendre un tour différent : on se met à boire surtout entre copains, en dehors des repas, de préférence le samedi soir, pour faire la fête. En tête des alcools consommés vient la bière, suivie des alcools forts et du vin dans une moindre mesure »[3]. Cette consommation et la manière dont elle se fait sont représentatives de l'attitude de leur groupe d'âge. Les garçons consomment davantage d'alcool que les filles, jusqu'à l'ivresse.

L'alcoolisation en chiffres

Tous les adolescents ne consomment pas d'alcool : 48 % des jeunes de 11 à 19 ans déclarent ne pas prendre d'alcool. Cependant :

- 40 % d'entre eux disent en consommer occasionnellement ;
- 12 % disent en boire régulièrement (plus de 2 fois par semaine).

La bière représente 20 % des boissons alcoolisées les plus consommées par les jeunes, viennent ensuite les whiskies (17 %), puis les cocktails (12 %), le champagne et la vodka (9 % chacun).

Comparés aux jeunes d'autres pays d'Europe, les Français consomment moins d'alcool : en France, 77 % des élèves de 16 ans ont consommé de l'alcool durant les 12 derniers mois alors que la moyenne européenne est de 83 % ; 60 % durant les 30 derniers jours contre plus de 70 % (moyenne européenne).

L'état d'ivresse est une expérience très répandue chez les moins de 16 ans. En France :

- 46 % de jeunes de 16 ans ont été ivres au moins une fois au cours de leur vie ;
- 36 % durant les 12 derniers mois.

Néanmoins, la France se situe dans le groupe de pays où l'expérience de l'ivresse est la moins fréquente[4].

Les attentes vis-à-vis de l'alcool

Faire comme les autres (le verre ou la canette à la main), rien de plus normal à l'adolescence. C'est un signe d'intégration sociale et même d'entrée dans la vie adulte. C'est un signe de reconnaissance de ses pairs, et l'adolescent y est particulièrement sensible. Mais ce qui n'échappe pas aux jeunes, c'est la réputation de l'alcool en matière de communication, levant les inhibitions ; l'adolescent peut ainsi être tenté d'y avoir recours « pour se sentir plus à l'aise » et s'affirmer, surtout chez les plus timides.

Parfois l'ivresse est recherchée, comme moyen d'évasion (fuite du quotidien, opposition aux adultes) ou de dépassement de ses propres limites.

Les facteurs environnementaux

Les jeunes ne constituent pas un milieu homogène. Le rapport à l'alcool diffère selon l'âge, le milieu familial et éducatif, l'environnement social ; « l'alcoolisation est généralement plus forte en milieu rural qu'en milieu urbain. On boit souvent en plus grande quantité dans les lycées d'enseignement professionnel que dans les lycées d'enseignement général, même si cette observation n'a rien de systématique »[5].

> **À noter...**
> Les familles et les professionnels dans l'entourage des jeunes doivent être attentifs car 28 % des élèves qui sont souvent absents des cours sont des consommateurs réguliers d'alcool[1].

1. Enquête INSERM, 2000.

La consommation de cannabis

Bien que la toxicomanie ne soit pas traitée dans ce chapitre, nous évoquerons l'évaluation faite dans l'enquête ESPAD de la consommation de cannabis qui, parfois assimilée à l'expérience du tabac, est connue d'un certain nombre de jeunes.

En France :

- 35 % des jeunes de 16 ans ont expérimenté le cannabis durant leur vie ;
- 12 % en ont consommé 10 fois ou plus par an.

Ces proportions placent la France parmi les pays où les jeunes de 16 ans sont les plus « expérimentateurs ». En effet, la moyenne européenne fixe à 16 % le nombre de jeunes Européens de 16 ans ayant expérimenté le cannabis durant leur vie. En revanche, dans les pays où l'expérimentation est élevée, l'usage répété (au moins 10 fois dans la vie) est plus élevé qu'ailleurs. Dans la quasi-totalité des pays, les garçons ont plus souvent que les filles expérimenté le cannabis.

3. M. Choquet, INSERM, Enquête nationale, 1999.
4. Les ivresses répétées (10 fois ou plus dans l'année) sont surtout observées dans les pays du Nord ainsi que dans les îles britanniques, alors qu'un tel comportement reste rare dans les pays méditerranéens. Dans la plupart des pays, les ivresses répétées sont plus souvent rencontrées chez les garçons que chez les filles.
5. Voir note 3.

L'évolution de la consommation des produits en Europe

Entre 1995 et 1999 :

- la consommation de tabac augmente dans 11 pays (sur 20) ;
- la consommation d'alcool dans 12 pays (sur 20) ;
- la consommation de cannabis dans 14 pays (sur 20).

En France, l'augmentation entre 1993 et 1999 concerne surtout le tabac et le cannabis.

Les orientations de la politique de santé en faveur de la promotion de la santé des jeunes (voir p. 988) doivent conduire à mener des actions sur ces problèmes qui touchent des jeunes de plus en plus précocement (on parle actuellement d'une première expérience de tabac vers l'âge de 8 ans).

Conclusion

Les transformations corporelles et la rapidité du phénomène de croissance au cours de l'adolescence impliquent un suivi régulier des pré-adolescent(e)s et adolescent(e)s dans ce parcours vers l'âge adulte. L'attention au corps, à cette période de la vie (plus qu'à toute autre peut-être), est indissociable d'une relation d'aide de la part des adultes. Parents, enseignants, professionnels de la santé, dont les puéricultrices, doivent se mobiliser pour que la croissance physique et psychique puisse se faire en toute harmonie.

BIBLIOGRAPHIE

ALVIN P. et MARCELLI D. – *Médecine de l'adolescent.* Masson, coll. *Pour le praticien*, Paris, 2000.

ALVIN P. et MARCELLI D. – *La santé des adolescents. Approche, soins, prévention.* Payot, Paris, 1997.

BRACONNIER A. et MARCELLI D. – *L'Adolescence aux mille visages.* Odile Jacob, 1998.

CROSERA S. – *Pour comprendre un adolescent et communiquer avec lui.* Éditions De Vecchi, 2000.

DEBESSE M. – *L'Adolescence.* PUF, coll. Que sais-je ? 1997.

DOLTO F. et DOLTO-TOLITCH C. – *Paroles pour adolescents ou le Complexe du homard.* Le Livre de poche/Hatier, 1989.

LANGOUËT G. – *L'État de l'enfance en France, Réalités et difficultés,* réalisé par l'Observatoire de l'Enfance en France de la Fédération des pupilles de l'enseignement public. Hachette, 1997.

MICHAUD P.A. et ALVIN P. – *La Santé des adolescents, Approches, soins, prévention.* Payot, Lausanne, Doin, Paris, Presses de l'Université de Montréal, 1997.

SCHILTE C. et RUFO M. – *Comprendre l'adolescent : des réponses concrètes pour les parents d'aujourd'hui.* Hachette, 2000.

Revues

L'enfant et son corps, *Soins pédiatrie puériculture,* n° 193, mars/avril 2000.

Journal de pédiatrie et de puériculture, n° 2, 2000.

Enquêtes INSERM

Unité 472, « adolescents » 1994, Santé de l'adolescent, 1998 et 2000.

CHAPITRE 38

Le développement psychoaffectif de l'adolescent(e)[1]

Capacités attendues pour l'exercice de la puéricultrice

- Prévenir les risques de suicide chez l'adolescent(e) par une écoute bienveillante, la prise en compte de toute expression de malaise et l'évaluation, le cas échéant, d'une urgence de prise en charge par un spécialiste.
- Accompagner, dans une démarche de dédramatisation, les adolescents et leur famille, lors de troubles psychologiques pris en charge dans un cadre hospitalier.
- Mener des actions d'éducation à la santé auprès de population adolescente et de leur entourage scolaire et/ou familial, afin de prévenir l'utilisation de produits dangereux (licites et illicites).

L'adolescence s'inscrit dans un mouvement, un changement. Quand il a fini de grandir, l'adolescent devient un adulte, *adultus*[2], et le concept d'adolescence marque ce passage de l'enfance à l'état adulte. C'est une définition récente, car il a fallu attendre que l'on différencie **enfance** et **adolescence** de ce que l'on nommait la **jeunesse** jusqu'au XVIIIe siècle. Or, étymologiquement, l'adolescence vient du mot latin *adolescentia,* de *adolescerer* qui signifie : « grandir vers »[3].

Au Moyen Âge, l'enfant était un adulte en miniature, l'idée de la jeunesse ne s'est nuancée qu'avec les changements des structures familiales et la responsabilité d'éduquer les enfants[4]. Le succès d'ouvrages comme *Émile ou de l'éducation* de Rousseau en 1762 a introduit des expressions modernes pour désigner les différents âges de l'enfance, comme « les petits », « les moyens », « les grands » et au XVIIIe siècle, l'idée d'adolescence commence à s'ébaucher avec deux personnages : l'un littéraire, Chérubin ; l'autre social, le conscrit[5].

Mais, c'est le XXe siècle qui fait de l'adolescent son héros, mélange d'idéalisme, de pureté, de beauté, de force, d'attrait sexuel et de familiarité avec la mort[6].

Dès lors, la période d'adolescence s'étend : les enfants sont adolescents de plus en plus tôt, dès 10 ans, et les adultes restent adolescents de plus en plus tard, jusqu'à 25 ans, à tel point qu'ils sont nommés aujourd'hui « jeunes adultes ». L'adolescence est un âge paradoxal, qui se caractérise par une série de changements qui recouvrent des champs dépendants les uns des autres, tels que la fonction physique, intellectuelle, affective, sociale et culturelle.

---

1. Auteur : Françoise FLEURY, psychologue.
2. Terme linguistique dérivé du participe passé substantivé *adolescerer*, « qui a grandi ».
3. *Ad* : vers ; *olescerer* : croître, grandir.
4. Philippe Ariès, *L'Enfant et la vie familiale sous l'Ancien Régime*. Seuil, coll. *Points*, 1975.
5. Chérubin, jeune garçon androgyne, aux traits enfantins, imberbe, découvre l'amour comme le personnage de Beaumarchais dans *Le Mariage de Figaro*. Le conscrit évoque la force virile et devient homme par l'acte initiatique du service militaire.
6. C'est Hamlet dans « to be or not to be » ; c'est Rimbaud, génie poète qui quitte Charleville pour rencontrer les communards à Paris ; c'est *Le Grand Meaulnes* d'Alain-Fournier ; ce sont les personnages des films de Truffaut...

Nous développerons donc, dans un premier temps, un modèle conceptuel qui définit l'adolescence sous l'angle de la psychanalyse ; puis nous décrirons quelques phénomènes qui expriment le mieux cette période.

L'interprétation psychanalytique

« Les transformations de la puberté » selon Freud

Les transformations biologiques de la puberté bouleversent le calme équilibre du stade précédent (voir p. 429) ; elles marquent l'entrée dans l'adolescence avec l'instauration de la sexualité génitale. C'est en effet « avec le commencement de la puberté qu'apparaissent des transformations qui amèneront la vie sexuelle infantile à sa forme définitive et normale »[7]. La poussée pulsionnelle pubertaire ne traduit pas une reviviscence libidinale.

Les pulsions partielles prégénitales et les zones érogènes (orale, anale, phallique et urétrale) vont se subordonner « au primat de la zone génitale »[8]. Les plaisirs prégénitaux ne sont pas abandonnés puisqu'ils serviront de phase préliminaire à l'acte sexuel génital.

Le développement psycho-sexuel reprend à l'adolescence, là où il était resté avant la période de latence, c'est-à-dire à l'époque de la position œdipienne. La réactivation de la problématique est d'autant plus intense que le conflit œdipien n'avait pas été résolu, mais c'est en même temps l'occasion pour l'adolescent de l'élaborer, c'est-à-dire de développer un processus d'identification au parent du même sexe et de renoncer au parent du sexe opposé.

Les transformations physiologiques et l'émergence pulsionnelle entraînent culpabilité et angoisse chez l'adolescent qui essaie d'y échapper en dépassant son attachement aux images parentales et en créant de nouveaux liens objectaux.

« L'adolescent ne peut faire choix d'un nouvel objet sexuel qu'après avoir renoncé aux objets de son enfance, et lorsqu'un nouveau courant sensuel apparaîtra »[9].

L'investissement génital qui mène à une vie sexuelle adulte est aussi générateur d'angoisse ; d'autant plus qu'il y a souvent décalage entre la maturité sexuelle et affective.

Toutes ces transformations, ces déséquilibres rendent l'adolescent vulnérable, fragile et le processus adolescent est souvent synonyme de crise, qui peut être longue et conflictuelle.

La crise : un « organisateur »

La crise est liée à l'idée de décision, mais aussi de lutte, l'étymologie grecque du mot crise, *krisis*, indiquant la faculté de « distinguer, séparer, choisir dans une situation confuse » ; mais aussi le moment décisif d'une maladie, dans son tournant positif. Parfois l'adolescence est considérée comme une maladie, et l'on dit qu'« il faut que jeunesse se passe, se fasse ». En nous attachant au sens premier du mot, **la crise**, même angoissante, **est bénéfique**, **nécessaire**, car structurante ; elle agit comme un organisateur.

Selon Spitz, on observe chez l'enfant certaines périodes spécifiques au cours desquelles s'effectue une réorganisation complète de la structure psychique. « Les courants de développement [...] s'intègrent les uns aux autres et se fondent aussi avec les processus de maturation. Cette intégration aboutit à la formation d'une structure psychique nouvelle à un niveau de complexité plus élevé ; ce qui est appelé « organisateur » est le résultat de l'intégration achevée »[10].

Spitz définit trois organisateurs chez le petit enfant de sa naissance à l'acquisition du langage : le sourire du 3e mois (début de la relation préobjectale), l'angoisse du 8e mois qui instaure la relation objectale, la capacité gestuelle ou verbale du « non » vers 18 mois (affirmation comme une personne)[11].

Évelyne Kestemberg a développé ce concept[12] et extrapole avec bonheur cette théorie à l'adolescence en considérant « l'organisateur comme un remaniement, accompagné d'angoisse, mais qui est inhérent et nécessaire au développement »[13].

Tous les moments de crise marquent les différentes étapes du développement, et organisent **le Moi** dans une dynamique de maturation qui permet l'assomption de la personne.

L'envahissement de l'angoisse avec des crises ouvertes, destructrices, trop longues, ou au contraire l'absence de crise, peuvent entraîner des désordres psychopathologiques que nous aborderons plus loin.

---

7. S. Freud, *Trois essais sur la théorie de la sexualité*. Gallimard, coll. *Idées*, 1962, p. 111.
8. S. Freud, *op. cit.* note 7, p. 111.
9. S. Freud, *op. cit.* note 7, p. 98.
10. R. Spitz, *La Première année de la vie de l'enfant*. PUF, 1963, p. 34.
11. Voir p. 426.
12. E. Kestemberg, L'Identité et l'identification chez les adolescents, in : *L'Adolescence à vif*, PUF, coll. *Le Fil rouge*, 1999.
13. E. Kestemberg, *op. cit.* note 12, p. 18.

À noter...
La crise œdipienne est un organisateur grâce auquel l'adolescent restructure son monde relationnel et remanie ses identifications. La résolution de la crise marque donc un progrès des processus de maturation et favorise l'importance des activités sociales et intellectuelles, de la réflexion éthique et des problèmes de société des jeunes.

Le processus de « séparation-individuation » : l'adolescent comme une personne

L'adolescent, en traversant cette crise existentielle, se constitue comme un personne. Après une phase qualifiée de symbiotique durant laquelle l'enfant est en « fusion psychosomatique toute puissante à la représentation de la mère »[14], l'intérieur et l'extérieur sont graduellement perçus comme différents, jusqu'à ce que s'élabore vers la deuxième année de la vie, le processus de « séparation-individuation » qui permet d'investir le sentiment d'identité de façon durable. L'enfant, grâce à la maturation de l'appareil du Moi, internalise – intériorise – les objets de son entourage et acquiert la permanence de l'objet, au sens où Freud et Piaget l'ont défini. C'est grâce à la faculté d'halluciner, d'imaginer l'objet absent pour dépasser l'angoisse de séparation suscitée précisément par l'absence, que se construit ce processus. Le « je » se différencie du « non-je ».
Le développement à l'adolescence peut emprunter ce modèle conceptuel du processus de « séparation-individuation » décrit par M. Mahler pour la petite enfance.
L'adolescent se sépare des objets infantiles internalisés, notamment les objets parentaux, et de l'image de son corps d'enfant, pour choisir de nouveaux objets qui lui sont propres. L'adolescent accepte des identifications nouvelles extra-familiales, une nouvelle image corporelle.
L'individuation permet l'investissement de soi, le sentiment d'identité permet de se sentir entier, de gagner son autonomie, bref d'être une personne.
C'est évidemment une époque délicate, l'adolescent est fragile et peut présenter des difficultés ; l'échec du processus signe la pathologie.
Mais c'est une période riche, qui élargit les horizons de l'adolescent par ses investissements nombreux et divers, donne un nouveau statut social au jeune et lui permet la résolution du conflit œdipien.

L'« angoisse pulsionnelle à la puberté » et les mécanismes de défense

L'angoisse pulsionnelle

Face à la pression pulsionnelle et à la mise en place de nouveaux liens objectaux, l'adolescent peut se retrouver dans une grande souffrance, et sentir un risque pour la cohésion de sa personne ; c'est ce qu'Anna Freud appelle « angoisse pulsionnelle à la puberté »[15]. L'adolescent va alors s'efforcer de maintenir à distance les affects jugés dangereux ; il développe des mécanismes de défense pour endiguer ses pulsions et réduire l'angoisse.

Les mécanismes de défense

Les mécanismes de défense, d'un point de vue psychanalytique, désignent « toutes les techniques dont se sert le **Moi** dans ses conflits »[16] pour se protéger de la menace interne que constitue l'exigence pulsionnelle. Ces mécanismes seront d'autant moins souples que l'exigence pulsionnelle sera importante car « tout renforcement des exigences pulsionnelles accroît la résistance du **Moi** à la pulsion. »[17]
La façon dont le **Moi** établit sa relation au **Ça**, sa plus ou moins grande tolérance aux pulsions définissent les particularités de chaque adolescent. Le **Moi** se sert de mécanismes de défense différents selon les âges de la vie ; hormis les dix mécanismes de défense qu'énonce Anna Freud[18], elle relève, à l'adolescence, deux différentes mesures adoptées par le **Moi** pour contrôler la vie pulsionnelle : l'ascétisme et l'intellectualisation.

L'ascétisme

L'adolescent rejette avec vigueur, voire haine, toute manifestation pulsionnelle. À tout désir, il oppose une interdiction totale : « À tout "je veux" de la pulsion, le **Moi** répond par un : "Tu n'en as pas le droit". »[19] A. Freud note le parallélisme entre ce

14. M. Malher, *Psychose infantile, symbiose humaine et individuation*. Payot, 1973, p. 21.
15. A. Freud, *Le Moi et les mécanismes de défense*, PUF. 11e édition, 1985, p. 41.
16. S. Freud, *Inhibition, symptôme et angoisse*, PUF. 4e édition, 1973, p. 92.
17. S. Freud, *op. cit.* note 16, p. 140.
18. S. Freud, *op. cit.* note 16, p. 43
19. S. Freud, *op. cit.* note 16, p. 143.

mécanisme de défense et l'ascétisme de certains religieux, emprunt de chasteté et de puritanisme.
Ce rejet des pulsions a son point de départ dans la sexualité, que ce soit les fantasmes incestueux du conflit œdipien ou la pratique masturbatoire : « L'adolescent renonce à tout besoin pour peu qu'il soit teinté de sexualité. »[20] Il s'isole, fuit la compagnie des amis de son âge, refuse toute distraction – théâtre, musique, danse –, toute mise en valeur corporelle ou vestimentaire. Cela peut prendre des dimensions pathologiques quand l'adolescent se mortifie par le froid ou la faim, par exemple, et met en danger sa santé. Cependant, il se produit presque toujours un revirement total, qui fait que l'ascétisme se retourne en son contraire, et que tout ce qui avait été interdit jusque-là devient tout à coup permis.
Même si l'entourage est très désarçonné par ces excès, on considère alors que l'état d'ascétisme est guéri ou en voie de guérison.

L'intellectualisation

L'adolescent ne refuse pas sa vie pulsionnelle comme dans l'ascétisme, mais utilise les processus intellectuels pour neutraliser, maîtriser les pulsions. Il traduit en langage intellectuel les processus pulsionnels. Il montre un goût prononcé pour l'abstraction, les discussions sans fin sur des sujets philosophiques, des problèmes difficiles de société.
Mais il est à noter que cette activité mentale n'a pas de conséquence sur la vie de tous les jours, c'est un peu comme des rêves éveillés, ou des châteaux en Espagne. La réelle préoccupation de l'adolescent est lui-même, et ce mécanisme de défense reste un exercice intellectuel au sens propre, sans implication vraie dans la vie de tous les jours. L'adolescent ne peut pas intérioriser affectivement ce dont il débat car l'intellectualisation a justement pour but de maintenir à distance le ressenti, le vécu intime.
Ce mécanisme de défense, tout comme celui de l'ascétisme, est transitoire, et aide l'adolescent à se structurer et à acquérir son indépendance.
L'étude de ces symptômes montre la limite entre ce qui relève malgré tout d'une crise organisatrice au sens où nous l'avons définie, et ce qui est déjà du domaine de la pathologie.
Ainsi, par exemple, l'adolescent s'approprie son nouveau corps ; il s'observe souvent devant un miroir, s'interroge sur ses changements physiques, se soucie de son apparence corporelle, sa beauté, sa minceur, ses tenues vestimentaires, bref, il prend soin de lui (voir p. 748). Mais parfois, le symptôme montre que nous sommes dans la pathologie quand l'adolescent devient dangereux pour lui, dans la perception qu'il a de son propre corps. Les cas de toxicomanie ou d'anorexie mentale sont des exemples de prises de risque destructeurs pour l'adolescent.
Nous étudierons dans la deuxième partie quelques conduites qui renvoient à la pathologie.

À noter...
Le processus adolescent que nous venons de décrire d'un point de vue psychanalytique ne se fait pas sans heurt. La crise de l'adolescence est nécessaire. Elle organise l'évolution et la maturation de l'adolescent ; mais elle peut parfois être destructrice quand celui-ci est débordé par sa vie pulsionnelle et ses angoisses. Elle peut alors entraîner l'apparition de symptômes graves.

Les troubles de l'adolescence

L'adolescence est un temps de changement, de crise, qui fait de ce passage une période à risque. Chaque adolescent est confronté à d'importants changements physiques, affectifs, cognitifs, psycho-sexuels, sociaux. La situation de risque n'est pas la même pour tous les jeunes, et tient compte de l'histoire de chacun. Afin d'éviter le catalogue de toutes les conduites à risque des jeunes, nous étudierons quelques troubles spécifiques qui mettent l'adolescent en danger[21].
Notons que si grave et si inquiétant que soit le comportement de l'adolescent, il s'agit bien souvent de troubles transitoires, et l'on voit les adolescents s'installer sereinement dans l'âge adulte après bien des turbulences juvéniles.

Les dépressions de l'adolescence

Il existe toutes les nuances de la dépression, du cafard, spleen, blues, déprime jusqu'à la véritable dépression, voire la tentative de suicide.

Les différentes formes du syndrome dépressif

Les multiples facettes des mécanismes psychologiques à l'œuvre durant cette période de la vie sont à

20. S. Freud, *op. cit.* note 16, p. 143.
21. Nous n'étudierons pas les troubles relevant d'une structure pathologique stable, qui perdureront au-delà de l'adolescence, telles les structures névrotiques et psychotiques.

l'origine de réactions, bruyantes ou insidieuses, qui conduisent à distinguer des manifestations cliniques[22] :

- **la menace dépressive :** elle reste souvent une difficulté transitoire, l'adolescent lutte activement pour ne pas se laisser déborder par des affects trop anxiogènes. La menace dépressive est souvent réactionnelle à des événements de changement ou de séparation ;
- **la dépression masquée** : elle se déclare à bas bruit et peut passer inaperçue. Les jeunes filles manifestent des plaintes somatiques (problèmes de poids, douleurs diffuses, maux de tête, de ventre). Les garçons sont davantage dans l'agir agressif, ils sont insolents, font le pitre, camouflant ainsi leur souffrance et leur tristesse ;
- **la dépression d'infériorité** : elle se traduit par une perte d'estime de soi, un sentiment d'incapacité souvent associé à une attitude de repli ou d'inhibition. L'adolescent se sent incapable de répondre aux exigences de **l'idéal du Moi** ;
- **la dépression d'abandon** : l'adolescent, à juste titre ou non, se sent abandonné. Cet aspect de la dépression renvoie parfois à des carences précoces de soins maternels. L'adolescent se sent vide, s'ennuie et peut essayer de réagir par des conduites à risque et des passages à l'acte (boulimie, prise de drogue), voir ci-après.

L'expression clinique du syndrome dépressif

On note le plus souvent les signes suivants :

- sentiment de tristesse, de douleur ;
- dévalorisation de soi avec sentiment de culpabilité ;
- envie de rien, ennui, désintérêt, absence de plaisir ;
- retrait, difficulté de communiquer ;
- troubles somatiques, insomnie ou au contraire hypersomnie, fatigue, lassitude ;
- ralentissement psychomoteur ou excitabilité ;
- perte d'appétit ;
- ralentissement de la pensée, idées noires ;
- désinvestissement scolaire, ou professionnel.

Ce tableau n'est pas limitatif, et prend sens quand l'attitude de l'adolescent tranche sur son comportement antérieur, et que plusieurs signes sont représentés.

L'interprétation théorique

L'analogie entre le travail de l'adolescence et le travail de deuil permet de mieux comprendre cette fragilité du jeune vis-à-vis de la dimension dépressive.

La « mélancolie » selon Freud

L'adolescent, ainsi que nous l'avons déjà étudié, doit se détacher de nombreux attachements infantiles, c'est ce que l'on appelle « perte d'objet » ; or « le deuil est régulièrement la réaction à la perte d'une personne aimée ou d'une abstraction mise à sa place »[23]. Cette réaction que Freud nomme **la mélancolie**, « se caractérise du point de vue psychique par une dépression profondément douloureuse, une suspension de l'intérêt pour le monde extérieur, la perte de la capacité d'aimer, l'inhibition de toute activité et la diminution du sentiment d'estime de soi qui se manifeste par des auto-reproches »[24].

Le deuil, selon Freud, présente de nombreux traits similaires à la mélancolie, notamment « le même état d'âme douloureux, la perte de l'intérêt pour le monde extérieur [...] la perte de la capacité de choisir quelque nouvel objet d'amour [...] l'abandon de toute activité »[25].

Les « renoncements » (au deuil)

Le travail de l'adolescence consiste bien à des renoncements, de choses dont le jeune doit faire le deuil :

- deuil des images parentales idéalisées ;
- perte des plaisirs de l'enfance ;
- renoncement des objets œdipiens, avec l'identification au parent de même sexe ;
- perte réelle des parents dans des expériences de séparation : l'adolescent s'éloigne de sa famille pour ses études ou sa vie professionnelle ;
- deuil de son corps d'enfant.

> **À noter...**
> La perte, le désinvestissement et les réaménagements nécessaires de ces objets d'amour confrontent l'adolescent à la souffrance et à une position dépressive. Mais comme dans le travail de deuil, le jeune entreprend le travail de l'adolescence en réorganisant sa vie psychique, et élaborant ses conflits.

---

22. A. Braconnier, *Le Guide de l'adolescent*, O. Jacob, 1999.
23. S. Freud, Deuil et mélancolie, in : *Métapsychologie*, Gallimard, coll. *Idées*, 1976, p. 148.
24. S. Freud, *op. cit.* note 23, pp. 148 et 149.
25. S. Freud, *op. cit.* note 23, p. 149.

L'agressivité et les passages à l'acte

La signification de l'agressivité est multiple ; ici, nous analyserons l'agressivité sur le plan de la destruction, destruction de l'objet matériel, d'autrui ou de soi-même.

Dans les situations de frustration, de tensions psychiques, l'adolescent s'exprime par « des actes impulsifs, violents, agressifs, délictueux [...] passant d'une représentation, d'une tendance à l'acte proprement dit »[26]. D'un point de vue clinique, on peut trouver des formes de passages à l'acte « beaucoup plus discrètes à condition que s'y retrouve ce caractère impulsif, mal motivé aux yeux mêmes du sujet, en rupture avec son comportement habituel, même si l'action en question est secondairement rationalisée »[27].

Le passage à l'acte ne comporte pas d'élaboration psychique, il s'exprime sous forme de décharge motrice et bien souvent avec un sentiment de toute-puissance au moment de l'agir.

Le tableau clinique

- Destruction des biens matériels : vandalisme dans le milieu urbain et plus récemment à l'école ; dégradation, saccage, incendies.
- Agression physique contre autrui : coups et blessures, bagarres, voire homicides, certes rares, mais non exceptionnels, rackets, vols.
- Délits sexuels : agressions sexuelles, viols.
- Conduites autodestructrices, à risque ou conduites de défi mettant la vie en danger : pratiquer des sports de l'extrême, traverser la rue en fermant les yeux, prendre l'autoroute à contresens..., entraînant des accidents à répétition : brûlures, fractures...
- Tentative de suicide et suicide.
- Conduites addictives : alcool, tabac, toxicomanie.
- Anorexie mentale, boulimie.
- Prostitution.

Du côté de la pulsion de mort : une déliaison dangereuse

L'émergence pulsionnelle de l'adolescence déséquilibre la construction antérieure et appelle un remaniement du fonctionnement psychique de l'adolescent.

Les comportements violents de cette période relèvent d'une discussion sur la pulsion de mort telle que Freud l'a théorisée[28] jusqu'à la fin de sa réflexion, le dualisme pulsions de vie/pulsions de mort, Éros/Thanatos qui s'affrontent, se combinent dans le conflit psychique :

- **les pulsions de vie,** ou pulsions sexuelles (ou libido), ont une fonction d'union, d'association, puisqu'elles ont un rôle de conservation : c'est la liaison des pulsions ;
- **les pulsions de mort**, au contraire, détruisent les choses, brisent les liens : c'est la déliaison, l'agressivité et la destruction à l'œuvre.

L'union des pulsions est un mélange, la libido et l'agressivité sont associées de façon spécifique pour chacun. Quand les pulsions sont liées (donc au service des idéaux du Moi) par des mécanismes de sublimation par exemple, les comportements sont dédiés au désir de vie. Dans le cas de désunion, de « déliaison », chaque pulsion reprend son autonomie quant à son but, et donc à l'avantage de la pulsion de mort.

L'agressivité traduit l'échec de l'union, de la liaison des pulsions entre elles. La pulsion de mort, déliée de la pulsion de vie, induit des comportements auto et hétéro-agressifs, tels que la clinique adolescente nous les montre.

Du côté de la tendance antisociale

Winnicott propose une version pertinente et optimiste de ce qu'il appelle « la tendance antisociale »[29]. Il insiste sur le rôle de la carence affective précoce dans l'explication des comportements agressifs des adolescents car, dit-il, « il y a une relation directe entre la tendance antisociale et la privation »[30]. Il y a eu perte de quelque chose de bon, qui a été positif dans l'expérience de l'enfant, dans ce que la mère lui donnait. Cette perte s'est produite au moment où l'enfant était sur le point de parvenir à la liaison, l'union de ses pulsions libidinales et agressives (ou, selon Freud, de ses pulsions sexuelles ou de vie, et de ses pulsions de mort). L'acte antisocial exprime l'espoir de parvenir à l'union des pulsions ; il est un moyen d'auto-guérison.

Par exemple, le vol associé au mensonge et la destruction montrent les deux versants des pulsions dissociées :

- **la quête de l'objet,** au propre et au figuré, exprime la force de la pulsion libidinale : l'adolescent ne vole pas un objet pour lui-même, mais cherche la mère « sur laquelle il a des droits »[31] ;

---

26. J. Laplanche, J.-B. Pontalis, Vocabulaire de psychanalyse, in : *Acting out,* PUF, 7e édition, 1981, p. 7.
27. J. Laplanche, J.-B. Pontalis, *op. cit.* note 26, p. 7.
28. S. Freud, *Au-delà du principe de plaisir.* Payot, 2001.
29. D.W. Winnicott, La tendance antisociale (1956), in : *De la pédiatrie à la psychanalyse*, Petite bibliothèque Payot, 1969, p. 175.
30. D.W. Winnicott, *op. cit.* note 29, p. 178.
31. D.W. Winnicott, *op. cit.* note 29, p. 179.

◆ **la pulsion agressive** permet à l'adolescent de montrer toute sa haine et sa revendication par son acte même.

Le comportement agressif demande réparation des préjudices subis dans l'enfance et l'adolescent met à l'épreuve son environnement, car il veut obliger quelqu'un à prendre en charge son acte antisocial. Il veut provoquer la réaction de son milieu, comme s'il cherchait un contenant, « un cadre toujours plus vaste, un cercle, dont le premier exemple est les bras de la mère ou le corps de la mère, la relation parentale, la maison, la famille..., l'école, la localité avec ses postes de police, le pays avec ses lois »[32].

Ce milieu pourra-t-il supporter et reconnaître l'élément positif dans la tendance antisociale du jeune ? Pourra-t-il soutenir le jeune dans sa relation à son Moi ?

À ce prix, l'adolescent peut introjecter l'image d'une mère suffisamment bonne, ce qui lui permet de renoncer à sa présence effective ou à son substitut. Il peut revivre sa vie pulsionnelle et renoncer à la valeur symbolique attachée à l'acte antisocial.

La tentative de suicide et le suicide

L'acte suicidaire, ce « meurtre de soi-même » ou « se tuer soi-même »[33] est fréquent à l'adolescence. C'est la **deuxième cause de décès des jeunes âgés de 15 à 24 ans** (après les accidents de la circulation), avec une prépondérance chez les garçons : trois suicides masculins pour un suicide féminin. Notons en effet que :

◆ les garçons utilisent davantage la violence « agie » : pendaison, défenestration, armes à feu, collision de cyclomoteurs ou de voitures. L'impulsivité rageuse et désespérée est aussi un facteur masculin ;

◆ les jeunes filles utilisent plutôt l'intoxication médicamenteuse : mourir en s'endormant, ne pas souffrir physiquement, ne plus penser pour éviter la douleur morale, sont des composantes féminines.

La prévention de l'acte suicidaire

Certains facteurs de risque doivent alerter, il faut les prendre au sérieux, par exemple :

◆ un jeune qui parle de mort, de façon directe ou indirecte ;

◆ un adolescent en position dépressive avec le tableau clinique évoqué ci-après ;

◆ toutes les conduites à risque, hétéro ou auto-agressives (voir p. 760) ;

◆ les tentatives de suicide antérieures ;

À noter...

Bien qu'il existe une diversité de sens des situations des jeunes suicidants, l'acte suicidaire ne doit en aucun cas être banalisé, car il montre un jeune en grande souffrance qui a besoin d'être protégé de lui-même et aidé ; d'autant plus que le risque de récidive est très sérieux, de 30 à 40 % selon les chercheurs.

◆ les histoires familiales difficiles : alcoolisme et suicides dans l'entourage du jeune ;

◆ les événements déclenchants de rupture ou de perte : déception sentimentale par exemple.

L'interprétation théorique : la faille narcissique

Tout acte suicidaire montre une grande souffrance psychique, et nous avons vu combien la pulsion de mort, l'agressivité et les passages à l'acte étaient au cœur du processus adolescent. Le geste suicidaire correspond de façon privilégiée à une attaque narcissique dans sa relation à Soi et à l'objet.

Le narcissisme

L'amour de soi-même, le narcissisme est l'investissement, l'appropriation de soi à l'œuvre dès la petite enfance ; c'est ce qui fonde le sentiment de complétude et d'autonomie, d'estime de soi. L'installation de cette satisfaction de soi permet à l'enfant puis à l'adolescent de se construire différent de l'extérieur ; il se constitue en-Soi/non-Soi, en Moi différent de l'objet ou encore comme une personne, un individu séparé d'autrui (voir p. 757, le processus de séparation-individuation). L'enfant construit une relation d'objet confiante d'autant plus riche que son narcissisme est fort.

La faille narcissique

Quand il y a échec des processus d'intériorisation, la qualité du narcissisme s'en ressent. Il n'y a pas de limite tranchée entre Soi et non-Soi, entre Moi et objet, entre narcissisme et relation d'objet. Cette indifférenciation remet en cause un fonctionnement souple de l'appareil psychique et notamment dans l'exercice de l'Idéal du moi, issu directement du narcissisme.

L'Idéal du moi est « un modèle auquel le sujet cherche à se conformer ; [c'est] une instance de la per-

32. D.W. Winnicott, *op. cit.* note 29, p. 179.
33. Du latin *sui* : de soi et *caedere* : tuer.

sonnalité résultant de la convergence du narcissisme (idéalisation du Moi) et des identifications aux parents, à leurs substituts et aux idéaux collectifs »[34].
L'investissement narcissique permet à l'adolescent de faire exister un Moi fort et de se référer à des modèles parentaux comme idéal identificatoire et comme principe d'interdiction. Si l'Idéal du moi manque à son rôle, il ne permet ni à l'idéalisation du Moi, ni aux identifications positives de s'exprimer.
L'acte suicidaire expose la faille narcissique et la difficulté de se représenter soi-même positivement. L'adolescent « ne s'aime pas » et ne peut pas s'appuyer sur des relations d'objet organisatrices et structurantes. L'Idéal du moi se met au service de la pulsion de mort, de l'agressivité.

L'anorexie mentale

L'anorexie mentale est un trouble qui survient après la puberté et qui touche surtout les jeunes filles.
La jeune fille veut faire un régime pour maigrir, et progressivement réduit son alimentation, sans perte d'appétit au début. Puis l'amaigrissement devient vite spectaculaire, et s'associent des troubles neuroendocriniens avec aménorrhée et arrêt de la croissance. La perte de poids devient une obsession, et elle est parfois accompagnée de vomissements provoqués, avec prises de purgatifs, diurétiques ou de coupe-faim. La jeune fille montre une activité sportive et intellectuelle intense : elle s'épuise à faire de la gymnastique, du jogging et ses devoirs scolaires.
Parallèlement à la perte de poids, les conflits s'installent avec l'entourage familial, notamment les parents et la mère. La famille s'affole d'autant plus que leur fille ne posait pas de problème particulier, et se montrait adaptée et conforme.
L'inquiétude de l'entourage conforte l'attitude anorectique de la jeune fille qui se fixe des objectifs de plus en plus tyranniques ; elle se sent au meilleur d'elle-même : elle maîtrise son corps, et se sent invulnérable. La grosseur lui fait horreur, elle se sent toujours trop grosse, et la minceur lui semble un idéal jamais atteint, alors que la cachexie est considérable. Elle a une perception de son image corporelle totalement faussée.
On observe parfois des crises de boulimie, vécues dans le secret et la honte : la jeune fille se jette impulsivement sur la nourriture qu'elle mange en grande quantité (boulimie signifie « appétit de bœuf »). Autant elle recherche une impression de vide en elle dans la conduite anorectique, autant elle veut se remplir dans ses accès boulimiques. Les deux attitudes relèvent de la même problématique : se remplir et se vider dans un fantasme très archaïque de dévoration/expulsion.

L'interprétation théorique

La rupture de la période calme de latence entraîne à la puberté un désir régressif préobjectal de se retrouver dans une relation indifférenciée, fusionnelle, de dépendance à l'image maternelle.
La conduite anorectique marque l'échec du processus séparation-individuation, l'échec du narcissisme et la suprématie de la pulsion de mort comme retour à un état létal dans un refus de la différence de soi et de l'objet. La jeune fille prend des risques pour son corps dont elle méconnaît les besoins et elle paraît peu préoccupée de sa possible destruction.
La passivité est le trait marquant de ces tendances régressives, et la jeune fille essaie de lutter activement contre cette passivité, cette dépendance. La conduite anorectique n'est pas sans évoquer le mécanisme de défense de l'ascétisme décrit par Anna Freud comme propre à l'adolescence. Le refus de manger peut se comprendre comme le désir de ne dépendre de rien ni de personne, d'être activement auteur de sa vie dans une vigoureuse mainmise mégalomaniaque de son corps et de son entourage. Il y a comme une position pathétique de maîtrise de l'objet pour ne pas se sentir sous l'emprise de l'extérieur.
À l'adolescence, l'anorexie signifie aussi le rejet de la sexualité génitale avec le refus dégoûté d'être pénétrée, remplie. Manger est comme un équivalent sexuel avec une fantasmatisation très archaïque. Nous retrouvons là des croyances enfantines autour de l'oralité ; fécondation par la bouche par exemple, ou encore le fantasme de nourriture-grossesse. Le vide, la maigreur sont recherchés comme garants de l'intégrité corporelle, mais en même temps restent très angoissants, ce qui explique l'hyperactivité ou les accès boulimiques de ces jeunes filles.
La seule sensation érotisée est la faim aux dépens des zones érogènes. La conduite anorectique montre l'évitement de la sexualité génitale, de la différenciation des sexes et de l'interdit œdipien.

Les toxicomanies

Le large problème des toxicomanies est un phénomène relativement nouveau chez les adolescents, même si l'utilisation de drogues remonte à l'antiquité. Aujourd'hui, la toxicomanie se définit comme « un état d'intoxication périodique ou chronique

34. J. Laplanche, J.-B. Pontalis, *op. cit.* note 26, p. 184.

engendré par la consommation répétée d'une drogue naturelle ou synthétique.
Les caractéristiques sont :

- l'invincible besoin de continuer et de se la procurer ;
- la tendance à augmenter les doses ;
- la dépendance d'ordre psychique et physique à l'égard des effets de la drogue ;
- les effets nuisibles à l'individu et à la société »[35].

Notons que les auteurs anglo-saxons utilisent le terme « addiction » ou « conduites addictives » pour rendre compte de la toxicomanie (voir p. 752). L'étymologie latine *addictio* désigne l'opération d'attribution d'un esclave à son maître et montre bien la relation de dépendance et de domination que l'on retrouve avec l'objet toxique sur la personne. La conduite addictive désigne de façon très large tout comportement dépendant à la drogue, à l'alcool, au tabac, aux aliments, mais aussi au jeu par exemple.
Il est nécessaire à l'adolescence de distinguer l'utilisateur occasionnel qui fume « un joint » pendant un concert de musique rap ou reggae, d'un utilisateur régulier et dépendant ; les situations de gravité ne sont évidemment pas les mêmes.

Les différentes drogues utilisées

La grande diversité des produits, de leurs effets et des dangers qu'ils représentent, mérite de dresser une liste à l'attention des professionnels côtoyant des adolescents.

Le cannabis

Encore appelé chanvre indien (*Cannabis Sativa*), c'est la drogue la plus consommée dans l'éventail des drogues.

Utilisation

L'utilisation se fait sous trois formes :

- préparation contenant les feuilles, les tiges et les sommités fleuries, qui **se fume généralement mélangée à du tabac** (voir p. 753) ; c'est la *marijuana* en Amérique du Nord, la *gandja* en Inde ou le *kif* en Afrique du Nord ;
- préparation contenant la résine de la plante : elle se présente sous forme de plaques ou de bâtonnets, et **se fume généralement mélangée à du tabac** ; c'est le *haschisch* ou *shit* ;
- l'huile : préparation plus concentrée, elle est consommée généralement au moyen d'une pipe **mélangée à du tabac.**

Effets et dangers du cannabis

- Les effets de la consommation du cannabis sont la détente, l'euphorie, la légère somnolence ;
- le surdosage entraîne un état de panique, perturbe la perception du temps, donne des hallucinations et provoque une léthargie ;
- la dépendance est surtout psychologique.

Les hallucinogènes

Ce sont des plantes, des champignons, ou des produits de synthèse comme le LSD, l'acide lysergique, obtenu à partir d'un champignon parasite du seigle et utilisé en psychiatrie.

Utilisation

Le LSD se présente sous forme d'un buvard, d'une micropointe ressemblant à un bout de mine de crayon.
Les hallucinogènes sont consommés :

- par voie orale ;
- en injection ;
- fumés comme la belladone ou le datura.

Effets et dangers des hallucinogènes

- Ils provoquent un regain d'énergie, un changement des perceptions notamment visuelles ; une absorption importante provoque « un voyage » de plusieurs heures, durant lequel illusions perceptives et hallucinations sont démultipliées ;
- les hallucinogènes peuvent provoquer des passages à l'acte auto ou hétéro-agressifs avec de graves épisodes dépressifs.

Les calmants

Ce sont des tranquillisants, des hypnotiques et des analgésiques.

Utilisation

Leur utilisation se fait par voie orale ; ils sont souvent associés à l'alcool.

Effets et dangers des calmants

- Ils provoquent l'euphorie, calment l'angoisse et ont un effet sédatif ;
- le surdosage provoque des vertiges, un état de stupeur, voire un état comateux.

Les amphétamines

Speed, *ice* ou *cristal*, les amphétamines sont des psycho-stimulants puissants ou des coupe-faim utilisés dans les régimes amaigrissants.

---

35. OMS, 1957.

Utilisation

Ils sont utilisés sous forme de :
- cachets à « gober » ;
- poudre à « sniffer ».

Elles sont souvent coupées avec d'autres produits, et associées à de l'alcool.

Effets et dangers des amphétamines

- Elles donnent la sensation de supprimer la fatigue, d'accroître l'attention et les performances, d'être invincible ;
- le surdosage provoque la dénutrition, l'insomnie, l'épuisement, l'irritabilité, parfois des convulsions.

Les opiacés

Le groupe des opiacés comprend l'opium, produit de sécrétion du pavot et ses dérivés : la morphine, obtenue à partir de l'opium, et l'héroïne à partir de la morphine.

Utilisation

Les opiacés sont administrés par voie orale, nasale ou par injection.

Effets et dangers des opiacés

- L'euphorie et le bien-être sont recherchés mais aussi « le flash » qui est une sensation très violente de plaisir ;
- la dépendance s'installe rapidement, et les états de manque sont extrêmement pénibles ;
- le surdosage peut entraîner la léthargie, l'amaigrissement, l'impuissance sexuelle, voire la mort.

La cocaïne

Ce produit se présente sous la forme d'une poudre blanche, résultat de la distillation de feuilles de cocaïer. Ce petit arbre est originaire des Andes où les Indiens d'Amérique du Sud mâchent les feuilles de coca depuis des millénaires.

Utilisation

La poudre est souvent mélangée à du sucre, des anesthésiques locaux ou des amphétamines. Elle est absorbée par voie nasale (la ligne de coke est sniffée), elle est fumée ou injectée.

Le crack est un dérivé de la cocaïne, présenté sous forme de petits cailloux, administré par inhalation. Ses effets sont plus rapides, plus intenses, mais aussi plus brefs. L'usage régulier entraîne des dommages au cerveau, des hallucinations, des troubles respiratoires, des envies suicidaires, éventuellement la mort.

Effets et dangers de la cocaïne

- La cocaïne donne une impression immédiate d'euphorie, un sentiment de puissance, de joie de vivre et de confiance, puis c'est « la descente », qui laisse place à l'anxiété et la dépression ;
- une caractéristique de la cocaïne est la levée des inhibitions qui peuvent conduire à des passages à l'acte agressifs ;
- le surdosage provoque la contraction des vaisseaux sanguins, des troubles cardiaques, de l'irritabilité, des états de panique, des insomnies.

Les inhalants

Utilisation

L'éther, les colles, les dissolvants (détachants, diluants de peinture), les poppers (vasodilatateurs utilisés en médecine) sont inhalés directement ou par le biais d'un tampon imprégné du produit.

Effets et dangers des inhalants

- Les produits provoquent une euphorie, un bien-être et une sensation d'ivresse ;
- le surdosage entraîne des vertiges, des hallucinations visuelles, auditives, des toux, des vomissements, des maux de tête, voire des états comateux.

L'ecstasy

Il s'agit d'une drogue de synthèse apparue dans les années 1980. Elle est associée à la musique techno et à l'organisation des « rave parties ».

Utilisation

- L'ecstasy est consommée dans des lieux de fêtes ;
- elle se présente sous forme de comprimés ;
- elle est très souvent de composition incertaine car mélangée avec des amphétamines, ou des analgésiques, des hallucinogènes ou encore avec de la caféine.

Effets et dangers de l'ecstasy

- C'est un euphorisant qui supprime la fatigue, donne une impression de performance intellectuelle et sexuelle, et d'aisance dans les relations avec autrui ;
- la consommation régulière entraîne des troubles du rythme cardiaque, un amaigrissement, des problèmes de concentration et de dépression.

Le tableau clinique du jeune toxicomane

L'adolescent commence à utiliser la drogue dans un contexte de difficultés sociales et affectives. Il s'agit d'un jeune à la dérive, en rupture familiale, scolaire, qui a l'impression de résoudre ses problèmes par une conduite addictive. Ce jeune a découvert la drogue, il en consomme immodérément, il est heureux : il est dans une « période de lune de miel », dit le Dr C. Olievenstein. Puis vient « la descente », vers la vie réelle et quotidienne. L'effet de la drogue perd de son intensité, il faut augmenter les doses, c'est le temps de l'angoisse et de la dépression. La drogue ne sert plus qu'à apaiser la souffrance ; le jeune est seul et dépendant de sa drogue face aux multiples problèmes engendrés par la toxicomanie : problèmes médicaux, familiaux, sociaux, financiers.

L'interprétation théorique

Que signifie la conduite addictive à l'adolescence ? C'est tout d'abord une **transgression de l'interdit**, car tout adolescent sait qu'il utilise un produit illicite ; une **manière d'exprimer son refus** radical de la famille, de la société, de la Loi ; mais en même temps, une **manière de solliciter une intervention** de l'autorité parentale ou de la société ; et aussi un **passage à l'acte à risque élevé**, puisque l'adolescent sait que la drogue est dangereuse puisqu'interdite. Nous avons déjà évoqué le rapport au risque qui peut fasciner le jeune et qui se traduira en actes dangereux. Il peut s'agir d'un défi, d'une épreuve ordalique où le divin est sollicité, c'est un **dialogue avec la mort**, et le jeune s'en remet au jugement de Dieu. C'est risquer sa vie sur un pari en laissant sa chance au destin, à une puissance qui décidera de l'issue de l'épreuve. La relation à la mort est omniprésente, et paradoxalement le jeune sorti vainqueur de l'épreuve, à l'image des chevaliers du Moyen Âge, peut continuer à vivre.
La conduite addictive cherche la vie malgré tout, mais une vie qui refuse le manque et la souffrance. Nous pouvons comprendre la consommation de drogue comme une lutte lancinante pour maîtriser son corps, son existence en déniant leur état de manque.
L'adolescent, par l'intensité du plaisir qu'il se procure, recule les limites imposées par le principe de réalité ; il est conforté dans sa toute puissance (de l'ordre d'une omnipotence infantile), dans l'illusion que tout est possible, qu'il peut accéder à l'immortalité.
L'état de manque lui rappelle brutalement qu'il lui est impossible d'être Dieu, et recommençant son geste toxicomaniaque, le jeune tentera désespérément de nier la réalité et ses impasses.

La suite à donner

L'étude des troubles de l'adolescence montre que parfois le processus adolescent s'emballe, en ce sens où la souffrance du jeune lui devient intolérable et que les symptômes choisis inquiètent l'entourage.

À noter…
Il importe d'aider le jeune dans sa singularité en évaluant la **potentialité pathogène** de son organisation psychique et en ce que la crise adolescente risque de devenir psychopathologie de l'adulte.

Conclusion

Rappelons que l'adolescence est une période de remaniement, de construction de l'identité dans tous les domaines, physiologique, intellectuel, affectif et social, dont les interactions sont évidentes.
De nombreux jeunes abordent cette période sans trop de heurts et de déséquilibres, mais nous avons vu que la crise de l'adolescence peut être plus ou moins intense selon les histoires particulières de chacun ; ces processus adolescents sont considérés comme structurants et organisateurs. Néanmoins, l'adolescence peut parfois induire des troubles qui signeront l'entrée dans la pathologie. Cependant les turbulences de cet âge ont le plus souvent une issue heureuse et l'adolescent devient un adulte autonome et responsable qui se projette dans l'avenir.

BIBLIOGRAPHIE

ARIES P. – *L'enfant et la vie familiale sous l'ancien régime.* Seuil, Paris, coll. *Points*, 1975.

BRACONNIER A. – *Le guide de l'adolescent.* Odile Jacob, Paris, 1999.

FREUD A. – *Le Moi et les mécanismes de défense.* PUF, Paris, 1985.

FREUD S. – *Trois essais sur la théorie de la sexualité.* Gallimard, Paris, 1962.

FREUD S. – *Inhibition, symptôme et angoisse.* PUF, Paris, 1973.

KESTMBERG E. – *L'adolescence à vif. L'identité et l'identification chez les adolescents.* PUF, Paris, 1990.

LAPLANCHE J. et PONTALIS J.-B. – *Vocabulaire de psychanalyse.* PUF, Paris, 1981.

MALHER M. – *Psychose infantile, symbiose humaine et individuation.* Payot, Paris, 1973.

SPITZ R. – *La première année de la vie de l'enfant.* PUF, Paris, 1963.

WINNICOTT D.W. – *De la pédiatrie à la psychanalyse, La tendance antisociale.* Payot, Paris, 1969.

CHAPITRE 39

La médecine de l'adolescent

Capacités attendues pour l'exercice de la puéricultrice

- Accompagner l'adolescent(e) dans sa demande de soin par la mise en œuvre de facteurs favorables à la verbalisation, que sont l'écoute bienveillante et la relation de confiance.
- Assurer la mise en application du traitement médical, dans une démarche participative vis-à-vis de l'adolescent, afin de favoriser sa compréhension du bien-fondé des règles à observer.
- Conduire des actions d'éducation à la santé, notamment en présence d'une maladie chronique, afin de développer la capacité d'autonomie de l'adolescent à l'égard du traitement de sa maladie comme de l'organisation de sa vie quotidienne.

Pourquoi est-il nécessaire de faire un chapitre spécifique sur la médecine de l'adolescent ? En quoi cette médecine est-elle différente de la pédiatrie ?

Si le soin à l'enfant est en lien avec sa croissance et son développement, le soin à l'adolescent est toujours en lien avec les questions fondamentales relatives aux transformations corporelles de la puberté, à ce que cela entraîne de sexualisation des relations et d'autonomisation, en particulier par rapport aux parents.

La définition de l'adolescence est toujours difficile. Pour les uns[2], il s'agit de l'âge qui succède à l'enfance et précède l'âge adulte immédiatement après la puberté ; pour d'autres[3], d'une période de transition passant par plusieurs étapes. Dans les sociétés primitives, il n'y avait pas d'adolescence mais un rite de passage, différent suivant les lieux et les époques (chasse en solitaire pour les garçons, bal des débutantes pour les filles...). La fonction de ces rites de passage était de définir la place de chacun au sein de la société. Il n'y a plus, en France, de rite de passage institué et le temps de l'adolescence s'allonge, le jeune devant trouver par lui-même la façon de se faire reconnaître en tant qu'adulte.

Afin d'aider les professionnels dans leur travail avec l'adolescent, nous envisageons la médecine de l'adolescence dans un vaste inventaire des problèmes spécifiques à cette période de la vie. Les dimensions somatiques, psychologiques et sociales étant en étroite relation avec de possibles réactions aux turbulences de l'adolescence, nous tenterons de mettre en évidence la complexité de ce phénomène à travers ce que dit l'adolescent, avec son langage, son corps, son comportement.

L'écoute du médecin, du soignant, des parents joue un rôle fondamental dans l'évolution de la santé des adolescents. Ce chapitre vient ainsi compléter les deux précédents qui, chacun à leur manière, ont expliqué ce que « l'Adolescence » veut dire.

---

1. Auteur : Chantal Stheneur, pédiatre.
2. Dictionnaire Robert.
3. Traités de psychiatrie.

La période de l'adolescence

Les temps de l'adolescence

On peut décomposer cette période en trois étapes. Ce découpage est forcément arbitraire mais permet de se repérer dans une période de turbulences et d'évolutions (voir p. 739) :

- le début se situe en moyenne vers 11-13 ans pour les filles et 12-14 ans pour les garçons ;
- la mi-adolescence couvre la période de 13 à 16 ans pour les filles, 14 à 17 ans pour les garçons ;
- la fin de l'adolescence, selon le sexe et le jeune, prend place dans une période allant de 17 à 21 ans.

Le corps de l'adolescent

L'adolescence étant totalement liée aux transformations corporelles, il sera indispensable, dans toute relation de soin avec un adolescent, de répondre aux questions qu'il se pose sur ces transformations et donc de pouvoir examiner son corps nu. L'examen du corps est en effet un moyen permettant d'approcher les préoccupations principales des adolescents et en particulier de ceux qui sont en difficulté. Cela permet aussi de comprendre l'origine d'éventuelles violences.

Il faut également souligner que les adolescents ne sont pas forcément en bonne santé. Ainsi :

- 10 % d'entre eux sont atteints d'une maladie chronique ;
- 20 % totalisent au moins trois des symptômes suivants : céphalées, gastralgies ou nausées, dorsalgies, fatigue, troubles du sommeil ;
- 10 % sont consommateurs (occasionnels ou réguliers) d'alcool, de tabac et de drogue ;
- 10 % ont des idées suicidaires ;
- 15 % ont subi des violences physiques et 4 % des violences sexuelles.

La médecine du corps est donc indispensable et le recours au « psy » ne doit pas être systématique devant des troubles du comportement à l'adolescence.

Cas n° 1

L'histoire suivante, si elle semble caricaturale, n'est pas un cas isolé. M., 16 ans, est adressé à la consultation pour troubles du comportement et violences. Ce jeune homme dit ne pas avoir d'antécédents médicaux particuliers, ce qui est confirmé par sa mère. À l'interrogatoire, on retrouve une violence importante sans que l'origine puisse être déterminée. L'examen clinique permet de trouver une malformation de la verge extrêmement invalidante, M. n'ose pas se déshabiller dans les vestiaires, il ne va plus aux cours d'éducation physique, refuse d'aller à la piscine avec ses amis et bien sûr n'ose pas approcher une fille. Après une intervention réparatrice, la violence de M. diminue, sa scolarité s'améliore. La malformation était en fait connue de la famille dans l'enfance mais dès le début de la puberté, M. ne voulant plus se montrer nu à sa mère, elle l'avait « oubliée ».

L'adolescent et les soins

La relation de soin

Dans l'ensemble, les adolescents ont accès aux soins[4]. Dans l'enquête nationale de M. Choquet[5], les trois quarts d'entre eux consultent un généraliste au moins une fois dans l'année. Mais moins de 14 % déclarent parler de leur problème de santé à un médecin et près de la moitié dit ne pas savoir où consulter pour un problème qu'ils souhaiteraient taire à leur entourage. Il y a donc un hiatus entre les questions que se posent les adolescents et la réponse donnée par le système de soin.

Aider l'adolescent à préciser sa demande de soins

Si dans toute situation de soin, il est important d'aborder les transformations corporelles de l'adolescent, il est également indispensable d'inclure systématiquement une analyse de divers paramètres. Le soignant doit aider l'adolescent à formuler sa demande de soin par des questions directes sans avoir peur des réponses qui pourraient y être données, que ce soit à propos de violences subies ou agies, d'inceste, de comportements à risque, etc.

4. M. Choquet et S. Ledoux, *Enquête nationale. Analyses et prospectives*. INSERM, Paris, 1994.
5. Voir bibliographie, p. 778.

Prendre en compte les paramètres

Ils concernent :

- son cadre de vie (vie avec un ou deux parents, foyer, famille d'accueil...) ;
- ses comportements habituels, en particulier dans le domaine de la prise de risque ;
- ses activités extra-scolaires ;
- ses relations aux pairs...

Si on ne parle pas de lui et de ce qui le préoccupe, l'adolescent révèle rarement le vrai motif de la consultation qu'il cache derrière des plaintes somatiques diverses, le besoin de vaccin ou la demande d'un bilan de santé. Ceci est d'autant plus vrai que l'adolescent ne sait pas lui-même quelle est sa véritable souffrance et où se situe sa demande. De plus, la demande de consultation n'est souvent pas faite par l'adolescent lui-même mais par l'entourage.

Respecter le secret

Pour que l'adolescent puisse parler en toute confiance, le respect du secret professionnel est indispensable. Le Code civil[6] reconnaît au mineur, au même titre qu'à l'adulte, une vie privée et le droit à l'intimité.

Ainsi, le droit[7] reconnaît à l'adolescent mineur, comme tout un chacun, la liberté de consulter le médecin de son choix. La règle fondamentale du secret professionnel[8] reste applicable aux mineurs. En pratique, cela signifie que le médecin n'est pas tenu d'informer les titulaires de l'exercice de l'autorité parentale des éléments de la consultation. Le soignant doit donc savoir gérer cette question du secret et favoriser la communication avec les parents lorsque cela est possible.

Par ailleurs, la loi autorise ou impose une révélation, en particulier lors de mauvais traitements infligés à des mineurs de 15 ans et à des personnes incapables de se protéger en raison de leur âge, de leur état physique ou psychique[9]. La décision de lever ou non le secret professionnel dans ces cas-là reste à l'entière décision du professionnel.

L'adolescent à l'hôpital

Chaque année, 10 % des adolescents sont hospitalisés[10]. En raison de la diversité des motifs d'hospitalisation, et de l'âge frontière de prise en charge des services (avant 15 ans en pédiatrie, après 15 ans chez les adultes), les adolescents sont dispersés dans les services.

Un service inadapté à sa tranche d'âge et à ses besoins

Les jeunes adolescents sont reçus dans des structures pédiatriques, bien adaptées aux nourrissons qui représentent la grande majorité des hospitalisations (la présence de lits à barreaux, de nounours sur les murs, les jeux éventuels de la salle d'activité, évoquent d'emblée le décalage avec les préoccupations adolescentes).

Au-delà de 15 ans, la prise en charge se fait dans les services adultes. L'adolescent est alors confronté à la réalité des détresses adultes.

Ainsi, au cours de leur hospitalisation, plus de la moitié des adolescents ne rencontrent aucun jeune de leur tranche d'âge.

Soulignons également que la sur-spécialisation des services ne permet pas, dans la plupart des cas, d'assurer une prise en charge globale des problèmes qui sont pourtant particulièrement intriqués à cet âge. Toutes ces difficultés institutionnelles, ajoutées à l'angoisse de l'hospitalisation, font souvent des adolescents des perturbateurs de soins, d'autant qu'ils ont une compétence particulière à rendre plus apparents les dysfonctionnements d'un service ainsi que les divergences entre les soignants.

Pour pallier ces problèmes, des services spécialisés en médecine de l'adolescence ont été créés dans les grands centres urbains.

Les questions d'ordre légal

Des questions d'ordre légal se posent aux soignants :

- doit-on prévenir les parents ?
- et s'il fugue ?
- qui peut le faire sortir ?

L'admission

L'admission d'un mineur dans un centre de soins est, normalement, toujours demandée par le ou les parents. En cas d'urgence, l'admission peut être signée de façon rétroactive. La mise en œuvre d'une ordonnance de placement provisoire (OPP) en milieu hospitalier, par l'autorité judiciaire, est toujours possible si la situation le justifie (conflit, risque pour lui-même, violences intrafamiliales, etc.)

L'opération

En situation ordinaire, le refus de signer l'autorisation d'opérer ou l'impossibilité d'obtenir le consentement du représentant légal interdit toute intervention chirurgicale. Mais s'il s'agit d'un acte chirurgical urgent,

---

6. Code civil, art. 9.
7. Droit d'usage français et Code de déontologie médicale, art. 6.
8. Code pénal, art. 226-13 et 14 ; Code de déontologie médicale, art. 4.
9. Code pénal, art. 226-14 ; Code de déontologie médicale, art. 44.
10. M. Choquet et S. Ledoux, *op. cit.* note 4.

l'autorisation d'opérer est donnée par la loi elle-même. Dans tous ces cas, si l'état de conscience le permet, il est toutefois demandé de tenir compte de l'avis du mineur avant d'intervenir[11].

La sortie

Pour sa sortie, le mineur ne peut être confié qu'à son père, mère, tuteur ou tiers, personne expressément autorisée par ceux-ci[12].

La fugue

En cas de fugue, le service dans lequel était hospitalisé le mineur doit prévenir le bureau des admissions dans les plus brefs délais. Celui-ci se charge de prévenir les parents (à moins que le service ne l'ait déjà fait) et surtout de déclarer la fugue au commissariat de police local.

L'adolescent et l'observance

L'observance est l'action d'observer habituellement, de pratiquer une règle, en matière religieuse ; c'est l'obéissance (à la règle). Le terme « observance » appliqué à la prescription médicale est donc très strict. Il faut savoir que, tous âges confondus, 30 à 50 % des patients ne sont pas fidèles aux prescriptions.

Les adolescents ne dérogent pas à cette règle surtout s'ils ne comprennent pas l'intérêt d'une thérapeutique et font souvent un choix au sein du traitement. L'important pour tout soignant est de partir du principe qu'une ordonnance écrite est rarement respectée, même si le traitement paraît « vital », et que poser la question de l'observance fait partie des soins. En demandant : « Tu prends bien ton traitement ? », le soignant se met en position de n'entendre que la réponse « oui, bien sûr ». Par contre, s'il demande : « Sachant que tu dois prendre un comprimé tous les matins, quel est celui que tu oublies le plus souvent, la semaine, le week-end, pendant les vacances ? », on permet à l'adolescent une réponse plus proche de la vérité. Ce sujet sera développé à propos de l'adolescent malade chronique.

Les urgences

La prise en charge des adolescents aux urgences est souvent ressentie comme complexe par les équipes soignantes, qu'elles soient pédiatriques ou adultes.

L'évolution des motifs de consultation

Une enquête, réalisée auprès de 168 hôpitaux généraux[13], précise la répartition des principaux motifs de **consultation en urgence** des adolescents.

Les motifs

- Pathologies accidentelles (50 %) ;
- affections somatiques non accidentelles (29 %) ;
- problème de santé mentale, dont tentatives de suicide (14 %) ;
- problèmes gynécologiques ou obstétricaux (5 %).

Dix ans plus tard, on retrouve à peu près les mêmes pourcentages[14], mais les découpages en **motifs de consultation**, étant différents, apportent un autre éclairage :

- accidents et traumatismes : 50 % ;
- tentatives de suicide : 10 % ;
- symptômes non spécifiques tels que fièvre, douleurs, malaises : 44,2 % ;
- troubles psycho-comportementaux : 4,8 % ;
- problèmes gynécologiques : 10 % ;
- maltraitance : 1 %.

Interprétation

Quelques remarques à propos de ces chiffres : tout d'abord, à part pour les pathologies accidentelles, les motifs de consultation des adolescents aux urgences sont les mêmes que ceux des consultations en médecine de ville. Beaucoup d'adolescents utilisent donc les urgences comme des consultations ouvertes 24 h/24, espérant peut-être bénéficier ainsi de la confidentialité qu'ils ont peur de ne pas trouver chez leur médecin de famille. L'étude des profils socio-démographiques des adolescents consultant aux urgences, comparés à la population générale de même âge, montre que ceux qui consultent aux urgences vivent moins souvent avec leurs parents, qu'ils ont une tendance à plus de redoublements scolaires multiples. Or, les problèmes sociaux allant souvent de pair avec des difficultés psychologiques, il est vraisemblable que les adolescents consultant aux urgences soient particulièrement fragiles.

Les problèmes les plus courants

Les consultations pour problèmes courants (qu'ils soient de nature médicale ou chirurgicale) sont les

11. Code de déontologie médicale, art. 7 et 43.
12. Autorisation écrite et nominative, datée et signée ; photocopie d'une pièce d'identité du représentant légal, ainsi que de la personne désignée.
13. Enquête nationale INSERM, 1999.
14. Enquête ANAES de 1999 dans 6 hôpitaux parisiens.

plus faciles pour le personnel soignant car leur prise en charge est bien codifiée. En revanche, les épisodes de décompensation des maladies chroniques peuvent poser le problème de l'observance de l'adolescent au traitement de fond prescrit (diabète par exemple). Le soignant aux urgences est alors mis en difficulté, tenté de prendre la conduite de l'adolescent au pied de la lettre et de la juger négativement, sans chercher à comprendre le vécu de la maladie chronique à cet âge.

Les accidents et traumatismes

En France, un adolescent sur cinq déclare avoir été victime d'au moins un accident ayant nécessité une intervention médicale dans les douze derniers mois et les consultations après traumatisme constituent le premier motif d'arrivée aux urgences des adolescents.

Les chiffres

- Les garçons entre 14 et 17 ans forment la population la plus souvent victime d'accidents ;
- les accidents sont la première cause de mortalité entre 15 et 24 ans ;
- les accidents de la route représentent 80 % des décès dans cette tranche d'âge ;
- les accidents de sport ou de loisir sont les plus fréquents des accidents non mortels.

L'interprétation

Ces chiffres témoignent de la prise de risque à l'adolescence. Il n'y a pas d'adolescence sans prise de risque mais la répétition des conduites à risque signe les défaillances du « contenant » de l'adolescent. Une étude récente comparant deux groupes d'adolescents âgés de 12 à 18 ans ayant ou non présenté une répétition d'accidents sérieux, a souligné l'importance de l'anxiété sévère, de la dépressivité et des comportements de recherche de sensations chez les adolescents multi-accidentés.

Ces résultats doivent attirer l'attention des urgentistes, des orthopédistes et des médecins généralistes : la survenue d'accidents conséquents à répétition, chez l'adolescent, traduit une situation de souffrance psychologique ou psychopathologique qu'il importe de ne pas négliger.

Les tentatives de suicide et la prise en charge

Comme les accidents, les tentatives de suicide (TS) et les suicides représentent un enjeu de santé publique majeur.

Épidémiologie

Depuis 1960, en Occident, les taux de décès par suicide chez les 15-24 ans ont augmenté de 200 à 800 % selon les pays, faisant du suicide la deuxième cause de mortalité à cet âge. Cette augmentation est essentiellement le fait des garçons (80 % des suicides) de la tranche d'âge 20-24 ans.

La comptabilité des TS est beaucoup plus difficile que celle des décès par suicide. On estime qu'elles sont au moins 30 fois plus fréquentes que les suicides « réussis », et 3 fois plus fréquentes chez les filles que chez les garçons, soit une proportion inverse à celle rencontrée pour les suicides[15].

Les conséquences

Au plan somatique, environ 20 % des tentatives de suicide ont des conséquences graves ou très graves : sur le plan de la gravité objective du geste lui-même et sur le plan de ses conséquences physiques.

Limiter à cela la gravité d'une TS et minimiser les TS à faible potentiel de létalité, en particulier médicamenteuses, risque de faire méconnaître un drame personnel ou une situation socio-familiale catastrophique (voir p. 761 et 989).

La prise en charge

La détermination de l'acte suicidaire ne peut jamais se réduire à un facteur causal unique et un faisceau de facteurs externes et internes est retrouvé la plupart du temps.

Les études sur le devenir des adolescents suicidants ont estimé le risque de répétition suicidaire entre 30 à 40 %, essentiellement dans la première année suivant la première TS et lorsque celle-ci n'a pas fait l'objet d'une prise en charge adaptée.

Cette prise en charge se fait dans un grand nombre de cas tout d'abord aux urgences. Les soins initiaux portent naturellement sur les problèmes somatiques immédiats, mais un relais devrait permettre d'approcher très rapidement l'ensemble des dysfonctionnements et des fragilités dont la tentative de suicide est en règle l'expression.

Il se dégage depuis plusieurs années un consensus pour préconiser l'hospitalisation systématique de tout adolescent après une tentative de suicide. En effet, une hospitalisation de 24 heures dans un service d'urgence ne permet pas de réaliser une évaluation globale somatique, psychiatrique, socio-familiale, ni d'élaborer un projet de soins cohérent.

En France, en 1993, seulement 20 % des adolescents scolarisés ont déclaré avoir été hospitalisés après une

---

15. Par exemple, à l'hôpital Bicêtre en 1984, les TS comptaient pour 8 % des urgences parmi les 13-19 ans. Cette proportion est très proche de celle retrouvée sur une plus large échelle dans l'enquête INSERM de 1998.

tentative de suicide[16]. Or, le meilleur moment pour intervenir auprès d'un adolescent suicidant est la période qui suit immédiatement les premiers soins médicaux : c'est là que la mobilisation de l'adolescent et de sa famille est la meilleure. C'est pourquoi l'objectif du tout premier entretien, que celui-ci soit conduit par un médecin, une infirmière ou un « psy »[17], est d'abord de soutenir une pleine reconnaissance de la crise suicidaire pour permettre à l'adolescent d'accepter de faire le point dans un service adapté prêt à l'accueillir.

Les autres problèmes psycho-comportementaux et la prise en charge

En dehors des tentatives de suicide, il y a d'autres situations motivant une intervention psychologique.

Les situations aux urgences

- L'agressivité (crise d'agitation avec auto ou hétéro-agressivité) ;
- l'anxiété (avec tout le cortège de signes somatiques) ;
- parfois le délire.

Un enfant est conduit en urgence à l'hôpital parce qu'il inquiète, souffre ; un adolescent est conduit volontiers aussi parce qu'il dérange. Arrivent ainsi aux urgences des situations de crise où la communication verbale est devenue impossible et passe par le corps ou l'agir. L'intervention dans ce contexte demande beaucoup de temps et perturbe l'activité des urgences.

La prise en charge

Bien conduite, elle permet d'éviter une hospitalisation abusive ou de faire accepter l'hospitalisation dont les buts, les limites et la fonction seront explicités.

Cependant, une hospitalisation en psychiatrie après un passage aux urgences aboutit souvent à une sortie prématurée du jeune en accord avec ses parents et contre l'avis des médecins. Il est donc parfois préférable, malgré la crise, de se donner le temps de préparer une hospitalisation classique avec le jeune et ses parents afin de réaliser un véritable contrat de soin.

Au-delà des éventuels facteurs déclenchants, le psychiatre recherchera des distorsions relationnelles anciennes, une histoire personnelle ou familiale complexe, souvent marquée par des séparations, des ruptures, des échecs...

L'urgence psychiatrique ne peut se concevoir que dans sa dimension relationnelle :

- relation entre le passé et l'avenir ;
- relation entre l'enfant et ses parents ;
- relation entre les symptômes éprouvés et la souffrance psychique. La fonction de psychiatre aux urgences ne s'improvise pas, en particulier auprès des adolescents. La prise en charge psychiatrique tiendra compte des contraintes d'un service d'urgence : ne pas faire attendre, prendre des décisions rapides, efficaces, parler clairement...

Les problèmes gynécologiques, la grossesse débutante et la prise en charge

Les adolescentes présentant un problème gynécologique consultent fréquemment en urgence. Or, un gynécologue est rarement disponible aux urgences hospitalières et peu de pédiatres et d'urgentistes sont formés en gynécologie ; de plus, l'aménagement des services d'urgence est souvent un obstacle à la pratique d'un examen pelvien dans de bonnes conditions et la plupart des erreurs diagnostiques sont en rapport avec un examen mal ou non fait.

La prise en charge

La prise en charge de symptômes locaux, d'une dysménorrhée, peut la plupart du temps être remise au lendemain mais toute demande en urgence pour motifs gynécologiques doit faire réfléchir le praticien quant au but réel de la consultation.

L'interrogatoire intègre des questions simples et concrètes sur la vie gynécologique et sexuelle en évitant de se contenter d'une date des dernières règles, *a fortiori* si elle est imprécise. Il faut se souvenir qu'une adolescente réglée est fertile même si elle a l'air très jeune, que 20 % des premiers rapports sexuels restent aujourd'hui non protégés et qu'environ la moitié des adolescentes enceintes l'ont été dans les six mois suivant leur premier rapport. Une réaction biologique de grossesse, quitte à déclencher une fausse alerte, vaut mieux que de laisser évoluer une grossesse dans le silence et la solitude.

Une adolescente qui a fait l'effort de venir consulter aux urgences aura beaucoup de difficultés, le lendemain, à raconter de nouveau son histoire et à faire confiance à un autre médecin. Cette première prise en charge est donc primordiale.

Les violences subies

Dans l'enquête hospitalière INSERM, les violences subies représentent 1 % des consultations aux

16. En 1989, plus du quart des adolescents suicidants reçus en hôpital général étaient gardés moins de 24 heures et une fois sur trois, aucun véritable entretien d'évaluation n'avait eu lieu.
17. Psychologue, psychiatre ou infirmier expérimenté dans l'accueil d'adolescent en difficulté psychique.

urgences par les adolescents. Ce chiffre est très probablement sous-estimé car un certain nombre de tentatives de suicide ou de conduites à risque sont en rapport avec une situation actuelle ou passée de violences subies, en particulier sexuelles. C'est pourquoi des questions claires à ce sujet méritent d'être systématiquement posées aux jeunes suicidants. Contrairement à certaines idées reçues, ces questions ne sont pas uniquement du ressort du psychiatre ou de l'assistante sociale. À condition qu'elles soient posées avec tact, ces questions ne sont pas choquantes pour les adolescents, quelle que soit la personne qui les pose.

Dans ces situations, l'information des parents sur le but et le résultat de la consultation est parfois difficile. On comprend ici toute l'utilité de la présence au sein de l'hôpital d'un référent ou d'une cellule « maltraitance » capables d'être mobilisés rapidement par l'équipe des urgences en cas de besoin.

Les urgences sociales

Il arrive que, quel que soit le motif de la demande initiale de soins exprimée par l'adolescent ou son entourage aux urgences (petite traumatologie, malaise...), celle-ci s'intègre dans une situation de crise ou de détresse médico-psychosociale plus ou moins aiguë.

La prise en compte

De façon explicite ou non, le recours à l'hôpital répond en fait surtout à une situation critique d'impasse ou de danger pour l'adolescent. L'importance de ces demandes ne doit pas être minimisée alors que le manque de temps et l'absence d'intervenant complémentaire disponible jour et nuit, en particulier d'assistante sociale, rend la réponse difficile.

La prise en charge

Il n'est alors pas rare que l'adolescent en crise (retour de fugue par exemple...) soit « mis dans un lit », à défaut d'autre solution. Ces situations sont souvent sources de confusion ou de malentendus pour les équipes soignantes, du fait de la difficulté de définir un projet de soin univoque. C'est naturellement la prédisposition du service d'accueil et sa plus ou moins grande expérience des patients adolescents et du travail pluridisciplinaire qui déterminent sa capacité à répondre utilement à ce type de situation.

À noter...

L'organisation des urgences pour les adolescents pose à la fois des problèmes de structures et de compétences. Il s'agit d'aborder les problèmes dans une perspective large, où sont entremêlés le préventif et le curatif, le sanitaire et le social, de respecter la confidentialité, même pour un mineur, et de faire preuve d'imagination et de créativité. Il s'agit également de posséder une bonne connaissance des relais utilisables au sein de l'établissement et à l'extérieur, afin de limiter au maximum les ruptures de suivi et les répétitions systématiques après le passage aux urgences.

L'adolescent malade chronique

Définition et données épidémiologiques

Parler de maladie chronique à l'adolescence impose de réfléchir à la définition de ce type de maladie : c'est **une maladie évoluant lentement et durant longtemps**[18], soit selon la plupart des médecins « une situation pathologique dont la durée excède 6 mois ». Il reste difficile de connaître exactement la proportion d'adolescents malades chroniques.

En France, au début des années 1980, les données des centres de sélection militaire situaient à 9,4 % le pourcentage de jeunes garçons finalement réformés en raison d'une pathologie de long cours ; une étude américaine plus récente[19], portant sur plus de 7 000 personnes, âgées de 10 à 17 ans, retrouvait une prévalence de près de 30 % de malades chroniques en prenant comme référence une maladie durant depuis plus de 3 mois.

Malgré les difficultés pour estimer la prévalence d'adolescents malades chroniques, il est sûr que les progrès scientifiques de la seconde moitié du XXe siècle ont permis à de nombreux enfants malades chroniques ou handicapés de survivre à l'adolescence et d'atteindre l'âge adulte. Ces enfants grandissant avec un handicap deviennent des adolescents qui posent de nouveaux défis de prise en charge.

18. Définition du Petit Robert.

19. En 1980, une étude américaine rapporte un pourcentage variant de 10 à 20 % d'enfants âgés de moins de 20 ans atteints de maladie chronique. Cette variation importante s'explique par le fait que les auteurs retenaient ou non certaines pathologies dites mineures (tel un défaut de vision ou d'audition) dans leurs critères d'inclusion. Seuls 1,1 à 2 % des sujets avaient une limitation majeure de leur activité.

Le corps et ses modifications

L'influence de la maladie chronique sur le développement physique

La plupart des maladies chroniques, ou leur traitement, interfèrent avec les processus de croissance et de maturation pubertaires. Par exemple :

- une étude multicentrique auprès de 2 115 patients drépanocytaires a mis en évidence une diminution significative du poids, de la taille et de l'âge du développement pubertaire comparés aux normes publiées ;
- une étude sur des patientes atteintes de mucoviscidose a montré que l'âge moyen de la marche était retardé et que plus de la moitié de celles qui étaient réglées avaient des cycles irréguliers.

Les mécanismes qui sous-tendent ces retards de développement ne sont pas parfaitement élucidés. Des anomalies génétiques peuvent être impliquées dans des malformations physiques mais aussi dans des dysfonctionnements métaboliques ou endocriniens. Le syndrome de Türner est un bon exemple de maladie génétique interférant non seulement sur la taille mais aussi sur le processus pubertaire. Ces jeunes filles ont, en l'absence de traitement, une petite taille définitive et une absence de développement des caractères sexuels secondaires.

La dénutrition est également une cause de blocage pubertaire, que ce soit lors des maladies inflammatoires du tube digestif ou lors d'anorexie mentale.

L'influence du développement physique sur la maladie chronique

De même que la maladie chronique influe sur le développement pubertaire, la maturation sexuelle influe sur la maladie chronique.

Les diabétologues connaissent bien les difficultés d'équilibration du diabète d'un adolescent en cours de puberté. Il ne s'agit pas seulement d'éventuels problèmes d'observance thérapeutique mais aussi du rôle joué par les modifications hormonales sur l'équilibre du diabète.

D'autres pathologies telles que l'asthme, les maladies inflammatoires du tube digestif, la tuberculose... peuvent rester quiescentes jusqu'en début de puberté.

Heureusement, les progrès de la médecine permettent dans un certain nombre de cas de minimiser les effets de la maladie chronique à l'adolescence. Par exemple, les filles atteintes d'un syndrome de Türner peuvent bénéficier d'un traitement par l'hormone de croissance et d'un traitement substitutif hormonal visant à améliorer leur pronostic de taille finale et à permettre le développement des caractères sexuels secondaires. De même, le traitement nutritionnel intensif d'une maladie inflammatoire du tube digestif peut entraîner la reprise de la maturation pubertaire. Il est donc important de se rappeler que la modification ou l'intensification du traitement d'une maladie chronique peut améliorer le bien-être de l'adolescent en lui permettant d'accéder à une maturation pubertaire en rapport avec celle des adolescents de son âge.

Les modifications de l'image de soi

L'influence de la maladie chronique sur le développement psychosocial

L'estime de soi

Les changements physiques rapides perturbent l'adolescent dans la vision qu'il a de lui-même. Pour apprivoiser son identité, il utilise ses pairs comme standard de référence. Si chez l'enfant malade chronique, l'estime de soi n'est pas moins bonne que chez l'enfant bien portant, le parallèle n'est pas vrai durant l'adolescence.

De plus, l'estime de soi varie en fonction de la pathologie chronique en cause. Ainsi :

- plus l'écart à la norme est grand, plus la comparaison avec la normalité est impossible et plus l'acceptation de son état par l'adolescent est facilitée ;
- plus l'écart à la norme est réduit, plus cet écart est source de souffrance car la comparaison avec la normalité devient pertinente et suscite une compétition avec les adolescents « normaux ».

C'est pourquoi **les maladies chroniques les moins visibles sont souvent celles qui entraînent le plus ces sentiments de dévalorisation**.

Dans notre expérience, le taux des **tentatives de suicide est d'environ 10 %** chez les patients atteints d'une maladie chronique, touchant principalement les adolescents atteints d'une maladie « invisible » telle que l'asthme, le diabète ou l'épilepsie. Ce phénomène paradoxal n'est pas toujours bien compris et peut conduire au rejet de l'adolescent par les équipes soignantes.

Les relations familiales

Dans son *continuum* avec l'enfance, la maladie chronique renforce les liens de dépendance entre l'adolescent et ses parents. Parmi les facteurs qui rendent plus difficile la prise d'autonomie de l'adolescent figurent :

- la nécessité d'avoir recours à des traitements ;
- la surprotection de la part de parents inquiets ;
- l'apparence « plus jeune » que l'âge civil ;
- les limitations de l'activité physique et des possibilités de déplacement.

Les difficultés liées à la situation de dépendance de l'enfant, devenu adolescent, vis-à-vis de ses parents varient en fonction de la manière dont la maladie chronique a été jusque-là intégrée au sein des interactions familiales :

- lorsqu'il existe un lien mère-enfant malade particulièrement intense et surtout d'allure exclusive, source de perturbation des autres liens familiaux, il est très probable qu'à l'adolescence un conflit majeur se développe. L'ambiguïté de cette dépendance rend l'adolescent agressif, anxieux, et il peut le manifester parfois de façon caricaturale à travers certains comportements de non-observance avérée ;
- à l'opposé, le processus d'adolescence peut être court-circuité. Le risque est alors qu'il n'y ait pas de turbulences, un peu comme si chacun tentait au sein de la famille de dénier les processus pubertaires, ce qui laisse augurer des difficultés majeures à l'âge adulte.

La relation aux pairs

L'intégration au sein du groupe des pairs constitue une des tâches importantes du travail d'adolescence. La capacité à établir des relations satisfaisantes avec les autres adolescents est un facteur de distanciation adolescent-parents et d'autonomisation sociale.

À cet âge, des expériences variées sont souvent utilisées comme facteur d'intégration au groupe des pairs.

Chez les adolescents atteints de maladie chronique, une de ces expériences peut prendre la forme d'un arrêt de traitement ou bien celle d'une consommation expérimentale de substances (médicaments ou drogues) contre-indiquées du fait de leur maladie ou leur traitement.

A contrario, certains adolescents ne vont pas se permettre de tester leurs limites et cela retardera considérablement leur développement et leur intégration. Ces adolescents malades chroniques apparaissent souvent comme plus isolés et pratiquant moins d'activités sociales, culturelles ou de loisirs.

Les périodes d'hospitalisation, les rendez-vous de consultation fréquents, les restrictions inhérentes à leur condition et celles imposées par leurs parents et les soignants, peuvent contribuer à majorer leur isolement social.

Mais les liens accrus de dépendance familiale peuvent en eux-mêmes entraver l'établissement des liens sociaux.

À l'inverse, les adolescents « normaux » rejettent facilement les porteurs de maladie chronique, peut-être pour lutter contre leur propre vulnérabilité. Ainsi, 40 % des patients ayant été traités pour maladie de Hodgkin, disaient que lorsqu'ils étaient sous traitement, leurs pairs se moquaient d'eux à propos de leur maigreur ou de leur aspect maladif et les rejetaient par peur de la contagion[20].

D'autres études rapportent qu'une bonne estime de soi est associée avec de bonnes relations aux pairs. Les groupes de soutien, ou de jeunes atteints de la même maladie, permettent de partager des expériences, de lutter contre les préjugés et les craintes au sujet de la maladie et de développer des méthodes d'acceptation.

Le comportement sexuel

Les chiffres

Une enquête [21] sur le thème des relations sexuelles met en évidence :

- que 43 % des garçons et 38 % des filles malades étaient sexuellement actifs (proportions identiques aux moyennes de la population de référence) ;
- que les filles malades étaient plus nombreuses à déclarer avoir une activité sexuelle que les filles témoins ;
- que la maladie soit visible ou non n'entraînait aucune différence (tant chez les filles que chez les garçons analysés séparément) pour :
  - l'activité sexuelle ;
  - l'âge lors des premières relations sexuelles ;
  - l'utilisation d'une contraception ou les antécédents de grossesse ;
- que la proportion des adolescents malades qui faisaient état d'une nette orientation homo ou bisexuelle n'était guère différente d'un sexe à l'autre (environ 7 %), ces proportions étant identiques à celles des groupes témoins.

L'interprétation

Ainsi, la plupart des adolescents malades chroniques ont des aspirations et des comportements sexuels identiques à ceux des autres adolescents. C'est pourquoi un effort particulier d'information doit être fait en direction des jeunes malades. Ils doivent recevoir des renseignements pertinents sur :

- leur fertilité ;
- les aspects héréditaires de leur maladie ;
- les conséquences d'une maladie sexuellement transmissible et d'une grossesse non planifiée.

Parfois, devant l'angoisse de la normalité, l'adolescent peut s'engager dans une activité sexuelle avant d'y être prêt émotionnellement. En discutant directement des préoccupations des jeunes, le médecin est en mesure de minimiser l'angoisse et donc les conduites inadaptées, il doit regarder le patient ado-

20. Dans une étude de Wasserman.
21. Effectuée sur un échantillon de plus de 1 500 adolescents malades chroniques âgés de 12 à 18 ans.

lescent comme un être sexué et ne pas tenir comme acquise son hétérosexualité.
Dans d'autres situations, la maladie apparaît en même temps, juste avant ou juste après la puberté. Le risque est que la maladie soit alors vécue, plus ou moins consciemment, comme une punition des désirs et/ou des réalisations sexuelles. La culpabilité peut être assez forte pour pousser l'adolescent à refuser toute sexualité.

L'influence du développement psychosocial sur la maladie chronique

Le développement psychosocial peut grandement affecter les adolescents malades chroniques, particulièrement dans le domaine de la prise de risques. Prendre des risques à l'adolescence fait partie du processus de séparation-individuation, du contrôle de ses capacités et de ses limites. Ainsi :

- **la non-observance** peut entrer dans le cadre des expérimentations normales et indispensables à la structuration de l'individu. Elle est parfois un facteur d'intégration au groupe des pairs. Ce qui met à mal le médecin durant la période d'adolescence est que la prise de risques porte aussi, voire même surtout, sur le suivi du traitement ou l'emploi de substances toxiques pouvant aggraver la maladie. Cette attitude est d'autant plus difficile à accepter que la maladie est grave ;
- **la sexualité** peut être vécue à l'adolescence comme une prise de risques. En effet, la survenue d'une grossesse non planifiée est préoccupante chez une fille présentant un diabète, un lupus ou une maladie cardiaque. Par ailleurs, des contre-indications à certains types de contraception (œstroprogestatifs, stérilet) compliquent certaines prises en charge. De même, une maladie sexuellement transmissible peut avoir de graves conséquences chez un adolescent déjà malade et sous traitement immunosuppresseur.

À noter...

Pour favoriser **l'observance thérapeutique**, le soignant doit considérer l'adolescent comme l'interlocuteur qui est le plus directement concerné par le choix thérapeutique, non seulement par les résultats attendus, mais également par la forme galénique, le nombre de prises dans la journée, les horaires...
Le fait d'informer le patient des alternatives thérapeutiques, d'en discuter avec lui et de le faire participer activement au processus décisionnel favorise l'autonomie et améliore l'adaptabilité au traitement.
En conclusion, tout soignant doit savoir :

- modifier le cadre de soins en incluant l'adolescent dans les négociations qui concernent sa maladie ;
- trouver la bonne distance entre l'infantilisation et la froideur ;
- introduire une dimension de sexualisation ;
- savoir laisser l'adolescent vivre son adolescence, c'est-à-dire tolérer une moindre observance.

Rôle de la puéricultrice

Les mots clés[1] de la prise en charge de l'adolescent hospitalisé

Face à l'adolescent malade, la puéricultrice veillera à :

- **S**e positionner :
  - en tant que soignant ;
  - en tant que membre d'une équipe pluriprofessionnelle ;
- **P**ermettre l'expression et écouter :
  - les plaintes et les demandes, mais aussi les confidences ;
  - la souffrance réelle, parfois plus psychique que somatique ;
  - sans porter de jugement ;
  - l'adolescent seul, en famille, avec ses pairs ;
- **R**especter chez l'adolescent, sa pudeur et ses secrets :
  - en lui laissant des responsabilités et une autonomie compatibles avec son âge ;
  - en lui proposant des rencontres et des activités avec d'autres adolescents de son âge ;

- **Informer et expliquer :**
  - la vie dans l'institution ;
  - la maladie, les symptômes, l'évolution, l'impact sur la vie quotidienne ;
  - les traitements ;
  - les examens complémentaires ;
  - la santé, le corps et le psychisme de l'adolescent ;
- **Négocier :**
  - l'organisation du projet de soin ;
  - la prise en charge du traitement ;
  - les contraintes liées à l'hospitalisation ;
- **Tolérer :**
  - les effractions minimes du cadre fixé ;
  - son style de vie ;
  - des comportements agressifs ;
  - sans naïveté ;
  - sans chantage.

1. En réunissant les premières lettres de chaque verbe, vous trouvez SPRINT (un bon moyen de mémoriser ces mots clés).

L'adolescent et les autres symptomatologies

Les plaintes somatiques

Plus qu'à un autre âge, les adolescents, en particulier les filles, sont familiers des plaintes somatiques multiples. L'important sera de pouvoir déterminer si l'origine de la demande est vraiment d'origine somatique ou si elle est d'origine psychologique. Pour cela, un interrogatoire précis, sans idées préconçues, ainsi qu'un examen clinique complet est indispensable.

Les douleurs

Que faire s'il n'existe pas d'origine organique au trouble ressenti ?
Tout d'abord se rappeler que **l'adolescent parle avec son corps**. Cette souffrance est une **demande qu'il faut entendre et comprendre** tout en rassurant le patient sur son intégrité physique. Il ne suffit pas de dire « c'est dans la tête », il faut aider l'adolescent à faire le lien entre ce qu'il éprouve dans son corps et certains éléments de son vécu (personnel, familial, scolaire, etc.).

Les fatigues et les plaintes liées au sommeil

L'adolescence est une période où les phases de sommeil sont perturbées quel que soit le contexte psychosocial. Les phases d'endormissement sont retardées, ce qui entraîne une fatigue importante pendant la semaine, un rattrapage le week-end par des levers tardifs qui décalent encore plus les phases d'endormissement. Il existe de façon physiologique une somnolence maximale en milieu d'après-midi. Les troubles du sommeil sont donc « normaux » pendant la puberté et ne doivent que de façon très exceptionnelle faire prescrire un traitement (voir p. 745). Si les troubles du sommeil sont particulièrement invalidants, la recherche de la cause de l'angoisse est le traitement le plus efficace.

Les troubles du comportement alimentaire

On parle trop facilement de troubles de comportement alimentaire à l'adolescence et en particulier de boulimie, alors que le diagnostic est souvent fait tardivement, quand la maladie est réelle. Plus de la moitié des filles sont préoccupées par leur poids et les dysfonctions des conduites alimentaires (crise de fringale, hyperphagie, dégoût sélectif...) sont fréquentes sans pour cela être pathologiques (voir p. 762).

L'anorexie mentale

Le diagnostic

Les critères diagnostiques de l'anorexie mentale primaire sont[22] :

22. D'après les critères utilisés par le service de médecine de l'adolescent du CHU Bicêtre.

◆ **une restriction alimentaire** avec refus ou incapacité à prendre du poids pendant la période de croissance, ou perte de poids en valeur absolue ;
◆ **un comportement perturbé vis-à-vis de la prise de nourriture** avec perturbation de l'image corporelle, soit :
– une peur de grossir malgré la maigreur manifeste ;
– un plaisir à se priver d'aliments, comportements inhabituels concernant la manipulation et le stockage d'aliments ;
– un déni du trouble du comportement alimentaire et de la maigreur extrême, parfois remplacé par un constat d'impuissance à reprendre du poids ;
◆ **des signes cliniques :**
– constants : aménorrhée ou règles ne survenant qu'après l'administration d'hormones œstroprogestatives ;
– fréquents : bradycardie, par exemple ;
– variables : lanugo, retard statural (formes précoces) ;
– inconstants : hyperactivité, épisodes de boulimie, vomissements ;
◆ **une absence de maladie médicale** expliquant l'anorexie et l'amaigrissement, ceci n'excluant pas une maladie chronique déjà connue associée ;
◆ **une absence d'autre pathologie psychiatrique**, ceci n'excluant pas l'existence de troubles psychiques associés.

Les critères diagnostiques sont cliniques et les examens complémentaires le plus souvent inutiles. On ne doit pas être faussement rassuré par un ionogramme sanguin normal car il n'est que tardivement perturbé malgré des carences réelles. Les perturbations ioniques sont très tardives malgré par exemple une carence potassique pratiquement constante.

Les critères de gravité

Ils sont essentiellement cliniques :
◆ bradycardie ;
◆ ralentissement psychomoteur ;
◆ diminution de la température corporelle.

Le traitement

Il repose non seulement sur la prise en charge psychiatrique du patient (qui n'est pas une urgence), mais aussi sur le suivi somatique au long cours afin de surveiller l'apparition de signes de gravité éventuels.

Aucun protocole thérapeutique n'a fait la preuve de son efficacité dans la réduction des conséquences somatiques de l'amaigrissement. Les suppléments vitaminiques sont mal absorbés, les œstroprogestatifs ne garantissent pas la prévention de l'ostéoporose.

La boulimie

La crise boulimique est un épisode brusque au cours duquel une grande quantité de nourriture est ingérée à la hâte, sans pouvoir se limiter. Les aliments sont le plus souvent consommés tels quels, non chauffés, voire parfois même encore congelés. Il existe presque toujours une grande angoisse précédant la crise suivie d'une forte culpabilité qui peut être soulagée par des vomissements provoqués. On note bien la différence qui existe entre ces crises de boulimie et les crises de fringale. Le poids n'est pas un critère diagnostique car tous les cas de figure peuvent être rencontrés, du déficit pondéral au surpoids massif.

L'évolution est très chronique et la prise en charge particulièrement difficile. Elle doit être comme pour l'anorexie mentale multidisciplinaire.

L'acné

C'est la pathologie la plus courante à l'adolescence. Elle n'est souvent pas reconnue par les parents ou les soignants comme une pathologie alors que les adolescents sont très perturbés par ces boutons. En particulier, il n'y a pas de lien entre l'étendue objective de l'acné et le ressenti de l'adolescent, d'où l'importance de demander à tout adolescent présentant un bouton s'il souhaite un traitement. On va alors se heurter au problème de la durée et de la régularité du traitement, seul garant de son efficacité.

Les troubles gynécologiques

Les dysménorrhées

C'est un syndrome pelvien et douloureux contemporain du début de la période menstruelle. Cette douleur extrêmement fréquente n'apparaît le plus souvent qu'après quelques cycles pas ou peu douloureux. Elle ne doit pas être banalisée, ni considérée comme une fatalité. Aujourd'hui des traitements existent, qui sont efficaces ; le paracétamol, les anti-inflammatoires, mais aussi dans certains cas les œstroprogestatifs.

Les hémorragies génitales anormales

La cause la plus fréquente est une hémorragie utérine fonctionnelle, mais avant de retenir ce diagnostic, il faut éliminer une cause plus grave comme un traumatisme, un accident de grossesse ou autre.

Les saignements débutent après quelques mois de saignements menstruels normalement abondants. Ils peuvent être cataclysmiques et entraîner une mauvaise tolérance hémodynamique. Ils sont dus à une hyperœstrogénie relative.

Le traitement repose sur les œstroprogestatifs à forte dose.

Rôle de la puéricultrice

Faire de l'hospitalisation un temps fort de travail auprès de l'adolescent

Durant l'hospitalisation, la puéricultrice doit pouvoir offrir aux adolescents un espace d'écoute, de compréhension, de tolérance en même temps que de soins techniques.

Elle doit favoriser une réelle participation à un travail pluridisciplinaire. On peut considérer trois temps forts :

- le premier contact est très important. Il faut présenter à l'adolescent son environnement mais aussi et surtout le personnel soignant et les rôles de chacun. Les règles de vie au sein du service doivent être commentées afin que l'adolescent, qui a besoin de repères, puisse les comprendre et les respecter. Le rôle principal de la puéricultrice est d'aider à l'instauration d'un climat de confiance entre l'adolescent et l'équipe soignante, fédérés autour d'un projet de soin ;
- après l'observation des premiers jours, des moments privilégiés s'installent, faits de rires, de pleurs, de jeux... mais, il ne faut pas laisser passer l'instant des confidences qui, à cet âge particulièrement, ne peuvent souffrir l'attente. Ces moments se manifestent par le silence et le retrait, ou, au contraire, l'agitation et la transgression des règles de vie. L'équipe soignante doit faire en sorte que les adolescents puissent parler, parler aux adultes, à leurs parents si possible, parler d'eux et de leur souffrance ;
- il faut ensuite aider l'adolescent à préparer sa sortie et à affronter le monde extérieur dont il s'est senti protégé pendant l'hospitalisation. Cette étape, si elle est bien menée, permet de soutenir le projet thérapeutique.

BIBLIOGRAPHIE

ALVIN P. et MARCELLI D. – L'adolescence, la puberté, la sexualité. In : *Médecine de l'adolescent*, Masson, 1999.

Baromètre santé jeunes 97/98, CFES, Paris, novembre 1998.

BLOCH C.A., CLEMONS P. et SPERLING M.A. – Puberty decreases insulin sensitivity. In : *Journal de pédiatrie*, 110 : 481-7, 1987.

CHOQUET M. et LEDOUX S. – *Adolescents : enquête nationale. Analyses et prospectives.* INSERM, Paris, 1994.

CHOQUET M., ASKEVIS M., MANFREDI R., LEDOUX S. et FRAISSE F. – *Les Adolescents face aux soins : la consultation et l'hospitalisation.* INSERM/ministère des Affaires sociales et de l'intégration, Paris, 1992.

FACY F., JOUGLA E. et HATTON F. – Épidémiologie du suicide de l'adolescent. In : *Revue du praticien*, n° 48, 1998.

GASQUET I., ALVIN P. et DEVEAU A. – Qui sont les adolescents consultant aux urgences et comment sont-ils pris en charge ? Enquête auprès de 6 hôpitaux. In : *Les Rapports de l'AP-HP*, 1999.

KUFUSS M. – *Pathologie observée en trois mois chez les adolescents dans le cadre des services d'urgence d'un hôpital universitaire.* Thèse de médecine, Université Paris-Sud. 1985.

NEWACHECK P.W., MCMANUS M.A. et FOX H.B., Prevalence and impact of chronic illness among adolescents. In : *Am J DIS Child*, 145 : 1367-73, 1991.

REY C., CHARTOT P., ALVIN P. et WERSON P. – L'examen médical de l'enfant et de l'adolescent victimes d'agression sexuelle. In : *Archives de Pédiatrie*, 5, pp. 1378-1382, 1998.

VIDAILHET C. – La pédopsychiatrie aux urgences d'un hôpital d'enfants. In : *Archives de Pédiatrie*, 2, pp. 1131-1134, 1995.

La politique de santé en France

Protéger et promouvoir la santé de la famille et de l'enfance

CHAPITRE 40

La Santé publique[1]

Capacités attendues pour l'exercice de la puéricultrice

- Contribuer à la réalisation des objectifs de Santé publique définis aux plans national et local, en vue d'améliorer les conditions de vie et de développement des enfants, de la naissance à l'adolescence.
- Participer, avec les familles et les autres professionnels, au diagnostic des besoins des enfants, dans leur milieu de vie et à la définition des priorités pour la population concernée.
- Élaborer, mettre en œuvre et évaluer des projets de promotion de santé en faveur des enfants, en collaboration avec les enfants eux-mêmes, leurs familles et les différents partenaires.
- Inscrire ces actions de santé, individuelles et collectives, dans le cadre des réseaux de soins préventifs et des recherches épidémiologiques.

Contribuer à promouvoir la santé des enfants, en favorisant une réponse évolutive en terme de projet de vie, constitue une des missions essentielles de la puéricultrice. La diversité des concepts relatifs à la santé implique donc de sa part une clarification de notions qui sont à la fois proches et différentes. On distinguera en particulier les quatre conceptions de base que sont : « la santé publique », « la santé communautaire », « la promotion de la santé » et « l'éducation pour la santé ».

Si nous considérons que « la santé est découverte et mobilisation permanente du réseau de capacités et potentialités de chaque personne compte tenu de ses conditions de vie »[2], prendre soin d'un enfant doit conduire la puéricultrice à rechercher et à favoriser la participation des acteurs concernés, à resituer cet enfant au sein de sa famille, de son groupe social et de son environnement.

La puéricultrice exerce son art dans le champ de la Santé publique et dans de nombreuses situations, elle oriente sa pratique vers une approche communautaire de la santé, approche favorable à la découverte des déterminants de santé par les usagers eux-mêmes.

Au cours de sa formation d'infirmière en spécialisation, la puéricultrice développe des capacités et des savoirs spécifiques sur le développement et les besoins des enfants, mais aussi des savoirs en sciences sociales et médicales, en pédagogie, etc. Ces connaissances vont lui permettre de réaliser un diagnostic des besoins de santé des enfants et des groupes d'enfants.

Cette approche individuelle et collective de la santé des enfants s'inscrit dans une dimension participative et un travail en partenariat et en réseau. La puéricultrice se situe dès lors comme un agent de promotion de la santé qui favorise l'accompagnement des familles.

Dans ce chapitre seront successivement abordés les éléments de compréhension de la politique de santé en France : d'une part, en tant qu'objectifs de société et système de santé ; d'autre part, en tant que commande législative et ressources pour une pratique professionnelle ; puis les différents concepts de santé et leur impact sur la mise en œuvre des actions de Santé publique (en réponse aux problèmes de Santé publique touchant l'enfant). Soulignons enfin que l'objectif de ce chapitre est en outre de favoriser la poursuite d'une réflexion initiée en formation de base (d'infirmière ou de sage-femme), afin d'aborder la famille avec confiance, convaincue de ses capacités à se saisir des facteurs influençant la santé

---

1. Auteurs : Michel Bass, médecin de santé publique. Mireille Dervil, puéricultrice-directrice d'école de puéricultrices. Martine Lequellec-Nathan, médecin de santé publique. Annick Sailland, puéricultrice-directrice d'école de puéricultrices.
2. M.-F. Collière, *Soigner... le premier art de la vie.* 2e éd., Masson, 2001.

du groupe familial et à participer à l'amélioration de ses conditions de vie.

Le système de santé en France

La santé des Français se porte bien, le système de santé est honorablement classé par l'Organisation mondiale de la santé et pourtant les professions de santé manifestent leur insatisfaction… « parce que notre système de prise en charge date d'après guerre… »[3], il coûte cher et ne répond pas suffisamment « aux besoins multiples, variables selon les particularités de chaque région et les spécificités épidémiologiques et sociologiques des populations : la politique de santé doit avoir un ancrage régional et local »[4]. Le système de santé est ainsi à la veille d'une modernisation de ses institutions par une réelle participation des régions à la politique nationale de santé. L'élaboration d'un dispositif permettant une plus grande lisibilité des objectifs et des priorités qui sous-tendent les choix, vise à favoriser la compréhension du système par les citoyens eux-mêmes. La conférence nationale de la santé met également l'accent sur la place à donner aux priorités de santé publique dont les programmes seront pilotés par la Direction générale de la santé du ministère délégué à la Santé (voir *infra*).

Le ministère de l'emploi et de la solidarité et le ministère délégué à la Santé

Autrefois, il était question du « ministère de la Santé et de la Sécurité sociale », avec pour origine le « ministère de l'Hygiène, de l'Assistance et de la Prévoyance sociale » (lui-même successeur de « la direction générale de l'Assistance publique du ministère de l'Intérieur » dans les années 1920). Les nombreuses transformations de ce ministère, au cours du xxe siècle, soulignent la nécessité d'adapter les services de tutelle aux orientations successives de la politique de la santé. Toutefois, les attributions de ce ministère restent sensiblement de même nature depuis sa création. Aujourd'hui, le ministère délégué à la Santé est une **composante du ministère de l'Emploi et de la Solidarité.**

Sa mission

Il appartient au ministère de la Santé de concevoir et d'encadrer la politique de santé par l'élaboration de textes législatifs et réglementaires ou de recommandations (conception des politiques publiques et production de normes juridiques).

Ses attributions

Le ministère de la santé est chargé de :

- **définir le cadre et impulser des actions de santé publique de prévention** et de prise en charge (plans et programmes nationaux de santé) ;
- **assurer la protection sanitaire de la population** par l'élaboration de principes et de normes visant à **réduire les risques sanitaires** liés aux produits et services de santé, et participer à l'élaboration de ceux relevant d'autres ministères (agriculture, consommation et répression des fraudes, environnement) pour ce qui concerne les risques environnementaux (aliments, eau, air, radiations ionisantes…) ;
- **réguler l'offre de soins** et **assurer l'accès aux soins** au travers d'instruments tels que la carte sanitaire et les schémas régionaux d'organisation sanitaire (SROS), l'autorisation des établissements et des équipements lourds, l'accréditation des services et activités, la démographie des professions de santé, la tutelle des organismes de protection sociale ;
- **contrôler l'application des règlements et recommandations** ;
- **développer la qualité des soins** par la définition des contenus de formation des professions de santé, par la définition de normes ou de bonnes pratiques ;
- **développer la participation des usagers** aux orientations en matière de santé publique.

En juillet 2000, le ministère a réorganisé ses services et modifié les répartitions de leurs missions.

L'administration centrale

Elle se compose de six grandes directions (outre la direction de l'administration générale, du personnel et du budget).

La Direction générale de la santé (DGS)

C'est la direction de tutelle des professions médicales et paramédicales.

Sa mission

La DGS élabore et contribue à la mise en œuvre de la politique de la santé. Elle voit se développer ses missions en matière de :

3. B. Kouchner, ministre délégué à la Santé, conférence nationale de santé 2001.
4. Voir note 3.

- santé publique ;
- sécurité sanitaire ;
- détermination de normes et de pratiques.

Son organisation

Elle se structure autour de deux services et sept sous-directions :

- **les services** : « politique de santé et qualité du système de santé » et « prévention, programmes de santé et gestion des risques » ;
- **les sous-directions** : « politiques de santé et stratégies », « qualité du système de santé » (dont les formations des professions de santé), « politique des produits de santé », « coordination des services et affaires juridiques », « pathologies et santé », « santé et société », « gestion des risques des milieux ».

Ses attributions

La DGS est chargée :

- d'analyser les besoins de santé de la population ;
- de concevoir les axes de la politique de santé publique, des plans nationaux de santé, de veiller à leur mise en œuvre et de définir les critères d'évaluation ;
- d'élaborer les actions de prévention, de surveillance et de gestion des risques sanitaires et de coordonner les agences de sécurité sanitaire ;
- de définir les principes et les critères de qualité des pratiques professionnelles et des contenus des formations.

La Direction de l'hospitalisation et de l'organisation des soins (DHOS)

Anciennement dénommée « direction des hôpitaux », cette direction est bien connue du personnel hospitalier.

Sa mission

Elle consiste à gérer des offres de soins, c'est-à-dire à élaborer la politique d'organisation de l'offre de soins en fonction des objectifs et des priorités de la politique de santé.

Son organisation

Elle comprend deux pôles et six sous-directions :

- **le pôle « Organisation des soins, des établissements et du financement » :**
  - SD de l'organisation des systèmes de soins ;
  - SD de la qualité et du fonctionnement des établissements de santé ;
  - SD des affaires financières ;
- **le pôle « Professions de santé et affaires générales » :**
  - SD des professions paramédicales et des personnels hospitaliers ;
  - SD des professions médicales et des personnels médicaux hospitaliers ;
  - SD des affaires générales.

Ses attributions

La DHOS est chargée :

- de réguler l'offre de soins sur le territoire en terme d'établissements, de services, d'activités, d'équipements, de personnels ;
- d'évaluer l'activité des établissements et services publics de santé ;
- d'élaborer les critères de contrôle des établissements et services de santé ;
- de gérer les professionnels des établissements publics de santé.

La direction de la Sécurité sociale

Sa mission

Elle consiste à élaborer et à mettre en œuvre la politique relative à la Sécurité sociale, c'est-à-dire centrée sur la protection sociale et son environnement.

Son organisation

Elle comporte cinq sous-directions.

Ses attributions

Elle doit :

- assurer la tutelle et le contrôle des organismes de protection sociale ;
- préparer la loi de financement de la Sécurité sociale.

La Direction de la recherche, des études, de l'évaluation et des statistiques (DREES)

Sa mission

Elle est :

- de concevoir l'appareil statistique ;
- d'assurer la collecte, l'exploitation et la diffusion des statistiques.

Son organisation

Elle comporte trois sous-directions et un département.

Ses attributions

La DREES est chargée :

- de rassembler et valoriser les données démographiques épidémiologiques de santé et sanitaires ;
- de réaliser des études dans le champ du sanitaire et du social.

La Direction générale de l'action sociale (DGAS)

Sa mission

Elle est :

- d'élaborer, coordonner et mettre en œuvre des politiques d'interventions sociales, médico-sociales et de solidarité ;
- de lutter contre toutes formes d'exclusion.

Son organisation

Elle comprend cinq directions.

Ses attributions

Elles consistent à définir la politique de prise en charge médico-sociale des jeunes enfants, des handicapés et des personnes âgées.

La Direction de la population et des migrations (DPM)

Sa mission

Elle est :

- d'élaborer et suivre la politique démographique et celle concernant l'immigration, l'intégration des populations d'origine étrangère ;
- de lutter contre les discriminations.

Son organisation

Elle comprend trois sous-directions.

Ses attributions

La DPM est chargée de :

- recueillir, analyser et diffuser les données relatives à l'immigration et à la situation des étrangers en France ;
- participer à l'élaboration et assurer l'application des règles en matière d'acquisition et de retrait de la nationalité française ;
- participer à l'élaboration et à l'application des accords internationaux dans les domaines relevant de sa compétence.

Autres services

Outre ces directions, l'administration centrale du ministère :

- comprend des **délégations** et des **services** :
  – délégation interministérielle à la famille, à l'innovation sociale et à l'économie sociale ;
  – service des droits des femmes et de l'égalité, de l'information et de la communication ;
- dispose **d'instances d'expertise et d'agences**.

Les instances d'expertise, d'avis et de conseil

Ces différentes instances, composées d'experts, apportent des **avis** et des **conseils** dans de multiples domaines relatifs **aux besoins et aux priorités de santé publique**, à la formation, à **la prévention**, à la qualité de la prise en charge, à la protection sociale, à la planification des équipements, à **l'éthique**, à **l'économie de la santé.** Citons à titre d'exemple :

- le haut comité de santé publique (HCSP) ;
- la conférence nationale de santé (CNS) ;
- le conseil supérieur des professions paramédicales ;
- le comité national d'organisation sanitaire et sociale (CNOSS) ;
- la commission nationale de biologie de la reproduction et du diagnostic anténatal (CNMBRD) ;
- le comité national consultatif d'éthique.

Les agences

Il s'agit pour la plupart d'établissements publics de l'État dotés d'un conseil d'administration, d'un conseil scientifique et dont la tutelle administrative est exercée soit exclusivement par le ministère chargé de la Santé, soit en liaison avec d'autres ministères.

Ces agences sont en majorité dédiées à la sécurité sanitaire renforcée par la loi du 1er juillet 1998 qui vise à mieux **surveiller, évaluer, alerter en cas de menaces sanitaires**, dans un but d'anticiper ou de réagir rapidement le cas échéant. Citons :

- l'institut de veille sanitaire (IVS) ;
- l'agence française de sécurité sanitaire des produits de santé (AFSSAPS) ;
- l'agence française de sécurité sanitaire des aliments (AFSSA) ;
- l'agence nationale d'accréditation et d'évaluation en santé (ANAES).

Les codes

Il s'agit de dispositions légales et réglementaires, à jour et consolidées, dans un domaine donné et publiées dans un même et unique recueil.

Le Code de la Santé publique

Il régit l'organisation du système de santé et regroupe la législation et la réglementation sanitaire. En ce qui concerne le domaine de la santé, de l'enfance et de la famille, il traite des points suivants :

- la protection générale de la santé : protection des personnes en matière de santé, don et utilisation des éléments et produits du corps humain, protection de la santé et environnement, administration générale de la santé ;
- la santé de la famille, de la mère et de l'enfant : protection et promotion de la santé maternelle et infantile, interruption volontaire de grossesse, établissements, services et organismes concourant à la protection maternelle et infantile ;
- la lutte contre les maladies et dépendances telles que les maladies transmissibles, les maladies mentales, l'alcoolisme, la toxicomanie, le tabagisme, le dopage, ainsi que la prévention de la délinquance sexuelle.

Le Code de la Sécurité sociale

Il régit la protection sociale et son financement et comporte les lois et règlements sur :

- l'organisation et les lois de financement de la Sécurité sociale ;
- l'organisation du régime général et des autres régimes, l'action de prévention sanitaire et sociale des caisses ;
- les dispositions relatives aux assurances sociales ;
- les prestations familiales et prestations assimilées.

Le Code du Travail

Il contient les textes relatifs notamment à la protection de la santé des travailleurs, par exemple la réglementation du travail des enfants et de la femme enceinte.

Le Code de la Famille et de l'Action sociale

Il régit toute l'organisation de la protection sociale et du service social, dont la protection de l'enfance (ASE).

Le Code de la Consommation

Il regroupe les textes relatifs à la sécurité de la distribution des biens et des services, dont les prestations de soins.

Le système de soins

Ce système, tel qu'il est organisé, est fondé sur deux principes :
- la liberté de choix ;
- l'égalité d'accès aux soins.

Ainsi, existe une cohabitation de deux secteurs : **secteur public et secteur privé**, qui doivent permettre d'assurer **une complémentarité** entre les soins ambulatoires et l'hospitalisation. Malgré le développement de cette complémentarité, des disparités et des déséquilibres persistent, notamment dans la répartition d'activités et d'équipements entre les établissements d'hospitalisation publics et privés, dans l'encadrement des établissements et des équipements par la carte sanitaire et les schémas régionaux d'organisation sanitaire.

La généralisation de la couverture sociale par **la couverture maladie universelle** permet de faire bénéficier une grande partie de la population d'une couverture de l'ensemble des prestations sanitaires (il reste cependant une frange de la population qui ne bénéficie pas de la totalité de cette couverture).

La régulation des écarts entre secteurs public et privé s'effectue en fonction des problématiques repérées et des besoins exprimés lors des analyses socio-démographiques.

Le système de santé dans son environnement international

La politique de santé ne peut être conçue sans faire référence ou après avoir examiné l'environnement international.

L'Organisation mondiale de la santé (OMS)

Elle joue un rôle de recueil d'information, de coordination, d'impulsion et d'assistance en matière de santé publique.

Certaines orientations ou certains programmes sont spécifiques aux régions ou pays concernés, à charge pour chaque pays d'inscrire ses priorités d'actions en fonction de ses indicateurs sanitaires et sociaux.

L'Union européenne (UE)

Aucun traité ne donne, à ce jour, compétence à la Communauté européenne pour intervenir à l'intérieur des systèmes nationaux des pays de l'Union. L'article 129 du traité de Maastricht sur l'Union européenne porte sur la politique de santé publique (programmes européens de prévention) et l'article 152 du traité d'Amsterdam prévoit le développement de réseaux communautaires pour la lutte contre les maladies transmissibles, tout en maintenant le principe de subsidiarité sanitaire.

Compte tenu des disparités entre les États membres en ce qui concerne les infrastructures de soins, la gestion des systèmes de santé et de protection sociale, les modes de consommation des soins, l'Europe de la santé avance lentement.

La Santé publique, dynamique des politiques de la santé et de la famille

La santé se définit à partir des normes sociales, des valeurs, des représentations et de l'imaginaire social dans lesquels existe en particulier la médecine. Le tableau 40.1 constitue un repérage des différentes étapes de l'évolution du concept de santé, évolution étroitement liée à l'époque, aux découvertes scientifiques (médicales, psychologiques, sociologiques...) et éminemment dépendante des orientations et décisions politiques.

Parler de santé publique nous conduit donc à nous interroger tant sur le concept de santé lui-même que sur la dimension publique de celui-ci, et à rechercher dans l'histoire les éléments constitutifs de cette idée de « santé publique » (dont nous trouvons les fondements dans les mesures de lutte contre la lèpre ou la peste déjà 150 ans avant Jésus-Christ).

Les événements clés

Au risque de paraître schématiques, nous proposons, dans le tableau 40.1, de fixer quelques moments ou événements clés dans l'histoire des politiques sanitaires et familiales, à travers les siècles ; notre option étant de privilégier la mise en évidence des interactions et interdépendances des différents paramètres, c'est-à-dire :

- les réalités sociales et sanitaires d'époques successives : **le constat** (contexte socio-économique, problèmes de santé, données statistiques, médicales et psychosociologiques, etc.) ;
- leur traduction dans la politique de santé, au travers des textes législatifs et réglementaires, et dans l'émergence des professions de santé : **les conséquences générales** (orientations et priorités des politiques générales de santé, dispositifs mis en place...) ;
- les caractéristiques de l'évolution de la santé des populations : **les conséquences spécifiques** (s'agissant des puéricultrices, sont privilégiés les point suivants : concept d'enfant, politiques familiales, actions en faveur de l'enfance, apparition des professions de santé prenant en charge les enfants).

Le rôle majeur de l'environnement

Ce parcours historique nous conduit au constat que **l'émergence de la notion de santé publique lorsque**, sous une pression individuelle, **l'environnement est reconnu comme jouant un rôle majeur dans la propagation des épidémies.** Architectes d'État et ingénieurs sanitaires participent à l'avancée impulsée par l'hygiénisme. Avec les antibiotiques, la médecine progresse rapidement et l'absence de maladie tend à devenir l'objectif premier du médecin, freinant l'investissement en faveur de la santé publique (jusqu'à ces toutes dernières années).

L'évolution du « soignant » et du « soigné »

Les professions de santé passent du modèle normatif des actes de soins et d'assistance à une technicité du soin (soigner, guérir, éduquer), et, peu à peu, la personne soignée passe du statut de malade à celui d'usager voire de client, et les soignants deviennent des agents de santé.

Ainsi, l'évolution va se faire dans le sens d'une professionnalisation des services de santé, puisqu'un « processus a amené le transfert de la responsabilité des soins des individus aux professionnels de la santé, des profanes aux experts. L'État lui-même a légitimé ce transfert par des lois qui confirment le droit de certaines personnes à exercer de façon exclusive certaines activités soignantes. »[5]

L'approche de la santé : démarche individuelle, démarche collective

La santé : approche conceptuelle

Comprendre l'origine de la santé publique et les facteurs influant sur son évolution permet d'appréhender l'évolution des pratiques professionnelles et des formations.

Le concept de santé

Aujourd'hui, deux modèles cohabitent :

- **un modèle « traditionnel », médical d'approche de la santé**, définissant la santé comme l'absence de maladie ou d'atteinte à l'intégrité de la personne. Ce modèle, particulier, présent jusque dans les années 1970, établit une relation directe entre la santé et le système de soin, sous forme d'un modèle de rétroaction simple, par lequel le système de soin est le seul qui puisse contribuer à la santé : Système de soins → Distribution des soins→ Pathologie/maladie → Besoins et accès aux soins → et donc, retour aux systèmes de soins... Depuis, ce modèle, qui privilégie le curatif par rapport au préventif, est remis en cause car « l'état de santé d'une population ne dépend pas de son système de soins ou pas seulement. Un grand nombre de facteurs génétiques, environnementaux et culturels interviennent dans ce domaine »[6] ;
- **un modèle plus évolutif, abordant le concept de « santé positive »** dont l'approche peut se faire sous trois angles distincts[7] :

– « un abord perceptuel porte sur la perception qu'ont les individus de leur état de bien-être », chaque individu en ayant une perception relative. Citons pour exemple la définition de l'OMS[8] qui considère la santé comme un « état de complet

5. J.A. Bury, *Éducation pour la santé*. De Boeck Université, 1988.
6. G. Salem, géographe, a participé au 1er atlas de la santé en France en 1999 (Vol. 1, Les causes de décès. Johm Libbey Eurotext, Paris, 1999). Il met en évidence « une inégalité terrifiante et choquante ».
7. Golberg, in *op. cit.* note 6.
8. Préambule de la constitution de l'OMS.

bien-être physique, mental et social et non pas seulement en une absence de maladie ou d'infirmité » ;
– « un abord fonctionnel prend en compte la capacité de l'individu à fonctionner de manière optimale compte tenu de ses caractéristiques et de celles de son environnement pour remplir les tâches pour lesquelles il a été socialisé » ou « de manière acceptable pour lui-même et le groupe auquel il appartient »[9] ;
– « un abord d'adaptation met en exergue la capacité de l'individu à s'ajuster aux exigences de son environnement, la maladie correspondant à un défaut d'ajustement » ou, en d'autres termes, disons que la santé « est plutôt un état organique dynamique d'équilibre socio-écologique harmonieux entre l'individu (et la population) et l'environnement global où il vit »[10]. Ce qui exige la satisfaction des besoins fondamentaux et la triple adaptation (biologique, mentale et sociale) de l'homme à son environnement (complexe et en perpétuelle transformation). Nous retiendrons enfin l'acception selon laquelle « l'état de santé est le niveau d'autonomie avec lequel l'individu adapte son état interne aux conditions de l'environnement tout en s'engageant dans le changement de ces conditions pour rendre son adaptation plus agréable et plus effective. »[11]

Tableau 40.1 : Du contexte social à l'orientation des politiques de santé et de la famille.

Période	Évolution de la situation sanitaire et sociale et du concept de santé	Incidence sur les politiques générales de santé	Incidences sur la famille et les politiques de santé en faveur de l'enfant et de la famille
Du XIe au XVe siècle	Société médiévale. La maladie est souvent considérée comme extérieure au corps, soumise aux influences cosmiques.		Pour la famille traditionnelle et sa fonction de survie économique, l'enfant est un « capital ».
XVIe siècle	Importance de la **santé morale**. Les maladies sont causées par l'altération des composés chimiques du corps (concours de symptômes).		• Vallambert porte son discours sur la bonne entente nécessaire entre nourrice et nourrisson (équilibre entre « les humeurs »). • L'enfant, considéré comme un adulte en miniature, est mis très tôt au travail.
XVIIe siècle	• Ébauche de **l'hygiénisme** : l'hygiène a pour but l'entretien et la conservation de la santé. Plusieurs variables l'influencent : climat, mode de vie, âge et sexe. Rousseau souligne d'ailleurs l'importance de l'environnement.	• La société a peu d'impact sanitaire sur l'environnement, on respecte l'histoire naturelle des maladies et la pureté de la nature.	

9. P. Dubos, in *op. cit.* note 6.
10. H. San Martin, *Santé publique et médecine préventive*. Masson, 1987.
11. I. Illich, *Némésis médical*. Seuil, coll. *Points*, 1975.

XVIIIe **siècle**	• Émergence de la société industrielle : notion aiguë de **la santé comme capital**, atout nécessaire au renouvellement des conditions de production du travail humain. • L'activité industrielle devient polluante, avec un impact environnemental.	• **Prémices de l'épidémiologie.** • **1776** : la société royale de médecine préconise le recueil de données topographiques médicales afin d'influer sur la durée de vie des populations. Période de la Révolution : lutte contre les maladies contagieuses du bétail et assèchement des marais. • **1796** : 1re vaccination contre la variole. • **1797** : instauration du principe d'une assistance sanitaire au public (conception laïque de l'hygiène qui devient sujet public).	• **Émergence d'un concept d'enfant** : l'éducation est une préoccupation (notion d'obéissance), l'enfant est un coût (alimentation et propreté). • **1771** : première crèche : pratique de maternage ; la protection de l'enfant est assurée par le couple médecin/mère. • **1791** : la constitution prend une position nette en faveur de l'enfant : secours aux enfants abandonnés, aide de l'État pour le 3e et 4e enfant jusqu'à l'âge de 10 ans, création de structures d'accueil et de garde en province. • L'orthopédie est définie comme la médecine des enfants pour rectifier le corps.
XIXe **siècle**	• L'hygiène est un savoir social : l'État s'engage, cherche à engager l'individu lui-même dans l'effort en quête de sa santé : la physiologie signifie alors la norme de l'harmonie. • L'industrialisation et la concentration urbaine accentuent les problèmes d'hygiène, de dénutrition et de pauvreté.	• Risques nouveaux liés à l'industrialisation et aux regroupements des populations entraînant la création : – de l'association de prévention de l'alcoolisme ; – de la société de médecine publique et de l'hygiène professionnelle ; – de la ligue nationale contre la tuberculose. • Paternalisme des chefs d'entreprises dans le but de maintenir l'ordre social et l'efficacité du travail.	• **Concept médical de la puériculture** : constitution d'un savoir avec des connaissances théoriques et des règles pratiques. On veut des enfants bien portants et bien élevés. Notion d'enfant « objet » ou « en garde ».
	• **Ère de la microbiologie et de l'hygiénisme.** Les progrès de la science lancent le courant de rationalisation scientifique : coexistence du savoir du médecin et du savoir transmis par la famille et l'église. • L'harmonie physiologique et la maladie dépendent aussi des modes de vie, des conditions sociales et d'existence.	• Apparition de principes pour le régime alimentaire, valorisation du lait maternel, colonie de vacances. • Mesures de prévention : réorganisation des espaces, quartiers et villes… Loi relative à l'assainissement des logements insalubres. • **La France se dote d'une politique sociale, sanitaire et hospitalière.**	• La puériculture est « la science d'élever hygiéniquement et physiologiquement les enfants. »[1] Les médecins vont entreprendre l'éducation des mères dont la base réside dans la régularité (tout doit être chronométré et l'affectivité dosée). • **1841** : 1re loi réglementant le travail des enfants.

• **Le taux de mortalité infantile est de 210 ‰.** • Dans la 2e moitié du XIXe siècle, naissance de la statistique : mise en évidence de l'inégale répartition de la santé.	• **1855** : premières études épidémiologiques.	• **1854** : création de l'hôpital d'enfants Sainte Eugénie[2] à Paris. Le docteur Budin fait une corrélation entre la mortalité infantile et l'ignorance des mères sur l'hygiène : création des premières gouttes de lait et consultations de nourrissons. • **1860** : lutte contre les abandons d'enfants : mesures d'aide aux mères (allocations et recueil temporaire de leur bébé). • **1869** : société des crèches ; son but : « secourir à peu de frais l'enfant, la mère, sa famille, par le travail sans humiliation et moraliser en secourant ». • **1870** : création de la « commission permanente d'hygiène et de l'enfance » ; son but : protéger la vie et la santé de l'enfant. • **1874** : prémices de la PMI. **Loi Roussel en faveur de la surveillance des enfants de moins de 2 ans** placés en garde hors du domicile familial.
	• **1878 : 1re école municipale d'infirmières.** La conception est proche de l'idéologie religieuse et morale héritée de son passé congréganiste. • **1885** : Louis Pasteur invente le vaccin contre la rage.	• **1876** : à l'initiative de M. Breguet, les futures mères sont accueillies durant leur grossesse.
	• **1893** : texte officiel créant les écoles d'infirmières.	• **1889 : protection des enfants abandonnés : immatriculation comme « pupille de l'État ».** **Les infirmières visiteuses de l'enfance apportent des informations aux mères.** • **1895** : le professeur Pinard considère la puériculture anténatale comme une nécessité : « c'est en faisant de la prophylaxie, qu'on arrivera à diminuer le nombre de déchets sociaux, des infirmes, des idiots, des dégénérés. L'avenir de la race est en grande partie sous la dépendance de la puériculture avant la procréation ».

xxe siècle	• Problèmes socio-sanitaires : épidémies, logements insalubres, pauvreté, malnutrition. • Arrivée de l'eau courante et de l'électricité. • **Le taux de mortalité infantile est de 110 ‰.** • Problème de tuberculose familiale. • 1929 : découverte de la pénicilline. • **1939 : le taux de mortalité infantile est de 70 à 80 ‰.**	• Généralisation du dispositif d'assurances sociales collectives. • **1901** : création de la société d'architectes et d'ingénieurs sanitaires. • **1902** : création des inspecteurs sanitaires départementaux. La 1re loi d'hygiène publique impose : – le vaccin contre la variole ; – la déclaration obligatoire des maladies contagieuses ; – la médicalisation prend le pas sur la santé publique, l'hygiène, et la médecine sociale ; – **la santé publique se substitue à l'hygiène publique** (actions d'éducation, de prévention et curatives). • **1920** : création du ministère de l'Hygiène, d'Assistance et de Prévoyance sociale (qui devient le ministère de la Santé publique en 1930). • **1922** : **création du diplôme d'État infirmier**. • **1935** : pasteurisation obligatoire du lait. • **1938** : vaccination obligatoire contre la diphtérie.	• **1904** : l'Aide sociale à l'Enfance remplace l'Assistance publique. • **1912** : « éducations surveillées » des jeunes délinquants. • **1919 : 1re école de puériculture** à l'initiative du docteur Pinard pour la formation des médecins, sages-femmes et infirmières (diplômes universitaires). • **1920** : formation de **visiteuses d'hygiène maternelle et infantile.** • **1922 : les visiteuses des familles ont le droit et le devoir de s'introduire dans les familles suspectes de tuberculose.** • **1924** : création du **diplôme de visiteuse d'hygiène sociale de l'enfance.** Déclaration de Genève : protection spéciale des droits de l'enfant. • **1932** : création des allocations familiales par A. Landry. • **1935** : création du carnet de santé de surveillance des enfants placés, extension des mesures de la loi Roussel jusqu'aux 3 ans de l'enfant.
1940-1950	• Gouvernement de Vichy. • Conséquences de la guerre : un déclin démographique (baisse de la fécondité et augmentation de la mortalité infantile), des problèmes de logement et de salubrité. • **Le taux de mortalité infantile est de 110 ‰.**	• **1940** : vaccination obligatoire contre le tétanos. • **1944** : vaccination obligatoire contre la typhoïde. • **1945** : **création par ordonnance de la PMI.** **Création par ordonnance de la Sécurité sociale**, de l'hygiène scolaire et universitaire et de la surveillance sanitaire et sociale selon le principe de la solidarité nationale.	• Politique d'assistance : mesures favorisant la maternité et réprimant l'avortement (aides aux familles par des primes). • Création de consultations prénatales, de nourrissons et 2e âge. • L'enfant est objet de soins corporels. Il est aussi considéré comme un sujet actif et interactif.

	• **1946** : une conférence sanitaire internationale approuve la constitution de l'OMS. • **1948** : selon l'OMS, « la santé est un état de bien-être complet, physique, psychique et social et pas seulement la simple absence de maladie ou d'infirmité… correspondant aussi au développement optimal des capacités et aspirations d'un individu ou d'un groupe ».	• **1946** : loi de généralisation d'un système d'attribution d'allocations familiales. Création de la médecine du travail : la prévention prévaut sur l'assistance. Lutte contre les inégalités sociales et les fléaux (maladies, infections et malnutrition). • **1948** : Déclaration universelle des droits de l'homme à l'ONU.	• **1947** : création du « Conseil supérieur de l'enfance ». Il a pour but de s'occuper de l'enfant sur le plan législatif, éducatif et sanitaire. **Création du DE de puériculture. La puéricultrice participe à un travail de prévention dans les hôpitaux pour lutter contre les maladies, infections et malnutrition.**
1950-1959	• **1950 : le taux de mortalité infantile est de 52 ‰.** Découverte des antibiotiques, qui renforce la puissance de la médecine. Les pathologies compliquées, multifactorielles conduisent à une haute technologie médicale et à l'apparition de spécialités médicales et d'une émergence du modèle biomédical de la santé.	• **1950** : Vaccination obligatoire contre la tuberculose.	• **1950** : 1re unité de soins à domicile, innovée par l'école de puériculture de la faculté de médecine. • **À partir de 1950** : l'enfant devient un bien précieux et rare. Évolution des savoirs en psychologie concernant l'enfant et sa famille.
	• **Au cours de la décennie 1950-1960** : amélioration matérielle des conditions de vie, mais forte urbanisation engendrant des problèmes sociaux et urbains. • **1956 : le taux de mortalité infantile est de 37 ‰.**	• **1952** : création du Comité national d'éducation sanitaire (futur Comité français de l'éducation pour la santé). Le système de soin accorde une place prépondérante à sa dimension curative (approche technologique, médicamenteuse et instrumentaliste). La santé publique est reléguée à une place subalterne. **C'est dans ce contexte qu'apparaît le concept de santé publique (1956).**	• **1958 : Programme unique pour la formation des puéricultrices : « la puéricultrice est une infirmière spécialisée exécutante. » La puéricultrice a des missions éducatives sur le plan sanitaire, auprès des familles et dans leur milieu de vie.** • **1959** : vote de l'Assemblée générale des Nations unies : **Déclaration des droits de l'enfant.**
1960-1969	• Évolution des connaissances biologiques et psychologiques relatives à l'enfant (ex : actions néfastes des privations de soins maternels lors de la séparation…). • **1960 : le taux de mortalité infantile est de 27 ‰.**	• **1960** : création de l'École nationale de santé publique. • **1964** : création de l'INSERM. Vaccination obligatoire contre la poliomyélite. • **1966** : circulaire définissant la politique du secteur psychiatrique. Introduction du concept de santé communautaire.	• **1962** : décret et circulaire rendant obligatoire l'emploi d'une puéricultrice en PMI. Les décrets du 19 juillet encouragent les missions éducatives sur le plan sanitaire auprès des familles, renforcent la surveillance médico-sociale des enfants de moins de 6 ans et la surveillance des nourrices.

			• **1967** : loi Neuwirth libéralisant la régulation des naissances. Création du planning familial. • **1969** : « La puéricultrice est **une infirmière hautement spécialisée en pédiatrie et puériculture.** » Programme d'études arrêté le 12 novembre 1969.
1970-1979	• Crise économique et émergence de nouvelles inégalités : dégradation de l'emploi et du pouvoir d'achat. • **Le taux de mortalité infantile est de 18,2 ‰. Confrontation du modèle biomédical à la crise de financement.**	• Réorientation des politiques sociales vers les notions de prévention et de promotion de la santé. • **1970** : loi précisant les missions du service public hospitalier dans les domaines du soin, de l'enseignement, de la recherche et de la prévention. • **1972** : création du Comité français d'éducation pour la santé. • **1974** : création des observatoires régionaux de santé (ORS). Mission : aider à la décision dans le domaine sanitaire et social.	• Le concept d'enfant évolue : le bébé est une personne, acteur de son développement et se situe dans une lignée. • **1970** : instauration de 3 certificats de santé liés aux examens obligatoires de l'enfant (recueil épidémiologique national). • **1970 à 1975** : 1er plan de périnatalité. Il vise : – la lutte contre la mortalité maternelle et néonatale ; – le dépistage précoce des handicaps et des inadaptations.
		Circulaire concernant le statut du malade. Charte du malade.	• **1975** : loi autorisant l'IVG. Loi en faveur des personnes handicapées. Création de centre d'action médico-social précoce. Nouvelles mesures concernant la réglementation des crèches (place des parents).
	• **1977** : l'objectif de l'Organisation mondiale de la santé est : « la santé pour tous d'ici l'an 2000 ».		• **1977 : création du métier d'assistantes maternelles.**
	• **1978** : adoption par la conférence internationale de la santé à **Alma Ata** d'une Déclaration sur les soins de santé primaires.	• **1978** : nouvelle définition de la profession d'infirmière : rôle propre de la soignante et participation aux actions de prévention, d'éducation, de formation et d'encadrement.	• **1978** : états généraux de la petite enfance. Mise en évidence du manque crucial de modes de garde mais aussi de l'écart entre les discours sur l'enfant et les actes.
1980-1989	• Amélioration des conditions de vie : logement, alimentation, loisir, mais aussi émergence des problèmes de sécurité alimentaire, du SIDA et réapparition de la tuberculose. • **Le taux de mortalité infantile est de 9‰.** • Les maladies complexes favorisent de nouveau l'approche globale de la santé (SIDA).	• **1981** : création des comités consultatifs de promotion de la santé. • **1982** : élaboration de la Charte de la Santé. • **1982 à 1984 : lois relatives à la décentralisation**. But : rapprocher les décisions politiques des besoins locaux.	• **1980** : année internationale des Droits de l'enfant. • **1981** : décret d'application de la loi relative à la profession d'infirmière. Le rapport Sullerot fait un état des lieux : pénurie des modes de garde, difficulté des femmes à travailler hors de leur domicile et inégalité entre milieu urbain et rural.

• La santé n'est plus considérée comme un but en soi, mais comme une ressource à développer pour agir, se sentir bien, aimer et vivre en harmonie avec son entourage.	• **1983** : création de la commission de sécurité des consommateurs (loi sur le Code de la consommation) qui a pour mission l'amélioration de la prévention des risques liés à l'utilisation de produits et services (risques de la vie courante excluant les accidents de la route et ceux du travail). • **1984 : révision du décret relatif aux actes professionnels infirmiers.**	• **1982** : le rapport Bouyala et Roussille contribue à l'évolution de la politique de la petite enfance : contrat crèche et famille, amélioration des conditions d'hospitalisation des enfants, par exemple. • **1983** : nouveau programme d'études de puéricultrices. « **La puéricultrice est un agent de santé. Elle contribue à promouvoir, à maintenir, à restaurer la santé de l'enfant dans sa famille et les différentes structures d'accueil.** » Série de circulaires en direction de la santé de l'enfant : – la prévention des risques de détresse et des traumatismes dus au séjour à l'hôpital ; – les nouvelles orientations de la PMI.
	• **1985** : 1er réseau ville-hôpital. Une logique partenariale apparaît, impliquant les associations, institutions et usagers.	• **1985** : circulaires relatives à : – la sensibilisation des personnels de maternité à l'accueil de l'enfant né avec un handicap et de leur famille ; – l'enfant maltraité et l'hôpital.
• **1986** : définition du concept et de la politique de « promotion de la santé ». La charte d'Ottawa. • **1987** : création du programme mondial de lutte contre le SIDA au sein de l'OMS.		• **1986** : première conférence annuelle de la famille (plan Barzach).
	• **1988** : l'établissement français du sang remplace l'Agence française du sang. Actions spécifiques en direction des populations vulnérables, mise en place des programmes de promotion de santé individuelle et collective.	• **1988** : charte de l'enfant hospitalisé. Circulaires relatives : – à l'adolescent à l'hôpital ; – à la sécurité et à l'environnement de la naissance. • **1989** : loi sur la prévention des mauvais traitements à l'égard des mineurs et de la protection de l'enfance. Loi sur la protection et la promotion de la santé de la famille et de l'enfance. L'ONU adopte la Convention internationale des droits de l'enfant (ratifiée par la France en 1990).

1990-1999	• **1990 : le taux de mortalité infantile est de 7,3 ‰.**	• **1991** : création du Haut comité de Santé publique. Loi relative à la réforme hospitalière. Objectif : rétablir l'équilibre entre le public et le privé, adapter l'offre de soins aux besoins de la population, accroître l'autonomie des établissements, renforcer le partenariat…	• **1992** : loi relative aux assistantes maternelles.
	• **1993** : l'article 129 du traité de Maastricht dote l'Union européenne d'une compétence propre en matière de santé publique.	• **1993** : décret relatif aux actes professionnels et à l'exercice de la profession d'infirmière. Décrets relatifs à la pharmacologie, l'hématologie et la matériovigilance.	• **1994** : année internationale de la famille. Création de l'observatoire de l'enfance en danger.
	• **1995** : le conseil économique et social estime entre 10 et 20 % la population vivant au seuil ou dans un état de grande pauvreté. Évolution du concept de santé vers la notion de santé familiale. Les actions sont placées plus volontiers sous la responsabilité des familles, groupes et communauté. Évolution de la notion de soins de santé : promotion, prévention, traitement et réadaptation se substituent à la « protection » sanitaire et sociale. La frontière entre santé et maladie se déplace. Être en santé, c'est se sentir bien, vivre et être mieux.	• **1995** : instauration du Haut conseil de la réforme hospitalière. Circulaire relative aux droits des patients hospitalisés. • **1996** : ordonnances reprenant cinq thèmes principaux : les droits du malade, la démarche de contractualisation, la promotion de la qualité des soins, la création des agences régionales d'hospitalisation et la responsabilisation des acteurs dans l'organisation. • **1996/1997** : 1res conférences nationales et régionales de santé. Missions : définir les priorités, objets d'action de promotion de la santé, d'éducation pour la santé, de prévention, de soins, de rééducation et de réinsertion.	• **1995** : création du comité national d'experts sur la mortalité infantile. • **1995/2000** : 2e plan de périnatalité : – vise à améliorer la qualité de la prise en charge des besoins des femmes et des nouveau-nés d'ordre médical, social et psychologique et du point de vue de la sécurité ; – incite à développer le travail en réseau ville-hôpital. • **1997** : l'enfance maltraitée est déclarée grande cause nationale. • **1997/1998** : conférences de la famille : – réexamen des aspects de la politique familiale ; – définition de mesures appropriées (amélioration des dispositifs d'aide aux familles, consolidation des liens intergénérationnels).
		• **1998** : loi d'orientation relative à la lutte contre les exclusions. Elle comporte des mesures de santé publique telles que l'élargissement de la définition de la PMI.	• **1998** : circulaires relatives à la mise en œuvre du plan triennal de lutte contre la douleur dans les établissements de santé. Circulaire relative aux visites des familles aux enfants hospitalisés en pédiatrie.

	Les dernières conférences de santé (au sens de sanitaire et social) recensent les problèmes suivants : – chômage, précarité ; – dégradation des conditions de logement ; – naissances à risque ; – violence chez les préadolescents ; – conduites à risque chez les jeunes ; – retour des maladies infectieuses.	L'institut de veille sanitaire coordonne les actions de surveillance épidémiologique et d'évaluations des risques. Décrets relatifs aux établissements de santé publics et privés pratiquant l'obstétrique, la néonatologie ou la réanimation néonatale.	Loi relative à la prévention et à la répression des infractions sexuelles. Le plan de périnatalité 1999/2000 a comme objectifs : – d'améliorer le suivi de la grossesse ; – de réduire les inégalités d'accès à l'offre de soin périnatale ; – d'assurer la sécurité de l'accouchement ; – de garantir la qualité du suivi du post-partum.
		• **1999** : orientations de la politique de santé : – renforcer la politique de santé publique en accroissant la sécurité sanitaire ; – permettre à tous d'accéder aux soins : couverture médicale universelle (CMU). Circulaire relative à la mise en place d'une structure régionale de coordination de l'observation sociale.	• **1999** : arrêté relatif aux commissions régionales à la naissance. Circulaire relative à la mise en place des réseaux d'appui, d'écoute et de conseils aux parents.
2000		• À la suite de la conférence nationale de santé, quatre recommandations sont retenues : – renforcer les actions de santé régionales ; – développer les réseaux de soins ; – coordonner des actions de prévention ; – développer l'éducation thérapeutique du patient (contexte de restructuration et regroupements d'activités et de services).	• La conférence de la famille oriente la politique familiale vers la conciliation entre la vie professionnelle et familiale par : – l'aide au logement locatif ; – la création d'un congé enfant malade assorti d'une allocation de présence parentale ; – la création d'une aide à la reprise d'activité des femmes ; – le maintien de l'APE pendant 12 mois (cumul avec le salaire en cas de reprise d'activité) ; – la majoration de l'AFEAMA ; – la création de places supplémentaires dans les services et les établissements d'enfants de moins de 6 ans. • Décret en août relatif aux établissements et services d'accueil des enfants de moins de 6 ans, et arrêté du 26 décembre 2000 sur les personnels des établissements d'accueil de la petite enfance ; notion d'équipe pluridisciplinaire.

1. Définition donnée par le docteur Caron.
2. Il deviendra l'hôpital Trousseau en 1880.

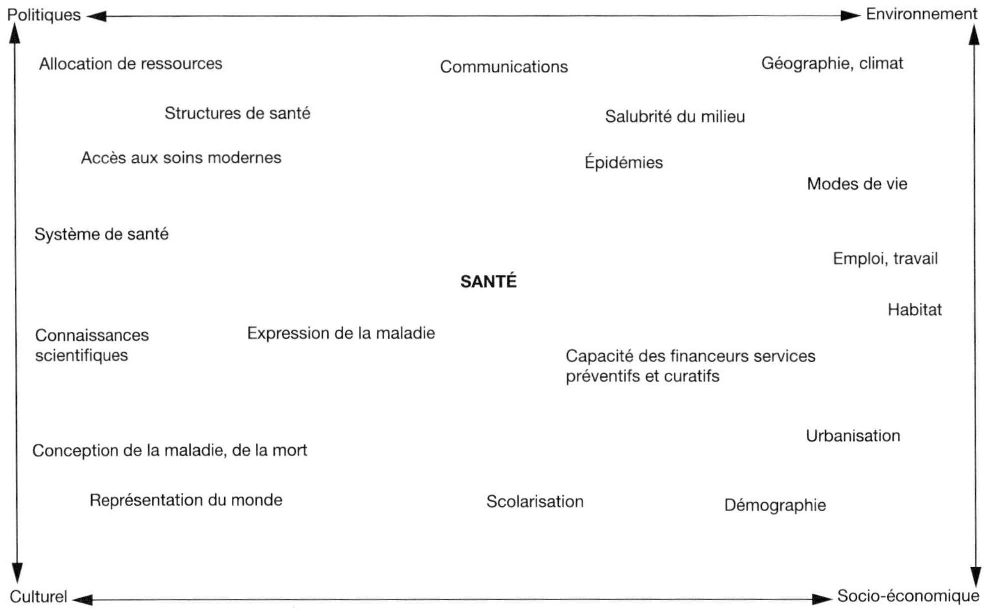

Figure 40.1 : Les déterminants de la santé.
Source : J.-B. Andreys, M.-A. Ribeiro, S. Tessier, *Santé publique et santé communautaire*. Maloine, 1996, p. 24.

Les déterminants de santé

Ce modèle dit « **modèle global** » met en évidence l'interaction de nombreux déterminants de la santé :
- des facteurs individuels (patrimoine génétique, réaction individuelle comportementale et biologique, conception et représentation du monde de la maladie, habitudes de vie) ;
- des facteurs collectifs (organisation des soins, environnement social, culturel, économique, politique).

La santé est donc un processus dynamique, dans le temps et dans l'espace, où **chaque acteur a un rôle autonome et responsable**, qui implique une dimension politique et éthique, et une organisation du système sanitaire et social.

Les pratiques professionnelles de la puéricultrice

Pour les formations médicales et paramédicales, le modèle biomédical, centré sur la lutte contre la maladie à l'aide de la médecine curative et des structures de soins hospitalières, a été fortement dominant (valorisation de l'hyper-technicité des années 1970).

En revanche, l'évolution du concept de santé a nettement influencé la formation et les pratiques professionnelles des infirmières comme celles des puéricultrices : l'adhésion précoce à une conception de santé globale a conduit à l'intégration des sciences sociales dans le cursus de formation (enseignement de psychologie et sociologie).

Ainsi, dès la fin des années 1960, **l'apport des sciences sociales** dans le programme de formation des puéricultrices (voir tableau 40.1) améliore leur capacité à identifier les facteurs influençant l'apparition de pathologies et leur compréhension de l'incidence d'une pathologie sur l'ensemble des besoins de la personne soignée (impact de la maladie sur le psychisme, l'environnement immédiat et familial).

En 1972, **la démarche de soin[12] visant à utiliser l'approche globale de la santé dans la prise en charge du patient, devient le support méthodologique des soignantes. Ainsi, théories et démarche de soins élargissent et décentrent l'abord du soignant de la prise en charge d'une pathologie vers l'attention à la personne soignée et à sa place dans un projet de soin[13].**

Soulignons cependant que la définition de la santé, telle que nous l'avons abordée, est une notion à connotation individuelle, le concept de santé collective (des groupes) nous conduit ainsi à définir le concept de santé publique.

12. Intégrée dans le programme d'études préparatoires au diplôme d'État d'infirmière en 1972.
13. V. Henderson, concept d'indépendance ; D. Orem, concept d'autonomie.

Rôle de la puéricultrice

La puéricultrice a pour mission de promouvoir la santé et le développement optimal des enfants dans leur famille et les différentes institutions en lien avec la santé de l'enfant :

- elle inscrit sa pratique dans une démarche de santé globale ;
- elle intègre la dimension préventive et éducative du soin dans les projets de soins, prenant en compte les différents déterminants de la santé de l'enfant.

Cette notion de santé globale va orienter sa pratique professionnelle, tant dans la dimension individuelle de la santé que dans sa dimension collective.

Le concept de Santé publique

Les collectivités ont recherché depuis bien longtemps (voir tableau 40.1) des stratégies collectives pour protéger la santé des individus ; elles ont tenté de prendre en compte des dimensions environnementales (mesures en faveur de l'hygiène du milieu et de la lutte contre les maladies transmissibles) ainsi que des dimensions sociales.

Évolution de la définition de la santé à travers le temps

Au début du siècle, la santé publique se définissait comme « la science et l'art de prévenir les maladies, de prolonger la vie et d'améliorer la santé et la vitalité mentale et physique des individus, par le moyen d'une action collective concertée »[14]. Déjà, cette approche visait un « assainissement » du milieu, la lutte contre les maladies (enseignement des règles d'hygiène personnelle) et l'organisation des services de soins curatifs ; mais également la mise en œuvre de « mesures sociales propres pour assurer à chaque membre de la collectivité un niveau de vie compatible avec le maintien de la santé ; l'objet final étant de permettre à chaque individu de jouir de son droit inné à la santé et à la longévité. »[15]

Plusieurs décennies plus tard, la santé publique s'envisage comme une discipline autonome. Elle s'intéresse à la santé globale et à la maladie des populations sous tous les aspects concernés, son objectif étant « la mise en place de systèmes de service de santé en incluant des activités planifiées de promotion et de protection de la santé, de prévention de la maladie, de traitement et de réadaptation des malades, d'éducation pour la santé, de recherche, d'administration, etc. La santé publique est donc une discipline multi et interdisciplinaire bien plus vaste que la médecine. »[16]

Approche multidisciplinaire de la Santé publique

Cette ouverture considérable a poursuivi son évolution vers la transformation du champ de la santé dans lequel des intervenants très divers cohabitent : épidémiologistes, hygiénistes, économistes, spécialistes de l'environnement, évaluateurs, acteurs de promotion de la santé... Ces approches multidisciplinaires de la santé publique ont un dénominateur commun : la santé publique s'applique à des groupes, communautés ou populations.

À noter...

La Santé publique est la mise en dynamique de données médicales, sociales, économiques, environnementales, intervenant dans l'état de santé des populations.

C'est l'approche collective et administrative de problèmes de santé d'une population, sous ses aspects politiques, économiques, réglementaires, institutionnels. Elle est mise en œuvre au travers d'une politique de santé.

La priorité de la santé publique est la protection de la santé de la collectivité.

La médecine de soins basée sur le colloque singulier médecin/patient intègre difficilement la notion de santé publique. Pourtant l'approche collective visant « à assainir le milieu, lutter contre les fléaux sociaux, enseigner les règles d'hygiène, organiser les services sanitaires en vue de la prévention, du dépistage, du traitement et de la réadaptation » reste une préoccupation sanitaire à part entière.

Un autre regard sur la Santé publique

La Santé publique, comportant des limites dans sa portée auprès des populations, oblige à s'interroger sur les bénéfices des services de soins. Ceci pour deux raisons : en matière de **Santé publique**, « le rôle de décider et de faire est laissé aux seuls professionnels de

14. C.E.A. Winslow, *The Untilled Field of Public Health*. Ed. Modern Medicine, New York, 1961.
15. C.E.A. Winslow, *op. cit.* note 14.
16. H. San Martin, *Santé publique et médecine préventive*. Masson, 1987.

la santé ; alors qu'en matière de **santé communautaire**, le rôle de décider et de faire est laissé aux membres du groupe, de la communauté, les professionnels de la santé en étant les personnes ressources. »[17]

Ainsi, la Santé publique prend en compte la santé globale des populations ; elle met en dynamique un ensemble de données qui interviennent ou influent sur l'état de santé comme sur les personnes.

L'approche santé publique et l'approche communautaire ne sont pas contradictoires :

- aujourd'hui, le terme de **santé communautaire** tend à remplacer celui de santé publique, laissant à ce dernier un sens plus général ;
- le terme de **Santé publique** désigne les organismes officiels chargés d'organiser le contrôle de l'environnement, d'appliquer la réglementation sanitaire, etc., et des actions ainsi mises en œuvre.

Les pratiques professionnelles de la puéricultrice

Comme l'indique le tableau 40.2, les puéricultrices, quel que soit leur secteur d'activité, concourent à la mission commune d'**agir en faveur d'une meilleure santé du public**, prenant en charge tant les aspects individuels que collectifs : « il ne doit pas y avoir de représentation morcelée de la santé publique [...]. L'individuel et le collectif sont intimement liés et de ce fait inséparables. »[18]

Ce qui nous conduit à identifier deux dimensions complémentaires dans la santé publique :

- l'action individuelle qui puise sa pertinence dans ses prolongements collectifs ;
- l'action collective dont l'efficacité s'enracine dans son retentissement individuel.

Tableau 40.2 : Exemples d'actions de Santé publique de la puéricultrice.

	Approche individuelle : approche duelle famille/enfant/puéricultrice	Approche collective
Service de maternité	• Rencontre de la mère et de son enfant pour un accompagnement à la parentalité. • Organisation et conduite d'actions d'information et d'éducation adaptées à la durée du séjour.	• Réunions de démonstrations de soins et de préparation à la sortie. • Actions d'information collective.
Service de PMI	• Actions systématiques d'accompagnement des familles, dès l'attente d'un enfant, possibilité d'un soutien selon leurs besoins. • Actions dans le cadre de visites à domicile (VAD) ou de consultations. • Mise en place d'un projet d'action en faveur de la promotion de santé d'un enfant.	• Actions éducatives lors de consultations Participation à des projets d'action sociale visant à favoriser l'éveil social culturel du jeune enfant... • Mise en place de projets d'action en faveur des groupes de population. • Développement d'un travail en partenariat en faveur de l'enfance en danger.
Crèche	• Négociation d'un projet d'accueil d'un enfant en accord avec la demande de la famille, les besoins de l'enfant, la mission de la structure.	• Actions de prévention et de promotion de la santé avec les familles et différents partenaires. • Rencontre, échanges, débat.
Service de néonatologie	• Accompagnement des parents dans la rencontre avec leur enfant, et dans la prise en charge des soins : dimension éducative des soins.	• Initiation d'actions collectives ou de groupe d'accompagnement de parents.
Service de pédiatrie	• Adaptation de projet de soins en fonction des ressources et des capacités de l'enfant, de l'adolescent et de sa famille.	• Organisation des milieux de vie des enfants prenant en compte leurs besoins spécifiques.

17. Institut de médecine et d'épidémiologies tropicales, université Paris VII.
18. W. Hesbeen, *Santé publique et soins infirmiers*. Lamarre, coll. *Formez-vous*, 1996.

Le concept de santé communautaire

Progressivement, l'approche de santé publique s'est enrichie en intégrant **la notion de participation active de chacun et de responsabilisation**.

À noter...

« Il y a santé communautaire quand les membres d'une collectivité, géographique ou sociale, réfléchissent en commun sur leurs problèmes de santé, expriment des besoins prioritaires et participent activement à la mise en place et au déroulement des activités les plus aptes à répondre à ces priorités. »[1]

1. Centre international de l'enfance.

Selon l'OMS, la santé communautaire est un « processus par lequel les individus et les familles prenant en charge leur santé et leur bien-être, comme ceux de la communauté, acquièrent leur capacité de concourir à leur propre développement comme à celui de la communauté. »

Dans cette démarche, il s'agit de « faire avec » la population (et non pour elle). Cette notion s'est développée simultanément avec l'idée de promotion de la santé qui met en évidence « **l'importance primordiale de la place des habitants comme acteurs de leur santé** » (voir *infra*, Charte d'Ottawa). Cette approche recouvre un concept de responsabilité communautaire de la santé et repose sur une notion de la santé qui intègre la dimension sociale et culturelle (voir tableau 40.1). Par ailleurs, productrice de lien social, cette démarche est totalement intégrée dans le processus plus global de développement social de la communauté.

L'impact sur les pratiques professionnelles

La démarche de santé communautaire s'établit à partir d'un diagnostic de territoire qui associe :

- la recherche (mise en évidence d'un problème et hypothèses de résolution) ;
- une action directe auprès de la communauté : ses besoins de santé ne peuvent être déterminés de l'extérieur ;
- le savoir technique et les compétences des professionnels sont utilisés comme ressource au service de la communauté.

Le travail d'élucidation des besoins et de construction des réponses constitue un mode de communication nouveau entre professionnels, population et élus : « **il est fondé sur une philosophie qui définit avec précision la place de l'autre, de la population et de l'opinion. Le débat sur la santé prend ainsi une dimension politique et non plus seulement technique.** »[19]

« **Faire avec** » est la notion centrale. Chaque temps de la démarche (diagnostic, émergence des besoins, stratégies retenues, évaluation) implique que s'instaurent entre la communauté et les professionnels de santé une collaboration, un partage de savoir, des rapports d'un type nouveau : relation d'échange, de négociation, et non plus relation de dépendance, de pouvoir. La complexité des situations met en évidence que les problèmes de santé sont intriqués avec des problèmes environnementaux, de logement, de chômage, la précarité du travail ou la pauvreté.

Rôle de la puéricultrice

Approche communautaire de la santé

La puéricultrice concourt à :

- l'identification des besoins de santé des enfants dans un quartier ou un service ;
- l'examen d'une problématique de santé sous tous ses abords et déterminants. Ce qui implique un esprit d'ouverture permettant l'identification et la compréhension des ressources, quel que soit son secteur d'activité ; c'est-à-dire :
  - écouter, accompagner les enfants et les familles, reconnaître les savoirs de la population ;
  - resituer son travail, ses missions au sein des institutions, ce qui permet d'identifier, connaître, et reconnaître les différents travailleurs ;
  - inscrire son exercice dans l'environnement large, ce qui permet de mieux comprendre l'interface et les interrelations et travailler ainsi en partenariat, en réseau (population, professionnels, politiques) avec l'ensemble des partenaires concernés.

Les pratiques professionnelles de la puéricultrice

Le programme de formation des puéricultrices intègre la nécessité de « s'ouvrir à la dimension commu-

19. J.Y. Barreyre, B. Bouquet, A. Chantreau, P. Lassus, *Dictionnaire critique d'action sociale*. Bayard-Centurion, Paris, 1995.

nautaire des problèmes de santé de l'enfant et de la famille y compris la prise en charge de leur santé par les usagers eux-mêmes »[20]. L'action d'information en matière d'éducation pour la santé devient une épreuve de diplôme d'État.
La prise en charge globale de l'enfant (prise en compte du contexte social, économique et politique) et les pratiques participatives avec les familles et les autres professionnels sont des axes transversaux privilégiés de la formation des puéricultrices.

De la prévention à la promotion de la santé

La prévention est d'abord sociale, car c'est à ce niveau que l'on produit les risques : les conditions de vie et les risques quotidiens mettent notre santé en péril. Toute politique de prévention doit donc « chercher à améliorer l'environnement social et les conditions sociales de la vie humaine »[21]. La prévention vise ainsi à promouvoir la santé ; elle fait appel à des moyens d'actions qui tendent à rapprocher les décideurs-experts et les usagers-citoyens. Le concept de promotion de la santé répond à cette intention, évoluant de la prévention sanitaire, médicale vers une prévention ouverte sur le social et l'approche globale des milieux de vie.

La prévention : objectifs et champ d'application

La prévention regroupe l'ensemble des mesures qui visent à **éviter ou réduire le nombre et la gravité des maladies** et plus largement de **tous les problèmes de santé.**
Il s'agit de l'ensemble des actions qui tendent à promouvoir la santé individuelle et collective[22], c'est-à-dire à :

- assurer l'intégrité physique et mentale et développer les capacités vitales de chaque personne (créativité, désir, plaisir, rapport actif avec l'environnement) ;
- réduire les menaces que font peser sur la personne ses environnements physique, psychologique et social ;
- maintenir les contradictions à un niveau tel que la personne puisse les gérer sans diminuer ses capacités vitales, ce qui implique une dynamique sociale qui renforce les possibilités de chacun.

Il est possible d'agir soit par **une action individuelle**, soit par **une action collective.** On distingue **trois niveaux de prévention**[23]. Nous illustrerons chacun d'entre eux par des exemples issus de l'exercice professionnel de la puéricultrice.

La prévention primaire

Elle se situe en amont de l'apparition d'une maladie et comprend « tous les actes destinés à **diminuer l'incidence**[24] **d'une maladie dans une population**, donc à réduire le risque d'apparition de cas nouveaux ». Elle fait appel à des mesures de prévention individuelle et collective (les vaccinations par exemple).

> **Rôle de la puéricultrice**
>
> **Diminuer les facteurs de risque**
> La puéricultrice participe et/ou organise par exemple des actions dans les domaines suivants :
> - éducation nutritionnelle des familles et des enfants : équilibre alimentaire ;
> - bilans des enfants de 3/4 ans en école maternelle, en tant qu'évaluation de l'état de santé des enfants ;
> - séances de vaccinations chez l'enfant : informations, mise en œuvre ;
> - campagnes de prévention des maladies ORL ou des bronchiolites en crèche : mesures d'hygiène et de surveillance, protocole d'hygiène, etc.

La prévention secondaire

Elle comprend « tous les actes destinés **à diminuer la prévalence**[25] **d'une maladie dans une population**, donc à réduire le nombre de malades en réduisant la durée d'évolution ». Elle se situe à l'extrême début de la maladie, et prend en compte le dépistage précoce et le traitement des premières atteintes.

La prévention tertiaire

Elle comprend « tous les actes destinés à **diminuer la prévalence des incapacités chroniques** ou des récidives dans une population, donc à réduire au maximum les invalidités fonctionnelles consécutives à la maladie. Cette conception étend donc la prévention au domaine de la réadaptation et de la

20. Arrêté du 13 juillet 1983 relatif au diplôme d'État de puéricultrice, préambule du programme.
21. Revue *La Santé de l'homme*, n° 325, 1996, p. XXV.
22. Gremy et Pissaro, *Propositions pour une politique de prévention*, Rapport au ministère de la Santé, 2 vol. La Documentation française, 1982.
23. Définitions de l'OMS.
24. Nombre de nouveaux cas d'une maladie donnée, à un moment donné, dans une population donnée.
25. Nombre total de cas concerné par une affection donnée, à un moment donné.

réinsertion professionnelles et sociales »[26]. Citons l'acte **d'éducation du patient :** lorsque la maladie est installée mais ne peut être guérie, la participation du patient au traitement de sa maladie et à son autosurveillance constitue un atout pour la qualité de sa vie quotidienne. Cette éducation s'adresse soit à un patient (enfant et famille), soit à des groupes restreints d'individus concernés par la maladie.
Dans cette approche, cohabitent deux conceptions de modèles de santé, le modèle biomédical et le modèle global : **éduquer pour mieux soigner.**

Rôle de la puéricultrice

Le dépistage précoce pour réduire la durée et la gravité d'une affection

Lors de bilans de santé des enfants de 3/4 ans en école maternelle, la puéricultrice participe par exemple au déroulement des examens de dépistage, et à la mise en œuvre des mesures adéquates, notamment dans les domaines suivants :

- anomalies du développement, en particulier des troubles sensoriels, du langage et du développement psychomoteur (examens complémentaires si besoin) ;
- surpoids éventuel (mesures d'accompagnement) ;
- pathologies infectieuses (mesures prophylaxiques, décision collective : médecin PMI, directeur de l'école, puéricultrice).

Rôle de la puéricultrice

Éduquer pour limiter les répercussions d'une maladie et éviter les rechutes

La puéricultrice intervient par exemple dans le domaine de l'éducation du patient, notamment auprès d'enfants atteints de diabète, d'asthme, d'épilepsie, d'obésité ou porteurs de handicap. L'objectif est d'accompagner les enfants et les familles, afin de leur permettre de vivre au mieux avec la pathologie, et éviter les complications (rechute, aggravation).

Conclusion

Dans son exercice professionnel, la puéricultrice peut, soit conjointement, soit successivement, faire évoluer sa pratique à différents niveaux.

La promotion de la santé : origine et légitimité

La première conférence internationale pour la promotion de la santé s'est tenue le 21 novembre 1986 à Ottawa (Québec, Canada), en réaction à un nouveau mouvement de santé publique. Une charte intitulée « Pour l'action visant la santé pour tous en l'an 2000 et au-delà » est élaborée à cette occasion. **La promotion de la santé vise l'égalité** en matière de santé. Ses interventions ont pour but :

- de réduire les écarts caractérisant l'état de santé ;
- d'offrir à tous les individus les mêmes ressources et possibilités pour réaliser pleinement leur potentiel santé.

Cette notion **vient renforcer l'action communautaire** car la promotion de la santé est « un processus qui confère aux populations les moyens d'assurer un plus grand contrôle sur leur propre santé, et d'améliorer celle-ci. Cette démarche relève d'un concept définissant la santé comme la mesure dans laquelle un groupe ou un individu peut :

- réaliser ses ambitions et satisfaire ses besoins ;
- évoluer avec le milieu ou s'adapter à celui-ci.

La santé est perçue comme **une ressource de la vie quotidienne**, et non comme le but de la vie. »[27].
La santé se présente ici comme **un concept positif**, mettant en valeur les ressources sociales et individuelles, ainsi que les capacités physiques.

L'intervention en promotion de la santé

La promotion de la santé ne relève donc pas du seul secteur sanitaire :

- elle dépasse les modes de vie sains pour viser le bien-être ;
- elle exige l'action concertée de tous les intervenants : les groupements professionnels sociaux, tout comme les personnels de santé, particulièrement responsables de la médiation entre les intérêts divergents, en faveur de la santé ;
- elle intéresse particulièrement les puéricultrices dont la mission est effectivement de prodiguer des soins dans une démarche l'engageant, auprès des parents et des institutions, à promouvoir le développement et la santé de l'enfant jusqu'à son adolescence.

---

26. J. Monnier, *Santé publique, santé de la communauté*. Simep, 1980.
27. Texte de la Charte d'Ottawa, in : *La Santé de l'homme*, n° 325, 1996.

Les axes politiques de la promotion de la santé

Promouvoir la santé comporte cinq axes.

Élaborer une politique saine

C'est mettre la promotion de la santé à l'ordre du jour des responsables politiques des divers secteurs pour :
- les éclairer sur les conséquences que leurs décisions peuvent avoir sur la santé ;
- leur faire admettre leur responsabilité à cet égard.

Une politique de promotion de la santé combine divers méthodes et moyens, tels que les mesures législatives et fiscales, les changements organisationnels. Il s'agit d'une action coordonnée qui conduit à la santé.

Créer des milieux favorables

L'action commune offre des biens et des services plus sains et moins dangereux, des services publics favorisant davantage la santé et des milieux plus hygiéniques et plus plaisants, la protection des milieux naturels, la conservation des ressources.

Renforcer l'action communautaire

La promotion de la santé procède de la participation effective et concrète de la communauté à la fixation des priorités, à la prise des décisions et à l'élaboration des stratégies de planification, pour atteindre un meilleur niveau de santé.

Elle puise dans les ressources humaines et physiques de la communauté pour stimuler l'indépendance de l'individu et le soutien social, instaurer des systèmes souples susceptibles de renforcer la participation et le contrôle du public dans des questions sanitaires.

Cela exige l'accès illimité et permanent aux informations sur la santé, aux possibilités de santé et à l'aide financière.

Faire acquérir des aptitudes individuelles

La promotion de la santé soutient le développement individuel et social en offrant des informations, en assurant l'éducation pour la santé et en perfectionnant les aptitudes indispensables à la vie. Ce faisant, elle permet aux gens :
- d'exercer un plus grand contrôle sur leur propre santé, de faire des choix favorables à celle-ci ;
- d'apprendre pendant toute leur vie et de se préparer à en affronter les diverses étapes.

La promotion de la santé est mise en œuvre par et avec les personnes et ne peut leur être imposée.

Réorienter les services de santé

Le rôle des professionnels du secteur sanitaire est d'abonder de plus en plus dans le sens de la promotion de la santé, au-delà du mandat exigeant la prestation des soins médicaux. Ce secteur doit se doter d'un nouveau mandat comprenant :
- le plaidoyer pour une politique sanitaire multisectorielle ;
- le soutien des individus et des groupes dans l'expression de leurs besoins de santé et dans l'adoption de modes de vie sains.

Ceci doit mener à un changement d'attitude et d'organisation au sein des services de santé, recentrés sur l'ensemble des besoins de l'individu perçus globalement.

« La promotion s'appuie sur une méthode de diagnostic communautaire et sur une organisation qui permet la participation démocratique, la promotion des idées, la constitution de réseaux d'entraide et de soutien, l'intersectorialité. »[28]

Rôle de la puéricultrice

En matière de promotion de la santé, la puéricultrice participe et/ou initie l'élaboration de projets. Par exemple :
- à l'hôpital, le projet de service doit intégrer les parents afin qu'ils puissent collaborer à la santé de leurs enfants et augmenter ainsi leur capacité d'autonomie dans les soins ;
- en structure d'accueil, le projet vise à concourir à l'intégration sociale des enfants atteints de handicap ou de maladie chronique.

De l'éducation sanitaire à l'éducation pour la santé

L'étude des différentes politiques sanitaires met en évidence l'évolution des pratiques visant à protéger les individus et les groupes, dont celle d'éducation pour la santé.

L'éducation sanitaire

Apparue lors de l'ère hygiéniste (ou sanitaire), l'éducation sanitaire se caractérise par la transmission de connaissances sur la manière de vivre et de se

28. D. Piette, Éducation pour la santé, un changement d'actions insoupçonné pour les acteurs sociaux, in : *Dossier de l'Aide sociale*, n° 52, 1994.

Tableau 40.3 : L'éducation sanitaire dans l'exercice de la puéricultrice.

Objectifs	Moyens	Évolution des missions de la puéricultrice
À l'après guerre, pour les enfants, il faut : – garantir la sécurité alimentaire ; – lutter contre les infections ; – faire chuter la mortalité infantile et maternelle.	Information et prescription de comportements à suivre : – démonstration à la mère de gestes précis : en déshabillant l'enfant, en le lavant, en démontrant, en confectionnant biberons et bouillies ; – incitation, injonction, persuasion ; – imitation, instruction.	• En 1947 : la puéricultrice « participe à la lutte contre la forte ignorance de la population ». • En 1962, le mot d'ordre était : « c'est à domicile qu'il convient d'améliorer les conditions d'élevage de chaque enfant... la Puéricultrice est capable, mieux que la mère, d'alerter le médecin. Voilà son rôle en médecine préventive » (professeur M. Lelong). • Aujourd'hui, le programme parle « d'éducation pour la santé » à donner aux mères.

comporter. Dès 1945, alors que se développaient les actions de protection maternelle et infantile, apparaissaient les premiers organismes de lutte contre les maladies graves, véritables fléaux sociaux, comme la tuberculose, l'alcoolisme, les maladies vénériennes, etc. (voir tableau 40.1).

Avec la création en 1972 du comité français d'éducation pour la santé, la prévention (sans remettre en question la médecine curative) est considérée comme l'élément moteur d'une nouvelle politique de santé, les soins ne constituant qu'un aspect de la protection de la santé.

L'éducation sanitaire est conçue, à cette époque, dans une **approche normative** : il s'agit d'amener un changement de mœurs journalier, de créer un nouveau style de vie et presque une nouvelle morale (voir tableau 40.3). C'est une approche volontariste, persuasive, avec pour objectifs de produire, par des actions adaptées, un changement de comportement conforme à l'avis de l'expert professionnel de santé. Celui-ci a le sentiment de posséder la vérité et le devoir d'en informer autrui.

L'éducation pour la santé

L'évolution terminologique traduit une ouverture de ce concept. La dimension normative de l'éducation sanitaire d'après guerre est moins prégnante et la dimension informative constitue le fondement de l'éducation pour la santé. **L'information a une visée éducative** en ce sens qu'elle fournit aux parents et aux enfants **les éléments de compréhension** des problèmes abordés (à leur initiative ou à l'initiative du professionnel), **des enjeux pour la santé** et **des moyens** qu'ils pourraient mettre en place **pour améliorer**, voire éviter un certain nombre de problèmes de santé.

C'est un processus d'apprentissage volontaire, individuel et/ou collectif. L'action vise un niveau de prise de conscience d'un problème de santé et de ses causes ; l'impact peut aller de la sensibilisation à la participation, selon qu'il s'agit d'actions de portée générale ou d'actions plus ciblées.

Ce n'est pas encore de la santé communautaire mais on est tout de même loin de l'éducation sanitaire « ancienne formule ». Cependant, le savoir du professionnel occupe une place centrale dans la situation d'éducation pour la santé (voir le tableau 40.4).

L'éducation pour la santé est donc un ensemble organisé d'actions d'information, d'éducation et de communication qui vise à modifier dans un sens favorable, les connaissances ou les croyances, les attitudes, les comportements, les compétences des individus ou d'une population ; les effets produits pouvant amener les individus à exprimer des désirs de changements de comportements assortis d'une élévation du niveau des aptitudes et du niveau de vie. Elle s'inscrit dans le champ de la santé publique à la fois comme moyen des politiques de prévention et comme moyen des politiques de promotion de la santé.

Tableau 40.4 : L'éducation pour la santé dans l'exercice et la formation des puéricultrices.

Objectifs	Moyens	Évolution des missions de la puéricultrice
Dans sa perspective actuelle, l'éducation pour la santé vise non seulement à modifier les comportements qui présentent un risque pour la santé des individus ou de la collectivité, mais aussi à favoriser la prise de responsabilité (individuelle et collective) dans les choix de vie favorables à la santé, à la qualité de vie et au bien-être. Exemples d'actions : – auprès des enfants : prévention des abus sexuels et de la maltraitance ; – auprès de parents de nouveau-nés : prévention de la mort subite du nourrisson ; – auprès d'adolescents : prévention du sida et des MST.	Information du public (générale ou ciblée) • Information générale de masse. • Information thématique : campagnes du comité national d'éducation pour la santé ; campagne nationale de prévention des accidents domestiques chez les enfants, prévention de la carie dentaire. • L'approche par groupe ciblé : l'éducation de groupes restreints et ciblés sur un problème qui leur est spécifique recherche l'adhésion et la participation de la population ciblée. Les campagnes peuvent être basées sur : – l'incitation : « un verre ça va, trois verres, bonjour les dégâts ! » ; – la culpabilisation : « tu t'es vu quand t'as bu » ; – la peur : campagnes relatives à la prévention des accidents de la route ; – la valorisation du comportement avec un message positif ; – les supports : affiches et messages vont tour à tour chercher à transmettre le message d'information qui renvoie aujourd'hui à la responsabilité de chacun.	• **1969** : introduction dans le programme de formation de notion de sociologie et évocation de la santé publique. • **1981** : rôle d'information et de conseil. • **1983** : dans le préambule, l'élève doit être capable de « promouvoir des actions de prévention, d'éducation ». • **1985** : épreuve de diplôme d'État : « action d'information en matière d'éducation pour la santé. » • **1993** : décret relatif aux actes infirmiers (article 9) : l'infirmier propose, organise ou participe : – à des actions de formation, de prévention et d'éducation, notamment dans le domaine des soins de santé primaire et communautaire ; – à des actions de prévention et d'éducation en matière d'hygiène et de santé individuelle et collective.

La Santé de la famille et de l'enfance : problèmes actuels

La Santé publique : priorités et orientations aujourd'hui

La politique de santé tient compte des préoccupations actuelles de Santé publique et des acteurs de santé. Le tableau 40.5 fait état (à partir de données statistiques nationales et des conclusions des conférences de santé), d'une série non exhaustive de problèmes concernant l'enfance, présentés selon une chronologie d'âge (de la naissance à l'adolescence).

Ces quelques exemples mettent en évidence la permanence de problèmes de Santé publique et leur incidence négative sur la santé des enfants et leur devenir. Les puéricultrices, par leur contact quotidien avec cette réalité, ont à contribuer à la mise en œuvre de mesures destinées à infléchir les courbes des taux de mortalité et morbidité infantiles. Malgré une certaine amélioration, on note aussi l'apparition régulière de nouvelles problématiques.

L'approche statistique est un outil précieux qui rend compte de l'état sanitaire des populations avec objectivité et contribue à l'évaluation de l'efficacité des mesures mises en place, au plan local comme au plan national. De plus, les contraintes économiques et politiques obligent à :

- rationaliser les pratiques de santé ;
- utiliser au mieux l'évolution des techniques préventives de diagnostic et de traitement ;
- trouver un équilibre entre les différentes approches des problèmes ;
- réorienter les services de santé.

Tableau 40.5 : Quelques problèmes de Santé publique concernant l'enfance.

Problèmes identifiés	Facteurs influents	Exemples de moyens mis en place
La prématurité et l'hypotrophie • Augmentation [1] : – du taux de prématurés (5,9 à 6,8 % de l'ensemble des naissances) ; – des naissances multiples ; – de la grande prématurité, avec des risques de séquelles psychomotrices. • Majoration du pronostic de mortalité avant 28 SA.	• Les conditions socio-économiques défavorables (appréciées par la cotation CRAP[2]). • Le tabagisme chez les femmes enceintes (25 % d'entre elles) : – poids de naissance inférieur à la normale ; – mortalité périnatale accrue. • L'état nutritionnel déficient, la toxicomanie, l'alcoolisme sont aussi des causes du retard de croissance intra-utérin et d'hypotrophie à la naissance.	• Plan de périnatalité. • Création de réseaux inter-établissements pour coordonner et assurer la continuité du suivi. • Aide à la parentalité.
La mort subite du nourrisson • Première cause de décès dans la 1re année de vie. • Les études épidémiologiques ont permis d'identifier des causes et mécanismes nombreux.	• La relation établie entre la position ventrale et l'augmentation du risque varie entre 3,5 et 9,5[3]. • Fréquence plus élevée chez : – les garçons de 2 à 4 mois ; – les enfants prématurés et les hypotrophes ; – les enfants ayant présenté des pathologies respiratoires[4].	• Les campagnes d'informations (effectuées par les personnels de centres de PMI et crèches, pédiatres et sages-femmes) peuvent s'évaluer en constatant une diminution de cette mortalité : on estime que 5 500 enfants ont sans doute été sauvés entre 1992 et 1998[5].
Le saturnisme infantile • Selon une étude[6] concernant les intoxications liées à la céruse (produits des peintures murales utilisées avant 1948) 30 % des enfants prélevés présentaient un taux supérieur au seuil fixé en 1991.	• Les jeunes enfants et les femmes enceintes habitant dans des logements anciens : intoxication par les voies aériennes plus nocive du fait de la diffusion rapide dans le sang.	• Mesures réglementaires (1993) visant à : – dépister les intoxications ; – rénover les logements ; – interdire l'utilisation du plomb pour les canalisations. • Mise en place de réseaux associant personnels hospitaliers, médecins libéraux, équipes de PMI et institutions concernées (DDASS, préfecture, OPHLM…). • Création de l'association des familles victimes de saturnisme.
Les accidents domestiques • Les conférences de santé ont mis en avant ce problème majeur. Les accidents de la vie courante constituent la 3e cause de mortalité en France, soit 18 000 morts par accidents domestiques (source DGS).	• Accidents de la vie courante. • Accidents de circulation : causes les plus fréquentes de morbidité et de mortalité.	• Mise en place d'une cellule nationale d'observation de la vie courante (1997). • Actions nationales : – campagnes d'informations ; – règlements sur les normes de sécurité. • Actions éducatives adaptées pour modifier les comportements des enfants et des adolescents.

		• L'éducation permanente, la persistance des actions dans le temps sont les facteurs de réussite pour une prise de conscience des risques.
La maltraitance chez l'enfant • En 1999 sont recensés 18 500 cas de maltraitance et 83 500 enfants en danger[7].	• Augmentation de négligences graves et de violences psychologiques.	• Accompagnement précoce des familles, mise en place de : – lieux de paroles et de médiations familiales au niveau local ; – numéro vert. • Création de réseaux de santé de proximité (par exemple : réseau de CAMPS). • Dispositif de protection de l'enfance. • Plan d'action pour la bien-traitance.
Les conduites addictives chez les jeunes • 27 % de filles et 23,8 % de garçons de 12 à 18 ans fument[8]. • Consommation d'alcool en 1998 (voir p. 752).	• Le tabagisme, cause d'aggravation des pathologies respiratoires (asthme et infections ORL). • La souffrance psychique des adolescents.	• Plan triennal de lutte contre la drogue et de prévention des dépendances (1999). • Sensibilisation des femmes enceintes aux risques de la prise régulière de toxiques[9]. • Observatoire des drogues et toxicomanies. • Formation des professionnels à l'accueil et l'accompagnement, aux situations d'urgence. Multiplication des lieux d'accueil afin de dépister précocement les signes d'appel[10].
Les suicides chez les jeunes • 2e cause de décès après les morts accidentelles : 3,7 % des 15/19 ans.	• Facteurs favorisants : – les familles monoparentales ou recomposées ; – les difficultés scolaires ; – les conduites addictives ; – les violences subies et le chômage[11].	• Formation à la prise en charge hospitalière des adolescents suicidants. • Création de services d'accueil et d'écoute 24 h/24. • Création de la maison des adolescents (2002) : accueil des adolescents de 12 à 19 ans, atteints de troubles psychiatriques.

Les maladies respiratoires, allergiques et infectieuses • L'asthme : 7 à 9 % de cas sont rencontrés chez les enfants de 6/7 ans et 10 à 15 % chez les adolescents de 13/14 ans[12].	• Facteurs environnementaux : présence d'un plus grand nombre d'allergènes : substances susceptibles de provoquer une réaction des défenses immunitaires du jeune enfant et de favoriser la survenue de l'asthme.	• Des mesures de santé publique doivent donc être prises tant au niveau national que local pour lutter contre ces facteurs individuel et collectif.
• Les bronchiolites : plus de 30 % du million et demi de nourrissons de la naissance à 2 ans sont atteints.	• Les facteurs environnementaux : la pollution industrielle, les gaz émis par les automobiles et le tabac sont les plus souvent cités[13].	• Conférence de consensus. • Mise en place de l'observatoire de la bronchiolite aiguë du nourrisson (données épidémiologiques plus fines) et de réseaux de soins d'urgence.
La difficulté d'accès aux soins de certaines populations • L'étude récente du CREDES montre que 42,3 % des familles dont le seul parent est une femme, sont en situation précaire avec une vulnérabilité médicale de 15 %.	• Incidence du manque de suivi des grossesses sur l'augmentation de la fréquence des pathologies périnatales telles que : – la prématurité ; – le retard de croissance intra-utérin ; – les asphyxies périnatales chroniques ; – les infections. • L'isolement social et la famille monoparentale présentent un risque accru d'enfants faisant l'objet d'un signalement pour négligence, voire pour violence.	• Adaptations nécessaires des pratiques des puéricultrices (à leur initiative si besoin) afin de prévenir le risque d'une pédiatrie à deux vitesses, afin de permettre la réintégration de ces enfants et leurs familles [14]. • Circulaire de février 1999 : mise en place de programmes régionaux d'accès à la prévention et aux soins aux personnes en situation de précarité.
• Fragilité médicale et désinsertion progressive des groupes fragilisés (surtout des jeunes de 20 à 30 ans).	• La précarité des situations sociales induit l'exclusion de ces populations des circuits sanitaires de droit commun ; elles se tournent vers des circuits parallèles plus flexibles et plus tolérants à leur égard sans pour autant assurer une continuité des soins.	

1. Enquête nationale périnatale de 1988, in : *Journal de pédiatrie et de puériculture*, n° 6, année 2000.
2. CRAP : critères de risque d'accouchement prématuré.
3. *Source* : revue *Décision santé*, n° 164, septembre 2000.
4. *Source* : *Naître et vivre*, Journal de la Fédération nationale des Associations pour l'étude et la prévention de la mort subite du nourrisson.
5. Selon le Dr Briand, responsable du centre de référence Antoine Béclère.
6. Enquête réalisée entre 1992 et 1998 par le réseau national de santé publique.
7. Selon l'observatoire national de l'action sociale décentralisée.
8. *Source* : *Journal de pédiatrie et de puériculture*, n° 6, année 2000.
9. Circulaire du 8 septembre 2000 dans les maternités.
10. D'après le baromètre santé-jeunes 97/98.
11. D'après le baromètre santé-jeunes 97/98.
12. *Op. cit.* note 10.
13. Voir p. 811 l'analyse de ce problème de santé publique majeur pour la population urbaine.
14. *Source* : revue *Médecine et enfance*, juin 1999 (santé et précarité et pédiatrie, Dr N. Mercier).

> **À noter...**
> Au niveau national et local, l'ensemble des professionnels sera mobilisé et formé pour mieux répondre aux missions de prévention et d'éducation sanitaire.
> Les puéricultrices font partie de ces acteurs. Leurs connaissances en sciences humaines et en méthodologie de recherche (associées à des capacités d'adaptation et de discernement) sont des atouts pour inscrire leurs pratiques dans une démarche de santé publique, en faveur des populations d'enfants et des familles.
> La connaissance du terrain et la reconnaissance de la population sont des axes incontournables pour travailler dans et avec les institutions, au sein d'une équipe multidisciplinaire (dans une logique de réciprocité et non de concurrence). Leur situation professionnelle répond à ces exigences...

C'est pourquoi lors des conférences nationales et régionales de santé, la participation dans une dynamique de débat des différents acteurs (dont les puéricultrices) et la population, se présente comme un véritable outil pour l'identification des problématiques actuelles et la définition des priorités de la politique de santé. C'est ainsi qu'est né, en 2001, **le plan national d'éducation pour la santé.**

Le plan de périnatalité : lutte contre la mortalité périnatale

Nous avons vu précédemment que les problèmes actuels de santé concernant l'enfant et l'adolescent sont liés à de nombreux facteurs favorisants et ou pré-disposants : héréditaires, environnementaux et culturels.
Les modalités d'approche de ces problèmes, « traditionnelle » (médicale) ou « de promotion de la santé », détermineront l'orientation du projet et le choix des actions à entreprendre.
L'exemple des orientations de la politique de santé en faveur de la mère et de l'enfant au travers d'un plan gouvernemental : **le plan de périnatalité** (1995-2000), illustrera parfaitement notre propos. Le projet et ses différentes étapes serviront de support à notre démonstration[29].

Tableau 40.6 : Les différentes étapes du projet de lutte contre la mortalité périnatale.

1re **étape** : identifier	Le constat • En référence au plan périnatal précédent : – taux de mortalité périnatale encore trop élevé (8,3 ‰ en 1991) ; – taux de prématurité ≥ 40 000 pour 750 000 naissances (dont 5,7 ‰ enfants hypotrophiques) ; – taux de morbidité élevé, en particulier : malformations, handicaps ; – taux de mortalité maternelle encore préoccupant.	Les acteurs et services concernés • Sources de données : – certificats de santé CS8 recueillis par le service départemental de PMI (voir p. 825) ; – indices épidémiologiques INSERM. • Exploitation par le ministère.
2e **étape** : comprendre	Analyse des données • Identification : – des facteurs de risques et de dysfonctionnements (médicaux et psychosociaux) ; – des problèmes de santé et des risques à court et moyen terme ; – des besoins de la femme enceinte et du nouveau-né.	Décisions • Étude de l'état de santé et élaboration d'un rapport par le Haut comité de santé publique. • Le gouvernement définit le cadre du programme.

29. L'enfant aujourd'hui, in : *Échanges Santé Sociale*, n° 95-96, septembre-décembre 1999.

	• Détermination des priorités et des objectifs de santé publique : – diminuer la mortalité maternelle de 30 % ; – abaisser la mortalité périnatale d'au moins 20 % ; – réduire le nombre d'enfants de faible poids de naissance de 25 % ; – réduire de moitié le nombre de femmes pas ou peu suivies au cours de la grossesse.	
3e **étape :** agir (projet d'actions et exécution)	Objectifs • **1er objectif** : améliorer la qualité de la surveillance de la grossesse par : – une meilleure prise en charge des femmes enceintes ; – une surveillance de qualité ; – un meilleur dépistage des pathologies pouvant survenir ; – une orientation vers des spécialistes si besoin.	Actions et moyens • Premier temps : la DGS charge l'ANAES de réaliser un guide de surveillance de la grossesse : – élaboration par un groupe de travail ; – transmission aux DRASS pour diffusion aux professionnels impliqués dans cette surveillance. • Deuxième temps : à partir des recommandations contenues dans ce guide, évaluation des besoins de formation prioritaires par ou pour les professionnels.
	• **2e objectif** : améliorer la prise en charge des nouveau-nés en salle de naissance par : – une amélioration de l'efficacité des techniques de réanimation en salle de naissance ; – un personnel entraîné.	• La fédération nationale des groupes d'études en néonatologie et urgences pédiatriques est chargée d'organiser une formation : – en priorité pour les sages-femmes et les membres des équipes obstétricales, gynécologiques, et pour les pédiatres… ; – au niveau local au sein des maternités publiques et privées.
	• **3e objectif** : adapter la politique périnatale au niveau régional : – en associant les professionnels concernés à l'élaboration et au suivi de la politique périnatale ; – par une meilleure concertation entre professionnels et un travail en réseau.	• Mise en place des commissions régionales de la naissance composées en particulier : – de professionnels médico-sociaux intervenant dans le champ de la périnatalité ; – des représentants des usagers. • Des bilans seront effectués au niveau national lors des réunions annuelles des présidents de ces commissions.
	• **4e objectif** : améliorer le système d'information périnatale, pour : – suivre l'évolution de certains indicateurs de santé de la mère et du nouveau-né ; – évaluer les actions de santé dans le domaine périnatal et apporter des informations pour guider les décisions de santé publique.	• Mise en place d'une enquête nationale périnatale (ex : 1995, 1998) à partir d'un questionnaire émanant d'un comité de pilotage, en collaboration avec le ministère, une DRASS, un ORS, et en associant les départements. Enquête réalisée par les professionnels de maternité auprès d'un échantillon représentatif des naissances, en coordination avec le médecin du service de PMI. Exploitation et évaluation statistiques par la DREES.

	• **5e objectif** : observer, analyser et évaluer le nombre et les causes de décès maternel pour proposer des mesures de prévention.	Création d'un comité national d'experts sur la mortalité maternelle (après une étude au niveau de la DGS et de l'INSERM), composé de représentants de l'État, d'administratifs, de professionnels médicaux… en vue de la rédaction d'un rapport au ministère de la Santé afin d'envisager des actions pédagogiques auprès des personnels médicaux.
	• **6e objectif** : améliorer la connaissance des causes de décès survenant entre la naissance et le 28e jour de vie. Information sur : – l'état de santé de l'enfant à la naissance, et le déroulement de l'accouchement ; – les caractéristiques des parents ; – les causes des décès (maternelle, obstétricale, fœtale et néonatale).	• Mise en circulation d'un certificat de décès néonatal à l'usage des professionnels médicaux.
	• **7e objectif** : favoriser la mise en réseau des structures concernées par l'obstétrique, la néonatologie et la réanimation néonatale pour compléter le dispositif périnatal. Développer le transfert néonatal pour : – permettre des soins adaptés au risque (limiter la séparation de la mère et de l'enfant à la naissance) ; – élaborer des normes de sécurité minimales de conditions techniques de fonctionnement ; – accroître la présence médicale en service d'obstétrique.	• Décrets du 9 octobre 1998 relatifs aux établissements de santé publics et privés pratiquant l'obstétrique, la néonatologie ou la réanimation néonatale concernant les professionnels, le personnel et les EPS. Textes réglementaires rédigés par la direction des hôpitaux (ministère de la Santé). • Évaluation portant sur l'offre de soin et l'adaptation des lieux de naissance.
4e et dernière étape : évaluation, réajustement	S'effectuent tant au cours de la réalisation du projet qu'à son terme. Ces deux dimensions fonctionnent tout au long de ce plan de périnatalité.	

Source : L'enfant aujourd'hui, in : *Échanges Santé Sociale*, n° 95-96, septembre-décembre 1999.

Notons que cette approche du problème de santé maternelle et infantile repose sur une double logique : **une logique institutionnelle** (liée à une politique de Santé publique descendante) et **une logique d'expert**. Il s'agit bien d'**un problème de Santé publique, ceci pour plusieurs raisons** :

◆ il concerne un nombre important de personnes et une population cible (des femmes et des enfants) ;

◆ les données statistiques sont :
– issues de l'exploitation des certificats de santé du 8e jour au niveau local (voir p. 825) ;
– identifiées par des **services techniques** ;
– analysées au niveau **national** par le HCSP ;
– comparées à des données antérieures (épidémiologiques, démographiques) ;

◆ ce problème de santé est lié à **des facteurs de risque** médico-psycho-sociaux dont certains peuvent être modifiés, voire évités (conditions de vie, de suivi de grossesse, accès aux soins, vulnérabilité sociale...) ;

- les niveaux de décision et d'action sont formalisés, c'est-à-dire que :
  - le gouvernement **décide** des politiques à mener ;
  - les services ou institutions administratifs, financiers et juridiques **élaborent le programme** de planification pour une durée de **cinq ans** ;
- des experts sont sollicités pour **définir la stratégie** à adopter, **aider à la réalisation** de ce projet et **l'évaluer** :
  - création d'outils d'information ;
  - enquêtes statistiques ciblées ;
  - mise en place d'une formation du personnel ;
  - mise en place de textes réglementaires pour adapter les lieux de naissance ;
- les professionnels mènent les actions qui peuvent être à visée préventive, éducative, formative, voire évaluative. Ceci en sachant que la finalité du projet est :
  - d'améliorer l'état de santé des nouveau-nés et des femmes ;
  - de prévenir les troubles psychopathologiques de la femme enceinte, du nouveau-né, de ses parents ;
  - de prévenir les troubles de l'attachement mère/enfant.

Rôle de la puéricultrice

Participation de la puéricultrice au plan de périnatalité

Localement, la puéricultrice peut et doit œuvrer afin d'atteindre ces objectifs. Citons à titre d'exemple :

- en centre de planification et d'éducation familiale et de protection maternelle (PM) : informer les femmes et les futures mères ;
- pendant le séjour en maternité :
  - apprécier l'état de santé du nouveau-né ;
  - éviter la séparation et favoriser l'allaitement maternel ;
  - favoriser l'établissement des liens enfant/parent ;
- en centre de PMI et lors des visites à domicile :
  - détecter les dépressions post-partum, les troubles précoces de la relation mère/enfant ;
  - assurer un accompagnement de la mère dans sa fonction maternelle ;
- en service de néonatologie et réanimation : assurer des soins, maintenir le lien parent/enfant.

La santé des populations : démarches méthodologiques

L'application du plan de périnatalité met en évidence les approches possibles d'un problème de santé publique, celles-ci se référant à des méthodologies différentes. Elles peuvent être soit construites sur une logique d'experts qui traitent les problèmes de santé en faveur de la population, soit ouvertes sur la participation active des usagers aux problèmes de santé les concernant. Nous proposons ci-après ces deux approches au travers :

- d'une part, de l'étude d'un dispositif élaboré autour d'un problème de Santé publique très actuel : les bronchiolites de l'enfant ;
- d'autre part, d'une réflexion visant le recentrage des démarches de Santé publique sur la population elle-même : la recherche-action, comme outil d'évolution.

Les bronchiolites, un problème de Santé publique exemplaire

Cette pathologie touche 30 % de la population des enfants de moins de 2 ans ; elle est à l'origine d'une augmentation régulière (5 % par an) des consultations pédiatriques et aux urgences.

L'afflux massif de consultants a conduit les équipes médicales concernées à interroger le phénomène sous l'angle « santé publique », réflexion qui s'est révélée porteuse d'une évolution des pratiques professionnelles, à savoir :

- mise en place de réseaux de surveillance de la bronchiolite (études épidémiologiques) ;
- création de réseaux de prise en charge des enfants ville/hôpital. Cette pathologie permet une collaboration des différents partenaires de santé, praticiens hospitaliers, pédiatres libéraux, kinésithérapeutes, personnels de PMI, médecins généralistes ;
- organisation de conférences de consensus.

La bronchiolite est donc exemplaire pour identifier les niveaux de participation des différents partenaires (dont la puéricultrice) dans les divers processus de prise en charge de ce problème, mais également pour mettre en évidence les différentes étapes de ce dispositif : identifier et quantifier le phénomène, comprendre, agir et évaluer.

Identifier, quantifier et comprendre le phénomène

Trois types d'épidémiologie[30] sont mis en œuvre dans ce cadre afin de cerner la réalité médicale, et

30. Étude de l'état de santé de la population et des facteurs qui l'influencent, de planification d'actions et d'évaluation.

d'assurer au mieux la planification des actions et l'évaluation : l'épidémiologie descriptive, analytique et évaluative.

L'épidémiologie descriptive

La **surveillance épidémiologique** porte sur le nombre de cas et le nombre d'hospitalisations.

Dans ce cadre, deux réseaux se sont mis en place :

- sur la région Île-de-France : le réseau de surveillance ERBUS (épidémiologie et recueil des bronchiolites en urgence pour surveillance), créé en 1992 et mis en place pour les hôpitaux de l'AP-HP. En 1997, ce plan est élargi à l'ensemble de l'Île-de-France (aujourd'hui 44 sites hospitaliers y participent) ;
- sur plan national : l'association RESPIRER (réseau sentinelle de pédiatres impliqués dans la recherche sur l'environnement) rassemble des médecins en exercice libéral dont 2/3 sont des pédiatres et 1/3 des médecins généralistes.

Le réseau ERBUS

Il a pour objectif d'apporter en temps réel des informations sur les épidémies et de permettre la mise en œuvre rapide de décisions d'organisation hospitalière et d'allocations de moyens.

Depuis sa création, ERBUS a permis une réelle connaissance du phénomène et mis en évidence son amplification :

- de 92/93 à 96/97, soit une période de 5 ans, pour le seul secteur des hôpitaux AP-HP, l'augmentation est de :
  - + 119 % pour la fréquentation des consultations hospitalières ;
  - + 66 % pour les hospitalisations ;
- pour la période 97/98, l'augmentation sur l'ensemble des hôpitaux de l'Île-de-France est de :
  - + 10 % pour les consultations ;
  - + 22 % pour les hospitalisations ;
- pour la période 98/99, l'augmentation est de :
  - + 10 % pour les consultations ;
  - + 4,5 % pour les hospitalisations.

Le réseau RESPIRER

Les pédiatres organisent la première enquête du réseau sur une période de 3 mois (15 novembre 1997 au 15 février 1998). L'objectif de cette enquête est de :

- décrire la présentation clinique ;
- identifier les facteurs de gravité ;
- évaluer le devenir à court terme des enfants ;
- dresser un état des lieux des pratiques des pédiatres libéraux face à la bronchiolite.

Le premier colloque sur les bronchiolites se réunit le 15 octobre 1998.

Au plan national, une conférence de consensus concernant la prise en charge de la bronchiolite des nourrissons se réunit le 21 septembre 2000 et avance le chiffre de 460 000 cas de bronchiolites par an, soit 30 % de la classe d'âge des enfants de 1 mois à 2 ans.

L'épidémiologie analytique et évaluative

Tableau 40.7 : Épidémiologie analytique et épidémiologie évaluative des bronchiolites.

Types d'épidémiologie	Étude du phénomène et des actions mises en place	Champ de participation de la puéricultrice
Épidémiologie analytique • Comprendre et identifier les causes, les facteurs aggravants, les facteurs de risques	• Profil de l'épidémie à partir de l'étude des courbes épidémiques. Pic dans les 3 premières semaines de décembre, décrochage à partir de Noël pour une décrue nette début janvier. Normalisation fin janvier. Difficultés générées par l'afflux de malades : – problème de gestion des services de pédiatrie : transferts dans des hôpitaux parfois très éloignés ; – risque accru d'infections nosocomiales ; – surcharge de travail pour le personnel médical et paramédical.	• Dans les services hospitaliers, lors de la prise en charge des enfants atteints de bronchiolites à l'aide de la démarche de soins et la prise en charge globale : – identification de données permettant la mise en évidence de caractéristiques (sociales, sociologiques, cliniques) ; – tenue de saisies statistiques. • Dans les structures d'accueil de jeunes enfants : – l'accueil en mode de garde collectif est présenté comme un facteur de risque important ;

• Connaître la pathologie	• Profil des enfants touchés : – les garçons représentent 60 % des enfants touchés ; – identification des groupes d'enfants à risque de gravité, conditions de vie, fratries et collectivités d'enfants. **L'âge moyen de survenue de la bronchiolite est de 7 mois avec un pic entre 2 et 7 mois ; prédominance masculine.** • Fréquence des formes sévères : 25 %, celle des formes légères : 57 % (en majorité traitées en ville).	– les puéricultrices responsables peuvent recueillir des données, consigner les statistiques concernant le nombre d'enfants atteints, le degré de gravité, la durée d'évolution des pathologies, les traitements réalisés. Cette notion est à intégrer dans les rapports d'activité. • Dans les centres de PMI : au niveau de l'épidémiologie analytique, prise en charge dans une approche globale des enfants, réalisation de diagnostics des besoins à l'aide de la démarche de soins (mise en évidence de caractéristiques significatives, tant dans la survenue de la pathologie que dans sa prise en charge).
Épidémiologie évaluative Analyser les pratiques médicales et les conduites parentales	• Taux d'hospitalisation : 1 % pour les nourrissons de moins d'un an. DMS[1] : 2 à 6 jours si enfant âgé de moins de 6 mois[2]. Étude de l'efficience des modalités thérapeutiques mises en place. Mise en évidence de l'intérêt du suivi des enfants en HAD, travail en réseau ville/hôpital.	

1. Durée moyenne de séjour à l'hôpital, formule formalisée dans les bilans d'activités.
2. *Source* : 1er colloque sur la bronchiolite organisé à Paris par l'association RESPIRER, 15 octobre 1998.

Agir : planification d'actions, évaluation

Mise en place du plan bronchiolite

- Au niveau hospitalier :
– augmentation de la capacité en lits ;
– recrutement de personnel intérimaire ;
– report des hospitalisations programmées ;
– disponibilité de vacation de kinésithérapeutes et de médecins ;
- suivi des enfants en HAD[31] ;
- création de réseaux, en amont et en aval de l'hôpital, de médecins libéraux, de médecins communautaires et de kinésithérapeutes ;
- collaboration ville-hôpital, dans laquelle les puéricultrices directrices de crèches et de centres de PMI trouvent leur place. Cette recherche des modalités des collaborations entre les différents partenaires de santé est active.

La logique de l'organisation de la prévention trouve ici tout son sens.

La prévention primaire

Elle consiste à :
- réduire l'incidence de la bronchiolite du nouveau-né en limitant la transmission des virus en cause ;
- reculer l'âge de la primo infection.

31. Les puéricultrices du service HAD de l'hôpital Robert Debré à Paris (AP-HP) ont participé largement à cette mise en place.

Rôle de la puéricultrice

Agir dans le cadre du « plan bronchiolite »

La puéricultrice a un rôle important dans les différents champs d'exercice :
- **à l'hôpital :** lutte contre les infections nosocomiales et participation à la diminution de la transmission du virus respiratoire syncytial : respect des règles d'asepsie, éducation pour la santé ;
- **en service de maternité :**
– actions d'éducation pour la santé individuelle et/ou collective ;
– conseils aux mères relatifs à l'environnement de l'enfant (aération de la chambre, température à 19°, risque du tabac et de la pollution), aux soins d'hygiène (désobstruction nasale, lavage des mains), aux facteurs favorisant la transmission du VRS (échange de mouchoirs, sucette, biberon) ;
– information sur la maladie elle-même pour diminuer l'inquiétude des parents ;

- **dans les structures d'accueil du jeune enfant :**
- formation des personnels : application rigoureuse des règles d'hygiène, appropriation de protocoles pour harmoniser les méthodes ; utilisation ou création de supports ;
- formation des assistantes maternelles ;
- organisation de l'accueil et des activités des enfants en période épidémique, limitation de la circulation des enfants et du personnel ;
- information et implication des parents pour améliorer la prévention, animation de réunions... ;
- **en secteur de protection maternelle et infantile :**
- précautions similaires en matière d'hygiène (désinfection des tables d'examens, stéthoscopes, jouets) ;
- organisation des consultations avec planification des rendez-vous ;
- organisation d'actions d'éducation pour la santé centrées sur la prévention, la prise en charge des pathologies respiratoires du nourrisson.

La prévention secondaire

Les actes visent la réduction des symptômes par :
- la mise en place des plans « bronchiolite » qui contribuent à réduire le nombre de malades ;
- l'information permettant aux parents de reconnaître les premiers signes et les signes d'aggravation, et de réduire la durée de l'évolution.

La prévention tertiaire

Les actes cherchent à réduire au maximum les modalités fonctionnelles consécutives à la maladie. L'ensemble des données de la littérature montre que les bronchiolites à VRS, surtout celles dont la sévérité a été suffisante pour justifier l'hospitalisation, peuvent contribuer à l'induction de l'asthme du nourrisson et du jeune enfant.
Les perturbations induites par l'agression virale peuvent provoquer, révéler ou amplifier une hyperactivité et une inflammation bronchique. D'autres facteurs interviennent : prédisposition génétique, antécédents familiaux d'allergie, exposition passive à la fumée de tabac, facteurs péri et postnataux tels que prématurité, hypotrophie, tachypnée transitoire du nouveau-né, bronchodysplasie.

Rôle de la puéricultrice

La prévention secondaire
Dans ce cadre, la puéricultrice collabore :
- à l'hôpital et en HAD :
- à la mise en place de projet de soins adaptés, incluant la dimension curative et éducative, en coordination avec le réseau de prise en charge ;
- au diagnostic des formes graves avec orientation aux urgences ;
- au repérage des capacités des parents à assurer la prise en charge à domicile ;
- à la mise en place d'une démarche éducative afin de permettre aux parents d'assurer la surveillance et la reconnaissance des signes d'aggravation ;
- en structure d'accueil ou en PMI :
- à assurer ou faire assurer les soins en lien avec l'atteinte respiratoire : conseils d'utilisation et d'entretien des chambres d'inhalation, maintien d'apports nutritionnels suffisants, positionnement de l'enfant (installation en proclive), environnement domestique adéquat (température ambiante et lutte contre tout tabagisme passif) ;
- à contribuer à éviter les risques de surinfection.

Rôle de la puéricultrice

La prévention tertiaire
Dans ce cadre, la puéricultrice participe à l'accompagnement des familles dans la recherche de mesures préventives et à l'aménagement de l'environnement quotidien de façon à minimiser le risque en incitant l'entourage à ne pas fumer dans la maison.
Pour certains enfants fragiles, des risques se surajoutent tels que :
- ancien prématuré, surtout s'il a été ventilé artificiellement à la naissance, ou s'il est porteur d'une dysplasie broncho-pulmonaire ;
- enfant « allergique » ou de famille d'allergique (eczéma, rhume des foins, asthme, urticaire, œdème de Quincke) ;
- enfant ayant déjà été hospitalisé pour bronchiolite ou ayant déjà fait deux bronchiolites.

Dans ce cas, la puéricultrice peut :
- déconseiller la moquette et conseiller une surface facilement lavable ;
- expliquer que les peluches dans le lit de l'enfant présentent un risque et qu'il est préférable de choisir des jouets facilement lavables, ainsi que pour les housses d'oreillers, matelas anti-acariens, etc.

Ne pas faire le ménage en présence de l'enfant. Ne pas balayer à sec. Choisir un nettoyage humide.

Dans ce contexte, comment s'exprime l'esprit de la promotion de la santé, pouvons-nous identifier des éléments en faveur de cette démarche ?

La place des bronchiolites dans le champ de la promotion de la santé

La rencontre de la population et des professionnels dans une démarche de réflexion commune pour améliorer la prise en charge des bronchiolites débouche à la suite de la conférence nationale de consensus (2000) sur des propositions de portée nationale, telles que :
- l'allongement du congé maternité permettant de ne pas exposer l'enfant de moins de 3 mois à des facteurs de risque ;
- l'allocation de garde d'enfants à domicile pour les enfants à risque ;
- la réorientation de services de santé vers une dynamique de réseaux et de collaboration interprofessionnelle induite ;
- le renforcement de la santé communautaire pour promouvoir des conditions de vie favorables à la santé.

La prise en charge des bronchiolites se situe essentiellement dans le champ de la santé publique mais il serait bien nécessaire que tous, parents, professionnels, simples citoyens, soyons capables de montrer notre détermination à faire évoluer les pratiques et les habitudes de vie vers un respect de l'environnement et des éléments naturels pour préserver la santé des enfants, adultes et citoyens de demain.

La diversité des logiques d'approche

Les exemples pris dans ce chapitre montrent une approche « traditionnelle » des problèmes de santé.

Rôle de la puéricultrice

Les éléments à développer ou à modifier

La puéricultrice peut et doit participer à la mise en œuvre de modalités de prévention plus actives et plus respectueuses de l'environnement, comme par exemple :
- la création d'un environnement social plus favorable à la santé de l'enfant et de la famille, par l'information sur les enjeux des nuisances pour la santé et les risques à court terme pour l'enfant ;
- la protection de l'environnement : lutte contre la pollution de l'air, facteur aggravant des pathologies respiratoires ;
- la participation à des études, enquêtes, discussions relatives à l'environnement et aux conditions de vie.

La puéricultrice peut développer des modes de « faire avec » les familles et les enfants pour trouver ensemble des solutions et ne pas les prédéterminer sans eux.

Les discours écologiques et les intentions communautaires en matière de santé s'avèrent encore très théoriques. C'est pourquoi nous proposons à présent une réflexion sur les inconvénients du fonctionnement actuel du système de soins et des services rendus au public. Car, en matière de santé publique comme en d'autres domaines du secteur social, la demande de l'usager est trop souvent provoquée par l'offre et l'expression des besoins occultée.

De l'offre à la demande : quels besoins ?

Cette offre est construite sur une analyse *a priori* des besoins des personnes (par des professionnels), analyse reposant sur des théories d'experts (puériculture, pédiatrie, médecine, psychologie). Ne maîtrisant pas ces disciplines, les personnes seraient-elles dans l'incapacité de penser leurs besoins par elles-mêmes ? Les professionnels étant détenteurs de connaissances avérées[32], leur rôle serait-il exclusivement de transmettre, d'informer, de faire prendre conscience (aux usagers) du décalage existant entre ce qu'ils souhaitent et expriment (leurs demandes) et leurs « besoins » identifiés par les professionnels ?

32. Savoirs rationnels, scientifiques.

Et si les connaissances expertes des professionnels se révèlent insuffisantes, le réflexe est parfois d'ouvrir le champ d'expertise à d'autres disciplines. Cette ouverture est forcément limitée[33] : **les besoins des individus relèvent autant d'une expertise sur les problèmes et leurs facteurs déterminants que de la perception et des représentations qu'en ont les principaux intéressés.**

L'offre, source des besoins

Analyse de deux exemples

Les besoins de crèche

Nous constatons que nombre d'enquêtes « de besoins » font apparaître que les parents d'enfants en âge préscolaire sont « demandeurs » d'une place en crèche.

Pourquoi demandent-ils une place en crèche ? Pour deux raisons essentielles : **les crèches existent** et ont réussi à se créer **une « image positive » dans l'imaginaire social** (la crèche c'est mieux, il y a des professionnels formés, des activités, une socialisation par le collectif, et une bonne « préparation » à l'école). Dans ces circonstances, **la réponse en terme d'offre** prédétermine **la demande**, cette dernière étant conditionnée par les représentations que les parents, comme les professionnels, se font de la « meilleure » réponse à leurs besoins.

La réponse « crèche » correspond-elle pour autant aux « besoins » des parents ? Rien n'est moins sûr. Mais pour les professionnels, **c'est l'expression objective des besoins des gens.**

Or, la crèche n'est qu'une réponse possible à un besoin qu'il conviendrait d'analyser plus finement. **On n'a pas « besoin d'une place en crèche », mais « besoin de faire garder son enfant » dans des conditions que l'on souhaite les plus adaptées possibles**.

Toutefois, « avoir besoin d'une place en crèche » équivaut à exprimer une demande conforme à l'offre crèche. En tout état de cause, il serait absurde d'exprimer une demande à quelqu'un qui n'a rien à proposer en réponse...

Dès lors, on ne peut que souhaiter une ouverture à la fois dans le domaine du fonctionnement des institutions et des méthodologies professionnelles, ce qui implique une capacité à observer, écouter et entendre la dimension des besoins des usagers.

Dans la mesure où la demande est considérée comme « l'expression objective » des besoins de la population, que se passe-t-il si la demande ne correspond pas à l'offre, aux modes d'agir des professionnels ?

L'accueil des toxicomanes dans les centres spécialisés de soins

Jusqu'au milieu des années 1990, les spécialistes de la toxicomanie soutenaient une théorie : **l'usage de produits constituait le problème de la toxicomanie**. Soutenant cette thèse, les spécialistes avaient conçu leur offre de soins à l'aune de leurs conceptions : si le produit est la cause de la toxicomanie, alors soigner un toxicomane consiste à supprimer la prise de produits toxiques, donc à pratiquer des sevrages.

Un toxicomane arrivant dans un centre spécialisé savait donc (explicitement ou implicitement) que venir là équivalait à se lancer dans une démarche de sevrage. Son « besoin », déterminé par les experts, était de se sevrer. **L'offre était le sevrage**. La « demande exprimée » par les toxicomanes ne pouvait donc pas être : aidez-moi à réduire mes risques. Cela n'aurait pas été entendu dans bien des endroits. La non écoute était théorisée, laissait la place à une « méthodologie » : **le travail sur la demande**. Pour ne pas être rejeté, mieux valait donc exprimer « la bonne demande » tout de suite.

Le travail sur la demande signifie conduire la personne à adapter sa demande à l'offre qui est le reflet de ses besoins, analysés comme tels par des experts qui savent mieux qu'elle. Le résultat a été à la hauteur de l'impasse méthodologique : une très grande majorité de toxicomanes rechutait après chaque épisode institutionnalisé de cure et de postcure, sans parler de la catastrophe sanitaire en matière de sida et d'hépatite C. Les besoins des toxicomanes n'étaient jamais vraiment entendus.

Il n'y avait pas d'espace d'expression et de négociation : soit la demande était conforme et on s'occupait de la personne en demande, soit la demande n'était pas conforme et le demandeur devait retravailler sa demande, c'est-à-dire « prendre conscience de ses besoins ».

Pourquoi la demande est-elle ainsi tellement conforme à l'offre ?

Pour comprendre les raisons d'une telle **conformité de la demande à l'offre**, il faut admettre d'emblée que s'exprimer de manière conforme est **une stratégie d'adaptation de l'acteur dans sa relation avec le professionnel**. Pour lui, c'est la seule manière d'être entendu, voire même écouté.

Le terme stratégie prête un peu à confusion : il s'agit du jeu de pouvoir s'établissant dans la relation « privée » professionnel/usager. Nous ne parlons donc de stratégie que dans une acception limitée

33. Encore que l'anthropologie soit une discipline qui permet d'entendre directement les gens en essayant de respecter leur propre logique. La méthodologie de l'anthropologie nous semble donc très pertinente dans l'analyse des besoins, surtout si elle prend en compte la dimension symbolique et imaginaire des problématiques rencontrées (voir *infra*).

purement utilitaire et immédiate. Ce qui relève du symbolique et du non utilitaire ne relève pas de la stratégie d'acteur pris dans ce sens. C'est dans le jeu de pouvoir entre le professionnel et l'usager, celui qui sait et celui qui a besoin, que se construit la stratégie. Il n'y a pas de la part des usagers, sauf exception notable (comme les malades du SIDA ou les usagers de drogue par exemple), de stratégie collective d'expression des demandes et des besoins. Chaque personne exprime, dans une sphère relativement privée, confidentielle (et organisée comme telle grâce au colloque singulier et au secret professionnel) ses propres demandes, véritable « privatisation de la négociation sociale »[34].

Pour une nouvelle méthodologie d'analyse des besoins

Plusieurs propositions sous-tendent une méthodologie d'analyse des besoins permettant de dépasser ce blocage de l'écoute, cette projection par les professionnels de leurs solutions sur les populations.

La différenciation des problèmes individuels et des problèmes de santé publique

Ce n'est que par sa répétition dans une population, une communauté qu'un problème individuel devient un problème collectif. Le caractère de répétition de problèmes individuels, ou « incidents »[35], permet de rechercher des causes communes sur lesquelles la communauté, avec l'aide des spécialistes, pourrait agir.

La recherche-action, outil de changement

Les populations doivent pouvoir négocier les questions de santé à tous les niveaux : problématisation, priorisation, planification, évaluation[36].

La dimension des besoins est complexe et ne se laisse pas réduire à une analyse experte, même abondamment pluridisciplinaire.

Comprendre la dimension des besoins d'une communauté suppose :

- un réel changement des méthodes de travail des professionnels permettant une écoute non normative, un changement de la nature des relations entre experts et acteurs. La méthodologie de « recherche-action » peut impulser le changement dans les rapports entre experts et acteurs sociaux[37] ;
- une démarche qui permette de faire « se confronter » les conceptions des différents acteurs d'un même territoire. Il s'agit d'une **négociation sociale, collective**, une « confrontation organisée » entre les points de vue et conceptions, les compétences et expériences, les idéologies des différentes personnes. Les problèmes qui se posent dans le territoire sont des « objets de négociation » entre les acteurs et les populations, et pas seulement les réponses proposées par les professionnels.

L'organisation de la confrontation est une démarche de recherche collective, afin d'entreprendre collectivement **une démarche pédagogique, base de toute démarche éducative en santé**[38].

La place des acteurs dans l'offre de services

Les besoins ne sont pas seulement utilitaires (techniques, fonctionnels). La dimension symbolique, le sens que donne chacun aux problèmes et à leurs causes, est fondamentale. La possibilité pour chaque acteur d'être partie prenante du processus de résolution de problème est donc centrale. Une partie de la solution vient de la personne ou du groupe et non des solutions techniques. Il faut laisser place à la dimension symbolique, à l'imaginaire créatif, à la possibilité pour chacun de contribuer au bien commun.

La personne, plus qu'un simple usager de service

La personne n'est jamais seulement utilisatrice de service (usager). Chacun veut comprendre, participer, avoir une place dans le processus, ne pas être dans une relation aliénante avec l'offre qui est faite. Car, même en payant le service, ce qui est donné dans le service (par exemple : s'occuper de mon enfant) a infiniment plus de valeur que la contrepartie monétaire quelle qu'elle soit. Les parents se sentent redevables symboliquement, ce qui crée du lien. « Une part importante de notre modernité repose encore sur le don, dans sa triple obligation de donner, recevoir et rendre. » Quand on dit que l'on est redevable, c'est bien que l'on a reçu quelque chose que quelqu'un d'autre nous a donné. Cela constitue la dette symbolique de l'échange non strictement utilitaire et marchand. C'est en pouvant – en devant – rendre que chacun peut avoir une place dans ce jeu des échanges symboliques. Sans cette possibilité, il n'a pas sa place dans le système[39].

L'usager en donneur-receveur

La construction des besoins, la résolution des problèmes et leur nature même reposent sur cette possi-

---

34. T. Berche, *Anthropologie et santé publique en pays dogon*. Karthala, 1998.
35. J. Donzelot, in : Community security policing, mai 2000.
36. La charte d'Ottawa.
37. G. Le Boterf, La recherche-action, une nouvelle relation entre experts et acteurs sociaux, in : *POUR*, 1983.
38. J.-P. Deschamps, Porter un regard nouveau sur l'éducation pour la santé, in : *La revue du Praticien*, 1983.
39. M. Mauss, Essai sur le don, in : *Sociologie et anthropologie*, PUF.

bilité dont dispose chaque acteur d'être un donneur encore plus qu'un receveur. La méthodologie de projet sur le territoire, basée sur l'analyse des besoins, travaille nécessairement cette possibilité. Il ne faut pas que ce soit toujours les mêmes qui puissent être « les offreurs » et toujours les mêmes « les receveurs », afin d'éviter d'induire des rapports de dépendance et de soumission.

Rôle de la puéricultrice

Mettre la parole de l'usager, au centre des pratiques professionnelles

Comprendre la dimension des besoins, c'est **une vraie démarche de promotion de la santé et d'éducation pour la santé.**

Pouvoir écouter, entendre ce que les gens ont à dire, sans interpréter, sans juger leurs perceptions[1]. Cela impose de :

- réintroduire la « dimension socio-politique de la maladie »[2] afin de ne pas « discuter uniquement des actions entreprises »[3] et de façon experte ;
- développer des procédures de recherche-action participative avec la population pour créer les lieux, les moments de la confrontation ;
- travailler dans des projets locaux, analyser collectivement la nature des besoins.

1. Nous ne sous-estimons pas, bien entendu, les rapports de force qui existent entre les différentes catégories de professionnels, particulièrement dans le domaine sanitaire (par exemple entre infirmières et médecins à l'hôpital). Nous croyons que c'est dans le développement de méthodes de recherche-action participatives que ces rapports sont le plus susceptibles d'évoluer : créer les conditions de la parole des gens introduit un tiers dans le face-à-face médecin/infirmière par exemple. Ce tiers fait « médiation », et déprivatise le mode de relation professionnelle.
2. T. Berche, *op. cit.* note 34, p. 85.
3. T. Berche, *op. cit.* note 34, p. 87.

Conclusion

Pour fédérer les nombreux aspects abordés dans ce chapitre, nous invitons les futures puéricultrices à se préparer à cette approche collective des problèmes de santé, notamment par une réflexion sur leurs pratiques infirmières et une clarification du cadre éthique de l'exercice professionnel. Pour ce faire, nous proposons ci-après une liste de questions qui peuvent guider cette réflexion, mais beaucoup d'autres questions sont probablement à formuler individuellement.

- Quelles sont mes valeurs personnelles et professionnelles ? mes missions et compétences en tant que puéricultrice ? les responsabilités inhérentes à ma profession ?
- Quelle est ma place, quelle place souhaiterais-je occuper dans le champ de la santé de l'enfance ? comment ?
- Comment se former pour être capable de : « voir et entendre » les demandes exprimées par la population (sans occulter les besoins de l'enfant) ? ; « réfléchir et identifier » les facteurs déterminants d'un problème, mais aussi les ressources et les contraintes lors d'un échange avec la population ?
- Pour prendre des décisions, avec qui le ferais-je et pour quelle finalité ? Sur quels principes ?
- Quel sens donner à mes actions sachant que la personne, le groupe sont au centre du projet et que d'autres enjeux sont présents (l'intérêt individuel prévaut-il sur l'intérêt collectif ? les choix économiques ou institutionnels sont-ils prioritaires ?).

Un questionnement est toujours nécessaire pour déterminer le champ du possible : accompagner jusqu'où ? à quel moment aider ou assister, guider ou soutenir ? Comment faire quand on sait que le respect du libre choix des usagers passe par une attitude d'écoute, d'empathie, de partage, etc. ?

BIBLIOGRAPHIE

AUBERT L. et SAN MARCO J.-L. – *Santé Publique 1.* NCI, Masson, 2000.

Centre international de l'Enfance – *La Santé communautaire : concepts, actions, formation.* 1990.

Code du Travail. Dalloz, 2000

Code de la Santé publique. Dalloz, 2000.

Code de la Famille et de l'Action sociale. Dalloz, 2000.

Code de la Sécurité sociale. Dalloz, 2000.

COPPE M. et SCHOONBROODT C. – *Guide pratique d'éducation pour la santé.* De Boeck Université, Bruxelles, 1992.

DEBIONNE F.-P. – *La Santé passe par la dignité, l'engagement d'un médecin.* L'Atelier-quart-monde, Paris, 2000.

Décret et arrêté du 21 juillet 2000 relatif à l'organisation de l'administration centrale du ministère de l'Emploi et de la Solidarité et aux attributions de certains de ses services.

D'IVERNOIS J.-F. ET GAGNAIRE R. – *Apprendre à éduquer le patient, approche pédagogique.* Vigot, Paris, 1995.

DURIEZ M., *et al.* – *Le Système de santé en France.* Haut comité de la santé publique, ministère de l'Emploi et de la Solidarité. PUF, 2e éd., 1999.

HESBEEN W. – *Santé publique et soins infirmiers*. Lamarre, coll. Formez-vous, Paris, 1996.

Institut international d'administration publique – *La Santé en Europe*. La Documentation française, Paris, 1994.

KERVASDOUE J. (de) (sous la direction de) – *Le Carnet de santé de la France en 2000*. La Découverte/Syros, Paris, 2000.

La Santé publique 2000. volume XII, n° 3.

LEBAS J. et CHAUVIN P. – *Précarité et santé*. Flammarion, 1998.

MANCIAUX M. ET DESCHAMPS J.-P. – *La santé de la mère et de l'enfant*. Flammarion, Paris, 1978.

Ministère de l'Emploi et de la Solidarité – *Données sur la situation sanitaire et sociale en France*. Direction de la recherche, des études, de l'évaluation et des statistiques. La documentation Française, Paris, 2001.

POMEY M.-P., POULLIER J.-P. et LEJEUNE B. – *Santé publique*. Ellipses, Éd. Marketing SA, 2000.

Site internet de ministère de l'Emploi et de la Solidarité : http/www.emploi-solidarite.gouv.fr.

SOCIÉTÉ FRANÇAISE DE SANTÉ PUBLIQUE – *Développement social et promotion de la santé. La démarche communautaire*. Éd. Santé et Société n° 9, 2000.

CHAPITRE 41

La prévention sanitaire[1]

Capacités attendues pour l'exercice de la puéricultrice

- Appliquer/faire appliquer les mesures de dépistage systématique en vigueur, les règles du dépistage précoce des signes avant-coureurs des troubles du développement et les mesures de prévention sanitaire.
- Veiller au respect du rythme de surveillance médicale des enfants et de leur calendrier de vaccinations et, le cas échéant, en expliquer l'intérêt aux parents et les orienter.
- Recueillir et transmettre les informations relatives à l'état sanitaire des enfants aux services concernés.

« Un ensemble de mesures visent à éviter ou réduire le nombre et la gravité des maladies et plus largement de tous les problèmes de santé [...] et à diminuer l'incidence d'une maladie dans la population »[2]. La mise en place de ces moyens concrétise les projets de santé publique et implique tous les acteurs de santé, professionnels et non professionnels. La prévention primaire (voir p. 813), appliquée à la PMI, concerne la santé de la mère et de l'enfant jusqu'à 6 ans et, dans le domaine scolaire, les enfants, les adolescents et les jeunes. Les progrès scientifiques, en particulier en matière de génétique, contribuent au dépistage précoce dès la grossesse et même avant. Nous envisagerons différents examens, en rappelant que la prévention sanitaire concerne chaque année 750 000 femmes enceintes, 4 500 000 enfants de 0 à 6 ans et plusieurs millions d'enfants d'âge scolaire. Nous distinguerons plusieurs aspects de cette prévention sanitaire : les moyens légaux en terme de suivi médical systématique, de dépistage précoce et de protection comme les vaccinations, les mesures légales en terme d'acte biologique et médical visant le dépistage de maladies potentielles, soit du fait de l'enfant lui-même, soit du fait de son ascendance ; ainsi que les mesures de lutte contre la morbidité concernant quelques problèmes actuels.

Le carnet de santé, guide de surveillance sanitaire

Le Code de la Santé publique (CSP)[3] précise que le carnet de santé :

- est remis par l'officier d'état civil, lors de la déclaration de naissance ou, à défaut, peut être demandé au service départemental de protection maternelle et infantile ;
- est un document **délivré gratuitement** ;
- est établi **au nom de l'enfant** ;
- est remis aux parents ou aux personnes titulaires de l'exercice de l'autorité parentale ou aux personnes ou aux services à qui l'enfant a été confié [...] **toute personne appelée, de par sa profession, à prendre connaissance des renseignements** qui y sont inscrits **est astreinte au secret professionnel** »[4].

Il réunit tous les événements qui concernent la santé depuis la naissance et constitue un lien entre les médecins amenés à intervenir dans la surveillance médicale préventive et les soins durant toute la période de croissance de l'enfant.

---

1. Auteurs : Sophie Babin-Ratte, neuropsychologue. Professeur Marie-Claude Bonnefoi, médecin de PMI. Martine Francois, médecin ORL. Danièle Ginisty, chirurgien maxillo-facial. Josette Vigilant, puéricultrice cadre infirmier. Avec la collaboration de François Roge, pédiatre de l'équipe de l'école de puéricultrices de l'Institut de Puériculture de Paris.
2. *La Santé de l'homme*, n° 325, 1996, p. XXV.
3. Loi du 18 décembre 1989, art. L. 163.
4. Code de la Santé publique, art. L. 163 (loi du 18 décembre 1989).

C'est un véritable guide de surveillance de l'enfant[5], mais également un excellent outil d'éducation pour la santé (il favorise le dialogue entre le médecin et les parents) et un instrument de liaison entre les professionnels de santé (en particulier, médecins, puéricultrices...).

Les objectifs et le mode d'utilisation du carnet de santé

Le carnet de santé vise essentiellement le regroupement d'indications propres à la santé de l'enfant, de la naissance à l'adolescence, en vue d'un suivi sanitaire régulier et cohérent :

- « sont mentionnés obligatoirement les résultats des examens médicaux[6] et toutes les constatations importantes concernant la santé de l'enfant » ;
- il est conservé par les personnes ayant la charge de l'enfant, parents, tuteur ou personne en assurant la garde, jusqu'à ce que l'intéressé atteigne la majorité[7] ;
- il est présenté lors de chaque intervention médicale, qu'elle soit d'ordre préventif ou curatif, afin que le praticien puisse prendre connaissance des renseignements qu'il renferme et y consigner, éventuellement, ses constatations et indications[6].

Il peut tenir lieu de **certificat de vaccination**, à condition que la mention de la vaccination en cause soit **datée et signée par le médecin** l'ayant pratiquée et que le nom et l'adresse de ce médecin soient indiqués[6].

L'utilisation efficace du carnet de santé s'avérant toujours difficile, des **circulaires et notes de service** rappellent régulièrement aux médecins la nécessité d'obtenir la collaboration des parents en insistant pour qu'ils le présentent lors de chaque consultation médicale et qu'ils remplissent eux-mêmes les parties non médicales.

L'organisation du carnet de santé

Ce document comporte différentes rubriques qui concernent notamment :

- **la famille** : sa composition, le domicile, l'état de santé des différents membres (parents, enfants...) ;
- **la période anté-néonatale** : les conditions de l'accouchement (examen à la naissance et au 8e jour de vie de l'enfant) ;
- **le développement somatique de l'enfant**, avec les courbes de poids, taille et périmètre crânien ;
- **le développement psychomoteur de l'enfant**, aux étapes clés du développement ;
- **la surveillance médicale de l'enfant**, de la naissance à 22 ans, pour laquelle sont indiqués :
  - les observations et résultats des examens cliniques ;
  - les vaccinations et tests tuberculiniques ;
  - la prescription de vitamines ;
  - le mode d'alimentation ;
  - les hospitalisations ;
  - les examens radiologiques ;
  - les renseignements en cas d'urgence : groupe sanguin, maladies chroniques, allergies, traitements de longue durée, transfusions ;
  - le double des examens obligatoires pratiqués au 9e et 24e mois ;
  - les examens de l'enfant entre 3 et 4 ans (bilan en école maternelle), entre 5 et 6 ans (bilan d'entrée dans l'enseignement primaire), entre 14 et 15 ans (bilan de fin de collège) ;
  - le récapitulatif des maladies contagieuses ;
- **le contexte social :**
  - le mode de garde de l'enfant ;
  - les conditions de vie.

À noter...

Une note destinée aux usagers (les parents, le plus souvent) figure dans le carnet de santé et rappelle les droits fondamentaux d'accès aux sources d'informations par deux textes de lois parus en 1978[1]. De plus, une circulaire sur l'exploitation des certificats de santé[2] vise à minimiser les risques de dérives dans l'exploitation de ces informations, et insiste sur le fait que le recours à l'informatisation des données (dont la décision appartient aux conseils généraux) doit s'effectuer en respectant l'anonymat et les règles relevant de la loi « Informatique et liberté ».

1. 6 janvier 1978 (informatique, fichiers et liberté) et 17 juillet 1978 (liberté d'accès aux documents administratifs).
2. La circulaire DGS/2 B n° 798 du 11 août 1983 relative à l'exploitation des certificats de santé précise qu'il s'agit d'un système comportant deux modules indépendants, créant deux fichiers distincts : un module administratif indépendant et un module médical, médico-social, anonyme.

---

5. Le modèle est national, défini par arrêté ministériel : le premier carnet de santé date de 1945 (ordonnance du 2 novembre 1945, création de la PMI), le dernier modèle date de 1995. Il est actuellement édité et diffusé, parfois enrichi de feuillets complémentaires d'éducation pour la santé, au plan départemental.
6. Prévus à l'article L. 164.
7. Arrêté du 2 mars 1995, art. 2, 3 et 4.

Sont insérés dans le carnet de santé :

◆ les trois certificats de santé[8] correspondant aux examens du 8e jour, 9e/10e mois, 24e/25e mois ;

◆ des conseils pratiques de prévention destinés aux parents, aux personnes qui ont la charge de l'enfant et à l'enfant plus grand.

Rôle de la puéricultrice

L'utilisation du carnet de santé

Pour que le carnet de santé soit rempli et utilisé correctement, il est important que la puéricultrice, quel que soit son secteur d'activité, exploite toutes les opportunités de ce document, pour :

- présenter et commenter son contenu aux parents de l'enfant ;
- leur en expliquer l'intérêt, souligner la nécessité de le présenter chaque fois que l'enfant est soumis à la consultation d'un médecin (ville ou hôpital) ;
- les intéresser à sa mise à jour (en remplissant eux-mêmes certaines rubriques, comme les conditions de vie de la famille) ;
- leur faire réaliser et interpréter eux-mêmes la courbe de poids de l'enfant ;
- leur indiquer que lors du passage de la puéricultrice de secteur à leur domicile (à l'occasion du placement de leur enfant dans les différents modes d'accueil et en cas d'hospitalisation), le carnet de santé sera consulté afin de connaître l'histoire de l'enfant, et d'agir en tenant compte de ses réactions, de ses besoins propres et des traitements préventifs et curatifs prescrits ;
- leur préciser, au moment des vaccinations de leur enfant, qu'ils peuvent faire remplir, de manière simultanée au carnet de santé, un carnet de vaccinations (qu'ils peuvent se procurer dans les mairies ou les centres de PMI) qui sera particulièrement utile dans le cadre scolaire ou des centres de loisirs (il évite de remettre le carnet de santé).

Les examens médicaux obligatoires de l'enfant

« Tous les enfants de moins de 6 ans bénéficient de mesures de prévention sanitaire et sociale qui comportent notamment des examens médicaux obligatoires. »[9] Ces actes sont gratuits.

Le calendrier

Il comporte **20 examens médicaux obligatoires de la naissance à 6 ans**[10], dont **3 examens** donnent lieu à la délivrance obligatoire d'un **certificat de santé**.

Les modalités

Le texte précise :

◆ « le nombre et le contenu de ces examens, l'âge auquel ils doivent intervenir et la détermination de ceux qui donnent lieu à l'établissement d'un certificat de santé sont fixés par voie réglementaire » ;

◆ « le contenu des certificats de santé, et notamment la liste des maladies ou déficiences qui doivent y être mentionnées, est établi par arrêté interministériel »[11].

Ces examens sont réalisés par un médecin, au choix des parents :

◆ soit en centre de protection infantile ;

◆ soit en médecine de ville.

Les objectifs

Ils ont pour objet :

◆ la surveillance de la croissance staturo-pondérale et du développement physique, psychomoteur et affectif de l'enfant, de l'acquisition du langage ;

◆ le dépistage précoce des anomalies ou déficiences (visuelles et auditives), des troubles d'acquisition du langage : retard simple ou altération (surdité), dysphasie, troubles de la communication, etc. ;

◆ les examens bucco-dentaires ;

◆ la pratique des vaccinations[12].

Les résultats sont mentionnés dans le carnet de santé.

Pour les examens de la première année, les feuillets correspondants se trouvent dans le carnet de maternité ; pour les suivants, il est nécessaire de réclamer à la Caisse d'assurance maladie le carnet de surveillance de 1 à 6 ans.

---

8. Voir p. 824.
9. Code de la Santé publique, art. L. 164.
10. Code de la Santé publique, art. L. 149.
11. Code de la Santé publique, art. L. 164.
12. Consulter le calendrier en vigueur, sa mise à jour est régulière : http://www.sante.gouv.fr /htm/pointsur/vaccins/index.htm.

Tableau 41.1 : Calendrier des examens de santé de l'enfant de la naissance à 6 ans.

Nombre d'examens médicaux obligatoires	Âges de soumission aux examens médicaux	Certificats de santé
1re année : 9 examens	• 8e jour de vie • 1er au 6e mois (1 par mois) • 9e mois (ou 10e mois) • 12e mois	• 1 certificat • 1 certificat
2e année : 3 examens	• 16e mois • 20e mois • 24e (ou 25e mois)	 • 1 certificat
3e à 6e année : 8 examens	Tous les semestres (soit 2 par an)	

L'exploitation des informations fournies dans le carnet de santé à des fins statistiques

Nous soulignons ici l'intérêt d'une transcription précise des observations sur le carnet de santé[13], au travers d'une étude conduite, sur le thème de la psychomotricité, par Neligan et Prudhan. Les données statistiques sur **l'acquisition de la station assise et de la marche chez l'enfant** sont très instructives. Il ressort de cette étude que :

◆ la station assise (tenue une minute sans appui des mains) peut être effectuée par :
- 3 % des enfants âgés de 4 à 6 mois ;
- 50 à 75 % des enfants âgés de 7 à 8 mois ;
- 97 % des enfants âgés de 9 mois ;

◆ la marche de dix pas (sans appui des mains et sans chute) peut être effectuée par :
- 3 % des enfants âgés de 9 à 11/12 mois ;
- 50 à 75 % des enfants âgés de 13 à 14 mois ;
- 97 % des enfants âgés de 18 mois.

Les variations individuelles relatives au développement de la locomotion peuvent s'expliquer par l'existence de nombreux paramètres, dont les plus évidents, mais non les seuls, paraissent être les suivants :

◆ la qualité de la potentialité cérébro-motrice ;
◆ l'évolution plus ou moins rapide de la maturation du système nerveux ;
◆ la qualité du développement cognitif et affectif ;
◆ la qualité des informations extéroceptives et proprioceptives ;
◆ la richesse des expériences motrices en fonction de la nature du milieu où elles se déroulent.

L'ensemble de ces paramètres interagissent dans le contexte culturel et social où vit l'enfant. Il doit en être tenu compte lorsqu'un retard de développement de la locomotion doit être analysé. Ces données et l'étude dont elles ont fait l'objet sont de précieux indicateurs dans l'observation générale des performances et des âges moyens de leur acquisition.

Épidémiologie et santé infantile

Dans les années 1970, une étude sur la rationalisation des choix budgétaires pour une politique de santé, entreprise par le ministère sur le thème de la périnatalité, concluait à l'absence de données représentatives sur les conditions de déroulement des grossesses, des accouchements et sur le devenir des nouveau-nés. Pour remédier à des résultats d'enquêtes partiels, il fallait créer des fichiers conçus de manière identique, afin de raccorder les résultats les uns aux autres (les futurs certificats de santé), tout en conservant la possibilité de mener des enquêtes épidémiologiques approfondies sur des populations moins nombreuses permettant de faire progresser les méthodes de prévention[14].

La loi [15] rend **obligatoire la délivrance de certificats de santé pour tous les enfants** vivant en France, **dans le but d'un dépistage précoce et systématique des affections invalidantes et des handicaps**, et afin de s'assurer que toutes les familles sont en mesure de dispenser à leurs enfants les soins que leur état pourrait rendre nécessaires.

13. Le carnet de santé a ses détracteurs, sous prétexte d'un risque de catégorisation des enfants dans leur développement ultérieur. Nous insistons sur la qualité de l'information à des fins d'évaluation, de dépistage et de prévention de tout ce qui pourrait nuire au bon développement de l'enfant.

14. Comme les enquêtes périnatales de l'Unité 149 de L'INSERM (consultable sur Internet : http://www.inserm.fr).

15. Loi n° 70-633, complétée par le décret n° 73-267 du 2 mars 1973.

Les certificats de santé (CS)

Trois examens médicaux de l'enfant donnent lieu à l'établissement de certificat de santé[16], dans les huit jours suivant la naissance, au cours du 9e mois et au cours du 24e mois (article 2).

Présentation

Les textes législatifs[17] résument à eux seuls ce que représentent ces certificats. L'imprimé servant à établir chacun des CS est **inséré dans le carnet de santé** (article 3)[18]. Il comporte :

- une **formule administrative**, l'attestation de l'examen ;
- une **formule médicale**, le certificat médical confidentiel.

Ces deux formules sont établies par le médecin qui effectue l'examen médical.

Utilisation et formalité

Au terme de cet examen, le médecin :

- **remet l'attestation d'examen** au père, à la mère ou à la personne ayant la garde de l'enfant, à charge par ceux-ci, lorsqu'ils sont bénéficiaires de prestations familiales, d'adresser ce document à l'organisme ou service payeur dont ils relèvent ;
- **adresse, sous huitaine, le certificat médical** correspondant à l'âge de l'enfant, **sous pli confidentiel**, au médecin responsable du service de la protection maternelle et infantile du département de résidence des parents ou de la personne chargée de la garde de l'enfant.

Les personnes titulaires de l'exercice de l'autorité parentale ou celles à qui un enfant a été confié **sont informées**, dans le respect des règles déontologiques, **lorsqu'un handicap a été suspecté, décelé ou signalé** chez ce dernier, notamment de la nature du handicap et de la possibilité pour l'enfant d'être accueilli dans des centres spécialisés (par exemple, les centres d'action médico-sociale précoce), en vue de prévenir ou de réduire l'aggravation de ce handicap.

Les buts et intérêts

La mise en place de cet outil de contrôle sanitaire poursuit le double objectif du suivi individuel de l'état de santé de la population enfantine et de la production de données statistiques et épidémiologiques.

Sur le plan individuel

Ils permettent :

- d'effectuer un bilan complet à des âges clés du développement (contrôle des acquisitions motrices et intellectuelles), donc de renforcer la surveillance sanitaire du jeune enfant ;
- de dépister précocement (grâce à un bilan minutieux), toute anomalie ou problème susceptible d'avoir des répercussions sur le développement de l'enfant, aussi bien physique que sensori-moteur, affectif ou social (voir p. 837) ;
- de mettre en œuvre des mesures préventives et/ou curatives individuelles et d'apporter une aide personnalisée, à partir du signalement. En effet, les médecins du service départemental chargé de l'exploitation des certificats, après le tri des plis confidentiels[19], effectuent les liaisons éventuelles avec le médecin de famille, le service social, les puéricultrices de secteur et s'assurent que les problèmes signalés sont bien pris en charge.

Statistiques sur les certificats de santé

Les examens de santé donnant lieu à un certificat de santé sont pratiqués soit par des pédiatres, soit par des généralistes ou d'autres médecins de ville.

Tableau 41.2 : Médecins effectuant l'examen[1].

	8 jours	9 mois	24 mois
Pédiatre	90 %	43 %	38 %
Généraliste	7 %	53 %	60 %
Autre	4 %	3 %	2 %

1. Chiffres arrondis.

16. Loi n° 70-633 du 15 juillet 1970.
17. Décret n° 78-418 du 23 mars 1978.
18. Les modèles sont établis par arrêté du ministre de la Santé publique.
19. Les critères de signalement (aux puéricultrices), à partir des certificats de santé, peuvent être définis au plan départemental en fonction de la population et/ou de la politique locale. À partir du **premier certificat de santé** (CS8), citons à titre d'exemples, les critères suivants :
– **1 seul critère = 1 fiche adressée à la puéricultrice** : grossesse multiple, âge de la mère < 18 ans ou > 40 ans (primipare), grossesse peu ou pas suivie (nombre de visites prénatales < 4), antécédent d'enfant né vivant, puis décédé, terme < 37 semaines ou > 42 semaines, Apgar < 5 à 5 min, enfant transféré, anomalie congénitale ; etc. ;
– **plusieurs critères = 1 fiche adressée à la puéricultrice** : mère isolée, pas de SS, pas de CAF, antécédent d'enfant placé, etc.
Le deuxième et le troisième certificat de santé (CS9 et CS24) : **signalement aux médecins de l'arrondissement, retour d'information aux puéricultrices** : critères de poids et de taille, retard de développement psychomoteur, anomalies congénitales, antécédent de placement : ASE (pouponnière, maison maternelle), enfant à surveiller à partir du certificat précédent ou à la demande d'un médecin ou d'une puéricultrice (problème de vaccination : aucune ou à reprendre), problèmes médicaux majeurs, problèmes sociaux graves.

Rôle de la puéricultrice

La puéricultrice doit s'assurer auprès des services et du corps médical de la précision des informations transmises car l'exploitation des certificats doit être la plus fiable possible, ils doivent être remplis avec soin, et sans omissions volontaires, dans la crainte d'une « mainmise sur l'enfant ».
Rappelons que la puéricultrice reste un interlocuteur privilégié, avec les professionnels du secteur PMI, pour le service médical du département chargé du traitement des certificats de santé.

Sur le plan collectif

La collecte des données au niveau du département permet une exploitation du travail statistique à des fins collectives en favorisant **l'adaptation de la politique de santé du département**, en particulier celle du service de PMI, aux besoins de la population. À **l'échelon national**, ces données permettent la **planification de programmes de santé publique** (couverture vaccinale, modes de garde, etc.). En effet, les informations collectées grâce aux certificats de santé permettent :

- de mieux connaître les caractéristiques des enfants à des âges clés du développement ;
- de faire des études d'épidémiologie générale ;
- de recenser les principaux handicaps ;
- d'identifier et de réévaluer en permanence les besoins de la population en matière de santé ;
- de planifier les moyens à un niveau départemental (former du personnel, ouvrir des équipements, mettre en œuvre des actions préventives d'ordre médical, paramédical, social et pédagogique).

Cette exploitation est toujours précédée d'une opération de « banalisation » des informations, c'est-à-dire que les certificats sont rendus anonymes, seul l'âge de l'enfant est conservé dans l'état civil.

Les certificats de santé (CS) : organisation de l'exploitation départementale

Avec les certificats de santé, la PMI dispose d'un outil sans équivalent. Il permet de connaître l'état de santé de la population infantile et d'identifier des situations à risque.

L'évolution et l'adaptation de l'exploitation des CS

Différentes étapes vont structurer progressivement l'exploitation de ces certificats :

- autorisation du traitement informatique des certificats de santé par le système « GAMIN » (Gestion Automatisée en Médecine Infantile) et de la constitution d'un fichier manuel d'enfants prioritaires à risques médico-sociaux[20] ;
- désignation du médecin responsable du service départemental de PMI comme étant le seul destinataire des informations contenues dans le certificat de santé (utilisation des fichiers)[21] ;
- transfert au président du Conseil général de la responsabilité et du financement du service départemental de PMI, confiant ainsi au département la charge de nouveaux systèmes d'exploitation[22] ;
- proposition, par l'État, d'un nouveau système d'informatisation, qui comporte deux modules indépendants créant deux fichiers distincts[23] :
  – **le module administratif**, qui crée un fichier nominatif où figurent des renseignements d'état civil (il permet de vérifier que le certificat de santé de chaque enfant a été reçu par le service de PMI) ;
  – **le module médical**, qui crée un fichier médical et médico-social (il permet aux départements et à l'État d'adapter leur politique de santé aux besoins de la population) ;
- utilisation de procédures manuelles et non informatiques pour le suivi individuel des enfants ;
- nouveaux systèmes d'exploitation informatique mis au point en accord avec les recommandations de la CNIL, en particulier :
  – absence de fiche « enfant prioritaire », donc pas de sélection automatisée des enfants à risque ;
  – séparation des données administratives et médicales avec utilisation des données informatiques médicales de façon anonyme et à des fins statistiques ou de recherche ;
  – exploitation des données au sein même du service de PMI, en temps réel ;
- organisation par le service départemental de PMI du recueil d'informations en épidémiologie et en santé publique, ainsi que du traitement de ces informations et en particulier de celles qui figurent sur les certificats de santé[24] ;

20. Circulaire n° 1006 du 13 mai 1974.
21. Loi n° 705-PME2 du 23 juin 1976.
22. Loi relative à la décentralisation administrative de la France du 22 juillet 1983.
23. Circulaire n° 544 du 23 novembre 1984.
24. Loi n° 89899 du 18 décembre 1989 (art. L. 149 du Code de la Santé publique).

◆ utilisation de nouveaux modèles de CS et mise en place d'un système d'exploitation informatique ayant reçu l'accord de la CNIL[25].

La collecte des données

Les services de protection maternelle et infantile sont chargés[26] de réunir et analyser des indicateurs sanitaires, sociaux et démographiques utiles à la détermination des besoins de la population et des actions à entreprendre. Cette observation de la santé repose sur :

◆ l'analyse des données dont dispose le service directement :

– données issues des statistiques d'activité annuelle du personnel, en particulier des puéricultrices, mais aussi des établissements, comme les consultations infantiles... ;

– des certificats de santé de l'enfant... ;

◆ la collecte et l'analyse de données extérieures au service provenant de multiples institutions :

– l'Institut national de la statistique et des études économiques (INSEE), qui fournit les données démographiques françaises, comme les recensements de la population (RP 90 – RP 99) ; il établit les statistiques des naissances par lieu géographique de naissances, de domiciles, de même pour les décès... ;

– l'Institut national de la santé et de la recherche médicale (INSERM), qui établit les statistiques des causes de décès, par sexe, par âge, etc.[27] ;

– les unités de recherche de l'INSERM, en particulier l'U149 chargée de la recherche dans le domaine de la mère et l'enfant (grandes enquêtes nationales périnatales) ;

◆ les registres créés dans la plupart des pays industrialisés[28], dont l'objectif d'origine est la surveillance, visent à détecter très rapidement la survenue d'un nouvel agent tératogène et éviter toute récidive d'épidémie de malformations graves. En 1981 est mis en place le registre parisien des malformations congénitales. « **Un registre est un recueil continu et exhaustif de données nominatives intéressant un ou plusieurs événements de santé dans une population géographiquement définie, à des fins de recherche et de santé publique, par une équipe ayant les compétences appropriées** »[29] ;

◆ la Direction de la recherche, des études, de l'évaluation et des statistiques (DREES) du ministère de l'Emploi et de la Solidarité, est chargée de l'exploitation, au plan national, des statistiques fournies par chaque département, concernant l'action sociale et la santé. Ce recueil se fait à l'aide des formulaires normalisés, dont le questionnaire départemental sur la santé de la mère et de l'enfant (principaux indicateurs issus des certificats de santé) ;

◆ les DDASS, avec les maladies à déclaration obligatoire ;

◆ l'Institut de veille sanitaire et le réseau national de santé publique ;

◆ les Observatoires régionaux de santé et les Caisses régionales d'assurance maladie ;

◆ des organismes comme EUROCAT pour les malformations au niveau européen et l'OMS pour la santé au niveau mondial.

Quelques données issues des CS

Le taux départemental de réception du 1er CS, reçu pour les enfants nés pendant l'année considérée par rapport au nombre de naissances domiciliées dans le département, est de 94 % en moyenne (1998)[30]. Ce taux de réception est suffisamment élevé pour considérer les statistiques issues du premier certificat de santé comme fiables et permettant une bonne représentation des naissances. Mais la fiabilité des données dépend de la qualité du remplissage et de la bonne réception des CS (5 % ne parviennent pas dans les délais de l'exploitation statistique).

L'état de santé de la mère et de l'enfant à la naissance

Une comparaison peut s'établir entre différents niveaux, Paris et le niveau national.

Les mères

L'âge moyen des mères est passé, à Paris, de 27,7 ans en 1980 à 29,4 ans en 1990 et à **30,7 ans en 1999** ; comparé au niveau national, cet âge est légèrement supérieur (26,8 ans en 1980 et 29,3 ans en 1998).

Le taux des mères âgées de moins de 18 ans oscille entre 0,2 et 0,3 % à Paris alors qu'au plan national, il fluctue entre 0,5 et 0,6 %.

Le taux des mères âgées de plus de 37 ans, à Paris, était de 9,3 % en 1998 (9,4 % en 1999), alors qu'au plan national, il se situait en 1998 à 5,3 %.

---

25. Arrêté du 2 mars 1995, mise en application le 1er janvier 1996.
26. Décret du 6 août 1992 relatif à la PMI.
27. Pour les causes de décès, c'est le service commun SC8 qui assure la codification des causes de décès au moyen de la Classification internationale des maladies, et qui est chargé de leur traitement et diffusion.
28. Mesures prises postérieurement au drame de la Thalidomide survenu dans les années 1960.
29. Comité national des registres.
30. *Source* : INSEE à partir de l'état civil.

Le suivi des grossesses

Le traitement des données du 1er CS met également en évidence **un suivi des grossesses** satisfaisant pour les femmes parisiennes :

- 87,2 % d'entre elles ont eu au moins 7 consultations prénatales[31] ;
- (29,1 % ont eu 10 consultations et plus) ;
- elles sont mieux suivies qu'au niveau national (chiffre moyen 2/10 à Paris contre 1/10[32]).

Les enfants à la naissance

De 1980 à 1990, **la natalité** se montre stable à Paris et en Ile-de-France, alors qu'à l'échelon national, on observe une légère baisse ; de 1990 à 1994, la baisse est générale mais semble se stabiliser depuis 1995. Enfin, le taux de natalité parisien, inférieur à celui de l'Ile-de-France, reste supérieur au taux national.

Les césariennes augmentent régulièrement à Paris (12,4 % en 1985 et 20 % en 1999), les chiffres comparés 1995-1998 avec l'enquête nationale confirment des taux nettement supérieurs : 16,5 %/19,3 % à Paris contre 15,9 %/17,5 % au niveau national[33].

Les naissances multiples sont en progression constante depuis 1988. Les risques de prématurité et de faibles poids sont plus importants en cas de grossesses multiples : la prématurité est multipliée par 8 et les poids de moins de 2 500 g par 10.

L'allaitement maternel à Paris se maintient aux alentours de 65 %, fréquence nettement supérieure à celle de la France : 51,6 % en 1995. Cependant, ces taux correspondent à ceux de la sortie de maternité (en moyenne à J3) et ne donnent aucune indication sur la durée.

La prématurité : la fréquence des enfants nés avant 37 semaines d'aménorrhée est stable, autour de 5 % depuis plusieurs années aussi bien à Paris qu'au niveau national.

Les grands prématurés nés avant 33 semaines représentent 1 % des naissances vivantes à Paris, soit 273 enfants dont 55 sont nés avant 28 semaines. Au niveau national, la grande prématurité représente 1,2 % des naissances et augmente depuis quelques années.

Les nouveau-nés pesant moins de 2 500 g (quel que soit le terme) : la fréquence des naissances de faibles poids ne semblent diminuer ni à Paris (6,2 % en 1999), ni au plan national (6,2 % dans l'enquête nationale périnatale de 1995).

Les anomalies congénitales : les malformations congénitales sévères touchent 1 enfant sur 100 à la naissance (registre parisien des malformations), une stabilisation apparaît depuis 1990, en particulier pour la trisomie 21 dont le nombre de cas est de 35 enfants par an (à Paris). **En 1999**[34], on peut dénombrer à Paris 435 enfants présentant une ou plusieurs anomalies (1,5 %), dont :

- 14 cas de fente labio-palatine ;
- 10 cas de trisomie 21 certains et 2 suspectés ;
- 41 cas de cardiopathie certains et 34 suspectés ;
- 35 cas de hanches luxables certains et 24 suspectés.

Tableau 41.3 : Indicateurs comparés/enfants dont les mères sont domiciliées à Paris[1] et au niveau national.

Année	1985	1990	1995	1996	1997	1998	1999
Césariennes							
• Paris	12,4	15,1	16,5	17	19,1	19,3	20
• France	9,2	12,7	14	14,5	15,3	15,6	
Allaitement au sein							
• Paris	62,1	60,1	63,3	65,2	65,2	65,3	65,8
• France	48,4	43,5	45,8	46,6	48,8	48,3	

Source : DREES, ministère de l'Emploi et de la Solidarité.

1. En pourcentage du nombre de premiers CS reçus, évolution 1980 à 1999.

31. 7 examens prénataux obligatoires depuis 1992.
32. Résultats 1998.
33. L'augmentation de l'âge moyen des mères, du nombre des grossesses multiples mais aussi le fait de faire naître de plus en plus tôt des enfants menacés *in utero*, peuvent expliquer en partie cette augmentation des césariennes. Parmi les femmes ayant une césarienne en 1999, une sur quatre a au moins un antécédent de césarienne et, pour près d'une sur deux, la césarienne a eu lieu avant le début du travail.
34. *Source* : exploitation du premier certificat de santé par le service de PMI à Paris.

L'accueil des femmes enceintes dans les maternités

Mise en évidence d'un problème
Dans les années 1990-1995, le nombre de consultations prénatales enregistrées sur le premier CS montrait des disparités dans le suivi des grossesses des femmes domiciliées à Paris. La mise en évidence par des enquêtes de grossesses peu ou pas suivies (nombre de consultations < 4) a permis d'établir les caractéristiques de ces femmes, avec les raisons de l'absence de suivi, en particulier la difficulté pour certaines femmes ayant des difficultés sociales de se faire suivre et d'accoucher dans les maternités parisiennes.

Mise en place d'une action
Création dans les maternités, début 1997, de structures départementales d'accueil pour faciliter l'accès des futures mères à une couverture sociale et donc à une grossesse mieux suivie afin de rester dans l'axe des objectifs poursuivis dans le Plan de périnatalité (le premier message à faire passer est que toute grossesse en France est susceptible d'être suivie et prise en charge gratuitement, et qu'elle doit l'être dès son début (apprentissage des droits sociaux).

Évaluation
En 1997, sur 2 700 femmes non assurées sociales, 64 % ont obtenu soit une affiliation à la caisse de SS (18 %), soit l'aide médicale légale (82 %) ; en 1998, ce sont plus de 68 % des non assurées sociales qui ont accès à une couverture sociale.

Les mesures de santé publique

Elles peuvent s'exercer à différents niveaux, national, régional ou départemental.
Au plan national, citons le Plan gouvernemental de périnatalité (1995-2000) pour la sécurité et la qualité de la grossesse et de la naissance (voir p. 808).
Au plan régional et départemental, nous présentons l'exemple de la mise en application de mesures concrètes dans le cadre de la prévention autour de la naissance à Paris, dans des maternités des grands centres hospitaliers en Ile-de-France[35].

Les vaccinations, prophylaxie des maladies contagieuses

Rappelons que « la vaccination met en jeu un processus actif comprenant, d'une part, la présence d'anticorps circulants et de lymphocytes effecteurs, immédiatement disponibles lors d'un contage ultérieur et, d'autre part, la mise en place d'un système immunitaire sensibilisé, capable de répondre immédiatement lors d'une agression par un germe sauvage ; c'est la réponse anamnestique »[36].

Rappel du mode d'action des vaccins et de leurs indications

Schématiquement, on distingue deux types de vaccins :
◆ les vaccins bactériens :
– vivants atténués (BCG) ;
– tués (coqueluche, choléra) ;
– anatoxiniques (diphtérie, tétanos) ;
– polysaccharidiques (méningocoques A + C, pneumocoques, Haemophilus influenzae de type b, typhoïde Vi-Typhim Vi) ;
◆ les vaccins viraux :
– vivants atténués : poliomyélite (buccal), rubéole, rougeole, oreillons, fièvre jaune, varicelle ;
– inactivés complets : grippe, poliomyélite (injectable), rage, hépatite A ;
– inactivés à fraction antigénique (hépatite B).

Le principe de l'immunité

◆ **Les anatoxines** ne vaccinent que contre l'exotoxine ; elles sont d'excellente qualité grâce à leur pureté antigénique et à leur caractère soluble. Elles provoquent une réponse humorale facile à apprécier.
◆ **Les vaccins bactériens à germes entiers tués** provoquent l'apparition de multiples anticorps. Ces vaccins ont une action adjuvante et augmentent la réponse immunitaire obtenue lors des associations vaccinales.

---
35. Maternités des hôpitaux de l'AP-HP.
36. Dr. N. Ajjan, *La Vaccination*, Mérieux MSD, pp. 19 et 20.

Le cas du **BCG** est particulier, il provoque essentiellement une immunité de type cellulaire sans anticorps circulants titrables. Cet état d'immunité cellulaire s'associe à une hypersensibilité retardée appréciée par l'allergie à la tuberculine.

Les nouvelles recommandations relatives aux vaccinations infantiles

Elles concernent un grand nombre de vaccins.

La vaccination contre la coqueluche

Un rappel tardif a été introduit en 1998, compte tenu de la recrudescence de cas de coqueluche observée chez de très jeunes nourrissons contaminés par des adolescents ou de jeunes adultes. Il est recommandé entre 11 et 13 ans et doit être pratiqué avec un vaccin coquelucheux acellulaire, en même temps que le troisième rappel diphtérie, tétanos et polio.
La primo-vaccination peut continuer à être pratiquée avec le vaccin à germes entiers. Le rappel à 16-18 mois peut être pratiqué indifféremment avec le vaccin à germes entiers ou le vaccin acellulaire.

La vaccination contre l'hépatite B

La vaccination est recommandée, à partir de 2 mois (sauf pour les enfants nés de mère antigène HBs positif chez qui elle doit être pratiquée à la naissance), pour les nourrissons, les adolescents et les personnes qui présentent des risques individuels de contamination par le virus de l'hépatite B :

- soit en fonction de leurs comportements ;
- soit en fonction d'une exposition particulière.

Il existe un schéma vaccinal unique en trois injections, du type 0-1-6, qui respecte un intervalle :

- d'au moins un mois entre la première et la deuxième injection ;
- compris entre cinq et douze mois entre la deuxième et la troisième injection.

Un schéma adapté à certains cas particuliers, incluant trois doses rapprochées et une quatrième dose un an plus tard, peut être proposé lorsqu'une immunité doit être rapidement acquise (étudiants non vaccinés des filières médicales et paramédicales, départ imminent pour un séjour prolongé en zone de moyenne ou de forte endémie, nourrissons de mère Hbs +).

La vaccination contre la poliomyélite

L'utilisation du vaccin oral est désormais réservée uniquement aux situations épidémiques.

La vaccination contre la rougeole, les oreillons et la rubéole

Les enfants âgés de 1 à 6 ans devraient recevoir deux doses du vaccin contre la rougeole, les oreillons et la rubéole :

- la première dose est recommandée à partir de 12 mois ;
- la seconde dose entre 3 et 6 ans (avant l'âge de 3 ans, respecter un délai d'au moins un mois entre les deux vaccinations) ; cette seconde dose ne constitue pas un rappel, l'immunité acquise après une première vaccination étant de longue durée. C'est un rattrapage pour les enfants n'ayant pas séroconverti, pour un ou plusieurs des antigènes, lors de la 1re vaccination. Les enfants ayant reçu une dose de vaccin contre la rougeole avant 2 ans doivent recevoir, comme les autres, deux doses de vaccin rougeole, oreillons, rubéole.

Les enfants âgés de plus de 6 ans devraient être vaccinés au moins une fois contre la rougeole, les oreillons et la rubéole. Dans le cas contraire, une seule vaccination avec un vaccin triple associé est recommandée. Elle peut être administrée entre 11 et 13 ans mais peut être proposée plus tôt.
Chez les adolescentes et les jeunes femmes non vaccinées, la vaccination contre la rubéole est recommandée, par exemple lors d'une visite de contraception ou prénuptiale ; la sérologie préalable et post-vaccinale n'est pas utile. Il est nécessaire de s'assurer de l'absence d'une grossesse débutante et d'éviter toute grossesse dans les deux mois suivant la vaccination, en raison d'un risque tératogène théorique.
Chez les femmes enceintes, si la sérologie prénatale est négative ou inconnue, la vaccination ne pouvant être pratiquée pendant la grossesse, elle devra être pratiquée immédiatement après l'accouchement, avant la sortie de la maternité.

La vaccination contre la tuberculose

Elle est obligatoire chez les enfants accueillis en collectivité (y compris chez une assistante maternelle), suivie trois à douze mois plus tard d'un contrôle tuberculinique (IDR). Si ce contrôle est positif, il n'est pas nécessaire de réaliser un autre contrôle avant l'âge de 11 à 13 ans. Les sujets qui, après deux vaccinations par le BCG réalisées par voie intradermique, ont une intradermo-réaction à la tuberculine négative sont considérés comme ayant satisfait aux obligations vaccinales.

Le calendrier des vaccinations

Tableau 41.4 : Le calendrier des vaccinations (remis à jour en novembre 2000).

Dès le 1er mois • BCG	 • Contre la tuberculose	 • La vaccination par le BCG est obligatoire pour l'entrée en collectivité, incluant la garde par une assistante maternelle. L'épreuve tuberculinique doit être pratiquée 3 à 12 mois plus tard. À noter : la vaccination précoce est réservée aux enfants vivant dans un milieu à risques.
À partir de 2 mois[1] • DTCoq Polio • + Hépatite B	 • Contre la diphtérie, le tétanos, la coqueluche, la polio, l'Haemophilus influenzae b : 3 injections à 1 mois d'intervalle. • Hépatite B : 2 injections à un mois d'intervalle, la 3e entre 5 et 12 mois après la 2e injection.	 • Le PENTACOQ (5 vaccins associés) regroupe : DTCoq Polio + Haemophilus influenzae b[2]. C'est statistiquement le plus utilisé. • Le vaccin polio injectable est recommandé pour les primo-vaccinations et les rappels, le vaccin polio oral réservé uniquement aux situations épidémiques. • Le vaccin coqueluche à germes entiers est recommandé actuellement.
À partir de 12 mois • Le ROR • Hépatite B	 • Contre la rougeole, les oreillons, la rubéole • Contre l'Hépatite B 3e injection	 • La vaccination associée rougeole-oreillons-rubéole est recommandée de façon indiscriminée pour les garçons et les filles. • La vaccination contre la rougeole peut être pratiquée à partir de 9 mois pour les enfants vivant en collectivité, suivie d'une revaccination six mois plus tard en association avec les oreillons et la rubéole[3]. • Cette 3e injection peut être réalisée entre cinq et douze mois après la 2e injection.
Dès 16-18 mois • 1er rappel	 • Contre la diphtérie, le tétanos, la coqueluche, la polio, l'Haemophilus influenzae b	 • Lors du 1er rappel, on peut, si nécessaire, pratiquer en un site d'injection séparé, la vaccination associée rougeole-oreillons-rubéole. • Le vaccin coqueluche à germes entiers ou un vaccin acellulaire peuvent être utilisés indifféremment.
Entre 3 et 6 ans • 2e dose	 • Contre la rougeole, les oreillons, la rubéole	 • Une seconde vaccination associant rougeole, oreillons, rubéole est recommandée pour tous les enfants.
Avant 6 ans	• Contre la tuberculose[4]	• La vaccination par le BCG est obligatoire pour l'entrée en collectivité, donc pour l'entrée à l'école maternelle ou primaire.
À 6 ans • 2e rappel • ROR	 • Contre la diphtérie, le tétanos, la polio • Rougeole, oreillons, rubéole	 • La vaccination associée rougeole-oreillons-rubéole est recommandée chez les enfants n'ayant pas encore été vaccinés ou n'ayant reçu qu'une dose. Vacciner éventuellement le même jour que le 2e rappel diphtérie, tétanos, polio et/ou le BCG.

Entre 11 et 13 ans		
• 2e rappel	• Contre la coqueluche	• Un rappel tardif contre la coqueluche est recommandé chez tous les enfants, l'injection devant être effectuée en même temps que le 3e rappel diphtérie, tétanos, polio avec le vaccin coquelucheux acellulaire.
• 3e rappel	• Contre la diphtérie, le tétanos, la polio	
• Rattrapage	• Contre la rougeole, les oreillons, la rubéole	• Une vaccination associée rougeole, oreillons, rubéole est recommandée pour tous les enfants n'en ayant pas bénéficié, quels que soient leurs antécédents vis-à-vis des trois maladies.
	• Contre l'Hépatite B	• Conseillé si la vaccination n'a pas été pratiquée dans l'enfance, un schéma complet en 3 injections : les 2 premières à un mois d'intervalle, la 3e entre cinq et douze mois après la 2e injection.
	• Épreuve tuberculinique	Les sujets aux tests tuberculiniques négatifs, vérifiés par IDR, seront vaccinés ou revaccinés[5].
Entre 16 et 18 ans		
• 4e rappel	• Contre la diphtérie, le tétanos, la polio	• Rappels ultérieurs tétanos et polio tous les 10 ans.
• Vaccination	• Contre la rubéole pour les jeunes femmes non vaccinées.	• La vaccination contre la rubéole est recommandée, par exemple lors d'une visite de contraception ou prénuptiale.
À partir de 18 ans		
• Tous les 10 ans	• Contre le tétanos, la polio	
	• Contre l'hépatite B	• Conseillé uniquement pour les personnes appartenant à un groupe à risque, schéma complet en 3 injections : les 2 premières à un mois d'intervalle, la 3e entre cinq et douze mois après la deuxième injection.
	• Contre la rubéole	• Conseillé pour les femmes non vaccinées en âge de procréer[6].

Source : Conseil supérieur d'hygiène publique de France (CSHPF), le 12 mai 2000.

1. Sauf pour les enfants nés de mère antigène HBs positif chez qui elle sera faite dès la naissance.
2. DTPolio (obligatoires), coqueluche et Haemophilus hb (recommandés).
3. En cas de menace d'épidémie dans une collectivité d'enfants, on peut vacciner tous les sujets supposés réceptifs à partir de 9 mois. La vaccination immédiate peut être efficace si elle est faite moins de 3 jours après le contact avec un cas.
4. Après deux vaccinations par le BCG réalisées par voie intradermique, les sujets qui ont une intradermo-réaction à la tuberculine négative sont considérés comme ayant satisfait aux obligations vaccinales.
5. Risques professionnels : en milieu professionnel, le risque d'exposition est évalué par le médecin du travail.
6. Si la sérologie prénatale est négative ou inconnue, la vaccination devra être pratiquée immédiatement après l'accouchement, avant la sortie de la maternité.

À noter...

Lorsqu'un retard est intervenu dans la réalisation du calendrier indiqué, il n'est pas nécessaire de recommencer tout le programme des vaccinations imposant des injections répétées. Il suffit de reprendre ce programme au stade où il a été interrompu et de compléter la vaccination en réalisant le nombre d'injections requis en fonction de l'âge.

La couverture vaccinale en chiffres

En 1999, les statistiques réalisées, à Paris, sur un échantillon de 915 **certificats de santé du 24e mois** (enfants nés en avril 1997), mettent en évidence une couverture vaccinale encore insuffisante pour assurer une protection collective efficace.

Tableau 41.5 : Couverture vaccinale comparée, à Paris et en France.

Les vaccinations obligatoires	À Paris (en % des enfants)	En France (en % des enfants)
DT		
3 injections	99,3	97,3
3 inj. + rappel	95,5	87,6
Polio		
3 injections	99,2	97,2
3 inj. + rappel	95,3	87,4
COQ		
3 injections	98,2	96,4
3 inj. + rappel	94,5	86,7
BCG	97,2[1]	81,1

Source : DREES.

1. 1,4 % de non vaccinés et 1,4 % de non réponses. 74 % d'épreuves tuberculiniques faites après. 85 % positives et 15 % négatives.

Les vaccinations recommandées

- **Rougeole** : 91,5 % d'enfants vaccinés à Paris contre 82,5 % au plan national en 1998.
- **Rubéole** : 90,2 % d'enfants vaccinés à Paris contre 81,9 % au plan national en 1998.
- **Oreillons** : 87,3 % d'enfants vaccinés à Paris.

À noter...

On est encore loin des 95 % de couverture vaccinale souhaitables pour une protection efficace de toute la population.

Les autres vaccinations

Pourcentages pour Paris uniquement :

- **Haemophilus** : 95 % 3 injections, 89 % 3 injections + rappel ;
- **hépatite B** : 49 % 2 ou 3 injections, 30 % avec le rappel ;
- **autres** : 3 %.

Rôle de la puéricultrice

Préparation et réalisation des vaccinations

La puéricultrice est habilitée à accomplir **sur prescription médicale** les scarifications et injections destinées aux vaccinations[1].

Préparation de l'acte vaccinal

Préparation des vaccinations

La puéricultrice veille à :

- la sélection des dossiers des enfants à vacciner ;
- l'établissement de la liste des vaccins ;
- le contrôle :
  - de la présence des vaccins au réfrigérateur ;
  - de l'autorisation de vacciner signée par les parents ;
  - du carnet de santé ;
- l'absence de contre-indication momentanée à la vaccination (enfant fiévreux, grosse rhinopharyngite, éruption, diarrhée, etc.).

Préparation du matériel en vue d'une vaccination
La puéricultrice prévoit :
- pour l'examen médical précédant la vaccination :
  - le carnet de santé et/ou le dossier ;
  - le stéthoscope, l'otoscope, l'abaisse langue + une source lumineuse, etc. ;
- pour l'examen des urines éventuellement : les bandelettes pour recherche albumine et glucose.

Préparation du matériel pour la vaccination elle-même
La puéricultrice prépare :
- le vaccin en vérifiant la date de péremption et l'état du produit ;
- le matériel de désinfection et de réalisation du pansement.

Préparation de l'enfant
La puéricultrice s'assure de la présence d'un parent.
Elle explique à l'enfant de ce qu'on va lui faire (en s'adaptant à son âge).
Elle installe l'enfant et assure un maintien efficace.

Réalisation de l'acte vaccinal

Réalisation des transmissions écrites
La puéricultrice inscrit la vaccination effectuée sur :
- le carnet de santé ;
- le dossier de l'enfant ;
- le registre des vaccinations (selon les habitudes en vigueur dans le service).

Elle précise le nom du vaccin, la date de péremption, le numéro du lot, la méthode employée, et au besoin la localisation.
Elle indique la date de la vaccination.
Elle fait signer ces documents par le médecin et met le cachet de l'établissement.

Réalisation des transmissions orales
La puéricultrice informe les parents de l'enfant sur :
- ce qui a été fait à l'enfant ;
- les réactions possibles (locales et/ou générales) ;
- les mesures antipyrétiques prescrites par le médecin et leur application ;
- les mesures hygiéno-diététiques éventuelles à prendre ;
- la surveillance de l'enfant.

Éventuellement, elle fixe un rendez-vous aux parents pour l'injection suivante.

Surveillance post-vaccinale (à court terme)
- Pour le DTCoq Polio :
  - contrôle de la température de l'enfant dans les heures qui suivent la vaccination ;
  - application des mesures antipyrétiques prescrites ;
  - proposition de boisson à l'enfant ;
  - respect de son appétit ou de son manque d'appétit ;
  - installation au calme si nécessaire.
- Pour le BCG : contrôle du pansement, qui doit rester bien sec, notamment lors du bain.

1. Décret du 15 mars 1993 relatif aux actes professionnels infirmiers.

Pour les professionnels de santé

Les vaccinations obligatoires

Pour les personnels visés par l'article L. 10 du Code de la Santé publique, loi du 18 janvier 1991[37] :

- **diphtérie** : rappel tous les 10 ans avec un vaccin contenant une dose réduite d'anatoxine ;
- **tétanos-polio** : rappel tous les 10 ans ;
- **hépatite B** : trois injections (schéma 0-1-6) ;
- **typhoïde** : une injection, revaccination tous les trois ans pour les personnels de laboratoire.

Pour les personnels des établissements de santé et autres visés par le décret d'application de l'article L. 215 du Code de la Santé publique[38] et en ce qui concerne la **tuberculose** : après deux vaccinations par le BCG réalisées par voie intradermique, les sujets qui ont une intradermo-réaction à la tuberculine négative sont considérés comme ayant satisfait aux obligations vaccinales. Pour les personnels des établissements ou des structures énumérés dans le quatrième paragraphe de l'article R.215.2 du Code de la santé publique, le médecin du travail ou de prévention juge de la nécessité d'une nouvelle injection en fonction du risque d'exposition.

Les vaccinations recommandées[39]

Ce sont :

- **grippe** : professionnels de santé et tout professionnel en contact régulier et prolongé avec des sujets à risque ;
- **hépatite A** : sujets exposés ou exposant professionnellement à un risque de contamination : personnels de crèches, d'internats des établissements et services pour l'enfance et la jeunesse handicapées, personnels de traitement des eaux usées, personnels impliqués dans la préparation alimentaire en restauration collective.

Les recommandations particulières[40]

- Vaccin contre la **diphtérie** : il est recommandé pour les voyageurs en zones d'endémie.
- Vaccin contre la **fièvre jaune** : il est recommandé chez les voyageurs en zone d'endémie, **à partir de l'âge de 6 mois**. La vaccination ne doit pas être effectuée chez la femme enceinte.
- Vaccin contre la **grippe** : il est recommandé chez les personnes âgées de 65 ans et plus et chez les personnes atteintes de certaines pathologies.
- Vaccin contre **l'hépatite A** : il est recommandé chez les enfants au-dessus d'un an voyageant en zone d'endémie, jeunes des internats des établissements et services pour l'enfance et la jeunesse handicapées et les personnes exposées à des risques particuliers.
- Vaccin contre **l'hépatite B** : il est recommandé chez les nouveau-nés de mère porteuse de l'antigène HBs, les enfants accueillis dans les institutions psychiatriques, chez les enfants d'âge préscolaire accueillis en collectivité ; etc.

À noter...
Les carnets de vaccinations doivent être tenus strictement à jour.

Le dépistage précoce, moyen de prévention des handicaps

Le dépistage des handicaps congénitaux et des déficiences (notamment sensorielles), le dépistage d'un risque d'anomalie dès la période prénatale (voire préconceptuelle, en terme de probabilité) et le diagnostic précoce d'une déficience en période postnatale, sont autant de possibilités offertes aux femmes, aux couples et aux parents, d'accéder à une prise en charge adaptée visant à réduire les conséquences pour le développement de l'enfant, donc à prévenir ou réduire le handicap. La puéricultrice a un rôle important à jouer dans ce domaine.

Le dépistage anténatal

Les mesures prises dans cette période qui précède la naissance d'un enfant ont pour but essentiel d'éviter la transmission de maladies graves ayant des répercussions sur le fœtus et sur l'enfant à naître avec un retentissement, à des degrés divers, de handicap (déficience motrice, sensorielle ou mentale, ou maladie chronique, voir p. 911).

37. (Loi pour les personnels des professions paramédicales).
38. (Article concernant les personnels des professions paramédicales).
39. Nous limitons cet énoncé aux personnels de santé, mais pour information, rappelons que la vaccination contre la **leptospirose** concerne les personnels en contact avec les eaux usées (égoutiers, employés de voirie, travailleurs agricoles, etc.) et que la vaccination contre la **rage** s'adresse en particulier aux services vétérinaires, personnels des laboratoires manipulant du matériel contaminé ou susceptible de l'être, équarrisseurs, personnels des fourrières, naturalistes, taxidermistes, etc.
40. Nous limitons ces recommandations au cas particulier de l'enfant (pour l'adulte, se référer aux textes officiels).

Avant la procréation : l'examen prénuptial et le conseil génétique

Les mesures de PMI qui prévoyaient, dès 1945, un examen médical avant le mariage cherchaient à éviter la transmission de maladies susceptibles d'induire des malformations à différents stades du développement embryonnaire. L'évolution technologique a permis plus récemment d'établir un diagnostic prénatal et, en amont, un couple a la possibilité de solliciter un conseil génétique afin d'être informé, en raison d'un contexte particulier, sur le risque encouru en cas de grossesse.

L'examen prénuptial

La réglementation prévoit la protection des futurs parents sous forme d'un examen prénuptial obligatoire, pour chacun des futurs époux ; il conditionne la délivrance du certificat prénuptial exigé lors de la célébration du mariage. Pour les femmes âgées de moins de 50 ans, ce certificat n'est délivré qu'au vu des résultats des examens sérologiques (voir p. 878).
L'évolution sociologique vers la procréation hors mariage affaiblit néanmoins ce dispositif de prévention initiale, les examens prénatals systématiques durant la grossesse jouent donc un rôle essentiel.

Le conseil génétique

Il consiste en l'appréciation d'un risque de maladie ou de malformation, pour une éventuelle descendance, ou en raison d'une histoire particulière. L'inquiétude et le besoin d'informations sont à l'origine des sollicitations du conseil génétique.
La génétique médicale est une démarche originale qui « s'écarte du cadre traditionnel du "colloque singulier" entre un médecin et un patient, puisqu'elle s'adresse le plus souvent à des couples »[41].

Orientations

L'objectif est de comprendre, d'expliquer et de prévenir le risque, en cas de grossesse et dans une situation donnée. Le « conseil génétique » ne peut ainsi s'envisager qu'au terme d'investigations souvent longues et difficiles. Le champ d'application de la génétique comprend trois orientations en matière de reproduction :
- la génétique clinique pose le diagnostic des maladies génétiques ;
- la cytogénétique s'attache à l'étude des chromosomes ;
- la génétique moléculaire étudie la structure et le fonctionnement des gènes.

Contenu

Le conseil génétique est un acte médical qui repose sur des données précises au terme d'un bilan clinique et para-clinique aussi complet que possible et adapté à la pathologie concernée. Il relève de la compétence de consultations spécialisées. Cet acte médical se situe dans le domaine de l'éventualité ; il exige d'établir un arbre généalogique afin de préciser le mode de transmission de la maladie et de pouvoir, selon la place de l'individu dans la famille, apprécier le risque.

Objectif

Le conseil génétique peut déboucher :
- **avant une grossesse :**
  – sur une indication de diagnostic prénatal en cas de grossesse ;
  – sur l'assurance de l'inutilité de tout examen ;
- **après une première grossesse interrompue** en raison d'une malformation grave ou d'un premier-né porteur d'une ou plusieurs malformations :
  – sur une recherche de syndrome au mode de transmission connu ;
  – sur une évaluation des risques de récidive.

Le conseil génétique est obligatoire pour tout couple demandeur d'assistance médicale à la procréation, surtout si l'origine de la demande est une infertilité masculine.

Au cours de la gestation : le diagnostic prénatal et le dépistage sérologique

Tous les parents espèrent la naissance d'un enfant en bonne santé, et la majorité des bébés ne présentent pas de problème particulier à la naissance ; cependant, environ un enfant sur 170 présente une anomalie chromosomique[42] qui va peser plus ou moins lourdement sur son développement, et un enfant sur 100 présente une maladie génique due à un changement dans un gène[43]. Durant la grossesse et en terme de dépistage, il faut distinguer deux aspects : d'une part, la surveillance du développement de l'embryon et du fœtus à partir de données génétiques et, d'autre part, en l'absence de résultats écrits, **les examens sérologiques de dépistage**[44], identiques à ceux de l'examen prénuptial.

---

41. J.-F. Mattei, *Le Diagnostic prénatal*. Flammarion, 2000, p. 11.
42. Anomalie de structure ou de nombre des chromosomes.
43. Élément de l'ADN situé en un point défini d'un chromosome et dont dépend le développement des caractères héréditaires d'un individu.
44. Notons que durant toute la grossesse, la surveillance de la femme enceinte et l'évolution obstétricale seront poursuivies et ce, jusqu'à la naissance.

Le diagnostic prénatal

Le diagnostic prénatal est un acte médical, soumis à une réglementation, pratiqué dans des centres autorisés par le ministère de la Santé. Il s'agit d'un ensemble de techniques permettant d'identifier des anomalies graves en début de grossesse.

Tout diagnostic prénatal doit être accompagné d'une consultation de génétique.

Sur le plan technique, les équipes disposent de deux types de moyens :

- les techniques de l'imagerie, en particulier l'échographie ;
- les prélèvements fœtaux pour analyses biologiques et/ou moléculaires.

Dans certains cas, il est possible de traiter l'enfant avant sa naissance, *in utero* ; mais souvent, il n'existe pas de traitement et les couples peuvent opter pour une interruption médicale de grossesse.

Les conditions de réalisation

Le diagnostic prénatal consiste en la pratique d'un **examen sur le fœtus** pour vérifier qu'il est **indemne de l'affection suspectée** :

- « **on sait exactement ce que l'on cherche**. Ce n'est pas l'arriération mentale que l'on veut dépister mais telle cause précise d'arriération mentale, par exemple la trisomie 21 ;
- **on possède un examen capable d'en faire la preuve** : par exemple, le caryotype dans la trisomie 21 ;
- **on a des raisons de l'effectuer :** par exemple, pour antécédent d'aberration chromosomique, ou plus souvent un âge maternel élevé.

Les problèmes éthiques

En cas d'**affection grave** pour laquelle on n'a **pas de traitement** et qui pourrait donc justifier, si le **diagnostic** était positif, une **interruption de grossesse**, on est confronté aux problèmes éthiques les plus difficiles : à partir de quand une affection est-elle grave ou à partir de quand cesse-t-elle d'être grave, c'est-à-dire ne justifiant plus l'interruption de grossesse ? Est-il légitime de faire **un diagnostic anténatal** lorsque l'on possède un traitement (exemple : la phénylcétonurie) ? etc. »[45]

Les indications

On proposera systématiquement **un diagnostic anténatal** à la recherche d'aberrations chromosomiques dans les cas suivants :

- les mères âgées de plus de 38 ans (indication la plus fréquente), mais seulement 3 % des amniocentèses[46] révèlent une anomalie de caryotype fœtal et conduisent à une interruption de grossesse (dans 97 % des cas, elle rassure la mère en montrant un enfant normal) ;
- le risque de récurrence en cas de trisomie 21 libre reste faible (1 %), mais l'angoisse est telle que le **diagnostic** anténatal est indispensable[47].

L'échographie

Cette technique, apparue dans l'imagerie obstétricale dans les années 1970, a transformé l'examen clinique du fœtus, en permettant la visualisation de l'embryon et du fœtus par l'envoi d'ultrasons à travers les tissus.

Elle permet :

- le contrôle du bon développement de l'enfant à naître ;
- la recherche d'anomalies morphologiques.

Le caryotype fœtal

Certaines situations peuvent être prévenues par un diagnostic prénatal à l'aide de :

- **l'amniocentèse**[48] : elle permet de réaliser un caryotype[49] à partir des cellules présentes dans le liquide amniotique et de vérifier les chromosomes[50] de l'enfant à naître. Cette analyse est recommandée plus spécialement lorsque les mères ont un risque augmenté par rapport à la population générale d'avoir un enfant avec une anomalie chromosomique ;
- **la choriocentèse**[51] : elle permet de réaliser un caryotype à partir des cellules des villosités choriales (le futur placenta) et de vérifier les chromosomes de l'enfant à naître. Cette analyse est particulièrement recommandée lorsqu'une perturbation d'un gène est à l'origine d'une maladie connue de la famille, pour laquelle il existe un **diagnostic prénatal**.

Le diagnostic génotypique prénatal

Objectif

Le diagnostic génotypique (par analyse de l'ADN) **prénatal** a pour objet la prévention des maladies héréditaires responsables d'un handicap grave, non ou difficilement détectables par les moyens conventionnels.

---

45. B. Le Marec, *Le Diagnostic prénatal*, site Internet : www.med.univ-rennes1.fr, février 2000.
46. *Source* : université Rennes 1.
47. Cette pratique a beaucoup diminué l'intérêt de la question qui était essentielle il y a 20 ans : s'agit-il d'une trisomie 21 libre ou par translocation ? Dans les deux cas la conduite à tenir reste la même, seul est différent le risque de récurrence.
48. Ponction de l'utérus dans le but de prélever du liquide amniotique dans lequel se trouve le fœtus.
49. Classement des 46 chromosomes d'une cellule humaine par paires selon la nomenclature internationale.
50. Support matériel des gènes, au nombre de 46, 23 venant de la mère et 23 du père.
51. Ou prélèvement des villosités choriales : prélèvement du placenta par voie vaginale.

Il est pratiqué lorsqu'il existe un risque que l'enfant à concevoir ou le fœtus en développement soit atteint. Cette notion de risque découle de la naissance préalable d'un enfant atteint dans la famille. Il donne lieu à un conseil génétique.

Maladies dépistées

Plus de 30 maladies génétiques peuvent actuellement être diagnostiquées par analyse génotypique.

Les conditions de prise en charge par la Sécurité sociale

◆ **Une entente préalable doit être établie** par le prescripteur (qui indique le motif de la prescription) et **signée par le biologiste agréé**.

En pratique, les différentes étapes du diagnostic prénatal sont bien définies, de même que les structures impliquées et les modalités de contrôle.

Les analyses de cytogénétique ou de biologie destinées à établir un diagnostic prénatal doivent avoir été précédées d'une consultation médicale de conseil génétique antérieure aux prélèvements permettant :

– « d'informer la femme enceinte sur les caractéristiques de cette maladie, les moyens de la détecter, les possibilités thérapeutiques et les résultats susceptibles d'être obtenus au cours de l'analyse ;

– d'informer la patiente sur les risques inhérents aux prélèvements, sur leurs contraintes et leurs éventuelles conséquences.

◆ Le médecin consulté **délivre une attestation signée certifiant qu'il a apporté à la femme enceinte toutes les informations nécessaires**. La femme donne son consentement par écrit.

Le prélèvement biologique peut être réalisé par un spécialiste du choix de la patiente sans condition particulière de compétence officielle.

◆ **Le résultat** doit impérativement **être rendu à la femme par un médecin** au cours **d'un entretien personnalisé**. S'il y a une indication d'interruption médicale de grossesse, au motif qu'il existe une atteinte d'une particulière gravité reconnue comme incurable au moment du diagnostic, elle doit être signée par deux médecins dont l'un doit exercer dans un centre de diagnostic prénatal multidisciplinaire. Le couple ou la femme prendra personnellement sa décision qui ne saura être discutée par un tiers.

Les dépistages systématiques à la naissance par dosage dans le sang

Dans les premiers jours de la vie, des dépistages sont pratiqués systématiquement, **en un seul prélèvement de sang**, à la maternité (ou en service de néonatologie) et revêtent une importance particulière car ils préviennent les conséquences de maladies telles que la phénylcétonurie, l'hypothyroïdie, l'hyperplasie des surrénales, la drépanocytose et, tout récemment, la mucoviscidose.

Le dépistage globalise les quatre pathologies en un seul prélèvement de sang : le test de Guthrie.

Le dépistage de la phénylcétonurie

Le risque de phénylcétonurie est de 1/10 000 naissances en Europe. Il ne faut pas le sous-estimer, la prévention s'impose (voir p. 205).

Le dépistage de l'hypothyroïdie congénitale (HC)

La fréquence est de 1/6 000 naissances.

Définition

Cette affection est due à une insuffisance de sécrétion des hormones thyroïdiennes, normalement produites par la glande thyroïde et indispensables à la croissance et au développement du bébé. Cette insuffisance stimule la production hypophysaire de TSH. C'est celle-ci qui est reconnue par le dépistage.

Le traitement

Il consiste en **l'administration per os, régulière et la vie durant, de thyroxine** ; il permet un développement physique et intellectuel normal.

Le dépistage de l'hyperplasie congénitale des surrénales (HCS)

Ce dépistage n'est pas encore réalisé partout en France. Il est en cours de généralisation.

Définition

Cette affection est due à une insuffisance dans la synthèse des hormones surrénaliennes qui entraîne un défaut de sécrétion de cortisone et, dans un certain nombre de cas, des hormones qui retiennent le sel et l'eau.

Les conséquences et le traitement

Le déficit entraîne une stimulation compensatrice de l'hypophyse et secondairement la production excessive d'hormones masculinisantes. Le traitement par les hormones surrénaliennes permet une croissance et un développement normaux des enfants.

Le dépistage de la drépanocytose (HbS) et d'autres anomalies de l'hémoglobine

C'est une affection fréquente aux Antilles, en Guyane et en Afrique Noire, mais aussi à la Réunion, en Afrique du Nord et dans l'ensemble du bassin méditerranéen. Le dépistage est fait systématiquement dans les départements d'outre-mer. Il est en cours de généralisation en métropole pour les nouveau-nés à risque.

En France métropolitaine, la zone à plus haut risque est **la région parisienne** : à Paris et dans les départements limitrophes, **1 nouveau-né sur 1 500 est affecté** par un syndrome drépanocytaire majeur et 1 sur 15 000 par une thalassémie majeure. Si on limite le dépistage aux enfants dits « à risque », ces fréquences augmentent fortement. Dans **la région marseillaise**, cette incidence est globalement plus faible : **1 sur 3 000**. La prévalence moyenne en France, chez les nouveau-nés, est de l'ordre de 200 nouveaux malades par an.

Définition

La drépanocytose est une anémie hémolytique (voir p. 589).

Les conséquences et le traitement

La drépanocytose est responsable de crises douloureuses, d'accidents anémiques aigus et d'infections, particulièrement graves avant l'âge de 2-3 ans. L'éducation des parents, l'administration régulière d'antibiotiques permettent de prévenir ces accidents.

Le dépistage de la mucoviscidose

(Voir p. 575).

Le prélèvement de sang

Le prélèvement pour les cinq dépistages peut être fait le 3e jour après la naissance. Toutefois, des recherches récentes ont montré que le dépistage reste parfaitement efficace si l'on avance le prélèvement d'un jour, ce qui l'amène à 3 fois 24 heures d'alimentation. Ce gain de temps va permettre de traiter plus tôt les enfants atteints et de réaliser le prélèvement même dans les cas où le bébé quitte précocement la maternité.

L'identification nominale

Pour éviter toute erreur d'identification, il est recommandé de **ne jamais faire de prélèvements en série** avec plusieurs bébés dans la même pièce. Il est vivement conseillé :

- de faire le prélèvement au lit de l'enfant ou d'apporter chaque bébé individuellement dans une salle de prélèvement ;
- de rédiger la fiche sur place, immédiatement avant de faire le prélèvement ;
- de la remplir soigneusement sur une surface propre et sèche ;
- d'utiliser des majuscules d'imprimerie (au moins pour le nom et le prénom).

La méthode

Les conditions de prélèvement sont à respecter (voir fiche technique p. 281) afin de préserver la fiabilité de l'examen et de prévenir toute infection.

Veiller à noter la date du prélèvement sur le carnet de santé.

Le dépistage systématique des troubles visuels

La reconnaissance précoce de toute anomalie du système visuel permet un traitement efficace pour que l'enfant puisse prolonger son développement visuel de façon satisfaisante[52].

La vision de l'enfant poursuit sa maturation dans les premières années de vie :

- l'acuité visuelle est à 10/10 vers l'âge de 4 ans ;
- la vision du relief et des couleurs se développe progressivement ;
- la nécessité d'un dépistage précoce « concerne tout spécialement les affections ophtalmologiques [...] dont le dépistage précoce est facilité par le perfectionnement des techniques auxquelles on peut avoir recours »[53].

Rappel physiologique

La maturation du système visuel est progressive. Elle se fait de la naissance à 4 ans (environ).

52. Sur le caractère systématique du dépistage des troubles visuels pour le groupe de nouveau-nés dits à risque, voir le décret du 23 mars 1978.
53. Circulaire n° DGS 78/PME 2 du 24 janvier 1977 relative au dépistage et à l'éducation précoces de l'enfant déficient auditif de la naissance à 6 ans (non parue au Journal officiel).

Tableau 41.6 : La maturation du système visuel.

Âge de l'enfant	Développement du système visuel
Naissance	• Réflexe photomoteur sauf si prématurité < 34 semaines
3 mois	• Poursuite oculaire
6 mois	• Reflets pupillaires centrés • Disparition des spasmes oculaires
24 mois	• Acuité visuelle au moins égal à 4/10e si évaluable
4 ans	• Acuité visuelle à 10/10e si évaluable.

Les données épidémiologiques du problème

Les nouveau-nés à risque

Les enquêtes portant sur une population générale de nouveau-nés ont montré que les risques de survenue d'une atteinte visuelle, quelle que soit sa nature, sont de 1/10, sachant que sont particulièrement exposés les nouveau-nés pour lesquels existent :
- des antécédents familiaux de pathologie oculaire ;
- une pathologie en cours de grossesse (rubéole, toxoplasmose) ;
- des complications périnatales, en particulier la prématurité.

Les pathologies visuelles dépistées

Il ressort des enquêtes scolaires faites en classes maternelles que la survenue d'un problème visuel est de 1/8 :
- pour les trois quarts des enfants, il s'agit d'**une amétropie** nécessitant le port de verres correcteurs ;
- pour le quart restant, la pathologie oculaire est dominée par **le strabisme**, soit 3 à 4 % des enfants d'âge scolaire, plus de la moitié d'entre eux ont **une amblyopie**[54] fonctionnelle (curable si le traitement est précoce, tandis que l'amblyopie organique est une atteinte pathologique des yeux) ;
- les autres affections oculaires organiques ou fonctionnelles (**cataractes**, **glaucomes**, **nystagmus**...) touchent une proportion beaucoup plus limitée de la population.

Il faut également tenir compte dans l'appréciation d'un déficit visuel, en plus des chiffres de l'acuité, d'autres critères tels que :
- **l'altération du champ visuel ;**
- **les troubles de la vision binoculaire** et de **la vision des couleurs**.

Le dépistage précoce des troubles visuels est difficile quand l'anomalie ne touche qu'**un seul œil** : les signes cliniques sont discrets. À l'inverse, une atteinte **bilatérale** empêche toute poursuite oculaire et l'enfant ne réagit qu'aux soins. Le rôle de la puéricultrice est double : il s'agit à la fois de dépister l'anomalie et d'éduquer, sensibiliser les familles aux troubles de l'enfant.

L'intérêt du dépistage

Les malformations oculaires, ainsi que les affections génétiques, ne peuvent pas faire l'objet d'une prévention avant la naissance de l'enfant. Aussi la prévention postnatale revêt-elle plusieurs intérêts qu'il faut expliquer aux parents. Par exemple :
- **une cataracte dépistée** précocement pourra être prise en charge et opérée, permettant des acquisitions visuelles normales ;
- **une détection de l'amblyopie** en effectuant un « covertest » (cacher chaque œil alternativement) permet une prévention de celle-ci, une prescription de la correction optique et une prévention du strabisme.

Les âges clés du dépistage et les moyens

Le dépistage des troubles visuels est considéré à différentes périodes (voir tableau 41.7) ; il est avant tout clinique. Cependant, il faut savoir qu'**un doute** doit faire pratiquer deux examens complémentaires : **l'électrorétinogramme et l'étude des potentiels évoqués visuels**, examens objectifs, mais dont le résultat optimal n'est obtenu que vers l'âge de 6 mois. Par ailleurs, un interrogatoire de la famille recherche des antécédents oculaires tels que le strabisme, le glaucome, la cataracte, l'amblyopie.

La correction précoce

Le dépistage des troubles visuels de l'enfant, de la naissance à 6 ans, conduit à un traitement précoce avec le recours, selon les cas, à :
- l'emploi des verres correcteurs qui peuvent être tolérés dès l'âge de 6 mois et permettent :
  - la correction d'un vice de réfraction ;
  - le traitement du strabisme et de l'amblyopie fonctionnelle par les méthodes d'occlusion et de pénalisation optique suivies de la rééducation binoculaire ;
- l'intervention chirurgicale, si nécessaire.

---

54. Sur le plan légal, la définition de l'amblyopie est basée sur les chiffres d'acuité visuelle de loin fixant la limite supérieure à 4/10 du meilleur œil après correction optique et la limite inférieure à 1/10, c'est-à-dire la frontière de la cécité.

Tableau 41.7 : Les âges clefs, objectifs et moyens du dépistage des troubles visuels.

Âge clef	Recherche des anomalies relatives à	Examen médical
À la naissance[1]	Morphologie de l'œil Asymétrie oculaire Pupille blanche (cataracte)	Éclairage oculaire
4e mois	Réflexe photomoteur Poursuite oculaire Coordination praxique Strabisme	Épreuve de stimulation oculaire Maintien de la convergence à la poursuite d'un doigt Obturation alternée de chaque œil
6e mois	Si strabisme fixé : – anomalie motrice ; – amblyopie.	
9e mois	Micro-strabismes Amblyopie fonctionnelle	Interrogatoire des parents Observation des réactions de l'enfant : – à la lumière ; – à la présentation d'objets calibrés ; – dans toutes les positions du regard.
24e mois	Strabisme Indifférence aux jouets Chutes fréquentes de l'enfant	Évaluation de l'acuité visuelle (réaliser en monoculaire) à partir de dessins *montrés de loin* à l'enfant, qui les *désigne de près* sur des dessins de grandes tailles
3-4 ans	Contrôle chiffré de l'acuité visuelle	*Mesure de l'acuité visuelle de loin*, à l'aide d'optotypes de 4 groupes de tests : – tests images ; – tests lettres ; – tests géométriques ; – tests directionnels. *Mesure de l'acuité visuelle de près*

1. « L'examen de l'appareil oculomoteur fait partie intégrante de l'examen clinique de tout nouveau-né à la naissance. Une attention particulière est portée au groupe de nouveau-nés dits à risque :
– soit du fait de leurs antécédents héréditaires : ce risque sera apprécié au moment de l'examen prénuptial, de l'examen prénatal, d'une consultation de génétique. L'interrogatoire de la mère lors des examens médicaux revêt une importance particulière ;
– soit du fait d'une complication périnatale : accouchement prématuré, souffrance périnatale ayant nécessité un séjour en service de néonatologie ou de réanimation néonatale avec oxygénothérapie (décret cité note 17.) ».

Rôle de la puéricultrice

La prévention des troubles visuels

La puéricultrice peut intervenir sous différentes formes.

Avant l'âge de la procréation

Elle oriente les jeunes filles vers le médecin en vue de la vaccination anti-rubéolique et la surveillance des anticorps antitoxoplasmiques ; ils permettent d'éviter la fœtopathie rubéolique (cataracte, microphtalmie) ou toxoplasmique (choriorétinite).

Auprès de l'enfant et des parents

La puéricultrice insiste sur :

- l'importance de l'éclairage pour la lecture ;

la nocivité de l'abus de jeux vidéo (elle doit être expliquée aux parents) ;

- la nécessité d'un examen ophtalmologique systématique des enfants avant l'entrée en CP, voire plus précocement s'il existe des antécédents familiaux de myopie ou d'anomalies visuelles. Une surveillance régulière tout au long de la croissance est essentielle ;
- l'importance de faire noter, dans le carnet de santé, les examens oculaires de dépistage.

La mise en garde contre les sports violents
Certains sports sont contre-indiqués pour certaines pathologies visuelles. Il faut les signaler aux parents des enfants concernés et leur suggérer des activités de remplacement.
Une liste des associations pour malvoyants peut aussi être indiquée aux parents afin de répondre à leurs demandes particulières.

Le dépistage systématique des troubles auditifs

Il peut s'écouler du temps entre l'apparition d'un trouble de l'audition et son diagnostic chez un enfant de moins de 4 ou 5 ans, car l'enfant ne s'en plaint pas et les premiers signes (tels que le désintérêt du monde sonore et le retard de langage) sont peu spécifiques. L'âge de la prise en charge des surdités de l'enfant ne peut être abaissé que par un **dépistage systématique** des troubles de l'audition (voir tableau 41.8). Les puéricultrices ont un rôle important à jouer dans le dépistage précoce et par la suite, en PMI, dans l'information aux familles sur les comportements potentiellement dangereux pour l'oreille.

Tableau 41.8 : Les âges clefs, objectifs et moyens du dépistage des troubles auditifs[1].

Âge clef	Recherche des anomalies relatives à	Examen médical
À la naissance	Réactions du nourrisson à des stimulations sonores parfaitement calibrées.	– Otoémissions provoquées (OEP) ; – potentiels évoqués auditifs (PEA). Examen par une personne expérimentée et ayant la connaissance du comportement du nouveau-né : – la réponse est d'abord une réponse neurologique globale ; – lors de ce premier test, le nombre des réactions auditives douteuses est de l'ordre de 5 % ; ceci implique une organisation de contrôles ultérieurs.
4e mois		– Jouets sonores manipulés par une personne hors du champ de vision de l'enfant, une autre personne face à lui observe les réactions.
9e mois	Troubles de l'audition.	– Tests aux jouets sonores ; – désignation par l'enfant des parties de son corps (il ne doit pas voir les lèvres de la personne qui lui parle).
24e mois		– L'enfant doit désigner, à la demande, des images ou répondre à des questions posées à voix normale chuchotée.
3-4 ans et 6 ans	Hypoacousie éventuelle.	– À l'aide d'un audio-vérificateur : teste l'audition au casque sur 4 fréquences et 3 intensités différentes (résultats < 20 dB, orientation vers ORL).

1. Le dépistage est systématique dans la population à risque élevé :
– nouveau-nés dans les services de néonatologie ou dans les sections de prématurés des maternités ;
– nouveau-nés aux antécédents héréditaires (surdité familiale).
« Ce dépistage, effectué entre le troisième et le huitième jour de la naissance, prend place au moment du premier examen préventif obligatoire. Il doit être consigné sur le certificat de santé. Un certain nombre de maternités possèdent le matériel nécessaire ».

Les tests de dépistage

Les tests objectifs de dépistage chez le nouveau-né, c'est-à-dire ne dépendant ni de l'observateur ni de la coopération du patient, sont des **otoémissions provoquées** (OEP) et **l'enregistrement des potentiels évoqués auditifs** (PEA).

Les OEP

Les OEP sont des sons émis par l'oreille interne et enregistrables dans le conduit auditif externe en réponse à un son ; ils ne sont pas enregistrables si le seuil auditif est supérieur à 30 dB. En pratique, **la présence d'OEP est synonyme, chez le nouveau-né, d'une audition normale**. L'examen n'est pas réalisable si l'enfant fait du bruit (cris, respiration bruyante) mais ne requiert pas son immobilité. Il peut être fait dans le berceau, dans une couveuse ou dans les bras des parents. Il est atraumatique (la petite sonde comportant les microphones hypersensibles est posée sur le méat auditif) et rapide (en moyenne 2 minutes par oreille).

Les PEA

L'enregistrement des PEA est beaucoup plus contraignant puisqu'**il ne faut pas que l'enfant bouge ;** l'examen dure **au minimum 30 minutes** (mais beaucoup plus si l'enfant ne reste pas immobile). C'est pourquoi les PEA sont faits comme examen de diagnostic, en deuxième intention, en cas d'OEP absentes, pour confirmer la perte auditive et préciser son intensité sur les fréquences aiguës.

Les facteurs de risques de surdité

Si, pour des raisons budgétaires, le dépistage ne peut pas être fait pour tous les nouveau-nés, il faut au moins le proposer aux enfants qui ont un risque plus élevé que les autres d'avoir une surdité. Ces enfants sont faciles à repérer à l'examen clinique et à l'interrogatoire des parents, notons :

- **les surdités de perception congénitale.** Elles sont retrouvées dans les cas suivants :
  - la surdité familiale et/ou une infection virale maternelle (rubéole) ;
  - un accouchement dystocique, une anoxie anté et périnatale ;
  - une embryopathie secondaire à une virose maternelle ;
  - la prématurité et la dysmaturité ;
  - une atteinte neurologique, les ictères graves ;
  - les malformations complexes ;
- **les surdités de perception bilatérale néonatale.** Elles sont retrouvées le plus souvent lors :
  - d'antécédents familiaux de surdité ;
  - de poids de naissance < 1 500 g ;
  - d'Apgar 0 à 3 à 5 minutes ;
  - de détresse respiratoire ayant nécessité une ventilation ou une supplémentation en oxygène pendant la période néonatale ;
  - de malformation de la tête et du cou, syndrome polymalformatif pouvant être associé à une surdité ;
  - d'infection fœtale (rubéole, toxoplasmose, herpès, cytomégalovirus, syphilis) ;
  - de troubles neurologiques d'origine centrale ;
  - d'hyperbilirubinémie nécessitant une exsanguino-transfusion ;
  - de méningite bactérienne néonatale ;
  - de traitement par aminosides de plus de cinq jours en fin de grossesse ou pendant la période néonatale.

L'intérêt de la prévention et du dépistage

Il n'y a pas moyen de prévenir l'apparition ni l'aggravation d'une surdité de perception génétique. La prévention porte sur certaines surdités d'origine infectieuse et les traumatismes sonores. Le vaccin anti-Haemophilus a fait disparaître les méningites à Haemophilus qui se compliquaient, dans près d'un tiers des cas, de surdité de perception bilatérale profonde. La vaccination contre la rubéole des femmes en âge de procréer a aussi permis de diminuer le nombre des surdités néonatales.

Rôle de la puéricultrice

La prévention des troubles auditifs

Le rôle des puéricultrices de PMI est essentiel dans la prévention et le dépistage des troubles auditifs.

La prévention

La puéricultrice doit expliquer le danger que représente le bruit pour l'oreille (aspect souvent méconnu du public) et en particulier chez les adolescents, en insistant sur les méfaits potentiels des bruits intenses et prolongés sur la santé en général et l'oreille en particulier.

Le dépistage

La puéricultrice contribue au dépistage :

- d'une part en appréciant le niveau de langage de l'enfant, tant du point de vue de la perception que du point de vue de la production, par rapport aux autres enfants du même âge (voir p. 433) ;
- d'autre part en assistant le pédiatre pour la réalisation des tests de dépistage des troubles de l'audition.

Les sports exposant aux traumatismes crâniens (judo, équitation, saut à l'élastique, parachutisme...) sont contre-indiqués chez les enfants et les adolescents qui ont une surdité de perception, qu'elle soit uni ou bilatérale.

Le dépistage des troubles neuropsychologiques

La neuropsychologie s'intéresse aux différents aspects du comportement cognitif tels que la mémoire, l'attention, le langage, etc. Son utilisation dans la prévention des handicaps consécutifs à une lésion cérébrale est de plus en plus fréquente. La prise en charge de l'enfant présentant une lésion fonctionnelle à un ou plusieurs des cortex cérébraux, amène le neuropsychologue à travailler en étroite collaboration avec une équipe, par exemple le neurologue qui établit un bilan neurologique et l'orthophoniste qui élabore et assure un programme de rééducation neuropsychologique. Dans ces circonstances, le rôle de la puéricultrice est essentiellement de repérer les manifestations du comportement consécutives à une lésion cérébrale, afin d'orienter l'enfant, en vue d'un dépistage précoce, vers le pédiatre.

L'évaluation neuropsychologique

L'évaluation neuropsychologique consiste en un examen des différentes fonctions de la cognition humaine. Son objectif est de fournir des données essentielles pour le diagnostic et la rééducation précoce de l'enfant qui permettra de prévenir des difficultés d'apprentissage à l'âge scolaire. L'analyse neuropsychologique repose sur une mise en relation des résultats des tests psychométriques et examens neurologiques avec l'histoire personnelle et médicale de l'enfant.

Les différents tests utilisés chez les enfants d'âge préscolaire sont résumés dans le tableau 41.9. La plupart des tests sont réalisables à partir de l'âge de 2 ou 3 ans. Avant cette période, il est difficile de tester certaines fonctions telles que le langage ou la mémoire. Ceci est lié à la maturation du système nerveux central et à la variabilité individuelle du jeune enfant.

Les troubles neuropsychologiques

Les troubles neuropsychologiques, très divers, doivent être bien connus pour permettre un dépistage précoce.

Les troubles de la mémoire

Définition

La mémoire correspond à un mécanisme d'encodage, de rétention et de réactivation d'une information visuelle ou verbale. On distingue deux types de mémoires : **la mémoire à long terme** qui se caracté-

Tableau 41.9 : Les différents tests neuropsychologiques utilisés chez l'enfant.

Tests	Nature des tests	Évaluation
Tests de mémoire	• Épreuve de Corsi • Épreuve de reconnaissance visuelle de Signoret	• Mémoire à court terme : répétition de mots • Mémoire à long terme : rappel d'une histoire
Épreuves visuospatiales	• Progressive Matrice Color de Raven • Copie Figure de Rey	• Élaboration perceptive et réalisation graphique : copie de figures
Tests de langage	• Peabody picture vocabulary test • Batterie d'évaluation psycholinguistique de Chevrie-Müller	• Répétition de mots, dénomination, désignation d'objets et d'actions
Tests d'intelligence	• Échelle d'intelligence de Wechsler pour la période préscolaire • WPPSI-R	• Reconnaissance et discrimination visuelle : assemblage d'objets et de figures géométriques • Capacité d'attention
Échelles de développement	• Test de Brunet-Lezine • Test de Terman-Merril	• Permet de situer l'enfant par rapport à une courbe de développement moteur, verbal, praxique et mnésique
Tests des fonctions sensori-motrices	• Épreuve imitation de geste de Bergès et Lézine • Batterie de Wachs	• Capacité à exécuter des mouvements et à s'orienter dans l'espace, désignation des parties du corps, construction à l'aide de blocs de bois

Source : d'après J. Mancini, Les fonctions cérébrales supérieures, in : *Neurologie Pédiatrique*, Flammarion, Médecine Sciences, 1998.

rise par une permanence de l'information en traces mnésiques et **la mémoire à court terme** (ou **mémoire de travail**) qui se caractérise par « une capacité de maintien temporaire de l'information pendant la réalisation d'une activité cognitive »[55]. « Chez l'enfant, la mémoire s'exprime dès le début de la vie par l'acquisition des premières habitudes sensori-motrices, mais aussi de façon plus élaborée par la capacité de reconnaissance du visage maternel dès les premiers jours de la vie. Toutefois, le jeune enfant mémorise surtout de façon implicite et incidente et ce n'est que progressivement, en relation avec le langage, qu'il va développer ses capacités de mémorisation et d'évocation »[56].

Symptôme

On peut retrouver chez l'enfant, suite à des lésions cérébrales, des **problèmes d'amnésie antérograde**, c'est-à-dire de la mémoire à long terme, alors que la mémoire à court terme est préservée. À l'inverse, on rencontre aussi chez les enfants des **troubles de la mémoire de travail**. « Les enfants dont la mémoire de travail est défaillante présentent des problèmes d'attention, de raisonnement et de planification. Ils peuvent être gênés en calcul mental et dans la compréhension des énoncés verbaux. De plus, le rôle de la mémoire de travail paraît crucial pour l'acquisition du langage lui-même »[57].

Les troubles de l'attention

Au cours des trois premiers mois, les mécanismes de l'attention s'élaborent par deux contrôles :

- un contrôle de la fixation visuelle sur un objet ;
- un contrôle de l'attention par des réponses anticipatrices lors d'un apprentissage d'un stimulus visuel.

Les réponses anticipatrices correspondent à la possibilité d'anticiper le lieu d'apparition d'un stimulus potentiel et non simplement de répondre à son apparition. Par exemple, on présente une peluche à un enfant, on la cache et on lui montre à nouveau cette peluche mais à un emplacement différent. L'enfant n'attend pas la présentation du deuxième stimulus pour réagir. Dès que l'objet disparaît, l'enfant le cherche et pose son regard vers ce deuxième emplacement.

Les déficits de l'attention sont néanmoins difficiles à déceler à cet âge, et ceci en raison de grandes variabilités interindividuelles. Cependant, un manque de réaction prolongé de l'attention peut dissimuler un problème neuropsychologique.

À partir de 2 ou 3 ans, lors de la maturation des régions corticales et sous-corticales, on peut détecter chez l'enfant des troubles de l'attention qui se traduisent par une incapacité pour l'enfant à maintenir une activité intellectuelle prolongée. « Les troubles de l'attention chez l'enfant sont diagnostiqués le plus souvent dans le cadre du syndrome de trouble hyperkinétique avec déficit de l'attention ou THADA. Cette entité est définie par l'association syndromique : hyperactivité motrice, impulsivité et déficit de l'attention. Sa prévalence est estimée à 3 % des enfants d'âge prépubère »[58].

Les troubles visuo-spatiaux

Les troubles visuo-spatiaux correspondent à des difficultés spécifiques, telles que :

- une difficulté pour l'enfant de déterminer la position des objets les uns par rapport aux autres dans l'espace ;
- une difficulté pour définir l'orientation de l'objet par rapport à un axe de référence[59].

Les troubles visuo-spatiaux sont souvent détectés lors des apprentissages scolaires. Les tests permettent de voir à quel niveau la difficulté réside et de proposer une rééducation appropriée.

Les troubles du langage : l'aphasie

Définition

L'aphasie est un trouble de la réception, de la manipulation et de l'expression du langage dû à une lésion du cerveau. Ces difficultés du langage sont à différencier de celles liées aux mécanismes de langage périphérique : larynx, pharynx et langue, que l'on regroupe sous le nom de dysarthrie. Le diagnostic d'aphasie n'est cependant posé qu'après l'âge de 2 ans environ, car c'est généralement la production ou la compréhension de phrase qui sont retenues comme critère de niveau de langage[60].

Symptômes

Différents signes cliniques permettent de diagnostiquer une aphasie chez l'enfant :

- le mutisme : absences d'émissions verbales de durée prolongée ;

---

55. J.-L. Reulin, La Mémoire de travail, in : *La Mémoire, neuropsychologie clinique et modèles cognitifs, Séminaire Jean-Louis Signoret*, De Boeck-Wermael, Bruxelles, 1996, p. 237.
56. I. Jambaque, Troubles de mémoire, in : J. Mancini, M.-P. Livet et al., *Les Fonctions cérébrales supérieures*, Flammarion Médecine Sciences, 1998, p. 945.
57. *Op. cit.* note 56, p. 247.
58. L. Vallée, Déficit d'attention, in *op. cit.* note 83, p. 948.
59. J. Mancini, in *op. cit.* note 56.
60. S. de Schonen, A. Vanhout et al, Neuropsychologie et développement cognitif, in : *Neuropsychologie humaine*, Mardaga, Liège, 1994, p. 509.

- l'hypospontanéité verbale : rareté des émissions verbales, le langage doit être incité ;
- des troubles articulatoires ;
- l'agrammatisme : troubles de la syntaxe[61].

Conclusion

Pour conclure cette présentation générale de la neuropsychologie de l'enfant, deux éléments sont à retenir. D'une part, l'importance d'**un diagnostic précoce** par les intervenants, dont la puéricultrice, qui sont en contact avec l'enfant, afin de le prendre en charge rapidement et limiter ainsi les difficultés cognitives ultérieures. D'autre part, l'importance de **la plasticité du cerveau** dans la récupération des fonctions cognitives : les conséquences d'une lésion cérébrale sont souvent moins graves chez l'enfant que chez l'adulte, car il récupère souvent mieux et plus rapidement.

La lutte contre la morbidité : hygiène et prévention médicale face à quelques problèmes actuels

La prévention de la carie dentaire

La prévention de la carie revêt une importance particulière, elle doit être bien comprise et appliquée, car les caries ont des complications évolutives qui peuvent être gravissimes. Les équipes pédiatriques ont un rôle important à jouer pour expliquer ces risques auprès des familles, et leur donner des conseils de prévention.

Physiopathologie de la carie

Une pellicule alimentaire appelée plaque dentaire s'accumule en l'absence de brossage efficace ; amalgamée par la salive, elle est visible au niveau des couronnes dentaires. C'est le lieu de pullulation d'une flore microbienne variée (citons, en particulier, les streptocoques mutans salivarius, les sanguis lactobacilles et les actinomyces) :

- **l'adhérence de la plaque** s'établit en plusieurs jours, d'où l'importance du facteur temps dans l'application des mesures préventives, car les sucres alimentaires (tels que saccharose et glucose) sont utilisés par ces bactéries ;
- **la calcification de la plaque**, d'où la transformation en tartre, sur lequel les bactéries se fixent en surface alors qu'au sein du tartre, aucune bactérie ne peut survivre ;
- **la corrosion de l'émail dentaire** est le résultat de l'action chimique directe de bactéries acidogènes ou producteurs d'enzymes protéolytiques.

Le mécanisme de la carie

Plusieurs théories ont été proposées pour exprimer le mécanisme des caries. La plus prônée actuellement est la théorie « acidogénique ». Les bactéries de la plaque dentaire métabolisent les sucres alimentaires, en particulier le saccharose, et produisent des acides, dont l'acide lactique, acides qui dissolvent les cristaux d'hydroxy-apatite de l'émail. La carie est donc une **réelle maladie infectieuse, plurifactorielle**, dont le développement est lié :

- **à la qualité de l'émail**, plus ou moins résistant à l'attaque chimique. Cette qualité de l'émail est génétiquement contrôlée ; c'est à ce niveau que l'ion fluor agit ;
- **à la qualité de l'alimentation** : plus celle-ci est molle et sucrée et plus le risque de développement de caries est grand, quelle que soit la forme de l'apport (bonbons, boissons sucrées, médicaments) ;
- **à la qualité du brossage** : l'efficacité préventive du brossage triquotidien est prouvée ;
- **à la qualité et au débit salivaires** : la salive a un rôle important en tant que fluide de la cavité buccale. Ce flux est incessant sur toutes les faces des couronnes dentaires grâce au mouvement de propulsion par la langue. Si le volume diminue, la fréquence des caries augmente, par exemple après irradiation cervico-faciale bilatérale. Le débit salivaire augmente au cours des repas et devient nul au sommeil ; c'est pourquoi les mesures préventives ont une importance particulière le soir, au coucher. La respiration buccale nocturne est également un élément étiopathogénique de caries des incisives supérieures.

Les complications évolutives de la carie dentaire

Le 1er stade : l'infection locale (ou régionale)

Lors de l'évolution d'une carie non traitée, la personne ressent tout d'abord des douleurs localisées liées à la pulpite ; ces douleurs s'atténuent ensuite temporairement.
À ce stade, la pullulation microbienne est profonde, réalisant une micro-ostéite, le plus souvent chronique, appelée le **granulome**. Les conséquences sont les bactériémies, avec des risques de localisation infectieuse à distance (comme dans l'endocardite d'Osler).

61. A. Vanhout, Aphasie chez l'enfant, in : *Le Langage chez l'enfant : aspects normaux et pathologiques*, Masson, Paris, 1996, p. 282.

L'évolution loco-régionale est aussi possible, de façon aiguë ou chronique : les cellulites ou phlegmons en sont la complication loco-régionale la plus redoutable. Elles peuvent survenir d'emblée après mortification de la dent ou après des épisodes d'abcès dentaire. À bas bruit, l'évolution peut se faire du granulome vers le kyste apical.

Le 2e stade : la destruction coronaire

L'évolution locale de la carie aboutit à la destruction de la couronne dentaire. Plus le nombre de dents atteintes est grand et plus les destructions coronaires vont entraîner, par leur généralisation, une réduction de la mastication, souvent accompagnée de troubles digestifs variés (parfois un amaigrissement et une altération de l'état général sont constatés).

L'absence d'hygiène entraîne assez fréquemment des gingivites (majorées par les caries des collets). Là aussi, il y a pullulation microbienne et risques de localisation à distance (comparables à ceux du granulome). C'est gravissime chez tous les enfants présentant une immunodépression et particulièrement en cas de neutropénie. Elle est responsable d'une parodontolyse généralisée.

Les moyens de prévention de la carie dentaire

La prévention des caries dentaires se fait à plusieurs niveaux :

- **l'alimentation** avec la restriction du saccharose et une limitation du « grignotage » entre les repas ;
- **l'application d'un brossage satisfaisant** qui doit être associé à l'action du fluor (voir p. 341) ;
- **la concentration en fluor des eaux en France.** Est disponible source par source auprès des DRASS de chaque département. La concentration idéale est de 1 mg/l d'ion fluor (elle est rarement atteinte).

Les apports de fluor

L'OMS a émis trois résolutions concernant l'apport du fluor :

- **la fluoration de l'eau potable :** en France, les eaux ont un taux de fluor très variable. Les différences entre deux départements et, dans un même département, d'une source à l'autre sont telles que la fluoration systématique des eaux n'a pu être retenue ;
- **la fluoration du sel de table :** c'est une solution de remplacement très efficace dans le cas où la fluoration de l'eau n'est pas possible, ce qui est le cas en France. La liberté de choix est laissée aux consommateurs, ce qui rend sa consommation (donc son action) difficile à cerner. Une information du consommateur doit être réalisée, car dans les régions où la concentration en fluor de l'eau de distribution dépasse 0,5 mg/l, il ne faut pas utiliser ce sel ;
- **l'apport de fluor médicinal.** Il est réalisé sous forme de fluorures, en comprimés ou gouttes : la dose conseillée quotidienne est de 0,05 mg d'ion fluor par kilo de poids, à condition que la concentration du fluor de l'eau de distribution et de boisson soit faible (< 0,5 mg/l). La dose doit être réduite de moitié si la concentration de l'eau de distribution et de boisson est comprise entre 0,5 et 1 mg/l. Aucune supplémentation n'est donnée bien sûr si la concentration du fluor dépasse 1 mg/l.

Le risque de « fluorose »

Il correspond à une consommation en excès de fluor de façon quotidienne et prolongée. Il a pour conséquence des lésions à type de dyschromies dentaires. Il s'agit de tâches blanches (pour les formes les plus discrètes), brunes (pour les fluoroses les plus graves), parsemées de façon plus ou moins large sur les couronnes dentaires. Il s'accompagne d'hypoplasie de l'émail dans les formes extrêmes. Seules sont touchées les dents dont la morphogenèse coronaire était en cours au moment où l'excès de fluor a été effectif. En France, de telles fluoroses ont été constatées à l'occasion d'une consommation quotidienne de certaines eaux minérales (telles que l'eau de *Vichy St Yorre* dont la concentration en fluor est de 6 mg/l, ce qui est une contre-indication à sa prise quotidienne chez l'enfant). On a observé également des fluoroses lors de supplémentation en fluor médicinal dans les régions où l'apport naturel fluoré des eaux est suffisant. La diffusion commerciale des eaux de source, dont certaines sont suffisamment fluorées, augmente ce risque.

La prescription de fluorures

Par voie orale, elle ne peut se concevoir sans une information complète sur les sources alimentaires de fluor de chaque famille.

Le fluor sous forme topique, pour une action optimale, doit continuer après l'éruption de la dent par l'action locale de l'ion fluor sur l'émail des dents vivantes. Une action préventive peut ainsi être obtenue par l'utilisation de pâtes dentifrices à haute concentration de fluorures.

À noter...

On considère que les mesures de fluoration par voie digestive et topique sont complémentaires. Elles seront associées à une information des parents et à une éducation des enfants, ainsi qu'à une surveillance dentaire avec un meilleur accès aux soins.

Rôle de la puéricultrice

La prévention des caries dentaires

La puéricultrice joue pleinement son rôle d'éducatrice de santé en service de PMI, dans les différents modes d'accueil de l'enfant et dans tous services où elle aborde les problèmes de santé, notamment ceux liés aux caries dentaires (écoles, hôpital...).

Informer et expliquer

Elle choisira parmi les moyens de prévention ceux qui sont les plus appropriés au groupe d'enfants dont elle s'occupe.

Elle expliquera tout d'abord le mécanisme de la carie et ses complications possibles. Elle indiquera les différents moyens d'apport de fluor après s'être informée de la teneur en fluor de l'eau distribuée sur la commune (chiffres disponibles auprès de la mairie ou de la société de distribution des eaux), **en prenant en compte les habitudes alimentaires de la famille**, à savoir : apport de sel fluoré, d'eau fluorée ou de fluor médicinal.

Les conseils d'hygiène alimentaire

Elle conseillera :

- une diminution des apports en sucres rapides, surtout sous forme liquide ;
- un équilibre entre nourritures solides et molles ;
- une suppression des grignotages intempestifs.

Les précautions à prendre au moment de la poussée dentaire

La puéricultrice peut être amenée à réagir en présence de certaines situations. Elle doit aider les parents à adopter les meilleures solutions face aux problèmes liés aux caries des enfants, notamment lors des premières sensations douloureuses.

Lors des poussées dentaires, l'inflammation de la gencive s'accompagne d'une douleur que l'enfant manifeste par de l'agitation, des troubles du sommeil et de l'appétit. Ce malaise incite parfois l'adulte à accélérer le processus d'éruption dentaire en « grattant » la gencive.

Ce procédé est contre-indiqué car il présente deux inconvénients majeurs :

- il est très douloureux pour l'enfant ;
- il augmente le risque d'infection (à une période où l'enfant porte tout à la bouche).

Quelques suggestions pour apaiser la douleur :

- proposer à l'enfant un jouet propre, facile à mordiller (type anneau de caoutchouc ou collier de dentition). Cette pression répétée sur la gencive favorise, elle aussi, l'éruption d'une dent qui tarde à sortir. Il existe des anneaux à mettre au réfrigérateur puis à donner à mordiller à l'enfant, le froid ayant pour effet de calmer la douleur ;
- masser la gencive à l'aide d'un produit pharmaceutique à effet calmant. Il ne supprime pas intégralement la douleur, mais l'atténue momentanément ;
- soumettre le problème au pédiatre (si la douleur est aiguë et persistante).

La surveillance médicale par le dentiste

La puéricultrice doit dédramatiser la visite chez le dentiste. Elle recommandera aux parents deux visites de routine par an et une consultation dès l'apparition du moindre point suspect.

Les programmes d'hygiène bucco-dentaire dans les écoles, collèges, ont aussi une importance particulière et la puéricultrice y participe souvent.

Une attention particulière est portée aux enfants handicapés. La puéricultrice insistera sur :

- les soins de bouche (au doigt si brossage impossible) ;
- l'augmentation de la fréquence des visites de contrôle ;
- une surveillance par un professionnel tous les 3 (à 6) mois, selon l'enfant.

La situation actuelle en France

Les actions de prévention de la carie dentaire menées en France depuis près de 30 ans sont efficaces. Mais de l'avis de tous les professionnels concernés, la place qui est reconnue à la santé dentaire est encore trop faible, en particulier chez l'adolescent.

Les données épidémiologiques

Elles se réfèrent à l'indice CAO des enfants à 6, 9 et 12 ans. **L'indice CAO est le nombre de dents permanentes cariées (C), absentes (A) ou obturées (O) que possède un enfant.** L'évolution de l'indice CAO montre une diminution nette et significative, quel que soit l'âge étudié.
La répartition selon les classes sociales est toujours identique : les enfants des grandes villes appartenant aux groupes sociaux les plus favorisés ont un état de santé dentaire plus favorable que les enfants de chômeurs, d'ouvriers de petites villes ou de zones rurales.
La publicité pour les pâtes dentifrices fluorées et la généralisation de la prescription médicale du fluor sous forme de comprimés ou gouttes chez le nouveau-né y contribuent également, de même que la fluoration du sel.

> **À noter...**
> Les informations et les mesures préventives doivent donc continuer à être transmises à toute la population, en particulier aux adolescents et aux adultes.

Les populations à haut risque

D'autres facteurs cariogènes sont mis en évidence lors des consultations de stomatologie pour chaque catégorie d'enfants ; citons :

- **les jeunes enfants :** ils ont un haut risque de caries, du fait de la prise de biberon de lait, d'eau sucrée ou d'autres liquides sucrés à l'endormissement (sieste et nuit), responsables de polycaries très précoces ;
- **les enfants handicapés :** ils ont aussi un haut risque de caries, du fait de l'absence ou de la difficulté de brossage dentaire, d'où l'importance d'une information des parents et des personnels les prenant en charge ;
- **les enfants malades chroniques** : le risque de caries est lié à l'insuffisance de brossage efficace, ainsi qu'à la prise de médicaments au coucher ou la nuit, sous forme de **sirops** ; ce risque s'accroît si l'enfant est plus jeune (asthme, maladie convulsivante). Il faut également insister sur la gravité des lésions dentaires constatées chez les enfants souffrant d'un reflux gastro-œsophagien grave et chronique ou ayant subi de longues périodes de chimiothérapie. Les difficultés alimentaires liées aux mucites font privilégier une alimentation liquide et sucrée. L'hyposialie en cas d'irradiation des glandes salivaires augmente le risque d'apparition de caries, ce qui est bien connu et en général prévenu par l'utilisation de topiques fluorés ;
- **les enfants immuno-déprimés** et/ou ayant **une anomalie congénitale de l'hémostase** sont également exposés. L'hygiène est très souvent mauvaise du fait des douleurs liées à la gingivite érythémato-érosive chez les premiers et aux saignements lors du brossage chez les seconds.

> **À noter...**
> L'information diététique, l'hygiène et la fluoration sont, chez tous ces enfants, des impératifs médicaux à mettre en place en association avec un suivi dentaire régulier pour détecter les lésions débutantes, les traiter précocement, y compris en denture lactéale, ce qui est loin d'être le cas actuellement.

Le rachitisme carentiel du nourrisson : dépistage et prévention

Le rachitisme est un défaut de minéralisation du squelette en croissance dû essentiellement à une carence en vitamine D. Des études récentes permettent d'estimer que le rachitisme carentiel du nourrisson touchait (avant la supplémentation des laits en vitamine D) 0,06 % des enfants de moins de 2 ans, et qu'il est responsable de 0,22 % des hospitalisations d'enfants de moins de 2 ans. La vérification de la bonne exécution de la prophylaxie et le dépistage du rachitisme doivent faire partie de l'examen systématique de tout nourrisson.

Les signes annonciateurs

Aujourd'hui, le rachitisme carentiel se révèle dans les six premiers mois de la vie par des **manifestations d'hypocalcémie**. Il s'agit de **convulsions** avant tout ou **de signes d'hyperexcitabilité neuromusculaire** : agitation, cris, soubresauts, trémulations d'allure paroxystique. La tétanie typique réalisant le spasme carpopédal avec des fourmillements précédant les spasmes, déformation en mains d'accoucheur et pieds en varus équin, n'est observée en pratique que chez le grand enfant.

À noter...
Toute convulsion du nourrisson doit faire doser la calcémie et toute hypocalcémie à cet âge doit faire rechercher un rachitisme carentiel.

Les signes cliniques

Citons les principales anomalies squelettiques constituant **le syndrome osseux** :
- **le craniotabes** : dépression de la table externe de l'os lors de la pression digitale de l'écaille de l'occipital ou du pariétal, disparaissant aussitôt la pression relâchée (ce signe peut être physiologique jusqu'à l'âge de 3 mois) ;
- **le chapelet costal** : hypertrophie palpable des jonctions chondrocostales antérieures ;
- **les nouures épiphysaires** réalisent des bourrelets palpables qui doivent être recherchés au niveau des extrémités osseuses (avant-bras et jambe) ;
- **les déformations des membres inférieurs** ne se voient que dans les formes évoluées (après acquisition de la station debout et de la marche). L'ensemble donne souvent un aspect d'incurvation « en parenthèses » des membres inférieurs ;
- **d'autres déformations** sont possibles : a
  - au niveau du crâne, aplatissement occipital ou pariétal ;
  - au niveau du thorax, protrusion sternale antérieure ;
- **l'hypotonie musculaire** est habituelle. Elle peut être responsable d'une distension abdominale et d'un retard des acquisitions posturales.

Les signes radiologiques

La suspicion d'un rachitisme carentiel doit conduire à la prescription d'une radiographie du poignet. Les anomalies radiologiques précèdent les manifestations cliniques du syndrome osseux. Elles traduisent un défaut de minéralisation du squelette.
- **À un stade très précoce**, la radiographie peut être normale ou ne présenter qu'un discret élargissement métaphysaire.
- **À un stade plus avancé**, les anomalies radiologiques sont franches avec élargissement et déformation des métaphyses.

Les radiographies sont spécifiques en fonction de la clinique.

Les signes biologiques

Ils varient en fonction du stade évolutif :
- la calcémie et la phosphorémie sont normales ou basses ;
- les phosphatases alcalines sont constamment augmentées.

À noter...
En pratique, dans l'immense majorité des cas, une radiographie du poignet et un dosage de la calcémie, de la phosphorémie et des phosphatases alcalines suffisent au diagnostic et à la prise en charge thérapeutique.

Le diagnostic différentiel

Du fait de sa fréquence, le rachitisme carentiel doit toujours être évoqué en premier devant une hypocalcémie ou les anomalies biologiques et/ou radiologiques précédemment décrites chez un nourrisson. L'interrogatoire doit rechercher des facteurs de risque de carence (sorties peu fréquentes, absence d'activité de plein air, habillement limitant de façon excessive les surfaces cutanées découvertes, ensoleillement peu important, pollution atmosphérique) et l'absence d'une prophylaxie bien suivie. Ces éléments suffisent au diagnostic dans l'immense majorité des cas. Ce n'est qu'en cas de doute que les examens tels que la calciurie ou le dosage de la 25 OHD se justifient.

Les autres pathologies possibles

L'hypocalcémie peut suggérer une hypoparathyroïdie, beaucoup plus rare que le rachitisme carentiel.
Les rachitismes vitamino-résistants secondaires sont facilement assimilés :
- à une maladie rénale : syndrome de De Toni-Debré-Fanconi dont il faudra rechercher la cause, ostéodystrophie rénale dans le cadre d'une insuffisance rénale globale ;
- à une affection digestive : hépatobiliaire, cholestases chroniques, fistules biliaires, malabsorption digestive.

Enfin, **l'hypophosphatasie** peut donner le même type de lésions radiologiques. Les phosphatases alcalines sont basses.

Le traitement

En l'absence d'hypocalcémie[62]

La prescription de 4 000 à 5 000 UI/jour pendant 6 à 8 semaines, jusqu'à un total de 200 000 UI, permet d'obtenir la guérison du rachitisme carentiel. Cette méthode n'est utilisable que si les parents exécutent correctement la prescription.

Lorsque l'exécution de la prescription paraît aléatoire, l'administration en une dose unique de 200 000 UI de vitamine D (ou 5 mg) doit être utilisée.

Une supplémentation en calcium est conseillée au début du traitement dans les formes avec déminéralisation et/ou hypocalcémie modérée.

En présence d'hypocalcémie[63]

L'administration de calcium par voie intraveineuse à la dose de 1 000 mg/m^2/jour, ou 100 mg/kg/jour de calcium élément, doit précéder pendant au moins 48 heures l'administration de vitamine D, aux mêmes posologies que celles précédemment définies. Après normalisation de la calcémie, un supplément per os de calcium sera donné à la dose de 500 à 1 000 mg de calcium élément par jour pendant 15 jours.

La prévention

Elle repose sur l'apport d'un supplément de vitamine D.

Cette prophylaxie devrait être anténatale : administration à la femme enceinte de 1 000 à 1 200 UI/jour de vitamine D durant le troisième trimestre ou d'une dose unique de 100 000 à 200 000 UI au début du 7e mois (au moins pour les grossesses entre octobre et mars).

La supplémentation doit débuter dès les premiers jours de vie (que l'enfant soit prématuré ou non).

Une dose quotidienne de 1 000 à 1 200 UI/jour permet d'obtenir des taux plasmatiques de 25 OHD, suffisants si elle est administrée régulièrement.

Une dose de 1 200 à 1 600 UI/jour est recommandée chez les prématurés, les enfants de faible poids de naissance et les enfants à peau pigmentée.

L'arrêt du 13 février 1992 autorise la supplémentation des laits infantiles 1er et 2e âges en vitamine D. Cette supplémentation correspond à 400 à 600 UI/l.

Si cette dose correspond aux besoins théoriques, elle est faible compte tenu de la quantité de lait ingéré et des réserves de vitamine D, faibles à la naissance (en rapport avec des réserves maternelles faibles). La supplémentation médicamenteuse doit être poursuivie et on peut proposer les apports suivants[64] :

- **chez des nourrissons soumis à une surveillance médicale régulière** et dont la mère observe les conseils médicaux, une administration quotidienne de vitamine D de la naissance à 18 mois ou 2 ans aux posologies suivantes :
  - enfant alimenté au sein : 1 000 à 1 200 UI/jour s'il est à terme, 1 500 à 1 600 UI/jour s'il est prématuré et/ou hypotrophe et/ou à peau pigmentée ;
  - enfant alimenté par un lait 1er ou 2e âge : poursuite de la supplémentation médicamenteuse à la dose de 400 à 800 UI/jour ;
  - dès que l'enfant est alimenté au lait de vache, il faut revenir aux posologies préconisées pour l'enfant alimenté au sein. L'enquête précédemment citée avait montré que l'âge moyen d'introduction du lait de vache était de 5 à 8 mois et qu'au moment de l'étude, 57 % des enfants recevaient du lait de vache ;
- **chez les nourrissons soumis à une surveillance médicale irrégulière** et/ou pour lesquels on doute de l'exécution par les parents des conseils du médecin : administration de 200 000 UI (5 mg) tous les six mois jusqu'à 2 ans. Au-delà de 2 ans, il semble souhaitable, chez les enfants exposés au risque de carence, d'administrer 200 000 UI en automne ou au début de l'hiver jusqu'à l'âge de 5 ans.

Enfin, il faut insister auprès des parents pour **favoriser l'ensoleillement** du nourrisson et de l'enfant.

Le saturnisme infantile, un problème médico-social

Le saturnisme infantile[65] est connu depuis de nombreuses années comme étant une pathologie pédiatrique à part entière. Sa reconnaissance et sa prise en compte en France ne datent que d'une quinzaine d'années. Sa prise en charge, qui implique différents partenaires médico-sociaux et de l'habitat, se fait progressivement.

Les niveaux de toxicité

Le plomb est un métal lourd qui n'est pas présent de manière naturelle dans le corps humain. Sa présence est due à une absorption de produits en contenant. Les effets sur le corps humain se manifestent dès que le toxique est présent ; il n'y a pas d'effet de seuil.

---

62. Calcémie > 2 mmol/l ou 80 mg/l.
63. Calcémie < 2 mmol/l ou 80 mg/l.
64. *Journal de Pédiatrie et de Puériculture*, n° 4.
65. Extraits d'une publication du Dr. J. Cheymol (pédiatre), *Médecine et Enfance*, décembre 1999.

La toxicité du plomb se situe à plusieurs niveaux :
- **neurologique :** cela va de simples troubles du comportement, du sommeil et/ou de l'apprentissage à des troubles neurologiques plus graves comme des convulsions, des encéphalopathies, pouvant entraîner la mort ;
- **hématologique :** le plomb interfère dans la synthèse de l'hémoglobine et entraîne des anémies ;
- **osseux :** la plus grande partie du plomb se fixe sur l'os, ce qui se traduit sur les radios par des bandes claires métaphysaires ;
- **néphrologique :** une atteinte de la qualité d'excrétion de certains métabolites peut être observée ;
- **digestif :** des douleurs abdominales sont décrites ;
- **cardio-vasculaire :** rôle possible dans l'hypertension artérielle ;
- **spermatogenèse :** altération de la production des spermatozoïdes et de leur qualité ;
- **gestationnel :** le plomb passe la barrière fœtoplacentaire à partir de la 12e semaine de gestation et il y aurait pendant la grossesse une mobilisation du plomb osseux stocké par la mère, tous ces effets se reportant sur un organisme en formation cellulaire rapide, le fœtus.

Les sources d'intoxication

- **À l'extérieur des bâtiments :**

– industrielle : utilisation du plomb dans la métallurgie, les soudures, la fabrication des batteries ;

– essence : les propriétés antidétonantes du plomb ont été longtemps utilisées, mais l'introduction progressive de l'essence sans plomb fait diminuer cette source d'intoxication.

- **À l'intérieur des bâtiments :**

– peintures : des sels de plomb ont été utilisés dans la fabrication des peintures, d'où la présence de plomb dans les sous-couches de peinture des bâtiments anciens (datant d'avant 1948). Du fait de la dessication de la peinture, ces sels de plomb deviennent accessibles (écailles de peinture que l'enfant peut porter à la bouche) ;

– eau du robinet : quand elle passe par les vieux réseaux de distribution, dont les tuyauteries sont en plomb, sa teneur en plomb est d'autant plus élevée que l'eau est agressive (pH). De nouvelles normes européennes devraient théoriquement imposer une modernisation du réseau de distribution ;

– alimentation : elle constitue parfois une source importante d'intoxication, provenant soit de la pollution d'une industrie proche, soit du mode de stockage des aliments (boîtes de conserve avec alliage et soudures contenant du plomb) ;

– métiers et loisirs des parents : certains travailleurs exposés peuvent par les poussières rapportées à leur domicile être source d'intoxication pour leurs proches ;

– autres sources : poterie artisanale, cosmétiques, bijoux fantaisies.

Le dépistage

Le dépistage des enfants se fait sur une mesure du taux de plombémie. On considère qu'à partir d'un taux de 100 µg/l, les enfants sont exposés à un risque spécifique.

Les critères de dépistage peuvent être cliniques (anémie, douleurs abdominales) ou reposer sur une connaissance de l'état des logements et de leur environnement. Le dépistage consiste également à repérer les bâtiments par dosage des poussières et des peintures par les services d'hygiène, à déterminer leur année de construction, leur état d'entretien et leur occupation.

La prise en charge

La prise en charge dépend du degré d'intoxication de l'enfant et s'appuie sur une classification fondée sur la plombémie.

La prise en charge médicale est basée sur l'utilisation de chélateurs, dont le but est l'élimination du plomb par voie urinaire ou par voie orale.

À noter...

Les enfants pris en charge médicalement ne devraient pas retourner dans un habitat à risque, ce qui est loin d'être le cas. Néanmoins, la prise en charge de ces enfants doit se poursuivre et tout doit être mis en œuvre pour les soustraire au risque.

Les mesures de prévention

Elles se situent à plusieurs niveaux :
- **la prévention primaire.** Elle consiste à localiser les sites d'intoxication potentiels et à éviter l'accès au toxique. Il faut essayer de réaliser une cartographie de l'habitat ancien, en s'aidant pour cela des données du dernier recensement pour dater les bâtiments et du repérage par le personnel de PMI (quand cela est possible). La mesure directe et préalable de la teneur en plomb des peintures ou des poussières fournit un diagnostic plus exhaustif, car elle permet d'atteindre l'ensemble des enfants habitant un même lieu. La suppression de la source d'intoxication reste primordiale (les peintures pour ce qui nous occupe). Depuis 1948, l'utilisation de la peinture contenant du plomb est interdite en France. Notons que l'utilisation de l'essence sans plomb a sans doute contribué à la baisse du taux moyen de plombémie

dans la population, mais n'a eu que peu d'impact sur les enfants séjournant dans un habitat à risque. Il faut informer les propriétaires et les locataires et leur faire des propositions pour l'amélioration de l'habitat, tant sur le plan technique que financier. C'est sur ces éléments que la récente loi intervient. Cette prévention doit aussi concerner les professionnels du bâtiment (la CRAMIF met en place des séances d'information). La prévention primaire passe également par l'information des familles et des professionnels de santé : plaquettes destinées aux familles, campagne de sensibilisation des familles menée par les centres de PMI et les professionnels de l'enfance, sensibilisation et formation des personnels de PMI, diffusion d'une plaquette à l'usage des médecins libéraux ;

- **la prévention secondaire.** Elle repose sur le dépistage et la recherche de solutions palliatives pour soustraire les enfants au risque : scolarisation précoce ; halte-jeux ; mesures de mise à distance des surfaces à risque, dans les appartements et dans les parties communes ; mesures de nettoyage sans mise en suspension des poussières toxiques. Elle s'appuie également sur des conseils diététiques : diversification alimentaire et supplémentation en fer et en calcium pour prévenir les carences ;
- **la prévention tertiaire.** Elle consiste en la prise en charge des enfants intoxiqués et en la mise en place d'un réseau de surveillance.

L'étude et la surveillance de la population française

Un système de surveillance évalue l'état d'imprégnation de la population française. Une étude récente montre une chute globale de plus de 50 % du taux de plombémie dans la population française par rapport au début des années 1980, et cela pour des agglomérations comme Paris, Lyon et Marseille, avec néanmoins 6 % de la population au-dessus du seuil de 200 µg/l.

La fœtopathie saturnine

Toutes les études montrent un effet sur le développement *in utero* du fœtus, en particulier sur le système nerveux central, avec un effet propre de la grossesse, qui mobiliserait le plomb stocké dans le squelette de la mère. Le plomb passe la barrière hématoplacentaire. Une étude réalisée en France montre une corrélation entre le taux de plombémie fœtal et celui de la plombémie maternelle. De plus, un certain nombre de filles identifiées comme intoxiquées pendant leur enfance ont gardé des taux significativement élevés malgré les mesures prises à l'époque ; en effet, les multiples chélations permettent de diminuer le risque neurologique, mais ne permettent pas forcément de faire redescendre en dessous de 100 µg/l le taux de plombémie. Il existe donc un risque pour le fœtus de ces filles qui arrivent à l'âge de la procréation et sont porteuses d'un stock de plomb (du fait de la longue demi-vie de ce métal). Cette question n'est pas pour l'instant beaucoup étudiée.

Les mesures d'urgence

Dès lors qu'un cas de saturnisme infantile, ou qu'un risque d'accessibilité au plomb, est connu, une procédure se met en place (voir figure 41.1).

Les mesures législatives contre le saturnisme

L'ensemble de ces mesures législatives est une étape importante de l'avancée de la lutte contre le saturnisme infantile dans notre pays. S'insérant dans le Code de la Santé publique, ces mesures font obligation à tout médecin faisant le diagnostic de saturnisme chez une personne mineure, de le porter (après information de la personne exerçant l'autorité parentale) à la connaissance du médecin inspecteur de la santé de la DASS (comme toute maladie à déclaration obligatoire) ou au médecin responsable du service de PMI (il faut signaler que le taux minimal n'est pas encore précisé par la loi et les arrêtés...).

« Le préfet est alors tenu de faire établir un diagnostic sur les bâtiments occupés par les enfants intoxiqués, si celui-ci n'a pas encore été fait.

Il prescrit les travaux à exécuter, dans les règles de sécurité pour les occupants et les ouvriers.

Il doit informer les occupants sur la situation de l'immeuble. Il agrée les opérateurs effectuant ces travaux et en particulier les services communaux d'hygiène et de santé.

Les propriétaires ont dix jours pour contester et un mois pour s'engager à faire les travaux. En cas de carence des propriétaires, le préfet doit faire exécuter les travaux, charge après à l'État de faire recouvrer le coût de ceux-ci. »

La définition des cas de saturnisme chez les enfants mineurs devant faire l'objet d'un signalement sera précisée dans un arrêté spécifique à cette pathologie.

La lutte contre la tuberculose[66]

La tuberculose est en recrudescence chez les plus jeunes enfants. Ce n'est pas une surprise, mais c'est l'occasion de rappeler l'importance du dépistage,

66. Dr. Myriam Kamel, extrait du *Quotidien du médecin*, n° 5640.

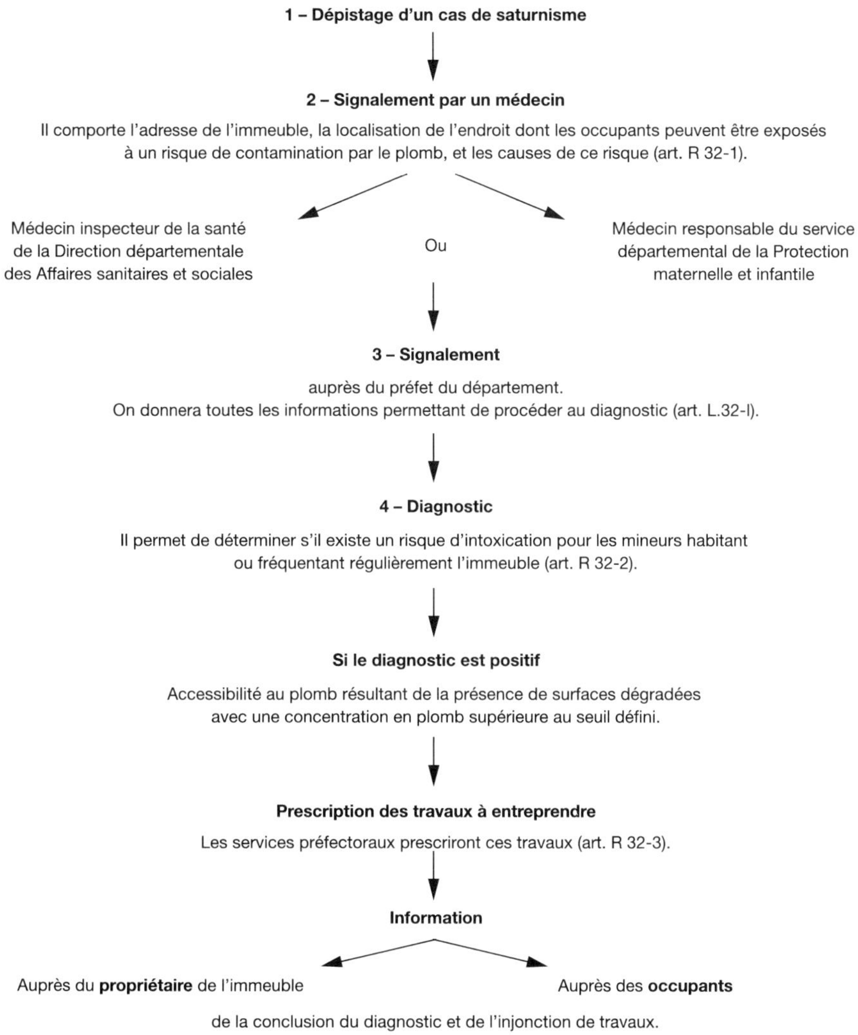

Figure 41.1 : Les mesures d'urgence contre le saturnisme.
Source : Décret du 9 juin 1999.

d'une plus grande vigilance diagnostique et de la qualité du traitement.

La recrudescence

La tuberculose est une maladie qui reste grave chez le nourrisson et l'augmentation du nombre de cas est naturellement secondaire à celle observée chez l'adulte. On s'y attendait, compte tenu d'une recrudescence des mauvaises conditions sociales, favorables au développement de la maladie. C'est dans les zones urbaines, et en particulier en Ile-de-France, que cette augmentation est la plus marquée. La provenance d'un pays à haute prévalence de la maladie (Afrique ou Sud-Est asiatique) est également un facteur de risque.

Les enfants de moins de 15 ans représentent environ 5 % de l'ensemble des cas déclarés. Les enfants de moins de 5 ans représentent, quant à eux, 50 % de ces cas. En effet, par rapport à la décroissance observée jusqu'à la fin des années 1980, l'incidence actuelle chez les tout-petits est deux fois plus importante que celle qui était attendue.

Les résistances

Face au problème des multirésistances, exceptionnelles en France, mais devenues très fréquentes aux États-Unis, la vigilance doit porter sur le dépistage et le diagnostic, mais aussi, et surtout, sur la qualité du traitement. Pour en être sûr, il est parfois nécessaire d'initier le traitement dans un centre spécialisé.

La prévention et le dépistage

« La tuberculose pose des problèmes très spécifiques à l'âge du nourrisson. Lors d'une primo-infection tuberculeuse, le nourrisson ne dispose pas des défenses immunitaires suffisantes pour faire face ; il a donc un risque plus important d'évoluer vers une maladie clinique par rapport à un enfant plus âgé. Jusqu'à 4-5 ans, les complications pulmonaires sont d'ailleurs plus fréquentes ainsi que les formes disséminées et les méningites. Le BCG est toutefois censé bien les protéger contre ces formes graves. »

« Les mesures préventives chez l'enfant font appel au dépistage et au traitement des contaminateurs possibles. Or, souvent, les délais de diagnostic chez l'adulte sont très importants (parfois plus de trente jours à partir des premiers symptômes). C'est pourquoi toute pathologie pulmonaire traînante chez l'adulte (de plus de trois semaines) appelle à la réalisation d'une radiographie de thorax. »

« Le contaminateur décelé, il faut dépister systématiquement la maladie chez l'enfant, car il peut rester asymptomatique. Une radiographie thoracique systématique associée à une IDR s'impose. L'IDR est difficile à réaliser en pratique de ville (plus douloureuse qu'un monotest, l'enfant bouge, pleure, les parents le tiennent mal...), mais c'est le seul test tuberculinique adéquat. »

« On peut être amené à découvrir le contaminateur par le biais d'une tuberculose de l'enfant. Mais on se heurte parfois à des susceptibilités dans cette enquête familiale.

De même, si l'enfant est non contagieux, ce qui se passe dans la plupart des cas, car le bacille est rarement retrouvé chez l'enfant (examen direct positif dans 15 à 20 % des cas et cultures dans moins de 50 % des cas), il n'y a pas de raison d'alarmer l'école. Pour ceux qui ont un examen direct positif, il faut passer plutôt par le médecin scolaire, qui réalisera alors une série de tests tuberculiniques dans l'entourage scolaire de l'enfant. »

Les moyens

Le vaccin : BCG

La prévention est assurée essentiellement par la vaccination par le BCG (voir calendrier p. 830).

Les dispensaires antituberculeux

Ils sont destinés à assurer, dans le cadre du département, la prophylaxie individuelle, familiale et collective de la tuberculose.

Le préfet dresse la liste et fixe la circonscription des dispensaires antituberculeux de son département. C'est le service départemental d'hygiène sociale qui gère les dispensaires antituberculeux, et qui passe les conventions nécessaires avec les collectivités publiques ou privées et les particuliers dont dépendent les autres dispensaires.

Conclusion

Le dépistage précoce des affections et anomalies menaçant l'intégrité physique ou mentale de l'individu, de la période préconceptuelle à l'âge adulte, concerne particulièrement les puéricultrices dont l'action s'organise autour de la promotion de la santé de l'enfant. L'importance des recueils de données, au jour le jour, leur transmission aux services concernés aux plans technique et politique, inscrivent le travail de la puéricultrice dans une dynamique de santé publique. Le carnet de santé, élément de référence pour l'intervention auprès de l'enfant, et les certificats de santé, sont des outils essentiels pour le suivi individuel préventif et l'information épidémiologique à des fins collectives.

BIBLIOGRAPHIE

BOUCCARA D. – *L'oreille victime du bruit.* Lettre d'ORL, 239 : 5-6, 1999.

COHADON F., CASTEL J.-P. *et al.* – *Rééducation neuropsychologique : historique, développements actuels et évaluation, séminaire Jean-Louis SIGNORET.* De Boeck université, Paris, 1997, 345 pages.

SERON X., JEANNEROD M. – Neuropsychologie et développement cognitif. In : *Neuropsychologie humaine.* Mardaga, Liège, 1994, pp. 487-527.

FRANCOIS M. – Les otoémissions provoquées chez le nouveau-né. In : *Archives pédiatrie,* 6 (suppl. 2, 351-352), 1999.

FRANCOIS M. – Dépistage des troubles auditifs. In : *Guide d'utilisation du nouveau carnet de santé,* Médecine et Enfance, Paris, 1995, pp. 19-28.

MANCIAUX M., DESCHAMPS J.-P., FRITZ M. – *Santé de la mère et de l'enfant, nouveaux concepts en pédiatrie sociale.* Flammarion, Médecine Sciences, Paris.

MANCINI J., LIVET M.-P. *et al.* – Les fonctions cérébrales supérieures. In : *Neurologie pédiatrique,* Flammarion Médecine Sciences, Paris, 1998, pp. 920-952.

REULIN J.-L. – *La mémoire de travail. In : La Mémoire, neuropsychologique clinique et modèles cognitifs, séminaire Jean-Louis SIGNORET.* De Boeck université, Paris, 1996, pp. 237-278.

VANHOUT A. – Aphasie chez l'enfant. In : *Le Langage chez l'enfant : aspects normaux et pathologiques.* Masson, Paris, 1996, pp. 282-289.

Autres publications et travaux

Groupe de travail sur le saturnisme infantile, *Intoxication par le plomb chez l'enfant*, Commission de toxicovigilance, juillet 1993.

Le *Point Santé enfance* du ministère de la Santé publique, de l'assurance maladie et du ministère de la Solidarité entre les générations.

Revues

Journal de Pédiatrie et de Puériculture.

Métiers de la Petite Enfance.

Dossiers de l'Obstétrique.

L'École des parents.

Archives françaises de pédiatrie.

Le Quotidien du médecin.

L'infirmière magazine.

CHAPITRE 42

La sécurité chez l'enfant[1]

Capacités attendues pour l'exercice de la puéricultrice

- Veiller à l'application des mesures de sécurité, à domicile et en collectivité : choix du matériel, aménagement des espaces de jeux et des pièces à vivre, protection des accès présentant des risques, en fonction de l'âge des enfants.
- Informer les parents, former les personnels sur la conduite à tenir en cas d'accidents et l'attitude éducative à adopter vis-à-vis de l'enfant.
- Assurer l'encadrement des assistantes maternelles à leur domicile et des professionnels des établissements et services accueillant des enfants.

Les accidents domestiques chez l'enfant représentent une cause de morbidité et de mortalité dont les taux restent élevés malgré les avancées réalisées en matière de prévention ; ils sont une menace permanente pour la sécurité des enfants, notamment avant l'âge de 4 ans. C'est une préoccupation de Santé publique qui conduit régulièrement les services publics à soutenir les actions d'information à visée éducative auprès des enfants eux-mêmes, de leurs parents et des professionnels du secteur de l'enfance. Dans les établissements et services d'accueil d'enfants de moins de 6 ans, qu'il s'agisse d'un accueil collectif ou familial, la puéricultrice joue un rôle majeur pour garantir la sécurité de l'enfant, par la mise en œuvre des dispositions réglementaires pour protéger les enfants des risques multiples issus de l'environnement. Ce chapitre, après quelques données épidémiologiques et définitions, traitera des différents accidents domestiques, c'est-à-dire ceux qui surviennent dans une habitation (ou un lieu d'accueil) et ses espaces extérieurs privatifs ; une extension à la sécurité des enfants dans les transports familiaux sera faite afin de prendre en compte la réalité de vie des familles, appelées à se déplacer presque quotidiennement en voiture. Nous aborderons, bien sûr, tout au long de ce propos, les mesures de prévention mais également la conduite à tenir lors d'un accident et l'attitude à adopter pour éduquer l'enfant, lui apprendre à se protéger lui-même.

La prévention des accidents domestiques

Au cours de ses premières années, l'enfant a soif de découvrir le monde extérieur, qui l'invite à faire de nombreuses expériences, mais il n'a pas toujours conscience des dangers auxquels il s'expose. Il existe deux facteurs de risque :

- d'une part, **les risques potentiels d'accidents** liés à l'environnement (plus souvent conçu pour l'adulte que pour l'enfant), d'où la recherche de mesures de protection efficaces pour prévenir le risque ;
- d'autre part, **les facteurs favorisants les accidents** et, à ce niveau, la meilleure réponse que peut apporter l'adulte est celle d'une attitude éducative qui vise à apprendre à l'enfant à se protéger.

À noter...
Nous traitons ici des accidents domestiques, c'est-à-dire ceux susceptibles de survenir dans une habitation et ses espaces extérieurs privatifs (espaces à partir desquels nous ferons une extension pour évoquer la sécurité des enfants dans les transports familiaux).

---

1. Auteurs : Colette de Saint-Sauveur, directrice d'école de puéricultrices. Sophie Babin-Ratte, neuropsychologue.

La prévention des accidents domestiques fait appel à l'initiative des familles et est moins soumise aux décisions publiques que les espaces à usage collectif ou la circulation routière.

De ce fait, nous n'aborderons ni les accidents survenant dans le cadre scolaire ou des loisirs, ni les accidents de la circulation. Ils requièrent une approche à la fois beaucoup plus large et bien plus sophistiquée, du fait de la grande diversité des situations et de la complexité des mesures de prévention, celles-ci faisant appel (au-delà des dispositions médico-sociales) au cadre juridique, administratif et à la responsabilité institutionnelle.

L'adulte doit permettre à l'enfant de faire ses apprentissages sans risquer la survenue d'un accident, ceci implique une réflexion globale sur la cause des accidents et le choix des moyens préventifs qu'il faut adapter sans cesse à l'enfant en fonction de ses performances motrices et de ses capacités cognitives.

Épidémiologie des accidents domestiques

Les études épidémiologiques réalisées avec rigueur depuis une vingtaine d'années, ont conduit à distinguer clairement dans la catégorie des accidents domestiques, les accidents courants, fréquents, mais peu graves, des accidents exceptionnels, mais très graves, qui nécessitent une vigilance accrue en matière de prévention.

Les informations statistiques, en apportant des données chiffrées, permettent d'avoir une connaissance assez précise des accidents, de leurs causes et de leurs conséquences, pour orienter avec pertinence les actions de prévention.

Définition de l'accident

L'accident pourrait être considéré comme « un événement imprévisible et fortuit » selon la suggestion du Petit Robert. Or, nous savons par expérience qu'un grand nombre d'accidents sont prévisibles et que des mesures anticipées adéquates ont un effet préventif évident. Par ailleurs, l'origine étymologique du mot *accidit* signifie en latin « il arrive » ; l'accident est, sans plus, « un événement ».

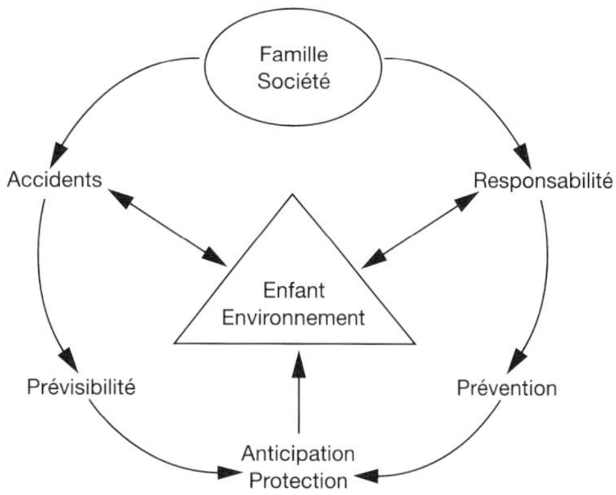

Figure 42.1 : La protection par la prévisibilité et l'anticipation.
Source : d'après documents de la CNAM, 1997.

Les catégories d'accidents

Une catégorisation des accidents est mise en évidence à partir de faits observés[2]. Citons :

- le presque accident ou « accident manqué » (aucun dommage n'est causé) ;
- l'incident ou « accident mineur » (la majorité des cas) qui ne requiert aucun soin particulier ;
- « l'accident » qui s'évalue par trois indicateurs (voir tableau 42.1).

Tableau 42.1 : Les indicateurs d'accident.

Indicateurs de pathologie	Indicateurs de soins	Indicateurs socio-économiques
• Lésions ou blessures • Handicap résiduel • Décès immédiat ou retardé	• Recours à un service de santé • Hospitalisation	• Absentéisme à l'école, au travail • Coût du traitement • Coût des séquelles

Source : d'après le Professeur Manciaux.

2. Professeur Manciaux, pédiatre.

La nature et la fréquence des accidents

On distingue :

◆ **les accidents fréquents peu graves**, qui nécessitent des soins légers, pas d'hospitalisation :
- coups, chutes de la hauteur de l'enfant ;
- petites brûlures par projection, coupures ;
- intoxication par certains produits d'entretien ;

◆ **les accidents exceptionnels très graves**, qui entraînent une hospitalisation, voire un décès :
- intoxications médicamenteuses et CO_2 ;
- chutes (escaliers, fenêtre) ;
- noyades (baignoire, piscine privée) ;
- brûlures par immersion et contact.

Les résultats chiffrés de la survenue d'accidents domestiques, établis selon l'âge et le sexe, mettent en évidence une fréquence supérieure de 20 % chez les garçons âgés de 0 à 2 ans, comparé aux filles du même âge et jusqu'à un écart de 40 % dans la tranche des 11-16 ans.

À noter...
Les principales sources de données statistiques
En matière de morbidité pour cause d'accident domestique :
◆ la Caisse nationale d'assurance maladie (CNAM) ;
◆ l'European Home and Leisure Accident System (Système Ehlass).
En matière de mortalité :
◆ enregistrement des causes de décès établies par les médecins ;
◆ publication annuelle à l'Institut national de la santé et de la recherche médicale (INSERM).

Les lésions consécutives à un accident

La nature et la fréquence des lésions

D'après les études, les lésions se traduisent pratiquement pour un quart des accidents domestiques, chez les enfants de moins de 16 ans, par **un ou plusieurs hématomes**, chiffre qui s'élève à la moitié si l'on isole la population d'enfants de moins d'un an. La plupart de ces accidents provoquent des plaies. Il s'agit principalement **de brûlures, de fractures, d'entorses, de traumatismes** (non crâniens), **d'asphyxies, d'intoxications**...

Soulignons que le **traumatisme crânien** (qui représente 1,5 % des cas d'accidents chez les enfants de moins de 16 ans) atteint le chiffre alarmant de 6 % chez les enfants de 0 à 1 an.

Le siège des lésions

La tête et le cou sont les parties du corps les plus atteintes lors d'un accident domestique jusqu'à l'âge de 10 ans (près de la moitié des cas). Un peu plus du quart des lésions se situe aux membres supérieurs. Les lésions aux membres inférieurs sont plus fréquentes chez les 10/16 ans.
Il est ainsi possible de hiérarchiser les parties du corps lésées en fonction de l'âge.

Le degré de gravité des accidents domestiques

Si la majorité des accidents domestiques chez les enfants âgés de moins de 5 ans se limite, dans les trois quarts des cas, à des lésions bénignes, notons le recours aux soins dans plus de la moitié d'entre eux, dont près de 10 % nécessitent une hospitalisation. En revanche, au-delà de 6 ans, le recours aux soins est élevé (10 % des cas nécessitent une hospitalisation).

Les séquelles des accidents domestiques

2 % des enfants accidentés chaque année conserveront des séquelles à moyen et long termes, séquelles motrices pour 10 % d'entre eux et esthétiques dans près de la moitié des cas. La définition des séquelles accidentelles rejoint celle du handicap (voir p. 910). Elles touchent aussi bien le domaine physique ou psychologique que le domaine fonctionnel ou social, avec une grande variabilité d'apparition dans le temps puisque les séquelles peuvent survenir très tardivement, parfois plusieurs années après l'accident (retentissement sur la croissance par exemple).
Des conséquences psychosociales s'associent presque toujours aux séquelles accidentelles.
La coopération entre la famille et l'équipe de soins est un facteur important d'adaptation de l'enfant et de sa famille à une nouvelle réalité, pour qu'un projet de vie puisse s'élaborer, à long terme.

Le taux de mortalité par accidents [3]

Les mesures prises au cours de ces deux dernières décennies pour prévenir les accidents domestiques, sous formes de campagnes d'informations et d'actions d'éducation pour la santé, conduisent au constat satisfaisant d'une diminution notable des accidents mortels à caractère domestique au cours des vingt dernières années.

3. Taux de 1995 pour 100000 enfants.

À titre d'exemples, citons :
- une diminution de plus de 30 % d'accidents mortels dans la 1re année de vie (15,8 % aujourd'hui) ;
- une diminution de 50 % d'accidents mortels entre 2 et 4 ans (8,1 % actuellement) et entre 5 et 14 ans (3,2 %).

On peut tout de même émettre l'hypothèse que les mesures prises en matière d'information sur les risques d'accidents domestiques et leur prévention, associées à la normalisation du matériel de puériculture, et à l'amélioration de l'habitat, constituent un facteur favorable pour lutter contre la morbidité et la mortalité liées aux accidents domestiques.

Les principaux accidents domestiques : causes, conduite à tenir et prévention

Il existe quatre grandes catégories d'accidents domestiques : les brûlures, les chutes, les intoxications et les noyades. Ces accidents sont particulièrement fréquents. Nous nous y arrêtons plus longuement afin de souligner les moyens de la prévention et les recommander aux familles.

Les brûlures

Chez le jeune enfant, **une eau à 60° provoque en 4 secondes une brûlure du 3e degré.**
Le lieu à haut risque est la cuisine, où les liquides chauds ou bouillants sont manipulés très souvent.

Les causes

On peut constater différents types de brûlures :
- la projection de liquide bouillant (75 % des brûlures contre 19 % chez l'adulte) ;
- le contact avec l'eau chaude sanitaire (15 % des brûlures chez les enfants de 0 à 5 ans) ;
- le contact avec les flammes (17 % des brûlures) ;
- l'électrocution (5e rang parmi les causes de brûlures).

La conduite à tenir et les précautions à prendre

Toute brûlure chez un bébé est une urgence.
Un seul traitement : **l'eau froide.**
- Il faut mettre le membre brûlé sous le robinet ou la douche : 15 minutes à 15 cm de distance. Cette action empêche les brûlures de cheminer en profondeur et atténue la douleur.
- Il faut ensuite couvrir l'enfant et lui donner à boire de l'eau fraîche.
- Si les vêtements sont :

– en fibres naturelles : les enlever immédiatement en les coupant si besoin ;
– en fibres synthétiques : « ne pas les ôter », arroser immédiatement d'eau fraîche.

- En cas de **brûlure par l'électricité**, couper le courant au compteur ou « décoller » l'électrocuté à l'aide d'un bâton (non conducteur). **Appeler le SAMU** et faire les gestes de secours en attendant.

Conduite à tenir en cas de brûlures

Apprécier les **signes** selon le **degré** de brûlure et en déduire les **gestes** à accomplir :
- **brûlure du 1er degré :** rougeur, atteinte de l'épiderme : refroidir et protéger de l'air ;
- **brûlure du 2e degré :** phlyctènes, peau blanche, destruction de l'épiderme, atteinte du derme : refroidir, protéger de l'air, consulter un médecin ;
- **brûlure du 3e degré :** brûlure profonde ou étendue, aspect des téguments cartonné blanc, brun ou noir, épiderme et derme atteints : appeler le centre de traitement des brûlés le plus proche.

La prévention

L'adulte doit redoubler de vigilance (surtout **au moment de la préparation des repas**) :
- éviter de prendre un enfant dans les bras lors des manipulations de récipients chauds ;
- mettre les casseroles sur les feux les plus éloignés (queues tournées vers le mur) ;
- débrancher systématiquement du secteur les appareils électroménagers après usage et interdire d'y toucher, même lorsqu'ils sont hors secteur ;
- acheter du matériel électrique conforme aux normes de sécurité ;
- mettre des caches prises dès que l'enfant se déplace à quatre pattes ;
- veiller au bon état des fils électriques, boutons de cuisinières, etc. ;
- **mettre hors de la portée des enfants tout ce qu'ils risquent d'attraper, faire tomber, renverser** (bougies, allumettes, fils électriques, tasses de café…) ;
- maîtriser l'utilisation d'un four à micro-ondes pour cuire ou réchauffer le repas destiné à un enfant : vérifier systématiquement la température de l'aliment avant de lui présenter car le récipient peut être tiède et le contenu très chaud.

Les chutes

Ce sont les causes accidentelles les plus fréquentes au cours de la 1re année.

Les causes

◆ **Avant l'âge d'un an**, on sait que près de la moitié des accidents sont causés par des chutes de la table à langer ou de la chaise haute. La cause de l'accident réside essentiellement dans un défaut de surveillance de l'adulte, ou dans la non conformité du matériel de puériculture.
◆ **Dès que l'enfant marche à quatre pattes**, la chute se produit à n'importe quelle hauteur : dans l'escalier ou par la fenêtre, causant des dégâts encore plus graves.
◆ **À partir de l'âge de la marche**, on peut constater des chutes de bicyclette, de patins à roulettes. Elles représentent 10 % des accidents des enfants de 5 à 9 ans.

La conduite à tenir et les précautions à prendre

Les conséquences de la chute sont graves, on constate des traumatismes crâniens, des contusions et parfois des fractures.

Conduite à tenir lors de la chute d'un enfant

Apprécier l'état de l'enfant et en déduire les gestes à accomplir :
◆ si l'enfant est conscient : il pleure et se débat, il faut le surveiller ;
◆ si l'enfant perd connaissance quelques instants et reprend conscience, il faut le conduire aux **urgences pédiatriques ;**
◆ si l'enfant perd et ne reprend pas connaissance, il faut appeler le **SAMU ou le 15**, et mettre l'enfant en position latérale de sécurité.

Un syndrome particulier : le traumatisme crânien

Le traumatisme crânien ne constitue pas un trouble neuropsychologique au même titre que les troubles du langage ou de l'attention. C'est une lésion cérébrale, souvent diffuse, qui entraîne de multiples troubles neuropsychologiques.

Définition

Plus précisément, on appelle « traumatisme crânien ou crânio-cérébral, toute atteinte cérébrale caractérisée par une destruction ou un dysfonctionnement du tissu cérébral consécutif à un contact brusque (accélération, décélération, rotation) entre le tissu cérébral et la boîte crânienne »[4]. Il ne s'accompagne pas nécessairement de plaies, contusion ou fractures visibles et, de ce fait, peut souvent passer inaperçu. Citons l'exemple de la chute d'un enfant qui, malgré l'absence de contusions visibles, peut causer un choc au cerveau et occasionner d'importantes conséquences neuropsychologiques (chez l'enfant de moins d'un an, les accidents domestiques représentent 3 % des cas de traumatisme crânien enregistrés : 70 % sont dus à une chute). Chez l'enfant plus grand, les séquelles d'accidents sont à souligner (2 % des enfants de 0 à 17 ans).

L'évaluation de la gravité

La gravité du traumatisme étant parfois difficile à apprécier, une grille d'évaluation peut orienter la puéricultrice dans sa décision de contacter la famille et/ou le médecin. Le tableau 41.10 présente les différents groupes de traumatismes crâniens en fonction de la gravité du choc et des différents signes cliniques qui y sont rattachés.

Les symptômes

Le traumatisme crânien étant par définition une lésion diffuse, il entraîne une variété de troubles neuropsychologiques. Ainsi, l'enfant peut présenter un ou plusieurs des troubles suivants :
◆ troubles de la mémoire et des apprentissages ;
◆ troubles du langage ;
◆ efficience intellectuelle générale diminuée ;
◆ troubles affectifs et comportementaux.

La prévention

L'adulte doit :
◆ **vérifier la présence du sigle « NF PUÉRICULTURE »**[5] lors de l'achat de matériel destiné aux enfants, car les normes existent, mais elles ne sont pas obligatoires pour tous les articles (c'est au consommateur de se montrer exigeant !). Il faut savoir lire attentivement la notice d'utilisation ;
◆ **utiliser un matériel adapté** au stade de développement somatique et psychomoteur de l'enfant, tout en respectant les précautions d'emploi, par exemple : attacher la ceinture de la chaise haute ou le harnais de sécurité de la poussette, éviter l'emploi d'un couffin pour un enfant après l'âge de 3 ou 4 mois ;
◆ **adopter des gestes de sécurité :** déposer l'enfant dans son lit, le parc ou sur le sol avant d'aller ouvrir la porte ou répondre au téléphone… ou le prendre dans ses bras ;

4. F. Eustache, in : *Rééducation neuropsychologique*, De Boeck, 1997, p. 260.
5. La Commission de sécurité des consommateurs publie régulièrement des recommandations visant à améliorer la prévention des accidents de la vie courante (e-mail : CSC@CSS.finances.gouv.fr).

Tableau 42.2 : Arbre de décision pour la prise en charge des traumatismes crâniens de l'enfant.

	Traumatismes bénins	Traumatismes potentiellement graves	
Catégorie	Groupe 1	Groupe 2	Groupe 3
Examen clinique	• Examen neurologique normal à la 6e heure • Pas de signe clinique • Absence de signes de gravité des groupes 2 et 3	• Âge inférieur à 12 mois • Antécédents neurologiques • Traumatisme violent • Suspicion de maltraitance • Altération initiale ou secondaire de la conscience • Vomissements persistants • Céphalées progressives • Traumatisme facial sévère ou plaie importante du scalp • Possibilité d'une lésion pénétrante ou d'une embarrure • Surveillance familiale irréalisable ou domicile éloigné	• Signes cliniques de fractures • Plaie pénétrante • Signes neurologiques focaux • Aggravation progressive de la conscience • Crise convulsive • Polytraumatisme • Troubles hémodynamiques • Tension de la fontanelle • Persistance de signes du groupe 2
Contrôle radiologique	• Pas de radio du crâne	• Scanner éventuel	• Examen TDM
Évolution	• Retour à domicile avec feuille d'information et de surveillance	• Surveillance hospitalière • Amélioration : sortie • Pas d'amélioration : examen TDM	• Avis neurochirurgical

Source : F. Cohado, *Les Traumatismes crâniens de l'accident à la réinsertion*, 1998, p. 151.

◆ **mettre un casque** à l'enfant pour faire de la bicyclette et du patin à roulettes et, pour ce dernier sport, recommander aussi **le port des genouillères** (protection des articulations) et **des protège-mains** ;
◆ **prévenir la défenestration**, accident qui touche l'enfant de 10 mois à 5 ans resté seul à la maison.

Il faut recommander tout particulièrement aux parents de ne jamais laisser un enfant seul à la maison avant l'âge de 10 ans, et d'utiliser des entrebâilleurs de sécurité pour les fenêtres.

Les intoxications accidentelles (IA)

Les enfants de 1 à 5 ans sont les plus exposés aux intoxications accidentelles.

Les causes

On peut citer :
◆ les médicaments : sirops, collyres, comprimés... (80 % des IA chez l'enfant de 1 à 5 ans) ;
◆ les produits cosmétiques contenant de l'acétone, du formol, de l'alcool (attention au bain moussant) ;
◆ les produits ménagers (25 % des IA, dont 5 % très graves).

La conduite à tenir et les précautions à prendre

Le plus souvent, l'adulte est présent au moment du geste de l'enfant, la quantité de produit ingéré reste faible.

Les mesures d'urgence

En cas d'intoxication accidentelle

Coucher l'enfant en position latérale de sécurité, et appeler **le centre antipoison ou le 15.**
Noter l'heure probable de l'absorption et celle du dernier repas afin de répondre aux questions du médecin avec une grande précision.
Ne rien faire et ne rien donner par la bouche, quel que soit le produit en cause.

La prévention

Elle consiste à :

- respecter une règle absolue : ranger, les produits dangereux après chaque utilisation, dans une armoire fermée à clef et inaccessible aux jeunes enfants, en particulier les médicaments, produits ménagers et cosmétiques ;
- respecter les prescriptions médicales (doses, durée du traitement, rythmes d'administration) et le présenter à l'enfant comme un médicament pour guérir, non comme une friandise au goût agréable ;
- n'administrer à l'enfant aucun médicament destiné à un adulte sans l'avis du médecin ;
- éviter de stocker des médicaments une fois le traitement terminé (rapporter l'excédent à la pharmacie) ;
- ne pas donner les emballages des médicaments, produits cosmétiques ou ménagers, même vides, à l'enfant pour jouer ;
- ne transvaser aucun de ces produits dans un récipient à usage alimentaire (bouteille, boîte de conservation, etc.) et utiliser des produits munis de bouchons de sécurité.

Les intoxications par les plantes

Le jeune enfant porte à la bouche tout ce qu'il découvre de nouveau, dans et hors de la maison ; il fait avec les baies et les feuilles des plantes ce qu'il fait avec les autres objets.

Les causes

80 % des accidents impliquant des plantes concernent les enfants de moins de 5 ans alors qu'ils ne représentent que 5 % des cas d'accidents de ce type pour l'ensemble de la population.

Parmi les plantes d'intérieur et de jardin, il convient de connaître les plus dangereuses pour l'enfant :

- le diffenbaccia picta (feuilles jaune et vert), poinsettia, philodendron ;
- le muguet, le laurier-rose et les pois de senteur ;
- les baies du houx, du chèvrefeuille, de la vigne vierge, du lierre ou du troène ;
- les baies du gui et les feuilles de colchiques (elles ont un taux de toxicité plus élevé que les précédentes).

La conduite à tenir

La quasi-majorité des accidents présente une symptomatologie mineure, à savoir :

- une réaction allergique, de type œdème de la bouche (si l'enfant suce ses doigts) ;
- des vomissements, des troubles visuels, des troubles du rythme cardiaque.

Dans les cas graves, les symptômes sont précoces et significatifs de leur toxicité : vomissements sévères et diarrhée, douleurs abdominales, troubles nerveux, défaillance cardiaque, bradycardie, voire choc, paralysie ou même coma.

> **Les intoxications par les plantes**
>
> Comme pour toute intoxication accidentelle, il faut :
>
> - appeler rapidement le centre antipoison et indiquer le nom de la plante, la quantité ingérée, l'heure d'absorption ;
> - ne pas faire vomir ;
> - ne rien donner à boire.

La prévention

Il est essentiel d'apprendre :

- à l'adulte à reconnaître les plantes toxiques et à demander conseils au pharmacien ;
- à l'enfant :
  - à ne pas cueillir ni manger les baies ou les fruits du jardin sans autorisation ;
  - à éviter les plantes dangereuses, le gui et le houx ou à veiller à les accrocher hors de sa portée.

Les noyades

Elles correspondent à 35 % des décès accidentels des enfants de 1 à 4 ans – soit 100 décès par an –, dont 8 sur 10 concernent des enfants de moins de 5 ans.

La piscine privée est responsable de 50 décès par an.

Les causes

La 1re cause est **le relâchement ou le manque de vigilance des adultes.**

Avant 12 mois, un enfant se noie dans 20 cm d'eau.

À la maison, les noyades se produisent surtout dans la baignoire (y compris avec siège de bain) ou dans un baquet, un seau, une cuvette.

Dans le jardin, les noyades se produisent surtout dans un récipient de récupération d'eau de pluie, dans un abreuvoir, une mare ou tout autre contenant…

La conduite à tenir et les précautions

Conduite à tenir en cas de noyade

Il faut appeler **le SAMU ou le 15** et préciser le lieu exact de l'accident.
Si l'enfant est en apnée ou si sa respiration est irrégulière, il faut :

- vider l'eau de l'estomac, le coucher sur le ventre et appuyer plusieurs fois à la base du dos en remontant vers les épaules, puis le retourner ;
- désobstruer la bouche avec le doigt en crochet ;
- réaliser un bouche-à-bouche, tout en cherchant le pouls et, si besoin, faire un massage cardiaque externe ;
- poursuivre la manœuvre jusqu'à l'arrivée des secours.

Si l'enfant est conscient, il faut :

- le déshabiller, le sécher ;
- le coucher en position latérale de sécurité (PLS) ;
- le couvrir ;
- consulter un médecin.

La prévention

L'adulte doit :

- rester en permanence auprès de l'enfant lors de son bain (il doit veiller à le sortir de l'eau s'il doit impérativement quitter la pièce) ;
- ne jamais laisser un enfant seul dans le jardin, ni sous la surveillance d'un autre enfant ;
- placer les récipients d'eau à usage domestique (cuvette, seau) dans l'évier, jamais sur le sol ;
- protéger le périmètre de la piscine par une clôture les trois quarts des accidents par noyades ont été évités aux USA grâce à la protection des piscines devenue obligatoire).

Les autres types d'accidents

Les corps étrangers

Les objets de petites tailles sont le plus souvent incriminés ; ils peuvent être :

- absorbés par le tube digestif et éliminés dans les selles 24 à 72 heures après ;
- coincés dans les voies respiratoires supérieures : l'enfant s'étouffe, il faut rapidement pratiquer la manœuvre d'Hemlich ou de Mofensen. **C'est une urgence** ;
- coincés dans les cavités naturelles (nez, oreille...). On peut y penser en cas d'écoulement purulent ; l'objet est parfois découvert fortuitement à l'occasion de la toilette ou d'un examen médical.

La prévention

Il faut surveiller l'enfant, en particulier lors des réceptions entre amis (absorption de cacahuètes, parfois fausses routes). Ne jamais laisser les très petits objets à la portée des jeunes enfants.
Attention aux micro-piles qui s'avalent aisément et libèrent, sous l'effet des sécrétions intestinales, des produits toxiques et corrosifs (mercure, zinc...) avec risque de perforation digestive.

Les instruments coupants

Veiller à ne pas laisser d'objet tranchant à la portée des enfants dans la cuisine (les couteaux, les hachoirs, etc.), la salle de bain (les rasoirs), le jardin (les outils).

La prévention

Ranger dans un endroit inaccessible tout ce qui présente un risque pour l'enfant et le surveiller lorsqu'il joue à l'extérieur.

Les morsures d'animaux

On sait que, dans les trois quarts des cas, l'accident est causé par un chien (surtout chez l'enfant de 3 à 9 ans) et, dans la moitié des cas, l'animal vit au domicile de l'enfant.
La moitié des blessures se situent au niveau des lèvres.

La prévention

Elle consiste à apprendre à l'enfant à :

- ne jamais déranger un chien qui mange ou qui dort et à ne pas le taquiner en lui tirant la queue ou les oreilles ;
- ne pas s'approcher d'un animal inconnu ;
- ne jamais laisser un enfant seul en présence d'un gros chien ou d'un chat.

Les portes de garage automatiques

Elles sont la cause d'accidents très graves par écrasement touchant la tête ou les membres car les enfants apprécient mal la vitesse de la porte. Par ailleurs, les secours sont difficiles du fait du blocage du mouvement de la porte.

La prévention

Il faut mettre aux normes de sécurité toutes les portes de garage automatiques (cellule électronique, lampe clignotante pendant toute la durée de l'ouverture ou de la fermeture de la porte), afficher les risques et informer le public sur les dangers et les accidents liés au fonctionnement de ces portes.

Les facteurs favorisant les accidents

La méconnaissance du développement de l'enfant et de ses potentialités motrices est plus souvent à l'origine des accidents que la négligence des adultes à l'égard de l'enfant.

Les facteurs liés au développement de l'enfant

Plusieurs facteurs liés au développement de l'enfant sont à considérer :
- les proportions du corps et la petite taille de l'enfant ;
- la précarité de la coordination psychomotrice et les aptitudes motrices ;
- l'importance de l'oralité dans son développement ;
- sa curiosité et son besoin de toucher à tout…

Chez le tout jeune enfant

Le volume de la tête est proportionnellement plus important par rapport au reste du corps, ce qui explique les atteintes électives de la tête lors de la survenue d'accidents au cours des quatre premières années de la vie.
- **Tout petit, le nourrisson**, par des mouvements de reptation à peine visibles, va se déplacer dans son lit, se rapprochant des parois par exemple. C'est pourquoi on préconise de supprimer draps et couvertures au profit de la turbulette.
- **Dès 5 ou 6 mois**, il va pouvoir rouler du ventre sur le dos et du dos sur le ventre et se rendre compte qu'il peut se mouvoir dans l'espace. Ce plaisir du mouvement l'incite à expérimenter de nouveaux déplacements et lui permet d'acquérir de nouvelles capacités.
- **Vers 10 mois**, la marche à quatre pattes est, par excellence, le moyen de locomotion de cet explorateur-né qui va saisir, palper, sucer tout ce qu'il rencontre sur son passage. **Le danger est réel** si l'on n'aménage pas l'espace offert à l'enfant pour qu'il puisse évoluer librement dès qu'il est au stade de développement où la curiosité l'incite à attraper, toucher, porter à la bouche le moindre objet.
- **Vers 12-14 mois**, la découverte de la position verticale et la marche augmentent les capacités d'apprentissage de l'enfant et multiplient les risques d'accidents au cœur même de la maison et parfois sous le regard de l'adulte qui, surpris par la rapidité des faits, n'a pas le temps de prévenir l'accident.

Dès 15-18 mois

Si l'enfant est agile, il se montrera capable d'aller chercher un tabouret léger pour le placer au bon endroit et se hisser dessus avec l'idée d'attraper, enfin, l'objet convoité mis en hauteur par un adulte ou de grimper promptement l'escalier avec le risque pour lui de perdre l'équilibre et de tomber du tabouret ou de dévaler l'escalier. Plus l'enfant gagne en autonomie motrice, plus il élargit son champ d'apprentissages et prend de risques. Il se met ainsi plus fréquemment en situation potentielle d'accident.

Les autres facteurs endogènes

Aux facteurs endogènes cités précédemment, s'en ajoutent d'autres, parmi lesquels :
- **le sexe de l'enfant** : les garçons sont deux fois plus concernés par les accidents que les filles ;
- **la personnalité de l'enfant** : les enfants hyperactifs sont naturellement plus sujets aux accidents, il faut toutefois penser que les enfants qui semblent avoir des prédispositions aux accidents (enfants « casse-cou » par exemple), sont peut-être plus victimes d'un environnement défavorable que de leur intrépidité ;
- **le handicap de l'enfant** : l'enfant porteur de handicap est potentiellement plus exposé, même si les études épidémiologiques y font peu référence.

À noter…

La prévention des accidents fait ainsi davantage appel à la capacité d'observation des adultes qui entourent l'enfant qu'à une référence théorique des âges auxquels surviennent les accidents. Il faut également avoir à l'esprit qu'au cours des deux premières années de vie, l'enfant n'a aucune conscience du danger et sa soif de découverte le rend souvent sourd aux interdits. Lorsque l'adulte disparaît du champ visuel de l'enfant, l'interdit disparaît avec lui, et ceci jusque vers 2 ou 3 ans.

Les facteurs liés à l'environnement de l'enfant

Le facteur familial

Des études ont montré que **le climat familial** avait une incidence réelle sur la fréquence des accidents. On peut citer :
- **un climat affectif défectueux**, est souvent générateur d'accidents en incitant l'enfant à attirer l'attention des parents, présents mais affectivement absents ;
- **un événement perturbateur des habitudes**, tel qu'un déménagement, la maladie de la mère, une

grossesse ou la naissance d'un puîné, la dépression d'un parent, un deuil, le chômage, etc. ;
- **la séparation du couple** et le manque de disponibilité de la part du parent présent.

Le facteur culturel

Il intervient notamment dans les familles migrantes chez qui les traditions sous-tendent les pratiques éducatives et la socialisation des enfants (par exemple, la garde des petits est confiée aux aînés) ; de plus, le repérage des produits dangereux est difficile du fait des problèmes linguistiques.

Le facteur socio-économique

L'environnement socio-économique est essentiellement mis en cause parce que l'aménagement est réalisé avec du matériel peu sûr au plan de la sécurité : rangements précaires des produits à risques, escaliers et fenêtres non protégés, matériel électrique défectueux, etc.
Les conditions de logement sont surtout à risques en cas de surpopulation et d'exiguïté. D'une manière générale, les attitudes et les comportements des adultes dans le domaine de la sécurité et leurs modes de vie constituent des **facteurs psychosociaux** jouant un rôle non négligeable dans la survenue des accidents.

Les règles de sécurité pour les transports en voiture

Le mode de vie obligeant de nombreux parents à utiliser, plusieurs fois par jour, un moyen de transport pour faire leurs achats, conduire leurs enfants à la crèche ou à l'école, les déplacements en voiture sont fréquents et parfois sur de courts trajets : il convient de protéger l'enfant systématiquement.

L'utilisation d'un dispositif de retenue pour l'enfant

Il doit être adapté à son âge et installé selon les consignes de montage et d'amarrage. Des erreurs d'utilisation des dispositifs de sécurité sont encore trop fréquemment à l'origine de lésions observées (et maintenant répertoriées) au cours d'accidents chez des enfants attachés.

À noter...
La réglementation française est conforme aux normes européennes des dispositifs de retenue de l'enfant, de sa naissance à l'âge de 10 ans (siège avant ou siège arrière du véhicule).
Grâce à cette réglementation, la mortalité des enfants lors d'accidents de la circulation a été réduite de moitié.

Cette réglementation stricte de la configuration des sièges auto et de leur utilisation repose sur la réalité corporelle de l'enfant :
- croissance accélérée des deux premières années ;
- modifications morphologiques (voir tableau 42.3).

Ceci explique les points de vulnérabilité chez l'enfant et les mesures de prévention prises en fonction de sa taille et de son poids.

Les points de vulnérabilité chez l'enfant et les moyens de prévention

La nature de certaines lésions est inhérente à la morphologie de l'enfant et notamment à sa masse crânienne.

Tableau 42.3 : Les caractéristiques morphologiques de l'enfant.

Évolution comparative	Rapport taille globale/ taille assise[1]	Rapport hauteur crânienne/ taille totale[2]	Masse de la tête/ masse du corps[3]	Centre de gravité[4]	Forme de thorax[5]
Naissance	70 %	1/4	50 %	Haut situé	Circulaire
Adulte	50 %	1/7	10 %	Plus bas situé	Elliptique

Source : droits réservés.

1. Référence la plus fiable, plus que le poids et la taille de l'enfant.
2. Conditionne la longueur du segment « taille assise ».
3. Détermine le centre de gravité et explique le type de lésions encourues par l'enfant lors des accidents.
4. Conduit à des cinématiques différentes au cours des chocs.
5. Pose problème pour l'adaptation des dispositifs de retenue au niveau du thorax.

Rôle de la puéricultrice

Informer les parents pour la sécurité et le confort de l'enfant

Concernant les conditions de confort

La puéricultrice rappellera qu'avant l'âge de 18 mois à 2 ans, il est difficile pour l'enfant de voyager assis et des dispositifs sont adaptés à cette contrainte :

- les nacelles permettent la **position couchée** ;
- certains sièges sont tout particulièrement adaptés à la **position semi-assise**, plus supportable pour les tout-petits que la position assise.

Concernant les conditions de sécurité

La puéricultrice doit donner des indications très pratiques : maintenir le dispositif malgré le refus du jeune enfant.

Le refus de l'enfant est la 1re cause de la non-utilisation des dispositifs de retenue. On ne peut donc qu'insister auprès des parents pour **être attentif aux conditions offertes à l'enfant** :

- l'installation du bébé « dos à la route » sur le siège avant facilite la surveillance et la présence de l'adulte rassure l'enfant ;
- l'amarrage du siège d'un enfant « face à la route » est obligatoirement **réalisé à l'arrière** de la voiture mais, en l'installant sur **le côté opposé au conducteur**, il est facile d'avoir des échanges visuels avec l'enfant et de le surveiller tout en lui parlant s'il montre des signes d'impatience.

Concernant le choix du dispositif

La puéricultrice doit recommander aux parents de toujours veiller à ce que le dispositif soit adapté à l'âge et la taille de l'enfant et soit homologué selon les normes européennes. Une étiquette l'atteste.

Les lésions de la colonne cervicale

Elles se situent en partie haute, au niveau de C2-C3 (C5-C6 chez l'adulte).

Les causes

En cas de décélération brutale, la tête est projetée en avant. La flexion brutale de la tête sur le tronc provoque une élongation de la colonne cervicale, des vaisseaux du cou et de la moelle.

Les moyens de prévention

Les jeunes enfants sont installés en position « dos à la route », ce système permet de répartir les forces sur une surface plus large en cas de choc frontal.

Le « syndrome de la ceinture de sécurité »

Les lésions de la région abdomino-pelvienne, en regard de la sangle abdominale, affectent les viscères, les lombaires et la moelle.

Les causes

Elles sont liées au caractère anatomique particulier du bassin et du centre de gravité.

Les moyens de prévention

Ils résident dans le fait :

- d'utiliser la ceinture de sécurité classique après 10 ans, tel que l'indique la réglementation en vigueur ;
- d'éviter la ceinture 2 points réservée à la place centrale du siège arrière de certaines voitures (néanmoins préférable à l'absence complète de retenue) ;
- de veiller à ce que le réhausseur comporte un trajet de déviation de la sangle abdominale (appui sur la face antérieure des cuisses et non sur l'abdomen).

Notons par ailleurs que pour être efficace, la sangle diagonale d'une ceinture de sécurité doit bien couvrir le thorax, passer ni trop près du cou ni trop loin vers l'épaule (l'enfant risque de s'en échapper). Pour cette raison, la ceinture 3 points ne devrait pas être utilisée avant que la taille assise de l'enfant ait atteint 71 cm. Cependant, de 61 à 71 cm, un réhausseur peut être mis en place.

L'éducation, outil de prévention et de protection

Puisqu'on ne peut prévoir quelle sera la gravité d'une chute, d'une brûlure, d'une morsure de chien, la survenue d'un accident devrait susciter la mise en place de mesures préventives pour éviter la survenue d'un autre accident de même type, mais plus grave !

Car bien souvent, avant qu'un accident grave ne survienne (entraînant d'éventuelles séquelles, voire la mort), de nombreux événements de type accidentel restent bénins. L'expérience qui en découle permet, dans bien des cas, de rechercher les mesures à prendre pour éviter toutes récidives.

Les caractères communs des accidents

Malgré la grande diversité des accidents domestiques, nous savons qu'un grand nombre d'entre eux ont des caractères communs. À savoir :
- leur fréquence mais aussi leur bénignité en général, même si, par ailleurs, des accidents très graves surviennent régulièrement ;

Rôle de la puéricultrice

Le rôle éducatif de la puéricultrice auprès des parents et des personnels de service d'enfants

Une prévention efficace des accidents domestiques repose sur l'application de quelques règles de sécurité élémentaires.

Première règle

- Rappeler qu'il est nécessaire de rester près de l'enfant lorsqu'il est en action : au moment du change (car même âgé de quelques semaines, l'enfant peut chuter d'une table à langer), au moment du bain, du repas ou du jeu.
- Suggérer d'installer l'enfant dans son lit, ou dans le parc, pour le protéger des dangers chaque fois qu'ils se trouvent dans l'obligation de quitter la pièce.

Deuxième règle

Initier la mise en place des moyens de protection, dès que l'enfant commence à explorer l'espace. Il existe un très grand nombre d'accessoires de protection, leur mise en place est subordonnée à l'évolution de l'enfant, de ses performances motrices et de son éveil au monde extérieur. Citons à titre d'exemples :
- **lors du déplacement à quatre pattes** : rendre inaccessible tout ce qui est en partie inférieure du mobilier : tiroirs de commodes, placards de rangement, prises électriques, etc. **Moyens de protection** : bloque-tiroirs, bloque-portes, crochets de blocage, amortisseurs de portes, caches prises, prises à éclipse, barrière d'escaliers, etc. ;
- **lors de l'acquisition de la marche**, l'enfant peut accéder à quasiment tous les espaces de la maison et s'intéresse de plus en plus souvent à l'extérieur. **Moyens de protection** : garde-corps au niveau des fenêtres, voire grillage ou filet de protection, entrebâilleur de fenêtre, protection de cuisinières et de plaques de cuisson (rappelons qu'avant 5 ans, les brûlures dans la cuisine sont les accidents les plus fréquents) ;
- **à l'âge des activités dans le jardin ou la cour**, ne jamais laisser l'enfant sans surveillance et protéger par une barrière tous les espaces potentiellement dangereux : bassins, récipients d'eau, piscine. Mettre sous clef les outils et les produits de jardinage.

Troisième règle

La puéricultrice veillera à ce que l'interdit soit toujours accompagné d'une explication pour éduquer l'enfant au risque et le rendre autonome dans sa propre protection. Les moyens de protection sont d'une grande utilité, surtout lorsque la fratrie comporte plusieurs enfants en bas âge, mais ils ont tout de même un caractère temporaire (à l'exception des situations de garde d'enfants à domicile où la présence de plusieurs enfants en bas âge multiplie les situations de risque d'accident).

Quatrième règle

Installer les accessoires de protection dans le respect des indications du fabricant car l'efficacité repose sur leur bonne utilisation et une déviation de leur usage pourrait provoquer un accident d'un autre type !

Cinquième règle

Envisager avec les personnes l'aménagement de leur domicile avec le souci d'une réelle protection de l'enfant en respectant les normes de sécurité en matière d'installation électrique, de lutte contre les incendies et les intoxications à l'oxyde de carbone et rappeler la nécessité d'un entretien régulier des installations domestiques.

◆ leur prédilection pour les enfants âgés de 1 à 4 ans et une incidence marquée dans la tranche des moins de 2 ans ;
◆ leur prédominance au moment de la préparation des repas ;
◆ leur prédominance dans la catégorie des brûlures, chutes, intoxications, noyades, corps étrangers et morsures d'animaux.

Prévention et conseils à donner

L'ajustement de l'attitude de l'adulte au comportement de l'enfant étant un axe majeur d'éducation en matière de prévention des accidents, la puéricultrice veillera à apprendre aux parents à protéger leur enfant.
Dès que l'enfant commence à changer seul de position, ou à se déplacer seul dans l'espace, afin de **ne pas se laisser surprendre** par l'accident, il faut anticiper l'événement par la mise en place de mesures de protection adaptées à son évolution.

L'attitude éducative de l'adulte

L'attitude éducative de l'adulte est primordiale dans la prévention des accidents.
Si l'utilisation d'accessoires de protection a incontestablement son utilité, cette formule assure **une prévention passive** qui nécessite une attitude pédagogique de la part de l'adulte pour accompagner l'enfant dans son évolution vers une autonomie et **une prévention active** des accidents.
L'éducation de l'enfant vise donc le développement d'aptitudes à adapter ses comportements aux circonstances, notamment celles qui apparaissent comme potentiellement dangereuses, en fonction de ses capacités motrices.
Avec l'aide de l'adulte et au gré de ses expériences motrices, l'enfant va apprendre à se contrôler et à gérer les situations à risque et les dangers propres à son environnement.
C'est cette capacité à « faire face » qui conduit progressivement à la maîtrise du risque et à l'autonomie.

La conduite à tenir

Très jeune, l'enfant comprend ce que lui dit l'adulte et la signification du « non » lui apparaît plus tôt qu'on ne le pense trop souvent. Il faut donc :
◆ inculquer à l'enfant qu'il y a des limites à ne pas dépasser : c'est « permis », c'est « défendu » ;
◆ le répéter autant de fois que nécessaire, avec douceur et fermeté ;
◆ accompagner les interdits d'explications simples : « c'est chaud, tu vas te brûler » et lui montrer en approchant la main ce que signifie « chaud », donner chaque fois des explications qui vont permettre les expériences ;
◆ favoriser les apprentissages qui lui permettront ensuite de maîtriser sa motricité : monter les escaliers en même temps que lui, puis refermer la barrière pour qu'il comprenne bien que l'exercice ne se fait pas seul !, le surveiller de près lorsque, dehors, il veut escalader et veiller à ce que ce ne soit pas dangereux pour lui ;
◆ à l'âge des questions, prendre le temps de lui répondre, de lui expliquer tout en continuant à le surveiller étroitement car, jusqu'à 3 ans, il n'a guère conscience du danger réel auquel il s'expose ;
◆ plus l'enfant grandit, plus la rapidité de ses déplacements et sa témérité augmentent les risques d'accidents : expliquer, surveiller tout en accordant une certaine liberté.

Le comportement parental face aux risques d'accidents

Pour certains parents, l'attitude éducative qui demande une certaine fermeté et une régularité du comportement, s'avère un exercice difficile et, comme le montre le tableau 42.4, il existe une grande diversité d'attitudes en matière d'éducation.
Ni la surprotection, ni le fatalisme n'ont de vertu éducative ; ils constituent un frein à l'éducation.
La démarche de prévention repose sur le principe d'admettre, pour les parents, qu'en s'imposant ou en imposant à leur enfant – à l'avance – une mesure qui peut être vécue par ailleurs comme une source potentielle de restriction ou de frustration, on évitera les risques à venir.
Cette attitude, qui exige un certain degré de maturité, conduit trop souvent à l'application de mesures si l'obligation vient d'une autorité extérieure et si elle est ressentie comme coercitive.
Dans d'autres cas, seule l'expérience de la mort d'un proche, d'un accident ou d'une maladie grave, fait prendre conscience de la vulnérabilité de tout individu et oriente vers l'acceptation des mesures de protection et de prévention des accidents d'enfants.
Cette tendance au refus de prévenir les risques peut être accrue chez l'enfant qui cherche à affirmer sa toute-puissance et son invulnérabilité, sans limite, ou à narguer l'autorité parentale.
De même, une certaine attitude de refus de l'idée de prévention se rencontre chez les enfants dont les comportements parentaux sont en contradiction avec les conseils qu'ils prodiguent, notamment des comportements de transgression à l'égard des lois de la sécurité.

Tableau 42.4 : Attitude des parents envers leurs enfants et son impact sur la sécurité.

Profil des parents	Conception éducative	Impact de sécurité
Aménageurs : 32 % des cas	• Cherchent à responsabiliser l'enfant dès l'âge de 2 ans environ.	• Nombre accidents inférieur à la moyenne.
Surprotecteurs : 30 % des cas	• Multiplient les interdits. • Utilisent au maximum les dispositifs de protection.	• Manque de communication. • Pas d'éducation au risque.
Fatalistes : 21 % des cas	• Pensent que leur seule présence peut empêcher l'accident. • Ne croient pas à la prévention.	• L'accident arrive souvent en présence d'un adulte.
Éducatifs : 17 % des cas	• Oublient que l'enfant ne peut tout comprendre. • Expliquent les risques.	• La relation parent-enfant a une incidence éducative sur l'enfant en âge de comprendre.

Source : d'après une étude réalisée par le CFES, Comité français d'éducation pour la santé.

Conclusion

La connaissance statistique de morbidité et de mortalité contribue pour une part importante à l'efficacité de la prévention des accidents qui se traduit objectivement par une diminution du nombre d'accidents, toutes catégories confondues. Ceci n'exclut pas cependant la nécessité de développer la prévention des accidents dans certains domaines et de continuer à sensibiliser les familles aux risques encourus par leurs enfants dans le cadre de la vie familiale.

Nous constatons que de nombreux moyens sont mis à disposition des parents pour favoriser la protection de la santé des enfants. Toutefois, pour certains d'entre eux, la situation s'avère peu favorable. L'état de précarité de leurs conditions de vie, conséquence d'une pauvreté ou d'une précarisation économique, sociale, culturelle de leur famille, fragilise leur possibilité d'accès aux moyens de prévention offerts par le système de santé.

BIBLIOGRAPHIE

BARAT M. et MAZAUX J.-M. – *Rééducation et adaptation des traumatisés crâniens.* Masson, collection de rééducation fonctionnelle et de réadaptation, Paris, 1986.

Collectif – *Les Accidents du quotidien.* Association d'éducation et d'information du consommateur de la fédération de l'Éducation nationale, 1992.

Collectif – *Le Livre blanc de la sécurité de l'enfant à la maison.* Assureurs Prévention Santé, 2000.

DUVAL C. et PLAISANT I. – *Allô maman bobo – Prévenir les accidents domestiques de l'enfant.* Flammarion, 1993.

FELIX M. et TURSZ A. – *Les Accidents domestiques de l'enfant – un problème majeur de santé publique.* Syros, 1991.

LAVAUD J. – *La Sécurité de vos enfants.* Hachette, 1997.

IMPACT MEDECIN HEBDO – *Les Accidents domestiques de l'enfant.* Éditions numéro 271, 10 mars 1995.

MANCIAUX M., DESCHAMPS J.-P., FRITZ M. – *Santé de la mère et de l'enfant, Nouveaux concepts en pédiatrie sociale.* Flammarion, Médecine Sciences, Paris.

Autres publications et travaux

Commission de la sécurité des consommateurs, Rapport au Président de la République et au parlement, 1998, et publications relatives au matériel de puériculture, hiver 1999 et février 2000.

Le *Point Santé enfance* du ministère de la Santé publique et de l'assurance maladie et du ministère de la Solidarité entre les générations.

Revues

Journal de Pédiatrie et de Puériculture, Métiers de la Petite Enfance, Dossiers de l'Obstétrique, L'École des parents, Archives françaises de pédiatrie, Le Quotidien du médecin, L'infirmière magazine.

Autres

Cours aux étudiantes puéricultrices de l'Institut de Puériculture de Paris, 1999.

CHAPITRE 43

Le service départemental de protection maternelle et infantile (la PMI)[1]

Capacités attendues pour l'exercice de la puéricultrice

- Participer à la mise en œuvre des actions de prévention de la santé de l'enfance et de la famille, dans le cadre du service départemental de PMI et d'un travail pluridisciplinaire.
- Assurer le suivi de l'enfant dans sa famille au cours de la période postnatale : évaluer l'état de santé de l'enfant et les capacités maternelles à faire face au retour de la maternité, détecter les risques liés à l'environnement.
- Mener des actions à visée éducative et sanitaire, en direction des familles fragilisées et les accompagner dans leur fonction parentale.
- Organiser et assurer le fonctionnement d'un centre de PMI : élaborer et conduire des projets en les inscrivant dans les orientations de la politique sanitaire locale (quartier, commune, département).

Le service de PMI est un service de santé publique destiné aux enfants et à leur famille. Il est organisé à l'échelle départementale sous la responsabilité du président du Conseil général qui assure le financement des services et des consultations de santé maternelle et infantile, des activités de protection de la santé maternelle et infantile à domicile, de l'agrément des assistantes maternelles et de la formation de celles qui accueillent des mineurs à titre non permanent[2]. Les activités en faveur des femmes enceintes et des enfants de moins de 6 ans ont lieu dans des centres de PMI. Les parents peuvent y rencontrer, à tout moment, les professionnels du service départemental de PMI (puéricultrices, sages-femmes, médecins et psychologues), pour y trouver des conseils ou participer à des activités collectives. L'implantation des centres de PMI varie d'un département à l'autre. Ils peuvent être indépendants, avec une activité importante, ou associés aux services sociaux.

Les actions de prévention et de protection de la santé qui caractérisent le service de Protection maternelle et infantile depuis sa création évoluent et se diversifient, dans le temps et dans l'espace, en fonction de l'évolution de la situation sanitaire générale et des besoins des populations au plan local. Ce service a ainsi un rôle important dans le recueil et le traitement des données épidémiologiques. Il contribue à ce titre à l'orientation des décisions en matière de santé.

Aujourd'hui, avec le mouvement de décentralisation administrative, la promotion et la protection de la santé du nouveau-né, de l'enfant et de l'adolescent, s'organisent au plan local. Organisation unique au monde dans sa conception, la PMI offre

1. Auteurs : Françoise Corvasier, pédiatre, médecin de santé publique. Raymonde Gibot, puéricultrice-formatrice. Georges Gontcharoff, ancien chargé de mission au ministère.
2. Code de la Santé publique, art. L 147.

à la population une diversité de services de protection médicale et de prévention à travers un vaste réseau d'établissements et de services à vocation médicale, médico-sociale et éducative.
Le service départemental de PMI conduit sa mission en concertation pluridisciplinaire, dans une approche globale de la personne, replaçant celle-ci dans son environnement, prenant en compte ses contraintes et ses ressources.
Les puéricultrices inscrivent leurs interventions dans ce vaste maillage. Avec d'autres professionnels de santé et des travailleurs sociaux, elles accompagnent l'enfant, de la naissance à l'adolescence, aussi bien au sein de sa famille que dans les institutions où il peut être accueilli.

Une dynamique de pensée autour du terme « PMI »

L'histoire singulière de la PMI est traversée par les grands courants de pensée sur l'organisation de la société et la place de l'État dans la régulation entre la famille, l'individu et le politique.

Rappel historique

À la fin du XVIIIe siècle, « la salubrité [devint] une urgence politique »[3].

Le concept « d'hygiène, facteur de santé »

Vers la fin du XIXe siècle, avec l'essor industriel, la pensée politique se construit autour des notions de protection sociale et d'hygiène publique. C'est à cette période que l'hygiène et le progrès social sont indissolublement liés : « L'hygiène sauve les masses ; l'hygiène privée nous révèle les conditions de notre conservation personnelle, et l'hygiène publique celle du progrès social »[4]. La logique de l'hygiène élargit le champ d'action du corps médical ; la protection de la population implique une politique de prophylaxie. Le médecin est sollicité dans toutes les œuvres urbaines et un inspecteur départemental de l'Assistance publique suggère « de recourir à des lois de préservation plutôt qu'à des lois de répression, à des lois d'hygiène sociale [...] plutôt qu'à des lois de médecine sociale »[5]. Dans cette optique, s'inscrit une autre démarche logique : le devoir de la société à l'égard des plus démunis.

Le concept de « prévention » s'élargit

Puisque le médecin peut, aussi bien que le politique, s'emparer de l'objet « prévention », il s'agit avant tout d'œuvrer pour le bien de tous. On passe ainsi de la notion d'actes préventifs individuels à la notion de protection collective.
La notion de prévention devient porteuse d'un sens universel.

> *La prévention représente à la fois « une aptitude d'esprit à appréhender les faits sous un certain angle (c'est la mentalité de prévention), un but (l'action précoce), une méthodologie (l'application des méthodes épidémiologiques), une stratégie aussi, appuyée sur l'information des collectivités et des individus, qui fait intervenir à la fois des hommes et des moyens »*[6].

L'évolution des institutions

Il est instructif d'observer comment « la notion des droits de l'homme et de l'enfant trouve une traduction concrète dans la législation et dans l'action »[7].

Les origines de la PMI

Après la « Grande Guerre », Paul Strauss a voulu doter la France d'un système cohérent, « préventif plutôt que répressif et étendu à tous les enfants »[8]. Il est l'auteur de nombreux rapports, qui initièrent, en 1945, les services départementaux de PMI (première occurrence de ce sigle). Ils s'inscrivent dans la logique politique de l'époque qui est celle de solidarité, égalité et accessibilité pour tous au système de santé, époque qui voit la création de la Sécurité sociale. Il s'agissait de lier les mesures d'hygiène publique et les initiatives (parfois privées et caritatives) nées dès la fin du XIXe siècle et, pour certaines d'entre elles, dans un temps plus ancien, au gré de l'émergence de la notion d'enfance. Citons, par exemple, les œuvres de saint Vincent de Paul.
Cette évolution, par palier, se caractérise par :
- la coexistence d'une tradition libérale (initiatives privées) et de l'intervention de l'État ;

---

3. André Rauch, *Histoire de la santé*. PUF, Que sais-je, 1995.
4. M. Lévy, *Traité d'hygiène médicale privée*, cité dans J. Léonard, *La France médicale du XIXe siècle*, coll. « Archives », Gallimard, 1978.
5. C. Rollet, De l'intérêt de l'État aux droits de l'enfant, in : *Le Groupe familial*, n° 138-1/93.
6. J. Zourbas, *La Médecine préventive*. PUF, Que sais-je, 1979.
7. C. Rollet, *op. cit.* note 5.
8. C. Rollet, *op. cit.* note 5.

◆ l'introduction d'une notion de solidarité (« aide » aux catégories les moins favorisées) ;
◆ la création du service de PMI, par l'ordonnance du 2 novembre 1945, qui est immédiatement intégrée au Code de la Santé publique et au Code de la Famille et de l'Aide sociale (1943-1953). Ses objectifs vont :
– de la lutte contre la mortalité infantile (ordonnance du 2 novembre 1945) à la lutte contre les inégalités (circulaire du 16 mars 1983) ;
– de la protection de la santé à sa promotion, avec des adaptations intermédiaires, tenant compte de l'apparition « [...] de besoins de santé inédits [...] liés à une nouvelle morbidité dont la nature est avant tout psychosociale »[9].

Du citoyen assisté au citoyen acteur de sa santé

La multiplicité des concepts et la diversité de leur nature (politique, économique et philosophique), expliquent la difficulté de repérage relative aux différentes responsabilités en matière de services liés à la prévention, à l'éducation pour la santé et à la promotion de la santé. Il en est de même pour les actions en faveur des familles (ou des personnes) les plus démunies ou les plus vulnérables : l'État se doit de les protéger et d'intervenir. Ceci explique l'existence d'une frontière plutôt floue entre :
◆ la notion de « droit à l'ingérence » au nom d'un intérêt supérieur, jusqu'à la notion de « police des familles »,
◆ et la notion d'aide, mal départagée de celle d'assistance (celle qui prévaut actuellement est la notion d'accompagnement).
Cependant, peu à peu, s'est fait jour, tant au niveau des politiques que dans les raisonnements des professionnels, l'idée que chacun pouvait être acteur de sa santé. C'est ainsi que le pouvoir politique a voulu se rapprocher des citoyens. Les lois sur la décentralisation reposent sur cette conviction.
Dans ce cadre, est reconnue en 1983 la compétence du département de l'Action sociale et de la Santé en matière de protection sanitaire de la famille et de l'enfance (dans les conditions prévues dans le Code de la Santé publique)[10].
Cette idée du citoyen-acteur va permettre une nouvelle approche de la santé : les personnes peuvent participer à l'amélioration de leur état de santé. C'est l'introduction de la santé communautaire et de la pensée « participative » (voir p. 799).

Le coût « programmé » de la santé

Dès les années 1970, la recherche d'un équilibre des dépenses publiques conduit à une nouvelle répartition des richesses et impose une réorganisation économique.
La première Loi hospitalière (1970), en instaurant la carte sanitaire, s'inscrit dans cette logique. Elle réorganise notamment la répartition des équipements hospitaliers. Les modifications qui suivent se formalisent dans la Loi de réforme hospitalière de 1991 (création du Schéma régional d'Organisation sanitaire, le SROS) et sont confirmées par les ordonnances de 1996.
Le premier Plan périnatalité (1970) affichait ouvertement ses prérogatives, puisqu'il était conçu sous forme d'un plan de Rationalisation des Choix budgétaires (le RCB). Ce plan, considéré comme un modèle du genre, est le premier en matière de protection maternelle et infantile. Il est l'exemple, en France, d'un plan de santé publique où l'évaluation est programmée.

Les trois versants de la PMI

Le système PMI contribue à la protection de l'enfance, dans une triple acception du terme. Il s'agit d'un système de :
◆ **protection de la santé**, au sens où l'entend la Convention des Droits de l'enfant : « Les États parties reconnaissent le droit de l'enfant de jouir du meilleur état de santé possible et de bénéficier de services médicaux (accent mis sur les soins de santé primaires) et de rééducation. Ils s'efforcent de garantir qu'aucun enfant ne soit privé du droit d'avoir accès à ces services » (art. 24) ;
◆ **protection sociale**, dans sa dimension de niveau de vie suffisant « pour permettre son développement physique, mental, moral et social » (art. 27) ;
◆ **protection contre les mauvais traitements** (art. 19).

Les chiffres

En 1945, au lendemain de la seconde guerre mondiale, la mortalité infantile (nombre de décès d'enfants de moins de 1 an) est alarmante : 110 pour mille naissances d'enfants nés vivants. Dans la même période, le taux de natalité est de 13 naissances pour mille habitants.
Dans les années 1960, le taux de mortalité infantile est à 25 pour mille, celui de la natalité à 20 pour mille. Cette amélioration s'explique en particulier par la qualité de la réponse médico-sociale (notamment liée à la découverte et la diffusion des antibiotiques). « Les problèmes à résoudre ne sont plus les mêmes qu'en 1945. La lutte contre la mortalité cède le pas à la lutte contre la morbidité qui elle-même a

9. Manciaux, Lebovici, *et al. L'Enfant et sa santé*. Doin, 1987.
10. Décentralisation : loi 83-8 du 7 janvier 1983, loi 82-213 du 2 mars 1982, loi 82-663 du 22 juillet 1983.

changé : des maladies infectieuses et des carences, on passe aux maladies psychosociales »[11].

Dans les années 1970-1980, le processus de lutte se poursuit et va même s'accélérer, contribuant à la baisse importante du taux de mortalité infantile (13,8 pour mille en 1975 ; 8,3 pour mille en 1985 ; 4,9 pour mille en 1995 et 4,6 pour mille en 1997[12]).

Enfin, dans les années 2000, la lutte contre la mortalité infantile reste d'actualité, mais ses causes se sont déplacées. Citons :

- la mortalité périnatale (7,5 décès pour mille naissances),
- la mort subite du nourrisson (enfant de moins de 1 an),
- les accidents domestiques (enfants de moins de 4 ans),
- les risques liés à la prématurité (due en grande partie aux naissances multiples)[13].

Tableau 43.1 : Risques de mortalité infantile liés à la prématurité.

Les causes de mortalité	1995	1998
Prématurité < 37 semaines		
Naissances vivantes :	5,4 %	6,2 %
– uniques ;	4,5 %	4,7 %
– gémellaires.	39,2 %	46,8 %
Poids < 2 500 grammes		
Naissances vivantes :	5,7 %	6,8 %
– uniques ;	4,6 %	5,0 %
– gémellaires.	47,5 %	56,4 %

Source : enquête nationale périnatale 1998.

À noter...

Le système de PMI instauré en France allie une politique de Santé publique, orientée vers la promotion de la santé (participation des usagers à leur propre prise en charge) et une prévention primaire, à la politique d'Action sociale, à la protection de l'enfance et à la politique familiale.

Le service de PMI et la décentralisation

Le service départemental de PMI illustre parfaitement l'éventail des problèmes qui se sont posés aux réformateurs de 1981-1983 au moment de la mise en œuvre de la décentralisation de l'action sanitaire et sociale.

Principes généraux

Définition

« Décentraliser », c'est transférer les responsabilités de l'État aux collectivités locales (régions, départements, communes). Ceci entraîne de gigantesques réformes. Citons pour exemple le transfert des compétences formalisé par la publication de deux lois[14]. Ces textes indiquent, ministère par ministère, toute la matière administrative à laquelle l'État renonce au profit des élus locaux.

La transformation d'une organisation

Avant la décentralisation administrative, la PMI, dépendant du ministère de la Santé, était gérée par l'État, de manière dite « déconcentrée » : la gestion de la PMI revenait, au sein de chaque département, à un service extérieur de l'État, la direction départementale des Affaires sanitaires et sociales (DDASS). Ce service déconcentré organisait la PMI, soit avec des fonctionnaires de l'État, soit avec des opérateurs privés ayant reçu une « délégation de mission de service public » (la Croix Rouge par exemple).

Depuis le 1er janvier 1984, en application de la loi du 22 juillet 1983, la PMI est placée sous la responsabilité d'une **collectivité locale**, le département (c'est-à-dire le Conseil général).

La décentralisation des compétences entraîne la décentralisation des moyens matériels, humains et financiers. Pour qu'il n'y ait pas de transfert de charge financière (ce qui serait intolérable pour les élus et pour les contribuables locaux), il faut que les bâtiments, les matériels, les personnels et les financements soient eux aussi transférés de l'État vers les départements.

---

11. J.-P. Rosenczveig, *Le Dispositif français de protection de l'enfance*. Éd. Jeunesse et Droit.
12. Chiffres issus du *Rapport à la conférence nationale de santé du Haut Comité de la Santé publique de 1997* et du mémoire original INSERM : Évolution de la mortalité infantile en France : fréquence et causes de 1950 à 1997, in : *Archives Pédiatriques*, 2000, 7, 489-500.
13. DREES, *Études et résultats*, n° 73, juillet 2000.
14. Lois des 7 janvier et 22 juillet 1983.

Les fondements de la décentralisation

Ayant fixé le cadre général, essayons maintenant de comprendre le pourquoi et le comment.

Les enjeux des deux logiques en présence

L'esprit de la décentralisation consiste à penser qu'un secteur est mieux géré quand il est confié à une autorité proche du terrain, qui doit périodiquement rendre compte de son action aux usagers (parce qu'elle est régulièrement soumise à l'épreuve de l'élection).

Cette autorité locale a l'avantage de mieux connaître les besoins et de pouvoir mieux mobiliser les « forces vives » locales. Au contraire, l'État est lointain, il diffuse les mêmes méthodes sur l'ensemble du territoire national, ce qui offre l'avantage de l'égalité de traitement, mais l'inconvénient d'une certaine inadaptation aux réalités locales. L'État est placé dans une logique administrative tandis que les élus sont placés dans une logique politique. Ils doivent satisfaire des « usagers-électeurs », sans mécontenter les contribuables locaux qui paient. Nous mesurons là les avantages et les inconvénients de la proximité.

La répartition des compétences

Se référant à ce postulat, le ministère de la Solidarité nationale décidait, dès 1981, de décentraliser au maximum, tandis que le ministère de la Santé se plaçait alors dans une autre optique. Ainsi :

- **dans le domaine social**, 95 % des compétences légales contenues dans le Code de la famille et de l'aide sociale ont été décentralisées ;
- **dans le domaine sanitaire**, l'État a gardé la moitié de ses compétences et a accepté de décentraliser l'autre moitié. Par exemple, sur les sept maladies dont il gérait les répercussions sanitaires et sociales – maladies dites à incidence sociale (MIS) –, le ministère de la Santé en conserve trois : les maladies mentales, l'alcoolisme et la toxicomanie, et il en décentralise quatre : le cancer, la tuberculose, les maladies sexuellement transmissibles (hors sida) et la lèpre, pour les départements d'outre-mer. De plus, sur les deux grands services que sont la santé scolaire et la PMI, il conserve la première et décentralise la seconde.

Les limites d'adaptation du système

La logique de la proximité maximale aurait voulu que l'État confie le sanitaire et le social aux communes. Cela s'est révélé juridiquement impossible car il existe, en France, plus de 36 500 communes (dont plus de 21 000 ont moins de 500 habitants). Et si l'on confie une compétence à ce niveau de collectivités locales, on la confie aussi bien à Paris qu'au plus petit village (incapable de la mettre en œuvre, faute de moyens matériels, humains et financiers). La région étant vraiment trop éloignée du terrain, il ne restait plus que le département.

Méthode de décentralisation de la PMI

La Loi du 22 juillet 1983 fait du Conseil général le responsable de la PMI décentralisée[15].

Le transfert des compétences et des moyens

Le transfert de la PMI de l'État au département facilite la transition entre la centralisation et la décentralisation. Il s'effectue au même niveau géographique, c'est-à-dire d'un service déconcentré de l'État dans le département à un service rattaché à l'organigramme du Conseil général.

Cette décision entraîne le transfert :

- des personnels qui font le même travail, mais avec un autre patron ;
- des bâtiments (c'est-à-dire des centres PMI), du matériel (administratif, médical) ;
- des conventions (signées antérieurement avec des opérateurs institutionnels ou associatifs) et du capital financier.

La décentralisation revient à dire au Conseil général : « Voici la compétence ; voici tous les moyens que je consacrais jusque-là à l'exercice de cette compétence ; maintenant, à vous de jouer ». Le département se trouve alors dans l'obligation de respecter la législation concernant la PMI.

Enfin, un système complexe de contrôle de légalité, déclenché par le préfet au nom de l'État (qu'il représente localement), permet en principe de vérifier que les élus appliquent la loi. Par ailleurs, le préfet peut recevoir les plaintes de citoyens (à titre individuel ou collectif) qui estimeraient que le Conseil général est entré dans l'illégalité.

L'état des lieux

Comment les conseils généraux ont-ils analysé l'héritage que leur laissait l'État et quelles décisions ont-ils prises ?

Les centres de PMI

La première question est celle du réseau, plus ou moins dense selon les départements. Dans la période

15. Rappelons que la loi réglementant ce service départemental n'est adoptée qu'en 1989.

qui a précédé la décentralisation, beaucoup de centres s'avéraient inadaptés à la demande sociale croissante, tant du point de vue matériel que des vacations professionnelles, très insuffisantes.

Les innovations

Les innovations réalisées dans quelques départements, malgré leur caractère dynamique, sont restées marginales. Citons pour exemples : la PMI à domicile, la consultation mobile en camion (en espace rural), le traitement attentif des grossesses à risques ou la PMI intégrée à de véritables maisons de la petite enfance, offrant une grande variété de services. Ces quelques initiatives n'ont pas été reprises au plan national.

L'insuffisance des moyens financiers

L'État a transféré intégralement aux conseils généraux les sommes qu'il consacrait antérieurement à la PMI. Celles-ci s'avèrent insuffisantes pour moderniser et faire fonctionner correctement tous les centres.

Les choix des élus locaux

Certains conseils généraux, considérant la PMI comme un service important pour la population, ont « remis de l'ordre dans le système », quitte à dépenser un peu plus que ce que l'État leur transférait. D'autres, au contraire, ont estimé que les priorités étaient ailleurs. Ils n'ont guère consenti d'efforts pour moderniser le service de PMI qui devait leur coûter « le moins cher possible ». Il est certain que le transfert de l'aide sociale de l'État vers le Conseil général, augmentait considérablement les charges financières du département (aide sociale à l'enfance, aide sociale aux personnes âgées, aide médicale gratuite, etc.).

L'application relative de la loi

La loi oblige les conseils généraux à faire fonctionner la PMI. Les chiffres avancés d'un centre principal pour 20 000 habitants et d'une consultation pour 8 000 habitants n'étaient qu'indicatifs. Ils étaient énoncés pour planifier l'action de l'État. De fait, aucun texte, jusqu'en 1989, n'indiquait aux élus le seuil de population à partir duquel le fonctionnement d'un centre était obligatoire. De nombreux conseils généraux ont donc supprimé des centres, ceux dont la rénovation était trop coûteuse. Ils ont concentré leurs efforts de modernisation sur un nombre beaucoup plus réduit d'équipements. On cite ainsi un département qui a supprimé plus de la moitié des centres existant avant la décentralisation, au profit de l'amélioration de la qualité des autres.

Les conséquences pour les usagers

L'inconvénient est naturellement d'éloigner géographiquement les centres de leurs utilisateurs. Dans des quartiers d'habitat populaire, avec des populations relativement peu mobiles, il était très utile d'avoir des centres PMI proches (« en pied d'immeuble »). On est ici au cœur du débat permanent entre la possibilité de donner la priorité à de nombreux petits centres de voisinage (peu équipés mais très accessibles), ou celle de privilégier de grands centres, à la pointe de toutes les techniques, très performants, mais éloignés des usagers.

Les contradictions budgétaires

Beaucoup de conseils généraux ont eu tendance à médicaliser des problèmes sociaux, afin d'utiliser les fonds de la Sécurité sociale plutôt que les budgets départementaux. La PMI s'est souvent trouvée prise dans cette contradiction.

La question des personnels

Avec la départementalisation de la PMI, il était logique que les fonctionnaires relevant initialement de la fonction publique d'État soient rattachés à la fonction publique territoriale. Les personnels craignaient une régression salariale, statutaire et de prestige. Ils ont connu quelques années difficiles, avant que la fonction publique territoriale ne se mette vraiment en place.

L'évolution de la situation

Dans leur grande majorité, les conseils généraux ont voulu bien faire, même si certaines positions prises illustrent le danger que représente la décentralisation, par une politisation excessive des choix gestionnaires.

La légitimité de l'évaluation

Les élus engagent l'argent des contribuables et il est sain que ces derniers sachent à quoi il sert et quelle est la qualité du service public rendu. Mais il faut distinguer :

- une « évaluation interactive », qui consiste à associer toutes les parties concernées dans un dialogue constructif, pour faire progresser le service ;
- un « audit » extérieur mené par des experts, qui apparaît presque toujours comme la préparation d'une sanction. Pour de nombreux professionnels, ces audits ont été vécus comme des sanctions, chaque fois que des réorganisations se sont faites de manière autoritaire.

La logique économique en toutes circonstances

Quand la PMI est déléguée à une institution ou à une association, la démarche est sensiblement la même.

Les conventions des partenaires

Les conseils généraux ont réexaminé toutes les conventions, préparées et signées antérieurement à leur prise de pouvoir. Ils les ont parfois jugées trop laxistes : par exemple, les obligations des bénéficiaires de la délégation financière n'étaient pas clairement énoncées, ni les mécanismes d'évaluation des rapports qualité/prix du service rendu. Dès le début de la décentralisation, la tendance des élus, dans tous les domaines, a été d'introduire dans les services publics une certaine logique d'entreprise. Les travailleurs sociaux, au sens le plus général du terme, n'étaient guère préparés à raisonner et à agir de cette manière, à être aussi durement soumis aux logiques économiques.

Le « déconventionnement-reconventionnement »

Dans l'ensemble, l'État gérait les conventions de manière très souple. Les conseils généraux désiraient « reprendre les affaires en mains ». La méthode a consisté à dénoncer les conventions antérieures et à en signer de nouvelles, plus draconiennes, avec les mêmes opérateurs délégués, ou avec d'autres, mis en concurrence.

Le décloisonnement des services

Une autre logique de la décentralisation était de permettre de mener des politiques dites « transversales », en donnant au même niveau de collectivité locale toutes les compétences sur un même secteur.
Avec le rapprochement de l'aide sociale à l'enfance et de la PMI, il était possible de concevoir de grandes politiques de la petite enfance et de l'enfance au sein d'un même département, voire d'une même commune.
On peut regretter que la santé scolaire en soit exclue (l'État en ayant conservé la gestion), ainsi que les modes de garde de la petite enfance qui restent du domaine de l'extra-légal (donc du facultatif), entraînant des politiques très différentes d'un département à l'autre, d'une commune à l'autre.
Mais le législateur a su faire aboutir le désenclavement de la PMI en la faisant participer à des politiques globales. La « politique de la ville » a permis de réaliser cet objectif dans un certain nombre de quartiers « sensibles ».

La situation actuelle

Dans le cadre de la décentralisation a donc été promulguée la loi du 18 décembre 1989 relative à la protection et à la promotion de la santé de la famille et de l'enfance, adaptant la législation sanitaire et sociale aux transferts des compétences. Ce texte « rappelle que la protection et la promotion de la santé de la famille et de l'enfant est une politique nationale suffisamment importante pour mobiliser l'État, les collectivités territoriales et les organismes de Sécurité sociale »[16].

La valorisation du partenariat

Aujourd'hui, le succès de véritables politiques locales de la petite enfance repose sur la qualité du partenariat entre les différents niveaux de pouvoirs publics et de quelques institutions, la CAF par exemple. Les contrats locaux de l'enfance (voir p. 138) constituent un bon exemple de cette nouvelle approche partenariale et contractuelle.

La commune partenaire

Les premières lois de décentralisation permettaient au Conseil général de déléguer certaines de ses compétences à des communes qui en feraient la demande. Quelques départements, tout en gardant juridiquement la responsabilité de ce secteur, ont accepté de confier l'organisation et le fonctionnement de la PMI à des communes. On a appelé ce système une « décentralisation au deuxième degré ».

L'évolution légiférée

Des lois ultérieures ont ouvert la même possibilité pour les établissements publics de coopération intercommunale. Ainsi, avec la loi du 7 juillet 1999, dite « Loi Chevènement », relative au renforcement et à la simplification de la coopération, les conseils généraux peuvent confier l'aide sociale et la PMI aux communautés de communes et aux communautés d'agglomération. On voit, dans beaucoup de cas, mais notamment en milieu rural, l'intérêt qu'il y aurait à gérer la PMI en intercommunalité. Il y a là pour l'avenir une voie très prometteuse, mais encore incertaine.

Le rôle régulateur de l'État

Tout en respectant le principe de liberté des collectivités territoriales, l'État, dans un souci de cohérence nationale, intervient dans la répartition des compétences en matière sanitaire et sociale à différents niveaux. Citons à titre d'exemples : les lois et décrets, l'organisation des professions, l'intervention au titre des organismes de Sécurité sociale, les orientations de la politique familiale et les modes d'accueil, etc.

---

16. Dr Fritz, in : *XXVe colloque du Syndicat national des Médecins de PMI 1989-1999. PMI promotion de la santé, citoyenneté, bilans et perspectives*, 1999, p. 8.

À partir du constat du « rôle fondamental du suivi pré et postnatal [...], le législateur a tenu à affirmer la place de la PMI dans l'organisation générale de la santé et faire participer tous les intervenants traditionnels en prévention comme en soin »[17].

Le cadre institutionnel de la PMI

La loi a clarifié et réactualisé le système de protection médico-sociale[18], en précisant les missions et les objectifs de la PMI.

Les missions et les objectifs du service

Les missions

Elles sont déterminées par l'État, partagées entre les collectivités territoriales et les organismes de Sécurité sociale (art. L 146). Elles comprennent des mesures de :

- prévention médicale, psychologique, sociale et d'éducation pour la santé en faveur des futurs parents et des enfants ;
- prévention et dépistage des handicaps des enfants de moins de 6 ans ;
- surveillance et contrôle des établissements, des services d'accueil des enfants de moins de 6 ans, ainsi que des assistantes maternelles.

L'organisation du service de PMI[19]

Placée sous la responsabilité du président du Conseil général, l'organisation des activités du service départemental de PMI est sous l'autorité médicale d'un médecin-chef de PMI.

Les activités légales du service

Le médecin responsable est donc chargé de mettre en œuvre les dispositions prescrites par la loi. Le service de PMI doit :

- mettre en place des activités de planification familiale et d'éducation familiale en faveur des femmes enceintes et des enfants de moins de 6 ans ;
- organiser le financement des actions de formation des assistantes maternelles accueillant des mineurs à titre non permanent ;
- délivrer une autorisation et/ou un avis technique à toute création ou transformation d'établissements et de services concourant à l'accueil des enfants de moins de 6 ans et les contrôler ;
- recueillir des informations en épidémiologie et en santé publique ;
- éditer et de diffuser les certificats prénuptiaux, les carnets de grossesse et les carnets de santé de l'enfant.

La diversité des organigrammes

Le Conseil général choisit librement son système d'organisation. On distingue ainsi, de façon schématique, trois grands types d'organisation :

- un modèle dit « à hiérarchie verticale »[20], où l'on retrouve la superposition précise d'une mission et d'un service, avec son chef de service, en position hiérarchique sur les équipes ;
- un modèle dit « à hiérarchie fonctionnelle », proposant « le regroupement sur le terrain de l'ensemble des professionnels sous l'autorité d'un seul cadre. [...] Les chefs de service sont en position de hiérarchie fonctionnelle (cela veut dire qu'il n'y a pas de lien de subordination entre les équipes de terrain et le responsable de la mission »[21] ;
- un autre modèle dit « modèle intermédiaire » (hérité de l'ancien service unifié de l'Enfance), dans le cadre duquel les professionnels des trois services principaux (l'ASE, la PMI et le service social) travaillent en des lieux déconcentrés afin d'être au plus près de la population.

Chacun de ces « modèles » peut présenter des avantages et des inconvénients qui doivent être pris en compte pour que la protection maternelle et infantile reste un service public de qualité.

Le rôle du médecin de PMI

Selon ces organigrammes, la fonction du médecin responsable du service couvre un champ d'importance différente d'un département à l'autre. C'est ainsi qu'il peut confier une partie de ses responsabilités à d'autres médecins de PMI du département. « Ils sont chargés de mission en accord avec les orientations départementales et par délégation »[22], ce qui nécessite un travail continuel d'analyse, d'échanges et de mises au point. L'approche de santé

---

17. *La PMI*, TSA, n° 421, 11 septembre 1992.
18. *Code de la Santé publique*, Livre II, titre I.
19. Décret du 6 août 1992.
20. G. Mignacca, in : *XXVe colloque du Syndicat national des Médecins de PMI 1989-1999. PMI promotion de la santé, citoyenneté, bilans et perspectives*, 1999, p. 101.
21. Voir *op. cit.* note 20, p. 103.
22. Corvazier F., *Groupe de travail Val de Marne*, 1996.

publique doit permettre de cerner les besoins de la population, de dégager des priorités et de tenir compte des ressources existantes.

Les financements du service de PMI

Les frais occasionnés par la législation relative à l'IVG, les frais des établissements hospitaliers recevant des femmes enceintes (et des enfants) et les frais des lactariums sont supportés par l'État (art. L 185).

Le financement lié aux activités du service de PMI fait partie des dépenses obligatoires du département et entre dans le budget du Conseil général, au titre des actions sociales (art. L 147). Ce budget est élaboré chaque année par le service départemental de PMI.

Les recettes sont celles des conseils généraux (impôts, taxes diverses, dotation globale de fonctionnement versée par l'État).

> *L'assurance maladie (Sécurité sociale) doit rembourser au département (principe du tiers payant) les frais correspondant aux examens prénuptiaux, examens prénataux, examens postnataux, examens du futur père, examens obligatoires des enfants de moins de 6 ans (quand ils ont lieu dans les centres de PMI pour les assurés sociaux ou les ayants droit). Ces modalités de remboursement font, la plupart du temps, l'objet d'une convention.*

La politique PMI d'un département s'inscrit donc dans sa politique d'action sociale (en France, cette dernière représente actuellement, en moyenne, jusqu'à 60 % du budget départemental). Toutefois, des variations existent d'un département à un autre en fonction des différents problèmes rencontrés par les populations, des moyens matériels (structures, services...) et des choix budgétaires et politiques.

Les actions de prévention

Le Code de la Santé publique précise les actes et organismes qui contribuent à diverses actions de prévention en faveur des futurs parents, des femmes enceintes et des enfants.

Les actions en faveur des futurs parents

L'examen prénuptial obligatoire[23]

Son objectif est de proposer aux couples le bénéfice d'un bilan de santé et des informations en prévision de l'arrivée de l'enfant.

Pour la femme, la recherche des **anticorps** (anti-rubéole et anti-toxoplasmose) et la détermination du **groupe sanguin** sont obligatoires. Le dépistage du **VIH** est proposé.

À la suite de cet examen, le médecin (librement choisi) établit un **certificat médical** (selon un modèle type diffusé par le service de PMI) et remet aux futurs conjoints une brochure d'éducation sanitaire. Les frais sont couverts à 100 % par la Sécurité sociale.

Les activités de planification et d'éducation familiale[24]

La planification familiale concilie trois objectifs importants : satisfaire l'intérêt de l'enfant, l'équilibre familial et les besoins de la société. Elle permet de réduire les grossesses à risques élevés et/ou pathologiques, luttant ainsi contre la mortalité infantile.

Créés dans les années 1970, les centres de planification et d'éducation familiale (CPEF) sont destinés à rendre accessible à tous l'information relative aux moyens contraceptifs et à leur délivrance.

Les services proposés

Ils proposent :
- des consultations médicales,
- des informations sur la sexualité et l'éducation familiale,
- une préparation à la vie de couple et à la fonction parentale,
- des entretiens pré et post IVG,
- le dépistage et le traitement de certaines MST.

Par ailleurs, certains établissements proposent un accueil et des conseils gratuits aux personnes en situation difficile (victimes de dysfonctionnements familiaux ou de violences).

Lors de ces consultations, le gynécologue de PMI est amené à répondre à des questions très générales de gynécologie, souvent orientées sur la contraception.

Les consultations peuvent être aussi l'occasion de dépistages particuliers (MST, HIV ou cancers) ou répondre à des circonstances parfois dramatiques (par exemple, un traumatisme après des violences sexuelles).

Ces consultations sont parfois précédées, ou suivies, d'entretiens avec la conseillère conjugale du centre (à la demande de la femme ou sur proposition du médecin).

Enfin le médecin participe à toutes les activités d'information destinées aux jeunes (soit dans le centre de PMI, soit dans les établissements scolaires en lien avec les équipes du service de promotion de la santé en faveur des élèves).

---

23. Code civil, article L 153 et article 63.
24. Loi du 28 décembre 1967, décrets n° 92-784 et 92-785 du 6 août 1992, arrêté du 5 novembre 1992, décret du 23 mars 1993.

Le personnel spécialisé

Ces centres, dirigés par un médecin spécialiste qualifié en gynéco-obstétrique, doivent :

- disposer d'une personne compétente en conseil conjugal et familial ;
- s'assurer (en fonction des besoins) du concours d'une sage-femme, d'une infirmière, d'une assistante sociale et d'une psychologue.

L'interruption volontaire de grossesse (IVG)[25]

Toute femme enceinte peut demander à un médecin l'interruption de sa grossesse. L'IVG vise à réduire la mortalité due aux avortements clandestins, en proposant un acte médical contrôlé.

> *En 1998, le nombre d'IVG était de 214 000, soit 6 % de plus qu'en 1990. Ce taux (stable après 25 ans) est en hausse pour les jeunes et les très jeunes femmes, ce qui révèle (peut-être) un changement de comportement* [26].

L'IVG doit avoir lieu **avant la fin de la 12e semaine de grossesse**[27]. Elle doit être pratiquée par un médecin dans un établissement hospitalier public ou privé (agréé). La démarche de demande d'IVG se fait en 3 étapes :

- lors de la première visite, le médecin remet à la femme enceinte un « **dossier guide** », édité par la DDASS ;
- après la visite au médecin, la femme doit consulter, pour un entretien, un centre de planification ou d'éducation familiale (ou un service social) qui devra lui délivrer une « **attestation d'entretien** ». Cet entretien permet d'apporter à la femme enceinte une assistance et des conseils appropriés à sa situation, ainsi que de proposer les moyens susceptibles de résoudre au mieux ses problèmes ;
- la femme doit faire une « **confirmation écrite** » de sa décision dans un délai d'une semaine.

L'interruption thérapeutique de grossesse

C'est un acte médical lié à certaines conditions de pathologies en cours de grossesse.

La loi Aubry a imposé aux chefs de service de gynéco-obstétrique hospitaliers, d'organiser la pratique de l'IVG par leurs équipes, même s'ils s'y refusent à titre personnel.

Les actions en faveur des femmes enceintes

Toute femme enceinte doit bénéficier d'une surveillance médicale de sa grossesse et des suites de l'accouchement. Pour cela, le service de PMI met en place des actions de prévention médico-sociales qui visent à assurer le bon déroulement de la croissance fœtale, par le dépistage précoce des pathologies.

Les consultations prénatales

Elles sont pratiquées par des médecins gynécologues, elles sont gratuites et permettent aux femmes enceintes de passer les examens prénataux obligatoires cités ci-après.

Les examens prénataux

Au nombre de 7 (le premier avant la fin du troisième mois, suivi des autres à un rythme mensuel), les examens prénataux permettent à la femme de bénéficier d'allocations spécifiques. L'examen du futur père peut être proposé dans certains cas.

Un carnet de grossesse, distribué par le service départemental de PMI, est remis à la femme enceinte.

Les futurs parents peuvent s'adresser à un médecin libéral. La Sécurité sociale rembourse à 100 % les frais engagés, au titre de l'assurance maternité.

Les actions médico-sociales à domicile

Prévues pour les femmes enceintes requérant une attention particulière, ces actions à domicile sont effectuées par des sages-femmes de PMI, avec l'accord des intéressés, en liaison avec le médecin traitant et les services hospitaliers concernés.

Les avis de grossesse (obligatoirement envoyés au service de PMI par les organismes prestataires d'allocations familiales) permettent (s'il le faut) de décider quelles femmes bénéficieront en priorité de ces visites à domicile. En outre, les différents partenaires du service de PMI sont pourvoyeurs de telles demandes.

L'amélioration des conditions d'accouchement

Elle fait partie des objectifs de la protection maternelle et infantile et s'inscrit dans le travail en réseau.

L'organisation actuelle des maternités repose sur les directives du Plan de périnatalité (voir p. 808) qui définit des niveaux de soins[28] en rapport avec le degré de pathologie à prendre en charge du côté pédiatrique. On distingue ainsi :

- les maternités de niveau I : unités d'obstétrique sans unité de néonatologie associée,
- les maternités de niveau II : unités d'obstétrique associées à une unité de néonatologie ou de soins intensifs périnatals située à proximité,

25. Loi du 17 janvier 1975, modifiée le 31 décembre 1979.
26. DREES, *Études et résultats*, n° 69, juin 2000.
27. Loi Aubry.
28. Décrets du 9 octobre 1998.

◆ les maternités de niveau III : unités d'obstétrique associées à une unité de réanimation néonatale située à proximité (possibilité de transfert du nouveau-né dans l'unité néonatale sans recours à un véhicule sanitaire).

Le Code de la Sécurité sociale prévoit la prise en charge, au titre de l'assurance maternité, de tous les frais afférents au suivi des femmes enceintes. Le Code du travail prévoit la protection de la femme enceinte au travail (règles sur les congés maternités, les conventions collectives).

Les actions en faveur des enfants

Les consultations de PMI permettent la surveillance du développement physique, psychomoteur et affectif de l'enfant de moins de 6 ans, le dépistage précoce d'éventuelles anomalies ou déficiences et la pratique des vaccinations.

Les examens médicaux

Ils sont au nombre de 20 (voir p. 822), à raison de :
◆ neuf dans la première année (un par mois jusqu'à 6 mois, un à 9 mois et un à 12 mois),
◆ trois dans la seconde année (16 mois, 20 mois et 24 mois),
◆ huit entre 2 et 6 ans (un tous les 6 mois).
Les familles choisissent librement leur médecin :
◆ soit en médecine libérale (remboursement à 100 % des frais de consultation par la Sécurité sociale),
◆ soit en centre de PMI (gratuité de la consultation).
Certains de ces examens, plus particulièrement approfondis, aboutissent à l'établissement de « certificats de santé » à 8 jours, à 9 mois et à 24 mois, âges jugés clés dans le développement de l'enfant (voir p. 824).

Les dépistages précoces d'anomalies

Les CAMSP[29] ont pour objet le dépistage, la cure ambulatoire et la rééducation des enfants de moins de 6 ans présentant des déficits sensoriels, moteurs ou mentaux, en vue d'une adaptation sociale et éducative dans leur milieu naturel et avec la participation de celui-ci. Ils exercent donc des actions préventives spécialisées.
Ces centres exercent aussi une guidance des familles dans les soins et l'éducation spécialisée requis par l'état de l'enfant, soit au cours de consultations, soit à domicile (voir p. 925).

Les vaccinations

Le Code de la Santé publique cite les vaccinations[30] obligatoires. Depuis les années 70, la politique en matière de vaccination est organisée sur la base d'une information des familles et d'une forte incitation à les pratiquer dans l'intérêt de l'enfant et de la collectivité (voir p. 828).

Les consultations infantiles

Elles se déroulent dans les centres de PMI et sont exercées par des médecins pédiatres auxquels s'associent des puéricultrices et/ou des infirmières, des auxiliaires de puériculture et/ou des aides-soignants[31].

Le rôle du pédiatre de PMI

Chargé de suivre les enfants de la naissance à 6 ans, le pédiatre a un rôle clé au sein du dispositif de la protection de la santé. Il ne s'assure pas seulement de la bonne santé de l'enfant, il est aussi « un conseiller éducatif et psychologique auprès des familles » (Kreisler)[32].
Lors de la première consultation, faite après la naissance et de préférence en présence des deux parents, le médecin s'attache surtout à préciser la place de l'enfant au sein de la famille. L'observation et l'examen clinique complet de l'enfant, lors de la consultation de PMI, permettent d'apprécier le développement de l'enfant et de déceler une éventuelle anomalie (non évidente lors du premier examen).
L'éducation à la santé occupe une part importante du temps de consultation et est reprise ensuite par les membres de l'équipe, sous des formes diverses, en entretiens individuels ou en groupes de mères (parfois de parents).

Le travail pluridisciplinaire

La qualité du travail réalisé dans le cadre des consultations repose pour une part importante sur la cohérence du travail des équipes. Le travail s'organise autour de 4 axes :
◆ un travail d'accueil, au cours duquel l'équipe va chercher à :
– apprécier et soutenir les relations mère/enfant (ou père/enfant) ;
– définir la place de cet enfant dans sa famille, ses relations avec sa fratrie ;
– préciser les pratiques éducatives ;
– aborder, éventuellement, l'accueil de l'enfant en crèche ou tout autre « mode de garde » ;
◆ un travail d'évaluation, notamment pour :
– repérer des situations qui sont source de difficulté pour l'enfant et ses parents ;

---

29. Loi du 18 décembre 1989, art. L 166 ; loi du 30 juin 1975 sur l'orientation en faveur des personnes handicapées, art. 3.
30. Code de la Santé, art. L 5 et L 10.
31. Décret 92/784.
32. Th. Labesse, Pour une pédiatrie de terrain, *PMI actualité, Informations sociales*, n° 10, février/mars 1991.

– envisager avec les parents des modes de réponses qui leur soient propres ;
- un travail de soutien, la consultation de PMI donnant parfois l'occasion d'entendre des parents en souffrance dans leur lien à l'enfant, de constater des dysfonctionnements graves pouvant mettre l'enfant en danger, ou des risques de maltraitance : le médecin, avec la puéricultrice et toute l'équipe, assure une certaine vigilance et propose des mesures d'aide et de soutien ;
- un suivi des enfants, qui n'a de sens que dans la pluridisciplinarité. Au sein de la consultation elle-même, il demande une réflexion qu'il convient de mener en concertation, voire en synthèse avec les partenaires nécessaires[33].

Dans ce travail réalisé à l'occasion des consultations, « on ne "surveille" pas, mais on "veille sur", notamment dans le but d'aider les parents à devenir eux-mêmes de plus en plus compétents »[34].

Les actions médico-sociales à domicile

Effectuées par la puéricultrice de PMI, à partir des avis de naissance ou/et des certificats de santé[35], elles sont destinées aux enfants requérant une attention particulière, à la demande ou avec l'accord des familles intéressées, en liaison avec le médecin traitant et les services hospitaliers concernés.

Les avis de naissance, obligatoirement envoyés par les services de l'état civil des mairies, servent d'appui aux décisions de visites à domicile. En croisant ces informations avec celles reçues par les certificats de santé et données par les partenaires du service de PMI, les puéricultrices peuvent déterminer des priorités.

Les actions de prévention des mauvais traitements

Si, lors de ces visites ou lors des consultations, il est constaté « que l'état de santé de l'enfant requiert des soins appropriés, il incombe au service départemental de PMI d'engager la famille ou la personne à qui l'enfant a été confié à faire appel au médecin de son choix [...] ou à prendre toutes dispositions utiles. Chaque fois que le personnel du service [...] constate que la santé ou le développement de l'enfant sont compromis ou menacés par des mauvais traitements, le personnel en rend compte sans délai au médecin responsable du service, qui provoque d'urgence toutes les mesures appropriées »[36]. Par ailleurs, le service doit également participer au dépistage et aux actions de prise en charge des mineurs maltraités, dans les conditions prévues par le Code de la famille et de l'aide sociale[37].

Les actions dans les écoles maternelles

Le service de PMI doit y organiser des actions médico-sociales sous forme de bilans de santé vers 3-4 ans (après un temps d'intégration scolaire) et de consultations à la demande (celle émanant du corps enseignant essentiellement). Il en découle un travail de proximité avec les parents d'abord, les enseignants ensuite et enfin les réseaux d'aide spécialisée aux élèves en difficulté (RASED).

Un tel travail demande de participer à la réflexion sur les conditions de vie et d'accueil des enfants au sein de l'école (dans toutes ses activités : cantine, garderies...), et à la mise en place de moyens adaptés. Une transmission au service de santé scolaire est prévue avant l'entrée en CP.

Le fonctionnement légal du service

Les activités sont organisées en fonction des besoins de la population, en liaison avec le service départemental d'action sociale et le service départemental de l'Aide sociale à l'enfance (ASE) et en partenariat avec les établissements et services, publics et privés, du secteur sanitaire, social et éducatif.

Les normes minimales

Des normes minimales de consultations et de personnels sont recommandées afin que soit appliquée au mieux la notion « d'accessibilité à tous ».

Tableau 43.2 : Normes minimales prévues par la loi.

Services	Normes	Ratio
Consultations de planification et d'éducation familiale (CPEF)	16 par semaine dont 4 prénatales	100 000 habitants, femmes de 15 à 50 ans
Consultations infantiles	1/2 journée/ semaine	200 naissances vivantes
Sage-femme	1 poste	1 500 naissances
Puéricultrice	1 poste	250 naissances

Source : Code de la santé (art L. 149 et L. 150).

33. Propos largement inspiré des résultats d'un groupe de travail dans le Val de Marne.
34. Th. Labesse, *op. cit.* note 32.
35. Code de la Santé, art. L 149.
36. Code de la Santé, art. L 152.
37. Loi du 10 juillet 1989.

La PMI en chiffres

- **Lieux de consultations infantiles** : 5 300 environ ;
- **lieux de consultations prénatales** : 500 environ[38] ;
- **taux de fréquentation moyen**[39] :
  - 85 femmes enceintes sur 10 000 habitants,
  - 14 femmes enceintes sur 100 naissances,
  - 586 enfants sur 10 000 enfants de 0 à 4 ans ;
- **effectif de personnel** :
  - 6 000 équivalents temps plein (ETP), médecins, sages-femmes, puéricultrices, infirmières, auxiliaires de puériculture,
  - 3 300 vacataires, professionnels dans le domaine social ;
- **coût de la PMI** : 2,1 milliards de francs (chiffre considéré comme sous-estimé)[40].

> *Dans un autre rapport[41], il était démontré que la moitié des départements n'organisait pas de consultations prénatales, que la moitié était en dessous des normes pour les sages-femmes de PMI, et un peu plus de la moitié était au-dessus des normes pour les puéricultrices. Les activités de planification n'étaient organisées qu'à raison de 5/semaine pour 100 000 habitants de 15 à 49 ans.*

La surveillance et le contrôle des modes d'accueil d'enfants de moins de 6 ans

L'autorisation d'ouverture et la surveillance des structures d'accueil pour les enfants de moins de 6 ans

Ces structures d'accueil sont soumises à une autorisation ou à un avis technique lors de leur création, puis au contrôle du médecin responsable du service départemental de PMI.

Le dernier décret précise les conditions de délivrance de ces autorisations ou avis[42]. La réactualisation de ces dispositions d'ouverture doit permettre aux structures d'accueil de la petite enfance de :

- s'adapter aux évolutions de la société et des pratiques des structures elles-mêmes (travail des parents, précarité, éveil des enfants, en plus des préoccupations traditionnelles de santé et de sécurité, ouverture plus grande aux parents) ;
- rajeunir une réglementation vieille de 25 ans, en clarifiant les procédures issues de la loi de décentralisation ;
- simplifier les normes, les unifier en un seul texte, dans une perspective d'harmonisation ;
- améliorer les exigences d'encadrement et la qualification des personnels travaillant auprès des enfants.

En outre, ce texte précise :

- les missions, l'organisation et le fonctionnement de l'établissement ou du service (capacité, locaux, projet d'établissement, règlement intérieur avec en particulier les modalités d'intervention du médecin et du psychologue attaché à l'établissement) ;
- les personnels (directeur, adjoint, équipe pluridisciplinaire, médecin, qualification et effectif du personnel placé auprès des enfants) ;
- les procédures de création, d'extension ou de transformation (avec pièces constitutives du dossier).

> *Une instance partenariale de référence doit être créée à l'échelon du département : instance de réflexion, de conseil et de propositions sur les politiques d'accueil des jeunes enfants dans le département.*

L'agrément et la formation des assistantes maternelles accueillant des mineurs à titre non permanent[43]

« Toute personne qui accueille habituellement des enfants à son domicile, moyennant rémunération, doit être préalablement agréée par le président du Conseil général du département où elle réside. »[44]

L'agrément des assistantes maternelles et la formation de celles qui accueillent des mineurs à titre non permanent relèvent de la compétence du département qui en assure l'organisation et le financement. La responsabilité en est dévolue au service de PMI[45].

L'objectif de cette réglementation est de veiller à « garantir la santé, la sécurité et l'épanouissement des mineurs accueillis » et de permettre l'application des lois du Code du travail.

L'agrément d'une assistante maternelle

Pour obtenir l'agrément, la candidate doit :

- **présenter les garanties nécessaires** pour accueillir des mineurs dans des conditions propres à

---

38. Statistiques valables pour l'année 1995.
39. Statistiques valables pour l'année 1995.
40. *Santé des enfants, santé des jeunes*, rapport du HCSP, juin 1997.
41. *La Sécurité et la qualité de la grossesse et de la naissance : pour un nouveau plan périnatalité*, HCSP, 1994.
42. Décret n° 2000-762 du 1er août 2000.
43. Loi du 12 juillet 1992, décret du 29 septembre 1992, décret du 27 novembre 1992.
44. CFAS, art. 123-1.
45. CSP, art. L 147 et L 149.

assurer leur développement physique, intellectuel et affectif ;

◆ **passer un examen médical**, qui a pour objet de vérifier que son état de santé lui permet d'accueillir habituellement des mineurs ; cet état de santé est attesté par un certificat médical, obligatoire. Il précise que « la candidate est indemne de toute affection physique ou mentale incompatible avec l'exercice de la fonction, ne présente pas de signes évocateurs de tuberculose et est à jour de ses vaccinations » ;

◆ **disposer d'un logement convenable** dont l'état, les dimensions et l'environnement, permettent d'assurer le bien-être physique et la sécurité des mineurs, compte tenu du nombre et de l'âge de ceux pour lesquels l'agrément est demandé.

La candidate doit remplir un formulaire de « demande d'agrément » et constituer un « dossier ».

La décision est notifiée à la candidate dans un délai de 3 mois à compter de la demande d'agrément. Tout refus doit être dûment motivé. Il peut faire l'objet d'un recours auprès du président du Conseil général (recours gracieux) ou du tribunal administratif.

Une « attestation d'agrément » précisant l'âge et le nombre de mineurs accueillis (3 maximum) est délivrée pour 5 ans.

Le renouvellement d'agrément est subordonné à la justification de formation.

Si les conditions de l'agrément cessent d'être remplies, le président du Conseil général peut (après avis d'une commission consultative paritaire départementale) modifier le contenu de l'agrément ou procéder à son retrait. En cas d'urgence, il peut suspendre l'agrément.

La formation des assistantes maternelles

Organisée et financée par le service départemental de PMI, la formation est :

◆ obligatoire dans les 5 ans qui suivent l'agrément, à raison de 60 h minimum (dont 20 h au cours des 2 premières années) ;

◆ destinée « à aider les assistantes maternelles dans leurs tâches éducatives » et contribuer à améliorer leurs connaissances dans quatre domaines[46] :

– le développement, les rythmes et les besoins de l'enfant,

– la relation avec les parents au sujet de l'enfant,

– les aspects éducatifs de l'accueil de l'enfant et le rôle de l'assistante maternelle,

– le cadre institutionnel et social de l'accueil de la petite enfance.

Chaque département peut faire appel à des organismes de formation agréés ; cependant, la plupart organisent eux-mêmes cette formation avec des personnels de PMI et/ou des personnels spécialisés.

La rémunération d'une assistante maternelle

Elle ne peut être inférieure à 2 h 25 du SMIC pour 8 à 10 h de garde. Une indemnité d'entretien se négocie avec l'employeur en sus de la base salariale. Les assistantes maternelles peuvent alors être employées par les parents, en contrat direct, de « gré à gré », avec obligation pour les parents de déclarer l'assistante maternelle à l'URSSAF. Il est prévu une prise en charge de ces cotisations par la CAF, incluse dans le dispositif AFEAMA (voir p. 140).

Les relais assistantes maternelles (RAM)

Ils ont été créés, à l'initiative des CAF, pour informer les parents (et les assistantes maternelles) de toute la législation les concernant et pour tenter de les mettre en contact. Intégré, si possible, dans un dispositif plus vaste d'aide aux familles, ce relais fonctionne avec un professionnel de la Petite Enfance (puéricultrice, éducatrice de jeunes enfants en priorité...).

Il est géré par les communes, dans le cadre des contrats enfance (voir p. 138).

Les assistantes maternelles font l'objet d'une législation particulière dans le Code du travail.

Sachons que tous les autres « modes de garde » (baby-sitter, employées de maison ou à domicile...) ne relèvent pas de la législation PMI mais de la législation du travail y afférant.

Par ailleurs les assistantes maternelles peuvent être employées par un organisme public ou privé, la plupart du temps au sein d'une crèche familiale.

Le recueil et le traitement de données épidémiologiques

Le service de PMI est particulièrement désigné pour être « rassembleur » de données épidémiologiques en matière de protection maternelle et infantile. Il est donc destinataire d'un certain nombre de documents (à commencer par les certificats de santé du 8e jour, du 9e et du 24e mois). Pratiquement tous les départements ont informatisé les certificats de santé qui servent de bases de données à diverses études. Les services départementaux de PMI ont la charge

46. Art. L 149.

d'organiser le traitement des données et la diffusion des résultats[47] (voir p. 825).

Le président du Conseil général est chargé d'organiser chaque année une réunion où le service de PMI doit présenter et analyser certaines statistiques de la situation sanitaire. « À cette occasion, sont rassemblées toutes les personnes concourant à la promotion de la santé de la mère et de l'enfant ». Lors de cette réunion, tous les indicateurs sanitaires, sociaux et démographiques, utiles à la détermination des besoins de la population et des actions à entreprendre, peuvent être travaillés.

Les indicateurs pertinents sont plus particulièrement :

- le nombre d'IVG chez les femmes de moins de 18 ans,
- le nombre de grossesses non ou mal suivies,
- la mortalité maternelle,
- le nombre d'enfants présentant un handicap,
- le nombre de décès d'enfants de moins de 6 ans. À cet effet, les officiers de l'état civil adressent au médecin responsable du service de PMI du département où sont domiciliés les parents aussi bien un extrait d'acte de naissance qu'une copie de l'acte de décès des enfants âgés de moins de 6 ans.

La plupart des services de PMI participent à la préparation des journées de travail sur la périnatalité organisées au niveau régional et/ou départemental.

La PMI, partenaire de réseaux

Le service départemental de PMI travaille avec de nombreux partenaires. En effet, par ses interventions, il est amené à collaborer avec chacune des institutions qui se trouvent dans le vaste champ de la famille et de la petite enfance. Il est parfois à l'interface de leur diversité. Se pose alors la question des modalités de relation à construire entre tous les acteurs, « afin qu'au bout du compte, chaque enfant, chaque famille puisse être objet de ce soin particulier dont on peut dire qu'il est fondateur de l'être humain »[48].

Le service de PMI a donc, avant tout, une fonction préventive, éducative et d'animation d'actions communautaires, et travaille en étroite collaboration avec les parents et les forces vives des quartiers (partenaires sociaux, éducatifs et associatifs).

La pluridisciplinarité est le support de cette collaboration. Dans cette approche multiple, chacun doit apporter ses connaissances et les ressources de sa technicité ; cependant, il doit se garder d'empiéter sur le territoire des autres intervenants et, au contraire, faire appel à leur compétence chaque fois que nécessaire[49].

Dans le champ couvert par la PMI, de nombreux professionnels partagent des soucis communs. Des rencontres sont nécessaires ; elles sont souvent le fruit d'une volonté de travailler ensemble, dans l'intérêt des familles ou de leurs enfants.

L'exemple du « plan périnatalité »

Malgré le Plan de périnatalité de 1970 et les nombreuses mesures de prévention qui l'ont accompagné, la mortalité demeurait forte dans la période périnatale. Ce constat est à l'origine du nouveau Plan périnatalité, initié en 1994 (voir p. 794).

Résultats d'enquête

D'après l'enquête nationale périnatale réalisée en 1998, la prise en charge de la grossesse continue à s'améliorer. Notons les points suivants :

- les femmes enceintes sont plus nombreuses à consulter l'équipe qui les prendra en charge au moment de la naissance ;
- elles sont aussi plus nombreuses à bénéficier de séances de préparation à la naissance. Les analgésies péridurales sont beaucoup plus courantes ;
- le nombre d'accouchements déclenchés reste stable ;
- le taux des césariennes continue à croître ;
- le taux de prématurité s'accroît également et passe de 5,9 à 6,8 % (cette évolution est en grande partie due à l'accroissement du nombre des naissances multiples) ;
- sur le plan social, le chômage et la faiblesse des ressources demeurent par ailleurs des facteurs de risque importants.

Conclusion

Les progrès techniques en obstétrique ont conduit, durant ces dernières décennies, à une amélioration de la situation sanitaire environnant la naissance. Toutefois, un suivi permanent des principaux indicateurs concernant la grossesse et l'accouchement demeure indispensable (il est réalisé à travers l'enquête nationale périnatale, qui permet d'apprécier les évolutions survenues depuis 1995)[50].

---

47. Décret 92-785 du 6 août 1992, art. 8, et article L 149, 5°.
48. F. Corvazier, Au carrefour des institutions, in : *PMI actualité, Informations sociales*, n° 10, février/mars 1991.
49. Manciaux Lebovici et coll., voir *op. cit.* note 9.
50. DREES, *Études et résultats*, n° 73, juillet 2000.

Problématiques et logiques du service de PMI face à la maltraitance

À côté de l'Aide sociale à l'enfance (ASE), dont la vocation est la prévention et la protection de l'enfance, quatre dispositifs contribuent à la protection médico-sociale de l'enfance[51] :

- « le service départemental de la protection maternelle et infantile, pivot territorial du dispositif de protection et de promotion de la santé de la famille et de l'enfance ;
- le dispositif en faveur des enfants dits "inadaptés" ;
- le service de promotion de la santé en faveur des élèves ;
- le service social scolaire au sein de ce lieu stratégique qu'est l'école.

On peut aussi citer la politique de santé mentale des enfants assumée par les secteurs de psychiatrie infanto-juvénile ».

Le contexte

« Les exigences semblent s'être déplacées vers des champs nouveaux où le médecin, le pédiatre, sont plus souvent sollicités au-delà des compétences liées à leur formation médicale. On constate en effet une diminution de la tolérance parentale et sociale à la moindre déviation, à la moindre insuffisance qui devient vite handicap, difficultés d'adaptation dont les indicateurs les plus visibles sont les troubles dits "du comportement", l'inadaptation scolaire »[52].

La participation aux actions de prévention des mauvais traitements (loi de PMI 1989)[53]

Les visites médicales ont notamment pour objet de prévenir et de détecter les cas d'enfants maltraités. Ainsi, le service départemental de PMI, et son personnel, se trouvent responsables à divers niveaux d'une partie des actions en faveur des enfants maltraités (voir p. 949).

Les objectifs

Dans un premier temps, il faut tout mettre en œuvre pour que :

- les parents puissent exercer leur « parentalité » ;
- l'exercice de cette parentalité puisse se faire « au moins mal », avec toutes les aides possibles (qu'elles soient d'ordre financier, social ou psychologique) ;
- le service puisse participer à la prise en charge, au suivi et au soutien des familles lorsque des actions d'AEMO (ou même de placement d'enfants) sont mises en place.

Le service de PMI est ainsi amené à traiter bien des situations en amont d'un danger potentiel ou patent.

Il semble important de permettre aux professionnels de PMI d'évaluer leurs inquiétudes par une concertation interne et d'informer le médecin de PMI de référence et la puéricultrice coordinatrice, conseillère technique du service.

Le questionnement du professionnel

Certaines questions d'éthique se posent :

- Comment ne pas en rester à des sentiments, forts, violents et contradictoires, dont on sait qu'ils ont des racines très profondes en chacun de nous ?
- Comment élaborer à partir de cet « horrible », ressenti face à un acte jugé inhumain ?
- Comment, en réponse, ne pas se mettre dans la toute-puissance, le déni ou la précipitation ?
- Comment réintroduire, enfin, ce travail habituel de prévention qui commence par la verbalisation, le « en parler » et ce, d'abord avec la famille elle-même ?

Rôle de la puéricultrice

Face à la maltraitance

La démarche consiste à « en parler » et non à « le dire ». Cela permet à chacun (les parents en premier, les professionnels ensuite) d'élaborer ce qu'il en est et de saisir ce qui alerte et appelle. Une réflexion dans ce sens doit être poursuivie avec les autres professionnels :

- structures d'accueil de la petite enfance (les crèches, par exemple), notamment sur les démarches à accomplir car chaque département est doté d'un circuit de prévention de la maltraitance ;
- les services hospitaliers, souvent concernés au premier chef par ce problème (en particulier les services de maternité ou de pédiatrie).

Un réel partenariat est à instaurer avec l'ensemble des services potentiellement concernés par ce problème

---

51. J.-P. Rosenczveig, voir *op. cit.* note 11.
52. Manciaux, Lebovici, *et al.*, voir *op. cit.* note 9.
53. Lois de PMI 1989 et 6 mars 2000.

Le rôle du service de PMI dans la lutte contre les exclusions[54]

L'accès aux droits fondamentaux dans les domaines de la protection de la santé, de la protection de la famille et de l'enfance doit être garanti à tous et les collectivités territoriales doivent participer à la mise en œuvre de ce principe.
La loi contre les exclusions est construite selon trois axes : l'accès aux soins, la prévention des exclusions, la formation sociale. Le service de PMI étant un service d'une collectivité territoriale, il est partie prenante dans chacun de ces axes, et parfois, à divers niveaux.

L'accès aux soins

Le « **programme régional pour l'accès à la prévention et aux soins** » **(PRAPS)** précise les conditions dans lesquelles les collectivités territoriales (et notamment les services de PMI) concourent à la mise en œuvre d'actions de prévention et d'éducation à la santé. De même, le service de PMI peut signaler les situations de précarité et de pauvreté[55].
Le PRAPS est établi à partir d'une analyse des besoins, sous la responsabilité du préfet. Ses missions auront pour objectif de faciliter :
- les actions d'accompagnement (psychologique et social) des femmes enceintes et des jeunes mères de famille, particulièrement des plus démunies ;
- l'accès aux structures hospitalières et aux soins de santé PASS[56] (qui constitue une extension du réseau, en particulier pour les CPEF) ;
- l'accompagnement des personnes dans les démarches nécessaires à la reconnaissance de leurs droits ;
- l'établissement de conventions pour « la prise en charge des frais de santé » (par exemple, les frais pour des actes diagnostiques et thérapeutiques, les traitements).

La prévention des exclusions

L'amélioration des conditions de vie et d'habitat[57]

Le Code de la Santé publique (CSP) insiste sur la lutte contre le saturnisme (voir p. 850), dans laquelle le service de PMI a un rôle à jouer en effectuant des démarches, telles que le signalement à la Préfecture de l'immeuble incriminé, le préfet pouvant alors faire une lettre d'injonction au propriétaire. Il peut le sommer de mettre aux normes le logement et d'assurer l'hébergement provisoire des personnes délogées.

Le droit à l'égalité des chances par l'accueil de tous les enfants

Il semble nécessaire de faciliter l'accès aux établissements d'accueil (donc à l'éducation et à la culture) aux enfants de familles aux faibles revenus. La collectivité territoriale réfléchit aux moyens d'élargir, par les règlements intérieurs, l'acceptation des enfants de moins de 6 ans dans toute structure départementale.

La formation sociale

Les « établissements de formation sociale initiale, permanente, doivent pouvoir proposer des qualifications aux professionnels et personnels engagés dans la lutte contre les exclusions »[58].
Les écoles de puéricultrices, d'auxiliaires de puériculture, d'aides-soignant(e)s, les CNFPT et autres centres de formation peuvent être concernés.
Une commission de l'action sociale d'urgence (CASU) est à mettre en place dans chaque département : le service de PMI devrait pouvoir y être présent, au moins pour ce qui est de sa responsabilité propre[59].
Il est intéressant de noter que sont soulignés dans cette loi des points qui apparaissaient déjà dans l'esprit de la décentralisation, à savoir : l'exercice de la citoyenneté et la place du service public, auxquels s'est ajouté le principe de la coordination institutionnelle.

Les programmes de développement en faveur des familles

L'évolution de la « politique de la ville »

- **Dans les années 1970**, les villes n'ont pas toujours su maîtriser leur expansion et ont créé des phénomènes d'enfermement, avec des habitats précaires où sont concentrés les problèmes « sociaux ». Les quartiers en difficulté font l'objet de mesures de réhabilitation de l'habitat.
- **Dans les années 1980**, sont créées les premières **zones d'éducation prioritaires** (ZEP) et un **conseil national de prévention de la délinquance**, réalisa-

54. Loi n° 98-657 du 29 juillet 1998 (dispositifs prévus par la loi d'orientation relative à la lutte contre les exclusions).
55. La PMI, à partir de cette loi (qui fixe le seuil de précarité à la moitié du SMIG, quel que soit le nombre de personnes vivant au foyer), doit travailler les critères de précarité à retenir pour son intervention.
56. Loi du 29 juillet 1998, art. 76.
57. Loi du 29 juillet 1998, art. 123.
58. Loi du 29 juillet 1998, art. 151.
59. Loi du 29 juillet 1998, art. 154.

tions qui se concentrent sur l'insertion, l'éducation et l'urbanisme (vers une réhabilitation). Toutefois, une première tentative cohérente prend forme avec la mesure de **développement social de quartier** (DSQ), sous la responsabilité des villes. Il arrive que les équipes de PMI soient sollicitées pour participer aux actions de quartier pour l'accueil de mères (et futures mères) en difficulté, en recherche d'emploi, dans un souci de soutenir leur cheminement dans la cité. Très proche de la logique de santé communautaire, cette dynamique des DSQ permet de faire émerger des « habitants acteurs » dans les choix qui les concernent.

- **Dans les années 1990**, apparaît une logique plus strictement économique : l'insertion et le développement par la lutte pour l'emploi : c'est l'apparition du **développement social urbain** (DSU) qui donnera naissance aux « **contrats de ville** ».
- **En 1997**, le gouvernement mène une réflexion sur l'ensemble de la Politique de la ville, avant de la réorienter en profondeur dans un sens qui dépasse le clivage quartier/agglomération[60].
- **En juin 1998**, le comité interministériel des villes appelle à une nouvelle ambition pour les villes : faire une société plus juste favorisant l'égalité des chances et permettant à tous de réussir, quels que soient son lieu de résidence et ses origines.

La vocation de ces nouveaux contrats-ville est d'être plus politique (implication de l'État), plus participative (implication des habitants), plus partenariale (implication des conseils généraux). Quatre axes devraient regrouper l'ensemble de ce qui forme la vie locale :
- *citoyenneté, prévention, sécurité,*
- *lien social et service public,*
- *transformation et gestion urbaine,*
- *insertion, emploi, développement économique.*

La logique de ces contrats-ville serait de rendre complémentaires les divers services publics qui contribuent au paysage urbain. Cela peut concerner, par exemple, l'aménagement des voiries, les transports et les espaces verts (qui contribuent à un environnement plus sain et plus chaleureux), une meilleure répartition des établissements scolaires ou la création de nouveaux lieux d'accueil de la mère et de l'enfant.

À noter...

Ainsi, « le service de PMI a une place originale : situé dans le maillage social, au plus proche des populations, il peut faciliter les liens entre le champ médical, les institutions à caractère sanitaire et le champ social »[1].

1. M.T. Fritz, *op. cit.* note 16, p. 9.

L'évolution de la politique de la famille

Des rapports préparatoires à la conférence de la famille ont permis de conduire un état des lieux sur :
- la vie quotidienne des familles,
- la politique familiale (bilan et perspectives),
- le couple, la filiation et la parentalité.

Le rapport final contenait des propositions « de politique familiale prenant en compte les réalités socio-économiques des familles et leur environnement, donnant ainsi des repères pour construire durablement l'indispensable politique de la famille dont notre pays a besoin »[61]. Elle doit être avant tout tournée vers l'enfant[62], les familles les plus défavorisées, sans pour autant négliger les autres[63].

La politique familiale doit :
- faire évoluer les systèmes d'aide aux familles (plus grande justice sociale[64]) ;
- faciliter la vie quotidienne des parents ;
- conforter les parents dans leur rôle éducatif[65].

La politique familiale peut et doit trouver appui dans la Politique de la ville, « car le lien social se constitue au sein de la famille, quelles que soient ses modalités de fonctionnement et c'est à partir d'elle que se construisent citoyenneté et insertion sociale[66] ».

« Il est également indispensable de maintenir les parents dans leur rôle de parents, de garantir l'intégrité familiale et la promotion du lien familial[67] ». Par ailleurs, le développement des structures d'accueil et une plus grande diversité de modes de garde, faisant place au partenariat des parents, « pourrai[en]t ouvrir à un développement durable de la cohésion sociale dont les parents seraient acteurs »[68].

Dans la continuité de cette première conférence de la famille, des mesures ont vu le jour. Par exemple,

60. Rapport Sueur.
61. *Espace social*, n° 428, juin 1998.
62. TSA, n° 696, 19 juin 1998.
63. TSA, *op. cit.* note 62.
64. Lettre CAF 85/98.
65. TSA, *op. cit.* note 62.
66. Rapport de Dominique Gillot sur la politique familiale (1998).
67. Voir note 66.
68. Lettre de la DIV n° 10 (Dominique Gillot), in : *Des actions pour la ville. Le lien familial, fil conducteur de la cohésions sociale.*

des « réseaux d'écoute, d'appui et d'accompagnement des parents »[69] ont été créés et, en juin 2000, une orientation a été réaffirmée : concilier vie familiale et vie professionnelle, donnant naissance à de nouveaux moyens en faveur des lieux d'accueil de la petite enfance (voir p. 145).
On voit là tout l'intérêt pour les professionnels de PMI de participer à ces mises en œuvre.

Les pratiques de la puéricultrice de PMI

La plupart des départements sont découpés en circonscriptions d'action sociale ou en unités territoriales ; ce sont des espaces opérationnels de mise en œuvre de l'action sociale familiale et des actions de santé. Ces espaces sont des lieux géographiques cohérents, respectant les notions de canton, de pays, de quartier ; ils constituent des observatoires socio-économiques de la population et des ensembles de services médico-sociaux pour les habitants.

Dans chaque circonscription ou unité territoriale, les habitants ont à leur disposition une équipe de personnels représentant le service de polyvalence, l'aide sociale à l'enfance et le service de protection maternelle et infantile auquel sont rattachées les puéricultrices de PMI : « puéricultrices de secteur » ou « directrices d'un centre de PMI ». Elles assurent essentiellement des actes infirmiers préventifs, des actions de nature relationnelle et éducative auprès des familles dans le cadre du rôle propre infirmier. Ce service de santé publique de la mère et de l'enfant jusqu'à 6 ans est proposé aux familles qui peuvent, ou non, y avoir recours.

Les activités de la puéricultrice

La fonction de puéricultrice au sein de ce service concerne avant tout le suivi de la santé des enfants dans un champ très large **d'activités**[70] : travail au domicile des enfants (soutien des parents dans l'exercice de la parentalité), agrément et suivi des assistantes maternelles, organisation des consultations d'enfants, bilans de santé dans les écoles

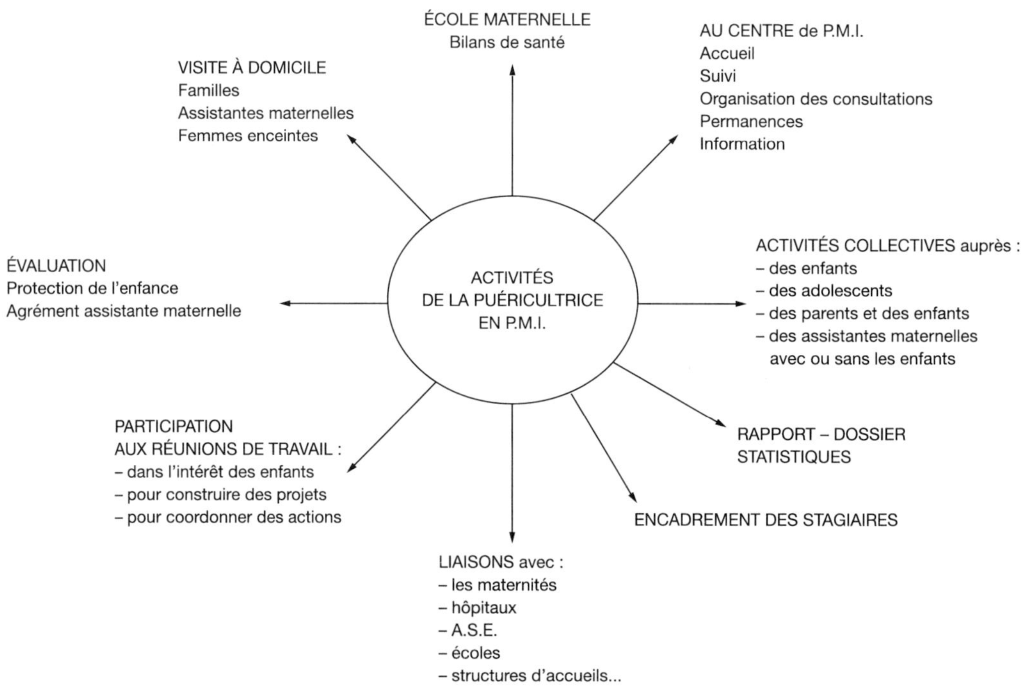

Figure 43.1 : Les activités de la puéricultrice de PMI auprès des enfants de 0 à 6 ans et des futures mères.

69. Circulaire DIF/DAS/DIV/DPM n° 99-153 du 9 mars 1999.
70. Précisées par la loi du 18 décembre 1989 relative à la protection et à la promotion de la santé de la famille et de l'enfance.

maternelles, mise en œuvre d'animation de projets pour favoriser l'éveil des enfants et la rencontre de parents...

Ses missions et ses activités

Les différentes activités de la puéricultrice en PMI répondent aux missions suivantes :

- une **mission de service public** qui vise à répondre, dans le domaine de la santé, aux besoins des familles élevant des enfants de moins de 6 ans ;
- une **mission de prévention** afin de dépister précocement les facteurs de risque concernant les enfants et/ou leur famille ;
- une **mission de promotion** par l'éducation et l'information sur la santé, l'orientation ;
- une **mission de protection** de l'enfance (voir p. 949).

Selon l'organisation administrative départementale, les puéricultrices peuvent être chargées d'une ou plusieurs activités. Celles-ci permettent des rencontres avec l'enfant et sa famille à l'occasion desquelles vont se tisser des liens de confiance entre le personnel de santé et la population.

La diversité des tâches

Cette diversité des tâches exige de la part des puéricultrices perspicacité et vigilance, pour cerner les priorités. Elles ont en effet la responsabilité de leurs actes pour initier, décider, organiser, réaliser et évaluer des actions individuelles ou collectives, et en rendre compte. Elles doivent gérer leurs nombreuses activités auxquelles s'ajoutent toute une série de tâches de type administratif telles que l'envoi de courriers aux familles (mise à disposition du service, proposition de visite à domicile), de compte rendus de visite, de rapports et la mise à jour de documents statistiques. Dans certains lieux, les puéricultrices expriment le sentiment d'être submergées et du fait de cette surcharge de travail certaines activités de prévention primaire tendent à disparaître comme les visites systématiques chez les mères primipares et le suivi régulier des assistantes maternelles.

L'équipe de travail

Les activités quotidiennes mettent la puéricultrice en contact avec de nombreux professionnels et une grande diversité de services. Outre ses collaborateurs privilégiés que sont le médecin de PMI et l'assistante sociale, citons, selon l'organisation des services et les conceptions de travail :

- les professionnels de santé tels que les psychologues, les puéricultrices coordinatrices, les sages-femmes, les infirmières et les auxiliaires de puériculture ;
- les professionnels du secteur médico-éducatif : personnels des structures d'accueil de la petite enfance, assistantes maternelles agréées, et personnels de l'Éducation nationale ;
- les équipes des services de soins en secteur hospitalier : services de maternité, de néonatologie, de pédiatrie, etc. ;
- les travailleurs sociaux : travailleuses familiales, etc.

Dans le meilleur des cas, des relations sont établies avec les médecins de ville (pédiatres, gynécologues) et les services de psychiatrie.

La responsabilité technique

Les puéricultrices travaillent sous la responsabilité hiérarchique d'un médecin, auquel elles peuvent se référer lorsque les situations sont problématiques et, selon les organisations administratives territoriales, sous la responsabilité de coordinatrices Petite Enfance.

Dans quelques départements, les responsables de circonscription sont aussi des conseillers techniques ; dans d'autres, ils appartiennent au secteur administratif. Aussi, dans un souci d'efficacité, la puéricultrice doit bien connaître les circuits administratifs, les personnes ressources aux différents niveaux hiérarchiques à l'intérieur et à l'extérieur de l'institution départementale.

La PMI, un service offert aux familles

Les parents, quels que soient leur modèle familial et leur situation sociale, ont droit à l'information et à l'éducation en matière de besoins des enfants. Cependant, « pour tirer le meilleur des parents, nous devons leur laisser l'entière responsabilité de ce qui les regarde vraiment, l'éducation de leurs propres enfants »[71]. L'action des puéricultrices va donc viser, impérativement, l'autonomie des parents.

Comment répondre aux attentes des parents, à leurs questions ? Par quelles interventions les puéricultrices sont-elles les plus à même de favoriser l'acquisition de certaines compétences parentales lors des visites à domicile ? Comment doser la part à accorder à l'écoute de l'expression de leur vécu de parents et la part d'informations à apporter aux familles ?

Les études sont peu nombreuses sur le sujet. En réalité, les pratiques oscillent entre le « permissif » et le

---

71. D.W. Winnicott, *L'Enfant et sa famille*. Petite bibliothèque Payot, Paris, 1991, p. 201.

« structurant », sachant qu'un même professionnel adapte sa pratique à chaque famille, à chaque situation, sans en mesurer, *a priori*, l'efficacité.

Aider les parents dans leur apprentissage

Les puéricultrices assurent : « l'aide et le soutien psychologique, la relation d'aide thérapeutique, l'entretien d'accueil et d'orientation »[72].

L'accompagnement consiste avant tout à aider les familles dans leur choix de vie. Le rôle d'aide s'avère donc très complexe pour tenter d'atteindre « une compréhension profonde de ce qui se passe pour le demandeur, la découverte de la manière dont il éprouve la situation qui lui fait problème, la clarification progressive de son vécu et la recherche de moyens et de ressources permettant un changement »[73]. Il s'agit de mettre en œuvre une **relation d'aide** qui pose comme principe fondamental la **confiance en l'autre** : la personne a les ressources nécessaires pour trouver les solutions à ses problèmes.

Bien qu'éprouvant des difficultés, certaines familles supportent difficilement une aide extérieure. Elles ne veulent pas rencontrer le personnel d'un service administratif pour résoudre leurs problèmes familiaux et peuvent manifester de l'agressivité : « De quoi vous mêlez-vous ? Je sais encore m'occuper de mes enfants. » Le plus souvent, la puéricultrice est seule face à une mère (et son ou ses enfants) et les premières relations sont plus ou moins faciles à établir. Ce type de situations requiert une implication réelle, exige de solides qualités relationnelles et une aptitude au travail d'équipe. En effet, dans ce contexte, la puéricultrice se doit d'extraire des entretiens et des observations, les données utiles pour le repérage de prémices d'éventuelles difficultés.

Éduquer, prévenir, soigner

Les dimensions éducative et préventive du soin

Elles sont primordiales dans un service de PMI.

Toute idée d'éducation en direction des parents oblige à poser comme postulat qu'un adulte peut apprendre et accéder à un savoir sur la santé. Ce qui soulève néanmoins d'autres questions :

- Qu'est-ce qu'apprendre ?
- Comment devient-on parent ?
- Devenir parents s'apprend-il ?

Favoriser les apprentissages parentaux, en tenant compte de la diversité cognitive et socioculturelle des familles, passe par des démarches pédagogiques innovantes. Dans cette perspective, la recherche et la réflexion pédagogique peuvent contribuer à la lutte contre l'exclusion et à l'évolution de l'état de santé, d'autant que les parents apprennent essentiellement par tâtonnements : par essais, erreurs et réussites. C'est dans ces ajustements successifs que parents et enfant se construisent, et des mères font souvent mieux que si nous leur avions appris à le faire. Ce processus, qui débute dès la naissance, apprend à la mère que son enfant est unique.

La transmission d'un « savoir-faire »

Pour faciliter cet apprentissage, la puéricultrice peut proposer un modèle à apprendre, diviser ce modèle en actes simples, mais il est préférable de les aider à trouver leurs réponses et par conséquent motiver leur recherche. De plus, les réactions d'un bébé peuvent être déconcertantes et des facteurs peuvent interférer dans l'apprentissage de la parentalité : handicaps sensori-moteurs, psychologiques, sociaux… « L'évaluation par excellence […] est donc celle qui détermine si "l'apprenant" a vraiment fait ce qu'il voulait faire, s'il a acquis cette souplesse, cette aisance, cette liberté que chacun veut acquérir quand il apprend »[74].

Les finalités de l'éducation apparaissent moins comme la « transmission du savoir pur ou du savoir-faire, que comme celle du savoir être ». Les apprentissages se réalisent au fil du temps et si des difficultés apparaissent, il faut chercher avec les parents la cause du problème mais surtout ne pas les juger !

Rôle de la puéricultrice

Le conseil en puériculture

Pour conseiller les parents, la puéricultrice doit respecter certains principes pédagogique :

- prendre en compte leur savoir-faire et leur expérience ;
- favoriser la planification de l'apprentissage par les parents eux-mêmes ;
- faire un lien entre l'apprentissage et le problème des parents ;
- réfléchir avec eux sur les causes d'échecs, le cas échéant ;
- situer l'échec à son niveau matériel (« ce qui est fait ») et ne pas l'attribuer aux parents eux-mêmes.

72. Décret n° 93-345 du 15 mars 1993, relatif aux actes professionnels et à l'exercice de la profession d'infirmier, art. 3.
73. J. Salome, *Relation d'aide et de formation à l'entretien*. PUF, Lille, 1989, p. 108.
74. O. Reboul, *Qu'est-ce qu'apprendre ? : pour une philosophie de l'enseignement*. PUF, Paris, 1999, p. 69.

Accompagner le projet parental

Devenir parent s'accompagne d'une transformation intérieure, d'une maîtrise de soi. Soyons respectueux de cette modification progressive. La puéricultrice ne doit pas perdre de vue qu'elle est au service des parents, pour la santé de l'enfant, et que ces parents (quel que soit leur statut social) ont pour ambition première la réussite de leurs enfants.

Les premières difficultés peuvent s'exprimer à l'arrivée du 1er enfant. Du jour au lendemain, un bébé arrive. La mère doit manifester une totale disponibilité pour son enfant (le nourrir, le changer, le bercer...). Or, aucune formation ne lui a été proposée, hormis quelques conseils en maternité. Cette maman a besoin de temps. Le temps est un **outil pédagogique**.

Actuellement, de nombreux parents semblent « démissionnaires face à leurs enfants. Ils sont tout simplement désemparés face à une tâche qu'ils ne savent pas remplir »[75].

À noter...

« Soutenir la parentalité dès la naissance » exige du professionnel de santé (donc de la puéricultrice), un solide bagage théorique, mais aussi une faculté d'adaptation à des situations qui ne lui sont pas familières. Sans cesse, il faut qu'elle concilie ses propres représentations socio-éducatives avec celles des parents. Elle doit rester à l'aise dans les familles « qui vivent et pensent autrement » et gérer l'imprévu en toutes circonstances.

Les visites postnatales

Certains enfants de moins de 6 ans méritent une attention particulière. Le législateur a donc prévu « des actions médico-sociales préventives à domicile ». Elles sont faites à la demande des familles ou avec leur accord. De ce fait, les visites postnatales ne sont plus systématiques, la puéricultrice allant essentiellement à la rencontre des « nouveau-nés requérant une attention particulière »[76].

Les critères en faveur d'une visite à domicile

Les médecins du service de PMI exploitent les données du « certificat du 8e jour » (voir p. 826), qui permettent de relever les critères de risques et d'établir des statistiques. L'information est transmise aux puéricultrices du secteur concerné.

Cas n° 1

Exemples de critères de signalement retenus à partir du 1er certificat de santé

- Âge de la mère : inférieur à 18 ans ou supérieur à 40 ans (primipare) ;
- type de grossesses multiples ou grossesse peu ou pas suivie ;
- terme de grossesse : inférieur à 37 semaines ;
- poids de naissance : inférieur à 2 500 g ou supérieur à 4 500 g ;
- résultats du score d'Apgar : inférieur à 5 ;
- handicap de l'enfant ou toute anomalie congénitale ;
- pathologie de la mère : toxicomanie, alcoolisme, tabagisme, maladie mentale ;
- antécédent : mort subite du nouveau-né dans la famille ;
- conditions socio-économiques défavorables : mère isolée, absence de couverture sociale ou de prestations familiales.

Par ailleurs, l'équipe médico-sociale travaille à partir des « avis de grossesse et de naissance » et prend en compte les critères socio-économiques pour sélectionner les familles.

Le délai entre la naissance et la réception de ces documents par les équipes étant environ de 2 à 3 semaines, d'autres sources d'informations vont permettre à la puéricultrice de secteur de proposer des visites à domicile dans un délai plus court. C'est le cas des informations émanant des services hospitaliers (maternité, pédiatrie, néonatologie).

Les repères en matière de prévention

Une politique de prévention n'a de sens que si elle touche l'ensemble de la population. Ainsi, « être parent pour un adulte ou devenir grand pour un enfant, est-ce seulement affaire d'adaptation ou d'inadaptation ? Le problème est beaucoup plus général que ce que laissent à penser les découpages traditionnels. Les familles étiquetées comme étant

75. P. Subtil, Des parents désemparés cherchent comment s'y prendre avec leurs enfants, *Le Monde*, 29 et 30 novembre 1998, p. 9.
76. Loi 89-899 du 18 décembre 1989 relative à la protection et à la promotion de la santé de la famille et de l'enfance.

"à risque" ou "suivies" par telle ou telle équipe d'action sanitaire ou sociale, n'ont pas le monopole des difficultés d'acquisition scolaire de leurs enfants. Nombre de familles considérées comme parfaitement normales viennent régulièrement consulter en hygiène mentale infantile pour des troubles de langage, des retards scolaires ou des comportements caractériels de leurs enfants... Il s'agit donc, avant tout, de ne pas réduire les problèmes de prévention à une affaire qui concernerait seulement la population des cas sociaux sous prétexte que les problèmes sociaux et économiques rendent encore plus difficiles pour une famille d'élever ses enfants »[77].

Se préoccuper des mères dites « à risque » est bien sûr une priorité. Mais pour remplir leurs missions de service public et de prévention, les puéricultrices de secteur doivent se faire connaître et reconnaître comme des « spécialistes en dépistage précoce des difficultés » auprès de l'ensemble des mères de leur secteur.

Les visites postnatales précoces

La possibilité d'un réel travail de prévention auprès des « nouvelles mères » est subordonnée à la précocité des visites postnatales. C'est au cours des premiers jours de la vie du bébé que surviennent, le plus souvent, les problèmes d'adaptation, tant du point de vue de la mère que de l'enfant. La mère a besoin de s'appuyer sur « quelqu'un ». La situation idéale pour elle est bien sûr d'avoir son compagnon auprès d'elle, prêt à assumer son rôle de père. À l'inverse, l'isolement étant un facteur d'angoisse et d'insécurité, il est important d'évaluer, à l'occasion d'une visite postnatale, le soutien du maternage par un entourage affectif de la mère.

L'observation, moyen de reconnaissance mutuelle des compétences

La précocité des visites permet en effet d'observer les premières interactions. Les relations entre le bébé et son environnement constituent un ensemble de processus au sein duquel le bébé n'est pas seulement soumis à l'influence de son entourage mais à l'origine de modifications tout à fait considérables de celui-ci. « L'enfant adresse des informations à sa mère, qui les reçoit ou non, les accepte ou non »[78].

Les troubles fonctionnels du nourrisson prennent désormais la valeur d'un système de signalisation. Par exemple, le bébé qui pleure beaucoup déstabilise une mère et lui fait perdre confiance en ses capacités maternelles.

Observer simplement l'enfant, en présence des parents, permet, d'une part, de renforcer l'image positive du bébé et, d'autre part, de donner aux parents des repères pour comprendre ses demandes : inconfort, faim, satisfaction...

Valoriser les gestes des parents et les rassurer sur le bien fondé de leur apprentissage atténue leur anxiété. L'action sera efficace si un **lien de reconnaissance mutuelle** s'installe entre la professionnelle et les parents.

La précocité de cette visite dépend du travail de liaison entre la sage-femme et la puéricultrice, mais aussi entre la maternité et le service de PMI. Il est donc important d'agir dans la période périnatale en favorisant le développement des réseaux associant les professionnels et les institutions œuvrant dans ce champ.

Le travail de coordination avec les sages-femmes de PMI

Selon les départements, les puéricultrices peuvent coordonner leur travail auprès des femmes enceintes avec celui des sages-femmes. Cette collaboration se fait autour de la préparation à l'accouchement et de la venue de l'enfant. Cela permet de mieux prendre en charge les femmes durant leur grossesse et au cours de la période postnatale, en particulier pour celles qui se trouvent en situation de précarité, tant sur le plan médical que sur le plan psychologique et social.

À l'occasion de ces échanges, les futures mères font connaissance avec la puéricultrice. Les femmes sont demandeuses « d'une préparation globale à la maternité, qui inclut et dépasse la **préparation à l'accouchement** et qui comprend aussi **la gestion de leur grossesse, les soins à donner à l'enfant** et la prise de conscience de la dimension psychologique et des difficultés de leur relation à l'enfant ».[79]

En l'absence de ce type d'action et lorsque des difficultés sont exprimées (ou observées), la sage-femme peut organiser **une rencontre avec la puéricultrice à domicile ou au centre de PMI**, avant la naissance de l'enfant. La présentation de la puéricultrice permet de clarifier certains problèmes de la future mère et de souligner l'intérêt de la visite postnatale.

Le travail de liaison avec les services de maternité et de pédiatrie

Les liaisons

Les liaisons entre les services de maternité et de PMI sont d'autant plus importantes que certaines mères connaissent après la naissance des problèmes

---

77. F. Dolto, L. Pernaud, D. Rapoport, B. This, *Enfance en souffrance*. Stock.
78. L. Kreisler, M. Fain, M. Soule, *L'Enfant et son corps*. Le fil rouge, PUF, 1974, p. 30.
79. Haut Comité de la Santé publique, *La Sécurité et la qualité de la grossesse et de la naissance pour un nouveau plan périnatal*. Ed. ENS, Paris, 1994.

sociaux ou psychologiques très spécifiques (tels que les états d'angoisse) qui peuvent perturber leurs premières relations avec l'enfant. De ce fait, une réflexion collective doit être menée entre les membres de l'équipe et ceux d'équipes extérieures (secteur social ou psychiatrique)[80].

Pour améliorer cette liaison, une puéricultrice de PMI peut être désignée comme référente. Elle assure alors une visite hebdomadaire en maternité ou en pédiatrie, visite au cours de laquelle elle prend connaissance des situations justifiant un suivi particulier. Certaines puéricultrices organisent leur passage dans les chambres des mères afin de présenter leur rôle au sein de la PMI.

L'information

Certaines puéricultrices animent avec le personnel hospitalier des réunions d'information concernant la puériculture (soins aux nouveau-nés, conduite de l'allaitement...) et les services offerts aux familles.

Une information concernant les missions de la PMI doit être réalisée durant le séjour en maternité.

Un suivi à domicile est proposé aux mères qui allaitent. Pour celles-ci, une liaison maternité/PMI est établie systématiquement. L'objectif est de sauvegarder leur projet d'allaitement car « l'avenir de l'allaitement maternel se joue souvent dans la première semaine »[81]. La puéricultrice doit saisir ce moment propice et, à défaut de visite postnatale systématique, elle pourrait suivre un allaitement en téléphonant à la mère afin de savoir si des difficultés d'allaitement ou des engorgements sont apparus au retour à domicile et proposer une visite.

Le suivi des enfants nés prématurément

« Une attention spécifique doit être portée aux prématurés, particulièrement fragilisés par leur pathologie et la séparation d'avec la mère qui en résulte »[82]. L'état dépressif de la mère, l'hospitalisation prolongée de l'enfant peuvent faire obstacle à l'établissement de relations normales. Par conséquent, le retour de l'enfant à domicile doit être préparé et la puéricultrice de PMI est une personne ressource pour les parents. Un projet thérapeutique peut être mis en place, il repose en grande partie sur l'évaluation des potentialités de l'environnement familial et social de l'enfant, ainsi que sur les possibilités de soutien des secteurs. Une collaboration entre les services est donc indispensable.

Les visites des puéricultrices permettent de veiller à l'existence de conditions d'accueil favorables au développement de l'enfant. Les expériences menées se révèlent prometteuses : avant la sortie définitive de l'enfant, les parents amènent leur bébé une demi-journée chez eux. Ce bref séjour permet aux parents un éventuel réajustement. Toutefois, cette expérience ne peut être pratiquée que dans certaines conditions ; entre autres, les déplacements doivent être limités et la famille prête à accueillir le nouveau-né.

Les puéricultrices de PMI ont à rendre compte de leur travail au service émetteur des « signalements ». Ces informations permettent une réflexion commune sur l'intérêt du travail d'accompagnement en hôpital et du suivi à domicile.

Le travail de liaison avec le service social

Sur le secteur d'une puéricultrice, interviennent plusieurs assistantes sociales qui ont une fonction de conseil, d'orientation, de soutien auprès des familles en difficulté sociale, qu'elles aident dans leur démarche.

La complexité des dispositifs transforme ce travail et les assistantes sociales vont de moins en moins au domicile des personnes. Toutefois, elles participent aux actions collectives de développement social ainsi qu'à la prévention et à l'évaluation des situations de maltraitance ; elles peuvent parfois assurer l'agrément et le suivi des assistantes maternelles.

Les puéricultrices et les assistantes sociales doivent coordonner leurs actions auprès des familles ayant des enfants de moins de 6 ans. Parfois, l'assistante sociale a connaissance de grossesses menées dans des situations très difficiles (toxicomanie, inceste, pauvreté). La puéricultrice s'efforcera alors d'établir un lien de confiance avec la mère, ce qui permettra de rechercher ensemble les solutions les plus adaptées à son problème (hôtel maternel, aides financières, etc.).

> *Les familles doivent pouvoir se fier à la confidentialité des renseignements qu'elles communiquent, car cette confidentialité est l'essence même de la relation d'aide.*

Enfin, le travail d'équipe suppose des stratégies communes et une coordination de l'action. Ainsi, les demandes et les interventions doivent être claires et bien comprises par chaque professionnel et bien acceptées par la famille.

La méthodologie de la visite postnatale

Travailler avec les familles oblige les professionnelles de la petite enfance à se questionner sans cesse. En effet, « la famille est si fortement inscrite dans la pratique quotidienne, elle est d'une expérience si

80. Circulaire du 1er août 1983 relative à l'hospitalisation des enfants, annexe 1.
81. M. Thiron, *L'Allaitement*. Albin Michel, 1995, p. 139.
82. Circulaire du 9 juillet 1985, accueil et prise en charge, par les établissements d'hospitalisation publics et privés, des enfants en danger, victimes de sévices ou de délaissement.

intime, si familière, qu'elle paraît comme allant de soi, une donnée naturelle, un fait social universel. Cette croyance en une universalité de la famille renvoie au seul mode d'organisation familiale qui soit familier à nos sociétés occidentales, un couple et ses enfants, et qui implique la monogamie, la cohabitation dans une résidence commune, la transmission du nom par l'homme et l'autorité masculine »[83]. Mais la spécificité et la diversité des familles rencontrées exigent, de la part de la puéricultrice, souplesse et adaptation car de portes en portes, en une même journée, elle peut rencontrer des personnes de toutes les classes sociales et originaires des cinq continents ! Ces rencontres sont une fabuleuse aventure et un enrichissement personnel. Dans ce contexte, travailler avec la dynamique familiale nécessite une maturité personnelle et une certaine estime de soi qui s'appuie sur un savoir infirmier structuré. L'objectif étant, avant tout, d'écouter, de s'adapter pour essayer de comprendre au mieux les préoccupations actuelles des parents.

La définition d'objectifs en vue d'une visite postnatale

Le domicile est un espace privé, y pénétrer donne accès à de nombreuses informations : ordre, désordre, hygiène, organisation, goût, place de chacun... Le domicile révèle quelque chose de la personnalité des habitants, il reflète l'organisation familiale, le groupe d'appartenance (catégorie socioprofessionnelle, niveau de revenu, mode de consommation) mais aussi ses valeurs. La définition d'objectifs préalables à la visite est donc un moyen de clarifier le rôle de la puéricultrice dans cet espace-domicile de l'enfant. Pour atteindre ces objectifs, elle aura à « savoir dire » mais aussi à « savoir écouter ».

Les objectifs classiques d'une visite postnatale conduite par la puéricultrice

Ils s'organisent autour de quatre grands axes :

◆ **la transmission d'informations** :
- présentation du service de PMI : rôle, fonctionnement ;
- apport de conseils en puériculture (selon les besoins) ;

◆ **l'établissement d'une relation de confiance avec la famille** : la réponse aux questions parentales sera privilégiée ;

◆ **le soutien et l'aide à la parentalité** :
- exploration de l'impact de l'arrivée du bébé sur la dynamique familiale ;
- présence d'un réseau de soutien autour de la mère ;

◆ **le dépistage précoce** :
- repérage de réactions dépressives, consécutive à l'accouchement ;
- observations des interactions mère/bébé ;
- recherche de facteurs de risques, de négligence, d'abus sur l'enfant, etc.

Les différentes étapes d'une intervention à domicile de la puéricultrice

Se rendre au domicile d'une famille, c'est pénétrer son intimité. Une visite ne s'improvise donc pas et pour la puéricultrice, c'est l'aboutissement d'un travail de réflexion et de préparation.

Prévenir la famille de sa visite

Le moyen le plus utilisé est **la lettre** de mise à disposition ou d'information. Elle est adressée à la famille, présentant la puéricultrice comme une spécialiste de la petite enfance qui répondra avant tout aux questions que se posent les parents.

Une proposition de visite indique **le jour et l'heure** planifiés par la puéricultrice, mais la famille a toujours la possibilité de décliner le rendez-vous ou de le déplacer.

Dans un souci d'efficacité, la puéricultrice téléphonera **la veille de la visite** pour confirmer sa venue et demander s'il existe un code d'accès. Lors de ce bref contact, des informations peuvent déjà être échangées...

Conduire l'entretien selon certains principes

Quelques principes directeurs permettent de conduire un entretien et de le rendre productif.

◆ **Dans un premier temps**, il est essentiel que la puéricultrice explique en quoi consiste son travail et que, par ses gestes et ses paroles, elle manifeste sans ambiguïté son intérêt pour l'enfant et le vécu familial. En règle générale, lorsque les parents acceptent la venue d'une puéricultrice, ils considèrent qu'elle est une

> **Rôle de la puéricultrice**
>
> La puéricultrice au domicile des parents travaille essentiellement sur ce qui lui est dit et ce qui lui est montré par la famille. L'essentiel est de valoriser les attentions et les gestes parentaux favorables à l'enfant. Il n'est pas question de tromper les parents en les approuvant à tort et à travers. Si leur apprentissage gagne à être conduit et dirigé, il faut aussi se rappeler que « tout excès de direction s'avère nuisible à partir d'une certaine limite ».[1]
>
> 1. Osterrieth P., *Faire des adultes*, Charles Dessard éditeur, Bruxelles, 1966, p. 64.

83. J. Noël (psychiatre-psychanalyste), Vraies familles et quête des origines, in : *Enfance majuscule*, pp. 18 et 19, n° 20, janvier 1995.

« personne ressource » et de nombreuses questions sont préparées (parfois même par écrit) du type : « Mon bébé pleure beaucoup la nuit, est-ce normal ? »

◆ **Au cours de l'entretien**, la puéricutrice peut :

– leur retourner la question : « À votre avis ? » ou bien : « Avez-vous une idée de ce qui peut provoquer ces pleurs la nuit ? » ;

– utiliser la « reformulation ». Cette technique consiste à repérer un propos important de l'interlocuteur : « Vous dites que votre bébé pleure beaucoup la nuit... ». Cela incite la personne à poursuivre, à aller au bout de sa pensée, elle sait que vous l'écoutez et que vous voulez la comprendre. Sa parole est respectée et vous n'exercez pas d'influence.

◆ **Au fil de l'entretien**, la puéricultrice doit savoir **garder le « fil conducteur »**. L'attitude d'écoute ne doit pas empêcher d'aborder les points qui surprennent pour faire émerger les vrais problèmes. Par exemple : « Vous n'avez pas de lit pour le bébé ? », « Gardez-vous ce lait pour le prochain biberon ? », ou « Vous n'ouvrez jamais les rideaux ? ».

Utiliser le carnet de santé

Du fait de son contenu centré sur l'enfant, le carnet de santé permet d'aborder avec les parents de très nombreux sujets relatifs à l'enfant. Le commenter en le feuilletant avec les parents de l'enfant relance la conversation : comment respecter le sommeil, la sécurité... Par ce biais, le suivi médical peut être abordé et il est aisé de donner des informations sur le centre de PMI (présenté comme un lieu ressource pour la santé de l'enfant).

Tableau 43.3 : Compte rendu des actions menées par la puéricultrice en visite au domicile des parents de l'enfant.

Nom et prénom de l'enfant	Arthur X, domicilié au 2, rue X, 95100 Argenteuil
Date de naissance	1er janvier 2000 Poids de naissance : 2 kg 720
Date de la visite	15 janvier 2000
Motif de la visite	À la demande de la maternité
Transmissions de la maternité	La mère a pleuré tous les jours. Échec de la tentative d'allaitement maternel.
Actions menées pour atteindre les objectifs prévus	
Action 1	**Présentation** du service et du rôle de la puéricultrice.
Action 2	**Mise en confiance des parents** : 1 h 15 d'entretien en présence des deux parents (café proposé).
Action 3	**Constatations** : la mère et le père cherchent à repérer les différents comportements du bébé.
Transmission d'informations	
Action 4	**Conseils** sur l'alimentation et sur le rythme de vie de l'enfant.
Action 5	**Informations** données à partir du carnet de santé : le suivi médical, les vaccinations, les vitamines...
Recueils de données	
Action 6	**Sur la grossesse et l'accouchement** : normaux. Le bébé est investi.
Action 7	**Sur le projet de vie à court terme** : les grands-parents maternels, à proximité, garderont le bébé à la reprise du travail de leur fille.
Action 8	**Sur le vécu à la maternité** : réaction dépressive suite à l'accouchement.
Action 9	**Observation du bébé** : suit du regard sa mère, est sensible aux voix de sa mère et de son père, il ébauche des sourires, temps de plaisir partagé entre les parents et l'enfant, paroles parentales très positives.
Suite à donner	
Action 10	**Évaluation** : pas de facteurs de risque de négligence ou d'abus. **Bilan** : mère normalement préoccupée par le bébé et soutien positif du mari et de l'entourage familial. **Suivi** : non prévu. Les coordonnées du service de PMI ont été laissées à la famille.

La famille est invitée à rechercher un médecin dans le quartier et il faut veiller à ce qu'elle comprenne la complémentarité des rôles. L'idéal est que, par la suite, une liaison existe entre le praticien de ville et le service de PMI.

Selon la situation, d'autres thèmes pourront être abordés, mais il faut attendre que la mère soit disposée à recevoir de nouvelles connaissances[84]. Le plus important est d'avoir créé un lien de confiance avec elle. Si un souci apparaît, elle pourra faire appel au service de PMI.

L'évaluation de l'action et le compte rendu de visite

Le terme « évaluer » découle du verbe « valoir », qui introduit une idée de comparaison. On ne peut évaluer la situation d'un enfant comme étant normale que par rapport à des situations où l'enfant va mal. À partir de quel seuil une puéricultrice peut-elle considérer qu'un enfant est suffisamment bien traité par sa mère, son père ? Quand doit-on considérer qu'une nouvelle intervention est souhaitable ? Quand faut-il envisager l'intervention sociale ou médicale ?

À noter...

L'évaluation doit partir de l'enfant : la puéricultrice observe ce que montre l'enfant et écoute les observations de la mère à son sujet. L'objectivité de l'information est impossible. Il s'agit toujours d'une approximation. Il faut donc rester modestes et vigilants.

À la suite de chaque visite à domicile, un compte rendu doit être rédigé. Les objectifs préparatoires à la visite peuvent servir de trame à ce compte rendu de visite. À titre indicatif, le tableau 43.3 présente le compte rendu d'une visite postnatale au domicile d'un bébé âgé de 15 jours.

Travailler avec les familles fragilisées

Quels que soient les situations familiales et les problèmes rencontrés par les parents, ils doivent savoir à l'avance que la puéricultrice accorde la primauté à l'enfant. « Lorsque la puéricultrice intervient auprès d'une famille, elle doit se rappeler que son alliance avec l'enfant prime sur son alliance avec ses parents. Pourquoi ? Simplement parce que l'enfant est plus vulnérable. »[85]

Aucun travail ne pouvant s'amorcer sans une connaissance à la fois de l'enfant et de son milieu familial, les premières visites ont une place importante dans l'acquisition de cette connaissance et dans l'établissement d'un climat de confiance entre la famille et la puéricultrice.

Les facteurs de fragilisation des familles

La pratique de terrain et l'observation des situations familiales permettent d'établir une liste (non exhaustive) de facteurs rendant les familles plus vulnérables. Nous avons développé les plus fréquents.

Les naissances multiples

Les mères de plusieurs enfants font état de difficultés relationnelles liées à la fatigue et à la tension nerveuse... Les difficultés à gérer le comportement agressif des enfants sont génératrices chez elles d'une souffrance psychique lourde à porter[86].

On peut tenter de déculpabiliser la mère qui a souvent l'impression de ne pas donner équitablement à chaque enfant, mais la puéricultrice peut surtout proposer une aide extérieure (telle que le soutien d'une travailleuse familiale ou d'une association).

Le handicap de l'enfant

La présence ou l'apparition, chez un enfant, d'un handicap, d'un retard de développement, pose toujours, de manière plus ou moins avouée, la question de la culpabilisation des parents. Face à la question : « Qu'est-ce qu'on a pu faire ? », les puéricultrices, comme bien d'autres professionnels, se sentent impuissantes et démunies.

Parfois, certains parents peuvent exprimer leur rejet (sous forme de sentiments forts, ambivalents, parfois violents). Cette souffrance est d'autant plus importante que le diagnostic n'est pas clairement posé et les informations sur le handicap peu précises.

1er temps de l'action

L'objectif de la puéricultrice est d'amener la famille à consulter un spécialiste (selon le type du handicap). Il est essentiel de **faire alliance avec les parents** et

84. D.W. Winnicott, *L'Enfant et sa famille*, p. 100.
85. J. Bedard, *Familles en détresse sociale*, tome 2, L'intervention familiale communautaire, Ed. Anne Sigier, Québec, 1999.
86. D'après une étude menée en 1998 à l'hôpital Cochin (maternité Beaudeloque).

de cheminer avec eux : prendre le temps d'écouter, entendre leur souffrance et parfois leur désespoir. À un moment, la famille peut avoir des demandes et des questions et il sera temps d'établir un relais avec les équipes spécialisées. Par contre, on ne peut pas contraindre une famille à consulter quand elle en est au stade du « déni » (voir p. 916). Elle pourrait le vivre comme une persécution.

Pour aider au mieux cette famille, la puéricultrice doit avoir une **bonne connaissance** des différentes structures médico-sociales (voir p. 920). Il n'est jamais trop tôt pour mettre en place une **éducation précoce**. Toutefois, il faut avoir conscience que, selon les lieux géographiques, l'accès aux services spécialisés peut être difficile, voire impossible pour certaines familles.

2e temps de l'action

L'action de la puéricultrice peut recouvrir plusieurs aspects :

- transmettre des informations et orienter la famille vers les services adaptés à sa situation ;
- s'inscrire dans une collaboration avec les services adéquats mise en place à la demande du service, de la famille ou sur sa propre initiative ;
- participer, le cas échéant, à l'intégration de l'enfant handicapé en milieu ordinaire : structures d'accueil petite enfance, écoles maternelles, etc. ;
- favoriser la rencontre avec d'autres parents pour partager leurs préoccupations.

L'accompagnement doit permettre de prendre en compte les attentes des familles dans le but de leur faciliter, chaque fois que possible, la vie au quotidien. Il ne faut pas perdre de vue notamment que l'accueil des enfants en milieu ordinaire, en crèche et en école maternelle, a un rôle bénéfique. L'environnement stimulant accélère souvent l'éveil et le développement de l'enfant.

La grande pauvreté

Pour certaines familles, les problèmes médico-sociaux, comme le chômage, l'alcoolisme ou la souffrance psychique, sont particulièrement lourds. Leurs difficultés vont retentir sur leurs capacités à élever leurs enfants, car « la pauvreté se décrit surtout en terme d'exclusion d'une consommation moyenne, de traitements médicaux normaux, de logements décents, de filière de formation et de travail »[87]. Aux familles qui connaissent la pauvreté de génération en génération s'ajoutent de nouvelles précarités lorsque le chômage touche une famille normalement insérée.

Pour tous, le quotidien s'inscrit dans la recherche de moyens financiers pour assurer le minimum vital.

Situations observées

Certaines pratiques sont difficilement compréhensibles sans une explication de la part des parents. En voici quelques exemples :

- le fait de laisser le bébé au lit toute la journée, parce que l'habitat est peu ou mal chauffé (ou par manque de place) ;
- la fréquence de certains accidents domestiques liés au contexte (brûlures, asphyxie ou chutes dans des escaliers sans lumière) ;
- les maladies à répétition (bronchites, asthme, eczéma) ;
- les nombreux problèmes de santé trouvant leur origine dans un défaut d'alimentation (absence d'un repas quotidien, utilisation d'un lait non adapté aux besoins du nourrisson...) par manque de moyens financiers.

Conséquences

Ce surcroît de problèmes peut entraîner :

- des dysfonctionnements de l'activité parentale, des violences conjugales ou conduire à l'alcoolisme ;
- un retard dans le développement du langage, très souvent observé. « La réelle pauvreté du vocabulaire correspond au nombre très réduit des centres d'intérêts. La pauvreté n'est pas seulement économique, elle est aussi culturelle [88] ».

Dans les milieux défavorisés, les parents, du fait de leur déficit cognitif et de leurs échecs, sont, de plus, souvent incapables de suivre correctement les directives reçues.

Actions de la puéricultrice

Plus qu'ailleurs, la puéricultrice doit être attentive aux besoins des parents et soutenir leurs efforts[89].

Intervenir auprès du public défavorisé oblige les puéricultrices à temporiser leurs exigences, car ce qui leur paraît simple à mettre en place ailleurs peut, ici, être considéré comme très compliqué, voire inadapté.

La monoparentalité

Les mères délaissées, lors de leur grossesse ou durant leur séjour en maternité, sont toujours des mères fragilisées, et quelle que soit la situation de départ (mères séparées ou divorcées), leur niveau de vie

---

87. D. Ferrand-Bechann, *Pauvres et très pauvres, analyser et mesurer la pauvreté, solidarité santé, études statistiques*, n° 2, mars-avril 1987, pp. 7 à 11.
88. M.-C. Bideau, *Les Enfants des exclus*. Éd Lutter/Stock 2, 1976.
89. *Op. cit.* note 35.

reste peu élevé du fait des charges qu'elles assument en totalité. Par ailleurs, la présence d'un seul parent (dans une société où la cellule familiale est un couple) génère certaines difficultés comme, par exemple, « être mère et salariée » ou « être mère et assistée ».

Situations observées

Le suivi des enfants élevés par leur mère seule conduit les puéricultrices aux observations suivantes :
- les mères se trouvent souvent obligées d'accomplir leurs démarches en présence de leur bébé (demande d'argent, de couches, de lait...). Elles semblent exhiber leur petit avec fierté ;
- les conditions de vie, parfois, peuvent conduire les mères à éprouver moins de patience : l'enfant qui grandit peut les contrarier et elles manifestent de l'agressivité à son égard ;
- certaines mères déplorent la désobéissance de l'enfant qui se manifeste souvent en l'absence d'un père (« Je ne peux pas m'en faire obéir ! »), elles manifestent un sentiment de propriété indiscutable sur l'enfant, comme si elles voulaient disposer de leurs enfants avec « autant de liberté qu'elles usent de leurs propres membres ». Quand elles décident que l'enfant doit faire quelque chose, il faut qu'à l'instant il le fasse, alors qu'il vit sa propre existence.

Conséquences

Être une mère seule apparaît comme une expérience traumatisante. Leur réseau de relation est souvent inexistant ou composé essentiellement de femmes dans la même situation. L'enfant est à la fois le dernier rempart contre l'isolement et une contrainte. Le risque est de voir la mère reprocher un jour à son enfant d'avoir sacrifié sa vie pour lui.

Actions de la puéricultrice

La puéricultrice veillera à rechercher avec ces mères une activité ou des loisirs qui leur permettent de vivre en tant que femmes. Durant ce temps, l'enfant apprendra à vivre en tant que personne autonome, en halte-jeux par exemple.

La famille immigrée

Les femmes immigrées connaissent une phase de déracinement souvent douloureuse qui est réactivée au moment des naissances. Sans racines et sans repères, ignorant la langue, elles semblent parfois subir plus qu'agir, d'autant plus que les professionnelles ne connaissent pas leurs coutumes, souvent très éloignées des nôtres.

Situations observées

Par exemple :
- l'implication de plusieurs femmes dans l'éducation des enfants dans les familles polygames ;
- le rôle de la grand-mère dans les familles asiatiques ;
- les massages des bébés ou de l'enfant : incarnation d'un ancêtre chez les Africains.

Actions de la puéricultrice

Quel que soit le contexte de vie, la puéricultrice devra « dispenser des soins avec la même conscience, quelles que soient l'origine et la culture de cette personne[90] car toute démarche d'aide se fonde sur le principe que : hormis les différences dues aux modelages culturels, il existe une unité de fonctionnement du psychisme humain »[91]. Ainsi, l'allaitement maternel est un comportement naturel et universel, mais il s'inscrit dans un cadre culturel (par exemple, pour la fréquence des tétées et leur durée).
« Nous cherchions à comprendre du mieux que nous pouvions, tout en supportant de ne pas savoir. Le but recherché était la connaissance de l'autre en tant que parent de ce bébé »[92].
Les parents sont heureux de parler de leur pays d'origine et de leurs pratiques d'éducation familiale. Ils révèlent leurs connaissances et leur savoir-faire qui, parfois, sont simplement à « réajuster ».
En revanche, certaines pratiques rituelles doivent être combattues quand elles mettent en danger la santé des enfants (c'est le cas de l'excision, pratiquée dans certains pays). En France, toutes les mutilations sont interdites. Les médecins ont l'obligation de signaler les cas d'excision qui relèvent de sévices à enfant.

À noter...

Une information doit présenter les dangers de l'excision : « douleur très intense avec peur et angoisse accompagnée d'un saignement pouvant entraîner la mort, des brûlures à l'émission des urines, des infections vulvaires et urinaires, des risques de stérilité ou des accouchements difficiles »[1].

1. Information du Groupe de personnes pour l'Abolition des Mutilations sexuelles.

90. Décret n° 93-221 du 16 février 1993 relatif aux règles professionnelles des infirmiers et infirmières, art. 25.
91. Djaoule, psychologue, actes de la journée d'étude du 11 juin 1998 : À domicile, le choc des cultures.
92. N. Estrade, Être pédiatre avec les migrants et leurs bébés, tout un univers relationnel, in : *Spirale*, n° 12/1999, p. 42.

De nos jours, certaines familles vivent entre deux cultures et la puéricultrice, comme le personnel de PMI, devra réfléchir aux différents types d'action à mettre en place pour :

- travailler avec les associations représentantes des familles immigrées ;
- lutter contre la discrimination ;
- aider à l'adaptation et à l'intégration ;
- accompagner la parentalité entre deux cultures ;
- éduquer à la santé.

Le travail auprès des familles immigrées sera facilité par le partenariat : appel à des interprètes, des femmes relais, des médiatrices.

Le suivi des familles fragilisées

Les familles peuvent connaître des situations difficiles et être incapables de surmonter les difficultés par leurs propres moyens. Des circonstances extérieures favorables peuvent les aider à trouver des solutions. La visite d'une puéricultrice peut apaiser des tensions familiales..

Deux exemples de prise en charge, exposés ci-après (voir Cas n°2), montrent que les solutions aux problèmes familiaux doivent être recherchées avec les personnes concernées : il faut réfléchir avec elles car il n'existe pas de solutions adaptées *a priori*. Il s'agit du suivi d'une famille « assistée » et du départ d'une mère, avec pour chaque situation, le souci de la prise en charge par la puéricultrice.

Le centre de PMI, lieu ressource pour la santé des enfants

Dans les centres de PMI, les consultations médicales pour enfants de moins de 6 ans restent l'activité centrale. Autour de celle-ci, se sont développées progressivement des activités collectives, comme des groupes d'éveil, des groupes de parents ou d'assistantes maternelles, des ateliers parents-enfants, etc.

La puéricultrice, en tant que responsable du centre de PMI, est membre d'une équipe pluridisciplinaire et doit en assurer la coordination. Son action s'exerce à l'intérieur comme à l'extérieur du centre :

- à l'intérieur, elle a une fonction de gestion administrative et d'encadrement pour faire du centre un réel lieu de prévention et de promotion de la santé de l'enfant ;
- à l'extérieur, elle effectue de nombreuses liaisons avec les différents travailleurs du champ médicosocial pour comprendre les problèmes des familles et les orienter au mieux. Un centre de PMI répond à sa mission quand les activités de l'équipe s'inscrivent dans les projets de développement du quartier.

La consultation de PMI

Assurées dans la majorité des cas par des pédiatres et organisées par les puéricultrices, les consultations médicales préventives sont gratuites et ont un triple rôle :

- surveiller le développement somatique et psychomoteur de l'enfant ;
- informer les familles sur les rythmes, les besoins et les activités des enfants ;
- apporter des conseils en puériculture.

La réglementation prévoit l'organisation hebdomadaire des activités en faveur des enfants de moins de 6 ans, à raison « d'une demi-journée de consultation pour 200 enfants nés vivants au cours de l'année civile précédente »[93]. Ces consultations ont un caractère préventif, elles s'adressent aux enfants en bonne santé, car les médecins de PMI ne sont pas autorisés à y faire de prescriptions médicales (excepté pour les vitamines). En cas de maladie, les familles peuvent être orientées vers des médecins de ville ou des spécialistes. En revanche, les vaccinations, actes de prévention par excellence, sont pratiquées dans les centres de PMI.

En milieu rural, des consultations s'organisent sur un mode itinérant dans le but d'assurer une régularité du suivi médical des enfants.

L'organisation réglementaire des consultations

Les règles émanant du Code la santé peuvent donner des idées aux puéricultrices pour organiser les consultations. L'organisation générale, le personnel, le matériel d'une consultation de nourrissons doivent être proportionnels à sa capacité d'accueil, mesurée en fonction du nombre d'enfants examinés.

Les locaux

Chaque consultation doit posséder au minimum :

- des locaux pour le suivi sanitaire des enfants :
  - un bureau médical avec son outillage,
  - un ou deux boxes d'isolement pour les enfants suspectés de maladie contagieuse,
  - une salle de pesée (s'ouvrant sur les salles d'attente),

93. Décret n° 92-785 du 6 août 1992, relatif à la protection maternelle et infantile.

Cas n° 2

Le suivi d'une famille de trois enfants vivant avec un RMI

Les parents sont illettrés, sans formation et sans travail. Mme T., puéricultrice, les rencontre pour la première fois à la naissance de leur deuxième enfant.

À cette époque, l'aîné est âgé de deux ans. Ce petit garçon a des problèmes comportementaux : il bouge et pousse des cris sans arrêt. Les parents ne font absolument rien pour le canaliser.

Trois professionnelles suivent la famille : assistante sociale, tutrice et puéricultrice. Ce travail d'équipe n'amène pas de changement notable dans la famille.

Un an plus tard, le troisième enfant naît, une deuxième petite fille. Ce bébé est « ravissant » et la puéricultrice propose de photographier ce nouveau-né. La mère, ravie, souhaite que la famille entière soit photographiée. La séance de photos a lieu, une photo par enfant et une photo de famille. Quand la puéricultrice revient avec les documents, une discussion s'engage pour savoir où les conserver sans les perdre. Au gré de la conversation, l'idée d'ouvrir un cahier pour chaque enfant où serait collée leur photo est avancée.

À partir de ce jour, rien n'est plus pareil. La mère et la puéricultrice ont un projet commun : inscrire l'histoire des enfants dans un cahier personnel. La mère, qui ne sait ni lire ni écrire, va inscrire les noms de ses enfants dans leur cahier personnel. Sur l'initiative de la mère, les cahiers se remplissent de journaux découpés représentant des enfants de même âge que ceux de la famille et de liste de mots : bébé, jour, nounours, photo…

La puéricultrice et la mère commentent des vieux journaux féminins avant que la mère ne les découpe et ne les colle dans les cahiers. Comment sont représentés les enfants ? Avec quoi jouent-ils ? La mère essaie de mettre en application ce qui est montré dans les journaux et à la télévision.

La puéricultrice l'aide dans ses recherches. Les petites filles sont sur un tapis avec des jouets adaptés à leur âge et des petits livres. Les jouets sont le plus souvent récupérés et, de temps à autre, un jouet particulier est acheté. Le père s'intéresse aussi aux acquisitions motrices de ses filles.

Les problèmes du garçon aîné peuvent alors être abordés et sa conduite au centre médico-psycho-pédagogique (CMPP) est envisagée sérieusement.

Le départ d'une mère

Une jeune femme âgée de 20 ans, mère de deux enfants de 1 et 3 ans, quitte son foyer après avoir été battue par son compagnon en état d'ivresse.

Deux jours après son départ, le père est venu au centre de PMI « déposer » ses enfants car il se sentait incapable de s'en occuper : « Je n'ai pas la patience, il y a beaucoup trop à faire, d'ailleurs je ne sais pas m'occuper de mes enfants, il faut une femme ». Il disait être très touché par le départ de sa compagne et « n'en pouvait plus ».

Lors de l'entretien mené conjointement par la puéricultrice et l'assistante sociale, le comportement des deux enfants est observé : le bébé de 1 an, dans sa poussette, est resté très calme et très observateur des uns et des autres ; l'enfant de 3 ans s'accroche à son père et reste dans ses bras.

Au cours de cet échange, **une solution est proposée** par le père : sa voisine pourrait garder temporairement les enfants. L'assistante sociale qui la connaît bien est plutôt favorable à cette solution.

Après l'accord de la voisine, il est décidé qu'une **aide financière** sera débloquée pour l'accueil temporaire des enfants chez « un tiers digne de confiance ». Cette solution à court terme est appliquée en attendant le retour hypothétique de la mère. Cette situation a duré deux semaines.

La voisine a reçu une visite quotidienne de la puéricultrice (ou de l'assistante sociale). Le père a eu **plusieurs entretiens de réconfort** pour lui éviter de sombrer dans l'alcool

Au retour de la mère, le père, qui avait décidé de trouver un emploi, cesse de boire progressivement.

Le travail d'équipe a été de soutenir ce couple restructuré pour qu'il s'oriente vers une thérapie. Le dispositif a revêtu un caractère souple, adapté à une situation exceptionnelle.

Les professionnelles ont su entendre et respecter le choix du père, sans juger. L'inspecteur ASE a fait confiance à l'équipe de terrain et a pris le risque, avec elles, de confier des enfants en bas âge à une personne non agréée. Ceci a permis aux enfants de rester dans leur contexte de vie et en lien avec leur père.

– un fichier médical et social (avec un meuble de classement pour les fiches médicales),
– une réserve à pharmacie fermée à clef ;
◆ des locaux pour l'accueil des familles :
– une salle d'attente spacieuse, bien aérée, pourvue de sièges pour les parents et de corbeilles pour les vêtements de l'enfant,
– un bureau pour la personne chargée d'accueillir les mères ;
◆ un garage pour les voitures d'enfants ;
◆ un matériel pour assurer la sécurité :
– une fiche avec les adresses et les numéros de téléphone d'urgence,
– les murs et les cloisons doivent être d'un entretien facile. L'aération doit être permanente. Une température ambiante de 18° minimum est obligatoire. Les locaux sont nettoyés et aérés après chaque consultation et désinfectés après le passage d'un sujet atteint d'une maladie contagieuse ;
– les toilettes et les WC, en nombre suffisant, doivent disposer d'un point d'eau.

Le déroulement d'une consultation

Il est officiellement prévu les dispositions suivantes :
◆ le temps de la pesée et des mensurations est détaché de celui de la consultation ;
◆ le médecin procède à l'examen individuel des enfants, signe les certificats, les feuilles de maladie, il ne peut déléguer sa signature ;
◆ la présentation du carnet de santé doit être exigée ;
◆ la distribution d'échantillons pharmaceutiques ou la vente de médicaments sont rigoureusement interdites.
Une personne qualifiée assure obligatoirement une permanence pour coordonner l'activité des différents services et répondre aux demandes de renseignements.

L'accueil des familles, un projet de service

Les consultations sont fréquentées par des populations d'origines et de milieux sociaux divers. Aussi, l'accueil nécessite d'être pensé, réfléchi en équipe, pour déboucher sur un projet de service dans lequel chacun trouvera les repères nécessaires permettant une cohérence des attitudes professionnelles.

Le moment de l'accueil

Accueillir, c'est à la fois :
◆ recevoir, écouter, favoriser l'expression des difficultés ;
◆ présenter le lieu et le service, ainsi que les personnes qui y travaillent et leur fonction ;
◆ établir un contact personnalisé, indépendamment du milieu social et de l'origine culturelle.

On peut également souligner que pour donner envie aux mères et aux pères de venir au centre de PMI, il est impératif que l'équipe soit ouverte sur le monde extérieur. La puéricultrice directrice veille à développer une atmosphère dans laquelle chaque membre de l'équipe adopte une attitude positive envers les familles et leurs enfants, qui doivent sentir que l'équipe s'accorde et s'organise pour les aider, sans jugement ni critique. Pour certains parents, venir à la consultation constitue en effet une épreuve, sans doute parce qu'ils sont habités par la crainte et par un manque de confiance en eux : peur de ne pas savoir, peur d'être jugés sur la façon dont ils élèvent leurs enfants. La présence, en salle d'attente, de personnes d'origines et de conditions très diverses nécessite un accompagnement, chacun doit se sentir « accueilli » et rassuré. Les consultations en centre de PMI restent une chance pour l'accès aux soins des plus défavorisés.

Les conditions d'accueil

Les consultations peuvent s'organiser sur le principe d'un accueil avec ou sans rendez-vous, chaque formule ayant ses avantages et ses inconvénients :
◆ l'absence de rendez-vous peut entraîner la présence simultanée d'un trop grand nombre d'adultes et d'enfants, source d'énervement pour tous ;
◆ les rendez-vous sont contraignants, mais ils permettent de réguler le flux des usagers et favorisent le calme et la disponibilité.
Chaque équipe est donc amenée à faire un choix pour permettre au centre de PMI d'être un vrai lieu de rencontre agréable et constructive. Dans de nombreux centres, les équipes ont organisé la salle d'attente pour en faire un lieu accueillant et instructif.

La salle d'attente, lieu d'animation et d'information

L'animation de la salle d'attente a pour objectif premier de favoriser les échanges entre enfants et parents. Ce peut être également un environnement propice à transmettre des messages éducatifs.

Créer les conditions d'un lieu vivant et instructif

Cela nécessite souvent quelques aménagements :
◆ l'adaptation des locaux, avec par exemple :
– la création d'un espace de loisir et de détente avec des canapés ou des fauteuils bas,
– l'installation d'un coin lecture avec des livres en diverses langues,
– la mise à disposition de jouets ;
◆ l'intervention de spécialistes, avec par exemple :
– une bibliothécaire, qui peut aussi animer le coin lecture et montrer l'intérêt apporté par la diversité

des cultures au travers des images, des histoires, des contes,
– une éducatrice de jeunes enfants, qui peut diversifier les activités : jeux d'éveil, chant, peinture ;
– une psychologue, qui peut être à l'écoute des parents.
Ces activités variées peuvent provoquer des changements dans les rapports familiaux en introduisant une expérience de plaisir partagé.

Proposer une information à visée de santé publique

La salle d'attente est aussi un lieu d'information en matière de soins de puériculture. Compte tenu de la population fréquentant la consultation et des campagnes nationales d'éducation pour la santé, l'information (tant dans son mode de diffusion que dans les thèmes abordés) peut être d'une grande diversité.
La diffusion de l'information peut se faire sous forme :
- d'affichage : affiches, panneaux ;
- de mise à disposition de prospectus, plaquettes, journaux ;
- d'animation collective : films en lien avec le vécu des parents (le départ en vacances, par exemple) ou dessins animés éducatifs pour les enfants (les soins d'hygiène dentaire) ;
- de matériel de puériculture de démonstration et de manipulation : biberons, tétines, stérilisateurs, etc.

Les sujets, variés, peuvent concerner :
- des préoccupations quotidiennes telles que l'alimentation de l'enfant, l'allaitement maternel, le mode de couchage, le sommeil, les accidents domestiques et leur prévention, la fièvre, les jeux et les jouets, etc. ;
- des problèmes de santé publique plus spécifiques comme l'obésité, l'excision…

La gestion du dossier de soin en centre de PMI

Se référant à la réglementation professionnelle, rappelons que la puéricultrice doit assurer l'élaboration, l'utilisation et le suivi du dossier de soin. Celui-ci « doit contenir tous les éléments permettant le suivi du patient ».
En centre de PMI, le recueil des données doit permettre de suivre le développement de l'enfant, de dépister précocement les facteurs de risque éventuels, de repérer et d'utiliser les ressources propres de l'enfant et de ses parents.

L'établissement du dossier

La rencontre avec les nouveaux venus peut avoir lieu, soit en amont du premier examen médical, soit à un autre moment sur rendez-vous, à la convenance de la famille et du service.

L'entretien de recueil de données

Il doit favoriser l'instauration d'un dialogue entre les parents et la puéricultrice. Ce temps permet aussi d'observer l'enfant dans ses interactions familiales.

La composition du dossier

Il comporte deux parties :
- **une partie administrative** qui concerne l'identité de l'enfant, son domicile, ses liens de parenté. Les parents rempliront des rubriques et un échange aura lieu autour de ces renseignements ;
- **une partie recueil de données** qui devra être remplie au gré des rencontres et des observations :
  - en salle de pesée et en salle d'attente,
  - pendant la consultation médicale,
  - le cas échéant, à domicile.

La date et l'âge de l'enfant seront toujours précisés. Les informations recueillies et à recueillir seront abordées clairement avec la famille, qui sera toujours prévenue de leur exploitation.

Rôle de la puéricultrice

L'accompagnement des familles en consultation

Dans le cadre des consultations, la puéricultrice doit se situer au plus près des familles et accompagner celles qui en ont le plus besoin. Elle peut être présente dans la salle d'attente pour :
- observer les enfants ;
- échanger avec les mères ;
- réajuster les conseils du médecin en fonction des conditions de vie de la famille (dont elle a déjà une connaissance, le plus souvent) ;
- servir de « médiatrice », en explicitant les propos du médecin pour en faire comprendre le bien-fondé à la famille.

La puéricultrice veillera toujours à ce que les relations entre le personnel du centre de PMI et les familles soient favorables à la régularité de la fréquentation des consultations. Car si les examens médicaux jouent un rôle essentiel, tant préventif que curatif, dans l'évaluation et le suivi du développement de l'enfant, la régularité est un facteur d'efficacité indéniable.

Le suivi du dossier

À certains moments, la puéricultrice partage ses observations avec les membres de l'équipe et les parents, pour montrer les progrès de l'enfant.
Tous les dossiers de soins et les dossiers médicaux sont étudiés lors de réunions mensuelles par le personnel du centre de PMI et l'exploitation des dossiers de soins participe à la mise en place d'actions :
- d'éducation en matière d'hygiène et de santé ;
- de prévention et de lutte contre la maltraitance et les accidents domestiques ;
- de dépistage des troubles sensoriels et des handicaps ;
- de recherche en matière d'épidémiologie, d'hygiène et de sécurité[94].

En fonction des besoins identifiés, la puéricultrice organise de nouvelles actions de formation, de prévention et d'éducation pour promouvoir la santé des enfants.

Les actions collectives dans un centre de PMI

Le dynamisme d'un centre de PMI repose sur la motivation du personnel. Lorsque la puéricultrice est directrice, elle peut, avec un certain esprit de « management », impulser aux membres de l'équipe son souhait de faire du centre un lieu d'accueil.

L'animation de l'équipe

L'objectif de la fonction d'encadrement est donc :
- de créer un esprit de coopération pour coordonner les soins, les conseils et les informations ;
- d'exercer avec tact son rôle hiérarchique. Sans « s'ériger en chef incontestable, elle doit tenir compte de toutes les réflexions et suggestions émanant de l'équipe »[95].

En concertation avec l'équipe, la puéricultrice :
- définit les principes d'organisation du centre et le mode de fonctionnement, à partir des besoins des familles (disponibilité, âge des enfants) ;
- définit les règles de répartition des tâches : chacun doit savoir ce qui lui revient ;
- organise des réunions à l'occasion desquelles les problèmes soulevés par la pratique sont analysés et discutés ensemble. Elle veille à valoriser et à encourager le travail réalisé par chacun. Le personnel et l'espace dont dispose la directrice sont déterminants pour les actions menées en centre de PMI.

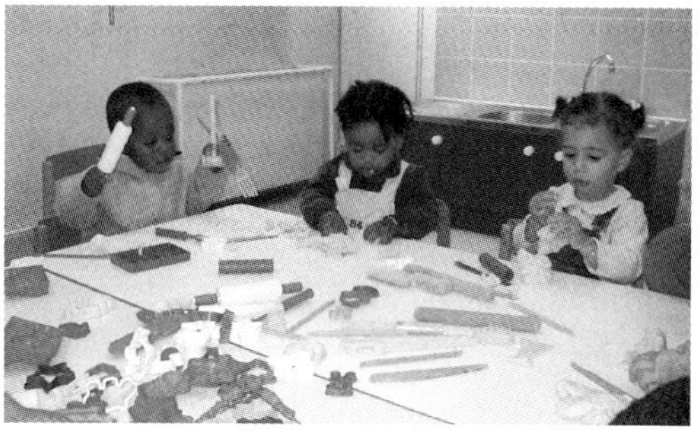

Photographie 43.1 : Atelier d'éveil au centre de PMI.

Les lieux d'accueil parents-enfants

Actuellement, certains départements ont développé les lieux d'accueil parents-enfants qui ont pour objectifs :
- le soutien et l'aide à la parentalité[96],
- la création d'un lien social entre habitants du quartier,
- la socialisation des enfants avant l'entrée en école maternelle.

Les groupes de paroles

Ces groupes (une douzaine de pères et de mères réunis autour d'un psychologue) se multiplient. Les parents « arrivent, centrés sur leur histoire, et finalement s'intéressent aux enfants des autres, parlent de leur passé, comprennent l'importance de démêler leur vécu de celui de leur enfant »[97]. À partir des échanges au sein de ce type de groupes peuvent être abordés plus largement les problèmes liés à l'éducation familiale, comme la nécessité de ne pas secouer un bébé ou de ne pas exercer de violences physiques. Il paraît indispensable « d'insister sur le fait qu'il doit être tout aussi interdit de battre les enfants que les adultes »[98].
Les puéricultrices profiteront de ce courant pour participer à des projets qui ont pour objectif prioritaire de valoriser les rôles et les compétences des parents.

Les ateliers d'enfants

De nombreux centres de PMI proposent aux enfants des ateliers de peinture, de chants, de lecture... Les puéricultrices intègrent ce besoin d'éveil et de culture aux autres types de besoins plus volontiers pris en compte comme la nourriture, la santé, le logement, etc.

94. Décret n° 93-345 du 15 mars 1993 relatif aux actes professionnels et à l'exercice de la profession d'infirmier, art. 9.
95. Pour un management participatif, *Cahiers de la puéricultrice*, n° 1, pp. 63 à 65.
96. Circulaire mars 1999.
97. M. Gruere, directrice de l'École des parents, interview de M.-P. Subtil, Des réseaux se créent dans toutes les sphères de la société, in : *Le Monde*, 20 novembre 1998, p. 9.
98. Information diffusée par l'association « Éduquer sans frapper », 7 rue Liancourt, 75014 Paris.

La participation à un événement culturel, à une création artistique, contribue à rendre des parents « acteurs ».

L'ouverture sur les différentes cultures

Diverses initiatives prennent en compte les pratiques de maternage : rencontres autour du massage africain, des souvenirs d'enfance, des contes, des berceuses et, bien sûr, de la nourriture donnée aux bébés…

Ces rencontres peuvent aboutir à des fêtes de quartier autour de plats préparés par des mères de plusieurs ethnies. Il existe un foisonnement d'idées contribuant au but des centres de PMI : éviter l'isolement des familles, créer des lieux d'échanges pour les adultes et les enfants, favoriser l'épanouissement des enfants par l'épanouissement des parents. De plus, participer à un réseau peut dynamiser le personnel du centre de PMI.

Une permanence hebdomadaire

Il est très intéressant d'instituer des permanences d'au moins une demi-journée par semaine.

À noter…

Les permanences allègent énormément le travail. Il faut savoir défendre ce temps auprès de l'institution et auprès de l'équipe du centre. En dehors de ces temps de permanences, l'organisation des horaires du centre et de la présence du personnel doit permettre de conserver une amplitude horaire la plus large possible.

L'accueil des familles

L'organisation de permanences requiert peu de moyens, il suffit de disposer :

- d'une pièce réservée et aménagée spécialement pour mener des entretiens ;
- d'un espace jeux pour accueillir des adultes accompagnés d'enfants.

Les permanences téléphoniques

Des temps seront réservés, sous forme de permanence téléphonique, pour des conseils de puéricul-

Rôle de la puéricultrice

Accompagner les familles et conduire des projets de prévention

Spécialiste de l'humain, la puéricultrice comme tout soignant doit gérer l'incertitude et accompagner les familles en respectant certains éléments de déontologie et de valeurs professionnelles :

- l'enfant est une personne : il doit être observé pour être compris ;
- l'enfant et sa famille doivent toujours être pris en considération ;
- le travail s'organise dans une démarche de concertation avec la famille, pour le mieux-être de l'enfant ;
- le secret professionnel doit être respecté, hormis dans les cas de maltraitance.

Être puéricultrice dans un service de PMI implique le désir de découvrir l'autre et une maîtrise de la relation ; une **attitude de compréhension** et de **bienveillance** à l'égard des enfants et de leurs parents est indispensable.

Pour qu'un tel travail soit possible, la puéricultrice et les membres de l'équipe doivent être, eux aussi, considérés « comme des sujets responsables, c'est-à-dire des **acteurs capables d'initiative, de créativité**, mais également porteurs de projets qu'il s'agit de faire converger, sinon de concilier. Ce qui suppose encore, et surtout, la rupture avec une certaine conception sécurisante du pouvoir et du commandement[1] », soucieux de faire passer des décisions prises sans véritable information et consultation des intéressés.

Aussi, durant l'année de spécialisation, l'étudiante s'attachera à développer :

- son **sens de l'observation** et de l'**écoute** ;
- sa **capacité à communiquer** par l'oral et l'écrit.

L'étudiante puéricultrice s'attache à développer l'ensemble de ces capacités au cours de sa formation mais également à nourrir la conviction que travailler sur « ce qui est montré » et sur « ce qui est dit » a pour objectif de valoriser le comportement maternel et parental.

1. F. Eyselle, G. Ville, *L'enjeu des ressources humaines*. Éd. Focus, Alençon, 1988.

ture, la planification de rendez-vous pour se rendre aux domiciles des femmes enceintes, des parents ou des assistantes maternelles.

L'ouverture du centre sur la vie du quartier

Le centre peut devenir un vrai lieu ressource pour la santé de l'enfant avec la participation du personnel et celle des familles. Il est possible de mettre à la disposition des parents :
- un panneau d'affichage pour faire part d'informations en relation avec l'enfance : adresse d'associations, réunions... ;
- un espace pour créer une « bourse d'échanges » et entreposer le matériel de puériculture devenu inutile (poussettes, chaises hautes, vêtements, jouets...). L'habitude aidant, les objets restent peu au centre, et chacun peut se servir indépendamment de ses ressources, les plus démunis n'ayant pas honte de profiter de ce matériel.

Deux activités de prévention primaire

Le bilan de santé des enfants de 3-4 ans en école maternelle et le suivi des assistantes maternelles sont des activités du domaine de la prévention primaire.

Les bilans dans les écoles maternelles

« Les bilans de santé des enfants de trois ou quatre ans prennent leur place entre la surveillance médico-sociale des deux premières années et le premier bilan de santé scolaire, réalisé au cours de la sixième année. »

Les objectifs des bilans des enfants de 3-4 ans

Cette action préventive doit permettre :
- d'évaluer l'état de santé des enfants, leur croissance staturo-pondérale, leur développement physique, psychomoteur et affectif ;
- d'informer et de conseiller les parents et les enfants sur l'hygiène de vie en général ;
- de dépister des problèmes de santé latents (légers ou non évidents) et des handicaps, en particulier visuels et auditifs (voir p. 838 et 841).

Quand la puéricultrice assure cette activité, elle contacte l'école pour informer la directrice et l'institutrice de la classe concernée des jours d'intervention. Un panneau d'information peut alors être installé dans le hall de l'école à l'intention des parents. Ils pourront le lire en venant chercher leur enfant à l'école maternelle. Ce panneau résume le déroulement et l'intérêt de ce bilan.

Le déroulement d'une séance

Pratiquement, ce bilan s'effectue dans l'école maternelle et en deux temps.

Le dépistage des anomalies visuelles et auditives et des troubles du langage

Les enfants sont vus individuellement ou avec un camarade pour se sentir plus à l'aise. Au cours de ce premier contact, la puéricultrice peut échanger librement avec l'enfant et l'observer en action :
- l'enfant est invité à dessiner. Ce temps ludique permet d'évaluer la latéralité, la différenciation des couleurs, la motricité fine, l'orientation dans l'espace ;
- les tests visuels sont présentés comme des jeux avec des représentations d'objets ou d'animaux ;
- les tests auditifs associent des mots familiers, de consonance proche (mouton, bouton, lapin) chuchotés à un mètre derrière l'enfant qui montre le dessin correspondant.

L'examen médical

Pour que cet examen ait lieu en présence des parents, les convocations doivent parvenir au moins une semaine à l'avance. Selon les lieux et les ethnies représentées, des convocations en plusieurs langues sont proposées.
Durant cet examen, une attention particulière doit être portée au dépistage et à l'éducation bucco-dentaire, mais aussi à l'intégrité de la peau et aux organes génitaux externes (pour lutter contre les abus sexuels et l'excision).
Environ 10 à 30 % des enfants sont orientés vers une consultation spécialisée : orthophoniste, ophtalmologiste, dentiste, ORL, psychologue.
« Les résultats des examens seront transcrits sur les dossiers et sur le carnet de santé de l'enfant. Lorsqu'un problème particulier est constaté, il convient d'en informer le médecin de famille »[99]. Le passage de l'équipe de PMI se termine par une réunion regroupant le médecin, la puéricultrice et l'équipe pédagogique ; les conclusions des bilans sont transmises à cette occasion, dans les limites du

99. Fiche technique n° 2, « bilans de santé des enfants scolarisés à l'école maternelle », circulaire n° 4/83 du 16 mars 1983 relative aux orientations du service départemental de PMI.

secret médical. Les thèmes de discussion portent sur les enfants qui présentent des difficultés culturelles, sociales, ou des handicaps[100]. Des actions peuvent en effet être menées pour aider les enfants et les familles.
Une action individuelle ou collective d'éducation pour la santé peut être menée, comme le brossage des dents ou le lavage des mains.

Les conclusions des bilans

À l'issue de ces bilans, les enfants se répartissent comme suit :
- les enfants dont l'état de santé est compatible avec les acquisitions intellectuelles ;
- les enfants à suivre pour des difficultés de graphisme, de langage, d'adaptation, d'instabilité, d'hyperactivité, d'inhibition (qui sont à revoir) ;
- les enfants adressés en consultation spécialisée pour un bilan approfondi et une prise en charge thérapeutique précoce.

Les suites données aux bilans

Après le bilan de santé, la puéricultrice peut être amenée à intervenir afin :
- de relancer les parents à domicile, en insistant sur l'importance du suivi de l'enfant ;
- de s'assurer que les examens complémentaires et les prothèses sont (ou vont être) réalisés ;
- de soutenir les familles qui rencontrent des difficultés ; elles peuvent être aidées financièrement ;
- d'assurer ou de faire assurer des liaisons avec tous les partenaires : parents et professeurs des écoles en priorité, mais aussi médecin de famille et médecin scolaire ;
- d'effectuer les transmissions utiles auprès du personnel du secteur : puéricultrice, médecin et assistante sociale.

Le travail avec les assistantes maternelles indépendantes (AM)

L'assistante maternelle a un véritable statut professionnel[101]. C'est une personne qui accueille habituellement à son domicile des mineurs, à titre non permanent, confiés soit par les parents, soit par des personnes morales. C'est le premier mode d'accueil de la petite enfance : plus de 250 000 jeunes enfants de moins de 3 ans, dont les parents travaillent, sont accueillis par 140 000 assistantes maternelles indépendantes et 30 000 rattachées à une crèche familiale.

La loi précise la rémunération, la formation obligatoire, les conditions de l'agrément, le mode d'intégration des assistantes maternelles dans le dispositif d'accueil de la petite enfance.
Néanmoins, de nombreux enfants sont confiés par leurs parents à des personnes non agréées. Signalées au président du Conseil général, elles disposent de 15 jours pour présenter une demande d'agrément. Par ce biais, de nombreuses situations irrégulières peuvent être normalisées dans l'intérêt des enfants et des adultes. De plus, la garde d'un enfant par une personne non agréée n'ouvre pas droit aux prestations délivrées par la CAF pour les frais de garde (voir p. 140).
L'agrément, le renouvellement et le suivi des assistantes maternelles relèvent des compétences du service départemental de PMI.

L'agrément

Chaque département dispose d'une certaine liberté pour organiser la procédure d'agrément. Il doit cependant respecter le délai d'instruction de 3 mois. La procédure d'agrément ne devrait pas dissuader les candidates potentielles. Les moyens nécessaires à l'accomplissement de cette mission diffèrent d'un département à l'autre : certains intègrent les puéricultrices dans le dispositif d'agrément, tandis que d'autres font plus volontiers appel à des travailleurs sociaux. Ce choix est, le plus souvent, subordonné à la charge de travail des puéricultrices de secteur.

L'entretien d'évaluation

Il se déroule au domicile de la candidate, car la professionnelle doit s'assurer que le logement présente des garanties pour l'accueil d'un (ou de plusieurs) enfant(s). Il s'apparente aux entretiens de recrutement, abordant aussi les motivations et le projet professionnel de la candidate.
Un climat positif est de rigueur pour que la candidate puisse exprimer librement sa conception de l'accueil, la place de l'enfant et de ses parents.

Le contenu de l'entretien

Un guide ou un questionnaire peuvent servir de support à l'entretien. Les questions portent sur :
- les raisons qui poussent la candidate à accueillir des enfants à son domicile ;
- les moyens qu'elle compte mettre en œuvre pour y parvenir ;
- ce qu'elle attend des professionnels tels que la puéricultrice, le médecin, l'assistante sociale, la psychologue ;

100. Voir note précédente.
101. Loi de 1997 modifiée le 12 juillet 92.

◆ les qualités qui peuvent lui permettre d'obtenir l'agrément ;
◆ le type de problèmes qu'elle pense avoir à résoudre en tant qu'assistante maternelle avec les enfants accueillis et leurs parents, ainsi qu'avec sa propre famille.

L'évolution de l'entretien

Cet entretien dure en moyenne de 45 min à 1 h. Il permet d'obtenir des informations sur les qualités personnelles à visée professionnelle de la candidate :
◆ sa capacité d'écoute et son ouverture d'esprit, son sens du contact, sa qualité relationnelle ;
◆ son sens de l'organisation, son degré d'affectivité, sa maturité.
Le « non-dit » durant l'entretien complète ces informations : sourires, regards, gestes et comportement dévoilent ses certitudes.
Lorsqu'un autre professionnel (médecin de PMI, assistante sociale ou psychologue) mène aussi son enquête, les différents points de vue sont confrontés pour agréer ou non la candidate.

À noter...
L'agrément constitue une autorisation personnelle et révocable d'accueillir un mineur, à domicile, moyennant rémunération.
Ce n'est pas une qualification professionnelle et les assistantes maternelles agréées exercent, au début de leur exercice, un métier sans recevoir de formation spécifique.
Il est plus facile de ne pas agréer un dossier que de retirer l'agrément donné pour 5 ans.

Des réunions d'information de « pré-agrément » permettent aux candidates de clarifier leur motivation et de disposer d'un minimum de données sur le statut professionnel des assistantes maternelles. Les points suivants sont abordés :
◆ la qualité du service rendu aux enfants et aux parents,
◆ l'organisation de la PMI sur le lieu d'habitation,
◆ le travail d'équipe et le secret professionnel,
◆ l'obligation de contracter une assurance,
◆ l'obligation de suivre le cycle de formation organisé pour les assistantes maternelles dans le département.
Ce peut être alors, pour la puéricultrice, l'occasion de sensibiliser ces personnes aux besoins des enfants et à la demande.

Les actions spécifiques de la puéricultrice

Pour aider une assistante maternelle débutante, la puéricultrice peut mettre en place des actions telles que :
◆ l'organisation d'un entretien assistante maternelle/parents avant l'arrivée de l'enfant, durant lequel seront abordés : le contrat, les modalités de la période d'adaptation, les congés (des uns et des autres), la plage horaire de la garde au cours de la journée, les indemnités d'absence, etc. ;
◆ la proposition d'une visite sur rendez-vous chez l'assistante maternelle, lors de la première semaine d'accueil, pour échanger autour de l'enfant. Un cahier d'observation peut être un outil proposé à l'accueillante. Lors de cette rencontre, la puéricultrice cherchera à valoriser les initiatives positives de cette nouvelle professionnelle afin de promouvoir une pédagogie du succès ;
◆ la formation. Elle vient renforcer ces premières interventions individuelles.

L'intégration des AM dans le dispositif d'accueil de la petite enfance

La combinaison de plusieurs modes de garde se développe, sachant que les solutions ne pourront se mettre en place qu'avec la collaboration des puéricultrices de secteurs.
Citons l'expérience suivante : des directrices de crèche, ne pouvant répondre à la demande d'accueil d'enfants par manque de place, ont eu l'idée d'associer à leur structure un réseau d'assistantes maternelles indépendantes. Celles-ci ont été sélectionnées par des puéricultrices de secteur, à raison d'une ou deux assistante(s) maternelle(s) par secteur.
Ainsi, ces assistantes maternelles, devenues salariées de la ville au même titre que le personnel des crèches, bénéficient d'un certain nombre de mesures adaptées à leur situation, à savoir :
◆ recevoir une visite hebdomadaire de la puéricultrice de secteur à leur domicile, qui vérifie que les conditions d'accueil garantissent la santé et la sécurité des enfants. Elle peut être amenée à donner à l'assistante maternelle des conseils pour l'hygiène et l'organisation de son domicile ;
◆ passer deux demi-journées en crèche collective ;
◆ recevoir une formation par la directrice de la crèche, notamment sur l'épanouissement des enfants (à propos des jouets et des livres, par exemple).
D'autres projets se mettent en place, comme l'accueil de l'enfant de moins d'un an par une assistante maternelle, suivi d'un passage en crèche collective.

L'information et l'orientation des parents pour ajuster l'offre à la demande

Il existe peu de services ayant pour objectifs de conseiller et d'informer les familles sur les possibilités d'accueil de la petite enfance ; en l'absence de tels services, ce rôle revient à la puéricultrice de secteur.
Actuellement, la pénurie de places en structure collective oblige les familles à de multiples démarches auprès de diverses personnes ou administrations. Elles sont contraintes de prospecter individuellement les possibilités de garde sur leur quartier.
Informer les parents sur les modes d'accueil de leur quartier est une aide précieuse que peut apporter la puéricultrice de secteur. Lors de son passage à domicile (ou lors d'une permanence), elle peut rechercher avec les parents la solution la plus adaptée à leur cas personnel. Une orientation en temps voulu vers le service concerné, constitue une économie de temps précieuse.

À noter...
Il est indispensable que la puéricultrice connaisse la disponibilité des assistantes maternelles de son secteur et qu'elle ajuste la demande des parents à l'offre de service. Par exemple, certaines assistantes maternelles ne veulent pas accueillir d'enfants le samedi, d'autres n'éprouvent pas de difficulté à se lever tôt pour accueillir le bébé en pyjama.
Il est également important de se présenter aux directrices des différentes structures afin de faciliter l'accueil des enfants de milieux défavorisés. Les puéricultrices de secteur ont tout intérêt à participer aux commissions d'admission en crèche.

Conclusion

La PMI, service de promotion et de protection de la famille, doit rester accessible à tous. Au-delà de sa gratuité, c'est sa dimension humaine qui rend ce service attractif pour les familles. La compétence des équipes, leur attitude d'écoute et leur capacité à agir, dans l'intérêt de l'enfant, en concertation avec ses parents, font de ce service « offert » un atout majeur pour l'avenir des enfants. Car aider une famille à se structurer autour de l'enfant, c'est l'aider à construire des liens internes et externes au cercle familial, facteurs d'insertion des enfants comme des adultes.

Ce travail quotidien avec les familles oblige à repérer les ressources de chacun, à utiliser les efforts de tous, à libérer les énergies et la créativité. Ceci peut être considéré comme une utopie et pourtant, c'est le quotidien de la puéricultrice, dont dépendent parfois les conditions de survie des familles.

BIBLIOGRAPHIE

BEDARD J. – *Familles en détresse sociale.* Tome 1 : Du social au communautaire, Ed. Sigier, Québec, 1998.

BEDARD J. – *Familles en détresse sociale.* Tome 2 : L'intervention familiale communautaire, Ed. Sigier, Québec, 1999

DOLTO F., PERNAUD L., RAPOPORT D. et THIS B. – *Enfance en souffrance.* Stock.

COLAPINTO J., MINUCHIN P. et MINUCHIN S. – *Travailler avec les familles démunies.* ESF éditeur, Paris, 2000.

DELPY J. – *Des histoires de bébés d'ici et d'ailleurs.* Érès, Spirale n° 12/1999.

DURNING P. – *Éducation familiale. Acteurs, processus et enjeux.* PUF, Paris, 1999.

EYSELLE F. et VILLE G. – *L'Enjeu des ressources humaines.* Ed. Focus, Alençon, 1988.

FAIN M., KREISLER L. et SOULE M. – *L'Enfant et son corps.* PUF, Paris, 1974.

HAZARD P. – *Le Visage de l'enfance.* Horizons de France, Paris, 1937.

HUOT-MARCHAND M. – *Parole autour de l'enfant.* Gérard Louis, Lassay les Châteaux, 53110, 1995.

LAVOUE J. – *Éduquer avec les parents. L'action éducative en milieu ouvert : une pédagogie pour la parentalité.* L'Harmattan, Paris, 2000.

OSTERRIETH P. – *Faire des adultes.* Charles Dessard éditeur, Bruxelles, 1966.

POURTOIS J.P. – *Les Thématiques en éducation familiale.* De Boeck université, Belgique, 1989.

REBOUL O. – *Qu'est-ce qu'apprendre ? : pour une philosophie de l'enseignement.* PUF, Paris, 1999.

RIBEAUD M.-C. – *Les Enfants des exclus.* Ed Lutter/Stock 2, 1976.

SALOME J. – *Relation d'aide et formation à l'entretien.* PUF, Lille, 1989.

THIRION M. – *L'Allaitement,* Albin Michel, Paris, 1995.

WINNICOTT D.W. – *L'Enfant dans sa famille.* Payot, Paris, 1991.

CHAPITRE 44

Le handicap chez l'enfant[1]

Capacités attendues pour l'exercice de la puéricultrice

- Accompagner l'enfant présentant un handicap et sa famille, dans une démarche de projet de vie adapté à ses capacités et potentialités.
- Assurer/faire assurer les soins visant à prévenir les complications et l'altération du développement de l'enfant, quel que soit son handicap.
- Participer à l'amélioration des conditions de vie des enfants handicapés par une recherche permanente d'adéquation entre la problématique individuelle de l'enfant et le contexte de vie collective.

Les besoins d'un enfant handicapé sont identiques à ceux des autres enfants. Si la présence d'une déficience ou d'une incapacité pose quelques problèmes particuliers qui nécessitent, ponctuellement ou de manière plus soutenue, un accompagnement de l'enfant et de sa famille, ce sont les attitudes dans l'entourage qui déterminent, pour une part importante, la manière dont l'enfant ressent sa propre personne. En effet, la façon dont l'enfant va s'arranger avec son handicap « dépend beaucoup moins de la nature, de la sévérité ou de l'origine de son état que, d'abord et avant tout, de l'attitude de ses parents, puis de ses contemporains et de ses professeurs, et par la suite de la société[2] ».

Ainsi, la réflexion autour de la prise en charge de l'enfant porteur d'un handicap participe à l'évolution des représentations sociales de la place de la personne « différente » ; mais elle est trop lente et souvent limitée au secteur professionnel. Pourtant, des chercheurs, des praticiens, des associations se mobilisent pour tenter une avancée dans l'aménagement de l'espace, l'intégration sociale et les modalités de soins.

Autour de l'enfant et de sa famille, des professionnels (travailleurs sociaux et équipes de soins libérales ou institutionnelles) ont pour objectif commun d'harmoniser leurs compétences afin d'ajuster au mieux un cadre de vie permettant à l'enfant et à sa famille de mettre en place un projet d'évolution personnelle. Le handicap traverse le temps, mais… « ne s'agirait-il pas plutôt de redonner à chaque sujet porteur d'un handicap sa place dans la famille, dans sa fratrie, dans son histoire et dans son environnement, sa place pleine et entière, unique et singulière, toute sa place et rien que sa place »[3]. Les puéricultrices, au cœur de cette problématique, ont à partager cette responsabilité qui consiste à la fois à accompagner le quotidien des situations et à rechercher des conditions de vie adaptées à tous les enfants.

Approche conceptuelle du handicap

Que reste-t-il de l'expression anglaise du XVIe siècle « the hand in the cap » (la main dans le chapeau), couramment utilisée dans un jeu de hasard populaire ? Il est devenu « handicap », terme technique du milieu hippique, traduisant un souci d'équité

1. Auteurs : Annette GOROUBEN, orthophoniste. Arlette MEYER, puéricultrice. Jean-Tristan RICHARD, psychologue-psychanalyste. Joëlle MILLET, assistante sociale. Danièle VALLEUR, pédiatre. Avec la collaboration des puéricultrices du service de suivi à domicile du CAMSP de l'Institut de Puériculture de Paris.
2. M. K. Pringle, *Les Besoins de l'enfant*. Éd. Les publications du CTNERHI, 1979, p. 139.
3. P. Ben Soussan, Être parent d'un bébé handicapé, in : *Aux marges de la vie*, Érès, Mille et un bébés, 1999, p. 11.

en désavantageant (ou en annulant un avantage) chez un concurrent plus fort ou plus rapide… **Le handicap est synonyme d'un désavantage.** Ce terme entre dans le vocabulaire social dans les années 1960 et plus particulièrement en 1975 avec la loi d'orientation[4]. Aujourd'hui, le handicap est devenu une caractéristique individuelle découlant d'une incapacité ou d'une déficience.

L'évolution de la notion de handicap

Les travaux de Philip Wood ont permis, en 1975 et pour la première fois, de définir un concept de handicap dans sa globalité, c'est-à-dire d'un point de vue médical, médico-social et social, concept repris dans la définition, par l'OMS, en 1980, d'une nouvelle nomenclature : « **Classification internationale des déficiences, incapacités et désavantages – un manuel des conséquences des maladies** ».

Définition du handicap

Cette classification comporte ainsi trois domaines :
- **la déficience**, qui correspond à l'aspect lésionnel du handicap ; elle peut être un état temporaire ou permanent ;
- **l'incapacité**, qui correspond à l'aspect fonctionnel du handicap ;
- **le désavantage**, qui correspond à l'aspect situationnel du handicap.

L'exemple qui suit (figure 1) illustre la situation d'un enfant porteur d'une hémiplégie cérébrale infantile. Partant de cette nouvelle classification, il est possible, dès lors, de développer une **approche positive de la personne handicapée** et de mettre en valeur les capacités restantes plutôt que les manques. « C'est avec le capital fonctionnel resté intact que peut se construire un nouvel équilibre entre la personne et son environnement. »[5]

La poursuite des travaux de l'OMS[6]

La nouvelle classification, par son approche démédicalisée[7], s'ouvre sur la dimension **des séquelles des maladies** et comporte trois points :
- **l'atteinte du corps : la déficience** (l'aspect lésionnel du handicap), d'origine pathologique, correspond à « toute perte de substance ou altération

Médicale	DÉFICIENCE	Lésionnelle	Ex. Lésion de l'artère cérébrale sylvienne.
Fonction	INCAPACITÉ	Fonctionnelle	Ex. Gêne motrice. Limitation des activités.
Social	HANDICAP	Désavantage qui entraîne l'incapacité et la déficience.	Ex. Difficultés d'intégration scolaire, nécessité de rééducation, d'appareillage…

Figure 44.1 : La définition du handicap.

d'une structure ou fonction psychologique, physiologique ou anatomique »[8] ;
- **la vie quotidienne : l'incapacité,** conséquence fonctionnelle de la déficience, correspond à « toute réduction partielle ou totale de la capacité d'accomplir une activité d'une façon ou dans les limites considérées comme normales pour un être humain »[9] ;
- **les rôles sociaux : désavantage social ou handicap** qui résulte des deux précédentes composantes.

La critique essentielle portée sur la classification de 1980 repose sur la non prise en compte de l'environnement (architectural, socioculturel, législatif, etc.) comme déterminant des situations vécues par les personnes ; le handicap « reste le fait de l'individu qui en est atteint ». L'OMS entreprend alors un travail de révision en vue de l'adoption, en 2001, d'une nouvelle nomenclature.

Une ouverture sur la dimension sociale

Quel impact la nouvelle version de la nomenclature aura-t-elle sur les décisions politiques pour améliorer les conditions de vie sociale des personnes handicapées ? Il est certain qu'**un passage d'une définition médicale à une définition à caractère social se précise**, ne serait-ce qu'au travers du projet de révision du traité de Maastricht « en vue d'inclure une clause de non discrimination à l'égard du handicap s'imposant à tous les pays européens. Un handicap en tant que tel n'existe pas, mais est le produit

4. Loi 75-534 du 30 juin 1975 en faveur des personnes handicapées, dite Loi d'orientation.
5. Groupe de travail, université de Créteil 1994.
6. M. Delcey, La Nouvelle classification internationale des handicaps, in : *Soins Pédiatrie et Puériculture*, n° 195, Masson, 7 août 2000, pp. 4 à 7.
7. Hors du champ biomédical traditionnel (cause, pathologie, guérison ou mort).
8. Définition de l'OMS.
9. Définition de l'OMS.

d'une interaction constante entre un individu et son environnement. »[10]

Ce projet est suivi cinq ans après d'une mention en faveur des handicapés : « L'Union reconnaît et respecte le droit des personnes handicapées à bénéficier de mesures visant à assurer leur autonomie, leur intégration sociale et professionnelle et leur participation à la vie de la communauté »[11].

Encore faut-il que des propositions concrètes assortissent ces intentions, les changements de mentalités ne se font pas sur des idées, il faut agir sur la réalité des situations.

Les causes des handicaps

Deux approches sont couramment employées :

- soit on situe les affections invalidantes selon leur mécanisme de survenue (naissance, cause accidentelle, maladie évolutive) ;
- soit la distinction se fait au niveau médical : celui des déficiences.

Il faut noter que les handicaps congénitaux et périnatals concernent :

- 2 nouveau-nés sur 100, porteurs d'une malformation congénitale ;
- 2 nouveau-nés sur 1 000, porteurs d'une maladie héréditaire du métabolisme se manifestant dès le premier âge[12].

Outre cette approche exclusivement médicale, nous nous référerons au travail d'équipes québécoises sur le « Processus de production du handicap »[13] (figure 44.2). Il s'agit de prendre en considération le processus dynamique dans lequel la situation de vie des personnes est le résultat d'une interaction entre les facteurs personnels et les facteurs environnementaux. Ce modèle permet d'identifier les déterminants et d'agir sur eux, au niveau de l'individu mais aussi au niveau social par la modification de l'environnement.

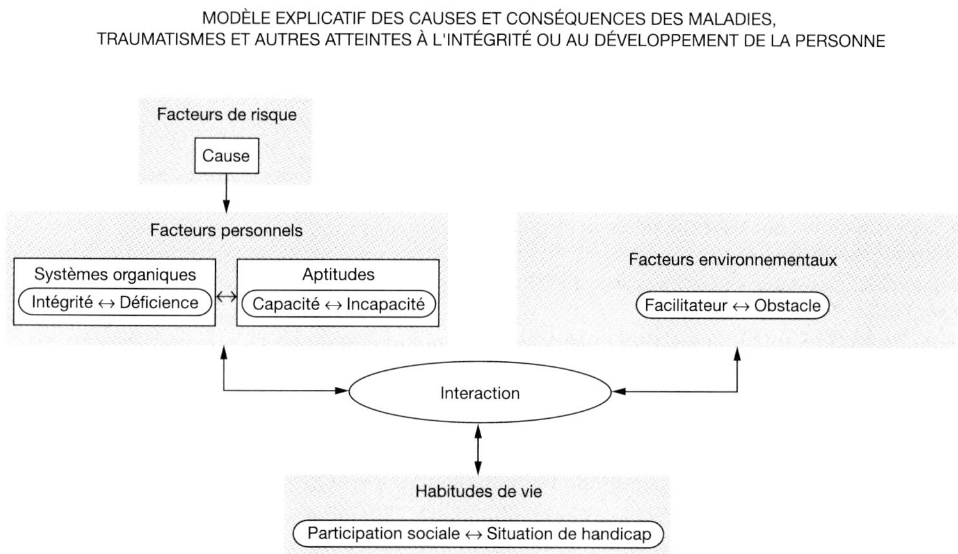

Figure 44.2 : Le processus de production du handicap.
Source : P. Fougeyrollas, in : *Soins Pédiatrie et Puériculture*, n° 195, Masson, juillet/août 2000, p. 7.

10. Traité de l'Union européenne, publié le 7 décembre 1995 sur le statut des personnes handicapées.
11. Charte des droits fondamentaux de l'Union européenne, chapitre III sur l'égalité, article 26 : Intégration des personnes handicapées, décembre 2000.
12. Source : Insee, 2000.
13. P. Fougeyrollas, in *op. cit.* note 6.

Les différents types de handicaps et leur prévention

Finalement, retenons que la définition du handicap est complexe, mais surtout, laisse le champ ouvert à l'évolution de la personne : la personne handicapée est un sujet dont l'intégrité physique ou mentale est passagèrement diminuée, soit congénitalement, soit sous l'effet de l'âge, d'une maladie, ou d'un accident, en sorte que son autonomie, son aptitude à fréquenter l'école ou à occuper un emploi s'en trouvent compromises.

Les grands groupes de handicap

Nous distinguerons essentiellement les handicaps **moteur, sensoriel et mental**, sachant que le cumul de différentes atteintes est source d'autres types de handicap. Cette approche partielle permet cependant de fournir les éléments de connaissances nécessaires à la compréhension de situations rencontrées dans la pratique quotidienne, dans les différents secteurs d'activités.

Le handicap moteur

Cette catégorie regroupe plusieurs types de handicaps. On distingue :
- l'infirmité motrice cérébrale : 1,12 pour mille ;
- les malformations du système nerveux central (SNC) : 0,44 pour mille ;
- les maladies héréditaires et dégénératives du SNC : 0,30 pour mille ;
- les malformations ostéo-musculaires : agénésies, dysgénésies, maladies congénitales : 0,27 pour mille ;
- les autres déficiences motrices, telles que la poliomyélite, les myopathies.

Les personnes atteintes de déficience motrice représentent environ 2 300 000 personnes (enfants et adultes confondus), soit 4 % de la population générale. **Parmi ces personnes, 850 000 ont une déficience motrice isolée ou prédominante (1,5 % de la population générale est considérée « handicapée moteur »).**

L'infirmité motrice cérébrale (IMC)

Ce handicap moteur concerne plus particulièrement la pédiatrie.

Définition

L'IMC est liée à une lésion du cerveau survenue pendant la période anténatale ou périnatale et constitue un trouble moteur non progressif secondaire à une lésion sur un cerveau en maturation.

La révélation des signes moteurs anormaux

Aucun signe moteur n'est visible en période néonatale. Les signes anormaux apparaissent dans les premiers mois du développement du bébé.

Les causes

Dans un certain nombre de cas, l'IMC survient dans un contexte particulier :
- naissance prématurée ;
- souffrance fœtale aiguë ;
- éventuelles causes péri et postnatales.

En cas de prématurité extrême (terme de naissance < à 28 SA), 10 % de ces nouveau-nés seront IMC, ce d'autant plus que l'enfant naît dans un contexte d'infection materno-fœtale avec chorio-amniotite. Les puéricultrices ont un rôle important à jouer dans le dépistage de la période postnatale.

Les handicaps sensoriels

On distingue les surdités et les troubles visuels.

La surdité de l'enfant

Il est évident que la surdité a un retentissement d'autant plus grave qu'elle existe à la naissance ou apparaît avant l'âge normal d'acquisition du langage.

Classification

La classification des surdités se fait suivant leur intensité, c'est-à-dire la perte moyenne en dB sur les fréquences conventionnelles :
- une surdité légère correspond à une perte de 20 à 40 dB ;
- une surdité moyenne à une perte de 40 à 70 dB ;
- une surdité sévère à une perte de 70 à 90 dB ;
- une surdité profonde à une perte supérieure à 90 dB.

Les types de surdité

Il existe deux types de surdité :
- **les surdités de transmission**, le plus souvent d'intensité moyenne compatible avec l'acquisition spontanée du langage, qui est plus ou moins perturbé ;
- **les surdités de perception**, sans conséquence quand elles sont unilatérales ; bilatérales, elles sont le plus souvent sévères ou profondes. **Leur diagnostic doit être fait le plus tôt possible** pour proposer une aide spécialisée la plus précoce possible. Ces surdité de perception peuvent être isolées ou associées à des syndromes complexes.

La surdité peut être héréditaire ou génétique, acquise en prénatal, en période néonatale ou d'origine postnatale.

Le handicap visuel

Un dépistage précoce s'impose. La malvoyance touche 1 % des naissances ; elle est repérée assez rapidement par les parents qui s'inquiètent de l'absence de fixation du regard et de l'absence de réaction à leurs sourires.
Une consultation spécialisée urgente s'impose en présence d'anomalies objectives, comme :
- des pupilles blanches ;
- des mouvements saccadés des yeux (nystagmus) ;
- une microphtalmie, une cornée trouble, opalescente...

La présence d'un strabisme (4 % des enfants) est une indication de prise en charge dans les tout premiers mois de vie pour éviter une amblyopie de l'œil strabique.
Chez l'ancien prématuré, la surveillance ophtalmologique est nécessaire en raison de la fréquence de la **rétinopathie** (7,1 % des prématurés nés avant 28 SA), diagnostiquée dès la néonatalogie.
Les troubles de réfraction touchent 15 % des enfants et doivent faire l'objet d'un dépistage dans la première année, surtout pour les populations à risque (antécédents familiaux, prématurité).

Le retard mental (RM) ou déficience mentale (dm)

Le retard mental est défini par un **déficit associé des aptitudes intellectuelles et des capacités d'adaptation**. Le terme de **déficience** est plus approprié que celui de retard, connoté de la notion de récupération totale.
Les aptitudes intellectuelles sont évaluées sous la forme du quotient intellectuel ou QI (le QI moyen de la population est de 100).

Les types de déficience mentale

On évoque une déficience mentale (dm) à partir d'un QI de 70, elle peut être :
- légère : QI = 50-70 ;
- modérée : QI = 35-50 ;
- sévère : QI = 20-35 ;
- profonde : QI < 20.

La prévalence de la dm est de l'ordre de 2 à 3 % et la cause d'une déficience mentale (dm) est retrouvée dans 50 % des cas de déficience profonde et dans 20 à 25 % des déficiences légères.

Les causes des déficiences mentales

On distingue :
- des causes environnementales et parmi elles, les fœtopathies telles que :
  - l'alcoolisme fœtal,
  - une épilepsie maternelle traitée,
  - une infection intra-utérine (par exemple : toxoplasmose, XMV, HIV...) ;
- des causes périnatales, encore responsables de 5 % des déficiences mentales :
  - soit par RCIU,
  - soit par prématurité ;
- des causes génétiques. La plus fréquente des déficiences mentales est la trisomie 21 dont la fréquence est de 1 pour 600 à 650 naissances.
Il existe des dm dont la cause est identifiée au niveau génétique et des déficiences sans étiologie précise actuellement. Divers auteurs pensent que 25 à 50 % des dm dites sévères sont d'origine génétique. Le fait que les garçons soient plus souvent atteints que les filles fait penser que les gènes localisés sur le chromosome X entrent dans la pathogénie des dm ;
- des causes liées au milieu socioculturel, telles que :
  - un environnement familial peu stimulant, notamment lors du développement de l'enfant après 3 ans,
  - l'inaccessibilité aux soins adéquats chez un enfant en difficulté,
  - des déterminants psychologiques et sociaux qui peuvent prendre de l'importance après la naissance, sans lien de causalité évident. C'est ainsi que l'on retrouve, dans la déficience intellectuelle, un caractère multifactoriel.

L'évolution de la classification des RM

Actuellement, l'approche de classification des RM est un peu différente. On distingue :
- les déficiences mentales profondes concernant les personnes dont l'insuffisance intellectuelle entraîne une restriction sévère des possibilités d'autonomie. Souvent, ces sujets sont atteints de handicaps multiples : moteur, sensoriel, intellectuel et psychique. Ces sujets peuvent aussi être appelés polyhandicapés ;
- les déficiences légères, qui se manifestent par une inadaptation scolaire nécessitant le recours à une pédagogie adaptée ;
- entre ces deux pôles, existent d'autres déficients mentaux qu'il est difficile de catégoriser par des critères strictement psychométriques. Il faut tenir compte de l'approche globale et multidimensionnelle des enfants.

Les différents degrés de gravité du handicap

Des définitions doivent être précisées. On appelle :
- **polyhandicap** : un handicap grave à expression multiple avec restriction extrême de l'autonomie et déficience mentale profonde, qui représente une prévalence de 2 pour mille ;
- **plurihandicap** : l'association de deux ou plusieurs handicaps avec intelligence conservée : soit une prévalence de 0,5 pour mille ;

◆ **surhandicap** : la surcharge de troubles du comportement sur handicap grave préexistant, soit une prévalence de 3 pour mille.

La prévention du handicap

Actuellement, l'évolution de la situation sanitaire et sociale invite à faire porter l'effort sur :
◆ d'une part, la surveillance de la grossesse pour diminuer les accidents périnatals ;
◆ d'autre part, le dépistage précoce des infirmités et inadaptations (voir p. 834).

Rôle de la puéricultrice

La puéricultrice et la prévention du handicap

La puéricultrice contribue à la diminution de la morbidité et favorise le développement harmonieux de l'enfant par :

◆ un travail au contact d'équipes pluridisciplinaires, en particulier de spécialistes ayant une connaissance :
- du développement normal somatique et intellectuel de l'enfant ;
- des facteurs médicaux, nutritionnels, affectifs et sociaux qui influent sur ce développement ;

◆ des actions de prévention et de dépistage des handicaps des enfants de moins de 6 ans, dans le cadre :
- du séjour en maternité (lors des soins directs et dans l'observation des interactions avec la mère) ;
- de la PMI (lors des visites à domicile, des consultations infantiles, des bilans de santé dans les écoles maternelles, dans les structures d'accueil).

Le dépistage précoce des handicaps

Les circonstances de découverte d'un handicap sont très différentes selon qu'il s'agit d'une anomalie constatée dès la naissance comme la trisomie 21 où la prise en charge et l'accompagnement doivent se faire dès la maternité (voir p. 189) ou lorsque le handicap apparaît progressivement dans les premiers mois de vie de l'enfant.

Nous parlerons essentiellement ici du diagnostic postnatal de handicap, où l'absence de signes précoces conduit à un diagnostic plus tardif.

Le diagnostic postnatal du handicap

C'est au cours d'un suivi régulier de l'enfant et d'un échange attentif avec les parents qu'émerge une anomalie du développement, dans les semaines ou les mois qui suivent la naissance, l'attention étant sous-tendue éventuellement par la connaissance d'un antécédent à risque de déficience ultérieure.

Le dépistage d'un handicap moteur type IMC

Durant les premiers mois, il est fréquent que le médecin et la famille banalisent les anomalies de la motricité, d'autant plus facilement que l'enfant est né prématurément.
Rappelons que jusqu'à l'âge de 2 ans, pour évaluer les acquis neuro-moteurs d'un enfant né très prématurément (au-dessous de 32 SA), **il faut toujours tenir compte de l'âge corrigé**. Les acquis doivent être harmonieux, même s'ils sont retardés par rapport à l'âge chronologique.

Les repères du développement

Il faut donc bien connaître les repères du développement d'un enfant né à terme (qui présente des variations individuelles) et savoir à partir de quel moment le retard doit alerter :
◆ la tenue de la tête doit être acquise avant l'âge de 4 mois ;
◆ la tenue assise, au minimum 15 secondes seul sans l'appui des bras avant l'âge de 9 mois ;
◆ la marche indépendante avant l'âge de 18 mois.

Les signes révélateurs

Les signes neuro-moteurs anormaux que l'on peut observer fréquemment sont :
◆ des accès d'hypertonie, d'extension du corps en arrière ;
◆ ou au contraire un enfant très hypotonique, dont le tonus est très insuffisant.
Parallèlement, il faut apprécier :
◆ les capacités de fixation du regard ;
◆ la qualité de sa poursuite visuelle ;
◆ ses capacités à entrer en relation avec l'autre ;
◆ l'existence de sourires dirigés qui doivent apparaître avant 1 mois et demi ;
◆ sa motricité spontanée qui doit très vite apparaître déliée et variée.
Le rôle de la puéricultrice est ici fondamental car elle peut, par une observation soigneuse de l'enfant, tant dans sa famille, que sur son lieu de vie ou en consul-

tation, remarquer certains signes et orienter alors tout doucement les parents vers le médecin.

Les signes d'alerte

◆ À la naissance, enfant à terme (40 semaines) :
- poursuite oculaire médiocre, voire nulle ;
- contact absent ou très fugace ;
- tête et corps en hyper extension ;
- mains toujours fermées avec pouce dans la paume de la main ;
- épisodes de grognement, de cyanose inexpliquée, de pâleur ;
- enfant hyper excitable, difficilement calmable ;
- difficultés de succion.

◆ À 4 mois :
- poursuite visuelle médiocre mais améliorée ;
- tenue de tête imparfaite, volontiers en arrière du plan du corps ;
- pas d'ouverture des mains ni de motricité déliée des doigts ;
- pas de préhension de l'objet au contact ;
- persistance de difficultés alimentaires.

◆ À 8 ou 9 mois :
- pas de vraie tenue assise ;
- chute en arrière par hypertonie ou chute en avant par hypotonie ;
- aucun mode de retournement ;
- préhension des objets maladroite ;
- ne peut attraper ses pieds pour les sucer.

Rôle de la puéricultrice

Observation et détection de signes anormaux

Lorsqu'elle constate des signes préoccupants, la puéricultrice doit toujours, comme tout professionnel de la petite enfance :
- ◆ mettre d'abord en évidence les capacités et les réalisations actuelles de l'enfant avant de pointer les difficultés ;
- ◆ ne jamais annoncer le moindre diagnostic ;
- ◆ faire part de ce que l'enfant ne peut pas encore réaliser.

Cela nécessite toujours d'être abordé sur plusieurs visites ou consultations ; il est indispensable de prendre du temps en trouvant les mots les plus adéquats possibles tout en incitant les parents à accepter un avis spécialisé.

Le moment du diagnostic

Même si l'on parle de prise en charge de plus en plus précoce, il vaut parfois mieux attendre quelques semaines de plus, pour que les parents puissent assumer les démarches. Pour un enfant qui présente un trouble moteur, on parle :

◆ de prise en charge précoce lorsque celle-ci débute dans la première année de vie, au mieux entre 5 et 8 mois. Plus le handicap est important, plus les signes apparaîtront tôt et devront être pris en charge précocement ;

◆ de prise en charge plus tardive, sans compromettre l'avenir de l'enfant, lorsqu'il s'agit de troubles plus mineurs ; il n'est pas rare de faire le diagnostic aux alentours d'un an, voire plus.

Il est certain que, quelle que soit la manière dont sont abordées les difficultés, l'inquiétude des parents sera grande. C'est pourquoi il est nécessaire de :

◆ savoir auprès de qui prendre un avis complémentaire ;

◆ pouvoir faire des propositions concrètes aux parents ;

◆ les soutenir dans leurs démarches ;

◆ pouvoir assurer le retour de ces consultations spécialisées.

La puéricultrice assure un travail fondamental de lien, de guidance parentale et d'écoute pendant toute cette période de révélation des difficultés.

Les autres handicaps

Le handicap sensoriel

Il est quasiment toujours de découverte postnatale.

Le handicap visuel

La cataracte, l'amblyopie majeure avec strabisme sont diagnostiquées tôt le plus souvent mais il faut se rappeler qu'il est nécessaire d'adresser ces enfants le plus tôt possible dans un service spécialisé pour préserver leur vision binoculaire.

La surdité

Malgré le dépistage néonatal souvent réalisé en maternité par les oto-émissions acoustiques provoquées, la surdité doit rester une préoccupation majeure devant le moindre doute :

◆ enfant ne gazouillant plus après 4 mois, fixant le regard de manière très intense ;

◆ enfant se repliant sur lui-même ou devenant triste.

Le diagnostic est souvent difficile et demande de refaire les examens.

Le handicap mental isolé

Il s'agit d'un handicap dont la révélation est habituellement la plus tardive. De petits signes peuvent avoir alerté l'entourage familial ou professionnel :

◆ gazouillis pauvres dans les premiers mois ;

◆ décalage dans tous les acquis sans troubles moteurs ;

◆ langage pauvre et décalé ;

◆ jeux peu construits avec un enfant qui jette et tape très longtemps.

Souvent, c'est à l'école maternelle que le décalage est mis en évidence par les enseignants, la banalisation ayant été de mise auparavant.

Les maladies dégénératives

Ce sont les causes de handicaps qui posent des problèmes très spécifiques avec des enfants dont le développement est sensiblement normal le plus souvent dans les premières semaines, voire pendant plusieurs mois. La dégradation secondaire avec un diagnostic fréquent de maladie génétique et de pronostic incertain mais généralement grave, plonge parents et soignants dans la sidération. Une équipe spécialisée et formée à la prise en charge de ces enfants est alors nécessaire.

À noter...
En cas de révélation dans les premiers jours de vie, un des dangers est que les parents ne voient que le handicap de leur enfant et pas l'enfant lui-même. C'est pourquoi une révélation un peu différée en maternité, ménageant un temps de reconnaissance enfant-parents, est toujours bénéfique.

L'annonce du handicap

La situation est très différente selon que le handicap est perçu à la naissance ou plus tard, dans les premiers mois, voire les premières années de vie.

L'annonce à la naissance : les principes à respecter

Le handicap doit toujours être annoncé par **un médecin, aux deux parents ensemble** et dans des conditions matérielles correctes. Il est recommandé de :

- recevoir les parents dans un bureau au calme avec **du temps devant soi, éventuellement en présence du bébé**, car l'expérience montre que la présence du nouveau-né à ce moment précis lui permet dans de nombreux cas de prendre sa place auprès de ses parents ;
- savoir les **écouter, respecter** leurs silences et **accepter** qu'ils expriment des sentiments qui peuvent nous déranger tels que : colère, révolte, agressivité, désir d'abandon, sidération...

En cas de révélation précoce, il est nécessaire de :

- revoir vite la famille, si possible en présence d'une personne de l'équipe, afin de faciliter le relais du soutien auprès de la famille ;
- soutenir l'équipe soignante pour qu'elle puisse aider les parents dans les moins mauvaises conditions possibles.

Avant la sortie de maternité :

- renseigner les parents sur les services spécialisés pouvant les aider dans la prise en charge de leur enfant le moment venu ;
- établir une liaison avec le service de PMI ;
- laisser la possibilité aux parents de reprendre contact avec la maternité, ne serait-ce que par téléphone.

L'annonce d'un handicap d'apparition plus tardive

Les parents ont eu le temps, même s'ils étaient inquiets, d'investir leur enfant, de voir leur enfant comme il est, avec sa personnalité, ses côtés positifs. Par contre, cette révélation progressive peut entraîner les professionnels à banaliser, à ne pas dire de manière claire les difficultés de l'enfant d'autant plus si l'enfant est déjà pris en charge par des rééducateurs. Il est pourtant nécessaire que les difficultés soient dites aux parents, à un moment précis. On peut par exemple leur dire :

- que l'on ne peut jamais porter un pronostic à long terme ;
- que l'on ne connaît pas précisément l'avenir, mais que l'on chemine avec eux. C'est une réalité qui permet la plupart du temps d'établir un climat de confiance réciproque.

La puéricultrice doit toujours, comme les rééducateurs, renvoyer les parents vers le médecin référent dans ces situations.

À noter...
La prise en charge d'un enfant ayant une anomalie de développement peut toujours démarrer sans diagnostic mais on ne doit jamais annoncer un diagnostic sans proposer dans le même temps une aide dans un service adéquat. Il n'y a rien de plus dramatique pour des parents que de savoir que leur enfant a des difficultés sans pouvoir l'aider.

En cas de doute sur le développement d'un enfant, le rôle de la puéricultrice est fondamental car elle doit et peut aider les parents à faire la démarche de demander un avis spécialisé, tout en sachant attendre qu'ils soient prêts. En effet, si un enfant est adressé « de force » dans un service spécialisé, il est fort possible que les parents ne pouvant effectuer

cette démarche, la prise en charge soit retardée de plusieurs mois, voire plus.
Le travail de préparation aidant des parents à voir les difficultés de leur enfant est une étape préliminaire indispensable qui va conditionner la qualité de la prise en charge ultérieure.

Handicap et vie sociale

Dix ans après la ratification, par la France, de la Convention internationale des Droits de l'enfant et vingt-cinq ans après le vote de la loi d'orientation du 30 juin 1975 en faveur des enfants et adultes reconnus handicapés, force est de constater que l'insertion de ceux-ci dans le champ social demeure plus que lacunaire. L'inaccessibilité des locaux, l'absence de formation des personnels, le manque de soutien psychopédagogique, l'absence de places suffisantes en témoignent. Sans doute nous faut-il reconnaître que ni les bonnes volontés, ni les textes de loi ne peuvent s'opposer à ce qu'ils soient et restent des « différents ». Paradoxalement, le droit à la différence est de plus en plus prôné.
Le terme « intégration », constamment employé, peut dans ce cas paraître équivoque. Son étymologie même, du latin *integer,* a pour connotation le principe de rendre complet, entier, total, en pratiquant une véritable ingestion... Remarquons que cette racine est identique à celle du mot signifiant honnête, incorruptible, sans faiblesse (intègre). Ce qui explique, peut être, pourquoi le droit tend de plus en plus à définir la nécessité de trouver sa place et à limiter les mécanismes ségrégatifs. Ainsi, au terme d'intégration, nous préférerons celui d'« accueil » ou d'« adaptation ».

Les principes d'accompagnement des familles

Comme les autres enfants, l'enfant handicapé a besoin de vivre parmi ses parents et ses pairs. Quelles que soient la nature et la gravité de ses incapacités, comme eux, il a besoin de rencontrer l'autre, pour construire son identité, pour apprendre à se séparer de ses proches et se préparer à vivre avec autrui. Comme se plaisait à le répéter D. W. Winnicott, « un bébé seul, ça n'existe pas », il se construit comme sujet nécessairement dans une relation à ses parents ou à leurs substituts. La « personnalisation » d'un enfant handicapé peut donc s'avérer normale pour peu qu'on **le considère d'abord comme un être humain à part entière et qu'on l'aime tel qu'il est.**

Être parent d'un enfant handicapé

« Étrange et douloureuse carte de visite qui dit bien qu'à ne plus reconnaître, derrière le handicap, l'humanité de l'enfant, on en perd même son propre statut de parent. »[14]

Les parents exposés au risque de déliaison

L'enfant handicapé n'est plus un enfant, l'enfant de... et de..., un garçon ou une fille... Il cheville le parent à son nouveau statut, « être parent d'un enfant handicapé ». Il menace de déshumaniser le parent, de le renvoyer hors du champ de sa parenté ; cette atteinte à la parentalité compromet le cheminement du devenir père, du devenir mère.
Si le handicap de l'enfant « handicape la famille, et si, par un terrible jeu de confusion, assimilation, contagion ou identification, il rebaptise les parents, les stigmatisant et les marginalisant »[15], alors il faut que ces parents puissent rencontrer des professionnels qui sauront veiller à contenir ce pouvoir de déliaison et de déshumanisation, traumatique et affirmé. Des professionnels humains, à l'écoute, bienveillants, qui sauront réintroduire dans leur vie, la différence et l'altérité.

La place des parents autour de leur enfant

La perception du temps va elle aussi se modifier avec la présence au domicile de leur enfant handicapé. Cet enfant va « prendre » tout le temps des parents, psychique et réel, dans leurs rêveries ou leur quotidien. La vie familiale est bouleversée à la fois dans son intimité, son organisation, sa mobilité. La multiplicité des intervenants, professionnels de la rééducation, du soin, de l'accompagnement, fait irruption dans cet espace privé qui, si chacun n'y prend pas garde, est menacé. La famille devient « un lieu public et les équipes médico-sociales précoces s'invitent au creux de sa vie la plus secrète, pénètrent son domicile, troublent son quotidien »[16]. Les parents ont-ils alors encore une place chez eux ?
Ne perdons pas de vue le rôle de l'enfant dans le processus de parentalisation. Grâce à ce qu'il porte en lui, l'enfant va autoriser ou empêcher ses parents à être parents. Parfois, certains parents attendront longtemps avant de pouvoir se reconnaître parents de cet enfant-là et l'adopter.

---

14. P. Ben Soussan, *op. cit.* note 3.
15. P. Ben Soussan, *op. cit.* note 3.
16. P. Ben Soussan, *op. cit.* note 3.

Le rôle des équipes est bien de soutenir la fonction parentale dans cette quête réciproque de découverte de l'autre.

Le soutien des familles au domicile

Les puéricultrices du service de PMI, de CAMSP, d'HAD (ou d'exercice libéral), peuvent être amenées à mettre en place un suivi à domicile d'un enfant handicapé. La question de l'accompagnement de la mère et du père prend ici une dimension particulière. Il s'agit avant tout de favoriser la découverte de « leur » enfant, avec ses compétences, ses expressions, les besoins spécifiques à tous les enfants du même âge. Ainsi, progressivement, s'installeront leurs capacités à décoder les manifestations de l'enfant, à communiquer avec lui par le regard et la parole, à prendre des initiatives pour satisfaire sa faim, son besoin de sommeil mais aussi à organiser les courtes périodes d'éveil des premiers mois, etc. L'enfant est là, le handicap et les besoins qui en découlent pourront être envisagés jour après jour, au gré des questions des parents.

L'intervention au domicile des parents d'un enfant « différent »

L'activité de la puéricultrice se caractérise donc par un travail d'accompagnement, sur le plan pratique et psychologique, de l'enfant et de sa famille, dans leur cadre de vie, l'objectif premier étant de donner à ces femmes et ces hommes, la possibilité de développer leur capacité à être « mères » et à être « pères ».
Bien que ces interventions au domicile se fassent systématiquement avec l'accord des parents, cette présence est la plupart du temps perçue comme « une intrusion » dans leur vie, une surveillance voire un jugement dans leurs actes.
Savoir écouter, expliquer, respecter constitue l'attitude de départ qui mène peu à peu à un climat de compréhension et de confiance mutuelles, dont l'enfant est le premier bénéficiaire.
L'essentiel du travail concerne souvent des détails, par exemple :
- une indication pour tenir l'enfant en toute sécurité au moment du bain ;
- une démonstration pour l'aider en certaines positions ;
- une réponse sur des questions d'alimentation ;
- une explication pour les soins, etc.

Toutes ces informations très concrètes sont autant d'occasion pour la mère et le père de consolider leurs compétences et d'en prendre conscience. Pour la puéricultrice, il est aussi essentiel de briser les préjugés, de réduire les peurs, les appréhensions vis-à-vis de l'image sociale « du parent d'un enfant handicapé ». La sortie du bébé doit donc être évoquée à un moment de ces rencontres.

L'évolution de l'intervention et ses suites

Quand les parents ont compris l'utilité et le sens des interventions de la puéricultrice, ils se montrent capables de :
- s'approprier des actions conduites ensemble auprès de l'enfant ;
- réaliser des gestes et des mimiques favorables à leur communication avec l'enfant ;
- solliciter leur enfant de manière adaptée, faire des suggestions et prendre des initiatives dans les actes de la vie quotidienne (par exemple, une façon d'installer l'enfant pour le nourrir, trouver une position plus confortable pour l'enfant et pratique pour l'adulte) ;
- prendre le relais dans l'organisation des réponses à apporter aux besoins de l'enfant.

Le temps nécessaire aux parents pour parvenir à un niveau de confiance dans leurs capacités à faire face, seuls à leur domicile, est bien sûr très variable. Le rythme des visites est en moyenne de deux visites hebdomadaires qui s'espacent progressivement. Parfois, un lien téléphonique ou une courte visite pour régler un problème ponctuel peut suffire à rassurer les parents dans des moments délicats (enfant malade, soins particuliers, rééducation à ses débuts). D'autres fois, c'est la reprise du travail de la mère qui met fin à ces interventions. À ce moment-là, l'enfant étant pris en charge, les parents ont des contacts réguliers avec les professionnels qui interviennent auprès de l'enfant. L'adaptation de l'enfant et de sa famille prime alors sur le handicap, qui passe au second plan, l'institution accueillant l'enfant tel qu'il est : un enfant dont la mère est partie travailler. En revanche, si la déficience est importante, l'accueil en institution spécialisée peut être nécessaire (voir *infra*).

Le soutien des familles par les services de soins

Le diagnostic posé tôt permet, de plus en plus souvent, **la mise en place d'une prise en charge précoce et globale**, prenant en compte non seulement la nécessité des soins mais aussi le projet des parents s'ils le souhaitent, et d'envisager un mode de garde approprié ou une socialisation, au même titre que pour tout autre enfant.

La prise en charge

Cette prise en charge peut se faire dans le cadre :
- d'un Centre d'action médico-sociale précoce (CAMSP) ;
- d'un Service d'éducation spécialisé et de soins à domicile (SESSAD).

Les personnels des CAMSP et des SESSAD, en lien avec les services de PMI (puéricultrices et médecins), accompagnent les familles dans leurs démarches vers les modes de garde habituels : halte-garderie, crèche collective, crèche familiale. Une dérogation peut-être obtenue auprès des médecins de PMI pour que l'enfant handicapé soit maintenu dans la structure d'accueil jusqu'à ses 4 ans.

Les modes d'accueil

Des projets innovants favorisent l'accueil d'enfants de 0 à 3-4 ans, parfois jusqu'à 6 ans dans des structures ordinaires adaptées à l'accueil d'enfants handicapés, telles que :

- des haltes-garderies qui, dans leurs statuts, accueillent un certain nombre d'enfants porteurs de handicap, à la condition qu'ils aient par ailleurs un suivi dans un service de soins ;
- des jardins d'enfants (3 à 6 ans), avec un aménagement du cadre de vie selon les besoins des enfants ;
- des pouponnières à caractère sanitaire (0 à 3-4 ans) qui s'organisent pour recevoir à la journée des enfants polyhandicapés qui nécessitent des soins intensifs ne leur permettant pas d'être intégrés en halte-garderie ou en crèche du fait de la lourdeur de leur handicap.

Néanmoins, ces modes d'accueil ordinaires ne pouvant répondre qualitativement et quantitativement à la demande, des lieux plus spécialisés ont vu le jour pour répondre aux besoins des enfants handicapés et de leurs familles ; ce sont le plus souvent des structures associatives de parents ou de professionnels.

Un projet global pour l'enfant

Que l'enfant[17] soit accueilli en structure ordinaire ou gardé au domicile de ses parents, par la mère ou une tierce personne, la prise en charge de l'enfant par la structure de soins se fait toujours dans le cadre d'un projet qui implique l'enfant, les parents, les personnes qui s'occupent de l'enfant. Ainsi, sur le long terme, **le travail d'accompagnement** s'envisage au sens propre du terme, c'est-à-dire « faire route avec quelqu'un », à la découverte de l'enfant et de son handicap. En effet, si l'annonce du handicap est à considérer comme « l'événement », les semaines et mois qui la suivent représentent un long parcours, un temps nécessaire à la prise de conscience de l'existence du handicap. Chaque étape de l'évolution de l'enfant est source de questions, de craintes et d'angoisses. Lors des rencontres, tous les grands sujets sont abordés : la motricité, le langage et la scolarité, parfois l'autonomie, la vie sociale, la sexualité et même la vieillesse. La question centrale dans l'accompagnement est l'élaboration d'un projet, à court et moyen termes, pour le devenir de l'enfant.

Auprès d'un enfant tout petit

Les parents sont toujours associés au travail du professionnel (kinésithérapeute, psychomotricien, éducateur...) qui veille à établir une relation de confiance avec l'enfant et sa famille afin d'évaluer au plus juste ses possibilités et ses difficultés. À partir de là, il est possible d'envisager un axe de travail pour l'évolution et l'éveil de cet enfant et en accord avec les parents :

- leur expliquer les capacités de l'enfant et la manière de les optimiser ;
- les renseigner sur les éventuelles attitudes à éviter ;
- insister sur la nécessité d'apprécier l'enfant dans sa globalité, sans dissocier la motricité, l'éveil et l'état psychique ;
- détecter d'éventuels handicaps secondaires, d'ordre psychologique ou social.

Si la mère (ou le père) doit cesser son activité professionnelle, l'orienter vers l'assistante sociale pour étudier ses droits.

L'enfant à la découverte de son handicap

En grandissant, l'enfant prend conscience de son handicap et peut avoir des phases de révolte, d'opposition, de refus ; il faut lui parler de ses difficultés, respecter sa douleur. La présence, au sein des équipes, de psychiatres et de psychologues est indispensable pour recueillir la parole des parents et des enfants, et les aider dans leur réflexion sur le handicap. Par ailleurs, certains parents souhaitent pouvoir rencontrer d'autres familles vivant des situations similaires. Les enfants, quant à eux, peuvent tirer bénéfice de rencontres d'enfants ayant un handicap semblable au leur. Ceci permet de rompre leur sentiment d'isolement, surtout quand ils fréquentent un établissement scolaire ordinaire. Des centres de soins proposent des séances de groupes aux enfants suivis dans le service.

La préparation à l'insertion sociale

Tout en poursuivant le travail en séances individuelles, la préparation se fait en fonction de la situation de chaque famille. Si l'enfant est gardé au domicile, des modalités de prise en charge collective, à temps partiel ou à temps plein, seront proposées afin de favoriser l'insertion sociale de ces enfants (crèche, halte-garderie, jardin d'enfants ou école). L'inter-

17. D'après S. Mathieu, *op. cit.* note 6, pp. 11 et 12.

vention de professionnels, quand cela est nécessaire, guidera et soutiendra les démarches des parents auprès de ces structures.
Dans ce cas, « un projet constructif, clair et réaliste, reconnaissant les capacités de l'enfant tout en ne dissimulant pas ses difficultés, est souvent d'une grande aide et peut même s'avérer décisif quand vient l'heure d'envisager une orientation, spécialisée ou non »[18]. Dans ces conditions, aider l'enfant handicapé à avoir sa place parmi les autres enfants est une expérience qui se révèle bien souvent enrichissante pour tous.
Évidemment, les parents doivent être partie prenante d'un projet d'intégration pour leur enfant. À ceux-ci, il faut associer les pédiatres et autres spécialistes hospitaliers, de même que les intervenants en PMI avec, en premier lieu, les puéricultrices de secteur. Mais le plus souvent, c'est l'équipe thérapeutique qui reste référente, coordonne les actions de soutien autour de l'enfant et, si besoin, intervient directement sur le lieu d'intégration.

La politique en faveur des personnes handicapées

Dans la récente déclaration de Tampéré, les Organisations non gouvernementales européennes stipulent « qu'une attention particulière doit être accordée au bien-être des personnes présentant un handicap, afin d'améliorer leur qualité de vie et d'accroître le développement de leurs potentialités ».
Un nouvel esprit concernant les personnes handicapées tend à égaliser les droits et les chances, le respect de soi, la dignité et l'autodétermination. Ceci inclut :
◆ **pour les enfants**, la possibilité :
– de grandir dans leur famille ;
– d'aller à l'école dans leur quartier ;
– d'utiliser les bus ordinaires ;
◆ **pour les adolescents et adultes**, d'être employés selon leur formation et leur capacité de pouvoir accéder, à égalité de droits, aux mêmes services et organismes que les personnes valides.
Cependant, malgré la politique menée pour améliorer la scolarisation des enfants et adolescents handicapés en milieu ordinaire, celle-ci reste largement subordonnée à la bonne volonté des chefs d'établissements ou des enseignants. Les jeunes ne trouvent pas forcément dans leur région des dispositifs d'accompagnement susceptibles de faciliter leur intégration.

Les objectifs d'intégration

La loi d'orientation en faveur des personnes handicapées du 30 juin 1975 stipule que : « la prévention et le dépistage des handicapés, les soins, l'éducation, la formation et l'orientation professionnelle, l'emploi, la garantie d'un minimum de ressources, l'intégration sociale et l'accès aux sports et aux loisirs du mineur ou de l'adulte handicapé physique, sensoriel ou mental constituent une obligation nationale ».
Cette disposition répond à l'obligation faite au processus même de l'intégration car il ne saurait y avoir d'intégration pratiquée de manière individuelle, c'est-à-dire sous la seule impulsion des parents ou sous la forme de l'accueil d'un seul enfant au sein d'un groupe dit normal. Une telle situation serait trop lourde à porter pour l'intéressé. Il ne saurait être davantage question de vivre avec ses semblables aux portes des autres enfants ; il n'existe d'intégration que collective[19] ; ainsi, la diversité humaine sera-t-elle au mieux respectée.

La prise en charge dans les structures ordinaires

Créée dans chaque département par la loi du 30 juin 1975, la Commission départementale d'éducation spéciale est l'instance qui reconnaît officiellement le handicap d'un enfant ou d'un adolescent. Ses compétences s'étendent aux personnes âgées de 0 à 20 ans. Après 20 ans, c'est la Commission technique pour l'orientation et le reclassement professionnel, elle aussi départementale, qui prend le relais.

Les Commissions départementales d'éducation spéciale (CDES)

Leur mission est **d'évaluer le taux d'incapacité de l'enfant** et d'apprécier si l'état ou le taux d'incapacité justifie l'attribution :
◆ de l'allocation d'éducation spéciale (AES), attribuée sans condition de ressources. Un complément peut être demandé si la nature du handicap entraîne des dépenses coûteuses ou s'il nécessite la présence d'une tierce personne pour soutenir l'enfant dans les actes ordinaires de sa vie ;
◆ de la carte d'invalidité (taux d'incapacité ≥ à 80 %)[20].
Ces commissions départementales statuent sur l'orientation des enfants vers des établissements spécialisés.

---

18. *Op. cit.* note 6.
19. Comme l'ont montré C. Herrou et S. Korf-Sausse.
20. Ainsi que le macaron GIC (stationnement automobile).

La scolarisation, un objectif d'insertion sociale

En milieu scolaire, l'intégration peut s'effectuer à temps partiel ou complet avec ou sans soutien particulier aux élèves, selon deux formules :
- l'insertion individuelle dans une classe ordinaire ;
- l'intégration collective dans une classe spéciale implantée à l'intérieur d'une structure scolaire classique. Ces **classes d'intégration scolaire** (CLIS) accueillent, dans le primaire, de petits effectifs d'écoliers âgés de 6 à 12 ans, regroupés selon le type de handicap (déficience mentale, auditive, visuelle ou motrice), les élèves bénéficiant d'un enseignement adapté.

Dans les collèges, il existe depuis 1995 et en nombre insuffisant, des classes spécialisées, **les unités pédagogiques d'intégration** accueillant uniquement des enfants de 11 à 12 ans ayant un handicap mental.

Les instances de décision en vue de la scolarisation

La scolarisation des élèves handicapés est du ressort :
- soit de la Commission départementale de l'éducation spéciale (CDES) ;
- soit des Commissions de circonscription de l'éducation nationale.

Les parents doivent être conviés aux réunions de la commission ; ils peuvent :
- se faire assister ou représenter aux auditions de la commission par une personne de leur choix ;
- saisir, en cas de refus, la CDES pour réexaminer la situation de leur enfant car la loi stipule que « les enfants et adolescents handicapés sont soumis à l'obligation éducative. Ils satisfont à cette obligation en recevant, soit une éducation ordinaire, soit, à défaut, une éducation spéciale, déterminée en fonction des besoins particuliers de chacun d'eux par la CDES »[21].

L'évolution du dispositif scolaire pour l'accueil des enfants handicapés

Diverses recommandations viendront enrichir les dispositions de la loi de 1975 avec, notamment, l'objectif d'une **intégration scolaire** qui est avant tout **l'insertion sociale de l'enfant handicapé**, avant de le faire bénéficier d'une formation scolaire adaptée[22]. L'intégration est aussi une démarche qui revêt des formes multiples mais qui est, de manière préférentielle, celle de l'intégration individuelle en classe ordinaire ; démarche au centre de laquelle la notion de « projet intégratif » valorise la complémentarité des interventions et des soutiens à la fois pédagogique, éducatif et thérapeutique.

Une autre circulaire[23], plus technique, précise largement les modalités du soutien et des soins spécialisés. Elle élargit le champ de la population concernée en y incluant les enfants en difficulté « en raison d'une maladie, de troubles de la personnalité ou de troubles graves du comportement ». Cette disposition aura pour effet de favoriser l'intégration scolaire d'enfants relevant d'une prise en charge en hôpitaux de jour des intersecteurs de psychiatrie infanto-juvénile.

L'intégration individuelle

Soulignons les possibilités offertes aux enfants dans le cadre d'une socialisation en milieu scolaire :
- **l'intégration individuelle dans une classe ordinaire** (à temps partiel ou à temps plein) passe par une adaptation des conditions d'accueil dans le cadre d'un **projet individualisé** permettant de prendre en compte les besoins éducatifs particuliers de chaque élève handicapé ;
- **l'intégration scolaire précoce en école maternelle** est très attendue par les parents, surtout lorsque l'enfant a passé 2 ou 3 ans en halte-garderie ou en crèche. La prise en charge dès les toutes premières années de la vie en milieu ordinaire semble être un atout pour l'admission de l'enfant en milieu scolaire vers l'âge de 3 ou 4 ans. C'est par la rédaction d'un **projet d'intégration** que vont être envisagées les modalités adaptées de la scolarisation.

L'équipe éducative, réunie par la directrice de l'école maternelle, en collaboration avec le service de soins (CAMSP ou SESSAD) et la famille :
- étudie les conditions de l'accueil de l'enfant à l'école ;
- évalue régulièrement les progrès au cours de l'année ;
- étudie les difficultés qui pourraient se présenter.

Ce projet d'intégration fait le plus souvent l'objet d'une décision de la Commission de circonscription préscolaire et élémentaire (CCPE).

L'intégration collective

L'intégration collective d'élèves handicapés, en petit nombre, dans un établissement scolaire (école, collège, lycée) est envisagée lorsque les exigences d'une intégration individuelle sont trop contraignantes pour l'enfant et pour l'établissement scolaire. L'enfant peut alors être admis dans une classe d'intégration (voir p. 984).

21. Loi d'orientation 30 juin 1975.
22. Circulaire de 1982.
23. Circulaire de 1983.

Malgré les derniers ajustements de la loi d'orientation de 1975 : définition de la place des parents, et de celle de l'enfant handicapé lui-même en tant qu'acteurs sociaux à part entière, plusieurs questions se posent. Peut-on sérieusement parler d'intégration :

- quand l'enfant fréquente la crèche ou l'école une ou deux fois par semaine ?
- quand il est « cantonné » dans une classe spéciale, sorte de ghetto au sein d'une école classique ?
- quand il sert à pallier les insuffisances de l'Éducation nationale, son arrivée permettant d'embaucher à bas prix une auxiliaire non formée ?
- quand il voit sa présence remise en cause en cas de changement ou de maladie de la directrice ou de la maîtresse ?
- quand il n'est pas tenu compte de ses difficultés et que, pour faire plaisir à ses parents soucieux de maintenir l'illusion d'une vie « normale » et de repousser toute idée de structure spécialisée, pourtant souvent plus adéquate, il « végète » ?
- quand il n'accède pas aux activités dites périscolaires (classes vertes, centres aérés, bibliothèque, etc.) ?
- quand on feint de croire que le principe même du système scolaire n'est pas que tous les élèves doivent être au même niveau en même temps ?
- quand on oublie que des milliers de jeunes « valides » quittent chaque année le système scolaire sans y avoir trouvé réellement leur place ?
- quand on refuse de voir que le droit à être à l'école est le même que celui à fréquenter le bureau de poste de son quartier, la plage de la station balnéaire de ses vacances, les collègues de son entreprise de travail ?
- quand on tend à assimiler les structures spécialisées à des lieux ségrégatifs alors que nombre d'entre elles, animées par des milliers de professionnels, développent sorties et intégrations ?
- quand les propos sur l'enfant « parfait », réparant au-delà de toute espérance les failles parentales et sociétales, se multiplient et induisent souffrance, rejet et intolérance ?

Ces questions ne peuvent être occultées car tout travail avec la famille d'un enfant handicapé doit renvoyer les professionnels, et donc les puéricultrices, à une réflexion sur le sens qui peut être donné à l'admission d'un enfant en structure ordinaire.

L'accueil d'un enfant handicapé auditif en crèche collective

Les crèches, haltes-garderies ou toutes structures d'accueil d'enfants de moins de 6 ans, dans lesquelles nombre de puéricultrices ont des décisions à prendre quant aux conditions de vie et de suivi d'enfants handicapés, s'offrent comme un moyen de répondre aux besoins d'un enfant et d'une famille. Accueil inscrit dans le cadre d'un **projet personnalisé et d'un partenariat avec les structures de soins et de rééducation**, il est important d'expliciter les intentions et les objectifs poursuivis, mais aussi les limites du projet (ce qu'il ne permet pas de faire, de résoudre, à court et à moyen termes). Nous proposons une réflexion menée à partir de l'accueil d'enfants handicapés auditifs en crèche collective, à la fois sur la question de l'organisation du quotidien, de l'accompagnement des parents et du rôle de la puéricultrice dans la prise en charge de l'enfant.

L'organisation : quelle place pour la référente ?

Il est d'usage dans beaucoup de crèches, qu'une personne de l'équipe soit désignée comme « référente », reconnue par les parents comme « celle » qui s'occupe le plus de leur enfant, elle a auprès d'eux un rôle privilégié, qui s'accompagne le plus souvent de la nécessité de « rendre compte » (aux parents) de ce qui s'est passé durant la journée.

Les difficultés liées au statut d'une référence unique

Si l'enfant est porteur d'une difficulté, c'est à la référente et à elle seule que revient la difficile tâche :

- d'être le rapporteur, auprès des parents, des progrès ou de la stagnation de leur enfant ;
- de leur apporter des gratifications à eux, qui sont angoissés par l'avenir de leur enfant, se sentant bien souvent coupables de l'avoir engendré et par conséquent très « demandeurs » de temps, de soutien, de paroles.

Il est alors bon que l'équipe se partage ce rôle trop difficile à tenir par une seule personne, souvent de très bonne volonté et compatissante, mais qui risque d'être débordée :

- par l'angoisse des parents ;
- par le fait que les progrès de l'enfant puissent être très lents ;
- par les comparaisons que font les parents spontanément entre leur enfant et ceux des autres qui grandissent et changent si vite autour de lui, se meuvent avec aisance ou découvrent et s'exercent au langage sans problème ;
- par une demande de soins particuliers accordés à cet enfant ;
- par une demande affective très importante de la part des parents, la soignante pouvant se sentir démunie et en réelle difficulté personnelle.

Les avantages d'une référence partagée

Devant cette tâche immense et pour prévenir une rupture lorsque la référente est dépassée par cette charge, l'organisation du travail au sein de l'équipe dans le cadre d'une « référence partagée » peut être une solution pour le soutien d'un de ses membres.

Que **les parents puissent s'adresser tantôt à l'une, tantôt à l'autre** est important. Le travail de coordination fera le reste. **Pour l'enfant, le maintien de la même personne** dans les soins de nourrissage ou de change est évidemment nécessaire. C'est pour le contact avec les familles qu'il importe de pouvoir partager.

La connaissance du handicap de l'enfant

Plusieurs situations peuvent se présenter selon le handicap et le moment de sa survenue. Il est des handicaps connus d'emblée car visibles ou « nommés » (par exemple, la trisomie 21), l'intégration en crèche se fait alors en toute connaissance de cause, et en relation avec la structure ou les professionnels extérieurs qui suivent l'enfant (cette collaboration est indispensable).

D'autres handicaps, invisibles ceux-là, comme **la surdité**, peuvent se manifester au cours de la présence de l'enfant dans la crèche. On parle alors de « **révélation du handicap** », dont l'impact sur l'entourage va s'avérer conséquent. Le personnel de la crèche en vivra le contrecoup avec les parents. Si personnel et parents ont pu être acteurs du diagnostic par l'observation commune de l'enfant, ce partage aura alors une influence ultérieure sur la manière dont sera perçu le diagnostic (et le déficit sensoriel), tant par la famille que par les personnels de la crèche.

Les réactions des parents

Dans le cas d'une surdité, les puéricultrices peuvent se trouver confrontées à trois cas de figure :

- **l'enfant est sourd, les parents entendent** : si l'accent n'est pas mis sur l'évolution globale du bébé, c'est la vision d'une gigantesque oreille altérée qui persistera, masquant l'enfant lui-même. Les parents entendants, à qui l'on vient d'annoncer que leur enfant ne les entend pas, vivent un long moment de sidération… puis la bombe qui vient d'éclater induit, la plupart du temps, des réactions très violentes. Certains cesseront de parler à l'enfant, d'autres baisseront l'intensité de leur voix ou encore tenteront de stimuler la vision de l'enfant en le plaçant naïvement devant la télévision… ;
- **l'enfant est sourd, les parents aussi** : le choc peut être violent également car les parents ont conscience des difficultés qu'ils doivent eux-mêmes affronter. En revanche, ils connaissent la surdité « de l'intérieur » et s'adaptent plus rapidement à cette découverte ;
- **l'enfant entend, les parents sont sourds** : la situation n'est pas très facile non plus, parents et enfants vivront probablement des ratés dans leur communication.

Dans les trois cas, il est possible que des grands-parents entendants se manifestent de façon importante, car la surdité touche ainsi, de façon transgénérationnelle, les relations intérieures et extérieures de la famille [24]. La communication altérée par la surdité complexifie l'ensemble des relations, d'autant plus que l'on ne connaît pas suffisamment ce handicap qui suscite bien des supputations et interrogations. La « **perte de compétence communicationnelle** » agit autant sur le personnel de crèche que sur les parents et les proches.

L'accompagnement du personnel de la crèche

Si de telles rencontres se produisent, les puéricultrices ont grand intérêt à se mettre en rapport avec les professionnels qui s'occupent de ces familles, professionnels qui leur apporteront les éclairages et les aides pratiques nécessaires pour qu'elles puissent travailler en collaboration, en toute sérénité et compétence. Un accompagnement des auxiliaires de puériculture est toujours nécessaire pour reprendre avec elles les questions qui les préoccupent (et qui sont les mêmes que celles que se posent les parents) :

- l'enfant est sourd : qu'est-ce que cela veut dire ? entend-il quelque chose ? peut-on distinguer avec précision les sons entendus ?
- comment allons-nous faire ?
- quelle attitude faut-il adopter avec les parents ?

Afin de préserver le sentiment de compétence des personnels de la crèche, il est important de donner à tous une information claire et précise sur ce que représente la perte auditive de cet enfant précis et les aménagements de la communication qu'il importe de connaître doivent leur être fournis.

L'accompagnement des parents

Lorsque les parents sont sourds, **un aménagement de la communication** écrite et médiatique doit être demandé par la directrice de la crèche pour faire face à l'obligation de pouvoir correspondre avec les parents sourds, par **fax, Minitel ou Internet** si ceux-ci n'entendent pas le téléphone. Ces mesures font partie de l'intégration car il est toujours difficile de devoir communiquer en passant par un tiers. La nécessité de conforter les parents sourds dans leurs capacités à être seuls responsables de leur bébé est

24. A. Gorouben, Le Pendule de l'hérédité. Grands-parents, parents, enfants : sourds ? entendants ?, in : *Contraste* (revue de l'ANECAMSP), n° 4, 1996, pp. 157 à 166.

une des directions du travail commun crèche/professionnels de la surdité.
Lorsque les parents d'un enfant sourd entendent, le risque pour le personnel est d'être submergé par leur angoisse. **Le partage avec des professionnels de la surdité** est important : pour savoir répondre aux parents et organiser les responsabilités entre les deux services.

Comment dire les progrès ou les questionnements à propos d'un enfant ?

Il faut savoir faire preuve de discernement, de diplomatie et très certainement d'une grande empathie :
- S'exprimer, sans susciter rivalité ni frustration, demande une réflexion pour atteindre ces qualités de communication ;
- dire ce qu'il faut pour que les parents puissent reprendre leurs prérogatives et avoir le sentiment fondamental que ce sont eux qui vont être les moteurs des progrès de l'enfant durant le peu de temps dont ils disposent, c'est les mobiliser, leur permettre d'être à l'aise dans leur parentalité, d'être les bons parents dont l'enfant a besoin pour bien grandir.

À l'heure où l'on parle beaucoup de démission parentale, les puéricultrices et les auxiliaires de puériculture trouvent là un rôle de « **passeur** » indispensable, c'est-à-dire qu'elles sont le pont entre l'enfant et les parents, celles qui vont aider à ce que les liens restent noués, les responsabilités maintenues.

Observer le bébé

Savoir observer un tout-petit, c'est être capable de différencier ce qui peut être inquiétant de ce qui n'est que passager et occasionnel. Certains **marqueurs importants** (voir chapitres 9 et 11) sont les pôles vers lesquels va tendre l'observation du bébé. Rappelons rapidement :
- sur le plan relationnel : regard, sourire au visage, attention conjointe ;
- l'évolution psychomotrice (la mobilisation de la tête, des membres, du corps, l'enchaînement harmonieux des étapes motrices, etc.), sensorielle (le bébé semble-t-il bien voir et bien entendre ?), de la communication (babil, premiers mots, premières phrases) ;
- le sommeil, (s'endort-il facilement, régulièrement, calmement ?), l'alimentation (le repas est-il moment de plaisir partagé ou générateur de conflit ?) ;
- les pleurs : le bébé pleure-t-il beaucoup ? à quels moments ? Quelle est la qualité de sa voix ?

Observer un bébé, c'est être capable de déceler ces signes de malaise, mais c'est aussi être soucieux

Rôle de la puéricultrice

Dépister la dysharmonie du développement

Le rôle de la puéricultrice en matière d'observation et d'évaluation du développement vise, ici, la détection d'une possible dysharmonie qui doit alerter et orienter l'enfant vers l'équipe qui suit l'enfant habituellement.
L'important est que tout fonctionne ensemble.
Par exemple, la puéricultrice sera attentive à :
- la fuite du regard, le regard d'un bébé qui « n'accroche pas » peut signifier plusieurs choses : un problème de vision, d'audition (l'enfant ne s'appuie pas sur autrui, ne reçoit pas les signaux), une attitude de repli sur soi (tendance à l'isolement), un souci neurologique ;
- l'absence de sourire souligne une difficulté de contact, d'imitation, une passivité préoccupante, un problème neurologique éventuel ;
- l'absence d'attention du bébé : il n'oriente pas son regard vers le même objet que son partenaire de jeu. Qu'est-ce qui peut empêcher la « triangulation », la capacité d'être en phase avec autrui ?
- l'évolution motrice : un retard important, une hypotonie doivent alerter. Mais s'agit-il d'un retard dysharmonique ?
- l'évolution sensorielle :
  - le bébé ne se retourne pas quand il y a un bruit fort. Est-il absorbé par son activité en cours (cela peut arriver) ?
  - il n'est pas réveillé par les cris ou les bruits forts ? Si cela se reproduit, on pourra se poser des questions sur son audition et demander discrètement aux parents ce qu'ils observent à la maison, en suscitant la vigilance mais pas l'affolement ;
  - le bébé ne regarde pas ses mains, ne les mobilise pas devant ses yeux : voit-il bien ? Les bras sont-ils bien mobiles ?
- le sommeil et l'alimentation : leur qualité va aussi intéresser car, si le bébé dort et mange mal, c'est un signe de malaise.

La puéricultrice pourra dire son inquiétude aux parents sans les effrayer tout en les mobilisant. Passée cette première étape, une concertation d'équipe désignera la personne la plus apte à aider ces parents-là.

d'évaluer sa dynamique. Un bébé ne fait jamais rien « gratuitement », tout son temps est occupé par des apprentissages divers qui sont en lien avec la myélénisation de ses voies nerveuses, la maturation de son cerveau. C'est pourquoi on interrompt jamais un enfant en cours d'exercice sans l'avoir prévenu verbalement et en lui laissant du temps (voir p. 450).

Cette observation se partage aisément avec le père ou la mère, si leur disponibilité le leur permet ; **c'est une manière de regarder le bébé** tel qu'il est, avec **ses capacités** motrices et relationnelles, même partielles, et ses faiblesses (retard, absence de certaines performances), autant d'indices qui permettent d'apprendre aux parents à gérer la réalité de l'enfant, leur réalité.

Ainsi, la vie de l'enfant à la crèche, durant deux ou trois années, est un facteur favorable à l'accompagnement des parents dans l'apprentissage de leurs rôles parentaux. Ce facteur-temps permet l'ancrage du lien entre l'enfant et ses parents, mais également l'élaboration du lien social entre les familles fréquentant la crèche. Et si ce passage à la crèche ne permet pas toujours d'assurer une vie possible dans les structures ordinaires dans les années qui suivent, **ce démarrage de la famille dans un cadre d'accueil collectif est de nature à consolider la capacité d'autonomie des parents** (par exemple, en cas de difficulté, savoir et pouvoir formuler une demande d'aide à un service compétent) et **à clarifier le champ de leurs responsabilités**, ce qui peut les aider à accepter le soutien des équipes spécialisées sans trop de culpabilité.

La prise en charge dans les structures spécialisées

Dans de nombreux cas, et à un âge très variable, suivant l'enfant, sa pathologie, ses parents, etc., il faudra envisager la fin de l'intégration en structure dite normale au profit de l'adaptation en structure spécialisée. Celle-ci est toujours constituée d'une équipe professionnelle pluridisciplinaire expérimentée et soucieuse d'approcher chaque enfant de manière globale et concertée. Schématiquement, on peut distinguer :

- les services pour handicapés moteurs ;
- les services pour handicapés mentaux.

Ces services sont soumis à une réglementation générale et particulière regroupée sous le nom d'annexes à la loi de 1975. Il est à noter la quasi-absence de structures accueillant des enfants ou des adolescents présentant à la fois un handicap moteur et mental, même légers.

Ces textes législatifs, pour ce qui est des enfants et adolescents, régissant les établissements et services pour jeunes déficients ou inadaptés, définissent :

- d'une part, les critères d'accueil et de fonctionnement des services privés de prévention et de soins pour jeunes enfants, tels les CAMSP[25] ;
- d'autre part, les subdivisions par type de handicap[26] : déficience intellectuelle et inadaptation scolaire, déficience motrice, polyhandicap, déficience auditive, déficience visuelle.

> **À noter...**
> Il existe ainsi une grande variété d'établissements et de services ayant pour mission les soins et l'éducation d'enfants et d'adolescents handicapés, selon des formules diversifiées allant de la simple consultation à l'internat spécialisé.

L'accueil permanent des enfants handicapés

Les pouponnières à caractère sanitaire reçoivent les enfants dont l'état de santé exige des soins médicaux particuliers. Citons :

- les enfants atteints d'une maladie cardiaque, métabolique, etc. ;
- les enfants atteints d'infirmité motrice cérébrale ou dont la malformation nécessite un traitement lourd ou un régime diététique particulier ;
- les enfants atteints d'encéphalopathie.

Les soins ambulatoires

Citons à titre indicatif :

- les Centres d'éducation ou de rééducation motrice, destinés aux mineurs atteints d'une infirmité motrice cérébrale (IMC), reconnus aptes à bénéficier de techniques médicales et de rééducation spécialisée, notamment sur le plan moteur et sur le plan du langage ; ils peuvent donc se voir accueillis dans des établissements spécifiques, soit en internat, soit en externat ;
- les Centres d'action médico-sociale précoce (CAMSP), accueillant les enfants de la naissance à 6 ans. Ils ont une double mission :

– le dépistage d'éventuels handicaps liés à une situation néonatale particulière (prématurité, souffrance

---

25. Annexes 32 bis, se rapportant aux décrets d'août 1956 et avril 1976.
26. Annexes 24 du décret cité note 26, modernisées sous l'impact de la psychanalyse, de la psychothérapie institutionnelle et des associations de parents en octobre 1989. Les établissements avaient deux ou trois ans pour se mettre en conformité avec les nouvelles annexes 24.

fœtale aiguë, fragilité psychologique, contexte social difficile, etc.) ;
– le soin, c'est-à-dire la prise en charge de tout type d'anomalie.

Les équipes des CAMSP, soucieuses d'une approche globale de chaque enfant, sont toujours pluridisciplinaires, comprenant :
- des pédiatres et des pédopsychiatres ;
- des psychologues, psychomotriciens, orthophonistes, éducatrices, kinésithérapeutes, ergothérapeutes ;
- des puéricultrices, des assistantes sociales, etc.

Chaque CAMSP possède ses propres modalités d'admission et certains sont spécialisés dans le domaine des handicaps sensoriels.

Il existe environ 200 CAMSP sur le territoire français, qui suivent plus de 12 000 enfants.

Les centres de soins

Les Services d'éducation et de soins spécialisés à domicile (SESSAD) et **les Services d'éducation spéciale et de soins à domicile** (SESSD) sont des structures dispensant un accompagnement éducatif et thérapeutique polyvalent[27].

Chaque SESSAD ou SESSD doit être rattaché à un établissement spécialisé (institut médico-éducatif, institut de rééducation motrice, institut de rééducation sensorielle, etc.) ou à une consultation hospitalière. Leurs missions principales sont :
- le suivi d'enfants handicapés et le soutien de leur famille ;
- le soin par consultation au service ou/et au domicile ;
- l'intégration sociale, notamment scolaire ;
- la préparation des orientations en instituts spécialisés.

Il existe plus de 650 services de ce type pour plus de 12 000 enfants suivis, de 0 à 20 ans.

Le Centre d'accueil thérapeutique à temps partiel (CATTP) est un centre d'accueil et de soins utilisant des modes de fonctionnement diversifiés : soins du soir, clubs thérapeutiques du mercredi, séquences dans la journée, prise en charge parents/enfants… Il s'agit d'un soin modulable à temps partiel, articulant besoins de l'enfant, fréquentation scolaire et contraintes familiales.

Les centres de consultations

Le Centre médico-psycho-pédagogique (CMPP)[28] est un centre de consultations pluridisciplinaire pour enfants et adolescents ayant des difficultés scolaires, des troubles psychomoteurs, des perturbations de la personnalité, etc. Le CMPP a pour fonctions :
- d'établir un bilan et de poser un diagnostic ;
- de mettre en œuvre des actions à la fois :
  – éducatives et pédagogiques,
  – rééducatrices et thérapeutiques.

En principe, le CMPP reçoit des enfants poursuivant une scolarité ordinaire. Parfois, la CDES (après accord du médecin conseil de la caisse de Sécurité sociale) y oriente des enfants handicapés. Signalons enfin un type de structure proche des CMPP, les CMP (centres médico-psychologiques), lesquels font toujours partie d'un intersecteur psychiatrique infanto-juvénile.

L'accueil de jour

L'hôpital de jour assure des soins polyvalents intensifs à des enfants ou adolescents présentant d'importants troubles psychiques ; il relève souvent du secteur de psychiatrie infanto-juvénile, mais peut aussi être privé.

Les Instituts médico-éducatifs (IME) accueillent des enfants et adolescents déficients intellectuels âgés de 3 à 18 ans sur orientation notifiée par la CDES. Appartiennent à cette catégorie d'établissements :
- l'Institut médico-pédagogique (IMP) pour les enfants de 3 à 14 ans ;
- l'institut médico-professionnel (IMPro) pour les adolescents de 14 à 18 ans.

Ils peuvent être organisés en internat, en internat de semaine, en externat (dans ce cas, ils s'appellent aussi parfois EMP et EMPro).

Il convient de les distinguer des Instituts de rééducation ou Institut de rééducation et psychothérapie pour enfants avec retard scolaire, troubles du comportement et de la personnalité, sans déficience intellectuelle. De même, il existe des Instituts d'éducation motrice (IEM), d'éducation sensorielle pour déficients auditifs (IESDA), d'éducation sensorielle pour déficients visuels (IESDV), d'éducation sensorielle pour déficients mixtes (auditifs et visuels).

Ces instituts[29] mettent en place une prise en charge globale institutionnelle et des prises en charges spécifiques où interviennent médecins-psychiatres, psychologues, psychomotriciens, orthophonistes, éducateurs, etc.

Il existe environ 1 200 établissements, soit près de 80 000 places.

---

27. Ils relèvent de la compétence de l'État et sont financés par la Sécurité sociale.
28. Régi par le Code de la Santé publique, et l'annexe 32 de mars 1956 ; financé par la Sécurité sociale, il peut être géré par l'Éducation nationale ou par une association privée.
29. Les DDASS, les CDES et le guide Néret en fournissent les adresses.

Les lieux de vie[30]

Institutions spécialisées et familles peuvent traverser des périodes difficiles dans la vie quotidienne auprès d'un enfant ou adolescent handicapé. Elles peuvent alors recourir à un placement contractuel temporaire en lieu de vie, structure d'accueil dite non traditionnelle de petite taille, installée à la campagne.
Il en existerait environ 1 000 (pour enfants, adolescents ou adultes).

Les placements familiaux spécialisés (PFS)[31]

Ce sont des centres d'accueil spécialisés pour enfants et/ou adolescents handicapés placés chez **une assistante maternelle agréée**. L'appellation « spécialisé » indique que ce placement, faisant partie d'un service ou d'une association, s'accompagne d'une action éducative et de soins médico-psychologiques. Il est en effet parfois conseillé, pour des motifs très divers (décision judiciaire, protection sociale, besoin parental de « souffler »...), de placer l'enfant dans une famille d'accueil. Les retours lors des week-ends, vacances, etc. sont évidemment programmés au préalable car les relations avec les parents biologiques doivent être préservées.

Les maisons d'accueil et les centres pour adolescents et adultes

Les personnes handicapées adultes trouveront à s'insérer dans la vie professionnelle, soit en atelier protégé (AP), soit en centre d'aide par le travail (CAT), selon que leurs difficultés sont surtout motrices ou mentales. Nous mentionnons ci-après les institutions les plus répandues :
◆ les maisons d'accueil spécialisées (MAS) accueillent à temps complet des adultes gravement handicapés sur le plan mental, sensoriel, moteur et des polyhandicapés. La MAS a une politique d'activités occupationnelles et assure une surveillance médicale et des soins constants. De plus, ce milieu protecteur quotidien a pour enjeux la prévention de la régression et la qualité de la vie relationnelle ;
◆ les centres pour adolescents et adultes :
– les ateliers protégés (AP)[32], lieu de travail accueillant des personnes qui, malgré leur handicap physique, ont un rendement proche de la normale. Le salaire est proportionnel à celui-ci ;
– les centres d'aide par le travail (CAT)[33], entreprises chargées d'aider l'adulte handicapé mental qui ne peut momentanément ou durablement pas travailler en milieu ordinaire. Il est rémunéré à hauteur de 50 % du SMIC et perçoit un complément de salaire ainsi qu'une allocation spéciale d'adulte handicapé (AAH) ;
– les foyers d'hébergement pour les travailleurs handicapés des CAT : le projet institutionnel s'avère important dans une perspective d'insertion ;
– les foyers occupationnels, réservés à des personnes handicapées adultes à l'autonomie réduite et ne pouvant travailler (750 foyers occupationnels représentant près de 25 000 places).

Tout ceci nous rappelle que malheureusement, au XXIe siècle, les infirmes et les déficients ne sont pas reconnus comme des êtres à part entière. Leur intégration ne sera effective qu'à deux conditions : premièrement, un effort financier de la collectivité et, deuxièmement, une évolution des mentalités. Cela implique de **créer des structures légères, de développer les activités d'insertion et d'évolution**, de parler aussi souvent que nécessaire des handicapés, en se référant aussi bien à leurs difficultés, leurs fragilités qu'à leurs potentialités, leur humanité. Cela signifie encore, non d'imiter quelque service modèle, français ou étranger, mais de rendre compte du travail des institutions spécialisées, un travail en équipe nécessaire et d'aider celles-ci à innover.
De l'enfant handicapé, défini par ses manques par rapport à la norme statistique ou à une définition idéale, à l'enfant victime, **on passera alors à l'enfant acteur de son destin**. La référence ne sera plus le modèle de la nature – on oublie que le handicap en fait partie – mais la reconnaissance des différences construites par les cultures. Il est alors loisible d'espérer que grâce à l'amélioration de la législation et au développement des pratiques, le nombre des exclus se réduira, en prenant acte que l'égalité des conditions et des droits attachée à la notion de citoyenneté n'est pas synonyme d'interdiction d'expression de la différence.

L'accompagnement des équipes en institution

Nous nous proposons ici à la fois de présenter le cadre général des interventions des soignants, et plus particulièrement des puéricultrices, et de défendre la nécessité d'un accompagnement psychanaly-

30. Peuvent être habilités par la Sécurité sociale, la DDASS, la Justice...
31. Le PFS relève de la compétence de la CDES.
32. Relevant du ministère du Travail, *via* la décision d'orientation émise par la COTOREP, le financement de l'AP est assuré par sa production et des subventions de fonctionnement. Il peut développer des antennes de travail à domicile.
33. Consacrés par la loi du 23 novembre 1957. Les personnes sont orientées sur décision de la COTOREP de leur département.

tique indirect de leurs actions, notamment lorsque celles-ci se produisent au domicile des parents.

Les facteurs de vulnérabilité dans le travail

La situation thérapeutique

Quels que soient nos formations, diplômes et fonctions, dès lors que nous prétendons nous occuper d'autrui, nous nous retrouvons au cœur d'une situation thérapeutique. En effet, comme l'a développé P. Casement[34], nos interventions commencent à partir du moment où certaines personnes s'avèrent en difficulté pour gérer leur vie. Elles s'adressent à nous ou nous sont envoyées en raison de quelque « mauvaiseté ». L'aide recherchée est toujours celle d'une personne qui puisse être disponible pour apporter son concours face aux émotions pénibles qui en résultent. Bien sûr, ceci flatte nos désirs d'être écoutés, aimés, admirés, craints et plaints ; on sait qu'il existe aussi des besoins de réparer. Mais ces désirs et ces besoins doivent être sublimés si nous voulons obtenir quelque effet positif. À la base, nous retrouvons le mécanisme de contenance et de bonification mis à jour par W. R. Bion[35], c'est-à-dire le mécanisme par lequel la mère accueille en elle les sensations et les émotions de son bébé avant de les lui restituer, sous forme d'attitudes, de pensées et de mots plus « digérables ». Par extension, tout soignant se retrouve en position de mère apte à recevoir et à détoxiquer les angoisses de ses « patients ». Il doit donc être à même de les prendre en charge sans se sentir trop envahi ou attaqué par eux. En termes plus humains, ce qui est attendu consiste en une forme de « holding » (terme de D. W. Winnicott)[36]. Et même s'il existe plusieurs sortes de holding possibles fournis par un adulte à un autre adulte, il peut être décisif pour un parent d'être ainsi « tenu », ne serait-ce que pour retrouver, ou découvrir, une capacité à assumer l'existence et ses difficultés et à les considérer différemment.

La vulnérabilité professionnelle

Les professionnels de l'aide et du soin sont ainsi confrontés à haute dose à des problèmes singuliers qui peuvent les mener à ressentir fatigue et souffrance, voire usure et dépression, le ***« burn-out »***[37]. Des grilles d'évaluation organisées selon divers critères (sentiment d'épuisement personnel, déshumanisation relationnelle, perte du sens de l'accomplissement de soi au travail, etc.), permettent de mesurer le degré de vulnérabilité professionnelle.

Au plan clinique, le « *burn-out* » se manifeste principalement par :

- **des symptômes somatiques** : céphalées, insomnies, troubles gastro-intestinaux, infections paragrippales, douleurs dorsales, etc. ;
- **des symptômes comportementaux** : irritabilité, agressivité, sensibilité accrue aux frustrations, passivité ou, au contraire, activisme, absentéisme, dépendances à l'alcool et/ou aux psychotropes, querelles pour de faux prétextes, conduites à risques, accidents, etc. ;
- **des symptômes caractériels** : méfiance, rigidité, sentiment de toute-puissance, désir de fuite du travail, doute sur son identité, labilité émotionnelle, etc.

En réalité, il semble que ce tableau clinique soit celui de la pathologie du stress décrite par H. Selye en 1936. Pour ce neurophysiologiste canadien, le stress a pour origine une agression de l'organisme dans sa globalité et produit des modalités défensives non spécifiques, aussi bien métaboliques que comportementales. Ressenti initialement comme un traumatisme, le stress détermine ainsi un processus d'adaptation plus ou moins réussi.

Cependant, nous savons que le travail d'aide et de soin renvoie le professionnel à ses propres relations affectives. Certes, le rapport à autrui est constitutif de notre humanité et de notre identité, mais il mobilise pour ce faire des processus inconscients archaïques. En effet, au-delà des sentiments de sympathie et d'empathie, tout accompagnement remet en route nos capacités d'identification et de réparation. Or celles-ci, constituées dans notre prime enfance, dès notre relation à notre mère, ne sont jamais exemptes d'ambivalence. Plus tard, cela expliquera que le soignant oscillera toujours entre deux risques : la fusion et le rejet. Dans l'un ou l'autre cas, il n'y a plus de véritable relation. C'est toute la question de la distance qui se pose ici, étant entendu qu'il est impossible de définir précisément ce qu'est la bonne ou la juste, ou encore, pour paraphraser D. W. Winnicott, la « suffisamment bonne distance ».

---

34. Psychologue et psychanalyste britannique.
35. Psychiatre et psychanalyste anglais.
36. Pédiatre et analyste anglais, voir cette notion p. 422.
37. En langage aéronautique, le « *burn-out* » définit la situation d'une fusée dont la dépense de carburant a pour conséquences la surchauffe et le risque d'explosion. Les médecins et psychosociologues américains ont appliqué cette idée aux soignants dans les années 1970.

Les moyens institutionnels de soutien

Toutefois, il est possible de définir deux critères préalables de limitation des risques professionnels : la formation et l'organisation du travail.

La formation pose d'évidentes questions que nous ne développerons pas ici :

- les professionnels de l'aide sont-ils suffisamment formés ?
- poursuivent-ils des formations en cours d'activité ?
- les informations de tous ordres circulent-elles facilement ?
- la participation à des congrès, colloques et autres journées d'étude est-elle favorisée ?

L'organisation du travail amène également à réfléchir à plusieurs points :

- les rôles de chacun sont-ils suffisamment bien définis et reconnus ?
- la hiérarchie n'est-elle pas trop lourde, ou trop « évaporée » ou, pire, oscillant entre les deux ?
- le service a-t-il des moyens, tant en matériel qu'en personnel, adaptés à ses missions ?
- l'énergie dépensée au travail permet-elle encore d'investir d'autres choses, chez soi et pour soi ?

Le dispositif institutionnel

L'essentiel réside, en réalité, dans l'attention portée par les responsables des services à ce que les professionnels « sur le terrain » disposent pour eux-mêmes d'un **soutien suffisant**. Cela passe :

- par un cadre de fonctionnement clairement défini et qui soit, à la fois, ferme et souple ;
- par une liberté de parole dans les espaces et les moments institutionnels informels (couloirs, secrétariat, salle de repos, etc.) ;
- par les réunions dites de synthèse qui, de façon fondamentale, permettent aux différents professionnels engagés dans une situation donnée de confronter leurs réflexions. Mais il nous semble que cela reste insuffisant ;
- par une supervision clinique, sous forme de réunions hebdomadaires ; ces réunions regroupent l'ensemble des membres d'une équipe, en présence d'un ou deux psychanalystes extérieurs (selon la taille des effectifs) et visent à permettre :

– au poids de l'histoire du service de s'alléger et d'éviter la répétition ;

– aux pratiques de s'exposer ;

– aux conflits de s'exprimer ;

– aux professionnels à se dégager des affects massifs projetés sur eux et à réguler les phénomènes de groupe qui en résultent (repli dépressif ou mégalomaniaque, clans, bouc émissaire, etc.). Schématiquement, nous dirons qu'elles articulent une double perspective : une approche individuelle et une approche groupale.

Au plan individuel

Cette perspective se réfère à l'apport de M. Balint[38], un des premiers, après S. Freud, à réfléchir à la spécificité de la relation médecin/malade et à la nécessité d'une supervision groupale des personnels soignants. C'est grâce à ses travaux que l'on comprend mieux aujourd'hui que les attitudes et contre-attitudes des professionnels du soin, mais aussi celles des personnes dont ils s'occupent, obéissent à des déterminations inconscientes.

Au plan groupal

Il convient de mentionner les premiers travaux de P. C. Racamier[39] et de ses collaborateurs. Il s'est attaché à définir les conditions qui rendent possible une application de la psychanalyse dans les services de soin psychique, participant ainsi à la création de la psychothérapie institutionnelle. Selon ces recherches, il s'avère que l'attention manifestée aux mécanismes inconscients autorise des soins plus humains et limite le recours aux solutions rapides, abusives, superficielles ou absurdes. Mais seul un praticien formé à la psychanalyse est en mesure de déceler comment s'organisent les forces conflictuelles en présence et de comprendre comment se forment des « fortifications » ou se creusent des impasses. Tout traitement de la souffrance d'autrui par une équipe ne saurait être qu'institutionnel et relève de ce fait d'une analyse collégiale des pratiques. C'est d'ailleurs seulement après cette dernière que pourront véritablement se révéler fructueux :

---

38. Médecin généraliste et psychanalyste anglais, pionnier parmi d'autres de la médecine dite psychosomatique. De fait, en dénommant la maladie et en prescrivant un médicament, selon l'expression célèbre de M. Balint, le médecin commence par se prescrire lui-même. Car, au-delà du versant scientifique engagé par ces gestes, le patient se voit influencé par d'autres éléments, affectifs, liés à la personnalité et aux mimiques de l'homme de l'art. Son statut de malade le place d'ailleurs peu ou prou en position infantile : dépendance, passivité, régression, déni de la réalité, etc. Quant au médecin, sa relation psychologique à ses patients est toujours constituée d'une oblativité plus ou moins teintée d'hétérosexualité, d'homosexualité, de soif de pouvoir, de besoin de maîtrise sur la mort, etc. Reconnaître ces dimensions peut aider le soignant à mieux affronter les situations et donc avoir en soi un effet thérapeutique. Évidemment, cela ne fait pas et ne doit pas faire pour autant de l'omnipraticien un psychothérapeute. Il reste un généraliste. Il doit, en outre, tenter de coopérer au mieux avec divers spécialistes. C'est pourquoi, pour Balint, pouvoir parler de sa pratique chaque mois avec des collègues en présence d'un psychanalyste extérieur apparaît souhaitable.

39. Psychiatre et psychanalyste français, spécialiste des psychoses.

◆ la confrontation pluridisciplinaire à l'intérieur du service ;
◆ la collaboration avec d'autres institutions ;
◆ le partenariat avec des professionnels extérieurs ;
◆ le recours à un relais et l'inscription dans un réseau.

Sans doute conviendra-t-il pour chaque équipe de s'inspirer des anciens et d'élaborer sa méthodologie propre.

L'intervention à domicile

L'ensemble de ce cadre théorique de base favorise une meilleure compréhension de ce qui se joue entre le « patient » et chaque professionnel du soin et de l'aide, qu'il soit médecin, psychologue ou encore puéricultrice, infirmier, assistante sociale, éducateur, kinésithérapeute, psychomotricien, orthophoniste, etc. En effet, comme nous l'avons dit, ce professionnel intervient dès lors qu'un autre être humain traverse ponctuellement ou chroniquement une situation difficile. L'approche à domicile majore les risques.

L'impossible définition du cadre d'intervention

L'exemple du travail des puéricultrices intervenant au domicile des parents l'illustre parfaitement. *A priori*, les parents sont d'accord pour cette modalité de soutien et en réalité (le plus souvent), ils n'ont pas vraiment le choix car le contexte même rend le retour à la maison plus complexe et « force » l'acceptation de cette aide :
◆ l'hospitalisation de leur enfant dans des services hautement technicisés ;
◆ sa maladie déclarée ou potentielle ;
◆ le spectre du handicap, voire de la mort.

À cela, il convient d'ajouter :
◆ l'anxiété habituelle des primipares ;
◆ des conditions socio-économiques parfois désastreuses ;
◆ de fréquentes difficultés d'intégration culturelle ;
◆ la crainte des services sociaux et judiciaires...

On conçoit aisément que ces contextes ne simplifient pas la définition préalable du cadre des interventions, c'est-à-dire la fixation du nombre de visites à domicile par semaine, ni la tâche d'observation du développement dévolue aux puéricultrices.

L'observation du développement

Cette observation s'appuie sur divers éléments au premier rang desquels se placent les expériences menées par des psychologues et psychanalystes, souvent avec leurs propres enfants[40], parfois dans des milieux institutionnels singuliers[41]. Ensuite, se sont développées les interventions à domicile proprement dites[42].

Évidemment, l'observation des bébés doit aujourd'hui beaucoup :
◆ à la technique mise au point par E. Bick, qui s'appuie sur l'attention portée, pendant deux ans et durant une heure une fois par semaine, le même jour et à la même heure, aux attitudes de l'enfant, sur la notation par écrit après coup de ce matériel et sur la reprise en discussion supervisée de ce travail (cette méthode était destinée à la formation des futurs psychothérapeutes d'enfants) ;
◆ à S. Fraiberg et à son équipe avec l'approche la plus « serrée » en matière d'intervention à domicile. L'observation de l'enfant y apparaît comme une intervention à mi-chemin entre travail social et psychothérapie. En outre, franchir le seuil de la chambre de l'enfant confronte aux « fantômes » familiaux, ces fées et sorcières trans-générationnelles penchées sur le berceau.

Mentionnons enfin, en France, les observations à visée thérapeutique menées par :
◆ E. Kestemberg qui cherche surtout à confirmer par l'approche directe des relations mère/enfant dans la famille, les enseignements issus des reconstructions psychanalytiques et à mieux comprendre les effets de la sexualité de l'enfant sur la mère ;
◆ D. Houzel, qui a élaboré une stratégie souple d'intervention à domicile afin de limiter les effets néfastes de la carence ou/et de la psychopathologie parentale sur le développement mental du bébé. Souvent, il sera préférable de se déplacer à deux professionnels.

Outre l'observation du bébé et de son développement, la puéricultrice :
◆ évalue la dynamique familiale ;
◆ apprécie le travail de parentalisation, dénommé encore « parentification ».

Notons au passage qu'à l'heure où les bébés sont de plus en plus identifiés à des savants compétents, leurs parents, eux, se voient de plus en plus qualifiés d'incompétents.

---

40. J. Piaget, O. Brunet et I. Lezine, S. Freud, M. Klein, etc.
41. R. Spitz, J. Bowlby, E. Kris, M. David, etc.
42. Ici, il faut rendre hommage à A. Querido qui a rapporté en 1968 vingt-cinq ans de prise en charge en Hollande afin de limiter les ré-hospitalisations, en accentuant l'intérêt d'observer l'ensemble de l'environnement physique et humain de la famille et à E. J. Anthony qui, dans les années 1970, a passé dans des familles ayant un membre atteint d'une maladie grave jusqu'à une semaine complète, participant même aux tâches quotidiennes afin de se faire « oublier » le plus possible.

Les exigences de l'intervention à domicile

Pour réaliser son travail, la puéricultrice a besoin de s'assurer la coopération de l'ensemble des occupants de l'appartement ou de la maison. Elle ne saurait être bien accueillie que si ceux-ci perçoivent **l'authenticité de sa proposition d'aide**. Elle doit donc :

- écouter et comprendre avant de conseiller ou orienter ;
- ne pas empêcher, par sa présence dans le suivi de l'enfant, les consultations du pédiatre, un rendez-vous hospitalier, ou le suivi en centre de PMI.

La puéricultrice à domicile ne doit jamais répertorier et classer les mots ou les gestes, juger leurs auteurs, afin de pouvoir continuer à s'identifier à eux. Sa bienveillante disponibilité ne doit pas se retourner en son contraire, c'est-à-dire en agressivité, manifeste ou déguisée. Toutefois, elle ne saurait fermer les yeux sur des faits répréhensibles et cautionner l'inacceptable. Chacun sait qu'elle **fait partie d'un service et doit rendre compte de son travail** à ses collègues. Plus prosaïquement, elle aide les parents à :

- mieux positionner l'enfant pour manger, être baigné, dormir et jouer, respecter ses rythmes ;
- prodiguer les traitements requis, trouver le meilleur régime alimentaire ;
- choisir ses jeux, concevoir l'évolution de ses compétences ;
- donner du sens à ses réactions ;
- envisager le futur mode de garde lors de la reprise de travail de la mère ;
- affronter l'émergence d'une difficulté (reflux, bronchiolite, hypertonie, trouble neurologique, etc.). **Avant d'être un handicapé, l'enfant est d'abord un enfant.** Il appartiendra à la puéricultrice de savoir orienter les parents vers les psychiatres ou psychologues ou encore vers l'assistante sociale du service référent.

> **À noter...**
> À l'évidence, l'intervention à domicile, centrée sur l'observation de l'enfant ou sur la prévention psychosociale, reste, on le voit, une pratique difficile. Abandonner son bureau, ses collègues, son cadre institutionnel pour pénétrer sur le territoire de l'autre et découvrir son intimité domestique, c'est nécessairement s'exposer à tous les dangers de l'action thérapeutique.

La réassurance peut produire l'effet inverse de celui escompté, à savoir induire ou renforcer le sentiment d'impuissance et d'incompétence des parents. La relation professionnelle, garantie par la médiatisation du service de référence, court incessamment le risque de dévier en relation amicale (tutoiement, baiser, cadeau, invitation, etc.). Que convient-il de :

- penser face à une pièce toujours fermée ?
- répondre à la question de savoir si l'enfant accédera ou non à la marche, aura ou non une intelligence normale ?
- dire à un couple qui, visiblement, ne s'entend plus ?
- faire lorsqu'on perçoit la jalousie de l'un des parents envers la relation qui se noue entre soi et l'enfant ?
- manifester au regard de parents confrontés à l'inéluctabilité d'une anomalie et minés par le lent et difficile travail de réorganisation psychique qu'elle induit ?...

Il n'y a évidemment aucune bonne réponse à ces interrogations.

> **À noter...**
> Tour à tour sollicitée et tenue à l'écart, suivant d'un œil les aspects à propos desquels elle sait qu'elle ne sait pas et ne comprend pas et de l'autre tout ce qu'elle estime bien connaître, « la vision binoculaire »[1], la puéricultrice intervenant à domicile est le témoin privilégié de ce qu'il y a toujours plus que ce qu'elle observe et de ce qu'il est impossible de prévoir comment seront interprétés ses dires, ses silences et ses attitudes. Tout ceci confirme à nos yeux la nécessité d'offrir un espace institutionnel de métabolisation des paramètres psychiques en jeu.

1. Expression employée par W. R. Bion.

BIBLIOGRAPHIE

ANTHONY E.-J. – L'impact d'une grave maladie mentale ou physique chez un des parents. In : ANTHONY E.-J. et KOUPERNIK C. – *L'Enfant dans sa famille*, Masson, 1970.

BALINT M. – *Le Médecin, son malade et la maladie* (1957). Payot, coll. PBP, 1968.

BATARD C. et BELLANGER E. – L'accompagnement des familles par des puéricultrices et son cadre. Communication orale (non publiée), Journées d'études de l'ANECAMSP, Paris, mars 1999.

BEN SOUSSAN P. – Être parent d'un bébé handicapé. In : *Aux marges de la vie*, Érès, Mille et un bébés, 1999.

BICK E. – Notes on infant observation. In : *Intern. J. Psychoan.*, 1964, n° 45, pp. 558-566. Paru en français sous le titre : Remarques sur l'observation des bébés, in : *Journal de la psychanalyse de l'enfant*, Bayard, 1992, n° 12, pp. 14-35.

CANAOUI P. – *Approche de la souffrance des soignants*. Thèse de médecine, université Paris V, 1996 (non publiée).

CASEMENT P. – *À l'écoute du patient* (1985). PUF, 1988.

COHEN S. – *Handicapés : l'accueil depuis l'enfance*. PUF, 1999.

COUSERGUE C. et coll. – *Guide de l'intégration scolaire*. Dunod, 1999.

DAVID M. et LAMOUR M. – Recherche sur les nourrissons des familles carencées. In : *Psychiatrie de l'enfant*, tome XXIV, vol. 1, PUF, 1981, pp. 175-222.

DESCHAMPS J.-P. et coll. – *L'Enfant handicapé et l'école*. Flammarion, 1981.

ELIACHEFF C. – *Vie privée de l'enfant roi à l'enfant victime*. O. Jacob, 1996.

ESTRYN-BEHAR M. – *Travailler à l'hôpital*. Berger-Levrault, 1989.

FRAYBERG S. – *Fantômes dans la chambre d'enfants* (1989). PUF, coll. Fil rouge, 1999.

FREJAVILLE A. – L'observation de l'enfant dans son milieu naturel. In : LEBOVICI S., DIATKINE R. et SOULE M, *Traité de psychiatrie de l'enfant et de l'adolescent*, vol. 1, chap. 18, PUF, 1985.

FREUD S. – Psychanalyse et médecine (1926). In : *Ma vie et la psychanalyse* (1948), NRF-Gallimard, coll. Idées, 1975.

FUSTIER P. – *Le Travail d'équipe en institution*. Dunod, 1999.

GARDOU C. et coll. – *Naître ou devenir handicapé*. Érès, 1996.

GILLIG J.-M. – *Intégrer l'enfant handicapé à l'école*. Dunod, 1996 (2e éd., 1999).

HERROU C. et KORF-SAUSSE S. – *Intégration collective des jeunes enfants handicapés*. Érès, 1999.

HOUZEL D. – Observation des bébés et psychanalyse. In : LACROIX M.-B., MONMYRANT M. et coll., *Les Liens d'émerveillement*, Érès, 1995.

HOUZEL D. et coll. – *Les Enjeux de la parentalité*. Érès, 1999.

HOUZEL D. – L'observation thérapeutique à domicile. In : *PRISME*, n° 31, 2000, pp. 74-86.

KAES R. et coll. – *Souffrance et psychopathologie des liens institutionnels*. Dunod, 1996.

KESTEMBERG E. – L'observation directe des relations mère-enfant dans la famille. In : LEBOVICI S., DIATKINE R. et SOULE M., *Traité de psychiatrie de l'enfant et de l'adolescent*, vol. 1, chap. 19, PUF, 1985.

LESAIN-DELABARRE J-M. – *Guide de l'adaptation et de l'intégration scolaires*. Nathan, 1996.

LEVY J. – *Le Bébé avec un handicap : de l'accueil à l'intégration*. Seuil, 1991.

OURY J. – *Psychiatrie et psychothérapie institutionnelle*. Payot, 1977.

PICARD E. – La notion de citoyenneté. In : *Qu'est-ce que la société ?*, Université de tous les savoirs, vol. 3, O. Jacob, 2000.

RACAMIER P. C. et coll. – *Le Psychanalyste sans divan*. Payot, coll. S. H., 1970.

RICHARD J.-T. – Pour une histoire moderne de la réparation et L'accompagnement ou le chameau virtuel. In : *Clinique de la castration symbolique*, L'Harmattan, 2001.

SCHNEIDER P. – *Psychologie médicale*. Payot, coll. S. H., 1969.

STIKER H. J. – *Corps infirmes et sociétés* (1982). Dunod, 1997.

STOLERU S. – La parentification et ses troubles. In : *Psychopathologie du bébé*, sous la direction de S. LEBOVICI et F. WEIL-HALPERN, chap.. 12, PUF, 1989.

VIAL M. – *Les Enfants anormaux à l'école : aux origines de l'éducation spéciale*. ESF, 1987.

VISIER J-P. et MAURY M. – Information et accompagnement des parents. In : *Psychopathologie du bébé*, sous la direction de S. LEBOVICI et F. WEIL-HALPERN, chap. 70, PUF, 1989.

WINNICOTT D. W. – Le Corps et le Self (1970). In : *La Crainte de l'effondrement*, NRF-Gallimard, 2000.

WINNICOTT D. W. – La préoccupation maternelle primaire (1956). In : *De la pédiatrie à la psychanalyse* (1965), Payot, coll. S. H., 1969.

WINNICOTT D. W. – La mère normalement dévouée et son bébé. In : *L'enfant et sa famille* (1957), Payot, coll. PBP, 1971.

ZAFFRAN J. – *L'Intégration scolaire des handicapés*. L'Harmattan, 1997.

CHAPITRE 45

La protection de l'enfance et l'adoption[1]

Capacités attendues pour l'exercice de la puéricultrice

- Dépister les signes cliniques (comportements de l'enfant, clignotants prédictifs de maltraitance) évoquant une suspicion de mauvais traitements tels que des sévices corporels, une carence en soins, des abus sexuels.
- Utiliser les mesures de protection de l'enfant sur les plans médicaux, administratif et judiciaire, notamment par la rédaction d'un rapport de signalement.
- Participer dans un cadre pluridisciplinaire, à la prévention de la maltraitance et/ou à la prise en charge de situations critiques par :
  - l'évaluation systématique des risques de maltraitance liés au contexte familial et/ou social de l'enfant (en particulier, lors des périodes de fragilisation de la famille) ;
  - l'élaboration et la mise en œuvre de projets, avec la famille, pour soutenir leur parentalité tout en protégeant l'enfant ;
  - l'évaluation vigilante et régulière des situations.
- Participer à (et/ou assurer) des actions d'information et de formation des personnels intervenants auprès d'enfants, de la naissance à l'adolescence.

Protéger l'enfance est une des tâches essentielles de la société et du service public car l'enfant, du fait de son immaturité physique, psychique et intellectuelle, a besoin d'une protection soutenue. Les politiques sociales d'aide à l'enfance ont donc « pour but de protéger les enfants mais aussi : de soutenir les familles fragilisées et prévenir les placements en utilisant activement les outils de prévention qui existent, de veiller à préserver, lorsqu'un placement s'avère malgré tout nécessaire, le lien des enfants avec leur famille, et enfin, de chercher autant que possible à préparer le retour à terme des enfants dans leur famille »[2]. Aujourd'hui, le service départemental d'Aide sociale à l'enfance s'organise sur la base d'objectifs clairement énoncés ; objectifs d'aide aux enfants et à leurs parents, dans des formes diversifiées, souples et respectueuses des familles. Cette évolution tient compte des enjeux[3] : des interactions parents-enfants, de la permanence du lien social et du soutien à la fonction parentale.

De même, en s'impliquant dans la défense des droits de l'enfant par la mise en œuvre de mesures de protection contre les carences en soins, les mauvais traitements et les multiples dangers qui menacent l'intégrité physique et psychique des enfants (abus sexuels, violence institutionnelle et intrafamiliale, etc.), les orientations de la politique de l'Aide sociale à l'enfance signent une conception humaniste et responsable de la société à l'égard des adultes de demain ; ceci malgré les

1. Auteurs : Raymonde Gibot, puéricultrice-formatrice. Colette de Saint-Sauveur, directrice d'école de puéricultrices. Avec la collaboration de Dominique-Jeanne Rosset, pédopsychiatre.
2. M. Aubry, ministre de l'Emploi et de la Solidarité, conférence de presse relative à l'Aide sociale à l'enfance, 26 juillet 2000.
3. Cette évolution s'inscrit dans les découvertes et les progrès des différents champs des sciences sociales et dans les débats fondamentaux de la société.

imperfections qui subsistent dans tout système, quel qu'il soit.
Les puéricultrices, du fait de la diversité de leur domaine d'exercice, interviennent auprès d'enfants, d'adolescents et de jeunes adultes, notamment de jeunes femmes ; elles sont concernées par ces objectifs d'ordre psychologique et social, visant la prévention, le dépistage précoce et la protection de l'enfance. Le travail en partenariat et au sein des réseaux les implique à divers titres dans ce projet social.
Enfin, dans un souci de clarté, ce chapitre traite cet important sujet en trois parties : une présentation du cadre administratif met en évidence la complexité du dispositif de protection de l'enfance et celle des actions entreprises autour de l'enfant explique la complémentarité des axes de protection sociale et de protection judiciaire dans le quotidien des enfants en difficulté et de leurs familles. La place de la puéricultrice dans le dispositif de prévention et de protection de l'enfant est abordée de façon transversale, et d'une manière plus précise au sein de la PMI. La dernière partie évoque la situation de l'adoption en France, comme corollaire au placement des enfants, en vue de leur adoption, dans les services de l'Aide sociale à l'enfance.

La maltraitance et la protection des mineurs

Lorsque les parents sont défaillants et qu'ils ne protègent pas la santé, la sécurité et la moralité de leurs enfants, la société se substitue à eux pour assurer la protection de ces enfants par un dispositif « médical, social et judiciaire, avec des responsabilités d'État et locales, associant des professionnels et des bénévoles, des services publics et des associations »[4]. Les puéricultrices en exercice inscrivent leurs objectifs de travail dans ce dispositif complexe et composite. Tous les services collaborent, parfois de façon ponctuelle, à cette mission de la société qu'est la protection de l'enfance : service départemental de PMI, établissements et services d'accueil d'enfants de moins de 6 ans, établissements de santé, établissements scolaires et services socio-éducatifs, etc.

La situation des enfants mineurs et des jeunes majeurs en difficulté, et leur prise en charge

Pour protéger les jeunes enfants, les adolescents (et les jeunes adultes en difficultés d'insertion sociale), la société française dispose d'un système à deux pôles : l'un administratif, l'autre judiciaire ; ils peuvent être mobilisés de façon concomitante ou de façon distincte selon les situations familiales et le risque de danger qu'elles représentent pour les enfants :

- **la protection sociale** consiste à mettre en œuvre des **actions préventives** auprès des familles dont les conditions d'existence risquent de mettre en danger la santé, la sécurité ou la moralité des enfants ; elle n'est possible qu'avec **l'accord de la famille.** C'est la mission du service départemental d'Aide sociale à l'enfance (ASE)[5] ;
- **la protection judiciaire** s'exerce lorsque la santé, la sécurité ou la moralité d'un mineur sont en danger, ou que les conditions de son éducation sont gravement compromises ; des **mesures d'assistance éducative** peuvent alors être **ordonnées par la justice.**

Devant ces deux dispositifs, différents dans leurs modalités d'interventions mais complémentaires au regard des objectifs de protection de l'enfance, soulignons que la protection sociale :

- s'attache de préférence à des « situations familiales » tandis que la protection judiciaire concerne plutôt des « mineurs considérés individuellement » ;
- intervient la première et s'efface devant la protection judiciaire : en cas de danger, d'échec de la protection sociale (refus des parents par exemple), dans les cas nécessitant une répression de délit dont le mineur est victime (retrait des droits d'autorité parentale).

La situation en chiffres

En France métropolitaine, **7 enfants et adolescents âgés de 0 à 21 ans sur 1 000** sont confiés à l'Aide sociale à l'enfance (ASE)[6] :

- le nombre d'enfants maltraités baisse tandis que le nombre d'enfants en risque de danger continue d'augmenter, avec cependant un certain ralentissement ces toutes dernières années[7] ;
- le nombre d'agressions sexuelles constatées a quant à lui augmenté de 32 % en cinq ans dans les années 1990.

---

4. J.-P. Rosenczveig, *Le Dispositif français de protection de l'enfance*. Édition Jeunesse et Droit, Paris, 1995, p. 33.
5. Voir p. 944.
6. Ministère de l'Emploi et de la Solidarité, Direction de la recherche, des études, de l'évaluation et des statistiques (DRESS), Revue *Études et Résultats*, n° 46, janvier 2000.
7. Observation de l'enfance en danger en 1998, Lettre interministérielle publiée par l'Observatoire de l'action sociale (ODAS), n° 10, septembre 1999.

Sur le plan national, on comptait en 1998 **270 000 bénéficiaires de l'ASE** (soit un peu plus de 1,5 % des enfants et adolescents de 21 ans et moins) :
- 144 000 faisant l'objet d'une mesure de placement : 60 % en familles d'accueil, 40 % en institutions[8] ;
- 130 000 dans le cadre d'un suivi en action éducative.

Au cours des douze dernières années, on note que :
- le nombre d'enfants placés a diminué de 20 % ;
- le nombre d'enfants ayant bénéficié d'une action éducative a augmenté de 27 %[9].

Il semble qu'avec la décentralisation administrative, la judiciarisation des mesures d'aide sociale à l'enfance se soit développée[10].

L'évolution de la situation[11]

À titre indicatif, les chiffres relevés dans le service de l'ASE à Paris donnent la tendance de l'évolution des populations bénéficiaires de ce service ; on constate :
- **une évolution de la structure d'âge** :
  - diminution des enfants < 6 ans ;
  - augmentation de la proportion des enfants de 6 à 12 ans et de 15 à 18 ans ;
  - évolution du nombre des jeunes majeurs (14,6 % de la population accueillie et seulement 17 % dans l'ensemble de la population parisienne) ;
- **une complexité toujours plus grande des situations** :
  - détérioration économique et sociale ;
  - retard scolaire important ou situation d'échec pour de très jeunes enfants ;
  - perte de repères chez les enfants de 10 à 12 ans et les adolescents ;
- **une plus grande difficulté d'insertion pour les jeunes** (logement et travail).

Concernant la prise en charge physique des bénéficiaires, on constate :
- un premier placement plus tardif, parfois mal préparé ou en urgence ;
- une stabilisation du nombre d'enfants accueillis physiquement :
  - diminution du nombre d'enfants et d'adolescents accueillis, de 41 % entre 1983 et 1997 ;
  - augmentation des accueils en urgence, en particulier pour les adolescents ;
- une baisse de la durée de séjour à 5 ans 4 mois en 1997 (6 ans en 1995) ;
- une augmentation du nombre de séjours de moins d'un an ;
- une augmentation du nombre d'enfants suivis en gestion directe : ce chiffre a doublé en dix ans (52 % des bénéficiaires de l'ASE) ;
- une diminution du nombre de pupilles confiés en vue d'adoption (76 enfants en 1996, 59 en 1997).

Les critères qui marquent l'évolution des populations bénéficiaires de l'ASE à Paris constituent des repères pour la recherche d'adéquation de la structure à de nouveaux besoins.

Dans tous les cas, l'objectif prioritaire du service d'Aide sociale à l'enfance est, partout en France, d'apporter à chaque enfant en difficulté ou en danger, la prestation la mieux adaptée à sa situation.

La maltraitance à enfants

Pour agir efficacement en matière de maltraitance, les professionnels doivent se doter de connaissances solides dans les domaines du développement de l'enfant et de ses anomalies (véritables signes d'alerte), de ses interactions avec son entourage et leurs dysfonctionnements (ils doivent attirer l'attention)... Au cours des dernières années, le recueil des signalements des enfants en danger par les services départementaux d'Aide sociale à l'enfance, a permis à l'ODAS[12] de définir ce que recouvre la catégorie des enfants victimes de « mauvais traitements ».

Définition des « mauvais traitements à enfants »

La terminologie désignant « les enfants victimes de mauvais traitements » se présente aujourd'hui comme un terme générique qui recouvre en réalité trois catégories d'enfants en danger :
- **les enfants maltraités**, victimes de violences physiques, cruauté mentale, abus sexuels, négligences lourdes, ayant des conséquences graves sur leur développement physique et psychologique. Ils étaient 18 500 en 1999 ;
- **les enfants en risque**, enfants qui connaissent des conditions d'existence risquant de mettre en danger leur santé, leur sécurité, leur moralité, leur éducation ou leur entretien, mais qui ne sont pas pour autant maltraités (65 000 en 1999) ;
- **les enfants en danger**, ce groupe correspondant à l'ensemble des enfants maltraités et des enfants en

---

8. Conférence de presse relative à L'ASE, M. Aubry, 26 juillet 2000.
9. J.-P. Rosenczveig, *op. cit.* note 4.
10. DRESS, *op. cit.* note 6.
11. Schéma directeur de la protection de l'enfance et de la famille, in : *Les Dossiers de Chaligny*, publication DASES de Paris, 1999, p. 47.
12. Observatoire national de l'action sociale décentralisée.

risque pris en charge par l'ASE ou par la justice[13] (83 500 en 1999).

La connaissance de la nature des dangers conduit à une meilleure identification des risques et des facteurs de danger. Et le nombre encore élevé d'enfants concernés par la protection de l'enfance (269 000 en 1999) doit inciter à poursuivre et améliorer les dynamiques de prévention auprès des familles.

Les différents types de maltraitance[14]

La figure 45.1 met en évidence la diversité des manifestations des mauvais traitements à enfant, chacun de ces types de maltraitance comportant en lui-même une gradation de la maltraitance et du danger encouru par l'enfant.

Les enfants victimes de violences physiques actives

On comptait 6 500 enfants victimes de sévices physiques en 1999, c'est-à-dire d'enfants qui reçoivent des coups entraînant des blessures, des fractures, des hématomes, des ecchymoses, des contusions et des brûlures. Trois syndromes sont ainsi répertoriés :

- le syndrome de Sylverman : l'enfant présente des fractures d'âges différents non consolidées, visibles lors d'une radiographie du squelette ;
- le syndrome du bébé « secoué » : le plus souvent, ce syndrome est provoqué par des parents qui secouent leur enfant. L'accélération et la décélération du cerveau à l'intérieur de la boîte crânienne peuvent provoquer :
  - des blessures neurologiques graves ;
  - des lésions du cerveau ;
  - d'autres lésions comme l'arrachement épiphysaire, le décollement du périoste, le décollement de la rétine ;
- le syndrome de Münchausen : l'enfant présente par exemple des micro-hémorragies ou diarrhées provoquées par la mère qui rend l'enfant réellement malade par ingestion de laxatifs ou d'anticoagulants.

Les enfants victimes d'abus sexuels

En 1999, 4 800 enfants étaient concernés par le problème lié à la « participation d'un enfant ou d'un adolescent mineur à des activités sexuelles qu'il n'est pas en mesure de comprendre, inappropriées à son âge, à son développement psycho-sexuel et qu'il subit sous la contrainte, par violence ou séduction »[15]. On peut distinguer différents types d'abus sexuels :

- viol, inceste ;
- pédophilie, prostitution ;
- attouchements, exhibitionnisme, exploitation pornographique.

Les enfants victimes de violences physiques passives

Elles sont liées aux conditions de vie éprouvantes, aux phénomènes de pauvreté et d'exclusion économique et sociale : logement insalubre, alimentation déséquilibrée, maladie à répétition.

Les enfants victimes de mauvais traitements psychologiques

De nature active : la cruauté mentale[16]

1 800 enfants sont concernés en 1999.

Les parents terrorisent l'enfant par des punitions excessives, des menaces, du chantage. L'enfant est

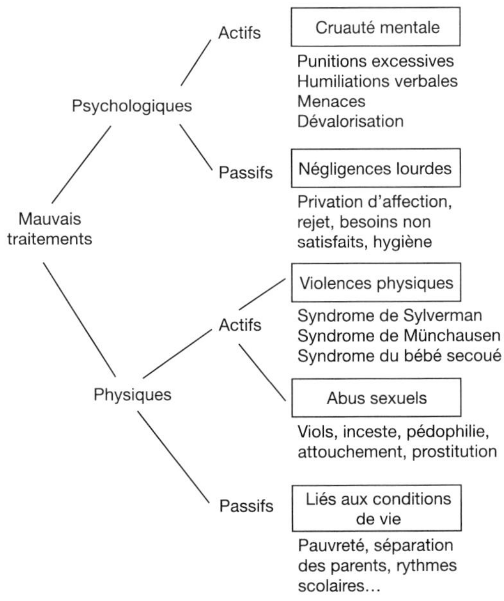

Figure 45.1 : Récapitulatif de la typologie des mauvais traitements.

Source : R. Gibot, *Des parcours scolaires d'enfants placés en famille d'accueil*, DEA Histoire et civilisation, Rennes II, 1992.

13. Enquête coproduite par l'ODAS et le SNATEM, protection de l'enfance in : *Enfance majuscule*, n° 47, juillet 1999.
14. Entretiens de Bichat : La maltraitance de l'enfant, septembre 1995 et conférence : L'accueil de l'enfant maltraité, 10e salon infirmier, mai 1997.
15. Le Pr Krempe, fondateur de la société internationale pour la protection des enfants abusés et maltraités, définit ainsi les abus sexuels, pour clarifier cette notion.
16. F. Jesu, Les mineurs victimes de sévices psychologiques : une nouvelle préoccupation pour la santé publique, in : M. Gabel, S. Lebovici, P. Mazet, *La Maltraitance psychologique*, p. 43.

dévalorisé et humilié continuellement par « l'exposition répétée [...] à des situations dont l'impact émotionnel dépasse ses capacités d'intégration psychologique : humiliations et menaces (verbales ou non verbales) répétées, marginalisation et dévalorisation systématiques, exigences excessives ou disproportionnées à l'âge de l'enfant, consignes et injonctions éducatives contradictoires ou impossibles à respecter. »[17]

De nature passive : les négligences lourdes

5 400 enfants sont concernés en 1999.

S'il s'agit d'un rejet, « l'enfant ne présente aucune valeur aux yeux des adultes : quoique l'enfant fasse, l'adulte ne l'aime pas et le dissuade de faire des demandes affectives [...] c'est aussi ignorer son existence, négliger ses besoins affectifs ou physiologiques »[18].

Les parents indifférents ne répondent pas aux demandes affectives de l'enfant, ni à ses besoins primaires : privation de nourriture, de soins d'affection, de sommeil.

La détection de la maltraitance

Les cas de maltraitance chez les enfants qui ne parlent pas encore, sont les plus difficiles à détecter. Des facteurs de risque liés à l'histoire du père et/ou de la mère doivent inciter les professionnels, qui examinent un enfant, à une grande vigilance. Dans 46 % des cas, le père est l'auteur des mauvais traitements familiaux et dans 25 % des cas, il s'agit de la mère[19].

L'examen d'un nourrisson

Les mauvais traitements ne donnent pas toujours lieu à des blessures extérieures mais la radiographie permet de déceler des traces multiples de fractures d'âges différents. Un examen approfondi constitue une aide incontournable à la confirmation d'une existence possible de mauvais traitements (voir p. 544). En dehors des signes médicaux, d'autres indices peuvent attirer l'attention :

- l'absence d'évolution physique de l'enfant : un nourrisson qui ne grossit pas et ne grandit pas peut être victime de mauvais traitements, notamment par carence en soins ;
- la répétition d'accidents (chutes, ecchymoses), malgré les explications rationnelles, plausibles des parents, doit alerter ;
- le comportement de l'enfant : craintif, regard fuyant, ne manifestant aucun signe de reconnaissance lorsqu'une personne connue s'approche de lui ; d'autres enfants, au contraire, se montrent hyper vigilants, guettant du regard tout ce qui les entoure, ce qui montre leur inquiétude ;
- « le mutisme du nourrisson est toujours inquiétant. Ses cris témoignent de sa volonté de communiquer. Un enfant ne rompt pas le contact avec son entourage de façon spontanée. »[20]

Un jeune enfant, triste, qui ne rit, ne sourit et ne joue pas, est victime d'un phénomène pathologique nécessitant des investigations.

Chez l'enfant plus grand

L'enfant qui dissimule ses blessures, soit en les cachant physiquement, soit en leur attribuant une autre origine que celle de la maltraitance, doit faire l'objet d'une attention particulière. Son attitude peut montrer qu'il cherche à se protéger d'éventuelles représailles parentales.

D'autres signes doivent appeler la vigilance des professionnels de la santé et du milieu scolaire :

- un échec scolaire ;
- des comportements violents ou asociaux ;
- une maturité précoce, qui peut aussi signifier le désir de l'enfant de fuir son milieu familial ;
- les fugues de petits enfants, qui ne doivent pas être banalisées ;
- « les douleurs répétées inexpliquées, surtout les maux de ventre, sont un autre signe ainsi que des troubles du comportement alimentaire et les difficultés de maîtrise des sphincters, notamment dans la journée. »[21]

Chez l'adolescent

La maltraitance peut se traduire dans son manque d'épanouissement, son caractère maussade, ponctué d'éclats de colère. La situation de maltraitance viendra majorer les manifestations et les perturbations inhérentes au processus même de l'adolescence. Les réactions propres à cette période de la vie rendent d'autant plus délicate toute tentative de dépistage de maltraitance chez un jeune présentant des indices qui font suspecter une situation de mauvais traitements.

Le contexte socio-familial : des parents dépassés, des enfants délaissés ?

Les professionnels constatent une augmentation du nombre d'enfants en situation de délaissement, de détresse au sein de familles en perte de valeurs et de repères. Pourtant, de nombreux parents ont cons-

---

17. F. Jesu, *op. cit.* note 16.
18. S. Bourcet, Y. Tyrode, *L'Enfance maltraitée*, Ellipses, Paris, 1999, p. 43.
19. Enquête ODAS 1999.
20. M. Nisse, *L'Enfance victime, faire face aux violences – le guide du parent*, L'Atelier de l'Archer, 1999, p. 25.
21. CFAS, art. 84, pp. 25 et 26.

cience des risques que peuvent encourir leurs enfants ; mais ils savent aussi qu'ils peuvent très vite perdre leur autorité. Ils sont en difficulté pour assurer leur devoir de garde et de surveillance, et le contrôle des activités et des relations de leurs enfants leur échappe.

Autour des parents et des enfants, des réseaux de proximité et de professionnels mandatés travaillent au mieux-être de ces enfants, sans pour autant supprimer tout à fait le risque de survenue de situations de souffrance et de danger pour les plus jeunes.

La protection de l'enfance maltraitée

Depuis 1989, il est fait obligation aux départements de recueillir les signalements d'enfants en danger[22]. L'Observatoire national de l'action sociale décentralisée (ODAS) a, lui, été chargé de mettre en place une méthodologie pour sortir du flou de la situation et distinguer un enfant maltraité d'un enfant à risque, ce qui n'est pas du tout la même chose.

Les signalements passant par les services de l'Aide sociale à l'enfance des conseils généraux ont donc permis d'en donner une photographie assez claire. De plus, une observation du flux est possible et fiable. Cependant, cette mesure est incomplète car les hôpitaux, l'Éducation nationale et les médecins de ville peuvent saisir directement le Procureur de la République. La vue globale de la situation des enfants maltraités et à risque ne sera possible que lorsqu'une connexion sera établie entre ces deux éléments.

Dans les toutes prochaines années, il est prévu d'approfondir les sources de dangers par un rapprochement de l'analyse des types de maltraitance d'une part, et des risques encourus par les enfants d'autre part, ainsi que des types de dangers les provoquant. Une amélioration de l'organisation du recueil des signalements doit être envisagée dans ce sens afin de rapprocher les circuits de l'ASE et la PJJ.

L'augmentation du recours à l'instance judiciaire

Comme nous le soulignerons dans les actions du service de l'ASE, les saisines judiciaires sont en augmentation (+ 20 % chaque année). Marcelline Gabel[23], s'interrogeant sur l'origine réelle de cette augmentation, avance plusieurs hypothèses, le phénomène pouvant résulter de l'effet :

- **du « syndrome d'Och »**, c'est-à-dire du signalement « parapluie » des travailleurs sociaux, en réaction à la mise en examen de certains d'entre eux pour n'avoir pas signalé un cas suffisamment rapidement ;
- « **d'une aggravation de certaines situations familiales.** Les départements indiquent que des familles sont, sur le plan psychopathologique, beaucoup plus lourdement atteintes qu'au cours des années précédentes »[24] ;
- **d'un mouvement général de recours à la justice** dans une société qui cherche de plus en plus de repères. La justice semblerait plus à même de pouvoir évoquer et discuter avec les familles de l'exercice de ses devoirs parentaux. L'autorité judiciaire étant parée d'une légitimité supérieure à celle des travailleurs sociaux, son intervention permettrait « de faire l'économie du lent et difficile travail de contractualisation avec les parents »[25].

La prévention, par ailleurs, semble s'amoindrir. Mais les mesures prises par la PMI ne sont dans leur ensemble bien entendu pas aussi visibles que les placements ou les AEMO. Une mesure de prévention ne se comptabilise pas.

La protection de l'enfance et la loi

Des textes fixent le dispositif institutionnel de protection de l'enfance[26] tandis que deux autres textes vont s'attacher à rendre plus lisibles les termes de la réglementation générale. Il en est ainsi des mesures gouvernementales prises au cours de ces vingt dernières années pour consolider le cadre d'actions de prévention et de protection de l'enfance.

La loi et l'exercice professionnel

Avec la loi du 10 juillet 1989, les professionnels du secteur sanitaire et social disposent d'un texte fondamental sur **la prévention des mauvais traitements et la protection des mineurs maltraités.** Elle met en place de nouvelles dispositions facilitant la participation active de tous à la protection des enfants victimes de mauvais traitements, notamment :

- **le numéro vert 119 : outil d'information, d'orientation et de recueil de données,** le Service national d'**accueil téléphonique** pour l'enfance maltraitée (SNATEM) est un service **gratuit 24 h/24**, avec un accès par un numéro unique. Le 119 constitue un lieu de repère pour l'ensemble de la population. Ce service reçoit les appels d'enfants et d'adultes, victimes ou

22. Loi du 10 juillet 1989 relative à la prévention des mauvais traitements et à la protection des mineurs maltraités.
23. Marcelline Gabel est responsable de l'Observatoire de l'enfance en danger (ODAS).
24. M. Gabel, Secrétaire général de la Grande Cause nationale 1997, Protection de l'enfance maltraitée, in : *Droits de l'enfant, de nouveaux espaces à conquérir*, Rapport n° 871 (Tome II), Assemblée nationale, 1998, p. 107.
25. M. Gabel, *op. cit.*, note 24, Tome I, p. 72.
26. Ordonnance du 22 décembre 1958 relative à l'organisation judiciaire dont les mesures d'assistance éducative et décret du 7 janvier 1959 sur la protection sociale de l'enfance en danger.

auteurs ou témoins de mauvais traitements. En 1999, le service a reçu 750 000 appels : 80 % sont des particuliers qui dénoncent les mauvais traitements subis par des enfants dans leur cercle familial, demandent une intervention urgente de professionnels pour faire cesser les sévices : coups, cris, pratiques éducatives aberrantes... Les enfants appellent peu le service, moins de 10 % des appels. L'objectif principal de « Allô enfance maltraitée » est de dépister les situations de maltraitance pour permettre leur prise en charge par les services locaux compétents : service social et PMI dans un premier temps et ASE si nécessaire. Sa mission est donc d'envoyer les informations qui lui parviennent aux services départementaux. Les écoutants sont soumis à la règle du secret professionnel ;

- le développement de la formation des personnels des institutions concernées par l'enfance afin de prévenir et dépister les mauvais traitements.

Des circulaires et directives réactualisent régulièrement les textes de base afin de réactiver et soutenir les actions de prévention et de protection. Ces recommandations concernent aussi bien :

- les personnels hospitaliers et leurs domaines respectifs de responsabilité dans le dépistage de la maltraitance et le recours aux mesures de protection, lorsqu'un enfant est admis en services pédiatriques (par exemple, chacun en son nom propre peut saisir le Procureur de la République, s'il soupçonne fortement une situation de mauvais traitements et considère l'enfant en danger imminent) ;
- les personnels des établissements d'accueil ;
- les personnels de PMI (voir p. 949).

La protection des mineurs, un dispositif renforcé[27]

La meilleure connaissance des situations d'enfants victimes d'abus sexuels a conduit le gouvernement à prendre toute une série de mesures (dont certaines dans un cadre international), telles que :

- le renforcement de la répression des infractions sexuelles ou de nature à porter atteinte à la dignité de la personne humaine ;
- l'amélioration de la protection des mineurs victimes d'infractions sexuelles ;
- des mesures relevant des organes spécifiques du ministère de l'Intérieur[28] ;
- des actions au plan international, dont l'action humanitaire. Déjà très engagée dans la protection et la défense de l'enfance, elle a inscrit comme axe prioritaire d'action de lutter contre l'exploitation sexuelle des enfants.

Pour les victimes et leur famille, il est toujours important d'être informé sur les mesures de protection existantes ; moralement, elles se sentent moins « laissées pour compte » et concrètement, elles peuvent faire appel aux services compétents.

La coordination de la protection de l'enfance

Des actions ministérielles s'organisent dans le cadre :

- **de la politique de la famille, de l'action sociale et de la protection de l'enfance** :
  - l'animation des groupes de travail chargés de la coordination des actions des institutions dans le domaine de l'enfance maltraitée, tels que le Groupe permanent interministériel pour l'enfance maltraitée (GPIEM), décrété en date du 12 mars 1997 ;
  - l'information et la formation : publications, journée annuelle de l'enfance maltraitée organisée par le GPIEM, filmothèque, formation professionnelle ;
  - le soutien aux associations ;
  - l'évaluation et l'observation de l'ampleur du phénomène de maltraitance, les données arrivant par l'ODAS et le SNATEM ;
  - la prise en compte de la violence institutionnelle en rappelant aux professionnels des services départementaux déconcentrés (la DASS en particulier), l'obligation de saisir l'autorité judiciaire lorsque des faits de maltraitance en institution sont portés à leur connaissance ;
- **des actions en matière de santé** :
  - le dispositif d'accueil et de prise en charge des personnes victimes de violences sexuelles ;
  - la formation et l'information des professionnels ;
  - les programmes régionaux de santé ;
- **de l'Éducation nationale** :
  - les actions de dépistage et de signalement en cas de maltraitance ;
  - les actions d'éducation et de prévention concernant les élèves en ce domaine ;

À noter...

Les projets à venir concernent l'amélioration de la prévention par un soutien à la parentalité, et la prévention et le dépistage de la violence en institution, la prise en charge des mineurs victimes et une amélioration des connaissances relative à la maltraitance.

---

27. La loi du 17 juin 1998 relative à la prévention et à la répression des infractions sexuelles ainsi qu'à la protection des mineurs.
28. L'audition de l'enfant, par les brigades de mineurs spécialement formées à l'audition de l'enfant victime de sévices, l'organisation d'une banque de données sur les affaires en matière de pédophilie, la coopération policière internationale, des actions préventives menées auprès des agences de voyage pour lutter contre le tourisme sexuel.

– la formation et la sensibilisation des personnels ;
– les liaisons avec les collectivités locales, les autres services de l'État et les associations ;
◆ **de la jeunesse et des sports, du service du droit des femmes, de la justice**, etc.

Les cadres administratifs de la protection sociale et de la protection judiciaire de l'enfance

En France, l'aide sociale est légale et obligatoire. Depuis 1984, elle relève de la compétence des conseils généraux qui élaborent la politique du département dans l'optique définie au plan national. L'Aide sociale à l'enfance « s'inscrit dans le dispositif général de l'aide sociale destinée aux personnes qui ne peuvent faire face à leurs besoins à cause de leur handicap, de leur âge ou de difficultés économiques ou sociales »[29]. L'assistance à ces personnes se traduit par des prestations en nature ou en espèces, dont les conditions d'attribution sont fixées par la loi et qui donnent lieu à un financement obligatoire dans un budget public. Fin 1999, 830 000 personnes bénéficiaientde l'aide sociale (dont 268 000 enfants)[30].

Par ailleurs, l'État de droit impose des règles au citoyen visant à organiser les différents domaines de la vie sociale. Parmi ces règles, le droit civil et le droit pénal occupent une fonction régulatrice des relations entre les individus. La protection judiciaire de l'enfance s'inscrit dans cette logique ; elle implique une collaboration étroite entre les institutions et les professionnels.

Le cadre administratif de l'Aide sociale à l'enfance (ASE)

Pour l'enfance, ce dispositif de prévention est indissociable de l'organisation visant la protection de l'enfance. La collaboration État/département est donc renforcée afin d'assurer la meilleure cohérence possible à la fois dans la prise de décisions et dans les dépenses engagées.

Tableau 45.1 : Le cadre de la protection sociale en France.

Niveaux de responsabilité	Principales instances en relation avec l'aide sociale
National	**Les services du ministère de l'Emploi et de la Solidarité** • L'Inspection générale des affaires sociales (IGAS) dont les missions, essentiellement de contrôle et d'évaluation, peuvent aller jusqu'à la rédaction de rapports portés à la connaissance du public, sur décision de ministre. • La Direction générale de l'action sociale (DGAS)[1], qui comporte trois sous-directions concernant respectivement le développement social, la famille, et l'enfance ; la vieillesse et l'aide sociale ; le travail social et les institutions sociales. • Les délégations interministérielles (DI), parmi lesquelles la DI à l'innovation sociale et à l'économie sociale (DIES), la DI à la famille (DIF). • Le Conseil supérieur de l'aide sociale, chargé d'étudier et d'examiner les questions qui lui sont soumises par le ministre (organisation, fonctionnement et développement de l'aide sociale). Ce conseil se compose de 52 membres[2]. • Le Médiateur de la République, qui reçoit les réclamations concernant le fonctionnement des administrations de l'État, des collectivités territoriales, des établissements publics, etc., dans leurs relations avec les administrés.
Régional	**Les services déconcentrés de l'État** • La Direction régionale des affaires sanitaires et sociales (DRASS) est chargée de la mise en œuvre, au niveau régional, des politiques sanitaires, médico-sociales et sociales définies par les pouvoirs publics[3]. En matière de protection sociale, elle contrôle l'application de la législation et de la gestion des organismes avec lesquels des conventions ont été passées et évalue les politiques. • Les agences régionales d'hospitalisation.

▶

29. M. Ruault et D. Challegher, in : J.-P. Rosenczveig, *op. cit.* note 4, p. 3.
30. Bulletin du ministère de l'Emploi et de la Solidarité, *Études et Résultats*, n° 68, juin 2000.

Départemental	• **Les services déconcentrés de l'État** La Direction départementale des affaires sanitaires et sociales (DDASS), service déconcentré de l'État[4], a pour missions : – la mise en œuvre des politiques d'intégration, d'insertion, de solidarité et de développement social ; – les actions de promotion et de prévention en matière de santé publique, et la lutte contre les épidémies et endémies ; la protection sanitaire de l'environnement... ; – la tutelle et le contrôle des établissements sanitaires, médico-sociaux et sociaux. Des missions spécifiques peuvent amener les DDASS à donner leur avis sur des projets préparés par les services de l'État dans le département (aménagement du territoire, urbanisme, logement, transport, éducation). • **Le service décentralisé** Les services sociaux départementaux sont placés, depuis la décentralisation (voir p. 874), sous l'autorité du président du Conseil général. Chaque département se doit d'organiser les services concourant à : – la protection de l'enfance qui a une mission d'intérêt général et d'ordre public. C'est aussi le premier poste de dépenses des conseils généraux[5] : le service de PMI, le service de l'ASE, l'action sociale et les services de polyvalence ; – l'aide sociale générale pour la part relevant des compétences transférées de l'État au département : par exemple, l'aide aux personnes âgées et aux personnes handicapées. Remarque : Une instruction interministérielle relative à la protection de l'enfance[6] charge le préfet de mettre en place un groupe de coordination départemental réunissant l'ensemble des services concernés par la protection de l'enfance (académie, police judiciaire, direction de la Jeunesse et des Sports...) mais également les chefs de service de pédopsychiatrie, le responsable du pôle hospitalier, etc., la finalité étant d'améliorer la cohérence de la prise en charge (continue et adaptée) des mineurs en danger.
Communal	La commune peut exercer par convention, avec le département, tout ou partie des compétences qui lui sont attribuées. On distingue ainsi en matière d'aide sociale des activités sociales (dans un cadre communal ou intercommunal), en particulier pour tout ce qui concerne l'activité des centres communaux ou intercommunaux d'action sociale dont les attributions sont les suivantes : – l'instruction des demandes d'aide sociale (y compris les demandes de RMI) ; – l'action sociale de prévention et de développement social ; – la coordination des activités d'entraide de la commune. Notons que les grandes communes comme Paris, Lyon et Marseille disposent d'un statut particulier pour l'organisation des centres d'action sociale, avec une redistribution de certaines attributions aux arrondissements.

1. La DGAS est en charge des orientations politiques de l'aide sociale mais le dispositif de l'aide sociale concerne tous les niveaux hiérarchiques de l'administration française. C'est un poste d'intérêt national, vital pour l'ensemble de la population.
2. Parlementaires, élus locaux, directeurs du ministère, de représentants d'organismes (Sécurité sociale, Centre communal d'action sociale, établissements de santé) et de membres choisis par le ministre en raison de leur compétence.
3. La DRASS observe, analyse les besoins, planifie, alloue les ressources affectées aux dépenses relevant du secteur sanitaire et social.
4. Décret du 6 décembre 1994, fixant les attributions déconcentrées dévolues aux DRASS et aux DDASS.
5. M. Ruault et D. Challegher, in : J.-P. Rosenczveig, *op. cit.* note 4, p. 3.
6. DGAS n° 2001-52 du 10 janvier 2001.

L'Aide sociale à l'enfance, service non personnalisé du département qui relève de l'autorité du président du Conseil général, a un caractère spécifique : c'est une organisation chargée de contribuer à la protection des enfants pour laquelle **l'obligation de résultat prédomine sur l'obligation de moyens**.

Rappel historique

Autrefois, les mesures prises à l'égard de l'enfance concernaient essentiellement les enfants abandonnés (accueil dans les asiles et placement en nourrice), à l'initiative des œuvres charitables.

L'évolution des mesures de prévention au cours du XXe siècle

La préoccupation de la collectivité publique relative aux conditions de vie des enfants est alors d'ordre sécuritaire mais aussi de prévention, de protection et d'aide sociale.

Aujourd'hui, la loi[31] insiste davantage sur les objectifs à atteindre que sur les moyens à mettre en œuvre pour y parvenir. Dès lors, **la recherche de solutions optimales pour répondre à la situation des familles et des jeunes en difficulté l'emporte sur la mise en œuvre de prestations normatives.**

Les orientations actuelles

Précocité et clairvoyance pourraient être les maîtres mots d'une intervention de « prévention », évitant l'aggravation des difficultés dans les situations qui mettent l'enfant en danger. Lorsqu'une séparation est inévitable, la préoccupation des équipes sera toujours de prendre en compte l'effet traumatisant de la situation.

En 1986, la réécriture du Code de la Famille et de l'Aide sociale (CFAS) a adapté le droit à la pratique et pris en compte les objectifs nouveaux de prévention, notamment dans la définition des missions générales de l'ASE[32].

La politique de prévention implique également une action sociale et psychologique auprès des femmes enceintes, auprès des familles et des adolescents ayant des difficultés d'insertion.

L'Aide sociale à l'enfance est destinée à favoriser le développement de l'enfant dans son milieu habituel de vie.

Dans ce contexte, outre la mission départementale d'organisation du service, l'ASE est concernée par la question du secret professionnel et de l'accouchement sous le secret, la surveillance des enfants hors du domicile parental et la prévention des mauvais traitements.

Une ouverture des services aux jeunes en difficulté

Depuis 1983, un dispositif d'aide aux jeunes en difficulté se structure autour des innovations suivantes :

- création de la Délégation générale à l'insertion sociale des jeunes en difficulté qui soutient des actions poursuivant cet objectif : stages d'insertion sociale et de qualification professionnelle, formation à l'animation (DEFA) ;
- création du Conseil national de la prévention de la délinquance (1983), des conseils départementaux et des comités communaux (1992) qui poursuivent des objectifs d'action sociale : alphabétisation, insertion sociale et professionnelle ;
- création de la Délégation interministérielle à la ville et au développement social urbain (1988), à laquelle appartient le Conseil national de prévention de la délinquance ;
- création de fonds d'aide aux jeunes en difficulté dans chaque département (1993) ;
- développement des réseaux de parrainage (1994) pour accompagner les jeunes en difficulté d'insertion professionnelle vers les entreprises ;
- renforcement du dispositif d'aide à la formation et à l'emploi des jeunes en difficulté (1998).

La prévention sociale des jeunes, à mi-chemin entre l'adolescence et l'âge adulte, est indissociable du mouvement de protection des enfants plus jeunes et de la recherche de leur insertion sociale. On constate en effet une certaine dégradation des situations sociales, « l'émergence de nouveaux phénomènes avec l'isolement et une hausse de la délinquance précoce de certains jeunes, une augmentation des jeunes présentant des carences éducatives et des troubles psychologiques complexes »[33]. Pour les professionnels de l'enfance, l'objectif premier doit être de prévenir, dès le plus jeune âge, les conséquences d'une société en constantes transformations, par la mise en place de conditions de vie où l'élaboration des repères favorables à la socialisation soit effective.

La mission générale du service de l'ASE

Les réformes de ces vingt dernières années contribuent à faire du service de l'ASE un lieu **d'aide aux familles dans une démarche de responsabilisation**. Chaque enfant doit pouvoir rester dans sa famille ou la rejoindre le plus rapidement possible lorsqu'une séparation s'est produite. C'est dans ce sens que se définit la mission générale **en vue du développement de l'enfant** et que s'opère l'évolution des mentalités car il est admis que si les parents ont des devoirs à l'égard de leurs enfants, ils ont aussi des droits :

- « le droit d'être informé sur les conséquences de l'intervention de l'Aide sociale à l'enfance au regard de l'exercice parental ;
- le droit d'être assisté de la personne de son choix (ami, parent, avocat, militant associatif...) pour mieux comprendre et mieux se faire comprendre ;
- le droit d'être associé aux décisions concernant l'enfant par l'exigence d'un accord préalable de la famille sur les motifs de l'intervention, sa durée, ses modalités ;

---

31. Loi 86-17 du 6 janvier 1986.
32. CFAS, art. 40.
33. Le schéma directeur de la protection de l'enfance et d'aide à la famille, *Les Dossiers de Chaligny*, mars 1999, département de Paris.

◆ la limitation à un an, renouvelable, des décisions : la loi oblige ainsi à se poser régulièrement la question du devenir de l'enfant ;
◆ le droit pour l'enfant d'être consulté sur les décisions importantes le concernant. »[34]

Le statut de l'enfant doit toujours être des plus clairs, surtout lorsqu'il n'a plus de famille ou que les défaillances de celle-ci l'empêchent d'assumer son rôle. Le cas échéant, un milieu familial de substitution doit pouvoir être offert à l'enfant.

L'organisation du service de l'Aide sociale à l'enfance

La définition de cette organisation, dans le respect des textes[35] et dans le cadre du règlement départemental d'aide sociale, détermine les moyens suivants :
◆ accueil et hébergement des enfants et des adolescents confiés au service ;
◆ accueil d'urgence et hébergement des femmes enceintes et des mères avec de jeunes enfants (type centre maternel).

Chaque département peut conclure des conventions avec d'autres départements, des communes (voir p. 876), ainsi qu'avec des services et établissements habilités par le président du Conseil général, ce dernier assurant le contrôle des personnels et des structures afin de garantir les conditions matérielles et morales du placement des enfants qu'il leur confie. Lorsque le fonctionnement d'un établissement privé est défectueux, le président du Conseil général comme le préfet (l'État) peuvent lui adresser des injonctions, tandis que seul le préfet détient le pouvoir de fermeture, pour violation des lois : par exemple, à propos de l'obligation scolaire ou de l'emploi des jeunes, ou encore lorsque la santé, la moralité ou l'éducation des enfants sont menacées.

Les missions de l'ASE

Le service de l'ASE :
◆ concourt au **soutien matériel, éducatif et psychologique** des mineurs et de leur famille, des jeunes émancipés de moins de 21 ans rencontrant des difficultés à assumer seuls leurs responsabilités. Ceci, conjointement et/ou en liaison avec :
- le service de PMI ;
- le service de santé scolaire ;
- le service départemental de l'action sociale ;
- les autorités judiciaires ;
- les services de l'éducation surveillée ;

◆ met en œuvre les mesures visant ;
◆ à **la prévention des mauvais traitements à l'enfant** ;
◆ collabore avec les services de maternités des hôpitaux ;
◆ participe aux mesures médico-sociales en faveur de la maternité et des jeunes enfants, à **la prévention de l'IVG** ;
◆ contribue à la politique définie par le département dans le domaine du logement et de l'enseignement, menée au profit des enfants et des familles en difficulté sociale.

La loi prévoit que le service de l'ASE fasse en sorte de « **pourvoir à l'ensemble des besoins des mineurs confiés au service et veiller à leur orientation en collaboration avec leur famille ou leur représentant légal** ». Ce projet s'exprime au travers de cinq grandes missions (voir tableau 45.2).

Les prestations offertes par le service de l'ASE

Jusqu'en 1986, on distinguait parmi les enfants placés à l'ASE les quatre catégories de mineurs placés sous la protection du service et ceux placés sous tutelle de l'État. Ces catégories étaient plutôt hétérogènes, les mineurs relevant les uns d'une intervention administrative, les autres d'une intervention judiciaire, d'autres encore – les mineurs en danger – étant sous protection conjointe.

Aujourd'hui, il n'est plus question de catégorisation mais de prestations allouées par le service. On distingue ainsi trois types de prestations :
◆ l'aide à domicile, en nature ou en espèces (si les ressources sont insuffisantes) ;
◆ les actions collectives dans les quartiers ;
◆ la prise en charge physique dans le service.

La loi précise ces trois types de prestations, sans imposer d'autres modalités que de répondre aux besoins des familles en difficulté pour assurer la charge de leurs enfants. Les résultats des dispositions prises en 1998 montrent l'importance des actions menées en faveur de l'enfance. La figure 2 indique la répartition de ces prestations sur l'ensemble du territoire.

---

34. A. Thevenet, *L'Aide sociale à l'enfance aujourd'hui après la décentralisation*, ESF, 1999 (13e édition), p. 172.
35. Textes phares : loi du 6 juin 1984 relative au droit des familles dans leur rapport avec les services chargés de la protection de l'enfance et le nouveau statut des pupilles de l'état ; loi du 6 janvier 1986 portant répartition des compétences en matière sanitaire et sociale ; loi du 10 juillet 1989 induisant dans le Code de la famille des dispositions spécifiques à l'enfance maltraitée ; Convention internationale des droits de l'enfant du 20 novembre 1989, ratifiée par la France en 1990 ; loi du 8 janvier 1993 modifiant le Code civil (état civil, famille, droits de l'enfant) et instituant le juge aux affaires familiales ; loi du 5 juillet 1996 sur l'adoption ; loi du 29 juillet 1998 relative à la lutte contre les exclusions.

Tableau 45.2 : Les missions du service départemental d'Aide sociale à l'enfance.

Nature de la mission	Caractéristiques	Bénéficiaires
Protection et prévention globales	• Soutien matériel, éducatif, psychologique.	• Mineurs + leur famille, mineurs émancipés, majeurs de moins de 21 ans[1].
Prévention de l'inadaptation	• Actions collectives pour : – prévenir la marginalisation ; – faciliter l'insertion ; – favoriser la promotion sociale.	• Jeunes et adolescents en dehors de leur famille. • Jeunes et familles dans les lieux à risques d'inadaptation.
Protection	• Actions à mener en urgence.	• Mineurs en difficulté.
Entretien	• Prise en charge physique et financière pour : – répondre aux besoins ; – garantir le développement ; – veiller à l'orientation.	• Mineurs confiés au service, en collaboration avec leur famille ou leur représentant légal.
Prévention des mauvais traitements	• Actions individuelles et collectives.	• Mineurs (loi du 10 juillet 1989).

1. Confrontés à des difficultés sociales susceptibles de compromettre gravement leur équilibre.

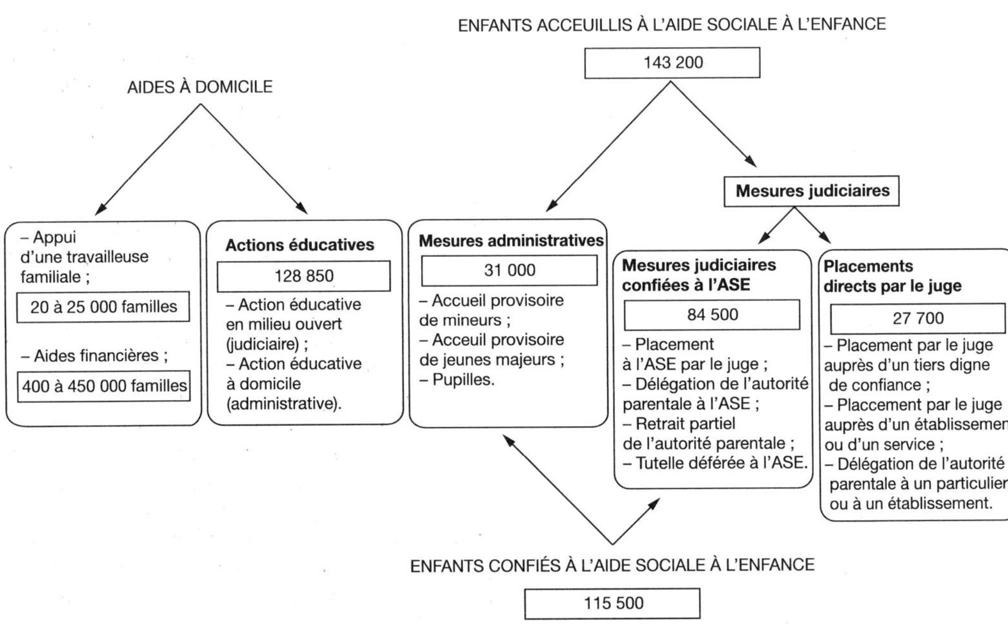

Figure 45.2 : Mesures mises en place en 1998, sur la France entière.
Source : DREES, *Études et Résultats*, n° 46, janvier 2000.

L'aide à domicile

Elle concerne l'ensemble des familles, quelle que soit leur situation économique, étant entendu que le besoin de sécurité morale d'un enfant ne s'apprécie pas au regard des ressources de sa famille.

Les formes d'aide à domicile

L'aide à domicile comporte une ou plusieurs formes d'aide mises en place simultanément ou séparément :

◆ **intervention d'une technicienne de l'intervention sociale et familiale** (ancienne « travailleuse

Tableau 45.3 : Les critères d'attribution d'une aide à domicile.

Bénéficiaires	Nature des difficultés	Conditions d'attribution	Objectifs
• Mineurs en difficultés	• Besoin d'aide pour assurer les conditions requises en matière de santé, sécurité, entretien et éducation. • Et/ou ressources insuffisantes des parents.	• Demande ou accord du père, de la mère ou de la personne ayant en charge l'enfant. • Évaluation des besoins par le président du Conseil général (délégation).	• Prévenir la dégradation des conditions de vie de l'enfant.
• Femmes enceintes	• Difficultés médicales, sociales, financières, menaçant sa santé ou celle de l'enfant.	• Demande ou accord de l'intéressée.	• Prévenir une interruption de grossesse.
• Mineurs émancipés • Majeurs < 21 ans	• Difficultés sociales risquant de compromettre gravement leur équilibre.	• Demande ou accord de l'intéressé.	• Éviter un placement systématique et prendre en compte l'aspiration des jeunes à l'autonomie.

familiale) » : suppléance dans les actes de la vie familiale (soins aux enfants, repas, ménage, etc.), actes de la vie courante de type administratif (gestion de formulaire administratif, démarche auprès des services concernés) ou encore action éducative (alimentation, organisation du logement, hygiène, aide aux devoirs, etc.) ;

◆ **intervention d'un service d'action éducative** (AEMO) : il consiste en un soutien éducatif et psychologique, dans le cadre familial, des enfants et des parents en difficulté. La gravité de la situation varie selon les manifestations de l'enfant ou de l'adolescent (fugues, interruption de la scolarité sur décision personnelle ou exclusion scolaire, actes de violence, etc.). Cette mesure, dont l'objectif est d'éviter un placement, relève d'une triple décision :
– celle de l'inspecteur de l'ASE qui décide de proposer l'AEMO à la famille ;
– celle des parents qui décident de collaborer avec le service pour soutenir leur rôle auprès de leur enfant ;
– celle du magistrat ou du juge des enfants qui ordonne.

L'aide financière

Les familles peuvent bénéficier du versement d'une aide financière, au titre :
◆ de secours exceptionnels, pour faire face, par exemple, aux nécessités alimentaires d'un enfant ;
◆ d'allocations mensuelles, notamment pour l'hébergement, l'entretien des enfants... ;
◆ de prêts, en fonction du projet de la famille et de sa situation socioprofessionnelle...

Ces aides sont parfois versées en numéraire afin de répondre à une situation d'urgence mais elles peuvent aussi être versées sous forme de service (hébergement en hôtel, accueil en centre maternel, banque alimentaire...).

Les aides à domicile peuvent être versées directement à la personne assurant temporairement l'entretien de l'enfant (assistante maternelle par exemple). C'est pourquoi toute décision d'attribution d'une de ces prestations doit mentionner son montant, sa durée, la personne attributaire et les conditions de renouvellement de la mesure.

Les actions collectives de quartier

Le service d'Aide sociale à l'enfance participe aux actions de prévention spécialisée dans les quartiers où se manifestent des risques d'inadaptation sociale :
◆ actions menées par des équipes de prévention spécialisée (clubs et équipes de prévention) ;
◆ actions d'animation socio-éducative menées en faveur des jeunes par d'autres organismes (centres sociaux par exemple) ;
◆ actions collectives favorisant la prise en charge des familles par elles-mêmes, telles que les associations familiales.

Cette mesure a pour but de faciliter l'insertion sociale des jeunes et des familles.

La prise en charge physique dans le service

Les bénéficiaires de l'Aide sociale à l'enfance peuvent être pris en charge par des services et établissements publics ou privés.

Le mode de prise en charge

L'accueil a toujours pour objectif de pourvoir aux besoins de l'enfant dans des conditions les mieux adaptées à son âge et à sa situation, voire les plus

acceptables pour lui. Le choix du type d'accueil se partage entre :
- **l'accueil collectif** :
  - les pouponnières, qui organisent l'accueil des enfants avant l'âge de 3 ans ;
  - les foyers départementaux de l'enfance ou les internats pour les 4-18 ans ;
  - les centres maternels pour les femmes enceintes ou les mères d'enfants de moins de 3 ans, en difficulté matérielle ou morale ;
- **l'accueil familial chez une assistante maternelle** agréée pour l'accueil permanent des enfants admis à l'ASE.

Les modalités d'admission dans le service de l'ASE

L'admission est prononcée sur décision du président du Conseil général, la collaboration de la famille étant toujours requise, dans le respect de ses capacités du moment. Ainsi, l'enfant peut arriver dans le service de l'ASE :
- soit dans le cadre d'un accueil contractuel et provisoire, le contrat étant cosigné par les parents et l'inspecteur de l'ASE. Il ne peut excéder un an mais est renouvelable ;
- soit dans le cadre d'un placement en urgence, sur ordonnance du juge (à la suite d'un événement grave ou d'un signalement pour mauvais traitements, par exemple).

Les bénéficiaires de la prise en charge physique par l'ASE

La prise en charge des enfants concerne en particulier :
- les mineurs ne pouvant être provisoirement maintenus dans leur milieu de vie habituel[36] ;
- les mineurs confiés provisoirement au service sur décision judiciaire (retrait d'un mineur de son milieu actuel) ;
- les femmes enceintes et les mères isolées avec leurs enfants de moins de 3 ans, ayant besoin de soutien matériel ou psychologique ;
- les mineurs émancipés et les majeurs de moins de 21 ans éprouvant des difficultés d'insertion sociale pour des raisons financières ou en l'absence de soutien dans l'entourage familial.

L'enfant peut aussi être confié à un établissement d'éducation dépendant de l'ASE, sans pour autant priver les parents de l'exercice de l'autorité parentale[37].

À noter...

Parmi les enfants accueillis à l'ASE, les pupilles de l'État (enfants dépourvus de parents), occupent une place particulière :
- ils sont placés sous la responsabilité d'un tuteur, représentant de l'État[1] ;
- ils sont adoptables, sous certaines conditions (voir p. 963).

1. Le DDASS, directeur départemental des Affaires sanitaires et sociales.

Les dispositions financières

Les lois de décentralisation ont reconnu au département une compétence générale en matière d'aide sociale (voir p. 874), tout en y faisant participer les communes. En revanche, l'État finance (par convention avec le président du Conseil général), certaines prestations spécifiques dont celle qui a trait aux personnes sans « domicile de secours »[38] et y occupe une place importante.

La répartition de la charge financière entre les collectivités publiques

Le contrôle financier de l'ASE est assuré par l'Inspection générale des affaires sociales (IGAS), ce qui lui a permis, dans un rapport de 1995, de faire état du **coût d'un placement comparé à celui d'une mesure éducative** : un placement familial coûte 10 fois plus et un placement en établissement 15 fois plus.

Ce prix de revient de l'accueil d'enfant montre la nécessité absolue de ne pas engager un enfant dans un placement inadapté à ses besoins ou à ses capacités d'adaptation, en particulier quand son milieu de vie ne présente pas de risques de danger pour sa santé ou sa moralité. La préférence ira plus volontiers, après évaluation de la situation, vers une mesure d'action éducative[39].

À charge du département

En matière d'Aide sociale à l'enfance, et contrairement aux dispositions applicables à l'aide sociale générale, la notion de domicile de secours n'est pas applicable, **il n'est pas nécessaire de justifier d'une résidence stable dans le département**. C'est le pré-

36. Dans certaines situations (divorce des parents par exemple), le juge aux Affaires familiales peut confier l'enfant « à un tiers digne de confiance », choisi chaque fois que possible dans la parenté de l'enfant.
37. Code civil, art. 373-4.
38. C'est à l'origine le lieu où l'on peut secourir une personne mais, dans le cadre de l'aide sociale, ce terme a acquis une signification particulière, il détermine la collectivité publique qui prend en charge la dépense d'aide sociale. Dans ce cadre, il s'acquiert par une résidence habituelle de 3 mois dans un département.
39. Cette dimension de la « bonne » gestion des deniers publics relève aussi de la responsabilité collective.

sident du Conseil général du département où la demande est déposée qui accorde les prestations et en supporte la charge financière[40]. Cette formule « **est conforme à la finalité de cette forme d'aide et à la responsabilité de la collectivité publique à l'égard des enfants là où ils se trouvent** »[41].

Le Code de la Famille et de l'Aide sociale énumère les cas pour lesquels le département prend en charge financièrement les décisions judiciaires, par exemple lorsqu'une délégation de l'autorité parentale est intervenue ou si le mineur est soumis à des **mesures d'action éducative en milieu ouvert**[42] (AEMO).

À charge de l'État

Dans certaines situations exceptionnelles, l'État rembourse le département des dépenses encourues (exemple : accueil de mineurs réfugiés sans parents ni famille).

La participation financière des familles

Les règles prévoient un lien financier entre le service de l'ASE et les familles lors de la prise en charge d'enfants mineurs, par exemple :

- les termes de l'obligation alimentaire sont applicables aux ascendants (voir p. 114) ;
- une contribution financière des familles peut être demandée sur décision du président du Conseil général qui en fixe le montant (selon les conditions fixées par le règlement départemental de l'ASE) et dans des limites < 50 % de la base mensuelle des allocations familiales. Le juge a cependant le pouvoir « de décharger les personnes concernées de tout ou partie de la participation »[43] ;
- les allocations familiales dues au titre d'un mineur confié au service d'Aide sociale à l'enfance, lui sont versées. Cependant, lorsque la famille contribue à la prise en charge morale ou matérielle de l'enfant ou en vue de faciliter son retour à domicile, le président du Conseil général ou l'autorité judiciaire peuvent intervenir pour maintenir le versement de ces prestations à la famille.

Le cadre d'organisation de la Protection judiciaire de la jeunesse (PJJ)

La ligne de partage entre le judiciaire et le social s'établit autour de la notion de danger, réel ou imminent, qui légitime l'intervention du juge, ou potentiel, qui suscite l'intervention des services sociaux. La spécificité de la compétence judiciaire, au-delà de son rôle de protection, se double « d'un critère d'intrusion de la puissance publique dans la cellule familiale »[44], l'imminence d'un danger, ou sa réalité, signant la défaillance de l'autorité parentale. Le dispositif de protection de l'enfance en danger ne se limite donc pas à la lutte contre la maltraitance, elle concerne l'ensemble des situations pouvant nuire gravement à l'intégrité physique ou psychique de l'enfant par des conditions d'existence inadaptées à ses besoins de santé, sécurité, moralité et d'éducation.

La Protection judiciaire de la jeunesse[45] **est effectuée essentiellement auprès du tribunal pour enfants**. Il en existe au moins un par département, qui siège auprès du Tribunal de grande instance (TGI) du chef-lieu. Mais il peut exister plusieurs tribunaux pour enfants dans un même département.

Le tribunal pour enfants

Il se compose de magistrats spécialisés (spécialisation liée à leurs fonctions et non à une formation particulière). On compte parmi eux :

- les juges des enfants, ils jouent un rôle à la fois de sanction et de protection ;
- les juges d'instructions chargés des affaires des mineurs ;
- les substituts du Procureur de la République, chargés des affaires des mineurs. Substituts et Procureur représentent le ministère public, c'est-à-dire la société et l'État.

Les domaines d'intervention de la PJJ

En matière de protection de l'enfance, le champ d'intervention comprend :

- **le domaine d'application des règles du droit civil** :
  - retrait de l'autorité parentale ;
  - assistance éducative (mesures d'aide et de soutien des familles dans leur rôle éducatif) ;
- **le domaine d'application des règles du droit pénal** :
  - ouverture d'une information auprès du juge d'instruction, à la demande du Procureur de la République qui reçoit les signalements d'enfants en danger ;
  - détention provisoire, le cas échéant selon les faits constatés ;
  - saisine du tribunal correctionnel ou des assises.

---

40. Les dépenses relatives aux décisions de justice sont prises en charge par le département où siège la juridiction.
41. *Op. cit.* note 34, p. 943.
42. Application des articles 275-2, 375-4, 375-5 du Code civil.
43. CFAS, art. 84.
44. Rapport à l'Assemblée nationale (Tome I), *Droits de l'enfant, de nouveaux espaces à conquérir*, 1998, p. 69.
45. Ordonnance du 22 décembre 1958 (texte d'origine).

Le Procureur de la République peut avoir recours aux services de police pour complément d'enquête avant de prendre une décision.

Le rôle des substituts

Les magistrats du parquet « **substituts des mineurs** » ont un rôle important devant le tribunal pour enfants :

- **en matière de protection de l'enfance**, puisqu'il reçoit les signalements de l'administration dont il saisira le cas échéant le juge des enfants (après enquête complémentaire si besoin) ;
- **en matière de délinquance**, en orientant les procédures soit devant le juge d'instruction des mineurs[46], soit devant le juge des enfants[47].

La protection de l'enfance en danger

Les actions du juge sont de nature civile au regard de la définition de l'autorité parentale, et pénale lorsqu'elles concernent les délits de mineurs ou des crimes de mineurs de 16 ans.

Le rôle du juge des enfants

« Si la santé, la sécurité ou la moralité d'un mineur non émancipé sont en danger, ou si les conditions de son éducation sont gravement compromises, des mesures d'assistance éducative peuvent être ordonnées par justice, à la requête des père et mère conjointement ou de l'un d'eux, de la personne ou du service à qui l'enfant a été confié ou du tuteur, du mineur lui-même ou du ministère public. Le juge peut se saisir d'office à titre exceptionnel. »[48]

Pour assumer sa fonction, le juge des enfants collabore avec de très nombreux professionnels afin d'évaluer au plus juste les risques encourus par l'enfant.

Les décisions du juge des enfants

C'est ce juge « qui décide, après avoir fait procéder à diverses mesures d'investigations et avoir satisfait à certaines règles de procédure telles que l'audition des parents et des mineurs, des mesures de protection qui lui paraissent le mieux adaptées »[49]. Les mesures d'investigations sont effectuées par des services publics ou privés, sous le contrôle du juge des enfants. Il peut s'agir :

- d'enquêtes sociales, ou d'enquêtes spécialisées des brigades des mineurs ;
- de mesures de consultation d'orientation éducative (COE) qui comprennent un bilan médical, social, psychologique et d'orientation scolaire du mineur, des examens médicaux spécialisés ;
- de mesures d'observation en milieu ouvert (OMO).

Le juge des enfants, lorsqu'il estime être en possession de tous les éléments, prend les mesures de protection par le moyen d'une ordonnance (validité de 6 mois) ou d'un jugement (validité de 2 ans maximum).

Les mesures de protection

En matière civile, la fonction essentielle du juge est d'analyser la situation d'un enfant en situation de danger au sein de sa famille et de décider, « d'ordonner » les mesures à prendre.

L'assistance éducative

Cette mesure peut prendre deux formes :

- soit, par une mesure éducative en milieu ouvert (AEMO), l'enfant restant dans sa famille ;
- soit par un placement en foyer d'accueil, en internat scolaire ou professionnel, dans un foyer d'ASE ou dans le cadre d'un placement familial, parfois dans la famille de l'intéressé (oncle, grand-parent) ou encore en milieu hospitalier ordinaire ou spécialisé.

La protection judiciaire des jeunes majeurs

Mise en place pour pallier l'inconvénient de la majorité à 18 ans, cette disposition concerne les jeunes jusqu'à l'âge de 21 ans « éprouvant de graves difficultés d'insertion sociale »[50], le juge des enfants peut alors prescrire ou poursuivre la mise en œuvre de mesures de protection judiciaire.

La tutelle aux prestations familiales

Cette mesure permet d'accompagner la famille dans la gestion des allocations normalement destinées à l'entretien et à l'éducation des enfants.

La protection de l'enfance délinquante

La population d'enfants et de jeunes délinquants est soumise à des dispositions spécifiques aux mineurs[51], en ce qui concerne le traitement par l'autorité judiciaire. Les règles varient selon l'âge du mineur et la gravité des infractions qu'il a pu commettre. Le juge

46. Il intervient exclusivement en matière pénale dans des procédures mettant en cause des mineurs, soit comme auteurs de faits délictueux, soit comme victimes d'agissements susceptibles de recevoir une qualification criminelle ou correctionnelle. Il instruit les procédures et procède à toutes les enquêtes utiles à la manifestation de la vérité.
47. Il intervient tant en matière pénale (enfance délinquante) qu'en matière civile (protection de l'enfance en danger). Il tient des « audiences » auxquelles sont convoqués les familles, parents, enfants, travailleurs sociaux et éventuellement, l'Aide sociale à l'enfance et le ministère public.
48. Code civil, art. 375.
49. *Le Guide familial*, novembre-décembre 1996, p. 123.
50. Décret du 18 février 1975 (la majorité à 18 ans relève d'une loi de 1974).
51. Ordonnance du 2 février 1945 modifiée par la loi du 1er juillet 1996.

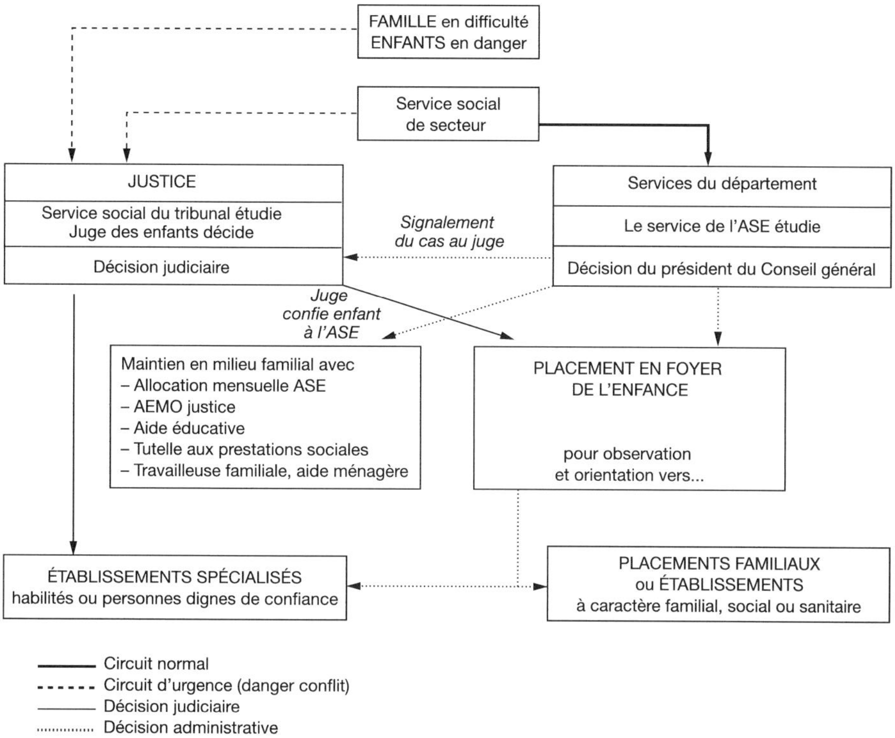

Figure 45.3 : Les circuits décisionnels de la prévention et de protection de l'enfance de l'ASE.
Source : *L'aide sociale aujourd'hui, après la décentralisation*, par A. Thevenet. Éditions ESF, 13e édition actualisée, 1999, page 206.

des enfants avise les parents du mineur, son tuteur, la personne ou le service auquel il est confié, des poursuites dont il fait l'objet.
L'audition de l'enfant en justice et la défense de ses intérêts ont été intégrées au droit français[52] à la suite de la ratification de la Convention internationale des droits de l'enfant (voir p. 110).

Des actions face aux mauvais traitements

La situation des « enfants en danger », c'est-à-dire les enfants maltraités et en risque (voir p. 935), étant connue, nous nous attacherons maintenant à étudier les moyens à mettre en œuvre pour réaliser concrètement la protection de l'enfance, qu'il s'agisse de l'Aide sociale à l'enfance et de ses partenaires directs : le service de PMI et le service social, ou des services de protection judiciaire. Nous distinguerons trois niveaux d'action :

- l'intervention au domicile de l'enfant par la puéricultrice de PMI ;
- l'assistance éducative en milieu ouvert, l'AEMO ;
- la prise en charge physique des bénéficiaires de l'ASE : le placement.

L'intervention à domicile d'une puéricultrice de PMI

Le domicile des enfants reste un lieu privilégié de dépistage précoce des situations à haut risque. Les puéricultrices de PMI peuvent rencontrer au cours de leur exercice professionnel tous les types de sévices, de négligence, de principes éducatifs aberrants, ainsi que tous les degrés de gravité. Face à des enfants qui présentent des signes de souffrance physique et/ou psychique ou des risques de négligence, elles doivent en référer au médecin de PMI car elles

52. Loi du 8 janvier 1993.

sont employées pour « prévenir et signaler les carences »[53].

Le devoir de « rendre compte »

Les lois de 1989 indiquent clairement les référents de la prise en charge de l'enfant victime de mauvais traitements ou présumé l'être :

- le médecin responsable du service de PMI ;
- le service de l'Aide sociale à l'enfance ;
- le président du Conseil général ;
- l'autorité judiciaire.

Pour participer à la protection de l'enfance en danger avec efficacité et professionnalisme, le savoir-faire dans le domaine des écrits professionnels est incontournable : recueillir des informations, les organiser et rédiger un texte de façon à délivrer un message significatif de la situation demande un travail de réflexion, de discernement, d'analyse et de synthèse. Ce travail n'est pas « en plus », il est partie intégrante du suivi des familles et met en jeu une double responsabilité : celle de l'utilisation adéquate des règles du secret professionnel et celle de la justesse d'appréciation de la situation, donc de l'engagement vis-à-vis du devenir de l'enfant et de sa famille.

Le secret professionnel

Il représente un élément à part entière dans le dispositif d'aide sociale et de protection de l'enfance. En effet, la place qu'occupent les professionnels dans la rencontre des familles avec une institution d'aide aux enfants et aux parents en difficultés, implique une relation de confiance et parfois de confidence (toutes deux faisant appel au discernement professionnel). D'autant que, comme nous l'avons évoqué, pour de nombreux parents, l'ASE est vécue « comme un service "rapteur" d'enfants. La peur du placement des enfants limite la liberté de parole des familles devant le juge ou l'éducateur »[54]. La relation avec les professionnels environnants reste donc toujours à reconquérir.

Comprendre ce qui se joue pour l'enfant

Cette nécessité de tenter de comprendre ce qui se passe dans la situation où enfant et parents se trouvent en difficulté, oblige à l'écoute active de ce qu'ils disent (révèlent) de leurs vécus respectifs. La question des limites du secret professionnel peut alors se poser puisque :

- d'une part, « toute personne participant aux missions du service d'aide sociale à l'enfance est tenue au secret professionnel [...]. Elle est tenue de transmettre sans délai au président du Conseil général ou au responsable désigné par lui toute information nécessaire pour déterminer les mesures dont les mineurs ou leur famille peuvent bénéficier, et notamment toute information sur les situations de mineurs susceptibles de relever de mauvais traitements »[55] ;
- d'autre part, le Code pénal rappelle que la révélation d'une information à caractère secret par une personne qui en est dépositaire par état, profession, ou en raison de sa fonction ou de sa mission, est un délit pénal.

> **À noter...**
> Il faut alors savoir que dans un contexte de sévices ou de privations sur mineurs de 15 ans, cette révélation n'est pas punissable lorsqu'il s'agit pour un professionnel d'informer les autorités judiciaires, médicales ou administratives de ce dont il a eu connaissance.

Dans le cadre du service départemental de PMI

La loi stipule que le personnel de PMI qui « constate que la santé ou le développement de l'enfant sont compromis ou menacés par des mauvais traitements, et sans préjudice des compétences et de la saisine de **l'autorité judiciaire**, [...] en rend compte sans délai **au médecin responsable du service** qui provoque d'urgence toutes mesures appropriées »[56].

Dans l'ensemble des services ayant en charge des soins à l'enfant[57]

La loi précise les rapports existant entre l'autorité administrative et l'autorité judiciaire : lorsqu'un enfant « est victime de mauvais traitements ou lorsqu'il est présumé l'être, et qu'il est impossible d'évaluer la situation ou que la famille refuse manifestement d'accepter l'intervention du service de

53. Code de la Santé publique, art. L. 146.
54. M. Aubry, conférence de presse du 26 juillet 2000.
55. CFAS, art. 80, depuis la loi du 16 décembre 1996.
56. Loi du 18 décembre 1989 relative à la protection et à la promotion de la santé de la famille et de l'enfance.
57. Loi du 10 juillet 1989 relative à la prévention des mauvais traitements à l'égard des mineurs et à la protection de l'enfance, art. 68.

l'aide sociale à l'enfance, le président du Conseil général avise sans délai l'autorité judiciaire et, le cas échéant, lui fait connaître les actions déjà menées auprès du mineur et de la famille concernée »[58].

Dans le cadre de la santé scolaire, des mesures d'informations sont venues renforcer le rôle de l'institution scolaire dans la prévention et le dépistage de situations de maltraitance chez les enfants et les adolescents.

Que l'enfant soit victime ou présumé l'être, c'est sa souffrance qui interpelle le professionnel.

La souffrance de l'enfant : observation des signes

Rappelons qu'en vertu de son origine latine, souffrance ou *sufferre* signifie « supporter » et observons que la caractéristique de l'enfant est assurément de « supporter en silence ». Les conduites parentales inadéquates ou incohérentes, et leurs répercussions sur le devenir des enfants, posent encore et toujours question. Mais de quels outils les professionnels disposent-ils pour dépister précocement des signes de souffrance de l'enfant ? Aucun texte législatif ne définit ce que sont « les mauvais traitements à enfants », seule la typologie de l'ODAS fournit quelques repères tangibles utiles pour l'évaluation des situations de maltraitance, ce qui reste encore très insuffisant.

Admettre la réalité de la souffrance chez l'enfant

L'attitude de repli et de silence de l'enfant en souffrance est à corréler avec le statut même de la personne maltraitante qui est, dans la majorité des cas, une personne familière telle que son père ou sa mère, parfois un proche qu'il connaît bien. Les professionnels s'interrogent sans cesse sur cet attachement à ce parent qui a « tant d'importance pour l'enfant, même quand il est défaillant, sérieusement détérioré ou hors d'usage, voire malfaisant ? »[59].

La puéricultrice doit se montrer vigilante. Qu'il soit ou non en âge de parler, l'enfant peut souffrir et ne rien dire. La minoration voire la négation de la souffrance d'un enfant se rencontrent aussi bien du côté des familles que du côté des professionnels.

Des méthodes utilisées pour évaluer la douleur de l'enfant en milieu hospitalier peuvent constituer une aide au dépistage et à l'évaluation de la souffrance d'un enfant victime de mauvais traitements, dans le cadre d'un travail de PMI.

Exemple d'outils d'aide à l'évaluation de la douleur chez l'enfant

La formation des puéricultrices et leur statut d'infirmières spécialisées leur permettent de disposer d'un éventail de moyens pour évaluer la situation d'un enfant : l'observation, l'entretien mais aussi des outils plus spécifiques tels que les grilles d'évaluation de la douleur chez l'enfant. Nous proposons ici trois approches :

◆ **la grille de douleur et d'inconfort du nouveau-né (EDIN)**, qui donne des repères comme :
- la crispation permanente du visage ;
- une motricité très pauvre et limitée ;
- peu ou pas de sommeil ;
- un refus de contact ;
- aucune relation possible ;
- hurlement, gémissement, inconsolabilité ;
- succion désespérée ;

◆ **l'observation comportementale chez l'enfant de moins de 6 ans**, au niveau de :
- l'expression du visage ;
- la motricité, la posture du corps ;
- la qualité du sommeil ;
- la qualité de la relation avec un tiers et l'efficacité des manœuvres de réconfort ;

◆ **l'observation de l'atonie psychomotrice chez l'enfant plus grand**, qui porte sur :
- le manque d'expressivité ;
- le désintérêt du monde extérieur ;
- la lenteur et la rareté des mouvements.

Ces outils de travail montrent que ce sont « **les enfants dociles et résignés qui nous font soupçonner, à la différence des adultes, l'existence de processus anormaux** [...]. La correspondance telle qu'elle existe chez l'adulte entre le pathologique et les signes de souffrance, entre le normal et la sérénité, est inversée chez l'enfant »[60].

L'observation, premier instrument d'exploration

Lorsque les enfants présentent des troubles du comportement tels que refus de manger, cauchemars, pleurs incessants ou troubles de l'état général (hypotrophie, retard psychomoteur), ils réagissent aux contraintes qu'ils subissent et peuvent ainsi interpeller un entourage plus large. Mais la situation devient d'autant plus problématique que l'enfant s'installe dans l'inhibition et l'apathie... « Encore faut-il effectuer cette observation et attribuer aux comportements manifestés par l'enfant une signification d'expression douloureuse »[61].

---

58. Loi du 10 juillet 1989, art. 69.
59. J. Van Den Brouck, *Manuel à l'usage des enfants qui ont des parents difficiles*. Seuil, coll. *Points*, Paris, 2001.
60. A. Freud, *Le Normal et le pathologique chez l'enfant*. Gallimard, Paris, 1968, p. 97.
61. D. Annequin, F. Veyckmans, *Protocoles pour le site Web Pédiadol, l'évaluation de la douleur chez l'enfant*, le 26 décembre 1998.

Le dépistage lors des visites postnatales et le suivi renforcé

L'importance de la prévention périnatale est fondamentale, « la fréquence des visites dites "postnatales" d'une puéricultrice à domicile l'atteste. Ces visites constituent une intervention très précoce, le plus souvent la première susceptible d'aider les parents dans leur tâche éducative »[62]. Au cours de ces rencontres, la puéricultrice observe les dysfonctionnements relationnels entre l'enfant et son milieu familial. Les risques peuvent être liés à l'enfant, aux parents, aux conditions de vie difficiles. Des recherches montrent « que les puéricultrices identifient bien (le plus souvent dès la première visite) les familles en difficulté »[63].

L'objectif des professionnels

L'objectif premier des actions conjointes de la puéricultrice et de l'assistante sociale dans cette période qui suit la naissance est d'aider les parents à réagir, de la manière la plus adaptée possible, aux besoins de leur bébé, pour transformer leur situation. « Élever un bébé suppose de disposer de connaissances et de capacités cognitives que certains parents ne sont pas en mesure de mobiliser. »[64] Dans ces situations, la puéricultrice est donc là, avant tout, pour permettre au père et à la mère d'apprendre à s'occuper de leur enfant.

Les limites de l'action à domicile

Les professionnels sont confrontés à des problèmes parfois graves ou trop vastes, tels que les troubles psychiatriques d'un des parents, des situations de précarité sociale qui relèvent de décisions politiques, ou d'impasses économiques... **Réfléchir avant d'agir et malgré tout agir pour protéger l'enfant** ; savoir qui interpeller pour ouvrir sur de nouvelles perspectives est un véritable dilemme, trop souvent présent dans le quotidien des puéricultrices et de leurs collègues assistantes sociales.

Le travail pluridisciplinaire

Chaque intervenant doit contribuer à l'établissement d'un diagnostic en vue de déterminer des actions vis-à-vis de la famille, afin de préserver l'enfant. Aucun spécialiste, médecin, psychologue, assistante sociale, puéricultrice... ne peut prétendre posséder la connaissance d'un enfant ou d'une famille. La connaissance et la compréhension émanent du travail d'équipe. Ce travail de collaboration s'organise en fonction de la gravité et de la complexité de la situation.

Les collaborateurs de la puéricultrice les plus immédiats et avec lesquels elle peut travailler dans le cadre d'interventions auprès de familles difficiles sont :

- le personnel de la PMI : médecin, coordinatrice, sage-femme, conseillère conjugale et psychologue ;
- les services de santé privés et publics : la pédopsychiatrie, la médecine de ville, la santé scolaire, les services hospitaliers, les directrices de crèches et de haltes-garderies... ;
- le personnel de l'action sociale : l'assistant de service social, le conseiller en économie familiale et sociale, le technicien de l'intervention sociale et familiale.

L'éducation parentale, facteur de régression des risques de danger

Des programmes d'éducation, mis en œuvre dans certains pays par des personnels infirmiers, ont montré leur efficacité en réduisant la prévalence des mauvais traitements à enfant ; les conseils d'éducation sont prodigués aux parents, avant et après la naissance. Les puéricultrices, sages-femmes, assistantes sociales doivent entretenir la communication avec les parents dans ce sens, afin de développer leurs potentialités. La puéricultrice peut également proposer des rencontres à l'extérieur du domicile, dans un lieu d'activités ludiques pour l'enfant, qui devient alors une possibilité supplémentaire d'observation et d'évaluation des capacités motrices et relationnelles de l'enfant. L'évaluation du risque de danger est difficile, certains contextes de relations intrafamiliales n'étant pas ordinaires puisque dans « le regard des parents maltraitants vers leurs enfants et de leur enfant vers eux, il y a de la peur. Il y a de l'effroi que causent la violence et l'impuissance de s'en sortir seul »[65].

L'évaluation de la situation de danger et la prise de décision

Les résultats des investigations médicales, sociales et psychologiques doivent permettre d'évaluer les dangers réels encourus par l'enfant et d'élaborer un projet adapté à la situation. Évaluer, c'est prendre le temps de partager les éléments recueillis ou observés par les différents professionnels, mais c'est aussi savoir agir si la situation l'exige. En effet, « la pluridisciplinarité permet de reconnaître que, en présence des réalités complexes du champ social et de

---

62. P. Durning, Pour une approche socio-éducative des familles maltraitantes, in : *Le Groupe familial*, n° 158-10/98
63. G. Boutin, P. Durning, *Les Interventions auprès des parents, innovation en protection de l'enfance et en éducation spécialisée*. Dunod, 1999.
64. G. Boutin, P. Durning, *op. cit.* note 64.
65. M. Bouju, Parents-enfants, quand ça ne marche pas bien, in : *Enfance majuscule*, n° 22, avril-mai 1995, p. 30.

Rôle de la puéricultrice

L'action éducative auprès des parents, un outil de prévention

En situation difficile, la puéricultrice met en œuvre tous les moyens susceptibles de soutenir les parents dans leur fonction parentale.

Écouter et donner des repères aux parents

- Rappeler et expliquer les besoins du bébé.
- Apprendre aux parents à parler à leurs enfants, en s'adressant directement à eux, en les regardant, en les interpellant par leur prénom, sur les choses familières.
- Expliquer le sens des obligations qui leur sont faites : suivi médical de l'enfant, vaccinations, obligation scolaire à partir de 6 ans ; l'importance que cela représente pour l'avenir de l'enfant.

Informer les parents sur le rôle et les missions des intervenants

- Expliquer l'organisation administrative et judiciaire de la protection de l'enfant et la place de chaque professionnel intervenant auprès d'eux dans ce cadre.
- Présenter les différentes étapes de l'accompagnement et leur but :
  - créer un environnement favorable au développement général de l'enfant ;
  - rappeler que leur premier devoir est d'assurer la sécurité et la nutrition de leurs enfants.

Mettre les parents en confiance par la bien traitance

Si les parents manifestent leur crainte à l'égard de l'institution qui pourrait « leur enlever leur enfant » :

- lever cette inquiétude qui perturbe les relations car toute attitude de suspicion peut entraîner une rupture et un refus de la part des parents de collaborer ;
- donner des réponses concrètes à leurs préoccupations en tenant compte de leur souffrance, à eux aussi ;
- faire en sorte qu'ils se sentent respectés : les prévenir de l'intervention, les tenir informés des démarches réalisées ;
- formuler les questions dans un langage accessible, qui ne les mettent pas en difficulté et risquent de les dévaloriser ;
- s'interroger avec eux : que pouvons-nous faire ensemble pour améliorer la qualité de vie de votre famille ?

Observer et écrire les données collectées

L'observation de l'enfant (comportement, acquisitions motrices, activités préférées et interactions familiales) est la base du recueil de données :

- rechercher si l'enfant est en confiance avec l'un de ses parents ou s'il éprouve de la peur. La façon dont les parents interagissent avec l'enfant est significative, surtout lorsqu'il est demandeur ou contrarié ;
- noter avec la famille les détails qui peuvent éclairer la réalité de la situation, les aspects positifs et les points faibles. La tenue à jour du dossier de suivi est une ressource pour argumenter concrètement un point de vue ou une décision ;
- indiquer aux parents l'utilisation qui va être faite de ces informations : à qui sont-elles destinées, seront-elles transmises maintenant, plus tard, etc.

chaque individu, nous sommes, les unes et les autres, à égalité d'incomplétude réciproque. Quels que soient notre formation, notre savoir ou notre expérience, la réalité humaine des situations que nous avons à traiter ne saurait en aucun cas être épuisée par la seule approche parcellaire que nous en avons »[66].

---

66. R. Clément, Objets de soins et de mesures… ou personne en devenir, in : *Enfants en souffrance*, de F. Dolto, D. Rapoport et B. This, Stock/coll. L. Pernoud, 1981, p. 28.

Organiser une rencontre pluridisciplinaire

Une réflexion commune est indispensable pour identifier les mécanismes en jeu, le réseau d'intervenants joue à sa manière « un rôle de protection et de soutien en favorisant l'expression des compétences et de la créativité de chacun dans la transdisciplinarité ». L'objectif est de faire progresser la démarche d'évaluation et de comprendre les difficultés afin d'adopter une attitude cohérente vis-à-vis des parents. L'évaluation doit aboutir à un plan d'action qui fixe les rôles et les responsabilités de chacun, chaque intervenant occupant la place qui lui revient de par sa compétence et sa personnalité.

Organiser l'action et le suivi

Parfois, les parents privilégient l'échange avec un professionnel en particulier ; celui-ci peut devenir le référent, pour un temps plus ou moins long. N'importe quel professionnel de la relation peut se voir un jour reconnu et accepté par des parents déficients, violents et se sentir impliqué. Ainsi des puéricultrices, des médecins, des assistantes sociales... rendront compte de réussite, souvent parce qu'ils ont su à un moment entraîner la famille dans un processus d'autonomie : « oui, madame, monsieur, je pense que vous pouvez vous occuper de vos enfants. » L'intérêt de travailler en équipe est d'accepter le choix de la famille pour ce référent et de respecter le travail qu'il peut construire avec les adultes responsables de l'enfant.

La confiance et les échanges doivent circuler entre les membres de l'équipe. Si cette équipe renforcée doute de l'efficacité des actions mises en place car les troubles familiaux persistent, les parents mettent en échec les intervenants. Dans ce cas, le personnel de l'ASE vient en aide pour l'évaluation et la mise en place de nouvelles actions.

Dans certains départements, il existe des commissions d'aide à l'évaluation ou d'aide à la décision, des groupes d'étude de l'enfance maltraitée, des cellules d'urgence, autant d'outils de travail auxquels tous les intervenants peuvent avoir recours pour la mise en place des AEMO administratives ou judiciaires.

Le signalement : un outil de travail

Pour tous les professionnels intervenant auprès des enfants, leur état de santé détermine l'opportunité d'un signalement immédiat ou la présentation de la situation en commission d'évaluation. Un signalement peut être rédigé seul ou à plusieurs pour l'inspecteur de l'ASE, la prise en charge s'inscrit alors dans le champ administratif. Des solutions relevant des services de l'ASE seront donc proposées (voir p. 955).

Un rapport d'évaluation et de décision

Des familles expriment parfois leur désaccord sur les mesures d'accompagnement proposées par le personnel de l'ASE. Si le danger est réel, la santé de l'enfant préoccupante, les parents réticents, le Procureur de la République est saisi[67]. Dans ce cas :

- un dossier transmis au juge des enfants peut déboucher sur des procédures d'assistance éducative dans le cadre d'un projet de maintien à domicile ou de séparation ;
- la question des **facteurs de danger pour les enfants** se pose car les rapports de signalement ne se limitent pas aux situations de maltraitances avérées, dont les parents seraient pleinement responsables ; la société génère des familles socialement et économiquement défavorisées, leurs conditions de vie précaires mettant les enfants en danger.

Un rapport lié au processus d'exclusion

Le personnel de PMI est alors tenu de prévenir sans délai le médecin de PMI quand il est constaté « que la santé ou le développement de l'enfant sont compromis ou menacés par des mauvais traitements »[68] ; le défaut de conditions matérielles adaptées aux besoins de l'enfant, nuisible au développement de ses potentialités, est une forme de mauvais traitements. L'État doit reconnaître les droits des enfants :

- le droit de jouir du meilleur état de santé possible[69] ;
- le droit d'avoir un niveau de vie suffisant pour permettre leur développement physique, mental, spirituel, moral et social[70].

Les familles défavorisées présentent un ou plusieurs problèmes tels que « pauvreté économique, faible niveau d'instruction, instabilité ou absence d'activité professionnelle, violence de toute nature, handicaps psychologiques ou psychiatriques, crise du lien conjugal, consommation de produits toxiques, délinquances des parents ou de la fratrie, absence de cadre structurant... »[71]. Dans ces conditions, il est impératif d'établir une corrélation entre l'état de santé des enfants et les conditions d'existence car

---

67. Il est celui qui « assume désormais explicitement la mission essentielle de coordonner la politique de protection judiciaire de l'enfance », loi du 18 décembre 1989.
68. Loi du 10 juillet 1989.
69. Droits de l'enfant, art. 24.
70. Droits de l'enfant, art. 27.
71. J. Tremintin, La prévention psychosociale précoce : une réponse efficace à la violence, in : *Lien social*, n° 537, juin 2000.

« tout concourt à la fragilité du corps : des besoins nutritionnels mal couverts, quantitativement et qualitativement dès l'enfance, des conditions d'hygiène défectueuses provoquent un affaiblissement des défenses immunitaires avec une grande sensibilité aux infections (otites, bronchites chez les petits) »[72].

La non reconnaissance des problèmes liés à la pauvreté

Des mouvements associatifs dénoncent encore aujourd'hui le placement d'enfants issus de familles socialement défavorisées. Or, les orientations ministérielles elles-mêmes dénoncent l'inadmissibilité de ces pratiques. Alors pourquoi sont-ils si facilement placés ? Parce que les familles vulnérables sont « repérées par les services sociaux locaux à cause de leur marginalité socio-économique, leur passé institutionnel ou leurs problèmes chroniques de santé. Ces familles ont une grande visibilité sociale »[73]. Pourtant la violence n'est pas propre à ce milieu mais elle est vite repérée par les professionnels lors de leur intervention à visée d'aide médico-sociale.

Rendre compte de la situation des enfants les plus vulnérables

La puéricultrice est le porte-parole des familles pour soutenir leur désir de changement de leurs conditions de vie. Les signalements administratifs doivent donc remonter la filière jusqu'au président du Conseil général, dans le but de l'informer que des enfants vivent en situation de grande précarité mettant leur santé et leur sécurité en danger. Des solutions doivent être proposées à ces familles en grande pauvreté pour rompre la chaîne des séparations enfants-parents pauvres. Associer les parents dans ces démarches, c'est leur redonner leur place de citoyen, parfois si timidement occupée ; les écrits constituent un moyen de participation qui peut les engager dans leur propre processus de changement.

Travailler au quotidien avec la complexité des situations humaines et matérielles des familles incite à une remise en cause constante des pratiques et des comportements par une évaluation systématique du travail réalisé dans le champ de la prévention et de la protection sociale de l'enfance.

Reconnaître la volonté et l'énergie de certains parents pour survivre en famille est à travailler au quotidien et « contribuer à promouvoir, à maintenir, à restaurer la santé de l'enfant dans sa famille »[74] ne peut se concevoir qu'avec la famille et la reconnaissance des parents comme acteurs. Les interventions qui excluent les parents du processus éducatif s'avèrent souvent néfastes pour l'enfant et inefficace pour l'évolution des capacités parentales.

Les échecs et les insatisfactions doivent être travaillés et partagés : l'enfant est à « l'abri » mais les parents restent des exclus. « Les systèmes d'aide sont à la fois un élément central pour favoriser la réinsertion et en même temps des dispositifs qui rejettent en partie ceux qui en auraient le plus besoin. Faute de s'interroger sur leur propre fonctionnement, de prendre en compte les enjeux symboliques et subjectifs de la relation d'aide, un certain nombre d'institutions gèrent l'exclusion alors que leur mission serait de la combattre. »[75]

L'équipe, dans un esprit de coopération et de recherches, peut trouver des solutions innovantes et adaptées à chaque cas : « Nous devons vivre une certaine conversion de notre regard et devenir des penseurs sociaux autant que des acteurs sociaux. »[76]

Les mesures d'action éducative en milieu ouvert (AEMO)

Ces mesures sont dites « administratives » ou « judiciaires », selon qu'elles relèvent ou non d'une décision de justice.

Les AEMO administratives sont conduites sous la responsabilité des services sociaux départementaux (sans mandat judiciaire) à la demande ou, du moins, avec l'accord des familles concernées.

Les AEMO judiciaires sont conduites avec un mandat du juge des enfants, soit par des travailleurs sociaux fonctionnaires du ministère de la Justice, soit par des éducateurs spécialisés ou des assistantes sociales, salariés d'associations conventionnées avec le ministère de la Justice.

La plupart des associations effectuent les deux types d'interventions, judiciaires et administratives.

Description d'une AEMO

Une décision d'AEMO est toujours précédée d'une enquête sociale sur laquelle s'appuie le juge ou l'inspecteur ASE pour décider de l'intervention ; une recherche note les différences entre les problèmes

---

72. A. Piquard, G. Capiomont, O. Oberlin, À la rencontre de l'enfant de milieu très défavorisé ou ambiguïté du regard psychiatrique sur « ces gens-là », in : revue *Psychiatrie sociale et problèmes d'assistance*.
73. I. Delens-Ravier, *Le placement d'enfants et les familles, recherche qualitative sur le point de vue des parents d'enfants placés*, Éd. Jeunesse et Droit, Liège, janvier 2001.
74. Préambule du programme d'études de puéricultrice.
75. V. de Gaujelac, I. Leonetti, *La Lutte des places : insertion et désinsertion*. Desclée de Brouwer, coll. *Re-Connaissances*, Paris, 1994.
76. J. Bedard, *Familles en détresse sociale*, Tome 2, L'intervention familiale communautaire, Éd. Sigier, Québec, 1999.

Tableau 45.4 : L'évolution du nombre comparé des mesures d'AEMO administratives et judiciaires.

	1992	1993	1994	1995	1996	1997	1998	1999
Enfants confiés à l'ASE	**106 359**	**106 059**	**106 638**	**107 451**	**108 921**	**109 954**	**110 647**	**112 063**
dont mesures judiciaires	69 635	70 759	73 226	76 145	78 348	80 327	81 790	83 295
mesures administratives	36 724	35 300	33 412	31 306	30 573	29 627	28 857	28 768
Placements directs	**28 750**	**28 400**	**28 300**	**27 600**	**27 400**	**27 200**	**26 150**	**26 000**
Enfants accueillis à l'ASE	**135 109**	**134 459**	**134 938**	**135 051**	**136 321**	**137 154**	**136 797**	**138 063**

Source : DREES, Études et Résultats n° 68, juin 2000.

Rôle de la puéricultrice

Rôle de la puéricultrice dans l'évaluation de la situation d'un enfant en vue de la mise en œuvre d'une AEMO

La puéricultrice peut être amenée à participer à une enquête d'évaluation de la situation d'un enfant, dans le cadre de la crèche, d'un service pédiatrique, en consultation de PMI ou en suivi à domicile. Son rôle est essentiellement de recueillir avec objectivité des données visant l'évaluation globale de la situation de l'enfant dans son environnement familial.

◆ **Concernant l'état général de l'enfant** :
- le développement de l'enfant : indicateurs de croissance physique, qualité du sommeil, de l'appétit, rythme de vie, expression globale (joie, tristesse) ;
- son comportement : déplacement dans l'espace, relation aux autres (intérêt pour l'entourage), contact avec les objets (intérêt, brusquerie, hyperactivité ou passivité…) ;
- ses interactions avec son père, sa mère, ses frères et sœurs : échanges, craintes, indifférence… ;
- son état de santé : fréquence de symptômes infectieux (rhumes, otites à répétitions), antécédent d'hospitalisation ou non (motif) ;
- suivi médical par un centre de PMI ou par un médecin de ville : vaccinations, vitaminothérapie.

◆ **Concernant les capacités parentales** : un échange à l'occasion des soins à l'enfant permet de recenser avec la mère, le père ou la personne qui le prend en charge, les difficultés rencontrées dans :
- les actes de la vie quotidienne : par exemple, pour comprendre l'enfant quand il pleure, ne veut pas manger ou ne peut s'endormir ;
- l'organisation de la journée pour prendre en compte le rythme spécifique d'un enfant jeune dans une fratrie nombreuse ;
- les moyens pour assurer les repas du bébé, acheter des couches ;
- la demande de l'enfant, par exemple sur le plan de la motricité (il bouge trop ou pas assez, réclame les bras, ne veut pas rester dans son lit mais la mère n'a pas le temps de s'occuper de lui…).

◆ **Concernant l'évaluation des risques pour l'enfant** (à moyen terme) :
- établir une corrélation entre l'état de l'enfant et son développement, et les aptitudes de la mère ;
- énoncer des faits objectifs, observés pour apporter une appréciation de la situation qui soit claire pour le juge des enfants ou l'ASE.

Rédiger un compte rendu de la situation, du point de vue de la puéricultrice et émettre des propositions de solutions en les argumentant (selon le potentiel de la mère, voir si un suivi et un conseil en puériculture régulier constitueraient un atout pour elle et son enfant).

évoqués lors de l'enquête, puis au cours de la mesure.

Des comptes rendus réguliers doivent pouvoir être adressés au juge, avec copie à la famille.

L'organisation des services[77]

Généralement, l'organisation prévoit une équipe pluridisciplinaire qui comporte :

77. G. Boutin, P. Durning, *Les Interventions auprès des parents, innovation en protection de l'enfance et en éducation spécialisée*. Dunod, 1999, p. 78.

◆ une douzaine d'éducateurs spécialisés (ES) et d'assistantes sociales (AS) qui suivent chacun une quinzaine de familles environ ;
◆ un psychiatre à temps partiel qui participe à l'évaluation initiale des situations, rencontre certaines familles à la demande de l'équipe ;
◆ un psychologue à temps partiel qui, outre la passation des tests, assure une supervision collective des intervenants ;
◆ un chef de service.

Il n'existe pas de cadre théorique de l'action éducative en milieu ouvert mais des positionnements individuels des professionnels et surtout des choix d'équipe et de service, ce qui explique les interrogations concernant, notamment, la finalité de l'action et sa fonction de contrôle social. Certaines équipes s'interrogent : « peut-on parler d'un contrat entre famille et travailleur social ? La finalité de ce contrat est-elle de faire rentrer la famille dans le désir du travailleur social, donc de l'institution qui le mandate ? Où est la liberté individuelle ? etc. »

Ce questionnement doit nous rappeler que l'intervention auprès des familles requiert réflexion, prudence et esprit critique et en même temps, s'agissant du devenir de l'enfant, un engagement s'impose pour que la situation lui soit favorable.

Les objectifs d'action

Ils sont le plus souvent formulés de manière globale : « le service est chargé d'apporter aide et conseil à la famille et de suivre le développement de l'enfant »[78], objectifs qui se traduisent sur le terrain :

◆ **auprès de l'enfant** :
– recherche d'un mode de communication entre l'enfant et l'ES ;
– accompagnement éducatif, élaboration des conditions d'autonomie pour les adolescents ;
– travail en vue d'une intégration sociale de l'enfant ;

◆ **auprès de la famille** :
– favoriser l'inscription sociale en suscitant l'intérêt pour la scolarité des enfants, leurs loisirs ou encore le suivi psychologique entrepris auprès des enfants ;
– chercher à ce que la famille conquiert une identité sociale ;
– restaurer un dialogue rompu entre parents et enfants ;
– définir ou redéfinir le rôle de chacun dans la famille.

Les domaines d'actions sont variés mais comportent des constantes[79], telles que le travail sur la relation mère-enfant, mère-éducateur, la scolarité des enfants, la santé, les relations au sein de la fratrie... Ces domaines d'intervention légitiment le travail de collaboration qui se met en place entre les équipes spécialisées, et notamment avec les puéricultrices des services de PMI, mais aussi des établissements et services d'accueil d'enfants de moins de 6 ans. Des repères facilitent le repérage de l'évolution ou non de la coopération familiale dans le cadre d'une mesure d'AEMO.

Le travail pluridisciplinaire en protection de l'enfance

Les compétences de la puéricultrice dans le domaine des besoins physiques, psychoaffectifs et sociaux des enfants, la désignent pour contribuer à l'évaluation initiale de la situation, assurer un suivi régulier du développement et de l'éveil de l'enfant, participer aux réunions de synthèse, etc.

Les familles qui éprouvent des difficultés à élever leurs enfants sont confrontées à de multiples problèmes. L'objectif est donc de mesurer l'incidence de cette accumulation de difficultés sur la capacité des parents à préserver leurs enfants et à collaborer à la restauration de leur situation. Le plus souvent, l'argument du soutien du service de l'ASE ou de la PJJ, pour le maintien de l'enfant dans la famille, rassure les parents sur l'intention du professionnel. C'est, en la circonstance, un facteur favorable à la mise en place d'une relation de confiance avec l'enfant. Car si les parents sont méfiants et font preuve d'hostilité à l'égard des intervenants, alors l'enfant, bien souvent, ne s'autorisera pas à coopérer. Et sans coopération triangulaire parents-enfant-intervenants, le risque est de voir se dégrader la situation et décider de la séparation de l'enfant et de son parent. Le projet de placement doit se faire en mesurant les avantages et les inconvénients d'une telle décision.

L'accueil de l'enfant dans un service de l'ASE

Que la séparation d'un enfant et de sa famille soit une solution adoptée en concertation avec les parents ou consécutive à une décision du juge, une attention particulière sera toujours apportée à l'organisation de la prise en charge de l'enfant. Celle-ci peut se réaliser en institution ou en placement familial, et fait l'objet d'un projet élaboré avec la famille chaque fois que possible.

---

78. G. Boutin, P. Durning, *op. cit.* note 77, p. 79.
79. G. Boutin, P. Durning, *op. cit.* note 77, p. 80-81

Tableau 45.5 : Évaluation des risques pour l'enfant et coopération des parents.

	Famille coopérante	Famille non-coopérante
Indicateurs	• État de santé de l'enfant. • Interactions plus ou moins constructives entre les parents et l'enfant.	• Recueil des données complémentaires pour accumuler les faits significatifs. • Connaître au mieux le développement des enfants.
Orientations des actions	• Donner des repères sur le développement de l'enfant et ce qui le favorise. • Valoriser toutes les initiatives parentales favorables à l'enfant. • Noter tous les changements (même modestes). • Déculpabiliser et cadrer le problème. • Informer les parents sur les ressources du quartier, de la PMI, du service social, autres professionnels (psychologue, médecins spécialisés).	• Rechercher les causes de la non-coopération. • Inventer une autre approche en élargissant les champs de compétence de l'équipe, par exemple en sollicitant l'intervention d'un médecin. • La famille est prévenue des mesures envisagées, des démarches effectuées auprès des autorités administratives ou judiciaires. • **Signalement administratif ou judiciaire.** • Le projet proposé doit apparaître comme une aide et une protection et non comme une sanction.
Évolution	• Élargir leur cadre de vie : – participation à des groupes de paroles ; – fréquentation d'un lieu accueil parents.	

Source : R. Gibot, *Des parcours scolaires d'enfants placés en famille d'accueil,* DEA, Histoire et civilisation, Rennes II, 1992.

Tableau 45.6 : Le placement : intérêts, limites pour l'enfant et sa famille.

	Le non-placement	Le placement
Avantages	• Les liens d'attachement sont préservés. • Le travail se fait sur la réalité quotidienne de la famille et ses véritables problèmes. • L'évaluation est faite des ressources d'aide dont la famille a besoin. • Des crises familiales sont traitées « à chaud ».	• Pour les parents, c'est un signal clair : la société n'accepte pas tel ou tel comportement. • Il fait cesser la crise, permet un répit, un nouvel équilibre… • Pour l'enfant : – il assure sa protection à court terme ; – il le place dans un contexte généralement plus positif, etc..
Inconvénients et risques	• L'enfant, malgré les problèmes, est maintenu dans sa famille : – le signal n'est pas clair ; – la situation risque de paraître « normale » ou « banale » pour le parent et pour l'enfant. • L'enfant peut continuer à subir des sévices physiques ou sexuels. • Les besoins de l'enfant peuvent ne pas être satisfaits. • La situation peut s'aggraver et devenir périlleuse pour l'enfant.	• Les placements temporaires ne favorisent pas toujours un équilibre : – l'enfant est partagé entre sa famille et la famille d'accueil ; – la stabilité et la qualité d'un placement ne sont pas garanties.

Source : d'après un tableau proposé par J. Bedard, *Famille en détresse sociale,* repères d'action, tome 2, A. Sigier, 1999, p 139.

L'accueil de l'enfant en pouponnière

La pouponnière est un établissement à gestion publique, privée ou associative dans le cadre d'une convention avec le Conseil général. Elle accueille des enfants de la naissance à 3 ans, soit de façon temporaire, dans l'attente d'une orientation en placement familial ou d'un retour dans sa famille, soit de façon plus durable avec un accompagnement parental.

L'organisation du service

Dans la plupart des établissements, les enfants sont accueillis dans des unités distinctes en fonction de leur âge, avec l'inconvénient lorsque le séjour d'un enfant se prolonge, du changement d'unité vers un groupe d'enfants de son âge ; d'autres font le choix de groupes d'enfants d'âges différents, favorisant, le cas échéant, l'accueil d'enfants de moins de 3 ans appartenant à une même fratrie.
Des auxiliaires de puériculture assurent la prise en charge des soins quotidiens des enfants ; elles sont encadrées par des infirmières-puéricultrices.

La prise en charge de l'enfant

L'attention portée à la personnalisation des soins dans le cadre de la vie en collectivité (voir p. 1021) est ici renforcée. En effet, la permanence de l'accueil et l'absence des parents nécessitent d'offrir à l'enfant des repères stables, tant au niveau affectif qu'au niveau de l'espace et du temps (voir p. 333).
Les auxiliaires de puériculture donneront toute leur valeur aux soins de l'enfant dans un contact privilégié et des interactions individuelles, par exemple en évitant de parler à d'autres enfants ou aux adultes lorsqu'elle s'occupe de lui.

L'admission d'un enfant

L'arrivée d'un enfant doit se préparer chaque fois que possible dans ses trois dimensions : l'adaptation, l'accueil et l'installation. En fonction de son passé et de son âge, on veillera à introduire ses effets personnels et ses objets préférés.
La prise en charge sur le plan paramédical fait l'objet d'un recueil de données par la puéricultrice en collaboration avec l'auxiliaire de puériculture, concernant en particulier :

- les prescriptions diététiques et médicales ;
- les soins infirmiers (soins du cordon pour le nouveau-né) ;
- les éléments de la surveillance staturo-pondérale (courbes, carnet de santé) ;
- le suivi médical et la protection vaccinale ;
- l'organisation des consultations médicales ou spécialisées (enfant présentant un handicap ou une maladie chronique) ;
- l'observation du développement psychomoteur.

Le départ de l'enfant

La sortie de l'enfant du service peut se faire sur plusieurs motifs : retour dans sa famille naturelle, accueil en placement familial, placement en vue d'adoption dans sa famille adoptive. Une préparation minutieuse est effectuée pour transmettre le dossier de l'enfant riche d'informations significatives. Il doit impérativement refléter la qualité de son séjour à la pouponnière.
Le passage d'un lieu à un autre fera l'objet d'une réflexion en équipe afin de préparer psychologiquement l'enfant, les auxiliaires et les accueillants. Un départ progressif s'organisera si possible pour laisser le temps à l'enfant de se constituer de nouveaux repères.

La relation avec les familles

En pouponnière, le rôle de la puéricultrice comporte deux grands axes d'actions :

- l'organisation de la prise en charge de l'enfant dans le cadre d'un accompagnement et d'un encadrement du personnel ;
- l'entretien du lien parents-enfant, par un accompagnement et le soutien de la mère, du père ou des deux parents. Si l'enfant a été confié sur ordonnance du juge, le droit de visite sert de base pour fixer le rythme des visites et organiser les contacts de l'enfant avec sa famille.

La rencontre des parents avec leur enfant a lieu le plus souvent dans une pièce aménagée à cet effet au sein de la pouponnière. La présence d'un membre du personnel est souvent prévue pour faciliter l'échange, certains parents se trouvant « angoissés » à l'idée d'être seuls avec l'enfant. Dans certaines pouponnières, cette mission du suivi des parents est systématiquement assurée par les cadres (puéricultrices, médecins, psychologues), de façon à préserver le personnel qui a la charge de l'enfant et garder intègre la relation établie entre l'enfant et la professionnelle.

Préserver les liens familiaux pour les enfants

C'est l'axe primordial de l'attention qui sera donnée à l'organisation du placement et à son déroulement car, pour l'enfant, le processus de maturation ne devient effectif « que dans la mesure où il existe un environnement favorable. Lorsque celui-ci est suffisamment bon le processus de maturation a alors ses chances »[80]. Rien, dans les différentes théories,

80. D. W. Winnicott, *Processus de maturation chez l'enfant*. Payot, Paris, 1989.

Rôle de la puéricultrice

Coordination des actions en faveur de l'enfant durant son séjour en pouponnière

La puéricultrice assure cette fonction de coordination des actions menées au sein de l'institution comme à l'extérieur de celle-ci.

Au sein de la pouponnière

Auprès de l'enfant

Les actions, pluri-quotidiennes, touchent à toute l'organisation de la vie de l'enfant dans un travail d'encadrement du personnel.

Auprès des parents

Les actions sont essentiellement tournées vers :

- l'accueil et, au début du séjour, l'information relative au placement de l'enfant et à l'organisation des visites ;
- l'accompagnement pendant les temps de rencontre parents-enfant, l'observation de la relation et l'évaluation de la qualité de cette relation ;
- la préparation du retour au domicile familial ou l'élaboration et la mise en place d'un projet d'orientation.

Auprès de l'équipe

Les actions sont transversales à :

- l'organisation de la structure dans son ensemble et la réflexion de l'équipe (préparation et conduite de réunions pluridisciplinaires) ;
- la gestion du personnel ;
- la logistique de fonctionnement : application des règles d'hygiène et de sécurité, organisation du temps, aménagement des espaces ;
- l'encadrement du personnel dans le domaine des soins, du maternage et des attitudes d'éveil ;
- l'encouragement à la formation continue et à l'accueil de stagiaires.

Auprès des services extérieurs

Les actions sont multiples et touchent à tous les aspects de la vie et de son devenir. Selon le statut de l'enfant à l'origine de son admission dans la pouponnière, la fréquence des contacts et/ou des actions en collaboration sont très variables. Les services correspondants relèvent du secteur social, médical, psychologique et judiciaire.

n'exige l'unicité absolue de la relation maternante au cours des premières années de vie ; en revanche, une cohérence est nécessaire entre ceux qui assurent la continuité du maternage jusqu'au moment où l'enfant accède au « je ». L'enfant a besoin d'un climat de confiance et « de stimulations sensorielles cohérentes, stables et significatives »[81] pour expérimenter ses capacités affectives et cognitives. C'est dès sa naissance qu'il a besoin d'un environnement suffisamment bon. Les actions décidées pour protéger les enfants doivent donc avant tout préserver les liens avec leur famille ou bien leur permettre d'en construire avec d'autres personnes.

L'accueil en centre maternel

Les centres maternels sont des établissements publics ou privés, réservés à l'accueil des femmes enceintes et des mères d'enfants de moins de 3 ans. Ils se composent :

- **d'un foyer** comportant des chambres individuelles et des infrastructures collectives pour toutes les activités ménagères et de loisirs ; les mères sont encadrées par une équipe pluridisciplinaire composée d'éducateurs spécialisés, de conseillères en économie sociale et familiale, de personnels médicaux et paramédicaux, d'animateurs socioculturels,

81. M. Lemay, L'agressivité chez le sujet carencé, in : *Alternatives non violentes*, décembre 1990, pp. 23 à 27.

d'assistantes de service social (certains personnels interviennent sous forme de vacations ou de temps partiels) ;
- **d'une crèche** destinée à accueillir les enfants dans une démarche de soutien et d'accompagnement des mères et, le moment venu, leur permettre d'exercer une activité professionnelle. Le personnel se compose d'au moins une infirmière-puéricultrice, d'une éducatrice de jeunes enfants et d'auxiliaires de puériculture.

Les missions du centre maternel

Elles sont de :
- rompre l'isolement des femmes enceintes et des mères en difficulté ;
- fournir des aides matérielles nécessaires à leur survie et à l'entretien de l'enfant ;
- assurer l'aide éducative ou psychologique adaptée à chaque situation, dans une démarche d'accompagnement de la fonction parentale, de l'élaboration d'un projet pour l'enfant et d'une insertion sociale et professionnelle.

Les objectifs prioritaires

Il semble que les deux axes majeurs du travail des équipes portent aujourd'hui sur :
- les conditions à mettre en œuvre pour **favoriser l'apprentissage des mères à la vie quotidienne**, et l'adaptation aux contraintes de la vie sociale et collective (travail d'autant plus difficile lorsque les jeunes femmes sont marginalisées en arrivant au centre) ;
- l'encadrement d'**aide au développement de l'enfant** dans ses premières années de vie grâce à l'accueil en crèche mais également dans la vie de l'internat du foyer et visant à responsabiliser la mère dans sa fonction parentale.

Les moyens d'action

Un soutien individualisé sous forme d'interventions à la demande permet de respecter l'indépendance des femmes tout en les faisant bénéficier d'un encadrement permanent. De plus en plus souvent, les centres maternels s'organisent pour mettre à disposition des femmes prêtes à quitter le centre et la collectivité encadrée, des appartements de transition entre la vie protégée du centre et l'espace social exposé.

La question de la prévention des mauvais traitements et de la protection de l'enfant est au centre des objectifs de travail des équipes, celles du foyer comme celles de la crèche.

Les limites de l'accueil en centre maternel

Malgré les efforts fournis par les gestionnaires et les équipes, les moyens existants ne permettent pas de mettre en place les conditions favorables à :
- **l'accueil des fratries**, soit par manque de souplesse du cadre administratif (les problèmes se posent dès qu'un des enfants a plus de 3 ans), soit par défaut d'aménagement adéquat ;
- **l'accueil des mères mineures** pour lesquelles un accompagnement éducatif exige des moyens humains supplémentaires et, éventuellement, des mesures de protection vis-à-vis de l'enfant pour lequel elles détiennent l'autorité parentale ;
- **la place du père** pour laquelle le règlement des centres maternels ne laisse guère d'espace, alors qu'ils « apparaissent moins absents que précédemment »[82]. Une évolution dans le sens d'une prise en compte du père dans le travail d'accompagnement de la fonction parentale constituerait probablement, dans certaines situations, un facteur de consolidation du devenir relationnel parents-enfant.

L'évolution générale pourrait s'orienter vers une extension de l'accueil « maternel » vers des « accueils parentaux, en particulier quand les jeunes pères sont eux-mêmes très démunis »[83].

Le placement familial (PF)

Cette mesure de protection de l'enfance est un moyen particulier qui comporte des dimensions administratives, sociales, éducatives et psychologiques qu'il convient de prendre en compte.

Conditions

Qu'il s'agisse d'un PF du secteur public ou du secteur associatif, il exige toujours :
- une nécessité d'un travail en partenariat, respectant les différentes approches ;
- une réflexion collective sur le choix géographique du placement, prenant en compte les facteurs relatifs au maintien du lien familial et social de l'enfant et de son insertion scolaire ;
- une évaluation approfondie des besoins de l'enfant, notamment concernant la pertinence ou non d'un éloignement du cercle familial, la spécificité de chaque situation guidant les orientations du placement, cette étude de cas ne faisant pas l'objet d'*a priori*.

Critères d'appréciation

Concernant l'indication d'une séparation, des critères permettent d'apprécier la situation :

---

82. Schéma directeur de la protection de l'enfance et de l'aide à la famille, *Les dossiers de Chaligny*, publication DASES, ville de Paris, 1999, p. 58.
83. J. Van Den Brouck, *op. cit.* note 59.

◆ tout d'abord, l'état de santé de l'enfant, son développement, l'existence ou non de signes de maltraitance (mauvais traitements : sévices corporels, abus sexuels, négligences et carences) et de signes de souffrance qui compromettent sa croissance sur les plans physique et psychique ;
◆ perturbations des liens précoces, orientées chez le tout-petit par « l'association de signes somatiques, développementaux et relationnels »[84] ; chez les grands, les signes de souffrance sont manifestes.
Mais il s'agit également d'apprécier :
◆ « le caractère et l'intensité des manifestations d'attachement et d'intolérance mutuelle constatés entre enfant et parents ;
◆ les caractéristiques de l'interaction : quantité, modalités, circonstances au cours desquelles se manifestent moments de plaisir ou frustrations mutuelles, etc. ;
◆ l'exercice, l'expérience et la pratique de la parentalité ;
◆ le degré de précarité de l'ensemble de la situation psychosociale »[85].

Intérêt de l'enfant

Soulignons que pour l'enfant, l'intérêt d'un accueil familial recouvre trois dimensions :
◆ il favorise une prise en charge dans la continuité d'un cadre familial, individualisée et « contenante » par des figures parentales stables durant toute la durée de l'accueil ;
◆ il permet à l'enfant d'expérimenter d'autres modes de relation, en particulier d'obtenir des réponses différentes à des manifestations d'ordre conflictuel vécues dans son passé familial et qu'il a tendance à « rejouer », les réponses nouvelles ont un effet réconfortant et réparateur ;
◆ il confronte l'enfant à un milieu familial capable de signifier les limites et les interdits fondamentaux et d'en exiger le respect (l'interdit majeur étant l'inceste).
Un travail d'accompagnement est assuré auprès de l'enfant dans la famille d'accueil et de ses parents, et auprès de la famille d'accueil.

Rôle de l'équipe pluridisicplinaire

L'équipe pluridisciplinaire intervient directement auprès de l'enfant et comme tiers présent lors de la rencontre de l'enfant et de ses parents ; elle veille à mobiliser les liens entre l'enfant et ses parents, « à la faveur de la distanciation et des modalités d'engagement de l'enfant dans sa relation avec la famille d'accueil. La vitalité de ces liens doit être entretenue qu'il y ait ou non rencontres entre l'enfant et ses parents. [...] le lien existe dans la représentation que s'en fait l'enfant ; c'est ce travail qui doit être entretenu par la famille d'accueil et par l'équipe »[86].
Notons que pour les parents, la situation n'est pas moins difficile et que la gestion est suffisamment délicate pour que les bénéfices du placement ne soient pas compromis. Aussi, le séjour en famille d'accueil « d'un enfant en souffrance doit faire l'objet d'une vigilance clinique et d'une assistance technique qui bénéficient à l'enfant, à ses parents, à sa famille d'accueil »[87].

L'adoption

L'adoption, autorisée en France depuis 1923, puise sa légitimité dans les conséquences de la première guerre mondiale, avec son très grand nombre d'orphelins laissés à la charge de l'État. La fonction de l'adoption était alors d'offrir une famille à un enfant sans parents. Aujourd'hui, prenant en compte les besoins des enfants, le droit de l'enfant à une famille s'affirme et la législation intervient dans ce sens. Cependant, les futurs parents qui souhaitent accueillir un enfant, pour la vie durant, se trouvent eux-mêmes (le plus souvent) privés d'enfants par infertilité du couple. Or, le nombre de personnes candidates à l'adoption dépasse largement le nombre d'enfants adoptables.
Au cours des quinze ou vingt dernières années, dans la plupart des pays occidentaux, « l'évolution de la famille et de la natalité ainsi que le développement de la protection sociale ont raréfié les situations d'enfants ayant besoin d'une famille adoptive »[88].
Ainsi, sur les 5 000 enfants adoptés chaque année en France, les 4/5e sont nés dans un pays étranger. Quel que soit leur lieu de naissance, en France ou à l'étranger, « les enfants adoptés doivent bénéficier d'une protection et de garanties identiques à celles des enfants nés dans le foyer, définies en droit. Ce droit est désormais fondé sur des principes que la communauté internationale a reconnus et inscrits dans des textes conventionnels auxquels la France a souscrit »[89].

---

84. Ouvrage collectif sous la direction de M. David, *Enfant, parents, famille d'accueil – Un dispositif de soins : l'accueil familial permanent*, Érès/ministère de l'Emploi et de la Solidarité, 2000, p. 51.
85. D. Annequin, F. Veyckmans, *op. cit.* note 61, p. 51.
86. D. Annequin, F. Veyckmans, *op. cit.* note 61, pp. 75 et 76.
87. D. Annequin, F. Veyckmans, *op. cit.* note 61, p. 98.
88. Guide pratique : *Adopter un enfant à l'usage des futurs adoptants*, ministère de l'Emploi et de la Solidarité, 2000.
89. *Op. cit.* note 88.

Le cadre juridique de l'adoption en France et à l'étranger, et les procédures administratives propres à cette démarche, sont traités dans le chapitre relatif au droit de la famille.

Qu'est-ce qu'adopter un enfant ?

L'adoption est une forme de **filiation établie par jugement** ; elle fait partie d'une gamme de mesures de protection de l'enfance. En revanche, adopter un enfant, « c'est avant tout **accueillir un enfant déjà né**, parfois déjà très grand, dans une famille qui devient sa propre famille. Toute adoption est la rencontre de deux histoires [...]. Dans le rapprochement de ces deux attentes, l'adoption a pour objectif premier de **répondre au besoin de l'enfant en lui donnant des parents** »[90].

Contrairement à ce que véhicule la pensée commune, l'adoption n'est pas une seconde naissance : « un homme et une femme ont conçu un enfant, qui n'avait pas de place à ce moment-là de leur histoire. Une mère l'a fait naître, a parfois souhaité le connaître, et n'a pas voulu le reconnaître, laissant à d'autres le soin de l'ancrer dans une famille, où il deviendra membre à part entière d'une communauté qui lui donnera son identité »[91].

Qui sont les enfants adoptables ?

Un enfant adoptable est un enfant qui n'a pas de parents, **au sens du droit**, c'est-à-dire un père et/ou une mère avec lequel existe un lien juridique : une filiation.

Est adoptable tout enfant répondant à un des critères suivants :

- déclaré « pupille de l'État » ;
- recueilli par une œuvre privée d'adoption ;
- consenti à l'adoption (par un ou ses deux parents) à un membre de leur famille ou par des personnes choisies par eux.

Qui sont les enfants en attente d'une famille ?[92]

Ces quinze dernières années, le nombre de pupilles de l'État a baissé de manière constante et importante : plus de 10 000 en 1985, à peine 3 340 au 31 décembre 1999, dont parmi eux :

- 1 130 enfants déjà placés, en vue d'adoption, dans leur future famille adoptive (fin 1999) ;
- parmi les pupilles de l'État non placés en vue d'adoption :

– 33 % des enfants ont un problème de santé ou présentent un handicap ;

– 17 % sont bien insérés dans leur famille d'accueil et vont y rester.

L'âge des enfants adoptables

Parmi les 1 120 enfants admis, au cours de l'année 1999, à la qualité de pupilles de l'État en vue d'adoption (en France métropolitaine), **600 enfants avaient moins d'un an (soit 53 %)** ; leur adoption s'est organisée rapidement, à l'exception de quelques-uns présentant un handicap important. Les enfants admis par déclaration judiciaire d'abandon sont plus âgés (6, 7, 8 ans).

Si, légalement, tous les enfants devenus pupilles doivent bénéficier d'un projet d'adoption, **pour certains** (en raison de leur âge, de leur appartenance à une fratrie ou parce qu'ils présentent des problèmes psychologiques ou médicaux), **la réalisation de ce projet peut prendre beaucoup plus de temps**. Le faible nombre de familles candidates à l'adoption prêtes à les accueillir nécessite à la fois une étude approfondie des possibilités d'accueil et un travail soutenu de préparation et d'accompagnement du placement.

Existe-t-il des enfants inadoptables ?

Dans l'absolu, tout enfant admis de façon définitive à la qualité de pupille de l'État en vue de son adoption, est un candidat potentiel à l'adoption. Ceci étant, certaines circonstances rendent vraisemblablement délicate toute tentative d'adoption, notamment en présence :

- de handicaps graves, compromettant la qualité de vie de l'enfant voire son espérance de vie, hypothéquant toute vie familiale ;
- de troubles psychologiques importants, voire de désordres psychiatriques majeurs.

Ces enfants vont alors vivre en institution ou en placement familial.

Qui sont les familles candidates à l'adoption ?

À titre d'exemple, nous étudierons la situation des candidats à l'adoption en 1999 à Paris. Sur 60 enfants confiés en vue de leur adoption au service d'Aide sociale à l'enfance de Paris :

- 7 d'entre eux ont été confiés à leur famille d'accueil qui souhaitait les adopter (ils avaient entre 3 et 15 ans dont deux âgés de 8-9 ans) ;

---

90. *Op. cit.* note 88.
91. N. Jeanniard, Origine du secret et secret des origines, secret de qui, secret de quoi ? in : *Enfance Majuscule*, n° 43, octobre/novembre 1998.
92. *Op. cit.* note 88.

◆ 53 ont été confiés en vue d'adoption à des familles agréées (44 enfants de moins d'un an, 6 enfants âgés de 2 à 6 ans et 3 âgés de 9 à 12 ans).

Les candidats à l'agrément en vue d'adoption[93]

Au cours de la même année, 485 dossiers de demande d'agrément ont été ouverts et 442 dossiers instruits. Parmi eux, on compte :

◆ 431 agréments accordés : 309 couples mariés, 15 couples non mariés et 107 célibataires ;

◆ 11 demandes d'agrément refusées (4 couples mariés et 7 célibataires).

La validité d'un agrément étant de 5 ans, ces nouveaux agréments élevaient, au 31 décembre 1999, le nombre total de candidats parisiens à 1 171 demandeurs (pour une adoption en France ou à l'étranger).

L'âge des adoptants

Ils sont âgés de 30 à plus de 50 ans, avec une **majorité se situant entre 36 et 45 ans.**

L'admission d'un enfant à la qualité de pupille de l'État en vue de son adoption

L'acquisition du statut de pupille de l'État[94]

D'un point de vue juridique, l'acquisition du statut de pupille de l'État pour un enfant accueilli à l'ASE lui offre la possibilité d'être adopté. Toutefois, son admission à la qualité de pupille se fait à titre provisoire, comme le précise le tableau 6, l'admission devenant définitive après un délai fixé par la loi pour chacune des six catégories[95].

La période durant laquelle l'enfant est admis comme pupille de l'État à titre provisoire, correspond à l'espace-temps durant lequel les parents peuvent, de leur chef, reprendre et recouvrer la totalité de leurs droits d'autorité parentale (rétractation, retour des parents).

La remise de l'enfant avant l'âge d'un an

À l'exception des enfants orphelins, lorsque l'enfant est âgé de moins d'un an, les parents ont la possibi-

Tableau 45.7 : Les conditions d'admission à la qualité de pupille de l'État.

Filiation de l'enfant ou attitude des parents à l'égard de l'enfant	Remis à l'ASE en vue de son admission comme pupille de l'État	Autres circonstances d'admission	Délai de remise à l'ASE pour admission définitive à la qualité de pupille
Non établie, non reconnue[1]		Admission de fait	2 mois
Établie et connue[2]	Par les personnes qui ont qualité pour consentir à l'adoption		
Orphelin de père et de mère	Article 380 du Code civil	Tutelle non organisée	
Établie et connue	Par leur père ou leur mère	L'autre parent n'a pas fait connaître au service son intention.	6 mois
Retrait total de l'autorité parentale	Par décision judiciaire		Sans délai
Désintéressement des parents pendant un an	Déclaration d'abandon par le TGI		

1. « Enfants trouvés » d'autrefois : ne sont confiés à l'ASE que si la personne qui les a trouvés ne consent pas à s'en charger. Elle doit seulement en faire la déclaration au service d'état civil du lieu de découverte (Code civil, art. 18). Précisons qu'à l'heure actuelle, il s'agit le plus souvent d'enfants nés d'un accouchement secret (c'est la part la plus importante des enfants admis à la qualité de pupille de l'État).
2. Il s'agit d'enfants « abandonnés », mais ce terme n'existe plus dans la loi.

---

93. L'agrément est la première phase de la procédure d'adoption. Les postulants doivent s'adresser au bureau des adoptions du département (par téléphone ou par courrier).
94. Code de la Famille et de l'Aide sociale, art. 61.
95. La loi du 6 juin 1984 modifie l'article 50 (devenu 61) du CFAS.

lité de demander le secret de leur identité, de donner des renseignements ne portant pas atteinte à ce secret. La demande du secret est mentionnée dans le procès-verbal établi au moment de la remise de l'enfant au service de l'ASE.
Le président du Conseil général est la seule autorité habilitée à établir les procès-verbaux de recueil des enfants confiés au service de l'ASE. Il lui appartient de désigner les agents de son service chargés de cette mission (et de leur donner la délégation de signature à l'effet de contresigner les procès-verbaux).

La déclaration judiciaire d'abandon

Les enfants admis par déclaration judiciaire d'abandon, après une évaluation approfondie de la situation, sont plus âgés (6, 7, 8 ans) lorsqu'ils deviennent pupilles de l'État. En effet, cette procédure concerne des enfants confiés à l'ASE par leurs parents ou par un juge, avant de devenir pupilles de l'État. Lorsque les parents ou les représentants légaux de l'enfant se sont désintéressés de l'enfant (présence auprès de l'enfant jugée insuffisante ou nulle) durant une période d'au moins un an :

- le service de l'Aide sociale à l'enfance doit déposer une requête devant le tribunal afin de faire constater la situation d'abandon de l'enfant ;
- si le constat de dilution des liens entre l'enfant et sa famille d'origine est confirmé, **l'enfant est déclaré judiciairement abandonné**, admis à la qualité de pupilles de l'État et peut bénéficier d'**un projet d'adoption**[96].

Le fonctionnement de la tutelle de l'État

Le représentant de l'État dans le département (le préfet) est le tuteur des pupilles de l'État ; il est assisté du conseil de famille des pupilles de l'État. Il exerce l'autorité parentale sur les enfants (prise des décisions importantes et examen annuel de la situation de chacun). La consultation du mineur est requise lorsqu'il est capable de discernement.

Le conseil de famille : composition et rôle

Chaque conseil de famille est mandaté pour une période de 6 ans, renouvelable par moitié ; il comprend 7 ou 8 membres, tenus au secret professionnel :

- deux représentants du Conseil général ;
- quatre membres d'associations à caractère familial, dont une d'assistantes maternelles ;
- deux personnalités qualifiées désignées par le préfet.

Un conseil de famille a la charge d'un nombre limité d'enfants afin de pouvoir remplir son rôle avec efficacité. Le tuteur, avec les membres du conseil, ont pour missions :

- de consentir chacun à l'adoption ;
- de choisir la famille à laquelle il sera confié parmi celles qui ont été agréées et proposées par le service d'Aide sociale à l'enfance.

En revanche, c'est le service de l'ASE qui est le gardien des pupilles de l'État, il s'occupe d'eux au quotidien et prépare un « projet d'adoption » pour chaque enfant.

Le choix d'une famille pour un enfant : sur quels critères ?

C'est le conseil de famille qui fait le choix des parents adoptants, pour chacun des enfants placés sous sa tutelle ; ce conseil travaille en collaboration étroite avec le service d'Aide sociale à l'enfance qui connaît à la fois les candidats à l'adoption et l'évolution des enfants adoptables.
Il n'existe pas de critères objectifs pour sélectionner une famille pour un enfant.
Les indications pouvant orienter le conseil de famille dans sa tâche sont de deux ordres.

Le projet des futurs parents

Ce peut être :

- la préférence éventuelle pour une fille ou un garçon ;
- l'orientation vers une ethnie plus qu'une autre ;
- l'ouverture possible sur l'accueil d'un enfant présentant un problème médical ; dans ce cas, une réflexion approfondie est menée avec les futurs parents, notamment pour les aider à préciser cette possibilité, leur motivation et surtout leur représentation d'une vie avec un enfant malade ou porteur d'un handicap, le soutien familial dont ils pourront bénéficier, etc. ;
- la place que les parents sont prêts à faire à cet enfant, leur enfant ;
- le projet professionnel du couple ou de la personne adoptante : si la mère travaille, quelle sera la durée journalière de la garde de l'enfant ? selon quel mode (crèche, assistante maternelle, garde à domicile) ?

Dans cette démarche, tout ne peut pas être anticipé, du côté du service comme du côté des futurs parents ; en particulier, il est difficile d'apprécier ce que les futurs adoptants sont prêts à modifier dans leur vie (organisation au quotidien, rythme de vie professionnelle...).

---

96. Code civil, art. 350.

Les entretiens préparatoires à l'adoption sensibilisent les futurs parents à cette dimension, aspect d'autant plus important que l'attente étant longue, l'accord peut arriver dans un foyer « où on ne croyait plus que ce serait possible » et dans un couple dont l'âge a souvent dépassé la quarantaine. L'arrivée de l'enfant va se faire dans un cadre de vie structuré (sans lui) et le changement s'imposera ; les entretiens doivent donc permettre aux futurs parents d'amorcer un projet de changement concret avant l'arrivée de l'enfant.

Le projet de l'enfant élaboré par le service de l'ASE

Il s'agira :

- du comportement du bébé : inquiet, confiant, nerveux, souriant... ;
- de son état de santé et l'évolution de son développement ;
- s'il est porteur de handicap ou présente une maladie chronique, quelles sont ses capacités d'adaptation au milieu de vie et quels aménagements dans son environnement sont-ils nécessaires ?
- du poids de son histoire : conditions d'admission à l'adoption ; histoire de la mère, de la grossesse, du père ;
- de son potentiel de vie : possibilité d'attachement, manifestations affectives en présence de personnes connues, inconnues, intérêt pour ce qui l'entoure (y compris les autres enfants), etc.

Certains enfants ont une histoire qui peut rendre leur adoption difficile, voire impossible.

Ainsi, le travail de collaboration entre le service des adoptions, le service de placement de l'enfant et le conseil de famille contribue à faire le meilleur choix possible, à la fois pour l'enfant et pour les parents.

Le plus souvent, le conseil de famille choisit entre deux ou trois propositions de l'ASE.

L'adoption internationale

Le petit nombre d'enfants adoptables en France a conduit de nombreuses personnes en quête d'adoption à se rendre à l'étranger, induisant parfois des pratiques dénuées d'éthique, soit par les familles victimes d'une grande pauvreté, soit par des intermédiaires peu scrupuleux. L'adoption d'enfants à l'étranger a donc fait l'objet d'une réglementation internationale[97] (voir p. 119).

Les futurs parents et les enfants

Les pays d'Amérique du sud, très convoités dans les années 1980, semblent moins sollicités aujourd'hui ; à l'inverse, les pays d'Asie sont davantage concernés (le Vietnam en particulier[98]). Les enfants des pays d'Europe de l'Est restent toujours nombreux.

En réalité, tous les pays du monde sont plus ou moins explorés par les personnes désireuses d'adopter un enfant.

Notons que les célibataires, bien que très présents dans la démarche, restent minoritaires et que l'adoption d'une fratrie de deux enfants grands (6-8 ans) n'est pas exceptionnelle.

Les enfants peuvent être soit recueillis par une œuvre d'adoption, soit confiés directement aux adoptants.

L'accueil de l'enfant par ses parents adoptifs

Les questions soulevées par l'adoption en général demeurent, notamment à propos des conditions de transfert de l'enfant d'une famille à l'autre ou de l'institution du pays d'origine à sa famille française. L'objectif sera toujours de mettre en œuvre les modalités les moins traumatisantes possibles pour l'enfant ; de nombreuses personnes se rendent d'ailleurs dans le pays pour établir les premiers contacts avec l'enfant, dans son milieu de vie. Cette démarche a, nous semble-t-il, un double intérêt :

- **le travail d'établissement des liens peut être accompagné**, surtout si l'adoption se fait par l'intermédiaire d'un organisme habilité. D'autant que, dans bien des cas, une préparation de l'enfant peut être faite en amont avec l'envoi de photos, cadeaux par les futurs parents et une verbalisation de l'événement par les personnes sur place dans le pays de l'enfant ;
- **les parents adoptifs prennent connaissance du milieu de vie de l'enfant**, en particulier ce déplacement leur permet de mesurer les écarts économiques et culturels, ce qui peut leur permettre d'éviter des maladresses, surtout quand l'enfant est déjà grand.

Les services d'adoption en France, tels que l'ASE ou les organismes d'adoption, sont des ressources pour les candidats à l'adoption d'enfants à l'étranger ; ils peuvent y recevoir des informations et des conseils mais peuvent également être orientés vers des services compétents en cas de difficulté.

---

97. Convention de La Haye (1993), applicable en France depuis le 1er octobre 1998, ratifiée par 27 pays fin 1999.
98. 700 enfants en 1999, contre 300 en provenance de Colombie et 300 de Roumanie (source MAI).

Depuis 1996, une loi introduit une extension de la mission du département auprès des familles adoptantes qui pourront faire l'objet d'un accompagnement jusqu'au jugement d'adoption, et au-delà si la famille le demande.

La question des origines : que dire et écrire ?

Cette question des origines, présente à un moment ou à un autre dans l'histoire de chacun d'entre nous, devient une question délicate lorsqu'il s'agit d'adoption.

La situation d'enfants orphelins fait appel à d'autres mécanismes, le plus souvent dans l'entourage de l'enfant (mais la question reste dans ce cas difficile par la quête impossible de ces parents à jamais perdus).

Il en est tout autrement pour les enfants abandonnés, quelles qu'en soient les circonstances.

On ne peut jamais parler d'adoption sans aborder la question de l'abandon. En France, le droit donne la possibilité aux femmes enceintes d'accoucher dans le secret.

Le droit de ne pas garder son enfant à la naissance

Le droit français met à disposition des mères qui le souhaitent, la possibilité de demander l'anonymat lors de leur admission en service de maternité pour y accoucher en vue d'y laisser leur enfant, ou de garder leur identité et de signer alors l'acte de consentement.

Ces deux actes administratifs sont distincts et, trop souvent, une désinformation laisse penser qu'il s'agit d'une procédure unique.

Lorsque le secret l'identité est demandé à l'admission en service de maternité (établissement conventionné), la décision d'accouchement secret doit être respectée. Ni pièce d'identité ni enquête ne révéleront l'identité de la mère qui pourra proposer les prénoms qu'elle souhaite pour l'enfant. Les frais de séjour et d'accouchement sont pris en charge par le service de l'ASE du département où siège l'établissement.

L'abandon, un acte posé qui donne sens

L'abandon « véhicule dans l'inconscient collectif une dimension répréhensible qu'il faut vite réparer »[99] ; l'adoption remplit alors cette fonction rassurante. L'adoption plénière vient même « annuler la parentalité de naissance. L'enfant adopté se voit inscrit sur le livret de famille de ses parents "né de..." ; un vrai faux est ainsi instauré juridiquement »[100]. On comprend alors les raisons qui soustendent l'inconscient collectif vis-à-vis des parents adoptifs, reconnus et considérés, en venant combler la perte.

Dans certains pays, la procédure va plus loin puisque la mère biologique peut choisir la famille de son enfant. « La pensée vagabonde sur l'enfant à naître, enfant dont elle va se séparer et qui conduit à une mentalisation de l'adoption. Accompagner des parents qui abandonnent, c'est les soutenir dans leur processus psychique autour de la prise de conscience qu'il est question d'un enfant. »[101]

L'abandon, un acte volontaire et réfléchi

L'acte d'abandon dans une démarche d'accouchement secret et d'acte administratif, officiellement reconnu par la société, de remise de l'enfant en vue de son adoption, est un acte responsable. Il a été préparé, discuté, accompagné. La mère a pu, si elle le souhaitait, bénéficier d'un soutien psychologique. Cet acte ne ressemble en rien à l'abandon « sauvage » du bébé, dans un lieu qui risque de mettre la vie de l'enfant en danger, mais qui signe aussi une détresse, au point de ne pouvoir solliciter de l'aide.

Les mères qui confient leur bébé au service de l'ASE semblent être les mères les plus structurées, les plus « construites » psychiquement ; elles demandent de l'aide, posent un acte et l'acceptent. Ces mères changent rarement d'avis (environ 10 %) une fois l'enfant confié et l'acte administratif signé. Quand on se réfère aux statistiques au niveau national, on peut constater que l'abandon, ce drame aux origines diverses, touche « les milieux aisés aussi bien que les pauvres, les illettrés que les cultivés, les célibataires que les femmes mariées, les mineures que les femmes plus âgées »[102].

L'accès aux origines

Pour l'enfant, ces parentalités qui s'additionnent, ces filiations qui se succèdent, constituent « des richesses dans lesquelles l'enfant puisera et cons-

---

99. S. Marinopoulos, De l'état d'être enceinte à l'attente d'un enfant : maturation psychique et représentation, in : *Naissance et secret : le droit à ses origines*, Érès/Fondation pour l'Enfance, 1999, p. 12.
100. S. Marinopoulos, *op. cit.* note 100, p. 13. L'auteur propose même que cette mention soit remplacée par « fils, fille de... », symbolisant l'acceptation de la filiation et de la parentalité en dehors de la procréation biologique.
101. S. Marinopoulos, *op. cit.* note 100, p. 19.
102. M. Szejer, Et la mère efface sur la table..., in *op. cit.* note 99, p. 967.

truira son histoire unique et singulière »[103]. La trace de son histoire initiale devient alors un atout supplémentaire de projet de vie.

Actuellement, les dossiers à disposition des enfants adoptés et de leurs parents se composent essentiellement de documents administratifs nominatifs ou touchant à la vie privée. Ils ne sont donc accessibles que sous certaines conditions. Par exemple, peuvent consulter leur dossier de l'ASE les personnes suivantes[104] :

- les personnes majeures, qu'elles aient été ou non adoptées ;
- l'enfant mineur, adopté ou non, accompagné par ses parents ou son représentant légal ;
- l'enfant mineur, adopté ou non, autorisé par ses parents ou son représentant légal.

Ces personnes, bénéficiaires de l'ASE à un moment de leur vie, peuvent consulter leur dossier et se faire assister de la personne de leur choix lors de cette consultation.

À noter...

Lorsqu'un enfant est confié en vue d'adoption, le dossier est définitivement inaccessible pour ses parents d'origine, quelles que soient les raisons pour lesquelles l'enfant est devenu adoptable. Quand la filiation est connue, le ou les parents ont la possibilité de demander le secret. Dans ce cas, cette information ne sera pas communiquée à l'enfant lors de la consultation de son dossier.

Les parents adoptifs ont accès au dossier dès le jugement d'adoption et jusqu'à la majorité de l'enfant. En revanche, l'enfant n'a pas accès au dossier de sa famille d'adoption, sauf autorisation de ses parents.

Une mise en mémoire

Aujourd'hui, une réflexion éthique se poursuit afin de faire évoluer les règles de droit qui permettraient à chacun de faire un travail d'appropriation de son histoire, s'il le désire et quand il y est prêt.

Qui est en mesure d'apporter des éléments dans un dossier d'enfant confié au service d'Aide sociale à l'enfance en vue de son adoption ?

Sa mère, éventuellement son père

L'initiative leur appartient. Les informations peuvent concerner :

- leur identité, mais aussi des moments vécus pendant la grossesse, le projet qu'elle, qu'ils forme(nt) pour l'enfant en le confiant aux soins d'autres personnes ;
- les prénoms, s'ils ont été choisis par la mère ou les parents d'origine, ils peuvent en donner une explication (motivation généalogique, souvenir heureux, etc.)... ;
- tout ce que peut/veut confier la mère à son enfant, peut/doit être consigné dans son dossier.

Cependant, on ne peut pas contraindre une mère à laisser sa trace, l'histoire est parfois trop lourde pour qu'elle puisse la dire à son enfant. Ce parti pris (de laisser dire ou ne pas dire) légitime d'autant plus l'accompagnement d'un professionnel lors de la consultation du dossier par l'enfant lui-même ou par sa famille adoptive.

Pour l'enfant, ce qui est important, c'est le dialogue qu'il pourra entreprendre avec les professionnels ou sa famille à travers lequel « l'anonymat [voulu par la mère] pourra être perçu non plus comme un secret honteux ni comme un vide inadmissible, mais comme le respect d'une volonté à la fois douloureuse et nécessaire »[105]. On ne bâtit pas sur des non-dits et la vérité, si importante pour l'enfant, l'est aussi pour la mère. En effet, « les mères qui ont dû gérer leur histoire avec le poids d'un secret d'abandon témoignent maintenant de l'impasse dans laquelle elles se retrouvent des années plus tard »[106].

Les professionnels

Les professionnels peuvent, à leur niveau, apporter de précieuses informations :

- ceux qui ont l'enfant en charge, à la maternité puis à la pouponnière ou dans le cadre d'un placement familial :

– à la maternité, la puéricultrice veillera à la stabilité du personnel chargé des soins de l'enfant ; elle insistera pour que le cahier qui le suivra au service de l'ASE contienne des informations significatives de ses réactions, manifestations, mimiques, de son comportement, de sa tonicité, etc. ; éventuellement, les mots que la mère a utilisés pour parler de l'enfant, si elle a voulu le voir, lui a parfois donné un biberon. Ce qui est écrit doit avant tout signifier qu'il s'agit

103. S. Marinopoulos, *op. cit.* note 99, p. 967.

104. La loi du 17 juillet 1978 indique que les documents administratifs non nominatifs (rapports, études, PV, statistiques, etc.) sont communicables de plein droit, à toute personne qui en fait la demande. Les documents administratifs nominatifs ou touchant à la vie privée sont uniquement accessibles aux personnes concernées. Les informations médicales ne sont communicables que par l'intermédiaire d'un médecin. Par ailleurs, toute personne peut accéder librement aux dossiers de l'ASE, après un délai de 60 ans, sans pour autant que la levée du secret de la filiation puisse être faite.

105. S. Marinopoulos, *op. cit.* note 99, p. 967.

106. S. Marinopoulos, *op. cit.* note 99, p. 967.

d'un nouveau-né et que, comme tout nouveau-né, il est doté de compétences sensorielles, de sensibilité à la manipulation, etc. ;
– lors de la prise en charge en pouponnière ou en famille d'accueil, la puéricultrice veillera à poursuivre ce recueil de données : plus l'enfant grandit, plus les informations significatives seront variées, touchant aussi bien au développement physique et moteur qu'à ses réactions psychoaffectives ou à sa manière d'être en général. Les photos viendront illustrer ce temps de vie inter-parental ;
◆ les travailleurs sociaux qui sont intervenus à un moment ou un autre.
Il faut donc savoir que tous les écrits qui s'élaborent autour de l'enfant et de son histoire sont, à terme, propriétés de l'enfant, qu'étant lus, ils devront être compris et contenir « son » histoire.

Conclusion

Ce chapitre consacré à la prévention et à la protection sociale et judiciaire de l'enfance évoque le problème de la violence interne à la famille. La violence est parfois également présente dans les institutions destinées à protéger les enfants de toutes formes d'agression violente. Cette violence institutionnelle, qu'elle soit le fait d'individu ou liée à la collectivité elle-même (conditions de vie, règlement intérieur, privations de parole, etc.), doit nous obliger à une vigilance professionnelle permanente. En effet, on peut dire que l'ensemble du système de protection des enfants en danger peut être violent si le partenariat n'est pas bien réalisé, si les conflits entre les institutions ne sont pas évacués, si les conflits entre les professionnels se pérennisent.
Le grand mouvement actuel en faveur du soutien à la parentalité, spécialement dans les périodes sensibles, en développant les compétences et les solidarités, ainsi que les lieux d'écoute et d'information, arrive à point nommé pour que les professionnels recentrent leur finalité professionnelle sur la place à faire aux acteurs de leur propre vie : l'enfant, les parents, la famille, le groupe social. Le savoir expert des professionnels pouvant alors se mobiliser autour des situations de crise et de risque comme ressources pour les familles et comme garants de la compétence des institutions.

BIBLIOGRAPHIE

BEDARD J. – *Familles en détresse sociale* tome 2, L'intervention familiale communautaire, Éd Sigier, Québec, 1999.

BEN SOUSSAN – *Un bébé est battu.* Érès, Mille et un bébés, 1998.

BOURCET S. et TYRODE Y. – *L'Enfance maltraitée.* Ellipses, Paris, 1999.

BOUTIN G. et DURNING P. – *Les Interventions auprès des parents, innovation en protection de l'enfance et en éducation spécialisée.* Dunod, 1999.

BRUEL A. – *Un avenir pour la paternité.* Syros, Chartres, 1998.

COLAPINTO J., MINUCHIN P. et MINUCHIN S. – *Travailler avec les familles démunies.* ESF, Paris, 2000.

CYRULNIK C. – *Ces enfants qui tiennent le coup.* Éd. Hommes et perspectives, France, 1998.

DAVID M. – *Enfant, parents, famille d'accueil – Un dispositif de soins : l'accueil familial permanent.* Érès/ministère de l'Emploi et de la Solidarité, 2000.

DELENS-RAVIER I. – *Le Placement d'enfants et les familles, recherche qualitative sur le point de vue des parents d'enfants placés.* Éd. Jeunesse et droit, Liège, janvier 2001.

DE GAUJELAC V. et LEONETTI I. – *La Lutte des places : insertion et désinsertion.* Desclée de Brouwer, coll. *Re-Connaissances*, Paris, 1994.

DE GERANDO – *Le Visiteur du pauvre.* Début du XXe siècle, épuisé.

DOLTO F., PERNAUD L., RAPOPORT D. et THIS B. – *Enfance en souffrance.* Stock, 1986.

Fonds HOUTMAN – *Plaidoyer pour l'enfant – vers une culture de l'enfance.* De Boeck et Belin, Bruxelles, 2000.

GABEL M., LEBOVICI S. et MAZET P. – *Maltraitance : maintien du lien.* Fleurus, 1995.

GERMAIN J. G. – *Un enfant entre deux familles – Le placement familial : du rêve à la réalité.* Sciences et culture, Montréal (Québec), 2000.

GOSSET D. – *Maltraitance à enfants*, Masson, 1997.

LAMOUR M. – Les situations à haut risque de maltraitance et de négligences graves, la place de l'approche psychiatrique dans le travail de réseau. In : *L'Enfance majuscule*, octobre 1992, n° 7.

LAVOUE J. – *Éduquer avec les parents – L'action éducative en milieu ouvert : une pédagogie pour la parentalité.* L'Harmattan, Paris, 2000.

MOUHOT F. – Le Devenir des enfants de l'aide sociale à l'enfance. In : *Devenir*, vol. 13, n° 1, 2001.

NISSE M. – *L'Enfance victime, faire face aux violences – le guide du parent.* L'Atelier de l'Archer, 1999.

POILPOT M. P. – *Naissance et secret : le droit à ses origines.* Érès/Fondation pour l'Enfance, 1999.

POILPOT M. P. – *Être parents en situation de grande précarité.* Érès/Fondation pour l'Enfance, 2000.

ROSENCZVEIG J.-P. – *Le Dispositif français de protection de l'enfance.* Éd. Jeunesse et Droit, Paris, 1996.

THEVENET A. – *L'Aide Sociale à l'Enfance aujourd'hui après la décentralisation.* ESF, 13e édition, 1999.

VERDIER P. ET ROSENCZVEIG J.-P. – *Les Responsabilités en travail social.* Dunod, 1998.

Revues

Devenir, n° 1, vol. 13, 2001.

Enfance majuscule, L'enfant et la justice, n° 54, septembre/octobre 2000 ; L'accouchement sous X, n° 43, octobre/novembre 1998 ; La protection de l'enfance, n° 47, juin/juillet 1999.

Le Furet, revue de la petite enfance et de l'intégration, n° 30, Être et devenir père, décembre 1999.

Études et Résultats, DREES, ministère de l'Emploi et de la Solidarité, n° 46 et 68.

Le Journal des psychologues, n° 179, 2000.

Lien social.

Psychiatrie sociale et problèmes d'assistance.

L'Enfant en milieu tropical, n° 212, 1994.

Les Cahiers de la Puéricultrice, n° 143, septembre 1999.

Autres documents

Guide pratique : Adopter un enfant à l'usage des futurs adoptants, ministère de l'Emploi et de la Solidarité, 2000.

Rapport à l'Assemblée nationale (tomes I et II), *Droits de l'enfant, de nouveaux espaces à conquérir*, 1998.

Rapport au Parlement, *L'Enfance maltraitée*, ministère délégué à la Famille et à l'Enfance, GPIEM, septembre 2000.

CHAPITRE 46

La santé scolaire[1]

Capacités attendues pour l'exercice de la puéricultrice

- Gérer le projet de santé de l'établissement, en collaboration avec le médecin de santé scolaire et en concertation avec les différents personnels, afin d'intégrer la promotion de la santé des enfants et des adolescents dans la vie scolaire.
- Participer à la prévention des inadaptations et des échecs scolaires par un dépistage et une prise en charge, aussi précoces que possible, des anomalies et difficultés d'ordre physique, psychique ou sociale.
- Organiser la prise en charge et le suivi de la santé des enfants atteints d'un handicap ou d'une maladie invalidante, sur les plans matériel et psychologique, en concertation avec la famille, le médecin de santé scolaire et les enseignants.
- Organiser des actions d'éducation à la santé favorisant la responsabilisation des jeunes sur la protection (individuelle et collective) de la santé, et leur sensibilisation aux problèmes de santé publique liés aux conduites à risques.

La santé scolaire ou plus exactement le Service de Santé en Faveur des Élèves s'inscrit dans le cadre des dispositifs ayant pour mission la protection et la promotion de la santé de l'enfance et de l'adolescence.

Exercer au sein de ce service représente donc pour la puéricultrice un formidable lieu d'action puisqu'elle est amenée à intervenir auprès des familles et de leurs enfants, âgés de 6 à 16 ans (âges de l'obligation scolaire en France) et même auprès d'enfants âgés parfois de seulement 2 ans. On imagine combien les connaissances d'une puéricultrice en matière de santé et de développement de l'enfant peuvent être un atout pour la communauté éducative dont la mission première est de favoriser un certain nombre d'apprentissages conduisant, à terme, à leur insertion sociale et professionnelle.

Au-delà de ces enjeux de société, la puéricultrice recherchera surtout à contribuer à l'épanouissement global de l'enfant au sein de la structure scolaire, mais aussi au sein de sa famille.

L'objet de ce chapitre est donc d'envisager l'éventail des missions de la puéricultrice à l'Éducation nationale et de découvrir les moyens mis à sa disposition pour répondre aux besoins de santé de la population scolarisée. Dans ce but, nous abordons tout d'abord le cadre législatif dans lequel elle exerce, puis son rôle spécifique dans la prévention des inadaptations et de l'échec scolaire, dans la scolarisation des enfants atteints d'un handicap ou d'une maladie chronique, avant d'envisager un certain nombre de thèmes d'éducation à la santé, particulièrement pertinents d'aborder en santé scolaire.

Le cadre législatif d'intervention de la puéricultrice en santé scolaire

Depuis la création, en 1945, du service de santé scolaire, les conditions sanitaires du développement des enfants et des adolescents ont considérablement évolué. Nous verrons rapidement cette évolution au travers de la mise en place d'un dispositif de santé

1. Auteur : Marie-Thérèse ATIA, infirmière puéricultrice en santé scolaire. Avec la collaboration de Michèle VANHOENACKER, puéricultrice, conseillère technique académique, Service de santé scolaire.

dont les objectifs actuels sont largement ouverts sur la prévention et l'éducation à la santé des enfants et des familles.

Rappel historique

Alors que les objectifs professionnels des infirmières sont depuis toujours centrés sur la mise en œuvre de moyens visant à protéger la santé, il a fallu attendre la loi du 31 mai 1978 pour que leur soit reconnue une véritable autonomie. Cette loi définit en effet un rôle propre à l'infirmière et des compétences en tant qu'éducatrice de santé : « [...] En outre, l'infirmier(ère) participe à différentes actions, notamment en matière de prévention, d'éducation à la santé et de formation et d'encadrement ». Quant à la profession de puéricultrice, elle n'a cessé d'évoluer avec la politique de santé et la place de l'enfant au sein de la société (voir p. 16).
La présence des puéricultrices dans de nombreux établissements scolaires témoigne de l'adéquation de leur formation avec les besoins actuels du monde scolaire. On peut souhaiter qu'une évolution réglementaire officialise leur présence au sein des services infirmiers des écoles, collèges et lycées.

Le Service de santé scolaire (SSS)

Depuis sa création en 1945 jusqu'en 1964, le SSS fût rattaché au ministère de l'Éducation nationale, transféré ensuite au ministère de la Santé pour finalement revenir, vingt ans plus tard, au ministère d'origine.
À sa création, les différentes professions concernées (médecins, infirmières, assistantes sociales) appartenaient au SSS, pour ensuite, progressivement, se répartir en trois services distincts : le service médical, le service infirmier, le service social.
Les personnels sanitaires et sociaux assurent le conseil technique des responsables administratifs de l'Éducation nationale au niveau ministériel, académique, départemental et local.
Les besoins de santé des enfants et des jeunes d'âge scolaire n'ont cessé de se diversifier, notamment en raison des difficultés sociales en augmentation (paupérisation, développement du chômage et de l'exclusion, accroissement des inégalités et de la violence sous toutes ses formes, etc.). Cette évolution fonde le plan de relance pour **la santé à l'école** de 1998 qui insiste sur **l'éducation à la santé et la prévention à l'école**. En 1991, le SSS devient le « service de promotion de la santé en faveur des élèves ». Les acteurs de santé et du travail social sont reconnus comme membres à part entière de la communauté éducative et impliquent davantage celle-ci dans des actions concernant la santé des enfants et des jeunes, thème de réflexion prioritaire de la Conférence nationale de santé de 1997.
Pour bien comprendre la place de la puéricultrice au sein du dispositif scolaire, nous présentons ci-après le schéma d'organisation de l'Éducation nationale.

Le schéma d'organisation de l'Éducation nationale

Le dispositif national de l'éducation en France est un système organisé, centralisé et hiérarchisé. Concernant la santé des enfants et des jeunes scolarisés, il comporte plusieurs niveaux d'interlocuteurs.

Le ministère de l'Éducation nationale

Il est composé d'une direction par type d'établissement : les écoles, les collèges et les lycées, les universités.
C'est à ce niveau, en concertation avec le ministère de la Santé et avec le concours des conseillers techniques du ministre (médecin, infirmière), que se définit la politique ministérielle de santé en faveur des élèves[2].

Le rectorat

La définition du Projet académique (et de son volet santé) relève du recteur, assisté du médecin et de l'infirmière, conseillers techniques. Il fixe les orientations et priorités en matière de santé au sein de l'académie, en adéquation avec les axes prioritaires nationaux.
Il assure, le plus généralement, la gestion des lycées.

L'inspection académique

C'est elle qui assure la mise en place, au sein du département, de la politique académique de santé en tenant compte des réalités départementales. La politique académique de la santé relève de l'inspecteur d'académie qui, avec le concours du médecin et de l'infirmière (conseillers techniques, par ailleurs, respectivement responsables du service médical départemental et du service infirmier départemental), assure la gestion des collèges.

La circonscription

L'autorité de l'inspecteur d'académie est déléguée, à l'échelon local, à l'inspecteur de l'Éducation natio-

---

2. Circulaire n° 91-148 du 24 juin 1991 fixant les missions et le fonctionnement du service de promotion de la santé en faveur des élèves, adressée aux recteurs et aux inspecteurs d'académie, abrogée par la circulaire du 1er janvier 2001.

nale pour la mise en place de la politique de santé en faveur des élèves (une circonscription peut regrouper une ou plusieurs communes et leurs écoles respectives) avec les médecins et infirmières exerçant au sein de la circonscription.
Dans les collèges et les lycées, ce sont les chefs d'établissement qui sont garants de la mise en place de la politique de santé en faveur des élèves, avec le concours du médecin et de l'infirmière, conseillers techniques.
La politique ministérielle de santé en faveur des élèves redéfinit la mission de promotion de la santé en faveur des élèves, elle a pour « objectif essentiel et spécifique de veiller à leur bien-être, de contribuer à leur réussite et de les accompagner dans la construction de leur personnalité individuelle et collective. [...] Chacun apporte ses compétences dans le champ global de la promotion de la santé à l'école, les médecins et les infirmier(ère)s ayant cependant en tant que professionnels de santé, une mission particulière au sein d'un partenariat spécifique. »[3]

La mission de l'école

Dans le domaine de la promotion de la santé, l'école vise à :
- détecter précocement les difficultés susceptibles d'entraver la scolarité ;
- accueillir et accompagner tous les élèves, leur faciliter l'accès aux soins ;
- développer une dynamique d'éducation à la santé et à la sexualité et de prévention des conduites à risque ;
- contribuer à faire de l'école un lieu de vie prenant en compte les règles d'hygiène, de sécurité et d'ergonomie.

Ces grandes orientations de la politique de santé en faveur des élèves sont donc parfaitement en phase avec les objectifs professionnels des puéricultrices, d'où l'intérêt de l'intervention de celles-ci au sein du service de santé en faveur des élèves.

Rappels législatifs

Bien que d'autres chapitres de cet ouvrage abordent cette question, nous rappelons ici les principes réglementaires sur lesquels repose l'exercice de l'infirmière puéricultrice au sein de l'Éducation nationale.

Les principes déontologiques[4]

Quelques règles sont essentielles dans l'exercice en milieu scolaire.

Le secret professionnel (art. 4)

Il précise que les infirmières sont soumises au secret professionnel dans leur exercice, celui-ci couvrant non seulement ce qui leur a été confié mais aussi ce qu'elles ont vu, lu, entendu, constaté ou compris. Néanmoins, la loi fait également obligation aux infirmières de lever ce secret dans le cadre de situations d'enfants en danger.

La levée du secret professionnel (art. 7)

Il est stipulé que « lorsqu'un infirmier(ère) discerne dans l'exercice de sa profession qu'un mineur est victime de sévices ou de privations, il doit mettre en œuvre les moyens les plus adéquats pour le protéger, en n'hésitant pas, si cela est nécessaire, à alerter les autorités médicales ou administratives compétentes lorsqu'il s'agit d'un mineur de quinze ans [ou moins] ».

La non discrimination des soins (art. 25)

L'infirmier doit en effet dispenser des soins sans discrimination, quels que soient « l'origine, le sexe, l'âge, l'appartenance ethnique, religieuse... » de la personne.

Les actes professionnels infirmiers[5]

Retenons les orientations qui sous-tendent la promotion de la santé des enfants et des jeunes.

L'objet de l'exercice professionnel (art. 1)

Les soins infirmiers qui sont « de nature technique, relationnelle et éducative », ont pour objet « de protéger, maintenir, restaurer et promouvoir la santé des personnes ou l'autonomie de leurs fonctions vitales physiques et psychiques, en tenant compte de la personnalité de chacune d'elles, dans ses composantes psychologique, sociale, économique et culturelle ».

L'exercice du rôle propre (art. 2)

Le rôle propre de l'infirmier lui permet d'analyser un recueil de données pour définir des objectifs de soins concernant la personne, d'établir un diagnostic infirmier qui guidera ses actions et dont il évaluera l'évolution notamment en consignant ces informations.

Les actes relevant du rôle propre infirmier (art. 3)

Les corrélations de ces actes avec l'exercice infirmier en milieu scolaire sont particulièrement nombreuses. Elles concernent en particulier : les soins

3. Bulletin Officiel de l'Éducation nationale du 25 janvier 2001.
4. Décret du 16 février 1993 relatif aux règles professionnelles.
5. Décret du 15 mars 1993 relatif aux actes professionnels et à l'exercice de la profession d'infirmier.

d'hygiène, prise de médicaments, repos et sommeil, surveillance de l'état de santé, aide et soutien psychologique, accueil et orientation.

Les soins d'urgence (art. 8)

L'infirmier est habilité « à mettre en œuvre des protocoles de soins d'urgence préalablement écrits, datés et signés par le médecin responsable ».

Les activités de prévention et d'éducation (art. 9)

En fonction des besoins de santé identifiés, « l'infirmier propose, organise ou participe à des actions, notamment dans les domaines :

- de la recherche en soins infirmiers ;
- de la prévention et de l'éducation en matière d'hygiène et de santé individuelle et collective (lutte contre les maladies sexuellement transmissibles, les toxicomanies, l'alcoolisme, le tabagisme, la maltraitance, etc.) ;
- de dépistage des troubles sensoriels, des handicaps ou anomalies du squelette ;
- d'information sexuelle et d'information dans le domaine de la santé mentale ;
- de recherche en matière d'épidémiologie, d'ergonomie, d'hygiène et de sécurité ».

Ces objectifs professionnels répondent totalement aux missions de l'infirmier(ère) de l'Éducation nationale définies le 12 janvier 2001 et qui s'inscrivent « dans la politique générale de l'Éducation nationale qui est de promouvoir la réussite des élèves et des étudiants ; elle concourt à cet objectif par la promotion de la santé des jeunes et participe plus largement à la politique du pays en matière de prévention et d'éducation à la santé ».

La diversité des lieux d'exercice de la puéricultrice en milieu scolaire

Les postes d'affectation des infirmières et des puéricultrices sont variés et induisent des types d'activité diversifiés pour ces professionnelles au sein même de l'Éducation nationale. Ceci est d'autant plus marqué que le poste se trouve en zone prioritaire ou non.

Les différentes affectations de l'infirmière

L'affectation en secteur géographique

Elle consiste à confier plusieurs établissements à une même infirmière : écoles primaires et/ou maternelles et/ou collèges.

L'affectation en établissement

On distingue ainsi :

- le collège ± section d'enseignement général et professionnel adapté (SEGPA) ;
- l'établissement régional d'enseignement adapté (EREA), avec ou sans internat ;
- le lycée général, le lycée technique ;
- le lycée d'enseignement professionnel (LEP) ;
- l'établissement d'enseignement supérieur.

L'affectation mixte

Elle oblige l'infirmière à se mettre à disposition pour différents établissements tout en étant référente d'un établissement en particulier : un collège et un secteur de rattachement.

L'IDE est nommée sur un collège. Elle est sous l'autorité hiérarchique de son chef d'établissement, mais sa zone géographique de responsabilité s'étend aux écoles primaires rattachées à ce collège, voire à un autre collège et ses écoles primaires.[6]

Les différentes zones d'implantation des établissements

Cette différence est marquée notamment par :

- une implantation en « zone d'éducation prioritaire (ZEP) » ou « zone sensible » et les zones « violence »[7]. La population d'élèves est plus fragilisée qu'ailleurs, leurs conditions sociales constituent un réel frein à la réussite scolaire des enfants. Les ZEP, créées en 1981, concernent les classes de la maternelle à la terminale ; elles ont une mission éducative renforcée et les actions de la puéricultrice y ont une orientation spécifique ;
- une implantation rurale ou urbaine, qui a également une influence sur le public ;
- la multiplicité culturelle.

La variété des activités selon les effectifs d'élèves

Outre le type de secteur et le profil sociologique de la population, le nombre d'enfants qui dépend de l'infirmière va conditionner en partie son travail.

L'école maternelle

C'est une période importante de la vie des enfants et essentielle pour ceux d'entre eux qui sont issus de familles peu favorisées sur les plans économiques et culturels. L'école offre les conditions requises pour le développement du langage en particulier, mais aussi l'acquisition de repères dans l'espace et le temps (favorables par ailleurs à l'apprentissage des règles

6. La circulaire de 2001 abolit les infirmières dites « de secteur primaire ».
7. Circulaire 2001 3.2.3.

sociales de vie collective). La prévention des échecs scolaires commence dès ce stade.

Le rôle de la puéricultrice intervient à différents niveaux :

- sur le plan des besoins de l'enfant (sommeil, sécurité, propreté...), surtout lorsque les enfants sont accueillis dès l'âge de 2 ans ;
- en matière de dépistage : troubles du langage, moteurs, intellectuels.

Elle exerce en étroite collaboration avec le service de PMI qui se charge du bilan de 3-4 ans (voir p. 905). Une liaison peut ainsi se faire plus aisément au moment du bilan d'entrée en classe préparatoire.

L'école primaire

Elle s'organise en 3 cycles :

- premier cycle des apprentissages : école maternelle sauf grande section ;
- deuxième cycle des apprentissages fondamentaux : grande section, CP et CE1 ;
- troisième cycle des apprentissages fondamentaux : CE2, CM1, CM2.

L'école primaire est le lieu d'acquisition des savoirs de base que sont la lecture, l'écriture et le calcul. Elle s'adresse, théoriquement, à des enfants de 6 à 11 ans. C'est à cette période de son développement qu'intervient pour l'enfant le travail de socialisation qui va contribuer à la structure de sa personnalité, l'école primaire lui permettant d'élargir son rapport au monde extérieur.

Le travail de l'infirmière scolaire est très orienté vers le dépistage de toutes les perturbations médicales ou médico-sociales susceptibles d'entraver le processus d'apprentissage des enfants.

Le collège

C'est un moment clé du cursus scolaire de l'enfant puisque c'est au collège que s'acquièrent la maîtrise de la langue française, les méthodes de travail ; les activités pédagogiques visent le développement de l'esprit critique et de curiosité. L'élève, très sollicité, développe son autonomie et rencontre parfois des difficultés d'adaptation (surtout durant la première année de collège).

La population du collège correspond aux périodes de pré-adolescence et d'adolescence (11 à 15 ans) et aux turbulences qui y sont liées (voir chapitres 37 et 38).

Le travail de l'infirmière se situe essentiellement sur le registre de l'écoute et de l'éducation ; ses actions visent la prévention et le dépistage précoce de tout se qui peut nuire à la structuration de la personnalité de l'enfant et au déroulement de sa scolarité.

La difficulté principale pour l'infirmière est la réponse aux besoins individuels dans un cadre collectif. Toutefois, il faut souligner que les problématiques sont à la fois spécifiques et diversifiées selon l'enfant et la famille[8]. Le contact avec cette dernière se fait en fonction des problématiques individuelles, souvent liées à l'âge de l'enfant ou de l'adolescent.

Rappelons que l'orientation professionnelle se fait dans le cadre du bilan d'orientation obligatoire de fin de 3e.

Le lycée

Il offre des filières diversifiées pour consolider la formation générale et la poursuite éventuelle d'études supérieures. C'est le lieu de développement des capacités personnelles de travail, de raisonnement, de jugement et de communication. Bien que les problématiques de l'adolescence s'atténuent, les besoins des jeunes ont leurs particularités ; ce qui exige de l'infirmière de bien connaître le développement et les spécificités psychopathologiques de cette période de la vie.

L'enseignement spécialisé

Au sein de l'Éducation nationale, un certain nombre de structures spécialisées sont mises en place pour répondre aux besoins des élèves « à particularités » ou en difficulté. Une vigilance accrue est alors attendue de la part de l'infirmière puéricultrice dont les actions sont plus spécifiques.

Le Réseau d'aide spécifique aux élèves en difficulté (RASED)

Il en existe un par circonscription scolaire ; il regroupe essentiellement des psychologues rééducateurs et enseignants spécialisés compétents pour répondre individuellement à des difficultés scolaires (acquisitions fondamentales) et non aux problèmes de handicap (pris en charge par ailleurs).

Ces professionnels interviennent pour aider les élèves en difficultés, directement dans les écoles maternelles et primaires, durant le temps scolaire et en complément de l'action des enseignants.

La décision d'apporter à l'élève une aide spécialisée n'est prise qu'après une étude attentive associant les intervenants du réseau, le maître de la classe et les parents.

Les aides spécialisées

La diversité des aides permet de répondre à une grande variété de difficultés, sans pour autant pou-

8. Ce qui suppose que l'infirmière ait une connaissance approfondie : du développement normal de l'enfant et de l'adolescent, de la psychopathologie propre à ces âges, des milieux sociaux et culturels dans lesquels ils évoluent.

voir affirmer que toutes sont traitables dans le cadre de l'Éducation nationale. On distingue :

◆ les aides à dominante pédagogique :

– les classes à effectifs réduits (< 15) avec des méthodes pédagogiques adaptées comme dans les sections d'enseignement spécialisé (SEGPA) ou les écoles régionales d'enseignement adapté (EREA). L'objectif est la réinsertion la plus rapide possible dans une classe ordinaire. La plupart des EREA disposent d'un internat et l'infirmière d'un logement sur place ;

– le regroupement d'adaptation rassemblant de manière temporaire des élèves en difficulté qui continuent à fréquenter leur classe ordinaire dans laquelle ils demeurent régulièrement inscrits ;

– les Classes d'intégration et de scolarisation des élèves handicapés (les CLIS, voir p. 984) ;

– les classes de perfectionnement ;

◆ les aides à dominante rééducative. Les interventions spécifiques sont effectuées individuellement ou par de très petits groupes avec l'accord des parents et dans la mesure du possible avec leur concours.

Les collaborateurs et partenaires de l'infirmière

Nous croiserons en différentes occasions dans ce chapitre les nombreux interlocuteurs de l'infirmière scolaire. Son action s'inscrit dans un dispositif éducatif collectif qui mobilise à la fois des compétences du domaine éducatif, sanitaire, social, culturel et parfois judiciaire. Citons :

◆ **le médecin scolaire**, interlocuteur privilégié pour tout ce qui concerne la prévention et le dépistage de troubles à dominante médicale, intervient pour l'évaluation des conditions de vie (hygiène, sécurité, ergonomie...) ;

◆ **l'assistante sociale** est le référent pour toutes les problématiques à dominante sociale. C'est une collaboratrice essentielle de l'infirmière, avec le médecin, pour dénouer des situations complexes, notamment en matière de maltraitance. Elle participe à la lutte contre les inégalités sociales et les exclusions, et exerce dans ce cadre en étroite collaboration avec le service social polyvalent de la commune ;

◆ **la secrétaire médico-scolaire** gère les dossiers médico-scolaires des élèves. Elle assure la coordination des interventions, le transfert des dossiers et a un rôle d'accueil et d'information important ;

◆ **les équipes spécialisées des classes adaptées**, les élèves handicapés nécessitant un suivi régulier auquel l'infirmière collabore étroitement ;

◆ **le CPE**, pour la vie scolaire ;

◆ **les professeurs principaux**, pour le groupe classe.

La puéricultrice, conseillère technique en matière de santé

Du fait de sa connaissance approfondie des besoins de l'enfant et de sa présence sur le terrain, la puéricultrice est particulièrement sollicitée par le chef d'établissement en qualité « d'expert en santé ». Elle intervient ainsi dans un certain nombre d'instances telles que le conseil d'administration ou le conseil d'école, le comité d'hygiène et de sécurité, le comité d'éducation à la santé et à la citoyenneté, le conseil de discipline.

Au sein du conseil d'administration ou du conseil d'école

Ces conseils sont les instances décisionnelles des établissements scolaires. Les décisions prises concernent notamment :

◆ le cadre organisationnel et budgétaire :

– aménagements des locaux et des horaires (emploi du temps) ;

– dispositions relatives à la restauration scolaire ;

– vote du budget, conventions et contrats ;

◆ la dynamique d'enseignement :

– principes de mise en œuvre de l'autonomie pédagogique et éducative ;

– accord relatif au programme des associations ;

◆ le contexte de la vie quotidienne :

– définition et actualisation du règlement intérieur ;

– vote des projets, en particulier **le projet santé de l'établissement**, qui s'intègre au projet d'établissement.

À travers son observation quotidienne des jeunes fréquentant l'infirmerie et l'analyse des données recueillies lors des examens pratiqués auprès des jeunes, la puéricultrice concourt, avec le médecin de santé scolaire, à définir les éléments à prendre en compte pour construire le projet santé. La possibilité de siéger au conseil d'administration permet dès lors de valoriser l'importance de ce projet et d'en informer les familles.

Au sein du Comité d'hygiène et de sécurité

La mise en place du Comité d'hygiène et de sécurité (CHS) est obligatoire. Sa mission est d'améliorer les conditions de travail et de réduire le risque d'accident, dans une démarche de prévention intégrée à la mission éducative, son rôle étant de faire toutes propositions utiles en vue de **promouvoir la formation**

à la sécurité et de **contribuer à l'amélioration des conditions d'hygiène, de sécurité et de travail** dans l'établissement.

La composition du CHS

Ce comité comprend un grand nombre de personnes :
- le personnel dirigeant de l'établissement : chef d'établissement, gestionnaire, CPE ;
- les représentants des collectivités de rattachement ;
- les représentants des enseignants ;
- les représentants des personnels administratifs, techniques, ouvriers, sociaux, de santé et de service (ATOSS) ;
- les représentants des parents d'élèves et ceux des élèves ;
- les experts : médecin du travail ou de l'Éducation nationale, IDE ;
- le personnel qualifié : inspecteur du travail...

La gestion des risques

Bien qu'elle soit particulièrement importante dans les établissements disposant d'ateliers, la gestion des risques concerne tous les établissements d'enseignement. L'IDE a une bonne connaissance des accidents et incidents ; elle participe activement à **la définition de la politique de prévention des risques**. C'est-à-dire :
- la prévention des risques liés au matériel : mise aux normes des machines dangereuses et des sanitaires... ;
- la prévention des risques liés aux conditions de travail : ergonomie : préservation du dos, des yeux par rapport aux effets d'arc dans les ateliers métallurgiques (usage des masques, lunettes et gants), éclairage, chauffage, confort d'étude (existence de casiers) ;
- la prévention des risques sanitaires :
  – hygiène générale de l'établissement ;
  – hygiène et sécurité par rapport à la restauration : prévention des intoxications ou allergies alimentaires ;
  – prévention des épidémies, mesures de prophylaxie ;
  – suivi vaccinal vigilant : tétanos, hépatite B (manipulatrices labo...) ;
  – produits nettoyants cutanés autres que White Spirit/peinture... ;
- sur le plan administratif :
  – l'agent chargé d'assurer la mise en œuvre (ACMO) est le chef d'établissement qui tient un registre d'hygiène et de sécurité ;
  – un partenariat avec le comité de pilotage pédagogique national est établi pour l'enseignement de la prévention des risques professionnels (CERP).

Sur tous ces points, les objectifs visés portent essentiellement sur trois axes :
- le respect des conditions de travail ;
- la promotion et la formation à la sécurité ;
- un travail soutenu d'éducation aux risques professionnels.

Au sein du conseil de classe

Le conseil de classe se réunit 3 fois par an.

Sa composition

Il se compose :
- du chef d'établissement ou de son adjoint ;
- des enseignants et professeurs ;
- des représentants des élèves de la classe et des parents ;
- selon les besoins : de l'assistante sociale, de l'infirmière puéricultrice, du conseiller d'orientation...

Son rôle

Les attributions du conseil couvrent les différents temps de la vie de la classe :
- examen des questions pédagogiques concernant la classe ;
- organisation du travail personnel des élèves ;
- examen des synthèses relatives aux évaluations de chaque élève afin de mieux le guider dans son travail et ses choix d'étude ; il prend en compte l'ensemble des éléments d'ordre éducatif, médical et social ;
- examen des propositions d'orientation concernant les redoublements ;
- examen particulièrement important, en classe de 6e, des capacités d'adaptation au changement.

L'infirmière peut apporter des informations concernant chacun des enfants, surtout s'ils ont présenté des difficultés (tout en respectant le secret professionnel).

Au sein du conseil de discipline

Cette instance comprend :
- le chef d'établissement, le gestionnaire et le référent vie scolaire ;
- des représentants du personnel technique et enseignant (membres titulaires) ;
- des représentants des parents d'élèves ;
- des représentants des délégués d'élèves.

Sa mission[9] est de traiter de manière disciplinaire les problèmes pour lesquels le chef d'établissement a été

9. Circulaire n° 2000-105 du 11 juillet 2000.

saisi : absentéisme, non respect de contrat, dégradation matérielle importante, violence, inactivités répétées, atteintes aux personnes, aux biens, infraction pénale...
Des mesures alternatives au conseil de discipline ont été mises en place pour accroître la cohérence des attitudes en présence de transgression du règlement intérieur et tenter de donner une valeur pédagogique à la sanction.
Un dispositif alternatif et d'accompagnement peut être mis en place, avec le concours de la commission de vie scolaire[10]. Des mesures de prévention, de réparation et d'accueil sont chaque fois étudiées.

Au sein de la commission du fonds social collégien et lycéen

L'Éducation nationale doit répondre impérativement aux situations difficiles que peuvent connaître des collégiens ou des lycéens dont les familles ne peuvent assumer les frais d'une scolarité et de la vie scolaire. C'est le cas pour les frais de cantine, par exemple, mais aussi pour les fournitures et sorties scolaires ou les soins bucco-dentaires, voire l'achat de lunettes ou d'appareils auditifs.
Un fonds social a été créé en 1996 à ces fins, que des textes sont venus réactualiser en 1997 et 1998[11]. Il appartient au chef d'établissement de constituer une commission qui peut comprendre des personnels de l'établissement (gestionnaire, conseiller principal d'éducation, assistante sociale, infirmière), un ou plusieurs délégués d'élèves, un ou plusieurs délégués de parents d'élèves. L'obligation de discrétion s'impose aux membres de la commission et les dossiers sont traités dans l'anonymat afin de préserver la vie privée des familles.

Au sein du Comité d'éducation à la santé et à la citoyenneté

Le Comité d'éducation à la santé et à la citoyenneté (CESC)[12] a pour objectif d'impulser, par un travail en équipe, une réflexion globale autour des besoins de l'élève, dans et hors de l'école, pressentis ou exprimés, en matière d'éducation à la santé et à la citoyenneté[13].

Sa composition

Présidé par le chef d'établissement, ce comité réunit l'ensemble des membres de la communauté éducative de l'établissement, en y associant les représentants des parents et des élèves et les partenaires extérieurs, représentants des collectivités locales, de la justice, de la gendarmerie, d'associations, etc.

Ses missions

Le CESC se situe dans une démarche de projet et de définition d'objectifs opérationnels (voir p. 986). Il est de fait au service du projet d'établissement dont il favorise l'orientation. Sa tâche se centre ainsi sur :
- l'analyse de divers problèmes et situations concernant l'établissement et l'environnement ;
- le recensement des ressources existantes ;
- le repérage des compétences à développer...

Un bilan annuel présente les actions conduites et leurs résultats.

La prévention des inadaptations et de l'échec scolaire

Dans la perspective d'une prévention des inadaptations et de l'échec scolaire, le dépistage aussi précoce que possible est la priorité du travail de l'infirmière puéricultrice en milieu scolaire. Malgré le très grand nombre d'élèves dont elle a la charge, elle s'efforce de connaître au mieux ceux qui manifestent des difficultés ou sont en situation de risque de difficultés.
L'intérêt de faire le point à certains âges clés pour dépister d'éventuelles anomalies et apporter l'aide dont l'enfant pourrait avoir besoin se caractérise par :
- la détection d'état de détresse ;
- l'examen approfondi et régulier de l'élève ;
- l'évaluation de l'enfant dans toutes les dimensions de ses besoins.

Le recueil de données dans le suivi infirmier

Le dépistage permet à la puéricultrice d'élaborer un diagnostic infirmier. Pour ce faire, un recueil de données approfondi est réalisé auprès de l'enfant lui-même, de ses parents et de l'enseignant.

L'entretien avec l'élève

Cet échange avec l'élève doit permettre à l'infirmière de le connaître de façon approfondie sur le plan de

10. Circulaire n° 98-108 du 1er janvier 1998.
11. Circulaire du 11 mars 1998 relative à l'aide à la scolarité - Fonds social collégien et fonds social lycéen.
12. Créés en 1990 sous le nom de « Comités d'environnement social ».
13. Circulaire n° 98-108 du 1er juillet 1998 relative à la protection du milieu scolaire, prévention des conduites à risque et comité d'éducation à la santé et à la citoyenneté.

son état de santé physique et de son équilibre psychique. L'entretien porte sur :

- l'état civil : nom, prénom, date et lieu de naissance, âge de l'enfant, classe ;
- les antécédents : médicaux, tels que traitements antérieurs ou actuels (par exemple, suivi d'un traitement quotidien pour un asthme, un saturnisme éventuellement), et chirurgicaux ; contrôle des vaccinations ;
- sa situation le jour de l'examen :
  - prise de la tension artérielle ;
  - évaluation du développement staturo-pondéral (courbe de croissance) ;
  - vérification : peau – téguments ± hygiène – pédiculose ;
  - évaluation de l'alimentation : petit-déjeuner, repas à la cantine, goûter... habitudes par rapport à la boisson (eau, lait), comportement alimentaire ;
  - hygiène bucco-dentaire : contrôle de la dentition, dépistage de caries ou de malpositions ;
  - rythme de vie : sommeil (heure de coucher, endormissement, sieste selon l'âge, cauchemars), énurésie voire encoprésie... ;
- son contexte de vie :
  - conditions de logements, profession des parents ;
  - situation familiale, échanges parents/enfant, relations ;
  - fratrie et relation au sein de celle-ci ;
  - déroulement de la scolarité, existence d'un projet scolaire défini (lequel ?) ;
  - comportement de l'enfant ;
  - développement du langage et degré de sociabilité : relations avec les autres en classe ; intérêt de l'enfant, participation, manière de parler de l'école ;
  - activités périscolaires, sportives, culturelles (musique...), expériences, besoin d'éloges... ;
- l'évaluation de son développement global :
  - du point de vue psychoaffectif ;
  - sur le plan du développement psychomoteur ;
  - le langage ;
  - la qualité de la latéralisation, du repérage temporo-spatial et du graphisme ;
- s'il s'agit d'une fille : développement pubertaire (règles : quand, comment, rythme).

L'entretien avec les parents

Il est utile pour recueillir les données que l'enfant ne peut transmettre (par rapport aux satisfactions des besoins de l'enfant, meilleure connaissance des besoins de leur enfant), selon son âge. Un échange avec au moins l'un des deux parents est favorable à un recueil de données personnalisé toujours important pour l'organisation de la prise en charge. Les sujets abordés portent sur :

- la situation familiale, selon les besoins de complément d'information ;
- la vie sociale de l'élève : aime-t-il l'école ? s'entend-il bien avec sa famille, ses camarades ? a-t-il des camarades ? loisirs ? vacances ?
- sa vie scolaire : classe, rendement, difficultés, projet d'avenir ;
- sa santé : prise de médicaments régulière ? lesquels ? traitement ? antécédents médicaux, chirurgicaux, familiaux et personnels, sommeil : heure du coucher, insomnies..., appétit : hygiène alimentaire, fille réglée (si oui, depuis quand ?).

L'entretien avec l'enseignant

Cet échange vise à faire le point avec l'enseignant sur l'évolution scolaire de chaque enfant, notamment pour faire un bilan en cas de situation-problèmes.

De même, c'est à ce moment que peut être envisagée la personnalité de l'élève. Par exemple, quelle est son attitude en classe (passivité, participation, agressivité) ? ; selon son degré de fatigue, quelle est la qualité et la durée de son sommeil ? sur le plan des résultats scolaires : a-t-il des difficultés ?

Différents points peuvent être également abordés : absentéisme, activités scolaires, extra-scolaires, relation avec la famille, attitude en classe (vue, audition, angoisse).

Le point de vue de l'enseignant est une aide réelle et il faut essayer de cerner sa perception.

Le dépistage des troubles auditifs

La place occupée par la fonction auditive dans les modes de communication souligne l'intérêt de s'assurer, tôt dans la vie de l'enfant, de son intégrité. Elle conditionne les possibilités d'apprentissage du langage oral (structure grammaticale), puis du langage écrit qui contribue à la construction de la pensée, de la mémoire et du schéma corporel.

Le dépistage précoce de troubles auditifs est une composante majeure dans les actions de prévention de l'échec scolaire à mener dès le plus jeune âge.

Le principe du test au casque

Chaque oreille est stimulée séparément, l'audimétrie se faisant sur une gradation de l'intensité sonore (N 500, 1 000, 2 000 H2). L'audition normale est de 20 dB.

On parle de déficience auditive dans les cas suivants :

- légère de 20 à 40 dB ;
- moyenne de 40 à 70 dB ;
- sévère de 70 à 90 dB ;
- profonde de > 90 dB.

L'examen de dépistage auditif

Pour pratiquer un examen de dépistage de l'audition, il convient de s'installer dans un local peu bruyant et de vérifier l'état du matériel.
La puéricultrice veille à mettre l'enfant en confiance.
- Expliquer clairement la consigne : « je vais t'envoyer un petit bruit dans une oreille, dès que tu l'entends, tu lèves la main du côté où tu l'entends ».
- Vérifier la compréhension de la consigne.
- Manipuler l'appareil en dehors du regard de l'enfant.
- Bien adapter le casque.
- Commencer (une oreille en déterminant le seuil de l'audition pour chaque N., intensité la plus faible de perception du son).
- Réaliser le même test sur l'autre oreille.
- Réaliser une courbe en notant les résultats pour chaque oreille.
- Noter dans le dossier santé : date, âge de l'enfant, type d'appareil. Préciser le seuil : 20 dB : A. normale. Si un déficit est constaté, agrafer la courbe dans le dossier et renouveler l'examen 15 jours après.

Il existe des difficultés de réalisation : appréhension, troubles auditifs, trouble de compréhension.
Il est conseillé à la famille de demander l'avis d'un ORL si une fréquence au moins n'est pas perçue pour une intensité de 10 dB > au seuil d'audition normale. Indiquer les nom, âge, classe, date, type d'appareil, I utilisée, N manquante, oreille concernée. Joindre une copie de la courbe.
Relance de l'avis après un mois.
Revoir les enfants l'année suivante si deux avis sont restés sans réponse.

L'examen du conduit auditif externe

Il se fait à l'aide d'un otoscope pour dépister un éventuel bouchon de cérumen.
En cas de signes d'appel d'un problème infectieux (douleur, écoulement) ou d'accumulation de cérumen, orienter l'enfant vers l'ORL en joignant le résultat du test au casque.

L'action éducative

Elle est de deux ordres :
- donner des conseils d'hygiène : limiter le nettoyage des oreilles à la partie facilement accessible : pavillon et entrée de l'orifice externe ; ne pas introduire de coton-tige et éviter toute blessure ;
- établir une relation éducative pour apprendre à l'enfant à économiser son capital auditif : limiter le niveau sonore lors de l'écoute musicale (certains concerts, discothèque), régler son baladeur à une intensité sonore < 125 dB, éviter l'utilisation de mobylette au pot d'échappement trafiqué.

Le dépistage des troubles visuels

Comme pour la fonction auditive, l'intégrité de la fonction visuelle va influencer les capacités d'apprentissage de l'enfant dès les premières années de sa scolarité. Toute suspicion d'une anomalie de l'acuité visuelle doit conduire à un examen de la vue qui par ailleurs est intégré de façon systématique dans les bilans de santé aux différents âges.

L'origine de la demande de l'examen

Elle peut provenir :
- du corps enseignant : instituteur, directeur d'école, professeur, chef d'établissement ;
- du service de promotion de la santé : médecin, infirmière ;
- du service spécialisé : psychologue RASED, rééducateurs ;
- des parents.

L'autorisation de travailler sur machine

Tout élève appelé à travailler sur machine doit fournir **un certificat d'aptitude de travail sur machine dangereuse :** contrôle du médecin de santé scolaire et accord de l'inspection du travail (art. R.234-22 du Code du travail). Un bilan d'orientation est obligatoire au dernier trimestre de la classe de 3e.

Le dépistage des dyschromatopsies[14]

Le dépistage se fait à l'aide de tests :

14. Altération de la vision des couleurs d'origine congénitale ou acquise.

L'évaluation de l'acuité visuelle

Pour évaluer l'acuité visuelle, on dispose des outils suivants :
- le test CADET ;
- l'échelle de Snellen ;
- l'échelle de Monoyer.

Le choix se fait en fonction de l'âge de l'enfant (et surtout de sa connaissance ou non de l'alphabet).

Les conditions de l'examen
- Veiller à une intensité d'éclairage suffisante.
- Disposer l'échelle en face de l'enfant, à la base des yeux.
- Obturer l'œil non testé/lunette avec cache.
- Le dépistage de l'hypermétropie est réalisé avec des lunettes avec verre de : + 2 d. < 8 ans et + 1 d. > 8 ans.
- Meilleure acuité visuelle : 16 ans (16/10).

Le déroulement de l'examen
- Présenter le matériel.
- Observer l'enfant pendant le déroulement (s'il penche ou tourne la tête).
- Tester d'abord en vision binoculaire, puis en vision monoculaire droite puis gauche en commençant par les plus gros optotypes, puis faire le dépistage hypermétropie avec lunette + 1 ou + 2 d.
- OD + OG en lui présentant la série d'optotypes correspondant pour chaque œil à l'acuité visuelle trouvée lors du test de la vision de loin.
- Tester l'enfant avec ses verres correcteurs (+ un cache) ensuite.

L'interprétation
On considère qu'une ligne est vue quand l'enfant identifie au moins 4 optotypes sur 5 ou 3/3.

Il y a suspicion d'hypermétropie si l'enfant voit la série d'optotypes proposée avec le verre de + 1 ou + 2 d. selon l'âge.

Reporter les résultats sur le dossier médical et le carnet de santé.

Le dépistage de la dyschromatopsie

Le test utilise le plus souvent l'atlas d'Ishihara : série de 21 planches. Chaque planche est présentée à 75 cm de distance (longueur d'un bras).

Passation du test
- Installer l'enfant dans un endroit éclairé par la lumière du jour.
- Expliquer la consigne à l'enfant.
- Tester la compréhension de la consigne avec planche n° 1/chiffre 12.
- Faire lire les planches n° 2, 6, 10, 14, 18.

La réponse doit être immédiate et correspondre aux chiffres indiqués dans la colonne vision normale.

Le test est normal si toutes les réponses sont exactes.

Interprétation
La lecture d'une planche est normale si la réponse correcte est fournie en moins de 3 secondes.

En cas d'hésitation ou d'erreur sur une planche au moins parmi les 5 présentées, refaire le test avec la série des 21 planches.

La vision colorée est considérée comme :
- **normale** si l'enfant répond correctement aux 5 planches du test (voir ci-dessus) ou au moins à 16 planches sur les 21 présentées ;
- **douteuse** s'il identifie 13 à 15 planches sur 21 ;
- **anormale** s'il identifie moins de 13 planches sur 21.

En cas de suspicion, orienter l'enfant vers une consultation d'ophtalmologie.

- test de classement ou d'appariement (test de Farnsworth) qui consiste à ranger des échantillons colorés de tonalités très proches ;
- test de confusion (atlas d'Ishihara) constitué d'un fond de pastilles colorées sur lequel se détache un chiffre composé de pastilles d'une couleur différente. L'enfant dont la vision est normale voit distinctement les chiffres alors que s'il est atteint de dyschromatopsie, il en est incapable.

Le dépistage des troubles de la statique

Les conditions ergonomiques du travail scolaire font elles aussi l'objet d'une attention particulière. L'enfant, tout au long de sa croissance, est un candidat potentiel aux malpositions avec son lot de conséquences sur la statique corporelle. L'infirmière, à l'occasion d'examens systématiques mais également chaque fois que l'élève se plaint de douleurs, applique le protocole de dépistage des troubles de la statique.
Un suivi par un kinésithérapeute et des séances de natation sont des moyens de prévention d'une aggravation qu'il convient de mettre en place le plus tôt possible dans la vie scolaire d'un enfant sujet aux malpositions.

Le dépistage des troubles de la statique

Le jeune, déshabillé, pieds nus, est examiné :
- de face, de dos, de profil ;
- debout, jambes tendues, pieds joints, tête droite.

L'examen se fait de bas en haut.
- Examen des membres inférieurs :
  - noter les déviations des pieds, jambes, genoux, cuisses ;
  - noter les asymétries, et si asymétrie, la compenser (livre, planchette).
- Examen du bassin : équilibre :
  - en avant : épines iliaques antéro-supérieures ;
  - en arrière : fossettes des épines iliaques postéro-supérieures ;
  - latéralement : sommet des crêtes iliaques.
- Examen des courbes rachidiennes :
  - palpation des épineuses ;
  - mesure des lignes passant par C7 et pli interfessier.
- Équilibre vertical du tronc : fil à plomb et triangle de taille.
- Équilibre des épaules : noter les surélévations de face, de dos.

En cas d'anomalie des courbures :
- étude des gibbosités de dos par rapport au plan frontal ;
- étude des hyperlordoses : mesure par rapport à une toise ;
- étude des cyphoses : mesure par rapport à une toise ;
- étude des mobilités rachidiennes : avant et arrière, position couchée droite et gauche, à plat ventre en bout de table.
- Cela permet de noter les réductibilités et la souplesse de la colonne vertébrale.

La scolarisation des enfants handicapés ou malades

La loi d'orientation en faveur des personnes handicapées[15] affirme que « [...] l'éducation, la formation et l'orientation professionnelle, l'emploi [...] constituent une obligation nationale ». Cette volonté maintes fois réaffirmée dans divers textes vient à nouveau de faire l'objet d'une directive ministérielle dans laquelle il est rappelé que c'est « à l'école que doivent commencer à changer le regard porté sur les personnes handicapées et les comportements d'intolérance conduisant à l'exclusion »[16]. Les responsables d'établissements sont invités à mettre en œuvre les moyens permettant à tout enfant ou adolescent atteint par le handicap ou la maladie de bénéficier d'une scolarité conforme à ses capacités personnelles et organisée comme le souhaite la famille.

L'intégration scolaire des enfants atteints par le handicap ou la maladie invalidante

L'intégration en milieu scolaire ordinaire s'envisage dans le cadre des objectifs assignés à l'école et en fonction des capacités des enfants et adolescents[17]. C'est-à-dire que l'intégration :

- s'inscrit dans une démarche dynamique et positive fondée sur les capacités réelles ou attendues des jeunes handicapés ;
- s'appuie sur les attentes raisonnées des familles ;
- nécessite généralement, pendant ou hors du temps scolaire, et dans le cadre conventionnel, le soutien éducatif ou thérapeutique des professionnels.

Le projet pédagogique, éducatif et thérapeutique[18] précise, pour chaque élève intégré, les objectifs visés et les moyens mis en œuvre. Ces conditions ont pour but de rechercher et d'apporter les conditions de réussite à une intégration et ne sauraient être interprétées de façon restrictive.

La préoccupation première étant de répondre aux besoins fondamentaux de l'enfant et de l'adolescent, l'accueil d'un élève handicapé nécessite de s'interroger notamment sur les trois points suivants :

- un problème architectural : l'accès et les déplacements sont-ils compatibles avec le degré d'autonomie de l'élève ?
- un travail personnel des parents autour du deuil par rapport à l'enfant idéal ;
- un intérêt pour l'intégration de l'enfant « différent » :
  - enrichissement par la communauté éducative ;
  - éducation à la citoyenneté.

L'orientation des enfants handicapés

Dès les premières années de sa vie, l'enfant handicapé a ainsi le droit, si son état le permet, de bénéficier de tous les services offerts à l'ensemble de la population de son âge : crèche et structure d'accueil en milieu familial, halte-garderie, école maternelle, etc. Bien souvent, ce premier accueil va déterminer l'orientation à prendre au moment de la scolarisation obligatoire. La confrontation à cette réalité peut permettre aux parents et aux professionnels qui s'occupent de l'enfant, soit de conforter l'idée d'une vie possible en milieu ordinaire, soit au contraire de prendre conscience des limites offertes par les structures ordinaires, au regard des besoins spécifiques de l'enfant. Il en va de même tout au long de la scolarité de l'enfant, ses besoins pouvant évoluer dans le temps. L'essentiel est de favoriser l'adéquation des réponses aux besoins évolutifs de l'enfant handicapé.

L'aide aux familles

Pour favoriser et accompagner la politique d'intégration des enfants et adolescents handicapés ou atteints de maladies chroniques, et développer la complémentarité entre milieu ordinaire et milieu médico-social, il est institué dans chaque département un groupe de coordination **Handiscol'** en faveur de leur scolarisation[19]. Un numéro de téléphone azur est mis à disposition des familles pour faciliter leurs démarches : **0 801 55 55 01** et **un guide** rassemblant de nombreuses informations sont à leur disposition dans les services académiques et les services départementaux (PMI, CDES).

L'admission dans un établissement scolaire

Depuis 1975, tout enfant pour lequel un projet d'intégration scolaire semble possible doit pouvoir être inscrit dans un établissement scolaire.

---

15. Loi du 30 juin 1975 relative à l'orientation en faveur des personnes handicapées.
16. Circulaire du 11 juillet 2001, relative à l'accueil des élèves handicapés.
17. Circulaire n° 91.302 du 18 novembre 1991 (Éducation nationale).
18. Circulaire du 29 janvier 1993.
19. Circulaire du 19 novembre 1999 relative à l'intégration scolaire et à la mise en place des groupes départementaux de coordination Handiscol'.

Dans les classes maternelles et primaires

Lors de l'inscription à l'école, maternelle ou primaire, l'équipe pédagogique se prononce sur les possibilités d'accueil. En cas de doute, le dossier de l'enfant peut être soumis à l'avis de la Commission départementale d'éducation spéciale (CDES, voir p. 920).

Le travail de liaison avec la PMI

Les puéricultrices de PMI connaissent la situation des enfants avant leur scolarisation ; elles suivent les familles, en particulier celles qui se trouvent en difficultés par rapport à l'orientation à donner à l'avenir de leur enfant.
De plus, le service départemental assure le bilan de 3-4 ans dans le cadre de la prévention des difficultés d'adaptation sociale (dépistage de la surdité, des troubles de la vision, des troubles du comportement, etc.).
Le partenariat avec la PMI est donc essentiel pour organiser un soutien cohérent des parents, et un suivi stable de l'enfant, sur les plans médical, pédopsychiatrique ou psychologique.

Le choix du mode d'accueil en milieu scolaire ordinaire

Un enfant handicapé est admis, à temps complet ou à temps partiel :
- soit dans une classe ordinaire ;
- soit dans une Classe d'intégration scolaire (CLIS)[20] qui accueille des enfants de 6 à 12 ans dans le cadre d'un effectif réduit (< 12 enfants). Le type de classe est choisi en fonction du handicap de l'enfant, afin de lui offrir le maximum de possibilités pour développer ses capacités :
  - CLIS 1 pour les enfants présentant une déficience intellectuelle ;
  - CLIS 2 pour une déficience motrice ;
  - CLIS 3 pour une déficience visuelle ;
  - CLIS 4 pour une déficience auditive.

Les CLIS accueillent, en milieu ordinaire, des enfants pour lesquels, à ce moment de leur évolution, une admission dans un établissement spécialisé ne s'impose pas (voir p. 925). L'objectif est de permettre à ces élèves de suivre totalement ou partiellement un cursus scolaire ordinaire. Des guides pratiques pour les enseignants ont été édités et diffusés par le ministère de l'Éducation nationale (MEN)[21] ; ils concernent l'accueil d'un « élève malvoyant ou malentendant ».
La situation de chaque enfant est étudiée annuellement afin d'orienter le projet au plus près de ses besoins et de ses potentialités.

Dans les collèges et les lycées

Une série de mesures[22] visant à faciliter l'accueil des élèves handicapés est prise depuis la loi d'orientation afin que leurs conditions de prise en charge offrent les meilleures réponses aux besoins spécifiques de chaque élève, tant sur le plan de sa santé que sur celui de sa scolarité et de son intégration sociale.

Les Unités pédagogiques d'intégration (UPI)[23]

Ces unités, créées en 1995 pour l'accueil des élèves présentant une déficience mentale, ont fait récemment l'objet d'une nouvelle définition afin d'ouvrir ce dispositif sur d'autres types de handicap, notamment les déficiences sensorielles et motrices.

L'objectif des UPI

L'objectif est d'adapter l'organisation et le fonctionnement de la scolarité aux particularités de chaque déficience par l'aménagement des lieux d'accueil en concertation avec les services éducatifs et de soins, les personnels médicaux et paramédicaux exerçant en libéral. Il doit s'agir d'un dispositif ouvert sur l'établissement scolaire avec des plages communes d'activités rassemblant les élèves qui suivent un cursus traditionnel et les élèves handicapés ou malades chroniques accueillis en UPI.

Le suivi et l'évaluation du projet

Il revient au conseiller principal d'éducation de s'assurer que les temps de vie collective tels que la restauration, les récréations et les permanences contribuent à l'intégration sociale des élèves de l'UPI. De même, les activités sportives et culturelles doivent être favorisées dans cet esprit.

L'orientation des élèves

Une UPI peut accueillir :
- des élèves sortant de CLIS de l'école primaire après avis favorable de la CDES ;
- des élèves jugés aptes, par la CDES, à intégrer une scolarité en établissement ordinaire, à la suite d'un

20. Circulaire n° 92-304 du 18 novembre 1991.
21. Contacter la mission de la communication du MEN ou Handiscol'.
22. Circulaire n° 95-124 du 17 mai 1995 relative à l'intégration scolaire des pré-adolescents et adolescents présentant des handicaps, au collège et au lycée, loi d'orientation sur l'éducation du 10 juillet 1989 soulignant la nécessité de favoriser l'intégration scolaire des jeunes handicapés.
23. Circulaire n° 95-125 relative à la mise en place de dispositifs permettant des regroupements pédagogiques d'adolescents présentant un handicap mental : les unités pédagogiques d'intégration.

séjour dans un établissement médico-éducatif ou dans une structure de soins ;
- des élèves ayant bénéficié d'une intégration individuelle et pour lesquels une intégration plus collective est souhaitable.

Dans tous les cas, l'orientation vers une UPI est notifiée par la Commission de circonscription du second degré (CCSD) qui procède également à l'affectation de l'élève.

Rôle de la puéricultrice

L'accueil des élèves atteints par le handicap ou la maladie chronique

Le rôle de la puéricultrice est d'assurer le suivi des conditions de mise en place du projet d'accueil individualisé[1].

Elle participe à l'évaluation des besoins avec :
- l'élève et sa famille,
- le médecin traitant ou l'équipe de soins spécialisés.

Elle recherche les modalités de prise en charge les plus adaptées, notamment celles qui donnent le maximum d'autonomie à l'élève :
- elle envisage l'utilisation des appareillages par l'élève lui-même si possible ;
- elle organise le suivi du traitement par l'élève, avec un soutien infirmier, en particulier dans les traitements des maladies respiratoires (asthme, voir p. 573), endocrinologiques (diabète, voir p. 593) ou allergiques...

Elle apporte son soutien au projet, en adaptant les moyens en fonction de la situation et selon les besoins.

Elle évalue régulièrement l'adéquation du projet aux besoins de santé de l'élève.

Elle travaille en étroite collaboration avec les enseignants et le conseiller d'orientation, dans le cadre d'un partenariat permanent avec les équipes de soins et de rééducation, extérieures à l'établissement scolaire.

1. L'élaboration relève du rôle du médecin (article 3.2.7 sur les missions du médecin de santé scolaire).

Le suivi de la scolarité de l'enfant

Lorsque l'enfant est hospitalisé, ou immobilisé à son domicile, pour un séjour dont la durée est souvent difficile à évaluer *a priori*, un suivi scolaire peut être instauré.

La scolarisation à l'hôpital

Dans de nombreux hôpitaux, des instituteurs détachés de l'Éducation nationale ou des enseignants d'association de type « L'école à l'hôpital » assurent le suivi scolaire durant toute la durée du séjour hospitalier, le rythme et les modalités du suivi tenant compte, bien entendu, de l'état de santé de l'enfant.

La scolarisation à domicile

Les familles peuvent avoir recours à différentes formules :
- soit un service tel que le SAPAD ;
- soit l'enseignement à distance tel que le Centre national d'enseignement à distance (CNED).

Ces services travaillent en collaboration avec les services de soins intervenant à domicile ou en suivi de soins dans le cadre de consultation (voir p. 925).

Ainsi, autour de l'enfant et de la famille, des professionnels du soin et de la rééducation se concertent pour donner forme au projet d'intégration de l'enfant handicapé.

La puéricultrice et l'éducation à la santé en milieu scolaire

La santé, que l'OMS définit comme un état complet de bien-être physique, mental et social, est le bien le plus précieux de l'être humain. C'est la raison pour laquelle il faut la protéger en permanence et le cas échéant, la rétablir. Cependant, la santé n'est plus considérée comme un idéal mais comme un processus qui permet à chacun de s'adapter : dynamique particulièrement pertinente pour les jeunes.

L'éducation pour la santé, science à part entière, est l'ensemble des moyens permettant d'aider les individus et les groupes à adopter des comportements favorables à leur santé. Elle commence dès le plus jeune âge et doit se poursuivre pendant toute la scolarité, période durant laquelle se forgent les habitudes dont dépendra la santé du futur adulte.

L'éducation à la santé fait partie intégrante de l'éducation du citoyen ; elle le prépare à prendre en charge sa santé de façon autonome et active, non seulement par l'acquisition de connaissances, mais aussi par une prise de conscience des risques encourus pour lui-même et la collectivité (recours inapproprié à des consommations nuisibles ou à des comportements pathogènes). Comme nous l'avons déjà vu, la législation scolaire insiste tout particulièrement sur le rôle que l'école doit jouer en la matière à travers des dispositifs tels que le comité d'éducation à la santé et à la citoyenneté.

Le Comité d'éducation à la santé et à la citoyenneté (CESC)

Le CESC est le dispositif qui permet au chef d'établissement de mobiliser les adultes et des élèves de la communauté scolaire autour d'objectifs clairs. Ceux-ci sont définis dans le cadre d'une approche globale prenant en compte les besoins des élèves, dans et hors de l'école, d'où la nécessité d'un authentique partenariat autour de l'école avec diverses institutions et associations.

Les objectifs du CESC

Cette instance opérationnelle de prévention poursuit six axes prioritaires :

- contribuer à la mise en place de l'éducation citoyenne dans l'école ou l'établissement en rendant **l'élève responsable, autonome et acteur de prévention** ;
- organiser **la prévention des dépendances, des conduites à risque et de la violence** dans le cadre du projet d'établissement ;
- assurer **le suivi des jeunes dans et hors de l'école** : le CESC permet aux responsables de la communauté éducative de prendre en charge les problèmes en concertation, de faire appel aux compétences de personnels spécialisés en interne (médecin, infirmière, assistante sociale) ou à des relais extérieurs ;
- venir en **aide aux élèves manifestant des signes inquiétants de mal-être** : usage de produits licites ou illicites, absentéisme, désinvestissement scolaire, repli sur soi, conduites suicidaires... ;
- renforcer **les liens avec les familles ;**
- apporter **un appui aux acteurs de la lutte contre l'exclusion** en renforçant les liens entre l'enfant, les parents les plus en difficultés et les autres partenaires concernés (comme la loi d'orientation relative à la lutte contre les exclusions le prévoit).

Le CESC s'appuiera sur la démarche de projet avec :

- une analyse globale de la situation locale ;
- la définition d'objectifs à atteindre ;
- des moyens nécessaires à la mise en place d'action dont la phase d'évaluation sera prévue avec le souci constant d'associer les élèves au maximum (ce qui non seulement améliore l'efficacité car l'éducation à la santé demande un changement des comportements, mais assure aussi la prise en compte de problèmes réels).

La puéricultrice intervenant en milieu scolaire aura donc un rôle primordial à jouer par rapport à **l'éducation pour la santé**. Sa formation l'y prépare tout particulièrement et la circulaire des missions lui en fait obligation.

Rôle de la puéricultrice

Les actions collectives menées avec la puéricultrice

En concertation avec les professionnels impliqués dans le cadre de vie, les activités périscolaires, la restauration, etc., la puéricultrice prend en compte les besoins des jeunes et des adultes et favorise la communication au sein de l'établissement.

Cette collaboration contribue à l'obtention de financements et à la réalisation d'un projet éducatif.

Les actions se situent sur des registres variés, tels que :

- la prévention des toxicomanies ;
- la lutte contre le sida ;
- les droits de l'enfant ;
- mais aussi équilibre alimentaire.

L'infirmière a un rôle de coordinatrice et d'experte dans ce domaine.

Elle donne l'impulsion et/ou participe à la réalisation de diverses initiatives :

- le projet de citoyenneté ;
- le comité de prévention des abus sexuels ;
- la « semaine santé » ou la « semaine des parents à l'école », etc.

L'éducation à la santé par l'infirmière puéricultrice

C'est une notion suffisamment large pour en faire un outil de tous les instants.

Lors d'entretiens individuels

L'attitude d'écoute et de conseil à l'occasion d'un dépistage ou d'un soin peut être le point de départ d'une question de l'élève mais un événement peut aussi amener la puéricultrice à faire une suggestion à visée préventive, en expliquant à l'aide d'arguments et si possible d'un support visuel (planches anatomiques, documents illustrés, brochures), pour amener le jeune à poursuivre sa réflexion...

Lors d'actions collectives

Ces actions sont menées dans le cadre de séances organisées, préparées sous forme d'exposés, de débats, de discussions, de démonstrations ; à la demande des jeunes, d'un enseignant, d'un éducateur d'enfant, des parents... Il peut s'agir de thèmes très divers allant de la prophylaxie de la tuberculose à sa prévention et à l'information par rapport aux vaccinations par exemple.

Il faut toujours chercher à motiver les élèves par leur participation, gage d'efficacité. Le recueil de leurs suggestions : **boîte à idées** – boîte à questions –, permet de connaître les besoins des enfants (tout en garantissant l'anonymat).

Les niveaux d'intervention en matière d'éducation à la santé

Une collaboration avec des partenaires extérieurs peut s'envisager si leur intervention s'annonce attractive pour les jeunes. Par ailleurs, plusieurs instances permettent d'intervenir :

- **le « projet santé »** dans le projet d'établissement qui intègre les notions d'autonomie et de projet éducatif à partir d'une analyse des besoins très élaborée, à laquelle participent les personnels sanitaires et sociaux en collaboration avec ceux de l'établissement ;
- les rencontres éducatives[24] : elles permettent 30 à 40 heures sur 4 ans de collège, d'éducation à la santé, inscrites dans l'emploi du temps des élèves[25] ; ces échanges par petits groupes doivent faciliter l'acquisition des compétences psychosociales. Ces rencontres sont lieu d'échanges, qui donnent la possibilité aux jeunes de réfléchir sur leurs propres valeurs, de les exprimer et, de ce fait, d'en prendre conscience et de les mettre à jour : qui suis-je ? De quoi ai-je envie ? Qu'est-ce qui m'intéresse ?
- l'organisation d'**une journée « portes ouvertes » à l'infirmerie**. À cette occasion, la mise à disposition de prospectus, de brochures, de documents... stimule le dialogue ;
- **le renouvellement régulier des affichages** de la salle d'attente permet de rester en phase avec les journées de campagne nationale : journée sans tabac...

Les affichages et tracts sensibilisant l'opinion, suscitent la curiosité et peuvent être le point de départ de questions. Des productions d'élèves peuvent être exploitées dans le cadre d'une exposition, etc.

Des thèmes d'actions à visée éducative

Le premier souci est l'adaptation des actions éducatives aux demandes des élèves et/ou à leurs besoins compte tenu des problèmes observés au sein de l'établissement, ce qui écarte toute possibilité d'établir à l'avance une liste exhaustive des thèmes à aborder au cours d'une année. Toutefois, citons quelques exemples des sujets actuels fréquemment abordés avec les élèves : l'hygiène corporelle (peau, cuir chevelu, dents, etc.) ; l'hygiène de vie (en particulier le sommeil).

L'approche de ces thèmes se fait, chaque fois, dans leur triple dimension : mécanismes physiologiques, règles d'hygiène à observer, intérêt sanitaire (les ch. 9, 37 et 41 comportent les connaissances de référence.)

La contamination manu portée

La contamination manuelle est source d'infection et est à l'origine d'intoxication alimentaire, en famille comme en collectivité.

Cas n° 1

Résultats d'une étude en milieu scolaire

Cette étude américaine, réalisée en double aveugle, concerne des enfants de classes primaires.

50 % des élèves de six classes primaires (soit 300 élèves au total) ont été impérativement incités à se laver les mains, au savon, quatre fois par jour (au début des cours, avant et après le déjeuner, à la fin des cours).

Ceux des autres classes primaires ont été laissés libres de faire ce qu'ils voulaient.

L'expérience a duré 2 mois. Durant cette période, on a pu observer que dans le groupe des mains propres, l'absentéisme a baissé :

- de 51 % pour les causes de troubles digestifs ;
- de 24 % pour les infections des voies respiratoires.

1. In : F. Saldmann, *Les Nouveaux risques alimentaires*. Édition J'ai lu, Paris, 1998.

Cet exemple permet d'orienter l'information sur « **quand, comment et pourquoi se laver les mains** » :

- quand : avant de faire la cuisine, avant et après manger, après s'être mouché le nez ou avoir toussé, être allé aux toilettes, etc. ;

24. Circulaire 90.237 du 24.11.98 (BO EN du 3.12.98).
25. Ce qui est un net avantage par rapport au « club de santé » (pratique des années 80-90), qui se déroulait en dehors des cours.

◆ comment : savonnage paume, bosse, espaces interdigitaux, brossage des ongles, rinçage +++, séchage +++ avec une serviette à usage unique ;
◆ pourquoi : chaîne de la contamination, conditions favorables à la prolifération des germes, etc.
On peut aussi montrer comment se situe la population française dans la consommation hygiéniste[26] :
◆ 47 % des Français prennent une douche par jour ;
◆ 85 % des Français se lavent les mains avant le repas ;
◆ 59 % des Français se lavent les mains après être allés aux toilettes ;
◆ 6 % ne se lavent jamais.
Avec une consommation annuelle de produit de lavage par personne qui se situe comme suit :
◆ Grande-Bretagne : 1 400 g de savon ;
◆ Allemagne : 1 300 g ;
◆ France : 600 g.
Enfin, 75 % des femmes et 60 % des hommes changent de sous-vêtements chaque jour.
C'est en général un point de départ assez concret pour démarrer une discussion avec des pré-adolescents par exemple.

La prévention des conduites à risque

« À l'heure où les problèmes économiques et sociaux engendrent des difficultés de tous ordres dans la vie quotidienne d'un grand nombre d'élèves, où les sollicitations à consommer des produits licites ou illicites sont de plus en plus fréquentes auprès de jeunes plus longtemps scolarisés, le rôle joué par l'école en matière de prévention des conduites à risque est primordial, notamment à l'adolescence, au moment où la personnalité se structure »[27].
La politique de prévention devra largement impliquer les élèves et s'appuyer sur la « logistique » du CESC pour amener les jeunes à une « réflexion par rapport à l'image de soi, la connaissance de l'autre et l'ouverture vers les différences »[28], ceci devant leur permettre « d'opérer des choix favorables à leur santé, leur bien-être et leur épanouissement mais aussi de construire le lien social nécessaire à l'apprentissage de la citoyenneté »[29].

Les outils de la prévention des conduites à risque

La circulaire inscrit la prévention des conduites à risque dans le projet éducatif de l'établissement ; elle concerne, à ce titre, l'ensemble des membres de la communauté scolaire. Par ailleurs, la prévention des toxicomanies n'est pas à isoler de celle des autres conduites à risque telles que la violence, les conduites suicidaires, l'usage abusif d'alcool, de tabac ou de médicaments. À ce sujet, on consultera en particulier trois documents : *Repères pour la prévention des conduites à risque à l'école élémentaire*, édité par le ministère de l'Éducation nationale [30] ; *Repères pour la prévention des conduites à risque*[31] : vol. 1 : guide pratique, vol. 2 : guide théorique.
Nous abordons ci-après la prévention de quelques conduites à risque, à partir du rôle de la puéricultrice. Parmi elles, nous retiendrons : l'absentéisme, les conduites suicidaires, les toxicomanies, les abus d'alcool, de tabac.

L'absentéisme, signe de fragilité

Prévenir les conduites à risque, c'est notamment savoir détecter des signaux d'alerte tels qu'**une baisse des résultats scolaires ou un absentéisme**. Celui-ci est souvent le signe d'un mal-être et d'une situation personnelle, familiale, ou sociale fragilisée.

Comprendre la situation de l'enfant

Dans le cadre d'une discussion ou au travers de questions directes ou indirectes, la puéricultrice va :
◆ rechercher avec l'enfant le sens de ses absences répétées ;
◆ essayer de comprendre ce qui se passe pour lui : est-il victime de menaces, pressions, racket ? Y a-t-il eu une modification dans la situation familiale telle que sa fréquentation régulière de l'école n'est plus possible (parent malade, déménagement...) ? Est-il démotivé ?
Pour cela, une collaboration est nécessaire avec les directeurs d'école ou les membres de la vie scolaire (conseiller permanent d'éducation ou CPE) qui sont chargés dans les établissements scolaires de réaliser un suivi régulier systématique et quotidien de toutes les absences.

---

26. Enquête du *Figaro*, novembre 1998.
27. Circulaire n° 98-108 du 1er juillet 1998 (EN).
28. Circulaire citée note 27.
29. Circulaire citée note 27.
30. Voir programmes cycle d'approfondissement : l'éducation civique, l'éducation physique et sportive et les sciences propices comme supports.
31. Publiés au Bulletin Officiel de l'Éducation nationale n° 9 du 4 novembre 1999 et réalisés avec le concours de la mission interministérielle de lutte contre la drogue et la toxicomanie (MILDT).

Collaborer avec les familles

Pouvoir contacter les parents, établir un réel dialogue et rechercher avec eux toute stratégie à mettre en place : cette recherche de solutions pour remédier à une situation d'absentéisme nécessite également la collaboration des enseignants, de la direction, de l'assistant social voire du conseiller d'orientation psychologue.

Intervenir précocement

Plus le dialogue intervient tôt avec l'élève, plus les réponses seront simples. De plus, il est important que la déscolarisation du jeune soit la plus courte possible afin de :
- ne pas compromettre son année de scolarité ;
- ne pas le mettre en danger parce qu'un jeune qui erre en dehors de l'école est potentiellement en danger (risque de glisser vers la délinquance, la marginalisation, l'usage de produits psychoactifs...).

Les situations d'absentéisme peuvent être efficacement gérées dans le cadre **des commissions de suivi** auxquelles participent le chef d'établissement et son adjoint, les membres de la vie scolaire, l'assistant social, la puéricultrice, des enseignants. Cette formule vise à lutter contre la perte d'informations concernant la vie des élèves. Celles-ci permettent d'étudier la situation d'un élève à la lumière de compétences professionnelles différentes et de nommer une personne chargée plus particulièrement d'assurer **le suivi personnalisé de l'élève.**

La prévention des suicides

En France, le suicide constitue la deuxième cause de décès des 16-25 ans (après les accidents de la route). Les jeunes morts par suicide ont utilisé : une arme à feu (37 %), la pendaison (26 %), les produits toxiques (14 %) et la noyade (3 %).

Une enquête réalisée il y a quelques années[32] auprès de 12 000 élèves du second degré révélait que :
- 5 % des garçons et 8 % des filles ont effectué au moins une tentative de suicide au cours de leur vie (soit en moyenne deux élèves par classe). Seulement un jeune sur cinq a été hospitalisé alors que le taux de récidive est élevé : plus d'un tiers (37 %) d'entre eux renouvelle ce geste l'année suivante (surtout les garçons) en utilisant un autre moyen ;
- parmi les 11-19 ans :
  – 77 % ne pensent jamais au suicide ;
  – 23 % ont des idées suicidaires, parmi lesquels 9 % y pensent fréquemment. Or il existe un lien entre les idées suicidaires et le passage à l'acte.

Chaque année, près d'un millier d'entre eux se donnent volontairement la mort, plus de quarante mille font une tentative de suicide. Rappelons que la tentative de suicide à l'adolescence révèle à la fois une faille narcissique et une faille relationnelle (voir p. 761). Il n'existe pas de tentative de suicide « bénigne », ni de « fausse tentative » : aucune ne doit être banalisée.

Prévenir les récidives

Dans ce domaine de la prévention secondaire, le rôle de l'infirmière puéricultrice recouvre plusieurs dimensions :
- assurer le relais dès le retour du jeune dans l'établissement scolaire, en se mettant en rapport avec la famille et le service de soins au cours de son séjour hospitalier ;
- dès la reprise de la scolarité :
  – s'assurer de son suivi thérapeutique et à défaut, accompagner le jeune et sa famille vers la prise de conscience qu'un soutien psychologique s'impose ;
  – détecter une éventuelle nouvelle dégradation de la santé mentale du jeune.

Il est important de connaître la dynamique familiale, non seulement pour amener à cette approche thérapeutique mais aussi pour aider le jeune dans ses aspirations à l'autonomie en l'aidant à identifier des repères dans son entourage.

Gérer les émotions des autres élèves

À la suite d'un suicide, **une cellule de crise** peut être mise en place au sein de l'établissement afin de réfléchir en équipe sur :
- la stratégie à adopter pour assurer une certaine cohérence vis-à-vis des élèves. Il peut être envisagé de faire appel à une personne-ressource extérieure, un psychiatre par exemple, afin de comprendre la signification du geste, trouver les mots et le ton, entre collègues, avec les élèves, voire avec les parents ;
- l'information à donner aux élèves : annoncer ce qui est arrivé en leur offrant la possibilité d'en parler au cours d'une réunion spécifique non obligatoire et proposer à ceux qui le désirent (jeunes et adultes) de verbaliser leurs émotions lors d'entretiens individuels, le cas échéant. Cela peut éviter d'autres passages à l'acte.

Repérer les signes d'alerte

Chez l'adolescent, les signes, pris isolément, ne retiennent pas forcément l'attention de l'entourage. Parmi eux, on distingue :
- des discours tels que « j'ai envie de me tuer », « vous seriez mieux sans moi » ou bien des lettres évoquant également des idées suicidaires ;

---

32. M. Choquet, S. Ledoux, enquête nationale, INSERM, 1993.

Rôle de la puéricultrice

La prévention primaire des suicides

L'infirmière vise avant tout la recherche d'une meilleure santé physique et mentale des jeunes fréquentant l'établissement scolaire.

Actions individuelles

Chaque fois qu'un jeune sollicite un acte infirmier, l'infirmière puéricultrice centre son action sur trois points :

- offrir au sein de l'école un lieu d'expression, en particulier lorsqu'il est difficile pour le jeune de parler dans le contexte familial ;
- évaluer la situation, notamment le niveau d'étayage dont il a besoin ;
- orienter éventuellement le jeune vers une consultation médicale.

Action collective au sein de l'établissement

L'infirmière participe à une réflexion des professionnels de l'établissement pour mettre en œuvre des moyens favorables au développement des compétences personnelles et sociales des jeunes telles que :

- développer leur capacité de résolution de problèmes pour mieux gérer les relations interpersonnelles conflictuelles et les facteurs de stress débouchant parfois sur des gestes violents ou suicidaires ;
- développer l'estime de soi et l'esprit d'entraide.

Action concertée en partenariat avec les services extérieurs

L'infirmière, dans le cadre du CESC et en collaboration avec le médecin scolaire et l'assistant social, participe au développement d'un partenariat avec les structures de proximité :

- équipe de l'intersecteur de pédopsychiatrie ;
- centre médico-scolaire ;
- service social de secteur ;
- médecins généralistes, etc.

- des modifications de comportements : agitation, isolement, repli sur soi, tristesse, ennui, apathie, laisser-aller au niveau de l'hygiène corporelle ou vestimentaire, fugues, dons d'objets personnels, absentéisme scolaire, retards, consommation abusive d'alcool, de drogues, de médicaments, agressivité et passage à l'acte violent... ;
- un désinvestissement (avec baisse brutale des résultats) ou un surinvestissement scolaire ;
- des symptômes physiques et psychologiques : fatigue, troubles du sommeil, troubles alimentaires, aménorrhées, maux de tête ou de ventre, nervosité, difficultés de concentration...

L'association de plusieurs de ces signes doit faire prendre la situation très au sérieux. De même que **leur survenue dans un contexte particulier** tel qu'un deuil, une rupture familiale ou sentimentale... L'existence d'une fragilité psychique de certains adolescents doit obligatoirement rendre la communauté éducative attentive au jeune lors de ces événements qui peuvent entraîner une décompensation et un passage à l'acte suicidaire.

Le programme de prévention des suicides s'inscrit dans celui des préventions d'autres comportements autodestructeurs comme l'abus d'alcool et de drogues, et la violence.

Soulignons enfin que ce problème de santé publique concerne l'ensemble de la société. Ainsi, une campagne nationale de lutte contre les suicides a été lancée en 1999 par le ministère de la Santé en partenariat avec le ministère de l'Emploi et de la Solidarité et le CFES, avec pour objectifs :

- de créer un lieu d'échange et de dialogue pour tous les partenaires ;
- de répertorier et impulser toutes les recherches afférentes à ce sujet afin de cibler les actions les plus pertinentes ;
- de mettre en place des actions nationales (recommandations élaborées par l'ANAES sur la prévention secondaire par rapport aux armes à feux, protections des ponts, métro...) ;
- d'évaluer ces actions.

Ces objectifs sont repris au niveau de comités régionaux de prévention du suicide.

La prévention des toxicomanies

Pour une part importante, et parce que les causes sont identiques, la prévention des suicides et l'attention portée au jeune manifestant un état de mal-être s'appliquent à la prévention des toxicomanies. L'infirmière doit bien connaître les produits, leurs effets à court et moyen termes afin d'être en mesure d'assurer un dépistage précoce et de mettre en place un soutien du jeune menacé par cette consommation (voir p. 762).

La lutte contre les toxicomanies fait l'objet, de circulaires visant à développer dans les établissements un dispositif évolutif et adapté à la problématique[33] et à mettre en œuvre une politique de prévention par l'information et l'éducation[34] : **numéro vert : Drogues Info Service : 0 800 23 13 13.**

Aujourd'hui la prévention de la toxicomanie se doit de faire réfléchir les jeunes sur l'usage nocif des substances psycho-actives (tabac, alcool, médicaments, produits dopants). Cette approche centrée sur la personne et non sur le produit consommé est nouvelle ; elle consiste à développer l'estime de soi, les attitudes de solidarité, etc.

La prévention de l'alcoolisme

Il existe encore pour les jeunes une incertitude sur le fait que la bière, le vin et le champagne soient des boissons alcoolisées. Les attentes vis-à-vis des autres et les facteurs environnementaux sont à l'origine de cette rencontre avec la boisson alcoolisée (voir p. 752).

Les jeunes semblent sensibles à la contradiction du discours adulte et affirment que « les parents disent qu'il ne faut pas boire, mais eux, ils boivent ». Cependant, comme le révèle une enquête menée auprès de jeunes âgés de 15 à 20 ans[35], ces jeunes ne se montrent pas hostiles à l'idée de réduire leur consommation d'alcool, les motifs invoqués étant les suivants :

- 80 % pour préserver leur santé ;
- 70 % par crainte d'un retrait du permis de conduire ;
- 65 % à cause des performances sportives et physiques ;
- 60 % pour conserver leurs capacités de réflexe et de lucidité ;
- 55 % par crainte de perdre leur emploi.

Le risque de la consommation d'alcool chez les jeunes ne doit être ni banalisé, ni dramatisé. Il faut donc **informer le plus grand nombre d'entre eux, les éduquer.** Pour les jeunes en difficulté, seul le dialogue permet de faire émerger l'expression individuelle ou de normaliser les relations avec le monde.

Les actions de prévention par l'information

Les adolescents sont vulnérables, ils veulent tout découvrir, recherchent à la fois leur identité et leurs limites. Aussi, pour être efficaces :

- le mode d'information doit être adapté au public : une information doit faire réfléchir (se renouveler, être attrayante) et une action doit permettre aux jeunes de ne pas rester passifs, d'élaborer des messages par eux-mêmes (concours d'affiches, vidéo, BD...) ;
- le message doit tenir compte de la réalité de la période d'adolescence et de ses inconforts pour les jeunes. Par exemple :

– insister sur le fait que si l'alcool est plutôt source de plaisir lorsqu'il est consommé avec modération (il ne faut pas nier cette composante), il peut devenir source de souffrances, pour la majorité des gens ;

– expliquer les méfaits de l'abus d'alcool sur la santé, les relations sociales par la violence qu'il génère, les projets personnels, les risques de délinquance (blessures, agression sexuelle...) ;

– lutter contre l'idée reçue que l'alcool est source de maturité et d'indépendance. Les jeunes doivent prendre conscience que le risque de dépendance à l'alcool est réel, entraînant des troubles du développement caractérisés par la perte de liberté et l'apparition d'une dépendance aussi bien physique que psychique ;

- le débat peut s'ouvrir sur l'intérêt d'autres boissons telles que :

– l'eau avec son rôle fondamental dans le bon développement organique ;

– le lait que l'on considère comme un aliment pour sa richesse nutritionnelle mais qui peut être complémentaire si le jeune boit peu de lait au cours de la journée, insister sur son rôle dans la croissance et l'ossification ;

– les jus de fruits et de légumes, et mettre en garde contre la trop grande consommation de sodas pour leur teneur en sucre (risque d'obésité) ;

– le thé, le café, la tisane qui peuvent aussi se consommer avec convivialité.

En conclusion :

- rester libre face aux pressions culturelles, sociales en matière d'alcool ;
- rester maître du choix de sa boisson, en particulier lors de sorties en groupe : éviter les mélanges (cocktail d'alcool, drogue, psychotiques dans les *raves-party*...).

En dehors de l'usage « récréatif » de l'alcool, source de plaisir et symbolique, certains jeunes en font un

---

33. Circulaires n° 77-107 du 17 mars 1977, n° 83-287 du 27 juillet 1983, n° 85-118 du 26 mars 1985, relatives à la lutte contre les toxicomanies et les conduites déviantes dans les établissements scolaires.
34. Notes de service n° 85-423 du 20 novembre 1985 et n° 88-101 du 15 avril 1988.
35. Source INSERM.

usage « compensateur » : le recours à l'alcool est justifié par la difficulté à surmonter les épreuves et les échecs sentimentaux ou à établir des relations avec les autres.

Les partenaires de la prévention de l'alcoolisme

La prévention de l'alcoolisation est une démarche pour la qualité de la vie. La législation protégeant les jeunes contre l'alcoolisme interdit l'accès aux débits de boissons aux moins de 16 ans et à l'intérieur des établissements scolaires, aucune boisson alcoolique ne peut être servie[36].

Concernant les actions de prévention, divers organismes-ressources peuvent accompagner l'infirmière scolaire dans ses projets éducatifs contre l'alcoolisme :

- le Comité français d'éducation pour la santé et le Comité national de défense contre l'alcoolisme ;
- la Caisse primaire d'assurance maladie et les médecins généralistes ;
- la prévention routière (attestation 5e et 3e) ;
- le centre d'hygiène alimentaire et d'alcoologie ;
- diverses associations : Croix d'Or, Alcooliques anonymes, Vie libre ;
- le Haut comité d'écoute et d'information sur l'alcoolisme.

La prévention du tabagisme

La loi relative à la lutte contre le tabagisme et l'alcoolisme dite « loi Évin » et son décret d'application[37] réglementent l'interdiction de fumer dans les locaux affectés à un usage collectif.

Depuis longtemps, les méfaits du tabagisme sont connus de tous :

- le tabac est la première source de pollution dans les habitats des pays industrialisés ;
- les effets de la fumée sur l'enfant sont d'autant plus néfastes que l'exposition a lieu dans un espace fermé (chambre à coucher, voiture...) ;
- la fumée contient de nombreux produits irritants qui se diluent dans l'air, pénètrent dans les voies respiratoires, paralysent les cils vibratiles et provoquent une augmentation de la sécrétion bronchique de mucus. Les possibilités de défense de l'organisme contre les infections, l'allergie et la pollution sont ainsi diminuées et les voies respiratoires fragilisées ;
- l'exposition du jeune enfant à la fumée du tabac majore donc les risques d'infection des voies respiratoires hautes et basses, notamment des bronchites entraînant un absentéisme scolaire.

Les actions d'éducation et de lutte contre le tabagisme

Chaque année une **Journée mondiale sans tabac** donne l'occasion d'une information précise sur l'origine des risques liés au tabagisme :

- la nicotine présente dans le tabac est un excitant qui se fixe sur le système nerveux et entraîne une dépendance physique ;
- l'oxyde de carbone a une incidence sur la fixation de l'oxygène sur les globules rouges ;
- la présence de goudrons dans le tabac multiplie par dix, chez les fumeurs, le risque de cancer.

Les statistiques[38] mettent en évidence un nombre élevé de fumeurs :

- 33,7 % de la population âgée de 15 à 75 ans, dont 41,1 % sont des hommes et 26,6 % des femmes ;
- 41,3 % des 15-28 ans ;
- 46,8 % des 29-34 ans, soit près de la moitié de cette population d'âge pour diminuer nettement après 50 ans (seulement 19,7 % des personnes de 50 à 64 ans fument).

Les organismes-ressources

- Comité national contre le tabagisme (CNCT) :
  - bulletin quotidien, site Internet : http://www.Globalink ;
  - bulletin mensuel « Tabac et santé ».
- Fédération française de cardiologie : Tabac Info Service : **0 803 309 318**.
- Baromètres santé jeunes 97.

Informer sur les risques liés au tabagisme

Pour être efficace, l'infirmière puéricultrice doit bien connaître la psychologie des jeunes face à la consommation de tabac.

L'enfant de 9 à 12 ans est hostile à la cigarette. Il sait qu'elle est nocive pour la santé. Il est de plus en plus inquiet pour ses parents fumeurs, ce qui traduit une angoisse pour son avenir propre. Le plus simple est donc de l'inciter à ne pas commencer à fumer :

- en lui décrivant simplement les méfaits visibles du tabac, particulièrement sur l'appareil respiratoire ;
- en lui montrant « le fumeur mécanique », appareil qui recueille, sur un papier blanc, les goudrons contenus dans la fumée. Le papier devient charbonneux. Quand il réalise que le charbon se dépose dans les poumons, il en mesure les conséquences.

L'enfant de 13-14 ans est à l'âge le plus difficile pour accepter des conseils de prévention. Les préadolescents sont souvent mal dans leur corps et dans leur tête. C'est le stade de l'opposition et fumer s'inscrit parfaitement dans cette volonté de rompre avec

---

36. Circulaire du 3 septembre 1981.
37. Loi du 10 janvier 1991 et décret n° 92-478 du 29 mai 1982.
38. Enquête IZOP des 25 et 26 août 1998, CNAMTS et CFES.

l'autorité parentale. Le message scientifique : « le tabac est nocif », est inutile. Il faut que le pré-adolescent prenne conscience que si le fait de fumer semble le libérer, ce n'est que pour mieux le plonger dans une autre forme de dépendance. Aussi doit-il réaliser que le fait de dire non ne le marginalisera pas : la majorité des jeunes n'est pas celle des fumeurs.

Les jeunes de 15-18 ans commencent à mesurer les inconvénients immédiats de la cigarette : moindre performance sportive, haleine chargée, coût élevé (supprimer le paquet quotidien, c'est pouvoir à la place aller 7 fois au cinéma dans le mois). On peut donc assez simplement convaincre un jeune de ne pas commencer. Les satisfactions procurées par la cigarette se substituent aux motivations personnelles (habitudes, gestuelle s'installent pour devenir un besoin). Sous la pression du groupe de copains, elle donne l'illusion de confiance en soi, une contenance (affirmation de soi, vaincre sa timidité).

S'il fume, proposer un test de la dépendance.

Les méthodes pour arrêter de fumer

La clé de la réussite : **la motivation et le soutien de l'entourage familial**. L'arrêt de consommation de tabac doit s'accompagner d'une discipline personnelle :

- augmenter la pratique d'activité physique ;
- veiller à l'équilibre alimentaire, en particulier éviter les excitants ;
- dormir suffisamment et se coucher tôt pour éviter la fatigue nerveuse ;
- faire une évaluation à l'aide des tests de dépendance physique et psychique ;
- utiliser les patchs à la nicotine, la gomme à mâcher à la nicotine ou bien d'autres méthodes de soutien comme la relaxation, l'hypnose, l'acupuncture, l'homéopathie, etc. ;
- une aide médicale est parfois possible.

L'éducation à la citoyenneté

Le décret de 1992 crée l'interdiction de fumer dans les lieux publics (transports, lieux de restauration, d'enseignement) et l'obligation pour les employeurs et responsables de structures collectives d'aménager un espace fumeur.

Enfin, les actions de prévention des conduites à risque doivent s'inscrire dans un projet de développement des pratiques sportives (voir p. 750).

L'équilibre alimentaire

Il fait partie des thèmes abordés par l'infirmière, surtout avec les adolescentes qui s'inquiètent lors de la transformation de leur corps. L'anorexie est souvent indissociable de la boulimie (voir ch. 38) et l'équilibre alimentaire permet de discuter aussi de l'obésité et de sa prévention (voir ch. 10). Il est essentiel aussi d'aborder la question de l'équilibre alimentaire, à partir des habitudes culturelles des jeunes, du plaisir, de la forme.

La lutte contre la violence

Les faits de violence se multiplient dans certains établissements scolaires ; ils sont sources de détérioration du climat propice au travail scolaire mais également de la qualité relationnelle entre élèves et enseignants. Dès 1998, des dispositions ont été prises par le ministère de l'Éducation nationale afin de prévenir l'essor de telles pratiques et de traiter les situations de violence patente[39].

Ces phénomènes de violence peuvent aller d'incivilités vis-à-vis des élèves et des adultes perturbant le climat de l'établissement jusqu'à des actes d'infractions pénales (violence physique, racket, trafic de produits stupéfiants, etc.).

L'objectif de l'établissement est dès lors de désamorcer la violence, avec l'ensemble des professionnels, en renforçant les actions de portée éducative telles que :

- l'éducation à la citoyenneté (formation des délégués d'élèves, prévention des accidents et secourisme, éducation à l'environnement) ;
- la charte de la vie scolaire et la responsabilisation des élèves dans l'établissement ;
- la prévention de l'absentéisme et la pédagogie différenciée ;
- l'écoute et le conseil aux parents, etc.

Le chef d'établissement quant à lui est chargé de renforcer, avec les autorités académiques, départementales et locales, les mesures de sécurité et de mettre en place des mesures partenariales avec les autorités judiciaires.

Conclusion

Ce chapitre montre ainsi l'important travail que réalise une puéricultrice, avec les élèves, au sein du sys-

39. Circulaire n° 98-194 du 2 octobre 1998 relative à la lutte contre la violence (BOEN).

tème scolaire. Toutes les dimensions n'ont pu être traitées, laissant volontairement de côté les données issues de la médecine ou des soins infirmiers, acquises en formation de base ou faisant l'objet d'autres chapitres de cet ouvrage. Il nous semblait, en effet, essentiel que la puéricultrice puisse disposer des informations lui permettant de se situer dans le service de santé scolaire, au sein d'une communauté éducative avec laquelle elle est appelée à collaborer au quotidien. Les données relatives à la vie sociale de l'établissement et sa mission éducative en matière de santé globale étaient notre priorité. Le capital santé des jeunes ne peut être protégé qu'en leur apprenant à le préserver eux-mêmes.

BIBLIOGRAPHIE

ARTAUD J. – *L'écoute, attitudes et techniques*. Tricorne Éditions, 2000.

ROUYER C. – *Intervenir auprès des enfants et des adolescents, Repères et variations*. ENSP, 2000.

THOMANN T., GABEL M., SENETERRE E. – *L'infirmière scolaire aujourd'hui*. Maloine, 2000.

Ouvrages sur la Santé Publique (voir chapitre 40).

La place des puéricultrices dans la gestion des établissements et services d'enfants

Prendre place dans une équipe ouverte sur le partenariat et les réseaux

Puéricultrice dans les établissements et services d'accueil d'enfants de moins de 6 ans[1]

Capacités attendues pour l'exercice de la puéricultrice

- Organiser et assurer le suivi de l'accueil des enfants et de leurs parents, dans le cadre d'un contrat personnalisé, et en cohérence avec le projet d'établissement ou de service.
- Accompagner l'enfant et ses parents dans leur expérience de séparation et, tout au long du séjour de l'enfant, respecter et soutenir les parents dans leur fonction.
- Accompagner et encadrer le personnel et les stagiaires dans leur démarche de professionnalisation des soins à l'enfant et des relations avec la famille.

L'évolution sociologique de la famille et du monde du travail, au cours des dernières décennies, a considérablement modifié la demande des parents : la diversité des rythmes de travail dans les entreprises, la complexité organisationnelle d'un foyer monoparental et la répartition des rôles au sein des couples, génèrent des besoins nouveaux à l'égard des institutions de l'enfance.

La politique familiale conduite par le gouvernement incite les établissements et services d'accueil des enfants de moins de 6 ans, à trouver des modalités d'adaptation à cette évolution générale. Les mesures réglementaires prises récemment par décret[2] impulsent une modernisation du dispositif d'accueil dans laquelle tous les acteurs sont impliqués.

Pour les infirmières-puéricultrices[3], les termes du décret viennent renforcer leurs objectifs de travail. En effet, leurs fonctions les ont amenées, de plus en plus souvent au cours de ces années, à rechercher une adéquation entre les besoins individuels et les possibilités de réponses offertes par l'institution ; aujourd'hui, la réglementation, en créant une obligation d'adaptation de l'organisation et du fonctionnement des établissements et services, soutient les projets qui se sont ouverts sur la politique locale. D'autant plus qu'au besoin de garde des enfants, s'ajoute un besoin de soutien des parents. L'accompagnement parental s'inscrit dans le mouvement général des professionnels à la recherche d'un comportement éthique visant à ne pas interférer avec les responsabilités des parents. Favoriser les apprentissages de la fonction parentale, développer l'autonomie des familles dans la résolution des problèmes de l'entretien quotidien de l'enfant, les soutenir dans leur projet éducatif, sont

1. Auteurs : Viviane Calmels, puéricultrice, cadre en crèche hospitalière. Brigitte Gogat, puéricultrice, directrice de crèche familiale. Fily Helenon, puéricultrice, directrice de crèche collective. Benoît Levasseur, puériculteur, directeur de crèche collective. Chantal de Truchis-Leneveu, psychologue. Stéphanie Virollet, puéricultrice, directrice adjointe en crèche collective.
2. Décret n° 2000-762 du 1er août 2000 relatif aux établissements et services d'accueil d'enfants de moins de six ans et modifiant le Code de la Santé publique, paru au journal officiel du 6 août 2000.
3. Lire chaque fois « puéricultrice » ou « puériculteur ».

les axes actuels de travail dans les lieux d'accueil des enfants de moins de 6 ans.
Ce chapitre se propose donc de faire part des réflexions qui président au projet de service de ces structures et aux éléments qui le constituent, en particulier les buts poursuivis et les moyens mis en œuvre pour faire aboutir les objectifs visés. La place de l'adjointe à la directrice de crèche sera définie à cette occasion. Enfin, la présentation des travaux de recherche du docteur Emmi Pickler sur les aménagements inhérents à la vie en collectivité de jeunes enfants, viendra compléter la réflexion menée autour des pratiques de prise en charge des enfants dans les institutions.

Une famille naissante à la rencontre d'une assistante maternelle en crèche familiale

Un individu, puis un deuxième, un projet d'enfant et toute la vie est transformée : le couple devient triade ; les rythmes, les repères sont modifiés ; un apprentissage à trois de courte durée et l'espace professionnel reprend le dessus ; pour que les éléments de cet ensemble se sentent en équilibre, il faut pour ce nourrisson un mode d'accueil de confiance.

La naissance d'une famille

« On ne naît pas parent, on le devient. On doit donc parler de transition vers la parentalité. Si l'imaginaire qui conduit au désir de mettre au monde un enfant se prépare déjà durant la prime enfance et l'adolescence du futur parent, la période décisive où se met en place la capacité d'être parent se situe certainement durant la grossesse, et tout au cours des premiers mois et des deux ou trois premières années de l'enfant. »[4]

Le couple

Durant le XXe siècle, la position sociale de la femme a évolué de façon considérable : au début du siècle, son statut de mère était sa principale reconnaissance pour aboutir actuellement à une triple position : professionnelle, épouse et mère. Selon les différentes périodes de sa vie, il en est toujours une qui prédomine sur les autres. Il arrive de plus en plus souvent que la femme soit seule, loin de son lieu d'origine durant la grossesse et/ou pour élever son enfant.
« Mais l'observation et la recherche nous répètent que l'essentiel du devenir de l'enfant se joue surtout dans la qualité de l'interaction parent-enfant. »[5]
Au cours de ces quelques mois, les transformations de la femme sont progressives, elles engendrent dans le couple une évolution intellectuelle et psychologique qui va aboutir à l'organisation de l'arrivée de l'enfant sans perturbation des repères fondamentaux à deux.

La triade

Dès la naissance, le couple vit au rythme des besoins physiologiques, biologiques et affectifs de l'enfant. À peine sont-ils installés dans leurs nouveaux repères que les parents doivent déjà organiser le futur proche : l'équilibre entre la vie domestique, la vie professionnelle et la vie de leur enfant lorsqu'ils auront repris le travail.

Le mode d'accueil

Toutes les familles font part de leurs inquiétudes face aux difficultés rencontrées dès la conception de leur enfant :
- **trouver une maternité**, la notion de choix s'éloigne de plus en plus ;
- **trouver un mode d'accueil**, le déséquilibre entre l'offre et la demande fait, là aussi, s'éloigner le respect du projet qu'ils avaient de faire accueillir leur enfant en structure collective ou familiale ;
- **reprendre leur travail** en toute confiance et dans les délais impartis par la loi.

Les besoins des parents évoluent, et les gestionnaires ne peuvent pas faire l'économie de repenser régulièrement à l'adéquation des modes de garde proposés à leurs administrés. Les statistiques montrent que les familles qui ne trouvent pas de mode de garde dans leur commune, sont amenées à utiliser des arrangements plus ou moins précaires : personne non qualifiée, dispositif familial, interruption provisoire du travail, long trajet pour l'enfant ou solution onéreuse.

L'inscription

Cette démarche devrait pouvoir s'effectuer quand la femme s'est transformée de façon notable (vers le 6e mois de grossesse), quand elle ressent son bébé. À ce stade, ce n'est plus alors uniquement une formalité administrative mais un acte faisant partie intégrante

4. Y. Gauthier, sous la direction de M. Dugnat, *Devenir père, devenir mère, Naissance et parentalité*. Érès, 1999, p. 53.
5. Y. Gauthier, *op. cit.* note 4.

d'un projet global qui se concrétise par la naissance du bébé. Les réactions des jeunes parents sont alors comparables à celles des parents dont l'enfant est né depuis déjà plusieurs mois. Leurs questions sont plus adaptées et mieux ciblées.
Dans la plupart des communes, le dossier d'inscription est soumis à commission dont les membres déterminent, selon des critères établis préalablement, dans quel type de structure cet enfant pourra être accueilli.

L'admission

Elle se réalise en deux temps :
- **la pré-admission** : le choix des parents est respecté en fonction des places disponibles, des critères de fonctionnement de la crèche[6] et de ceux du gestionnaire[7] ;
- **l'admission** : après une visite médicale d'admission, effectuée obligatoirement par le médecin de la crèche, et la constitution du dossier administratif, l'enfant et ses parents rencontrent l'assistante maternelle qui va accueillir l'enfant, à son domicile et en présence de la directrice (ou de son adjointe) et des enfants qu'elle accueille déjà.

L'assistante maternelle de la crèche familiale

C'est une professionnelle de la petite enfance, seule référente de l'enfant pendant l'absence quotidienne de ses parents. Elle exerce à son domicile et accueille jusqu'à trois enfants de 10 semaines à 3 ans (dans le cours du trimestre de la date anniversaire).
« Elle rencontre les mêmes paradoxes qu'une assistante maternelle libérale :
- travailler et élever ses enfants en même temps ;
- travailler seule à l'éducation des enfants : être seule face aux sollicitations permanentes des enfants et devoir prendre du recul ;
- faire un "travail" qui valorise l'expérience professionnelle de mère »[8] ;
- travailler chez soi, dans un espace privé et professionnel à la fois ;
- faire un choix fondamental, pour soi-même et sa famille, et assurer un travail qui, par définition, le remet en cause.

Le travail en équipe

Du dynamisme de la puéricultrice, de l'ambiance dans l'équipe, des décisions débattues en commun, et de la cohésion dans le travail dépend la qualité des prestations proposées aux familles.

L'équipe d'encadrement pluridisciplinaire

Dans son travail, l'assistante maternelle est soutenue et conseillée par une équipe d'encadrement constituée d'une infirmière-puéricultrice et d'une adjointe qui peut être une infirmière-puéricultrice ou une infirmière ou une éducatrice de jeunes enfants. À ces personnes se joignent, selon les établissements, une secrétaire qui a un poste pivot de relais, un médecin et un psychologue.
L'assistante maternelle peut faire appel à tout moment à un des membres de cette équipe, ce qui lui confère la possibilité de réflexions professionnelles approfondies, une certaine protection par un soutien et un cadre sur lesquels s'appuyer face à un questionnement ou une mésentente avec les familles.
Les familles signent un contrat avec l'établissement, toutes les démarches administratives s'effectuent au secrétariat, ce qui limite les conflits aussi bien pour les familles que pour la professionnelle.
Les relations parents-assistante maternelle ne concernent que le bien-être de l'enfant.

L'équipe des assistantes maternelles (AM)

Une des particularités de la crèche familiale est le travail en équipe. Alors que la dispersion géographique pourrait être un facteur défavorable, le travail mené a permis de construire un réseau d'assistantes maternelles (AM) fondé sur la participation et les principes d'une solidarité d'équipe. Concrètement, la vie de la crèche se traduit par :
- un jumelage des AM par quartier qui rend possible leur participation régulière aux activités :
  – en sous-groupes d'enfants pour les jardins d'enfants ;
  – en sous-groupes d'adultes pour leur formation continue ;
- un travail de dépannage entre assistantes maternelles pour accueillir les enfants quand l'une d'entre elles est absente (congés, maladie...) ;

---

6. Dans certaines crèches, les assistantes maternelles agréées pour trois enfants travaillent en binôme. Lors des jardins d'enfants proposés en groupe d'âge homogène, l'une prend en charge les trois enfants qui participent au jardin d'enfants et l'autre accueille ceux qui ne sont pas concernés par l'activité du jour. Par voie de conséquence, il faut donc impérativement que les six enfants appartiennent au maximum à deux groupes de jardins d'enfants.
7. Après avoir tenu compte des critères de place et de fonctionnement de crèche, si deux familles sont en concurrence, l'ancienneté sur la ville sera déterminante.
8. S. Bosse-Platière, A. Dethier, C. Fleury, N. Loutre du Pasquier, *Accueillir le jeune enfant, quelle professionnalisation ?* Érès, 1999, pp. 52 à 59.

- une collaboration à l'adaptation des enfants chez leurs collègues, adaptation à laquelle participent les parents[9] ;
- une participation aux ateliers proposés par l'éducatrice de jeunes enfants durant la semaine ; elles encadrent à plusieurs et à tour de rôle les différentes activités.

La charge de travail des AM est donc importante.

Quant à l'équipe d'encadrement, il est nécessaire d'équilibrer les groupes en fonction de l'âge des enfants, de la disposition des locaux, de la charge de travail constituée par les visites à domicile, le travail administratif, les différentes réunions de direction et d'équipe.

Pour assurer l'équilibre entre ces différents paramètres d'organisation et de fonctionnement, l'équipe encadrante désigne l'assistante maternelle qui assurera l'accueil du nouvel enfant à admettre ; ni les parents, ni les professionnelles n'ont la possibilité de choisir.

La formation continue

L'accueil de l'enfant peut s'envisager selon le schéma suivant :

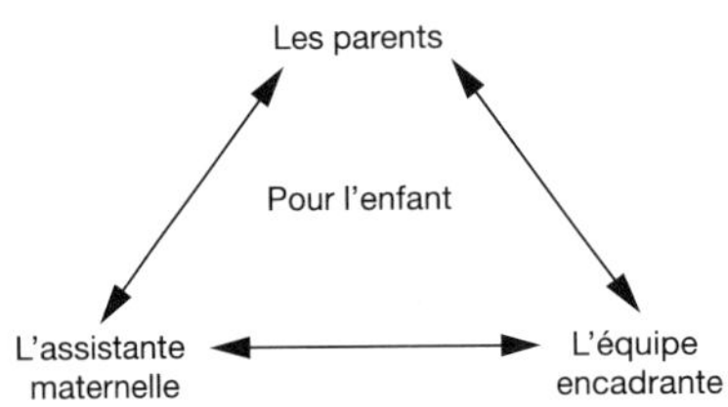

Figure 47.1 : L'enfant, enjeu de la triangulation.

Les parents, le plus souvent les mères, expriment leur inquiétude à voir leur enfant s'attacher à l'assistante maternelle, donc s'éloigner d'elle qui doit reprendre son travail. Le terme même « d'assistante maternelle » peut provoquer la confusion dans l'esprit de certains parents et pourquoi pas chez certaines professionnelles.

Les objectifs de la formation

Lors de la formation continue dispensée par l'équipe pluridisciplinaire au sein de la structure, l'objectif prioritaire est d'initier chez l'assistante maternelle une démarche de professionnalisation des soins à l'enfant. En effet, la mère, lorsqu'elle confie son enfant à une autre personne pour qu'elle prenne soin de lui en son absence, délègue sans aucun doute la fonction de soins maternants, mais en aucune manière sa place de mère (ce qui serait par ailleurs impossible dans ce contexte de garde de jour, mais il est bon de le rappeler).

Dans ce cadre de formation, l'AM doit comprendre les enjeux (pour l'enfant, les parents et elle-même) du processus d'attachement et de l'établissement des relations, et apprendre à se situer en professionnelle et à réagir en phase avec cette fonction. Ainsi, son rôle est :

- de dispenser aux enfants qu'elle accueille des soins de qualité et individualisés ;
- d'assurer leur sécurité matérielle, affective et psychologique ;
- de les respecter en tant qu'individu en ayant une connaissance précise de leur développement psychomoteur pour pouvoir les suivre et les soutenir dans leurs acquisitions propres.

Le suivi individuel à leur domicile est ensuite l'occasion de compléter, réajuster en fonction du contenu de la précédente séquence de formation.

Les outils de la formation

Chaque professionnel collaborant au fonctionnement du service peut jouer un rôle dans l'encadrement à visée de formation des AM :

- **l'équipe de direction** intervient sur des thèmes courants de fonctionnement lors de réunions de mise au point, d'organisation… ;
- **le médecin vacataire** rencontre les assistantes maternelles régulièrement lors des visites médicales de suivi, des réunions d'informations sur la prévention des accidents à domicile, les gestes d'urgence, la conduite à tenir en cas d'hyperthermie ou de déshydratation…, la surveillance d'une pathologie qu'elles sont amenées à rencontrer… ;
- **le psychologue** les reçoit en groupe de réflexions pour les aider à s'interroger sur l'exercice de leur profession dans le domaine de la prise en charge des enfants ;
- **des intervenants extérieurs** peuvent leur permettre de renforcer leurs connaissances sur leur métier.

Par ailleurs, il existe des associations d'assistantes maternelles qui les guident dans leurs démarches administratives pour faire évoluer leur statut et améliorer leur reconnaissance auprès du public et des pouvoirs publics.

Le fil conducteur de l'encadrement et des contenus de formation est de permettre à l'assistante maternelle

9. L'adaptation se déroule en plusieurs temps : l'assistante maternelle accueillante, dite « de dépannage » ou « de jumelage », se rend chez l'assistante maternelle référente, pour que l'enfant la rencontre dans un lieu qu'il connaît bien ; dans un deuxième temps, l'assistante maternelle référente et l'enfant vont au moins à deux reprises chez la collègue qui va le recevoir et les parents viennent l'y rechercher pour faire connaissance. L'assistante maternelle référente utilise à cette occasion un questionnaire résumant les habitudes de l'enfant, c'est un outil de base pour sa collègue.

de se sentir compétente auprès des familles. Elles peuvent être amenées à prendre en charge des familles en difficultés sociales, familiales ou professionnelles ; elles doivent donc être prêtes en permanence, au-delà de l'accueil quotidien de l'enfant, à aider, soutenir les familles et, pour rester efficaces, elles doivent savoir se protéger, connaître leurs limites et ne pas hésiter à déléguer vers les professionnels de la crèche.

La participation des parents à la vie de la crèche

Les parents sont les premiers éducateurs de leur enfant. Il est donc important qu'un dialogue s'instaure entre eux et l'assistante maternelle qui, sur la base du projet pédagogique de la structure, tente de respecter le projet éducatif des parents. En cas de malentendu persistant voire de véritable opposition, l'assistante maternelle peut s'appuyer sur sa formation mais aussi sur des textes professionnels qui sont à sa disposition à la crèche : extraits photocopiés dans *Les métiers de la petite enfance*, *L'école des parents*, textes émanant de l'association Pickler Loczy de France... Elle peut aussi les proposer aux parents quand elle les sent suffisamment réceptifs. Par ailleurs, l'AM peut être soutenue par les activités proposées aux parents au sein de la crèche (outre les réunions d'accueil et de fonctionnement) :

- réunions à thèmes proposées, en soirées, aux familles auxquelles sont toujours conviées quelques AM, représentant leurs collègues ;
- implication active au sein de la structure, entre autre lors des sorties et des fêtes, ce qui permet aux parents de partager ponctuellement des moments de vie de leur enfant à la crèche et de se sentir concernés par le fonctionnement.

L'organisation de l'accueil d'un nouvel enfant

Pour des parents, l'acte de confier leur enfant, tout petit, à une tierce personne est un moment de grande appréhension. Il est indispensable de prendre cette réalité en considération ; les services y répondent en aménageant une progression dans les premiers temps de l'accueil.

La prise de contact

En premier lieu, il est nécessaire de prévoir une prise de contact, pour rassurer les différentes parties, en présence d'une des responsables :

- les parents en découvrant l'assistante maternelle et le lieu de vie futur de leur enfant ;
- l'assistante maternelle en recevant la famille et l'enfant ;
- les autres enfants que la professionnelle accueille par la concrétisation des paroles préliminaires à l'arrivée du « nouveau ».

C'est un moment primordial durant lequel l'assistante maternelle doit être la plus disponible possible tout en réunissant les trois paramètres précédents. La directrice ou son adjointe rappelle quelques points de règlement, ce qui permet de renforcer la position de la professionnelle au sein de l'équipe.

L'adaptation

Il est ensuite possible de mettre en place la procédure d'adaptation proprement dite en privilégiant l'instauration de la confiance : les séquences de séparation sont progressives, le temps « T » de la séparation se produit dans le courant de la deuxième semaine. Cette séparation pour la journée entière ne peut intervenir que lorsqu'une confiance réciproque s'est établie entre la mère et l'AM, entre l'enfant et l'AM. Ce sentiment se renforcera dans les semaines qui suivent. Et l'enfant percevra très vite cette relation confiante entre sa mère et la personne qui lui prodigue des soins en l'absence de sa mère.

Le recueil des données initiales

Il s'organise essentiellement autour de deux outils :

- **le questionnaire** relatif aux habitudes de vie de l'enfant ; il est présenté aux parents, qui devront le remettre à l'assistante maternelle au tout début de l'accueil. Il aborde des grands thèmes, tels que l'allaitement, le biberon, l'alimentation diversifiée, le change, le sommeil, les temps d'éveil, le développement psychomoteur et psychoaffectif ;
- **des feuilles de rythme**, sur lesquelles ils doivent indiquer à l'aide de couleurs les différentes plages horaires qui structurent la vie de l'enfant : une couleur représente une activité (exemple : bleu, le sommeil ; rouge, les repas ; vert, l'éveil ; jaune, les selles ; noir, les pleurs...). La semaine est ainsi rassemblée sur une seule feuille et permet de visualiser rapidement les rythmes biologiques de l'enfant.

Les parents débutent ce relevé deux semaines avant l'accueil et le poursuivent encore pendant deux semaines au minimum, conjointement avec l'assistante maternelle.

Ces outils ne remplacent en rien les temps d'échanges indispensables du matin et du soir entre les parents et la professionnelle, mais ils contribuent à apporter des informations sur le comportement de l'enfant que la professionnelle est en train de découvrir.

Ces documents de base sont aussi utiles pour la professionnelle que pour les parents qui apprennent ainsi à mieux connaître et observer leur enfant. C'est là un élément d'apprentissage accessible aux parents et très formateur quant à l'observation du bébé et à la recherche d'ajustement de rythme.

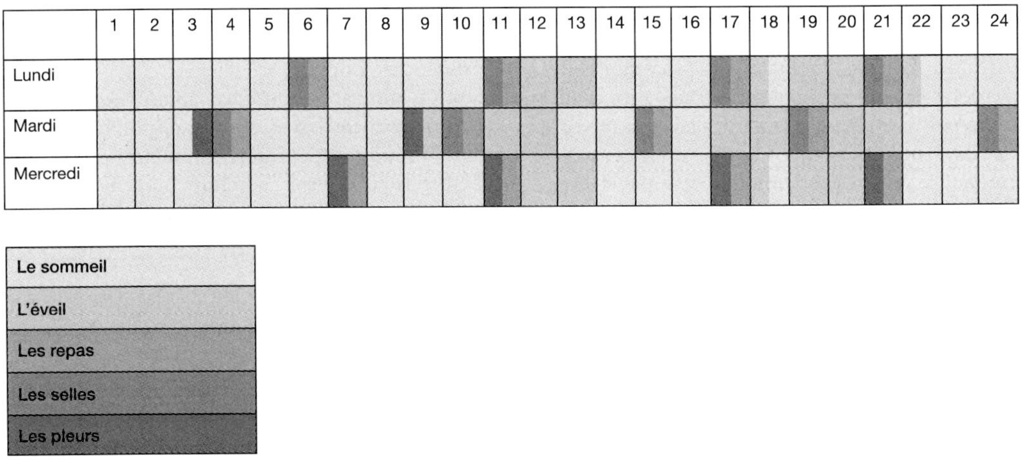

Figure 47.2 : La feuille de rythmes.

Enfin, soulignons que ce temps d'adaptation concerne l'ensemble des enfants et des parents, il est donc important pour l'assistante maternelle de prévoir :

- **un temps de rencontre** entre les parents et sa propre famille ; certaines organisent ce moment autour d'une collation, en fin de journée, quand tout le monde retrouve de la disponibilité ;
- **une période d'adaptation** d'environ un mois pour que l'ensemble des intervenants se sentent bien les uns avec les autres, pour que les repères de chacun se mettent en place. Il faut savoir s'accorder ce temps pour qu'une relation de qualité puisse s'installer et durer.

L'adaptation terminée, les parents reprennent leurs activités professionnelles et leur enfant débute sa vie en dehors d'eux.

La transmission

La personne qui accompagne l'enfant le matin ne le « dépose pas », mais le « confie » à l'assistante maternelle.

Du côté des parents

Il est toujours suggéré à la mère et au père de prendre le temps de :

- déshabiller l'enfant, sans hâte ;
- faire part à la professionnelle des moments remarquables qui se sont produits depuis la veille au soir et qui pourraient expliquer un changement de comportement de l'enfant dans la journée : les repas, l'endormissement, la qualité du sommeil, le réveil, les événements exceptionnels..., une acquisition nouvelle (se mettre assis, marcher à quatre pattes...) ;
- préciser qui viendra chercher l'enfant le soir et à quelle heure, afin que l'AM puisse anticiper et préparer l'enfant quelque temps avant l'arrivée de son père ou de sa mère.

Du côté de l'assistante maternelle

Elle fait le point à l'occasion de l'accueil du matin, en s'adressant à l'enfant et aux parents ; elle rappelle en particulier :

- les activités prévues dans la journée ;
- la possibilité de prendre des nouvelles, au moment de la sieste de préférence.

De plus, pour faciliter la séparation, elle instaure un rituel qui donne des repères rassurants pour l'enfant et pour ses parents :

- accompagnement du parent à la porte ;
- « coucou » par la fenêtre ;
- proposition des jeux qu'il a utilisés la veille avant de partir...

Si le père ou la mère est prêt à confier son enfant sans aucune culpabilité et en toute confiance, son attitude au moment du départ est claire : le parent dit au revoir à l'enfant et s'en va.

En fin d'après-midi, c'est au tour de l'assistante maternelle d'être suffisamment précise et synthétique dans la retransmission des événements de la journée.

Ces échanges du matin et du soir ne doivent être ni trop courts, ni trop longs.

À noter...

L'objectif premier, la pierre d'achoppement de l'accueil est la continuité de la prise en charge de l'enfant au cours de sa journée : il vit, grandit et se construit chez ses parents comme chez son assistante maternelle.

Le rôle de la puéricultrice

Dans les établissements et services d'accueil d'enfants de moins de 6 ans, il incombe à la puéricultrice d'assurer la fonction de direction dans sa double dimension : **gestionnaire** (organisation, fonctionnement, responsabilité des personnels) et **technique** (recherche de qualité des soins et activités d'éveil pour les enfants, accompagnement de la fonction parentale auprès des familles bénéficiaires du service). Ainsi, la puéricultrice, en établissement d'accueil, a un rôle et une fonction de responsable qui recouvrent l'ensemble du fonctionnement de la structure. Ce rôle comporte quatre axes essentiels :
- le projet institutionnel ;
- la prise en charge globale de la santé de l'enfant et du groupe d'enfants ;
- les relations avec les familles et leur accompagnement ;
- l'administration et la gestion de la structure et l'encadrement de l'équipe (ces aspects font l'objet du chapitre suivant).

Ainsi, l'infirmière-puéricultrice met en œuvre ses compétences spécifiques, acquises tout au long de sa carrière après ses formations initiales d'infirmière et complémentaire de puéricultrice, dans ce poste de direction qu'elle occupe pour créer, organiser, gérer, animer, former, déléguer...

À noter...

Pour mener avec efficacité ces différents aspects de son travail, la puéricultrice doit maîtriser les connaissances relatives :
- au rythme de l'enfant, son développement psychomoteur, sa socialisation, sa santé ;
- aux différents types de handicaps et de pathologies ;
- aux droits de l'enfant et de la famille ;
- à toute la législation en cours relative aux établissements d'accueil d'enfants de moins de 3 ans et à l'exercice des professionnels.

Le projet d'établissement

La puéricultrice guide l'élaboration d'un projet d'établissement ou de service, en accord avec les missions, les orientations de l'institution[10] et la législation. Ce projet, précise l'article R 180-10 du décret du 1er août 2000, « comprend les éléments suivants :
- un projet éducatif pour l'accueil, le soin, le développement, l'éveil et le bien-être des enfants ;
- un projet social ;
- les prestations d'accueil proposées et les règles de vie ;
- les dispositions particulières prises pour l'accueil d'enfants atteints d'un handicap ou d'une maladie chronique ;
- la présentation des compétences professionnelles mobilisées », etc.

Lorsqu'une nouvelle équipe est constituée, la puéricultrice initie avec elle une réflexion à l'occasion de journées pédagogiques et de temps de concertation réguliers. L'ensemble des professionnelles utilisent une méthodologie basée sur l'observation des enfants, des comportements parentaux dans l'utilisation de la crèche et des réactions du personnel dans ces situations. L'analyse des pratiques et les échanges qui en découlent, permettent de définir des ajustements et d'établir des règles ou des lignes de conduite destinées à tous.

Fédérer les professionnels autour de la réalisation du projet est indispensable pour que chacun puisse :
- en comprendre les enjeux pour l'enfant et la collectivité ;
- se sentir engagé vis-à-vis des parents et de l'organisme gestionnaire ;
- être à même de le respecter et de le faire évoluer.

Ainsi, le fonctionnement de la structure d'accueil est concerté et fait l'objet d'un document écrit. Les bases de travail y sont définies ; elles permettent une cohérence dans les pratiques et attitudes des différents personnels, quel que soit le poste occupé, chacun devant œuvrer pour **réduire au maximum les écarts entre l'écrit et la pratique**. Il revient à la puéricultrice de mesurer ces écarts, réajuster les pratiques et faire évoluer le projet ; elle est garante du contenu de ce projet commun qui s'inscrit dans une réalité.

Le projet d'établissement est l'outil de référence pour chaque membre de l'équipe, pour tout nouveau professionnel ou stagiaire. Il est également indispensable aux parents ; ils doivent pouvoir prendre connaissance des règles de vie de la structure d'accueil, les comprendre pour les respecter, et participer à l'évolution du projet.

---

10. Projet en cohérence avec le projet de l'entreprise ou de l'hôpital ; projet se ralliant aux orientations données par une commune ou un département.

La prise en charge globale de la santé de l'enfant, du groupe d'enfants et les relations avec les familles

La puéricultrice participe à l'accueil, à l'accompagnement et à l'évaluation de l'enfant dans son développement et son épanouissement.

L'inscription, l'admission, l'adaptation

La prise en charge par la puéricultrice intervient à tous les niveaux, du premier contact avec la famille jusqu'au départ de l'enfant au terme de sa troisième année, le plus souvent.

La vie quotidienne à la crèche

Le rôle de la puéricultrice est essentiel dans le dépistage de perturbations du développement somatique, psychomoteur ou affectif. Elle repère les signes d'appel, dépiste de façon précoce les signes de gravité et met en place les mesures d'urgence.

Le suivi global des enfants

Avec les personnels, éducatrices de jeunes enfants (EJE) et auxiliaires de puériculture (AP), la puéricultrice suscite et participe à l'élaboration et à l'utilisation d'outils de travail tels que :

- grilles d'observation, fiches de rythmes ;
- cahiers de suivi, cahiers de transmissions…

Sa présence auprès des enfants est indispensable, à des moments choisis par elle, pour :

- observer, analyser, sélectionner et traiter les différentes informations. Elle favorise le développement harmonieux de chaque enfant au sein du groupe ;
- veiller à la qualité des soins dispensés ;
- déléguer les tâches selon le rôle propre et les compétences de chacun.

La puéricultrice supervise l'organisation des lieux de vie des enfants. Elle est responsable de la qualité des jeux et des activités proposées.

Le travail en réseau

Actuellement, dans ce secteur d'activité et dans le cadre du projet institutionnel, la puéricultrice mène une importante réflexion quant aux réponses à donner à l'évolution des besoins des familles tout en préservant l'intérêt de l'enfant. Elle sollicite, en fonction des besoins, différents intervenants :

- le pédiatre ou le psychologue, vacataire dans la structure ;
- le médecin traitant ;
- la puéricultrice de secteur ou de PMI ;
- l'assistante sociale, le CAMPS.

Rôle de la puéricultrice

Prise en charge de l'enfant et de la famille à l'arrivée à la crèche

Ce moment est d'une particulière importance pour les parents qui ont décidé de confier leur enfant à quelqu'un d'autre pour prendre soin de lui durant leur temps de travail. La puéricultrice est donc des plus attentives au déroulement des différentes étapes.

L'inscription du nouveau-né ou de l'enfant

Tout en répondant aux questions des parents, elle s'attache à :

- présenter la crèche : principes d'organisation et fonctionnement général ;
- effectuer une visite des locaux, à un moment calme pour éviter d'alarmer les parents à partir d'une situation occasionnelle (le moment du repas, des jeux sont plus propices que celui qui précède le déjeuner…) ;
- remplir, dans le cadre d'un échange, le dossier administratif. C'est l'occasion de découvrir la famille (fratrie, conditions de logement, rythme de travail) ;
- organiser les modalités de l'adaptation, repérer les contraintes liées à la durée.

La puéricultrice prévoit pour chaque famille les rendez-vous avec le pédiatre et parfois le psychologue.

L'adaptation de l'enfant avec sa famille

La première rencontre, lors de l'adaptation, est essentielle : elle permet de communiquer les informations indispensables telles que le règlement, le projet pédagogique, le rôle de chaque professionnel(le).

Un recueil des habitudes de vie de l'enfant est effectué :

- ses rythmes, ses particularités, les contraintes d'origine culturelle ;
- les différentes informations et observations, utiles à l'organisation de la vie de l'enfant à la crèche.

Ces premières relations avec l'enfant et sa famille doivent aider à établir un climat de confiance indispensable au bon déroulement du séjour à la crèche.

Rôle de la puéricultrice

Dans le domaine sanitaire

Durant le séjour à la crèche, la puéricultrice organise, en collaboration avec le pédiatre, les dispositions sanitaires adaptées à une collectivité de jeunes enfants.

Pour chaque enfant, il s'agit de :

- l'élaboration de protocoles de soins (urgences, hyperthermie...) et des gestes d'urgences ;
- la tenue à jour du calendrier vaccinal ;
- du suivi du développement somatique ;
- la mise à jour régulière du dossier de suivi.

La puéricultrice est responsable de la préparation et l'administration des médicaments, du contrôle des prescriptions médicales et des soins de rééducation, le cas échéant.

Concernant l'accueil d'enfant porteur de handicap ou atteint d'une maladie chronique, elle élabore un projet de prise en charge pour chacun des enfants, en concertation avec les partenaires de soins et les parents.

Sur le plan alimentaire, la puéricultrice :

- élabore ou participe à l'élaboration des menus ;
- met en place l'organisation nécessaire à l'application des règles nutritionnelles pour les différents âges ;
- supervise la préparation d'un régime adapté à l'âge de l'enfant, ses capacités, sa religion, ses pathologies éventuelles (allergies, diarrhées...).

La puéricultrice applique, contrôle les règles d'hygiène et de sécurité liées à la vie en collectivité.

Elle peut initier des réunions ou être, elle-même, sollicitée pour des réunions de synthèse de PMI ou à l'école.

La puéricultrice travaille en réseau avec des partenaires du secteur médical, médico-social ou éducatif. Elle peut également être amenée à collaborer avec l'Aide sociale à l'enfance, par exemple, pour évaluer la situation d'un enfant qui fréquente la crèche et pour lequel une AEMO pourrait être demandée (voir p. 955).

Le travail de relation et de communication

Au quotidien, la puéricultrice participe à l'accueil des enfants et des familles. Par sa présence dans les lieux de vie des enfants et par sa disponibilité, elle favorise l'écoute et le dialogue avec les parents et peut solliciter des rendez-vous.

Elle organise et anime, avec des membres de l'équipe :

- des réunions d'informations ou thématiques destinées aux parents, en partenariat ou non avec un intervenant : pédiatre, psychologue, psychomotricien(ne), kinésithérapeute, orthophoniste... ;
- des fêtes avec la participation des parents, ce qui leur permet de mieux investir le lieu d'accueil et de développer des relations avec les membres de l'équipe et les autres parents.

Elle est souvent le médiateur entre un professionnel et un parent.

L'administration et la gestion de la structure

Lorsque les inscriptions en structure d'accueil sont centralisées au sein de la commune ou du quartier, la puéricultrice :

- participe à des permanences dans le lieu concerné ;
- peut donner son avis lors des commissions d'admission.

Au sein de sa structure, elle est chargée :

- de la gestion des places par la tenue à jour du registre (inscrits, coordonnées des familles) et des présences ;
- des statistiques mensuelles : entrées, sorties, nombre de présences, pourcentage d'occupation... ;
- du rapport annuel d'activités (et des bilans requis par l'organisme de tutelle : bilan social, statistiques...).

La gestion financière

Selon l'institution, la puéricultrice effectue les encaissements mensuels des sommes dues par les familles et gère les budgets de la structure d'accueil (voir p. 1028).

La gestion des stocks et l'entretien du matériel

La puéricultrice est responsable :

- de la gestion des stocks, de manière rationnelle sur les plans logistique et économique ;
- des commandes : linge, couches, jouets, alimentation, mobilier ;
- des rendez-vous avec les représentants pour d'éventuels achats ;
- de l'entretien des locaux et des réparations diverses, des travaux, etc.

Elle participe à l'aménagement de l'espace :

- dortoirs, salles d'activités, coins repas, salle de change, jardin éventuellement ;

◆ locaux collectifs, bureaux, salles de vie du personnel.
La puéricultrice fait aussi de l'accueil téléphonique et transmet les informations nécessaires.

L'encadrement de l'équipe

Les objectifs de travail de la puéricultrice, en matière d'encadrement et de soutien du personnel de l'établissement ou du service qu'elle dirige, visent à respecter chaque professionnel(le) tout en proposant aux familles et aux enfants les meilleurs services rendus.
Dans sa fonction d'encadrement, la puéricultrice coordonne, anime, dynamise, évalue, réajuste et doit donc maîtriser le cadre législatif. Elle mobilise ses compétences dans l'animation pédagogique des groupes (conduite de réunions, techniques d'entretiens professionnels) et un accompagnement individuel des personnels.

À noter...
La sensibilité, la diplomatie, l'empathie, la connaissance des individus et des groupes, l'écoute, l'ouverture d'esprit, l'organisation, la rigueur, l'adaptation aux situations, le soutien, la disponibilité, l'accompagnement, la maîtrise des émotions sont autant de qualités que doit développer la puéricultrice dans sa fonction de directrice d'établissement d'accueil d'enfants de moins de 3 ans.

Le rôle de la puéricultrice

De par sa fonction et sa responsabilité de directrice, la puéricultrice exerce un pouvoir hiérarchique sur les membres de l'équipe et assume, pleinement ou partiellement, les différents aspects d'un poste de responsable du personnel ; elle est concernée par :
◆ **le recrutement des professionnels**, domaine dans lequel sa responsabilité s'engage sur deux points :
– l'élaboration d'une fiche de poste pour chaque type d'emploi[11] ;
– la conduite d'entretiens de recrutement à partir de critères de compétences professionnelles, qualités personnelles, etc. Si les formalités administratives sont réalisées par un service spécifique, hors de la structure, un rapport est transmis au service concerné ;
◆ **la gestion du personnel** en poste est pleinement laissée à la responsabilité de la puéricultrice ; elle veille à maintenir un équilibre entre la qualité de vie, la charge de travail et des conditions de sécurité maximales pour les enfants et les membres de l'équipe. Sa tâche concerne :
– la planification des horaires de travail ;
– les mouvements de personnel : absences pour congés, maladies, événements particuliers, remplacements éventuels ;
– la diffusion des informations concernant la législation du travail, notes de service émanant de l'organisme gestionnaire, etc. ;
◆ **l'évaluation de la qualité du travail** réalisé au quotidien et annuellement ; pour ce faire, elle doit savoir :
– observer, analyser les comportements du personnel ;
– analyser les dysfonctionnements ;
– mener les entretiens individuels d'évaluation des compétences ;
– rédiger les rapports de circonstances, le cas échéant, et éventuellement prendre les sanctions qui s'imposent ;
◆ **le respect du règlement intérieur et du projet d'établissement** ; elle réajuste au besoin individuellement ou collectivement auprès des familles ou du personnel.
La puéricultrice est responsable de la qualité du travail de chacun.

---

11. La fiche de poste est une description du poste de travail qui permet : la connaissance objective des qualifications humaines exigées pour le poste, l'évaluation des tâches, la redéfinition du poste, éventuellement, au regard de l'évolution des activités ou de la composition de l'équipe, une réflexion sur les méthodes de travail.
La fiche de poste comporte des informations sur 3 registres :
– celui de *l'institution* qui recrute ;
– celui du *poste* lui-même : titre, service (description, composition de l'équipe, etc) ; définition et missions du poste, compétences professionnelles exigées (diplôme, expérience, formations complémentaires, etc.) ; situation dans la hiérarchie et relations fonctionnelles, activités principales du poste, conditions physiques et physiologiques du travail : environnement, horaires, rythme de travail, postures, déplacements % temps passé), fatigue physique, mentale, etc ;
– celui du *tenant du poste* : qualités personnelles recherchées (capacité d'adaptation, de mobilité, d'accueil et de contact avec du public, etc.), conditions psycho-sociales du travail : qualités des relations de travail (degré d'autonomie, niveau de responsabilité, etc.) et des relations sociales (formation, promotion, congés, etc.).
Une fiche de poste doit être complète ; elle doit permettre à la personne qui la lit de se situer et d'apprécier l'adéquation de son profil à celui du poste. Elle doit comporter également les modalités de dépôt de candidature (personne à contacter, courrier à établir, CV, etc.).

La formation du personnel et des stagiaires

La garantie d'un service de qualité exige de la part de la puéricultrice une rigueur dans l'évolution des compétences nécessaires au sein de son établissement ou service. Elle s'assure donc régulièrement des besoins du service, notamment :

- elle fixe des objectifs collectifs et individuels d'amélioration de la qualité de travail ;
- elle identifie les besoins spécifiques ;
- elle favorise et participe à la formation du personnel ;
- elle évalue les actions réalisées.

La puéricultrice évalue, en diverses occasions, les pratiques et détermine les niveaux de réajustement si nécessaire.

La formation permanente

La puéricultrice organise et anime des réunions de travail qui sont, pour les différents professionnels, des temps de réflexion et de formation. Des thèmes variés sont ainsi abordés :

- élaboration et mise en forme du projet pédagogique ;
- réunions thématiques sur des sujets tels que l'alimentation, l'acquisition des contrôles sphinctériens, la maltraitance, les infections, les maladies contagieuses... (les thèmes sont proposés par l'équipe ou suggérés, voire imposés par la puéricultrice) ;
- réunions « d'études de cas » ou synthèse à propos de la situation d'un enfant ;
- réunions pour désamorcer ou gérer un conflit ; elles sont souvent l'occasion de recentrer l'objectif de travail autour de l'enfant.

Pour la puéricultrice, le psychologue est un interlocuteur privilégié dans son travail d'encadrement ; cette collaboration est favorable à l'expression de chacun et l'établissement d'un bon esprit d'équipe.

L'encadrement des stagiaires

La puéricultrice est responsable de l'accueil, du suivi et de l'évaluation des étudiants qui viennent effectuer un stage dans son service. La question de l'accueil des stagiaires dans un service d'enfants est toujours un sujet d'échanges avec le personnel qui sera amené à partager ses pratiques avec ces personnes. L'objectif est double :

- permettre aux stagiaires d'apprendre tout en préservant l'enfant, notamment des réactions émotionnelles de la part des étudiants et élèves (prendre dans ses bras un enfant qui pleure mais le reposer aussitôt parce qu'on a autre chose à faire, laisser des enfants se battre, en riant...) ;
- développer chez le professionnel qui va encadrer le stagiaire une attitude pédagogique à son égard, pour observer tant son savoir-faire technique que ses attitudes et les faire progresser, pour favoriser en particulier la maîtrise des comportements spontanés et une évolution vers l'observation de l'enfant.

Un déséquilibre entre les exigences des organismes de tutelle et les tâches d'encadrement peut perturber la répartition équitable des quatre axes définis.

La place de la directrice adjointe en crèche collective

La puéricultrice, nouvellement diplômée, prendra ses premières fonctions en crèche en qualité de directrice adjointe. En effet, la réglementation fixe le cadre juridique et prévoit que « le directeur d'un établissement ou d'un service d'une capacité supérieure à soixante places est assisté d'un adjoint, titulaire d'un diplôme d'état de puéricultrice, d'infirmier ou d'éducateur de jeunes enfants, et justifiant de deux années d'expérience professionnelle »[12].

Depuis de nombreuses années, un groupe de travail d'adjointes à la directrice, dans les crèches d'un arrondissement parisien, a permis de mener une réflexion sur la place de la puéricultrice, directrice adjointe en crèche. Notre propos est donc, en partant de cette réflexion et d'une expérience professionnelle, de définir certains aspects du statut d'adjointe et de préciser ses fonctions.

Être puéricultrice directrice adjointe : une collaboration étroite avec la responsable

La présentation du rôle de la puéricultrice, directrice d'une structure d'accueil de jeunes enfants, a mis en évidence la multiplicité des facettes de son travail. Dans une certaine mesure, le travail de l'adjointe s'écarte peu de ce schéma, si ce n'est que les responsabilités ne sont pas engagées de la même manière et qu'elle ne détient pas l'autorité hiérarchique. Son travail relève de la collaboration, dans le sens d'« un travail en commun, une action de collaborer avec quelqu'un, une aide, un appui, un concours, une coopération, une participation »[13].

12. Décret cité note 2, art. art. R. 180-16.
13. Dictionnaire *Petit Robert*.

Du recrutement à une collaboration étroite : un enjeu

Le contact initial à partir duquel peut s'envisager la collaboration est un temps fort, tant pour la directrice de la crèche qui recrute une adjointe que pour la puéricultrice qui connaît les enjeux de ce premier échange : il permet de « se choisir » mutuellement.

L'entretien de recrutement

C'est l'occasion pour la candidate :
- d'exposer son parcours professionnel, ses motivations, son projet (ses conceptions) ;
- de s'informer sur le projet pédagogique de la crèche :
  - philosophie qui le sous-tend ;
  - modalités de mise en place ;
  - critères d'évaluation ;
- de prendre connaissance des attentes de la responsable :
  - sa conception du poste, les principes de collaboration ;
  - la place réservée à l'adjointe dans l'organigramme du service, en particulier sa place en terme de relation hiérarchique avec le personnel ;
  - l'espace qui lui est destiné concrètement dans les locaux : bureau individuel, téléphone à disposition.

Cet échange est déterminant pour la suite, il permet d'évaluer les possibilités d'un travail commun. Un certain nombre de valeurs et de convictions doivent être partagées pour générer une pleine collaboration.

La prise de fonction

La directrice adjointe doit avoir sa place physiquement dans l'établissement, en tant que personne appartenant à l'équipe de direction et deux étapes majeures sont à respecter dans sa prise de poste :
- la directrice doit la présenter personnellement (c'est déjà lui reconnaître une place), à l'équipe, aux familles, aux enfants et enfin aux collègues et interlocuteurs extérieurs de la crèche ;
- l'adjointe elle-même doit afficher une attitude d'observation afin de :
  - faire connaissance avec le personnel, les enfants et les parents ;
  - mieux comprendre le fonctionnement de l'établissement et son histoire ;
  - découvrir progressivement les structures environnantes et les manières dont elles sont mobilisées, pour résoudre des problèmes spécifiques.

La co-responsabilité : l'aboutissement d'une collaboration efficace

Collaborer, c'est travailler à deux, et cela demande une même conception du travail en équipe, et une adhésion dans la mise en place du projet pédagogique… D'une certaine manière, tout repose sur une entente préalable des deux puéricultrices et un plan d'actions à mettre en œuvre ensemble, en particulier :
- définir des priorités dans le travail en collaboration ;
- définir des objectifs de travail ;
- mettre en place des actions ;
- choisir des moyens ;
- effectuer une évaluation ;
- réajuster au besoin le plan d'actions.

La directrice se doit d'accompagner la puéricultrice dans ses fonctions d'adjointe.

Toute cette démarche, que l'on pourrait qualifier de « pédagogique », se déroule dans le temps, à court ou long terme. Une collaboration efficace repose sur :
- une reconnaissance mutuelle de l'expérience professionnelle de chacune ;
- des transmissions précises ;
- **l'établissement d'une relation de confiance**. En effet, cette confiance qui s'instaure entre les deux puéricultrices est une attitude clé qui va amener la directrice à déléguer, partager les fonctions qui lui sont attribuées.

Une collaboration efficace exige une cohésion du savoir-faire et du savoir être, à l'égard de l'équipe, des familles, des partenaires sociaux.

Les missions et le rôle de la directrice adjointe

La directrice adjointe participe, sous l'autorité de la responsable, à la direction et au fonctionnement de l'établissement, ainsi qu'à toutes les tâches dévolues à la directrice. Elle supplée cette dernière lorsqu'elle est absente.

Son rôle administratif

La prise en charge d'un certain nombre de tâches administratives se fait en co-responsabilité avec la directrice.

Son rôle dans le travail en réseau

La crèche est intégrée dans toute une dynamique de quartier et même d'arrondissement. Elle travaille en partenariat avec le médecin de PMI, les puéricultrices coordinatrices du secteur petite enfance, des centres de soin, les services sociaux, la mairie.

Ainsi, la directrice adjointe, en étroite collaboration avec la responsable, participe aux missions éducatives, médicales et sociales qui sont attribuées à la puéricultrice.

Rôle de la puéricultrice

La puéricultrice adjointe en crèche

L'adjointe de la directrice de crèche collabore à toutes les tâches d'un poste de direction.

Auprès des familles

Elle favorise :

- l'accueil des familles au moment des pré-inscriptions ou de l'admission définitive de l'enfant ;
- l'écoute et le dialogue, des temps d'échanges avec les parents ;
- l'information, l'accompagnement, les conseils, les orientations.

Auprès des enfants

La puéricultrice a un rôle très important dans la prévention et la promotion de la santé de l'enfant :

- elle assure sa sécurité physique et affective ;
- elle est garante de son bien-être et de son épanouissement physique, affectif et intellectuel ;
- elle contribue aux actions de prévention sanitaire.

La puéricultrice est amenée à accueillir des enfants en situation difficile (familles monoparentales, familles isolées…), voire des enfants dits « à risque » (pathologie de la relation mère-enfant, contexte familial maltraitant), ou nécessitant des soins spécifiques (accueil d'enfants porteurs d'un handicap).

Auprès de l'équipe

La puéricultrice directrice adjointe prend connaissance des transmissions quotidiennes auprès de l'équipe et de la directrice.

Elle participe et collabore aux activités d'animation et d'encadrement.

Auprès de la responsable de la crèche

Il est important que la puéricultrice retransmette auprès de la responsable ses observations concernant les familles, les enfants et l'équipe, et les actions qu'elle a été amenée à mettre en place. Ces transmissions peuvent être orales et parfois écrites, et sont surtout les garantes d'une continuité et d'une cohérence de pratiques professionnelles.

Rôle de la puéricultrice

La collaboration dans le domaine de l'administration

La puéricultrice réalise de nombreuses tâches administratives, telles que :

- **la gestion des dossiers des enfants et du personnel :**
  - tenue à jour du cahier de présence des enfants et du personnel ;
  - congés du personnel ;
  - dossier administratif et médical des enfants ;
  - planification des visites médicales d'admission et celles, systématiques, des enfants et du personnel ;
- **la gestion administrative et financière :**
  - gestion du courrier (réceptionner le courrier et y répondre) ;
  - permanences téléphoniques ;
  - encaissement des participations familiales ;
  - suivi du registre de comptabilité ;
  - gestion du budget ;
  - demande et suivi des travaux.

Nous avons choisi d'illustrer la fonction de la puéricultrice dans l'accompagnement des parents par trois sujets[14] :

- le contrat entre les familles et l'établissement ;
- l'accompagnement des parents en crèche.

14. Chaque sujet étant sélectionné et rédigé en fonction de sensibilité personnelle ou d'un travail mené sur ce sujet au cours des derniers mois. Cet apport n'a donc pas de caractère exhaustif par rapport à la fonction, il en fait parti.

L'accueil en crèche, un contrat entre la famille et l'équipe, autour de l'enfant

Durant les dernières décennies, nous avons vu l'évolution de la famille et son influence sur les modes de relation entre les parents et l'établissement de garde auquel ils confient leur enfant. L'infirmière-puéricultrice se porte garante de la qualité de l'accueil et de la prise en charge proposés aux enfants et à leurs parents ; il lui incombe, dès lors, d'organiser la vie collective de manière à rendre possible cette réalité relationnelle fondée sur le dialogue entre les parents et les professionnels. De même, elle doit mobiliser équipe et famille pour faire de l'accompagnement quotidien de l'enfant une collaboration étroite.
C'est à partir de la connaissance des attentes de chacun, et dans une réflexion d'équipe, que l'infirmière puéricultrice élabore le projet d'établissement. Ce dernier constitue les fondations sur lesquelles s'établit, avec les parents, le **contrat d'accueil** de tout nouvel enfant admis dans l'institution.

L'établissement d'accueil : un lieu de rencontre, d'attentes et d'aspirations différentes

L'engagement des adultes autour de l'enfant est un travail d'accompagnement : accompagnement au long cours pour les parents, accompagnement d'une séquence de vie de l'enfant pour les professionnels. Dans cet engagement, les attentes des uns et les aspirations des autres sont nécessairement différentes.

Les attentes d'une nouvelle famille

La naissance d'un enfant expose les parents à une série de difficultés évoquées précédemment. Le projet de faire garder son enfant provoque un malaise – parfois inexprimé – que l'infirmière-puéricultrice perçoit lors des entretiens avec les parents. Ces « tiraillements » naissent de l'ambivalence des sentiments, en particulier chez la mère, suscitée :

- d'un côté par l'immense satisfaction et la joie d'accueillir le nouveau-né et le besoin de rester proche de lui, aussi longtemps que cela est possible ;
- d'un autre côté par un désir de préserver une liberté personnelle et de répondre à son engagement professionnel ;
- et souvent aussi par une difficulté de déléguer la prise en charge de l'enfant à une tierce personne.

Ces sentiments contradictoires ont pour effet de fragiliser la relation naissante entre les adultes autour de l'enfant accueilli en crèche.

Les aspirations des professionnels intervenant en crèche

L'équipe prédisposée à accueillir et prendre en charge les enfants est essentiellement composée de femmes. Or, nous savons que s'occuper des enfants d'autres femmes est une tâche difficile qui requiert une formation. Celle-ci engage les candidates à ces professions de l'enfance dans une démarche de professionnalisation des soins aux enfants (voir p. 54). Comme tous métiers, le choix de l'orientation professionnelle répond, le plus souvent, à des aspirations personnelles. On comprend donc que les formations, comme les aspirations, soient différentes. À titre d'exemple, citons :

- **les auxiliaires de puériculture**, dont la formation est accessible à l'issue du brevet des collèges (à partir de 17 ans) ; elle dure un an et repose sur l'apprentissage de la prise en charge de l'enfant dans une double optique : les soins de maternage et la collaboration avec les infirmières et les puéricultrices dans la réalisation des soins infirmiers ;
- **les éducatrices de jeunes enfants**, qui sont admises en formation après un baccalauréat et pour une durée de 27 mois. Leur programme d'études est centré sur la connaissance du jeune enfant (de 0 à 7 ans) et en particulier sur la pédagogie spécifique à cette tranche d'âge, les techniques de prise en charge d'un groupe d'enfants ; la formation assure également une initiation aux notions de santé ;
- **les agents titulaires du CAP Petite Enfance**, qui peuvent être adjoints à ces deux catégories. Après un cursus scolaire court, ceux-ci suivent une formation en alternance pendant 2 ans. Leur mission se partage entre une participation à la logistique de l'établissement (entretien des locaux, du linge, cuisine) et une aide aux soins apportés aux enfants.

Constatons ici la diversité des cursus scolaires, des formations professionnelles et donc des projets individuels. Les compétences acquises à partir de ces formations mais aussi l'âge, la personnalité, la situation familiale, etc., induisent un positionnement professionnel différent pour chacun et complémentaire pour le groupe. Ce sont autant de paramètres qui risquent de rendre difficile la cohérence des pratiques de soins et d'éducation dans la prise en charge des enfants. Il incombe alors à l'infirmière-puéricultrice, par un travail de concertation, d'aider chaque membre de l'équipe à clarifier sa « posture sociale », permettant ainsi l'émergence d'une cohérence dans les attitudes professionnelles (voir p. 56).

La légitimité du contrat

Un contrat, c'est une convention par laquelle une ou plusieurs personnes « s'obligent envers une ou plusieurs autres, à donner, à faire ou à ne pas faire quelque chose »[15] et c'est aussi l'acte qui enregistre cette convention. En structure d'accueil, ce contrat est de nature consensuelle en ce qu'il résulte d'un consentement des parties, mais il est aussi le document de référence commun aux différents protagonistes.

Les objectifs du contrat

L'établissement d'un contrat a pour objectif premier d'initier un partenariat entre la crèche et la famille. Il doit également définir le cadre d'intervention de chacun (professionnels et parents) et les responsabilités respectives ; il précise entre autres points :

- les conditions d'accueil pour le nouvel arrivant ;
- la place et le rôle des professionnels et des parents auprès de l'enfant durant sa présence à la crèche (soins d'hygiène et d'éveil, relation éducative, traitement médical, etc.) ;
- le mode de relation entre les adultes, inspiré des dispositions prises dans le projet d'établissement. À titre d'exemple, on peut citer la notion de respect mutuel dans la crèche induisant le mode de dénomination des personnes entre elles :

– la dénomination de l'enfant se fait de façon personnelle : l'utilisation de son prénom d'état civil est la règle ; le diminutif employé par les parents est laissé à leur seul usage ; l'interpellation de l'enfant se fait toujours à la 2e personne du singulier ;

– le professionnel accueillant applique les règles communes à tout le personnel : il se nomme par son prénom ; il (elle) utilise la 1re personne dans ses échanges avec l'enfant face à ses parents ; le vouvoiement des parents est de rigueur, leur interpellation se fait en utilisant leur patronyme.

Ces recommandations peuvent paraître formelles, mais elles ont le mérite de clarifier le positionnement des différents protagonistes et de simplifier les échanges.

Ce contrat doit permettre aux parents de dépasser une certaine « retenue » liée au premier contact avec une équipe de professionnels. Ils deviennent coacteurs de la mise en place des repères de sécurité nécessaires à l'épanouissement de leur enfant au sein de la crèche.

Le lien avec le projet d'établissement

Le contrat trouve son ancrage dans le projet d'établissement. En effet, de l'élaboration collégiale du projet se dégageront :

- **les attitudes professionnelles** adoptées dans la relation à l'enfant, préconisées par l'équipe : par exemple, la manière d'installer l'enfant sur le tapis de jeu, toujours dans la même position : sur le dos, bien à plat afin de ne pas lui imposer une posture qu'il n'aurait pas expérimentée lui-même. C'est un principe commun à tous les adultes ;
- **les règles de vie** souhaitées dans l'établissement : par exemple, la manière de régler les conflits entre enfants est de ne jamais répondre par l'agressivité et d'apprendre aux enfants à dire avec des mots, d'apprendre à respecter, d'apprendre à attendre que le jouet convoité soit disponible, etc.

Autant de repères comportementaux dont la permanence est sécurisante pour les différents individus côtoyant la crèche.

Ce travail institutionnel constitue la base d'élaboration du contrat proposé aux parents, les termes de celui-ci faisant l'objet d'une négociation afin de prendre en compte les attentes et les contraintes des parents dans les limites des règles imposées par la collectivité.

L'utilité du règlement intérieur

Dans cet esprit, l'existence d'un règlement intérieur pensé et construit par la structure et à l'initiative de l'infirmière-puéricultrice, est un élément constructif dans la démarche de définition des termes du contrat avec une famille. Parents et professionnels peuvent prendre appui sur le cadre des modalités d'accueil des enfants, les points préétablis pouvant faire l'objet d'une personnalisation ; ils portent, à titre d'exemples, sur les dimensions suivantes des conditions d'accueil :

- **l'amplitude horaire de la présence de l'enfant**, déterminée par l'équipe au regard des besoins des enfants, peut s'assortir d'une mesure de souplesse des horaires d'arrivée et de départ. Dans ce cas, un dialogue s'instaure entre les parents et l'accueillante pour établir un rythme régulier, élément repère pour l'enfant ;
- **la régularité dans le temps**, lorsqu'un parent exerce sa profession à temps partiel ; ceci à la fois pour la sécurité psychoaffective de l'enfant et pour l'organisation de la collectivité ;
- **la participation des parents** à certaines activités organisées à leur intention ou s'inscrivant dans des animations ouvertes sur l'extérieur, etc.

Rappelons que l'existence des établissements et services d'accueil des enfants de moins de 6 ans est le résultat d'une politique « Petite Enfance » menée au plan local et à laquelle participent les organismes gestionnaires, publics ou privés. Le travail de l'équipe s'inscrit dans les directives préconisées par celle-ci.

15. Termes du Code civil.

Le projet social

L'élaboration du projet social incombe à l'organisme gestionnaire de l'établissement (entreprise, département, municipalité, association, etc.). La politique familiale actuelle évolue dans le sens d'une meilleure définition des besoins des familles pour mieux y répondre par la diversification des modes d'accueil, l'adaptation des amplitudes horaires, l'assouplissement des critères d'admission. C'est dans ce cadre que la réflexion interne se met en place. Le projet social détermine un certain nombre de caractéristiques relatives au mode de garde qui sont communiquées aux familles, telles que :

- les critères d'attribution des places et la procédure d'information des familles ;
- les jours d'ouverture hebdomadaire et l'amplitude d'accueil quotidienne ;
- la réglementation financière ;
- les moyens mis en œuvre (établissements, constitution des équipes d'accueil, etc.).

Une information claire et pertinente (ni trop, ni trop peu) clarifie les notions relatives au mode de garde et facilite le choix des parents.

Le projet d'établissement

À l'intérieur de l'établissement, guidée par les instructions du projet social, l'équipe détermine, dans un travail de concertation, les orientations à donner à l'accueil des enfants et de leurs parents. L'expression de ce travail conduit à la rédaction d'un document : le projet d'établissement. Ce travail d'élaboration se montre favorable, entre autres aspects[16], à l'abord du projet éducatif, ainsi qu'à la place des familles au sein de l'établissement.

Le projet éducatif

Le projet éducatif a pour but de fédérer les pratiques professionnelles de tous les membres d'une équipe et de construire la place de l'adulte auprès de l'enfant au quotidien. En préambule à ce travail, une réflexion sur le respect dû à l'enfant – comme à tout autre individu – permet un ancrage éthique et expose les termes génériques développés dans le projet[17].

Le positionnement des professionnels face à l'enfant

Les parents, en attente d'une cohérence dans l'intervention des adultes de la crèche, sont très sensibles à une présentation construite de la place des différents professionnels auprès de leur enfant. Les orientations peuvent être très différentes. À titre d'exemple, nous pouvons citer le concept de « référente », issu des recherches d'Emmi Pickler. L'enfant est accueilli par un « adulte référent », c'est-à-dire que :

- le responsable de la structure désigne à l'enfant un professionnel qui aura en charge, dès l'adaptation, son accompagnement au quotidien. Ce mode de fonctionnement constitue une garantie pour les parents et pour l'enfant lui-même ;
- l'auxiliaire de puériculture référente, ne pouvant garantir une présence constante, est en binôme avec une « co-référente », afin de maintenir l'enfant dans la sécurité affective qui lui est nécessaire.

L'animation du groupe d'enfants face à ses besoins quotidiens

Les parents, durant les premiers mois partagés avec leur bébé, ont évalué la disponibilité qu'il réclamait. Comment une auxiliaire en charge de cinq enfants peut-elle offrir suffisamment de disponibilité à chacun ? Dans le respect du rythme de vie de chaque enfant au sein du groupe, les auxiliaires de puériculture instituent un ordre de prise en charge des enfants dont elles sont responsables afin d'assurer à chacun d'eux un temps de disponibilité complète. Ce fonctionnement est expliqué à l'enfant pour lui permettre de se repérer. Quel que soit l'âge des enfants, la sérénité du groupe témoigne du bien-fondé de cette organisation.

L'accompagnement de l'enfant dans ses découvertes quotidiennes

L'enfant, dès son plus jeune âge, est doué de capacités que ses découvertes quotidiennes modifient et enrichissent ; il est capable de « faire ». Dans l'accueil proposé en établissement, le professionnel est là pour accompagner l'enfant dans la réponse à ses besoins et non pour faire à sa place.

La place des familles au sein de l'établissement

La place des familles au sein de l'établissement est prépondérante pour le bien-être de l'enfant et l'équipe se positionne en partenariat avec les parents pour son accompagnement, en particulier pour tout ce qui concerne les besoins de l'enfant, leur expression, la connaissance de ses modes de communication (verbal, non verbal), son alimentation, etc.

Comme dans tout lieu nouveau, les parents doivent être guidés. Ce rôle, auquel participe l'auxiliaire de

---

16. Voir le décret cité note 2.
17. Exemple de formulation d'un préambule : « Tout enfant accueilli à la crèche est considéré comme un individu à part entière, respecté dans son originalité culturelle, religieuse, ethnique, psychologique, médicale, qui lui confère une spécificité et des besoins évolutifs, auxquels l'ensemble de l'équipe de l'établissement s'attachera à répondre ».

puériculture, est discuté et défini en équipe, avant de fixer le moment de la présentation aux parents.

La période d'adaptation

C'est la période inaugurale de la venue de l'enfant à la crèche ; elle suit de près l'élaboration du contrat avec les parents et a pour objectif de contribuer à créer avec eux un état de bien-être pour l'enfant au sein de l'établissement.

Au cours de cette période, dont la durée varie d'une à plusieurs semaines selon les établissements, la structure est ouverte aux parents. Ils sont invités à une large collaboration dans l'accompagnement de leur enfant. Leur présence constitue un repère majeur de sécurité dans ce nouveau lieu que l'enfant découvre.

Cette période est importante pour l'organisation de la prise en charge :

◆ **l'auxiliaire de puériculture référente** ; elle apprend, au contact des parents dans les échanges successifs :

– à connaître l'enfant (habitudes, manières d'être, réactions verbales et non verbales, etc.) et à le comprendre ;

– à connaître les parents, comprendre leurs appréhensions (c'est durant cette période que seront vécues les premières expériences de séparation entre l'enfant et ses parents), leur façon de parler à l'enfant, de le tenir, etc. ;

◆ **pour l'enfant** : les informations qu'il captera des émotions de ses parents, face à la structure et aux nouvelles personnes rencontrées, ont un impact sur la manière de réagir, en confiance ou, au contraire, avec réserve, dans ce nouvel espace ;

◆ **pour les parents** : c'est l'occasion d'établir une relation de confiance avec l'auxiliaire référente et les autres membres de l'équipe ; leur rôle de « passeurs » d'informations concernant les habitudes, rythmes, goûts de leur enfant (ce qui est bon pour lui), prend là une place déterminante pour la suite du séjour (voir feuille de rythme 47.2 p. 1002).

Dans une démarche d'aide de l'auxiliaire de puériculture, pour l'enfant comme pour les parents, cette expérience doit être l'objet de beaucoup d'attention et de disponibilité pour recueillir l'expression de l'émotion qu'elle suscite.

La cohérence établie entre l'équipe et les parents et une relation chaleureuse seront significatives pour l'enfant de la confiance qu'il pourra accorder à ce nouveau milieu de vie, ces nouveaux êtres humains (enfants et adultes) qui vont occuper une place croissante dans sa vie au quotidien.

La séparation au quotidien

Aux premières rencontres vécues lors de l'adaptation, succédera l'accompagnement quotidien de l'enfant par ses parents. L'établissement reste largement ouvert aux parents. Ceux-ci accompagnent leur enfant jusque dans l'espace qu'il partage avec les autres enfants de la section et l'installent avec l'auxiliaire de puériculture disponible pour l'accueil. Cette démarche quotidienne concrétise le lien entre les adultes, ébauché autour de l'enfant lors de l'adaptation, et le renforce petit à petit.

C'est, au quotidien, de nouvelles expériences de séparation. Elles nécessitent l'accompagnement de l'auxiliaire de puériculture jusqu'à ce que l'enfant mette spontanément en place une stratégie originale lui permettant de dépasser le départ de son parent. L'observation fine de l'auxiliaire permet de décrypter cette stratégie et de l'expliquer aux parents.

Par la suite, l'enfant acquiert la capacité de rythmer, selon son besoin, les séparations et les retrouvailles avec ses parents. Le temps de présence des parents auprès de l'enfant est fonction de ses besoins. Très vite, il acquiert la capacité de signifier le moment, propice ou nécessaire pour lui, de la séparation.

Le partage des informations

La vie de l'enfant est une continuité dans laquelle la succession des événements se vit sans rupture. La clarification de ce *continuum* facilite le partenariat mis en place pour son accompagnement. L'équipe se doit d'exposer aux parents, avec l'enfant ou en sa présence, lors des retrouvailles, les événements vécus dans la journée.

Pour l'équipe, la bonne connaissance des éléments de la vie familiale de l'enfant – sans porter atteinte à l'intimité de ses parents – facilite sa prise en charge.

Équipe et famille sont liées au même devoir d'information mutuelle dont les limites sont comparables : respect de l'intimité des familles, respect des informations internes à la crèche pouvant concerner d'autres enfants ou l'histoire de l'équipe.

La collaboration lors de moments festifs

Le calendrier donne l'occasion d'organiser, tout au long de l'année, des fêtes avec les enfants. Convier les parents à préparer et à participer à certaines d'entre elles dynamise la collaboration vécue au quotidien.

Les parents qui se rencontrent entre eux autour de l'équipe, l'ouverture et la simplicité des échanges, sont autant de signes qui renforcent pour l'enfant la cohérence du rôle des adultes qui l'entourent.

Le contrat : élément régulateur, en lieu et place du règlement intérieur

Les informations qui figurent dans le règlement intérieur ont une connotation générale et directive ; elles rendent difficile le respect de la diversité des enfants et des familles côtoyant une crèche. **Substituer l'idée de contrat à celle du règlement inté-**

rieur comme référence commune pour régler la vie quotidienne entre parents et personnels, crée l'espace d'adaptation nécessaire des modalités d'accueil répondant à la fois :

- aux attentes des familles ;
- aux besoins des enfants ;
- au projet de l'équipe.

Le « profil de fréquentation de la crèche », personnel à l'enfant, devient alors un outil fonctionnel où chacun puise des repères communs (et évolutifs).

Il va de soi que le caractère modulable du contrat rencontre des limites ; elles contribuent à l'apprentissage, par l'enfant, de la vie en société.

Les modalités de mise en place du contrat

Les termes du contrat – proposés par l'organisme gestionnaire dans le projet social et complétés par l'équipe dans le projet éducatif et dans sa réflexion sur l'organisation de la place des parents dans la crèche – doivent faire l'objet d'une présentation « orchestrée » auprès des familles. Discussion, compréhension et adhésion, garantissent la crédibilité du contrat dans les échanges à venir ; plusieurs temps d'élaboration et de mise en place sont donc nécessaires.

Démarche préliminaire : entretien de pré-inscription

Dans la recherche d'un mode de garde pour l'enfant, la première démarche proposée aux parents est un entretien de pré-inscription. Ils rencontrent une infirmière puéricultrice responsable de crèche qui représente l'organisme gestionnaire. Outre la collecte des informations concernant la famille et l'enfant, l'objectif de cet entretien est de communiquer les termes du projet social précédemment évoqué. Cet échange a pour but d'aider les parents à confirmer et concrétiser leur choix.

La réunion de nouveaux parents

Le premier temps de mise en place du contrat avec les familles peut être collectif.

L'infirmière puéricultrice, responsable de l'établissement, invite les nouveaux parents à une réunion qu'elle animera. C'est pour eux l'occasion de rencontrer les professionnels qui prendront en charge la section dans laquelle sera accueilli leur enfant, ainsi que le médecin de la crèche, le psychologue.

Durant cette réunion, trois thèmes seront abordés :

- **le projet d'établissement**, autour duquel se construit l'accompagnement proposé aux enfants, est présenté par le(la) responsable de l'établissement qui en est garant(e) ;
- **la traduction du projet dans la vie de tous les jours**, c'est-à-dire le mode pratique de prise en charge des enfants, au quotidien et tout au long de la journée, au rythme de vie de chacun d'eux. Cette présentation peut être réalisée par les auxiliaires de puériculture ;
- **enfin, le cadre proposé pour la période d'adaptation des enfants** (durée, modalités d'accueil, outils de transmissions, possibilités d'ajustement suivant le rythme de chacun).

L'ensemble de cette présentation suscitera chez les parents un questionnement pour clarifier ce qui vient d'être présenté et auquel il est possible de répondre immédiatement, ainsi que des questions plus personnelles liées au mode de vie de la famille. Ces questions feront l'objet de l'entretien individuel au cours duquel nous nous proposons d'établir le contrat.

Un entretien individuel

À la suite de la réunion, nous proposons aux deux parents un entretien au cours duquel ils rencontrent la(le) directrice(teur) de l'établissement et l'auxiliaire désignée comme référente de leur enfant. Elle assiste à une première partie de l'entretien, au cours de laquelle :

- en reprenant les grands thèmes de la présentation du projet, nous recueillons les attentes des parents vis-à-vis du mode de garde afin d'ajuster notre collaboration dans la prise en charge de leur enfant ;
- à l'aide des informations qu'ils nous donnent sur le rythme de vie et les particularités de leur enfant, nous réfléchissons ensemble aux réponses les plus adaptées, qui seront mises en place par l'auxiliaire de référence et ses collègues.

Durant cet échange, nous gardons comme objectif la nécessité de dégager un consensus entre les réponses aux besoins de l'enfant mises en place à la maison et auxquelles les parents sont attachés et celles que nous pouvons proposer dans l'établissement en rapport avec le groupe d'enfants à accompagner.

Cet échange se concrétise par la rédaction du contrat d'accueil de l'enfant, dans lequel l'auxiliaire référente s'engage pour ses collègues à sa mise en œuvre pour le bien-être de l'enfant. Pour les parents, cosignataires, il constitue « un guide du bon usage » de l'établissement d'accueil de leur enfant.

La(le) directrice(teur), cosignataire également, est garant(e) du respect de ce contrat et actrice(teur) de son réajustement dans le temps.

La forme écrite du contrat

Comme nous l'avons vu plus haut, chaque établissement est en lien avec un organisme gestionnaire. Tout document soumis à la signature des familles

doit être préalablement visé et approuvé par cet organisme. Cette supervision est une garantie pour les familles de la conformité et de la qualité du service rendu par l'établissement.
Le contrat dans sa forme écrite doit conserver une certaine souplesse, laissant place à des ajustements ultérieurs. Un contrat figé autour de l'enfant au moment de son admission à la crèche ne pourrait pas répondre à ses besoins d'être en croissance.
Il peut être réalisé par étapes, à l'occasion d'évaluations successives rassemblant parents, auxiliaire référente et directrice(teur). Il est le témoin de l'histoire de l'enfant pendant ses trois années de crèche.
Enfin, outil d'un partenariat constructif entre professionnels et famille, il faut veiller à ce que les termes mêmes du contrat ne se retournent pas contre ses auteurs ou soient l'objet de procédure entre la famille et l'établissement d'accueil. Le contrat doit être tout à fait en cohérence avec le règlement intérieur, base juridique de l'offre d'accueil.

L'accompagnement des parents en crèche

En crèche, la fonction de la puéricultrice intègre toutes les activités dites de gestion administrative, financière et de ressources humaines de l'établissement. Elle doit également initier, mettre en place, coordonner et assurer l'évaluation ainsi que l'évolution du projet éducatif commun, qui correspond à une vision globale de l'éducation, dans le respect de l'enfant. Mais en crèche collective, la puéricultrice a aussi une fonction « d'accueillante » du jeune enfant, en tant que responsable de l'équipe éducative. Elle est dépositaire de la garantie d'un accueil de qualité, vis-à-vis des parents et des gestionnaires. Pour ce faire, elle doit :

- assurer le professionnalisme de chaque membre de l'équipe ;
- animer l'équipe, c'est-à-dire donner l'impulsion au travail d'équipe ;
- être à l'écoute de chaque parent, de leur demande et de leur situation particulière.

« Ce rôle de multiples facettes est un rôle de cadre spécialisé, qui conditionne la qualité de la vie à la crèche »[18].

Le soutien à la parentalité

La famille a changé, les crèches lui ont fait une vraie place au sein de l'organisation et la puéricultrice travaille, avec l'ensemble de l'équipe, dans le sens d'un accompagnement attentif et respectueux des parents.

L'évolution de la famille

La vie familiale a très longtemps été ouverte vers l'extérieur. Peu d'attention était portée à l'enfant, peu de questions se posaient à son sujet. Sa spécificité n'apparaît que vers la fin du XVIIe siècle (avec Jean-Jacques Rousseau notamment), ainsi que la notion de responsabilité parentale. Il s'agit de protéger l'enfant physiquement (son bien-être psychologique n'apparaîtra qu'au XXe siècle) ; mais « la famille élargie, où grands-parents et collatéraux vivaient sous le même toit, soutenaient réellement l'installation de liens parentaux et accompagnaient l'apprentissage de la fonction parentale, n'est plus »[19].
Aujourd'hui, le partage d'expériences inter-générationnel est peu favorisé : les familles sont éloignées géographiquement, parfois recomposées ou monoparentales. Toutes subissent très fortement cette situation d'isolement et de manque de repères. Les spécialistes soulignent la crise de l'institution familiale qui « traverse une crise identitaire marquée tant par le remaniement de ses structures (concubinage, divorces, monoparentalité, recompositions diverses) que par la redéfinition des rôles parentaux et des modes de relations qui s'ensuivent entre les générations »[20]. Dans ce contexte, les questions que se posent les parents ont du mal à trouver des réponses dans le cercle familial.
Par voie de conséquence, ces changements modifient, en profondeur, les demandes et les attentes des parents, qui se disent désorientés car si « la société aujourd'hui est plus ouverte, plus mobile, plus éclatée, il s'y manifeste aussi davantage d'égalité et de liberté. Mais les repères y sont fragiles, l'autorité ne va pas de soi. Certains parents éprouvent des réticences à dire « non ». Il nous paraît donc légitime d'apporter une aide à ceux qui le souhaitent »[21].
Les attentes des parents sont de l'ordre de l'aide et du soutien.

18. S. Bosse-Platière, A. Dethier, C. Fleury, N. Loutre du Pasquier, *op. cit.* note 8, p. 60.
19. F. Montalti et B. Vignolles, *La crèche. Le journal des professionnels de l'enfance.* Hommes et perspectives, 1999, p. 20.
20. F. Jesu, Les réseaux locaux de soutien à la parentalité : actualité du concept et des pratiques, in : *Les Cahiers de la puéricultrice*, n° 143, septembre 1999.
21. P. L. Rémy, délégué interministériel à la famille, *L'École des parents*, mai 1999. Il fallut attendre le 30 juin 1983 pour qu'une circulaire soit consacrée à la participation des parents à la vie quotidienne des crèches.
Ses objectifs sont « d'améliorer la qualité de l'accueil de l'enfant » et « d'éviter les ruptures dans la vie quotidienne de l'enfant et de permettre aux parents de continuer à exercer leurs responsabilités vis-à-vis de leurs enfants ».

Le changement de la place des parents au sein des crèches

Rappelons que, jusque dans les années 1960, les parents n'avaient « pas le droit de pénétrer dans les locaux de la crèche ». Ils devaient « déposer » leur(s) enfant(s) dans une salle, souvent le hall ou l'entrée de la crèche, bien séparée du reste des locaux.

Après les événements politiques de 1968 et les expériences menées durant cette période par des collectifs d'étudiants, concernant l'organisation de la garde de leurs enfants sur un mode plus ouvert, les parents ont commencé à être « autorisés » à rentrer dans les crèches. Mais l'évolution ne s'est pas faite rapidement comme on peut le constater dans la rétrospective rapidement tracée par D. Meillier qui nous rappelle tout d'abord que « l'institution s'établit dans un rôle de **substitution aux parents**. Il s'agit d'agir à leur place, pour « sauver » les enfants des situations que les parents ne sont pas en mesure d'assumer. Leur place est reconnue mais dans une certaine ambivalence, comme la notion de les laisser pénétrer pour **les éduquer.** Dans un troisième temps, la crèche tend à se situer en **complémentarité et en réciprocité** avec les parents »[22]. La présence des parents doit être incitée, leur expression, leur information doivent être favorisées : « la participation institutionnelle des parents devra se traduire par la mise en place de consultation des parents au sein d'un conseil de crèche ».

Le **dernier décret**[23] propose des éléments complémentaires, il précise que l'établissement doit :

- élaborer un projet d'établissement qui devra comporter « **la définition de la place des familles** et leur participation à la vie de l'établissement » ;
- prévoir en son règlement intérieur « **les modalités d'information et de participation des parents à la vie de l'établissement ou du service** ».

Des changements sont intervenus, dans les lieux d'accueil, pour laisser concrètement les parents prendre la place qui leur est dévolue. Les besoins des parents ont changé, les crèches s'adaptent pour y répondre au mieux.

Le rôle de la puéricultrice pour engager l'équipe à évoluer dans l'accompagnement des parents

La volonté de laisser les parents prendre leur place dépend en grande partie de la puéricultrice et de son équipe. Rappelons que la puéricultrice est garante du bon fonctionnement et de la qualité de la structure dont elle est pleinement responsable.

Les relations entre professionnelles et parents

La place des parents fait partie du projet de la crèche ; c'est donc sur cette base que l'équipe doit travailler, dans un esprit de tolérance et de non-jugement des familles.

Mais nous savons que la représentation que les professionnels se font des parents (et de la mère en particulier) n'est pas toujours exempte de jugement négatif. Cet état d'esprit est lié à un sentiment de puissance quant à leur compétence dans le domaine du soin à l'enfant, la mère n'étant pas si performante puisqu'elle confie son enfant à d'autres personnes. L'auxiliaire de puériculture se projette alors comme un modèle. C'est ce qui est constaté dans les discours comme : « avec les miens, je fais ça... », « si j'étais sa mère... », « à sa place, j'aurais... ». Si cette tendance est trop forte, elle renverra aux parents une image négative d'eux-mêmes et aggravera une rivalité entre professionnelles et parents. La puéricultrice doit veiller aux messages véhiculés vers les parents afin d'intervenir en amont d'une situation par trop culpabilisante pour eux, mais il est certain que « cette relation entre adultes, responsables à des degrés divers du même enfant, est très délicate »[24].

Une clarification nécessaire de la posture sociale

Les professionnelles des crèches sont dans la majorité des cas des mères (ou ont l'intention de le devenir) qui n'ont pas la possibilité de s'occuper de leurs propres enfants puisqu'elles travaillent. Elles confient donc leurs enfants à d'autres professionnelles pour prendre en charge, à leur tour, les enfants d'autres femmes. Ce paradoxe nécessite une prise de distance, les professionnelles ayant « à situer elles-mêmes, leur expérience et leur vision de leur rôle maternel par rapport aux différentes mères des enfants accueillis »[25]. La puéricultrice soutient l'équipe pour aider chacune à tenir sa position de professionnelle et ne pas risquer une confusion des rôles.

Les réunions d'équipes, les entretiens individuels permettent de reprendre des difficultés, de discuter de certains propos dévalorisant la fonction des parents.

---

22. D. Mellier, *Dialogue, recherches cliniques et sociologiques sur le couple et la famille*, Érès, 2e trimestre 1991.
23. Décret cité note 2.
24. S. Bosse-Platière, A. Dethier, C. Fleury, N. Loutre du Pasquier, *op. cit.* note 8, p. 63.
25. *Op. cit.* note 8, p. 50.

Il faut donc engager chacune à une relation de complémentarité plus que de rivalité, toujours néfaste pour l'enfant. Les parents sont les premiers éducateurs de leurs enfants, ils sont acteurs à la crèche et pour qu'ils aient leur place, leurs compétences doivent être reconnues.

L'accueil des parents et la relation de confiance

Le processus défensif du personnel, généré par la situation de travail, explique la nécessité d'une professionnalisation du travail auprès de l'enfant et le soutien permanent des équipes pour garder leur juste place vis-à-vis de l'enfant et des familles. C'est sans doute à ce prix qu'une relation de confiance peut s'installer entre les parents et les professionnelles.

Les éducatrices, les auxiliaires de puériculture ne peuvent se sentir bien avec les familles (et réciproquement) que si cette relation de confiance existe, accompagnée d'un respect mutuel.

Certaines personnes sont naturellement plus accueillantes, plus contenantes que d'autres. Chacune peut progresser dans ce domaine. La puéricultrice accompagne l'équipe ou l'individu dans la prise de conscience de ses attitudes qui facilitent ou non l'établissement d'une bonne relation avec les parents.

L'attitude d'accueil et d'écoute

Il est intéressant d'observer l'attitude physique de la personne présente quand le parent arrive ; pour lui, c'est un moment important, le matin comme le soir :

- où est-elle installée, dans quelle position ?
- comment réagit-elle à la vue du parent ?
- quels gestes fait-elle ?
- qu'exprime son visage, sourit-elle ?

Selon les réponses, elle renverra au parent un échange agréable possible, ou au contraire un sentiment de désintérêt ou d'incompétence. Une professionnelle accueillante est bien sûr plus ouverte, plus chaleureuse, plus sensible aux réactions des parents. Elle a un abord avenant, empathique.

L'attitude d'accueil et la parole

Ce savoir être doit s'accompagner impérativement d'une verbalisation ; la qualité des transmissions est essentielle. La diplomatie compte aussi beaucoup. La puéricultrice soutient les membres de son équipe pour savoir comment dire les choses aux parents même si elles sont négatives. Car l'auxiliaire de puériculture « doit veiller à ne jamais les blesser dans leur parentalité, à ne pas les décevoir à propos de leur enfant : en leur renvoyant une mauvaise image de celui-ci, ou en leur renvoyant une image d'eux-mêmes qui pourrait leur laisser croire qu'ils ne sont pas des « parents suffisamment bons ».

Le travail direct de la puéricultrice auprès des parents

Du premier contact à l'accueil quotidien, les relations avec les parents se construisent.

La première relation et l'écoute au quotidien

La crèche est un lieu permanent de séparations et de retrouvailles. L'entrée à la crèche, le premier entretien individuel avec la puéricultrice sont des moments essentiels pour établir de bonnes relations. La première rencontre doit être rassurante pour les parents. Ils doivent pouvoir :

- exprimer leurs doutes, leurs craintes, leurs émotions ;
- dire leur souffrance de se séparer de leur enfant ;
- ne pas cacher que la crèche est source d'une certaine angoisse pour eux.

La puéricultrice s'efforcera de répondre aux questions et parfois de verbaliser ce que les parents expriment de façon non verbale ou détournée ; elle tentera ainsi de rassurer et/ou dédramatiser.

Ces premiers contacts conditionnent la facilité qu'auront ou n'auront pas les parents à s'adresser à la puéricultrice.

Le quotidien des séparations et des retrouvailles

Les relations avec les familles s'inscrivent ensuite dans ce quotidien des arrivées et des départs, des séparations et des retrouvailles. Ces moments sont toujours sensibles, chargés d'affection et d'émotion. La puéricultrice et l'équipe travaillent à aménager au mieux ces temps d'accueil (lieu, disponibilité, écoute, outils de transmission...).

Le quotidien de l'information : la médiation

La puéricultrice reçoit de nombreuses informations de la part des parents et les répercute aux professionnels concernés. Il est souvent nécessaire de trouver un relais : auxiliaire de puériculture, éducatrice de jeunes enfants, psychologue, pédiatre.

La puéricultrice est souvent le médiateur entre l'équipe et la famille. Elle transmet, explique, module les propos, apaise certaines tensions. En plus de son rôle d'animation et d'encadrement, la puéricultrice a donc un rôle essentiel de relation avec les parents :

- elle est disponible, réceptive à ce qui est dit et sensible à ce qui ne l'est pas ;
- elle a une attitude d'écoute bienveillante, tolérante et non jugeante ; c'est souvent à elle que les parents s'adresseront pour parler d'un changement dans leur vie, d'un souci professionnel ou personnel, d'une difficulté à la crèche ;

◆ elle a une attitude « d'expert » et de conseil en puériculture, visant à réassurer les parents dans leur rôle. L'expertise ne doit pas être vue comme un pouvoir, un « savoir mieux faire qu'eux », mais plutôt, en terme d'accompagnement, un savoir à partager. Cela se traduit dans la façon de répondre aux familles, sous forme de reformulation qui les renvoie à leurs propres réflexions et les aide à trouver eux-mêmes les bonnes réponses.

Les parents cherchent à valider leur point de vue auprès d'une professionnelle.

Des relations suivies

Le travail d'accueil et de soutien des familles s'inscrit dans la durée des mois, des années passées à la crèche. Pour la puéricultrice, la crèche est un lieu privilégié, où un travail longitudinal d'accompagnement peut se faire en souplesse ; par expériences successives, les parents vont habiter petit à petit leur fonction parentale. En dehors des temps informels de discussions avec les parents, des rendez-vous sont souvent sollicités de part et d'autre. Des réunions d'informations, des réunions à thème, des fêtes sont organisées avec les familles.

L'évolution d'une situation, les changements observés, les questionnements permettent un réel suivi de l'enfant à la crèche. Il s'agit d'un long (et court à la fois) cheminement avec chaque enfant et ses parents. Ces liens avec les familles ont pour objectif principal de concourir au bien-être de l'enfant. « Partenaires et non plus concurrents ; confiants et non plus défiants ; respectueux et non plus méprisants. Ceci parce que les adultes savent qu'ils ont la responsabilité et le privilège exorbitant de décider, au nom des enfants, de ce que seront leurs conditions de vie, leur univers, et finalement en grande partie de leur avenir. »[26]

La singularité de chaque situation

Il n'y a pas un schéma d'enfant mais des schémas de familles.

Chaque situation est particulière et nécessite une prise en charge adaptée. C'est pourquoi les interventions auprès des parents pourront prendre des formes très variées.

Une prise en charge individuelle

L'accueil se conçoit de façon individuelle, singulière.

Accueillir chaque matin enfants et parents au moment de la séparation quotidienne, après l'intimité familiale de la nuit, **c'est être capable de s'adapter à chacun « à ce moment-là ».**

Accueillir le jeune enfant, c'est la rencontre d'un visage étranger, la rencontre de l'autre. L'accueil d'un bébé passe par sa nomination, **un nom qui lui donne une place** dans la communauté humaine. Chaque enfant est un individu distinct des autres et référé à sa mère, à son père.

Il n'y a pas de réponse standard mais une adaptation permanente aux situations des familles, avec une prise en compte nécessaire des dimensions sociale, éducative, religieuse, culturelle ainsi que de leur histoire.

Accueillir un enfant, c'est veiller à son bien-être et à son éveil, tout au long de la journée et le rendre le soir à ses parents. C'est travailler dans la continuité de relations attentives à chacun, avec une disponibilité, une présence, une bienveillance, une écoute, qui permettent à chaque enfant de se sentir **porté par l'intérêt profond de l'adulte à son égard, dans ce qu'il est et ce qu'il fait**.

Accueillir, c'est d'abord accepter l'altérité, la différence, l'écart, la parole de l'autre ; accueillir, c'est pouvoir **penser ensemble**, avoir une fonction de contenant face à l'inconnu qui surgit dans ce lien.

L'accompagnement peut prendre des formes différentes : ce pourra être une simple présence bienveillante, ou une position d'écoute, d'attention, de réception de la demande d'autrui.

Différentes formes d'interventions

Accompagner veut dire « aller avec quelqu'un »[27]. En crèche, la forme de cet accompagnement varie selon l'enjeu pour l'enfant :

◆ s'il n'y a aucun préjudice pour l'enfant, l'accompagnement peut se traduire par une simple présence ;

◆ s'il y a un risque de dommage, quel qu'il soit, cet accompagnement peut prendre des formes plus complexes. Les réponses ne sont pas forcément données dans l'immédiateté. Souvent, il faut prendre du recul, se donner le temps de recueillir toutes les informations nécessaires auprès des parents, des auxiliaires de puériculture, des éducatrices de jeunes enfants. La situation est observée, analysée, le « problème » est « décortiqué ».

L'aide des autres partenaires est souvent nécessaire : discussions avec l'équipe, d'autres puéricultrices, la psychologue, le pédiatre.

Parfois, les relais doivent être cherchés à l'extérieur. Il peut s'agir d'un contact avec une puéricultrice de secteur ou une assistante sociale ou le médecin traitant. Une orientation pour une prise en charge par la

---

26. C. Rollet, Exclusion ou accueil, *Les Cahiers de la puéricultrice*, n° 122, juin 1999, p. 15.
27. Dictionnaire Larousse, 1984.

PMI (Protection maternelle et infantile) ou par un CMP (Centre médico-psychologique) peut-être est envisagée[28].
La puéricultrice peut être à l'origine ou sollicitée pour une synthèse pluri-partenariale.

L'individu et le groupe

Le groupe d'enfants peut « fonctionner » tout en respectant chaque individu. La cohésion du travail des adultes, grâce à un projet commun, est fondamentale.

Les enjeux pour l'enfant

Le bébé à la crèche a besoin de relations privilégiées avec un adulte. C'est ce qui lui permettra de se sentir en sécurité. L'auxiliaire de puériculture doit :
- assurer des soins personnalisés et continus ;
- s'investir dans une relation affective professionnelle, c'est-à-dire sans excès.

L'incidence de l'investissement affectif de l'adulte

L'excès, préjudiciable à l'enfant, serait un investissement tel qu'il n'autoriserait pas l'enfant « chouchou » à être bien à la crèche avec un autre adulte. Au contraire, la relation chaleureuse pour l'enfant, le maternage adapté permettront à l'enfant de se détacher progressivement de la personne de référence pour construire des liens avec d'autres adultes.
La prise en charge individualisée est essentielle, les besoins spécifiques, les rythmes, les particularités sont respectées. Pour les bébés, tout est en relation individuelle : les soins d'hygiène, les repas, les jeux, les câlins...
La nécessaire attention portée à chacun, les réponses aux besoins spécifiques se heurtent parfois au groupe qui doit « fonctionner ». Surtout pour les plus grands, les jeux se font souvent ensemble, les repas sont pris en commun, les relations se construisent entre les enfants.

L'incidence du groupe

Le groupe peut être pour l'enfant source d'angoisses, de violences. Il faut donc s'occuper du groupe en gardant un regard vigilant sur chaque enfant. Parfois la question se pose : « doit-on privilégier cet enfant ou le groupe ? ».
L'important est de savoir, au bon moment :
- chercher à ne pas privilégier l'un aux dépens de l'autre, les réponses sont forcément adaptées à chaque situation ;
- aménager autrement un lieu, un moment de la journée pour qu'un enfant se sente mieux dans le groupe.

Cependant, puisqu'il y a « groupe », il y a nécessairement des temps entre enfants, avec des règles de vie, des limites, des interdits communs. L'enfant apprendra que pour certaines choses, « c'est pareil pour tous », accompagné par les professionnels dans cet apprentissage de la socialisation. Il apprendra à respecter les autres enfants et les adultes, et à se faire respecter.

Le groupe d'adultes autour des enfants

Ce groupe de professionnels est fédéré **autour d'un projet**. Celui-ci est travaillé en équipe sous l'impulsion de la puéricultrice, avec parfois l'aide d'intervenants extérieurs.
Une réflexion collective sur le travail à la crèche est indispensable, elle est alimentée par :
- des observations et des analyses de situations ;
- des échanges professionnels et les expériences individuelles et collectives ;
- des liens avec des formations réalisées.

Lors de nombreuses réunions de travail, divers thèmes (dont la place des parents) sont approfondis afin d'aboutir à un consensus d'équipe compatible avec la réalité du terrain. Il s'agit d'un vrai travail de maturation, dans une démarche de formation permanente car « sans temps suffisant d'élaboration, d'aller et retour des idées et des textes entre les personnes, entre les sous-groupes et l'équipe, le risque est d'être très « formel », loin de la réalité des pratiques. Sans réelle base imaginaire, sans demande interne de l'équipe, le projet devient purement administratif, au service éventuellement de la direction. **La qualité d'un projet réside surtout sur la démarche collective de questionnement qu'il permet de maintenir**, un projet statique est un projet mort »[29].
Une fois le projet écrit, il s'agit pour chacun de s'engager à le respecter. C'est son application au quotidien qui rend le projet « vivant ». Il pourra évoluer au fil du temps, se transformer, s'enrichir. Il est d'ailleurs souvent nécessaire de reprendre certains points du projet avec l'équipe en se référant à des choix de travail qui avaient été décidés en commun.
Les bases de travail sont communes, même si la personnalité de chacun est différente. Le respect de l'individu, les repères, le fonctionnement du groupe, passent par un suivi du projet, quelles que soient les personnes.

---

28. Décret d'août 2000, art. R 180-10 : le projet d'établissement doit comporter les modalités des relations avec les organismes extérieurs.
29. D. Mellier, *L'inconscient à la crèche*, ESF, 2000, p. 104.

Conclusion

La famille a changé, ses attentes par rapport à la crèche ont évolué. La place des parents se situe dans une complémentarité avec la structure d'accueil. La puéricultrice, dans son rôle auprès de l'équipe et dans son investissement professionnel et personnel, accompagne les parents et les soutient dans leur apprentissage de la parentalité. Nous participons ainsi humblement à la construction de l'être en devenir qu'est l'enfant : cet enfant-là, avec ces parents-là.
La crèche est un mode de garde, lieu de vie, lieu d'éveil, lieu de prévention. C'est aussi un lieu de parentalité.

L'organisation de la vie en collectivité : une approche fondée sur l'observation, l'activité de l'enfant et sa liberté de mouvement

Un ensemble de découvertes, tout à fait révolutionnaires pour l'époque, initiées entre 1930 et 1940, vérifiées et approfondies après la deuxième guerre mondiale, apportent une contribution majeure à la compréhension du développement psychogénétique du jeune enfant et à l'organisation de la vie des tout-petits en famille ou séparés de leurs parents.
Ces travaux font état du rôle de la liberté de mouvement et de l'activité dans le développement des jeunes enfants (voir p. 413 et 441), mais également du rôle de la qualité des soins dans ce développement. Ces résultats ont alors des conséquences très concrètes et pratiques dans l'organisation de la vie des enfants en collectivité et dans les attitudes des adultes à l'égard de l'enfant où l'observation est un atout central. Ces connaissances viennent modifier la représentation de l'enfant et de son développement, et créent une véritable philosophie des soins à l'enfant.

Rappel historique

La connaissance de l'histoire de ces découvertes et des conditions dans lesquelles elles ont été (et sont encore) approfondies, est indispensable pour bien les comprendre et en mesurer la portée. Elles se sont déroulées tout d'abord au cours des années 1930-1940 pendant lesquelles Emmi Pickler, pédiatre, a observé les bébés à domicile en demandant aux mères de noter ce qu'elles observaient des progrès de leurs enfants. C'est à cette période qu'elle a découvert les deux volets de sa conception : **la valeur de la liberté motrice dans le développement de l'enfant et l'importance de la qualité des soins.**
Aussitôt après la guerre, elle applique et vérifie ces notions dans une pouponnière pour enfants privés de parents : l'Institut Loczy, à Budapest ; dès le départ, elle associe à son travail clinique un travail de recherche, conduit par des observateurs non impliqués directement dans les soins donnés aux enfants, ceci dans le plus grand respect des adultes et des enfants[30].

Le contexte de la recherche

Pour E. Pickler, le schéma « naturel » étant l'enfant élevé par ses parents, la situation en institution doit être la plus proche possible de celle que vit un enfant dans sa famille, sans pour autant imiter ce qui s'y fait. Ainsi les enfants, répartis en petits groupes, ont chacun une nurse[31] « référente » qui les accompagne pendant toute la durée de leur séjour à la pouponnière. La vie est répartie en trois temps minutieusement organisés :

- le temps d'activité libre et indépendante ;
- le temps des soins qui est celui des interrelations avec l'adulte ;
- le temps de repos et de sommeil.

Les observations sur le développement de chaque bébé, avec toutes ses particularités individuelles, sont consignées avec soin par **les nurses elles-mêmes** et par **des observateurs** plus extérieurs, ce qui permet :

- de respecter les initiatives de chacun ;
- de soutenir un intérêt vivant et toujours renouvelé pour toutes les manifestations émanant de chaque enfant et pour ses petites acquisitions quotidiennes, ses expressions émotionnelles, etc. ;
- de collecter une somme d'observations considérable.

Ces observations sont analysées avec soin et d'un **point de vue statistique**, ce qui apporte de nombreuses indications extrêmement précises et souvent nouvelles sur les modalités de développement des enfants en général. Elles sont d'une grande fiabilité puisque, par un souci fondamental de respect

30. Ces travaux, découverts par M. David et G. Appell, en 1968, furent connus en France puis en Europe à partir de leur publication en 1973 de *Loczy ou le maternage insolite*. Ils sont maintenant connus et de plus en plus intégrés aux pratiques professionnelles en Europe, en Amérique latine, au Canada, aux États-Unis.
31. Dans la pouponnière, le terme de « nurse » désigne les professionnelles qui assurent les soins aux enfants, elles sont formées par E. Pickler et encadrées dans leur travail quotidien.

des enfants, aucun d'entre eux n'a jamais été mis dans une situation particulière dans le but d'étudier un aspect de son comportement ; les enfants sont exclusivement observés dans leur vie « naturelle », le souci premier étant, de manière absolue, le bien-être physique, affectif et psychique de chaque enfant, la recherche des conditions optimales pour qu'il puisse se développer au mieux.

La conception en son état actuel[32]

De l'ensemble de ces travaux, ressortent deux volets indissociables :

- la découverte que l'enfant (et au fur et à mesure de la maturation de son système sensori-moteur), par la liberté de mouvement et d'activité, utilise spontanément et activement ses nouvelles capacités, l'activité motrice étant le support du développement de l'intelligence sensori-motrice, et de toute l'activité mentale (voir p. 403) ;
- la conviction que ceci n'est possible que dans le cadre d'une relation très individualisée qui est naturellement la relation avec sa mère ou, à défaut, avec un adulte stable, l'originalité étant alors l'importance accordée à la qualité des soins.

D'où une réflexion très précise et concrète sur :

- **la qualité des soins**, tout ce qui, par les gestes quotidiens, va permettre à l'enfant d'exercer ses compétences, au moins ne pas le gêner ;
- **la notion de regard porté sur l'enfant** : une représentation intérieure de cette capacité qu'il porte en lui de progresser, de ce qu'il va devenir, une joie, un intérêt pour ses progrès qui va nourrir son activité quand il sera en activité libre et qui fait qu'il n'est pas du tout en solitude ni abandon.

Inversement, le fait **de voir ce que l'enfant réalise en activité libre influence la relation que l'adulte va avoir avec cet enfant** pendant leurs moments de rencontre (l'adulte porte alors en lui l'intérêt, l'émerveillement de ce qu'il a vu de cet enfant).

La relation de l'adulte avec l'enfant : spécificité des moments de relation et de soins

Le deuxième volet de la conception d'E. Pickler est que ce développement à travers **la motricité libre est conditionné par l'attitude des adultes autour de l'enfant**, la qualité des relations qu'ils instaurent avec lui.

Si tous les enfants portent en eux ce dynamisme qui les pousse à progresser sans arrêts, il revient aux adultes :

- de permettre à ce dynamisme de se manifester (non pas de le « stimuler »), et de ne pas en gêner l'expression ;
- de détenir un certain « savoir-faire » pour organiser leur vie quotidienne, ce qui sous-entend d'avoir de bonnes connaissances sur les capacités des tout-petits.

Notons que le bébé étant absolument dépendant de l'adulte, c'est en général à la mère et au père que revient la tâche de bien le soigner, de satisfaire ses besoins corporels, de faire de telle sorte « qu'il aille bien ». C'est par le soin que passe l'amour des parents et il passe non seulement par le résultat (le bébé est propre, n'a plus faim...), mais aussi **par le processus**, c'est-à-dire par toutes les interactions qui se créent entre le bébé et sa mère et son père, pendant un « bon » soin ; il se réalise un apprentissage mutuel par l'amour et par la sensibilité de la mère et du père aux réponses du bébé.

La spécificité de la relation de soin en situation professionnelle

Les travaux de l'Institut Loczy auprès des enfants de la pouponnière, comportent des recherches très minutieuses et originales sur la spécificité de la relation de soin, dans la situation professionnelle. La différence de situation est à noter[33] dès le départ :

- la mère aime son enfant, est avec, fait avec, et pour elle le premier temps c'est l'amour ;
- le professionnel fait avec l'enfant, est avec, puis vient le temps de la curiosité... puis celui du plaisir d'avoir la réponse sans que l'on parle d'amour. Et s'il y a l'amour, c'est un autre amour que l'amour maternel.

Ce qui peut s'enseigner

Ce qui est objectif peut vraiment s'enseigner. Le savoir-faire s'acquiert en deux temps :

- la manière de donner les soins avec les plus petits détails ;
- apprendre la richesse de l'interaction. Apprendre qu'être ensemble, c'est beaucoup plus que de satisfaire les besoins. Être riche en interactions et en communications, c'est aussi être sécurisant et s'apporter mutuellement du plaisir ; c'est tout cela qui fait que l'enfant est aussi ouvert.

« À l'Institut, si nous voyons un enfant en difficulté, ne s'intéresser à rien, ne pas jouer, s'ennuyer comme on dit, nous regardons les relations, parce qu'elles sont le noyau de la personnalité et du plaisir de vivre ».

---

32. C'est-à-dire essentiellement l'ensemble des découvertes d'Emmi Pickler mais enrichi par les résultats des recherches actuelles qui se poursuivent sans arrêts (chaque rencontre apporte des réflexions et des pistes de recherche nouvelles).
33. Formule issue du colloque de Budapest (1996), qui rassemblait des chercheurs du monde entier ; pour la France, étaient présents : M. David, S. Lebovici, D. Stern, pédopsychiatres.

Les aspects de ce savoir-faire

L'enfant ne pouvant développer une activité intégrative que s'il se sent en confiance et en sécurité, il doit en être tenu compte dans toutes les modalités de relation avec lui.

L'importance des moments fructueux

Sa vie doit être organisée en une succession de moments fructueux :
- d'échanges, de contact intime, spécialement pendant les soins, essentiellement la toilette et les repas ;
- d'activité par lui-même, les activités autonomes ;
- de repos, généralement de sommeil dans son lit.

L'importance des attitudes respectueuses

Nous citons ci-après quelques attitudes essentielles : ensemble de gestes et/ou de manières de faire qui sont l'expression, dans le concret quotidien, de cette attitude de respect de l'enfant, ce respect qui tient compte de ce que l'on a découvert dans son fonctionnement.
En même temps, les gestes ne sont pas formels mais ils expriment cette attitude de respect qui, elle-même, a besoin de gestes cohérents pour s'exprimer. On peut aider un bébé à se « rassembler » pendant un moment de toilette, par les gestes et par le regard. Il y a là un « savoir-faire » que les professionnels doivent connaître pour bien l'utiliser et éventuellement le faire connaître aux parents.

La tenue du bébé

Un bébé doit être tenu sous la nuque et tout le long du dos. Retenons la façon de le prendre : tenir sa tête d'une main pendant qu'on glisse l'autre sous son dos… ce qui lui évite de sentir sa tête partir en arrière, d'être secoué, de se sentir en déséquilibre, etc. Le bébé a besoin de se sentir « tenu », puis de sentir son « enveloppe » en étant touché avec des mains douces mais fermes ; toucher ses jambes avec les mains bien à plat, son abdomen.
Être suffisamment disponible envers le bébé pour qu'il puisse capter le regard de l'adulte, il y revient comme à une bouée, d'autant plus que la voix qui lui explique ce qui lui est fait vient aussi de ce visage qu'il a en face de lui. Si les toilettes, par exemple, doivent être faites par une autre personne que sa mère, on devra veiller à ce qu'il y ait une continuité, et le moins de personnes possibles à intervenir, un recentrage par le regard pendant les soins.

Un bébé doit toujours être posé dans la position où il se trouve le plus confortable : avant 7 ou 8 mois, c'est sur le dos, bien à plat, sur une surface ferme (voir p. 405).

Parler et regarder l'enfant

On doit parler au bébé en le prévenant de ce qu'on va lui faire, **avant** de le prendre ou **avant** toute intervention et en lui disant avec des mots ce qu'on est en train de lui faire, sans précipitation ni de façon mécanique mais en s'interrogeant en permanence sur sa « réponse ».
Il y a en effet une manière de le regarder, d'attendre un peu ses manifestations : appels, envies, besoins, qui s'acquièrent peu à peu avec l'expérience ; il s'agit d'attendre un tout petit peu, d'« écouter » dans tous les sens du terme. Pendant les soins, « les interactions comportementales sont un mode de dialogue riche, subtil et nuancé, qui doit être adapté au fonctionnement mental du bébé »[1].

1. Myriam David.

Ceci renvoie au travail d'observation qui est aussi un travail sur soi, adulte, pour acquérir une réelle attitude d'écoute et de respect du tout-petit en même temps qu'on lui donne les soins.
Cet exemple montre le va-et-vient permanent entre l'observation, la réflexion et les applications pratiques qui se trouvent ainsi loin d'être dévalorisées. On voit aussi comment la juste adaptation aux besoins spécifiques de chaque enfant nécessite un travail en commun. Plusieurs personnes intervenant auprès d'un même enfant, la mise en commun des informations vient enrichir le regard sur l'enfant et permettre un certain recul ; ce qui demande aussi une cohérence entre les différentes interventions.

L'attitude intérieure de l'adulte

Des observations vidéo faites à l'Institut Loczy ont permis d'observer et d'analyser les différences de réactions de quelques bébés en fonction des personnes amenées à dispenser les soins :
- une nurse inexpérimentée qui donne des soins avec gentillesse ;
- une nurse gentille et expérimentée ;
- la nurse privilégiée de l'enfant.

L'enfant, acteur de ses soins

On peut le **faire participer aux soins** qui lui sont donnés, de façon différente évidemment au fur et à mesure qu'il grandit. Son activité, libre, s'intègre à l'objectif du moment ; ainsi on ne lui donnera pas un hochet ou un jouet pendant qu'on le change pour qu'il soit « occupé » mais on lui proposera de tendre le bras ou la main avant d'enfiler la manche de la brassière, d'enlever la chaussette dès qu'il commence à avoir envie de le faire, en même temps qu'on lui dira avec des mots ce qu'on est en train de lui faire.

On l'encourage à être présent et participant à ce qui se passe pour lui. En même temps, ces gestes évoluent avec ses capacités ; par exemple, on le changera debout quand il s'y sentira bien : la réflexion et l'observation, tant de l'enfant que de la nurse, feront penser alors à prévoir un tabouret bas pour que l'adulte puisse s'y asseoir à l'aise et sans fatigue, on s'apercevra qu'il n'est pas nécessaire de prévoir des marches pour changer l'enfant debout, en hauteur, sur la table de change utilisée quand il était petit...

Ces observations font apparaître :

- que les manifestations de l'interaction sont complexes et n'apparaissent qu'à **l'observation fine** : c'est aussi avec la langue, la bouche, la main..., la nourriture que l'interaction se réalise ;
- mais aussi que l'enfant peut y avoir dès les premières semaines un rôle actif : il cherche d'abord le regard de l'adulte, il faut donc que l'adulte cherche le regard de l'enfant ; et la suite dépend de la qualité de la réponse de celui-ci, il y a un va-et-vient de l'attention.

Chez l'adulte

En observant avec attention les activités de l'enfant quand il est en activité libre, l'adulte est « imprégné » de ses possibilités, de son aisance motrice, de ses intérêts du moment, des postures où il se sent bien ; il va s'efforcer de lui en offrir autant lorsqu'il le tient dans ses bras, le prend, le pose, le soigne... Les initiatives pleines de sens que l'enfant prend dans son environnement rendent l'adulte sensible à toutes celles que l'enfant va entreprendre avec lui.

Chez l'enfant

Une représentation intérieure de l'enfant est possible, un espace qui lui est laissé. « Car ces recherches ont montré que si on s'occupe de l'enfant avec une grande régularité, en étant attentif à ses signaux et en y répondant dès le début, l'enfant est capable de prendre des initiatives très tôt, témoigne très tôt de sa participation active dans ce qui lui arrive, par des comportements d'anticipation. Ainsi, en considérant l'enfant comme un partenaire, il peut, très jeune, le devenir réellement, car il en a les moyens. »[34]

Les conséquences dans l'organisation de la vie et du travail avec les enfants

Elles sont nombreuses ; citons en particulier :

- la personne de référence ;
- la pratique de l'observation ;
- le soutien du rôle parental.

Ces pratiques sont aujourd'hui fréquemment utilisées, mais Emmi Pickler est probablement une des premières à les avoir mises en place : l'observation (par les mamans avant la guerre, puis à la pouponnière dès 1945), la personne de référence (dès 1945).

La personne de référence

L'importance de la personne référente décrite par E. Pickler s'exprime sur deux points :

- la représentation de l'enfant, pour l'adulte qui s'en occupe ;
- la manière dont l'enfant établit une relation de qualité : vivante, structurante (le bébé ressent la plus grande sécurité), et l'observation qui met en évidence son plaisir dans ses interactions avec les adultes qui s'occupent de lui.

Pour prendre en compte les contraintes institutionnelles et pallier le fait qu'il n'est pas possible qu'un même adulte s'occupe d'un ou plusieurs enfants 24 heures sur 24, on peut instaurer un système d'organisation dans lequel un adulte est plus spécialement responsable de quelques enfants, désignés nominativement.

Les modalités de relation du référent

Elles résident en particulier dans l'intérêt majeur que l'adulte va manifester pour l'enfant :

- intérêt pour ses réalisations ;
- écoute et temps nécessaire pour qu'il s'exprime réellement ;

34. Agnès Szanto-Feder, psychologue clinicienne.

◆ plaisir qu'enfant et adulte trouvent à cette relation et qui la vivifie d'une grande tendresse.

Cette connaissance précise de chaque enfant évite, à l'inverse, un envahissement émotionnel de la soignante (dans un sens positif ou négatif) ; il s'agit toujours de voir l'enfant « réel » et de lui permettre de développer les capacités qui sont les siennes au rythme qui est le sien.

La pratique de l'observation

À la fois **attitude intérieure** et « **technique de travail** », l'observation obéit au même souci : **percevoir le bébé réel, communiquer avec lui** et non avec une image ou une attente qui serait un manque de respect à son égard. L'observation peut se dérouler selon les schémas suivants :

◆ l'observation quotidienne du comportement de chaque enfant : les informations sont inscrites sur un cahier qui lui est personnel et va le suivre tout au long de son séjour ; il comporte suffisamment de rubriques pour faciliter le travail de notation et envisager l'ensemble de sa vie ;

◆ l'observation un peu plus à distance faite par un observateur extérieur à certains moments de la vie de l'enfant, peut avoir pour objectif de répondre à des questions que l'on se pose pour lui à un certain moment, ou bien de façon plus générale.

L'exploitation de ces observations peut se faire à deux niveaux :

◆ soit pour cet enfant en particulier ;

◆ soit rejoignant l'ensemble des observations pour une meilleure connaissance des enfants en général.

À noter...

Il est impératif qu'en aucun cas, cette observation ne gêne les habitudes ou la sécurité des enfants.

La découverte du monde intérieur de l'enfant

Ces observations et leur exploitation imprègnent la représentation que chaque nurse peut se faire de chacun des enfants dont elle est responsable mais aussi de ceux dont elle s'occupe sans en assumer la responsabilité. On découvre que la vie de l'enfant est un « monde » infiniment plus riche, varié, passionnant qu'on ne pouvait l'imaginer. On voit chez l'enfant se développer ses particularités de façon plus évidente. Une sorte de spirale d'interactions et de découvertes fait que le travail ne peut plus jamais être monotone. Les moments de soins sont pleinement individualisés, les activités autonomes où l'enfant agit seul, sont regardées, « reçues » à part entière, et l'enfant, se sentant regardé (jamais influencé ou interrompu), agit avec plénitude : les observations écrites et maintenant les vidéos, le montrent.

Le fait d'« éprouver », en la regardant ainsi, cette vie intérieure de l'enfant modifie de manière radicale la relation que l'adulte établit avec lui. Ce ne peut plus être une « manipulation », une succession de gestes de soins, aussi « bons » soient-ils, mais obligatoirement une « écoute visuelle » en quelque sorte de ce que « dit » et manifeste cet enfant.

L'attitude d'écoute de l'adulte

De cette attention dans la relation provient aussi, sans doute, cette atmosphère de calme en même temps que de grande activité qui frappe quand on rentre dans une salle où joue un groupe d'enfants.

Dans cette attitude, les gestes et les soins apportés ne partent pas d'abord des intentions de l'adulte (« je le prends, je le lave, je lui donne à manger, je joue avec lui, je le fais rire parce que c'est le moment, parce que j'en ai envie »). Ces gestes et soins interviennent sur un schéma inévitable : horaire des repas, du coucher..., en sollicitant toujours la participation de l'enfant puisqu'on a vu que, quel que soit son âge, il est une personne active cherchant à prendre en compte ce qui lui arrive. Ainsi, dans tous les moments de relation, il y a de la part de l'adulte **une attitude d'écoute**, d'observation de ce que **cet enfant est en train de vivre ou de ressentir** pour faire en sorte de répondre au plus près de ses besoins. **L'expérience montre aussi que, quand elle est devenue « naturelle », cette attitude n'augmente pas notoirement la durée des soins.**

À noter...

Les observations faites auprès d'enfants porteurs de handicaps, physiques ou mentaux, montrent que tout enfant porte en lui ce dynamisme de développement, quelles que soient les capacités qui sont les siennes. S'appuyer sur ce dynamisme, suivre le rythme de l'enfant, percevoir les infimes détails qui manifestent son intérêt du moment et y ajuster ses gestes et sa relation pour qu'il puisse vivre pleinement ce qui lui correspond « au moment donné » provoque toujours une reprise du développement. L'enfant se met à progresser, à son rythme mais avec une sorte de plénitude, d'harmonie qui surprend[1].

1. Des spécialistes travaillant auprès de handicapés moteurs et mentaux ont découvert comment cette conception développée à Loczy était extrêmement utile : travaux en Argentine et en Allemagne.

Dans cette conception des soins, l'enfant n'est pas considéré comme un être immature qu'il faut conduire à un niveau de maturité que nous considérons comme le bon, mais comme un être qui, à chaque moment, peut avoir la pleine maturité de son niveau de développement physique, physiologique, sensoriel, etc.

Le soutien du rôle parental

Quand un enfant – et/ou ses parents – sont en difficultés, deux « mouvements » sont essentiels pour leur apporter une aide :

- conforter les parents dans leur rôle de parents (ce qui ne veut pas dire banaliser, entretenir une illusion...) ;
- soutenir l'enfant dans sa propre dynamique de développement (les propos précédents donnent des éléments pour y parvenir).

Le recours à un spécialiste n'est en général réalisé **que s'il est l'aboutissement d'un mouvement intérieur des parents**. Ils ne pourront faire cette démarche que s'ils se sentent reconnus en eux-mêmes et s'ils ont une (assez) bonne image de leur enfant, s'ils sentent que la personne en face a aussi une bonne image d'eux et de leur enfant.

Conforter les parents et soutenir l'enfant

Les puéricultrices ont un rôle important à jouer pour aider les parents mais également pour aider l'enfant à développer tout ce qu'il porte en lui. Elle doit être une alliée pour l'enfant. Ce qui ressort des descriptions des pages précédentes, c'est la certitude **qu'un enfant est une personne active, qui cherche à (se) comprendre et à se repérer et que le rôle de l'adulte est de lui rendre cette tâche possible**. Par exemple, lors des visites à domicile, on peut adopter plusieurs attitudes :

- on peut parler de l'enfant avec la mère, le père ou la personne qui s'occupe de lui, mais cela n'est pas la seule possibilité ;
- on peut également s'adresser à l'enfant, par la parole, par la façon d'être avec lui, de le regarder avec un intérêt « curieux », sans *a priori*, ni désir d'évaluation, avec cette façon de communiquer que nous avons décrite et qui correspond au mode de fonctionnement préverbal du bébé ;
- on peut lui manifester un grand respect, par exemple en ne l'interrompant pas brutalement dans ses activités, en le prévenant avant de faire quelque chose pour lui, etc.

Il peut y avoir alors **un mouvement d'identification possible** des adultes à la puéricultrice dans **sa manière de faire ou d'être**, écoutant et respectant l'enfant (et aussi, une identification à l'enfant, entendu et respecté, qui peut signifier « puisqu'il est respecté, je le suis aussi »). Les professionnelles peuvent vraiment aider les parents à reprendre confiance en eux, ce manque de confiance pouvant être une des raisons de leur « légèreté », d'une fuite, d'une peur devant leur responsabilité de parents.

Réfléchir à l'attitude d'évaluation

Cette réflexion préalable est importante lorsqu'on est appelé à donner un avis sur un enfant.

L'appréciation du développement d'un enfant fait intervenir la qualité de sa manière d'être et de son activité dans la vie quotidienne... plus que la précocité des acquisitions qui ne nous semble pas un bon critère d'évaluation... : l'aisance du geste, l'harmonie du mouvement, la capacité d'initiative, d'atteindre lui-même ces petits objectifs qu'il se donne, l'implication de l'enfant dans son activité, le plaisir qu'il y prend, son intérêt pour ces activités et pour le monde extérieur etc., permettent mieux d'évaluer son degré de bien-être global ou de souffrance. D'autant que les enfants ont des rythmes d'acquisition très différents les uns des autres, et qu'un même enfant peut être rapide dans un domaine et lent dans un autre.

Il s'agit donc d'un intérêt profond pour ce que fait l'enfant et d'un respect pour la personne agissante plus que de la recherche de réalisations qu'il est censé pouvoir et devoir faire... à son âge.

Quand on mesure la portée de ces moments, on réalise qu'il s'agit d'une sorte de « révolution culturelle » car c'est l'image de l'enfant, profondément ancrée en chacun de nous, qui se trouve atteinte et il y a là probablement une des raisons pour lesquelles la conception de « Loczy » est si souvent mal comprise et déformée. Et ceci malgré les évolutions certaines dans la manière de prendre soin de l'enfant dans les institutions.

Acceptons donc de voir les bénéfices pour l'enfant : les enfants élevés selon ces principes, lorsqu'on les observe à 18 mois, 2 ou 3 ans, étonnent d'une part par l'harmonie, l'aisance, la bonne qualité de leurs mouvements, d'autre part par leur esprit d'initiative, l'intérêt pour la découverte du monde et le plaisir d'une activité riche et autonome.

Conclusion

L'approche générale des objectifs de travail des puéricultrices en structures d'accueil de jeunes enfants, et de leurs pratiques quotidiennes auprès des enfants, des parents et des personnels, visaient une ouverture aussi large que possible sur la fonction de direction et d'adjointe à la directrice. Des pistes de réflexion collective sont ainsi proposées sur la notion d'engagement de chacun, tant au sein de l'équipe pour assurer une qualité de service, que dans sa relation d'empathie à l'égard des enfants et de leurs parents. L'évolution des besoins des familles est un facteur de dynamisation des services d'accueil ; elle stimule la créativité des personnels qui cherchent à répondre au quotidien aux besoins des enfants dans ce contexte d'évolution sociale.

BIBLIOGRAPHIE

BOSSE PLATIERE S., DETHIER A., FLEURY C., LOUTRE DE PASQUIER N. – *Accueillir le jeune enfant, quelle professionnalisation ?* Erès, Paris, 1999.

DAVID M. ET APPELL G. – *Loczy ou le maternage insolite.* Scarabée, Paris, 1999.

ALY M. – *Mon bébé. Que faire quand son développement nous soucie durant la première année ?* Informations pour les parents et professionnels de la petite enfance, Ed. Springer, 2001.

GAUTHIER Y. (sous la direction de M. DUGNAT) – *Devenir père, devenir mère, Naissance et Parentalité.* Erès, Paris, 1999.

MARTINO B. – *Les enfants de la colline des roses.* Lattès, Paris, 2001.

MELLIER D. – *Dialogue- recherches cliniques et sociologiques sur le couple et la famille.* Érès, 2e trimestre 1991.

MELLIER D. – *L'inconscient à la crèche.* Éditions ESF, Paris, 2000.

NEYRAND G. – *L'enfant, la mère et la question du père. Un bilan critique de l'évolution des savoirs sur la petite enfance.* PUF, Paris, 2001.

MONTALTI F., VIGNOLLES B. – *La crèche. Le journal des professionnels de l'enfance.* Hommes et perspectives, 1999.

TRUCHIS-LENEVEU (de) CH. – *L'éveil de votre enfant.* Albin Michel ou coll. « J'ai lu » Bien-être, Paris, 1997.

Revues

Les cahiers de la puéricultrice n° 143, septembre 1999.

L'écoles des parents, mai 1999.

Le groupe familial (FNEP), n° 122.

Le Journal de Pédiatrie et Puériculture, juillet 2001.

La fonction d'encadrement et/ou de formation : rôle de la puéricultrice[1]

Capacités attendues pour l'exercice de la puéricultrice

- Participer à la gestion financière d'un établissement ou d'un service dans les limites des responsabilités inhérentes au poste.
- Organiser le fonctionnement matériel et administratif d'un établissement ou d'un service assurant l'accueil d'enfants de moins de 6 ans.
- Participer au recrutement des personnels (le cas échéant) et à l'animation d'une équipe en utilisant les outils de la communication et de la gestion des ressources humaines.
- Participer à l'organisation du travail et assurer l'encadrement des nouveaux personnels et des stagiaires, dans la perspective de garantir la qualité de service vis-à-vis des enfants et des familles.

« L'être humain, avec ses richesses et ses limites, au cœur des structures, peut être considéré comme un levier de la qualité des prestations et comme acteur dans les processus d'amélioration des compétences. Il peut influer sur le sens à donner pour orienter les actions individuelles ou collectives. Il pressent la nécessité de s'inscrire dans une évolution et un changement permanents auxquels la formation et le conseil peuvent participer d'une manière dynamique »[2]. Dès son entrée sur le marché de l'emploi de la profession, la puéricultrice est ainsi appelée à mettre son savoir-faire au service de la collectivité par un investissement personnel et professionnel, la mise en synergie de l'expérience des uns et des acquisitions nouvelles des autres étant facteur d'évolution pour tout service ou établissement. Partant de ce postulat, ce chapitre fait état des connaissances de base relatives d'une part à la gestion financière et administrative, d'autre part à l'encadrement et à la gestion des compétences au sein de l'équipe de travail. Sachant que, quel que soit leur lieu d'exercice, les puéricultrices ont à s'engager dans un travail de collaboration au sein d'une équipe.

Les missions et fonctions de la puéricultrice

Le travail confié à la puéricultrice et le niveau de responsabilité qui l'accompagne varient en fonction de la mission première du service qui la recrute et de la place qui lui est attribuée au sein de l'équipe. Cette place et les actions qui y sont liées diffèrent selon l'organisation institutionnelle et le degré d'autonomie conféré au poste de travail. Pour autant, les missions de la puéricultrice, comme nous l'avons étudié dans cet ouvrage, ont un caractère homogène au regard de la place qu'elle occupe aussi bien dans les services hospitaliers ou de PMI qu'en structures d'accueil. En revanche, les activités respectives de ces services, répondant à des objectifs prioritaires différents, induisent une diversification des activités des puéricultrices, et de leur expression. Nous examinerons brièvement l'incidence de cette diversité sur la fonction d'encadrement et/ou de formation et

1. Auteurs : Élisa Guises, puéricultrice-formatrice. Arlette Meyer, puéricultrice-cadre de santé. Colette de Saint-Sauveur, directrice d'école de puéricultrices. Avec la collaboration d'André Mennesson, attaché principal d'administration à la ville de Paris.
2. GRIEPS.

le degré de collaboration attendu dans les services à ce sujet.

La puéricultrice en secteur hospitalier

La puéricultrice, au sein de l'équipe soignante, organise, réalise et évalue les soins auprès des enfants ; elle peut déléguer certains soins. En matière de gestion et d'encadrement, elle participe et aide à :

- optimiser les performances et développer les potentiels humains au sein de l'équipe de soins ;
- la réussite et la conduite des projets du service ;
- suivre les projets qualité et préparer l'accréditation ;
- organiser l'efficacité de la collaboration interdisciplinaire ;
- définir et organiser les moyens mis en œuvre dans le service ;
- former les étudiants.

La puéricultrice en service départemental de PMI

La puéricultrice, directrice d'un centre de protection infantile ou sa collaboratrice, exerce un rôle de gestionnaire financier et administratif et de responsable d'équipe pluridisciplinaire. Elle met en actions les missions de la PMI, c'est-à-dire :

- l'organisation du centre et la mise en place des activités médico-sociales ;
- la participation à l'étude des besoins en santé publique de la population desservie et l'application des projets de promotion de la santé des enfants et des familles ;
- l'entretien des locaux et du matériel ;
- l'animation de l'équipe.

La puéricultrice dans les services et établissements d'accueil d'enfants de moins de 6 ans

Dans les services d'accueil, la puéricultrice occupe soit un poste de direction, soit un poste d'adjointe. Dans le cas d'une structure de petite taille, et surtout si elle relève d'un statut privé, la charge de travail et le niveau de responsabilité sont conséquents. Les fonctions peuvent s'apparenter à celles de chef d'entreprise, assorties de responsabilités juridiques importantes. D'une manière générale, les fonctions de gestion et d'encadrement recouvrent une variété d'activités très large, telles que :

- l'élaboration, la mise en œuvre et le suivi du projet de la structure ;
- le recrutement et la gestion du personnel y collaborant ;
- la gestion budgétaire et la comptabilité ;
- l'assurance de la sécurité (locaux, alimentation, accidents, etc.) ;
- la gestion des commandes et des stocks.

La gestion financière et administrative

Que la puéricultrice exerce sa profession dans l'un des trois secteurs d'activité (hospitalière, PMI ou structure d'accueil), elle aura, à un moment ou à un autre, à s'interroger sur les ressources et les contraintes financières et administratives à prendre en compte dans la gestion des prestations de soins, d'éducation, d'animation, de prévention et de promotion de la santé.

La gestion comptable et financière

Fondée sur des notions et des techniques élémentaires, la gestion comptable et financière est, au-delà des règles à respecter, un ensemble d'outils destinés à faciliter la gestion, et faciles à utiliser.
Le but n'est pas de transformer les puéricultrices en comptables (à chacun son métier), mais de donner quelques idées justes, simples et claires qui seront directement utilisables.
Pour être utile, la comptabilité doit être compréhensible et utilisable par tout le monde (y compris les puéricultrices) : une comptabilité compliquée ne sert qu'à gêner la gestion et son but utilitaire ne pourra être atteint, bien au contraire.
La gestion comptable et financière ne parle que d'argent. Son seul but est d'aider à mieux utiliser l'argent disponible (si possible à faire mieux avec moins d'argent) ou, ce qui est plus difficile, à obtenir plus d'argent. Cela veut dire qu'il faut compter l'argent disponible pour savoir ce qu'on peut faire et ce qu'on ne peut pas faire.

La responsabilité de la puéricultrice

Dans les services et établissements dépendant d'une commune, d'un département ou d'un hôpital public, il s'agit de gestion et comptabilité publiques, avec leurs règles spécifiques, la gestion budgétaire et comptable étant effectuée par les services *ad hoc* de cet organisme.

En service hospitalier

Il est exceptionnel que la puéricultrice soit responsable de la gestion budgétaire. Pourtant, la loi sur la réforme hospitalière[3] et l'ordonnance du 24 avril 1996 mettent l'accent sur la participation des acteurs hospitaliers à la dimension économique de leur fonction. Malgré tout, les acteurs paramédicaux participent peu aux décisions budgétaires, sauf s'ils ont des fonctions de représentation au sein du conseil d'administration de leur établissement.

En centre de PMI et dans les structures d'accueil

L'implication de la puéricultrice dans la gestion du service est quasiment systématique, son degré de responsabilité en ce domaine variant avec le cadre institutionnel. Il s'agit d'une gestion partielle du budget, le plus souvent celle concernant les consommables mis à disposition de l'enfant (jouets, livres et matériels éducatifs) ; pour tout le reste, elle établit des demandes (travaux, personnel, équipements, etc.) qu'elle ne gère pas directement. Cependant, son rôle s'inscrit toujours dans une collaboration étroite avec les services financiers afin de réguler les recettes et les dépenses en fonction des besoins réels de son service. Sa responsabilité relève de l'information à faire remonter vers le service concerné et l'argumentation de la demande au regard des besoins du service rendu.

Dans le cadre associatif

Lorsque la gestion relève d'une organisation associative, et surtout lorsqu'il s'agit d'une petite association, la puéricultrice peut être amenée à participer activement à la gestion de la comptabilité de la structure. Elle aura alors intérêt à se former et s'informer sur les techniques les plus adaptées à la situation car sa responsabilité civile pourrait être engagée. De plus, elle s'assurera que les comptes sont contrôlés par un expert comptable, pour en garantir l'exactitude.

La perception des recettes

Dans certains cas, la puéricultrice peut être amenée à recevoir les paiements des sommes dues par les parents pour la garde de leur enfant.

Les logiques et langages comptables

Comme nous l'avons évoqué dans le cadre du chapitre 44, le travail de la puéricultrice fait appel à la compréhension des logiques et des langages à l'œuvre dans les différents groupes professionnels et chez les partenaires, dont les élus locaux et les gestionnaires. En matière comptable, la communication est subordonnée à cette familiarisation d'une terminologie technique et des procédures spécifiques à ce secteur. Pour que les comptes soient compris et acceptés par d'autres, il faut connaître les outils de la gestion comptable et financière. Pour bien gérer, il faut savoir compter et présenter ses comptes de manière simple, cohérente et réglementaire. Nous définirons ainsi les termes les plus utilisés dans le cadre de la fonction de gestion financière et comptable et les structures financières qu'il est bon de connaître en tant que puéricultrice.

Comprendre les budgets

Le budget est une prévision de recettes et de dépenses pour une année. Le budget est un acte politique (politique dans le sens de gestion de la cité), juridique obligatoire et contraignant :

- au début de chaque année, le budget décide à l'avance tous les actes financiers (recettes et dépenses) de l'année. Seul le vote du budget peut décider du montant des recettes et des dépenses ;
- « le vote du budget autorise la collectivité (département ou commune) ou une association privée à dépenser jusqu'à concurrence des montants votés et à percevoir les recettes »[4] ;
- une fois voté, le budget doit être respecté et seules peuvent être dépensées les sommes inscrites au budget ou perçues les recettes inscrites à ce même budget. Si les sommes inscrites en recettes ou en dépenses sont insuffisantes, il faudra que soit votée une modification du budget qui interviendra dans les mêmes conditions que le vote du budget.

Les établissements disposent de trois budgets distincts : le budget prévisionnel (il intéresse presque toujours les puéricultrices, quel que soit leur lieu d'activité), le budget de fonctionnement, le budget d'investissement.

Le budget prévisionnel

C'est un compte théorique qui décrit à l'avance les dépenses envisagées et les ressources nécessaires, pour une période donnée, appelée « exercice » (le plus souvent une année civile). Il doit être approuvé par l'assemblée délibérante prévue par les statuts, de préférence avant le début de l'exercice.

Il se présente toujours en trois colonnes : les ressources (ou produits), à droite ; les dépenses (ou charges), au milieu ; les sommes correspondant à un objet, à gauche. On inscrit face à face, et avec les sous-totaux correspondants, charges et produits concernant une

3. Loi n° 91-748 du 31 juillet 1991.
4. R. Dosières, F. Gicquel, *La Commune, son budget, ses comptes*. Éditions ouvrières, 1993.

même activité. Ainsi, un budget prévisionnel est une opération simple qui consiste à reprendre les prévisions et les réalisations de dépenses et de recettes de l'année précédente (ou d'un établissement de taille comparable en cas d'ouverture d'un nouvel établissement), et de les adapter aux objectifs recherchés pour l'année prévue. Il se construit à partir :

- du compte analytique de l'année n – 1 ;
- de l'évolution du coût de la vie, du GVT[5], des charges diverses (nouveaux taux d'imposition ou de taxation, etc.) ;
- des prévisions d'augmentation éventuelles : de personnel, de dépenses exceptionnelles, d'activité, etc.

Il se compose toujours d'une section d'investissement et d'une section fonctionnement.

Le budget de fonctionnement

Il regroupe des dépenses et des recettes répétitives, on consomme et donc on achète des aliments tous les jours, on consomme et donc on achète de la lessive deux fois par semaine, etc. La section de fonctionnement comprend ainsi toutes les dépenses permettant à la structure de réaliser les objectifs pour lesquels elle est créée. On y trouve en particulier : les salaires et les charges salariales, les notes de frais, les consommables, les travaux d'entretien, les fluides (eau, gaz, électricité, essence, etc.). Cette notion de budget de fonctionnement est à rapprocher de la question de **la planification des achats**, exercice simple, mais rigoureux, qui consiste à cadencer les achats et à contrôler le rythme de consommation de façon à éviter les stocks périmés ou inutilisés, les ruptures d'approvisionnement faute de crédit et les crédits non consommés en fin d'année.

Le budget d'investissement

Il ne recouvre que des dépenses non renouvelables, on ne refait les peintures que tous les cinq ans, on ne rénove une cuisine que tous les vingt ans. La section investissement comprend les gros achats immobiliers ou mobiliers qui sont prévus pour durer plusieurs années. Ce budget d'investissement détaillera les dépenses et les recettes nécessaires et sera alors appelé « **plan d'investissement** ». Les ressources d'investissement consistent le plus souvent en prêts ou en transferts de bénéfices de la section de fonctionnement, ou encore en subventions.

Le budget de fonctionnement est une prévision qui ne dépasse pas une année de dépenses et recettes, tandis que celui d'investissement peut s'étendre sur plusieurs années si nécessaire (par exemple, une construction de crèche s'étendra sur plusieurs années).

Comprendre le plan comptable

Le plan comptable est **une présentation standardisée** et obligatoire des recettes, des dépenses et du résultat d'une entreprise. Cette standardisation se manifeste par une uniformisation :

- des termes désignant une catégorie de recettes et de dépenses ;
- des numérotations des comptes regroupant une même catégorie de recettes et de dépenses.

L'utilité du plan comptable

Elle est double :

- permettre à tous les gestionnaires d'utiliser le même langage ;
- permettre une comparaison de la gestion de tous les établissements.

La nature du plan comptable

Il y a actuellement en France deux natures de plan comptable.

Le plan comptable général se caractérise par une numérotation décimale des comptes et des sous-comptes. Il y a dix classes de comptes numérotés de 1 à 10 pour chaque compte, dix subdivisions numérotées de 1 à 10 pour chaque subdivision, dix sous-comptes numérotés de 1 à 10.

Ainsi, le compte de la classe 6 regroupe toutes les dépenses :

- 60 regroupe les dépenses, les achats ;
- 602 regroupe les achats stockés ;
- 6022 regroupe les achats stockés de fournitures ;
- 60225 regroupe les achats stockés de fournitures de bureau.

Dans un établissement de PMI (centre de consultations, structure d'accueil), les comptes les plus importants sont ceux de :

- la classe 6 qui regroupe toutes les dépenses ; il est dit « débiteur » car il représente des débits et des dépenses ;
- la classe 7 qui regroupe toutes les recettes ; il est dit « créditeur » car il regroupe des crédits ou des recettes.

La comptabilité publique, s'appliquant aux administrations et aux services publics, présente de grandes analogies avec le plan comptable général. Elle est contrôlée jusque dans les moindres détails. Toute comptabilité privée, dès lors qu'une partie de ses ressources provient de l'argent public (subventions) ou lorsqu'il y a des taxes ou autres impôts à acquitter, est soumise à l'obligation de la tenue de documents comptables.

5. GVT : Glissement vieillissement technique.

Comprendre la comptabilité analytique

Le compte analytique[6] (ou compte de résultat) :

- est un récapitulatif organisé de toutes les dépenses et recettes de l'année n – 1. Il n'est pas classé par ordre chronologique mais par domaine de dépense ou ressource ;
- a pour objet de déterminer un prix de revient, pour chaque produit ou sous produit, résultat de l'activité par exemple, d'une entreprise ou d'un établissement de PMI.

La comptabilité analytique

Elle vise à analyser les différents composants financiers d'une action. Ainsi, le nettoyage d'une pièce du centre de PMI sera décomposé en salaire attribué à un agent pendant la durée du nettoyage, en coût du produit lessiviel utilisé, en coût d'utilisation du matériel de nettoyage, en coût de l'énergie électrique utilisée, etc. Généralement, pour cette comptabilité analytique, la directrice d'établissement se limite à une participation dans la recherche ou le calcul des coûts, le reste étant confié à des spécialistes.

La comptabilité budgétaire et prévisionnelle

Ces deux qualificatifs sont synonymes. Cette comptabilité obéit à quelques règles simples. La prévision doit être respectée, les imputations budgétaires suivies. À chaque catégorie de dépense correspond un seul compte budgétaire selon un système simple de composition. Par exemple, les dépenses alimentaires seront regroupées dans le compte 6, les dépenses alimentaires pour les produits frais dans le compte 61, celles des produits de conserve dans le compte 62, celles des produits lactés frais dans le compte 611, celles des produits carnés frais dans le compte 612, etc. Les dépassements de crédits comme les crédits non consommés doivent être évités.

La tenue des comptes

La gestion, c'est de la prévision. La tenue régulière et lisible des comptes de dépenses et de recettes permet à chaque instant de connaître le crédit disponible par compte et les recettes non payées. Elle permet d'avoir un « tableau de bord » qui préviendra la puéricultrice de ses difficultés pour « finir l'année » dans tel ou tel produit. Enfin, il faut tenir ses comptes, car en comptant régulièrement, on apprend peu à peu à dépenser mieux.

Les documents et pièces comptables

On appelle ainsi tous les documents qui permettent de justifier les recettes et les dépenses, et de les enregistrer. Citons par exemple :

- les factures, les tickets de caisse ;
- les relevés de compte ;
- les livres de compte ;
- le livre de paie ;
- le livre d'enregistrement des opérations passibles de TVA, etc.

Une méthode de tenue de comptes

Il faut compter séparément chaque nature de recettes et de dépenses : chaque nature de recette et de dépense étant individualisée par un numéro et une désignation du compte, chaque compte doit être suivi séparément. Son montant est fixé par le budget et ce montant ne peut être dépassé. Sur ce compte, ne peuvent être inscrites que les dépenses ou les recettes prévues, à l'exclusion de toute autre. Le report de crédit d'un compte à un autre ne peut être fait par la seule décision de la puéricultrice.

Il faudra donc utiliser un cahier ou registre et prévoir une page par compte. Le montant du compte, son numéro et sa désignation seront portés au haut de la page.

Il faut enregistrer chaque bon de commande et chaque facture sans délai et totaliser régulièrement. Chaque page du cahier peut être divisée en 5 colonnes, ce chiffre n'est pas limitatif mais c'est un minimum ; au-delà, on entre dans la sophistication qui est l'ennemie de la comptabilité pratique :

- la première colonne sera réservée à la date ;
- la deuxième colonne au numéro du bon de commande ou de la facture ;
- la troisième colonne au montant TTC du bon de commande ou de la facture ;
- la quatrième colonne au nom du fournisseur ;
- la cinquième colonne au total partiel.

À l'émission du bon de commande, il faut reporter (au crayon à papier pour pouvoir le gommer à réception de la facture) toutes les indications prévues dans les quatre colonnes, la cinquième recevra le total partiel (total des bons de commande et des factures déjà enregistrées).

À la réception de la facture, et après vérification de sa conformité avec la commande et la livraison, il faut gommer la ligne du bon de commande concerné et reporter à l'encre toutes les données définitives.

Le total partiel définitif permet de connaître le montant du crédit dépensé et, par soustraction avec le montant du crédit attribué au budget, le crédit disponible. La colonne total partiel doit toujours être tenue avec le plus grand soin. Il faut y additionner les montants TTC des bons de commande qui sont en fait déjà engagés et donc déjà presque dépensés avec les montants des factures qui sont ou vont être payées.

6. Aussi appelé « compte administratif » dans les institutions publiques.

Pour faire de la bonne comptabilité, il faut s'isoler : pour faire la tenue des comptes, choisir les moments de calme dans la journée et ne le faire que dans ces conditions-là, en demandant aux collaboratrices de ne pas déranger (sauf urgence, cela va de soi). La comptabilité ne peut se faire dans le bruit, l'agitation et la tension nerveuse, si on ne veut pas commettre d'erreur et se trouver obligé de recommencer.

Les appels d'offres de marchés et leur gestion

Le recours à la procédure d'appels d'offres est légalement obligatoire au-delà d'un certain montant annuel de dépenses fixé à 53 357,16 €. Son intérêt, parfois théorique, est de faire jouer la concurrence autant que faire ce peut de façon à obtenir le prix le plus avantageux, qui n'est pas toujours le plus bas.

La méthode consiste à rédiger **un cahier des charges** qui détaillera le service attendu, livraison quotidienne des fruits et légumes frais de telle qualité référencée et contrôlable à telle heure et à telle condition, livrée dans la cuisine. Ce cahier des charges est ensuite rendu public et tous les fournisseurs potentiels peuvent répondre, en indiquant leur référence et en proposant un prix. Les offres sont ensuite comparées et le candidat choisi, selon des procédures garantissant la neutralité du choix. La qualité du marché dépendra de la qualité du cahier des charges, de la sélection du candidat et des contrôles effectués sur les livraisons.

Les limites de la fonction gestionnaire de la puéricultrice

Dans la plupart des institutions publiques, il est interdit de percevoir de l'argent liquide et de régler en argent liquide les dépenses effectuées. Toutefois, des dispositions particulières permettent certaines opérations.

La « régie d'avance »

Pour être habilitée à payer au comptant un fournisseur, **la puéricultrice doit être désignée comme sous-régisseur** par son régisseur, et recevoir une avance en liquide. Cette avance est réservée aux **achats urgents et imprévus**, donc non répétitifs. En cas de nécessité, la directrice d'un centre de PMI, d'une crèche ou d'une halte-garderie, utilise son avance pour payer ces achats au comptant. Elle doit alors faire attester le fournisseur qu'il a encaissé en liquide. Sur présentation de l'attestation de paiement, le régisseur vérifiera le caractère imprévisible de l'achat et reconstituera l'avance consentie à son niveau initial (76,22 € par exemple). En cas d'abus flagrants et répétés, le régisseur peut refuser de reconstituer l'avance et la directrice risque « d'en être de sa poche » !

Cela peut concerner aussi bien une régie dépenses qu'une régie recettes.

La perception des sommes dues par les familles

Les obligations de la directrice d'établissement en matière de perception des sommes dues par les familles répondent à des règles strictes. La directrice doit procéder au recouvrement des sommes dues et doit signaler sans délai son incapacité à le faire le cas échéant. Sa responsabilité est dégagée dès qu'elle a signalé son incapacité à obtenir un paiement. Ce signalement transfère automatiquement la responsabilité d'encaisser à l'autorité supérieure. Tant que ce signalement n'a pas été fait, la directrice est censée encaisser et elle peut sans danger négocier avec le parent un court délai (toujours inférieur à un mois).

Soulignons pour conclure cette approche financière du travail de la puéricultrice que la comptabilité et les tâches administratives ne sont que des moyens, jamais un but en soi. Il ne faut pas occulter que si la tâche principale est le soin aux enfants, la qualité du service rendu passe nécessairement par l'organisation et la gestion correctes de l'établissement.

La gestion des stocks

La gestion des stocks vise à éviter deux inconvénients : les stocks périmés et les ruptures de stock. C'est une technique qui a pour but la recherche des meilleures cadences de commande, de conditions de stockage et de conservation, de déstockage et d'utilisation ainsi que la recherche des conditions optimales de réalisation d'un inventaire régulier des consommations, des achats, des stocks afin de fixer la date de réapprovisionnement.

Cette technique est utile pour une puéricultrice qui doit procéder à des achats sans multiplier les commandes car cela coûte cher (en frais de transports, de contrôle et de manutention). La puéricultrice doit donc prévoir ses cadences de commande et apprendre à réduire au minimum les livraisons « en urgence ».

Reconnaître les meilleures cadences de commande

L'intérêt de ce travail d'identification est triple :

- éviter les ruptures de stocks, facteurs de désorganisation du service ;
- éviter les risques de stocks périmés, générateurs de dépenses inutiles ;
- adapter la cadence de réapprovisionnement à celle de la consommation et des délais de conservation : limiter le nombre de livraison, réduire le temps

consacré aux commandes et aux réceptions, consommateurs de temps.

Pour ce faire, il faut examiner :

- la durée de validité des produits ;
- la rapidité de consommation des produits ;
- le coût d'une livraison ;
- la capacité et la qualité des lieux de stockage ;
- les risques de disparition des stocks par vol, cambriolage, inondation, destruction, etc.

Reconnaître les meilleures qualités de stockage et de déstockage

Il faut pour cela se poser quelques questions.

- Faut-il avoir un stock central ou multiplier les réserves plus petites auprès de chaque utilisateur ?

– Le stock central, s'il ferme à clé et qu'une seule personne en est responsable, est plus facile à contrôler et à gérer.

– Les réserves attribuées à chaque utilisateur le responsabilisent, mais impliquent un contrôle plus important.

- La qualité du stockage dépend de la qualité des achats. Faut-il acheter des conditionnements importants, au risque de les voir mal utilisés, ou des conditionnements plus petits, plus faciles à manier ?

– La solution peut être d'acheter des conditionnements importants, souvent plus économiques, et de reconditionner dans des emballages individuels.

– Si le conditionnement important n'apporte pas d'économie (comparer le coût au litre ou au kilo), le conditionnement plus petit devrait lui être préféré, car il est plus maniable.

Les stocks vifs et les stocks de sécurité

Il faut prévoir ses achats en réservant la quantité consommée durant le délai de livraison. Imaginons que le délai de livraison prévu dans le cahier des charges ait été fixé à deux semaines et que, en deux semaines, la crèche consomme vingt litres d'eau de javel. Vingt litres d'eau de javel seront **le stock de sécurité**, qui sera **régulièrement renouvelé**, car l'eau de javel se périme. L'achèvement de la consommation du **stock vif** sera **le signal de la nécessité** d'**une nouvelle commande** et le stock de sécurité sera ainsi préservé et renouvelé.

Faire un inventaire régulier

La qualité de la gestion des stocks dépend donc de la qualité de l'inventaire. La meilleure solution est de tenir un cahier d'inventaire. Il doit y avoir un cahier dans chaque réserve : toutes les entrées et les sorties de matériel doivent être datées, quantifiées et signées. Cela permet de déterminer :

- les achats non utilisés, qu'il ne faudra pas renouveler ;
- la rapidité de consommation des produits et rechercher les causes d'une consommation trop rapide ou trop lente ;
- la date du prochain réapprovisionnement qui pourra être fixé et effectué longtemps à l'avance.

Il est prudent de faire régulièrement un contrôle des stocks, afin de vérifier si les stocks réels sont conformes aux stocks théoriques mentionnés dans les fiches de stock qui sont réévaluées à chaque entrée ou sortie de marchandise dans le stock. Ce contrôle permet de réduire les erreurs toujours possibles ou de vérifier que les stocks les plus anciens sont utilisés en premier, notamment pour les produits ayant une courte durée de préservation.

Utiliser des fiches de gestion de stocks

Une fiche de stock concerne :

- le nom du produit ;
- le nom du fournisseur et ses coordonnées (adresse postale et électronique, numéro de téléphone et de télécopie) ;
- le nom de la personne à contacter pour la commande ;
- la quantité du stock de sécurité.

Tableau 48.1 : Modèle de fiche de stock.

Date	Entrée	Sortie	Disponible	Signature

Cette fiche de stock n'est qu'un exemple, celle que l'utilisateur élabore lui-même a toujours plus de chance de répondre avec exactitude à l'utilisation qui en est faite au sein du service. Un bon contrôle des stocks repose sur la responsabilisation des équipes de l'établissement. La directrice ou son adjointe procède aux entrées dans le stock, à chaque livraison, et remet à jour la fiche après avoir recompté le stock réel. Chaque équipe désigne un responsable « suivi des stocks » qui date le mouvement, procède aux sorties de stock, calcule le nouveau stock disponible et signe. Ainsi, la puéricultrice dispose en permanence d'un document actualisé, efficace, qui permet le suivi des stocks et des consommations de chaque équipe. Il permet aussi de prévenir les surconsommations...

La gestion administrative

Dans tous les services où exerce la puéricultrice, des dossiers de soins, médico-sociaux ou de suivi concernent individuellement les enfants fréquentant le service ; ils doivent être tenus à jour et faire l'objet d'un classement fonctionnel.

L'organisation et la mise à jour des dossiers

Cet aspect du travail quotidien de la puéricultrice est une des tâches administratives importantes qui requiert de la méthode et de la régularité. En effet, les informations contenues dans le dossier d'un enfant doivent être optimisées au maximum (voir p. 50).

Savoir organiser un classement efficace

« Un bon classement se réfère à trois critères en particulier :
- la sécurité : être sûr de ne pas perdre un document important ;
- la commodité et la malléabilité ;
- la rentabilité (le classement est un moyen et non un but), ce qui implique un système rapide et peu coûteux. »[7]

Choisir un mode de classement

Tout classement doit permettre :
- un accès facile : utiliser des classeurs suspendus, placés à hauteur d'homme ;
- une recherche rapide : écrire les symboles du classement sur le document pour éviter les erreurs de classement et donc les pertes de temps au moment de la recherche ;
- le choix d'un système après une expérimentation suffisamment longue (pendant 2 à 3 ans, en évitant les changements intempestifs et en gardant en mémoire les principes à l'origine du classement en vigueur).

Il est préférable de traiter un document dans sa totalité, choisir un moment de calme, un temps suffisant et garder à l'esprit que tout dossier sorti doit laisser une trace.

Choisir une classification

Une classification efficace doit être : « claire, logique, précise, exhaustive, synthétique et extensive »[8]. Une classification peut être :
- alphabétique, à partir de mots-clés ou de noms propres ;
- chromatique, par couleur ;
- chronologique, par ordre d'arrivée ou de création des documents ;
- géographique, par répartition territoriale ;
- thématique, se rapportant à des idées, des fonctions, des modalités de travail, etc.

La puéricultrice qui est chargée de mettre en place une telle organisation est invitée à en débattre avec les utilisateurs potentiels et à tenir compte de la nature de l'ensemble des documents à classer. Le but est, à terme, de faciliter la recherche des documents et leur rangement dans un délai assez bref.

Savoir utiliser les documents du service

La puéricultrice, même en dehors d'une fonction stricte d'encadrement, peut contribuer à :
- l'implantation des transmissions ciblées et de leur intérêt dans la mise en œuvre de la gestion prévisionnelle des soins ;
- l'élaboration des outils et procédures validés et partagés par l'ensemble des soignants, tels que les plans de soins guides, les protocoles de soins et les résumés de soins infirmiers[9].

De la tenue à jour des relevés statistiques au rapport annuel d'activité

Tous les gestionnaires ont à rendre compte de l'activité des services qu'ils financent. Qu'il s'agisse d'un établissement de santé, d'un service départemental de PMI ou d'une structure d'accueil, l'activité annuelle témoigne d'une part de la bonne utilisation des fonds publics et privés, d'autre part de la légitimité du service (de son efficacité).

Le but du recueil de données à visée statistique

Un recueil d'informations est fait régulièrement par le gestionnaire dans l'objectif d'une évaluation globale du service (le service remplit-il sa mission ? le personnel répond-il aux attentes ?...). Bien que cette évaluation soit avant tout quantitative (combien d'actes la puéricultrice a-t-elle réalisés ?), il est toujours intéressant d'ouvrir le recueil de données sur une dimension qualitative (quels besoins des usagers sous-tendent les actes, ceux-ci y ont-ils répondu ? En d'autres termes, quels objectifs la puéricultrice poursuit-elle à l'occasion de ses actes ?).

Le rapport statistique, un outil d'évaluation

Le rapport d'activité, construit le plus souvent à partir des consignes communiquées par le gestionnaire, est l'occasion pour la puéricultrice de faire le bilan annuel de ses activités et de définir les objectifs et priorités de l'année suivante.

C'est à partir des éléments constitutifs du rapport annuel que vont être élaborées les grilles de recueil de données relatives à l'activité du service. Chaque

---

7. Guide du service infirmier n° 3, Organisation et gestion du service infirmier-classement et classification à l'usage du bureau du service infirmier, Journaux Officiels, Paris.
8. Guide du service infirmier n° 3.
9. Ces enseignements sont largement diffusés dans les IFSI.

grille comporte un certain nombre d'items, ceux-ci facilitant la mise en évidence qualitative et quantitative des différentes actions menées sur une période donnée.
Les employeurs imposent la transmission de ces informations à leur service statistiques à un rythme soit mensuel, soit trimestriel ou encore annuel.
Pour la puéricultrice, il est indispensable de faire un relevé fréquent de ces données afin d'éviter les recherches et pertes de temps.

Le relevé statistique des actes

Un outil de recueil de données est à construire personnellement pour qu'il corresponde à la nature et au rythme de réalisation des activités de la puéricultrice et à sa logique personnelle.
Prenons un exemple dans le relevé des activités de la puéricultrice exerçant en PMI. Dans la plupart des départements, les indicateurs communiqués par les conseils généraux sont exclusivement quantitatifs :
- combien de visites à domicile la puéricultrice a-t-elle réalisé ?
- combien de visites chez une femme primipare ?
- combien de visites sur signalement ?
- combien de rapports de signalement ont été rédigés ?
- à combien de réunion la puéricultrice a-t-elle participé ? etc.

Un certain degré de frustration peut alors apparaître chez la professionnelle si elle ne s'autorise pas à faire « remonter » vers son employeur des informations de type qualitatif. Ainsi, concernant les visites à domicile (VAD), il est possible (tout en conservant les règles du secret professionnel) d'apporter les éléments qui donnent sens au travail de PMI au regard de la population et renseignent l'employeur sur la réalité du travail. Ces informations peuvent être relatives à :
- la nature de la visite : motif initial, contexte (état de l'enfant, de la mère, préoccupations et problèmes exprimés à cette occasion), type d'actions menées (information, orientation, accompagnement à la fonction parentale, démonstration de gestes ou conseils en puériculture, etc.), suite à donner, durée de la visite ;
- les tâches périphériques, temps imparti au déplacement, liaison inter-institutionnelles, rédaction de compte rendu, de rapport, réunion de synthèse, etc.

La puéricultrice, à partir de ce type d'information, va pouvoir établir un bilan et définir des priorités, des objectifs de travail centrés sur la promotion de la santé de l'enfant.

L'encadrement et la gestion des compétences

La puéricultrice exerçant en service d'enfants développe une double expertise qui lui confère une responsabilité spécifique dans la recherche, la diffusion d'informations et la formation des étudiants et de leurs pairs. Elle est en effet en même temps une pro-

Tableau 48.2 : Exemple de grille de recueil de données statistiques de type qualitatif.

Date	Motif VAD (1)	État de l'enfant	État de la mère	Pb exprimés	Actions	Durée VAD
3/08	• Mère 18 ans	• Né < terme • Petit poids • Courbe OK…	• Mère fatiguée, isolée ++ • Allaitement maternel • Bon contact avec son bébé	• Craint de ne pas savoir faire, questions ++ sur les soins	• Conseils en puériculture, réassurance dans la fonction maternelle	• 1 h 10
21/08	• Appel de la mère la veille	Teint un peu gris, Déshydraté ? Somnole, Pas de fièvre	• Très fatiguée • Regarde peu l'enfant pendant la visite	• Dort mal (bébé pleure), ne sais pas quoi faire	• Examen du bébé avec la mère, réactif • Invite la mère à téléphoner au médecin qui vient aussitôt • Contact avec l'ass. soc aide fam.	• 0 h 45 • Il est convenu d'un échange téléphonique le lendemain pour la tenir informée de la venue d'une aide

fessionnelle de la santé (et donc du soin), et de l'enfant ; elle est capable de se situer dans une relation différente de celle de tout autre adulte, une relation professionnelle[10].

Cette expertise, elle peut en témoigner également dans le cadre d'activités périphériques, liées à son exercice auprès de l'enfant. Ce sont : l'information et la formation, la recherche et l'écriture professionnelle, le recrutement et l'évaluation des personnels de la petite enfance.

L'information et la formation

Former et informer relèvent d'une même démarche : celle de permettre l'accès de tous à la connaissance et aux savoirs.

L'information professionnelle

Informer apporte une nouvelle contribution dans un corpus de connaissances déjà acquis, en le complétant, le renforçant ou en le rendant opérationnel. Mais l'information est ponctuelle, contextuelle, temporelle et nécessite donc des remises à jour fréquentes. Pour cette raison, l'informateur doit se donner les moyens d'être lui-même informé. Normalement, l'expertise de la puéricultrice lui permet d'être un bon relais de l'information parce qu'elle a été formée à la recherche documentaire, à la sélection de l'information et au travail de conceptualisation, indispensables à son travail et utiles à son service.

Les sources d'informations

La puéricultrice peut puiser l'information dans :
- la lecture des journaux professionnels et institutionnels ;
- la participation à des réunions d'information, de travail ;
- la participation à des conférences, congrès, journées d'études et colloques ;
- d'autres médias tels qu'Internet.

La transmission de l'information

La puéricultrice, quel que soit son statut dans le service, peut organiser le partage et la diffusion de l'information sous la forme la plus appropriée qui peut être, par exemple :
- l'affichage pour les informations ponctuelles et ne nécessitant pas de commentaires ;
- le partage d'informations lors de réunions, surtout s'il s'agit de négocier des changements dans les points de vue ou les pratiques ;
- la diffusion dans un média approprié.

10. Voir chapitre 2.

La formation et l'encadrement des stagiaires

Former apporte, organise ou modifie un corpus de connaissances nécessaire soit à une action, soit à une activité, soit à l'exercice d'une profession. C'est aussi s'assurer de ses propres compétences, donc apprendre à reconnaître ses limites.

Chaque puéricultrice de « terrain » est à la fois détentrice et utilisatrice d'un corpus de connaissances spécifiques à sa fonction et qui fait sa compétence. Cette position particulière l'autorise à donner à voir, à démontrer, à accompagner un « novice » dans l'acquisition et la transposition de ces connaissances. Ce sont les qualités demandées à un tuteur de stage.

La préparation du terrain de stage

Outre le travail direct d'encadrement des stagiaires, il est nécessaire d'anticiper leur venue, d'organiser leur accueil et leur prise en charge.

Deux étapes précéderont donc l'arrivée des stagiaires :
- **une réflexion sur l'offre du service** à l'égard d'un stagiaire et, plus largement, à chacun des centres de formation avec lesquels on travaille. Cela peut prendre la forme d'un **livret d'accueil du stagiaire** qui comprend les éléments suivants :
  – une présentation générale de l'institution et le plan d'accès ;
  – une présentation du service : nom, localisation, spécialité, plan ;
  – l'organigramme médical et paramédical ;
  – la description de l'activité du service : âge des enfants accueillis, spécificité médicale ou médico-sociale, nature des activités principales ;
  – l'organisation générale ;
  – les ressources : humaines et matérielles, et les valeurs investies par l'équipe ;
  – les outils utilisés et techniques spécifiques ;
  – les acquisitions possibles dans le service (selon les catégories d'étudiants ou d'élèves) ;
  – le déroulement du stage dans sa progressivité ;
  – le planning des étudiants avec le nom du référent.
- **l'organisation du stage avec le centre de formation** et/ou l'étudiant pour confronter offres et attentes, niveau d'encadrement, éventuelles évaluations ou examens.

Le suivi des stagiaires

Le tutorat apparaît comme le modèle idéal dans la manière d'accompagner les stagiaires tout au long de leur stage. Cela n'implique pas le travail en binôme exclusif tuteur/stagiaire, mais la nécessité qu'une personne porte plus particulièrement son attention sur chaque stagiaire. Ainsi, des moments de rencon-

tre seront mis en place à des moments clés du stage pour faire le point et organiser la progression.
On peut retenir par exemple :

- **le temps d'accueil**, échange entre le stagiaire qui exprime des attentes et une professionnelle qui lui propose une offre, ce qui favorise souvent un réajustement de la demande. Ce temps doit permettre à la personne accueillie d'éprouver le sentiment qu'elle est au bon endroit, au bon moment, avec les bonnes personnes et pour les bonnes raisons. Le bilan des compétences et connaissances acquises offre la possibilité d'individualiser l'encadrement selon le niveau d'autonomie atteint. Un apprentissage progressif avec des étapes peut être proposé à ce moment ;
- **un temps de bilan hebdomadaire**, afin de faire le point sur les apprentissages et les écarts entre les résultats de ce bilan et les objectifs du projet de stage, les difficultés rencontrées (aussi bien sur le plan technique ou méthodologique que sur le plan relationnel), les questions restées sans réponse, etc. ;
- **un temps final d'évaluation** qui doit mettre l'accent sur les acquisitions faites, la réalisation des objectifs personnels et institutionnels et l'accès dans la profession.

Les moyens de formation des stagiaires

Le tuteur est aussi celui qui veille à ce que le stagiaire ait à sa disposition tous les moyens disponibles et utiles pour l'acquisition des connaissances prévues. Ainsi, il peut être proposé au stagiaire :

- des démonstrations avec explications, exercices d'acquisitions ;
- un accompagnement à l'expérimentation, avec évaluation des progrès ;
- un soutien à l'autonomisation ;
- des échanges à partir de lectures, protocoles et tous documents écrits ou sujets professionnels, objets de discussion et de réflexion ;
- l'organisation de rencontre avec des personnes ressources.

Le bilan annuel de l'accueil des stagiaires

C'est le moment propice pour faire le point sur l'année qui vient de s'écouler et envisager la suivante. Ce bilan se fait en deux temps :

- un temps d'échange en équipe, chacun, en exprimant son opinion, est invité à faire des suggestions ;
- un temps avec les institutions de formation concernées afin d'apporter les points d'amélioration possibles et affiner le projet d'accueil.

La recherche et l'écriture

Une recherche professionnelle n'est pas simplement un approfondissement de ses propres connaissances. Il s'agit d'une étude complète, objective, construite à partir d'une réalité professionnelle et menée à l'aide d'outils et méthodes reconnus.

La recherche professionnelle

Il faut « développer une recherche humaine plutôt qu'une recherche scientifique pure et dure »[11]. Rejoignons l'auteur lorsqu'il propose de faire connaître notre travail, de prendre la parole (et la plume), de développer des pratiques indépendantes, d'identifier les prestations infirmières. Il s'agit en effet de cumuler les travaux de recherche menés ici ou là par les puéricultrices pour édifier le savoir professionnel propre à la puériculture et faire reconnaître la spécialisation infirmière à sa juste valeur.
Ainsi, toute recherche est impliquante non seulement pour la personne qui l'effectue mais aussi pour l'ensemble des personnes qui en sont le sujet (l'objet ou la partie prenante), donc pour l'institution dans laquelle elle peut s'opérer et prendre corps et pour la profession tout entière.

Les champs de la recherche

La plupart du temps, il ne s'agit pas d'entreprendre une thèse d'État, mais plutôt de travaux sur l'amélioration de la qualité des pratiques quotidiennes dans le secteur d'activité professionnelle. Ici, le mot pratique ne concerne pas uniquement les gestes techniques mais aussi l'observation, la compréhension de certains phénomènes.
On pourrait dire qu'il s'agit de réinventer son métier à chaque fois qu'un facteur de changement fait irruption dans le quotidien des pratiques :

- évolution du regard de la société sur un problème ;
- évolution des concepts de soin, techniques, matériels ;
- besoin de rompre avec les habitudes, de mieux comprendre ce qu'on fait ;
- arrivée de nouvelles professionnelles ;
- réorientation du projet de service, etc.

La recherche concerne tous les champs du savoir de la puéricultrice, les occasions sont quotidiennes et multiples. Citons par exemple :

- l'élaboration des protocoles de soin ;
- la recherche sur les diagnostics infirmiers et plans de soin guides ;
- les modalités d'utilisation des outils dans le service (dossier de soin, etc.) ;

11. R. Poletti, Se faire reconnaître. In : *Soins* n° 645, dossier « L'identité professionnelle ». Masson, 2000, p. 46.

◆ les procédures d'éducation pour la santé, de travail en réseau, etc. ;
◆ les situations et temps spécifiques dans la prise en charge de l'enfant (accueil, mort, annonce du handicap, douleur, agressivité des parents...).

La méthode

Comme nous le soulignions p. 817 et 1037, cette recherche est de type « recherche-action » débouchant en principe sur une modification des pratiques, que ce soit dans les soins directs ou les soins indirects. Ce n'est pas pure spéculation intellectuelle, ceci bien qu'une partie du questionnement puisse chercher à décoder la philosophie, l'éthique de la problématique.

Les résultats

Les résultats n'appartiennent pas seulement au chercheur personnellement mais à tous ceux qui lui ont permis de mener la recherche, ne serait-ce que parce qu'ils existent à ce moment. C'est à ce titre que les travaux devront être partagés et connus de tous. Ils doivent être diffusés au sein du service et de l'établissement ; mais aussi auprès des pairs d'autres services, dans d'autres institutions.
Le moyen le plus approprié pour cela est l'écriture, au moins sous la forme d'un rapport de recherche avec conclusions et propositions de pistes d'utilisation directe ou indirecte. Ce peut être également la publication d'articles dans les revues professionnelles ou encore d'un ouvrage plus complet.

L'écriture professionnelle

Le corps infirmier tout entier sait que son identité est suspendue à la permanence et à la cohésion de ses pratiques. Et si la reconnaissance scientifique du savoir infirmier était impossible dans le passé, la multiplication d'écrits structurés au cours de ces toutes dernières années devrait contribuer à la formation d'un corpus imposant le savoir infirmier dans l'histoire de la santé et de la maladie.

La production du savoir infirmier spécialisé en puériculture

Les puéricultrices sont invitées à cette démarche de production de savoirs professionnels, pour que se construise un corpus infirmier avec leur spécificité. Les travaux réalisés dans les écoles de puéricultrices depuis plus de 15 ans s'offrent favorablement à cette reconnaissance d'un savoir spécialisé dans le domaine infirmier. Mais qu'en est-il de leur exploitation à des fins collectives ? C'est un sujet de réflexion à mener, probablement, au niveau de la profession : comment réinvestir la production de savoirs des étudiantes puéricultrices en formation initiale et continue, cadre et universitaire ?
Déjà des travaux sont valorisés dans le cadre d'initiative personnelle (publication d'articles dans les revues professionnelles) de concours organisés régulièrement par des sociétés contribuant depuis plusieurs années à la promotion de la profession (remise de prix). Mais l'écriture infirmière souffre de son passé.

Le recrutement et l'évaluation

Bien qu'elle ne soit pas dans un statut ou une fonction de cadre à proprement parler, la puéricultrice consacre souvent une part de son activité professionnelle à la gestion et à l'encadrement de l'équipe du service. C'est en particulier le cas :
◆ dans les établissements et services d'accueil d'enfants de moins de 6 ans. La puéricultrice y assume des responsabilités conjointes de gestion du personnel : auxiliaires de puériculture, éducatrices de jeunes enfants et, en crèche familiale, assistantes maternelles, soit en qualité d'adjointe ou de remplaçante (elle participe alors au recrutement et à l'évaluation des personnels), soit en qualité de directrice, en particulier dans les crèches familiales (elle assure le recrutement du personnel et son évaluation pour ce travail spécifique qu'est l'accueil familial) ;
◆ dans les centres de PMI, elle recrute et gère les professionnels vacataires et les membres de l'équipe du centre ;
◆ dans les services de soins hospitaliers, la participation des puéricultrices, en raison de leurs compétences spécifiques, est sollicitée pour l'accompagnement des nouveaux personnels et leur évaluation en fin de période d'adaptation à l'emploi.
Or, jusqu'à présent, la formation de puéricultrice n'envisage pas d'apporter les connaissances nécessaires à ces postes qui se conçoivent davantage comme une évolution de carrière, que comme un poste d'accès direct après le diplôme d'État. Il existe ainsi une dichotomie entre le projet de formation (qui répond aux dispositions ministérielles)[12] et la réalité du marché de l'emploi.

L'organisation du recrutement

Pour la plupart des puéricultrices qui sont dans cette situation, recruter du personnel c'est compléter une équipe de professionnels dans un cadre institution-

12. Se référer au décret du 1er août 2000 relatif aux établissements et services d'accueil d'enfants de moins de 6 ans, fixant, parmi les conditions de recrutement des directrices, une expérience professionnelle de trois à cinq ans alors que, faute de candidatures en suffisance, des dérogations sont accordées à des puéricultrices faisant état d'un an ou deux d'expérience.

nel aux règles précises. Tout recrutement est donc précédé d'une analyse des facteurs suivants :

- les modalités de recrutement spécifiques à l'institution (mouvement interne, recrutement externe, publicité des postes vacants, etc.) ;
- les compétences des différentes professions disponibles sur le marché du travail ;
- les besoins de la structure et de l'équipe qui définit le profil du professionnel à recruter.

Plusieurs étapes doivent être envisagées : l'élaboration d'une fiche de poste, la diffusion de l'offre d'emploi, et enfin, la rencontre suivie ou non de l'embauche d'un ou des candidats.

La diffusion de l'offre

Plus une offre d'emploi est diffusée au bon endroit et au bon moment, plus elle a de chance de tomber entre les mains de la bonne personne.

Le choix du lieu

Certains organismes ou associations ont dans leurs attributions, la mise à disposition des offres d'emploi auprès du public. Il faut les mettre à contribution en fonction de leur spécificité. On peut citer par exemple :

- l'ANPE, qui peut relayer toutes les offres d'emploi, mai surtout les emplois non qualifiés, en ce qui concerne le secteur sanitaire et social ;
- les associations professionnelles, qui mettent souvent à disposition de leurs adhérents un tableau d'offres d'emploi ;
- les centres de formation, qui sont aussi un lieu de consultation des offres.

C'est à l'employeur de se montrer déterminé.

Le recours au média

La publication d'une offre d'emploi dans un média peut coûter cher et rapporter peu. Il faut donc bien cibler le (ou les) média(s) le(s) plus pertinent(s) pour trouver la personne recherchée. Cette recherche tient compte des habitudes de lecture de la profession visée, du contexte local. Ainsi, on peut citer : le journal local, le magazine professionnel (attention : sa parution peut être irrégulière ou rare), le journal interne de l'institution si on souhaite plutôt recruter en interne.

Le moment de l'offre

Quelle que soit la situation, l'anticipation permet un recrutement sans précipitation, une diversification des candidatures, et donc une plus grande chance d'aboutir.

Commencer la recherche trop tôt peut aussi déboucher sur un échec, la personne retenue pouvant entre le moment de l'entretien et celui de l'embauche s'être orientée vers un autre emploi.

L'entretien d'embauche

Il doit être précédé de l'analyse de toutes les lettres et des *curriculum vitæ* envoyés par les candidats.

Le traitement des candidatures

Il s'agit de classer les candidatures selon la suite à leur donner :

- le profil correspond à la demande : proposition d'entretien ;
- le profil est différent, en partie : en attente ou appel téléphonique pour se faire une idée plus précise ;
- le profil ne correspond pas à la demande présente mais à un autre poste non disponible actuellement : courrier circonstancié pour expliquer que le dossier est mis en réserve pour un éventuel besoin ultérieur ;
- aucune adéquation avec le profil recherché : lettre circulaire de rejet de candidature.

Le but de l'entretien d'embauche

L'entretien doit permettre d'évaluer avec précision l'adéquation entre la personne et le profil de poste établi. Après le premier courrier, l'entretien est l'occasion de développer, à l'attention du candidat, les attentes de l'employeur et de l'équipe, et d'évaluer l'opportunité de la candidature au travers des réponses apportées par le candidat.

Le déroulement de l'entretien

L'entretien doit laisser un espace de parole suffisant au candidat. Lui laisser la possibilité de développer, à partir de son expérience professionnelle, les compétences qu'il peut mettre à disposition de l'institution.

L'entretien doit aussi permettre au candidat d'exposer ses valeurs et la manière dont il envisage son avenir professionnel.

Les « détails matériels » ne seront pas négligés. Ils peuvent créer des blocages irrémédiables qu'il vaut mieux mettre en évidence dès ce premier entretien...

Cet entretien est le premier contact du candidat avec l'institution, s'il se déroule favorablement. Il peut être le moment :

- de la première rencontre avec certains membres de l'équipe, de la visite des locaux ;
- de l'information du futur employé sur :
  - ce qu'il peut mettre en œuvre immédiatement ;
  - ce qui requiert des informations préalables et d'accompagnement ;
  - ce pourquoi il devra être formé.

C'est la première étape d'une collaboration et d'une carrière dont la progression sera suivie par des évaluations régulières.

L'évaluation professionnelle

Faisant référence à la vie scolaire scandée par ses notes et ses évaluations, l'appréciation professionnelle est souvent vécue comme une épreuve obligatoire, un gage d'obéissance au fonctionnement de l'institution, se concluant par l'augmentation de la note administrative.

L'évaluation, un processus permanent

Même si l'entretien annuel formalisé est conservé, l'évaluation en tant que processus ou facteur d'évolution s'élabore jour après jour sur des bases connues des deux parties, les attentes de chacune ayant été clarifiées au moment de l'embauche puis réactualisées régulièrement.

La puéricultrice, en fixant des objectifs institutionnels et personnels clairs, doit offrir les moyens de les atteindre (temps, formation, accompagnement individualisé, etc.). Ces objectifs tiennent compte du projet d'établissement, du projet individuel et des possibilités raisonnables de les voir aboutir dans le temps imparti.

L'évaluation, un outil d'encadrement

Un accompagnement régulier (selon les besoins) et des bilans systématiques relatifs à l'avancée de la personne vers ces objectifs sont des moyens de soutien professionnel efficaces qui entretiennent la motivation de la personne recrutée. Cet accompagnement individuel n'exclut pas la possibilité d'organiser des réunions visant à faire le point plus globalement ; elles peuvent s'avérer utiles, notamment, pour évaluer le degré d'intégration de la nouvelle recrue au sein de l'équipe.

L'évaluation passe alors (presque) inaperçue quand elle devient permanente et assimilée à la démarche d'animation de l'équipe.

L'entretien d'évaluation d'une assistante maternelle

La puéricultrice exerçant en PMI est amenée à participer aux entretiens d'évaluation des candidates à la fonction d'assistante maternelle. Cet entretien est destiné à apprécier les qualités de la personne en vue de **communiquer un avis à la commission paritaire départementale.** Il s'agit ici d'anticiper, en un temps relativement court, les aptitudes à l'accueil au domicile familial de l'assistante maternelle et à la prise en charge d'un enfant dont les parents travaillent.

Les moyens à disposition

La puéricultrice peut avoir recours aux moyens suivants :

- les textes officiels qui précisent le type d'exigences professionnelles en termes généraux, qu'il faudra décliner en critères d'évaluation ;
- l'observation, moyen qui permet de juger du degré d'adéquation des comportements (réactions, façons d'agir) avec les exigences explicitées dans les critères ;
- l'entretien, utilisé pour approfondir ce qui est observé ou s'informer sur ce qui ne peut s'observer.

Les critères d'évaluation issus des textes

Ce sont les critères relatifs :

- **aux conditions d'accueil**, c'est-à-dire la capacité de la candidate à prendre en charge un enfant confié par ses parents, à partir de critères préétablis :
  - assurer l'accueil favorable à la santé, la sécurité et l'épanouissement de l'enfant ;
  - accompagner et favoriser le développement physique, intellectuel, et affectif ;
  - mettre à disposition de l'enfant un logement en état de propreté, d'aménagement adapté à l'évolution des enfants accueillis ;
- **à l'engagement du groupe familial**, à la capacité de la candidate à assumer son rôle d'accueil vis-à-vis des familles lui confiant leur enfant (ouverture d'esprit, sens de la communication, sentiment d'accéder à un métier...), l'ensemble des personnes présentes au domicile devant adhérer au choix de la candidate ;
- **à l'engagement personnel**, à la capacité de la candidate « à participer à l'évaluation de la situation, elle doit être consultée pour toute décision », dit le texte[13], à suivre la formation, ce qui oriente l'évaluation vers le degré de réflexion dont elle peut faire preuve, son bon sens et sa capacité à s'impliquer.

Avant de se rendre au domicile de la candidate, il faut savoir ce que l'on veut obtenir comme informations pour donner un avis assorti d'arguments. La grille 48.3 illustre le type de méthode à adopter pour être en mesure de décider, à l'issue de la visite, de la position à adopter face à la commission paritaire.

Tout rapport d'appréciation doit être motivé, une argumentation est indispensable lors d'appréciations négatives. La candidate peut faire appel de la décision.

---

13. Loi du 12 juillet 1992 relative aux assistantes maternelles.

Tableau 48.3 : Exemple de grille d'évaluation en vue d'un agrément.

Conditions d'accueil	Santé	Social	Sécurité	Hygiène	Motivation
Indispensables*					
À discuter en commission*					
Inacceptables* Par exemple :	• Dépression • Tabagisme • Alcoolisme	• Ressource unique • Expulsion en instance	• Laisse l'enfant seul	• « Crasse » • Tabagisme	• Argent pour seule motivation • Occupation temporaire

Attitude observée chez l'assistante	Vis-à-vis de l'enfant	Vis-à-vis des parents	Vis-à-vis d'elle-même	Vis-à-vis de la puéricultrice
Indispensables*				
À discuter en commission*				
Inacceptables* Par exemple :	• Relation fusionnelle • Relation distante, agressive	• Manque de disponibilité • Rejet des parents • Substitution aux parents	• Refus de participer aux activités d'animation de la PMI	• Attitude de refus

* Définir les critères qui semblent les plus pertinents pour chacun des items.
Droits réservés.

Le rapport d'enquête

Il doit tenir compte du système dans lequel il est utilisé et des caractéristiques d'une commission paritaire. Il s'agit à la fois :

- d'une instance bureaucratique pour laquelle l'examen du dossier est une formalité administrative : les informations sont fournies *a minima* ;
- d'une instance technocratique qui attend :
  - l'évaluation de la situation, en mettant l'accent sur la qualité du service à venir ;
  - les critères de sélection et le niveau d'exigence ;
  - les arguments professionnels : point de vue de la technicienne.

Attention : il convient de respecter impérativement la vie privée de la famille de l'assistante maternelle.

L'animation de l'équipe

Le groupe de professionnels exerçant ensemble constitue une équipe, partageant des valeurs et des objectifs communs, pour pouvoir produire une « œuvre » cohérente. Ses membres doivent se sentir investis individuellement d'un rôle valorisant et, collectivement, d'une mission qui les lie entre eux. Ceci nécessite d'éclaircir un certain nombre de données, de prendre des décisions accessibles à tous, de faire en sorte que chacun s'approprie le projet collectif pour développer son investissement professionnel.

La construction et le suivi d'un projet de service ou d'établissement sont sans doute un moyen opérant de fédérer une équipe à partir d'une mission ou d'une problématique institutionnelle.

Le projet d'établissement

Un projet comprend en effet toutes les informations qu'une équipe est amenée à partager pour co-agir positivement, tout en évitant la « paresse sociale », la participation de chacun étant identifiable. Le projet se compose de plusieurs parties qui, à partir des missions institutionnelles et des valeurs identifiées, déclinent la manière visible dont il est mis en action.

La philosophie et les valeurs

Ce sont les grands concepts et principes reconnus comme fondateurs de toute réflexion et action professionnelle de l'équipe. On peut citer, par exemple, en ce qui concerne le travail avec des enfants :

- les parents sont les adultes les plus à même de décider de l'éducation qu'ils veulent donner à leurs enfants ;
- l'enfant fait preuve d'autonomie quels que soient son âge ou son stade de développement ;
- l'enfant a des droits inaliénables quel que soit le contexte dans lequel il vit ;
- le personnel soignant est à la recherche constante d'attitudes et d'actions bienveillantes ;
- l'institution soigne tous les enfants sans discrimination.

Les objectifs

Ils expriment l'état recherché, la situation que l'on souhaite atteindre, parfois de manière idéalisée, souvent de manière opérationnelle.

Ils doivent couvrir l'ensemble des activités mises en œuvre, dans leur exécution gestuelle mais aussi dans les comportements et attitudes qu'elles supposent.

La déclinaison en actes opératoires

Cette partie du projet contient tous les moyens en actions, organisation, procédures et attitudes professionnelles proposées pour atteindre les objectifs précédemment cités.

Elle est la plus longue puisqu'elle permet une concrétisation, une visualisation de toutes les activités au travers d'une description de l'organisation de l'espace, des temps de vie de l'enfant, de la présence des différents personnels.

La place de chacun

Le projet doit pouvoir préciser les compétences relatives de chacun dans sa responsabilité professionnelle et dans l'équipe.

C'est le lieu où chacun peut se sentir reconnu et valorisé en tant qu'individu parce qu'une zone de compétence propre lui est attribuée.

Le suivi et les réajustements

Un chapitre prévoit comment le projet est mis en route par une éventuelle chronologie. Il est en effet souvent assez difficile ou contraignant de tout changer d'un seul coup (sauf lorsqu'il s'agit de l'ouverture d'une nouvelle structure).

Des réunions de travail pour faire le bilan et décider de réajustements sont organisées à un rythme régulier, à des moments propices à ce type de réflexion : fin de cycle temporel, renouvellement de matériel, arrivée d'une nouvelle professionnelle…

Les méthodes d'animation

Certaines qualités sont attendues de la part de la puéricultrice : une capacité d'analyse, une compétence à définir les priorités, un sens des responsabilités et des limites de son rôle, une aptitude à intégrer la dimension éthique dans ses messages et pratiques de communication avec les familles, les autres professionnels et l'équipe de travail.

L'animation d'une équipe est avant tout affaire de communication et de relation, les dimensions verbale et non-verbale y occupent une place déterminante dans la qualité des échanges et la capacité à mobiliser les forces de travail de chacun. La communication d'une équipe s'organise autour des activités quotidiennes menées auprès des enfants dans le cadre d'échanges individuels et collectifs. La place de la puéricultrice dans ce circuit de la communication constitue un maillon essentiel lorsqu'elle est appelée à animer directement une équipe de travail. Son rôle recouvre plusieurs axes de travail.

Recréer l'équipe chaque jour

L'équipe n'existe que lorsqu'elle est réunie. Chaque soir, elle se disperse et chaque matin, elle se recrée. Ce phénomène – « se sentir membre d'une équipe » – n'est possible que si l'équipe a des raisons d'exister. Il ne s'entretient pas spontanément (l'équipe n'est pas forcément soudée « quoi qu'il arrive »). En fait, ce sont les moyens mis en œuvre qui réactivent ce sentiment de groupe travaillant dans un sens commun.

Les moyens de recréation de l'équipe

Ils sont de différents ordres :

- matériels ou relevant d'un espace temps ou géographique ; ils sont indispensables pour que les membres de l'équipe se retrouvent chaque jour, une ou plusieurs fois par jour, et réactivent leurs liens ;
- humains, avec la mise en œuvre d'un système de communication permanent et adaptable.

Tous ces moyens ont pour but de faciliter la communication interpersonnelle afin que chacun puisse être, à la fois et tour à tour, émetteur et récepteur, et faire en sorte que l'information et la réflexion se renforcent et s'enrichissent au fur et à mesure qu'elles sont partagées.

Le rôle de la puéricultrice

Il consiste en particulier à :

- donner à la communication une dimension professionnelle, en la formalisant autour d'objets précis et en y associant les personnes directement concernées ;
- émettre un message intentionnel dont elle peut suivre le cheminement et l'impact sur les récepteurs. Elle tient toujours compte de la rétroaction provoquée ;
- évaluer la nature de la communication : qui sont les émetteurs principaux ? les circuits empruntés ? la réaction des récepteurs et la poursuite de la vie des messages ?

◆ mesurer la part du non-verbal dans cette communication formelle à certains moments, informelle à d'autres.

Le centrage sur les objectifs communs

Le projet est un catalyseur des motivations et des énergies, c'est un document précieux qui fixe des objectifs et des moyens communs. Son élaboration et son suivi nécessitent la mise en place d'un système de communication particulier qui concerne l'ensemble du groupe (pour plus de détails, voir chapitre 47).

Organiser et animer une réunion

Toute réunion demande une préparation, en l'absence de laquelle la réunion risque d'être inutile, voire négative. Cette préparation comprend :
◆ la raison d'être de la réunion :
– définition de l'objet de travail précis, possible dans le temps ;
– définition de l'ordre du jour ou formulation d'objectifs concrets ;
◆ les supports d'approche théorique et pratique du sujet :
– rédaction d'un exposé si cela est nécessaire ;
– recherche des documents nécessaires ;
– invitation éventuelle de personnes ressources ;
◆ les modalités pédagogiques et pratiques :
– choix des outils d'animation les plus appropriés ;
– choix de l'heure et du lieu les plus appropriés ;
– convocation des membres, qui précise, outre l'objet de la réunion, le rôle de chacun ;
– préparation des locaux (organisation de l'espace et répartition des personnes, mise en place et contrôle du bon fonctionnement des outils).

La conduite de réunion

La puéricultrice joue ensuite un rôle actif dans la conduite de réunion :
◆ accueil et installation de chacun des participants (ce qui suppose qu'elle arrive en avance) ;
◆ présentation des différentes personnes si certaines ne sont pas connues de tout le monde ;
◆ rappel des rôles respectifs de chaque participant (en particulier, secrétaire de séance, gestionnaire du temps, etc.) ;
◆ introduction qui rappelle :
– le temps imparti et les objectifs (décisions à prendre ou non, par exemple) ;
– la forme et le déroulement ;
– la manière dont le compte rendu sera distribué ;
– les conclusions de précédentes réunions, si cela est opportun ;
◆ l'animation à proprement parler :
– distribution de la parole, attention et tolérance portées à chacun ;
– reformulation de certains propos pour s'assurer de leur compréhension par tous ;
– relance de la discussion et recentrage des discussions sur le sujet ;
◆ la conclusion synthétise les éléments essentiels (les décisions prises lorsque c'est le cas) ;
◆ la clôture, avec prise d'un prochain rendez-vous et remerciements aux participants pour leur présence et le travail produit.

La puéricultrice portera une attention particulière à ses comportements, composants à part entière de la communication établie ; ils peuvent même influer fondamentalement sur l'ambiance globale et concourir à la réussite ou l'échec de la réunion. On peut citer, par exemple, la posture générale, le contact par le regard, la mimique faciale et la gestuelle, la voix (volume, hauteur, rythme, compréhension), la qualité de l'écoute (lointaine ou proche), l'expression (air assuré ou inhibé, défensif, voire agressif, réprobateur, sérieux ou moqueur).

Le rôle du secrétaire de séance

L'intérêt d'une prise de notes à tour de rôle est, entre autres avantages, de développer l'esprit de synthèse. Puisqu'on ne peut pas tout noter, il faut apprendre à dégager des mots clés, les idées et distinguer les idées principales des idées secondaires. Parmi les bénéfices à tirer d'une prise de notes, citons :
◆ la mémorisation de ce qui s'est dit ; l'écriture aide à retenir ce que nous avons entendu ;
◆ le temps de préparation d'éventuelles interventions : le fait d'écrire laisse la possibilité de mettre en marge un point de désaccord, une idée à exprimer et d'intervenir ainsi, à bon escient et sans couper la parole (par crainte d'oublier) ;
◆ le compte rendu d'une réunion permet à l'ensemble des participants de s'y référer.

Enfin, soulignons que la présence d'un secrétaire de séance n'exclut pas la prise de note individuelle. Celle-ci peut permettre de reprendre certains éléments de la discussion pour les approfondir et y réfléchir « à tête reposée », surtout lorsque les échanges se sont avérés très passionnés !

Soutenir chacun individuellement

Bien que l'équipe constitue un groupe dont les membres sont liés entre eux, il est fréquent que, malgré la cohésion du groupe, il soit nécessaire d'apporter un soutien personnalisé à l'un ou l'autre membre de l'équipe. Ce soutien peut se faire dans le cadre d'entretien.

L'entretien d'aide

C'est une méthode particulièrement efficace qui consiste en une interaction entre deux personnes à un moment donné et dans un but précis : l'une ayant un rôle d'aidant, l'autre un rôle d'aidé (en réalité, l'entretien d'aide s'avère positif pour les deux impétrants puisqu'il aboutit à une augmentation de la connaissance réciproque).

Dans son rôle d'aidant, la puéricultrice met en œuvre des attitudes qui permettent à l'aidé d'exprimer sa demande d'aide, de se sentir entendu et compris. Ce sont, notamment :

- le respect : considérer son interlocuteur comme une personne à part entière, digne du temps qu'on lui accorde et de l'aide qu'on lui apporte ; il est contraire au laisser-faire ;
- l'authenticité : c'est la capacité à rester dans la réalité, à rester soi-même, faire en sorte que les gestes et les paroles soient en phase avec la pensée ;
- l'empathie, décrite par certains comme l'attitude *sine qua non* de la relation d'aide ; elle consiste en une sorte de décentration de son intérêt vers celui de l'autre, d'une résonance avec son émotion actuelle, d'une lecture de la problématique discutée à travers les filtres de l'autre, c'est croire sans chercher (toujours) à comprendre ;
- la communication s'établit concrètement sous des formes variées qui suivent le mouvement de la personne à aider. On citera par exemple :
  - le soutien : ni paternaliste, ni protecteur, simplement une mise à disposition de ses compétences propres. C'est un travail de réassurance ;
  - l'interrogation, non pas inquisitrice, mais d'approfondissement, d'aide au discernement ;
  - la reformulation, sans interprétation, afin de s'assurer que les mots aussi sont en concordance ;
  - l'explication de ce qui est compris ;
  - l'évaluation, la synthèse des éléments échangés, sans jugement ;
  - la prise de décision (si elle est attendue) peut être suggérée, rassurante.

La relation d'aide est une méthode à utiliser avec parcimonie, ce qui oblige à bien cerner les situations qui l'appellent. Elle demande beaucoup d'énergie pour la plupart d'entre nous, mais une formation appropriée et un entraînement rendent sa pratique plus aisée. Ce ne sont pas toujours les personnes qui en sont les plus demandeuses qui en ont forcément le plus besoin.

Il ne faut pas, non plus, la confondre avec une thérapie sauvage ; la puéricultrice est parfois amenée à encourager la personne en difficulté à chercher des ressources plus adaptées à sa situation personnelle. Réserver cette méthodologie pour résoudre des situations d'ordre purement professionnel (ou au maximum l'incidence de situations personnelles sur la vie professionnelle) est une garantie pour ne pas outrepasser sa fonction.

Gérer les conflits

L'évolution des relations de travail à l'intérieur d'un groupe passe naturellement par des moments de désaccord qui se résolvent le plus souvent par le travail en équipe au cours de simples réunions. Il arrive cependant que les protagonistes n'arrivent pas à s'entendre, qu'un conflit surgisse, de manière ouverte ou (assez souvent) larvée. Sa résolution nécessite la mise en place d'une méthodologie de communication particulière : **la négociation**.

Les sources de conflits

Une des formes de conflit est la compétition. Deux ou plusieurs personnes concourent (de manière explicite ou implicite) pour démontrer leur supériorité et en obtenir des avantages matériels ou autres. Si un certain degré de compétition permet une émulation, la compétition permanente déstabilise la cohérence du groupe (parfois jusqu'à la perte de sens) et dégrade l'ambiance de travail.

La puéricultrice, dans son analyse du fonctionnement de l'équipe, doit veiller à ce risque, ne pas l'encourager et éviter son développement. Malgré ces précautions, la puéricultrice peut se trouver engagée dans un conflit.

Les objets de conflit

Dans le monde du travail, les conflits portent sur les valeurs à privilégier, les objectifs à poursuivre ou la manière de les mettre en œuvre, ou encore les intérêts des « travailleurs ».

Il n'y a pas d'objet de conflit plus facile à résoudre qu'un autre. Tous peuvent être à l'origine de positions inflexibles qui empêchent toute avancée. Il apparaît pourtant que les conflits de valeurs aboutissent parfois à un règlement qui préserve chaque protagoniste (on peut citer, par exemple, la participation aux IVG par le personnel des maternités).

Les protagonistes

Traditionnellement, dans le monde du travail, on parle de conflit « patron/ouvriers ». Cela est encore le cas lorsque l'objet du conflit est l'intérêt financier ou statutaire. Mais il existe bien d'autres raisons d'entrer en conflit dans une institution, pouvant engager des groupes plus ou moins homogènes. Par exemple, on peut trouver :

- des groupes professionnels en conflit pour des questions statutaires ou de reconnaissance de compétences ;
- des équipes qui s'affrontent sur des projets qu'elles jugent inégalement assumés ;
- des prestataires de service et des clients en désaccord sur la qualité des prestations fournies.

Dans chaque situation, chacun des acteurs développe un système de défense qui le conforte dans son bon droit ou, du moins, lui donne des raisons valables de ne pas s'effacer.

L'évolution du conflit

Tout conflit passe, pour chacune des parties en cause, par des phases qui le rendent petit à petit incontestable :

- la concrétisation et la définition de l'objet du conflit : quelques personnes concernées mettent des mots sur leurs idées et précisent les limites de leur demande ;
- la publicité et la diffusion de l'information : elles peuvent être extrêmement rapides ou plus évolutives ;
- la mise en place d'actions de plus en plus coercitives témoigne de la détermination des personnes et de la matérialité du conflit ;
- l'augmentation des participants est déterminante dans l'impact sur les personnes extérieures au conflit ;
- l'adjonction de nouveaux objets pour élargir le conflit.

Les différents acteurs interagissent selon l'évolution de leurs positions respectives, créant des radicalisations, des modifications de stratégie, des alliances, etc.

Résoudre un conflit

Il n'est pas toujours possible ou souhaitable d'éviter un conflit. Empêcher qu'un conflit se développe ou l'arrêter avant qu'il ne soit posé peut générer un sentiment de frustration chez les acteurs qui auront l'impression de ne pas avoir abouti leur projet. De plus, le risque majeur est que le conflit surgisse à nouveau et envenime la situation une seconde fois.

La gestion de conflit demande des compétences en communication, différentes de celles utilisées dans d'autres situations. Les plus fréquemment mises en œuvre sont :

- l'écoute neutre, passive, sans réaction ;
- le respect de l'adversaire (toujours penser qu'il est au moins à sa propre hauteur) :
- la compréhension rapide des forces en présence dans une discussion (en particulier « qui a le pouvoir ») ;
- la capacité à développer ses arguments, à les reformuler, à les hiérarchiser ;
- la capacité à faire des concessions et à trouver des solutions intermédiaires qui ne frustrent aucune des parties en jeu ;
- la capacité à faire émerger des positions innovantes.

Il faut savoir éviter certaines attitudes qui sont à proscrire parce qu'elles sont sans retour ; elles induisent des blessures et ne satisfont personne en définitive. L'humiliation, qui rabaisse les personnes, en est un exemple.

Savoir mener une négociation

Lorsqu'un conflit est explicite, des négociations peuvent commencer ; elles consistent en une rencontre entre « co-équipières-adversaires » pour parler et régler les problèmes qui les divisent. Ce temps de rencontre nécessite une préparation :

- cerner les motifs du conflit et prévoir d'exposer les litiges et points de désaccord ;
- envisager un plan de négociations ;
- éventuellement, rencontrer l'une ou l'autre des forces en présence ;
- assurer l'organisation de la rencontre (négociation du lieu et du moment, des représentants de chaque groupe, éventuellement du plan de table) ;
- rechercher une porte d'entrée dans la négociation (souvent un des points de litige trouvant facilement une solution) ;
- recherche d'accord sur tous les points du litige en faisant, si besoin, appel à un médiateur ;
- conclusion : bilan sur les accords, sur les compromis, sur les gains respectifs des différents protagonistes, sur les désaccords résiduels.

Avant d'accepter d'entrer dans ce type de négociation qui peut être longue et pénible, il faut s'assurer que le conflit existe réellement et qu'il n'y a pas de moyen simple de le résoudre.

Ne pas oublier que certaines négociations se font de façon informelle (ajustement de pouvoir et de contre-pouvoir, relations d'influence, etc.). Enfin, parmi les causes de conflits, citons le sentiment d'inégalité dans la répartition de la charge de travail ; il y occupe une place relativement centrale, chaque membre de l'équipe réagissant de façon spécifique. Rappelons qu'au sein de toute équipe, les attitudes au travail diffèrent selon les personnes ; les unes manifestent un sens aigu de la solidarité d'équipe, voient ce qui se passe autour d'elles et proposent spontanément leurs services (quand un déséquilibre est créé par l'absence d'un des membres du personnel, par exemple) tandis que d'autres gèrent leur espace et leur charge de travail « sans s'apercevoir » que la distribution des tâches à accomplir s'est modifiée... Dans ces conditions, il appartient au responsable de se montrer attentif et de prendre des mesures si besoin.

L'organisation du travail

Dans ce dernier point, les notions abordées ont pour but de rappeler que l'aménagement du contexte de travail a son importance dans l'activité quotidienne. Qu'il s'agisse de la répartition de la charge de travail à l'occasion de laquelle sont envisagées les notions de délégation et de gestion du temps, ou des conditions de travail proprement dites, une observation préalable est toujours nécessaire quand on veut améliorer l'organisation de son travail ou de celui de ses collaborateurs.

La charge de travail[14]

En ergonomie, que la charge de travail soit physique ou mentale, elle évoque toujours :

- soit les contraintes, c'est-à-dire les éléments objectifs de la tâche qui sollicitent « l'opérateur » (par exemple les charges que représentent les enfants à soulever, ou les documents à remplir dans un temps donné) ;
- soit les astreintes, c'est-à-dire les modifications objectives et subjectives que subit cette personne du fait de l'activité entraînée par les exigences de la tâche, comme par exemple la dépense d'énergie que traduit le rythme cardiaque, ou même simplement le sentiment subjectif de fatigue.

Se poser la question de la charge de travail relève du bon sens dès lors qu'un membre d'une équipe manifeste, de façon répétée, une saturation physique ou mentale par un comportement nerveux, de l'agressivité, une impression « de pas pouvoir y arriver »... Évaluer la charge de travail peut ainsi conduire à répartir différemment les tâches. On entend par « tâches » l'ensemble des éléments objectifs qui constituent les « données » pour le professionnel, telles que les procédures prescrites, les objectifs à atteindre. Chaque activité se compose d'un grand nombre de tâches, plus ou moins répétitives, mais qui peuvent générer du stress lorsqu'elles doivent être réalisées dans un temps limité.

La répartition des activités au sein d'un service implique de se poser la question de l'opportunité de déléguer certaines tâches et/ou activités assorties des responsabilités qui y sont affectées. Car, confier des responsabilités peut être valorisant pour la personne (c'est une marque de reconnaissance de ses compétences) et contribuer indirectement à réactiver sa motivation au travail.

La délégation des responsabilités[15]

Il existe une confusion entre délégation et abandon de responsabilités ; or déléguer des responsabilités consiste avant tout à assigner une partie de son travail à un collaborateur, selon certaines règles que nous citons ci-après en 10 points :

- on ne peut déléguer que des activités qui sont en rapport direct avec sa fonction. Par exemple, on ne peut pas déléguer un acte délégué par le médecin, ni ce qu'un supérieur nous a déjà délégué et qui est significatif de sa fonction à lui (par exemple la gestion financière) ;
- avoir des objectifs clairs auxquels adhère celui à qui on délègue. Pour cela, il est bon qu'il ait la possibilité de s'exprimer, de questionner, de contester pour obtenir les compléments d'information susceptibles de l'amener à y adhérer ;
- adapter la zone de décision à la compétence de celui qui reçoit délégation et vérifier qu'il a bien le droit de la recevoir (exemple : la délégation de soins à des auxiliaires de puériculture qui ne sont ni formées ni habilitées à ces actes est impossible) ;
- être sûr de son consentement. Les responsabilités imposées sont rarement bien assumées. S'assurer que la zone de responsabilité déléguée est clairement définie, délimitée et bien comprise ;
- accepter de partager les conséquences des erreurs et des échecs, en s'en servant comme moyen de formation pour permettre au collaborateur de mieux faire à l'avenir. En déléguant, **le chef n'abandonne pas ses responsabilités**, il en transfère une part. Il demeure coresponsable des résultats (cela lui paraît d'ailleurs tout à fait évident en cas de succès) ;
- prendre soin de ne pas déléguer des activités trop nombreuses, trop lourdes ou trop complexes. Éviter d'être un chef surchargé qui se décharge en écrasant ses collaborateurs ;
- ne pas empiéter en permanence sur les responsabilités déléguées. Ceci décourage et agace celui qui a reçu délégation. Cependant, rester disponible pour apporter aide et conseils toutes les fois qu'ils seront sollicités ;
- fournir tous les moyens nécessaires à l'exercice correct de cette délégation : moyens matériels et financiers, informations, temps... et surtout, autorité correspondante. Par exemple, si l'animation des activités pédagogiques de la crèche est déléguée à l'éducatrice de jeunes enfants, la décharger de certaines tâches est incontournable, tout comme le fait de lui faire confiance pour son activité d'encadrement de l'équipe ;
- s'assurer que les personnes qui auront affaire à celui qui a reçu délégation sont exactement informées et, si possible, d'accord avec ce choix ;
- prévoir et organiser le retour de l'information (*feed-back*) pour une nécessaire évaluation périodique. Apprendre à ses collaborateurs « à rendre compte » de manière synthétique et rationnelle pour communiquer les résultats obtenus, les difficultés rencontrées, etc.

Chacune de ces règles est nécessaire. Leur ensemble doit s'articuler et se coordonner de telle sorte que les activités et les acteurs soient harmonisés pour obtenir les meilleurs résultats. Ce qui signifie que le temps imparti au responsable comme aux collaborateurs soit géré avec lucidité.

---

14. D'après M. de Montmoulin, *L'Ergonomie*. La Découverte.
15. D'après un extrait de A. Montessinos, *Surveillante : une fonction à reconsidérer*. Mac Grawhill édition, 1989.

La gestion du temps personnel[16]

Le temps est une ressource rare, stratégique et non renouvelable ! Par conséquent, il convient de bien savoir le gérer afin d'augmenter son efficacité. C'est une question de détermination individuelle et collective. Il faut avant tout que chacun cherche à répondre à trois interrogations :

- Pourquoi suis-je payé dans le service qui m'a recruté ?
- Quels sont les contributions ou les résultats attendus de mon activité ?
- Qu'est-ce qui est important ou pas dans ce que je fais ?

Des techniques de gestion du temps peuvent aider à utiliser au mieux cette ressource :

- établir des listes de priorités et préparer quotidiennement son programme de travail ;
- vivre en alternance pour soi (porte de son bureau fermée), pour les autres (porte ouverte indiquant que l'on se rend disponible) ;
- se désencombrer : bureau, agenda, mémoire (noter les idées, les classer, les réexploiter) ;
- gérer efficacement les réunions ou entretiens et déléguer ;
- savoir dire non en proposant une démarche positive ;
- respecter le temps d'autrui ; ce dernier étant une valeur collective et partagée, il ne faut pas agir selon la loi du plus fort ou du « chacun pour soi ».

La gestion du temps demande donc aussi un travail d'observation et de réflexion préalable. C'est une des composantes de l'organisation du travail qui doit être régulièrement réévaluée. Le temps conditionne, en effet, l'impact des conditions de travail sur les individus ; certains ont besoin de plus de temps que d'autres pour faire aboutir le travail qui leur est confié. C'est d'ailleurs tout le problème d'une société qui impose un temps standardisé (dès l'école) alors que les rythmes biologiques sont, par nature, propres à chacun d'entre nous.

Les conditions de travail

Cette expression a pris en français un sens particulier. Elle désigne « tout ce qui caractérise une situation de travail et permet, ou freine, l'activité des travailleurs ». On distingue ainsi :

- les conditions physiques : les caractéristiques des outils, des machines, de l'environnement du poste de travail (bruit, chaleur, poussière, dangers divers) ;
- les conditions temporelles : horaires de travail en particulier ;
- les conditions organisationnelles : procédures prescrites, rythmes imposés, en général « contenu » du travail ;
- les conditions subjectives propres à l'opérateur : santé, âge, formation... ;
- les conditions sociales : rémunérations, qualification, avantages sociaux, sécurité de l'emploi, parfois conditions de logement et de transport, relations avec la hiérarchie, etc.

L'amélioration des conditions de travail est souvent présentée comme l'objectif spécifique de l'ergonomie, mais les ergonomes ne s'attaquent pas (pas encore ?) aux conditions sociales... C'est toujours à la responsable du service d'être attentive à cette dimension de la vie individuelle et collective.

Conclusion

En conclusion à ce chapitre, nous insistons sur la nécessité, pour les puéricultrices, de se former de façon permanente aux différentes compétences développées ici. En effet, l'aisance acquise et entretenue en matière de gestion (administrative, financière, humaine) contribue à impulser une dynamique dans l'équipe de travail, à nourrir une ambiance sereine et créatrice et à accompagner chacun dans sa progression. Ces qualités du contexte de travail répondent aux besoins de l'environnement à offrir aux enfants et aux familles dans les différents services qu'ils utilisent. Accompagner les parents dans leur fonction parentale, les enfants dans leur épanouissement et les stagiaires dans leur quête de savoir-faire et leur apprentissage du métier est un acte de responsabilités partagées qui exige une adaptation permanente.

16. D'après un extrait d'article de N. Chenon, La gestion des ressources humaines. In : *Les Cahiers de la puéricultrice*, n° 1, 1990, p. 59.

CHAPITRE 49

Formation des puéricultrices : validation des connaissances

Le diplôme d'État de puéricultrice garantit la qualification d'infirmière (ou de sage-femme) spécialisée en puériculture. Les connaissances de nature théorique, pratique et technique, acquises dans cette formation complémentaire, se situent au niveau des savoirs professionnels.

Dès la fin de sa formation, la puéricultrice nouvellement diplômée doit, en effet, être capable :

- de mobiliser ses connaissances dans les différents contextes professionnels ;
- de les adapter à la singularité de chaque situation, celle d'un (ou des) enfant(s), considéré(s) dans son (leur) environnement familial ou institutionnel ;
- d'agir et de réagir de façon adéquate dans le cadre des responsabilités relevant de son rôle propre aussi bien que dans le cadre des actes réalisés par délégation du médecin ou du supérieur hiérarchique.

Évaluation des connaissances

Mode d'évaluation

Pour évaluer les connaissances attendues, les épreuves visant la délivrance du diplôme d'État se structurent autour de contrôles écrits de connaissances, d'appréciation des apprentissages en stage et d'épreuves de synthèse.

Les contrôles de connaissances

Ce sont des épreuves écrites, individuelles et anonymes. L'objectif est de vérifier l'acquisition des connaissances théoriques et leur application dans un domaine donné, dans un processus de mobilisation de connaissances transversales (un même sujet fait appel aux connaissances de plusieurs séquences d'enseignement). Pour ce faire, les situations professionnelles (réelles) inspirent la construction des sujets soumis aux candidates. La forme de ces sujets, de type « mise en situation professionnelle », peut aller de la mini-situation appelant une réponse rédigée en 20 à 30 minutes (dans ce cas une même épreuve comporte plusieurs mini-situations) à l'exposé d'une situation plus complexe à traiter en 3 heures (ce que nous nommons « Cas concret » ci-dessous).

Les activités d'apprentissage en stage

L'évaluation de ces acquisitions contrôle la capacité de l'étudiant à se former sur le terrain, notamment dans les domaines de :

- la mobilisation des connaissances ;
- la maîtrise des techniques de recueil de données ;
- l'évaluation du développement d'un enfant, de son état de santé et de l'incidence des facteurs de risque éventuels d'un enfant ;
- la réalisation de diagnostics des besoins de santé ;
- l'élaboration de projets adaptés et négociés avec l'enfant, la famille et l'équipe du service-terrain de stage.

Les épreuves de synthèse

Elles s'organisent autour de trois pôles :

- **la mise en situation professionnelle** visant l'organisation et la mise en œuvre d'activités de soin en puériculture, de nature technique, relationnelle et éducative, au sein d'un service de l'un des secteurs d'activités de la puéricultrice. Cette épreuve se déroule en 3 heures maximum ;

◆ **la recherche en santé**[1] (santé publique, santé communautaire) visant à terme la conception et la négociation de projets avec les acteurs concernés (enfants, familles, partenaires non-professionnels et professionnels) ; le travail est présenté dans le cadre d'une animation d'environ 1 heure ;
◆ **l'évaluation des pratiques professionnelles** à l'œuvre dans une situation dans laquelle l'étudiant a été impliqué ; ceci dans le cadre d'un travail écrit et argumenté par oral
Chacune de ces épreuves est évaluée par un jury composé de deux personnes, dont au moins une puéricultrice.

Les critères d'évaluation

Le dénominateur commun à l'ensemble des épreuves est la mise en évidence, par le candidat, de l'acquisition du niveau de qualification requis pour exercer le métier de puéricultrice.
◆ **Le candidat doit savoir analyser une situation** dans sa **triple dimension,** et en déduire des priorités d'action :
– l'enfant : développement dans ses différents aspects ; alimentation ; suivi médical, etc. ; circonstances de la prise en charge par le service (hospitalisation, suivi à domicile, etc.) ;
– le problème (maladie, dysfonctionnement psychosocial) ; les modalités de prise en charge et ses incidences pour l'enfant (séparation) ;
– la famille : dimension socio-familiale ; incidence du problème ou de la maladie sur le groupe familial, etc.
◆ **Le candidat doit savoir élaborer et mettre en œuvre un projet de soin**, en concertation avec l'enfant et la famille et en collaboration avec les autres professionnels.
Le cas présenté ci-après est destiné aux étudiantes puéricultrices dans un but pédagogique. Cette situation est choisie pour sa portée formative : il s'agit de prendre en charge un enfant présentant une affection chronique, non curable (à ce jour), dans sa double dimension hospitalière/extra hospitalière.
Nous le considérons comme un « cas exemplaire » parce que son schéma d'analyse est applicable à d'autres situations, similaires par la chronicité de l'affection telle que le diabète, la mucoviscidose, l'asthme, etc.

Cas concret[2]

Sujet

Dalou, 16 mois, est hospitalisée en pédiatrie depuis 4 jours, à la suite d'une crise vaso-occlusive ostéo-articulaire drépanocytaire.
Puéricultrice dans ce service, vous prenez Dalou en charge à votre retour de congé hebdomadaire et prenez connaissance des informations recueillies par votre collègue au moment de l'admission de l'enfant : entretien avec la mère, consultation du carnet de santé et des dossiers (médical et infirmier).
Il ressort de ce recueil de données, la situation présentée ci-dessous.

Présentation de la situation

A. Dimension socio-familiale

◆ Dalou est l'enfant unique de M. et Mme S., mariés, d'origine sénégalaise. Son père vit en France depuis 16 ans et sa mère y est née.
◆ Mme S., 22 ans, n'a pas d'activité professionnelle, elle est avec Dalou à la maison, fait partie d'une association de femmes africaines et anime des groupes d'alphabétisation.
◆ M. S., 30 ans, est chef de chantier dans une grosse entreprise. Il se déplace fréquemment pour son travail. Il est assuré au régime général de la sécurité Sociale et cotise à une mutuelle.

1. Dans le cadre de la rénovation du dispositif de formation et d'évaluation encore actuellement à l'étude, cette épreuve pourrait être envisagée dans une forme collective (petits groupes de 2 à 4 étudiants).
2. Sujet et grille de correction élaborés par Annick Palavit, puéricultrice-formatrice et validés par le Docteur Marie Belloy, pédiatre d'après un cas clinique.

- La famille vit à Paris dans un deux pièces-cuisine au 5e étage d'un immeuble vétuste, sans ascenseur. Un appartement « HLM » de 3 pièces dans un autre arrondissement vient de leur être attribué. Leur emménagement est prévu pour le mois suivant.

B. Antécédents anté et néonataux, et suivi post-natal

- Mme S. a fait suivre sa grossesse et a accouché dans la même maternité.
- Dalou est née à terme sans problème particulier :
  - PN : 3 450 g, T : 51 cm, PC : 36 cm ;
  - Apgar : 10 à 1′ et 5′ ;
  - un B.C.G., ainsi que les dépistages de phénylalaninémie et d'hypothyroïdie sont pratiqués ;
  - sortie de la maternité à J5, avec :
    - une courbe de poids ascendante ;
    - la thérapeutique prophylactique habituelle (vitamine D, Fluor).
- Le suivi médical de Dalou est réalisé au centre de PMI proche du domicile et par un pédiatre de ville.
- Les vaccinations sont à jour.

C. Développement de Dalou

Actuellement, il se situe dans les normes pour l'âge de Dalou.

- Sur le plan somatique : les courbes du carnet de santé se situent dans la ligne médiane depuis sa naissance (elle pèse actuellement 10,450 kg.).
- Sur le plan moteur : Dalou s'assoit seule dès 8 mois, marche à 12 mois et dit quelques mots. Elle commence à manger seule depuis quelques jours.

Par ailleurs, son alimentation est diversifiée.

D. Histoire de la maladie

Rien de particulier jusqu'à 6 mois en dehors de deux rhino-pharyngites.

À 7 mois, Dalou est hospitalisée pour un syndrome « Main Pied ».

Le diagnostic de drépanocytose homozygote est alors posé[1]

- Les examens de contrôle mettent en évidence que le père et la mère sont drépanocytaires hétérozygotes.
- Un groupage et un phénotypage sont réalisés chez Dalou pour prévenir les allo-immunisations lors de futures transfusions.

Prise en charge de la maladie

- Mise en route d'une prophylaxie anti-infectieuse par antibiothérapie quotidienne à raison de : 50 000 UI/kg/jour d'*Oracilline* en trois prises.
- Vaccinations spécifiques dans un but préventif : *Pneumo 23* ; *Genhevac B Pasteur* ; *Anti-Haemophilus.*
- Bilan normal sur les plans radiologique, ophtalmologique, cardiaque, rénal, et pulmonaire.
- Hémoglobine normale.

Suite à donner

- Les parents sont informés dès le premier séjour d'hospitalisation que d'autres crises peuvent survenir : elles nécessiteront alors une nouvelle hospitalisation.
- Les parents ne posent pas de questions, et semblent rassurés par la disparition rapide de la tuméfaction douloureuse du dos, des mains et des pieds.
- À la sortie de l'hôpital, Mme S. consulte le centre de P.M.I. Il lui est conseillé de faire suivre Dalou dans un centre spécialisé.

La maladie étant bien supportée (taux d'Hb stable, état clinique et développement satisfaisants), la mère continue le suivi par la P.M.I. et le pédiatre de ville tout en maintenant le traitement prophylactique instauré lors de la première hospitalisation.

L'hospitalisation

A. Cause déclenchante

De mi-octobre à mi-novembre, la famille est partie au Sénégal.

- Dalou supporte mal le voyage de retour en avion. Peu vêtue, elle a froid.
- Le lendemain de son retour, devant une fièvre persistante (> 38°) depuis plus de 6 h, ne cédant pas aux antipyrétiques habituels, Mme S. s'affole et se rend à l'hôpital car Dalou semble refuser tout contact physique (son mari est absent pour raisons professionnelles).

---

1. Pour plus de détails sur cette maladie, voir chapitre 23.

À l'examen clinique aux Urgences, l'interne décide de transférer l'enfant dans un hôpital doté d'une consultation spécialisée. Dalou y est conduite en ambulance accompagnée par sa mère.

B. À son arrivée dans le service

- Dalou est geignarde, ne supporte pas qu'on la touche, semble terrorisée. Elle a toujours de la fièvre et refuse de boire.
- Elle est installée en chambre mère/enfant.
- L'échange pour le recueil de données est difficile. Mme S. se tait et ne répond guère aux questions.
- Une puéricultrice les prend en charge, les rassure.

C. Prise en charge médicale

- Une cotation de la douleur étant impossible, une courte perfusion est prescrite d'emblée, avant les examens complémentaires :
  - 23 mL/kg de *Prodafalgan* et des anti-inflammatoires non stéroïdiens (AINS).
- La sédation semblant de bonne qualité (cotation DEGR < 15), le bilan para-clinique est effectué :
  - NFS hémoglobine, réticulocytes, frottis, plaquettes, hémostase ;
  - ionogramme, C.R.P, hémoculture, dépistage du paludisme ;
  - prélèvements bactériologiques « orientés » ;
  - P.L., Ag solubles, sang, urines ;
  - radio de thorax et abdomen sans préparation ;
  - radios osseuses « orientées ».
- Le traitement mis en place :
  - hyperhydratation : IV et *per os* ;
  - antibiothérapie IV afin de « couvrir » une infection suspectée ;
  - *Prodafalgan* IV toutes les 6 h.
- Des explications sont données à la mère sur le traitement antalgique et l'hyperhydratation :
  - Dalou est mise au repos strict ;
  - surveillance clinique toutes les 2 h ;
  - un avis chirurgical est demandé afin d'éliminer un diagnostic d'ostéomyélite, d'ostéo-arthrite ou d'infarctus osseux.

D. Les deux jours suivants

- Consultation chirurgicale : la clinique, l'examen des articulations, le bilan radio et biologique, le bilan hématologique confirment l'absence de foyer infectieux.
- La thérapeutique anti-douleur *(Prodafalgan)* a pu être arrêtée, progressivement sous contrôle de l'échelle DEGR.
- Dalou est gaie, ravie d'être avec sa mère. Elle boit volontiers et mange de bon appétit.

E. Ce jour

- Devant l'évolution favorable de la crise et l'absence de complication, la sortie est envisagée dans les 48 heures.

Questions

Vous assurez la prise en charge de Dalou et de sa mère à partir de ce jour et jusqu'à la sortie.

- Effectuez la *synthèse de la situation à ce jour* et indiquez le (ou les) problème(s) de soins qui se pose(nt) à vous.
- Indiquez et argumentez les *objectifs et les actions* que vous envisagez de mener dans le service auprès de cette famille en collaboration avec le centre spécialisé dont vous préciserez l'action.

Précisez les *critères et indicateurs d'évaluation* de l'atteinte de vos objectifs.

Grille de correction

Prendre en charge Dalou et sa mère signifie poursuivre le déroulement de l'hospitalisation, en tenant compte des transmissions écrites et orales, et préparer sa sortie planifiée à 48 heures.

1. Synthèse de la situation

Concernant Dalou

- C'est une enfant qui se développe normalement, dans un contexte familial favorable sécurisant (retrouve vite sa joie de vivre).
- Elle semble bien tolérer sa maladie, et son état s'est rapidement amélioré lors de la prise en charge hospitalière.

Concernant Mme S.

- L'attitude très « en retrait » de Mme S conduit à l'hypothèse suivante :
  - elle n'a pas reçu d'explications claires concernant la maladie de sa fille ou n'a pas compris (le mode de transmission, la gravité, les précautions à prendre en prévention des complications liées à l'anémie falciforme) ;
  - elle est anxieuse : l'enfant refusait tout contact avec elle (inhabituel), culpabilité possible par rapport au mode particulier de transmission de l'affection et facteurs à l'origine de cette crise.
- Certains aspects constituent cependant des ressources dans cette situation :
  - elle est attentive au bien-être de sa fille : elle sait prendre les bonnes décisions (prise en charge de la fièvre et elle se présente aux Urgences) ;
  - elle est socialement insérée : son activité dans le milieu associatif réduit le risque d'isolement lié aux absences fréquentes de M. S.
- En terme de problèmes, la situation, dont la prise en charge médicale a permis une résolution rapide de la crise, s'oriente essentiellement vers :
  - une éducation pour la santé : une information aussi claire que possible à la mère, pour la compréhension de la maladie et des précautions à prendre pour sa fille ;
  - un travail en réseau pour assurer un relais de l'information à Mme S. et des soins à Dalou ;
  - une invitation du père à rencontrer le médecin, avec son épouse, et l'équipe pluridisciplinaire de la consultation spécialisée.

2. Les objectifs à atteindre et les actions à organiser et à réaliser dans le service

Vis-à-vis de Dalou, trois objectifs sont à atteindre

- Répondre à ses besoins fondamentaux en tenant compte de ses capacités motrices :
  - lui permettre de se mouvoir (ne pas la laisser dans son lit) et de manger seule ;
  - lui proposer des activités en lien avec son âge : mettre des jouets à sa disposition (jouets à pousser, traîner) ;
  - veiller à ce que ses périodes de sommeil soient respectées (éteindre la TV le cas échéant, planifier les soins en fonction de son rythme, etc.).
- Poursuivre le traitement, en favorisant la participation de la mère dans un but éducatif et à terme, d'autonomie :
  - apporter une alimentation équilibrée correspondant à ses besoins nutritionnels, à son appétit ;
  - prévenir et dépister la douleur : repérer les signes évocateurs de la douleur chez l'enfant (intérêt pour les jouets, préférence pour le lit plutôt que de marcher, et en parler avec la mère) ;

– intégrer Mme S. dans la prise en charge des soins de Dalou : proposer à la mère de donner elle-même les apports hydriques. La présence de la puéricultrice est alors l'occasion d'expliquer, si Dalou refuse de boire, la nécessité de respecter cette contrainte.
- Évaluer la qualité des interactions de Dalou avec sa mère dans ce contexte :
– évaluer les capacités de soignante de la mère : voir comment la mère présente la contrainte de l'apport hydrique et les réactions de Dalou ;
– évaluer ses capacités à mettre en place une relation affective équilibrée (ni surprotectrice, ni frustrante) faire en sorte que s'installe entre elles une certaine complicité, etc.

Vis-à-vis de la mère

La drépanocytose homozygote est une maladie « chronique » non curable. Les problèmes qui se posent à la puéricultrice au jour de la prise de service sont, en terme de diagnostic infirmier (DI)[1], le manque d'information et l'anxiété de la mère.

DI 1 - Le manque d'information

Objectif

Transmettre à Mme S. des informations adaptées, pour la compréhension des règles d'hygiène et des précautions à prendre, notamment lors de voyages en avion.

Actions

- Solliciter un rendez-vous avec le médecin et la puéricultrice pour M. et Mme S. afin d'expliquer :
– les risques pour la santé de Dalou et les mesures à prendre ;
– la physiopathologie de la drépanocytose ;
– l'intérêt d'une éventuelle consultation génétique (femme jeune, grossesse à venir ?).
- Après l'intervention du médecin auprès de la mère, la puéricultrice mènera une action d'information à visée éducative. Une fiche mnémotechnique, élaborée à partir des explications transmises par le médecin et présentée sous forme de tableau, sert de support à cet échange (tableau *infra*).

Tableau récapitulatif de la prise en charge de la maladie de Dalou, destiné aux parents

Incidence de la maladie	Prévention	Règles à observer	Signes de dépistage	Traitement à disposition
Risque d'hypoxie tissulaire	Freiner l'augmentation du métabolisme tissulaire	• Éviter les situations d'activités physiques soutenues, le stress émotif, les milieux à faible concentration d'oxygène, les pièces mal aérées, l'anesthésie pour intervention chirurgicale. • Éviter les changements brusques de température, la chaleur excessive. • Porter des vêtements amples.	• Douleurs abdominales ou articulaires.[1] • Yeux jaune (ictère).[2] • Urines foncées en faible quantité.[2]	• Pour activer la production GR : – acide folique ; – *Ephynal*, vitamines E ; – Vitamines K en gouttes ; – Oligo-éléments ; – etc.

1. M. Doënges, M. Lefebvre, M. F. Moorhouse. *Guide pratique diagnostic infirmier et interventions*. Éd. Seli Arslan, 1996.

Tableau récapitulatif de la prise en charge de la maladie de Dalou, destiné aux parents (suite)

Incidence de la maladie	Prévention	Règles à observer	Signes de dépistage	Traitement à disposition
Risque de falciformation	Assurer une hydratation suffisante	• Donner à boire en quantité suffisante au minimum, 1 L/j.) : eau, tisane, potage, crème dessert. • Avoir toujours de l'eau avec soi. • Augmenter l'apport lors des chaleurs, fièvre, activités, fatigue, douleur, etc.	• Savoir palper la rate.[2] • Fièvre[3]	
Prédisposition aux infections	Éviter les sources d'infection	• Alimentation équilibrée et normosodée, apport de protéines (viande, poissons) • Hygiène corporelle stricte (douches, bains), lavage des dents (à 16 m. = 12 dents). • Désinfecter la moindre plaie. • Suivi médical régulier. • Séjour au Sénégal : prophylaxie anti-paludique.		• Antalgiques, antalgiques et antipyrétiques : – Aspirine (sauf en cas d'allergie) et, – Paracétamol en alternance. • Antibiothérapie : – *Oracilline* tous les jours jusqu'à 10 ans • Vaccinations à jour

1. Les GR, pour aller chercher l'oxygène dans les poumons, passent par les artères et les capillaires et ont donc besoin d'eau pour être souples, sinon ils deviennent raides (prennent une forme de faucille) et provoquent une thrombose et des douleurs (articulaires, le plus souvent) : crise vaso-occlusive.
2. Signe d'un blocage des GR (séquestration splénique), une hémolyse provoque un sub-ictère conjonctival et les urines sont foncées. C'est une des complications sérieuses avant 6 ans. Le risque d'anémie est grand.
3. Fièvre et manque d'oxygène entraînent une transpiration importante avec risque de déshydratation et de raidissement des GR, qui s'agrègent et provoquent la crise.

Les connaissances ci-dessus, si elles sont bien maîtrisées par la puéricultrice, permettent de mettre en place un processus éducatif adapté aux besoins des parents et de Dalou et de faire comprendre à la mère, avec des mots simples, le bien-fondé des recommandations à suivre impérativement.

DI 2 - Mère anxieuse

Objectif

Faire valider cette perception par la mère, afin d'établir une relation favorable à des échanges autour du problème que lui pose Dalou.

Actions

- Créer les conditions favorables pour permettre à Mme S. d'établir une relation de confiance avec les soignants :
- favoriser ses questions par rapport : au mode de transmission de la maladie, à la crise douloureuse du retour de voyage, à ses activités associatives (va-t-elle être obligée de tout abandonner ?) ;
- faire verbaliser ses craintes : climat de confiance, écoute, répondre de façon globale, ne pas l'inquiéter, la laisser s'exprimer ;
- observer son attitude vis-à-vis du personnel, ses possibilités de sortir de sa réserve ;

- identifier ses réactions devant les contraintes d'application de règles strictes ;
- proposer de rencontrer la psychologue de la consultation spécialisée pour l'aider à prendre ses décisions si des doutes l'empêchent de prendre une décision ;
- lui faire reprendre confiance en ses capacités maternelles.

◆ Prendre rendez-vous à la consultation spécialisée, avec l'accord de Mme S., en lui expliquant l'intérêt de ce service pour Dalou et elle :
- présence de professionnels qui peuvent répondre à ses questions à l'aide de matériel pédagogique approprié (cf. processus éducatif) ;
- rencontre avec d'autres parents, échanges ;
- mise à disposition de documents d'information (brochures, films, etc.) et de l'adresse de l'Association prévention information drépanocytose (APID : 01 40 10 02 49) ;
- suivi programmé en concertation avec les parents.

◆ Mettre en œuvre un réseau entre différents lieux sanitaires et sociaux devrait permettre aux parents de trouver une personne de leur choix avec laquelle aborder les différents problèmes qui les préoccupent, en relation avec cette maladie génétique :
- demander au médecin d'établir un compte-rendu aux professionnels extérieurs : médecin traitant, médecin du centre de PMI ;
- établir une fiche de liaison avec la puéricultrice de PMI.

3. Évaluer la capacité de la mère à prendre Dalou en charge

Critères d'évaluation

Ces critères doivent permettre de juger si la mère est apte à prendre Dalou en charge dans une démarche de prévention appropriée, sans surprotection.

◆ Compréhension de la gravité de la maladie et des mesures à appliquer strictement, au travers :
- des questions que pose Mme S. sur l'alimentation, la douleur, les voyages en avion, les risques de survenue de nouvelles crises, le fonctionnement de la consultation spécialisée, etc. ;
- des demandes renouvelées de boisson, jus de fruit pour sa fille et transcription fidèle des quantités absorbées ;
- de l'application des règles d'hygiène et du traitement.

◆ Explication de la maladie à M. S. lors de son retour (le rendez-vous pris avec le médecin donne l'occasion de ce constat) :
- semble à l'aise lorsqu'elle téléphone à son mari ;
- échange plus volontiers avec les personnels.

L'évaluation peut se faire à différents moments

◆ Au cours de l'hospitalisation :
- après la visite au médecin ;
- après la consultation au Centre de drépanocytose.

◆ Lors des visites de la puéricultrice de PMI, de secteur et du centre dans le cadre des consultations systématiques.

À noter...

Établir les transmissions sur le CARNET DE SANTÉ avant la sortie et expliquer à Mme S. l'importance de le communiquer à chaque consultation (ordinaire et spécialisée).

◆ La sortie est effective lorsque la mère se sent prête et qu'un relais est organisé en dehors de l'hôpital (médecin traitant, centre de PMI, etc.).

◆ Le rôle de la puéricultrice de PMI sera alors d'accompagner Mme S. dans la prise en charge du traitement de sa fille et de soutenir le projet de déménagement pour un habitat de meilleure qualité, répondant aux besoins de Dalou.

400239 - (II) - (4) - CSB - G80° - STDI

Mise en page
STDI
53110 Lassay-les-Châteaux

MASSON Éditeur
120, boulevard Saint-Germain
75280 Paris cedex 06
Dépôt légal : février 2003

Achevé d'imprimer sur les presses
de l'imprimerie Campin 2000
à Tournai – Belgique

Imprimé en Belgique